Dear Matthieu,

Hopefully inspiration for your culinary journey ahead!

Gemma/xx

ISBN 978-0-332-68329-4
PIBN 10988734

FB &c Ltd, Dalton House, 60 Windsor Avenue, London, SW19 2RR.
Company number 08720141. Registered in England and Wales.

For support please visit www.forgottenbooks.com

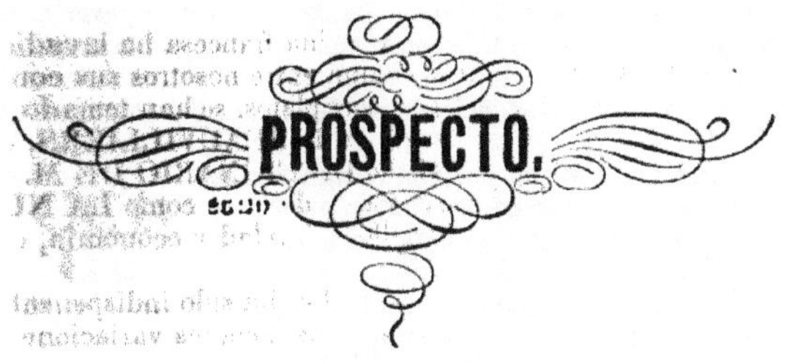

DESDE 1831 en que se publicó por la primera vez el COCINERO MEXICANO, tanto el que emprendió la formacion de esa obra como su editor, no han cesado de hacer observaciones sobre los distintos artículos de que aquella se compone, anotando todas las mejoras que, ya en los procedimientos para hacer los guisados mas sabrosos, ó bien en la economía de los gastos, iba indicando la esperiencia suya y la de otras señoras curiosas, dedicadas á sostener el buen tono de sus casas y el bienestar de sus familias, que los han favorecido con sus apuntes y avisos oportunos. Y no contentos con el resultado de esta continua dedicacion, han consultado tambien con hombres inteligentes, aprovechándose de sus conocimientos; de modo, que el material de esta obra es de lo mas esperimentado, seguro, esquisito y económico, y ella misma no será ya una mera compilacion, sino el fruto de la esperiencia de 15 años, y de la inteligencia de señoras que gustan de la buena cocina, y de prácticos y peritos en el arte, que se han prestado gustosos á cooperar á ella con sus luces.

Nuestra cultura progresiva por otra parte, que estimulándonos á obsequiar con gusto, finura y delicadeza á los que por conexiones de familia, ó por alguna de las muchas relaciones que nos unen, nos dispensan la honra de acompañarnos á la mesa, estrechando así los vínculos sociales, hace ya indispensable una obra de esta clase, no solo en las casas de las personas mejor acomodadas, sino en las de mediana fortuna, y hasta en las de clase mas reducida. Tres mil ejemplares consumidos en poco tiempo, de las dos ediciones del COCINERO MEXICANO, sin que pudiesen obstruir su venta otras dos ediciones de *La Cocinera*, y las innumerables que tanto en castellano como en francés, nos han venido del estrangero; el subido precio á que se paga el ejemplar de aquella, que por casualidad se encuentra, y los frecuentes pedidos que se hacen, tanto de la capital como de los Departamentos, son una prueba irrefragable de aquella verdad, y lo son al mismo tiempo del aprecio con que la ha acogido el público.

Estas consideraciones bastarian para recomendar una obra, si solo se tratase de su reimpresion; pero cuando se ha variado tan completamente, como ha sucedido, es necesario advertir las mejoras que en lo sustancial y en la forma se le han hecho, tanto para la mayor utilidad de los compradores, como para que sea digna de ellos y del siglo en que vivimos, pasamos á indicarlas, dejando á los lectores que quieran compararla con las anteriores ediciones del COCINERO MEXICANO, el íntimo convencimiento de su incuestionable superioridad, y de que nada se exagera por lo mismo.

Se ha expurgado la obra de muchas recetas que la esperiencia ha manifestado ya no ser del gusto del pais, ó que por su difícil y complicada ejecucion no han producido resultados satisfactorios.

Se le han añadido innumerables artículos de guisos y preparaciones saludables, sabrosas y esquisitas, cuyas recetas, con el mayor desinteres y la mas apreciable benevolencia, han franqueado al redactor varias señoritas mexicanas, á quienes tiene la complacencia de rendir este público testimonio de su agradecimiento.

Como de algun tiempo á esta parte la cocina francesa ha invadido nuestros comedores, y se van haciendo de uso comun entre nosotros sus condimentos y su esmerada finura en la disposicion de sus platos, se han tomado varios artículos del COCINERO REAL, de las obras de BEAUVILLIERS, de los escelentes tratados del célebre CAREME, del DICCIONARIO DE M. BURNET, que son las obras maestras en la materia, y de otras como LA NUEVA COCINA ECONOMICA, que por su sencillez, claridad y economía, es preferible en muchos casos.

Para insertar en nuestra obra estos artículos, ha sido indispensable mexicanizarlos, por decirlo así, adaptándolos con las menores variaciones posibles á nuestros gustos y paladares; de modo, que aun los mas apegados á nuestros antiguos usos, no se desdeñen en la mesa de hacer honor á los platos, dispuestos segun las reglas de los maestros consumados de la Francia.

Otra variacion importante ha sido conveniente hacer, para evitar la dificultad que notaban algunos, poco versados en el manejo de libros, en el COCINERO MEXICANO, de hallar de luego á luego los guisos mas convenientes para disponer una mesa al pensarse en un convite; dificultad que aunque en aquella obra era menor que en las demas de su clase, por estar dividida en tratados por un órden natural y progresivo, hacia que los encargados se engolfasen entre la multitud y variedad de sus artículos, recorriendo los tres tomos de la obra, con pérdida siempre del tiempo, y de la paciencia muchas veces. Para ello se han reunido todos los artículos en un tomo bajo la forma de diccionario, con el que sin duda se ha logrado el fin propuesto.

Con estas reformas en lo sustancial, y las que desde luego se advierten en la parte tipográfica, en el tamaño del tomo y en el carácter de la letra, con el adorno de viñetas y estampas bien litografiadas, tanto para el frontispicio como para la inteligencia práctica de la disposicion de una mesa en sus distintos servicios, con otras dos iluminadas de nuevos platos de ensaladas con flores, parece que se han logrado todos los fines propuestos al emprenderse la publicacion del DICCIONARIO DE COCINA, que contiene cuanto bueno se halla en todas las obras de la materia que se han publicado en castellano, y otra multitud de artículos nuevos que no se encuentran en ninguna. Y aunque se han conservado en él muchas de las recetas que forman el fondo del COCINERO MEXICANO, con tantas y tan considerables variaciones debe con razon considerarse como obra nueva, necesaria aun á las personas que conservan ejemplares de aquella, justificando esta consideracion la verdad y exactitud de su segundo título de NUEVO COCINERO MEXICANO EN FORMA DE DICCIONARIO.

Y finalmente, para que nada le falte de lo que es capaz de hacer recomendable una obra, se ha dispuesto de modo la impresion, para ponerla al alcance una de las personas de poca fortuna, que se darán á los suscritores diez y seis páginas por un real, cosa que no tiene ejemplar entre nosotros, si no es en el calendario y en algunos de los libritos que son la base de la instruccion primaria. Si se ha hecho en esto un servicio al público mexicano, él mismo lo calificará y lo manifestará al recompensar nuestros trabajos.

DICCIONARIO DE COCINA.

ABADEJO. (Véase BACALAO.)

ABRILLANTADO DE AZUCAR. (Véase **BAÑO** ABRILLANTADO DE AZUCAR.

ACEDERA (Caldillo de) EN GORDO. Se toman la acedera proporcionada á la cantidad de caldillo que se quiera hacer, tres ó cuatro cogollos de lechuga, y un manojito de perifollo bien limpio: despues de haberlo picado todo, y de haberlo esprimido bien para sacarle todo el jugo, se pone un buen trozo de mantequilla en una cacerola con hongos, dientes de ajo y peregil, picado todo, dejándose revenir; entónces se pone la acedera sobre las yerbas finas y se deja cocer. Estando en su punto, se añade una cucharada de harina, se humedece con caldo y se le echa sal y pimienta, dejándolo consumir un poco, y fortificándolo con cinco ó seis yemas de huevo; se pasa por tamiz y se deposita en una cacerola, para emplearlo en lo que se haya de menester.

ACEDERA (Caldillo de) EN MAGRO. Se prepara y sazona la acedera como en el artículo anterior, y se deja cocer del mismo modo; despues de haberse frito bien en mantequilla, se ponen sobre seis yemas de huevo dos cucharadas de harina, que se mezclarán con crema ó con tres vasos de leche, echándolo todo en la acedera, que estando macerada, se deja consumir el caldo en un horno algo ardiente, volteándolo con frecuencia con una cuchara de madera: reducido el caldillo al grado conveniente, se pasa por tamiz y se mantiene caliente para servirse de él.

ACEDERA (Relleno de). Bien limpia, lavada y escurrida la acedera, se pica, se echa en seguida en una cacerola con mantequilla fresca, sal, pimienta, cebollas y perifollo, y un poco de nuez moscada. Se deja cocer á fuego manso, y para corregir el ácido que es propio de esta planta, se le añade á la conclusion un poco de crema.

ACEDERA GUISADA EN GORDO. Limpias, lavadas y cocidas las acederas en agua hirviendo, se dejan escurrir como las espinacas; se echan en una cacerola, y se humedecen con sustancia clara de vaca (véase este articulo) y de jamon, añadiéndole sal y pimienta: se dejan cocer bien á fuego lento, y estándolo, se les echa un poco de esencia de jamon. Sirve para principio.

ACEDERA EN MAGRO A LA ALDEANA. Bien limpias, bien lavadas y bien escurridas las acederas, se pican y echan á macerar en una cacerola: estándolo, se ponen en otra con una poca de mantequilla, para que se medio frian. Se echan dos cucharadas comunes, bien llenas, de harina en un vaso, se quiebra en él un huevo, que se batirá con la harina: se repite esta operacion con otro huevo, y se le añade un vaso de leche; desleido en seguida, se echa sobre las acederas, que se vuelven á poner al fuego hasta que hierva todo un cuarto de hora, y se vacian en un plato. Asegurándose de que tienen la sal suficiente, se ponen allí huevos estrellados ó duros, ó algun fricandó.

ACEDIA ó PLATIJA. Pescado de mar cuya figura es bastante conocida. Cuando es grande, se come ordinariamente con salsa blanca, y siendo pequeño, en fritura ó en mantequilla negra con cebolla y un poquito de vinagre.

ACEDIAS A LA PARRILLA. Se empapan en aceite despues de limpias y lavadas, se espolvorean con sal y despues con pimienta, y se ponen á asar á la parrilla. Se aderezan despues echándoles encima una salsa italiana.

ACEDIAS A LA BUENA MUGER. Se ponen algunas sobre un plato embarrado con mantequilla: se les echa sal, pimienta, peregil machacado, un vaso de vino blanco ó de agua, y un poco de raspadura de pan por encima. Se pone el plato en un horno, se cubre, se deja hervir diez minutos, y cocido el pescado se sirve.

ACEDIAS EN ALCAPARRADO. Se asan á la parrilla lo mismo que se ha dicho ántes, y puestas en un plato, se les echa encima salsa de alcaparras.

ACEITE. Con este nombre se conocen varios licores untuosos, que son las delicias de los buenos é inteligentes catadores. Aunque cada fabricante tiene sus recetas propias para preparar tal aceite, en todos es la base el almibar para endulzar el aguardiente ya aromatizado, y en esto se distinguen de los otros licores que se endulzan con solo el azúcar disuelto en agua, sin ponerse al fuego.

ACEITE DE VENUS. Se machacan juntamente en un mortero media onza de canela, un adarme de macis, las cáscaras descarnadas de cuatro cidras, media onza de carmin, media onza de anís, una onza de culantro, media onza de benjuí, media onza de estoraque, y un puñado pequeño de hojas de nogal. Se deja esto en infusion en una jarra de aguardiente por ocho dias, y al cabo de ellos se destila. Se ponen cuatro y media libras de azúcar en once cuartillos de agua, dejándose en el fuego hasta que tome punto de almibar para endulzar el licor destilado. Se colora con tintura de azafran, y se filtra.

OTRO. Se ponen en infusion por cinco dias al calor de la atmósfera, en diez y seis cuartillos de aguardiente comun, una onza de anís, otra de alcarabea, la cáscara descarnada de una ó dos naranjas, dos dracmas de macis, y un adarme de vainilla. Se procede á la destilacion para sacar la mitad del licor, que se endulza con cuatro libras de azúcar disueltas al fuego en ocho cuartillos de agua: se mezcla todo exactamente, se filtra por la manga, se le da color amarillo con azafran, ó caramelo, y se embotella.

ACEITE DE AGUACATE. Se ponen en infusion por cuatro ó seis dias siete onzas de hojas de aguacate en diez y seis cuartillos de aguardiente: se destila hasta haberse obtenido dos tercios del licor, y se endulza con almibar bien clarificado, cuartillo por cuartillo: se colora con tintura de berros ó cocimiento de espinacas, se filtra y se embotella.

ACEITE DE VAINILLA. Se cortan en pedacitos cuatro onzas de la mejor vainilla; se ponen con diez y ocho cuartillos de buen aguardiente refinado en una cucúrbita que se coloca en su baño de María, y se cubre con la cabeza ó montera ciega; se enlodan ó engrudan las junturas; se calienta despues el líquido y se mantiene por ocho dias á un calor que lo conserve mas que tibio. Pasado este tiempo, se deja aun por cinco ó seis dias en la vasija, haciéndose en el entretanto el almibar con veintiuna libras de azúcar, dejándolo un poco ménos espeso que el del punto de caramelo. Despues de esta operacion se aparta la vasija del fuego y se espone por cuatro ó cinco dias al aire libre, para que el almibar tome buen gusto y no absorva el perfume de la vainilla. Estando esto así dispuesto, se desmonta la vasija y se echa la tintura y la vainilla en el almibar; se le añaden, si se quiere, cinco ó seis gotas de esencia de ámbar, se agita fuertemente la mezcla, se guarda en vasijas bien tapadas y se deja reposar por quince dias; despues se clarifica, embotellándose lo claro y pasándose por una manga de paño las heces, para recogerse lo que destila y guardarlo con lo demas.

ACEITE DE SIETE GRANOS. Se machacan toscamente una onza de anís verde, otra de seco, otra de cominos, otra de alcaravea, otra de eneldos, tres de culantro y dos de hinojo, para ponerse todo en infusion al calor de la atmósfera, en diez y seis cuartillos de aguardiente comun: se procede despues á la destilacion para obtener la mitad del licor, que se endulza lo mismo que el del artículo precedente.

ACEITE DE ROSAS. En una de las bellas mañanas de la primavera se deshojan rosas de Castilla y se ponen siete libras de hojas en infusion, á la temperatura de la atmósfera, en diez y seis cuartillos de aguardiente comun: se destila despues hasta obtenerse la mitad del licor, y se disuelven cuatro libras de azúcar en seis cuartillos de agua destilada de rosas, á la que se, añade una libra de agua doble; esto es, la que esté tan cargada cuanto sea posible del aroma de esta flor. Se mezcla toda exactamente; se le da color de rosa con la grana; se filtra por la manga y se guarda donde no le dé la luz.

ACEITE SUAVE. Se ponen en infusion por diez ó doce horas, al calor de la atmóstera, una dracma de clavo y un adarme de macis, en doce cuartillos de aguardiente, para procederse inmediatamente á la destilacion en baño de María, por la que deberán obtenerse dos tercios de licor. Se disuelven tres libras de azúcar en seis cuartillos de agua comun y media libra de agua de azahar, y se mezcla con lo destilado, añadiéndose otra media libra de agua doble de rosas destilada, dos dracmas de espíritu de jazmín y dos del de ámbar. Se filtra el licor en el embudo cubierto, y se guarda en botellas bien tapadas, porque su perfume es de tal suerte fugaz, que se evaporaria todo, siendo por otra parte de los mas suaves que se han conocido.

ACEITE DE PERFECTO AMOR. Se dejan macerar por algunas horas al calor de la atmósfera, en diez y seis cuartillos de aguardiente, dos onzas de cáscaras descarnadas de limon, otro tanto de las de cidra, y un adarme de clavo; se destila en baño de María y se obtiene la mitad del licor. Se disuelven á un fuego suave cuatro libras de azúcar en ocho cuartillos de agua, y así que se haya enfriado perfectamente, se mezcla muy bien con lo destilado: se le da color rojo con la tintura de grana (véase LICORES. SU COLORACION), se filtra por la manga y se guarda en botellas bien tapadas.

ACEITE DE ALMENDRAS Ó PERSICOT. Se ponen á remojar por diez ó doce horas en agua fria, diez y ocho onzas de almendras de chavacano ó durasno, para quitarles las cáscaras y machacarlas toscamente en un mortero de mármol con una dracma de canela: se deja esto macerar por dos horas en doce cuartillos de aguardiente, y se procede en seguida á la destilacion en baño de María, para obtener por ella dos tercios del licor. Se disuelven tres libras de azúcar en cuatro cuartillos de agua, añadiéndose otro cuartillo de agua de azahar: se mezcla todo, se clarifica en la manga y se guarda en botellas bien tapadas.

Siguiéndose estos procedimientos, se pueden fabricar aceites de innumerables variedades, que inciten á los aficionados, por su gusto agradable y por su novedad.

ACEITUNAS. Fruto del olivo, y las mejores que se conocen aquí, son las sevillanas. En Europa se tienen por de superior calidad las de Verona. Se curan mientras están verdes, y algunas veces se salan tambien maduras. Se usa de ellas para sazonar las viandas asadas: se toman en ensalada, y los italianos las comen con pan en el segundo servicio. Los antiguos las curaban con mucho cuidado, y habian inventado diferentes métodos para darles el gusto agradable que les ha negado la naturaleza; pero los modernos han hallado uno mucho mas sencillo, pues que no emplean al efecto mas que el vinagre ó la sál, con lo que se vuelven agradables al gusto. Se hacen con ellas principios de pollos, de becadas, de becacines ó agachonas, de perdices, de cercetas, de patos silvestres y de otras aves de caza.

ACEITUNAS RELLENAS. En la parte inferior por donde penden del árbol, se les saca una rebanada de modo que descubra el hueso, y con un instrumento al propósito á modo de saca-bocados, se deshuesan y rellenan con alcaparras, ó con queso rallado, ó con picadillo de pescado ó camarones: se les acomoda la tapita quitada, que se hará entrar en el socabon para que no se caiga, y acomodándolas en un plato, se adornan como para ensalada, se espolvoran con pimienta y se les echa aceite encima, ó se cubren con el adobo frio de las calabacitas, añadiéndoles siempre algunas alcaparras.

ACELGAS CON PAPAS. Se pican bien y ponen á cocer las acelgas con agua, hasta que hayan despedido todo su verde, y se frien en manteca con un poco de cebolla picada, unos dientes de ajo mondados y papas picadas ó rebanadas hasta que todo está bien cocido. Se añaden unas tajaditas de jamon gordo y magro y carne de pulpa, picada despues de haberle quitado toda humedad, poniéndola al fuego en una cazuela sin manteca. Se vuelven á poner al fuego, y se sazonan con especias de toda clase, machacándose la pimienta negra y el clavo, sin olvidarse del ajo y de la sal. Para que tomen consistencia se le mezclan dos ó mas huevos, segun la cantidad que sea.

ACELGAS CON GARBANZOS. Se echan en una olla los garbanzos, con ajos y sal, y el caldo verde que hayan dejado las acelgas al cocerse, lo que se habrá hecho aparte, y estando bien cocidos los garbanzos, se mezcla todo, aderezándose con cebolla frita, ajos mondados, un poco de pan remojado y una yema de huevo. Así que hayan espesado bien, habiéndose cuidado mucho de que no hiervan demasiado para que no se quemen, se ponen para servirse sobre tostadas de pan ó sobre cualquiera vianda.

ACELGAS EN CALDILLO DE XITOMATE. Fritos unos torreznos, se sacan estos y en la misma manteca se frien tambien jitomate, ajo y peregil, todo picado (los que gustan de picante, añaden chile verde á proporcion). En esta fritura se echan las acelgas cocidas anticipadamente, bien esprimidas y picadas y con la sal suficiente. Estando fritas, se les echa caldo y un poco de vinagre con azafran molido, clavo y pimienta, raspadura de nuez moscada, cobollitas cabezonas cocidas, garbanzos cocidos y limpios y los torreznos. Cuando se hayan sazonado al fuego, se les añade aceite.

ACELGAS DE VIGILIA. Se disponen de la misma manera á escepcion de los torreznos, echándoles en su lugar camarones enteros cocidos y limpios, variándose con garbanzos ó papas ó sin ellas.

Las acelgas se guisan tambien con todas las preparaciones de las espinacas. (Véase ESPINACAS.)

ACITRON. Así se llama la cidra cubierta ó confitada; pero entre nosotros se da este nombre á la viznaga cubierta. (Véase este artículo entre los DULCES CUBIERTOS.)

ADOBO. Con este nombre se designan varios caldillos mas ó ménos espesos, para condimentar distintos alimentos, principalmente las carnes de toda clase; pero como cada uno tiene su preparacion diferente, véanse los artículos respectivos de cada cosa adobada. Tambien se designan con el mismo nombre las distintas preparaciones inclusa la salmuera, para conservar todas las sustancias alimenticias; pero en esta acepcion no es el *adobo* del resorte de este diccionario.

AGACHONAS Ó AGACHADIZAS ASADAS. Despues de bien limpias, destripadas y lavadas, se ponen á cocer con agua, sal y dos ó tres cebollas. Cocidas, se frien en manteca. Allí mismo se echan unos xitomates molidos, ajos picados, un poco de pimienta y culantro en polvo con la sal necesaria; se humedece la fritura con un poco de caldo del en que se cocieron las agachonas y se dejan dorar á dos fuegos mansos, sirviéndose solas, ó con la salsa que mejor acomode entre las de xitomate ó chile.

AGACHONAS EN CALDILLO. Se calienta bien la manteca y se frien ajos y cebollas picadas, echándose allí harina ó pan seco molido, lo que se se dejará dorar hasta el grado que se necesite, segun el color que quiera darse al caldillo. Se ponen allí las aves partidas por la mitad, de modo que una parte conserve el pescuezo y otra la rabadilla. Se le añade el agua suficiente, que se sazonará con sal, pimienta, canela, y un poquito de vino.

Estas aves se disponen tambien del mismo modo que se hace con los chichicuilotes.

AGIACO HABANERO. Se frien en competente cantidad cebollas y xitomates picados groseramente: cuando estén bien fritos, se les agregan habas verdes cocidas y mondadas, calabacitas chiquitas y ejotes muy tiernos, todo cocido aparte: se le echa caldo del mismo en que se coció el carnero ó menudo; se sazona con la sal suficiente y con clavo, azafran y canela molidos: se añade un poquito de vinagre y un terron de azúcar, y se echa entonces en trozos pequeños la carne del carnero ó menudo cocido, poniéndose tambien rebanadas de plátano, manzana y otras frutas, si se quiere.

AGRAZ (Véanse los artículos siguientes: CONSERVA DE AGRAZ, COMPOTA DE AGRAZ, MERMELADA DE AGRAZ, SORBETE DE AGRAZ, JARABE DE AGRAZ, ZUMO DE AGRAZ).

AGRAZ (Confitura de). Se escoge el agraz que no esté muy verde ni muy maduro; esto es, que abriéndolo por un lado se puedan sacar con facilidad sus granos ó pepitas: en ese caso se va echando el agraz limpio en agua fria; en seguida se pone en un perol al fuego, cuidando de no darle un hervor fuerte, porque se convertiria en mermelada, debiéndose apartar tan luego como suba á la superficie del agua: en esta misma se deja enfriar, y cuando lo esté, se vuelve á poner á un fuego suave para hacerlo reverdecer, volviéndose á echar en seguida en agua fria: se pone á escurrir sobre un tamiz y se echa despues en el almibar de punto lizado bajo; á la mañana siguiente se escurre de nuevo y se vuelve á dar punto al almibar, echándose allí el agraz, y repitiéndose esta operacion cinco dias consecutivos al cabo de los cuales se da al almibar el punto de perla grande, y se echa allí el agraz para que dé un solo hervor: se espuma entonces y se guarda en botes.

AGRAZ MONDADO. Se toma el agraz algo mas maduro que el de que se acaba de hablar, pero siempre verde: se le quitan la cáscara y los granos con una mecherita bien aguda: para dos libras de agraz preparado de esta manera, se hace almibar con dos libras de azúcar del punto de bolita; se echa en él el agraz y se le dejan dar doce hervores; en seguida se aparta del fuego, se espuma y se vacia en los botes.

AGRAZ (Pasta de). (Véase PASTA DE AGRAZ).

AGUA ESPIRITUOSA. Entre los licores hay unos que se distinguen con el nombre de AGUAS ESPIRITUOSAS, ó con el simple de AGUAS, y se fabrican aromatizando el aguardiente y endulzándolo despues. De los procedimientos que se esplican en los artículos siguientes, se sacará el conocimiento necesario para variarlas de innumerables modos.

AGUA CORDIAL. En una jarra de aguardiente se echan las cáscaras descarnadas de quince limones muy frescos, con media onza de canela fina y cuatro onzas de culantro desquebrajado, dejándose en infusion por ocho dias; al cabo de ellos se destila y mezcla despues con tres libras y media de azúcar, disueltas en diez y medio cuartillos de agua. Se filtra por la manga y se embotella.

AGUA ARZOBISPAL. Se cortan muy menudas las cáscaras descarnadas de dos cidras y se unen con una onza de torongil fresco y una dracma de macis: se dejan en infusion por algunas horas al calor de la atmósfera, en ocho cuartillos de aguardiente, procediéndose despues á la destilacion para sacar cuatro cuartillos de licor, al que se echará libra y media de azúcar blanca, disuelta en ocho cuartillos de agua comun, media onza de espíritu de jazmin y un cuartillo de agua de azahar. Se clarifica con la manga y se guarda en botellas bien tapadas.

AGUA DE LA COSTA. Se ponen en infusion al calor de la atmósfera por seis ú ocho dias, dos onzas de canela en polvo no muy fino, las cáscaras de dos cidras, dos onzas de dátiles y otras de higos en doce cuartillos de aguardiente: se destila despues para obtener un poco mas de la mitad del licor, que se mezcla con treinta y seis onzas de azúcar disuelta en seis cuartillos de agua. Se filtra todo y se guarda.

OTRA. Se ponen en infusion tres onzas de canela en polvo en catorce cuartillos de buen vino, y al cabo de ocho ó diez dias se destilan para sacar solamente tres cuartillos y medio de licor, que se mezcla con almibar hecho de dos libras y media de azúcar y dos cuartillos de agua, dejándose en la lumbre hasta que consuma la mitad. Se hace la mezcla cuando todo está frio y se filtra para guardarse en botellas bien tapadas.

AGUA DIVINA. Se ponen en infusion en diez y seis cuartillos de aguardiente bueno, las cáscaras de cuaro cidras y de otras tantas limas (de las que se extrae el aceite esencial de bergamota), cortadas muy menudas, añadiendo dos onzas de torongil fresco: se destila en baño de María para coger una mitad, que se mezcla con cuatro libras de azúcar blanca, disuelta al fuego en seis cuartillos de agua, cuando ambas cosas se hayan enfriado. Se añaden despues cuatro cuartillos de agua de azahar, y revolviéndose todo bien, se filtra por la manga y se guarda en botellas bien tapadas.

AGUA DE ORO. Se cortan menudas las cáscaras de tres limones, y añadiéndose un adarme de macias, se dejan en infusion por veinticuatro horas en ocho cuartillos de aguardiente, y en seguida se destilan para coger la mitad del licor. Se echa un cuartillo de agua de azahar en cuatro de agua comun, y se disuelve en ella libra y media de azúcar blanca, dándosele color con un poco de azafran ó caramelo. Despues que se haya incorporado todo, se pasa por la manga, y mezclándose algunas hojas de oro volador fino, despedazadas y desmenuzadas con un tenedor, se guarda inmediatamente en botellas bien tapadas.

AGUA DEL CARMEN. Se ponen en infusion por cuatro dias al calor de la atmósfera y en dos libras de espíritu de vino de veinticuatro grados, dos onzas de culantro y dos de cáscara amarilla de limon, media onza de nuez moscada y otra media de clavo, tres cuartas de onza de canela, otro tanto de angélica y una libra de agua destilada de torongil, machacado todo lo que pueda serlo. Se procede despues á la destilacion para obtener dos libras solamente.

A esta clase de licores pertenecen el ESCUBAC, el VESPETRO, el CINAMOMO y otros; pero no designándose con el nombre de *aguas*, búsquense en los artículos de sus letras respectivas.

Se hacen tambien estas aguas espirituosas, teniéndose á prevencion bastante espíritu de vino rectificado y mezclando con cada cuartillo de cuatro á seis gotas del aceite esencial que se quiere, dejándose reposar por cuatro dias. Al cabo de ellos se mezcla con igual cantidad de agua en que se habrán disuelto ocho onzas de azúcar para cada cuartillo de ésta y dos de licor, embotellándose despues de filtrado. De este modo se confeccionan muy breve y á poca costa innumerables variedades de licores, tan agradables al gusto, como fáciles en su ejecucion.

Otro tanto se hace para las CREMAS y ACEITES, con la sola diferencia de que no se endulzan con el azúcar sencillamente disuelta en agua, sino con almibar muy clarificado, hecho para los aceites con tantas libras de azúcar, cuantos son los cuartillos del licor que se ha de endulzar, y esto se verifica mezclándose un cuartillo de almibar para cada cuartillo de espíritu de vino aromatizado.

AGUA DE COCO. (Postre de). Se revuelve un cuartillo de agua de coco con otro de almibar de medio punto: se mezclan doce yemas de huevó y un puño de almendras molidas, y se pone á la lumbre hasta que se vea el fondo del cazo al menearlo.

AGUACAMOLE. Se cuecen xitomates maduros y chiles verdes á falta de tornachiles, cuando no es su tiempo, pues entónces tostados, pelados y en rajas se revuelven con lo demas: se mondan unos y otros y se muelen; se suelta lo molido con vinagre bueno, y se revuelve con chilitos curados picados y cebollas cocidas desbaratadas, y se pone el aguacate limpio en tajadas con abundancia, sazonándose con sal y mucho aceite. El platon se adorna por encima con tornachiles curados, en rajas, aceitunas, otras mas rebanadas de aguacate y orégano en polvo.

AGUACATES RELLENOS DE PICADILLO. Dispuesto el picadillo de lomo de cerdo (véase) con especias de toda clase, xitomate ó tomate, alcaparras, peregil y la sal correspondiente, se dividen los aguacates, mondados y divididos en dos partes á lo largo; se rellenan y cubren con huevo batido y se frien poniéndose despues en caldillo ó salsa de xitomate.

AGUACATES RELLENOS DE QUESO. Se procede en todo como en el atículo anterior, con la diferencia de ponerse queso fresco en lugar de picadillo.

AGUACATES RELLENOS DE ENSALADA EN NOGADA DULCE. Se dividen los aguacates por la mitad y se rellenan con ensalada de lechuga muy delgada y sazonada como es costumbre, añadiéndose xitomate asado, betabel y cebollas cocidas y granada. Se unen despues las dos mitades del aguacate con rajitas de canela, y se cubren con nogada de nueces chicas, sazonada con azúcar y canela. Para molerse las nueces, se remojan primero, á fin de que se les pueda quitar con facilidad la telita parda que las cubre, y se rocian con vinagre, soltándose despues lo molido con poquísima agua. El plato se adorna por encima con pasas, almendras, piñones y grageas.

AGUARDIENTE DE AUDAYA. El fabricado en ese mismo lugar, goza de una reputacion justamente adquirida: debe tener un olor ligero de anis. En Audaya no habia antes mas que una sola casa que lo fabricaba, y como no podia satisfacer á todos los innumerables pedidos que se le hacian, se ha hecho mucho en Bayona, que se vende con el nombre de Audaya, pero que es muy inferior en calidad. Cada destilador lo fabrica á su modo; pero son pocos los que le dan la calidad que debe tener. Para que salga parecido al legítimo, es necesario emplear los aguardientes de España y emplear en su fabricacion el método siguiente.

En veinticuatro cuartillos de aguardiente de España, se echan: una onza de anis seco toscamente desquebrajado, onza y media de culantro lo mismo, dos onzas de raiz de lirio de Florencia en polvo, y las cáscaras de tres naranjas. Se destila todo en baño de María para coger la mitad del licor, que se mezcla con doce cuartillos de agua comun, en que se habrán disuelto dos libras y media de azúcar blanca. Se filtra en seguida por la manga y se embotella.

AJO-COMINO (Adobo de). Desvenados unos chiles anchos, se remojan y se muelen despues con unos pocos de cominos y un migajon de pan: se deslie esta masa con vinagre bueno, y picándosele cebolla muy menuda, se vacia en la salsera. Algunos le añaden trocitos de queso añejo y orégano.

AJOLOTES FRITOS. Se desuellan, y despues de bien lavados y destripados, se cuecen en agua con sal: se enjugan y revuelcan en harina, se frien en aceite ó manteca, y se sirven con aceite, vinagre, sal y unas ramitas de peregil.

AJOLOTES GUISADOS. Se frie en manteca una poca de cebolla: se echan allí los ajolotes despellejados y lavados, y añadiendo agua y una buena rama de epazote, se dejan cocer con la correspondiente sal. Para servirse, se les echa un poco de aceite, y los que gustan de picante, añaden al caldillo algunas venas de chile seco.

AJOLOTES EN CHILE VERDE. Cocidos los ajolotes en agua con sal y epazote, se frien con cebolla picada y tomates cocidos y molidos: estando esto bien frito, se echa caldo del en que se cocieron los ajolotes, y se deshebran en él chiles poblanos ó tornachiles. Puede variarse el guiso moliéndose con los tomates chiles verdes cocidos, omitiendo los chiles deshebrados.

AJOLOTES EN CLEMOLE. Se ponen á cocer en clemole comun de epazote (véase) y se sirven así.

ALAJU (Véase ALFAJOR).

ALBONDIGAS ó BOLITAS DE CARNERO. Se cuece un pedazo de pulpa de carnero, y estándolo, se pica y se le añade la cuarta parte de su peso de carne de salchichas, un migajon de pan remojado en leche, dos ó tres yemas de huevo, yerbas finas picadas muy menudas, y algunas papas cocidas y molidas: se amasa bien todo y se forman unas bolitas que revolcadas en bizcocho molido, se frien. Se sirven con cualquiera salsa, principalmente de las picantes.

ALBONDIGAS DE CARNERO EN CALDILLO. Se pican muy bien dos partes de pulpa de carnero y una de lomo de puerco. Así que lo estén, se agrega un pedacito de pan remojado en vinagre, y todo junto se remuele, quitando los tendones y pellejos que resistan al metate: se vuelve á moler revuelta ya la masa con clavo, pimienta, canela, azafran y poquitos cominos: se mezcla despues con uno ó mas huevos crudos, segun sea la cantidad de las carnes con peregil picado y bizcocho molido. Se forman en seguida las bolas del tamaño de una nuez, poniéndoles en el centro trocitos de huevo duro ó de sesos cocidos y sazonados con yerbas finas. Se echan á cocer en agua que ya esté hirviendo, dejándolas á fuego manso por largo tiempo. Ya cocidas, se guisan en especia, en estofado ó con clemole.

ALBONDIGAS DE CARNERO A LA FRANCESA. Se pican dos pulpas de carnero y dos lomos de puerco de cabeza: se les agregan bastantes alcaparras, jamon gordo, peregil, porcion de almendras y ajos mondados: se vuelven á picar con los agregados, y se les echan de nuevo clavo, canela, pimienta y azafran, todo molido, xitomate y peregil picado. Se revuelve todo, añadiéndosele cuatro ó seis yemas de huevo y la competente sal, hasta formar una masa de la que se hacen bolas grandes, que se rellenan con pasas, trocitos de almendra, de acitron, de huevo cocido y de jamon. Se ponen á cocer en agua hirviendo, y cuando lo estén bien, se bañan con yemas de huevo batidas, se revuelcan en pan rayado, se frien, y se sirven secas ó en caldillo.

ALBÓNDIGAS DE CARNERO A LA ESPA-

NOTA. Dos tantos de lomo de puerco y uno de pulpa de carnero, se pican y se muelen bien en union de una cuarta de almendra mondada, un pedazo de pan, y cuatro yemas de huevo. Se muelen en seco, nuez moscada, pimienta, clavo y canela: se amasa todo, agregándole un poco de vino de Jerez, y dos huevos con clara: se amasa bien y se forman las albóndigas, que se rellenan como en el artículo anterior: se ponen á cocer con sal, un poco de peregil y yerbabuena, y ya medio cocidas se ponen en un caldillo de xitomate con cebolla, peregil y yerbabuena picadas, chiles verdes y limon desflemado, espesándose con almendras molidas. Luego que el caldo está regularmente espeso, se pueden servir.

ALBÓNDIGAS DE CARNE DE PUERCO. Se pican juntamente lomo y carne magra de puerco, y se muelen despues en un metate, quitando las piltrafas y tendones segun vayan apareciendo: se amasa despues lo molido con polvo de clavo, canela y cominos, un poco de azafran molido con ajo y yerbabuena picada: se revuelve todo bien con un poco de manteca y un huevo crudo, y se forman unas bolas chicas, rellenándose con alcaparras, pasas, jamon ú otras sustancias: se pondrán á cocer en agua con peregil, yerbabuena y la sal correspondiente, y cuando lo estén, se guisarán en caldillo de xitomate, clemole ó estofado ligero.

ALBÓNDIGAS DE FRAILE. Se pican al mismo tiempo carne de puerco, cebollas, ajo, peregil, yerbabuena, mejorana, tomillo, orégano, pan molido y huevo: se echa una poca de mantequilla, y revolviéndose todo muy bien, se van formando las albóndigas mas grandes que las corrientes, y echándose al mismo tiempo en agua hirviendo. Se añade al caldo mas recaudo del que se picó con la carne, y mas mantequilla. Así que están cocidas, y poco antes de llevarse á la mesa, se espesa el caldillo con harina y yemas de huevo, segun la cantidad que sea.

ALBÓNDIGAS REALES. Despues de picado el lomo de puerco, se pondrá á cocer con sal, un poco de vinagre, yerbabuena y orégano: cocida la carne se volverá á picar, y se revolverá con un poco de vino, vinagre, dos chiles anchos desvenados, remojados y molidos con azafran: se molerán en seco clavo, canela y pimienta, y agregándose un par de huevos crudos, se formará la masa. Con ella se harán las bolas mas grandes que una nuez, poniéndoseles en el centro pasas ó almendras, jamon ó huevo duro, y una ó dos hojitas de peregil: se revolcarán en bizcocho molido, bañándolas con huevos batidos, y friéndolas para echarlas despues en caldillo de especia ó en clemole. Lo mejor es ponerse en salsa de xitomate molido con vino ó vinagre, y especias de todas en la proporcion debida.

ALBÓNDIGAS DE CERDO EN ESCABECHE. Se muele la carne de puerco, y sazonada con sal, se mezcla con huevo crudo, jamon picado, carne de chorizon deshecho, clavo, pimienta, canela en polvo, alcaparras, pasas y almendras picadas, y un poco de vino. Bien incorporado todo, se forman las albóndigas, y se ponen á cocer en un caldillo dispuesto del modo siguiente: cuando ya esté hirviendo, se mezcla una poca de agua con buen vino de Málaga, ú otro que sea dulce y generoso, y se echará en una cazuela donde se haya frito y dorado harina, añadiéndose especias de las mismas que se revolvieron con la carne, mas ajonjolí tostado, y unas hojas de laurel. Luego que se hayan echado las albóndigas, se cubre la cazuela con un comal y lumbre encima, dejándose espesar bastante el caldillo, para que las albóndigas queden casi secas.

ALBÓNDIGAS DE CERDO FRITAS. Picada y molida la carne de puerco como se ha esplicado en los artículos anteriores, se revuelve con cebolla, ajo, xitomate y peregil, todo picado menudo: se sazona con la sal correspondiente, y añadiéndose clavo, pimienta, canela y huevo batido, se incorpora todo, y se forman las albóndigas, que se freirán en manteca. Estándolo se sacan, y solo se deja en la cazuela la manteca suficiente para el caldillo, que se hará friéndose en ella cebolla picada, y echándose despues una poca de agua, vino, clavo, pimienta, alcaparras, pasas y un poco de pan frito y molido, sazonándose con la sal suficiente. Así que hierva, se echan las albóndigas, que se dejan cocer á dos fuegos.

ALBÓNDIGAS DE CERDO CON QUESO. Se pican menudamente cebollas, xitomates ó tomates, yerbabuena, peregil y alcaparras, y se revuelven con la carne ya picada y molida, añadiéndose sal, azafran molido, clavo y pimienta, carne de chorizon deshecho y queso añejo rallado. Incorporado todo, se forman las albóndigas, y se les pone en medio jamon y huevo duro. Para el caldillo se freirán en manteca, ajos picados, chiles poblanos ó tornachiles deshebrados, rebanadas de cebolla y xitomate asado y molido: así que se revenga un poco la fritura, se sazona con sal y se le añaden agua, alcaparras y especias de las mismas que se mezclaron con la carne, vinagre y aceite en corta cantidad. Cuando esté hirviendo, se echan las albóndigas, y se espesa el caldo con pan frio y molido. Al servirse se adornan por encima con aceitunas y chilitos curados.

ALBÓNDIGAS CON CHULETAS DE CERDO ADOBADAS. Hechas las albóndigas de cerdo de cualquiera de los modos explicados, principalmente las del artículo anterior, y habiéndose adobado desde la víspera con ajo-comino unas chuletas de cerdo mechadas, se harinan éstas y se frien. Se prepara un platon con tostadas fritas de pan, se ponen encima de ellas las albóndigas, y se cubren éstas con las chuletas fritas, poniéndose en este órden todas las capas, cuidándose de que la última sea de chuletas, y poniendo zumo de limon ó naranja entre unas y otras. Sobre la última capa se echa el caldo espeso de las albóndigas, y se adornan con peregil, aceitunas y tornachiles curados en rajas.

ALBÓNDIGAS DE CERDO SECAS. Dispuestas de cualquiera de los modos indicados, principalmente las cocidas en caldillo de xitomate, se les deja consumir éste á dos fuegos, y se sirven calientes, adornadas con chilitos y aceitunas.

ALBÓNDIGAS DE GALLINA. Picadas en crudo unas pechugas de gallina, se sazonarán con sal y se mezclarán con cebolla y xitomates picados muy menudos, haciéndose las albóndigas, que se freirán en manteca. Para el caldillo se freirán almendras tostadas y molidas, y pan tambien tostado y molido, echándose caldo de gallina: en él se ponen las albóndigas para que acaben de cocer, sin que se deje espesar mucho el caldillo.

ALBÓNDIGAS DE GALLINA Y YEMAS DE HUEVO. Dispuestas y sazonadas las pechugas como en el artículo anterior, se mezclan con ajo y peregil picados, azafran, clavo, pimienta, canela, y cominos molidos y yemas cocidas y deshechas: añadiéndose un poco de aceite y de vinagre, se forman las albóndigas, que llevarán por dentro pasas, jamon ó huevo duro, y se freirán en manteca. Se sacarán de allí para formarse el caldo, echando en la misma manteca, cebolla picada, xitomates asados y molidos con pasas, especias de las que se pusieron en la carne, alcaparras y caldo de gallina con un poco de aceite. Cuando esté hirviendo este caldillo, se echarán las albóndigas para que acaben de cocer, sin dejarse que consuma mucho el caldo.

Estas mismas se varian, haciéndose con salsa de almendras ó de pasas y pan dorado, ó de higaditos. [*Véanse estos artículos en su lugar*].

ALBÓNDIGAS DE GALLINA ASADA PARA ENFERMO. Envueltas en un papel bien untado con manteca las pechugas crudas, se asan á la parrilla; se pican despues y se muelen con yemas cocidas, un poco de bizcocho duro y poquita canela, solo para darles sabor. Se pone la parrilla sobre fuego suave y con un papel encima bien untado de manteca; se colocarán sobre él las albóndigas, volteándose con cuidado, cuando ya por un lado estén asadas. Se sirven con polvo de azúcar y canela por encima.

ALBÓNDIGAS DE BACALAO FRITAS. Desalado, remojado y cocido el bacalao se le quitan las espinas y se pica bien, revolviéndose despues y amasándose con pan rallado, ajos mondados, peregil picado, algunos granos de pimienta fina, clavos y azafran molidos, huevos batidos y sal. Estando bien sazonada la mezcla se hacen las albóndigas con una cuchara que se mojará para esto en vinagre prevenido al efecto en una taza, para que no se le pegue la pasta ó masa de las albóndigas, que conforme se hacen se van friendo en aceite muy caliente. El caldillo ó salsa se confecciona con un poco de pan frito, yemas de huevo, azafran, cominos y culantro, todo molido, clavo y pimienta enteros, peregil picado y un poco de cebolla picada muy menuda y frita. Estando el caldillo bien sazonado, se echan en él las albóndigas para que se acaben de cocer y queden tiernas.

ALBÓNDIGAS DE BACALAO SIN PICAR. Desalado, cocido sin haberse dejado deshacer, y limpio de espinas el bacalao, se deja en lonjitas de un tamaño regular. Se frien en manteca ajo, cebolla y xitomate, todo picado menudo, y al estarse friendo se le echa un poco de pimienta fina en polvo; se pone allí el pescado y despues se echa aceite bueno y mucho peregil picado. Cuando haya estado un rato sobre la lumbre se aparta y se mezcla con una poca de harina, incorporándose todo con huevos batidos y sazonándose con sal, segun lo salado que estuviere el bacalao. De esta masa ó pasta se cogen con cuchara de plata los tantos, bolitas ó torrijas que se irán friendo en manteca, que se tendrá caliente sobre la lumbre en una cazuela á prevencion, y despues de fritas se sirven ó en este estado ó con alguna de las salsas propias que pueden verse en los artículos propios del BACALAO.

ALBÓNDIGAS DE CAMARONES. Se confeccionan como las de bacalao de los artículos anteriores.

ALBÓNDIGAS DE BIZCOCHO. (Dulce.) Se muelen doce yemas cocidas de huevo, dos onzas de mamon frio y una onza de canela: se martajan seis onzas de almendras limpias y se amasa todo con una poca de agua de azahar, clavo y pimienta molidos y ajonjolí tostado. Con esta mezcla se forman las albóndigas, que se irán acomodando en una tabla con polvo de mamon, y se cubrirá despues cada una de ellas con dos capas de huevo batido, friéndose en seguida y echándose últimamente en un almíbar dispuesto de este modo: clarificado como es corriente, se le añade agua de azahar con pasas, almendras tostadas, ajonjolí lo mismo, y unos pedacitos de acitron: cuando esté de medio punto, se le echa un poco de clavo y otro de pimienta, molidas ámbas cosas, y así que esté de todo punto, se echan allí las albóndigas, dejándose otro rato sobre la lumbre. Para servirlas, se dejan enfriar y se les añade vino blanco.

ALBÓNDIGAS FINGIDAS DE BIZCOCHO EN LECHE. (Dulce). A cuatro cuartillos de leche ya hervida y endulzada al gusto, se echan ocho yemas de huevo, tres onzas de bizcocho fino desmoronado y unas rajitas de canela. Se vuelve á hervir, y cuando vaya espesando la leche, se añaden almendras picadas y piñones enteros. Cuando la pasta se ponga muy espesa, se vacia en un platon, y al dia siguiente se hacen con ella las albóndigas, que revolcadas en el bizcocho, se ponen á la parrilla sobre un papel untado con mantequilla, á un fuego muy suave, ó sobre rescoldo solamente para que adquieran un color dorado. Ya que estén frias, se colocan en el platon en que han de servirse y se les echa miel de punto regular, que se colora con yemas de huevo: se les añade un poco de vino y un polvito de canela, adornándose por encima con juguete de pasta de almendra.

Se llaman *fingidas* estas albóndigas, porque con ellas se trata de imitar á las de carne guisadas, de modo que los concurrentes á su vista, se engañen, creyéndolas de aquella clase.

ALBÓNDIGAS FINGIDAS SIN LECHE. (Dulce). Se hace la pasta mezclando bien veinticuatro yemas de huevo cocidas, una libra de almendras, remojadas ántes de molerse, y rociadas con agua cuando se estén moliendo para que no se extraiga el aceite, que es dañoso, una onza de canela en polvo y dos de mamon tostado y molido, azúcar en polvo, segun el gusto de cada uno, y una poca de agua de azahar. Con esta pasta se forman las albóndigas, que cubiertas con yemas batidas y una poca de harina, se frien en mantequilla. El caldillo y los adornos, se fingen como en el artículo anterior.

ALBONDIGONES DE MARÍA MARCELA. Se pican lomos de puerco y se les echa clavo, canela, cominos, ajos, pimienta y azafran, todo molido sin agua: se desmorona un poco de migajon de pan frio, agregándosele vinagre, peregil, yerbabuena y yemas de huevo, y con esto se rellenan los lomos en el mismo metate, poniéndoles ademas sal y pedacitos de jamon, y se envuelven en un papel bien untado de manteca. Se muelen unos xitomates asados, y se frien en manteca: se les echan especias molidas, alcaparras, dulce y fruta. En este caldillo ó salsa se sirven los albondigones, que empapelados, como se dijo ántes, se ponen á cocer en una cazuela con bastante manteca, y cuando se conozca que lo están, se les quita el papel y se rebanan.

ALBONDIGONES ASADOS A LA PARRILLA. Se cuece y pica la carne de puerco, y se echa en una fritura compuesta de xitomates picados, ajo y chiles con alcaparras, pasas, almendras, acitron y peregil deshojado: se echan allí mismo huevos batidos en proporcion á la carne, añadiéndose aceitunas, tornachiles curados, vinagre, azafran, clavo y canela molidos y jamon en pedacitos, dejándose en el fuego hasta que la masa esté bien cocida y ligada. Se hacen despues unos cartuchos como papeles de puros, ó mas grandes, y se rellenan con el picadillo explicado, atándose con una pita; y estando bien embarrado de manteca el papel, se asan á la parrilla. Se sirven con salsa de xitomate ó chilote.

ALBONDIGONES FRITOS. Se hará un picadillo de lomo de puerco con xitomate, ajo, cebolla y chile verde picado todo muy menudo, y se pone á freir en manteca, añadiéndose la sal competente, huevo duro en rebanadas enteras, almendras partidas, clavo, pimienta, ajengibre y peregil deshojado. Se le echa un poco de vino, y revolviéndose bien, cuando quede un poco seco, se pondrá en papeles bien untados de manteca, atándolos con pita, y en una cazuela con mas manteca se pondrán á un fuego suave, cuidándose de voltearlos. Así que se conozca que están cocidos, se apartan, y dejándose reposar algunas horas, se quitan las pitas y papeles, haciéndose rebanadas de ellos, que revolcadas en harina se freirán de nuevo. Se servirán con la siguiente salsa, ó con la que mejor acomode de las esplicadas en su lugar: hechos unos torreznos, se muelen juntamente con pasas y alcaparras, friéndose despues en la misma manteca que quedó de los torreznos: se añade clavo, pimienta, canela, pasas y almendras partidas, ajonjolí tostado, caldo, un poco de vino, un terroncito de azúcar, y se deja hervir: si quedase muy aguado el caldillo, se espesará con pan frito y molido.

Se pueden variar los ALBONDIGONES con todos los picadillos de que se hacen albóndigas, envolviéndose en papeles ó en lienzo nuevo, y sirviéndose con las salsas propuestas para las mismas albóndigas, ó con la que mas acomode de las esplicadas en su título.

ALBORONIA. (Véase ALMORONIA).

ALBUR. Pescado pequeño y escamoso de agua dulce. Los hay hasta de un pié de largo, y su carne es blanca, suave y gustosa. Se dispone y condimenta lo mismo que la Carpa. (Véase est voz.)

ALCACHOFAS. (Preparacion y cocimiento de las). Se ponen á cocer en agua hirviendo con sal, de la misma suerte que las coliflores; se les cortan despues con las tijeras las puntas de las hojas, y se separa una parte de éstas para sacarles la peluza interior, acomodándose despues las hojas en su lugar.

ALCACHOFAS SENCILLAS. Preparadas y dispuestas como acaba de decirse, para llevarse á la mesa, se volverán á calentar en la misma agua en que se cocieron; se pondrán bien acomodadas en un platoncillo, ó echándoles por encima la salsa en que se quieran servir, ó poniendo la salsa en una salsera aparte.

ALCACHOFAS RELLENAS DE ALMENDRA. Cocidas las alcachofas como se ha dicho, y quitada la peluza, se rellenan con una masa compuesta de pan rayado, almendras molidas, sal y pimienta gorda en polvo. Despues se cubre el relleno con las hojitas que se habian quitado para despeluzarlas, y puesta á fuego manso una tortera con aceite, se frien en él ajos picados; cuando ya se hayan dorado, se acomodan allí las alcachofas, echándoles del aceite por el centro, y cubriéndolas con un comal que tenga poca lumbre; cuando ya estén fritas, se les espolvorea un poco de pan rayado, y estando el caldo consumido se sirven con sal y pimienta gorda en polvo.

ALCACHOFAS RELLENAS A LA FRANCESA. Cocidas las alcachofas y quitada la peluza como en las anteriores, se rellenan con un picadillo de hongos cocidos, peregil crudo, ajos tiernos, todo picado muy fino y sazonado con sal, pimienta y nuez moscada. Se echa este picadillo en un poco de mantequilla y aceite, dejándose á medio freir; y para que quede bien mezclado, se estará revolviendo todo en la mantequilla y aceite, y con él se rellenan las alcachofas. Se pone despues una cazuela cubierta con tajadas de jamon, colocándose en ella las alcachofas, echándoles por encima lo que hubiere quedado de mantequilla y aceite, humedeciendo la cazuela con vino blanco y agua, ó caldo de carne: se pondrán á un fuego suave y se cubrirá la cazuela con un comal que tenga poco fuego; cuando se hayan condimentado bien, se podrán servir.

ALCACHOFAS RELLENAS A LA ESPAÑOLA. Cocidas y dispuestas las alcachofas como en los artículos anteriores, se pican pechugas de gallina cruda, jamon gordo, ajo y peregil, todo juntos: á esta carne cruda se le echan yemas de huevo, y se le agregan clavo, pimienta, canela, unos pocos de cominos y nuez moscada: todo esto molido se revuelve con la carne picada, y con esto se rellenan las alcachofas, que se irán poniendo en una cazuela, y se remojarán con caldillo de ajos fritos, que se irá aumentando conforme vaya consumiendo, hasta que estén bien cocidas: cuando ya lo estén, se bañarán con unas yemas de huevo batidas con zumo de limon y peregil, cuidando de no menear las yemas de huevo sino con el mismo platon, para que no se muevan las alcachofas.

ALCACHOFAS EN XITOMATE. Cortadas las puntas á las alcachofas, se cuecen con ajos machacados suficientes, y la sal de la tierra necesaria; y despues de quitada la peluza como á las demas, se pone una cazuela á la lumbre y se echa un cuartillo de aceite para cada docena de alcachofas. Se frien allí dientes de ajo enteros y limpios; ya frito el ajo, se frien bastantes xitomates cocidos y se echa competente clavo y pimienta. Cuando los xitomates estén ya bien fritos, se acomodan allí las alcachofas echándoles un poco de vinagre y pan rallado con la sal fina suficiente; se pondrá un comal encima con muy poca lumbre y se separarán de ella cuando el caldillo ya quiera secar, de modo que queden húmedas: Estas se sirven calientes.

ALCACHOFAS FRITAS. Limpias las alcachofas, se dividen en trozos, y se echan un poco de tiempo en agua fria: se sacan de ella, y bien escurridas se bañan en huevo batido, ó se revuelcan en alguna pasta de freir, se echan en un sarten con suficiente manteca, y en ella se cuecen hasta que tomen color.

ALCACHOFAS NEVADAS. Se cortan las alcachofas en cuatro partes, despues de quitarles la peluza, se frien en un poco de mantequilla, rociándolas ántes con sal fina, y se ponen á cocer á dos fuegos mansos: cuando estén cocidas y hayan tomado buen color, se acomodan en el platon con la cabeza hácia arriba, echándoles despues por encima la mantequilla en que se cocieron.

ALCACHOFAS A LA ITALIANA. Dividida la alcachofa en cuatro partes y quitada la peluza, se untan bien con zumo de limon, y se ponen á cocer en una poca de agua echándole un trozo de mantequilla fresca y la sal fina necesaria, agregándole zumo de agraz ó de limon; cuando ya estén cocidas, se sacan y dejan escurrir, y despues se sirven en un platon con salsa italiana, que se hace del modo siguiente: Se pone una cazuela á la lumbre con un trozo de manteca ó mantequilla, se echa proporcionada harina, y cuando empiece á hervir, se le disminuye el fuego dejándolo suave, y manteniendo la salsa allí por tres horas hasta que vaya tomando un color dorado: despues se humedece con un poco de caldo de carne, se deja hervir quitándole toda la espuma que dé, y cuando ya no la produzca, se apea; y dejándola enfriar, se desengrasa por un tamiz de seda.

ALCACHOFAS PROVINCIALES. Despues de despuntadas las alcachofas y bien limpias, se ponen á cocer con la correspondiente sal de la tierra: Cuando ya estén bien cocidas se apean y dejan enfriar, se les sacan las hojas del centro, y luego se les estrae la peluza bien, se les vuelven á acomodar sus hojas, y puesta una cazuela en la lumbre con competente aceite, se frien en él unos dientes de ajo limpios: cuando lo estén, se extraen del aceite y se acomodan en él las alcachofas, se muelen los ajos con un trozo de pan remojado en vinagre, y esta masa se deshace en un poco de aceite y se echa en la cazuela: cuando ya estuviere consumido el aceite de la cazuela, se humedecerán las alcachofas con un poquito de vinagre, espolvoreándolas de cuando en cuando con pan rallado; así que las alcachofas hubieren ya tomado color, se apearán, y puestas en un platoncillo con los asientos hácia arriba, se espolvorean con sal y pimienta, rociándolas despues con la manteca ó aceite en que se frieron.

ALCACHOFAS EN ACEITE SOLO. Cortadas las puntas de las hojas y el rabo, se untan con naranja para que no se pongan negras: se aflojan un poco y se les echa por dentro aceite, pimienta y sal: se ponen en una cazuela con agua para que cuezan, de modo que se les consuma toda el agua y solo les quede el aceite. Se sirven con salsa ó sin ella.

ALCACHOFAS CON PAN RALLADO. En todo como las anteriores; añadiéndoles pan rallado con la pimienta y la sal.

ALCACHOFAS GUISADAS. Dispuestas y cocidas como se dijo al principio, se dividirán en dos mitades y se freirán en aceite con pan rallado, pimienta y sal; estándolo, se sacan, y en la misma cazuela en que se frieron se echan ajos y cebollas picados, xitomates asados y molidos, para que se frian con el aceite; despues se añade agua, vinagre y alcaparras, y así que hierva se echan las alcachofas para que hiervan tambien un poco. Para servirse, se adornan con aceitunas, chilitos curados y rebanadas de huevo duro.

ALCACHOFAS CON VINO. Como las anteriores, con la diferencia de no llevar alcaparras ni xitomate, sino vino, vinagre y peregil picado, y unas hojas de yerbabuena, caldo de la olla y harina dorada en manteca.

ALCACHOFAS EN MANTEQUILLA. Dispuestas y cocidas como se dijo al principio y partidas por la mitad, se pondrán á freir en mantequilla unos dientes de ajo picados, y despues las mitades de alcachofas, separando el ajo, que se molerá con clavo y cominos, y se echará sobre las alcachofas ántes que acaben de freirse, añadiéndose caldo y harina dorada en manteca, peregil picado y la sal que fuese necesaria, dejándose consumir en gran parte el caldillo, para que las alcachofas se sirvan casi secas.

ALCAPARRADO. Se llama así el caldillo, en cuya composicion entran como parte principal las alcaparras, y con él se sirven muchas viandas. Se hace de diversas maneras, como puede verse en los artículos pertenecientes á las carnes, aves ó pescados que se guisan con él. Para dar una idea general del modo de disponerlo, se pone el siguiente, que sirve para toda clase de viandas.

Se frien en manteca unos dientes de ajo segun la cantidad que se quiera hacer de caldillo, y en la misma manteca se echan las alcaparras, desaladas y remolidas, para que se frian tambien: estándolo, se añade caldo en que se habrá cocido la pieza que ha de guisarse con el alcaparrado, echándosele cominos tostados, pimienta, canela, y uno ó dos dientes de ajo, todo molido, vinagre y un poco de aceite. En este caldillo se pone la carne, ave ó pescado que se ha de guisar; pero ántes deberá haberse asado con manteca.

ALCAUCIL. Alcachofa silvestre que en algunas partes, como en Guadalajara, se come, y se prepara y condimenta como las alcachofas. En México se cambian ya cocidos á los muchachos de la plebe por palos viejos. Su flor (que es de color de púrpura), sirve molida para cuajar la leche, que para esto se endulza y se calienta al sol.

ALELUYA (Dulce). Para seis cuartillos de leche una libra de almendra molida y cinco de azucar blanca superior. Se le da el punto de bocadillo, y se echa en un tablero. de donde se sacarán las aleluyas con moldes de hoja de lata de la figura que se quieran, echándoles gragea por encima ó dejándolas sin ella. Se llaman *aleluyas* estos dulces, porque en algunos conventos suelen regalarlos las monjas el sábado de gloria ó la Pascua de Resurreccion.

ALFAJOR DE PANOCHA. Se hace miel de panocha, y estando de punto se aparta de la lumbre: se le echa entonces clavo, canela y culantro tostado, todo molido, ajonjolí tostado, piñones y almendras: se le añade bizcocho martajado, y se deja embeber cosa de una hora. Estando fria la pasta, se vacia en platon, cajetas ó cartuchos de papel. En los dos primeros casos, se adorna la superficie con ajonjolí tostado, piñones, almendras, nueces en cuartos, y un polvito de canela.

ALFAJOR DE MIEL VÍRGEN. Se hace almíbar con una libra de azúcar y un cuartillo de miel vírgen; así que haya tomado el punto de *melcochita*, que consiste en hacer hebras al extenderse entre los dedos (*Lizado grande*), se le echa una onza de canela, una ochava de clavo, y pimienta al gusto, todo molido, y el bizcocho martajado que pueda embeber el almíbar. Se hacen los alfajores entre obleas: cuando se parten por la mitad, se adornan como se dijo en el artículo anterior; pero si se echan en cartuchos de papel, que entónces se llaman *de faltriquera*, se mezclan con la masa del alfajor las mismas cosas con que se habia de adornar, en mayor cantidad, y á mas algunas avellanas.

ALFAJOR DE AJONJOLÍ MOLIDO. Se hace almíbar con seis libras de azúcar y tres de miel vírgen; se clarifica, se cuela y se pone despues á la lumbre para que tome punto, lo que se conoce si se adhieren los dedos al tomarse un poco con ellos: entónces se le echan dos libras de almendra, dos de avellana, un poco de clavo, media nuez moscada, tres onzas de canela, media libra de ajonjolí, y seis tortas de pan abizcochado, tostado al horno: todo se pasa por el metate y despues por el harnero; y últimamente se le añade otra libra de ajonjolí entero, dejándose que tome el almíbar el punto de *recoger en el agua*.

ALFAJOR DE LECHE. Se hará un almíbar de medio punto con azúcar blanca; y despues de bien clarificado, se mezclarán tres cuartillos de este almíbar con lo que haya quedado de diez cuartillos de leche, que por separado se habrán dejado hervir muy bien. Hecha la mezcla, se pone á hervir mas, hasta que tome la consistencia de cajeta, subiendo de punto. En tal estado y fuera de la lumbre, se le añade polvo de canela, de clavo y nuez moscada, segun el gusto de cada uno; pedacitos de nueces, almendras y avellanas, pasas y piñones enteros: se le écha despues el bizcocho martajado que fuere necesario, para que quede la pasta de la debida consistencia, y puedan con ella formarse unos rollos ó canutos, que envueltos en obléa se forrarán con papel. Si se quiere poner la pasta en un platon, se adorna por encima con gragea, canela en polvo, ajonjolí tostado, rajitas de almendra, piñones y pedacitos de nuez.

ALFAJOR DE MANTEQUILLA. Con tres libras de azúcar y dos cuartillos de miel vírgen, se hace un almíbar de punto alto, bien clarificado. Fuera de la lumbre se mezcla con bizcocho ó pan tostado, martajado uno ú otro, y añadiéndose un poco de mantequilla se vuelve á poner á la lumbre, para que aquella se incorpore en toda la pasta, lo que se logra en poco tiempo; volviéndose á apartar del fuego, se le echa polvo de pimienta, clavo, ajengibre y nuez moscada al gusto, dejándose reposar algunas horas, y espesándose la pasta con bizcocho ó pan si estuviere muy líquida, ó con almíbar caliente si estuviese muy dura, añadiéndosele en ámbos casos ajonjolí tostado y pedacitos de almendra y de nuez, si se han de hacer cartuchos; pues en caso de vaciarse en un platon ó en cajetas, solo se adornará por encima con estas cosas y con polvo de canela.

ALFAJOR DE COCO. Se disuelven en agua y al fuego cinco libras de azúcar; se clarifica el almíbar y se cuela, mezclándose despues con lo que produzcan dos cocos rallados, y dejándose en la lumbre hasta que tome punto de conservilla; se le añaden entónces dos ó tres tazas de bizcocho tostado y martajado, segun lo hubiere menester, no dejando de moverse despues de incorporado, sino hasta que despegue por todos lados, pues entonces se vacia en una mesa cubierta con obleas, emparejándose luego luego, y cortándose del tamaño que se quiera; pero no se dividen los alfajores sino despues que haya enfriado la pasta.

ALFAJOR DE NOCHE BUENA. Para cuatro cuartillos de almíbar de punto alto, se echan dos de miel vírgen, y pan tostado y molido en la cantidad necesaria, añadiéndose ajonjolí molido, almendras martajadas y polvo de clavo, canela y ajengibre al gusto. Bien incorporado todo y quedando la pasta de la consistencia conveniente, se vacia en platos ó cajetas, adornándose por encima con gragea, polvo de canela, confites pequeñitos, cacahuates limpios y tostados, partidos en mitades, y pedacitos de nuez.

ALFAJOR DE LA PUEBLA. Con este nombre se conoce una pasta que se hace con miel y garbanzo ó arbejon molido, aromatizado con anís en poca cantidad. Solo puede usarse en figuritas vaciadas en moldes para adornos.

ALFEÑIQUE. Se escoge el azúcar de un pilon ó pan que tenga mas veta negra y se hace almibar de medio punto, que se clarifica con limon y clara de huevo. Se guarda hasta el dia siguiente, en que sacándose porciones pequeñas, se ponen éstas á hervir hasta que tengan el punto de *quebrar en el agua:* se echan en un cajete húmedo y se levantan en una piedra lisa ó mármol, estirándose hasta que estén muy blancas, y formándose con ellas las figuras que se quieran.

Aunque en el fondo no hay mas que este método de hacer el alfeñique, los fabricantes usan de distintas precauciones para obtenerlo con mas facilidad, limpieza ó economía: ponemos aquí sus recetas particulares, tanto para la mejor claridad del asunto, cuanto para que los lectores puedan elegir la que mas les acomode.

Otro método de fabricar el alfeñique. Se hace almíbar con azúcar blanca, y se clarifica con limon y clara de huevo: se cuela, se deja hervir sin meter la cuchara, hasta que esté muy espeso, y se le echa entónces un pedacito muy pequeño de sebo, segun la cantidad que sea, bastando uno del tamaño de medio garbanzo para seis cuartillos de almíbar y unas gotas de zumo de limon. Así que esté hirviendo á borbollones, se moja la mano en agua fria y se saca un poco de almíbar con el dedo, haciéndose esto con suma ligereza, para ver si ya está de punto de *quebrar;* pues entónces se apartará el almíbar del fuego, echándolo en un lebrillo grande, que deberá estar mojado y escurrido, en el que se dará vuelta á todo el almíbar sin que se empanice. En ese estado se van formando las figuras que se quieran, y se pondrán sobre una servilleta limpia para que se enfrien.

Otro. Se disuelven en agua sobre el fuego seis libras de azúcar, y se clarifican con una clara de huevo: así que se haya espumado la miel, se aparta, se deja asentar y se cuela: volviéndose á poner al fuego, se le echan unas gotas de limon y se deja que el almíbar tome el punto de *quebrar en el agua,* lo que se conoce echando un poco en agua, y tomándolo con los dedos si se quiebra al apretarse. Se vacia entónces en una sarten seca, untada con muy poca manteca, que se pondrá en agua, cuidando que no le entre adentro, para que se enfrie, no dejándose de voltear con la cuchara: se estira despues, y cuando ya esté frio, se forman los trastesitos para pasta, animalitos ó figuras que se quieran.

ALFEÑIQUES DE INGENIO. Son unos dulces de esta clase que se fabrican en Tierracaliente, y están mas cargados de limon que los comunes.

ALMEJAS. Marisco del que hay dos especies, de mar y de rio. El primero es preferible al de rio, que es de difícil digestion. Deben escogerse frescas y cuidarse de que no tengan langostas, que son unos pequeños crustáceos muy dañosos; esto es, que no estén agusanadas, como se dice vulgarmente.

ALMEJAS CRUDAS. Las almejas crudas serian un plato tan agradable como las otras, si no tuviesen cierto gusto de yerbas marinas. Para quitárselo, basta bañarlas con zumo de agraz.

ALMEJAS AL NATURAL. Se limpian y se hacen abrir como se dirá adelante. Estando limpias y quitada una de las conchas, se lavan hasta que el agua quede clara, y no se les echa sino la muy necesaria para que se cuezan: se añade un poco de mantequilla y perejil picado. Luego que hiervan, se sirven echándoles jugo de limon, si se creyere conveniente.

ALMEJAS AL SOL (Véase OSTRAS AL SOL).

ALMEJAS EN MARINADA. (Véase OSTRAS EN MARINADA.)

ALMEJAS A LA POLLITA. Despues de haberlas lavado bien, se raspan sus conchas para quitarles la arena y membranas ligamentosas que las rodean. Se dejan escurrir, se enjugan y se ponen en seco en una cacerola sobre buen fuego para hacerlas abrir: se quita una concha á cada una de ellas, y se acomodan simétricamente en un plato, echándoles encima la salsa siguiente: se frien en mantequilla, peregil y cebollas picados y un poco de harina, y se humedece la fritura con un poco de caldo, y cuando va consumiendo, se liga con yemas de huevo, añadiendo un poquito de vinagre ó de zumo de agraz. Se pone á calentar un poco el plato y se sirven.

Pueden hacerse tambien echando en la cacerola las almejas con la mantequilla, y sazonando juntamente con ellas la salsa.

ALMEJAS EN YERBAS FINAS. Preparadas como se ha dicho, se ponen en una cacerola con un poco de mantequilla, un manojo de yerbas finas, pimienta y sal: se frien y dejan cocer medio cuarto de hora.

ALMEJAS EN CHILE. Despues de limpias y preparadas como se ha dicho, las almejas, se cuecen en agua con ajos y sal. Se pone una cazuela á la lumbre con manteca, se frien en ella ajo y cebolla picados menudamente: se tuestan unos chiles anchos desvenados, porcion de ajos limpios asados, y unos pocos de cominos: se echa todo en la cazuela en que se frieron el ajo y la cebolla, y ya frito, se añaden agua, unas hojas de yerbabuena, cuartos de cebolla y la sal correspondiente, echándose allí mismo las almejas, que en cuanto se hallan sazonado y espesado un poco la salsa, se sirven.

ALMENDRA. (Véanse los artículos.)

ANTES DE ALMENDRA.
BIZCOCHOS DE ALMENDRA.
BOCADILLOS DE IDEM.
CAJETAS DE ALMENDRA Y COCO.
COMPOTAS DE ALMENDRA.
GATÓS DE ALMENDRA.
CREMA DE IDEM.
HELADOS DE IDEM.
JAMONCILLO DE IDEM.
LECHE DE IDEM.
LICOR DE IDEM.
MACARRONES DE ALMENDRAS DULCES.
MACARRONES DE ALMENDRAS AMARGAS.
MERMELADA DE ALMENDRA.
PASTA DE ALMENDRA.
PONCHE DE ALMENDRA.
PULQUE DE IDEM.
ROSQUITAS DE ALMENDRAS AMARGAS.
TORTAS DE ALMENDRA.

ALMENDRAS GARAPIÑADAS. Se ponen en un perol grande las almendras, sin mondarse, con almíbar de punto de *flor fuerte;* se agitan con violencia con un cucharon de palo, hasta que el almíbar se haya pegado enteramente á las almendras y que haya adquirido un color moreno. Esta operacion, para ejecutarse bien, exige un fuego fuerte.

ALMENDRAS GARAPIÑADAS A LA FRANCESA. Se quitan las cáscaras á una libra de almendras, y se dividen éstas en cuatro partes á lo largo: se ponen al fuego en un cazo proporcionado con cuatro onzas de agua y una libra de azúcar martajada: cuando las almendras comienzan á crugir y á saltar, se apartan de la lumbre, y se menean y agitan fuertemente con una espátula ó cuchara de madera para engranujarlas; se añade raspadura de la primera cáscara del limon, se cubre el fuego y se vuelve á poner encima el cazo, meneándose continuamente su contenido, hasta que tome color de caramelo. Se pone en el fondo de un plato una capa de gragea, y se estiende encima otra de almendra, siguiendo así hasta que éste se acabe, y entónces se hace sacar en la estufa ó se guarda en una pieza caliente y sin humedad.

De esta misma suerte se garapiñan los pistachos ó alfónsigos, los cacahuates y las avellanas.

ALMENDRAS SOPLADAS. Se corta en pedacitos pequeños una libra de almendra mondada; se echan en clara de huevo con doce onzas de azúcar en polvo; se baten, y estando nevadas, se estienden sobre hojas de papel blanco, y se meten al horno.

ALMENDRADA. (Véase ATOLE DE ALMENDRA.)

ALMIBAR. Es la azúcar disuelta en agua al fuego. Como la base de toda clase de dulces sea el almíbar en sus diferentes grados ó puntos de cocimiento, entre los que se cuentan tambien su clarificacion, se esplican en seguida, habiéndose adoptado el nombre mas generalizado de cada punto, pues en esto hay una divergencia increible, no solo entre las señoras aficionadas á este ramo, sino aun entre los mismos confiteros y dulceros de profesion.

ALMIBAR. (Clarificacion del). Se bate una clara de huevo en medio cuartillo de agua para cada cuatro ó cinco libras de azúcar; dos claras de huevo en un cuartillo de agua para diez ó doce libras de azúcar, y en la misma proporcion para mayor ó menor cantidad. Se hace hervir el almíbar hasta que se suba tres diferentes veces, calmando el hervor con un poco de agua fria, que se echará cuando se sube. Se aparta entónces del fuego, se deja reposar y se espuma; se le echa despues otra poca de agua y se vuelve á hervir: se espuma otra vez y se cuela en un tamiz ó en un lienzo tupido sobre un bastidor. Si se quiere mas puro el almíbar, como se necesita para endulzar los licores, despues de las operaciones referidas se cantea el cazo ó basija que lo contiene, se deja reposar y se decanta, ó lo que es lo mismo, se separa de los asientos con el menor movimiento posible. Miéntras mas blanca y pura sea la azúcar que se emplea, dará ménos trabajo para clarificarse el almíbar y saldrán mejores los dulces que se fabriquen con él.

ALMIBAR. (Cocimiento del). Se distinguen muchos grados de cocimiento del almíbar; pero siendo entre ellos tan pequeñas las diferencias que casi se vuelven imperceptibles, solo se explican aquí los doce mas notables, de los que es el primero la clarificacion, de la cual ya se habló ántes.

ALMIBAR DE PUNTO DE PEQUEÑO LIZO Ó DE PUNTO LIZADO BAJO. Despues de clarificado el almíbar, se pone á hervir hasta que forme un hilo entre los dedos, que se revienta y queda en forma de gota entre los mismos dedos con los que se aprieta ú oprime.

ALMIBAR DE PUNTO LIZADO ALTO, Ó DE GRANDE LIZO. En este punto es necesario que el almíbar, apretándolo con dos dedos, forme un hilo mas fuerte que el anterior.

ALMIBAR DE PUNTO APERLADO, Ó DE PERLA BAJO. En este grado de almíbar debe formar entre los dedos un hilo que no se reviente á cualquiera distancia que se aparten el pulgar y el índice, entre los que se oprime el almíbar.

ALMIBAR DE PUNTO ALTO APERLADO Ó DE PERLA. Se conoce que el almíbar ha llegado á este grado de cocimiento, cuando el hervor forma unas bolitas como perlas redondas y levantadas.

ALMIBAR DE PUNTO SOPLADO. Para ver si el almíbar ha subido á este grado, se moja la espumadera en el cazo; se sacude y se sopla al través: si el almíbar se desprende ó vuela formando hojas, está en el grado ó punto de que se trata; pero si se escurre todavía, no está suficientemente cocido y es necesario que hierva mas.

ALMIBAR EN PUNTO DE PLUMA. Se conoce que tiene el almíbar este punto, cuando despues de haber dado algunos hervores mas que para el grado anterior, y soplando al través de la espumadera, ó al sacudir la espátula, las chispas ó bolitas que salen de los agujeros de la espumadera, ó se desprenden de la espátula, son mas gruesas y se elevan en alto.

ALMIBAR EN PUNTO DE GRANDE PLUMA. Cuando despues de haber examinado ó reconocido muchas veces el grado de cocimiento de almíbar, las redomas ó ampollas parecen mas gruesas y en mayor cantidad, de suerte que parezca que se ligan unas con otras, entnóces el almíbar está de punto de grande pluma.

ALMIBAR DE PUNTO BAJO DE BOLA. Para conocer si el almíbar está en este grado, se remojan los dedos en un cubilete ó jarro de agua fria, y se coge el almíbar, volviéndolos á meter con prontitud en el agua. Si al enfriarse el almíbar se hace bola y se maneja como pasta, está cocido al grado ó punto bajo de bola.

ALMIBAR DE PUNTO ALTO DE BOLA Ó DE BOLA GRANDE. Este grado no se diferencia del precedente, sino en que el almíbar redondeado entre los dedos es mas firme que el anterior.

ALMIBAR DE PUNTO QUEBRADO Ó DE QUEBRAR. Para asegurarse de este grado de cocimiento, es necesario que el almíbar, que se habrá rodado entre los dedos como en el punto anterior, se quiebre exactamente.

ALMIBAR DE PUNTO DE CARAMELO. Se le dan algunos hervores mas que para el punto de quebrar, para que se cueza al grado de caramelo. Se puede clarificar ó trasparentar este almíbar, echándole zumo de limon. Y es necesario cuidar de contener el cocimiento en este grado, porque pasándose, se quema y adquiere un gusto desagradable.

ALMIBAR QUEMADO. (Véase AZUCAR QUEMADA.)

ALMOJABANA. (Véase BUÑUELO.)

ALMORI. Cualquiera de las clases de bizcocho (véase esta voz), si en vez del azúcar que se les echa, se pone miel en la misma proporcion.

ALMORONIA. Los españoles llaman así al guiso de calabacitas picadas (véase este artículo), si se les mezclan á mas de las cosas referidas en su lugar, berengenas tambien picadas.

ALMUERZO. (Véase SERVICIO DE MESA.)

ALONDRA. (Véase COGUJADA.)

ALUBIAS. (Véase FRIJOLES.)

ANCHOA. Este pescadito ántes de salarse, se llama *boqueron*, y despues que ha sido puesto en salmuera, que es como nos llega aquí, y como se hace tanto uso de él en la cocina, es conocido generalmente con el nombre de *anchoa*, y tanto en Francia como en otras partes, se emplea mas bien que como alimento, como condimento de los otros platos; pues se hace entrar en las ensaladas, en las salsas, se hace con el caldillo de surtimiento y mantequilla preparada, que sirven para muchos guisados.

Son escelentes las anchoas con aceite, vinagre y pimienta, siendo para esto necesario lavarlas con agua ó vino, dividirlas en dos partes, y quitarles la espina que tienen en medio.

ANCHOA (Asados de). Se cortan con exactitud unas rebanadas de pan del tamaño y grueso de un dedo; se frien en aceite y se acomodan en un plato, echándoles por encima una salsa hecha con aceite fino, vinágre, pimienta gorda, peregil y cebolla, picados. Con estas tostadas y las anchoas se adornan y medio cubren los asados.

ANCHOAS FRITAS. Despues de haberlas desalado, se echan en un pasta hecha con harina y una cucharada de aceite, desleida con vino blanco, cuidando de que no quede muy líquida; se sacan de allí y se ponen á freir en aceite ó manteca, y en cuanto tomen buen color, se sirven como intermedio.

ANCHAOS EN ACEITE Y VINAGRE. Despues que se hayan desalado, se frien en mantequilla, se ahogan ó apagan con vino blanco ó tinto, y se les echa en polvo toda clase de especias, ménos azafran y cominos; se añade un poco de laurel, tomillo y romero, y cuando el caldo está casi consumido, se sacan y se sirven con aceite y vinagre.

ANCHOAS (Mantequilla de). (Véase MANTEQUILLA DE ANCHOAS).

ANGARIPOLA DE PIES DE PUERCO. Se ponen á cocer los piés de puerco con la salsa necesaria, y al dia siguiente se cuecen pulpa de puerco, chorizos y gallina; y deshuesados los piés, se desmenuza toda esta carne, se pone á freir en una cazuela untada con manteca, y cuando ya esté bien frita, se cubre esta carne con rebanadas de xitomate, ajos y peregil picados, alcaparras, chilitos en vinagre y aceitunas; se le agrega azafran, pimienta, clavo y culantro tostado, bien molido todo; se le echa la sal necesaria, un poco de caldo, y se pone á dos fuegos hasta que consuma el caldo.

ANGUILA. Las hay de tres clases; de rio, de estanque y de mar, que tambien se llaman *congrio*. De las dos primeras clases es preferible la de rio, y se conoce en que está negra por arriba y blanca por el vientre; y la de estanque tiene mal olor y el color empañado.

ANGUILA MECHADA. Se mecha todo el lomo de la anguila con jamon delgado, y con un hilo enmantecado se llama por los cabos para que forme una rueda, y se ata en esta posicion: se acomoda en una sarten, echándosele aceite, ajos picados muy menudos, vinagre, sal, orégano, tomillo y laurel; despues que se haya frito, se añade caldo y se mete al horno, ó se pone á dos fuegos hasta que consuma el caldillo.

ANGUILA MECHADA EN ASADOR. Despues de haberla dividido en pedazos de seis pulgadas de largo, se mechan con jamon delgado, se ponen á marinar (véase MARINADA) y se dejan escurrir. Se fijan sobre un asador, acomodándose entre cada pedazo de anguila una rebanada de pan del mismo tamaño, y se asan rociándolas con mantequilla. Se sirven estando bien cocidas, con salsa de pimienta, ó con la italiana, pudiéndose tambien asar sin mecharse.

ANGUILA LIGADA. Despues de cortada en pedazos, se remoja en marinada; se cuece despues en agua con sal, y se escurre. Se frie en mantequilla con dos cucharadas de harina; se echa despues agua y un vaso de vino blanco, hongos ó papas, y un manojito de yerbas finas. Se espuma y desengrasa la salsa, y cuando haya espesado y esté de buen gusto, se le mezcla una liga de yemas de huevo y el zumo de un limon, ó un poquito de vinagre. Es necesario no dejarla hervir.

ANGUILA DE MAR ó CONGRIO. Despues de preparada como la otra, se cuece en agua cargada de sal y peregil, para servirse con mantequilla de anchoas.

ANIS. Véanse.

GATÓ DE ANIS.
HELADO DE ANIS.
LICOR DE ANIS.
RATAFIA DE ANIS.

ANISETE DE BURDEOS. Despues de haber martajado toscamente dos onzas de anis seco, tres de anis verde, media onza de culantro y otra media de hinojo (se habla de granos y no de plantas), se dejan en infusion dos ó tres dias, en diez y seis cuartillos de aguardiente, y al cabo de ellos se destila todo en baño de María, para sacar ocho cuartillos de licor, que se mezclan con otros ocho de agua destilada, en que se habrán disuelto con anticipacion tres libras y dos onzas de azúcar blanca. Se filtra y se guarda en botellas bien tapadas.

Al tiempo de la destilacion, es necesario poner mucho cuidado en no dejar pasar nada de la parte extractiva, que volveria al licor turbio y lechoso, lo que seria desagradable.

OTRO. Se pone en infusion en una jarra de aguardiente media libra de anis verde, las cáscaras descarnadas de dos ó tres limones, y un poco de canela, siguiéndose en lo demas los procedimientos esplicados para las cremas. (Véase CREMA entre los licores.)

ANSAR. Lo hay doméstico y silvestre. El primero debe escogerse tierno, ni de muy poca edad, ni muy viejo, bien nutrido y que se haya criado al aire libre. El silvestre es de mejor gusto. Su carne es muy nutritiva y produce un alimento sólido; pero algo difícil de digerir. Cuando es de muy poca edad el ánsar, es su carne viscosa y poco nutritiva; y por el contrario, cuando es muy viejo, su carne es seca, dura, y su jugo dañoso, que por lo mismo causa indigestiones; de suerte, que en general la carne del ánsar es mas agradable al gusto que saludable, y por esto debe usarse con sobriedad, siendo por otra parte conveniente á las personas robustas que tienen buen estómago y que hacen mucho ejercicio, porque nutre mucho y produce un alimento durable.

Esta ave surte al comercio de varias mercancías, como las plumas, las patas saladas que se sacan de Bayona y de Auch, que son tan estimadas, y la grasa del hígado, que tiene tantos usos en medicina; pero lo que le asegura un rango distinguido en la cocina, es su hígado, con el que se fabrican en Estrasburgo esas pastas admirables, que son el mayor lujo de un intermedio.

La grasa que se desprende del ánsar cuando está en el asador, debe recogerse y conservarse cuidadosamente, porque se mezcla con las legumbres, y sobre todo, con las espinacas, á las que comunica un gusto estraordinario, y se hacen tambien con ella asados muy sabrosos.

ANSAR, POLLO A LA INGLESA. Se escoge un ánsar gordo, y para asegurarse de que es pollo y tierno, se procura romper la parte superior del pico; si se logra con facilidad es prueba de que tiene las calidades convenientes, y entónces se procede á separar los alones, á vaciarlo, á desplumarlo y á chamuscarlo á la llama, tostándole las patas para quitar el primer pellejo, cortándole las uñas y picándose el hígado por último. Se limpian tres cebollas grandes, cortándose en forma de dados pequeños; se frien en mantequilla y se dejan cocer en blanco, añadiendo un puñado de salvia bien picada y el hígado con pimienta y la sal correspondiente. Se rellena con esto el ánsar, se cose y se le sujetan las patas á lo largo, poniéndose en seguida en el asador, para que se ase. Estándolo, se pone sobre un plato, y se sirve con sustancia de buey [*véase*], ó caldo rojo de vaca consumida ó concentrado [*véase tambien*].

ANSAR MECHADO, ADOBADO Y JALEADO. Para esto se toma ordinariamente un ánsar, que no siendo tan tierno, no puede destinarse al asador. Despues de haberlo vaciado y recogido sus patas contra el cuerpo, se chamusca sobre el fuego y se limpia. Es necesario en seguida mecharlo con jamon aderezado y sazonado con peregil, cebollas, una cabeza de ajo, todo picado, una hoja de laurel, tomillo, albahaca picado tan fino como polvo, sal, pimienta gorda y un poco de raspadura de nuez moscada. Dispuesto así el ánsar, se ata con un hilo y se pone en una marmita de su mismo tamaño, con dos vasos de agua, otro tanto de vino blanco y medio vaso de aguardiente refino, con mas sal y pimienta gorda. Se tapa bien la marmita y se deja cocer á fuego manso por tres ó cuatro horas. Estando cocido y la salsa bastante consumida para que pueda cuajarse, y ajalearse, se adoreza el ánsar sobre un plato, y cuando esté casi frio, se le echa la salsa por encima, no llevándose á la mesa sino cuando haya cuajado y tomado la consistencia de jalea, y se sirve como intermedio frio.

ANSAR EN ADOBO Y JALETINA, RELLENO DE CASTAÑAS. Despues de bien limpio el ánsar, se sancocha entero, se mecha menudamente con jamon, se rellena con castañas asadas á la parrilla, y se cierra. Se fondea con jamon una cacerola ó cazuela proporcionada, se le ponen al rededor pedazos de jarreta, de vaca, zanahorias y cebollas, y se le echa agua ó caldo suficiente con igual cantidad de vino blanco, la sal correspondiente y un manojito de yerbas finas. Se deja cocer á fuego manso, y estándolo bien, se le quita el caldo, que frio se cuela y se desengrasa; se le mezcla despues un huevo que se revuelve bien, se pone al fuego, se espuma bien, se echa sobre el ganso y se deja cuajar, formando jaletina.

ANSAR ASADO Y ENCHILADO. Despues de medio cocido el ánsar en agua con sal, se espolvorea con mas sal y pimienta, se envuelve en papeles bien untados con manteca y se pone á la parrilla: se deja asar volteándose con frecuencia, y cuando ya esté tierno, se quita el papel. Se muelen unos chiles anchos desvenados y remojados y un par de cabezas de ajo limpias; se deslie con aceite y se le echan sal y pimienta. Con esta salsa bien revuelta se unta el ánsar, que se vuelve á la parrilla hasta que tome buen color.

ANTE. Con este nombre se designa una innumerable variedad de pastas de diferentes sustancias mezcladas con almíbar y dispuestas sobre camas de mamon con distintos adornos, y aunque no está en uso dar principio á las comidas con estos platillos, de modo que aun en el diccionario de la Academia dice que esta acepcion de la palabra *ante* es anticuada, se ha usado de ella en esta obra, por ser la que generalmente designa entre nosotros esta clase de preparaciones, y las distingue de las que se conocen con el nombre mas exacto de POSTRES, porque acompañadas de las otras de que aquí se trata, se ponen á la mesa en el último servicio, que en francés se llama *desert*, y en castellano *la postre* ó *ramillete*.

Para solo indicar la diversidad de pastas que se pueden hacer con el almíbar y que las personas inteligentes varian de tantos modos, seria necesario una obra de muchos tomos, tan cansáda como inútil, puesto que cualquiera con la lectura de los artículos puestos á continuacion, podrá confeccionar un número tal de platos de esta clase, que será superior al de los dias que pueda vivir el gastrónomo que goce de la menor salud y de la mas completa robustez.

ANTE DE MANJAR NACIONAL. Se hace almíbar clarificado de medio punto con cuatro libras de azúcar blanca: se le echan dos yemas de huevo, dos pechugas de gallina molidas, tres libras de almendras lo mismo, y pastillas de ámbar y almizcle en cantidad proporcionada. Cuando esté de punto, se pone la pasta sobre camas de marquesote, hasta llenarse el platon.

ANTE DE MAMEY. Despues de bien molido el mamey, se mezcla con almíbar y se deja tomar la consistencia de pasta, echándosele despues clavo, canela y ajonjolí. Se pone sobre camas de mamon mojado con almíbar, y la última pasta se clavetea con pasas, almendras y piñones, cubriéndose todo con polvo de canela.

ANTE DE MAMEY CON AGUA DE AZAHAR. Se escogen los mameyes mas colorados, y quitándoles las cáscaras, huesos y todo lo fibroso que tienen junto al corazon y los huesos, se muelen y echan en almíbar clarificado para que se haga una pasta, añadiéndole despues una onza de canela, una cuarta de onza de clavo, molidas ambas cosas, y un poco de agua de azahar. Se deja espesar al fuego, y se pondrá en capas sobre otras de mamon seco, adornando la última, que será de pasta, con pasas deshuesadas.

ANTE DE MAMEY CON VINO. Molidos los mameyes limpios, escogiendo siempre los mas colorados, se echan en almíbar de punto de hebra, para que se haga la pasta, que se pondrá en capas espolvoreadas con canela molida, sobre otra de mamon rociado con almíbar y vino blanco. La última se clavetea con pasas y almendras tostadas.

Puede tantearse la pasta poniendo una libra de azúcar hecha almíbar, para cada libra de mamey molido.

ANTE DE MAMEY CON CULANTRO. Se muele el mamey como se ha dicho, y se le añade canela, clavo y culantro tostado, de modo que sobresalga el sabor de éste: se mezcla con almíbar de medio punto á razon de media libra de azúcar para cada mamey grande. Se revuelve y se pone otra vez á la lumbre, para que tome el punto de despegarse del cazo: se aparta entónces, y así que esté tibia la pasta, se echa sobre mamon remojado en almíbar, con ajonjolí tostado por encima.

ANTE DE NATILLAS BATIDAS. Se mezcla un cuartillo de leche cocida con medio cuartillo de natas, desbaratándose bien con un molinillo; se endulza y se vuelve á batir hasta que haga mucha espuma, y se pone sobre mamon.

ANTE DE NATILLAS Y YEMAS. Se hace almíbar de poco mas de medio punto, con una libra de azúcar para cada ocho yemas de huevo: se echan éstas, y revolviéndose muy bien, se deja hervir á fuego lento; se añade entónces medio cuartillo de natillas para cada libra de azúcar, y se le da el punto de despegar del cazo. Se cuece una poca de leche con azúcar y rajitas de canela, y se mezcla con almíbar de punto alto, y con esto se irá mojando el mamon para ponerse capas de él, acomodándose sobre ellas las de las natillas: todas se espolvorean con canela molida, y la última se adornará con pasas y almendras.

Puede tambien cubrirse la última capa con turron, salpicándose con ajonjolí tostado por encima.

pone esto á cocer, y estando espeso, se echa sobre capas de mamon rebanado, mojado con almíbar, adornándose la última con pasas, almendras, nueces y ajonjolí tostado, y poniéndose sobre rescoldo y con un comal con lumbre por encima.

ANTE DE PASAS. Se endulza un poco de vino tinto con azúcar, echándole pasas deshuesadas; en estando bien remojadas, se ponen en un plato sobre mamon, con canela molida por encima.

ANTE DE HUEVOS MOLES Y GALLINA. Se hace almíbar de medio punto con dos libras de azúcar, y estando frio, se le echa una pechuga de gallina, cocida sin sal el dia ántes, y molida con una libra de almendra, desbaratándose muy bien con una cuchara. Se pone al fuego hasta que tome punto, y se echa sobre mamones rociados con almíbar, añadiendo encima huevos moles, hechos del lomo corriente (*véanse*).

ANTE DE HUEVOS MOLES Y VINO. Se hace almíbar de medio punto, y apartándose un poco para rociar el mamon, se mezclan con el restante las yemas de huevo que se quieran. Se pone á la lumbre hasta que tome punto no muy alto, y despues se echa sobre mamon, rociado con el almíbar que se apartó y vino blanco, claveteándose la última capa con almendras, piñones y pasas, espolvoreadas por encima con canela molida.

Así este ANTE *como los demas, no deben rociarse mucho, porque son defectuosos cuando están aguados.*

ANTE DE HUEVOS MOLES CON COSTRA. Se echan diez yemas de huevo, bien debaratadas y coladas por una servilleta, en una libra de almíbar clarificado, cuando esté ya frio y de medio punto. Se pone á la lumbre para que tome punto subido de pasta, echándose sobre biscotelas rociadas con almíbar, espolvoreándose con canela molida, y betunándose la última capa con claras de huevo.

ANTE DE HUEVOS MOLES Y LECHE. Se hace como el anterior hasta entibiar el almíbar, sin dejarlo enfriar enteramente, y entonces se echan las yemas del modo que se dijo para el otro. Puesto á la lumbre, se menea sin cesar hasta que despegue del cazo, y entonces se echará sobre capas de mamon rociado con leche endulzada, interpolando otras capas de natillas, batidas con azúcar y canela. La última debe ser de huevos para que se dore á dos fuegos, dejándose enfriar para servirse.

ANTE DE HUEVOS MOLES EN VINO. Se mezcla una taza caldera de vino con dos de almíbar frio, de punto, y en él se baten quince yemas de huevo: se pone al fuego y se menea hasta que tenga punto de pasta, y se echa sobre capas de mamon rebanado, espolvoreando la de encima con azúcar y canela molidas.

ANTE DE HUEVO. Con dos libras de azúcar se hace almíbar de medio punto, y se le echan treinta yemas de huevo bien batidas, poniéndose á la lumbre hasta que hierva mucho. En lo demas como los anteriores.

ANTE DE DURAZNO. Se hace una pasta con duraznos conservados en almíbar, añadiendo pasas, almendras, piñones, avellanas, cacahuates, ajonjolí tostado y un poco de clavo y canela molida. Así que esté bien espesa la pasta, se pone en capas sobre rebanadas de mamon, mojadas en almíbar y vino.

ANTE DE VARIAS PASTAS. De la misma manera que se dijo en los artículos anteriores que se hacia la pasta de mamey, se hacen tambien de coco, de camote blanco y morado, de piña, &c.

Despues de rociado el mamon con almíbar y vino blanco, se ponen capas de él y encima se alternan las de pastas, claveteando la última con almendras, pasas y piñones.

ANTE DE VARIOS COLORES. Se echan varias [illegible] por ejemplo, de avellanas, [illegible] de piña, de nuez, de [illegible] alberado, de co[illegible] de azúcar para ca[illegible] molidas. Despues de [illegible] una poca de agua de azahar, [illegible] se mezcla mucha canela: la de almendra se tiño con panecillo. Estas se ponen en capas alternadas sobre otras de mamon rociado con vino blanco, pudiendo ser la última de huevos moles, adornados con pasas, almendras, piñones y canela molida.

ANTE DE PIÑA. Se monda la piña, se desflema en agua, se muele y mezcla con azúcar tambien molida, libra por libra: se pone al fuego hasta que tenga punto de pasta y se echa sobre capas de mamon, alternándose con pastas de calabacitas de negro [*véanse*], y de coco. La última debe ser de piña y se adorna como es costumbre.

ANTE DE PIÑA Y CANELA. Se cuece la piña, se muele y se pone á hervir en almíbar, aromatizándose con bastante canela y agua de azahar: se pone sobre las capas de mamon mojado en almíbar, y se cuaja la última capa.

ANTE DE CAMOTE Y PIÑA. Se muelen camotes y piñas en proporcion de ocho de los primeros para cada una de las segundas, mezclándose con libra y media de azúcar cada libra de las frutas molidas: se pone al fuego hasta que tome el punto de pasta, y se echa en capas sobre otras de mamon rociado con almíbar flojo revuelto con vino blanco, espolvoreándose la última con canela molida.

ANTE DE LAMENDRA. Se hace almíbar clarificado de medio punto, con tres libras de azúcar, y se le echa una libra de almendras limpias martajadas, batiéndose [illegible] hasta que blanquee y adquiera [illegible] de pasta. Se pone sobre capas de [illegible] mojado en almíbar [illegible] á [illegible] con lumbre [illegible] la última capa.

ANTE DE AL[illegible] Se hace el almíbar [illegible] anterior, y se le echan [illegible] necesarias, batidas con un poco de vino blanco y media libra de almendras martajadas. Se pone á la lumbre hasta que se perciba el olor de huevo cocido, cuidándose de menearlo para que no se queme, y echándose en seguida sobre mamon mojado en almíbar y vino. Se mete al horno para que se dore.

ANTE DE ALMENDRA Y CACAHUATE. Hecho el almíbar de medio punto con libra y media de azúcar, se le mezcla una libra de almendra pelada y un puñado de cacahuate tostado y sin cáscara, y media onza de canela, molido todo. Se pone en la lumbre hasta que tome el punto de cajeta, y se echa sobre mamon mojado con almíbar y vino, adornándose por encima con huevos hilados.

ANTE DE ALMENDRA Y VINO. Se hace el almíbar muy clarificado con cuatro libras de azúcar, y así que tenga el punto de espejuelo, se le echa una libra de almendras molidas, dejándolo hervir despues, hasta que vuelva á tomar el mismo punto que tenia. Se aparte entonces del fuego, y se pone sobre marquesote mojado con almíbar y vino, poniéndose sobre cada capa ajonjolí tostado y canela molida, y adornándose la última con piñones y almendras.

ANTE DE ALMENDRA Y AVELLANAS.

Hecho el almíbar de medio punto, bien clarificado y colado, con libra y media de azúcar, se deja entibiar y se le mezlan entonces una libra de almendras y otra de avellanas, limpias y molidas ámbas: se revuelve todo, se le añade un poco de agua de azahar y se pone al vaho de una olla hirviendo, para que con ese solo calor tome el punto de ojo de pescado. Se deja al sereno para hacer despues las particiones.

ANTE DE MAMON. Se enhuecan por arriba unos trozos de mamon, y se rellenan de cualquiera pasta; se frien con huevo batido y se echan en almíbar de punto con vino suficiente, adornados con almendras, canela, &c.

ANTE DE GARBANZO. Se cuecen, se deshollejan y se muelen bien unos garbanzos: se les echa bastante canela molida, y se revuelven con almíbar de medio punto; se vuelven á la lumbre para que tomen la consistencia de pasta, y se les añade un poco de vino. Lo demas como en los otros antes.

ANTE DE BETABEL Y PLATANO. Se cuece betabel y se muele junto con plátano largo, echándose en almíbar de medio punto, y añadiéndole unos clavos, canela y agua de azahar, se deja á la lumbre hasta que tome consistencia de pasta. El mamon se moja con vino, y la última capa se cubre con grajea molida juntamente con canela.

ANTE DE PEPITA. Se hierven cuatro cuartillos de leche con cuatro libras de azúcar, se cuela, se aparta una poca y se vuelve á poner al fuego con una libra de pepitas de calabaza, peladas y molidas, hasta que tome el punto de cajeta. Se echa en capas con canela molida sobre otras de mamon, mojado en la leche apartada.

ANTE DE NARANJA. Se hierve el almíbar blanco esprimiéndole bastantes naranjas, y echándole un poco de vino, se deja de medio punto. En este almíbar se moja el mamon ó marquesote, y encima de cada capa se ponen gajos de naranja desflemados con azúcar y canela.

ANTE DE MANZANA. Se cuecen manzanas mondadas y sin pepitas, se muelen y revuelven con almíbar, que se pondrá á la lumbre hasta que tome consistencia de pasta. El mamon se moja con almíbar y vino, y se hace como en los demas.

ANTE DE MANZANA Y MANTEQUILLA. Se echan tres libras de manzanas cocidas y limpias, en almíbar hecho con dos de azúcar, con un poco de canela y clavo molido y una de mantequilla lavada, poniéndose todo al fuego hasta que tome el punto de pasta. Se echa sobre capas de mamon, rociadas con almíbar y vino blanco, betunándose la última con claras de huevo, batidas con almíbar sobre la lumbre, hasta que se cuezan, y batidas despues hasta que se enfrien, pues entonces se echan sobre el ante espolvoreándolas con canela molida.

ANTE DE MANZANA Y COCO. Se mondan las manzanas, y quitados los corazones, se echan en almíbar dejándolas cocer, é impidiéndoles se deshagan sacándose con tiempo. Se ponen separadamente en platos, y se les echa encima almíbar de punto alto, mezclado con coco rallado en proporcion de una libra de coco para tres de azúcar. Se salpican con ajonjolí tostado y se espolvorean con canela molida.

ANTE DE MANZANAS Y LECHE. Se cuecen dos cuartillos de leche con una rajita de canela y dos libras de azúcar: estando espesa se pone á enfriar y se mezcla con una libra de manzana cocida, molida y colada, con doce yemas y seis claras de huevo batidas y un poco de canela molida. Despues de untado un platon con mantequilla, se pone primeramente una poca de la pasta dicha, encima se colocan bizcochos rebanados, mojados en leche y esprimidos; despues se pone mas pasta adornada con pasas, almendras, pedacitos de mantequilla, de acitron y ajonjolí tostado. Han de ser tres las capas de bizcocho; y lleno el platon se pone á cocer á dos fuegos muy suaves, sin descuidarse porque no se vaya á secar. Despues de cocido el ante, se adorna por encima con almendras pasas y grajea.

ANTE DE NUECES Y AVELLANAS. A un poco de almíbar clarificado y ya de punto, se le echan nueces tostadas, almendras y avellanas, todo bien martajado. Se menea como para cajeta sobre la lumbre, y al tiempo de apartarlo, se añaden dos huevos frescos, miel vírgen y agua de azahar, guarneciéndose los platos como se acostumbre.

ANTE DE NUECES. Se muelen nueces grandes y se mezclan con almíbar, una pastilla colorada y bastante canela. Así que esté de medio punto la pasta, se pone en capas sobre el mamon &c.

ANTE DE NUECES Y TUNA. Despues de limpias las nueces se remojan para quitarles el hollejo, se muelen, se echan en almíbar clarificado con canela, agua de azahar y una ó dos tunas coloradas, coladas por un cedazo. Así que esté de punto la pasta, se pone sobre mamones mojados con almíbar y agua de azahar, adornándose la última capa como es costumbre, y dorándola con un comal con lumbre encima.

ANTE DE DAMAS. Se echan en almíbar de medio punto, almendras martajadas y un poco de vino blanco. Se unta una cazuela ó tortera con manteca, y en ella se ponen capas de mamon rociado con vino, y encima otras de pasta, siendo de ésta la última, que se betunará como agrade mas. Se cuece en el horno á dos fuegos, y se sirve con canela y azúcar por encima.

ANTE DE JÍCAMA Y ZANAHORIA. Despues de quitados los corazones á las zanahorias, se rallan, y se rallan tambien jícamas en iguales partes: se echan en almíbar de medio punto, y se dejan al fuego hasta que tomen la consistencia de pasta. En lo demas como en los otros antes, salpicándose la última capa con ajonjolí tostado.

ANTE DE GERICALLA. Se baten yemas de huevo con almíbar fria de punto, hasta que estén bien espesas. Se ponen las capas como en todos los antes, y se rocía cada una de ellas con almíbar y pastilla molida.

ANTE DE HIGOS. Se remojan en agua caliente los higos pasados, hasta que estén blancos, y se muelen entónces con almíbar, bastante vino y canela, poniéndose á hervir en seguida. Se ponen sobre capas de mamon mojadas con vino y almíbar, y encima se echa canela molida.

ANTE DE PIÑON. Se muele un cuartillo de piñones, doscientas nueces chiquitas y una dracma de canela: se echa todo en almíbar de medio punto, hecho con una libra de azúcar. En lo demas como es costumbre, rociando el mamon con vino, y adornando la última capa.

ANTE DE HUACAMOTE. Se muelen libra y media de huacamote y ocho libras de almendra, y se echan en almíbar clarificado, hecho con seis libras de azúcar, y cuando vaya á tomar punto se aparta y deja enfriar un poco; se le añade entonces un cuartillo de natillas, y se vuelve á la lumbre hasta que tome la consistencía debida. Se dispone como los demas antes.

Puede hacerse tambien con camote en lugar de huacamote, y en vez de hacerse ante se pueden llenar tambien cajetas con esta pasta.

ANTE DE CASPIROLONGA. Se echan dos cocos rallados ó molidos en almíbar de medio punto, ya clarificado, hecho con tres libras de azúcar. Luego que todo haya dado un hervor se aparta y deja enfriar, añadiéndosele entonces diez yemas de huevo, un poco de vino blanco y otro de agua de azahar. Se vuelve á la lumbre, y tomando la consistencia de pasta, se vacía en un platon, y se dora con un comal con lumbre.

ANTE DE ALBARIROQUE Ó CHABACANO. Despues de deshuesados se muelen y se mezclan con almíbar de medio punto, libra por libra, dejándose á la lumbre hasta que tenga consistencia de pasta. Se dispone como los otros antes, rociándose con vino el mamon ó bizcotela, espolvoreándose cada capa con canela, y adornando la última, que será de pasta.

ANTE DE TODO. Se hace pasta de almendra, pepitas de calabaza y coco, y se mezcla con huevos moles, de suerte que todo forme una pasta. Se siguen los procedimientos del número anterior, con la diferencia que la última capa debe ser de mamon ó bizcotela.

ANTE DE CIDRACAYOTE. Hecho almíbar de medio punto con una libra de azúcar, y estando hirviendo, se le echan treinta yemas de huevo bien batidas, para que cuajen: se deja enfriar entonces y se tendrá prevenida pasta de cidracayote (que vulgarmente se llama CHILACALLOTE) y coco, que se pone sobre capas de huevo, y éstas sobre las de mamon.

ANTE DE CALABACITA DE CASTILLA. Despues de cocida la calabacita, se muele, se echa en almíbar clarificado y se le da punto de cajeta, añadiéndole un poco de agua de azahar. Sobre el mamon se ponen capas de pasta de mamey ó de betabel (véanse ANTE DE MAMEY, ANTE DE BETABEL), y encima la de calabaza, claveteándose la última con piñones y almendras.

ANTE DE CLERIGO. Se hacen dos pastas, la una con una libra de camote morado y media de azúcar, y la otra con cuatro onzas de almendra y tambien media libra de azúcar. Se acomodan capas de una y otra sobre rebanadas de mamon, adornándose la última como se ha dicho tantas veces.

ANTE DE TORTA DE MAMEY. Se hace una mezcla de mamey muy bien molido, bizcocho molido tambien y huevos batidos: se echan en una cazuela untada con manteca, y se pone á dos fuegos. Sacada esta torta y estando fria, se corta horizontalmente en dos mitades: sobre la inferior se pone mantequilla con pasas, almendras piñones, nueces y ajonjolí tostado; se cubre esto con la parte superior de la torta, y se divide despues en pedacitos pequeños, que rebozados con huevo batido se frien y se echan despues en almíbar, adornándose por encima como queda dicho en los otros artículos.

ANTE DE TORTA DE ARROZ. Se cuece el arroz, de un dia para otro, con leche; se revuelven despues con el arroz, coco y almendra molidas, y con una capa de huevos y otra de esta masa se hace una torta á dos fuegos, á la que estando concluida se echa almíbar con pasas, almendras, piñones, nueces y ajonjolí, y se ponen en una cazuela untada con manteca, con polvo de canela por encima.

ANTE DE HUEVOS MECIDOS. Se deslie en un cazo media libra de azúcar bien molida y doce yemas de huevo:

se echan despues dos cuartillos de leche, y puesto el cazo al fuego, se está meneando la mezcla incesantemente para que no se queme. En tomando cuerpo, se aparta y echa en el platon sobre mamones rellenos, poniéndose encima de todo pastilla colorada y olorosa.

ANTE DE TOSTADAS DE MANTEQUILLA. Se rebana pan muy delgado y se frie en mantequilla: se cuece leche con azúcar, y así que tenga la correspondiente consistencia, se pone sobre camas de las rebanadas fritas, con pasas, almendras, ajonjolí, grajea y piñones: se forma encima su hojaldrado con clara de huevo batida y azúcar en polvo, y se pone al fuego con un comal con lumbre encima para que cueza el huevo.

ANTE DE LA BELLA-UNION. Se cuecen los betabeles: se muele aparte una poca de almendra, tambien aparte un poco de coco, y en el almíbar se deshacen yemas de huevos moles. En buen almíbar se hace cada pasta aparte y de buen punto, con agua de azahar; lo cual hecho se pone una capa de mamones y otra de cada pasta, debiendo ser la última de huevos moles con canela por encima.

ANTE DE ZUMO DE NARANJAS. Se esprimen unas naranjas maduras, y en el zumo se echa aguardiente y azúcar en polvo, de modo que quede agridulce: se echa sobre rebanadas de mamon, y encima se ponen huevos hilados ó pastilla colorada.

ANTE DE LECHE Y ARROZ MOLIDO. Molido despues de cocido el arroz, se le echan huevos y leche cocida con azúcar; se cuela todo muy bien, y se pone á la lumbre hasta que tome cuerpo: luego se baja y se va poniendo una capa de marquesote y otra de arroz, pasas, almendras y piñones: se vuelve al fuego á que cuaje, con un comal para que crie costra por encima.

ANTE DE REQUESON. Se hace el almíbar de medio punto: así que está frio se echa en la cazuela un poco, y el requeson se bate con una cuchara; se le echa una poca de miel vírgen hasta que quede sin grano, y agua de azahar, se pone una capa de marquesote y otra de requeson con grajea por encima.

ANTE DE SOPA BORRACHA. Se hacen unas rebanadas de molletes muy delgadas, se rocian con vino blanco, y se les echa azúcar y canela por encima.

ANTE DE GRANADA. Se hacen rebanadas de pan frio; se mezcla el zumo de granada con azúcar, y con él se rocian las rebanadas: se pone una capa de rebanadas y otra de granada; se pone al vaho de la olla para que esté jugoso, y se echa canela por encima.

ANTE DE MARQUESOTE, MANTEQUILLA Y LECHE. Se unta una cazuela con bastante mantequilla y se echan en ella dos marquesotes deshechos, doce yemas de huevo, cuatro cuartillos de leche, un puño de almendra molida, y azúcar al tanto: se bate con el molinillo muy bien, aunque le quede un poquito del grano del marquesote y se pone entre dos fuegos. Conforme se vaya consumiendo se irá picando y untando con mantequilla derretida, hasta que se despegue de la cazuela. Se apartará para que se enfrie y se echará un poco de almíbar de medio punto con sus olores. Se da frio ó templado, con azúcar y canela por encima.

ANTE DE LECHE CUAJADA. Se muele huacamote, y se desbarata con leche (á cuatro cuartillos de leche, cuatro huacamotes grandes): se cuela, se le echa azúcar y agua de azahar, se pone en una cazuela sobre el rescoldo, y encima un comal para que cuaje.

ANTE DE PASTELES DE REQUESON. Con manteca caliente y azúcar molida se revuelven bivcochos duros molidos, y bien desleido el requeson con una poca de manteca derretida, se pone una capa delgada con el bizcocho y manteca: despues se echa el requeson, y arriba otra capa de bizcocho, y se ponen despues á dos fuegos hasta que se doren: despues se hacen cazuelitas ó cubiletes, y por encima se les echa azúcar.

APERDIGAR. (Véase PERDIGAR.)

APIO. Planta bastante conocida y de que se hace mucho uso en la cocina. Se come en ensalada y cocido en salsa blanca: entra en varios guisados, se sirve bajo las viandas asadas, y se emplea tambien en las sopas.

APIO EN LA GRAN SALSA. Se corta el apio en pequeños trocitos, despues de haberlo limpiado y lavado, conservándole los retoños pequeños y las hojitas tiernas: se pone á perdigar en bastante agua fria. se enjuga y se pica como la escarola, se echa en una cacerola con un poco de mantequilla, de sal, de pimienta gorda y de raspadura de nuez [illegible], vaso y medio de gran salsa ([illegible] GRAN SALSA), y otro tanto de [illegible]. Se deja consumir hasta que [illegible] para ser[illegible], y [illegible] tostadas [illegible] en [illegible] á 5 [illegible].

[illegible] cortan los piés de apio [illegible] tamaño y del mismo grueso: se aperdigan en agua de sal algo [illegible], y despues se refrescan en [illegible] fria y se escurren, poniéndolos á cocer en seguida en la salsa española, mezclada con caldo de sustancia ó concentrado: se añade un poco de mantequilla y de pimienta gorda, y se sirve.

APIO FRITO. Se aperdiga el apio en agua algo cargada de sal, y se pone á cocer en salsa blanca con caldo concentrado. Estando cocido se revüelca en alguna pasta de freir y se echa en mantequilla ó manteca muy caliente. Cuando esté frito se saca y se espolvorea con azúcar, pasándole cerca una paleta hecha ascua, para que bañe. Se adorna y se sirve.

APIO (Buñuelos de) A LA FARNCESA. Se aperdigan los piés de apio escogidos, limpiándolos y lavándolos cuidadosamente: se ponen á cocer en una cacerola con rebanadas de jamon, sal, un manojito surtido, y caldo sin desengrasar; se vuelve á cubrir todo con rebanadas de jamon y papel aceitado. Cuando estén cocidos se bañan en aguardiente con azúcar, se echan en seguida en una pasta de freir, se frien despues y se nievan con azúcar en polvo y una paleta hecha ascua.

APIPITZCA. Ave de paso, cuyo instinto y costumbres tienen mucha analogía, si no es identidad, con las del *pluvier cendré* de los franceses, aunque la de acá es de mayor tamaño. Llegan á nuestros climas las apipitzcas, lo mismo que á los de Francia el *pluvier*, en grandes bandadas, al principio del otoño, hasta el fin de [illegible] por el dia de [illegible] en los primeros [illegible]. De noche se [illegible] se ap[illegible] distancias, [illegible] á cuyo reclamo [illegible] antes para volar juntas, y [illegible] que alguna ha quedado en [illegible] estraviada ó presa en alguna casa, tienen el instinto de llamarla con otro chillido especial, bajando el vuelo para que se reuna, logrando así recoger á las dispersas.

Su carne es de buen gusto, y se comen mechadas y asadas al asador con tostadas fritas por abajo, ó rellenas tambien al asador para entrada, ó fritas en sarten y adornadas con aceitunas.

Se aderezan tambien con cualquiera de los CALDILLOS Ó SALSAS PARA AVES DE CAZA, que pueden verse en su lugar.

ARAÑA ó DRAGON MARINO. Pescado de mar casi de la talla y figura del escombro; pero tiene el pellejo mas unido á la carne, mas firme y las espinas mas agudas. Su carne es de mucho gusto, y es de los pescados mas esquisitos que se sirven á la mesa. Está armado en cada agalla y en la espalda de espinas agudas y muy resgosas, para las que toda precaucion es corta; mas si llegase el caso de haberse picado con ellas, es necesario desangrar la herida largo tiempo y frotarla con hígado del mismo pez, machacándose una cebolla con sal, que se desleirá con espíritu de vino para ponerla sobre la herida hasta su completa curacion.

ARAÑAS EN SALSA DE ALCAPARRAS. Se disponen seis arañas quitándoles las espinas de las agallas y de la espalda, se destripan y lavan bien: se les da una cortada en cada lado, y se echan en un poco de aceite con peregil y sal. Un cuarto de hora ántes de servirse se asan á la parrilla, rociándolas con su abobo, al que si se quiere se puede añadir zumo de limon y pimienta, haciéndose cocer por los dos lados, y se sirven con salsa de alcaparras ó de mantequilla.

ARAÑAS A LA ITALIANA. Preparadas y limpias seis arañas como se ha dicho ántes, se les corta la cabeza y la cola; no se cortan por los lados, y se echan en una cacerola con media botella de vino blanco, algunas rebanadas de cebolla, y de chirivia ó de xitomate, ramitas de peregil, una hoja de laurel y la suficiente cantidad de sal. Se dejan cocer, y escurridas despues, se aderezan y se sirven con salsa blanca italiana.

Cocidas de los modos dichos, y variándose á placer las salsas ó caldillos de pescado, se sirven con distintas denominaciones, segun la salsa que se elija, por ejemplo, *á la española*, con salsa española &c.

ARAÑAS A LA ALEMANA. Se preparan seis arañas como se ha dicho: se les quitan las cabezas y las estremidades de la cola, se mechan con tiras de anchoas y de anguilas: se ponen en una cacerola con un poco de mantequilla, media botella de vino blanco, un poco de albahaca, una hoja de laurel, ó de clavo en su lugar, peregil, cebolla y chirivias ó xitomates. Se dejan cocer así, y ya cocidas, se sacan del caldillo, que se pasará por tamiz sobre una cacerola, y añadiéndole un poco de mantequilla amasada con harina, se deja cocer y consumir hasta que tome la consistencia de salsa, añadiéndole al momento de servirlo zumo de limon. Escurridas las arañas, se disponen en sus platos, se les echa esta salsa y se sirven.

ARDILLAS GUISADAS. Sin quitárseles la piel se abren, destripan, limpian y lavan por la parte interior: se ponen á cocer en agua con sal, dejándoles la piel, y cuando ya esté la carne tierna, se despellejan y limpian, cortándose la carne en pedacitos. Se frien ajos, cebollas, peregil y xitomate, picado todo muy menudo: se echa en la fritura la carne y un poco de agua ó caldo, añadiéndose pasas y pan frito en manteca, molidas ámbas cosas, con clavo, pimienta y canela, un poco de vinagre y aceite. Se deja consumir el caldillo hasta que tome la consistencia regular.

ARENQUE. Pequeño pescado de mar, de la familia del gobio, y que tiene la figura de una pequeña alosa ó sábalo. El arenque fresco conviene en tiempo de frio á todas las edades y temperamentos: es agradable al gusto y produce tambien otros muchos efectos buenos. El salado no puede convenir sino á los estómagos fuertes y robustos, y los de temperamento caliente y bilioso, los jóvenes deben usarlo con una estrema moderacion; con todo, es menos mal sano cuando se hace desalar, y menos pernicioso que el arenque ahumado, ó curado, como suelen llamarlo, porque este último es mucho mas seco y mas acre: mas como al desalarlo no se le puede restituir su jugo primitivo, es siempre muy inferior á los arenques frescos, y su carne no es tan suave y delicada: en una palabra, este es un alimento que enardece mucho, origina eructos desagradables y escita la sed.

ARENQUE FRESCO A LA PARRILLA. Se les quitan las agallas y los intestinos, y bien lavados se ponen á marinar lo mismo que los escombros: se asan á la parrilla y se sirven sobre cualquiera de los *caldillos ó salsas para pescados.* (*Véanse.*)

ARENQUE (Lechecillas de). Se frien y se sirven sobre cualquiera de las *pastas de freir*, en cajitas. Estos platillos son muy estimados.

ARENQUS FRESCALES. Antes de cocerlos se desalan en agua fria se enjugan y asan á la parrilla, y se sirven con sustancia de garbanzos ú otra cualquiera, ó con salsa de mantequilla en la cuaresma. En las buenas mesas no se hace uso de los arenques frescales, sino como platillos supernumerarios, que llaman los franceses *Hors-d'oeuvre.*

ARENQUES CURADOS. Se abren de alto abajo por la parte superior despues de haberles quitado la cabeza y la cola: se lavan y se enjugan acomodándose sobre un plato de barro, donde se rocian con aceite. Al momento de servirlos se ponen á la parrilla volteándolos de un lado á otro, no siendo necesarios mas que algunos minutos. Se aderezan sobre un plato y se sirven.

ARENQUES CURADOS EN MANTEQUILLA. Desalados en agua, se dejan marinar dos horas en leche: se abren por la parte superior y se embeben bien con mantequilla derretida, mezclada con laurel y albahaca, picadas muy menudas las dos cosas, con dos yemas de huevo, pimienta y nuez moscada. Se ponen á fuego suave sobre la parrilla, y se sirven con zumo de limon.

ARENQUES CURADOS AL USO DE BRUXELAS. En una caja formada de papel grueso y untado con mantequilla por arriba y por abajo, se acuestan á lo largo ocho ó diez arenques divididos en dos mitades, habiéndoseles quitado las cabezas, las colas, las espinas y el pellejo que los cubria. Se les echa en seguida mantequilla amasada con yerbas finas entre las dos mitades, bastantes hongos, cebollas y ajos, picado todo muy menudo, pimienta y un poquito de aceite. Se espolvorean con pan rallado, y se ponen sobre la parrilla á un fuego suave para que no se queme el papel. Se les esprime un limon y se sirven con la misma caja.

AREQUIPA. Con este nombre se designa con precision y verdad el orígen de los dulces, cuya elaboracion es el objeto de los artículos siguientes; y aunque sus muchas variaciones han sido obra de mexicanas curiosas y aplicadas á este ramo, no por eso se han creido con derecho á llamarlos con otras denominaciones, que cuando menos no recordarian el pais se donde vino la primera fórmula que las ha servido de modelo. ¡Delicadeza propia del bello sexo, justo apreciador de las mas imperceptibles minuciosidades!

AREQUIPA PERUANA. A un almíbar clarificado y de medio punto, hecho con dos libras de azúcar, se le mezclan fuera de la lumbre una libra de almendras y una pechuga de gallina, todo molido: se vuelve al fuego, se le añaden dos cuartillos de leche ya cocida, y se le deja tomar el punto de cajeta.

AREQUIPA DE ALMIDON. Se deshacen en ocho cuartillos de leche cuatro libras de azúcar y una onza de almidon: se pone esto al fuego meneándolo sin cesar, de modo que se vea el fondo del cazo, y teniendo la consistencia conveniente se vacia en el platon ó en cascos.

AREQUIPA DE ALMENDRA. En seis cuartillos de leche se echan media libra de almendras martajadas, otra media libra de las mismas bien molidas, tres libras de azúcar blanca, media libra de arroz molido y colado con la misma leche, y doce yemas de huevo bien escurridas y desleidas en una poca de leche fria. Se pone todo á cocer y se le da el punto de cajeta, añadiéndoles azúcar si le faltare dulce.

AREQUIPA DE GALLINA Y CAMOTE. Para doce cuartillos de leche una libra de almenbra, media de almidon, una pechuga de gallina, cuartilla de camotes blancos y doce libras de azúcar.

AREQUIPA DE GALLINA. Para medio tarro de leche una libra de almendra, ocho onzas de almidon, una pechuga de gallina y cinco libras de azúcar.

AREQUIPA DE AZAHAR Y ROSA. Se echan dos libras de azúcar en cuatro cuartillos de leche, y en estando deshecha se añaden tres onzas de almidon y media libra de almendra molida. Se pone á la lumbre meneándose continuamente, y así que está para tomar punto, se echa una poca de agua de azahar y un pedacito de panecillo para que quede de color de rosa. El punto es, cuando echando una poca en agua fria, se hace bolita.

AREQUIPA DE ALMENDRA Y NUEZ. Se cuecen cuatro cuartillos de leche y se endulza despues con tres libras de azúcar muy blanca: se le deja dar unos hervores, y se aparta para que se asiente; se vacia en otro cazo sin que pasen los asientos, para lo que se tendrá cuidado de no menearla, y se le añade media libra de almendra muy remolida, que se habrá cuidado de rociar con agua al molerse, para que no se aceite. Se pone todo á la lumbre hasta que espese, y entónces se le añade media taza caldera de nuez grande, bien molida y deshecha en una poquita de leche, dejándose despues tomar el punto de despegar del cazo.

AREQUIPA DE HUEVOS. A diez y seis cuartillos de leche se echan seis libras de azúcar, media libra de arroz molido y colado con la misma leche, otra media libra de almendra bien molida y diez y seis claras de huevo batidas [illegible]. Se revuelve todo y se pone á la lumbre hasta que tome punto de cajeta.

AREQUIPA DE [illegible]. Se san[illegible] seis cuartillos de leche [illegible], la cuarta parte de un [illegible] de garbanzo, se añaden seis y [illegible] de huevo [illegible] las y molidas, y [illegible] incorporado todo, se pone á la lumbre hasta que tenga el punto de cajeta.

AREQUIPA DE HABA. Se mezclan con tres cuartillos de leche una libra de habas cocidas y molidas y libra y media de azúcar: se deshace todo, se cuela y se pone á la lumbre hasta que tenga tal consistencia, que haciendo en ella una señal ó raya, tarde algun rato en borrarse.

ARIPITAS DE HUEVO. A ocho yemas y cuatro claras de huevo se echan doce onzas de azúcar en polvo, y una libra de manteca, agregándole á ésta poco á poco la harina que fuese necesaria, para que la masa no quede muy dura: se estiende con el palote, y despues de formadas las aripitas y de fritas en manteca, se les echa azúcar y canela.

ARIPITAS DE PAN. Se rallan cuatro tortas grandes de pan de agua, y se van mezclando con una libra de manteca sin derretir, y media libra de azúcar molida: se amasa todo bien, y se forman las aripitas, echándoles por encima ajonjolí y grajea: se meten al horno, que deberá estar suave, puestas en papeles untados con manteca.

ARMADILLO. Muchos elogios se hacen de su carne, y aseguran los que la han comido, que es igual á la del cerdo aun en su gordura, siendo por lo mismo capaz de emplearse en los mismos usos, y de condimentarse de la misma manera.

ARMADILLO (Fritada de). Al tercer dia de matado el armadillo, se pondrá á cocer en agua con una poca de sal: luego que dé dos ó tres hervores, se le quitará el agua y se lavará en otra caliente. Se untará una cazuela con manteca, y en ella se pone la carne y se le agregarán dos ó tres cebollas enteras, dos cabezas de ajo, un poco de yerbabuena y de laurel, echándose agua para cubrir perfectamente la carne, que se dejará hervir hasta que se cuezan completamente. Estando cocida, se añade al caldo un poquito de vinagre, un terroncito de azúcar, clavo y pimienta molidos y sal al paladar: se deja consumir y se dora en la grasa que resta despues de consumido el caldillo, sirviéndose con la salsa que mejor gustare.

AROMAS. Suelen así llamarse tambien las especias. (Véase ESPECIAS.)

ARROZ. De este grano se hace un uso general entre nosotros, pues casi no hay guisado ni dulce en cuya composicion no entre el arroz. En las letras correspondientes á los condimentos en que tiene parte, se encontrarán los artículos que no son tan propios de este lugar, y entre ellos pueden verse los siguientes:

COLES CON ARROZ A LA ESPAÑOLA.
SOPAS (diferentes) DE ARROZ.
GATÓ DE ARROZ.
TAMALES DE ARROZ.
MORONÍA.

Los orientales, como nosotros, emplean este grano en todos sus alimentos, y algunos entre ellos, no comen otra cosa mas que arroz cocido en agua. Los chinos sacan de él su bebida ordinaria, y en Manila y los demas lugares de las islas Filipinas es la comida comun de los ricos y de los pobres. Debe escogerse el limpio, entero, blanco, nuevo, bien grueso, duro y que se hinche fácilmente despues de haber hervido. Para guisarse de cualquiera modo, es necesario primero lavarlo en dos ó tres aguas, y despues ponerlo á secar.

ARROZ (Atole de). Se lava muchas veces el arroz y se pone al sol en una servilleta: cuando haya secado bien, se remuele, se pone á cocer el polvo en una poca de agua, se está meneando para que no se asiente, y cuando se haya cocido se le agrega un poco de azúcar, unas hojas de naranjo, y si se quiere, unas rajitas de canela.

Agregándose al polvo de arroz nixtamal cocido, bien molido y pasado por un cedazo, sale mejor el atole. Tambien con almendras molidas limpias, y una poca de leche ó natillas, saca buen sabor, aunque el primero es el mas sencillo y provechoso á los enfermos.

ARROZ (Albóndigas de). Despues de lavado el arroz, se pone á cocer hasta que se consume el líquido: se aparta y liga con un poco de huevo batido; se forman las albóndigas, poniéndoles por dentro picadillo de lomo de puerco, se espolvorean con harina, se frien y se guisan en caldillo de especia.

ARROZ A LA TURCA. Se escoge una libra de buen arroz y se lava en muchas aguas; despues de haberlo hervido en bastante agua, se deja escurrir y se Pone en una cacerola con caldo concentrado hasta que reviente: es necesario humedecerlo poco, y cuando esté á medio cocer, se le añade un poco de azafran en polvo, un poco de mantequilla, de tuétano de vaca disuelto, de restos de frituras de ave, y revolviéndose todo, se deja que acabe de cocer, de modo que quede entero y no se deshaga. Se sirve en una sopera ó platon, poniéndose en la mesa caldo concentrado aparte.

ARROZ EN ADOBO. Lavado el arroz, se echa en una servilleta, que se ata de modo que el arroz quede holgado: se pone á hervir una poca de agua en una olla, y se cuelga la servilleta con el arroz, de modo que éste no toque al agua, y se cubre la olla para que se cueza al vapor. Entre tanto esto se verifica, se habrán desvenado y remojado chiles anchos en cantidad suficiente, y lavándolos en dos ó tres aguas, se sacan y se muelen con porcion de ajos mondados: se pone á freir manteca en una cazuela, se echará allí la carne de puerco, gallina ó cualquiera otra carne, y así que este frita, se sacará de la manteca, se freirá en ella el chile, y cuando esté frito, se le echa una poca de agua. Despues se echa allí la carne y el arroz cocido en la servilleta: se le agrega aceite y vinagre bueno, tornachiles, alcaparras y un poco de orégano seco; despues se sazona con la salsa fina correspondiente, y se deja hervir hasta que haya espesado regularmente, adornándolo al servirlo con longaniza y trozos de carne de puerco bien frita, aceitunas y chilitos en vinagre.

ARROZ FRITO. Se pone á la lumbre una cazuela con manteca: despues se dorará en ella un poco de ajo picado groseramente, se echará allí el arroz bien seco, y se freirá hasta que ya quiera dorarse. Entonces se le echará un poco de xitomate crudo, molido; frito el xitomate se le echará clavo, pimienta y un poquito de azafran, molido todo, agregándole unos chilitos enteros poblanos, asados y pelados; se tapa la cazuela, y puesta á fuego manso, se deja sin menearlo hasta que haya secado; se aparta entonces de la lumbre y se deja al vaho de una olla.

ARROZ EN ESPECIA. Despues de cocidos bien con la sal fina necesaria pollos partidos en cuartos, retazos de carne de puerco, choricitos y trozos de longaniza, se pone á freir toda esta carne en manteca: cuando haya dorado se saca de ella, se pican ajos, se muelen xitomates maduros, y se cortan en cuartos dos ó tres cabezas de cebolla; se frie todo en la manteca en que se frió la carne, y cuando ya esté frito, se vuelve á echar la carne para que se fria otra vez con el xitomate. Despues se echa el arroz bien lavado y caldo del en que se cocieron las carnes: se deja todo hervir hasta que cueza el arroz, y así que tenga muy poco caldo, se quita del fuego y se pone al vaho de una olla hirviendo.

ARROZ EN PELOTAS. Desde la noche ántes se pone en una olla una lengua de puerco, cuatro patitas y un real de espaldillas, un poquito de pimienta machacada y dos cabezas enteras de ajo. Se tapa la olla y se deja hirviendo toda la noche con el agua suficiente para que no se queme. Al dia siguiente se cuela el caldo, se limpia y se parten en pedazos la lengua y lo demas: el arroz se hace como los anteriores, con la diferencia que no se le echa caldo de la olla, sino el que se ha dicho en este artículo, y que la lengua y patas no se frien, sino que se añaden al arroz cuando ya está hecho, para que hierva todo junto. Se rallan cuatro tortas grandes de pan de pechuga frio: se pica mucho un real de jamon de mechar y se amasa con el pan, sal y especias finas, hasta que sepa á chorizon; se baten huevos como para torta, y se van mezclado con la masa, hasta que puedan hacerse bolas, á las que se dará la forma de libras de chocolate ó de panes de azúcar, y se pondrán á cocer en la olla; cuando lo estén, se sacan y parten por en medio volviéndolas á la olla para que se cuezan por dentro. Estando ya el arroz acabando de secarse, se ponen encima los medios conos, cubriendo bien todo con huevo batido, y dejándose dorar á dos fuegos.

ARROZ (Bigotes de). Se pone á cocer con muy poca azúcar el arroz, y consumida el agua, se aparta del fuego y se revuelve con huevos batidos: se hacen bolas poniéndoles por dentro picadillo, y revolcándose en bizcocho molido, se frien hasta que se doren. Puestas en el platon, se espolvorean con azúcar molida, y á cada una se le pone una ramita de peregil.

Se hacen tambien de forma de peras y agradan mas á la vista. De hacerse como bastoncitos tuvo orígen el nombre de bigotes.

ARROZ (Bigotes de) CON LECHE. Despues de lavado el arroz dos ó tres veces, de modo que no se desquebraje, se pone á cocer en leche con una poquita de sal fina: despues se le agrega almíbar de azúcar blanca bien clarificado hasta que cueza bien el arroz. Ya cocido, se deja consumir hasta que espese mucho, se echa en un platon, y el siguiente dia se toman porciones de este arroz y se forman las figuras que se quiere: se revuelven en harina, despues se frien en manteca hasta que haya dorado la tez, y se espolvorea sobre ellas azúcar y canela en polvo, se ponen en un platon sobre hojas de naranjo y se cubren con otras.

ARROZ CON POLLOS AL ESTILO CRIOLLO. Se escogen dos buenos pollos que se cortan y disponen como para freirse, y se frien en mantequilla, sazonada con un ramito surtido (véase MANOJITO SURTIDO), con dos clavos, diez chiltipiquines molidos ó machacados, ó en su lugar otros chilitos picantes y un poco de azafran. Se humedecerán los pollos con buen caldo, añadiéndose treinta cebollitas cabezonas, que se limpiarán y cortarán lo mas iguales que sea posible, teniendo cuidado de quitarles las estremidades y el corazon. Se frien aparte hasta que se doren muy bien: se escurren despues y se ponen á cocer con los pollos, haciéndose hervir todo á fuego fuerte. Se lava una libra de arroz en seis aguas, á fin de que no le quede ningun polvo: se pone á hervir y se tira la primera agua en que hirvió, y se deja cocer en otra agua, de modo que no quiebre mucho. Se sirven los pollos en un trasto, y el arroz en otro, cuidando de no desengrasarlos y de que el caldillo no esté muy espeso ni ligado.

ARROZ MAGRO CON SUSTANCIA DE CHÍCHAROS. Despues de haber limpiado el arroz y de haberlo lavado en cuatro ó cinco agua tibias, se echará en caldo magro (véase) y se deja hervir cosa de hora y media. Estando cocido y hora y media ántes de servirse, se le echa la sustancia de chícharos, haciendo de modo que éste ligue bien al arroz y no quede ni muy líquido ni muy espeso.

ARROZ CON LECHE (Dulce). Despues de haberse remojado media libra de arroz limpio con una noche de anticipacion, se echa en tres cuartillos de leche con unas rajitas de canela, y azúcar, segun el gusto de cada uno: se deja hervir meneándolo continuamente con una cuchara de palo, para que no se pegue ni se queme, y se espesa tambien al gusto; porque en esto hay sus diferencias.

ARROZ CON LECHE, YEMAS Y ALMENDRA. Se remoja el arroz en la leche y al dia siguiente se pone á cocer con agua y un granito de sal: estando medio cocido, se le añade la leche, y cuando haya acabado de cocerse, el azúcar, yemas de huevo y almendras molidas, de suerte que sobresalga su sabor, siendo las cantidades de todo lo que se mezcla, proporcionadas al tanto del arroz. Se vacia en un platon, y al llevarlo á la mesa se le echa canela molida por encima.

ARROZ DE LECHE, NATILLAS Y YEMAS. Para dos cuartillos de leche, medio de natillas, ocho yemas de huevo, un poquito de arroz bien lavado, remojado y molido, y el dulce al gusto. Se pone á hervir todo menos las natillas, que se echarán cuando el arroz esté ya cerca de su perfecto cocimiento.

ARROZ CON LECHE Y ALMENDRAS. Se muelen almendras limpias y arroz lavado y cocido en partes iguales, y se van echando en leche; se cuela, se remuelen las coladuras restantes y se incorpora todo: se endulza segun el gusto de cada uno y se pone á hervir en una olla, meneándose continuamente hasta que tenga el punto de manjar blanco, pues entonces se vaciará en los trastos en que se ha de servir con azúcar, canela, y grajea molida por encima.

ARROZ CON LECHE Y MANTEQUILLA. Se deja en remojo por una noche una libra de arroz, que al dia siguiente se echará en seis cuartillos de leche bien endulzada, poniéndose á cocer en seguida; cuando esté cerca de tomar punto, se le añade una mantequilla fresca, de cosa de media libra, y un pedacito de panecillo, ó unas yemas de huevo desleidas para que tome color, dejándose despues hasta que adquiera la debida consistencia.

De este modo se procede tambien para hacerse el ARROZ DEL CARMEN, omitiéndose lo del panecillo y yemas de huevo, con que se le da color.

ARROZ CON LECHE A LA FRANCESA. Se lava media libra de arroz con agua tibia y se echa en una servilleta limpia, lavada sin jabon, se amarra y se deja escurrir toda la leche. Al dia siguiente se pone á hervir agua en una olla, y ya que suelte el borboton se mete el arroz dentro de la servilleta, dejándolo hervir dos horas cabales para que se cueza. Al cabo de ellas se saca de allí el arroz, se echa en la leche y se desbarata con una cuchara; se vuelve á la lumbre, y así que esté hirviendo, se le añade la azúcar: cuando vaya tomando punto, se desbaratan ocho yemas de huevo en una poca de leche, que se endulza y se echa al arroz para que acabe de tomar la consistencia debida. Se vacia entonces en el plato en que se ha de servir, y á la hora se espolvorea con canela molida.

ARROZ CON LECHE SIN HUEVO. A LA FRANCESA. Se lava la cantidad de arroz [illegible] necesaria, segun la [illegible] se quiera [illegible], y se echa en leche hirviendo [illegible] se habrá prevenido [illegible] esto: se [illegible] hervir mas [illegible] por hora [illegible], cuidando de que tenga siempre bastante leche, para que el arroz se cueza fácilmente y no se vuelva pasta. Reventado el arroz y presto á servirse, se le echa la azúcar necesaria, teniéndose cuidado de tapar enteramente la vasija en que se cuece el arroz, para que no se corte la leche.

Algunos ponen en la leche ántes de hervirse, dos hojas de laurel, y al momento de servirlo le añaden una yema de huevo desleida en agua tibia, y algunas gotas de agua de azahar.

ARROZ CON LECHE Y COCO. Despues de bien cocido un poco de arroz en leche, se le añade mas de éste y un coco muy remolido en el metate, dejándose hervir todo: conforme va espesando, se le sigue echando mas leche hasta que quede de buen punto; entonces se le agregan por último, cuatro yemas de huevo batidas en leche con la azúcar necesaria.

ARROZ CON LECHE DE ALMENDRAS A LA FRANCESA. Se ponen las almendras en una cacerola con agua sobre el fuego, hasta que esté próximo á hervir, para quitarles las cáscaras. Ya mondadas las almendras, se echan en agua fria, bastando media libra de almendras dulces y seis almendras amargas para seis cuartillos de leche. Despues de haberlas molido en un mortero, se ponen al fuego en una cacerola con dos cuartillos de leche: se colocan despues en una servilleta fina, y se esprimen en ella hasta que haya salido toda la leche, que se echa en el arroz al tiempo de servirlo, que entónces estará caliente y bien azucarado, con un poco de miel.

ARROZ A LA CHANCILLERA. Se coge el mejor arroz, y despues de bien limpio y lavado en muchas aguas tibias, se pone al fuego con leche para [illegible] cocer. Se echa en seguida un [illegible] de azúcar sobre un plato y se vacía encima el arroz, que no debe estar muy espeso: se espolvorea por encima con azúcar fina y canela en polvo, haciéndose que tome color en un horno, ó con la pala hecha áscua, pasándola por encima.

ARROZ EN CARAMELO. Despues de haber dispuesto el arroz como se ha dicho, se pone á cocer con poca agua, se humedece con leche hervida y caliente, se le echa sal y un poco de azúcar, y cuando está cocido y un poco espeso, se echa agua en un plato con azúcar, que se hace consumir á punto de caramelo: cuando haya tomado un color bien subido, se echa allí el arroz mientras que el caramelo está caliente, y se estenderá éste por encima como para una leche quemada.

ARROZ CUAJADO. Al arroz ya cocido se echan todas sus especias y sal, mezclándose la carne de puerco cocida ó gallina, y dejándose muy espeso: se unta con manteca una cazuela, y en ella se pone el arroz á dos fuegos mansos, aumentándose con frecuencia manteca al rededor hasta que cuaje: estándolo, se le echa azúcar y canela por encima, y se sirve como principio.

ARTALETES DE JAMON Dos libras de jamon sin magro, bien lavado, una libra de almendras y una onza de canela todo molido, se echan en almíbar del punto necesario para que hirviendo se haga pasta. Se hace tambien hojaldra con manteca, harina y un grano de sal y se va poniendo en cubiletes ó cazuelitas con la pasta por dentro.

ARTALETES DE NAPOLES. Se ponen seis libras de harina sobre una mesa, y en el centro se hace un agujero, donde se pondrá de azúcar y agua rosada una libra, que se meneará bien con la mano hasta que se deshaga el azúcar. Se añade entonces mas azúcar blanca, hasta el completo de tres libras con la que antes se deshizo, con tres onzas de canela, una de nuez moscada, una de agenjibre, una y media de pimienta, todo en polvo, y tres onzas de miel blanca de medio punto. Se aparta una poca de harina, y la demas se mezcla con las especias referidas, con la mano. En un cazo ó cazuela espolvoreado el fondo con la harina apartada, se colocan unos pedacillos de la masa, cortados de la figura que se quiera, y que cada uno pese tres onzas. Se meten así en el horno cuidándose de que se cuezan bien.

Pueden cubrirse como las tostadas, y al sacarse adornarse con oro ó plata voladora.

ARTALETES A LA FRANCESA. Se hace una masa de hojaldra de las esplicadas en esta palabra: se adelgaza hasta dejarla del grueso de una peseta, y se corta con el cortapastas ó con el cuchillo en pequeños fondos, que se acomodan en los moldes y se les echa encima una cucharadita de crema de frangipan, ó las confituras que se quieran, con tal que no sean nevadas ó heladas: se cubre el rellono con unas tiras de la misma masa, y se meten al horno para que se estén cociendo cosa de media hora: se bañan despues con azúcar y la pala hecha ascua.

ARVEJON ó ALVERJON. Aunque mas comunmente se conoce entre nosotros esta legumbre con el nombre de *alverjon*, hemos escogido el primero porque en algunos lugares de Andalucía se llama así; pues el verdadero *alverjon*, la *arveja*, el *arvejon* y la *almorta*, como puede verse en el Diccionario de la Academia, son plantas y frutos diversos, que no pueden confundirse con el que nosotros llamamos *alverjones ó arvejones*, que en castellano se llaman GUISANTES, bien sea cuando están verdes y denominamos *chícharos*, derivada esta voz de la italiana *ciceri*, ó cuando están secos, en cuyo estado es como se habla de ellos en este artículo.

ARVEJONES GUISADOS EN BLANCO. Se ponen á cocer en agua con sal y una poquita de agua de tequesquite asentado, hasta que se hayan medio cocido: se apartan y dejan enfriar naturalmente, porque si se lavan en caliente con agua fria, se endurecen de modo que no se pueden comer. Cuando se hayan enfriado, se lavan y se vuelven á poner al fuego para que acaben de cocerse, echándose con el agua suficiente en manteca, donde se habrán frito ajos y xitomates picados, cebolla en cuartos y chiles verdes enteros: se les añade lomo de puerco, chorizos y pedazos de longaniza, se les echan cominos molidos y ramitas de culantro verde, y se sazonan con la sal correspondiente. Algunos añaden flor de calabaza. Se guisan tambien con frutas como los garbanzos. (Véase GARBANZOS.)

ARVEJONES EN PIPIAN. Despues de los primeros hervores como en el artículo anterior, se guisan en pipian con las carnes dichas. (Véase PIPIAN entre los caldillos y salsas para aves).

ASADO. Hay diferentes clases de asados: sobre las brasas ó del pastor, de asador ó á la parrilla, de horno ó frito con manteca, mantequilla ó aceite; pero esplicándose cada uno en el lugar correspondiente á la carne que se asa, segun que cada vianda lo requiere, pueden verse los artículos CARNERO ASADO, BUEY ASADO, &c. &c. Aquí solo se pone el llamado DE BELEN que es general para toda clase de carnes·

ASADO DE BELEN. Se pone á desangrar en agua una pierna ó cuarto de carnero, ternera, cerdo, &c., se le quiebran despues los huesos, y se pone á cocer en una cazuela ó vasija proporcionada con un poco de tomillo, de laurel, de orégano, y una cabeza grande de ajo, tres cuartas partes de agua y una de vinagre, si éste fuere fuerte; mas si fuere flojo se aumentará en proporcion: se le echan tambien cinco limones rebanados y la sal correspondiente: se tapa con un comal, y se deja hervir hasta que esté mas que sancochado: se pone entonces la pieza á asar á dos fuegos ó al horno, estándosele untando, en el entre tanto, con ajos molidos, revueltos con manteca y sal.

La salsa se hace friendo unos ajos en manteca con una poca de harina, y poco chile ancho remojado y molido, añadiéndose caldo del asado, sal y aceite de comer.

ASADURA. Por esta palabra no se entiende entre nosotros mas que el bofe ó bofes del animal, aunque ella comprende todas las entrañas. La del cerdo y la del carnero son las que se usan mas, y se comen picadas en el guiso que se llama chanfaina. (Véase CHANFAINA.)

ATOLE. Este sanísimo y buen alimento de las gentes pobres de nuestro pais, es una especie de horchata de la pepita interior del maiz, que en Europa, quién sabe por qué principio, llaman *trigo ó grano de Turquía*, cuando no era conocido en ella, sino hasta que descubierta por Colon esta parte del globo, se llevaron de aquí las semillas y era por la misma razon mas propio y exacto haberle llamado *trigo ó grano americano*, despues que tambien sin verdad y sin justicia se llamó *América* á lo nuevamente descubierto. Entre la gente mas acomodada tiene poquísimo uso, si no es para los enfermos, á quienes se administra con provecho, por tener la cualidad de mantener las fuerzas del paciente sin irritar los intestinos y sin causar fatiga al estómago, á causa de su levedad y abundancia de fécula.

Para hacerse el atole, se echa á remojar el maiz en la cantidad proporcionada á la que se quiera obtener de atole: se le añade una poca de agua, en que se habrá apagado cal viva, despues de haberla dejado asentar, con cuya operacion se pone amarillo el maiz, y en este estado se llama *nixcómel ó nixtamal*, que se pone al fuego con su misma agua. En el momento en que la olla comienza á echar vaho, y probándose si los granos de maiz se despellejan fácilmente, se aparta de la lumbre: se deja reposar y estando bien frio, se lava en muchas aguas estregándose fuertemente con la mano, hasta que bien deshollejado, blanco y limpio se ponga en el metate, donde se muele y se remuele: se deslie la masa con agua y se cuela por un cedazo de cerda, echándose en un cazo ú olla que puesta al fuego se deja hasta que el atole tome la consistencia debida, no dejando de menearse con frecuencia, para que no se pegue ni se queme. La cuchara ó palote con que se menea no debe tener grasa de ninguna clase, ni ser nueva, porque en el primer caso se corta el atole, y éste en el segundo saca un sabor desagradable.

Las coladuras sirven para alimentar á las aves domésticas, que las comen con apetito.

ATOLE DE LECHE. Se hace añadiéndole leche endulzada al gusto, al tiempo de estar hirviendo para cocerse, ó mezclándose despues de cocido, y poniéndolo á hervir de nuevo.

ATOLE DE HUEVO. Se mezclan con el atole comun yemas de huevo y azúcar, que se baten bien con el molinillo, dejándole despues que dé algunos hervores.

ATOLE DE ALMENDRA, que se llama tambien almendrada. Se mezclan al atole comun almendras limpias y molidas, y un poco de azúcar, dejándose hervir algunos minutos.

ATOLE DE ANIS. Las molenderas de chocolote hacen un polvillo con la cáscara del cacao muy tostada, y molida con maiz negro y anis, que llaman *anis prieto.* Cuando no tuestan mucho la cáscara y no le revuelven maiz negro, le llaman *anis colorado.* Uno y otro se mezclan con el atole comun y un poco de azúcar dejándose que hierva por algun tiempo.

ATOLE CHAMPURRADO. Se mezclan al atole comun una ó mas tablillas de chocolate, segun las tazas que han de ser de champurrado; se baten bien con el molinillo, se endulza y se deja hervir.

ATOLE DE ELOTE. En vez del maiz seco, se desgranan los elotes crudos y molidos, de suerte que casi quede entera la pepita interior; se pone á cocer con agua y una migaja de sal, hasta que tome la consistencia de atole.

Para tomarlo lo endulzan algunos ó le hacen varias mezclas, en las que suelen entrar el chile, queso, granos de elote cocido, ú otras varias sustancias; pero no siendo esta preparacion ni agradable al gusto ni útil á los enfermos, ni de uso comun y general, se omiten sus pormenores.

ATOLE DE ARROZ. Véase ARROZ (atole de.)

Del mimo modo que se han explicado en los artículos anteriores los atoles compuestos, pueden formarse otras composiciones, que toman el nombre de la sustancia añadida, por ejemplo, de *avellanas*, de *piñones*, de *cacahuate*, *&c.*

ATUN. Este pescado era servido en las mejores mesas de Atenas, y algunos autores lo acusan de ser tan voraz, que se come á sus hijos. Aunque es de la misma familia que el *escombro*, llega el atun á tener hasta ocho piés de largo; pesa algunas veces mas de cuatrocientas libras, y aun se han visto algunos que han pesado mil. Las partes que mas estiman los gastrónomos, son la cabeza y la que queda bajo el vientre. El mejor atun es el que tiene la carne firme, bañándola en buen aceite, y blanca como la de vaca. Se hace mucho uso de él, porque á mas de ser de muy buen gusto, no necesita muchas preparaciones.

El atun es mejor salado que fresco, porque la sal afina los jugos groseros que contiene, y adquiere así un sabor mas agradable y que se acerca mas al de la vaca. Su carne se come fresca ó curada, y la parte menos estimada es la cola, que se sirve en aceite por platillo supernumerario.

ATUN (Modo de adobar el). Se vacia en el momento que ha salido del agua, y se divide en pedazos que se ponen á asar en parrillas: se frien en aceite, sazonándolo con sal y pimienta; finalmente, se meten en cuñetes con mas aceite y un poco de vinagre.

ATUN EN ASADOR. Se mecha el atun con una buena lonja de anguilas y de anchoas, y se pone al asador, rociándolo al cocerse con marinada en magro, dispuesta en la grasera con rebanadas de cebolla y limon, cebollitas pequeñas cabezonas, pimienta, sal, laurel y una libra de mantequilla. Se desengrasa en seguida esta marinada ó adobo, se mezcla con la gran salsa roja y se echa sobre el atun.

ATUN EN CAJA. Se hace una caja de papel y se ponen en ella rebanadas de atun con mantequilla fresca, yerbas finas, sal y pimienta: se le echa encima pan rallado y se pone la caja en una tortera dejándose cocer á dos fuegos fuertes hasta que tome buen color, sin mantenerla así mucho tiempo. Se sirve inmediatamente.

ATUN FRITO. Se cortan rebanadas de atun de tres dedos de anchas y se adoban con sal y pimienta, zumo de agraz, cebollas mechadas con clavo, y jugo de limon. Se frien despues y se sirven con una buena salsa de mostaza.

ATUN FRITO CON HUEVO. Habiéndose lavado en muchos aguas para desalarlo se corta en raciones, que cubiertas con huevo batido, se frien, sirviéndose sobre sopa ó ensalada. Despues de frito puede guisarse en caldillo de especias, para lo que se frien ajo, peregil y cebolla, todo picado, y despues xitomate molido: se echa una poca del agua en que se coció, si se hizo así antes de freirse, con especias molidas de todas y un migajon de pan remojado en agua y molido para espesar el caldillo. Luego que esté sazonado, se echan en él las raciones fritas para que den uno ó dos hervores si estaban cocidas al freirse, ó se cuezan si se frieron sobre crudo.

ATUN EN OLLA (Pasta de). Se pica la carne de un trozo de atun y se echa en una olla con mantequilla roja, vino blanco, limon verde, sal, pimienta y hongos. Se deja cocer y se sirve con pan frito.

ATUN GUISADO. Lavado el atun y desalado si fuere salpreso, se desespina todo lo posible, se corta en raciones de dos á tres dedos de grueso, y se pone á freir en manteca hasta que ya quiera dorar. Se asan xitomates muy maduros, y se muelen con un poquito de vinagre; se echa el xitomate molido donde se está friendo el atun, y ya que se haya frito un poco, se le echa vinagre bueno y un pedazo de azúcar, ó mejor de panocha: se le agrega un poco de agua y de canela molida, y se deja hervir hasta que se consuma todo el caldo del xitomate, y haciéndose freir todo en la manteca que resta, por un rato, se le echa un poco de vino de Parras, ó moscatel, y se sirve frio ó caliente con la siguiente salsa.

Se muelen juntamente un puñado de peregil, cuatro ó seis yemas de huevo cocidas y un poco de pimienta. Se frien en aceite algunos ajos mondados y picados hasta que se quemen, y se apartan, y en el aceite en que se frieron se echa á freir el peregil y todo lo molido: se añade agua en que haya cocido algun pescado, un chorrito de vinagre bueno, y la sal suficiente. Cuando haya sazonado la salsa y quede espesa, se echa sobre el atun, poniéndose encima los ajos fritos y aceite crudo.

AUAUHTLE. De la palabra mexicana *Auauhtli* ha resultado ésta, por la que se designan los huevecitos del insecto, propio de los lagos de México, que se llama *Axayácatl* ó *Axaxayácatl*, y es una especie de mosco del agua. Despues de molido se come en torta, y su sabor es parecido al del cabial. Como solo en esta preparacion se hace uso del auauhtle, véase entre las tortas TORTA DE AUAUHTLE.

AVELLANAS (Bizcochos de). Véase BIZCOCHOS DE AVELLANAS.

AVELLANAS GARAPIÑADAS. Se hacen lo mismo que las almendras. (Véase ALMENDRAS GARAPIÑADAS.)

AVELLANAS (Helados ó sorbetes de). Véase en las palabras SORBETES, CREMA DE PISTACHOS.

AVELLANAS CONSERVADAS. Se escaldan en agua caliente, se cortan en tiritas y se echan en almíbar de punto de gran pluma, cuando haya enfriado un poco. Estando bien incorporadas en el almíbar se vacian en los moldes, y estando frias se cortan en tablillas para servirse de ellas cuando sea conveniente. Para dos onzas de avellanas preparadas, se emplea una libra de azúcar, y en esta proporcion segun la cantidad que se quiera.

AVES. Aunque en lo particular se han puesto para cada una en su letra correspondiente, los guisos que le son propios, como hay caldillos, salsas ó condimentos que convienen á todas, y como en ciertos lugares se usa comer algunas de ellas que no se comen, ni tal vez se conocen en otros, á lo menos con los mismos nombres, se ponen en este lugar los guisos comunes á todas, con lo cual los encargados de las cocinas no se sorprenderán al ver una ave desconocida, y podrán desempeñar bien sus obligaciones en cualquiera parte en que se encuentren.

AVES ASADAS, RELLENAS DE OTRAS AVES. Se comienza por rellenar una aceituna sevillana con alcaparras, y con ella se rellena una ave pequeñita, rellenándose con ella otra mas grande, y así progresivamente cuantas se quieran, cuidándose de llenar los huecos que resulten entre una y otra, con castañas y carne de salchichas revueltas. Se acomodan en una vasija proporcionada, con cebollitas cabezonas, mechadas con clavo, rebanadas de zanahoria, jamon en trocitos pequeños, algunas tajadas grandes del mismo, un manojito de yerbas finas, dos ó tres cabezas de ajo, y especias de todas, menos azafran, molidas. Se cuecen á fuego lento, ó en un horno poco caliente y se desengrasan para servirse.

AVES (Tostaditas de). Se quitan las membranas y tendones á la carne de aves asadas, y se pica ésta con migajon de pan remojado en leche con yemas de huevo: se amasa todo y se sazona, formándose bolitas ó figuras, que se revuelcan en miga de pan, y untadas con leche y huevo se frien con peregil, y se sirven.

AVES (Ensalada de). Se toman las carnes, sin el hueso, de aves asadas, y se echan en una marinada de aceite, vinagre, sal y pimienta gorda. Poco tiempo despues se acomodan sobre cogollos de lechuga, divididos en dos partes, y se adornan con pepinillos encurtidos por encima, ó chilitos y aceitunas, mitades de huevos duros cortados á lo largo, y tiras de anchoas, si las hubiere.

AVES PEQUEÑAS. Se asan al asador como las alondras ó cogujadas (véase esta última palabra), ó se frien en mantequilla con yerbas finas.

AVES (Fritura comun de todas). Si las aves fueren de las que tienen gordura, se ponen en una cazuela con poca manteca y se cubren con agua, echándose la sal correspondiente, dos cebollas divididas en cuartos, un chile ancho y dos ó tres ajos limpios machacados. Se dejan hervir hasta que se cuezan y se añade entonces un poco de vinagre con clavo, pimienta y canela en muy corta cantidad. Se ponen á dos fuegos hasta que consuma todo el caldo; se doran en la grasa que queda, y se sirven así, ó con alguna de las salsas ó caldillos de que se habla en los artículos siguientes.

Si las aves fueren de las que no tienen gordura, se frien en aceite hasta que estén próximas á tomar color. Se sacan entonces y se ponen en otra cazuela untada con manteca, siguiéndose los mismos procedimientos que acaban de explicarse.

AVES EN ESCABECHE. Se asan unos xitomates y se muelen con pan frito y especias: se frie un poco de ajo, y allí mismo se echa el xitomate molido con un poco de vinagre, un poquito de azúcar y la sal correspondiente: se cuecen aparte en vinagre y sal unas rebanadas de limon, hojas de laurel y de olivo, y se revuelven despues con el xitomate frito. En este escabeche se ponen á cocer las aves, si son pequeñas y tiernas; pero si son grandes, se cuecen aparte, y fritas en aceite, ó cocidas, se echan en el escabeche, al que se añade agua, si las aves grandes se han de cocer en él.

AVES EN FRICACE FRANCES. Se hace pedazos el ave en crudo, y se echan en una cazuela con manteca, mantequilla ó jamon, dejándose dorar: se les echa en seco ajo, cebolla, peregil, yerbabuena, tomillo, mejorana, y una poca de harina. Luego que esté todo dorado, se añade caldo, canela, nuez moscada, clavo y pimienta, y se espesa despues de cocido con yemas de huevo.

AVES EN FRICACE ITALIANO. Se doran en manteca ó mantequilla harina, clavo y pedacitos cuadrados de jamon: se frien allí ajos y cebollas, y se echa despues caldo con las aves crudas despedazadas que se dejan cocer á fuego manso, sazonándose con canela, clavo, nuez moscada y sal. Así que están bien cocidas las aves, se pone en una sarten ó cazuela peregil picado, nuez moscada ó clavo, y zumo de limon ó de naranja: se van echando allí las yemas de huevo que sean necesarias, y se van batiendo á una mano; se les añade despues caldo tibio, y luego que estén desleidas, se echan en otra cazuela que se pondrá sobre fuego suave: se menea, y estando de punto, se junta con la carne cocida.

AVES EN CALDILLO DE XITOMATE. Se muelen xitomates y tomates con unos cuantos chiles verdes, y añadiendo un poco de ajo machacado, se frie todo junto en manteca, donde se echará vinagre con especias finas, cebolla cocida y picada, peregil deshojado y la sal necesaria.

AVES EN CALDILLO DE HIGADITOS. Despues de cocidos los higaditos, se muelen con ajos y cominos, se deshacen en vinagre y se añade pimienta, aceite y nuez moscada. Esto se echa sobre las aves asadas.

AVES EN PEBRE DE ALMENDRA. Se muelen las almendras con clavo, canela, pimienta y cominos, y echándolas en una cazuela ú olla con las aves en crudo ó cocidas, una poca de manteca, vino y vinagre, se deja todo hervir hasta el perfecto cocimiento de las carnes.

AVES EN HUERTO. Se ponen en una olla de barro pedazos de piña, de plátano, de peron, de manzana, de camote y de calabacitas, si las hubiere, ajos y cebollas picados, clavo, canela, pimienta, sal y vino, suficiente y las aves: se tapa la olla como para estofado, y al servirse se añade canela.

AVES EN CALDILLO DE RABOS DE CEBOLLA. Se frien rabos de cebolla, dientes de ajo y pan tostado: se muele todo con clavo y pimienta poca, y se vuelve á echar en la cazuela con las aves y su caldo; se sazona y se deja espesar lo conveniente.

AVES EN NOGADA. Se cuecen las aves con vinagre, canela, clavo, sal y manteca: se hacen cuartos, que se frien con huevo batido. A la hora de servirlas se les echará encima la nogada, ya prevenida, compuesta de nueces, pan remojado y ajos, todo molido, alcaparras y mucho aceite.

AVES EN PIPIAN DE AJONJOLÍ. Despues de asados ó cocidos unos xitomates, se les esprimen las pepitas, y se desvenan y doran en manteca diez chiles anchos por cada ocho xitomates, que se molerán, moliéndose tambien los chiles con una taza de ajonjolí tostado. Se frie todo en manteca, añadiéndose diez nueces peladas y algunos piñones, molido todo; y despues de bien frito, se echa agua caliente con las aves que se han de guisar, un poco de ajonjolí entero, acitron, tornachiles, canela, vinagre y sal.

AVES EN SALSA TURQUESA. Se frien en manteca unas cáscaras de almendra, dientes de ajo y rebanadas de pan: se muele muy bien todo con pimienta, clavo y canela: se vuelve á freir lo molido, poniéndose allí las aves, y añadiéndose caldo, se sazona y deja espesar.

AVES DOMESTICAS. Aunque los guisados de que se trata en los artículos anteriores, son comunes á toda clase de aves, son sin embargo mas adecuados á las de caza. Así como los que siguen son tambien generales para todas; pero son mas propios de las aves domésticas, que para condimentarlas convenientemente, es necesario prepararlas del modo que sigue.

Se matan despues que ha pasado cierto tiempo sin que hayan comido: en el momento en que se matan y estando calientes aún, es necesario desplumarlas, dándoles algunos golpes con el palote sobre el vientre, y sobre éste se le acomodan las patas: se dejan manir algunos dias, segun los parages y la estacion, en un lugar fresco, con la espalda puesta al aire, esto es, con el viento para abajo. Si se han de trasportar de un lugar á otro, es preciso no guardarlas sino despues que estén bien frias, porque de lo contrario, se oliscarian prontamente. Algunos les sacan las tripas.

AVES (Quenelles de). Se raspará con un cuchillo la carne de cuatro pechugas de aves, de modo, que no le quede nada de pellejos ni de nervios: se muele y se pasa despues por un tamiz de quenelles, poniéndose los que van saliendo en un plato: se remoja migajon de pan de mollete en leche, y estándolo bien, se aprensa en una ayatito fino ó estropajo nuevo para extraer la leche, y se muele: se toma despues igual cantidad de pan molido que la que se tiene separada de carne, y con otro tanto de mantequilla, cuanta es la cantidad del pan, se muelen ambas cosas hasta que no se conozca que se puso mantequilla, ó que no quede señal ó rastro de ella. Se añade entonces la carne de aves, y se vuelve á moler todo junto, hasta que se haya todo mezclado perfectamente; se le echan despues cuatro yemas de huevo con sal, pimienta gorda y un poco de nuez moscada, y vuelve á molerse un poco para que se revuelva todo, y entonces se agregan á la pasta dos claras de huevo batidas. Antes de sacar la masa del metate ó mortero, se estrella una poquita con el objeto de ver si tiene la sal necesaria, y en este caso se reserva para disponerla sobre los otros platos que con ella se han de aderezar.

AVES (Caldo concentrado de). (Véase CALDO CONSUMIDO Ó CONCENTRADO.)

AVES Kari de restos de). (Véase Kari).

AVES EN ALCAPARRADO. Se muelen

xitomates, bien asados y sin pepitas, con unos dientes de ajo crudo, y se frien bien; despues se echan allí porcion de alcaparras molidas con pan tostado en manteca, se aumenta echando caldo de ave ó agua, y se sazona con pimienta, clavo, canela y sal, todo molido. Se deja espesar mucho; despues se le echa aceite y vinagre, se le aumentan aceitunas y tornachiles rebanados, y se sirve espeso.

AVES EN CALDILLO DULCE. Se pica chile verde desvenado, xitomate, cebolla y ajo, todo muy menudo, se quema una rebanada de pan en manteca, se muele y se frie con el recaudo picado: se le agrega caldo ó agua, y se sazona con clavo, canela, pimienta y sal molidas y un trozo de azúcar: así que haya espesado bastante, se echa sobre el ave frita que estará bien caliente.

Este caldillo es buena tambien para pescado, lo mismo que el siguiente

AVES EN CALDILLO DE ACEITE. Se muelen unos xitomates cocidos con pimienta, clavo y cominos, se le echa á esto aceite y se bate mucho: se desbaratan allí unas cebollas chicas cocidas, y se espolvorea suficiente orégano; se sazona con sal, y con este caldo se bañan las aves ó el pescado cocido ó asado y se pone al vaho de una olla. Al llevarlo á la mesa se le echan por encima aceite, peregil picado muy menudo, chilitos, aceitunas y demas adornos.

AVES EN NOGADA. Se muelen iguales tantos de nueces y almendras, con un trozo de pan remojado en vinagre y unos ajos crudos; así que esté todo muy remolido, se frie en aceite con bastante sal, se echa sobre la ave al tiempo de servirse, poniéndole por encima peregil picado, chiles, aceitunas y demas adornos.

AVES EN COCHINADA. Se maja el hígado del puerco con almendras tostadas con cáscara, y pan tostado y remojado en caldo. Despues de majado bien, se cuela y se sazona con clavo, canela, pimienta y nuez moscada, y dándole un hervor con azúcar y limon, queda en disposicion de servirse con cualquier asado, en especial de ave.

AVES (Budin de). (Véase BUDIN BLANCO.

AVES EN SALSA DE HÍGADOS. Se muelen hígados de aves con cebollas cocidos, ajos mondados, xitomates cocidos y despellejados, apio y pimienta; se echa á esta masa caldo de carne para deshacerla, y estándolo se pasa por un tamiz, se le añade la salsa fina necesaria, y se pone á sazonar con la carne de aves á fuego manso, despues de haberse frito un poco en aceite.

AVES EN SALSA DE HÍGADOS CON CHILE. Se muelen hígados cocidos de ave con unos chiles mulatos ó pasillas desvenados, y unos pocos de cominos, y deshaciéndose la pasta con vinagre, se frie bien en manteca. Se pone sobre las aves asadas con aceite crudo y polvo de orégano por encima.

Puede tambien servirse aparte en una salsera.

AVES ASADAS EN PIPIAN DE PEPITAS DE MELON Y ALMENDRA. Se desvenan chiles colorados y se tuestan bien en manteca, se tuesta asimismo un pedazo de pan y se muelen bien ambas cosas juntamente: se muele aparte un puñado de almendras tostadas y limpias y otro de pepitas de melon: se deshace esto en un poco de caldo y se cuela todo. Despues se frie el chile molido con el pan, y estando bien frito, se le echa el caldo colado de almendras y semillas de melon, se deja hervir, y cuando haya espesado, se sazona con la sal necesaria y se aparta del fuego, bañándose con este pipian las aves asadas.

AVES EN CALDILLO DE CHILE VERDE. Se pica chile verde, xitomate y ajo, todo muy menudo, se frien unas cáscaras de almendra con un pedazo de pan, muy bien tostado todo, y se muelen, volviéndose á freir despues de molidas, y agregándose á continuacion el xitomate, chile y ajo picados: cuando todo esté bien frito, se le echa caldo de ave y se deja hervir hasta que queda muy espeso: luego que lo esté, se añaden aceite, vinagre, tornachiles en vinagre, picados, aceituna y la sal correspondiente. Hirviendo un poco mas se apea y echa sobre el ave cocida ó asada.

AVUTARDA. Ave grande que se parece mucho al ánsar ó ganso: hay algunas que tienen una vara de alto, desde el pico hasta las uñas, de suerte, que pueden considerarse como las mayores despues del avestruz. Su carne es muy nutritiva; pero mas duro que la del ánsar, sin que por eso deje de ser de buen gusto y aun delicada, cuando la avutarda es de poca edad. Como es dificil de dirigirse, es necesario dejarla manir largo tiempo.

AVUTARDA (Pastel de). Se vacia la avutarda, se le golpea el vientre y se le quiebran los huesos de las piernas: se cubre con jamon sazonado con sal y pimienta, raspadura de nuez moscada y laurel, poniéndose en el pastel bastante unto machacado, y tajadas de jamon, porque es muy seca la carne de la avutarda. Se forma el pastel como es corriente y se deja cocer cuatro horas por lo menos.

AZAHAR. Flor del naranjo y del limonero. Se hace mucho uso de él como aroma y como condimento.

AZAHARES GARAPIÑADOS. (Véase AZUCAR CANDE DE AZAHAR.)

AZANAHORIATE. Véanse entre los dulces cubiertos

ZANAHORIA CUBIERTA.

CAMOTE CUBIERTO.

AZUCAR. Siendo el azúcar la base de todos los dulces de cualquiera clase que sean, es indispensable para fabricarlos, saberse con precision los grados del cocimiento del azúcar hecha almibar, pues que sin esto se correria el peligro, ó por mejor decir, habria una seguridad de que los dulces fabricados sin este conocimiento no producirian las gratas y variadas sensaciones que están destinadas á excitar, no solo en los órganos del gusto, sino á la vista y al olfato; pero habiéndose esplicado minuciosamente al tratarse del almibar, desde el ínfimo, que es la clarificacion, hasta el punto de caramelo (Véase ALMIBAR), solo resta hablar del último grado, por el que volviendo á cristalizarse el azúcar, deja de ser almíbar saliendo del estado de líquido, y recobrando el de solidez que habia perdido por las primeras operaciones.

AZUCAR CANDE DE AZAHAR. Con cuatro libras de azúcar se hace almíbar, que se clarifica como es corriente, y se deja hervir hasta que adquiera el punto soplado, y se le echa entonces media libra de azahar, que desde antes se habrá prevenido, muy blanco, fresco y limpio, dejándole dar doce hervores: se cuela todo por un cedazo y en el cazo en que se habrá recibido lo colado se vuelve al fuego para que tome otra vez el punto soplado: despues de haberse espumado y quitado del fuego, se le añade la cuarta parte de un cuartillo de buen espíritu de vino, y se vacia en una olla que se tapa y mete en la estufa, donde se mantendrá ocho dias, cuidándose de conservarle un calor igual: pasado ese tiempo se escurre la olla para sacarle el jarabe, y queda la azúcar cande allí pegada; se calienta la olla y se despega la azúcar que hubiere quedado.

El azahar que sirvió para hacer la azúcar cande, se aprovecha hechándolo ya escurrido en polvo de azúcar, frotándo bien con las manos para sacarlo: se tamiza para separarle la azúcar, se pone á secar en la estufa, y de este modo se obtendrá azahar garapiñado muy bello.

AZÚCAR CANDE ROSADA. Para todas las de esta clase se siguen los mismos procedimientos, añadiéndoles los colores análogos; para la de rosa es preferible el espíritu de rosa á la agua rosada destilada, y sobre todo, que las flores sean de un olor fuerte y bien aromatizadas; advirtiendo que si los olores que se quieren dar á la cande, se echasen al mismo tiempo que se pone á cocer el almíbar, de nada servirian, pues se evaporarian al hervir: por esto es necesario no mezclarlos sino despues que el almíbar esté de punto; si se prefiriese el agua rosada al espíritu, será preciso dar mas cocimiento al almíbar, y añadirle el color rosado, ya sea con grana preparada, ó carmin desleido con un poco de almíbar clarificado, cuidando de no dejarlo muy rubio, para que la cande quede de un rosado agradable.

AZUCAR CANDE AMARILLA. Su preparacion es la misma que las de los artículos anteriores, y para darle color se pone á hervir en medio vaso de agua, lo que puede tomarse con dos dedos de azafran; se echa en el almíbar la parte de esta tintura que baste para el color que quiera dársele, con un poco de esencia de limon.

AZUCAR CANDE DE VIOLETAS. Se hace hervir una libra de almíbar clarificado, hasta el punto de perla ó bolita grande, y cuando esté medio fria se le echa media libra de flores de violeta, ya limpias, dejando el cazo dos horas sobre cenizas calientes, para que arroje la flor toda su humedad; en seguida se escurrirá sobre el tamiz, se le quita el almíbar, se echa la flor en polvo de azúcar, pasado por un tamiz de seda, frotándola con la mano para que seque, y volviendo á ponerla, para que se logre este objeto, completamente, sobre un tamiz, que se meterá en la estufa y se dejará allí hasta la mañana siguiente, tamizándola en seguida para separar el azúcar de la flor. Se ponen á hervir tres libras de almíbar clarificado, hasta el punto soplado, teniéndose prevenido el molde para hacer la azúcar cande, y se echará en él el almíbar cuando esté del punto dicho, guarneciendo la superficie con la azúcar de la flor, sin poner una capa muy espesa, y apoyándola por encima con un tenedor para que las flores cojan bien el azúcar, cuidándose de que se cubra perfectamente: se deja el molde cinco dias en la estufa, sin dar á ésta una temperatura muy fuerte: al cabo de ellos se escurre para separar el jarabe, y cuando se haya enfriado, se saca del molde la azúcar cande, vaciándose en una hoja de papel sobre la mesa, volteando con fuerza el molde para que caiga la azúcar.

AZUCAR CANDE DE JAZMIN. Se siguen en todo los mismos procedimientos que para la anterior, con la diferencia de tomarse dos puñados de jazmin limpio en lugar de la media libra de flores de violeta.

AZUCAR CANDE DE JUNQUILLO ENTERO. Se toma junquillo doble, se le corta el rabito á un cuarto de pulgada cerca de la flor, y se echa en almíbar para que solo dé un hervor en ella: se separa del fuego y se deja un cuarto de hora que arroje su humedad: se escurre despues y se echa en polvo de azúcar tamizado, frotándolo ligeramente con la mano, cuidándose de que se desenrollen las hojas, y se carguen con igualdad de azúcar, separándolas y soplándolas por arriba, y para que las flores conserven su forma, se enfilarán en un tamiz, tomando una despues de la otra, con la precaucion de cubrir el fondo de papel: se ponen á secar en la estufa y se guardan en un bote, teniéndolas siempre en lugar seco. Se hacen tambien en cande estas flores, teniéndose parrillas pequeñas del tamaño de los moldes, sobre las cuales se colocan con otra parrillita encima, para que se bañen bien en el almíbar, del que se echarán dos libras para mantenerlas sumergidas en él.

Este método puede emplearse para todas las flores que se quieran conservar en azúcar, ya sean garapiñadas ó enteras, teniéndose por este medio flores en todas las estaciones, así como frutas, almendras, pistachos, angélicas y grajeas, &c. &c.

AZUCAR CANDE DE ALMENDRA. Se toma una libra de almendras dulces, frescas, que se mondan, se cortan en rajitas á lo largo, y se echan en una libra de almíbar clarificado, para garapiñarlas, sirviéndose de una espátula de madera para estarlas meneando y revolviendo sobre el fuego, hasta que se advierta que el almíbar se ha cocido tanto, que se puedan empolvar las almendras, esto es, que ha llegado al punto de soplado fuerte: entonces se aparta del fuego, y se remueven á todos lados con la espátula, hasta que el almíbar se haya hecho polvo: se tamiza en seguida para sacar las almendras, que se dividirán en cuatro porciones para darles diferentes colores separadamente: para el blanco se deja una porcion en el que adquirieron al garapiñarse, otra porcion se teñirá de color de rosa, poniéndola en un plato con carmin desleido en almíbar clarificado; el amarillo se conseguirá con tintura de azafran, y el verde con cocimiento de espinacas. Las que se hayan teñido se pondrán sobre un tamiz á secarse á la estufa, y cuando se hayan secado, se mezclan todas: se pone á hervir almíbar al punto de soplado, en la cantidad que poco mas ó menos pueda contener el molde: con las almendras bien secas se cubrirá toda la superficie del almíbar, sin dejar por eso muy espesa la capa, y haciéndolas mojar con un tenedor, se meten á la estufa un poco caliente; pero sin ponerle mucho fuego. Cinco horas bastan para quedar formada la cande: al cabo de ella se deja escurrir, y dos horas despues se podrá sacar del molde.

AZUCAR CANDE DE HOJAS DE ROSA. Se garapiñan dos puñados de rosas deshojadas en almíbar clarificado, haciéndolo hervir con la rosa hasta el punto de soplado fuerte: en seguida es necesario retirarlo del fuego, cubrir las hojas con polvo de azúcar, tamizarlas para separarlas de ella, y frotarlas con la mano para que se estienda la flor: en otro tamiz se ponen á secar en la estufa, y preparando el molde se da al almíbar el punto de soplado, como se dijo para el junquillo y la violeta, &c: se debe echar en el almíbar antes de cubrirlo con la rosa, un poco de carmin desleido en miel clarificada, para que la cande adquiera un ligero tinte de rosa.

AZUCAR QUEMADA. Se suele llamar tambien *caramelo*, y sirve, entre otras cosas, para colorar los licores. Se hace poniendo á hervir la azúcar á fuego fuerte, humedeciéndola de vez en cuando con una poca de agua, hasta que tome un color bajo de canela, haciéndose uso de ella en caliente. Si por consiguiente le faltare cocimiento, se le echa un poco de agua y se vuelve á poner al fuego para que hierva, hasta que tome el punto que se quiere.

AZUCAR ROSADA. Se conoce mas generalmente con los nombres de panal ó marquesote de rosa. Véanse

MARQUESOTE DE ROSA.
PANAL DE ROSA.

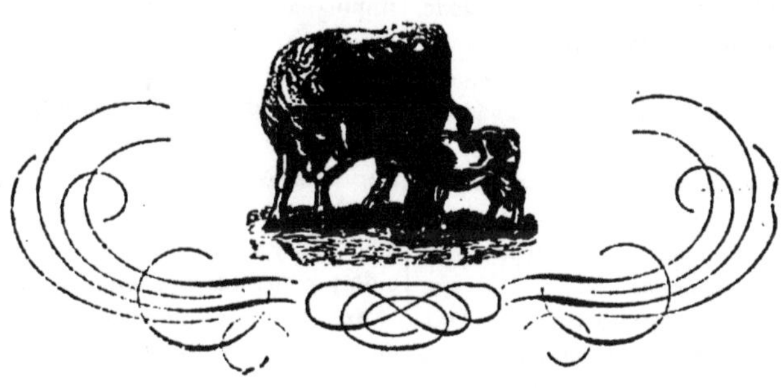

B

BABA. Con este nombre conocen los pasteleros franceses la siguiente composicion, que figura decorosamente en las buenas mesas. Se pone una libra de harina sobre la mesa, y se le hace un agujero en medio, poniéndose allí media onza de sal, cuatro ó cinco huevos, seis onzas de mantequilla, tanto como una avellana de azafran en polvo, seis onzas de uvas confitadas, dos onzas de pasa de Corinto ó moscatel y un poco de levadura: se mezcla y deslie con un poco de agua tibia, dejándose la masa un poco suave y bien ligada, y poniéndola en una cacerola untada con mantequilla, donde se tendrá reposando cinco ó seis horas en el invierno. Cuando haya esponjado se mete á cocer en el horno, como se hace con los bollos.

BABILLAS EN SALSA MORENA. Se lavan las babillas de res de ganado vacuno, se dividen en trozos regulares, y se ponen á cocer en agua con sal, unos dientes de ajo enteros, y pocos comimos molidos. Cundo estén bien cocidas y blancas, se apartan y se echan en un caldillo dispuesto de la manera siguiente. Se frien en manteca hasta que se doren mucho, unos dientes de ajo enteros, y pedazos de pan, que se dejarán tostar mas ó menos, segun se quiera de subido el color de la salsa: se muelen despues juntamente los ajos fritos y el pan tostado, con clavo, pimienta y canela: se echa lo molido en la manteca para que se fria otro poco, y se ponen allí las babillas, cocidas como se dijo antes, con caldo del mismo en que se cocieron: se sazona todo con sal, y se deja espesar un poco para que esté del temple regular.

BABILLAS (CLEMOLE DE). Se frien en manteca tomates tostados, y chiles desvenados y tostados tambien, siendo tres cuartas partes de anchos y una cuarta parte de pasillas, molido todo. Cuando esté bien frito, se echan allí las babillas dispuestas y cocidas como se dijo en el artículo anterior, añadiéndose caldo del en que se cocieron, calabacitas enteras ó rebanadas, segun su tamaño, y unas ramas de hepasote: se sazona con sal, y se le deja tomar la consistencia conveniente.

BABILLAS (MOLE TAPATÍO DE). Desvenados y tostados en manteca chiles anchos y pasillas en partes iguales, se muelen y frien otra vez con pan dorado y ajonjolí tostado, molidos tambien. Se echan en esta fritura las babillas dispuestas y cocidas como se ha dicho, con su caldo, rebanadas de calabacitas cocidas, chilitos curados y aceitunas.

BACALAO, BACALLAO ó ABADEJO. Pescado bastante conocido, cuyo uso es general, tanto que suele llamarse *el buey de los dias de vigilia.*

BACALAO EN MANTEQUILLA NEGRA. Para desalarlo se echa en agua fria, que se le muda con frecuencia en el espacio de veinticuatro horas, y se hace hervir despues al fuego quince ó veinte minutos. No se lleva á la mesa sino cuando haya pasado un cuarto de hora de haberlo apartado de la lumbre, aunque en ese tiempo pueda mantenerse en el agua en que se coció, y tapado el trasto.

Despues de cocido, se pone en un platon echándole encima mantequilla negra (véase), y adornándose al rededor con peregil frito.

BACALAO ENMANTECADO. Despues de cocido y escurrido se echa en una cazuela con un poco de mantequilla, peregil y cebollas picadas, sal y pimienta gorda. Se hace derretir la mantequilla al fuego, y luego que esté bien mezclada, y el bacalao perfectamente impregnado de ella, se sirve con el zumo de un limon.

BACALAO EN CALDILLO DE CEBOLLAS. Se doran en mantequilla cebollas picadas y se les añade un poco de harina: se echa caldo del en que se coció el bacalao, se deja espesar lo conveniente, y se pone allí el bacalao cocido y preparado con anticipacion.

BACALAO A LA PROVENZAL. Cocido el bacalao, se divide en lonjas que se ponen en un platon ó cazuela, prevenida desde ántes, con mantequilla mezclada con peregil, cebolla y ajos, todo picado menudo. Se le añade pimienta, nuez moscada y una cucharada de aceite por encima, y se cubre con la misma mezcla de mantequilla &c.: se vuelve á rociar con otra cucharada de aceite, y se cubre toda la superficie con miga de pan embebida en aceite. Se pone á dos fuegos suaves y se sirve.

BACALAO EN XITOMATE Y CHILE VERDE. Despues de cocido se parte en lonjas y se le quitan las espinas, cuidando de que no queden los pedazos muy chicos. Se frie cebolla con manteca, xitomate bien colorado, dientes de ajo y chiles verdes, todo picado. (Toda la fritura debe abultar tanto como el pescado.) Se ponen en una cazuela capaz de fritura y de bacalao, añadiendo un migajon de pan mojado en vinagre, para que espese. Se tapa la cazuela y se deja hervir á dos fuegos lentos mas de media hora, sin menearlo, hasta que se lleve á la mesa.

BACALAO EN SALSA DE AJO. Se muelen chiles anchos remojados, ajos y pan tambien remojado. Se frie todo y se echa agua de la en que se coció el pescado; así que haya hervido, se añaden las lonjas del bacalao ya cocido, y un poco de aceite, apartándose en seguida. En esta misma salsa y del mismo modo se guisan los pescados que se quieran

BACALAO COCIDO EN LA MISMA SALSA DE AJO. Desde la víspera se remoja el bacalao mudándole aguas, y tambien se remojan y se desvenan chiles anchos. Al dia siguiente se muelen los chiles con ajo, pimienta y clavo, friéndose en aceite y manteca, en mas cantidad el primero: se echa agua y el bacalao crudo, dejándolo á la lumbre hasta que se cueza bien: se espesa con pan remojado y molido, y al servirse se le echa por encima un poco de aceite, peregil picado, aceitunas y pedazos de tornachiles.

BACALAO EN GUISO DE AJO-COMINO. Se muele chile ancho remojado y bien desvenado con pan remojado tambien, ajos y cominos, y se frie en manteca: se le añade vinagre, chilitos y aceitunas, echándose á que hiervan en él las lonjas de bacalao ya cocido y dispuesto. A la hora de servirse se le echa aceite y orégano por encima, si se quiere.

BACALAO SALTADO EN EL MISMO CALDILLO. Se muele chile ancho remojado y desvenado, con ajo, cominos, pimienta, clavo y canela, y se frie todo en manteca; entonces se echa una poca de agua, y despues de dar algunos hervores se aparta de la lumbre, echándose despues el bacalao ya cocido, haciéndolo saltar, meneándose para eso la misma cacerola; cuidándose de que se empape bien. Se le añaden para servirse, aceite, vinagre, cebolla cocida ó cruda, picada, orégano, aceitunas y tornachiles rajados.

BACALAO EN CALDILLO DE MANTEQUILLA CON QUESO. Se echan en una casuela puesta al fuego, cuatro onzas de mantequilla, dos de manteca y un poquito de aceite, y se pone á dorar allí menos de una onza de harina: cuando lo esté, se echa una torta de pan de á cuatro rallada, y media libra de queso añejo, tambien rallado. Se añaden despues peregil, una cabeza de ajo limpia, canela, clavo y pimienta, molido todo juntamente. Se deja dorar todo, y se añade un poco de caldo en que se coció el bacalao, en la cantidad necesaria para que no quede aguado ni espeso, y cuando haya hervido bien se echan tres libras de pescado ya cocido. Así que dé dos ó tres hervores, se aparta y deja reposar, añadiendo al tiempo de servirse el aceite de comer que faltare para completar medio cuartillo, con el que se puso en la cazuela al principio.

BACALAO EN AJO BLANCO. Se frie en aceite y manteca peregil, cebollas y ajos, todo picado muy menudo: se añade un xitomate molido con pan frio y un chile poblano, despues de haberse frito y dorado en manteca el xitomate y el pan: en seguida se echa el bacalao desalado y cocido, agregándose el aceite que sea necesario para que el guiso quede cargado de él. Luego que haya dado unos hervores, se aparta y deja reposar, adornándose el platon al servirse con tostadas de pan fritas en aceite, que se colocarán en rededor.

BACALAO EN AJO BLANCO SIN CHILE. Se tuesta en la lumbre un pedazo de pan hasta medio quemarse, y se muele con ajos dorados en manteca y una poca de pimienta. Se deja quemar aceite en una cazuela y se doran allí unos dientes de ajo picados; se añade el pan molido con lo demas, y el bacalao ya cocido, cortado en lonjas.

DE OTRO MODO. Se frien unos ajos en aceite, y allí mismo se echa pan remojado y molido, y pimienta en polvo. Estando todo frito se añaden las longas de bacalao ya cocido, y al servirse se le echa mas aceite, peregil picado, aceitunas y tornachiles por encima.

BACALAO EN ALMENDRA. Despues de bien desalado y remojado el bacalao, se pone á medio cocer en lonjas; en ese estado se deja enfriar para aderezarlo con almendras majadas, especias molidas, unos granos de pimienta fina, clavos enteros, peregil picado y ajos asados.

BACALAO (ALBÓNDIGAS FRITAS DE). Cocido y dispuesto el bacalao, se le quitan las espinas y se pica muy bien, revolviéndose despues y amasándose con pan rallado, ajos mondados, peregil picado, granos de pimienta negra, clavos y azafran molidos, huevos batidos y sal. Estando bien sazonada la masa, se hacen las albóndigas con una cuchara, que se mojará para esto en vinagre prevenido al efecto en una taza, para que no se le pegue la pasta ó masa de las albóndigas, que se van friendo en aceite muy caliente. El caldillo ó salsa se hace con un poco de pan frito, yemas de huevo, especias molidas, granos de pimienta negra, clavo entero, peregil picado y un poco de cebolla frita muy menuda: estando bien sazonado se echan en él las albóndigas, despues de haberlas dejado cocer un poco, para que queden tiernas.

BACALAO (CHULETAS DE). Desalado, cocido sin deshacerse, y quitadas las espinas al bacalao, se deja en lonjitas de un tamaño regular. Se frien en manteca, ajo, cebolla y xitomate, todo picado menudo, y al estarse friendo se le echa un poco de pimienta de Castilla en polvo: se pone allí el pescado, y despues aceite bueno y bastante peregil picado. Así que haya estado un rato sobre la lumbre, se aparta y se mezcla con una poca de harina, incorporándose todo con huevos batidos, y sazonándose con sal, segun lo salado que esté el bacalao. De esta masa ó pasta se cogen con cuchara de plata los tantos, bolitas ó torrijas y se irán friendo en manteca, que se tendrá caliente sobre la lumbre, en una cazuela á prevencion, y despues de fritas se sirven, ó así, ó con alguna de las salsas para pescado ó en el caldillo del número anterior.

BACALAO EN ALMENDRA Y CHILE. Despues de muy desalado, se pone á cocer, echándole sal. Se muelen tres ó cuatro chiles anchos, porcion de almendras mondadas tostadas, cominos, pimienta, clavo y canela: se pone á freir en manteca hasta que salga ésta por encima; se le echa una poquita del agua en que se coció el bacalao, y éste desespinado. Luego que haya dado un par de hervores, se le echa un poco de vinagre bueno, bastante orégano y aceite, aceitunas gordas y tornachiles en vinagre. Se deja reposar y se sirve.

BACALAO EN XITOMATE Y ACEITE. Despues de remojado por veinticuatro horas, se pone á dar dos hervores en una poca de agua con sal, se seca y desespina. Se pone á freir en una cazuela con un poco de aceite, bastante cebolla rebanada, ajo y peregil picado, xitomate cocido, despellejado y molido, y unos cuantos tornachiles en cuartos. Así que todo esté cocido en el aceite, se le echa caldo del en que se ció el bacalao, suficiente; se le agrega pimienta y la sal que necesite: se pone á fuego muy manso, y cuando haya sazonado bien se sirve.

BACALAO EN AGRIDULCE. Despues de bien desalado y medio cocido el bacalao, se troza en raciones regulares y se forma una pasta con un poco de harina, dos yemas de huevo, sal y un poquito de aceite: se revuelve bien para que una forme un líquido que levantado con la cuchara, haga una hebra, de modo que si estuviere muy espeso se le podrá agregar una poquita de agua tibia: se bañan en esta pasta las raciones del bacalao, y se ponen á freir en aceite hasta que se doren. Se pone una cazuela con manteca á la lumbre, y en ella se frien xitomates asados, despellejados y bien molidos; se les echa vinagre bueno, un trozo de azúcar, y las tajadas fritas de bacalo, dejándose sazonar, y cuando haya espesado el caldo un poco, se sirve.

BACALAO EN LECHE. Despues de muy bien desalado, se cuece y se desespina. Se frien unas rebanadas de pan en aceite, se muelen y deslien en mantequilla derretida, se baña en ella el bacalao, se echa en leche sazonada con la sal necesaria, y se pone á hervir hasta que engruese el caldo lo suficiente, que se aparta y se sirve.

OTRO BACALAO EN LECHE. Remojado muy bien el bacalao, se pone á cocer sin quitarle el pellejo: se frien en aceite, en proporcion de doce onzas para cada libra de pescado, los dientes de una cabeza de ajo y bastante peregil, todo bien picado, con una poca de pimienta: se echa allí el bacalao, ya bien cocida, con el pellejo para abajo, y se mueve con la misma cazuela para no tocarlo con cuchara ú otra cosa, añadiéndole tanta leche como se le habia puesto aceite, revolviéndose lo bastante para que se ponga espeso el caldillo.

BACALLO CON PAPAS. Desalado y cocido el bacalao en agua, se escurre, se enjuga y pone sobre un plato guarnecido con papas enteras cocidas en agua con sal. Se cubre todo por encima con la salsa del mayordomo, (véase) en la que se esprimirán algunas gotas de limon. En términos técnicos se llama esta preparacion *á la Maitre d'hotel.*

BACALAO A LA BORGOÑONA. Se rebanan cebollas al través para que resulten unos anillos, que se frien en mantequilla hasta que se doren, y sacándose, se deja dorar tambien la misma mantequilla, que colada se echa sobre las cebollas fritas ya, con sal, pimienta y una cantidad regular de vinagre. Cocido ya el bacalao como el del artículo anterior, se escurre, se enjuga y adereza en un plato, se le echa encima la cebolla y mantequilla doradas, y se sirve.

BACALAO EN SALSA DE ALCAPARRAS Y ANCHOAS. Cocido el bacalao en agua y escurrido, se acomoda todavía caliente sobre un plato y se le echa encima la salsa de alcaparras y anchoas (véase).

BACALAO EN PAÑUELO BORDADO. Se pone en el fondo de un plato un poco de mantequilla con peregil, cebolla, un diente de ajo y una ó media anchoa, todo picado, pimienta gorda y algunas alcaparras enteras: se cubre todo con lonjas de bacalao, y se ponen alternativamente capas de pescado y aderezo, hasta que se llene el plato, cubriéndose entonces con miga de pan. Se deja hervir un poco sobre un fuego suave, haciéndole al mismo tiempo tomar color con una cubierta de tortera con brasas por encima.

BACALAO MARINADO FRITO. Cocido

en agua y lavado en hojas ó lonjas, se pone á marinar y freir como á la raya (véase RAYA), con la sola diferencia de que no se echa sino muy poca sal en la marinada.

BACALAO EN ZUMO DE XITOMATE. Se remoja desde la víspera mudándole aguas, y al dia siguiente se pone en agua tibia hasta la hora de guisarse, desmenuzándose entonces y quitándole las espinas y espinazo: se pone á cocer en aceite con zumo de xitomate, cebollas y ajos picados muy menudos, y chile picado tambien, pero muy desvenado.

BACALAO CON PAN RALLADO Y QUESO. Se frien muy bien en aceite cebolla y peregil picados menudos, xitomate asado y molidos, añadiéndose un poco de pan rallado, pimienta, orégano y queso rallado tambien. En esta salsa se pone á cocer el pescado en raciones grandes con aceite, chilitos y aceitunas.

BACALAO SOBRE REBANADAS DE PAN. En la cantidad de aceite proporcionada al pescado que se quiera guisar, se frien unos ajos hasta que se quemen, y entonces se sacan: se echa en el aceite bastante cebolla picada y unos chiles verdes enteros: cuando se acitrone la cebolla, se echan xitomate asado, despellejado y martajado, en proporcion de ocho xitomates grandes y maduros para cada pescado, la sal correspondiente, pedazos de chile ancho tostado en manteca y rebanadas de pan lo mismo, con un poco de migajon remojado en vinagre y molido. Estando todo muy frito, se echa allí el bacalao cocido y deshuesado, dejándolo hervir un poco, y para servirse se acomoda en un platon sobre rebanadas de pan frio sin dorar, con el caldillo ó salsa por encima.

BAGRE. Con este nombre se conoce entre nosotros el barbo de rio, que se pesca en los que se desaguan en el mar Pacífico ó en los lagos. Lo hay de diferentes tamaños y hasta mas de vara de largo; pero es mas sabroso el pequeño. Tanto el grande como el chico se guisan del mismo modo. Abunda este pescado de una materia viscosa, á que atribuyen algunos las indigestiones que suelen padecer despues de haberlo comido. Así es que, antes de guisarse, se pone á desflemar frotándolo por adentro y por afuera con limon ó naranja agria, haciéndole cisuras en el dorso, poniéndole en ellas rebanadas de naranja, con sal de la tierra, y otras por dentro, colgándolo en seguida. Esta precaucion es tanto mas necesaria cuanto es mas grande el bagre, pues los chicos no abundan tanto de aquella materia.

El modo mejor de limpiarlos es untarles el pellejo con ceniza y dejarlos un rato con ella; refregarlos despues con un ladrillo hasta hacer que pierdan el color negro y dejándolos blancos.

BAGRE FRITO. Despues de lavado el bagre se corta en raciones, se enjuga, se revuelca en harina y se pone á freir en aceite ó manteca en que se habrán frito antes ajos picados hasta que se doren; y cuando esté bien dorado el pescado, se saca y se sirve, ó solo, ó con rebanadas de naranja agria ó limon, sal, pimienta y cebolla rebanada desflemada; ó se le echa aceite y vinagre con cebolla picada, orégano en polvo y la sal competente.

BAGRE GUISADO. Despues de frito en raciones el bagre, como se ha dicho, se pone una cazuela con aceite á la lumbre, se frien en ella ajo y cebolla picados menudamente, y cuando se hayan dorado, se agrega xitomate molido, tornachiles en cuartos y un poco de clavo, canela y pimienta molidos: se le echan una poca de agua y las raciones de bagre, se deja sazonar el caldillo y se sirve caliente.

BAGRE EN ESCABECHE. Despues de fritas las raciones de bagre cocido, se ponen á cocer rebanadas de limon ó de lima, con una ó dos hojas de naranjo. En una olla se pone una capa de rebanadas de bagre frito, y se le agrega una poca del agua en que se cocieron las rebanadas de lima, porcion de ajos picados y dorados en manteca ó aceite, un poco de clavo, canela y pimienta molidos, unas hojas de laurel, algunas rebanadas de la lima cocida y otro poco de vinagre bueno. Se multiplican estas capas hasta llenar la olla, y se cubre bien. Se sirve despues de seis ú ocho dias, debiendo seguirse usando á continuacion, porque de lo contrario se pierde.

BAGRE EN ALCAPARRADO. Despues de cocido y fritas las raciones de bagre con aceite y ajo picado, se muelen xitomates muy maduros, asados y despellejados, y los ajos con que se frió el pescado; se muelen tambien bastantes alcaparras con pan tostado en manteca; se echa todo en el aceite en que se frieron las raciones del bagre y se hace un caldillo, añadiéndose clavo, canela y pimienta molidas; se pone allí el bagre, y cuando el caldillo esté ya bien espeso, se le echan aceite, vinagre, aceitunas y chilitos.

BAGRE EN XITOMATE CON CHILE VERDE. Despues de fritas, como se ha dicho, las raciones de bagre, se pica cebolla, chile verde, ajo y xitomate muy maduro, todo menudo; se frie, y se le echa agua, un chorrito de vinagre, un terron de azúcar, un poco de clavo, canela y pimienta en polvo: se deja sazonar, y muy espeso el caldillo, se sirve.

BAGRE EN EMPANADA. Despues de limpio un bagre grande, se desespina y se mecha con rajitas de canela, trocitos de ajo y de hojas de aguacate ó naranjo. Se hace un caldillo de vinagre, con polvo de clavo, canela y pimienta; se le echa un poquito de azafran molido y unas gotas de aceite de comer: se mezcla bien todo esto, se deshace en vino generoso, y se echa allí en infusion el pescado de un dia para otro. Se forma una masa de semita, que se hace de granillo ó salvado fino, y de ella una empanada capaz de contener el pescado. Se untan las hojas de la empanada por encima y por dentro con manteca, de modo que no impida el que se unan las orillas; se mete el pescado, se le echa el caldillo formado con vino, se cierra bien la empanada formándole á modo de repulgo por las orillas, y se mete al horno á un fuego suave. Cuando ya sea hora de comerlo, se quita la tapa á la empanada y se pone en el platon con cuidado, para que no se desbarate.

BAGRE EMPAPELADO. Despues de bien lavado el bagre, se enjuga: se pone en en una cazuela un papel enmantecado, se revuelca el bagre en pan rallado y se pone sobre papel. Se pican cebolla, ajo, xitomate, bastante peregil y unas hojitas de laurel: se revuelve todo muy bien con bastante aceite, y se sazona con la correspondiente sal y un polvo de clavo y pimienta en iguales cantidades: se pone á dos fuegos, y cuando ya esté bien cocido, se deja reposar al calor, y al servirlo se le echa por encima jugo de limon.

BAGRE EN SALSA DE XITOMATE. Despues de bien limpio el bagre con ceniza, de modo que quede blanco, se desespina y se le quitan los huesos del centro de la cabeza; se enjuga bien con un cotence, para que quede seco, se revuelca en harina, se pone en una sarren que tenga suficiente capacidad, se echa manteca y á un fuego corto que no queme mucho la manteca, se pone á freir y se deja hasta que esté bien dorado por el lado de abajo: despues se voltea con cuidado para que no se desbarate, y cuando ya esté dorado por los dos lados, se asan unos xitomates maduros, se muele una poca de pimienta y un poco de ajo, se pelan los xitomates muy bien, se les echa encima la pimienta y el ajo molido y manteca caliente, que no sea en la que se frió el bagre. Así que se hayan frito mucho con aquella manteca, se les agrega un poco de agua, dejándose hervir hasta que deshaga bien el xitomate, y cuando haya sazonado, se echa sobre el bagre, y encima aceite crudo de comer, y se pone á reposar al calor hasta el tiempo de servirlo.

BAGRE ESCABECHADO. Limpio el bagre y cortado en raciones, se frie en manteca con ajo picado. Se forma una salsa moliendo una taza de piñones limpios, doce clavos, otro tanto de pimienta fina, otro de la de Tabasco y un trozo de agengibre, y remolido todo muy bien se deshace en vinagre, y se le echa la competente sal: se cuela, y ya frio el pescado, se le echa este caldillo con rebanadas de lima ó limon cocido, agregando en las capas que se pongan de pescado, dientes de ajo fritos. Se tapa y dura para muchos dias.

BAGRE CON PAN RALLADO. Despues de bien lavado el bagre y cortado en raciones, se revuelca en pan rallado, Se muele pimienta, clavo, tomillo y mejorana; se pica cebolla y peregil muy menudo, y se pone una cazuela untada de manteca con un papel en el fondo. Se forma una capa de raciones de bagre, se espolvorea con las especias: encima otra capa de cebolla y peregil, otra de pescado revolcado en pan rallado con especias por encima, y así se van multiplicando las capas, siendo la última de cebolla y peregil. Se pone á dos fuegos, y cuando ya esté cocido, se rocia con vinagre, echándole bastante aceite y adornándolo con aceitunas y chilitos curados.

BAGRE A LA PARRILLA. Lavado y enjugado el bagre, se le echa sal, zumo de naranja agria ó de limon y polvo de pimienta, dejándose orear de esta suerte. Se untan unos papeles con aceite, embarrándose al mismo tiempo con manteca, y poniéndose encima de ellos pimienta, xitomate y peregil picados muy menudos, y pan rallado: se colocan los pescados y se envuelven en los papeles, poniéndose á cocer á fuego manso en la parrilla.

Se sirven con la salsa siguiente: se muelen cuatro ó cinco aceitunas, segun la cantidad que se hiciere de salsa; xitomates asados, un poco de peregil frito, ajos fritos y ahogados en vinagre, chorizos y longaniza fritos y se deslie lo molido con aceite y zumo de tomate crudo. Se frie aparte recaudo fino con cebolla y peregil en mayor cantidad: estando frito, se echa lo molido para que se fria tambien, añadiéndose caldo, pimienta fina y gorda, clavo y canela, vinagre, y tres ó cuatro gotas de agua de Colonia: se sazona con la sal suficiente, y al llevarse á la mesa se le ponen chilitos y aceitunas.

BAGRE RELLENO. Se frie chile verde en corta cantidad, ajo, xitomate, tomate y peregil, todo picado; se deshacen en esta fritura yemas cocidas de huevo, y añadiendo clavo, pimienta y aceite con la sal necesaria, se rellenan con esto los bagres chicos ó raciones del tamaño que se quieran, envolviéndose en papel ya prevenido con manteca, pimienta, peregil picado, pan rallado y sal. Se ponen á cocer á la parrilla, cuidando de que no se quemen, y se sirven solos ó con la salsa del artículo anterior, ú otra de las de pescados.

BAGRE EN GUISO DE LECHUGA. Ya desflemado el bagre, se frie en manteca: se cuece una lechuga bien picada: en una cazuela con manteca se ponen á freir chile verde, xitomate, ajo y cebolla, todo picado: ya fritos, se añade la lechuga con especias molidas, de todas, inclusos los cominos, aceite y vinagre, echándose el bagre en este caldillo, hasta que quede bien sazonado.

BAÑO ABRILLANTADO DE AZUCAR. Se gradúa la cantidad de azúcar segun lo que se quiera bañar, y se hace con ella almíbar que se clarifica, dejándose hervir hasta que tomando un poco con los dedos, truene entre ellos: cocido el almíbar á ese punto se aparta el cazo de la lumbre, se acomoda entre paja, se abriga bien y se le van echando almendras, yemitas cocidas, ó lo que se quiera abrillantar, tapándose en seguida el cazo de un modo que no pueda dar el aire al almíbar, dejándose de este modo, hasta que enfrie perfectamente; en tal caso, se pica por un lado la costra ó corteza que se habrá formado ya sobre las yemas, ó lo que se echó: se les escurre la miel, y se irán sacando con cuidado: se enjuagan en agua tibia y se dejan escurrir.

BARBACOA. De cuantos modos han inventado los hombres para cocer las carnes, ninguno hay comparable al de la barbacoa; pues oin mezclarles líquido alguno que les hace perder parte de sus ustancia y de su sabor, y sin el contacto del fuego que las reseca á costa de sus jugos, con solo el vapor de la tierra calentada, y conservando todas sus cualidades alimenticias, quedan tan bien cocidas y sabrosas, que al paso que escitan el apetito, son de fácil digestion aun para los estómagos mas débiles. Se disponen de distintos modos; pero en todos lo escencial es el cocimiento por el vapor sin mezcla de líquidos, ni contacto inmediato del fuego.

BARBACOA MEXICANA. Se forma un hoyo del hondo de tres cuartas y del tamaño competente para la pieza que se haya de cocer: se ponen abajo unas piedras, y despues con leña seca se forma una lumbrada en el centro, con la que despues de dos ó tres horas quede el hoyo bien caliente. Entonces se saca toda la lumbre, dejando las piedras: se humedece un petate nuevo de palma, se pone sobre ellas, y encima la carne preparada ó con chile-ajo, ó con adobo, ú otra cualquiera salsa bien untada y cargada de sal: sobre la carne se pone otro petate, unos palos ó pencas de maguey que la cubran y algunas piedras calientes, de modo que no caiga la tierra: despues otro petate mojado, encima una poca de tierra, y sobre ella lumbre bastante; á las ocho ó diez horas se saca la vianda bien cocida.

BARBACOA SERRANA. En esta barbacoa se siguen todos los procedimientos de la anterior, con la diferencia de que la carne se cubre con masa preparada como para hacer tortillas ó tamales.

BARBACOA AFRICANA. Se abre un hoyo del hondo de una vara del tamaño de la pieza que se quiera cocer: se forma en él una lumbrada con leña bien seca, y despues que ha calentado mucho se saca todo el fuego, se echa allí la pieza sin quitarle la piel, y se cubre con el rescoldo caliente sin que tenga brasas: sobre este rescoldo se forma una lumbrada de leña seca que se está fomentando hasta la mañana siguiente, en que se saca la carne cocida.

De este modo cuecen los hotentotes las trompas y pies de elefantes, que aseguran los que las han comido ser un bocado muy regalado.

BARBACOA OTAHITINA. Se hace un hoyo poco hondo y del tamaño de la pieza que ha de cocerse: se cubre el fondo de guijarros: se enciende lumbre con madera seca, hojas y cáscaras de coco. Cuando los guijarros están bien calientes, se sacan fuera las brasas, se cubre el hoyo con hojas verdes de coco ú otras, y se coloca sobre ellas el animal que se quiera cocer, despues de haberlo envuelto entero ó en cuartos, en hojas de plátano. Luego se cubre con las ascuas; encima se pone alguna fruta ó raices, como papas, camotes, chayotes &c. igualmente envueltas en hojas, y se cubre todo con lo restante del rescoldo, ceniza y parte de los guijarros calientes que se sacaron, echando encima muchas hojas de coco, y cubriéndolo todo en tierra para recocentrar el calor. Al cabo de cierto tiempo proporcionado al animal que se puso á cocer, se abre el hoyo y se saca la carne tan bien asada, tan tierna y tan jugosa, que seguramente no hay modo de asar comparable con este.

BARBACOA PARA ANIMALES CHICOS. Se mata el animal apretándole fuertemente con la mano el hocico y la nariz, operacion que dura poco mas de un cuarto de hora. Durante este tiempo, se abre un hoyo en tierra de cosa de un pié de hondo, en el cual se enciende el fuego, y para caldearlo se ponen capas alternativamente de leña y de guijarros pepueños. Se tiene el animal por algun tiempo sobre las llamas, y raspándose con un cuchillo, se le quita todo el pelo ó cerda, lo mismo que si se hubiese pelado en agua hirviendo. Se abre y se le sacan las tripas, que se lavarán inmediatamente con esmero, y se meten en cáscaras de cocos, como tambien la sangre, que se recogerá al tiempo de abrir al animal. Cuando el hoyo está bien caldeado, se saca la lumbre, y se ponen en el fondo algunos de los guijarros que no estaban bastante encendidos, de suerte que mudasen el color de las cosas que tocaban; se cubren de hojas verdes, sobre las cuales se pone el animal con sus tripas. Se estiende sobre él otra capa de hojas verdes y piedras calientes, tapándose el hoyo con piedras. Este se abre al cabo de unas cuatro horas, y se saca el animal muy bien asado, que es una comida excelente.

BARBACOA (CABEZA DE RES DE GANADO VACUNO EN). Se descuerna la cabeza muy á raiz, se agujera el cuero por todas partes, y se mecha con chiles secos enteros, dientes de ajo, trozos de cebolla, y de carne gorda de puerco, ó de jamon que haya estado por diez ó doce horas encurtido en un chile-ajo compuesto de buen vinagre, sal, agengibre y toda clase de especias, agregándole lima en trozos; tambien se mecha la lengua hasta donde se pueda, y por el gargüero se le echa el ajo-comino, tapándose para que no se salga; en seguida se envuelve la cabeza ó en un pedazo de cuero fresco, ó en un petate limpio de palma remojado, y se amarra con unos hilos de mecate. Con anticipacion se habrá formado un hoyo, como se ha esplicado antes, echándole leña seca y lumbre: cuando las piedras se hayan enrojecido, se rocian con agua, y se acomoda la cabeza, dispuesta como se ha dicho: se ponen encima parte de las piedras calientes, y el rescoldo que se haya sacado del hoyo, que se cubre despues con tierra hasta llenarlo, hacinédose sobre ella una buena lumbrada de leña, que deberá durar desde el principio de la noche hasta la siguiente mañana, á la hora en que se haya de comer la barbacoa, que deberá servirse caliente.

BARBACOA DE VENADO. (Vease VENADO EN BARBACOA.)

BARBADA. Pescado del mar del mismo género que el abadejo ó bacalao, del que no se distingue mas que en tener una aleta sobre el lomo, en lugar de las tres que tiene el abadejo. Se dispone y se guisa como el bacalao fresco.

BARBADA. (Crema de la) (*Licor*). En una Jarra de aguardiente se echan en infusion por ocho dias las cáscaras descarnadas de seis cidras escogidas, media onza de canela y otra media onza de macias, cuidándose de que esté bien tapada la vasija. Pasado ese tiempo, se destila en baño de María, para sacar nueve cuartillos de licor.

Se disuelven al fuego en seis cuartillos de agua de rio, tres libras y media de azúcar refinada, y despues que se haya enfriado el almíbar, se le añade un cuartillo de agua de azahar: se mezcla con el aguardiente destilado, se filtra el licor y se embotella.

BARBO. Pescado de agua dulce, llamado así á causa de las barbillas que tiene en la mandíbula inferior. Es menos gordo y menos agradable al gusto en el invierno que en el verano, porque no puede soportar el frio. Su carne, que es blanca, blanda é insípida cuando es chico, se vuelve con la edad mas firme y de un gusto mas exquisito, Su hueva es un purgante violento. Se come en estofado, en caldillo, y asado á la parrilla. (Véanse SALSAS Y CALDILLOS PARA PESCADO.

BARBO GUISADO. Despues de bien desalado, se pone á cocer en agua con la sal correspondiente, y ya cocido se troza en raciones regulares, se frie en aceite, y se sirve con la salsa siguiente. Se frien en manteca, cebolla, xitomate, ajos y chiles verdes. todo picado, y en dorándose, se echa una poca de agua en que se hayan cocido tomates, agregándose cominos y pimienta molidos, y unos huevos batidos: se menea bien hasta que se formen grumos que se desleirán en aceite de comer. En seguida se echa el barbo, espolvoreándolo con orégano, y adornándose con rebanadas de huevos duros, chilitos y aceitunas.

BARBO PEQUEÑO. Despues de haberlo vaciado y quitádolo las escamas, se pone á cocer en una cacerola con vino, sal, pimienta negra, yerbas finas, hongos y buena mantequilla. Cocido el pescado, se separa el vino, que se hará reducir al fuego á la mitad, y se liga despues con mantequilla amasada. Se sirve el barbo con esta salsa, con tostadas fritas y cangrejos.

BARBO-MARINO Ó BARBADA. Es un pescado del mar, que aunque suele llamarse tambien barbada, es distinto del que se habló en los artículos anteriores. Este no se distingue del rodaballo en lo exterior ni en lo interior, sino en que no tiene aguijones, ni arriba ni abajo, y es mas largo y mas delgado.

BARBO-MARINO, A LO NATURAL. Despues de haberle quitado las tripas y las agallas, se lava y pone á cocer en agua de sal, ó en caldo ligero para principio. Se sirve con salsa de mantequilla.

BARBO-MARINO, A LA OLANDEZA. Se pone á hervir agua con la sal suficiente para el pescado, y cuando haya hervido lo necesario para que quede disuelta, se aparta del fuego y se deja reposar: se cuela para que esté bien clara y no haga ennegrecer á la barbada, que se echará en la agua de sal de modo que ésta la cubra ó la bañe exactamente: se pone á calentar al fuego, y en cuanto suelte el primer hervor, se pasa sobre un fuego suave para que conserve su calor sin hervir. Luego que esté cocida, se escurre y se adereza sobre una pescadera, con peregil al rededor, y se sirve con salsa holandesa aparte.

BARBO-MARINO A LA PARRILLA CON SALSA DE ACEITE. Se le quitan las escamas, se destripa y se lava, y despues de haberlo escurrido bien y enjugado, se abre por el lomo: se pone á marinar en aceite con sal y pimienta gorda, y en seguida se pone á la parrilla, teniéndose cuidado de que no se pegue á ella ni se queme, rociándolo con aceite y volteándolo con frecuencia, procurándose que por el lado blanco tome un buen color. Estando bien cocido se adereza sobre un plato, adornándolo con rebanadas de limon despepitado, y sirviéndose con salsa de aceite.

BECADA. (Véase CHOCHA-PERDIZ.)

BECAFIGO. Pájaro pequeño muy delicado y conocido generalmente en los paises en que abundan las uvas y los higos, siendo estos últimos su mas delicioso alimento, y de donde viene su nombre. Hay muchas aves pequeñas, que por ser parecidas á ésta en la figura y colores de sus plumas, se les llama con el mismo nombre. En la isla de Chipre hay tal abundancia de becafigos, que se curan con vinagre en barriles que surten al comercio, haciéndose mucho consumo de ellos en Venecia.

Se comen asados, ó se les quita la cabeza y los piés sin destriparlos, y se ponen con tajadas de jamon en un asador pequeño, espolvoreándolos mientras se cuecen, con raspadura de corteza de pan, mezclada con sal, y se comen en agraz de grano ó en pimienta blanca. (Véanse estas salsas.)

Se preparan tambien como las alondras ó cogujadas. (Véase esta palabra.)

BECARDON. Con este nombre se designa el becasin pequeño, que es menor que la becada, y tambien la agachona ó agachadiza. Se prepara como estas últimas. (Véase su artículo).

Se hacen tambien pastas de becardonas, lo mismo que las de alondra ó cogujadas. (Véase COGUJADAS.)

BEEF-STEAK. (Véase BISTEC.)

BECHAMELL. Se llama así esta salsa del nombre de su autor, y como se aderezan con ella muchas viandas, se esplica el método de hacerla donde se trata de las SALSAS. (Véase bajo este título SALSA DE BECHAMELL.)

BERENGENAS. Se comen crudas, en ensalada, ó cocidas y guisadas, y se encurten en vinagre.

Seria resgoso usarlas escesivamente en los alimentos, y será conveniente que se sepa que el vinagre corrige sus propiedades.

BERENGENAS A LA PARRILLA. Se parten en dos mitades á lo largo, y dejándoles la cáscara ó pellejo, se les quitan los granos y el caldillo: se ponen sobre un plato, se espolvorean con sal fina y pimienta gorda, se les echa aceite fino y se dejan así cosa de media hora: se ponen despues sobre la parrilla, y se asan, teniéndose cuidado de rociarlas con su salsa. Cuando estén cocidas se sirven solas ó con salsa de xitomate.

BERENGENAS RELLENAS DE QUESO. Se abren las berengenas y se les quitan los corazones, que se picarán muy menudos y se revolverán con queso rallado: las berengenas vacías se sancochan en manteca ó aceite, y despues se rellenan con el queso: se revuelcan en pan rallado, se cubren con huevo batido y se frien. Se sirven así ó con caldillo ó salsa de xitomate.

BERENGENAS RELLENAS CON CARNE DE SALCHICHAS. Se escogen las berengenas bien maduras, se dividen en dos partes á lo largo, y se les saca la carne sin lastimar la cáscara, y se pica: se pone en una vasija cóncava para que se escurra un poco, y añadiéndole sal, pimienta y un poco de vinagre, se deja reposar una hora: en seguida se pican peregil y yerbas finas, cebollas y media cabeza de ajo, macerándose todo en mantequilla caliente: se sancocha tambien en la misma la carne de las berengenas, que se esprime y se mezcla con el recaudo. Se ponen á remojar en caldo ó en leche dos migajones de pan, del tamaño de un huevo, se esprimen y machacan añadiéndoseles despues media libra de carne de salchichas, que se machaca tambien con el picadillo de berengenas; se mezcla bien todo, se sazona y vuelve á machacar un poco: se rellenan con esta composicion las berengenas, se espolvorean con raspadura de pan, se rocian con mantequilla y se ponen á cocer á dos fuegos.

BERENGENAS A LA TORTERA. Se dividen en dos mitades, se les quitan los corazones, se pican estos corazones muy menudos y se les añade peregil y ajo picado: se pone todo en una cacerola con mantequilla, y se deja cocer. Se acomodan las berengenas en una tortera, se rellenan con el picadillo, se meten á cocer al horno á dos fuegos, se aderezan y se sirven calientes.

BERROS. (Véase ENSALADA DE BERROS.)

BERROS COCIDOS. Los de fuente se cuecen y disponen lo mismo que las espinacas, y son mucho mejores que éstas.

BERSA. (Véase COL.)

BESUGO. Pescado de mar muy conocido, principalmente en España, por ser muy comun en sus mares septentrionales. Su carne es blanca y de un sabor delicado. Se come fresco, frito en aceite con ajo, en alcaparrado, en aceite y vinagre, asado y dividido en raciones que se cubren con huevo batido, y se frien.

BESUGO EN CALDILLO. Despues de desalado y cocido, se sirve con cualquiera de los caldillos ó salsas para pescado, que pueden verse en su lugar.

BESUGOS EN ESCABECHE. Se les corta la cabeza, se destripan y se les quitan las escamas: se dividen en raciones y se frien en aceite con unos cuantos ajos, apartándose cuando estén dorados y dejándose enfriar. Se esprimirán doce naranjas agrias para mezclar su jugo con un cuartillo de vinagre y dos de agua: se echan á este caldo, clavo, azafran y pimienta, molidos con la sal necesaria: se pone á sazonar al fuego sin hervir, y cuando lo esté, se aparta y se deja enfriar. En este escabeche se echan los trozos de besugo, tapándose muy bien la vasija ó el cuñete en que se guarda. Se sirve frito ó caliente, sin otro aderezo que ajos fritos en manteca.

BETABEL. Esta voz, compuesta de la latina *beta* (acelga) y de la arábiga *bselk* (raiz roja), es tan poco usada en España, que no se encuentra en el Diccionario de la Academia, y con ella se designan entre nosotros la *Betarraga ó remolacha*. La raiz de ésta es de lo que se hace uso en la cocina, y cocida es refrescante y nutritiva, aunque algo indigesta para los que hacen la digestion con lentitud. Cocida en agua al horno ó bajo el rescoldo, se come en ensalada con apio; pero será mejor si se hace con cebolla cocida, alcaparras, mastuerzo ó capuchina y pepinillos encurtidos. Se sirven tambien los betabeles fritos en mantequilla con cebolla, peregil, pimienta y sal.

BETABEL EN NOGADA. Se muelen nueces y almendras mondadas, en cantidades iguales, con un migajon de pan remojado en agua, soltándose la masa con poca agua: se muelen despues unos betabeles cocidos tambien en agua con sal de la tierra, quitándoles al molerlos todas las hebras que se aparezcan, y se revuelve esta masa con la nogada, echándoles bastante aceite de comer, sal y pimienta al gusto: se ponen en un platon rebanadas limpias de betabel cocido, y se bañan despues con la nogada, adornándose por encima con granada y hojas de romanitas blancas.

BETABEL EN FRICASE. Estando bien cocidos los betabeles y cortados en rebanadas, se ponen en una cacerola con mantequilla, peregil, cebollas y unos dientes de ajo, todo picado, un poquito de harina, vinagre, sal y pimienta: se dejan hervir un cuarto de hora y se sirven con salsa blanca.

BETABEL (Hojas de). En el Estío, en que las espinacas son muy acres, se sustituyen con hojas de betabel, escogiéndose las mas recientes y tiernas, y quitándoles los rabos y tronquitos, estirándolas al traves como á las espinacas, y como éstas se cuecen y aderezan.

BETARRAGA. (Véase **BETABEL** en los artículos anteriores.)

BICHOF. Se da este nombre á un licor que se hace y se bebe como el ponche, ya caliente ó ya helado, y que se sirve á la postre y aun al fin del segundo servicio.

Se prepara con bastante azúcar, con el mejor y mas escelente vino viejo de Burdeos y naranjas agrias, asadas á la parrilla antes de esprimirse su jugo.

BIEN-ME-SABE. Con este nombre podian designarse todas las confecciones y condimentos de que se trata en este Diccionario, porque puntualmente no consiste en otra cosa la habilidad del cocinero, sino en que los alimentos que dispone sepan bien; pero solo son llamadas así comunmente las siguientes composiciones.

BIEN-ME-SABE DE ARROZ Y HUEVO. A doce cuartillos de leche media libra de almendra molida, cuatro onzas de arroz, tambien molido, veinte yemas de huevo y una raja de canela: el punto es de cuajar, cuando se echa un poco en agua fria.

BIEN-ME-SABE DE PECHUGA. Hecho almíbar colado y bien clarificado con cuatro libras de azúcar, se deja hervir hasta que tenga el punto de espejo, y se le añade entonces una libra de almendra limpia y molida, á la que se deja dar un hervor para que se haga pasta. Despues de bien lavada una pechuga de gallina, se envuelve en un papel, se moja y se mete en el rescoldo para que se cueza; se muele, y con un poco de bizcocho tambien molido, se echa en un cuartillo de leche y se revuelve con la pasta dicha.

Se pone en la lumbre y se deja tomar el punto de cajeta; pero si se ha de poner en capas sobre rebanadas de mamon, se le da el punto mas bajo.

BIEN-ME SABE DE CAMOTE AMARILLO.

Para ocho cuartillos de leche un pozuelo de arroz, una taza caldera ó poco menos de almidon, media cuarta de almendra, dos camotes amarillos grandes y buenos y cuatro libras de azúcar, todo molido y dispuesto como en los artículos anteriores.

BIEN-ME-SABE DE LECHE SOLA. Se hace almíbar de punto alto con dos libras de azúcar; se hierven aparte tres cuartillos de leche y cuando está muy recocida, se aparta y se deja enfriar; así que el almíbar esté tambien frio, se revuelve tambien uno con otro, y se vuelve todo al fuego para que hierva y tome medio punto de cajeta. Se echa sobre capas de mamon y se adorna por encima con gragea.

BIEN-ME-SABE DE ALMENDRA Y PECHUGA. A cuatro libras de azúcar hecha almíbar de punto, una libra de almendra pelada y molida, mamon, una pechuga de gallina y dos bizcochos duros, todo molido. Cuando esté para tomar punto de cajeta, una poca de agua de azahar.

BIEN-ME-SABE DE YUCA. Se ponen á cocer ocho camotes de yuca, ocho de los corrientes y dos libras de azúcar, todo molido, con cuatro cuartillos de leche. Despues de cocido sin darle un punto muy alto, se cuela y se le echa una libra de almendras peladas cuando esté frio.

BIEN-ME-SABE DE TAMAL. Se hace una pasta cómo la de mazapan, poniendo á hervir almendra pelada y remolida con almíbar de punto alto y una poca de agua de azahar. Se envuelven porciones regulares de esta pasta con masa de tamal, que se tendrá prevenida, y cubiertas con hojas, como si fueran tamales, se cuecen lo mismo que éstos. (Véase TAMALES.) Estándolo, se quitan las hojas y la masa del tamal, y se rebana la pasta, que se frie con huevo, se echa en almíbar de punto con bastante vino blanco, y se adorna por encima con pasas, almendras, piñones, pastilla y canela.

BIEN-ME-SABE DE TAMAL SIN DESPERDICIAR LA MASA. Se echa en cuatro libras de harina de maiz cacahuatzintle tamizada, media libra de manteca, seis yemas de huevo una poca de sal, y leche en lugar de agua: se bate todo con una cuchara nueva hasta que haga vejigas, y se hacen los tamales, rellenándose con leche espesa de almendras, ó cualquiera otra pasta. Se cuecen con el vapor del agua sobre zacate ó tapestle, dispuesto de modo que no toque el agua á los tamales y tapada la olla. Estando cocidos, se hacen rebanadas, que rebozadas con huevo, se frien y disponen como en el artículo anterior.

BIEN-ME-SABE DE HUEVO Y ALMIDON. Se deslien en cuatro cuatillos de leche doce yemas de huevo y doce onzas de almidon: se añade medio adarme de azafran en caja, bien lavado en agua caliente, y se pone á cocer hasta que no sepa á cruda la mezcla. Se vacía en un plato proporcionado sobre capas de mamon, mojado en almíbar de medio punto, adornándose las capas de leche con pasas y almendras. Se le da betun encima, y se tiene en el horno hasta que cuaje.

BIFTECKS. (Véase BISTEC.)

BIGOTES. (Véase ARROZ EN BIGOTES.)

BIGOTES DE MORO. Se cuecen dos libras de tuétano de vaca, se dejan enfriar despues y se muelen con media libra de almendra, ocho ó diez acitrones y una poca de canela: de esta pasta se cortan pedacitos del tamaño de una nuez grande: se cubren con huevo batido se revuelcan dos veces en pan rallado, y se frien en manteca caliente.

BIGOTES DE BIZCOCHO EN DULCE. Se muelen en un metate dos puños de pasas deshuesadas y limpias, dos bizcochos, unas yemas de huevo cocido y medio acitron; se revuelve bien la pasta y se forman unos puritos: con otras yemas de huevo mezcladas con bizcocho, se hacen unas bolitas. Se revuelca todo en bizcocho molido, y se frie en manteca de tuétanos de vaca. Se sirven con almíbar y vino.

BISQUE. Sopa ó guisado de un gusto esquisito.

BISQUE DE CANGREJOS TOSTADOS. Se lavan bien en muchas aguas cincuenta cangrejos y se ponen en seco en una cacerola á fuego muy suave; porque si éste fuese demasiado fuerte, se pondrian negros los cangrejos y darian al guisado un color muy desagradable, así como lo seria tambien su sabor, si se pegase un poco á la cacerola el líquido y sustancia que sueltan los cangrejos, al cocerse del modo referido. Estando cocidos, se les separa la carne y se guardan las colas: se trituran ó muelen las costras hasta hacerse pasta: se pondrán y molerán juntamente en el mortero ó metate con la carne de los cangrejos, fideos ó arroz cocidos con caldo, que se pondrá despues al fuego para que hierva; cuando haya hervido bien, se cuela dos ó tres veces y se añade un poco de azúcar y la sal correspondiente: se ponen las colas de los cangrejos en una sopera con tostaditas de pan fritas en mantequilla: se calienta bien el bisqué, cuidándose sin embargo de que no vuelva á hervir, y echándole al tiempo de servirse un buen trozo de mantequilla.

BISQUE DE CANGREJOS COCIDOS. Se lavan los cangrejos y se ponen á cocer en caldo, se enjugan y se les quita la carne. Se pone á cocer tambien arroz en caldo, apartándolo sin que esté muy cocido y con caldo todavía: se toman cantidades iguales de arroz y carne de cangrejo, se muelen juntamente y se cuelan, soltándose lo molido con el caldo de los cangrejos; pero sin dejarlo muy líquido. Se echa sobre rebanadas de corteza de pan, que se habrán remojado en buen caldo, y la momento de servirse se echa una mantequilla, dispuesta con las costras de los cangrejos. (Véase MANTEQUILLA DE CANGREJOS.)

Estos bisqués pueden prepararse en gordo ó en magro, y se hacen tambien otros con pichones, pollos, &c., con carpas y otros pescados, tratándose de cada uno en los artículos respectivos á estas voces.

BISTEC. Por corrupcion de la palabra inglesa *beef-steak* ó *bifteck* ha resultado la de *bistec*, por la que se conocen enrte nosotros estas preparaciones de la carne de buey, que en castellano pudieran llamarse con mas propiedad *chuletas de buey*, aunque entonces no se indicaria su orígen. Llámese, pues, como se llamare en español esta nutritiva y sabrosa preparacion inglesa de la carne del buey, ella se dispone de las maneras siguientes, que es lo único á que debe contraerse este Diccionario.

BISTEC A LA INGLESA. Se corta contra el hilo el solomo de buey, en rebanadas iguales del grueso de un dedo; se les quitan los nervios y pellejos, se aplastan con golpes del machete por lo plano, y se redondean: se espolvorean con sal y pimienta; se empanan majándolas en mantequilla derretida y revolcándolas sucesivamente en miga de pan; se asan á la parrilla y se sirven sobre mantequilla amasada con peregil picado y un poco de zumo de agraz ó de limon.

BISTEC SALTADO CON ACEITUNAS. Preparada la carne como en el artículo anterior, al momento de servirse el bistec se echa en jaletinas de aceitunas torneadas, ó lo que es lo mismo, deshuesadas, se frie allí haciéndose saltar y dispuesto sobre un plato se le echa encima la jalea ó caldillo consumido con las aceitunas.

BISTEC SALTADO CON VINO DE MADERA. Dispuestas las rebanadas de solomo como en los artículos anteriores, se ponen en una sarten de saltar con mantequilla derretida, espolvoreadas con sal y pimienta gorda: se hacen saltar al momento de servirse y se disponen en forma de corona cuando estén fritas, echándoseles encima la siguiente salsa. Se deja consumir con un poco de jaletina de vaca y salsa española un buen vaso de vino de madera, en la misma sarten de que se habrá escurrido la mantequilla, conservándose el fondo: se pasará esta salsa por el tamiz con una poca de mantequilla amasada can pimienta, si no estuviese bastante clara.

BISTEC SALTADO EN JALETINA. En todo se procede como en el artículo anterior, con la sola diferencia de no añadir el vino, despegándose la jaletina de la sarten y la mantequilla con un poco de caldo, que se echará sobre el bistec.

BISTEC EN UN TROZO A LA PARRILLA Se corta el solomo de lleno: se golpea, redondea y despelleja, cuidándose de que el bistec quede un poco gordo. El pedazo preparado se sazona con sal y pimienta gorda; se remoja en mantequilla tibia y se cuece á la parrilla al momento de servirse. Es necesario, sobre todo, que el bistec se cueza á fuego vivo; esto es, que esté sanguinolento, á fin de que se concentre el jugo.

BISTEC CON PAPAS. En todo lo mismo que los anteriores, sirviéndose rodeado de rebanadas de papas fritas sóbre crudo en mantequilla, hasta que tomen buen color.

Se sirve tambien con mantequilla de cangrejos ó de anchoas (véanse), ó con salsa picante, añadiéndose, si se quiere, papas y pepinillos adobados, ó fritos éstos y espolvoreados con sal al rededor del bistec, ó con berros sazonados con sal y vinagre.

BISTEC CON MANTECA, ACEITE Ó VINAGRE. Dispuestas las rebanadas de solomo como se dijo del BISTEC A LA INGLESA, se sancochan en manteca ó aceite con un poco de vinagre, ó con solo vinagre fuerte ó la sal necesaria. Se asan á la parrilla hasta que hayan secado un poco, y se sirven en un plato caliente con la mantequilla amasada con peregil y zumo de limon ó de agraz ó un chorrito de vinagre, lo que se llama *á la Maitre d' hotel.*

Se adornan, si se quiere, con rebanadas de chorizon ó papas fritas en crudo con mantequilla.

BISTEC DE PULPA DE RES MAS COCIDA. Dispuestas las rebanadas de pulpa como se ha dicho del solomo, se untan con zumo de limon y se espolvorean con sal y pimienta. Se pone una cazuela á la lumbre con mantequilla y se frien en ella las rebanadas con cebolla y ajos, picados muy menudos: se cubren con caldo y se meten al horno ó se dejan cocer á dos fuegos, hasta que en ambos casos se consuma el caldo: se les echan algunas gotas de zumo de limon, y polvo de pimienta por encima.

BIZCOCHOS. Cuando se trata de una mesa bien servida, se entiende por *bizcochos* una clase de masas ó de pastas delicadas y sabrosas, del resorte del repostero y no del bizcochero; que se ocupa de otra especie de bizcochos mas ó menos comunes, que se emplean en otros usos y nunca tienen parte en los distintos servicios de una mesa. Y aunque de éstos se encontrarán algunas composiciones en los artículos siguientes, en su generalidad tienen éstos por objeto los que pertenecen á la repostería. Se confeccionan de distintas maneras y entre su innumerable variedad, se han escogido para este Diccionario los mas delicados, sabrosos y exquisitos que pueden figurar decorosamente en un banquete.

BIZCOCHOS DE MAIZ CACAHUATZINTLE. Se muelen cuatro libras de este maiz, se ciernen y se mezcla con libra y media de azúcar en polvo, amasándose con libra y cuatro onzas de manteca fria, quince yemas y siete claras de huevo, de modo, que la masa no quede ni muy suelta ni muy dura. Se forman con ella los bizcochos, y puestos sobre papeles, se meten al horno, que debe estar en buen temple.

BISCOCHOS DE VINO. Se mezclan veinte yemas de huevo, medio cuartillo vino blanco, dos onzas de azúcar en polvo y cuatro onzas de manteca, amasándose todo con harina que se irá aumentando, hasta que la masa quede en una consistencia regular, para que puedan formarse los bizcochos y no esté ni dura ni blanda. Formados los bizcochos se meten al gorno hasta que se tuestan.

BIZCOCHOS DE YEMAS. Se baten cuarenta yemas de huevo con cuatro onzas de azúcar remolida; y estando bien espesas, se les va echando manteca derretida hasta cuatro onzas, medio cuartillo de vino mezcal, una cuarta de onza de tequesquite en polvo, y se le va mezclando ó embebiendo la flor de harina que fuese necesaria, para que la masa quede tan suave que se sobe sin trabajo. Con este masa se formarán los bizcochos en la forma que quiera dárseles, y se meterán al horno, que debe estar en el mismo temple que para el pan.

BIZCOCHOS EMBEBIDOS. Se baten diez y seis claras de huevo hasta que alzan bien: se les agregan otras tantas yemas, y cuando ya esté bien batido el huevo, se le agregan tres onzas de azúcar bien molida. Revuelta esta, se les echa una libra de manteca derretida, tres tazas calderas de levadura y una poca de sal deshecha en un pozuelo de agua tibia; y ya bien mezclado todo, se le va revolviendo harina con la violencia posible para que no se corte la masa, y cuando ésta esté en una buena consistencia, se le agrega otra media libra de manteca fria, se revuelve bien y se forman los bizcochos que, puestos en papeles, se espolvorean por encima con gragea ó azúcar, y se meten al horno para que se cuezan.

BIZCOCHOS DE MANTEQUILLA. Para dos libras de harina se echan media de mantequilla fresca, media de azúcar en polvo, ocho yemas de huevo y un pozuelo de agua; se amasa todo y estando la masa en consistencia regular, se forman los bizcochos que, puestos en papeles, se meten al horno hasta que se cuezan completamente.

BIZCOCHOS DE PULQUE. Se mezclan con libra y media de manteca media de azúcar molida, un cuartillo de pulque dulce, y se le embebe la harina necesaria, cuidando de que la masa quede suave, para lo cual se mezcla y soba mucho; se forman los bizcochos, se ponen en papeles y se cuecen al horno.

BIZCOCHOS DE ACEITE. Se mezclan

sesenta yemas de huevo, cuatro onzas de azúcar en polvo y medio cuartillo de aceite, con la harina que fuere necesaria para que todo se embeba, amasándose hasta el punto de que puedan hacerse los bizcochos á los que se dárá la forma que se quiera: se meten al horno y ya cocidos, se betunan con almíbar de medio punto, mezclado con un poco de agua de azahar, dejándose despues que sequen para servirse.

BIZCOCHOS DE BOLA. Se ponen en una batea diez libras y media de harina, y se le mezclan dos y media libras de azúcar remolida, ocho huevos con claras y yemas, tres libras de levadura y una poca de agua tibia: se amasa todo, y al mismo tiempo se le va untando por abajo manteca, hasta que embeba la masa dos libras: se deja despues de bien amasada que repose y sude hasta el dia siguiente, en que se vuelve á amasar añadiéndose otros cuatro huevos y otra poca de manteca del modo ya esplicado: se deja otra vez que sude por media hora y se cortan los biscochos al modo de molletes, metiéndose en seguida á cocer al horno.

OTROS BIZCOCHOS DE BOLA. Se baten veinte claras de huevo, y despues se les mezclan otras tantas yemas, que se baten tambien hasta que queda muy espesa la espuma. Se les agrega una libra de azúcar molida y otra de manteca derretida, cinco libras de harina y seis tazas calderas de levadura: se mezcla todo y se amasa hasta que toma buena consistencia: entonces se forman con ellas bolas que por lo regular se hacen de cuatro onzas, se les echa ajonjolí por encima y se cuecen al horno ó á dos fuegos.

OTROS. La noche antes de hacerse, se mezclan dos libras de harina, dos onzas de levadura y una poca de agua tibia; se bate todo muy bien dejando la masa un poco aguada; se echa en una olla y se pone en una parte abrigada que reciba algun calor. Al siguiente dia se mezclan libra y media de azúcar bien molida, treinta huevos, diez y siete onzas de manteca y una poca de sal: se bate muy bien, se mezcla todo con la masa que se formó la noche anterior, aumentándole la harina que pueda embeber, se amasa mucho y se soba hasta que haga vejigas; entonces se deja reposar por una hora y se forman los bizcochos en bolas ó del tamaño que se quiera, y se meten al horno.

BIZCOCHOS TOSTADOS DE PULQUE. Se mezclan con cinco libras de harina dos cuartillos de pulque, diez onzas de manteca derretida, una panocha ó panela de á libra (ó mejor uno ó dos piloncillos de igual peso) deshecha en agua á cuatro huevos: se revuelve todo y se amasa, dejándose reposar doce horas; se unta despues otra poca de manteca á la masa y se cortan los bizcochitos triangulares (en medios cocoles), y al cabo de otras doce horas se meten al horno.: Cuando estén cocidos se parten donde se les hizo la cortadura y se tuestan.

BIZCOCHOS DE LA CONCEPCION. A seis libras de flor de harina se echan ocho yemas de huevo, dos libras de manteca derretida, libra y media de azúcar molida, doce onzas de levadura y un cuartillo de agua: se amasa todo, se hacen los bizcochos y meten al horno.

BIZCOCHOS DE AGUA. Se mezclan veinte y seis yemas y trece claras de huevo con dos onzas de azúcar molida y otras dos de manteca fria: se deshace un trozo de levadura con trece claras y se mezcla con harina bien cernida y una poca de sal fina molida. Despues se mezcla todo, se bate perfectamente aumentando la harina lo necesario, hasta que la masa quede de modo que puedan formarse rosquillas. que se pondrán á cocer en agua hirviendo, hasta que sobrenaden.

BIZCOCHOS DE MAIZ. Se baten seis claras de huevo con una onza de azúcar bien molida, y cuando haya subido bien la espuma, se mezclan seis yemas que tambien se baten, y se les mezcla harina de maiz y una onza de manteca derretida: se amasa todo bien aumentando la harina, hasta que la masa quede en un temple regular, para formar los bizcochos que, puestos en papeles, se cuecen al horno.

BIZCOCHOS DE AGUA DE AZAHAR. Se mezclan cuatro libras de harina con ocho huevos, media libra de manteca, una taza de agua de azahar, y azúcar muy molida cuanta sea necesaria á poner la masa muy dulce, y una libra de levadura fuerte: se amasa bien y al formar los bizcochos se les agrega ajonjolí tostado y se ponen al sol: cuando haya levantado la masa, se meten al horno hasta que se cuezan.

BIZCOCHOS DE NARANJA, AZAHAR Y ANIS. Se baten quince claras de huevo con media libra de azúcar bien molida, y cuando estén bien crecidas, se le agregan otras tantas yemas que tambien se baten hasta que todo quede bien espeso. Entonces se añaden tres tazas calderas de levadura, el zumo de media naranja, media libra de manteca muy caliente, un poco de anis bien limpio y un cuartillo de agua de azahar; se revuelve todo bien y se le va mezclando la harina que embebiere, para que la masa quede de una consistencia ni dura ni muy suave. Se forman los bizcochos, y pasadas ocho ó diez horas, se meterán al horno, que deberá estar bien caliente.

BIZCOCHOS DE REGALO. Seis libras de harina, seis de levadura, libra y media de manteca, libra y doce onzas de azúcar y diez y seis huevos; se amasa todo, se hacen los bizcochos y se cuecen al horno.

BIZCOCHOS DE AGUA DE AZAHAR Y VINO. Ocho libras de harina, ocho yemas y dos claras de huevo, dos libras y media de manteca, tres de azúcar molida, una de levadura, si es fuerte; y si no, libra y media, y un poco de agua de azahar, de vino y ajonjolí: bien amasado todo se hacen los bizcochos, que se cuecen en el horno.

BIZCOCHOS DE LECHE. Se mezclan tres libras de harina con media de manteca derretida y otra media de levadura. Estando todo incorporado, se agregan quince huevos y media libra de azúcar molida: se amasa bien esto y se deja reposar al calor por tres ó cuatro horas: y cuando la masa haya levantado, se le aumentan cinco huevos y un pozuelo de agua de azahar, hymedeciendo la masa con leche cocida en lugar de agua; se amasa de nuevo bien, y estando la masa ni dura ni muy aguada, se forman los bizcochos, que puestos en un papel se señalan y se meten al horno á que se cuezan.

BIZCOCHOS DE AGUARDIENTE. Se mezclan treinta huevos con un pozuela de azúcar, otra de manteca y una taza de mescal ó aguardiente refino y una toma de tres dedos de sal; se amasa bien con harina, y formados los bizcochos se meten al horno.

BIZCOCHOS FINOS. Tres libras de harina, doce onzas de azúcar molida, otras tantas de manteca, diez y seis huevos, una cuarta de onza de sal y media libra de levadura; se amasa todo bien, se forman los bizcochos y se tuestan al horno.

BIZCOCHOS A LA INGLESA. Se derrite

una libra de mantequilla fresca, y con ella se mezcla una libra de harina. Se baten bien catorce claras de huevo, se le mezclan despues las yemas batidas aparte, se les agrega una libra de azúcar bien molida, se mezcla la masa con el huevo y se le agrega la cuarta parte de un cuartillo de aguardiente refino: se revuelve muy bien esta masa y se echa en moldes untados por dentro de manteca; se meterán al horno, que deberá estar en temple para bizcocho.

BIZCOCHOS DE QUESO FRESCO. Se muelen doce onzas de queso fresco, y se mezclan con cuatro de mantequilla, seis huevos, seis yemas mas, una libra de levadura y otra de harina: se agregan seis onzas de azúcar molida, se amasa todo, y cuando esté de una consistencia regular, se forman los bizcochos que, puestos en un papel, se meten al horno hasta que se doren.

BIZCOCHOS DE QUESO FRESCO DESALADO. Se pone á desalar en agua fria cuatro onzas de queso fresco, que se muele despues: en tres libras de manteca derretida, casi fria, se echan diez y ocho onzas de azúcar molida, batiéndose un poco é incorporándose en seguida el queso ya molido: se bate todo hasta que truene y haga vejigas, y se van entonces mezclando poco á poco seis libras de flor de harina: cuando esté todo bien revuelto, se añaden seis yemas y tres claras de huevo, que se amasan, formándose los bizcochos: se cuecen en el horno no estando éste muy caliente.

BIZCOCHOS PACHUQUEÑOS. Se mezcla una libra de harina con media libra de manteca derretida, seis onzas de levadura aguada y cuatro de azúcar molida: en el momento en que estas cosas queden revueltas, se forman los bizcochos que se dejan reposar un rato hasta que suden; con gragea por encima y en papeles se meten á cocer al horno.

BIZCOCHOS DUROS. Se mezclan cinco libras de harina con nueve yemas y tres claras de huevo, diez onzas de azúcar molida, una libra y dos onzas de manteca, una libra de levadura, sal al gusto y el agua necesaria para suavizar la masa, la que se hará á fuerza de puño. Hechos los bizcochos, se ponen al sol hasta que esponjen, y despues se cuecen en el horno.

BIZCOCHOS DE AVELLANAS. Se mondan cuatro onzas de avellanas y otro tanto de almendras amargas, y se ponen algunos minutos en agua hirviendo: se dejan enfriar y se muelen añadiéndoles un poco de clara de huevo batida, para impedirles que suelten el aceite: se baten bien otras tres claras de huevo, y se le mezclan dos yemas batidas separadamente, con dos onzas de azúcar en polvo. Se menea ó agita bien la mezcla, y estando todo perfectamente incorporado, se espolvorea con media onza de harina cernida por tamiz de seda, y dos onzas de azúcar en polvo, y se revuelve todo. Se llenan con esta masa unas cajitas de papel, y se espolvorean par encima con flor de harina y azúcar muy remolida; se meten al horno despues de haberse sacado el pan, ó con este grado de calor, y haciendo llama unas pajas á la entrada para dar color á los bizcochos.

BIZCOCHOS DE CHOCOLATE. Se baten ó revuelven bien en un mortero seis huevos frescos, una onza de chocolate en polvo fino, cuatro onzas de harina y diez de azúcar pulverizada.

Estando hecha la pasta, se dispone en papeles ó en moldes para cocerla en el horno.

BIZCOCHOS DE VAINILLA Ó DE CANELA. En todo lo mismo que los anteriores, sustituyendo al cocolate la vainilla ó canela en polvo.

BIZCOCHOS DE LIMON. Con seis huevos frescos la raspadura de un limon (la cáscara rallada), cuatro onzas de harina, y doce onzas de azúcar en polvo, se hace la pasta, que se pondrá en papeles para cocerse en el horno.

BIZCOCHOS DE NARANJA. Lo mismo poniendo cáscara de naranja de China en lugar de la de limon.

BIZCOCHOS DE MOSCOVIA. Se hace una pasta con media onza de cáscara de limon verde, media de mermelada de azahar, y otro tanto de la de albaricoques ó chavacanos, (véanse entre las MERMELADAS), machacándolo todo y haciéndolo pasar por un tamiz de cerda: se le reunen entonces tres onzas de azúcar en polvo y cuatro claras de huevo bien batidas, y se pone la pasta en cajitas de papel, y despues de cocidos los bizcochos se cuajan con azúcar en polvo, batida con una clara de huevo y se adornan con grajea.

BIZCOCHOS DE CEBOLLA. Se baten bien doce claras de huevo, y aparte otras tantas yemas con veinte onzas de azúcar molida: se mezclan con doce onzas de harina y la cáscara rallada de un limon entero. Concluida la pasta, se llenan de ella los moldes engrasados con mantequilla derretida, y se meten al horno.

Estos bizcochos se hacen mas ligeros quitando dos onzas de harina, y añadiendo á la masa dos claras de huevo.

BIZCOCHOS PARA TOSTADAS. Se amasa bien una arroba de harina y se fermenta con un buen trozo de levadura disuelta en agua tibia, quince huevos, tres libras de manteca y otras tantas de azúcar molida, amasándose todo: estando fermentada la masa, se hacen con ella bastones, señalándose con un cuchillo los bizcohos segun el tamaño que se les quiera dar: se ponen sobre hojas de lata y se meten al horno para que se cuezan: cuando lo están, se sacan y parten por las señales que se les hicieren, y se vuelven á meter al horno, que debe estar poco caliente, hasta que se tuesten bien.

BIZCOCHOS EN CAJITAS. Se pone en un lebrillo media libra de azúcar refinada, en polvo, y se echan encima doce yemas de huevo; se baten bien sus claras con una escobita de mimbre ó de álamo blanco, por espacio de algo mas de media hora en una sarten de confituras ó en otra cualquiera vasija de barro. Mientras tanto, otra persona estará revolviendo todo ese tiempo las yemas y la azúcar con una espátula de madera. Habiéndose levantado las claras tan copadás como la nieve consistente, se les echan encima las yemas con el azúcar, meneándolos suavemente con la espátula: entónces se añaden seis onzas de flor de harina, dos onzas de azúcar en polvo, y la raspadura de una cáscara de limon: la harina y el polvo de azúcar deberán haberse pasado por un tamiz, á fin de mezclarlas bien y de separar la basura: se mezcla todo bien, pero suavemente, siendo esta precaucion necesaria para que no se apaguen y bajen las claras batidas. Con esta masa se llenan á medias las cajitas de hoja de lata ó de papel, porque estando en el horno se infla mucho la masa. Antes de llenárse las cajas de hoja de lata, se frotan por la parte interior con mantequilla, y al salir del horno se sacuden echando fuera los bizcochos aun calientes; pero si éstos se hicieren en cajitas de papel blanco, no se untan con mantequilla, y se sirven los bizcohos en las mismas cajas. Antes de meterlos al horno se tendrá cuidado de espolvorearlos con azúcar, por medio de un cedacillo. Se deben cocer á buen calor, hasta que se pongan de un amarillo encendido.

BIZCOCHOS HUECOS. Se amasan juntamente seis yemas de huevo, dos huevos enteros, cuatro onzas de mantequilla, cuatro onzas de almendras martajadas, un poco de azahar, un poco de sal, dos onzas de harina, y media libra de azúcar: se baten seis claras de huevo y se incorporan en la masa, echándose todo en una caja de papel untada con mantequilla, y se pone á cocer en el horno. Se hace otra composicion con almendras picadas en cuadros ó en rajas, á las que se añade una tercera parte de su volúmen de azúcar en polvo, se humedece con claras de huevo batidas, y se cubren ó tapan con ellas los huecos: despues de haberse dorado, cuando estén al cocerse, se acaban de cocer al horno, y se sacan despues para cortar los bizcochos, segun la forma que se les quiera dar.

BIZCOCHO (Gran) PARA CORTAR. Se amasan en un lebrillo diez yemas de huevo con una libra de azúcar en polvo, un poco de sal, de azahar y de raspadura de cáscara de limon: se mezcla ligeramente con las claras que se habrán batido muy bien, pasando por encima y meneando suavemente doce onzas de harina en un tamiz de cerda: se aderezan los bizcochos en cajas grandes de papel: se bañan con azúcar, y se meten al horno poco caliente, teniéndolos allí una hora ó poco menos: se sacan despues, y cuando se hayan enfriado, se cortan de la forma que se les quiera dar. Con el baño ó nevado real (vease NEVADO REAL) se dan á los bizcochos cortados muchos sabores y colores, mezclándole azúcar, con la que se habrán raspado las cáscaras de cidra, naranja ó limon, &c., y bañando con él, así dispuesto, los bizcochos, poniéndolos á secar en la estufa ó en el horno. Pueden tambien bañarse á la fresa, á la grosella, frambuesa &c., mezclandose en el nevado real las carnes de estas frutas, machacadas y pasadas por tamiz de seda. Se pueden tambien bañar con azúcar cocida ó soplada, aperdigarlos, como conservas blandas remojando el bizcocho en la conserva, y poniéndolos sobre una parrilla de separo.

BIZCOCHOS SOPLADOS DE AZAHAR. Se hace un baño que no esté muy líquido ni muy seco, mezclando azúcar en polvo, pasado por tamiz de seda, con una clara de huevo batida, separada de la yema, y cuando esté á punto de baño, se le echan dos tomas de azahares garapiñados. Con esta composicion se llenan á medias unas cajitas de papel, cuatro tantos mas chicas que las ordinarias, que se meten á un horno suave, pero suficientemente caliente para que no se apaguen los bizcochos, que se sacan en cuanto estén bien firmes.

BIZCOCHOS SOPLADOS DE ALMENDRAS. Se pone á secar al horno ó se garapiña media libra de almendras dulces, cortadas en dados: se mezcla con una toma de azahar garapiñado, en un baño real hecho con dos claras de huevo bien batidas: se echa en cajas poniéndose á cocer al horno, como los anteriores.

De esta manera se hacen tambien los bizcochos de pistachos, cacahuates, avellanas y otras almendras.

Y si en lugar de éstas se mezclan olores al baño real, se hace de la misma suerte una innumerable variedad de bizcochos de diferentes olores y colores.

BIZCOCHOS DE CUCHARA. Se separan las claras de ocho huevos de sus yemas, y se echan éstas en un lebrillo, en que se habrá puesto el peso de ocho huevos de azúcar en polvo, con un poco de sal, la cáscara de un limon picada muy fina, y un poco de azahar, batiéndose las yemas hasta que queden blancas: se mezclan despues las claras, y cuando se hayan batido de modo que cueste trabajo separarlas de la escobilla ó palo de batir, se echa en un tamiz el peso de cinco huevos de harina secada al horno, y se va espolvoreando con ella el batido, meneándolo ligeramente hasta que todo esté bien mezclado: se acomodan los bizcochos sobre cuartos de papel blanco, con una cuchara comun, y se bañan con azúcar en polvo muy seco, y pasado por tamiz de seda, metiéndose en seguida al horno, que no debe estar muy caliente, á fin de que los bizcochos queden ligeros.

Todas las otras clases de bizcochos se preparan del mismo modo, debiéndose advertir solamente, que en los de chocolate y almendra en cajas debe ponerse menor cantidad de harina.

BIZCOCHOS DE CREMA PARA TOSTADAS. De tres libras de harina se quitan doce onzas para hacer las levaduras, mezclándoles un poco mas de espuma de cerveza, que para la masa de bollos: se amasa despues con la demas harina remojada con natas de leche, añadiéndole sal, azúcar, seis huevos y cuatro onzas de mantequilla, y se deja revenir por muchas horas sobre un lienzo blanco espolvoreado con harina: se divide despues en tres ó cuatro trozos en forma de molletes: se suavizan con leche: se ponen á cocer en un horno caliente y se deja enfriar: se cortan despues en rebanadas que se vuelven al horno, dejándose secar á un calor suave.

BIZCOCHOS RELLENOS. Se dividen unos bizcochos chicos, como los de á cinco, por ejemplo, y se les saca el migajon, que se revolverá con mantequilla derretida, azúcar y canela. Con esta pasta se vuelven á rellenar los bizcochos, y unidas las dos mitades se cubren con huevo batido y se frien en mantequilla. Se echan despues en una cazuela ó cazo con leche, que se habrá hervido con azúcar y una raja de canela: se ponen á dos fuegos hasta que espese la leche, y se les añaden entonces ajonjolí tostado, pasas, almendras y canela.

Se pueden hacer tambien sin freirse, echándose despues de rellenos en la leche hervida; pero en ese caso se añaden á la leche los huevos.

BIZCOTELA ó MAMON. Se baten veinte claras de huevo, y estando bien batidas, se añaden las veinte yemas con una libra de azúcar molida. Se sigue batiendo con una mano junto al horno, que ya deberá estar caliente, y con la otra se va espolvoreando libra y media de almidon cernido por tamiz. Para probar si el horno está de buen temple, se echa un poco del batido en una cajita pequeña que se mete en él: si se quema el batido, es necesario dejar enfriar un poco el horno, y si no se esponja, es preciso calentarlo. Estando en la temperatura conveniente, se meten las bizcotelas, espolvoreándolas con azúcar molida por encima.

BIZCOTELA A LA FRANCESA. Segun la cantidad que se quiera hacer, se mezcla almíbar de punto de pluma con otro tanto de harina á poco mas ó menos, haciéndose una pasta: se extiende, se amasa sobre una mesa espolvoreada de azúcar. Cuando está dura, se triturará en un mortero, ó se molerá en un metate, con una clara de huevo, agua de azahar y un poco de ámbar; estando todo bien incorporado, se forman con la masa unas bolitas que se van echando en una sarten ó cazo con agua hirviendo, no sacándose de allí, sino cuando sobrenaden en la superficie, y entonces se ponen á cocer á fuego vivo, despues de haberlas dejado escurrir sobre papel.

BIZCOTELAS. Se llaman así tambien las soletas, y todos los bizcochillos ligeros con que suelen acompañarse las helados. (Véase SOLETAS.)

BIZNAGA CUBIERTA ó ACITRON. (Véase entre los DULCES CUBIERTOS.)

BOBO. Es un pescado de no apreciable por la escelencia de su carne. Tiene algo menos que dos piés de largo en su mayor tamaño, y desde cuatro á seis pulgadas en su mayor anchura, pero hay otros mas pequeños. Se venden en sartas compuestas de uno grande y de otros mas chicos, y se pescan en los rios que desaguan en el golfo mexicano. Los que llegan á México salados, son muy inferiores á los frescos.

BOBOS EN TOMATE. Se frien en manteca, ajos, cebollas y tomates, todo picado con toda clase de especias menos azafran, y aparte se cuecen cebollas. Se embarra una cazuela con manteca y se pone una capa de lonjas de los bobos si son grandes, ó enteros si son pequeños: otra capa de la fritura con especias, y otra de cebollas cocidas: se añade una poca del agua en que se coció el pescado, y otro poco de vinagre, y se deja la cazuela á dos fuegos hasta que esté sazonado el guiso y haya sazonado el caldo. Entonces se le ponen alcaparras, aceitunas, tornachiles en pedazos y orégano seco, y se le echa aceite.

BOBOS EN XITOMATE. Se frien ajos picados: tantas cebollas grandes cuantos sean los bobos, tambien picadas, y xitomates asados y machacados con todas especias molidas, menos azafran. En esta salsa se cuecen los bobos, que estarán ya limpios y dispuestos, añadiéndoles alcaparras frescas, molidas, y una ó dos cucharadas de vinagre fuerte, segun fuere la cantidad de pescado. Poco antes de apartarse de la lumbre, se echan mantequilla, tomillo y almendras, y al servirse, peregil muy picado, aceitunas y tornachiles en rajas. Se tiene cuidado de que no se deshagan los bobos.

BOBOS RELLENOS. Se pican alcaparras y peregil, y se mezclan con sal y pimienta molida, revolviéndose todo con aceite. Despues de limpios los bobos se rellenan con este picadillo, y envueltos en papel se ponen en una platon ó cazuela con aceite y vino blanco, y dejándose cocer hasta que se doren á fuego manso. Luego que están asados se desenvuelven y se ponen en otro platon con mas aceite, pimienta molida, alcaparras, aceitunas, tornachiles rajados y peregil picado por encima. Mientras se lleva á la mesa se tienen al vapor de una olla hirviendo.

BOBOS EN ACEITE Y VINO. Se frien en aceite ajos, cebollas y peregil, todo picado menudo; se le echa una poca de agua y los bobos que se dejarán cocer á fuego manso, añadiéndoles aceite y vino blanco, en la proporcion de medio cuartillo de cada cosa para tres pescados, especias molidas, menos azafran, y una corteza de pan dorada y molida para espesar, de modo que ni quede espeso ni aguado; añadiéndoles almoradux, que comunmente llamamos mejorana, y los jardineros conocen con el nombre de *sán-*

dalo, romero, alcaparras enteras, y aceitunas y tornachiles al servirlos. Tambien se adornan con coliflor cocida, frita en aceite con sal.

BOBOS CUBIERTOS. Se tuestan almendras con cáscara, se muelen y se frien con sal en mantequilla clarificada. Con esto se rellenan los bobos despues de limpios, y se ponen á cocer á fuego manso con mantequilla. Se baten yemas de huevo con una poca de harina para cubrir con ella los bobos, y despues de bien fritos se ponen en un platon ó pescadera, echándoles por encima un caldo espeso, compuesto de almendras limpias y molidas, y fritas en mantequilla con sal. Si se quiere, se adorna la pescadera con romanitas y alcachofas en cuartos y alcaparras.

BOBOS EN CHILE. Se frien ajos en manteca, y se echa en ésta pan frio desmigajado y unos chiles molidos. Se pone allí el pescado cocido aparte, y al servirlo se le añade aceite y vinagre.

BOBOS EMBARRADOS. Se unta una cazuela con manteca y se le echa bastante aceite, donde se pondrá una capa de bobos, desalados y en lonjas si no fueren frescos: se les ponen encima almendras limpias muy tostadas y molidas, chiles anchos desvenados, fritos en manteca y molidos con una poca de pimienta, clavo y canela. Se pone otra capa de bobo siguiendo el mismo método, y echándole sal si fuere necesaria. Se dejan cocer á dos fuegos, y se sirven con aceitunas y tornachiles rajados.

BOBOS EN MOSTAZA. Se muele y se cierne la mostaza hasta quitarle lo picante: se muelen tambien almendras, canela y clavo, y se revuelve todo con aceite y vinagre en abundancia, alcaparras, aceitunas y tornachiles. Despues de cocido el bobo, se le echa la mostaza, y se sirve en frio.

BOBOS A LA PARRILLA CON SALSA DE MOSTAZA. Despues de limpio y enjugado el bobo con una servilleta, se frie y se envuelve en unos papeles enmantecados para ponerse á asar en una parrilla, cuidando de voltearlo para que no se queme. Se muele la mostaza en agua y se cuela, repitiéndose por tres veces esta operacion, mudándole aguas para quitarle lo picante, y en la última se añade un pedazo de pan frio remojado, que tambien se molerá: se le echa sal, aceite y vinagre, de modo que esté espeso y revuelto todo: quitados al bobo los papeles, se le echa encima la salsa con mas aceite, ya acomodado en la pescadera.

BOBOS SUDADOS. Se cuecen envueltos en papeles bien llenos de manteca, á dos fuegos, volteándolos de un lado á otro hasta que estén bien cocidos, y estándolo, se les quitan los papeles, y se sirven con la salsa siguiente. Se desalan en agua unas alcaparras, se muelen y se frien con un poquito de manteca: se les añade sal si les falta, un poco de vinagre, cebollas cocidas, aceitunas, tornachiles y bastante aceite.

BOBOS EN NOGADA. Cocidos se acomodan en una pescadera, y se cubren con la nogada de las calabacitas. (Véase CALABACITAS EN NOGADA.)

BOBOS EN COMINOS. Se lavan muy bien los cominos, se secan y se tuestan bien; se muelen con dientes de ajo y se deshacen en agua cargadita de sal: se agrega aceite bastante y vinagre, pimienta molida y orégano de China. Se pone en una cazuela un papel untado con aceite, se acomoda allí el bobo destripado y bien limpio, se pone á dos fuegos, y cuando haya consumido toda el agua, se sirve solo ó con alguna de las salsas de pescado. (Véase PESCADO.)

BOBOS CHICOS (Tamal de). Despues de destripados y lavados los bobos pequeños, se tuesta una buena porcion de pepitas de chile, en el comal, se muelen en union de cuatro ó seis chiles colorados con venas y todo, y bastantes ajos quemados en aceite: se desbarata todo en un poquito de vinagre aguado, y se sazona con bastante sal y pimienta: se le agrega un poquito de aceite y se bate á que quede algo espeso. Se bañan bien los bobitos en este caldillo, se les echa en el centro una rama de epasote con una vena de chile seco, se reunen tres ó cuatro, y se envuelven en hojas de tamales remojadas; despues de bien cubiertos con las hojas, se atan y se ponen al rescoldo ó á un fuego suave, y cuando ya estén asados, se sirven solos ó con cebolla y peregil picado, vinagre y aceite.

BOBOS CHICOS GUISADOS. Se frie en manteca bastante cebolla picada: se le echa agua, sal suficiente y unos chiles secos enteros: se deja hervir bien el caldo y se echan los bobitos limpios á cocerse. Pueden agregarse, si se quiere, unas venas de chile seco y un poco de zumo de limon.

BOCADILLOS. Dulces que se hacen de distintos modos, y aunque se repiten aquí los de una misma clase, es porque varian los procedimientos.

BOCADILLOS DE REQUESON. Se remuele mucho el requeson en un metate: se machaca azúcar en mas cantidad que el requeson, y se pone al fuego: así que está de medio punto, se añade el requeson, dejándose hervir hasta que despegue del cazo, y se echan en sus cajitas ó en obleas.

BOCADILLOS DE COCO. Se ralla ó se muele el coco en un metate limpio, se echa en almíbar que se tendrá preparado y un poco espeso; y se pone en la lumbre hasta que despegue del cazo: entonces se echa en sus cajitas, añadiéndole agua de azahar y por encima grajea.

BOCADILLOS (otros) DE COCO. Hecho el almíbar clarificado con tres libras de azúcar, se aparta de la lumbre cuando vaya á tomar punto: se bate muy bien hasta que haga panochita, y se le echa entónces un coco molido, despues de haberle quitado la cascarilla parda: se vuelve al fuego hasta que tenga el punto de cuajar en el agua, se vuelve á apartar y á batir y se ponen los bocadillos sobre papeles, con alguna grajea por encima.

BOCADILLOS DE LECHE. Se pone la leche á cocer hasta que esté muy espesa: se le echa azúcar molida, que será mas que la leche: se pone al fuego hasta que despegue del cazo, y se echa en sus cajitas.

BOCADILLOS (otros) DE LECHE. Se endulza un cuartillo de leche con una libra de azúcar, se cuela y se pone á hervir hasta que suene como tafetan: entonces se vacia en algun trasto ó se deja en el mismo en que estaba, y se bate mucho, y estando frio se labran flores ó lo que se quiera.

OTROS. Se hace almíbar con tres libras de azúcar blanca, se clarifica con claras de huevo, y estando de punto de espejo, se le echan dos cuartillos de leche sin gordo, entonces se le da el punto, en que echando un poco en agua fria, se haga bolita: se aparta de la lumbre y se bate hasta que esté muy blanca: se vacia en un tablerito del alto que se quiera, y se sacan los bocadillos con moldes de hoja de lata.

OTROS. Se hace almíbar clarificado de punto alto, con media cuarta de azúcar, se baja y deja enfriar: se le mezclan cuatro cuartillos de leche, y se vuelve á la lumbre hasta que haga bocadillos en oblea, palmeándolos para que queden de un grueso regular, y señalándolos con un dedal, se cortan.

BOCADILLO DE NUEZ. Se escogen las nueces frescas, y se les quita el pellejo; se van echando en agua, se remuelen en un metate limpio, y se hace el almíbar clarificado, que quede de punto de melado: estando así, se aparta y se deja enfriar. Cuando está frio se revuelven las nueces, y se vuelve al fuego hasta que despegue del cazo: se echa en la caja de papel, que se cortará del tamaño que se quiera.

OTROS. A dos libras de almíbar bien clarificado, se echa una libra de nuez fresca, molida, y se le da el punto de cuajar en el agua: se le añade una poca de agua de azahar, se aparta, se bate y se van poniendo los bocadillos sobre papel con canela por encima, si se quiere.

OTROS. Se endulzan cuatro cuartillos de leche con tres libras de azúcar; se cuela y se le añaden ciento ochenta nueces grandes, ó doble cantidad de las chicas, y cuatro onzas de almendra, todo molido. Se incorpora bien, se pone á la lumbre y se está meneando hasta que tenga el punto de bolita: se aparta, se bate con una cuchara hasta que empanice, y se vacia en un tablerito, donde se enfrian y cortan los bocadillos.

BOCRDILLO DE PITAHALLA. Se clarificada el almíbar hecho con tres libras de azúcar y se le da el último punto: se le mezclan tres pitahayas deshechas, sin agua, volviéndose al fuego para que recobre el punto que tenia, y se conoce en que echando un poco en agua, se hace una bolita no muy dura que se puede cogor: entonces se vacian aun calientes en un tablerito, y con un cuchillo se señalan los bocadillos, ó se cortan con molde y se dejan enfriar. Mientras la pitahaya tenga la cáscara mas negra, salen de mejor color los bocadillos.

BOCADILLOS DE ALMENDRA. En todo como los anteriores, echándose una libra de almendra molida en lugar de las pitahayas.

BOCADILLOS DE ROSA. Se da al almíbar punto un poco mas alto que para cubrir: se aparta, se baten y se le echan claras de huevo, en razon de una para cada cuatro libras de azúcar: se añaden sesenta gotas de limon y la rosa correspondiente, despuntada, volviéndose á batir hasta que quiera cuajar. Se ponen papeles.

BOCADO REAL. Se mezcla una libra de almendra molida con libra y media de azúcar, molida tambien: se le añade agua de azahar, pastilla de olor y ajonjolí tostado, dejándose la pasta de modo que se pueda estender sobre rebanadas de mamon. Cada rebanada con su pasta se cubre con otra rebanada, y envueltas ambas en huevo batido se frien á modo de torrijas. Se hace un almíbar compuesto con miel virgen, un poco de vino blanco, agua de azahar, pasas, almendras, acitron y ajonjolí tostado. Se acomodan, para servirse, en un platon, poniéndose capas del mamon frito y capas de almíbar compuesto.

BOFES. (Véase CHANFAINA.)

BOLAS DE VIENTO. (*Pastelería.*) Se forma un suelo ó fondo de masa plegada del grueso regular, y del tamaño que parezca conveniente: se forma otra plancha de la masa del hojaldra, á la que se hayan dado cinco ó seis palotadas ó vueltas, y humedeciendo el fondo de la masa plegada, se pondrá encima la de masa de hojaldra: se pasará el palote para que asiente bien: despues se recortarán para darle una forma vistosa, ya sea cuadrándola ó haciéndola redonda ú ovalada. Despues con un molde de graciosa figura, y que tenga ocho ó diez líneas menos de estension que la masa, se cortará esta encajando el molde, de modo que no se interne ó corte mas que la masa de hojaldra que forma la capa superior, dejando intacta la masa plegada del fondo, que está abajo, y quedando la rueda que cortó el molde pegada en su lugar. Se mete al horno, que estará caliente, ó se pone á dos fuegos, y estando cocida la masa se saca: se le quita con cuidado la figura señalada por el molde, y se le echa en el hueco que resulta el relleno, y se vuelve á cubrir, ó no, con la parte señalada que se le habia quitado.

BOLINA INGLESA. (*Bowling*.) Se pone una torta de pan frio á remojar en leche, se saca despues de bien remojado y se desbarata para revolverlo con doce huevos batidos y doce onzas de mantequilla derretida, como para freir: se añade á todo una libra de azúcar bien molida, media onza de canela, pasas, almendras y acitron. Se extiende una servilleta untada con mantequilla dura, se pone en ella la masa dicha, y juntando las cuatro esquinas ó puntas, se ata y pone en un cazo con agua hirviendo para que se cueza. Así que esté la masa dura como tamal, se sacará cortándose en rebanadas, que se cubrirán para servirse con azúcar y canela molidas.

BOLITAS DE BUÑUELO PARA POSTRE. Véase BUÑUELO (Bolitas de.)

BOLLITOS DE ALMIDON. Se baten bien cinco huevos con cinco onzas de azúcar en polvo, hasta que queden hechos una pura espuma: entonces se mezcla al batido media libra de almidon molido y cernido, y se bate otro poco con la mano. Se untan los moldes con manteca, y se les echa del batido en la cantidad necesaria: se ponen á cocer en el horno á dos fuegos.

BOLLITOS DE HARINA. Se revuelven con dos libras de flor de harina cinco de levadura, dos de manteca, una de azúcar molida, y lo que cabe en tres dedos de sal fina, que se disuelve en agua caliente: se amasa todo muy bien y se deja la masa leudar ó fermentar por dos ó tres horas, se forman despues con ella los bollitos, que se cocerán en el horno moderadamente caliente para que no se quemen.

BORRAJA. Esta planta mas bien es medicinal que comestible: pero sin embargo, se emplea en condimentar algunas sopas, acompañada de otras yerbas. Los italianos la comen cocida en ensalada, y su flor sirve tambien para adornar los platos de ensaladas floridas, que tanto están hoy en uso.

BORRAJA (Ensalada de). (Véase ENSALADA DE BORRAJA.

BORREGO. (Véase CORDERO.)

BOTARGA. Especie de embuchado de los huevos del sargo, como el cabial lo es de los del esturion. (Véase HUEVA DE SARGO.

BRASA (COCER Ó ASAR A LA). Método excelente de cocer las carnes que son así de un gusto relevante, porque nada pierden de sus jugos, puesto que de este modo no resulta una evaporacion sensible.

Se cubre con tajadas de gordura ó jamon, ó de carne, la pieza que se quiere cocer: se añaden un manojito surtido, chirivías ó xitomate, cebollas y especias, con un vaso de vino blanco y otro de caldo, segun el tamaño de la pieza que se ha de cocer y bañar, siendo necesarias muchas horas para que se complete el cocimiento;

pues se ha de verificar paulatinamente á dos fuegos suaves.

BRETON. Variedad de la col, que solo se come en ensalada. (Véase ENSALADA DE BRETONES); pero generalmente se llaman aquí *bretones* los tallos de la col comun, cuando se deja florecer, y se comen tambien en ensalada.

BROCULI. Col de Italia, variedad de la col comun. Con él se disponen los mismos guisos que con la col (véase COL); pero aquí no se usa sino en ensalada. (Véase ENSALADA DE BRÓCULI.)

BUCHES DE PASTIANO. Se pican partes iguales de carnes de carnero y de puerco como para albóndigas, y se echan al picadillo pasas, ajonjolí, pimienta, manzanas picadas, clavo, piñones, canela, azafran y ajo; se bate todo muy bien y se amasa con manteca. Se hacen unos cartuchos de papel del tamaño de los de puros, se rellenan y se ponen á cocer á dos fuegos: mientras se cuecen, se asa un poco de xitomate muy colorado, y se pica con ajos, peregil y yerbabuena, para hacer con esto el caldillo y con especias de las mismas que se echaron á la carne, y en él se ponen los buches.

BUDIN. Es una preparacion enteramente diversa de las que con sangre ó carne de puerco y otros ingredientes, se conocen con los nombres de *morcilla ó morcon, chorizos, longaniza,* &c., aunque en unos y otros se rellenan las tripas con la sangre y picadillo de la carne. El vulgo por la vista los confunde; pero es necesario que se ignore cómo se hacen, ó no se hayan probado jamas para que se crea que son una misma cosa. Entre personas no vulgares solo se confunde el nombre, que suele aplicarse malamente al *puding* inglés, equivocándose el sonido de ambas voces, lo que dejará de suceder con la lectura de este artículo. De buena gana se hubiera usado aquí de la palabra castellana *embuchado* en vez de la francesa *boudin*; pero la Academia española la aplica solo á la *tripa rellena con carne de puerco*, aunque en la correspondencia latina usa de la voz genérica *farcimen*.

BUDIN NEGRO. Se ponen á cocer con mantequilla cebollas en mas ó menos cantidad, segun lo que se quiera hacer de budin, dejándolas hasta que se deshagan. Se les echa entonces una buena taza de natas de leche cocidas, ó cuidándose, si son frescas, de que estén muy espesas, añadiéndose un terron de azúcar del tamaño de una nuez. Es necesario que haya de sustancia de cebolla lo equivalente á media libra de arroz y que esté muy blanca. Se echa esta sustancia ó caldillo de cebollas en seis cuartillos de sangre, de los que serán cuatro de puerco y dos de vaca; se añaden dos cuartillos de natas lo mas espesas que sea posible, media libra de arroz con leche sin endulzar, tres libras de sain ó papada de puerco, cortada en forma de dados, sal, pimienta, especias y un poco de culantro verde y de peregil, picados muy finos; se revuelve todo perfectamente, probándose con el dedo si está bien sazonado. Con esto se llenan las tripas ya limpias, por medio de un embudo, teniéndose cuidado de no rellenarlas mucho, para que no se revienten al cocerse, y de soplarlas antes de llenarse porque no sea que estén agujeradas. Atados los estremos, se ponen á cocer los budines en una caldera con agua caliente sin sal, debiendo cocerse sin hervir, y cuando comience á retumbar el agua, se pican de cuando en cuando con un alfiler: si escurre la sangre, aun no están bien codados; pero lo están cuando se sienten firmes. En este caso se apartan para dejarlos enfriar y se les dan algunos piquetes despues de frios para freirlos en una sarten con manteca, lo que es mejor que ponerlos á la parrilla.

BUDIN BLANCO. Se pican juntamente carne cruda de pescado, pechugas de ave, mollejuelas de vaca y lechecillas de carpas, y se muelen muy finas ó trituran, en un metate ó en un mortero; se les añade despues migajon de pan cocido en leche, al punto de secarse; se pone otro tanto de mantequilla como se habrá puesto de carnes con el migajon: se añade una ubre de vaca, cocida con anticipacion en caldo blanco y picada, una cuarta de arroz cocido en leche, otro tanto de sustancia ó caldillo blanco de cebollas y cinco ó seis yemas, cada cosa separadamente, cuidándose de moler y triturar la una antes de echar la otra. Concluida esta operacion, se vacía todo en un lebrillo ó cazuela honda con sal, pimienta, nuez moscada y dos cuartillos de natas frescas y espesas: se mezcla todo perfectamente y con ello se llenan las tripas ya bien limpias. Se cuecen estos budines como los negros; pero en leche, y despues de frios se asan á la parrilla sobre papel, á fuego manso.

BUDIN DE PUERCO Y DE JAVALÍ. Se pica cebolla y se pone á cocer con un poco de agua ó de sain ó papada: cuando está bien cocida y no queda mas que la gordura, se divide un trozo de sain en pedacitos en forma de dados, que se echan en la cacerola en que está la cebolla con tres cuartas partes de sangre y una de crema (natas): se sazona con sal fina y especias, y se amasa bien todo junto, llenándose con ello las tripas, que se habrán cortado del tamaño que se quieran los budines, cuidándose de no llenarlos mucho para que se no revienten al cocerse: se atan por los dos cabos y se ponen á cocer con agua hirviendo por un cuarto de hora; para cerciorarse de si están cocidos, se sacan con la espumadera y se pica con un alfiler: si ya no sale la sangre sino solamente grasa, es señal de que están cocidos, y se ponen entonces á enfriar, para asarlos á la parrilla cuando se quieran servir.

Tanto la sangre como el sain serán de cerdo ó javalí, segun sea de uno ú otro de lo que se quiera hacer el budin.

BUDIN DE CONEJO. Se ponen á hervir seis cuartillos de leche con tres cebollas cortadas en cuartos, culantro verde, peregil, una cebollita cabezona entera, tomillo, laurel y albahaca; así que la leche se haya reducido á un tercio, se cuela y se le mezclan bastantes hígados de conejo picados, media libra de papada cortada en pedacitos cuadrados, un poco de sal fina, de canela, de pimienta y de clavo, y diez yemas de huevo: despues de bien revueltas estas cosas, si aun estuviere muy líquida la mezcla, se añade hígado picado de conejo, poniéndose á calentar á fuego manso, sin dejarlo de menear y revolver: estando ya perfectamente mezclado todo y no muy caliente, se rellenan con ello las tripas de puerco, de cosa de ocho pulgadas de largo, dejando vacía una tercera parte, porque hinchándose al cocerse no se reviente el budin. Estando así dispuestas se concluye la operacion como se dijo para el budin de puerco.

Se hacen tambien budines de liebre, de aves, de faisan, de cangrejos, &c.; pero este platillo no es muy usado entre nosotros, y basta con lo dicho para formarse una idea exacta de su preparacion, para que se se puedan hacer de lo que se quiera, siguiéndose proporcionalmente los mismos procedimientos.

BUEY. A mas de los grandes servicios que presta este animal para la agricultura, ya en las labores de la tierra ó ya en los carros, son muy considerables los beneficios que saca de ellos su dueño, si sabe aprevecharlos, aun cuando ya no están en estado de servir, lo que ordinariamente sucede á la edad de diez años. Se engordan entonces para venderlos á los carniceros, cosa que se ha descuidado enteramente entre nosotros, con perjuicio de la misma agricultura, pues de ese modo los dueños reembolsarian con ganancias el capital que invirtieron en su compra con notable perjuicio de la cocina, que no cuenta con esa vianda sabrosa y nutritiva para someterla á sus procedimientos; y con gravísimo perjuicio del comun, que carece del mejor alimento, y al que acaso se debe la mayor robustez de los que en Europa lo tienen por base del sustento. La engorda que se hace desde el mes de Mayo hasta el fin del otoño, requiere mucho menos cuidado y menores gastos que la que se hace en el invierno; pero en las dos épocas es necesario dejar á los bueyes todo el tiempo de la engorda en completo reposo, porque el menor trabajo no los dejaria engordar; y es necesario tambien impedirles que se laman, porque se dice que nada les es mas contrario, y para esto se les frota con su estiercol todas las partes de su cuerpo á donde puedan alcanzar con la lengua. La engorda de los bueyes y generalmente la de toda res, es objeto de un comercio muy considerable para aquellos que están al alcance de hacerla, y que tienen buenos pastos, pues se saca plata no solamente de su carne, sino tambien del sebo, de la piel, de la cerda y hasta de los cuernos.

La carne del buey es uno de los mejores alimentos y de los mas nutritivos, pues no hay otro que proporcione mas jugo, y que sea por consecuencia mas propio para reparar las fuerzas, agotadas por un ejercicio violento, ó un trabajo fuerte. El caldo que se prepara haciéndola cocer en agua, nutre mas y se digiere mejor, no estando muy gordo ni muy consumido ó espeso. El buey se digiere generalmente con facilidad, y hay una infinidad de maneras de prepararlo como alimento, empleándose casi todas sus partes.

BUEY AHUMADO. Se prepara de la manera siguiente: se comienza por dividirlo en grandes trozos, que se espolvorean con sal fina; dos ó tres dias despues se ponen en prensa y se cuelgan en seguida en una chimenea, lejos de la llama, para que no se derrita la grasa, y abajo se enciende fuego con leña verde, que produce bastante humo. En Hamburgo y en el ducado de Gueldres, donde se prepara el mejor *buey ahumado*, se hace uso de la madera de enebro, que le da un gusto aromático. El buey ahumado se corta en rebanadas muy delgadas, y se come crudo ó cocido sobre tostadas de manteca ó mantequilla.

BUEY (Cecina ó tasajo de). (Véase CECINA.)

BUEY SALADO. Se cortan en tajadas los trozos de buey que se quieran salar, y se acomodan en camas ó capas en el saladero, del mismo modo que se hace con la carne de puerco. Entre las dos carnes solo hay la diferencia de que la del puerco no toma ó no embebe nunca mas sal que la que necesita, en lugar que la de buey se deja penetrar ó admite cuanta se le echa. Esta manera de preparar la carne de buey es un objeto de economía, principalmente en el campo, en que suelen encontrarse bueyes de venta á poco precio.

BUEY AL HORNO. Se corta lo que se quiera ó sea mas á propósito de tajadas de buey con una mitad menos de gordura del mismo: se pone esta vianda en una cacerola con pedacitos cuadrados de jamon magro, peregil, cebolla, hongos y ajo, todo picado muy fino, sal, pimienta gorda, un pozuelo de aguardiente ó cuatro yemas de huevo: se mezcla bien todo junto, y se echa en una cacerola ó cazuela del tamaño proporcionado á la vianda, fondeada con tajadas de jamon, poniéndose todo bien apretado y cubriéndose con la cobertera, cuyas junturas se taparán con harina desleida con un poquito de vinagre. En este estado se mete al horno para que se cueza, dejándose allí tres ó cuatro horas, al cabo de las cuales se saca, y si ha de servirse caliente como principio, se le quitan las tajadas de jamon y se desengrasa la salsa; pero si ha de servir de intermedio, se deja enfriar en el mismo estado en que salió del horno.

BUEY DE HAMBURGO. Se deshuesa un trasero de buey, que no esté muy gordo, y se aprensa: se frotan todas las partes magras con una libra de salitre: se acomoda en una vasija esta pieza de buey con laurel, tomillo, ajo, clavo y culantro: se cubre con sal, y se tapa bien la vasija á fin de que no penetre el aire. Al cabo de ocho ó nueve dias se saca la carne, se lava en muchas aguas, se envuelve en un lienzo blanco y se echa en una marmita ú olla proporcionada con agua y algunas raices, como nabos, chirivías, zanahorias, dejándose hervir siete ú ocho horas. Se pone despues á escurrir y se come frio.

BUEY EN SALPICON. Se pone á cocer la carne de buey en una olla y se corta en tajadas muy delgadas. En el mismo plato en que se ha de servir, se echan dos cucharadas de caldo de sustancia de cebolla ó peregil, unas cebollitas cabezonas, alcaparras, anchoas si las hubiere, y un poco de ajo, todo picado muy menudo, sazonándose con sal y pimienta gorda: se acomodan encima las tajadas de buey y se tapan con las mismas cosas que se pusieron por abajo: se cubre el plato y se pone á hervir sobre una hornilla media hora poco mas ó menos. Se sirve con una salsa ligera.

BUEY APRENSADO. Se quita á la pulpa de buey todo lo gordo, se le dan unas cortadas como cecina, y en ellas se le echa sal fina bastante; se pasa á un perol seco y se le echa un frasco ó mas de vinagre bueno, rabos de cebolla, cuatro cabezas de ajo machacadas y se pone al fuego; cuando ya esté acabando de consumir el vinagre, se le echa agua tibia que cubra bien la carne, y un buen vaso de vino de Parras ó de Málaga, se deja hervir hasta que se cueza bien; se vacia en un lebrillo hasta que se enfrie. Se muelen cuatro onzas de cominos, cuatro ó seis cabezas de ajo bien mondadas y una cebolla: se agregan dos cuartillos de vinagre, y se deja en este adovo la carne por dos dias; pasados éstos, se saca, metiéndose en un petate nuevo, en el que envuelta se aprensa por ocho dias, y despues se saca y se cuelga al aire.

BUEY APRENSADO, ADOBADO DE OTRO MODO. Se pone á remojar la pulpa de buey hasta que se desangre: cuando ya esté blanca, se picotea y se le untan las especias molidas siguientes: clavo, pimienta fina, canela, y cáscaras de pimienta de Tabasco. En un poco de vinagre refino se muelen unos dientes de ajo crudos y un chile ancho, se unta con una masa espesita de esto toda la carne, y se echa en una olla con la boca muy cubierta: pasadas veinte y cuatro horas se voltea la carne, y se le vuelve á tapar la boca: pasadas otras veinticuatro horas, se echa dento de la misma olla un tanto de agua y dos de vinagre hasta que cubran bien la carne, se agregan unas hojas de aguacate y de laurel, y se cubre la boca de la olla con una cazuela tapándole las orillas bien con engrudo; se pone á un fuego manso por muchas horas hasta que se cueza; ya cocida, se apea, y envuelta en lienzos limpios, se aprensa.

BUEY FRIO PARA MUCHOS DIAS. Se clavetea la pulpa con bastantes clavos, canela y pimienta fina: despues se echa en el perol con suficiente agua, gran porcion de vinagre bueno, tres ó cuatro cabezas de cebolla, pimienta molida, unas ramas de yerbabuena y competente sal fina: se pondrá á dos fuegos, y cuando haya consumido el caldo, se guardará para tomar de ella al tiempo.

BUEY (Ropa vieja de). Se toman los restos de buey asado, ó se pican groseramente los trozos de él: se espolvorean con harina, se echan á freir en mantequilla, y ya fritos, se echa agua, sal, pimienta y yerbas finas; se deja hervir hasta que se consuma el caldo, y cuando haya consumido se baten unas yemas de huevo, se echa un chorrito de vinagre, y se le agregan hongos y cebollas pequeñas, todo cocido. Cuando haya ligado bien, se apea y se sirve.

BUEY EN ESCARLATA. Se toma un trozo de pulpa de buey deshuesada, se mecha con jamon gordo, y despues se frota bien con sal y especias finas en abundancia; se pone en un perol ó vasija proporcionada de barro, se le echa bastante tomillo, orégano, albahaca, laurel y clavos de especia; se le agrega ajo y cebolla picados muy menudamente, se cubre bien la vasija con un paño para evitarle el aire, y se tiene por cinco dias sin moverse: pasados éstos, se voltea y se deja otro tanto tiempo; despues de éste, se pone á cocer con cebollas y toda clase de yerbas aromáticas, y se sirve con salsa roja.

BUEY EN YERBAS FINAS. Echada mantequilla en un plato con pan rallado y yerbas finas picadas, se hacen rebanadas muy delgadas de pulpa de buey cocido con sal; se pone una capa de ellas encima del plato, y luego otra capa de yerbas, trozos de mantequilla y pan rallado: se pone el plato á la parrilla y esta sobre fuego muy manso; encima se pone un comal con fuego tambien muy suave, y se mantiene el plato hasta que la carne crie costra, y se sirve á la mesa adornada con alcaparrones, alcaparras y calabacillas triernas adobadas.

BUEY A LA MODA. Se mecha la pulpa con jamon gordo, y se pone á cocer con la sal fina necesaria, con zanahorias y cebollas limpias, y se le echan especias finas: se humedece esto con caldo y vino blanco, se le cubre la boca á la olla, y se deja cocer á fuego suave y prolongado; así que se haya cocido suficientemente, se apea, se pasa el caldo por un tamiz y se sirve.

BUEY EN GELATINA A LA MODA. Se escoge el mejor trozo de pulpa de la pierna de buey y se mechará con jamon gordo, sazonado con pimienta gorda, sal, peregil, apio, nuez moscada, clavo y canela: se pondrá en una cacerola bien ajustada con cuatro cebollas, cuatro chirivais, un manojito surtido, una pata de vaca y un buen vaso de agua: se pone al fuego y se deja reducir á gelatina el caldo, cebándose para que no se queme, de lo cual se ha de cuidar mucho. Cuando se haya congelado bien, se dejará de humedecer con agua y se le echará medio vaso de aguardiente y un buen vaso de vino blanco con una poca de sal, poniéndose á dos fuegos á cocer lentamente por cuatra ó cinco horas.

BUEY (Venason de). La palabra venason, usada en la cocina, viene de la francesa *venaisòn;* la castellana *venacion* es anticuada. Aunque solo debia aplicarse á las carnes de reses de caza, se llaman tambien así á la de buey y á otras que no lo son, por estar preparado á la manera que se guisan aquellas.

Se cortarán las pulpas de buey, se rebanarán despues al través en rebanadas gruesas, y se echará en agua fria hasta que se desangre bien; se les quitarán las piltrafas, y despues se clavetearán con dientes de ajo limpios, pimienta, clavo, canela y trozos de jamon: despues se pondrán á escurrir bien. Se tomará una olla y se le echará un poco de zacate menudo al fondo: encima se pondrá un tajada de carne, se le echará un cuartillo de vinagre bueno, una poca de agua, pimienta molida, orégano de China, hojas de aguacate, romero, laurel y almoradux, que llamamos *mejorana;* en seguida se pondrán tajadas de carne hasta que cubrán bien el líquido, se volverá á echar otro tanto de las yerbas aromáticas que se han dicho, y se le agregará otro tanto de vinagre y agua: así se irá poniendo, hasta que esté acomodada toda la carne: despues se sazonará con sal fina y se tapará la boca de la olla con una cazuela, tapándola por los lados con engrudo y papel grueso. Se pondrá la olla al fuego, y despues de dos horas do un fuego regularmente fuerte, se dejará por ocho ó diez á fuego manso; al cabo de las que se destapará la olla y se sacará la carne á ver si está cocida, y si aun le falta cocimiento, se le agregará vinagre y se volverá á tapar continuándole el fuego hasta que se cueza: se apeará y se servirá fria, adornándola con aceitunas y tornachiles, rebanadas de cebolla y de naranja agria, sal, pimienta y orégano, cogollos de lechuga, y si se quiere aceite crudo.

BUEY (Asado de) CON YERBAS FINAS. Despues de desangrada la pulpa de buey, se enjuga bien, se claveteа con jamon gordo y se pone á freir en manteca con porcion de yerbas finas picadas groseramente. Ya frita, se pone en el asador, se cubre con los restos de la fritura y se enreda en un papel bien untado de manteca; se pone al fuego, y cuando esté cocida se le quita el papel y las yerbas; se pone en una cazuela con un caldo de la carne y mantequilla amasada con harina y el jugo de un limon, dejándose hervir hasta que la salsa haya espesado mucho: despues se unta la carne con huevo batido y pan rallado, se hace tomar color á fuego vivo, y se sirve caliente con alguna de las salsas esplicadas en su lugar.

BUEY EN ESCABECHE. Se despelleja la pulpa y se deseba bien: se le echa bastante sal fina molida, se pone en seco una cazuela y se tiene en ella por ocho dias, cuidando de voltearlo por mañana y noche, y de quitarle la sanguaza que suelte. Pasados los ocho dias, se pondrá á cocer en agua y vinagre bueno, con una poca de manteca, una cabeza de ajo machacada, un par de cebollas cortadas en cuartos, hojas de laurel, un poco de tomillo molido con pimienta, clavo y cominos; se tapa despues la olla con un papel, y encima se le pone un plato bien ajustado, con agua fria dentro: se pone á un fuego manso hasta que cueza bien la carne; entonces se apea, y al dia siguiente se saca y se corta en rebanadas gruesas. Se pone una olla al fuego con vinagre templado con agua, se le echa aceite de comer, caliente, y los dientes de un ajo limpios y molidos: cuando haya hervido, se le agrega un poco del caldo en que se coció la carne; luego que haya tomado éste alguna consistencia, se apea, y así que esté frio, se echan las rebanadas de la carne y sirve para mucho tiempo sin corromperse, adornándose los platos al servirlos con aceitunas, tornachiles, chilitos en vinagre, alcaparras y alcaparrones.

BUEY (Cabeza de) COCIDA. Descornada y despellejada la cabeza, se pone á cocer en agua con suficiente sal, y en el entre tanto, se pica mucha cebolla menuda y se corta papada de puerco en dados chicos; se pone á freir uno y otro, y cuando esté ya bien frito, se le echa vino, un poco de vinagre, se muelen de todas especies y se le echan con la sal fina competente; cuando ya esté bien cocida la cabeza, se saca, y muy caliente se desarma quitándole todos los huesos; se le echa encima la salsa preparada, tambien muy caliente, y se sirve. De este modo pueden guisarse las cabezas de carnero y de otros animales.

BUEY (Cabeza de) EN ADOBO. Se desvenan ocho chiles anchos y se ponen á remojar mudándoles agua. En seguida se pone una cabeza de buey bien limpia y descornada, se voltea con las quijadas hácia arriba, se abre con el cuchillo la carne que une las dos quijadas hasta descubrir la lengua, se mecha ésta con jamon y se unta todo el centro de la boca con sal fina. Despues se muelen los chiles que estaban en remojo, agregándoles cominos y un migajon de pan remojado en vinagre; se disuelve esta masa en vinagre bueno, se le echa bastante sal y se unta con ese caldillo la cabeza toda por dentro y por fuera, repitiendo esa operacion dos ó tres veces conforme haya secado: se deja así hasta el dia siguiente. En el dia que se haya de comer la cabeza, se forma un caldo igual al otro, pero mas espeso; despues se tajan las carnes de la cabeza con un cuchillo, se untan de nuevo por dentro y fuera con ese caldo, se muelen unos ajos limpios y con la masa de ellos se unta la cabeza, rellenándo las aberturas; se corta en rebanadas delgadas gordura de cecina desalada, se edhan por dentro de la boca algunas tajadas de ella, y con el resto se cubren todas las partes carnosas de la cabeza, atando las tajadas con unos hilos limpios, y se mete al horno para que á fuego manso se cueza bien: ya cocida, se quitan las tajadas de la cecina y se sirven con una salsa de chilote.

BUEY (Lomo asado de). Se limpia bien el lomo quitándole todos los tendones y se le dan unos hervores; se pone á perdigar en aceite por veinte y cuatro horas echándole sal, cebollas rebanadas, peregil y laurel; despues se envuelve en un papel enmantecado y se pone al asador hasta que se cueza, y poco antes de apartarlo del fuego, se le quita el papel para que dore, y se sirve con papas fritas y salsa picante.

BUEY (Corazon de) EN PEBRE. Se rebana el corazon de buey y se deja marinar por muchos dias en aceite con cebollas, peregil, zumo de limon, canela, clavo, pimienta, agengibre, nuez moscada y mas hojas de laurel: al momento de servirse, se asa á la parrilla y se pone sobre caldillo de pebre.

BUEY (Picadillo de). Se asa en el asador un trozo de buey, siendo preferible el pulpejo del lomo, se deja enfriar y se pica muy menudo. Se clarifican y dejan consumir un poco algunas cucharadas de sustancia roja, y en la salsa formada así, se echa el picadillo al tiempo de servirse, volviéndolo á calentar en el horno; pero cuidando de que no hierva: se le añaden dos onzas de mantequilla fresca y se adereza en caliente sobre un plato, con huevos estrellados ó pasados por agua al derredor.

BUEY (Tendones de) A LA ALEMANA. Se cortan con exactitud en tres ó cuatro pedazos iguales dos ó tres libras de pecho de buey, y se perdigan un instante en agua hirviendo; se hace perperdigar tambien por mas de un cuarto de hora la mitad de una col grande: se pone á cocer el pecho de buey con un poco de caldo, unas ramas de peregil, cebolla, una cabeza de ajo, dos clavos de especia, una hoja de laurel, un poco de tomillo y otro de albahaca; una hora despues se echa la col cortada en tres pedazos, bien apretada y atada con un hilo con cuatro cebollas grandes cabezonas enteras, y cuando todo esté casi cocido, se añaden cuatro salchichas y un poco de sal y de pimienta. Se deja que se acabe todo de cocer y que quede un poco de caldo y salsa: se escurre la vianda y las legumbres, enjugándoles la grasa con un lienzo, y se acomoda el buey en el medio del plato, poniendo al rededor las coles y las cebollas, y las salchichas por encima: se cuela el caldo ó salsa por un tamiz y se echa sobre el plato.

BUEY COCIDO. Cocida la carne de buey en agua (véase OLLA ó COCIDO), se deshuesa un trasero y se ata dándole una forma redonda, esto es, que puesta sobre el plato quede bombeada. En las grandes mesas se sirve esta pieza de buey con peregil al rededor; pero en las comunes ó caseras se adornan con pastas, algunas veces con coles fritas, ó bien con jamon, nabos, zanahorias, coles ó cebollas, &c.

BUEY COCIDO (Albóndigas de) A LA FRANCESA. Se quebrantan algunas yerbas finas en mantequilla con un poco de harina, otro poco de caldo, sal, pimienta y nuez moscada, dejándose hervir todo hasta que espese bien; se pica la carne cocida de buey y se mezcla con la salsa dicha, añadiéndose un poco de migajon de pan para darle consistencia: se forman con esta pasta las albóndigas, se revuelcan en harina y se frien.

BUEY COCIDO CON SALSA A LA MARINESCA. Se dejan dorar en una sarten con buena mantequilla algunas cebollitas cabezonas, y se echa allí una cucharada de harina, que se hace saltar con las cebollas: se añade un vaso de vino tinto y medio vaso de caldo con algunos hongos, sal, pimienta, una hoja de laurel y un poco de tomillo, y acabándose de cocer este guiso se echa sobre las tajadas de buey cocido, que se habrán puesto en un plato, y se dejan media hora sobre fuego lento para que la salsa penetre á la carne.

BUEY (Costillas de) A LA BRASA. Preparada la costilla se mecha con tiras gruesas de jamon sazonadas con ajo, clavo, canela, agengibre, sal y pimienta; se fondea la cacerola con tajadas de jamon, de vaca y de buey, por encima cuatro chirivías, cinco cebollas grandes cabezonas, de las que una estará mechada con tres clavos, dos hojas de laurel, un poco de tomillo y unas ramitas de peregil. Se ata con un hilo la costlla y se acomoda en la cacerola dispueta como se ha dicho; se cubre con jamon y se colocan los adornos de legumbres encima; despues de haber echado dos cucharones de caldo, se dejará hervir, haciendo en seguida que se acabe de cocer suavemente á fuego lento por tres horas ó menos, si fuere tierna la carne. Cuando esté cocida, se escurre y se desata, se pasa un poco del caldillo por tamiz de seda, se desengrasa y se deja consumir: se baña la costilla, y el resto del caldo consumido se le echa por abajo.

BUEY (Costillas de) A LA MLAINESA. Se prepara la costilla ó lomo como se dijo en el artículo anterior, teniéndose cuidado de cargar mas de especias las tiras de jamon con que debe mecharse: se añade un cuartillo de vino de madera y otro de caldo, y se deja cocer: se pasa el caldillo por un tamiz de seda no dejándosele nada de grasa, y haciéndose que consuma de manera que no quede sino un vaso para echarlo sobre la costilla. Se ponen á cocer separadamente macarrones, y estándolo, se frien en mantequilla, con un poco del caldillo en que se coció la costilla, queso de Parma rallado y un poco de pimienta. Se acomodan los macarrones en el plato, se pone encima la costilla y se baña con gelatina del caldo consumado.

El queso de Parma y los otros de que se habla en este Diccionario, se sustituyen perfectamente con el que se fabrica en la hacienda del Astillero, cerca de Huichapan, y es bien conocido en el comercio de México.

BUEY (Costillas de) CON ESPINACAS. Se cuecen las costillas de buey como el rosbif á la inglesa (véase **ROSBIF**), y se sirven sobre espínacas casi reducidas á caldillo ó sustancia. Lo mismo se hace para las COSTILLAS DE BUEY CON ESCAROLA.

BUEY (Costilla de) A LA REAL. Se toma un trozo de lomo del valor de tres costillas, de las que se quitarán dos, no dejándose mas que una, y que dará una gran costilla, que se mecha con tiras gruesas de jamon bien sazonadas, y se pondrá á cocer á la brasa con un jarrete y un pié de vaca, cebollas, chirivías, una cabeza de ajo y muy pocos aromas. Al cabo de cinco ó seis horas, ó por mejor decir, cuando esté bien cocida, se escurrirá sobre un plato para hacerla enfriar bien: se prepara ligeramente y se hace recalentar en seguida en su mismo caldillo; pero ya colado y consumido hasta la consistencia conveniente, volteándola de cuando en cuando, á fin de que por ambos lados tome igual color, y que por los dos adquiera el gusto de la salsa. Se aderaza sobre un plato con cebollas nevadas al rededor, ó con chirivías cortadas como bastoncitos.

BUEY (Costillas de) A LA PROVENZAL. Se pone á cocer una costilla como se ha dicho antes; pero en lugar de mantequilla se hará uso del aceite, y cuando esté cocida, se colocará en un plato: se parten por la mitad veinte cebollas grandes cabezonas, y se rebanan despues de modo que las rebanadas formen semicírculos, que se frien en cuatro onzas de buen aceite hasta que tomen un hermoso color, y se les añade entonces vinagre, caldo, sal y pimienta, echándose esta salsa sobre la costilla.

BUEY (Costillas de) A LA POLKA. Preparada la costilla de buey como en el artículo anterior, con la diferencia de haberse frito con ella en el aceite unos dientes de ajo rebanados, que se sacarán cuando se doren, se pondrá en un plato y se le echará encima una salsa de tomate con alcaparras y aceitunas, rodeándose con cebollas rellenas, interpoladas con mitades de huevos cocidos, partidos á lo largo.

BUEY (Costilla de) CON VINO DE MALAGA. Se hecha un cuartilio de vino de Málaga, y otro tanto de caldo sobre la costilla, preparada del modo que para *á la brasa*, habiéndose cargado de especias el jamon de mechar: se cuela el caldillo por un tamiz de seda, y se deja consumir hasta que se reduzca á un cuartillo, que se echará sobre la costilla teniéndose cuidado de poner muy poca sal.

BUEY (Costilla de) EN ESTOFADO. Como las LANDRECILLAS DE VACA.

BUEY (Trasero de) DE MUCHOS MODOS. El trasero es la pieza mas estimada del buey, pues á mas de los excelentes platos que se disponen con él, hace honor á una mesa, como pieza central. Se sirve al natural, tal como sale de la olla ó la marmita, ó limpia ó enjugada de su grasa y de su caldo: se le puede poner encima una buena salsa, hecha con caldo colado de sustancia, peregil, cebolla, anchoas, alcaparras y una punta de ajo, todo picado y bien sazonado; ó puede tambien servirse guarnecida de pequeñas pastas y frituras, siendo estos los modos mas comunes de aderezarlo, y los mas estimados y solicitados.

BUEY (Trasero de) A LA BRASA CON CEBOLLAS. Se deshuesa un buen cuarto, se ata y se pone á cocer á fuego fuerte haciéndole un buen caldo con cuatro cuartillos de vino blanco, una tajada de vaca, algunas rebanadas de jamon, un mañojito de yerbas surtido, pimienta y la sal correspondiente. Cuando esté á medio cocer se le añaden treinta cebollas cabezonas, y estando la pieza de buey bien cocida, se saca para enjugarla cuidadosamente de la grasa: se acomoda entonces en el plato en que se ha de servir, poniéndose al rededor las cebollas y echándole encima una buena salsa de hermoso color. *Cocida de este modo á la brasa*, se puede poner en diferentes guisos y con diferentes salsas.

El mismo trozo puede cocerse al horno cubriéndose bien con tajadas de jamon, humedecido con vino blanco. Se dispone tambien en bola, con pasta fria y caliente, y al asador, mechado con jamon y yerbas finas.

BUEY (Pulpejo de lomo de) AL ASADOR. Cortado y lavado el pulpejo, se mecha con jamon delgado y se deja marinar, lo menos por doce horas, en buen aceite con pimienta, laurel y rebanadas de cebolla: sacado de allí se pone al asador cuidándose de cubrir la parte mechada con un papel enmantecado, y se hace cocer á fuego vivo, de modo que no pierda su jugo: se aparta aún estando un poco sanguinolento, y se sirve poniendo aparte en una salsera una salsa hecha con el jugo de la misma pieza, un poquito de vinagre, ajo, sal y pimienta.

BUEY (Pulpejo de lomo de) CON TOSTADAS. Se cortan rebanadas de pulpejos que hayan quedado del dia anterior, y se calienta en caldo, sin que hierva: se frien rebanadas de pan en mantequilla, haciendo que tomen buen color, y que sean del tamaño de las rebanadas del pulpejo. Se aderezan en el plato en forma de corona, poniéndose una rebanada de vianda y una tostada, y así hasta concluir echándose en el medio un poco de sustancia ó caldo colado, mantequilla amasada con peregil y zumo de limon.

BUEY (Pulpejo de lomo de) RECALENTADO. El mejor modo de recalentar tanto esta pieza como otros asados, es cubrirlos con papel enmantecado y volverles al asador, quedando así tan tiernos como el primer dia: si el trozo fuere muy pequeño, se cubre igualmente con papel, y se pone á la parrilla.

BUEY (Salomo de) A LA PARRILLA. Se le quitan los nervios y se cortan del grueso de dos dedos: se aplastan con el lomo del machete, se espolvorean con sal y pimienta, y se ponen sobre la parrilla á fuego vivo: cuando esté cocido, se sirve con mantequilla amasada con peregil, y un poquito de zumo de limon ó agraz, y con papas fritas ó cualquiera salsa picante.

BUEY (Salomo de) A LA BRASA. Se sancocha en una cacerola con trozos de gordura de pecho, y se hace un caldillo rojo con la misma gordura sacado el salomo, que se vuelve á echar allí con la gordura, especias, sal, cebollas, chirivías ó xitomate, y un manojito surtido. Se deja cocer cuatro horas á fuego lento, se desengrasa y se sirve.

Las otras partes del buey, así como las carnes de ternera, carnero y aun de puerco, se pueden disponer y servir de esta manera.

BUEY (Solomo de) EN SU JUGO. Se derrite un trozo de mantequilla, del tamaño de medio huevo, en la cacerola: se echa allí el solomo y se hace sancochar á fuego vivo: se le añade despues una poca de agua de caldo, y se deja acabar de cocer á fuego lento.

BUEY (Solomo de) EN MACDONEIA. Se aplasta el solomo y se mechа con tiras gruesas de jamon: se hace cocer á la brasa, se cuela el caldillo y se sirven ambas cosas sobre una macedonia de legumbres. (Véase MACEDONIA DE LEGUMBRES.

BUEY (Lengua de) A LA ESCARLATA. Se le quita el cañon y todas las partes cartilaginosas, y se pone á la parrilla sobre brasas muy encendidas á fin de poderle quitar el pellejo duro. Es necesario poner mucho cuidado de que no tome sabor de humo: se le acaba de quitar todo el pellejo, poniéndola repetidas veces en la parrilla, y se echa en cualquiera vasija, pero que cierre bien: se frota con pimienta y un poco de salitre, se le pone por abajo una buena cama de sal fina, y se cubre tambien con sal, despues de haberse revolcado en ella para que se sale bien. Se le ponen al rededor algunos clavos de comer, y muy poco tomillo y laurel. A las veinte y cuatro horas se frota otra vez con sal, y se repone la de la cama y de la cubierta todos los dias, hasta que se impregne bien de ella la lengua, que se deja en esta salason de doce á quince dias por lo menos, voltéandola de un lado y otro diariamente. Entonces se pone á cocer ó se deja secar en la chimenea. Cuando se quiera cocer se pone en una marmita ú olla llena de agua, con algunas cebollas, dos clavos, poco tomillo y laurel, sin ninguna sal ni pimienta. Se hace cocer lentamente por seis ó siete horas, al cabo de las cuales se deja enfriar en su mismo caldo, y se escurre despues.

Se sirve entera como *entrada fria*, y en rebanadas para *plato supernumerario*. Es necesario cuidar de que se cueza suavemente, á fin de que no se consuma mucho el caldo, y se resale la lengua.

Se puede dejar en esta salmuera hasta un mes ó seis semanas, sin voltearla con los dedos, porque estos corrompen la salmuera, sino con una cuchara de palo. Cuando se quiera secar á la chimenea, se mete en una tripa de buey, bien limpia, despues de haberse bañado y escurrido, como se ha dicho, y se ata por los dos cabos.

BUEY (Lengua de) MECHADA Y ASADA. Se pone á macerar en agua caliente, y despues se echa en agua fria; se saca de allí para ponerse á cocer en dos cucharadas grandes de caldo, tajadas de jamon, un manojito surtido y una ó dos cebollas mechadas con clavo. Cuando esté cerca de acabarse de cocer, se saca del caldo, se le quita el pellejo, se mecha en la parte interior con tiras anchas de jamon, y en la exterior con tiras delgadas: se pone á asar en el asador por una hora, y se sirve con salsa picante, en una salsera aparte.

BUEY (Lengua de) EN COSTRAS. Se cortará en rebanadas muy delgadas una lengua de buey cocida *al asador* ó *á la brasa*, y en el mismo plato en que se ha de servir, se pone en el fondo un poco de caldo, un chorrito de vinagre, alcaparras, peregil, cebolla, ajo y perifollo, todo picado muy menudo; sal, pimienta gorda y pan rallado: se colocan encima las tajadas de lengua, que se cubren con las mismas cosas de que se formó la cama, quedando encima de todo la raspadura de pan: se mete el plato al horno á fuego suave: se deja hervir hasta que forme la costra en el fondo del plato, y se le echa un poquito de caldo al servirse.

BUEY (Paladar de) A LA CASERA. Se perdigan en agua tibia cuatro paladares de buey, y se les quita el pellejo duro y negro; pero en caso de que se resista y no se pueda quitar bien, se remojan un momento en agua hirviendo: se lavan despues en muchas aguas calientes, y en seguida en agua fria: se dividen en trozos de tres dedos de largo, y se echan en una olla ó cacerola con sal, pimienta, cebollas, tomillo, laurel y gordura de puerco: se dejan cocer á fuego manso por seis ó siete horas, debiendo quedar muy blancos. Se ponen á escurrir en un lienzo, y se disponen sobre el plato en forma de corona, echándose en el medio la salsa que se quiera.

BUEY (Paladares de) A LA BRETONA. Preparados, cocidos y escurridos como los anteriores, se sirven sobre una sustancia ó caldillo de cebollas, colocándose una tostada frita entre cada trozo de paladar, y cubriéndose todo con gelatina.

BUEY (Cola de) CON PAN RALLADO, A LA PARRILLA. Cocida la cola en la olla, ó aparte con agua y sal, se derrite mantequilla, que se sazona con sal y pimienta, remojándose en ella la cola, que se habrá enjugado con un lienzo, y en seguida se revuelca por todas partes sobre pan rallado: se vuelve á mojar en la mantequilla y á revolcar sobre el pan, y se pone á asar á la parrilla, sirviéndose en seguida sobre alguna salsa picante.

BUEY (Cola de) EN ADOBO. Despues de haberla dejado remojar y perdigar media hora en agua hirviendo, se echará en una olla ó marmita pequeña, disponiéndola, sazonándola y cociéndola á la brasa. (Véase cocer á la BRASA.)

BUEY (Sesos de) A LA MARINESCA. Se lavan los sesos, se les quita la sangre cuajada, la piel delgada y las fibras que los cubren, y se dejan remojar en agua algunas horas: se ponen á hervir tres cuartillos de vino tinto, y se echan en él los sesos con cebolla, tomillo, laurel, peregil, sal y pimienta, dejándolos cocer media hora. Estándolo, se tamizan; se frien en mantequilla unas cebollitas, hasta que se doren, se espolvorean con una poca de harina, se humedecen con el vino en que se cocieron los sesos, y se añaden algunos hongos: se ponen los eesos en un platon, se les echa y dispone al rededor la fritura.

BUEY (Sesos de) EN MANTEQUILLA NEGRA. Preparados y cocidos como los anteriores, se ponen en mantequilla negra como la raya. (Véase RAYA EN MANTEQUILLA NEGRA.)

BUEY (Sesos de) EN MARINADA. Se hace una marinada con un pedazo de mantequilla amasada con harina, un poco de agua, pimienta y vinagre, ajo, clavo, peregil y cebolla: se entivia meneándola sobre el fuego, y se echan en ella los sesos de una cabeza, lavados en agua tibia, y cortados en rebanadas de la mitad de un dedo de gruesas: se dejan marinar dos horas, se escurren despues y se revuelcan en alguna pasta de freir, se frien y se sirven adornados con peregil frito.

BUEY (Riñones de) EN VINO BLANCO. Se cortan rebanadas delgadas de los riñones, se espolvorean con harina y se frian en la sarten con mantequilla, sal, pimienta, peregil y cebolla picados: se van humedebiendo poco á poco con vino blanco, y se les deja dar nn hervor, con lo quequedarán ya cocidos.

BUEY (Hígado de) A LA PARRILLA. Se corta el hígado en rebanadas delgadas, que se ponen sobre la parrilla: se espolvorean con sal y pimienta, y se voltean del otro lado haciéndose lo mismo, dejándolas cocer muy poco. Se sirven de dos en dos las rebanadas, una encima de otra, poniendo entre ellas una bolita de mantequilla amasada con peregil.

BUEY (Cuajar de) EN FRICASE DE POLLO. Se raspan, se limpian con mucho cuidado y se lavan eu muchas aguas hirviendo, los trozos de cuajar, bien gordos y bastante compactos: se echan en seguida á remojar en agua fria, y se cuecen despues en agua con rebanadas de cebolla, ajo y clavo: se frien en mantequilla con una poca de harina, se les echa poco caldo y se liga la salsa con yemas de huevo.

BUEY (Cuajar de) RELLENO. Se sancochan en mantequilla roja (véase MANTEQUILLA ROJA) dos libras de cuajar, preparado como se ha dicho antes y se sacan. Se toma un trozo de la misma mantequilla, sin derretir, del tamaño de un puño, dos cabezas de ajo limpias, peregil, mantequilla comun, pimienta y sal, se pica todo revuelto: se pone este relleno en la pieza de cuajar y se cose al rededor. Se hace un caldillo rojo con una buena cucharada de harina, tres cuartillos de agua, tres cucharadas de vinagre y una cabeza de ajo: habiendo hervido esta salsa un cuarto de hora, se pone á cocer en ella largo tiempo y á fuego lento el cuajar relleno, teniéndose cuidado de que no se pegue.

NOTA.—Tanto las partes del buey de que se ha hecho mencion en los artículos anteriores, como sus otras carnes, se disponen y aderezan de otras diferentes maenras; pero siendo comunes sus guisos con los de la vaca y la ternera, se omiten aquí para evitar repeticiones, y pueden buscarse en las vocos BACA.—TERNERA.

BUÑUELOS. Una masa de harina y huevo preparada de distintos modos y mezclada muchas veces con varios ingredientes, dividida en pequeñas fracciones, que se frien en manteca, aceite ó mantequilla, y se comen con azúcar ó almíbar, es lo que comunmente se entiende por *buñuelo;* pero se hacen tambien sin harina, y aun con frutas y viandas, principalmente al estilo frances.

BUÑUELOS (Bolitas de) PARA POSTRE. Se cuece en agua con sal y cinco onzas de manteca una libra de flor de harina: no se deja de menear al tiempo de cocerce, y cuando se pega en los dedos y truena al menearse, se aparta y deja enfriar: se mezcla despues con veinte yemas y ocho claras de huevo batidas, y con una cuchara se van echando porciones de esta masa en manteca bien caliente. Se ponen despues en almíbar y se sirven con grajea.

OTRAS. Se deslie una libra de harina en tres tazas calderas de agua fria, con una cucharada de manteca y un poco de agua de anis, cuidándose de que no se hagan tolondrones: se pone á la lumbre hasta que se forme la masa y se despegue del cazo: se deja enfriar un poco y se baten doce claras que se mezclarán despues con doce yemas de huevo: se echan en la masa y se procede en lo demas como en el artículo anterior.

BUÑUELOS COMUNES. Se van mezclando poco á poco seis libras de harina con una libra de mantequilla, veinticuatro huevos, un cuartillo de leche tibia, un pozuelo de levadura deshecha en agua de tequesquite blanco, asentado, medio puzuelo de zumo de naranja, otro medio pozuelo de sal en grano, un pozuelo de agua de anis, otro de azúcar en polvo, y una tajada de calabaza grande, cocida, de color subido. Todo esto se mezcla por partes y despues se amasa mucho hasta que haga ampollas. Estando así se cubre y se pone por dos horas al sol: al cabo de ellas se divide la masa en trozos iguales, y se va estirando del modo corriente con que las buñueleras lo hacen, procurando que las telas queden muy delgadas y sin romperse: se van friendo uno á uno en una sarten ó tortera estendida, con bastante manteca.

BUÑUELOS DE QUESO FRESCO. Para tres libras de harina se muele medio queso de Ixtapan, tres yemas y una clara de huevo, medio pozuelo de agua de anis y una libra de manteca derretida: se amasa bien todo y se apuña hasta que la masa haga ojos. Despues, espolvoreada la masa con harina, se estienden hojas delgadas con el palote, y con una taza ó algun círculo de hoja de lata, se van cortando y friéndose en manteca muy caliente, bañándolos por encima con ella hasta que se doren.

BUÑUELOS DE QUESO AÑEJO. Se forma la masa con dos onzas de queso añejo bien molido, cuatro de harina, tres yemas y una clara de huevo: se amasa todo con bastante manteca, y se sigun en todo los mismos procedimientos que en los anteriores.

BUÑUELOS DE GERINGA. Se echa la leche correspondiente á una libra de harina, que se mezclará con ella y con doce huevos (claras y yemas): se pone á la lumbre hasta que haya tomado el punto conveniente, y entonces se le añade tambien agua de anis y un pedacito de azúcar; amasándose bien hasta que despegue del cazo. Se van poniendo en la geringa echándoles manteca para que despeguen.

BUÑUELOS DE GERINGA CON CANELA Y MANTEQUILLA. Se pone á cocer en tres tazas calderas de agua con una raja grande de canela, una cáscara entera de naranja dulce. Luego que está cocida se le echan seis onzas de azúcar, y disolviéndose ésta, se cuela todo y se le añaden cuatro onzas de manteca y una libra de mantequilla bien lavada. Se pone el cazo á la lumbre y se va echando poco á poco en el caldo dicho una libra de harina, dejándose tomar el punto necesario para qne despegue del cazo. Se vacía éste en una servilleta para que enfrie la pasta, y estándolo, se estiende sobre una mesa, donde se irá amasándo con treinta yemas de huevo, incorporandolas poco á poco, hasta que tenga la consistencia de punto de cuchara. Se hacen los buñuelos, se frien, y conforme van saliendo, se les echa azúcar y canela molidas.

BUÑUELOS DE CHIRIMOYA. Se deshuesa chirimoya maciza, y mondada se muele con igual cantidad de bizcocho duro, y se echa un polvito de azúcar y clavo molido: se baten huevos bien y se les agrega bastante canlea molida. Se amasa perfectamente, y poniendo una cazuela con manteca á la lumbre, cuando esté bien caliente se echa un poquito de masa, y si esponja bien, está buena; pero si no, se le aumenta huevo; en esponjando bien, se hacen los buñuelos dándoles la forma que se quiera: se frien, y despues se echan en almíbar espeso, adornándose por encima con pasas, almentras, piñones y rajitas de canela.

BUÑUELOS SABROSOS. Una libra de harina, ocho yemas y cuatro claras: se baten éstas como para freir, y despues se les revuelven la harina y las yemas: se agrega un trocito de levadura deshecha en leche, un terron de azúcar y una mantequilla chica, derretida; se le espolvorea un poco de anis entero, y se le aumenta una poquita de manteca y otro tanto de agua tibia, se amasa bien todo esto, y se pone por una hora la masa al sol, procurando voltearla para que no crie costra. Despues se estiran los buñuelos, se frien y se sirven con almíbar.

BUÑUELOS DE VIENTO CON LECHE. Se hierve una taza caldera de leche con media de agua de anis, un granito de tequesquite, un poquito de manteca y tantita sal: despues que haya hervido todo, se echa una taza de flor de harina, se menea con una cuchara hasta que forme bola, se azota con la mano y no pegándose está de punto. Se deja entonces enfriar, y se deslie en ocho huevos bien batidos como para freir, de modo que no quede ningun grumo ó tolondron; se deja reposar una hora, y tomando cucharadas de la masa, se echan á freir en manteca bien caliente, y luego que doran se sacan y se espolvorean con azúcar y canela, ó se echan en almíbar y se sirven.

BUÑUELOS DE VIENTO SIN LECHE. Se echan en un cacito doce tazas calderas de agua con un poco de sal y anis: luego que esté caliento, se añade una libra de harina cernida, que se deja cocer allí muy bien. Se aparta despues de la lumbre, y se echan ocho yemas y ocho claras de huevo, que se batirán muy bien con todo; se forman los buñuelos y se frien.

BUÑUELOS DE VIENTO SENCILLOS. A una taza de harina, otra de agua y cinco huevos con claras y yemas.

BUÑUELOS DE VIENTO CON ALMIDON Y LECHE. A una taza de almidon, dos de leche, los huevos que pidiere, y de ellos la mitad solo con claras.

BUÑUELOS PÍCAROS. Se mezclan seis huevos con una libra de harina, media taza caldera de manteca derretida, otra de agua de anis en que se disolverá un trozo de levadura del tamaño de un huevo, la cuarta parte de un cuartllio de vino de Málaga, y la sal competente: se bate todo muy bien hasta que haga ojos la masa: se echa en una olla, que se tapa bien con una servilleta, y se pone al sol: cuando haya esponjado bien la masa, se forman de ella los buñuelos, que se frien en manteca.

BUÑUELOS DE LECHE. Se baten tres huevos en un lebrillo con una poca de sal, y echándose un cuartillo de leche, se menea bien y se añde harina cernida, batiéndose todo á fuerza de manos hasta que se forme la masa como la de los buñuelos comunes. Se hacen éstos, y se frien eu manteca con lumbre moderada de leña.

BUÑUELOS DE LECHE CREMA. Se hace la leche crema con claras y yema, de huevo, y mas harina de la regular, añadiéndole antes que acabe de cocer, un poco de acitron picado, unas rajitas de canela menuda, y cáscaras ralladas de limon. No se aparta de la lumbre sino hasta que tenga la consistencia de manjar-blanco, y se cogen y van echando en una tabla con harina unos trocitos como bocadillos, que estando frios se untarán con un betun compuesto de leche, vino blanco, harina y huevos con clara: se frien en manteca, se sirven secos, con harina por encima.

BUÑUELOS DE MOLDE. Batidas tres claras de huevo se les añaden treinta y dos yemas y se vuelven á batir; se les mezcla una libra de harina, que se revuelve bien para que no se hagan bolas, y se les echa un pocillo de leche cruda ó de vino jerez, y un poquito de sal. En la manteca, que estará prevenida para freir, se calienta el molde, que estándolo, se enjuga prestamente con un trapo, y se mete en el huevo batido, que sin rebozar lo rebozará exactamente: se echa en seguida en la manteca bien caliente para que se cueza el huevo, cuidándose de sacudir el molde para que no se pegue el buñuelo.

BUÑUELOS DE RODILLAS. A una libra de flor de harina se echan ocho yemas de huevo, tantita sal, un poco de agua tibia, tequesquite blanco asentado, unas gotas de limon, una poca de manteca cruda, un pedacito de levadura deshecha en agua tibia, medio pozuelo de agua de anis, y uno entero de aguardiente: se revuelven bien todas estas cosas, y se azota la masa contra un metate, hasta que forme ojos ó vejigas y despegue enteramente: se hacen entonces los buñuelos, y se frien en manteca.

BUÑUELOS DE MAIZ. Se muele el nixtamal que resulta de medio de maiz, como para hacer atole, y se deja asentar: se pone á hervir una poca de agua con manteca y anis, y se echa en ella la masa asentada, meneándose continuamente hasta que despegue del cazo. Se deja despues enfriar y se le añaden veinte y ocho yemas de huevo, batiéndose bien, y se van friendo en manteca, sirviéndose despues con almíbar y pastilla por encima.

BUÑUELOS LABRADOS. Se compone la masa de una libra de harina, un huevo, manteca y azúcar. Se amasa á golpes sobre un metate, se pasa despues á la mesa, donde se palotea como para las hojuelas, se hacen tiras largas que se envuelven con las manos, se dejan orear, se frien despues con manteca muy caliente, y se mueven con un palito para que formen diversas labores; al sacarse de la manteca, se echan en almíbar con pasas, almendras y canela molida.

BUÑUELOS DE ALMENDRA. Se muelen las almendras despues de peladas, se cuelan como atole y se ponen á cocer lo mismo con azúcar y una poquita de sal. Estando esto frio, se añade una poquita de canela y otra de agua de azahar: se amasa con la harina proporcionada y manteca, hasta que esté muy suave: se hacen los buñuelos, que se frien en manteca, y se echan en almibar con canela, pasas, almendras y piñones.

BUÑUELOS RELLENOS. Se amasa libra y media de harina con tres yemas de huevo, medío queso fresco; una mantequilla chica, una taza de agua de tequesquite asentado, media taza lechera de manteca derretida y una poca de sal. Despues de bien amasado esto, se extiende con un palote, y se van sacando los buñuelos con una taza caldera boca abajo, Se rellenan con una pasta de queso fresco, molido, azúcar en polvo, canela, pasas, almendras y piñones; se cubre el relleno con otra capa de la masa, repulgándose las orillas y haciéndoles en medio una ruedita con el asiento de una taza: se frien y se ponen despues en almíbar hervido con vino blanco, canela, pasas, almendras y piñones.

BUÑUELOS ESTIRADOS. Se amasan tres libras de harina con una de levadura, veinte y cuatro yemas, catorce claras, doce onzas de manteca derretida, un cuartillo de leche y un poco de anis. Así que está la masa muy suave, se van estirando los buñuelos como los ordinarios, se frien en manteca y se sirven con almíbar.

BUÑUELOS DE ESPAÑA. Se hace la masa con cinco libras de harina, un cuartillo de vino blanco y una poca de manteca. Despues de amasada, se extiende con ún palote en una mesa, cortándose largos los buñuelos con la carretilla y encarrujándose con la mano para que tengan la forma de un abanico: se frien y echan en almíbar.

BUÑUELOS DE FRIJOLES. Se toma la cantidad que haga un plato lleno de frijoles parraleños, se ponen en agua de tequesquite por doce horas, y al cabo de ellas se lavan en dos ó tres aguas: se cuecen y se muelen con dos bizcochos duros, un poco de clavo, canela y pimienta. Se amasa todo, se hecha en huevos batidos, y de allí se toman porciones con una cuchara, que se freirán en manteca, y se servirán con miel de panocha.

BUÑUELOS DE RACANO. Eondados los rábanos se dejan desflemar en agua doce ó quince horas: al cabo de ellas se muelen y se revuelven con marquesote tambien molido y canela. Se hecha esta pasta en huevos bien batidos, y mezclado todo, se toman cucharadas de la masa, que se frien en mantèca, y se sirven con almíbar y polvo de canela por encima.

BUÑUELOS DE ARROZ. Despues de bien lavado el arroz, se pone á secar, se remuele mucho hasta hacerlo harina, que se cierne por un tamiz: se mezcla con huevos bien batidos, y se toman porciones que se frien y se sirven con almíbar.

BUÑUELOS HERVIDOS. Se pone á hervir una poca de agua en un perolito con un poco de anis, sal y menteca. Al hervir, se va echando pòco á poco una libra de flor de harina, de modo que no haga pelotones, y se deja allí hasta que esté de punto, lo que se conoce sacándose un poquito de la masa que se azotará en la mano, si no se pega; entonces ya está de punto, y en ese caso se aparta del fuego y se echa en una servilleta, para que se enfrie: despues se amasa con diez y seis huevos y se toman con la cuchara las porciones, que se irán cociendo en bastante manteca, pere no muy caliente.

BUÑUELOS TENDIDOS. Con una libra de flor de harina se mezclan ocho huevos; una poca de manteca derretida, tantita agua, un pooo de aguardiente y la sal necesaria. Se bate la masa hasta que hace vejigas: despues se golpea en un metate ó tablon, se divide la masa en trozos iguales, y puesta una servilleia limpia en la rodilla, sobre ella se van estirando los buñuelos, procurando que las orillas no salgan gruesas. Conforme se van haciedo, se frien en manteca muy caliente, y luego que se doran, se sacan con una varita limpia y se tienen colgados sobre la manteca hasta que escurren bien. Se sirven con almíbar por encima.

BUÑUELOS HUMILDES. A algunos les acomoda, despues de despedazados los del artículo anterior, volverlos á freir un poco y echarles encima miel blanca ó la panocha de medio punto, separándolos luego que está espesa, y les llaman *humildes*.

BUÑUELOS DE CAMOTE. Despues de cocido camote blanco, se monda y se muele, quitándole todas las hebras: se mezcla con harina y se le agregan yemas de huevo; se amasa mucho hasta que esponja, y despues se forman los buñuelos como mejor parezca. Se doran en manteca y se sirven con almíbar.

BUÑUELOS DE PASAS. Se ponen á cocer las pasas en agua, se deshuesan se muelen bien y se mezclan con una poca de harina: se deshace esta masa en huevos batidos como para freir, y despues de bien mezclada, se toman con una cuchara chica y se van friendo unas porciones en manteca. Se sacan y se sirven echándoles unas gotas de agua de azahar con almíbar clarificado, adornándolos con grajea y ajonjolí tostado por encima.

BUÑUELOS DE REQUESON. Se cuece el requeson con almíbar, un poco de clavo, canela molida, almendras martajadas, no muy enteras, y bizcocho duro, molido; se revuelve todo con doce yemas y seis claras de huevo batidas, y se van tomando porciones con una cuchara, que se freirán en manteca bien caliente, dejándolas esponjar cuanto quieran. Se sirven con canela molida por encima.

BUÑUELOS DE HUEVO. Se pone á cocer una libra de flor de harina en agua con sal y media libra de manteca: se hace hervir hasta que esté bien cocida, meneándola continuamente todo el tiempo que esté en la lumbre, hasta que ya pegue en los dedos y truene al menearla. Estando así se apea, y frie se le echan diez y ocho yemas de huevo batidas con ocho claras: se bate todo hasta que toma punto la masa, y con una cuchara chica se van echando cucharadas en manteca bien caliente, procurando que no se peguen unas con otras; y cuando estén doradas, se sacan, se echan en almíbar bien clarificado, y cuando este tome punto, se sirven con grajea por encima.

BUÑUELOS DE CUCHARA. Se echan tres ó cuatro onzas de manteca en una cazuela, se ponen á la lumbre, y cuando ya esté bien caliente la manteca, se le echa un jarro de agua fria y lo que cabe en la palma de la mano de anis y sal. Se empieza á menear y se le va echando harina flor, cuanta sea necesaria para que engruese el caldo, y se signe meneando hasta que en el suelo de la cazuela se empieza á tostar el engrudo; entonces se apea y se le van mezclando huevos, de modo que quede la pasta mas blanda que dura, y que se puedan tomar de ella cucharaditas que se van friendo á fuego manso, hasta que se doran y revientan bien. Despues se espolvorean con azúcar y canela, y se sirven.

BUÑUELOS DE QUESO FRESCO. Se desmorona queso fresco, y se echa en agua por dos ó tres horas, agregándole una poca de sal. Despues se exprime en una servilleta á que no le quede agua ninguna; se muele y se le va mezclando harina flor, cuanta sea necesaria, para que quede la la masa capaz de formarse de ella unas tortillitas tan delgadas, cuanto sea posible, las que se van friendo en manteca de buen temple, bañándolas sin cesar hasta que están doradas.

BUÑUELOS TRASPARENTES. Se mezcla una libra de harina con quince yemas de huevo, tres claras, media libra de queso añejo molido, un trozo de levadura del tamaño de un huevo, una taza de agua de anis, la sal competente, y de manteca derretida lo que sea bastante para que la masa no quede muy espesa. Se bate todo mucho y con una cuchara chica se va friendo en manteca, echando cucharadas hasta que se doren. Se sacan, y frios, se hierven en almíbar hasta que queden trasparentes.

BUÑUELOS DE ALMIDON. Se mezcla una libra de harina con una onza de almidon cernido, la sal competente en polvo, un poco de anis limpio, doce huevos y media libra de manteca; se revuelve todo sin agua ninguna y se pone la masa en una olla á un calor suave: despues de un rato se aparta, y formados los buñuelos se frien.

BUÑUELOS DE LIMA. Se mezclan dos libras de harina con catorse huevos, media libra de manteca, el jugo de dos limas grandes, un poquito de tequesquite asentado en agua, la que se aumentará si la masa estuviere muy espesa: se batirá todo muy bien, y á cucharadas, con una cuchara chica, se irá friendo hasta que se dore.

BUÑUELOS ESMERADOS. A cada libra de harina se echan tres tazas calderas de agua fria, desmoronándola bien para que no quede tolondron ninguno; se le agregan dos onzas de manteca cruda y una taza caldera de agua de anis, un trozo de azúcar y la sal suficiente. Se pone todo á la lumbre meneándolo continuamente, y cuando esté ya de punto (haciéndose una masa dura como de pan, para lo que ha de formar una costra en el cazo), se aparta, se vacía, y así que haya enfriado, se le van echando huevos hasta que con ellos haya soltado, de modo que no esté muy espesa ni tampoco aguada. Se bate bien con la mano ó con una pala hasta que haga ojo y quede la masa ni muy espesa ni aguada; entonces con una cuchara chica se echan cucharadas en manteca muy caliente, pero no quemada, y se frien hasta que se doren. Se sirven en almíbar ó con azúcar espolvoreada.

BUÑUELOS PARA CUBRIR FRUTAS (Masa de). Se deslie la cantidad suficiente de harina flor en agua, un poco de azúcar en polvo, una cucharada de aceite de comer y dos de agua de azahar: se bate bien, y al tiempo de hacer uso de esta masa, se mezcla con unas cuantas claras de huevo muy bien batidas, cuidando de que quede regularmente espesa, para que de una inmersion quede la fruta bien cubierta, la que estándolo, se freirá en manteca bien caliente, bañándola con ella y sacándola así que se haya dorado.

BUÑUELOS (Masa de) PARA LO MISMO. Poco mas de media taza caldera de harina, dos yemas crudas, una cucharada escasa de aceite y la sal competente: se revuelve todo bien, y si estuviere muy espesa, se le agrega una poquita de agua tibia. Se bate muy bien todo, y cuando tomada con la cuchara una poca de masa, al vaciarla forme un hilo que no se corte, estará ya de punto, y cubriéndose con ella las frutas, se freirán en manteca, bañándolas con ella y manteniéndolas allí hasta que se doren.

Dos ejemplos podrán servir para saberse los procedimientos de cubrir las demas frutas.

Primero. Se toman plátanos gordos,

se rebanan del grueso de medio dedo, y con un cañon de hoja de lata se les saca el corazon para que formen unas rosquitas: se frien en manteca hasta que se doren un poquito, se sacan, y bien escurridas se bañan en la pasta y se frien en manteca no muy caliente hasta que se doren: entonces se sacan, y espolvoreadas con azúcar y canela, se sirven calientes.

Segundo. Se toman perones, que no estén verdes, y se les quitan las coronillas de arriba y de abajo: con un deshuesador se les quitan los corazones, se mondan y se rebanan de medio dedo de grueso: se echan en infusion de aguardiente con azúcar algunas horas antes, y sacados de allí y enjugados con un lienzo limpio, se bañan en la masa, se frien como los plátanos, y se sirven calientes, espolvoreados con azúcar y canela.

Las rosquillas formadas á este modo de camote acastañado que esté á medio cocer, salen muy gustosas.

A las frutas así dispuestas y fritas, se llaman: FRUTAS DE SARTEN.

MAS BUÑUELOS DE QUESO. Se muele queso fresco, y si no tiene sal, se le añade y mezcla con pan frio rallado; bien incorporadas estas cosas, se baten con huevo, y del batido se sacan porcioncitas con una cuchara, que se irán friendo en manteca.

Se puede con estos buñuelos formar una torta, añadiéndose azúcar, olores, pasas y almendras, y echándose en una cazuela que se pondrá á dos fuegos.

BUÑUELOS DE PULQUE Y QUESO DE CABRA. Se amasan cuatro libras de harina con un poco de pulque, libra y media de mantequilla, veinticuatro yemas de huevo, un poquito de agua de anis y de tequesquite, uno ó medio queso de cabra, segun su tamaño, y una poca de levadura. Despues de bien amasado todo, se azota la masa contra una batea ó mesa hasta que hace ojos, que es la señal de estar en disposicion, y despues de tenerla algun tiempo al sol, se hacen los buñuelos.

BUÑUELOS CEBADOS DE QUESO. Se desmorona el queso fresco, desalándolo en agua, cosa de una hora: se le esprime despues el agua con una servilleta, y dejandolo bien oreado, se muele y se le va mezclando flor de harina en la cantidad suficiente para formar una masa, de la que se hacen unas tortillitas muy delgadas; hechas todas las que salieren de la masa, se van echando en manteca bien caliente, y se están bañando sin cesar con la misma manteca, por medio de una cucharita, lo que se hace con suavidad, pues al golpe de la manteca se van subiendo, y es necesario cuidar de que no se quiebren.

BUÑUELOS A LA FRANCESA. Estos se hacen de toda clase de frutas que se puedan cortar, ya en rebanadas, ya en cuartos ó ruedas, y se sirven como platos supernumerarios. Se cortan las frutas despues de habérseles quitado las cáscaras, las pepitas ó los huesos, y se ponen en infusion por algunas horas en aguardiente con azúcar, azahar y cáscara de limon: se escurren despues bien, se cubren con alguna pasta de freir (véase PASTA DE FREIR), ó sin cubrirse se frien hasta que tomen buen color, ya sea en mantequilla ó manteca, ó como se usa en algunas partes, en aceite: se les da un baño de azúcar, pasándoles por encima la paleta hecha áscua, si no es que se quiera espolvorearlas solamente con azúcar. De la misma suerte se hace tambien con algunas viandas, como se dice en sus lugares, y tambien con crema, manjar-blanco, apio, &c. (Véanse estas palabras.) Estas tambien se llaman FRUTAS DE SARTEN.

BUTE A LA MODA. Se deshuesa la ternera y se corta de ella una tela ancha y delgada que se estiende sobre una mesa y se golpea bien con una paleta ancha de hierro; se rocía despues con vino blanco y vinagre bueno; se rebanan chorizones, nuevos duros y jamon gordo, y se estienden estas rebanadas sobre la tela de carne, agregándose peregil picado y ajos machacados, y espolvoreándose con clavo, canela y pimienta molida: se rocía de nuevo con mas vino y vinagre, y se va enrollando fuertemente la hoja de carne con este relleno por adentro, atándoce el rollo con hilos delgados; se envuelve despues el rollo en cotence ú otro lienzo limpio y se pone á cocer en una cazuela con agua mezclada con una poca de sal, vinagre bueno y vino, cuando se eche de ver que está cocida la carne se desenvuelve y se sirve fria ó bañada con alguna salsa caliente. Durante tres ó mas dias segun la estacion ó temperatura de la atmósfera.

BUTIFARRA. Véase CERDO (Longaniza de) A LA CATALANA.

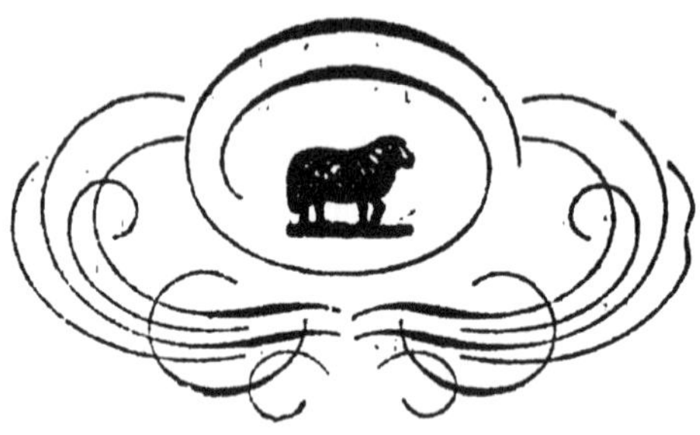

C

CABALLA. Pez de mar de un pié ó pié y medio de largo, cuya carne es roja y poco estimada en España, aunque en Francia y en Inglaterra se come generalmente y se condimenta de distintos modos. (Véase ESCOMBRO.) De poco tiempo á esta parte se ha traido aquí de Francia ya guisado y en latas. Este no necesita otra cosa para comerse que destapar las latas, ó calentarlas despues de destapadas, segun el adobo con que estuviere condimentado. Tambien suelen venir en sal muera, y éste, despues de bien desalado se condimenta con cualquiera de las salsas ó caldillos para pescado. (Véase PESCADO.)

CABEZA DE BUEY, VACA, &c. (Véanse estas voces.)

CABIAL. Especie de embuchado de los huevos del esturion. (Véase HUEVA DE ESTURION.)

CABRA MONTES. (Véase CORZO.)

CABRAJO. Especie de cangrejo de mar: los hay de un tamaño sorprendente; pero son preferibles los medianos; su carne es compacta, dura, correosa, desabrida é indigesta.

CABRAJO EN SALSA DE MOSTAZA. Se

le rompen las conchas al cabrajo, se abre por la espalda de la cabeza á la cola, y se le quita con una cuchara todo lo que se le encuentre dentro del cuerpo; se maja bien con el lomo del machete, y se echa en una cazuela ó cualquiera otra vasija de barro vidriado con una cucharada de mostaza, de las cucharas comunes, con peregil y ajo picados, sal, pimienta gorda, y los huevos que por lo comun se le encuentran bajo de la cola; se disuelve todo con aceite y vinagre, haciéndose de ello una salsa de mostaza. Hecha ésta, y probándose para asegurarse que está de buen gusto, se separa y echa en una salsera, sirviéndose al lado del cabrejo.

CABRITO. Con tal que éste no tenga mas de seis meses, su carne es buena y se come asada al asador; mas como es naturalmente desabrida, se sirve con alguna salsa picante ó muy cargada de especias. Así tambien se disponen los diferentes guisados con que suele presentarse á la mesa. A mas de los que se ponen á continuacion, puede condimentarse de la misma suerte que el cordero, aumentándose algo la cantidad de las especias.

CABRITO AL ASADOR. (Véase CORDERO AL ASADOR.)

CABRITO (Cabeza de) ASADA AL HORNO. Véase CORDERO (Cabeza de).

CABRITO ASADO CON SALSA DE CHÍCHAROS. Despues de limpio se pondrá á asar untándole aceite y sal: despues de asado se untará con yemas de huevo batidas: se freirán dientes de ajo y cebolla picada en manteca, y allí se echa una poca de agua, chícharos frescos, nuez moscada, clavo, canela y pimienta molida. Se picarán menuditos los bofes ó asadura, y se guisarán con especias y chícharos para que sirvan de salsa al cabrito.

CABRITO ADOBADO. Se pone en una cazuela ó sarten con adobo, hecho con chile ancho desvenado, remojado, y molido, con pan remojado en vinagre, cominos y ajo, y se mete al horno ó se asa á dos fuegos. Si se quiere, puede guisarse despues en cualquiera de los esplicados para el cordero.

CABRITO EN CALDILLO. Despues de cortadas las raciones de cabrito y de lavadas en agua fria, se unta una cazuela con bastanre manteca, y se pone allí el cabrito, picándole encima peregil, ajos y bastante cebolla; se le echa el agua suficiente, el zumo de dos naranjas agrias y un chorrito de vinagre con clavo y pimienta molida y un poquito de orégano. Se pone á cocer á dos fuegos, cuidando de que no se queme y de que se consuma el caldo.

CABRITO (Asado oloroso de). Despues de partido el cabrito en pedazos regulares, lavado y bien cocido, se pone á la lumbre una cazuela con manteca, donde se sancocharán unos ajos que se sacan despues de fritos, y se va echando allí poco á poco el cabrito para que se dore. Despues se pone junto en la cazuela y se le añade sal, pimienta molida hojas de laurel, una poca de mantequilla y el agua proporcionada para que se consuma y quede el cabrito en la manteca.

CABRITO RELLENO ASADO. Se desuello sin quitarle la cabeza, y sacándole las entrañas, se cuelga, dejándose manir hasta el dia siguiente, en que despues de lavado y enjugado, se untará por fuera y por dentro con manteca, ajos molidos y sal. En esta disposicion se rellena con el picadillo siguiente: se pica en crudo el lomo de cerdo y se cuece despues con agua, sal y un chorizon: se freirán en manteca ajos, xitomates y cebollas, todo picado menudo, y estándolo, se echa el lomo cocido y la carne del chorizon, sazonándnse con clavo, pimienta, azafran y cominos, todo molido, y peregil picado: se humedece con un poco de caldo y se le añaden pasas y almendras rebanadas, piñones y alcaparras, poniéndose al fuego hasta que se consuma el caldo: se añaden entonces pedacitos cuadrados de jamon y huevos duros, y un poco de vinagre y de aceite, con la sal necesaria. Relleno el cabrito con este picadillo, se cose la abertura del vientre, se pone en una cazuela con manteca, revuelta con ajos molidds y sal, y se cuece á dos fuegos ó al horno, que no deberá estar muy caliente.

CABRITO RELLENO, ENVINADO Y ASADO. En todo lo mismo que el anterior, con la diferencia de que despues de cocido como se dijo, se le echa una salsa hecha con el hígado cocido del mismo cabrito, que se molerá con almendras tostadas: se frie en manteca, se sazona con sal, clavo, pimienta, canela y agengibre, y se humedece con vino. Se vuelve al horno depues para que se seque la salsa, cuidándose de que no se queme, y se adorna por encima con rebanadas de huevo cocido, peregil picado y unos cuartos de romanitas blancas, ó apio rizado en el agua.

CABRITO ADOBADO Y ASADO AL HORNO. Dispuesto como en los artículos anteriores, se pondrá de un dia para otro, en un adobo hècho con chiles anchos desvenados, remojados y molidos con ajos, cominos, sal, tomillo, orégano y agengibre, si se quiere: el dia siguiente se saca del adobo, y con la manteca suficiente se mete al horno hasta que se dore bien sin quemarse, echándosele encima cuando se irá á servir todo su adobo.

CABRITO EN MANTEQUILLA. Despues de limpio se divide en raciones de un tamaño regula, que se frien en manteca con dientes de ajo enteros y la sal correspondiente: estando frita la carne, se le hecha agua y los dientes de ajo que se frieron, moliéndolos para esto con pimienta y unas hojas de laurel: se cuidará de voltear la carne por todos lados, y luego que se consuma el caldillo, se pone mantequilla en la misma cazuela, metiéndose al horno, ó cociéndose á dos fuegos para servirse.

CABRITO (Cuarto de) AL ASADOR. Se juntan los dos cuartos traseros, que son los mejores, y se les quitan los huesos principales y las membranas que los cubren; se echan en marinado ó escabeche (véase), y se dejan en ella tres ó cuatro dias, añadiéndose al escabeche cuartos de cebolla, tomillo, laurel, albahaca, peregil, ajo y sal. Se pone despues al asador y se sirve con salsa de pimienta ó tomate.

CABRITO ADOBADO CON VINO. Se mecha el cuarto trasero con mechones gruesos y se pone á adobar en un caldillo formado con partes iguales de vino y de caldo, con cebollas, ajos, tomillo, laurel, un manojito surtido, sal y especias, y añadiéndose unas tajadas de tocino, se deja por cinco ó seis horas al fuego. Cuando esté bien cocido, se aparta, y se sirve con salsa picante, hecha con el mismo caldillo en que se coció pasándose por tamiz.

CABRITO TIERNO (Asadó sencillo de). Se freirán en manteca unos dientes de ajo, hasta que se doren, y sacándose de la cazuela, se echa en ella el cabrito tierno dividido en trozos regulares para que se sancochen sobre crudo en la misma manteca, que para esto se habrá puesto en cantidad suficiente con la sal necesaria: estando sancochados, se les añade poca agua, que deberá quedar consumida cuando la carne acabe de cocerse, y los ajos fritos, molidos con clavo y con pimienta.

Consumido el caldo, y cocida la carne, se deja ésta allí freir en la misma grasa, de modo que quede algo tostada pero sin quemarse. Al servirse se adorna con trouquitos de apio rizados en el agua, cuartos de romanitas, chilitos y aceitunas.

CACAHUATE. Se deriva esta voz de la mexicana *cacahutl*, que significa *cacao*, y la aplicaron los españoles al fruto de que aquí se trata, y se llama en mexicano *tlacacáhuatl ó cacao de tierra*, con alusion á la particularidad de este fruto, que no nace en las ramas ni en los tallos de la planta, como sucede con los otros, sino adherido á los filamentos de las raices, debajo de la tierra. El cacahuate tostado es de muy buen sabor; pero si el tueste se pasa de punto, su gusto es semejante al del café tostado, al que tambien se parece en el olor. El aceite que se estrae del cacahuate es sabroso y lo comen los costeños, sustituyéndolo al de olivas por su baratura; pero su uso no se ha generalizado, porque se dice ser ese aceite muy cálido y dañoso por lo mismo, aunque esto acaso no es mas que una vulgaridad.

CACAHUATES GARAPIÑADOS. Se hacen lo mismo que las almendras garapiñadas, aunque algunos en lugar del azúcar enplean la panocha ó panela, para que sea mas activo el dulce.

CACAHUATE (Condumio de). Se hace miel de panocha de medio punto, y en ella se echa el cacahuate limpio y molido, dejándoselo tomar á la mezcla el punto de cajeta. En este caso se vacía en un cajoncito, donde enfriándose, se cortan los condumios del tamaño y forma que se quieran.

Por el aceite de que abunda el cacahuate se corrompen muy breve estos dulces, y no se pueden guardar por lo mismo, sí no es que sacan mal sabor decde que acaban de hacerse; para evitar estos inconvenientes muelen algunos el cacahuate tostado, ó solo se desquebraja el crudo sin remolerse; pero nunca son de gusto delicado, y como en su composicion se usa de la panela ó panocha en lugar del azúcar, no se cuentan entre los dulces finos, ni figuran en las buenas mesas.

CACAHUATE (Panochitas de). Se procede en todo como para los condumios de cacahuate desquebrajado, y se vacía la pasta en moldes, del tamaño y forma que se quieran, salpicándose por encima con ajonjolí tostado.

CACAHUATE (Palanquetas de). Se deja hervir miel de panocha hasta que tome el punto que llaman de melcochita, y en este estado se echan los cacahuates enteros, limpios y tostados, haciéndose que se revuelvan bien con el almíbar; se sacan entonces con una cuchara de madera las porciones, que han de formar las palanquetas, y se vacían sobre oblea.

CACAHUATE (Licor de). Se procede en todo como para el licor de almendra. (Véase entre los licores.)

CACAHUATES (Rosquetes de). (Véase ROSQUETE DE CACAHUATE.)

CACAHUATE (Panochitas de) CON ALMÍBAR DE AZUCAR. Hecho el almíbar con tres libras de azúcar, y clarificado se deja hervir hasta que tome el punto de recocer en el agua: se aparta de la lumbre y se le mezclan entonces dos libras de cacahuate molido, ó tostado y en mitades, y se vuelve al fuego, se le deja tomar el punto de cajeta se aparta y se bate hasta que quiera cuajar: se sacan entonces las porciones con una cuchara y se echan sobre papel.

CACALOXOCHIL, ó FLOR DEL CUERVO. El árbol que la produce es comunísimo en las tierras calientes, y se cubre de ellas completamente, formando en la cima ramilletes naturales, tan olorosas como agradables á la vista, pues está mezclada la flor de los colores rojo, blanco y amarillo, que resaltan agradablemente sobre el verde de las hojas. Esta es una de las flores que pueden emplearse con fruto y sin riesgo en las ensaladas floridas que son de última moda, y se explican en su lugar.

CACALOXOCHIL (Consorva de). (Véase entre las conservas CONSERVA DE CACALOXOCHIL.)

CACAO. (Vease CHOCOLATE.)

CACAO (Crema de). (Véase CREMA DE CACAO.

GACOMITE. Es la raiz de la planta que da la hermosa flor de este nombre y se llama en mexicano *oceloxochitl ó flor del tigre*. Es bulbosa y casi de la figura del ajo; se vende ya cocida, y su sabor es semejante al de algunos camotes, ó muy parecido al de la castaña. Puede emplearse en lugar de ésta, en los guisos ó rellenos que se hacen con ella.

CACHUELA. Se llama así entre cazadores la siguiente fritura, hecha con los hígados, corazones y riñones de los conejos. Se ponen en una cazuela algunas tajadas de jamon, que se dejan freir en la misma manteca que despiden, y cuando se hayan hecho los torreznos, se echan allí mismo rebanadas delgadas de hígados, corazones y riñones del conejo, crudos, ó ya cocidos en agua con sal, y si se quiere, alguos huevos que se revuelven con la fritura, añadiéndose peragil picado y chiles verdes. En vez del huevo ponen algunos un poco de vino.

CAFE. El café es idolatrado por los verdaderos gastrónomos, porque les suaviza las fatigas de la digestion. Por lo general, el hombre que digiere está triste, pues el sentimiento de plenitud que esperimenta, se junta la idea de que ha enagenado por muchas horas el ejercicio de su estómago; pero el café le vuelve la alegría, rechazando hácia la region gástrica los vapores de las viandas y del vino, cuya direccion ascediente amenazaba ofuscar su cabeza. El café ensancha su corazon, inspira agudezas á su espíritu y enciende su imaginacion. El hombre que tiene talento en ayunas, es un génio despues del café. Por su influencia se abre y desarrolla la inteligencia mas obtusa; la insencible se vuelve tierna y la belleza fria se anima; todo se trasforma, y este es el triunfo del café.

El café que es ya el complemento necesario de una mesa, aun entre las gentes de menor esfera, no fué conocido en Europa, sino á mediados del siglo XVII, muchísimo tiempo despues de la muerte del sacerdote árabe, á quien se debe su descubrimiento. El mollah Chadely, como otros muchos de los *verdaderos creyentes*, padecian una enfermedad que le deba toda la apariencia de un impío, pues apenas el buen hombre ponia la vista sobre su libro de rezo, cuando se le cerraban los ojos y se dormia como si estuviese atacado y entorpecido por el mas activo narcótico. Un dia que meditaba con dolor sobre su indisposicion, la que al fin podia irritar á Mahoma, vió á sus cabras ramonear con apetito las flores y los frutos del café, é incontinenti dar saltos y bricos, como si este pasto aumentase su vivacidad natural. El buen sacerdote se rascó la cabeza, reflexienó un momento, y arrebatado despues por un movimiento profético, exclamó: "¡Bendito sea el grande Allah! He aquí ya el remedio que habia buscado tanto tiempo." Y desde luego arranca algunas bayas del café, las prueba, y las encuentra demasiado buenas, creciendo su alegría al considerar que podia restablecer su salud al mismo tiempo que lisonjeaba el gusto con nuevas y agradables sensaciones. Tomó el café y no se volvio á dormir, viniendo á ser para él este licor la libacion anticipada de la bebida, prometida por su profeta á los verdadoros creyentes. Sus dervises lo imitaron, y el pueblo siempre carnero siguió su ejemplo llegando así á ser general el uso del café; y extendiéndose por todas partes la fama de esta historia, se creyó que el mismo Mahoma, celoso de su autoridad, como todos los dioses, habia enviado el café para que nadie se durmiese cuando leyese el Koran.

El café no llegó á Europa sino despues de mucho tiempo, siendo Soliman Agá embajador en Francia, quien lo dió á conocer en Versalles en 1669. El pueblo mas despabilado del mundo no necesitaba del café como remedio; pero la gastronomía lo aprobó y admitió como un goce nuevo y desconocido. La corte hizo de él sus delicias; el estado medio, que se empeña en imitar el buen tono en su mayor refinamiento, lo adoptó con entusiasmo; no fué el último el clero en seguir la moda, y bien presto hasta las clases populares imitaron al clero y al estado medio. A esta, como á todas las novedades, no le faltaron adversarios y una bella dama, que ha escrito cartas bastante tiernas, y algunas veces no poco zalameras, opinaba que el café no duraria mas tiempo que Racine; pero esta hermosa, que con tal rasgo creia hacer una sátira, profetizaba sin saberlo y decia una verdad inconcusa; porque en efecto, los versos del poeta están llenos de encanto y de elegancia, y el licor del árbol del Yémen es suave y delicioso, calidades que prometen á los unos y al otro larga vida.

En 1715 cuando el duque de Anjou, nieto de Luis XIV, despues de la guerra de sucesion, fué declarado rey de España, al restablecer su corte con el nombre de Felipe V, debió establecer tambien en ella el uso del café.

Posteriormente en 1752 un comerciante llamado Edward, lo introdujo en Lóndres; pero en Inglaterra no ha podido generalizarse su uso, á virtud de la resistencia constante de los partidarios del thé.

Parecia natural que lo sespañoles, ocostumbrados al café desde la época referida, nos hubieran enseñado su uso; pero ya sea que fuesen mas aficionados á nuestro cacao, ó ya que en la misma España no hubiese encontrado muchas simpatías, lo cierto es que á fines del siglo XVIII, algunos italianos fueron los primeros que en esta capital lo ponian en ollas en las esquinas, vendiéndolo á la plebe, al paso que unos muchachos, en los mismos parages, ofrecian á gritos los molletes que tenian colocados sobre una mesita con su servilleta. Obra fué entre nosotros del siglo XIX la primera casa decentemente amueblada y regularmente servida que, del apellido de su empresario se nombró CAFE DE MEDINÁ, en que se vendio este licor, que desde entonces comenzó á hacerse de moda, estando ya hoy su uso generalmente establecido.

Hay diversas clases de café, que el verdadero gastrónomo debe conocer, como el Martinica, el Borbon, el Cayena; pero estos en nada aventajan á los de la Habana y á los que producen nuestras tierras calientes, entre los que es mas apreciado el Velasco, y son los que aquí se consumen: el que es verdaderamente superior, el primero y el mas delicioso de todos, es el Moka, que se llama así del nombre de la ciudad en que se vende, porque su suelo no produce sino muy poco, y es uno de los frutos mas preciosos de la tierra del Yémen.

Como este es muy caro y muy raro, suele mezclarse en las casas decentes con el nuestro, y resulta muy buen café.

El cuidado de tostarlo nunca debe abandonarse á manos subalternas, pues la bondad del licor depende de tal modo del grado de su tueste, que la menor negligencia en esta parte puede alterar su perfume volviéndolo amargo, acre y capaz de contristar el paladar de los convidados. Su verdadero punto consiste en separarlo del fuego cuando comienza á despedir el aceite, que si se deja quemar, comunica al graho un olor empireumático, de modo que molido quede de un color al que hasta ahora no se ha dado nombre fijo, y que es enteramente diverso del que se llama *pardo:* los franceses le dicen color *de barba de capuchino*, los españoles *leonado*, otros *achocolatado*, y generalmente color *de café*, que es el mas propio; pero si se usara en este lugar del último, no sabrian los lectores de cual color debe quedar el café tostado en su verdadero punto. El nombre que con mas exactitud lo designa, es el mexicano *quappachtli* ó *color de lama*, que vulgarmente llaman *cuapaxtle;* debiéndose advertir que tiene menos inconvenientes dejar al café bajo de tueste, que quemarlo, porque en este caso en vez de café no se toma mas que carbon detestablemente amargo, defecto muy comun en los cafees ó cafeterías, en que de este modo, por su color renegrido, quieren persuadir á los marchantes de que su licor está muy cargado de café.

Al molerse debe cuidarse de que no quede en polvo muy fino, porque en este caso no podria pasar el agua hirviendo por el filtro, con la presteza necesaria, para que no se enfrie el café antes de filtrarse, siendo gravísimo el inconveniente de recalentarlo.

Ya hace tiempo que solamente los empíricos ponen á hervir el café en polvo para lograr el licor, y aun los filtros simples han dejado ya de contentar al gusto refinado de los aficionados. Las cafeteras *á la Morize* tienen un doble mecanismo con el que se consigue extraer con el orujo toda la sustancia esencial que contiene; pero en estos dias han llegado otras de nueva invencion, que llaman al vapor, y se dice ser mejores. Es inútil decir que ya ha caido en desuso la costumbre de volver á hervir el orujo para que produzca una agua amarga que sirva de base al café nuevo, porque no pudo ser adoptada sino por una economía mezquina y mal entendida.

El café debe servirse hirviendo, y no debe llenarse la taza, derramándolo sobre el plato. La mezcla del aguardiente con el café, á la que se ha dado el brillante nombre de *gloria*, aun se usa en algunas casas; pero la gastronomía no admite una mezcla que no es de buen tono, y que no conviene sino á paladares relajados ó estragados.

Despues del café se sirven diferentes licores, que todos deben ser de los mas relevantes, porque en general los licores dulces si no son superfinos dejan en el paladar cierta grosura ó untuosidad, tan desagradable al gusto como dañosa á la salud. Cuando no se pueden ofrecer los licores mas delicados que producen las islas de Holanda, es necesario contentarse con excelente coñac, rom, ó cualquiera de esos licoros fuertes, que tomados en corta cantidad son para el estómago muy buenos tónicos, y completan la obra del café, ayudando á perfeccionar la digestion.

Como el café en polvo que se vende en el comercio está sujeto á tantas falsificaciones, será oportuno que se tueste y muela en las casas donde se consume, con lo que tambien se logrará la certeza de su clase, y el punto de tueste conveniente.

El uso moderado del café no puede ser dañoso, fuera del caso de ciertas enfermedades y de una irritabilidad escesiva; pero su abuso puede tener funestos resultados El obra con fuerza sobre el corazon y sobre el cerebro, y la leche modera su accion, pero no la neutraliza.

CAFE CON LECHE. Se prepara lo mismo que el café con agua, con la diferencia de que cuando haya reposado, se cuela por un lienzo muy limpio, y se vuelve á calentar antes de servirse.

CAFE CON CREMA. Para esto se hace mucho mas cargado ó fuerte, y despues de clarificado, se le echa la cantidad que se quiera de crema. (Vease CREMA DE CAFE.)

CAFE. (Sorbete de). Véase SORBETE DE CAFE.

CAFE. (Licor de). Véase LICOR DE CAFE.

CAFIROLETA. (Dulce.) Se hace almiba clarificado de medio punto, con seis libras de azúcar: se le echan una libra de almendras limpias tostadas y molidas, catorce yemas de huevo y diez cajas ó papeles de mamon frio molido: se pone al fuego para que adquiera consistencia y se le mezcla canela molida, que tambien se le pondrá por encima cuando se lleve á la mesa.

CAFIROLETA SIN HUEVO CON MIEL VÍRGEN. Se hace el almíbar de punto alto, y se aparta de la lumbre: se le echa mamon tostado deshecho, almendras tostadas y martajadas para que le quede grano, miel vírgen y clavo.

CAGALAR. De buena gana se hubiera omitido en esta Diccionario una voz tan desagradable, si hubiera otra mas pulcra y generalmente conocida con que designar esta parte de la vaca ó ternera, que se dispone en clemole y es uno de los guisados mas sabrosos; pues si se hubieran usado las de *intestino ciego*, que signifinan la misma cosa, á mas de que se nos tacharia de pedantismo, no habria una cocinera que entendiese este artículo, ni carnicero que supiese lo que se le pedia, ni lo que habia de despachar. Por fortuna no tendrá que repetirse muchas veces, pues solo tiene este guiso peculiar, que podrá verse bajo los rubros:

TERNERA ó VACA (Cagalares de EN CLEMOLE.

CAJETA. Con este nombre se designa una multitud de dulces, en que mezclándose con el almíbar la mayor parte de las frutas conocidas, y otras muchas sustancias, se hace subir el grado de cocimiento hasta el punto que pueda vaciarse la pasta en cajitas de madera, donde se guarda y conserva el dulce mucho tiempo sin echarse á perder, pudiéndose proveer la despensa para todo el año en la estacion propia de cada fruta.

Con la lectura de los artículos siguientes, quedará cualquiera habilitado para confeccionar á su arbitrio una innumerable variedad de dulces de esta clase, inventando mezclas ó refinando el gusto de las aquí explicadas, ó empleando otras frutas ó sustancias que no se expresan en este Diccionario por no abultarlo demasiado.

CAJETAS ENCANDILADAS. Se hace almíbar clarificado con una arroba de azúcar, y se le da punto alto espeso: se exprimen cuatro limones en un jarro de agua, y cuando está hirviendo el almíbar se le echa para que se encandile: se aparta luego y se mantiene dos dias en el cazo, hasta que se cuaje. Entonces se mezclan veinte y dos libras de duraznos rallados y cocidos, y cuatro cuartillos de jalea, poniéndose todo á la lumbre hasta que el durazno esté á medio cocer: se aparta y deja para el dia siguiente, en que volviéndose á la lumbre se le da el punto de jalea.

CAJETAS DE LECHE. Se lava y seca una libra de arroz un dia antes de hacerse las cajetas; se muele en seco al dia siguiente, de modo que quede el polvo muy fino, se deslie en ocho cuartillos de leche y se cuela por un lienzo de jaman que no esté muy tupido: en otros ocho cuartilos de leche se echan ocho libras de azúcar bien remolida, remoliéndose hasta que deshaga bien, y se cuela por el mismo lienzo: se mezcla todo y se pone á la lumbre hasta que espese un poco, para que se añada media libra de almendra pelada y molida con un poquito de leche, y entonces se le da el punto de cajeta.

CAJETAS DE LECHE Y PIÑA. A ocho cuartillos de leche, cuatro libras de azúcar, seis onzas de almidon y una taza caldera de zumo de piña.

CAJETAS DE TURRON. (Véase TURRON DE CLARAS BATIDAS.)

CAJETAS DE HUEVO Y ALMENDRA. Para dos libras de azúcar veinte y seis yemas de huevo y una cuarta de almendra; se echa todo en el almíbar, hasta que tenga punto, que se toma en agua, donde debe cuajar el almíbar.

CAJETAS DE HUEVO CON AGUA DE AZAHAR. A una libra de azúcar blanca, diez y seis yemas de huevo, agua de azahar y almendras molidas. Se les deja tomar punto de cajeta.

CAJETAS DE AREQUIPA APIÑADA. Se echan dos libras de azúcar en siete cuartillos de leche, con cuatro onzas de almendra pelada y molida, y una de almidon cernido, poniéndose á la lumbre y dejándose tomar punto. Se añade entonces otra libra de azúcar y una piña molida y colada por servilleta, dejándose hervir hasta qne tenga el punto de cajeta.

CAJETA DE MELON. Se muelen cuatro melones chicos y se mezclan con almíbar clarificado y tibio, hecho con dos libras de azúcar, añadiendo seis yemas de huevo y media libra de almendra martajada. Se pone todo á la lumbre, y se menea hasta que tome el punto de cajeta.

CAJETAS DE REVOLTILLO. Se mezclan iguales partes de pera rallada, durazno y manzana, cocido todo y cernido por un cedazo: se hace almíbar de medio punto con una libra de azúcar para cada libra de mezcla, se le echa esta y se le da el punto un poco mas alto que el de arrugas; echándose en seguida en las cajetas.

CAJETAS DE CAMOTE BATIDO CON PIÑA Ó SIN ELLA. Se cuece y se monda el camote, se muele y se cierne por cedazo: se hace almíbar de menos de medio punto con seis libras de azúcar para cada cinco libras de camote; se mezcla uno con otro y se le deja tomar el punto de arrugas en la cuchara: cuando lo está tomando, se le añade una piña molida, si se le quiere mezclar, lo que no es necesario, pues con solo el camote quedan muy buenas las cajetas.

OTRAS. Se hace el almíbar con seis libras de azúcar, y cuando está de punto se le mezclan cuatro libras de camote y dos de piña, peladas y molidas ambas cosas, y se deja recobrar el punto de cajeta.

OTRAS. Hecho el almíbar clarificapo con una cuarta de arroba de azúcar, se le echan seis libras de camote cocido, pelado y molido y sin hebras, y una piña molida sin corazon ni cáscara. Se deja hervir todo, meneándose sin cesar con un cucharon de palo para que no se pegue en el cazo, hasta que tomándose un poco con una cuchara y enfriándose, no caiga al voltearla. Luego que enfrie se llenan las cajetas.

CAJETAS DE EURORA. Se clarifica almíbar, y se le da el punto de panochita: se le echan piñones, almendras, ajonjolí tostado, y si se quiere panecillo ó canela en polvo para que se tiña.

CAJETAS DE NATAS. Hecho almíbar clarificado de medio punto con tres libras de azúcar, se le echa una libra de camote blanco, media libra de almendras mondadas, y medio coco, todo molido; y así que todo esto vaya á tomar el punto de cajeta, se añade un pozuelo de natillas. Se deja en la lumbre hasta que tenga el punto de despegar del cazo, y se aparta entonces para llenar las cajetas.

CAJETAS DE LIMON REAL. Se quitan á los limones las entrañas y las cáscaras, dejándoles solamente la parte blanca y carnosa, se asolean, y en ocho dias se les están mudando aguas diariamente: se cuecen y rallan, y se echan en almíbar clarificado de cuatro libras y media de azúcar para ocho libras de limon: se tiñe con tuna, y se le deja tomar el punto de que no caiga de la cuchara al tiempo de voltearla.

CAJETAS DE LIMONCILLOS. Se parten por la mitad los limones verdes, y se ponen á cocer en agua fria: luego que den un hervor se les quita aquella agua y se les echa otra caliente. que se tendrá prevenida, con una poca de sal de la mar y un manojito de paja: así que den otro hervor, se hace la misma operacion, que se repite por tres veces, y entonces se apartan del fuego, mudándoles solamente el agua caliente hasta que hayan despedido todo lo amargo. Se muelen despues, y se echan en almíbar clarificado, de medio punto, frio, hecho con una libra de azúcar para cada libra de limon molido, batiéndose bien para que éste quede muy desleido: se añade entonces bastante agua de azahar y se pone á la lumbre para que hierva hasta que tenga el punto de verse el fondo del cazo entre la pasta. Aunque estén los limones amarillos, el cocimiento los pondrá verdes. Es mejor echar el agua de azahar cuando ya la pasta vaya á tomar el punto, para que no se evapore el aroma.

CAJETAS DE MEMBRILLO. Se mondan los membrillos, se les quita el corazon, se cuecen, se muelen y se ciernen por un ayate delgado: se mezclan con almíbar clarificado, hecho con dos libras y media de azúcar para cada libra de membrillo. Se pone á la lumbre y se le hace tomar el punto de despegar del cazo.

OTRAS. Para nueve libras de membrillo, media arroba de azúcar, y en lo demas como las anteriores.

OTRAS CON GUAYABA. Se monda el membrillo, se rebana, se le quita el corazon, se echa en infusion en agua de sal y se cuece despues: á cada libra de membrillo, se mezclan dos guayabas, y habiéndose esprimido y cernido se echa en almíbar clarificado, hecho con libra y cuatro onzas de azúcar para cada libra de membrillo. Se deja al fuego hasta que tenga el punto conveniente.

CAJETAS DE MERMELADA DE MEMBRILLO. Pelado y descorazonado el membrillo, no muy maduro, se echa en una olla de agua bien caliente y con sal: se deja allí una noche y al dia siguiente se lava, se cuece y se echa en la olla con agua tibia, dejándose así hasta otro dia, en que se pondrá á escurrir en un canasto: se remuele despues mucho, se pasa por un ayate muy fino, y se echa en almíbar clarificado en punto de bolita, hecho con veintinueve libras de azúcar para cada arroba de membrillo. El punto se conoce en que hace hervor echando humo; cuando lo tenga, se aparta de la lumbre, se baten en el cazo y se llenan las cajetas.

OTRSA. Se parte el membrillo por en medio, se descorazona, se cuece y se cuela por cedazo: se hace el almíbar clarificado del punto mas alto que se pueda, con libra y media de azúcar para cada libra de membrillo; se echa ésta allí y se le deja tomar el punto de las arrugas: se aparta, se bate un poco, y se vacía en vidrios ó cajetas.

OTRAS. Se cuecen los membrillos sin cáscara ni corazon, se muelen, se ciernen por un cedazo de cerda y se les echa azúcar machacada en el cazo, á razon de tres libras para cada dos libras de membrillo: se pone esto en la lumbre hasta que tome el punto de despegar del cazo: entonces se aparta, se bate sin empanizarlo, y se echa tibio en las cajetas.

CAJETAS DE MERMELADA DE MANZANAS. Lo mismo que las anteriores, poniéndose manzanas en lugar de membrillo.

CAJETAS DE MERMELADA DE DURAZNO. Despues de bien molidos los duraznos, se hace la misma operacion que para los membrillos y manzanas, de los dos artículos anteriores; pero solamente se echa una libra de azúcar para cada libra y media de durazno.

CAJETAS DE ALFAJOR. (Véase esta voz en las págs. 21 y 22.)

CAJETAS DE CALABACITAS DE CASTILLA. Se pelan éstas, se deshuesan, se destripan y se muelen: se echan en almíbar clarificado y de punto, y se ponen á la lumbre, meneándose hasta que tomen la consistencia debida.

OTRAS CON LECHE. Como las anteriores; pero se mezclan con leche cuidando de que no se corte y engranuje. Así son mejores, aunque duran poco.

CAJETAS DE GUAYABA. Se quitan solo á las guayabas las cabezas, los lunares que tengan y los huesitos: se muelen bien, se echan en un cazo con azúcar, libra por libra, y se ponen á la lumbre meneándose bien y seguido para que no se peguen. Cuando vayan tomando punto de manjar blanco, se apartan, se dejan enfriar, y con una cuchara de palo se van vaciando en las cajetas y vasos de vidrio.

OTRAS. Despues de bien molidas las guayabas, como se dijo en el artículo anterior, se echan en almíbar muy clarificado, hecho con seis libras de azúcar blanca, espesándose bien. Se pone á la lumbre y se le da el punto conveniente, para vaciarse despues en las cajetas.

CAJETAS DE GUAYABA CON MEMBRILLO. A una libra de guayaba molida en crudo, media de membrillo cocido y cernido por cedazo, dos libras de azúcar. Se lo da el punto conveniente para guardarse en vidrios.

CAJETAS DE GUAYABATE HABANERO. Se ponen á cocer las guayabas, y así que lo estén, y habiendo soltado el hervor, se apartan y se ciernen por un ayate fino. Se cuece tambien membrillo, y se cierne, se mezclan en la proporcion de una libra de guayaba, media de membrillo y libra y media de azúcar bien machacada. Se echa todo en un cazo, se deja hervir á fuego manso, y estando de punto se vacía en los vidrios que se asolearán tres ó cuatro dias. Se puede añadir media onza de canela molida para cada arroba de dulce antes de echarse en los vasos ó cajetas.

CAJETAS DE CLAVEL. Se cortan las puntas blancas á un libra de claveles deshojados, y se muelen ya limpios. Se echan en almíbar clarificado, hecho con tres libras de azúcar, y se pone á hervir hasta que tenga el punto de cajeta, añadiéndole entonces el zumo de un limon, y cuidando que no caigan las pepitas.

CAJETAS DE CIDRA. Se hacen lo mismo que las de limon real, con la diferencia de echar una libra de azúcar á otra de cidra.

CAJETAS DE ALMENRA Y COCO. Se monda un coco y se muele: se pela y se martaja media libra de almendra, y uno y otro se echa en almíbar clarificado, hecho con dos libras de azúcar; se pone al fuego hasta que tenga el punto de ojo, y se aparta.

CAJETAS DE SAINETE. A una libra de camote otra de almendra, todo molido, y libra y doce onzas de azúcar hecha almíbar. Se le da el mismo punto que á la mermelada.

CAJETAS DE CHAYOTE. Se muele huacamote ó chayote cocido, y se mezcla con agua de piña y almenda martajada, echándose en azúcar machacada libra por libra. Se pone al fuego y se le da el punto de cajeta.

CAJETAS DE JÍCAMA. A una libra de jícama rallada cuatro onzas de almendra molida y dos libras de azúcar. El punto es cuando hace arruga gorda.

CAJETAS DE JÍCAMA Y COCO. A las del artículo anterior se quita la almendra y en su lugar se pone igual cantidad de coco rallado y conservdo aparte.

CAJETA DE HABA Y ALMENDRA. Se pone á remojar en agua tibia una libra de habas: se limpian, se ponen en una servilleta para que se cuezan así, y se muelen despues: se deshacen cinco libras de azúcar en cinco cuartillos de leche y se les mezcla una onza de almidon tamizado, se cuela y se pone á cocer con las habas, añadiéndose despues de cocido lo demas, una libra de almendras martajadas, y dándosele el punto correspondiente.

CAJETAS DE HABA CON AGUA DE AZAHAR. Se remojan las habas, se pelan y se cuecen: luego se escurren y se muelen: Se endulza leche con libra y media de azúcar para cada libra de haba, y se cuela: se le mezcla despues la haba molida, y se deja á la lumbre hasta que tome el punto de cajeta, que consiste en que al manearse quede limpio el cazo, lo que se hará sin cesar cuando esté cerca de llegar al punto de cocimiento; y al apartarse se le echa una poca de agua de azahar.

CAJETAS DE UVATE. Se hierven en un poco de agua las uvas desgranadas, se sacan y se deshuesan: se echan juntamente con el agua en que se hirvieron en el almíbar; y estando todo de medio punto, se aparta y guarda para el dia siguiente, en que se volverá á poner al fuego, para darle el punto de jalea, y echarlo en los cascos.

CAJETAS DE REQUESON. A medio requeson de los chicos, una libra de azúcar, cuatro libras de huacamote, tres libras de camote blanco, y una libra de almendra, todo molido, y se deslie en seis cuartillos de leche hasta que no quede dureza alguna. Se mezcla esto con almíbar clarificado de punto de espejo en razon de una libra para otra de la pasta, revolviéndose y desbaratándose todo para que no se haga bola. Se pone despues á la lumbre, y se le da el punto de cajeta.

CAJETA DE BIEN-ME-SABE. Se hace el almíbar con cuatro libras de azúcar, y teniendo el punto de espejo, se le echa una libra de almendras peladas y molidas, y una pechuga de gallina despues de bien lavada, de cocida entre rescoldo, envuelta en un papel mojado, de deshebrada en agua de azahar y de mezclada con un cuartillo de leche y un poco de bizcocho bien molido. Se le da el punto de cajeta, y se aparta.

CAJETAS DE TODO. Se cuecen peras, se mondan y se rebanan: se echan en almíbar de punto de quebrar, hecho con treinta y seis libras de azúcar para diez y ocho libras de pera, añadiéndose otra libra de piña cocida, en trocitos: cuando esto tenga punto se agregan siete cuartillos de jalea de durazno, y seis de jalea de manzana, dejándose hervir hasta que recobre su punto: se aparta, y se le añaden ocho libras de camote blanco, cernido, y en deshaciéndose bien se vuelve el revoltijo á la lumbre para que tome el punto de jalea: se le echa, por último, agua de azahar, se aparta y se vacía en las cajetas.

CAJETAS DE MAMEY. Para seis libras de mamey bien molido, seis libras de azúcar. Se le da el punto de cajeta.

CAJETA DE PASTA DE DAMAS. A cuatro libras de azúcar molida, se echan treinta y dos huevos, una libra de almendra molida, una poca de agua, con la que se baja la almendra del metate, y cuatro onzas de nuez: se pone á la lumbre, y se le da el punto de cajeta.

CAJETAS DE LECHE QUEMADA. Se deshacen diez y ocho libras de azúcar en un cántaro de leche, que se cuela y se pone á hervir, dejándose doce horas sobre la lumbre, habiéndose apartado antes una poca de leche, en la que se desleirá una libra de almendra pelada y remolida, y otra poca en que se hará lo mismo con otra libra de camote dispuesto del mismo modo. Así que haya hervido la leche, se le echa primero la almendra desleida, y se le deja que dé otros hervores: se echa despues el camote, y se está meneando sin cesar: así que haga espuma por los lados, se le echa por esos mismos lados cosa de cuartillo y medio de agua, y se le deja por fin tomar el punto de cajeta, que es cuando al menearse se ve el fondo del cazo, á cuyo tiempo se habrá puesto el dulce de color de coleta.

CAJETAS DE COCADA (Véase COCADA).

CAJETAS DE CAMOTE, LECHE Y CHIRIMOYA. Se hace almíbar clarificada sin limon, con una libra de azúcar: cuando haya tomado el punto de quebrar, se aparta y se le echa una libra de camote limpio y deshecho, mezclado con otra libra de azúcar en polvo, y disuelta en dos cuartillos de leche, batiéndose todo; se vuelve á la lumbre y luego que haya dado unos hervores, y que esté cerca de tomar el punto de cajeta, se añade una libra de chirimoya limpia, deshuesada y molida, y otra libra de azúcar, dejándose hervir hasta su completo cocimiento.

Puede omitirse la chirimoya, quedando siempre buenas las cajetas, y puede tambien añadirse coco rallado, desde que se pone el almíbar.

CAJETAS DE PURO REQUESON. Se hace almíbar con tantas libras de azúcar cuantas han de ser las de requeson: despues de clarificado, se deja hervir hasta que esté de punto de quebrar, y entonces, sin apartarse el cazo de la lumbre, se le echa el requeson remolido, no dejándose de batir hasta que tome el punto de cajeta. Al vaciarlo se sigue batiendo mucho.

Algunos apartan el cazo de la lumbre para echar el requeson; pero inmediatamente despues se vuelve al fuego, y se hace en todo lo demas como se ha dicho.

CAJETAS DE LECHE CON ALMIDON Y ALMENDRA. Se endulzan veinticinco cuartillos de leche con siete libras de azúcar muy blanca: se cuela, se pone á la lumbre, y cuando haya dado algunos hervores, se le echa un pozuelo de almidon, que se habrá avado en dos aguas y colado con la tercera por un cedazo: en queriendo tomar el punto de cajeta, se añade media libra de almendra limpia y martajada, dejándose entonces que tome la consistencia debida.

CAJETAS DE LECHE, ALMENDRA Y GUAYABA. Se hace almíbar con dos libras de azúcar, se clarifica y se le deja que tome el punto de quebrar: se deshacen en cuatro cuartillos de leche dos libras de camote molido, dos libras de azúcar y una poca de guayaba: se echa esto en el almíbar, y cuando haya hervido mucho, se añaden tres onzas de almendra molida con leche, y se deja hervir hasta que haya adquirido el punto de cajeta.

CAJETAS DE LECHE CON ARROZ Y LIMON. Se endulzan ocho cuartillos de leche con dos libras de azúcar: se añade un pocillo de arroz molido con leche, y se pone al fuego. Cuando esté de punto, se le esprime medio limon, y se vacía en las cajetas.

CAJETAS DE AREQUIPA. Se llenan los cascos ó tazones con las preparaciones de este nombre. (Véase AREQUIPA, págs. 41 y 42.)

CAJETAS DE LECHE APIÑADA. Se deshacen al fuego ocho libras de azúcar en diez y seis cuartillos de leche: se cuela ésta ya endulzada y se vuelve á la lumbre, echándole dos onzas de almidon deshecho en leche y colado, y se le deja tomar el punto de cajeta: se le añade entonces una piña, cocida en agua, mondada, limpia y molida, dejándose que vuelva á tomar el punto de cajeta: se aparta entonces del fuego, y al vaciarse en los cascos se le incorporan con presteza dos onzas de canela en polvo.

CAJETAS DE LECHE ENVINADA. Se deshacen cuatro libras de azúcar en diez cuartillos de leche: se cuela y se pone á la lumbre, echándole una libra de almendra no muy remolida y cuando esté cerca de tomar el punto de cajeta, se añaden, revolviéndose bien, diez onzas de marquezote ó mamon frio, molido, y un cuartillo de vino legítimo de Málaga, ó cualquiera otro generoso que no sea tinto: luego que haya adquirido consistencia de cajeta, se aparta de la lumbre y se vacía en los cascos.

CAJETA DE PERON Y COCO. Se hace almíbar con una cuarta de arroba de azúcar y se clarifica; se le mezclan dos cocos rallados y molidos y una libra de peron cocido, pasado por un ayate fino, ó por un cedazo ralo de cerda: se le deja tomar el punto de cajeta, cuidando de menearlo, se aparta y se echa en los cascos.

CAJETAS DE PERON Y DURAZNO. Cocidas aparte estas frutas, y habiéndoles quitado á la una el hueso y el corazon á la otra, se muelen y se pasan por el ayate ó por el cedazo: se mezclan en partes iguales y se les echa azúcar blanca machacada, en proporcion de una libra para cada libra de fruta: se ponen á la lumbre y se les deja tomar el punto de cajeta.

CAJETAS DE PERA. En todo como las anteriores.

CAJETAS DE PERON. Lo mismo.

CAJETAS DE PERON Y PERA. Lo mismo.

CAJETAS DE PERA Y DURAZNO. Lo mismo.

CAJETAS DE MANZANA Y PERA. Lo mismo.

CAJETAS DE MEMBRILLO Y PERA. Lo mismo.

CAJETAS DE GUAYABA Y CAMOTE. Lo mismo.

CAJETAS DE MEMBRILLO SOLO. Lo mismo, con la sola diferencia de que se echa de fruta la quinta parte menos que de azúcar.

CAJETAS DE MEMBRILLO BLANCO. Lo mismo, vaciándose del cazo en el momento que tome el punto.

CAJETAS DE MEMBRILLO ROJO. Lo mismo; pero se deja algun tiempo en el cazo para que tome color, cuidándose de que no dure mucho en él, para evitar que atacando el ácido al cobre se forme un cardenillo, que mezclado con el dulce, seria dañoso, ó por mejor decir, venenoso.

CAJETAS DE MERMELADA DE DIVERSAS FRUTAS. Se llenan los cascos con cualquiera de las mermeladas, con tal que tenga el punto de cajeta. (Véase MERMELADA.)

CAJETAS DE MAMEY. Con la pasta esplicada para el ante, dándole el punto de cajeta. (Véase ANTE DE MAMEY.)

CAJETAS DE CAMOTE Y PIÑA. Lo mismo. (Véase ANTE DE CAMOTE Y PIÑA.)

CAJETAS DE DIVERSAS FRUTA. (Véanse los antes de las frutas respectivas.)

CAJETAS DE COCADA. (Véase COCADA.)

CALABACITAS. Se designan siempre con el diminutivo las calabazas tiernas y pequeñas, que son las que únicamente se guisan, pues llegando á su completa madurez, solo se comen cocidas con tequesquite, ó se destinan á dulces, cuyas preparaciones se esplican en su lugar. Para picarlas ó rellenarlas se emplean las medianitas; pero las que se adoban y comen en ensalada son las estremadamente pequeñas. Deben escogerse las de amilpa ó tierra firme de regadío, porque las de chinampa no son tan compactas, son mas aguanosas y conservan aun despues de guisadas cierto saborcillo dulce, que las hace menos apreciables.

CALABACITAS DE BOTOALANTE! Se pican menudas las calabacitas tiernas y se ponen á cocer con manteca sola y sal; cuando se hayan cocido un poco, se muelen unos cuantos chiles verdes y epazote frito, que se echan á las calabazas, añadiéndoles costillitas de puerco y chicharrones cocidos y fritos. Se dejan á fuego manso hasta que se cuezan bien.

CALABACITAS EN NOGADA. Bien mondadas las nueces frescas, ó las almendras si la nogada fuese fingida, se dejan remojar largo tiempo: despues se muelen bien en un metate muy limpio, y apeada la masa, se muelen ajos, pimienta fina en regular cantidad, para que la nogada esté algo cargada de ella, migajon de pan remojado en vinagre y uno ó dos quesos frescos, segun el tanto de nogada que se ha de hacer: estando todo molido separadamente, se reune humedeciéndolo con vinagre, y al llevarse á la mesa se sazonará con la sal fina necesaria. Puestas las calabacitas enteras y cocidas en un pluton, se bañan con la nogada dicha, adornándose por encima con granos de granada y cuartos de romanitas bien limpias. Esta nogada es muy buena tambien para el pescado bobo.

CALABACITAS DE LA POBRE MUGER. Se cortan y separan las dos extremidades de las calabacitas tiernas, y se pican estas no muy gruesas: se pone al fuego una olla con una poquita de agua y sal de la tierra y se echan en ella las calabacitas picadas, haciéndose hervir á fuego fuerte. Cuando hayan dado algunos hervotes, se les echan unos pocos de ajos picados, una rama de epazote, algunas cebollas en cuartos, chiles verdes grandes, asados y pelados, y unas rebanadas de elote: cuando hayan hervido las calabazas de modo que esten bien cocidas, se apean de la lumbre y se pone una cazuela con bastante manteca: se frien en ella costillas de puerco en trozos cortos, rebanadas de lomo y pedazos de longaniza, todo cocido; cuando esté ya la carne frita, se echan las calabacitas en la cazuela y se dejan sazonar hasta que espesen lo conveniente.

CALABACITAS RELLENAS. Se escogen las calabacitas mas grandes, y cocidas como las anteriores con sal de la tierra, se dividen ó se rebanan, y se rellenan ó con el picadillo propio para chiles rellenos, de que se habla en su lugar: (véase PICADILLO PARA RELLENAR Y CHILES REELLNOS), con queso molido; despues de cubierto el relleno con capas de la misma calabacita, se bañan con huevo batido y se frien; despues se sirven ó secas con un poco de sal, pimienta y cebolla cruda rebanada, ó se guisan en especia, en pipian ó en mole.

CALABACITAS ENCURTIDAS. Se toman las calabacitas pequeñitas y se ponen á cocer en un poquito de agua que tenga una tercera parte de vinagre, echándoles un poco de sal de la tierra. Cuando ya se hayan cocido se apean se pone á la lumbre un trasto con un poco de vinagre fuerte y unas cabezas de ajo machacadas, se le echa al vinagre bastante sal fina y cuando esté hirviendo el vinagre se echan en él las calabacitas, y se cubre el trasto, apeándolas luego; así que hayan enfriado, se pasan escurridas á una vasija que tenga buen aceite con bastante tomillo. Con estas calabacitas se adornan varios guisos.

CALABACITAS EN ADOBILLO. Cocidas las calabacitas tiernas, ó tomando de las encurtidas y puestas en un platoncillo, se bañan con el caldillo siguiente: se desvenan bien unos chiles anchos, se echan á remojar en agua fria, y despues de bien lavados, se muelen con unos dientes de ajo, unos pocos de cominos, clavos de comer y un migajon de pan remojado en vinagre; cuando ya todo esté molido, se sazona con la sal fina necesaria, se le agrega un poco de de cebolla picada, se hace mas ó menos espesa echándole vinagre bueno, y despues de vaciada la salsa sobre las calabacitas, se desmorona bastante queso añejo, y se espolvorea por encima con un poco de orégano seco y aceite de comer.

CALABACITAS EN ADOBO. Desvenada una porcion de chiles anchos y una cuarta parte de chiles pasillas, se tuestan á la lumbre: despues se muelen bien con unas cabezas de ajo limpias, se pone una cazuela con manteca, y se frie allí el chile y los ajos. Cuando ya esté bien frito, se echan las calabacitas partidas en cuarterones chicos, se les agrega muy poquito caldo de carne de puerco, y sal de la tierra cuando ya estén casi acabándose de cocer, se les echa un poco de clavo, pimienta y cominos, y tambien costillas de puerco, longaniza, y tajadas de lomo bien cocidas, con una rama de epazote: cuando ya estén bien cocidas, se apean y se sirven.

CALABACITAS EN SALSA DE XITOMATE. Se pican ajos, cebollas y xitomates, y se frien bien en bastante manteca: despues de fritos, se echan allí las calabacitas tiernas picadas y se dejan cocer con solo su jugo: cuando ya lo estén se sazonan con un poco de clavo y pimienta molidos, y habiendo dado un hervor, se ponen á freir aparte costillas de puerco cocidas, longaniza y choricitos, echándose parte de esta carne en las calabacitas con chiles poblanos asados y mondados, unas rebanaditas de elote, granos sueltos del mismo y unas ramas de epazote. Cuando ya estén bien cocidas y espesas, se apean y se les espolvorea un poco de queso rallado; despues se echan al platon y se adornan con rebanadas de queso fresco, costillas de puerco, rebanadas de morcon, trozos de longaniza, choricitos y rebanadas de chorizon, todo frito en manteca.

Para que estas calabazas salgan buenas, necesitan mucha manteca.

CALABACITAS EN PESADUMBRE. Cocidas las calabacitas con su sal correspondiente, se remoja chile ancho, y desvenado bien y lavado, se muele con ajos y cominos; bajándolo con vinagre bueno, se sazona con la sal fina correspondiente y se le echa bastante orégano seco; en este adobo se dejan marinar por quince ó veinte dias, y pasados éstos, se quita de encima el moho que crian, y se sacan las que se necesitan; se echan en un platon, y se bañan en aceite de comer, sazonado con sal: se adornan con rebanadas de queso fresco, aceitunas y chilitos en vinagre, espolvoreándose por encima con otro poco de orégano.

CALABACITAS RELLENAS DE NOGADA. Cocidas las calabacitas en agua con sal, se les quita una rebanada por la parte de abajo, para que puedan quedar bien sentadas despues de rellenas: por la parte superior ó donde está la flor, se les quita otra rebanada para poderles sacar el corazon, ó las tripas y pepitas: hecho esto, se rellenan con lechuga, coliflor, zanahoria y betabel, todo cocido, picado y sazonado como para ensalada con sal, aceite y vinagre: se cubre despues con la misma rebanada que se les quitó de arriba, y colocadas en un plato, se les echa encima la nogada del artículo anterior, ú otra. (Véase NOGADA.)

CALABACITAS RELLENAS CON SUS PROPIAS SEMILLAS. Se dividen en dos partes las calabacitas á lo largo y se ponen á cocer en agua con sal: se apartan, y con una cuchara se les sacan las tripas ó corazones, que se pican un poco: se pican tambien ajos, cebollas, xitomates y peregil, y se frie todo junto con los corazones ya picados de las calabazas, sazonándose la fritura con sal y polvo de pimiente, y dejándose resecar. Se apartan de la lumbre, y estando frio este picadillo, se mezcla con queso añejo molido, huevos batidos y raspadura de pan. Se rellenan con esto las calabacitas, que se pondrán en una cazuela con manteca, dejándolas dorar á dos fuegos suaves, echándoles una salsa de xitomate y peregil, picados y fritos con un poquito de vinagre y de aceite.

Se mezclan tambien con los corazones, si se quiere, las flores de la misma calabaza; ó se hace con éstas otro relleno friéndolas despues de cocidas, con ajo, cebolla, xitomate y chiles verdes.

CALABACITAS CON LECHE Y MANTEQUILLA. Picadas como se dijo anteriormente, se echan en una olla con cebollas, ajos, xitomates y chile verde, todo picado, granos de elote y sal: se les añade leche en lugar de agua y mantequilla en vez de manteca, dejándose cocer al fuego de modo que no se quemen. En una cazuela aparte se freirán con manteca rebanadas de chorizon, pedazos de longaniza, chorizitos, tajaditas de lomo y costillitas de puerco, todo cocido: estando estas cosas bien fritas, se les añaden las calabacitas guisadas ya cocidas, y mezclándoles queso fresco desmoronado, se les deja que den unos hervores. Al servirse, se adornan por encima con rebanadas de queso y de morcon frito y tornachiles asados, mondados y deshebrados, y cuartos de aguacate.

CALABACITAS EN REBANADAS. Se frien en manteca ajo, cebolla, xitomate y peregil, todo picado: se añade caldo en que se habrá cocido carne de puerco, ó de la olla antes de que se le hayan echado las especias, con pimienta, canela y clavo, todo molido, y una poca de harina dorada en la manteca. En una cazuela se pondrá una cama de rebanadas de calabacita cruda, y otra del recaudo frito, hasta llenarse la cazuela, que con otro poco de caldo se pondrá á dos fuegos para que se cuezan, moviéndose de cuando en cuando la cazuela, para que no se peguen las calabazas, que estando cocidas y algo secas, se apartan y se les echa mantequilla derretida por encima.

Se hacen tambien con las rebanadas de calabacita cocida; pero en ese caso no se ponen á dos fuegos, y se cuidará de que no se despedacen las rebanadas de calabaza, siguiéndose en todo lo demas los mismos procedimientos.

CALABACITAS EN ENSALADA. (Véase ENSALADA DE CALABACITAS.)

CALABACITAS ó CALABACINES RELLENOS A LA ESPAÑOLA. Se ahuecan ambos extremos con el cabo de un mechador ó de una cuchara de cocina: se rellenan con picadillo ó con queso, y se tapan las aberturas con pedazos de nabo cortados como tapon de corcho: se ponen en una cazuela fondeada con lonjas de jamon, se les echa caldo y se dejan cocer á fuego lento. Se sirven con salsa de tomate, ó de xitomate.

CALAABCITAS DE CASTILLA. Entre las muchas especies que hay de calabaza, la que lleva este nombre por haber traido los españoles la primera semilla, y es bastante conocida, es sabrosa al paladar, y se come cocida en agua de tequesquite ó sin él, y se pone en rebanadas en la menestra ó vitualla; pero con mas generalidad se destina á los dulces, que con ella sola, ó mezclada con leche, salen muy agradables al paladar.

CALABACITAS DE CASTILLA (Cajetas de). (Véase entre las CAJETAS.)

CALABACITAS DE CASTILLA (Pasta de). Se emplea en hacer juguetes y frutillas para adorno, cuando requieren color amarillo bajo, y se hacen de este modo: Se mezcla tres libras de azúcar blanca con una y media de calabacita molida y sin hebras: se pone á la lumbre y se menea dándole el punto de cajeta: se le añade una poca de agua de azahar, se aparta, y en enfriándose, se forman unas calabacitas, procurando imitarlas bien, empleando para dar consistencia á la pasta, azúcar cernida. En lugar de cabillo se les pone una rajita de canela.

Con la misma pasta se forman otros juguetes ó flores.

CALABACITAS DE CASTILLA (Leche de. (Véase LECHE DE CALABACITA.)

CALABACITA DE CASTILLA (Conserva de). (Véase entre las CONSERVAS.)

CALABACITAS DE NEGRO (Pasta de). Se deshacen cuatro libras de azúcar en seis cuartillos de leche; se cuela y sin ponerse á la lumbre se le echan tres calabacitas de negro, limpias de cáscaras y pepitas, molidas con cuatro onzas de almendras: todo bien revuelto, se pone al fuego hasta que tome el punto de cajeta y se vacía en un platon.

CALABAZA. La mejor es la de Tierra-Caliente y se come cocida con agua de tequesquite ó al horno. Se emplea tambien en la menestra ó vitualla á falta de la de Castilla, y se mezcla con la masa para hacer buñuelos: para confitarla, se deja al sol y al sereno hasta que endureciendo la cáscara, adquiera la debida consistencia.

CALABAZA GRANDE (Postre de). Véase entre los POSTRES.)

CALABAZA (Conserva de). (Véase CONSERVA DE CALABAZA.)

CALABAZA CUBIERTA. (Véase entre los dulces cubiertos CALABAZATE.)

CALABAZA (Pasta de). A falta de la calabacita de Castilla, se emplea tambien la calabaza grande para pasta de adorno; pero es necesario desperdiciar mucha, porque es preciso que al molerse, se quiten todas las hebras, pues de lo contrario no saldria de provecho. Se prepara lo mismo que la de Castilla (Véase).

CALABAZA EN TACHA. Las legítimas se hacen en los trapiches, agujerándolas y metiéndolas dentro de un tompiate, que se amarra por la boca, y se pone á hervir en una de las calderas donde se cuece el melado; pero como éste se agria y descompone de resultas de la operacion, no se hacen para ponerse en venta, sino únicamente para uso de los hacendados, que las suelen regalar de aguinaldo en la pascua de Navidad. De aquí ha venido el empeño de contrahacerlas, para lo cual circulan en las casas algunas recetas, en que se ordena usar en la miel de la tienda ó de la panocha, lo que no puede surtir buen efecto; y entre los métodos que se practican, parece mejor y mas limpio el siguiente.

Se divide en tajadas una calabaza mediana, se le quitan solo las pepitas (algunos se las dejan) y se pone á cocer: se deja enfriar, se tiene despues cuatro horas en agua de cal asentada; al cabo de este tiempo se enjuga muy bien con dos aguas, se le dan unas cortadas por la cáscara, algo distantes, para que no se rompa la tajada, y se echa en miel de medio punto, compuesta de azúcar y panocha en cantidades iguales, de modo que toda la calabaza quede bien bañada. Es mejor el melado que se vende en las refinadurías de azúcar. Se deja hervir medianamente sobre la lumbre, y cuando haya espesado bien la miel se aparta, se deja entibiar y se voltea la calabaza, poniendo abajo la que estaba arriba, y arriba la de abajo, para que se cale toda por igual: se le echa mas miel y se pone á fuego lento hasta que toda la calabaza quede perfectamente calada, lo que se examina abriéndola por la cáscara con un cuchillo: entonces se aviva el fuego y se hace tomar punto muy alto, para que cuando enfrie quede con una cortecita por encima. Ya puesta en los platones se tiene cuidado de no juntar una tajada con otra, para que no se unan, y se pone por tres ó cuatro horas al sol: si al dia siguiente ha escurrido alguna miel, se mudan los platones, hasta que la calabaza quede seca por ambos lados.

CALABAZA (Gató de). (Véase GATÓ DE CALABAZA.)

CALABAZA-MELON. Esta planta que hasta ahora no ha podido aclimatarse en las tierras templadas de la temperarura de México, á pesar de los esfuerzos de algunos aficionados, aunque la producen las tierras calientes, donde se cultiva con mas esmero es en Jalapa y sus inmediaciones, y se hacen con su fruta aromática y sabrosa, conservas y otros dulces tan agradables al gusto, como provechosos á la salud.

CALABAZA-MELON (Conserva de). (Véase entre las CONSERVAS.)

CALABAZA-MELON CONFITADA. (Véase entre los dulces cubiertos.)

CALABZATE. Hay en Xalisco una especie de calabaza que se conoce con este nombre, porque solo se destina á la fabricacion de los CALABAZATES que nos vienen de Guadalajara, cuya bondad les viene de la clase de calabaza que allí se emplea, que es mas compacta que la comun; tiene menos hebras, y su sabor es un tanto parecido al de la cidra, pues el modo de fabricarlos es el mismo que se usa para los calabazates comunes; con la diferencia del ímprobo trabajo con que allá se doran y platean, pues en vez de usar de papeles picados ó patrones van pegando una por una las tiritas del oro ó de la plata, cosa capaz de ejercitar la paciencia de un santo. Se hace aquí esta observacion, porque se prometió en el prospecto proponer los medios menos costosos, y de consiguiento menos trabajosos, en los que se ahorra tiempo, para obtener bocados sabrosos y agradables.

El método que se emplea para hacer calabazates de todas las especies de calabazas, se esplica al tratarse de los dulces cubiertos. (Véase entre estos CALABAZATE.)

CALANDRIA. (Véase ALONDRA, ó COGUJADA.

CALDERETA. Se cuece el pescado fresco en agua con sal, cebolla y chile, y á falta de éste pimienta, y antes de separarse del fuego, se le añade aceite y vinagre, el primero en mas cantidad. Este guiso y con este nombre, es muy usado entre pescadores y barqueros.

CALDILLOS (Véanse SALSAS—AVES—PESCACO).

CALDO. Aunque se designa con este nombre todo líquido en el que se cuecen las viandas, y aun la salsa con que se condimentan, el CALDO por antonomasia es el que resulta del puchero, olla ó cocido, mas ó menos sustancioso y sabroso, cuanto sean mejores, mas abundantes y variadas las carnes, las verduras y raices que se cocieron en él, y las especias que se emplearon para sazonarlo. No solo es un magnífico restaurante de las fuerzas agotadas por los padecimientos, violentos ejercicios y trabajo continuado; sino que al mismo tiempo sirve para condimentar las sopas, que serán tanto mas sabrosas y nutritivas, cuanto que el caldo con que se hacen lo fuere por sí mismo. Y no son las sopas, las únicamente sacan ventajas del caldo bien dispuesto, sino la mayor parte de los guisados, en los cuales se emplea con ventajas, y para buen cocinero debe estar siempre esto el abastecido de caldos que preparados de diversos modos y con distintos nombres, como se esplicará adelante, se tienen prevenidos á precaucion, para emplearlos segun se hubieren menester, sin las dilaciones y dificultades que ofreceria el tenerse que hacer caldo para cada guiso que improvisamente se apetezca.

Nuestros antepasados estaban tan persuadidos, y acaso con razon, de los saludables efectos de un buen caldo que una mesa sin el, era considerada como un cuerpo sin alma, y perdonarian mas bien la vianda mas sabrosa y el platillo mas esquisito que la taza de caldo con que debian comenzar sus comidas, pues en él encontraban toda la sustancia de las carnes y verduras que se habia cocido en la olla, extraida por el fuego, y reunida á un vehículo, que al paso hacia recobrar las fuerzas prontamente, volvia fácil su digestion sin molesar al estómago para ella. Pero todos los usos y costumbres, por generalizados que estén, y por mas racional que haya sido su introduccion, y el honor que se les hubiere dispensado, están destinados á caer del alto puesto que ocupaban en su época, á confundirse despues entre las antiguallas, y á olvidarse, por último, como propios de los siglos bárbaros. Este destino comun debia tocar tambien al caldo, que ya hacia tiempo estaba desterrado de las mesas decentes, donde lo primero que se ofrecia á los convidados era la sopa, habiéndose refugiado en el entre tanto en las casas de los pobres, que siempre lo han visto con aprecio, á la de los enfermos para quienes es único alimento, y á la mesa de algun viejo, apegado á los antiguos usos. Pero hoy la cultura francesa le da esperanzas de hacerlo renacer, y de volverle su antiguo honor, habiéndolo auxiliado en su primera invasion de su conquista, por la que es ya admitido en las buenas mesas, mezclado con las sopas caldosas que son de moda, y no le falta mas para reco brar su antiguo puesto, que un poquito de refinamiento que ya está próximo, pues para que cada convidado tome la sopa en el grado de liquidacion que mas apetezca, no tardará en servirse el caldo en una vasija ó caldera aparte, con lo que habrá logrado su completo restablecimiento, que es seguro pronosticar.

CALDO COMUN. El que resulta del PUCHERO, COCIDO ú OLLA (Véanse estas voces).

CALDO DE SUSTANCIA PARA ENFERMOS. La víspera de hacer el caldo se ponen á remojar unos trozos de pescuezo, una cabeza, cuatro manitas de carnero muy bien limpias, una gallina, un puñado de garbanzo, y agregándole un poco de sal fina, se pondrán en una olla con agua al fuego, quitándose toda la espuma que produzca: cuando ya no dé espuma, se podrá echar una cabeza de ajo, y otra de cebolla enteras, con una rama de yerbabuena; en seguida se echará el arroz, y se servirá el caldo sin otro agregado.

CALDO GORDO PARA SOPAS Y SALSAS. Echadas en una olla cuatro ó seis libras de vaca, una cabeza de carnero, diez y seis ó veinte cuartillos de agua, y la sal suficiente, espúmese la olla, y despues de espumada, agréguese una gallina bien limpia, tres zanahorias, tres nabos, cuatro puerros, dos cebollas, todo partido por mitad, y un manojito de peregil, dejándose hervir todo lo menos ocho horas, cebando el caldo cuando haya consumido mucho: se apartará despues y con él se formarán las mejores sopas.

CALDO (Pastillas de). Estas pastillas sirven para los caminantes, pues echadas en tarros de vidrio bien tapados, se mantienen sin corrupcion, y desleidas en agua hirviendo forman un buen caldo y pronto.

Se toman cuatro libras de manos de ternera, doce de pierna de vaca, diez de lomo de carnero, tres de riñonada de ternera, se pone todo á cocer con la suficiente agua, y despues de bien espumada la olla, se esprime la carne para sacar el jugo, y se vuelve á poner á cocer á fuego manso con nueva agua; así que haya hervido, se unen ambos caldos, y ya frios se les quita la grasa, se vuelve á calentar el líquido clarificándolo con cinco ó seis claras de huevo, y clarificado se le echa la sal correspondiente, agregándole unas pocas de especias, y colando el licor despues, se vapora este en el baño de María, hasta que quede en la consistencia de jaletina; esta se echa en moldes, ó se corta en menudos pedazos, que se guardan en botellas de vidrio de boca ancha, donde se conservan sin corromperse.

CALDO. (Modo fácil de desengrasar). Bien frio, se cuela por un tamiz ó trapo; ó si se quiere desengrasar caliente, se echa en una vasija que tenga una llave inmediata al fondo, para que la grasa que sobrenada quede en la vasija y el caldo salga sin ella por la llave.

CALDO DE HABAS PARA VIGILIA. Se echan á remojar las habas en agua fria desde el dia anterior: al siguiente se mondan, y limpias se echan á cocer en agua fria sin sal: cuando á fuerza de hervor se hayan deshecho, se les echa manteca cruda, unas cabezas de ajo enteras, unas hojas de yerbabuena, cominos y azafran molidos; cuando hayan espesado, se apean y al servirlas se sazonan al paladar con sal fina, y se echa en las tazas por encima un poco de aceite de comer.

CALDO DE GARBANZOS PARA IDEM. Se ponen los garbanzos á cocer con un poco de agua de tequesquite asentada; ya cocidos, se lavan en agua fria, estregándolos hasta quitarles los hollejos, y escurridos, se muelen bien: se pone una olla con una poca de agua á la lumbre echándole una poca de manteca y la masa de los garbanzos, deshecha en una poca de agua; se le agregan dos cabezas de ajo, dos nabos mondados y cortados en cuartos, dos ó tres cabezas de cebolla tambien partidas en cuartos, y una rama de yerbabuena; se muele despues un poco de culantro tostado y tres ó cuatro pimientas finas; se echan estas especias en la olla y se sazona el caldo con sal de la mar. Cuando haya espesado regularmente, se servirá.

CALDO DE HABAS, GARBANZOS Y ARROZ PARA IDEM. Se pone una olla con agua al fuego y se echan en ella habas secas sin cáscara, garbanzos deshollejados y arroz: cuartos de cebolla, dientes de ajo asados y pelados, col blanca picada, calabacitas pequeñas en cuartos, nabos y la manteca proporcionada á la cantidad que se ha de hacer de caldo: se sazona todo con sal y se añaden cominos y culantro tostado, azafran y un poco de pimienta y clavo, todo molido. Se deja cocer hasta que se deshagan las semillas, segun lo espeso ó aguado que se quiera el caldo, pues que esto varía segun el gusto de cada uno. Al servirse no deberá olvidarse la aceitera sobre la mesa.

CALDO DE ARROZ CON DULCE. Despues de lavado en varias aguas el arroz, se pone á cocer en agua con sal; se le agregan unas rajitas de canela, y cuando esté medio cocido se endulza con azúcar; este arroz no se sirve espeso.

CALDO DE ARROZ CON SAL. Se cortan en cuartos unas cebollas, se machacan dos ó tres cabezas de ajo y echan en una olla con sal fina y agua; cuando el arroz se haya cocido, se sazona con pimienta, clavo, azafran y cominos bien molidos; se le agrega una poca de manteca y se hierve hasta que se sazone sin que quede muy espeso.

CALDO MAGRO, Ó SIN CARNE. Se cortan seis zanahorias en rueditas delgadas y otros tantos nabos, y se pican cebollas, una col y un pié de apio, todo muy menudo. Se echa esto en una olla añadiéndole un vaso de agua y cuatro onzas de manteca ó mantequilla fresca y un manojito de peregil. Se hierve todo hasta que se consuma el agua y se echa un cuarto de cuartillo de garbanzos ó de frijoles cocidos y la cantidad suficiente de agua para obtener el caldo necesario. Se dejan cocer por tres horas y habiéndolos sazonado convenientemente, se pasa el caldo por un tamiz ó cedazo, con él se pueden hacer para los viernes y vigilias cuantas sopas se preparan con caldo de carne.

CALDO DE CULANTRO VERDE, A la olla ó puchero ordinario echará una ó dos plantitas de culantro verde, peregil y yerbabuena.

CALDO DE POLLO. Se ata con un hilo un pollo comun que se habrá desollado, y al que se habrá chamuscado las patas para quitar la piel escamosa, desques de haberse destripado; se pone en una olla con cinco cuartillos de agua: se desquebraja ó martaja en un almirez ó mortero una onza de las cuatro simientes frias (pepitas de melon de sandía, de pepino y de calabaza); se hace con ellas un envoltorito atándolas en un pequeño lienzo blanco, y se echa en la olla, dejándose cocer á fuego lento, hasta que se consuma una quinta parte del caldo y quede reducido á cuatro cuartillo.

CALDO PECTORAL DE POLLO. Se ponen en seis cuartillos de agua con el pollo, preparado como se dijo en el artículo anterior, dos onzas de cebada mondada, otro tanto de arroz, á igual cantidad de miel vírgen; se espuma el caldo y se deja despues cocer el pollo á fuego lento, hasta que se consuma del caldo una tercera parte y quede reducido á cuatro cuartillos.

CALDO REFRIGERANTE DE VACA. Se pone á hervir en seis cuartillos de agua media libra de pulpa de vaca, cortada en trocitos cuadrados, con dos ó tres lechugas y un poco de perifollo, y si se quiere, otro poco de chicoria silvestre. Se deja consumir la tercera parte del caldo y el residuo se pasa por un tamiz de seda.

CALDO DE BOFES Ó ASADURA DE VACA. Se pone en agua á remojar y desangrar un medio lóbulo de bofeo de vaca, y cortado como para chanfaina, en pedacitos pequeños, se echa en una olla con seis cuartillos de agua, seis ú ocho nabos rebanados, dos ó tres piés de perifollo, redondeados, y una docena de azufaifas: se hace que suelte el hervor y se espuma; se deja consumir una tercera parte, ó reducir á cuatro cuartillos, y se pasa por un tamiz de seda.

CALDO SALUDABLE Y RESTUARANTE. Se ponen á cocer á fuego lento en una olla con doce cuartillos de agua, cinco chirivías, tres nabos, cuatro cebollas grandes, tres clavos de especia, una lechuga con un poco de perifollo por dentro, aperdigada antes en agua hirviendo, una gallina, dos libras de jarrete de vaca, tres libras de pulpa y la sal correspondiente: cuando estén completamente cocidas las viandas, se pasa el calda por un tamiz de seda, y se toma, ó se hace con él la sopa que se quiera.

CALDO MAGRO PARA VIGILIA. Se cortan seis zanahorias y seis nabos en ruedas se pican otras tantas cebollas, una col grande y un pié de apio: se echa todo en una olla con un vaso de agua, cuatro onzas de mantequilla fresca y un manojito de peregil, dejándose hervir hasta que se haya svaporado todo el agua: entoncos se añaden chícharos ó ejotes, ó las dos cosas, en menos cantidad cada una de ellas, y el agua necesaria para obtener el caldo suficiente: se dejará cocer por tres horas, y despues de sazonada se pasa por tamiz. Con este caldo pueden hacerse para vigilia todos los potages que se disponen con caldo de carne.

CALDO, SOPA Y GIGOTE A UN TIEMPO Y EN MEDIA HORA. Se pican media libra de carne, una zanahoria, una cebolla, un nabo, un poco de apio y un clavo de especia; se pone todo en una cazuela con dos cuartillos de agua y la sal correspondiente, haciéndose hervir todo y espumándolo: al cabo de media hora se pasa por tamiz.

En un saquito se pone el arroz, los fideos ó la sémola, segun de lo que se quiera que sea la sopa, en agua á la lumbre, y estando cocido se vacia el saquito en una sopera, echándole encima el caldo tamizado; se añaden unas pocas de yerbas finas fritas en manteca con harina, humedecidas con el mismo caldo, y dejándose algo espesar: se pone encima lo picado, con sal, pimienta y huevos estrellados. De este modo se habrá obtenido en media hora, caldo, sopa y gigote al mismo tiempo.

CALDE (Gran). Este caldo está muy en uso en las buenas cocinas, pues sirve para aumentar el líquido á todos los guisados y menestras, sin recurrir al agua, y para humedecer toda clase de salsas, ó disponerlas con él en el momento que se necesitan. Se obtiene poniéndose á cocer en agua un trozo de vaca mas ó menos grande, de solomo, pecho bragada ó chuaca: despues de haberse espumado, se sazona con ajos enteros, cebollas asadas, yerbabuena, una ramita de culantro verde y otro poco de culantro tostado y molido con las demas especias; menos cominos, añadiéndose las legumbres ordinarias como navos, chirivías y puerros. Cuando esté bien cocida la carne se pasa el caldo por tamiz y se guarda para servirse de él cuando convenga.

Con este caldo se disponen tambien muy buenas sopas.

CALDO CONCENTRADO Ó CALDO CONSUMADO. De estos dos modos se llama el caldo reforzado de viandas, que cuando se enfria se reduce á gelatina. Se pueden hacer estos caldos con restos de aves y de cualesquiera otras viandas preparadas para un gran banquete; mas como no siempre hay esta proporcion, se obtendrá tambien del modo siguiente. Se ponen en una marmita ú olla cuatro libras de pulpa de buey, cuatro gallinas viejas, una cadera y dos jarretes de vaca, llenándose de agua ó caldo, que se hará hervir para espumarlo: se refresca este caldo tres ó cuatro veces para hacer que suba bien la dspuma, y se deja en seguida hervir suavemente añadiéndole despues chirivías, nabos, cebollas y dos ó tres clavos de especia. Así que las viandas estén cocidas, se pasa el caldo al traves de una servilleta fina, á fin de que quede bien clarificado, sazonándolo al gusto.

CALDO CONSUMADO Ó CONCENTRADO DE VOLATERÍA. Se recogen todos los restos de aves, cocidas ó crudas, que se proporcionen y se echan en una olla con dos libras de vaca, una chirivía, una cebolla mechada con dos clavos de especia y un manojito surtido: se humedece con caldo consumado comun, y se deja la olla al fuego hasta que se cuezan las viandas: se pasa entonces el consumado por un tamiz de seda, y se llena con él una cacerola hasta la orilla; se coloca sobre el rincon de la hornilla, se desengrasa, se clarifica con tres claras de huevo, echándole un poco de agua fria al paso que hierva; se cuela por una servilleta fina, se deja reducir ó consumir hasta el punto de media gelatina, y se guarda para cuando se haya de menester.

CALDO ESENCIAL DE SURTIMIENTO. (Véase ESENCIA DE SURTIMIENTO.)

CALDO COLADO, Ó SUSTANCIA ROJA. Se ponen en una cacerola trocitos pequeños de jamon gordo y de pulpa de vaca en proporcion á la cantidad que se quiera obtener de caldo colado, siendo necesaria una libra para cada cuartillo: se echan dos ó tres chirivías, y se deja la cacerola bien cubierta, á fuego lento, para que tenga tiempo la vianda de soltar su jugo, entonces se pone sobre fuego fuerte, hasta que la carne esté próxima á pegarse, en cuyo caso se vuelve al fuego suave, á fin de que se pegue un poco á la cacerola, haciéndose con ella una hermosa costrada: se sacan entonces la vianda y las legumbres, que se pondrán en un plato, y se echan en la cacerola, mantequilla y harina, segun la cantidad que se quiera de sustancia roja, siendo la proporcional para cada cuartillo una cucharada de las comunes para comer: se vuelve la cacerola al fuego, donde se mantendrá hasta que la sustancia tome un hermoso color bermejo, y en seguida se humedece con caldo caliente, echándose otra vez la vianda para dejarla que se cueza todavía dos horas mas á fuego lento, estándose desengrasando con frecuencia el caldo. Concluida esta operacion, se cuela por una estameña ó se pasa por un tamiz, guardándose el *caldo colado ó sustancia roja* para cuando se haya de menester. Habrá quedado bien hecho si no está muy espeso ni muy aguado, y si tiene un bello color de canela.

Se puede hacer el *caldo colado* con toda clase de viandas; pero es siempre necesario agregar la de vaca.

CALDO ESTOFADO. Se pican una landrecillas de buey, jamon gordo, clavos y dientes de ajo: se echa todo en una cacerola con algunas cebollas, cinco ó seis chilitos pequeños picantes y un poco de nuez moscada. Se humedece todo con vino de madera seco y caldo concentrado ó consumado, haciéndose hervir á fuego muy fuerte hasta que esté de punto de gelatina. Se ponen entonces la cacerola sobre un fuego moderado, y al paso que se vaya poniendo negra la gelatina, se humedece con caldo y se cuela por un lienzo blanco cuando esté cocida la carne. Se desengrasa despues y se le añade un poco de salsa española (véase). Este caldo se emplea con buen suceso en las sopas caldosas al estilo del dia.

CALDO LIGERO. Sirve para preparar ciertos pescados, y consiste en hacerlos cocer en agua con vino blanco, y algunas veces con vinagre, mantequilla, sal, especias, laurel, romero y algunas yerbas finas. Se sirve el pescado en una pescadera y se come con salsa de aceite, sal y vinagre, ó como se dice generalmente, en aceite y vinagre. Si el pescado es de buen cocimiento, no se echan en el caldo ligero sino despues de haber hecho hervir éste por algun tiempo, á fin de que aquel saque mejor gusto. Al tratarse de cada pescado se dice los que se guisan en este caldo ligero y sus modificaciones.

CALDO LIGERO BLANCO. Sirve para cierta clase de pescados, que cuando se trate de ellos en particular, se dirá los que se guisan con él, y no es otra cosa que una salmuera hecha con agua y bastante sal: se deja hervir y se cuela despues de que haya reposado: en seguida se le añaden dos tercios de leche y se echa el pescado á que se cueza en él lentamente.

CAMARO. Especie de cangrejo de mar. (Véase CANGREJO.)

CAMARON. Algunos lo confunden con el congrejo, la langosta y langostin de la mar; pero el que legítimamente se llama *camaron* es un crustáceo del tamaño y del grueso del dedo chiquito, aunque tambien los hay mas pequeños, que son de menos estimacion en el comercio, á pesar de ser iguales en el sabor. Nos vienen revueltos con cangrejos y langostines, que tampoco deben confundirse con los de mar, que son de nueve pulgadas, mas ó menos, de largo, ni menos con las langostas marinas, que llegan á tener hasta dos piés. Así revueltos como circulan en el comercio, se comen tambien sin hacerse distincion entre unos y otros pues aunque es diversa su figura, su sabor es enteramente igual. Hay otros mas pequeños de las inmediaciones de México, adonde llegan frescos y aun vivos, que se conocen con el nombre de *acociles*, de las voces mexicanas *acocili* y *acuicilin;* pero no se hace uso de ellos generalmente en la cocina, donde solo se preparan los secos que nos vienen de las costas.

CAMARONES FRESCOS. Se ponen á cocer con sal, y despues de cocidos se limpian de todas sus costras, piés y cabeza: si son grandes se rebanan ó se trozan, y si chicos, se dejan enteros, y se sirven con aceite, vinagre, sal y cebolla picada.

CAMARONES FRITOS. Despues de cocidos y limpios, se frie en aceite porcion de ajo picado: así que haya dorado se saca, se espolvorea el camaron cocido con sal y pimienta, y se echa á freir en el aceite: se saca y puesto en el platon, se echan por encima los ajos fritos, peregil picado menudo, y aceite y vinagre, sazonado con sal.

CAMARONES A LO MARINERO. Se limpian los camarones en crudo, y se ponen á freir en manteca hasta que empiecen á dorarse. Se asan unos xitomates maduros, y despellejados se muelen muy bien; se frien con los camarones; se agrega un poco de vinagre bueno ó vino tinto, y un trozo de azúcar: se deja hervir hasta que consuma el caldo, y se sirven frios sacados de la manteca, ó calientes sobre rebanadas de pan delgadas, doradas en ella.

CAMARONES CON ZANAHORIAS EN CHILE. Se remoja chile ancho, se muele con bastante ajo, y se frie hasta que se despega de la cazuela: se echan allí los camarones cocidos y enteros, y la misma agua en que se cocieron, añadiéndoles zanahorias crudas partidas en pedacitos pequeños, habiéndose tenido antes en agua de sal y lavándose muy bien en seguida: se añaden tambien cuartos de cebolla cruda, desflemada, y se deja hervir todo hasta que espese lo conveniente.

CAMARONES EN ESPECIA. Limpios y bien cocidos los camarones, se frien en manteca xitomates cocidos, despepitados y molidos, y ajos picados; cuando ya haya frito bien, se agregan papas cocidas aparte y garbanza: se echan los camarones, y se agrega clavo, canela, pimienta, azafran y tantitos cominos, peregil picado y cebollitas chicas cocidas: se espesa esto con un trozo de pan remojado, y se sazona con unos chilitos enteros y la sal competente.

CAMARONES EN ARROZ. Entresacados los camarones mas grandes, se limpian bien y se echan en infusion de vinagre fuerte por diez ó doce horas; se dejan escurrir bien y se ponen á freir en manteca hasta que se cuecen en ella: cocidos, se echa allí á freir xitomate asado bien molido, un poco de vinagre bueno, y un trozo de azúcar; se deja hervir á fuego fuerte, y, cuando haya consumido todo el caldo, se dejan freir bien los camarones y se sacan. Se pone una cazuela á la lumbre, y se echa á freir en ella con manteca arroz remojado y bien lavado: cuando ya esté empezando á dorar, se frien allí dos ó tres xitomates maduros, bien picados, porcion de cebolla rebanada, y un poco de peregil: se le echa agua, se agregan los camarones, se asan y mondan unos chiles poblanos, y enteros se echan tambien. Se deja hervir un rato, y cuando el arroz haya ya esponjado bien, se muelen clavo, canela y azafran, que se añaden con mas manteca si fuere necesaria, pues debe llevar bastante, y la sal competente: se le pone un comal, y especito se sirve.

CAMARONES (Albóndigas de). Se hacen lo mismo que las de bacalao. Véase BACALAO (albóndigas de).

CAMARONES CUAJADOS. Se echan en manteca sobre la lumbre, cuartos de cebolla, xitomates, ajos, rábanos y tallos de betabel, todo rebanado; y estando esto medio frito, se añade lechuga en mas cantidad que la que se puso de las otras cosas, y un poquito de agua de tequesquite: estando todo frito y bien cocido, se echa un poquito del caldo en que se cocieron los camarones, y vinagre, clavo y azafran molidos, zanahorias y betabel cocidos y picados: luego que esté el guiso sazonado, se revuelven con él los camarones cocidos y enteros, y un poco de pan remojado y esprimido: se cubre todo con huevo batido como paro freir, y se pone encima un comal con lumbre para que cuaje.

CAMARONES EN ESPECIA. Se quitan á los camarones las costras, los piés y la cabeza, y se dejarán remojar en agua, de un dia para otro: al siguiente se vuelven á limpiar de las costras que les hayan quedado, y se lavan en muchas aguas, poniéndose por fin á cocer en agua hasta que queden blandos, procurándose en todas las operaciones referidas, que permanezcan sin quebrarse ó desmenuzarse. Se frien en manteca ajos, cebollas, xitomates y chiles verdes, todo picado, sazonándose con sal: estando estas cosas bien revenidas en la manteca, se añade peregil picado, echándose en seguida los camarones con el agua en que se cocieron, la que no siendo suficiente se aumentará con agua tibia, sazonándose el caldillo con sal, pimienta, clavo, cominos y azafran, todo molido y espesándose con pan remojado y molido tambien: se agrega aceite y vinagre, y se deja la cazuela al fuego hasta que el guiso quede en buen sazon y el caldillo en la consistencia debida, mas bien espeso que aguado.

CAMARONES CON PAPAS. Lo mismo que los anteriores, añadiéndose al tiempo de echar los camarones, rebanadas de papas cocidas y sin cáscara.

CAMARONES CON COLES Y COLIFLOR. Se ponen trocitos de coliflor cocida, ó col picada y cocida en vez de las papas, siguiéndose en todo lo demas los procedimientos ya esplicados.

CAMARONES CON HUEVO EN CHILE. Dispuestos y cocidos los camarones como se ha dicho en los artículos anteriores, se frien en manteca unos chiles anchos desvenados, remojados y molidos con ajo: estándolo se echan los camarones con el agua en que se cocieron, la sal correspondiente y unos huevos á medio batir, revolviéndose bien y dejándose hervir, hasta que el caldillo quede en buena consistencia. Si se quiere, se puede tambien añadirles papas cocidas, rebanadas.

CAMBRAY (Bizcochitos de). Se forman con la misma maza de los bizcochos duros, aunque algunos añaden mas cantidad de manteca, y se cortan en triángulo, ó como se dice vulgarmente, en medios cocoles. (Véanse BIZCOCHOS TOSTADOS DE PULQUE, pág. 77; DUROS, pág. 79; Y PARA TOSTADAS, pág. 70.)

CAMBRAY (Chícharos de). Los mas pequeños, mas tiernos y de mejor cocimiento. (Véase CHICHAROS.)

CAMOTES RELLENOS. Se escogen pequeños, blancos y sin hebras: ya cocidos, se dividen á lo largo y entre las dos mitades se pone picadillo de carne de puerco (véase PICADILLO PARA RELLENAR). Se rebozan con huevo batido, y se frien en manteca: se sirven secos, ó en caldillo de xitomate, como el de los chiles rellenos, ó en nogada. (Véanse.)

CAMOTES POBLANOS. Despues de cocidos, mondados, molidos y rociados con agua los camotes, se pasan por un cedazo; y con otro tanto de su peso de azúcar, se hace almíbar clarificado de punto de cuajar en el agua: entónces se le mezcla el camote, meneándolo bien para que se deshaga: se vuelve todo á la lumbre hasta que tenga el punto de despegarse del cazo, añadiéndose un poco de agua de azahar. Así que esté fria la pasta, se van labrando los camotitos, echándose azúcar cernida en la mano para que no se peguen.

OTROS. Se mezclan tres libras de azúcar blanca, molida y cernida, con dos libras de camote blanco, tambien molido y cernido: se pone todo á la lumbre, y en lo demas se procede como en el artículo anterior.

OTROS. A tres libras de camote, dos de azúcar y se hace en todo como en los artículos anteriores; pero con la diferencia de que para formarse los camotitos, se mojan las manos en vez de tenerse en ellas azúcar molida, y se colocan sobre una tabla, y se asolean: cuando estén un poco duros, se untan con melado subido de punto, para que se les forme costra.

CAMOTITOS DE TODOS COLORES. Para los blancos se siguen los procedimientos esplicados, y para los morados y amarillos se ponen camotes de estos colores, en lugar de los blancos. Otros sacan un color entre amarillo y blanco, mezclando á libra y media de azúcar hecha almíbar clarificado, una libra de camote blanco y media de almendra molida, dejándose tomar un punto mas alto que el de cajeta. Todos se revuelcan en azúcar cernida, y se dejan sobre papeles hasta que crien costra. Hacen muy buen efecto en el último servicio de la mesa y en los refrescos, cuidándose para ello de hacerlos mas pequeños que los llamados poblanos, que suelen ser de tres pulgadas de largo.

CANAPES. Sirven para los platillos supernumerarios, que llaman los franceses *Hors-d'oeubre*. Segun la forma que se les quiera dar, se cortan rebanadas de migajon de pan del grueso de un dedo, y quitadas las cortezas se frien en aceite hasta que tomen un hermoso color, y se escurren despues: se guarnecen con tiras de anchoas y de huevos duros, de los que se habrán separado las yemas, que se picarán aparta, picándose tambien recaudo verde (véase RECAUDO VERDE), pepinillos y alcaparras, y sazonándose todo con vinagre, pimienta y sal. Se disponen y adornan con lo dicho las tostadas, se rocian con aceite, y se sirven en platillos supernumerarios.

CANDE ó CANDI. (Véase AZUCAR CANDE.)

CANDIEL. Nombre comun que se da á los manjares en cuya composicion entran yemas de huevo, vino blanco, azúcar, canela y otras especias. (Véanse SOPA EN VINO.—HUEVOS REALES.—HUEVOS MOLES, &c.)

ÇANELON. Este nombre se dió á unas rajitas de canela cubiertas de azúcar que figuraban entre los confites, chochitos, pastillas &c. Por la carestía de la canela se ponen en su lugar rajas de cáscara de naranja, limon ó cidra; pero no usándose en las mesas sino únicamente en la colacion de Noche-buena, no teniendo otro consumo que entre las golosinas de los niños, y necesitándose para su fabricacion de los aparatos de los confites, es mas propio este artículo del arte del confitero, que de un libro de cocina.

CANGREJO. Crustáceo que tiene las patas dispuestas á manera de garras ó tenazas, y se mantiene con yerbas, ramas y otros animales muertos. Los hay de mar y de rio, y estas dos clases se subdividen en otras muchas.

Su carne es muy nutritiva, y produce un alimento sólido, que la hace fortificante, siendo su jugo provechoso á los que padecen del pecho ó de tos. Los de rio contienen un suco aceitoso y balsámico, que los hace un poco indigestos; pero los de mar son todavía mas difíciles de digerir, porque contienen por lo comun jugos mas groseros. Con estas escepciones, todos los cangrejos de mar, camarones, langostas, cabrajos, &c., tienen las mismas cualidades que los de rio.

Se comen guisados en caldillo, en picadillo, en torta y en ensalada: se hacen con ellos escelentes sustancias ó caldos colados y bisqués esquisitos (véase SUSTANCIA DE CANGREJOS, BISQUE DE CANGREJOS).

Los medianos sirven de adorno en una multitud de platos de entrada, principalmente en los dispuestos á la marinesca, en los fricasés de pollo, en las pastas calientes, y en las tortas. Se hace tambien con ellos la MANTEQUILLA DE CANGREJOS (véase). Los mayores se sirven como piezas grandes de *intermedio.*

CANGREJOS (Modo de cocer los). Despues de haberlos lavado bien, se echan en una cacerola con sal, pimienta, una hoja de laurel, un poco de tomillo y una cebolla rebanada: se ponen sobre una hornilla á un fuego algo vivo, teniéndose la precaucion de saltarlos de cuando en cuando, y bastando media hora para que se cuezan: se dejan en su guiso hasta el momento de servirse, lo que se hace en caliente ó en frio, segun el gusto de los convidados.

CANGREJOS A LA CREMA. Se ponen á cocer en el *caldo ligero blanco,* bien sazonado, despues de haberles quitado las patas pequeñas, la escama ó costra de la cola, y la estremidad de la cabeza: se escurren y se echan en salsa á la crema, en la que se dejan empapar á fuego lento algunos instantes, y se sirven. (Véase SALSA DE CREMA.)

CANGREJOS A LA MARINESCA. Se cuecen como queda dicho, y se echan en salsa á la marinesca, poniéndose al rededor del plato tostadas de pan fritas en mantequilla. (Véase SALSA A LA MARINESCA.)

CANGREJOS A LA INGLESA. Se ponen

á cocer los cangrejos en agua, se les limpia la cola, se les quitan las patas pequeñas, y se frien en mantequilla fresca con hongos y criadillas de tierra: se les hecha un poco de caldo de pescado, y otro poco de sustancia de cangrejos (véase): se dejan empapar á fuego lento, y se espesa el caldillo con dos yemas de huevo desleidas en crema dulce, y peregil picado.

CANGREJOS Á LA GASCONA. Se dividen los cangrejos por la mitad y se ponen á cocer con peregil, cebolllitas, dos cabezas de ajo, todo picado muy menudo, una cecolla grande mechada con clavos de especia, una hoja de laurel, dos cuartillos de vino de Champaña, medio cuartillo de aceite, sal, pimienta y rebanadas de limon. Se deja consumir la salsa, y quitándose la cebolla mechada, el laurel y el limon, se sirven.

CAPIROTADA. Con este nombre se distinguen las siguientes variaciones de la sopa comun.

CAPIROTADA CORRIENTE. Se pone en una tortera ó cazuela un poco de aceite y de manteca, y se frien en ella una cabeza de ajo, dos cebolias y cuatro xitomates, todo picado, sazonándose con la correspondiente sal, y echándose despues una poca de agua: en otra tortera se pone una capa de tostadas de pan, se le echa un poco del caldo que se hizo en la otra, y se le espolvorea queso añejo rallado, y un poquito de clavo y canela con cebolla picada muy menuda: así se van poniendo capas, cociéndose despues á dos fuegos hasta que consuma el caldo. Esta sopa se adereza con huevos estrellados en manteca, y se sirve en los dias de vigilia.

CAPIROTADA DE MENUDO. Esta se hace cociendo el menudo un dia antes con bastante jamon, deshebrando las membranas del menudo, y acomodando el jamon picado en cortos pedazos sobre cada uná de las capas de pan tostado, como en la anterior.

CAPIROTADA FRANCESA. Se picará carne de puerco, de carnero, jamon y un poco de pan remojado, cebolla, ajo, peregil y yerbabuena: se revuelve todo esto con huevos, aceite y vino, y se harán de todo unas bolitas, echándolas en manteca á freir hasta que se doren; así que estén fritas todas, se pondrá una poca de harina á freir en aquella manteca, con ajo y cebolla picados luego que esté frita, se le echará un poco de agua, un poco de vinagre blanco y orégano, clavo, pimienta y azafran molidos, aceitunas, alcaparras, alcaparrones, y rajas de tornachiles encurtidos, y con esto se revolverán las bolitas, añadiendose tres ó cuatro huevos batidos, poniéndose á sazonar entre dos fuegos: ya que lo esté, se servirá aderezándola con rebanadas de pan fritas.

CAPIROTADA DULCE PARA VIGILIA. Se frien en manteca unos ajos picadas, y al dorarse se hacen á un lado; en la misma manteca se frie cebolla picada: se echa despues xitomate molido, y revuelto con la cebolla y ajo, se frie tambien: en seguida se añade el agua suficiente con pimienta, clavo y cominos molidos, y una poca de azúcar, segun el gusto de los convidados. Se unta otra cazuela con manteca, y se ponen camas de tostadas de pan, que se humedecen con el caldillo que se hizo aparte, revolviéndolo bien para echarlo, y cubriéndose el pan con unas ramitas de peregil y apio, picadas muy menudas, pasas, almendras, nueces, piñones y queso rallado, siendo la última cama de pan. Se deja hervir hasta que la sopa quede de una consistencia regular, y se aparta: cuando se aplaque el hervor, se cubre todo con queso rallado, que no deberá hacer una capa gruesa, y se le pone encima un comal con lumbre para que se dore.

CAPIROTADA DE CALABACITAS CON LECHE. Se rebanan las calabacitas pequeñas y cuecen en agua con sal: se sacan y se enjugan con un lienzo limpio, y se dejan escurrir en un cedazo. Se hace una salsa friéndose en manteca rebanadas delgadas de cebolla, y echándose leche que se sazonará con sal y un polvo de clavo y canela molidos. En una cazuela untada con manteca se pondrá una cama con tostadas de pan, otra de las rebanadas cocidas de calabacitas, cubiertas con la cebolla frita con la leche, y encima otra cama de queso fresco rebanado. En este órden se pondrán todas las camas que puedan llenar la cazuela, siendo la última de queso. Se pone á cocer á dos fuegos y cuando haya espesado se espolvorea con pan rallado, y se vuelve á dorar.

Se hace tambien con mantequilla y con un poco de azúcar, supriméndose la sal.

CAPIROTADA DE NABOS. Se hace como la anterior, con estas diferencias: en vez de calabacitas se pondrán nabos cocidos en agua con sal, y ajos: el caldillo ó salsa se hará con caldo de la olla que se echará sobre una fritura de ajos molidos con garbanzos cocidos y molidos tambien: las camas se colocarán en este órden: una de tostadas de pan, otra de nabos, otra de tajadas de jamon cocido, y otra de garbanzos enteros y cocidos: no lleva queso, y cuando haya espesado lo suficiente, se cubre con pan rallado, echándose encima sal, pimienta y manteca quemada, y poniéndosele finalmente un comal con lumbre para que se dore.

CAPIROTADA DE PAPAS. Como la anterior, poniéndose papas en lugar de nabos, y queso rallado en lugar de garbanzos. En vez de caldo de la olla, el caldillo corriente de xitomate.

CAPON. Gallo castrado, y que está en engorda. Se capan los pollos luego que dejan á la madre, ó poco despues, en todo el estío; pero el mes de Junio es preferible para esta operacion, que consiste en hacer una incision en la parte que cubre los testículos del pollo, inclinándola un poco al lado en que se cree que están: se mete el dedo para buscarlos y se arrancan, lo que ejecutado, se coce la herida y se frota con mantequilla fresca ó con injundia de aves. Muchas veces sobreviene la gangrena y muere el pollo, que corre tambien el riesgo de perecer si fué mal capado.

Cada pais tiene sus usos peculiares para engordar los capones; pero lo comun en todos es encerrarlos en un lugar donde no les falte el grano, ni el agua ni el calor.

El maiz, el trigo y la cebada, son preferibles á los otros granos, y les aprovechan mas si se les ponen despues de hervidos, pudiéndose darles tambien de tiempo en tiempo un poco de caldo de capon, y gusanos del estiércol que apetecen mucho.

En cualquier lugar en que se engorden, es necesario cuidar de que esté limpio y de impedir que se engendre el piojillo, que vulgarmente se llama *coruco*. Algunos los encierran separadamente en una especie de cajas de mimbre como, aquellas en que se conducen de un lugar á otro los gallos de pelea, de modo que cada uno tenga su alojamiento aparte, y suelen desplumarlos hasta debajo de las alas para que no se les pegue su excremento.

Se han esplicado todos estos pormenores, para que se vea la facilidad con que se pueden lograr escelentes capones y proporcionarse ganancias seguras el que se dedique á este ramo tan abandonado entre nosotros, que un capon tan comun en los mercados de otros paises, sea en el nuestro tan raro, que solo pueda obtenerse por un favor estraordinario, ó como un obsequio esquisito, careciendo el público de este alimento tan sano como sabroso, y las buenas mesas de uno de sus mejores adornos.

La suavidad de nuestros climas tan benéfica á la cria de toda clase de animales, y especialmente de las aves caseras, y el bajo precio de los granos, nos están convidando á cultivar todos los ramos de la economía rural y doméstica, tan íntimamente conexa con el bien estar de las familias de todas las clases de la sociedad. Y es doloroso por cierto que una apatía tan torpe y sin ejemplo nos prive de los goces que disfrutan otras gentes menos cultas y en climas destemplados, donde con inmenso trabajo se arranca de la avarienta tierra, lo que á nosotros con mano larga y espontáneamente nos prodiga.

CAPON ENFARDADO. Despues de haberlo cocido en una cacerola con mantequilla ó mantoca, sal, pimienta, y yerbas finas, volteándolo de tiempo en tiempo para que se cueza por igual, se saca y en la misma mantequilla que sirvió, se frien hongo, ajos y peregil, todo picado, lo cual se echará sobre el capon entero. Cuando se haya enfriado, se le pone por dentro la mitad de las yerbas, y se acomoda sobre cuatro pliegos de papel aceitado: se guarnece con una lonja de jamon, por abajo, poniéndole al rededor las yerbas restantes y otra lonja de jamon por encima. Se envuelve con el papel, doblándole las orillas, de modo que no se encuentren los pliegues, se ata con hilos y se pone á calentar al horno sin que se tueste el papel. Estando caliente, se desata y se hace una abertura cuadrada en el papel, envolviendo las orillas, y se le echa dentro una salsa de las que parezcan mas á propósito, segun el gusto.

CAPON RELLENO DE CREMA. Se le quita la pechuga despues de asadó, y se pica revolviéndola con un caldillo compuesto de migajon de pan cocido con leche, una cuarta de grasa de buey, peregil, cebollas y hongos, picado todo muy menudo, y frito en mantequilla, sal, pimienta y tres yemas de huevo. Se rellena el capon con este picadillo, y con el mismo se le figura la pechuga quitada: se cubre ligeramente con miga de pan, se dora con mantequilla derretida, y cubriéndolo segunda vez con raspadura de pan, se le hace tomar color bajo de un horno de campaña á dos fuegos. Se sirve con alguna salsa de las picantes.

CAPON AL HORNO. Para cada capon se hace una masa ó relleno con cinco huevos, media libra de azúcar, pimienta, clavo, canela y azafran, competente semita abizcochada o bizcocho duro para tortas, molido, pasas y almendras se incorpora todo y se frie en manteca donde se sazona. Con esto se rellenan los capones y se cocen con pita, se ponen en una cazuela untada con manteca, y se meten al horno.

CAPON ASADO. Se frien con aceite cuartorones de cebolla, chiles verdes xitomates, tomates y ajos, todo picado y en bastante cantidad, añadiendo un poquito de manteca y otro de vinagre: se echa clavo, canela, pimienta, pocos cominos, culantro tostado y molido, agengibre y nuez moscada, y agregando yerbabuena, peregil y culantro, todo verde, se vuelve á freir todo junto. Despues se echa el caldo en que se cocieron los capones, y se espolvorea todo con una poca de harina, tostada en un comal, hasta que haya quedado bermeja. Quedando todo muy espeso sin caldo ninguno, se ponen en una cazuela untada con manteca una cama de esta fritura, y otra de cuartos de capon cocido y asado, con carne de puerco, longaniza y jamon, todo frito (el jamon se cuece primero y se frie despues en rebanadas). De este modo se llena la cazuela, echándole al fin un poco de vino blanco, tornachiles alcaparras, pasas, almendras y azafran.

CAPON A LA TARTARA. Lo mismo que el pollo (véase POLLOS A LA TARTARA.

CAPON A LA MARINESCA. (Véase POLLOS A LA MARINESCA.)

CAPON CON ARROZ. Despues de haberlo recogido y atado para que conserve al cocerse una posicion graciosa, se pone en una cacerola, en que lo debe bañar casi enteramente el agua que se le echará con sal, muy poco tomillo y laurel, un clavo de especia, tres cebollas grandes, una chirivía y jamon gordo, dejándose que se cuezan bien en este caldillo, para lo que se volteará de vez en cuando. Se aparta la mitad del mismo caldillo, y se ponen en seguida á cocer en él cuatro onzas de arroz, añadiéndole un poco de caldo de la olla. Se toma otro poco del caldillo del capon, y se deja consumir al punto de gelatina para dar color al capon y al arroz de encima, echándose el resto del caldillo en el mismo arroz que se estará cociendo, dejándose espesar. Se liga entonces el arroz con la gelatina y se sirve sobre el capon.

CAPON COCIDO JUNTAMENTE CON EL ARROZ. Recogidas las patas y atado el capon, como se dirá adelante, se pone á cocer en buen caldo con media libra de arroz bien lavado, algunas chirivías, cebollas y clavos de especia, dejándolos hervir dos horas ó menos. Se desata en seguida el capon, se pone en la sopera con un poco de pimienta gorda, se echa encima el arroz sirviéndose sin las legumbres.

CAPON CON PICHONES Y LEGUMBRES. Dispuesto y atado el capon como se dice en el artículo siguiente, se pone á cocer en buen caldo, hecho con un trozo de faldas de buey de tres ó cuatro libras y uno ó dos pichones, y siguiéndose los procedimientos del caldo comun. Así cocidos el capon y los pichones se sirven rodeados de lechugas y raices, cocidas lo mismo que para la sopa ó potage de lechugas y á la Chantilly (Véase SOPA DE LECHUGAS, SOPA A LA CHANTILLY). Se disponen las legumbres formando un montecillo ó matorral sobre el capon, y se sirve al mismo tiempo en trasto separado el caldo en que se cocieron el capon y las viandas.

CAPON EN CALDO ESTOFADO. Se desplumа el capon, se chamusca, se limpia y se vacía: se recuestan las patas sobre las ancas, y se le atraviesa el cuerpo con una aguja, propia para el caso, ensartada con bramante ó pita, de modo que queden aseguradas las ancas contra el cuerpo, apretándole el nudo y haciéndole bombear el vientre, para que no se descompongan las patas al cocerse. Se ponen tajadas de jamon en una cacerola y se acomoda el capon sobre ellas, cubriéndose con rebanadas muy delgadas de limon y otras tajadas de jamon encima de todo: se le echa caldo estofado (Véase CALDO ESTOFADO), y se deja cocer cinco cuartos de hora.

CAPON EN SAL GRUESA. Dispuesto el capon como se ha dicho, se cubre con tajadas de jamon y se pone á cocer en caldo concentrado. Se reconocerá cuando está bien cocido, pellizcándole el alon; y estándolo, se desata y se sirve con sal entera ó sin molerse, por encima, y sustancia ó esencia de vianda por abajo.

CAPON AL ASADOR. Dispuesto como en el artículo anterior hasta haberlo cubierto con tajadas de jamon, se pone al asador y se rocia con su mismo suco. Estando cocido, se apresta sobre un plato y se sirve con mastuerzo, sazonado con sal y vinagre.

CAPON RELLENO Y ASADO. Se hace un picadillo con el hígado del mismo capon, doce ó quince castañas cocidas, cebollitas y peregil; se sazona con sal y pimienta y añadiéndose dos yemas de huevo, se revuelve todo para que quede bien mezclado. Se rellena con este picadillo, y se envuelto en papel enmantecado, se pone al asador. Así que esté bien asado, se le quita el papel; se dora con huevo, se cubre con miga de pan, para que tome color á fuego vivo, y se sirve con salsa picante.

CAPON GUISADO. Se divide el capon en raciones proporcionadas y se frien en manteca con sal, volteándolas para que lo queden por igual: al tiempo de freirse se le echan ajos molidos, cebollas y xitomates picados y tornachiles ó chiles poblanos deshebrados, segun la estacion; cuando todo esté frito, se echa agua para que se haga el caldillo, añadiéndole azafran, cominos, pimienta y clavo, todo molido, fondos de alcachofas picados, chícharos y habas verdes: estando todo cocido, se espesa el caldillo con pan frito y molido, añadiéndose un poquito de vinagre: al llevarse á la mesa se echan aceite, alcaparras, chilitos y aceitunas.

CAPON EN CLEMOLE. (Véase GALLINA EN CLEMOLE.)

CAPUCHINA. Planta cuya flor remata por la parte posterior en un espolon en forma de capucha, de donde le vino el nombre de *capuchina*. Como esta planta se llevó á Europa de América, suele tambien llamarse allá *mastuerzo de las Indias, ó mastuerzo del Perú:* nosotros la conocemos y usamos con el nombre solo de mastuerzo, y los indígenas la llaman *mexixin*, ó *mexixquilitl*. El boton de su flor se coge antes que desarrollen las hojas, y se confita lo mismo que las alcaparras: las flores ya desarrolladas sirven para las ensaladas floridas, que están en uso (véanse ENSALADA DE ROMANITAS.—ENSALADA DE ESCAROLA): las mismas flores solas y las hojas de la planta se comen tambien en ensalada, muy provechosa á los que están enfermos de escorbuto (véase ENSALADA DE MASTUERZO.)

CARACOLES. Los hay sin concha y con ella: los primeros gustan de los botones recientes de los árboles y los retoños pequeños de las plantas, y se cogen á mañana y tarde, despues de la lluvia, con la mano, y se matan en seguida: los de concha están encerrados en ella. Hay caracoles de jardin, de viña, de mar y de rio. Los romanos componian con ellos diferentes platos, despues de nutrirlos y engordarlos de un modo particular en una especie de subterráneos destinados á este uso. Todavía se comen en algunas partes: los que habitan en lugares sombríos huelen á lama, á cieno ó barro; pero los que se crian y se nutren al aire libre y se mantienen con serpol, poleo, orégano y otras plantas aromáticas, tienen mejor gusto. Los caracoles de invierno que se cogen en la tierra donde se ocultan, son prefetibles á los de la primavera y del estío; pero ni los unos ni los otros merecen un lugar en las buenas mesas, aunque no dejan de tener su utilidad como medicina, pues con ellos se preparan caldos que son muy buenos para el pecho.

CARACOLES FRITOS. Despues de bien lavados y de cocidos en muchas aguas, se frien en aceite, donde se habrán dorado rebanadas de ajo: se les echa para servirse aceite y un poquito de vinagre con cebolla picada y rebanada. Se comen tambien en salsa de xitomate para pescado (véase PESCADO).

CARAMELO. Dulce cuya composicion consiste particularmente en el almíbar cocido á un grado ó punto muy alto, que se llama de caramelo, y se mezcla con distintos aromas: se les dan distintas formas, como pastillas, en bastoncitos ó en bolitas. Se llama así tambien el azúcar quemada, que sirve para colorar los licores y para otras cosas (véase AZUCAR QUEMADA).

CARAMELO COMUN. Hecho el almíbar de azúcar muy blanca, y clarificado con limon, se deja hervir sin menearlo ni meter la cuchara, hasta que tenga el punto de undirse en agua fria ya duro, echándose una gota en ella. Se unta entonces un metate con aceite de almendras dulces, y se echa el almíbar con una cuchara de plata, con cuidado, para que no se azucare. Se cortan los caramelos y se envuelven con azúcar molida.

CARAMELO DE ESPERMA. Como el anterior, añadiéndose una poca de esperma molida al envolver los caramelos ya cortados en el papel.

CARAMELO (Frutas en). Se hierve el almíbar clarificado hasta el último grado de cocimiento llamado *punto de caramelo*, se echa sobre un plato llano ó sobre planchas untadas con aceite de almendras dulces, y encima de las frutas que se quiera, siendo mas hermosas las rojas ya confitadas y dispuestas simétricamente las de diferentes colores, para que tengan un aspecto mas agradable á la vista; pero se advierte que para echar el almíbar, de punto de caramelo sobre la fruta, no ha de ser inmediatamente con el cazo ó con cuchara, sino por medio de un embudo que tenga el agujero estrecho, por el cual se irá colando el almíbar caliente, formándo con él sobre la fruta una especie de labor como de filigrana.

Tambien se puede bañar con este almíbar en punto de caramelo, una pirámide adornada de varias frutas, comenzando á echarlo desde el pié, y afiligranando con arte la fruta por medio del embudo citado.

CARAMELO (Plato de). En un plato untado con aceite de almendras dulces, se echarán unos pedacitos muy menudos de canela con un poco de azahar, unos cacahuates mondados, limpios, tostados y distribuidos en trocitos, y guindas pequeñas; luego que todo esto se ha colocado simétricamente sobre el plato, se echa encima de la fruta el almíbar en punto de caramelo, procediendo muy poco á poco, y haciéndole que vaya cayendo á hilo; despues se vuelven dichas sustancias del otro lado, y se ejecuta lo mismo, sin cargar el plato de mas almíbar que el necesario para cubrir las partes que se han de acaramelar.

CARAMELO DE CEBADA. Se toma la cantidad de cebada que se quiera emplear y se pone á cocer en agua clara; luego que esta haya recibido toda su sustancia, se cuela por una estameña, y lo colado se echa en almíbar clarificado que se dejará cocer á fuego fuerte hasta que adquiera el punto de caramelo. Despues se vierte en un plato ó fuente de pla, untado con un poco de aceite de almendras dulces, para que no se pegue: luego que empieza á endurecerse se corta con un cuchillo en pedazos del tamaño y forma que se quiera, se empapelan y se guardan para el uso.

CARAMELOS DE OLORES. Estando el almíbar de punto de caramelo, se le mezclan algunas gotas del aceite esencial que se quiera, y un poco de tintura que imite el olor de la fruta, cuyo sabor ha de tener el caramelo: se deja enfriar un poco sobre un plato untado con aceite de almendras dulces, y se forman unos bastoncitos que se envuelven en papel.

NOTA. Tanto para los caramelos como para los demas dulces, no debe usarse de pinturas, que cual mas cual menos, todas son venenosas, y solo se echará mano de la canela del café, del azafran, de la grana y del añil en muy corta cantidad, para con su mezcla variar los colores como se apetezca.

CARBONADA. Se da este nombre á las tajadas magras de buey, de cerde, vaca, &c., asadas despues de cocidas ó crudas, sobre las ascuas ó á la parrilla. Las carnes asadas así, suelen llamarse tambien ASADO DEL PASTOR.

CARBONADA DULCE. Se hace una pasta con bizcocho molido, remojado en leche bien endulzada y mezclada con yemas de huevo. Se reboza con mas huevo batido y se frie en manteca ó mantequilla, espolvoreándose despues con azúcar tamizada.

CARDITO. (Véase CARDO.) En algunas partes llaman así al alcaucil. (Véase ALCAUCIL.)

CARDOS. Los hay comestibles de dos especies: el comun que suele llamarse simplemente cardo, ó cardo de España, y el punzante ó cardo de Tours. Está este armado de puas muy puntiagudas: su penca es mas llena, un poco rojiza y preferible por mas tierna y delicada, cuando no ha degenerado la semilla. lo que sucede con frecuencia.

Se comen las raices y las pencas de los cardos, y se sirven como intermedio de sustancia ó caldo, en salsa blanca y cocidos en agua, bajo un lomo ó pierna al asador, sin otra diligencia que escurrirlos y echarlos en la cacerola. Se comen tambien sin otro aderezo, rociados solo en agua ó en caldo, y son un alimento suave, un poco mucilaginoso y de fácil digestion. Su flor tiene, como la del alcaucil, la virtud de cuajar la leche, lo mismo que el el cuajo.

CARDOS (Modo de preparar los). Se tomarán las pencas mas tiernas y mas blancas, y que están en lo interior llenas y firmes: se limpian, se cortan todas del mismo tamaño, se aperdigan en agua hirviendo, se refrescan en agua fria y se ponen á cocer en salsa blanca; despues se hierven en buen caldo concentrado, se sacan y se componen en un plato, y dejándose consumir en el que se hirvieron, se les echa por encima.

De la misma suerte se preparan los cardos á la bechamel ó á la española, &c., hirviéndolos en estas salsas, en vez del caldo consumado ó concentrado.

CARDOS (Ensalada de). (Véase ENSALADA DE CARDOS.)

CARDOS EN BASTONCITOS. Se separarán todas las hojas, y se cortan los cardos de seis pulgadas de largo, haciendo de lo mas blanco; despues se redondea la penca y se pone á hervir en agua, cuando esté hirviendo bien se echan allí los cardos y el tronco con suficiente sal de la tierra; cuando ya se hayan cocido se dejan enfriar y se les quita toda la membrana y las hebras, y se sirven con cualquiera de las salsas esplicadas en su lugar.

CARDOS EN CALDILLO. Deshojados los cardos y quitado todo lo que no esté blanco, se mondará el tronco y se pondrá á cocer en un poco de caldo de carne, y en el que se desleirá una cucharada de harina, un poco de pimienta y de nuez moscada, agregándole un manojito de yerbas finas: cuando ya estén cocidos, se sacan y se escurren, se les espolvorea harina y se frien en mantequilla. Así que estén fritos, se humedecen con caldo concentrado, ó con el mismo en que se cocieron, y cuando estén bien fritos, se apean y se dejan media hora dentro del caldo; despues se separan y se acomodan en el platon, bañándolos por encima con cualquiera salsa.

CARDOS (Sustancia de). Se echan en una cacerola, con tres grandes cucharadas de la gran salsa rizada y seis de caldo concentrado, los cardos ya cocidos en salsa blanca y cortados en menudos trozos; se deja todo consumir, y cuando los cardos estén reducidos á pasta, se pasan por tamiz, cuidándose de que la sustancia quede lo mas espesa que sea posible; pero si lo estuviese demasiado se mezclará para que suelte algo, con crema espesa: se le añade un pedaso de gelatina del tamaño de una nuez, sin que hierva para nada la pasta, que se mantendrá caliente en baño de María.

CARDOS (Sustancia de) EN COSTRADA. Se hacen con migajon de tortas grandes de pan unas rebanadas con una incision en los bordes, y se doran en mantequilla, dejándose escurrir; estando bien caliente la sustancia de caldos preparada como se dijo en el artículo anterior, se le añade tanto como un huevo de paloma, de mantequilla; se quita el migajon interior de las tostadas, y se reemplaza con la sustancia de cardos.

CARLOTA DE MANZANAS Ó PERONES. Se cortan en cuartos quince manzanas y se les quitan las pepitas y las cáscaras: se hacen en seguida rebanadas muy delgadas de los cuartos y se echan en una cacerola con cinco onzas de mantequilla, media libra de azúcar en polvo y unas rajas de canela. Se ponen á cocer en una hornilla á fuego vivo, cuidándose mucho de que no se reduzcan á mermelada, y estando cocidas se saca la canela. Se hacen rebanadas muy finas de migajon de pan, y remojadas en mantequilla, se guarnece con ellas un molde de cobre liso y se echan encima las manzanas, que se cubren con otras rebanadas de pan con mantequilla. Se pone á cocer la carlota sobre rescoldo ó en el horno, y cuando haya seguridad de que haya tomado un hermoso color, se vacía en el plato en que se ha de servir.

CARLOTA RUSA. Se cortan rebanadas finas de bizcocho de diferentes colores y se disponen con simetría en un molde liso: se hacen en lo interior del molde distintos departamentos, que se llenan con diferentes confituras, como mermelada de chavacanos, de guayaba, y otras, procurándose que sean de distintos colores, y se cubre la carlota con bizcocho. Al momento de servirla, se vacia en el plato.

CARNAJE. Tasajo salado de que se proveen los buques. (Véase CECINA.)

CARNE. (Véase COCIDO.)

CARNERO. Cordero castrado que en seguida crece y engorda. Debe escogerse el carnero que no sea viejo, que esté gordo y tierno, que se haya alimentado con buenos pastos y se haya criado al aire puro y seco. Su carne es muy nutritiva, de un buen alimento y es de fácil digestion.

CARNERO (Olla ó puchero de). (Véase COCIDO.)

CARNERO ASADO. Se pone á cocer la carne de carnero en agua con vinagre, unas cabezas de ajo machacadas, pimienta y sal molidas, y una poca de manteca: estando bien cocido, se saca y se le echa migaja de bizcocho molido, un poco del caldo en que se coció, y si le faltare sal, se le añade la necesaria; se pone á dos fuegos hasta que el caldo haya consumido y se dore la carne.

CARNEO ASADO, EN TOMATE. Cortada en raciones una pierna de carnero, se echa en una olla. Se asan una taza caldera de tomates chicos, y otro tanto de estos se pone á cocer en agua, unos y otros se echan en la olla, se muelen de todas especias, menos cominos, y se echa tambien cantidad regular de estas especias; se agregan rebanadas de jamon, chorizo, aceitunas y almendras mondadas; se echa la cantidad suficiente de sal y una libra de manteca, se tapa la olla con una cazuela ajustada, y se cubre la orilla con engrudo y papel; se pone á fuego suave hasta que esté cocida la carne y el caldo consumido; se apea y se pone una cazuela con manteca á quemarse, se frien allí unos dientes de ajo limpios, y ya quemada la manteca, se agrega un poco de aceite: entonces se echa la carne á freir hasta que seque; así que haya secado, se le echa un vaso de vino de Málaga, se le espolvorea por encima ajonjolí tostado y se sirve.

CARNERO ASADO CON XITOMATE Y CHILE. Se corta un cuarto de carnero en raciones regulares, se desangra y deseba bien, se echa en una cazuela bien honda y se cubre con agua y vinagre. Se echan allí tres chiles anchos desvenados y muy lavados, otros tantos chiles verdes mondados y desvenados, cinco xitomates maduros de regular tamaño, un par de cabezas de ajo limpias, un poco de agengibre, clavo y cominos, molido todo, unas ramas de tomillo y mejorana, y unas hojas de laurel y de orégano de China: se agrega la sal suficiente, se deja en infusion un dia entero, y al siguiente se pone á la lumbre echándole tajadas de jamon gordo: hervirá á un fuego regular hasta que se consuma el caldo; despues se le untará sumo de limon y aceite, y se pondrá á dos fuegos suaves, cuidando de voltearlo de cuando en cuando para que se dore por igual, y de untarle con una pluma aceite: ya seco, se sirven las raciones con rebanadas de cebolla desflemadas en agua.

CARNERO ASADO EN CALDILLO NEGRO. Se pone á cocer la carne sin lavarse con solo agua y sal, á dos fuegos: cuando ya esté cocida, se le quita el caldo y se pone á dorar con manteca, poniéndole mas fuego arriba que abajo. Puede servirse solo, ó con el caldo siguiente.

Se molerán unos cuantos xitomates y cebollas, se freirán bien en manteca; se tostará bien alto un pedazo de pan, y se molerá con un poco de clavo, pimienta y canela: se le agregará cebolla, peregil y ajo bien picados, y se desleirá en agua, friéndose todo con el xitomate; se le echará la sal fina correspondiente, un poco de vinagre, alcaparras y alcaparrones picados. Esta salsa sirve para todo género de asado.

CANERO ASADO EN ADOBO. Despues de bien limpio el carnero y desangrado, se cuece en agua con un poco de vinagre y la sal fina correspondiente.

Se desvenan y lavan chiles anchos, se muelen con cominos, agengibre y unos ajos limpios; se le echa un poco de orégano y tomillo, y todo se frie con bastante manteca: ya bien frito, se le echa vinagre competente, y si estuviere muy fuerte, se mitigará con un pedacito muy corto de azúcar: se le echa la carne y se pone á dos fuegos hasta que consuma perfectamente.

Este se servirá con la salsa llamada de chilote.

CARNERO ADOBADO Y ASADO. Despues de bien lavada la carne se cortará la pulpa en cuadrilongos de cuatro dedos: se deshará en un barril ó vasija con la suficiente agua, porcion de sal de la mar, de modo que sobrenade perfectamente un huevo; se echará en ella la carne y se mantendrá en esa salmuera por tres dias, al cabo de los que se sacará, y habiendo escurrido un poco, se revolcará en pimienta hecha polvo fino, de modo que quede cubierta perfectamente: se rociará despues con un poco de vinagre de Castilla, y se pondrá al sol hasta que seque bien. Se molerán chiles anchos desvenados y bien lavados, con ajos limpios y vinagre, se formará un caldo bien espeso: se echará en él la carne desecada con la pimienta, y se mantendrá allí, sacando la que se necesite para asarla del modo siguiente.

Se echará á remojar en agua fria la carne por ocho ó diez horas, mudándole las aguas para que se desale bien: se formará una salsa echa de aceite de comer y ajos limpios, laurel y tomillo bien molidos, formando un caldo espeso; despues se bañará la carne con jugo de limon, y se untará con la salsa de aceite y ajo, echándole la sal necesaria: se envolverá en un papel grueso enmantecado, y se pondrá á la parrilla á fuego suave, procurando voltearlo hasta que haya cocido bien; cuando ya lo esté, se le quitará el papel, y poniéndolo sobre la parrilla, se le pondrá encima un comal con fuego mas fuerte untándole alternativamente unas veces aceite con ajo, y otras el jugo de limon: cuando haya criado costra se sirve con cualquiera de las salsas para asados.

CARNERO ASADO AL HORNO. Se embarra una sarten ó cazuela con manteca, y se acomoda la carne para meterse al horno que estará caliente: se le echa sal, una poca de cebolla y el agua que baste á cubrir la carne. Esta operacion se hace en la noche, y á la mañana siguiente se saca del horno y se quita el caldo: se le pone gordura y la manteca que tenia, metiéndose rescoldo á los lados del horno, y volteándose la carne, se deja hasta que acabe de dorarse. A falta de horno se asa á dos fuegos, cuidando de voltear la carne y de no deshacerla cuando esté muy blanda.

CARNERO (Pierna asada de). Se toma lo grueso de la pulpa de la pierna de un carnero, cortándole la parte del sancarron y separándose la del lomo de cadera: se desangra bien en agua fria y se enjuga, se clavetea con clavos, pimienta, ajos y pedacitos de jamon; despues se golpea con el machete de plano, fuertemente, y se le espolvorea harina: se pone una cazuela con suficiente manteca, y se echa la pierna á freir hasta que se dora. Habiéndose dorado, se echa agua hasta que se cubra la pierna, con la sal fina necesaria; se muelen unos clavos, pimienta y canela, y en union de tres ó cuatro hojas de laurel y un poco de vinagre, se echará á la cazuela. Se pone fuego en un comal y agregándole dos cabezas de ajo machacadas, se le pone el fuego encima y se deja hervir, procurando voltear la carne de cuando en cuando. Consumido el caldo, se deja dorar y se sirve con hojas tiernas de lechuga, y con alguna de las salsas esplicadas en su lugar.

CARNERO (Piernas de) PARA CAMINO. Mechada la pierna de carnero con suficiente jamon, clavo, pimienta y canela, se pone á cocer en una vasija en que la cubra suficiente cantidad de agua, á la que se le echa la sal necesaria y una botella de vinagre fuerte, laurel y tomillo suficiente: se pone á dos fuegos suaves, y cuando le falte poco para cocerse, se le echarán dos cuartillos de vino de Málaga.

Duran sin corromperse mucho tiempo, y se pueden comer frias.

CARNERO (Pecho de) ASADO. Se fondea una cazuela con tajadas de jamon, se pone el pecho del carnero encima, se agregan cuartos de cebolla y rebanadas de zanahoria, un manojito de yerbas finas, pimienta y la sal necesaria: se pone á fuego lento, y cuando esté cocido, se le quitan todos los huesos, se espolvorea con sal y pimienta, y se revuelve en pan rallado; se pone sobre la parrilla y cuando se haya asado bien, se sirve con alguna salsa de las esplicadas en su lugar.

CARNERO (Bolitas de picadillo de). Se pone á cocer pulpa de carnero; cuando ya esté así cocida, se le añade la cuarta parte de carne de salchichas, un migajon de pan remojado en leche, dos ó tres yemas de huevo, un picadillo del gado de yerbas finas, y unas papas cocidas y molidas: todo se amasa bien, y se forman unas albondiguillas, que revolcadas en vizcocho rallado se frien, y fritas, se sirven con cualquiera salsa, principalmente de las picantes.

CARNERO (Costillas de) A LO NATURAL. Tomado un costillar de carnero que esté manido, se le quita el hueso grande de la estremidad, se despelleja y deseba bien quitándole todos los tendones; se aplasta con el machete mojado, se le quitan todas las costillas dejándole solo la mayor, de modo que quede descubierto un pedazo de costilla para poderla tomar, y se echa á freir en aceite ó manteca; cuando se haya frito, se revuelca en pan rallado, y espolvoreándole suficiente pimienta y sal, se pone á la parrilla á fuego manso, echándole de cuando en cuando un poco de jugo de limon, hasta que crie costra.

CARNERO (Cabeza de) DE UN POBLANO. Despellejadas las cabezas y alzada la ternilla por si tuviere alguna suciedad, se les levanta la tapa de los sesos para sacarlos enteros; se troza bien la cabeza con un machete, y se pone á cocer en agua con sal: cuando esté ya cocida se apea y deshuesa completamente. Puesta una cazuela á la lumbre con manteca, se rebana mucha cebolla y un poco de ajo; se frie esto bien en la manteca, y se le echa suficiente caldo del en que se coció la cabeza; se muelen pimienta, clavo, cominos y canela, se echa en la cazuela con un poco de vinagre bueno; se echan tambien bastantes hojas de aguacate, se divide la carne de la cabeza en trozos regulares, se despelleja la lengua, se rebana y se echa en el caldillo; se cubre la cazuela con mas hojas de aguacate; se le echa un poquito de sal y se pone á dos fuegos mansos hasta que consumido bien el caldo quede la carne asada, la que se sirve quitadas las hojas de aguacate.

CARNERO (Asado de cabeza de). Despellejada la cabeza de carnero, y alzada la ternilla para limpiarle la suciedad, se muelen unos chiles anchos con dos ó tres cabezas de ajo mondadas y unos poquitos de cominos: se abre la cabeza, se unta por el centro metiéndole una tajada de jamon, y una buena porcion de peregil picado; se bañará por dentro con el chile molido, y se cocerá con un hilo. Despues se embarra el resto del chile por la parte esterior de la cabeza, y encima del chile se unta manteca ó aceite: se envuelve en un papel enmantecado y se pone al horno á un calor suave, cuidándose de voltearla, ó se pondrá en un cacito con doble lumbre por encima de la qne se le ponga por abajo: así que se haya cocido bien, se le quita el papel, se vuelve á untar con manteca ó aceite, se dejará dorar y se sirve caliente.

CARNERO (Cabezas de) A LA MEXICANA. Despellejadas las cabezas se ponen á cocer en agua con sal de la tierra: estando bien cocidas se les parte el cráneo con un machete, para que puedan sacarse los sesos despues de asadas: se untan con un adobo echo con chiles anchos remojados, ajo y cominos, todo molido y sazonado con sal: encima del chile se le unta un poquito de manteca y se meten al horno en hojas de lata, cuidándose de voltearlas para que se doren por todos lados. Se sirven calientes sobre lechugas divididas en cuartos, y adornadas con rábanos, chilitos, aceitunas y cebolla picada por encima. Se pone aparte una salsera con chile ancho y pasilla, remojados y molidos con pulque en el molcajete, sazonada la salsa con sal, pedacitos de queso añejo, chilitos y aceitunas. Cuando la salsa se hace con agua en vez de pulque, se le añade un poco de aceite de comer.

Se asan tambien en el horno sin enchilarse, untándoseles manteca despues de cocidas, y polvoreándose con sal-pimienta.

Tambien se hacen rellenas con picadillo de carne de puerco (véase RELLENO DE PICADILLO), siguiéndose en lo demas los mismos procedimientos.

CARNERO (Pescuezo de) A LASANTAMENHHOULD Cocidos los pescuezos á la brasa (véase COCIMIENTO A LA BRASA) con cebollas, chirivías &c., se empanan, empapándose en mantequilla tibia, y revolcándose sucesivamente en migajon de pan desmoronado, mezclado con sal y pimienta. Se ponen á la parrilla y se sirven sobre su mismo suco.

CARNERO (Pescuezo de) EN RAICES PEQUEÑAS. Se procede en todo como en el artículo anterior, y al momento de servirlos se ponen spbre poqueñas raices (véase RAICES PEQUEÑAS).

CARNERO (Pescuezos de) EN SUSTANCIA DE LENTEJAS. En todo como se ha dicho, y al momento de servirse se ponen sobre sustancia de lentejas (véase).

CARNERO (Pescuezos de) A LA MEXICANA. Dispuestos como se ha dicho, se sirven sobre una salsa de chile pasilla, que se remoja y se muele con tomates asados y un poco de ajo. Se frie despues la salsa en manteca sazonándose con sal. Se pone tambien en una salsera y aparte los pescuezos.

CARNERO (Chuletas de). Se toman costillas de carnero bien manidas, se despellejan y deseban, se golpean bien con el plano de un machete, se desencajan del espinazo y se sacan las costillas dejando una sola que tenga un mango larguito para tomarla: se vuelven á aplanar con el machete y se untan de zumo de limon espolvereándoles bastante pimienta y una poca de sal; se dejan por una hora hasta que se secan, y despues se echan en infusion de aceite. Al dia siguiente se sacan, se envuelve la carne en un papel y se pone á la parrilla con fuego manso: cuando se hayan cocido bien, se quita el papel, se revuelcan en pan molido muy fino, se les echa un poco de jugo de limon, un poco de sal y pimienta, y se ponen á la parrilla hasta que se dora la costra: entonces se sirven solas, ó con alguna de las salsas que mejor guste.

Tambien se pueden rellenar los huecos de las costillas con sesos amasados con peregil picado, pimienta y sal, ó con algun picadillo, llamándole entonces costillas rellenas: las que no se ponen por no multiplicar inútilmente artículos.

CARNERO (Albóndigas de). Se toman dos tantos de pulpa de carnero, uno de lomo de puerco de cabeza y uno y otro se pica muy bien. Despues de picado se le agrega un trocito de pan remojado en vinagre, y todo junto se muele muy bien quitándole todos los tendones y pellejos que resistan á la fuerza del metate: ya molidos, se remuelen con clavo, pimienta, canela, azafran y tantitos cominos. Así que eso esté bien molido y friturado, se revuelve con uno ó dos huevos crudos segun el tanto, se les echa la sal necesaria y todo se revuelve con peregil bien picado, y un poco de bizcocho rallado. Se forman en seguida unas bolas del tamaño de una nuez, poniéndoles en el centro un trocito ó de huevo duro ó de sesos ó yerbas sazonadas y cocidas, y se echan á cocer en agua ya hirviendo dejándolas á fuego manso por largo tiempo: ya cocidas, se guisan en especia, mole colorado ó caldo estofado.

CARNERO EN PEBRE PRIETO. Se asa el carnero de alguno de los modos que hemos dicho, y se troza en pedazos regulares: se pone una cazuela en la lumbre con manteca, se frien allí unos dientes de ajo, se sacan y se tuesta un pedazo de pan; se asan unos xitomates maduros, se muele todo esto en un poco de vinagre, y se frie en la manteca en que doraron los ajos. Cuando todo esté bien frito, se muele clavo, pimienta, canela y cominos; se echa el carnero asado, se le dan unas vueltas en la fritura añadiéndole competente aceite de comer, se le echa un poco de caldo de carne ó agua, y se le añaden unas cebollas cocidas partidas, aceitunas, tornachiles y un poco de orégano y se deja sazonar hasta que espese lo bastante.

CARNERO (Menudo de) EN AGRIDULCE. Despues de lavado el menudo, se corta la panza en cuadros de cuatro ó cinco dedos: se les echan trocitos de entresijos del mismo menudo, y formándose unos envoltoritos, se atan por las puntas con las mismas tripas. Se ponen á cocer estos con las manitas del carnero y todos los otros restos del menudo, entrando aun los riñones, pero no la asadura, trozados en pedazos regulares con su sal suficiente; se pica bastante ceboila, ajo, peregil y xitomate maduro, y puesta una cazuela con manteca suficiente se frie todo esto bien. Se le agrega suficiente caldo del en que se ha cocido el menudo, se echa éste tambien, se muelen de todas especias con poquitos cominos y azafran, y se echan en el caldo agregándale un poco de vinagre y una puntita de azúcar. Se echarán tambien unos pocos de garbanzos bien cocidos, rebanadas de plátano largo y manzanas, y se pondrá á sazonar, pracurando que no quede ni aguado ni muy espeso:

Tambien se guisa muy bien el menudo en mole verde ó colorado, aguadito.

CARNERO. (Pancita rellena de). Se cuece el menudo despues de lavado y de formadas unas trensas con las tripas; despues se pica todo menos la panza, agregándole unas manitas cocidas y deshuesadas, tambien picadas. Se pican xitomates maduros y unas cabezas de ajo limpias, se pone una cazuela á la lumbre y se frie allí el xitomate y el ajo. Ya frito se agrega el picadillo de la carne, y despues se le echa un poco de vinagre y azúcar, se muelen especias de todas y se agrega una buena porcion de garbanzos bien cocidos. Ya frito bien esto, se le agregan bastantes rebanadas de jamon entreverado y huevos duros picados, y se le espolvorean en abundancia tomillo y orégano: se revuelve todo bien, y cuando haya secado, se apea y se deja enfriar.

Con este picadillo se rellena la pancita, y despues se coce y se pespuntea. En una cazuela de suficiente cupo, se echa bastante manteca, se pone en el fondo, un papel blanco, y encima la panza rellena: se unta con la misma manteca por encima, y se pone á dos fuegos suaves, teniendo cuidado de untarla por encima con la misma manteca: cuando se haya dorado, se apea y se sirve con alguna salsa.

CARNERO EN AGIACO HABANERO. Se frie competente cantidad de cebollas y xitomates picados groseramente: cuando estén bien fritos, se les agregan habas verdes cocidas y mondadas, calabacitas chiquitas de milpa, y ejotes muy tiernos, todo cocido aparte: se le echa caldo del en que se coció la carne de carnero ó menudo, se sazona con la sal suficiente y con clavo, azafran y canela molidas; se le agrega un poquito de vinagre y un trocito de azúcar: se echa entonces la carne del carnero cocido ó menudo, en trozos pequeños, y se le ponen rebanadas de plátano, manzana y otras frutas si se quiere.

CARNERO (Gigote de). Limpio el menudo como hemos dicho, se pone á cocer con sal; ya cocido se cortará en trozos chicos y se freirá en manteca con bastante cebolla, peregil y xitomate bien picado. Cuando haya fritose bien se le espolvoreará una poca de harina y culantro seco molido se le darán dos vueltas con la harina y se le esprimirá el zumo de un limon; se le echará un Poco de agua de la en que se coció el menudo, se sazonará con sal, y cuando se haya espesado, se le echarán dos ó tres yemas de huevo batidas con limon, y se apeará meneándolo bien.

CARNERO (Albóndigas france as de). Se pican dos pulpas de carnero y dos lomos de puerco de cabeza; se le agregan bastantes alcaparras, jamon, peregil, una buena porcion de almendras y ajos mondados; y cuando ya todo esté muy bien picado, se le añade clavo, canela, pimienta y azafran en polvo, xitomate y peregil picado. Despues de bien revuelto esto, se le mezclan cuatro ó seis yemas de huevo, y la competente sal, hasta que se haga una masa de la que se forman unas bolas grandes, que se rellenan con pasas, trocitos de almendras, de acitron y huevo batido: se revuelcan en pan rallado, se frien y se sirven secas ó en caldillo.

CARNERO (Lenguas de). Despues de cocidas en agua con sal, se les quita el pellejo grueso que las cubre, y se parten á lo largo en dos ó tres partes. Se cortan en trozos unas cuantas cebollas, ajos, peregil y hongos cocidos, se espolvorea todo con harina y se pone á freir: se le añade sal y pimienta suficiente, un poquito del caldo en que se cocieron las lenguas, que se echan en la fritura con un cuartillo de vino de Málaga: se dejan hervir hasta que todo haya espesado bien: poco antes de apartarse, se les echa zumo de limon, ó un chorrito de vinagre, mezclado con agua si estuviere fuerte, y dando otro hervor se apartan.

CARNERO (Lenguas de) EN OTROS GUISOS. (Véase LENGUAS.)

CARNERO (Espaldilla de) A LA BRASA. Se deshuesa la espaldilla hasta el codillo, se mecha con tiras gruesas de jamon sazonado, se espolvorea con sal y pimienta, se redondea y se ata con un hilo para que no se descomponga al cocerse, y se echa en seguida en una vasija propia para cocer á la brasa, con tajadas de jamon, algunas chirivías, cebollas, de las que una irá claveteada con dos clavos de especia, dos hojas de laurel, un poco de tomillo, los huesos que se quitaron á la espaldilla, con otros si los hubiere, y caldo ó agua competente: se sazona con sal, y se deja cocer á fuego lento por tres horas y media. Al momento de servirse, se escurre la espaldilla, se desata y se le quita el hilo; se le pone gelatina, y se sirve sobre un plato.

CARNERO [Espaldilla de] AL HORNO. Se mecha, si se quiere, con mechones delgados la espaldilla, y se ponen en el fondo de una cazuela del tamaño proporcionado á ella dos ó tres cebollas rebanadas, un nabo gallego ó pastinaca, y una chirivía cortados en tiras, una cabeza de ajo, dos clavos de especia, una hoja de la laurel, algunas hojitas de albahaca, un cuartillo corrido de agua, ó mejor de caldo, sal y pimienta [menos sal si estuviere mechada la espaldilla]; se pone esta encima y se mete la cazuela al horno, donde se dejará hasta que esté bien cocida la carne: se saca en seguida, se tamiza el caldillo machacándose y esprimiéndose bien las legumbres, para que se forme una sustancia clara que ligue la salsa: se desengrasa ésta y se sirve sobre la espaldilla.

CARNERO [Gaita de espaldilla de]. Despues de haber deshuesado una espaldilla de carnero hasta la tercera coyuntura, se mecha con lengua en escarlata (véase LENGUA EN ESCARLATA), se le quiebra con el machete el codillo, como en su tercera parte, se rellena la espaldilla con carne de salchichas ó chorizones, y se ata con un hilo para darle la forma de globo. Se pone á cocer en seguida como la espaldilla á la braza: se reduce su caldo á gelatina, y se sirve sobre un aderezo de raices menudas.

CARNERO (Roast-Beef de). (Véase ROSBIF.)

CARNERO (Banquillo de) A LA BRASA. Se corta la mitad de un banquillo que es la parte del carnero que queda entre la primera costilla y la pierna: se deshuesa y se sazona por dentro con sal y con pimienta: se enreda de modo que forme un cuadrilongo, y se ata bien: se pone en una cacerola sobre tajadas de gordura ó sain, y se le añaden tres chirivías, cuatro cebollas, dos clavos una hoja de laurel, un poco de tomillo, un manojito de peregil con cebollitas, y los recortes ó desperdicios que habrán quedado al cortarse el banquillo: se le echa encima un cucharon de buen caldo, y se cubre todo con una rueda de papel enmantecado, dejándose cocer á dos fuegos por tres horas, ó algo mas. Al momento de servirse, se escurre y se desata, se le quita el pellejo, y se cubre con gelatina.

Se puede servir con lo que se quiera por abajo, como romanitas, espinacas, sustancia de cardos, ó de hongos. Se le pueden tambien poner lechugas al rededor ó cebollas rizadas con salsa abajo. Tambien queda muy bueno á la inglesa, esto es, con pan rallado en lugar de gelatina, despues de haberle quitado el pellejo, y con una sustancia clara por abajo.

Las piernas y espaldillas se disponen tambien de esta manera.

CARNERO (Pierna de). Las mejores piernas son las que tienen la carne de un color renegrido, la canilla muy corta y la forma bien redondeada: es necesario dejarlas manir por cuatro ó cinco dias, ó menos segun los climas y estaciones, y golpearlas con el rodillo ó palote. Nadie ignora el modo de cocer una pierna al asador, para lo que se pone á fuego fuerte y se rocía con frecuencia durante una hora. No es necesario que quede muy cocida, y su jugo ó suco sirve para sazonar los frijoles ó nabos, que se comen con ella ó se ponen aparte.

CARNERO (Pierna de) A LA INGLESA. Se pone y envuelve la pierna en un lienzo bien tupido, y se cuece en agua por dos horas con un puño de sal gruesa, y en la misma agua se ponen á cocer chirivías y nabos: se desempaca la pierna y se adereza sobre un plato con las legumbres al rededor, poniéndose sobre la mesa una salsera con mantequilla derretida y una aceitera, para que cada concurrente elija á su gusto.

CARNERO (Pierna de) A LA PERIGORD. Se cortan criadillas de tierra y sain en mechones pequeños, y se revuelcan sobre sal, pimienta, clavo, canela, todo en polvo; peregil, cebollas chicas y unos dientes de ajo, todo picado muy menudo; se mecha con ellos la pierna por todas partes y se empapela de modo que no le pueda dar el aire, dejándose así dos dias; al acabo de ellos se pone á cocer en una cacerola con su mismo jugo, cubierta de tajadas de vaca y de jamon: cuando esté cocida, se desengrasa la salsa, y se le añade una cucharada de caldo colado ó sustancia.

CARNERO (Pierna de) EN SIETE HORAS. Se deshuesa una pierna hasta la mitad de la canilla, y se sazonan los mechones con sal, pimienta gruesa, tomillo y laurel, todo machado; se mecha la parte interior de la pierna sin dejar salir por abajo los mechones, y estando bien mechada, se le hace tomar su primera forma; se ata de modo que no se conozca que está deshuesada, y se pone en una cacerola fondeada con tajadas de sain y algunas de jamon; se echan tambien en ella los huesos quebrados, algunas rebanadas de pulpa de carnero, cuatro chirivías, seis cebollas, tres clavos de especia, un manojito de peregil con cebollitas y un cucharon de caldo: todo esto se echa sobre la pierna, cubriéndose todo con tajadas de sain y un papel enmantecado por encima. Se deja cocer siete horas, si es grande la pierna, á fuego lento, poniéndosele tambien fuego por arriba sobre la tapa de la cacerola; al momento de servirse, se escurre la pierna, se desata, se le pone la gelatina hecha con su mismo caldo consumido, y se echa el resto en el plato.

CARNERO (Tajadas de pierna de) A LA CHICORIA. Las tajadas se hacén ordinariamente con los restos de una pierna asada el dia anterior. Se rebanan las carnes y se echan en una cacerola. Despues de haber perdigado la chicoria, se pica aparte, se rinde en mantequilla y se deja cocer en iguales partes de caldo concentrado y de salsa española: estando bien cocida y espesa, se echa sobre las tajadas, se revuelve todo y se adereza sobre un plato en forma de cerro con coscorrones de pan frito en mantequilla, al rededor.

CARNERO (Tajadas de) A LA INGLESA. Cortada toda la carne como se ha dicho, se espolvorea con harina, se humedece con caldo y se calienta sin que hierva.

CARNERO EN PICADILLO. Se cuece una pierna al asador y se deja enfriar, se cogen de ella las mejores carnes y se pican menudas: se deja sudar y pegarse en la cacerola una tajada de jamon; se humedece con caldo colado ó sustancia comun; se saca el jamon en seguida y se echa el picadillo, dejándolo calentar sin hervir, se sazona al gusto, se adereza en un plato, y se adorna con huevos frescos, interpolados con tostadas fritas.

CARNERO (Colas de) A LA PRUSIANA. Se aperdigan cosa de un cuarto de hora en agua hirviendo, cuatro ó cinco colas de carnero, la mitad de una col grande muy blanca y apretada y media libra de carne gorda de puerco: se sacan, se refrescan en agua fria y se esprime la col, dividiéndola en cuartro partes, atando con un hilo cada cuarto; se corta tambien la gordura en muchos trozos, sin separarlos de la carne, y se atan como la col. Dispuestas así estas tres cosas, se echa todo en una cacerola, poniéndose encima de ello seis cebollas grandes cabezonas, dos clavos de especia, media cabeza de ajo, una ramita pequeña de hinojo, un poco de sal y de pimienta gorda; se humedece con caldo y se deja cocer á fuego lento. Se cortan unas ruedas de migajon de pan del tamaño de un peso, y se frien en la mantequilla hasta que estén bien doradas y se dejan escurrir: se echa en la mantequilla en que se frieron un puño de harina, que deberá dorarse tambien, y entonces se añade caldo del en que se coció lo col y un poquito de vinagre; se deja hervir media hora para que la harina tenga tiempo de cocerse y se forme con ella una sustancia ligera, que se desengrasa y se pasa por tamiz. Cuando estén cocidas las colas y se les haya consumido el caldo, se ponen á escurrir, lo mismo que las coles y la carne gorda; se enjuga todo con un lienzo y se aderezan las colas, interpoladas con las coles ya desatadas, poniéndose las cebollas al rededor, las tostadas y la gordura sobre la col, y se les echa encima el caldo colado que se hizo con la harina.

CARNERO (Colas de) A LA BRASA. (Véase BRASA.)

CARNERO (Colas de) EMPANADAS A LA INGLESA. Se cuecen á la brasa, y ya cocidas, se escurren y se sazonan con sal y pimienta gorda: se derrite en una cacerola un trozo de mantequilla, y se echan allí las colas para que se bañen perfectamente, revolcándose enseguida en migajon de pan frio desmoronado ó rallado; se quiebra con cuatro huevos sobre la mantequilla, batiéndose todo junto y se bañann esto las colas, cuidándose de que queden remojadas por todas partes, para que revolcándose otra vez en el pan, queden perfectamente cubiertas, bien compacta la miga y conserven su forma. Media hora antes de servirse, se ponen sobre la parrilla á fuego suave, cubriéndolas con el horno de campaña bien caliente para que tomen buen color, y al servirse, se aderezan en un plato con sustancia clara por abajo.

CARNERO (Colas de) FRITAS. Cocidas á la brasa las colas, se dejan enfriar; se empanan del modo ordinario, cubriéndolas sucesivamente con huevo batido y pan desmoronado ó rallado, lo que se repite dos veces; se frien despues en manteca, y se sirven con peregil, frito tambien, por encima.

CARNERO (Colas de) EN ROCHEPOT. Despues de perdigarse, se cuecen en caldo concentrado con un poco de azúcar, chirivías y nabos, bien torneados (véase TORNEAR), raices de apio y cebollitas pequeñas cabezonas. Se cuecen aparte y á la braza las colas de carnero con carne gorda de puerco, cortada en cuadritos pequeños, dejándose despues escurrir las colas. Se echan la carne de puerco y las legumbres en salsa española espesa; se aderezan éstas en un plato, se ponen las coles encima, y se cubren con la gelatina hecha con la salsa española.

CARNERO (Cazuela de colas de). Se ponen á cocer en buen caldo las colas, otro tanto de alones de guajolote deshuesados y preparados, castañas, chirivías, cebollas, hongos y dos tantos mas de pequeñas salchichas ó choricitos que las colas y alones, de modo que sean una parte de colas, otra de alones y dos de choricitos. Todo cocido, se adereza en una cazuela capaz de llevarse á la mesa; se deja reducir el caldo del cocimiento, se desengrasa, se echa bien caliente en la cazuela y se sirve.

CARNERO (Costillas de) A LA MILANESA. Lo mismo que las de ternera Véase TERNERA (Costillas de) A LA MILANESA.

CARNERO (Costillas de) FRITAS. Se cortan las costillas, desde la cuarta, por la parte del pescuezo hasta la última, en pedazos del grueso de tres dedos: se preparan cortándoles los pellejos y los huesos, menos el de la costilla de en medio, que se redondea del lado del solomo, limpiándolo por el otro estremo del lado del pecho para que pueda tomarse con los dedos sin tocarse la vianda; se golpea la carne del solomo con el machete, y se repasa otra vez para quitar las carnes que por los holpes sobresalgan.

Se derrite mantequilla y se echan en ella las costillas, que un cuarto de hora antes de servirse se ponen sobre fuego muy vivo, teniéndose cuidado de voltearse cuando se hayan dorado por un lado. Se disponen en forma de corona, poniéndose una tostada frita entre cada una de ellas; se escurre la grasa y se conserva la sustancia del cocimiento, que se mezcla con salsa española y un poquito de caldo, meneándose todo y revolviéndose para reciar con ello las costillitas. Se puede variar el modo de servirlas, poniéndose sobre escarolas, en salsa de tomate, con raices menudas ó con criadillas de tierra.

CARNEAO (Costillas de) EMPANADAS A LA PARRILLA. Se preparan como las anteriores, y despues de sazonarlas con sal y pimienta gruesa, se bañan en mantequilla tibia; cnando estén bien embebidas se polvorean con miga de pan por los dos lados, cuidándose de que queden bien cubiertas: se disponen en seguida sobre una tapa de cacerola con pan rallado por arriba y por abajo, y un cuarto de hora antes de servirse se ponen en la parrilla á un fuego muy activo, cuidándose mucho de que no se cuezan demasiado y se queme el pan. Se aderezan con una sustancia clara por abajo.

CARNERO (Costillas de) DE SARTEN. Se echan las costillas en una cacerola con un trozo de mantequilla y se frien á un fuego moderado, volteándolas de cuando en cuando hasta que estén bien cocidas; se sacan entonces de la cacerola para escurrirles la grasa, dejándose de ella en la cacerola cosa de media cucharada, sobre la que se echa caldo y al mismo tiempo sal, pimienta gruesa y chalote picado (Véase CHALOTE). Cuando al hervir se haya despegado de la cacerola lo que habia quedado en ella, se vuelven á echar las costillas con tres yemas de huevo, haciéndose que se ligue la salsa sin hervir, añadiéndosele al tiempo de servirse las costillas, un poco de raspadura de nuez moscada y un chorrito ep vinagre.

CARNERO (Costillas de) EMPAPELADAS A LA MAITENON. Mechadas las costillas y cocidas á la brasa se ponen á enfriar en la salsa *Durcelle* (véase), y se empapelan en seguida como las costillas de vaca (véase COSTILLAS DE VACA EMPAPELADAS).

CARNERO (Costillas de) CON XITOMATE A LA MEXICANA. Desbastadas bien, cortadas de un tamaño regular y cocidas en agua con sal, se frien en una cazuela con manteca, dientes de ajo rebanados y xitomate molido; se echa un poco de caldo del en que se cocieron las costillas y se sazona con sal y especias molidas, una puntita de azúcar y un chorrito de vinagre: se ponen en esta salsa las costillas y se deja consumir, cuidándose de que no se peguen en la cazuela, para lo que se menearán y voltearán de cuando en cuando; consumida la salsa, se sacan las costillas y se envuelven en un papel enmantecado, que se espolvorea con raspadura de pan, de modo que cubra á la costilla por todos lados, añadiéndose un poco de zumo de limon; doblados los papeles se echan en una cazuela con manteca, que se deja á fuego manso hasta que tengan las costillitas buen color. Se pueden poner en la misma disposicion sin envolverse en papeles.

CARNERO (Costillitas de) FRITAS A LA CREMA. Se frien en una cazuela, con mantequilla, peregil, cebolla y apio, todo picado: se echa un poco de caldo y se sazona con sal, y un poco de clavo y pimienta en polvo; en seguida se ponen allí las costillas y se dejan cocer poco á poco á fuego moderado. La crema se dispone en otra cazuela, echándose manteca y una poca de harina para que se fria sin que tome color; se añade la leche suficiente, que se sazona con clavo y pimienta molidos y la sal necesaria, estándose meneando hasta que se espese como atole, en cuyo caso se añaden tres yemas de huevo para cada cuartillo de la leche que se hubiese empleado. Con esta salsa se cubren las costillas, que se revuelcan en pan rallado, y cuando vayan á llevarse á la mesa, se frien en manteca muy caliente.

CARNERO (Costillitas de) RELLENAS. Se siguen los mismos procedimientos que para las de xitomate á la mexicana, con la diferencia de que en vez de huevo y pan rallado, se les pone picadillo con almendras y pasas, bien sazonado, y un poco de recaudo frito por encima, antes de envolverse en los papeles.

CARNERO (Manitas de) EN SALSA LIGADA. Estando bien escaldados los piés de carnero, se deshuesan hasta la coyuntura: se perdigan, se refrescan y se les quita el mechon de pelos que tienen en la hendidura; se ponen á cocer á fuego lento en caldillo blanco (véase CALDO LIGERO BLANCO) durante cuatro horas; se tientan para verse si están cocidas (lo que se conoce en que la carne cede con facilidad á la presion de los dedos, ó se siente blanda y suave), y estándolo se sacan, se ponen á escurrir y se componen las estremidades, de manera que los piés queden enteros y limpios; se ponen despues en la cacerola y se les echan seis cucharones llenos de salsa rizada (véase SALSA RIZADA) y cuatro de caldo concentrado, que se dejan consumir hasta que solo quede la mitad Un instante antes de servirse se echa en la salsa una liga de dos yemas de huevo con un poco de nuez moscada, y cuando se haya ligado, se tamiza, haciéndola caer sobre las manitas, que se mantendrán calientes sin hervir, añadiéndoles un poco de pimienta gorda.

A falta de salsa rizada, se hará el siguiente caldo para ponerlo en su lugar; en una cacerola con mantequilla al fuego, se echará ajo y peregil picado muy menudo, haciéndose que se rinda ó se macere; se añade una cucharada de harina con sal, pimienta gorda, nuez moscada y caldo. Se deja que hierva todo juntamente, se liga con yemas de huevo, y al momento de servirse se le echa sumo de limon.

CARNERO (Manitas de) A LA SANTA-MENEOULD. Cocidas en agua y limpias, se les quita el hueso grande ó principal, dejándose enteras, y se ponen en una cacerola con un buen trozo de mantequilla, cebolla y ajos picados, sal y pimienta; se dejan cocer hasta que casi no haya quedado nada de salsa, meneándose entonces y separándose del fuego para que no se peguen; así que se hayan enfriado, se humedecen con lo restante de la salsa; se cubren con pan rallado, y se ponen á la parrilla. Se sirven con salsa picante que no esté espesa.

CARNERO (Manitas de) A LA PROVENSALA. Dispuestas y cocidas las manitas como se dijo para las de salsa ligada, se escurren, se limpian y se ponen en una cacerola: se parten bastantes cebollas por la mitad y se les quitan las cabezas, rabos y corazones, rebanándose al traves para que solo queden unas medias ruedas ó semi-círculos del grueso de una línea; se echa medio cuartillo de aceite en una cacerola, que se pondrá sobre fuego fuerte, y se frien allí las cebollas meneándolas con el cabo de una cuchara de palo, hasta que se doren; se separan entonces del fuego, se quita un poco del aceite y en el restante se echan sal, pimienta, raspadura de nuez moscada, el zumo de tres ó cuatro limones y dos cucharadas corridas de caldo; se deja que dé esta salsa un hervor y se echa sobre las manitas, que se mantendrán calientes sin que hiervan. Dispuestas en el plato en que se han de servir, se les pone la cebolla frita por encima y se les echa zumo de limon.

CARNERO (Manitas de) RELLENAS. Se ponen á cocer en agua doce piés de carnero y despues se dejan media hora á fuego lento con un poco de caldo, sal, pimienta y un manojito surtido; en seguida se deshuesan lo mas que se pueda, y se reemplazan los huesos con el relleno que se dirá despues; estando rellenas, si se quiere se frien, y para esto se rebozan con huevo batido, se polvorean con pan rallado y se echan en la manteca bien caliente dejándose que tomen buen color y sirviéndose al momento de sacarlas de la sarten; pero si han de servirse sin que estén fritas, se remojarán en mantequilla caliente, se cubrirán con pan rallado y se les hará tomar color sobre un plato en el horno de campaña; se les escurre la grasa y se sirven así ó con alguna salsa de sustancia clara.

Relleno. Se pica un pedazo pequeño de vianda cocida y otro tanto de gordura de buey, y un poco de migajon de pan remojado en leche y esprimido ó secado despues; se sazona el picadillo con sal, pimienta, peregil y cebolla picados, y se liga con tres yemas de huevo.

CARNERO (Manitas de) A LA INGLE-

SA. Despues de cocidas en agua, se dejan hervir media hora para que tomen gusto, con caldo, una cucharada de agraz, sal, pimienta, una raiz de chirivía rebanada, unos cuartos de cebolla y una cabeza de ajo; se dejan escurrir, se les quitan los huesos y se les ponen en su lugar para imitarlos unos pedazos de migajon cortados de su mismo tamaño y de su grueso, que se habrán dorado en mantequilla; se disponen sobre un plato y se les echa salsa picante por encima.

CARNERO (Manitas de) CON PEREGIL. Se cuecen y frien lo mismo que las rellenas, con la diferencia de que se pone manteca en lugar de mantequilla. Se sirven guarnecidas con peregil frito.

De este modo se pueden tambien servir las rellenas; pero entonces no se les pone el picadillo por dentro en lugar de los huesos, sino que se cubren con él antes de meterse en el huevo batido.

CARNERO (Manitas de) FRITAS Y EN CALDILLO. Fritas como las del artículo anterior, se echan en el mismo caldillo de los chiles rellenos (véase CHILES RELLENOS), añadiéndosele, si se quiere, chícharos cocidos.

CARNERO (Manitas de) EN ADOBO. Cocidas en agua y hervidas media hora como las *á la inglesa*, se frie en manteca chile ancho desvenado, remojado y molido con ajo y cominos tostados: se echa en el chile frito, caldo ó agua para que el adobo quede de buena consistencia y chícharos cocidos.

CARNERO (Riñones de). (Véase RIÑONES.)

CARNERO (Criadillas de). (Véase CRIADILLAS.)

CARNERO (Amorcillos de). (Véase TUETANO.)

CARNERO (Landrecillas de) EMPAPELADAS. Preparada la landrecilla de una pierna asada, se echa en la salsa durcelle (véase), como se dijo en el artículo de las COSTILLAS A LA MAITENON, siguiéndose en lo demas los mismos procedimientos.

CARNERO (Asadura de). (Véase CHANFAINA.)

CARNERO (Almoadilla de). A mas de la pierna y la espaldiila, se sirve tambien como asado la parte del carnero que queda entre las dos y reune las costillas y los lomos que llaman de falda. Este trozo se designa entre los francese con el nombre de *carré*, y nosotros llamamos *almohadilla*, por la semejanza que tiene despues de preparado, con las figuras de las cosas que en castellano se llama así. Mechada con peregil esta pieza, es conocida entre los inteligentes por el ASADO DEL FILOSOFO, y es un manjar muy agradable y de buen gusto. Si se mezclan en los mechones las anchoas, adquiere un sabor muy relevante, que obliga á frecuentes libaciones, y bajo esta rica librea es como la almoadilla de carnero puede presentarse por plato de entrada al asador en una mesa de primer órden.

Se sirve tambien este trozo á la parrilla cortado en costillas, para lo que se empapan estas estando bien preparadas, en mantequilla fresca derretida y polvoreadas con sal y pimienta, se cubren con pan rallado y se ponen á cocer á la parrilla, rociándose con un poco de mantequilla para que no queden muy secas. Estando cocidas, se sirven con una sustancia clara.

CARNERO (Almohadilla de) MECHADA CON PEREGIL. Se corta con propiedad la almohadilla de carnero, quitándole las faldas ó pellejos que quedan bajo los lomos; se mecha por todas partes con ramitas muy verdes de peregil; se pone á cocer al asador, y cuando el peregil esté bien seco, se rocia con manteca caliente, que para esto se tendrá prevenida; se continúa rociando de tiempo en tiempo hasta que esté cocida la almohadilla, y echándose un poco de caldo ó sustancia en una cacerola con algunos ojos picados, sal y pimienta gruesa, se deja calentar y se sirve sobre esta sustancia la almohadilla.

CARNERO (Almohadilla de) MECHADA CON JAMON. Dispuesta la pieza como en el artículo anterior, se mecha con jamon delgado, y despues de marinarse (véase MARINADA), se pone al asador, se coagula ó cubre con gelatina, y se pone sobre salsa de mostaza.

CARNERO (Almohadilla de) A LA INGLESA CON LENTEJAS. Cortada la almohadilla por las costillas, se pone á cocer en caldo con un poco de sal y un manojito surtido, se echa en seguida en una cazuela, puesta al fuego, con la mitad del caldo ó sustancia que habrá producido una libra de lentejas y que no deberá estar muy aguado; se cubre por un lado con rebanadas de migajon de pan tostadas á la parrilla y se mete por una hora al horno la cazuela: cuando se vaya á servir, se le echa la otra mitad de la sustancia de lentejas.

CARNERO (Almohadilla de) EN FRICANDÓ. Se le suprime el lomo del espinazo, se cortan en tiras, que se mechan y ponen á cocer en fricandó (véase FRICANDO).

CARNERÓ (Almohadilla de) A LA CONTI. Se prepara la almohadilla quitándole las faldas ó pellejos de abajo del solomo: se corta en tiras para mechar, la carne gorda de cerdo suficiente, mezclándose con anchoas bien lavadas, que se habrán amasado con un poco de pimienta gordo, dos dientes de ajo, peregil, una cebollita, tres hojas de taragontia ó dragontea picadas y tres hojas de albahaca en polvo; se mecha todo el pulpejo con el gordo y las anchoas, y se pone la almohadilla guarnecida ya, en una cacerola; se humedece con un cuartillo de vino blanco y otro tanto de caldo, dejándola cocer á fuego lento; en seguida se desengrasa la salsa, á la que se añade un pedacito del tamaño de una nuez, de mantequilla amasada con un poquito de harina; se deja espesar la salsa y se sirve sobre la almohadilla.

CARNERO (Orejas de) A LA RAVIGOTE. Se ponen á cocer las orejas en caldillo blanco, se preparan de modo que se mantengan rectas sobre el plato, y se bañan con la salsa ravigote (véase RAVIGOTE).

CARNERO (Orejas de) RELLENAS. Cocidas como las precedentes y escurridas, se les cortan á manera de flor, sus estremidades superiores, y se rellenan con cualquiera picadillo (véase RELLENO): se empapan en mantequilla y se cubren con pan rallado, volviéndose á cubrir con mas pan rallado y huevo: se frien en mantequilla bien caliente y se sirven con peregil frito.

CARNERO VERDE. Asados los lomos ó las costillas del carnero de las maneras esplicadas, se sirven con salsa de peregil ó ravigote verde por encima (véanse SALSA DE PEREGIL Y RAVIGOTE VERDE). (Véase tambien CHANFAINA VERDE.)

CARNERO EN ESTOFADO. Se dispone lo mismo que la ternera (véase TERNERA EN ESTOFADO).

CARNERO (Clemole de pecho de). (Véase TERNERA EN CLEMOLE.)

CARNERO EN OTROS GUISOS.) Generalmente se presta la carne del carnero para todos los guisos y preparaciones con que se sirve la ternera, que no se esplican aquí, porque pueden verse en los artículos destinados á aquella (véase TERNERA).

CARPA. Pescado de rio ó de estanque muy estimado, y susceptible de llegar á una edad muy avanzada. Las carpas muy gordas son de digestion dificil. Sus lechecillas son muy nutritivas, sabrosas y fáciles para digerirse. Sus huevos, reunidos algunas veces en masas enormes, no tienen los inconvenientes de los del barbo. El tiempo de su mayor bondad es en los meses de Marzo, Mayo, y Junio. Las de rio son mucho mejores y preferibles á las que se pescan en los estanques, porque estas últimas huelen á humedad ó lama, conservando aun despues de guisadas cierto saborcillo desagradable, y se conocen en que estas tienen las escamas pardas, mas ó menos bronceadas, y las de rio las tienen brillantes y su carne es mas firme.

CARPA EN ESTOFADO. Se echan en una cacerola agua y vino blanco en cantidades iguales, macias, pimienta gruesa, sal, algunas cebollas, yerbas finas y rábano rallado; se ponen á cocer allí las carpas, se cubre la cacerola, y se deja hervir el caldillo una hora á fuego muy suave, y al cabo de este tiempo se sacan las carpas y se ponen á escurrir. En otra cacerola se echa medio cuartillo de vino blanco, dos anchoas picadas, una cebolla, un poco de limon, cuatro onzas de mantequilla revolcada en harina, un poco de buena crema de leche y una taza grande del caldo en que se estofaron las carpas. Se deja hervir todo durante algunos minutos; se añaden á la salsa dos yemas de huevo mezcladas con una poca de crema y se esprime en esta salsa la mitad de un limon: se disponen las carpas en un plato y se les echa encima la salsa bien caliente.

CARPA A LA ALEMANA. Se divide en trozos una carpa despues de haberla lavado sin vaciarla, ni quitarle las agallas, sino solo el intestino ciego ó cagalar: se echan los pedazos en una cacerola ó en una sarten grande con sal, pimienta gorda, clavo, canela, pimienta fina, agengibre, rebanadas de cebolla y una ó dos botellas de cerbeza para que queden sumergidos los pedazos de carpa, se pone la cacerola á fuego vivo y se deja consumir la salsa hasta que no quede sino un cuartillo, poco mas ó menos, y en este caldillo, sin ligarlo, se sirve la carpa.

CARPA (Fricandó de). Se hace lo mismo que el fricandó de sollo ó esturion. Véanse ESTURION y SOLLO (Fricandó de.)

CARPA EN ALCAPARRADO. Se escoge una buena carpa, se desescama y se vacía; se le hacen unas cisuras, y se pone sobre un plato con peregil, cebolla, sal, pimienta y aceite; cosa de tres cuartos de hora antes de servirse se pone á la parrilla, y estando asada se cubre con salsa de alcaparras. (Véanse ALCAPARRADO, pág. 20, y SALSA DE ALCAPARRAS.)

CAPRA EN CALDILLO MORENO. Despues de limpias las carpas, se echan á hervir en partes iguales de agua y vino tinto con la sal necesaria, y se les agrega cebolla y zanahoria rebanada, ajo, peregil, tomillo y albahaca, todo picado. Cuando estén cocidas, se sirven con peregil picado, en una servilleta ó plato.

CARPA EN VINO. Se frie cebolla en mantequilla, y se añaden hongos, un manojito de yerbas finas, sal, pimienta, un poco de laurel, caldo de pescado y vino en partes iguales. Se sirve en un platon con tostadas de pan fritas en aceite ó mantequilla.

CARPA RELLENA. Se escoge una buena y se cuece en el caldillo moreno se le quitan todas las carnes separándolas de las espinas, y se dejan los pedacitos de una á dos pulgadas de largo. Se hace un picadillo con su carne y la de otro carpa; se colocan en las dos extremidades de la pescadera la cabeza y la cola, que se habrán guardado para esto, acomodándose el picadillo en el medio para que parezca un pescado entero: se le unta huevo para echarle encima pan rallado, rociado con mantequilla derretida, y se pone en seguida sobre rescoldo bien caliente, cubriéndose con el horno de campaña ó con un comal con lumbre por encima, para que se dore. Al servirse se le ponen al rededor las lechecillas ó cualquiera otro adorno.

CARPA FRITA. Limpia, vacia y lavada se le hacen incisiones ó cortaditas por los lados, se abre por la espalda y se le saca la hueva y las lechecillas ó huevos, para freirlos aparte; se impregna bien de harina y se pone á freir hasta que se dore. En general, todo pescado de rio un poco grueso, se abre y se enharina para freirse.

CARPA A LA PARRILLA. Como la anterior; pero sin echarle harina, se pone á la parrilla despues de haberla frotado y embebido con aceite, sal y pimienta. Se sirve con mantequilla de anchoas (véase MANTEQUILLA DE ANCHOAS).

CARPA (Lechecillas y lenguas de). No se toman de las carpas sino las lenguas y lo que contiene en su interior, suprimiendo las huevas y los intestinos (tripas); se echan á remojar hasta que no les quede nada de sangre, y se hierven por algunos instantes en agua de sal y vinagre; se dejan enfriar despues y escurrir para freirlas, espolvoreadas con harina. Se sirven con peregil frito.

Se pueden cocer á la parrilla en cajitas ó fricasé, despues de untadas con huevo batido.

CATPA (Lechecillas de). EN SALSA LIGADA. Se dejan por algun tiempo cocer á fuego lento en una cacerola con mantequilla, hongos, una tajada de jamon, el zumo de un limon y un manojito de yerbas finas: se les echa un poco de buen caldo.

CARPA (Lenguas de). (Véase LENGUAS.)

CAPRAS [Quenelles de]. Se prepara una buena carpa y se hacen los quenelles de la misma manera que los de aves [véase QUENELLES DE AVE, página 54, añadiéndose á la carne de la carpa una ó dos anchoas.

CARRASPADA ESPAÑOLA. Se mezcla medio cuartillo de miel virgen con otro medio cuartillo de agua, echándose al revolverse un poquito de canela y clavo en polvo, esta composicion se vuelve á mezclar, cuartillo por cuartillo, con vino tinto cascarron ó carlon cubierto.

CARTUJA. Se buecen y preparan como para platos de entrada, chirivías betabeles, zanahorias y nabos, todo junto, y aparte camotes, papas, y raiz de chayote ó el chayote mismo si fuere su tiempo; se pondrán en la parte interior, en lugar de vianda, unas lechugas cacidas, escurridas y bien esprimidas y apretadas; llena la cacerola ó el molde, se mantiene caliente en baño de María; se pone á hervir el caldo en que se cocieron las raices, añadiéndole caldo gordo ó magro, segun se quiera, y despues de haberse colado por una servilleta muy tupida se deja consumir al punto de media gelatina; se pone la cartuja sobre un plato y se le echa encima el caldillo.

CASPIROLETA. Se hace almíbar con seis libras de azúcar, y despues de clarificado, se le echan una libra de coco rallado, otra de almendra molida y otra de camote, lo mismo: se deja hervir, y luego que espese, se aparta de la lumbre; cuando se haya enfriado, se le añaden veinte yemas de huevo y una libra de natillas, volviéndose á poner á la lumbre hasta que adquiera la debida consistencia, y entónces se vacia en un platon sobre mamon rebanado.

OTRA. Se hace el almibar con cuatro libras y media de azúcar muy blanca, se clarifica y se le echa una libra de camote molido: se deja hervir, y cuando esté próxima la pasta á tomar el punto de cajeta, se le añade una libra de almendra molida, otra de coco rallado, é igual cantidad de natillas: se hace que vuelva á hervir, y se le da punto alto, ó bajo si es para cubrir varias camas de mamon, y en seguida se vacia sobre rebanadas de éste, adornándose por encima con pasas, almendras y piñones.

CASTAÑA. El fruto del castaño. Es muy nutriva y sabrosa: cocida al vapor ó hervida con agua es de mas fácil digestion que asada: cocida bajo de rescoldo es mas sabrosa, mas delicada, y aun mas sana que la asada en la sarten. Aunque su harina produce un pan malo, en muchos paises reemplaza al trigo. El plato de castañas asadas, sazonadas con zumo de naranja y azúcar, es delicioso, pero no muy saludable.

Se mezclan las castañas en varias clases de guisados, y son al propósito para los de pescado, al que quitan su demasiada humedad, empleándose tambien en rellenar las aves grandes que se disponen asadas. Se hacen tambien algunos dulces con ellas.

CASTAÑAS (Sopa de). (Véase SOPA DE CASTAÑAS.)

CASTAÑAS (Sopa de sustancia de). (Véase entre las SOPAS.)

CASTAÑAS A LA ESPAÑOLA. Se mondan en agua caliente cincuenta castañas como si fuesen almendras: se les quita con cuidado toda la segunda cáscara, porque si se les deja alguna quedaria amargo el guisado, y se echan en una cacerola con dos onzas de mantequilla, cuatro cucharadas llenas de salsa española, dos cuartillos de caldo consumado, una hoja de laurel y un poco de raspadura de nuez moscada: se dejan hervir media hora, y se sacan del caldillo para ponerlas en otra cacerola: se deja consumir aquel, y se cuela por un cedazo sobre las castañas, que se mantienen calientes en baño de María, y al momento de servirse, se ponen en un plato con la salsa por abajo. Se pueden poner con diferentes salsas.

CASTAÑAS (Pasta de). (Véase PASTA DE CASTAÑAS).

CASTAÑAS ACARAMELADAS. Se les quita la primera cáscara y se ponen á cocer en agua, hasta que se les pueda quitar la segunda: despues de haberlas dejado escurrir y sudar un poco en la estufa, se hace almibar de punto de caramelo, que se mantendrá caliente á fuego suave, echándose en él las castañas una por una, y volteándose con una horquilla ó tenedor, y cuando se saquen, se encaja á cada una un palillo puntiagudo para dejarla secar en un cestón de mimbres, colocando el palito entre las varas, para que el caramelo pueda secarse al aire.

CASTAÑAS BAÑADAS. Mientras se cuecen á la brasa unas castañas escogidas, se hace un almibar que se clarifica y deja hervir hasta el punto de aperlado: se echan en él las castañas ya peladas de una en una, y conforme se van sacando con una cuchara se echan en agua fria, que en el momento hará cristalizar ó congelar el almíbar.

CASTAÑAS EN CAMISA. Se asan ligeramente á la parrilla las castañas á fuego suave, para que se les puedan quitar las cáscaras que las cubren: ya limpias, se rebozan con claras de huevo batidas, se revuelcan sobre azúcar en polvo, y se ponen en un tamiz para hacerlas secar en la estufa.

CASTAÑAS (Compota de). (Véase COMPOTA DE CASTAÑAS.)

CASTAÑAS (Conserva de). (Véase CONSERVA DE CASTAÑAS.)

CASTAÑAS FINGIDAS. Se mezcla una libra de almendra sin cáscara, no muy molida, con tres libras de azúcar, y se le da al fuego el punto de despegar del cazo: se aparta entónces, se deja enfriar y se vacia sobre polvo de azúcar para figurar con esta pasta las castañas, que se concluyen el dia siguiente untándolas con yemas de huevo.

OTRAS. No varian de las del artículo anterior, mas que en las proporciones para hacerse la pasta: si la almendra fuere Málaga, para una libra de ella dos de azúcar; pero si fuere Esperanza, se necesita libra y media de almendra para dos libras de azúcar. Los procedimientos son iguales.

CAZON (*Ichthyocolla*). Pescado de mar de una vara de largo y á veces mayor: tiene la cabeza parecida á la de la anguila: su piel seca y preparada es lo que se llama lija, que tambien se hace de la del pescado de este nombre y de la del tiburon: de sus intestinos y otras partes se hace el pegamento conocido por *cola de pescado*, y de aqui tomó el nombre de *Ichthyocolla*: su carne se come y se dispone lo mismo que la del esturion (véase ESTURION).

CAZON. Se suele llamar así tambien á la cria de una especie de tiburon de nuestras costas, que abunda en las de Veracruz y Yucatan: es de índole mas suave que el tiburon, y algunos lo confunden con el manatí; pero parece ser diverso, pues nunca llega al tamaño de éste (véase MANATÍ): su carne es muy nutritiva, sabrosa y aun delicada si es tierno y de poca edad, y muy parecida á la de la ternera: se come sin otro aderezo que sancocharla y sal-pimentarla, aunque admite los caldillos y salsas con que se condimentan los otros pescados (véase PESCADO): despues de sancochado, se echa en aceite crudo sin otro aderezo, ó en escabeche (véase ESCABECHE), y se conduce en cuñetes á largas distancias, sin que se eche á perder y sin detrimento de sus buenas calidades, tanto con respecto al gusto como á la salud.

CAZUELA. Principio ó entrada muy de moda en la actualidad, que saca su nombre del uso establecido en otro tiempo de servirse las viandas y otros guisados en la misma cazuela en que se cocieron ó prepararon, y así se dice: *cazuela de chongos*, *cazuela de arroz*, *cazuela de agiago*, *cazuela de chiles rellenos*, *de chanfaina*, &c. &c. Cuando la vianda se sirve sin otro caldillo, salsa ó guiso que el que ella misma produjo al cocerse, entre nosotros se llama *cocido*, *olla*, ó *puchero*, que no debe confundirse con lo que hoy se llama entre los franceses *terrine*, y por nosotros *cazuela*, dándose estos nombres á diferentes viandas cocidas á la brasa, que se sirven en un trasto ó vasija llamada así, bien sea de plata, de loza fina ó de barro, con tal salsa, caldo-colado, sustancia, caldillo ó guiso, que se juzgue conveniente añadirles.

Al tratarse de cada carne en particular, se dice las que se sirven con el nombre de cazuela, y el modo de prepararlas; pero ademas se ponen aquí las siguientes preparaciones que son muy especiales, dan una idea exacta de lo que se entiende por cazuela, y pueden servir de modelo para disponerla con otras carnes ó sustancias alimenticias, observándose las analogias.

CAZUELA DE HÍGADOS DE PATO. Se echan á remojar y se preparan y aperdigan los hígados: se cortan en rebanadas gruesas y se sazonan con sal-pimienta en la proporcion de dracma y media para cada libra de hígados: se pican y machacan ó muelen los desperdicios que quedaron despues de hacer las rebanadas de los hígados, habiéndose pesado ántes para mezclarse con el doble de su peso de sain y de jamon gordo cocido: al machacarse ó molerse, se sazona tambien con sal-pimienta y con yerbas finas picadas muy menudas y rendidas al fuego en una pequeña cacerola, con un poco de mantequilla: se añaden dos yemas de huevo, y cuando este relleno esté bien machacado ó molido, se saca del mortero ó se baja del metate.

Se cortan unas criadillas de tierra, en rebanadas un poco gruesas: se cubre y se rodea con sain una cazuela que pueda resistir al fuego, y se acomoda allí una cama de criadillas de tierra, que sazona ligeramente: sobre ellas se pone otra cama del relleno que se extenderá é igualará bien: encima se pone otra cama de las rebanadas de hígados, y se vuelve á empezar por las criadillas de tierra, siguiéndose alternativamente con las camas de relleno y de hígado, hasta la altura de la cazuela, con diferencia de pulgada y media que quedará sin rellenar.

Se cubre todo con tajadas de sain ó unto, y una rueda de papel, y se mete al horno la cazuela una hora despues de que haya calentado éste: cuando se saque del horno, se le escurre la grasa y para llenar el hueco que ésta deja, se reemplaza con un buen caldo concentrado de volatería, bien clarificado, y se sirve la cazuela así que este caldo se haya congelado bien.

El caldo concentrado debe reemplazar á la grasa cuando el guiso se ha de comer inmediatamente, pero si se quiere guardar, es necesario dejarlo enfriar cuando se saque del horno y embarrarlo de grasa, aunque es fácil á los que reciben esta pieza de léjos, hacer ellos mismos la operacion indicada, sustituyendo así á la grasa que cubre la cazuela, un buen consumado, congelado perfectamente en vez de tener que quitar á la cazuela un cuerpo repugnante, y podrán sin temor servir así cuajado, hígado y relleno, pues las piezas ganarán al mismo tiempo por su vista como por su gusto.

CAZUELA DE NÉRAC. Se recogen hácia dentro y se atan las piernas á cuatro perdigones, despues de haberlos destripado y de haberles cortado los alones y las patas: se escaldan en agua caliente para que se pongan un poco tiesos, se enjugan, se limpian y se mechan con mechones gruesos. Se hace un relleno con los hígados de los perdigones y con carnes, y el doble de jamon gordo, machacado ó molido todo juntamente, y mezclándose bien: se sazona con sal, pimienta, clavo, canela, gengibre, nuez moscada, todo en polvo, y raspaduras de criadillas de tierra: se lavan, se pican y sazonan dos libras de éstas, y abriéndose los perdigones por la espalda, se rellenan con el picadillo de las criadillas: se pone en el fondo de la cazuela una cama del relleno, y encima los perdigones, llenándose los huecos ó intervalos con el relleno y las criadillas de tierra: se cubre todo con tajadas de jamon, echándose dos hojas de laurel: se tapa la cazuela con la cobertera, cubriendo las junturas con engrudo ó pasta de harina muy ligera, y se deja cocer al horno por tres horas.

CAZUELA DE CASTAÑAS A LA BURGUESA. Se cuecen á la brasa una pollona cebada, una perdiz, un lomo de liebre, una landrecilla de vaca y otra de carnero, mechado todo con carne gorda de puerco, bien sazonada por ámbos lados. Se pelan las castañas y se ponen á cocer á dos fuegos en una tortera cubierta: se les quita en seguida la segunda cáscara y se echan con las viandas en la cazuela, dispuesta como se ha dicho en los artículos anteriores: se tapa bien y se deja cocer todo con su mismo jugo: se desengrasa despues, se añade un poco de caldo-colado, se aderezan las viandas con las castañas, y se sirve la cazuela.

En los artículos particulares de cada cosa se explican las diferentes maneras de disponer una cazuela, segun sean las viandas ó sustancias que han de servirse en ella.

CAZUELA A LA INGLESA. Se cuece á la brasa la vianda que se quiera: se adereza despues en la cazuela con una buena esencia por abajo (véase ESENCIA), tostadas de pan fritas en mantequilla, por arriba, y encima de todo queso rallado, dándosele color al horno, ó pasando por encima una pala hecha ascua.

CEBADA. Su grano sirve para hacer la cerveza, y un pan que es refrigerante y muy nutritivo; mas poco agradable y de difícil digestion, aunque antiguamente fué de un uso general. La cebada se prepara de distintos modos para servirnos de alimento; pero la mas usada es la mondada, á la que se ha quitado la primera cáscara ó cubierta, que entra en la composicion de muchas tisanas que se ordenan tanto á los enfermos, como á personas buenas y sanas para refrescarse.

CEBADA ALJOFARADA. (Véase SOPA DE CEBADA.)

CEBADA MONDADA. Se lava y se monda bien: se hace que hierva suavemente en agua por cinco ó seis horas, hasta que se haya reducido á nata. Desde el principio se le añade un poco de mantequilla fresca, y al fin, ó cuando está acabando de cocerse, se le echa una poca de sal. Si se quiere este caldillo mas agradable, se le mezclan algunas almendras con un poco de azúcar; mas si ha de ser refrigerante, se le ponen pepitas de melon y de pepino mondadas.

CEBADA MONDADA Y DESQUEBRAJADA. (Véase FARRO.)

CEBADA COLADA. Se hace como la mondada y se cuela en seguida por una estameña ó cedazo, y entónces es ménos nutritiva; pero si despues de haberla colado se deja espesar al fuego, vuelve á serlo tanto como la mondada, si se toma en igual cantidad. Mezclándose leche á estas distintas preparaciones, se hacen mas agradables al gusto.

Para que no se altere con el tiempo la cebada mondada, á lo que es propensa, se le mezclan algunas hojas de laurel.

CEBADA (Caramelo de). (Véase CARAMELO DE CEBADA.)

CEBOLLA. Planta hortense bastante conocida y de un uso general en nuestras cocinas, no habiendo casi un guisado, caldillo, salsa ó ensalada, en que no entre en composicion, ya picada, ya rebanada y ya en cuartos, unas veces cruda y otras cocida. Se comen tambien aderezadas de diferentes modos, sirviéndose solas ó acompañando á las viandas, asadas ó dispuestas de otras maneras.

CEBOLLAS (Sustancia de). (Véase SUSTANCIA DE CEBOLLAS.)

CEBOLLAS EN ENSALADA. (Véase ENSALADA DE CEBOLLAS.)

CEBOLLAS (Guiso de). Se ponen á cocer las cebollas entre el rescoldo, y despues de haberlas pelado se echan en una cacerola y se humedecen con caldo ligero de sustancia de vaca y de jamon: cuando hayan hervido por algun tiempo, se liga el guiso con caldo colado mas fuerte. Al servirse, puede añadirse un poco de salsa de mostaza, principalmente cuando acompaña este guiso á toda clase de entradas con cebollas.

CEBOLLAS HELADAS A LA FRANCESA. Se escogen veinte cebollas del mismo tamaño, y se limpian con cuidado de modo que no se les corten muy á raiz los rabos y las cabezas. Se unta con mantequilla el fondo de una cacerola y se colocan las cebollas por el lado de la cabeza, de suerte que la parte del rabo quede para arriba: se les echa un poco de sal y de pimienta gorda, un cuartillo de agua, un pedazo de azúcar del tamaño de medio huevo, y otro tanto de mantequilla, poniéndoles por encima una rueda de papel enmantecado. Se dejan en la hornilla á un fuego algo fuerte, hasta que se reduzca el caldo á la mitad, y entónces se pasan á otra hornilla de fuego suave. Al momento de servirse se hacen enfriar y se disponen sobre un plato con salsa española.

CEBOLLAS RIZADAS PARA GUARNICION DE ENTRADAS. Se limpian diez cebollas grandes, cabezonas, de modo que no se les corte nada de la cabeza á fin de que se conserven enteras: se colocan una al lado de la otra en la cacerola, donde se habrá hecho derretir mantequilla al fuego, y se añaden media onza de azúcar, un poco de sal y un cuartillo de caldo, dejándose cocer á fuego lento. Cuando estén al cocerse, se deja reducir el caldo á gelatina, y estando cocidas y de buen color, se disponen al rededor de una pieza de buey, ó de cualquiera otra entrada, echándoles por encima la costra ó fritura que habrá quedado pegada en la cacerola, despegándola con un poco de caldo, ó mejor, de vino blanco.

CEBOLLAS RELLENAS A LA MEXICANA. Se toman cebollas cabezonas y cortados los rabos, se ponen á cocer bien en agua de sal. Cuando ya se hayan cocido, se sacan y enfrian: se van desbaratando las capas procurando sacarlas lo mas enteras que se pueda, y habiéndose ya preparado un picadillo como para chiles, se van rellenando las capas: bien cubierta con ellas la porcion de picadillo que se haya puesto, se les espolvorea harina, se bañan en huevo batido y se frien en manteca: despues se ponen á hervir en un caldillo como el que se hace para chiles, ó se sirven cubiertas con alguna de las nogadas (véase NOGADA), ó se adornan con ellas los guisados de yerbas.

CEBOLLAS RELLENAS A LA ESPAÑOLA. Limpias las cebollas y cortados los rabos, se ponen á asar en el rescoldo ó bajo de ceniza caliente: cuando ya estén asadas, se les quita la primera capa y se vacian un poco del centro, rellenándose con cualquiera picadillo: se empapan en aceite, se les espolvorea bastante pan rallado, y se ponen en una sarten á dos fuegos suaves, cociéndose hasta que se dore el pan.

Se pueden tambien rellenar las cebollas crudas, revolcándolas despues en pan rallado, humedeciéndolas de cuando en cuando con aceite de comer, y haciéndolas cocer al horno.

CEBOLLAS RELLENAS A LA FRANCESA. Se limpian veinte cebollas grandes cabezonas, teniéndose la precaucion de no raer las cabezas, ni su primera capa ó pellejo, y despues de aperdigadas en agua caliente y refrescadas en seguida en agua fria, como los nabos, se dejan escurrir sobre un lienzo limpio: se les saca la parte interior con el instrumento que sirve para vaciar las manzanas, ó con una navaja delgada, sin romper ni maltratar la primera piel: se rellenan con quenelles y se acomodan en una cacerola plana á fin de que queden á una misma altura, formando una cama: se cubren con tajadas de jamon, se les añade agua ó caldo, y un poco de azúcar y de sal: se les deja soltar el primer hervor sobre fuego fuerte, y cuando estén cocidas, se hace que se consuma el fondo y se sirven como guarnicion de las grandes piezas.

CEBOLLAS RELLENAS A LA ITALIANA. Preparadas y dispuestas como las del articulo anterior, se rellenan con la siguiente composicion. Se remoja en leche un migajon de pan y se exprime despues: se junta con dos yemas de huevos duros, dos onzas de queso rallado, cinco almendras peladas, dos yemas de huevo batidas, sal y un poco de canela, pimienta y azafran en polvo: se pica todo y se mezcla, rellenándose con esto las cebollas, que se revolcarán despues en harina, se rebozan con huevo batido y se frien. Se sirven al instante con una salsa que se tendrá prevenida, hecha con un poco de caldo-colado, zumo y raspadura de cáscara de limon, ó bien con una salsa picante, ó á la tártara, ó de xitomate.

CEBOLLAS RELLENAS A LA PARRILLA. Preparadas y rellenas como las del artículo anterior, se ponen al fuego por algunos momentos en algun caldillo sazonado para darles sabor: se ponen despues á la parrilla y se sirven sobre una salsa de alcaparras ó ALCAPARRADO (véase).

CEBOLLAS RELLENAS EN NOGADA. Preparadas y cocidas las cebollas como en los artículos anteriores, se rellenan con ensalada de betabel bien sazonada, y colocadas en un platon, se cubren con la nogada de las calabacitas, y se adornan de la misma manera. (Véanse ENSALADA DE BETABEL, y CALABACITAS EN NOGADA, pág. 122.)

CEBOLLAS (Sustancia morena de). Despues de haber dividido por la mitad, en dos partes, una cantidad de cebollas mas ó ménos grande, segun la que se haya menester de sustancia, y de haberles quitado la cabeza y el rabo, se cortan en rebanadas que se frien, hasta que estén bien doradas: se les añaden entónces unas cucharadas de salsa española y un poco de caldo: se deja consumir éste á una mitad, y se tamiza. Cuando se quiera hacer uso de esta sustancia, es necesario calentarla en baño de Maria.

CEBON. El puerco ó cualquiera animal cebado, para que sus carnes sean tiernas y sabrosas; pero los platos exquisitos dispuestos con ellas, son para otros paises, porque en el nuestro es este un ramo enteramente abandonado, con la única excepcion del cerdo, y no hay mas recurso que surtir la cocina con las carnes malas, enjutas y flacas que se despachan en las carnicerías.

CECINA. Carne de cualquier animal salada ó ahumada para conservarse largo tiempo sin que se corrompa. El modo de preparar la del buey, que es el mismo que se puede emplear para la de vaca ó de ternera, se esplicó en los articulos BUEY SALADO, BUEY AHUMADO y BUEY DE HAMBURGO (véanse en las páginas 90 y 91); pero queda mas sabrosa si despues de quitados los huesos grandes se hace tiras ó tasajo: se le exprimen limones al estilo del pais, de modo que le penetre el zumo ántes de salarse, lo que comunmente se hace echándola en salmuera espesa, y colgándola para que se seque al aire. Si ésta es mas sabrosa, es de mas duracion la salada del modo explicado en los articulos referidos. En el de BUEY SALADO se advirtió que lo mismo se sala el puerco, pero sin que necesite tanta sal, porque su carne no admite mas que la que ha de menester, al paso que la de buey embebe cuanta se le echa.

CECINA DE PUERCO Ó TOCINO. Echada agua en un barril, se sala ésta con sal fina hasta que quede muy gorda la agua de modo que sobrenade un huevo; se procura poner en parte fria y seca, y se echan las carnes gordas del puerco, ó si se quiere tambien las magras, divididas en trozos, ó en tiras como tasajo. Pasados ocho ó diez dias, se puede empezar á hacer uso de él, tomándo el que se necesite, y dejándolo por todo el tiempo que se quiera, solo teniéndose cuidado de quitarle el moho si lo cria.

CECINA DE PUERCO, APROVECHANDO LOS HUESOS. Se quebrantan los huesos del cerdo, sacándoles la médula á los que la tengan, se salan por dos ó tres dias, y despues de ellos se cuelgan al aire y se emplean muy bien desalados, para dar gusto á la olla, ó para guisarlos en clemole.

CECINA AHUMADA DE PUERCO. Picados los costillares ó espinazos del puerco, se dejan escurrir bien y despues de seis ú ocho horas de colgados, se salan con sal fina muy molida: se ponen al aire, y despues de tres dias, se forma una cama de monte en que sin tener demasiado calor, reciban el humo de ramas secas de guayabo ó aguacate. Esto podrá hacerse por dos ó tres ocasiones, hasta que quede bien ahumada. Lo mismo se hace con la demas carne.

CECINA (Clemole). Se pone una cazuela á la lumbre con manteca, y se frien en ella igual cantidad de chiles anchos y pasillas, tostados y molidos, y tomates cocidos y molidos tambien. Estándolo, se vacia en la cazuela la olla, en que con anticipacion se habrá puesto á cocer la cecina con agua, manteca, epazote y sal, si enteramente hubiese quedado desalada la cecina, que para esto se deberá remojar y lavarse bien ántes de ponerse á cocer: se deja todo hervir hasta que el clemole quede en un temple regular, ni aguado ni muy espeso. Se pueden, si se quiere, y la estacion lo permite, añadir unas calabacitas muy pequeñas, ó soconoxcles. Tambien se puede, para variar, añadirse á los chiles, ajonjoli tostado y molido; pero en este caso se omiten las calabacitas ó los soconoxcles.

CECINITAS MECHADAS. Se cortan pedacitos chicos de cecina, y se ponen á remojar, lavándose muy bien: se mechan con jamon gordo y se van echando en una cazuela á la lumbre con agua hirviendo, con ajo, pimienta y manteca: cuando estén tiernas las cecinitas, se les forma una salsa con almendras y pan, molidas, fritas en manteca y sazonadas.

Las carnes fritas del puerco para sacarle la manteca, que algunos llaman *carnitas*, se conocen tambien por cecinitas, que se disponen y se guisan como queda dicho.

Se hacen tambien con carne de res, fresca, sin salar.

CÉFALO (Véase RÓBALO).

CELINDRATE. Guisado hecho con cilantro ó culantro, como se llama generalmente entre nosotros. Se explica en los artículos particulares de las cosas que se guisan con este caldillo.

CERAFOLLO (Véase PERIFOLLO).

CERCETA. Ave acuática, especie de ánade ó pato, como generalmente la llamamos sin hacer distincion de especies, aunque hay muchas, y en la cocina tienen diferentes preparaciones y guisos, como podrá advertirse en los artículos de ánsar ó ganzos, cuyas voces son en castellano sinónimas de pato. En esta voz se encontrarán los guisos y preparaciones comunes á todas las especies, entrando tambien la cerceta, de que aqui se trata, pues en este lugar solo se ponen los condimentos que le son peculiares (Véase PATO).

CERCETAS AL ASADOR. Se escogen dos cercetas bien gordas, se despluman sin dejarles nada del plumon, se les cortan las alas muy cerca del cuerpo, se les quitan los pescuezos, se destripan, se chamuscan, se limpian, se les retuercen las patas, se atan con un hilo y se frotan por todas partes con sus hígados: se ponen en el asador y se cuecen en él: cuando estén cocidas, se quitan del asador, se desatan y se aderezan, para servirse, con limones enteros.

CERCETAS CON COLIFLORES. Despues de chamuscadas y destripadas las cercetas, se les retuercen las patas. En seguida se limpian y disponen las coliflores; se aperdigan y se ponen á cocer en caldillo blanco, hecho con agua, harina, sal y mantequilla. Cuando estén cocidas, se ponen á escurrir, se echan en una buena esencia (véase ESENCIA) con mantequilla fresca y pimienta gorda. Se deja espesar el caldillo y se disponen las cercetas en un plato con las coliflores al rededor, vaciándose encima de todo la salsa.

CERCETAS CON NABOS. Se ponen á cocer al asador ó á la brasa mechadas con jamon grueso; se cortan en seguida los nabos en forma de dados, ó redondeados como aceitunas, y se frien en manteca hasta que se doren; se escurren despues y se dejan cocer á fuego lento en una buena sustancia (véase SUSTANCIA) mezclada con caldo-colado; estándolo, se vacia este guiso sobre las cercetas, ya dispuestas sobre un plato.

CERCETAS CON CRIADILLAS DE TIERRA. Se ponen á cocer estas aves al asador con algun relleno ligero en el cuerpo y algunas criadillas, y se sirven en seguida con un guisado de criadillas (véase CRIADILLAS DE TIERRA).

CERCETAS EN NARANJATE. Se reunen cuatro cercetas chicas, regularmente manidas; se destripan con cuidado, se chamuscan ligeramente de modo que no se les queme otra cosa que el plumon, y se limpian con esmero para que no les quede algun cañon que encubra plumas.

Se machacan sus hígados con el lomo del machete para hacer un ligero relleno, mezclándoles un buen trozo de mantequilla, sal, pimienta, un poco de clavo, canela y nuez moscada, y cáscara descarnada de limon, picada.

Se rellenan con esto las cuatro cercetas, de manera que sus vientres queden suavemente redondeados; se les retuercen las patas y se les pasa el hilo con destreza para darles un aspecto bonito y apetitoso.

Se les cubre el vientre con una ó dos rebanadas de limon y una tajada de jamon por encima, y sobre de todo un papel bien enmantecado. Es necesario tener cuidado de atarlas en este estado por los dos extremos, á fin de que no se escurra la sustancia. Se ensartan las cuatro en un tenedor, que se afianza al asador grande, y con media hora basta para que estén perfectamente cocidas.

Al momento de servirse, se desenvuelven y desatan con limpieza; se les escurrirá la mantequilla, se les quitan las rebanadas de limon, y se sirven con salsa española bien sazonada, á la que se añadirá el zumo de dos naranjas agrias. A falta de éstas puede emplearse el limon.

CERCETAS EN SALMIS Ó SALMOREJO. (Véase SALMOREJO.)

CERCETAS EN OTROS GUISADOS. (Véase PATO.)

CERDO. Cuadrúpedo bastante conocido, pues sus carnes son de un uso general en la mesa, ménos entre los judíos y mahometanos, que se abstienen de comerlas (y aun los primeros las miran con horror) á causa de sus creencias y prohibiciones religiosas.

El cerdo castrado para engordarse y comerse, conserva el mismo nombre, aunque suele tambien llamarse *puerco*, *cochino*, *marrano*, y *lechon*, habiendo el uso hecho extensivo este último al puerco de todos tamaños, edades y clases, á pesar de que, rigorosamente, solo significa el que todavía mama, que en este estado, y no pasando de un año, llamamos *cochinito*. El que se deja entero y se reserva para las crias se llama verraco.

El puerco fresco es muy bueno y su carne muy nutritiva, aunque por ser firme y de fibras tupidas es muy indigesta, y por eso no conviene sino á aquellos individuos que están dotados de un estómago robusto, y se entregan á trabajos fatigosos que exigen una abundante reparacion.

Se come y se prepara de innumerables maneras; pero muchas de ellas se explican en los artículos peculiares de los nombres con que suelen llamarse, y para esto pueden verse los artículos siguientes:

ALBÓNDIGAS.
ALBONDIGONES.
ALBONDIGUILLAS.
CHORIZONES.
CHORIZOS.
EMBUCHADOS.
ENTRIPADOS.
JAMON.
JAMÓN EN VINO.
LONGANIZAS.
MORCILLAS.
MORCON.
PICADILLO DE CERDO.
RELLENO DE CERDO.
SALCHICHAS.
SALCHICHONES.

CERDO SALADO. Tambien se le suele llamar cecina, aunque la carne no esté cortada en tiras ó en tasajo. Se mata el puerco cebado y se chamusca á la llama de un fuego de paja encendida; se raspa, se le quitan todos los intestinos y se sala el resto. El saladero debe estar muy limpio, lavado con agua caliente, en la que se habrán hervido algunas yerbas olorosas y se zahuma despues con nuez moscada, que se quemará adentro. Hecho esto, se cubre el fondo con sal; se toma un trozo del puerco, se remoja en agua, y despues de haberlo enjugado, se pone sobre la cama de sal; se echa mas sal para formar una segunda cama, y se pone encima otro pedazo del puerco, procediéndose así sucesivamente hasta llenar el saladero, debiendo ser de sal la última cama ó cubierta; se tapa bien el saladero y se deja el puerco un mes en este estado. Cuando se quiere hacer uso de él, se remoja y baña en agua hirviendo, se expone al aire y se emplea como se quiere. El mejor es el que tiene la carne apretada y rojiza.

Con esta carne se disponen los mismos guisos y condimentos que con la carne fresca, que es tambien muy buena y se prepara de innumerables maneras, siendo las mas apetecidas y buscadas las que se explican en los artículos siguientes, á mas de las que se dicen en otros, peculiares de otras sustancias ó viandas, en cuyo condimento entra tambien la carne de puerco.

CERDO (Lomos adobados de). Se ponen los lomos en un adobo hecho con ajo, pimienta y sal, un poco de orégano, medio cuartillo de vino blanco y agua suficiente: á los diez dias se sacan y se cuelgan, ó se echan en la manteca del cerdo poniéndolos á sancochar, y medio fritos se ponen en una vasija de barro, y se les echa la manteca que sale de ellos y la demas que baste á cubrirlos, toda derretida, advirtiendo que duran hasta un año; pero que debe tenerse la precaucion de gastarlos todos en pocos dias luego que se empiecen, porque empezados una vez, adquieren con facilidad gusto á rancios con el contacto del aire.

CERDO (Ubres de) AJAMONADAS. Para las ubres se siguen los mismos procedimientos que para los jamones (véase JAMON), procurándose que tengan mucho peso, y despues de sacadas de la prensa, les está muy bien ahumarlas con hojas de guayabo ó aguacate.

Guisadas estas ubres en clemole colorado ó verde, son muy gustosas (véanse CLEMOLE, MOLE-VERDE).

CERDO (Queso de) A LA ESPAÑOLA. Se limpia bien una cabeza de cerdo, se deshuesa y se le quita toda la carne y la gordura sin dañar el pellejo; se corta la carne en tiras muy delgadas; se hace lo mismo con el gordo, poniéndose una y otra cosa en platos diferentes. Se cortan las orejas, tambien en tiras muy delgadas, y se sazona todo por arriba y por abajo con sal, pimienta gorda, tomillo, laurel, albahaca, seis clavos de especia, un poco de culantro y media nuez moscada, todo molido ó picado muy fino, añadiendo dos ajos y una mata de peregil entera. Se pone la piel de la cabeza en una cacerola redonda y se colocan en ella todas las tiras de carne adobadas, con un poco de vinagre, algunos pedacitos de jamon, si se tiene á mano, y algunas hojas de peregil, que se colocan con mucha limpieza, continuándose del mismo modo hasta el fin. Entónces se cose el pellejo dejándolo como si fuera una bolsa; se envuelve en un cotence limpio, se ata muy bien con hilo de bramante ó cáñamo; se pone este queso en una olla ó marmita que venga bien á su tamaño, y se cuece por unas seis ó siete horas con caldo, dos cuartillos de vino blanco, cebolla, zanahoria, tomillo, laurel, albahaca, un ajo, sal y pimienta. Cuando está cocido, se pone á escurrir y se coloca en una vasija que le sirva de molde, bien redonda, se cubre con una tapadera y un peso grande encima para que tome la figura de un queso, dejándose así hasta que esté frio.

CERDO (Queso de) A LA FRANCESA. Despues de haber deshuesado enteramente la cabeza del puerco, se corta toda la carne que contenga, en hilitos delgados ó gruesos, mas ó ménos largos, se separa lo gordo de lo magro y se cortan de la misma manera las orejas: se mezcla todo con laurel, tomillo, albahaca, sálvia y peregil, todo picado muy fino; especias, sal, pimienta, nuez moscada raspada, la cáscara y el jugo de un limon. Se extiende el pellejo de la cabeza en un saladero, colocando y entrometiendo los hilos de gordo y magro, un poco de papada, otro poco de lengua en escarlata, hongos cortados tambien en tiras y las de las orejas; se envuelve el pellejo y se cose muy apretado. Se cuece despues este queso en una olla, donde quepa, y estándolo, se retira del fuego, y tibio todavia, se pone en un molde de hoja de lata ó estaño para darle una forma agradable.

CERDO (Queso de) A LA ITALIANA. Se machaca un hígado de puerco con dos tercios de su peso de gordo y un tercio de papada: se mezcla bien y se sazona con pimienta, sal, especias, tomillo, sálvia, laurel, albahaca, peregil picado, culantro y anis machacados, y nuez moscada raspada; se cubren los costados y el fondo de un molde de hoja de lata con el redaño; se pone encima el picadillo y se cubre todo con tajadas de gordo, poniéndose á cocer al horno. Cuando esté cocido, se deja enfriar en el molde y se saca, remojándolo en agua hirviendo.

CERDO (Mufti ó cabeza de). Despedazada la cabeza y perfectamente lavada, se pone á cocer con sal, y luego que esté blanda, se aparta y se deshuesa, cortándose en pedazos menudos. Se deja asentar el caldo en que se coció; se vacia en otro trasto y se le echa la carne con bastantes ajos, cebollas rebanadas, garbanzos, y un poco de nixtamal despuntado, lavado y martajado, clavo, canela y pimienta.

CERDO (Lenguas de) EMBUTIDAS. Habiéndolas preparado y quitado las ternillas que tienen en la extremidad mas gruesa, se aperdigan en agua hirviendo, se les quita el pellejo que las cubre y se acomodan en un bote de barro sobre una cama de sal, con la sexta parte de salitre y con plantas aromáticas picadas; se espolvorean las lenguas con esta mezcla, y se ponen sucesivamente capas de uno y otro hasta llenar los dos tercios del bote; se cubre con una tapa de madera que pueda entrar fácilmente en el mismo bote con bastante peso por encima, para forzar á las lenguas á que estén continuamente bañadas de la salmuera, y se dejan así por ocho dias. Al cabo de este tiempo se sacan, se dejan escurrir, se embuten en tripas de buey, vaca ó cochino, atándolas por las dos extremidades, y se humean con ramas de enebro (nebrina) encendidas, mientras acaban de quemarse.

De la misma suerte se preparan tambien las lenguas de buey, vaca ó ternera.

CERDO (Lenguas de) EN DIFERENTES GUISADOS (Véase LENGUA).

CERDO (Riñones de). Despues de cortados en rebanadas, se ponen á freir en manteca ó mantequilla y se les agrega peregil, ajos y hongos, picados muy menudos: se les echa sal suficiente y pimienta, y así que todo esté bien frito, se les espolvorea harina y se les echa un vaso de vino blanco: se dejan á fuego manso hasta que se cuecen, sin dejarlos hervir porque se endurecerian, y se sirven con tostadas de pan fritas en manteca.

CERDO (Riñones de) EN OTROS GUISOS (Véase RIÑONES).

CERDO (Salchichones de) EN CHICHARRON. Se cortan los lomos en trocitos y se mezclarán con chorizos, jamon, piñones, pasas, almendras, nueces y bastante ajonjolí tostado, clavo, canela molida, bastante vino, vinagre, sal y dulce. Se remojan en agua de tequesquite unos chicharrones esponjados; se lavan, y rellenándose con el picadillo dicho, de modo que tengan la forma de una almohadilla, se ponen á cocer con manteca y sal. Consumido el caldillo, se echa mas vino tinto para que se tuesten los chicharrones, y cortados en rebanadas se sirven calientes.

CERDO (Asadura de) ESTOFADA. Se mecha ésta como la carne del estofado, con jamon y especias, añadiéndose por encima tomillo, sal y vinagre. Se espolvorea un redaño de puerco con polvo de pepitas de calabaza, peladas, tostadas y molidas, y en él se envuelve la asadura, que se pondrá así á cocer al horno en una cazuela untada con manteca.

CERDO (Asadura de) ESTOFADA DE OTRO MODO. Lavada y picada la asadura en trozos regulares, se pican xitomates, ajos y peregil; se frie todo esto bien, se echa la asadura cruda y se revuelve con esta fritura; despues se añade caldo ó agua y la sal necesaria: se muelen de todas especias y se echan en la fritura con manteca. Se parten en cuarterones cuatro ó seis tornachiles, y se echan tambien con un poquito de vinagre criollo; se tapa la cazuela y se pone á hervir hasta que se cueza bien: cuando ya esté acabándose de consumir, se espolvorea con pimienta y se le echa zumo de limon; y con poco caldo, se apea y se sirve.

CERDO (Asadura de) PICADA. (Véase CHANFAINA.)

CERDO (Lomo de) RELLENO. Se pica un lomo de puerco crudo, se pone á cocer con su correspondiente sal; cocido, se vuelve á picar bien, y se pican despues chile verde, tomate, xitomate y ajo, muy menudos: se frie este recado bien, y se le echan pimienta, clavo, canela, almendras, piñones, alcaparras, alcaparrones, tornachiles y aceitunas; se deslie todo esto y el recado con vino blanco bueno ó vinagre; se le echa peregil deshojado y trocillos de jamon. Cuando se haya sazonado bien, se tasajea otro lomo de puerco, se rellenan las aberturas con ese picadillo y se apuntan despues de rellenas con una pita que se pueda quitar fácilmente despues de cocido el lomo. Se unta una cazuela con manteca, se unta tambien el lomo, y envuelto en un papel, se mete á cocer á dos fuegos suaves: así que esté cocido, se le quita el papel y las pitas, y untado con una poca de manteca, continuará á dos fuegos hasta que se ase, para servirlo con la siguiente salsa.

Se tostará un pedazo de pan en la manteca, se molerá con una porcion de alcaparras; despues se picarán chile verde, tomate y xitomate, y se freirá todo; ya frito, se freirá allí mismo el caldo de alcaparras y pan, y despues se molerá pimienta, clavo y canela, y se echarán unidas á un poco de caldo, sazonándolo con la sal que necesite; cuando se haya sazonado, se le echarán alcaparras y alcaparrones, aceitunas y tornachiles, vinagre y aceite. Con esta salsa se bañarán los lomos y se servirán.

CERDO (Entripado de) CON LECHE. Para cuatro varas de tripa se previene lo siguiente; doce onzas de unto de puerco sin sal; libra y media de costillas del mismo, siete cuajares de carnero, tres cuartillos de leche, dos pechugas de gallina y doce yemas de huevo.

Se sancocha el puerco, la gallina y los cuajares, haciéndose pedacitos la pella, que se pondrá á calentar, echándose allí cebolla blanca; luego el puerco, despues los cuajares, y así sucesivamente la gallina y el peregil picado. Apartándose del fuego se sazona con sal, pimienta, canela, clavo y nuez moscada. Se cuece la leche con las yemas, no dejándola mucho á la lumbre, y se revuelve con lo demas que está dicho, con todo lo cual se rellenarán las tripas, que picadas con una aguja de mechar, se meten en agua hirviendo con cebollas enteras, peregil, laurel, albahaca, clavo y vino para que se cuezan, lo que se logrará al cabo de dos horas. Se untan despues con manteca y se revuelcan en pan rallado para asarse á la parrilla.

CERDO (Costillas de) EN GUATSMOLE. Despues de cocidas las costillas del puerco, cortadas en trozos pequeños, se muele bien xitomate cocido, se frie con unos ajos picados y una poca de cebolla, se muelen despues una porcion de guages finos ó de los chiquitos, se desbarata esta masa en un poco de caldo, del en que se coció la carne de puerco; se sazona con la sal necesaria, y se le agregan chilitos verdes y calabacitas cocidas en cuartos.

El guatsmole se hace colorado y verde, del mismo modo que se hace el mole de estas dos clases, solo agregándole despues de frito el guage molido, que le da un gusto muy exquisito.

CERDO (Angaripola de pies de). Se ponen á cocer los pies de puerco con la sal necesaria, y al dia siguiente se cuecen pulpa de puerco, chorizos y gallina, y deshuesados los pies se despedaza toda esta carne, se pone á freir en una cazuela untada con manteca, y cuando ya esté bien frita, se cubre esta carne con rebanadas de xitomate, ajos picados, peregil, alcaparras, chiles en vinagre y aceitunas: se le agrega azafran, pimienta, clavo y culantro tostado, bien molidos; se le echa la sal necesaria, un poco de caldo, y se pone á cocer á dos fuegos hasta que el caldo se consuma.

CERDO (Pies de) EN MONGIVELO. La carne de ocho pies de puerco, bien cocida y desmenuzada, se pone á hervir un poco con un pedacito de canela, se enjuga despues en una servilleta y se echa en cuatro tazas de leche con veinte yemas de huevo bien batidas, haciendo que se incorpore todo. Se echa luego en una cazuela untada con manteca y se mete á cocer al horno, poniéndosele pastilla por encima al salir.

CERDO (Pies de) FRITOS. Despues de limpios los pies se ponen á cocer con sal, y ya bien cocidos, se deshuesan sin hacerlos pedazos, se ralla mucho pan y se revuelve con pimienta molida; se revuelcan bien en él los pies cocidos, se unta una cazuela con manteca, se pone una capa de pies, y se espolvorea con mas pan rallado y pimienta, se pone otra capa de pies, esparciéndoles una poca de sal molida, y así se continúa hasta concluir. Despues se echa manteca derretida y se ponen á dos fuegos mansos, hasta que se doren un poco: se les echa por encima ajonjolí tostado, y se sirven.

CERDO (Pies de) EN ESCABECHE. Lavados los pies, se parten por la mitad, se cuecen bien, se deshuesan, procurando no quitarles nada de la carne, se revuelcan en harina, se bañan en huevo batido y se frien; despues se echan en el caldillo siguiente.

Se doran en manteca unos ajos, se echa allí agua y un poco de vinagre bueno, se muele un poco de clavo, pimienta y azafran, se espesan con un poco de pan tostado en mateca, molido; se echan las especias, unas rebanadas de lima dulce cocidas aparte, unas hojas de naranjo y un trocito de panocha, de modo que sobresalga el vinagre; cuando ya se hayan sazonado, se sirven, espolvoreándose por encima ajonjolí tostado.

CERDO (Pies de) EN ADOBO. Despues de cocidos, se les quitan los huesos mayores, se frien como en los artículos anteriores, y se echan en el caldillo siguiente.

Unos chiles anchos desvenados y bien lavados, una cabeza de ajo limpia y unos pocos de cominos, se muelen bien. se frie todo, se le echa un poco del caldo en que se cocieron los pies y alguna agua; se sazona con la sal necesaria, se echan unas cebollas en cuartos y se espolvorean con orégano. Todo esto se hierve con los pies fritos hasta que se sazone.

CERDO (Pies de) EN LECHE. Un dia ántes de servirse, se cuecen los pies de puerco con agua y sal, hasta que estén sumamente tiernos, y se deshuesan. Al dia siguiente se frien, partidos por la mitad y bien exprimidos, revolcados en pan de dos ó tres dias, bien remolido, y rebozados con huevo batido, y conforme se vayan friendo, se meterán á toda prisa en agua muy caliente de un cazo, que se tendrá hirviendo á prevencion, para que suelten la grasa ó manteca de la fritura, y se irán colocando en una canasta. Si se reconoce que aun les queda grasa, se vuelven á freir sin nueva manteca y á meter otra vez en otra agua caliente.

Se tendrá prevenida leche recocida en proporcion á la cantidad de pies, y estando fria para que no se corte, se le echarán unas yemas de huevo para que medio tome color; se pone despues á fuego manso hasta que espese, y entónces se le echará azúcar, agua de azahar y natillas, si las hubiere, advirtiéndose que no le ha de quedar sabor de huevo. Se incorporan allí los pies, y echándose por encima canela, se sirven de modo que no estén frios ni tampoco muy calientes.

CERDO (Menudencias de) EN FIAMBRE CASERO. Se cuecen lenguas, manitas y espaldillas de puerco, y si se quiere, se agregan gallinas; se deshuesan y se dividen en trozos pequeños; se rebanan lechugas crudas; se rebanan cebollas desflemadas; se pica un rábano y se pone todo en un platon; se le echa por encima la sal necesaria y se reparten los trozos de carne: se rebanan aguacates mondados, y sobre todo se echa un vinagre regular y suficiente aceite crudo. Algunos agregan tamalitos de sal, aceitunas, chilitos en vinagre y alcaparras. Se adorna el platon con cogollos de romanitas, rábanos partidos en cuartos y cebollas desflemadas en agua.

CERDO (Carne de) EN MANCHA-MANTELES. Se desvenan chiles anchos, se medio tuestan en la lumbre, cuidándose de que no se quemen nada: se echan á remojar y se muelen con xitomates cocidos; se frie esto en manteca, y ya frito, se le echa el caldo de la carne de puerco; se sazona con la sal necesaria y un poco de clavo, canela y cominos molidos, una cebolla en cuartos y un poco de orégano espolvoreado; se echa la carne de puerco, y despues de hervir un poco, se le echa azúcar para que quede dulcecito; despues se le echan rebanadas de camote, manzana, piña y plátano, dejándose hervir hasta que haya tomado una regular consistencia.

CERDO (Hígado de) MECHADO. Se lava el higado y se mecha con clavo, canela, pimienta, lomo de puerco, jamon, ajos y tomillo; se envuelve en un redaño tambien de puerco, y se pone en una cacerola ó cazuela con manteca; y añadiéndole sal, vino blanco y vinagre, se mete á cocer al horno.

CERDO (Lomo de) ASADO. Se pone el lomo en una cazuela con adobo de ajos, pimienta, chile ancho remojado, todo molido, con un poco de vinagre, orégano, unas hojas de laurel, y la manteca y sal correspondientes; se deja al fuego hasta que se consuma el caldo, y despues se asa en la misma cazuela la carne á dos fuegos lentos.

CERDO (Chuletas de). Se cortan los lomos anchos del puerco en tiras de un dedo de grueso; se apalean con el palote para que queden delgadas, y lo restante de los lomos se pica muy bien, se sazona con todas especias ménos azafran, y con la punta del cuchillo se untan con el picadillo las tiras, se envuelven una por una y se atan con una pita por el medio. Se frie bien cebolla, picada muy menuda, añadiéndole despues agua y poca harina para que quede rala, y la sal suficiente. Se echan allí las chuletas para que se cuezan, y estándolo, se les quita la hebra y se sazona el caldo con todas especias, ménos azafran. Se ponen en otra cazuela unas yemas de huevo, que con un poco de limon y peregil picado muy menudo se baten, y á la hora de comer, cuando esté hirviendo la cazuela de las chuletas, se aparta, se echa el huevo y se menea con la misma cazuela, vaciándose en un platon sin meter la cuchara para que no se corten.

CERDO (Tapado de carne de). Se rebanan xitomates, se pica ajo y peregil menudo, se rebana tambien cebolla, y se frie todo en suficiente manteca. Despues, en otra cazuela se echa una capa de esta fritura y otra de rebanadas de lomo de puerco cocido y costillas; despues otra del xitomate frito, agregándole alcaparras y chilitos en vinagre, y así se van multiplicando las capas hasta poner toda la carne. En seguida se echa caldo del en que se coció la carne, un poco de vinagre y azúcar: se le rebana manzana, plátano y trozos de piña. Se cubre con mas rebanadas de xitomate muy maduro y cebollas crudas; se le agrega orégano por encima, y se pone á cocer á dos fuegos hasta que ha consumido la mayor parte del caldo.

CERDO (Lomo de) ASADO. Despues de lavado, se mecha con cebollas, ajos, trocitos de jamon y granos de pimienta, todo crudo; se pone á cocer en una cazuela con poca agua, vinagre, zumo de naranja, vino, hojas de laurel, pimienta en grano y poca manteca, tapándose la cazuela con un comal, hasta que se haya consumido el caldo, y volteándose de cuando en cuando para que se dore por igual. Se sirve en rebanadas con salsa fria de xitomate asado y molido, cebolla cruda, picada muy menuda, vinagre, aceite y una poca de pimienta molida.

CERDO (Lomo de) EN ADOBO. Se mecha un lomo de puerco con jamon, pimienta, canela y dientes de ajo, y se pone á cocer en una olla con agua, vinagre y sal. Se saca despues y se echa en una cazuela, dejando que se acabe de cocer á dos fuegos hasta que se consuma el caldo. Estando de punto, se sirve con pan molido y dorado en manteca.

CERDO (Almohadilla de) EN CORONA. Se quitan de las dos pedazos del puerco fresco que quedan, separadas las espaldillas, las piernas, y los huesos del solomo, y se atan dándoles la forma de corona, de manera, que las costillas queden para afuera y los solomos por adentro; se guarnece lo interior de la corona con carne de salchicha, que se tendrá prevenida y mezclada con un poco de miga de pan y algunas yemas de huevo; se disponen estos cuartos de puerco sobre una plancha ó lata al propósito, y se meten en ella al horno, donde se dejarán dos horas: entre tanto, se frien en mantequilla unas cebollitas pequeñas cabezonas hasta que se doren, y se ponen á cocer en seguida en vino blanco, dejándose reducir á gelatina; sacada la corona del horno, y levantada de la placa con una grande espátula, ó con la tapadera de una cacerola, se acomoda sobre un plato, colocando las cebollas en el medio, rociando y cuajando la almohadilla.

CERDO (Costillas de) A LA SALCHICHA. Se preparan y se cuecen como las COSTILLAS DE VACA A LA SALCHICHA. (Véase VACA.)

CERDO (Costillas de) A LA MILANESA. Se preparan y aderezan como las costillas de vaca á la milanesa (Véase VACA.)

CERDO (Solomo de). Es necesario cuidar de que se corte el pedazo de puerco en cuadro y de que le quede un dedo de gordura, dejando el cuadrado bien cubierto; se hacen unas cisuras al gordo que lo cubre, y se pone al asador, bastando dos horas para su perfecto cocimiento. Se sirve como asado ó como entrada, con una salsa picante ó con la que parezca mejor.

CERDO (Lomitos de) RELLENOS. Se corta un lomo grande en pedazos de una ochava de largo y se adelgazan á modo de cecina; se pica carne de puerco con xitomate, tomate, ajo y peregil; se le echan clavo, canela y pimienta molidas, un poquito de vinagre, la sal correspondiente, pedacitos de jamon y de huevo cocido, carne de choricitos y de longaniza cocidos tambien, aceitunas y chilitos: se mezclan bien todas las cosas y con este picadillo se rellenan los lomitos, de manera que no queden muy abultados; se atan con hilo ó pita, y se echan en una olla con tomate, xitomate, ajo y peregil, picados muy menudos; pocos chiles verdes enteros, una ramita de tomillo, otra de romero y tres ó cuatro hojas de laurel; un poco de vinagre, medio cuartillo de vino blanco y el agua que falte para cubrir los lomitos: se sazona todo con sal, si le faltare, clavo, canela y pimienta molidas y algunos granos de pimienta enteros: se tapa la olla con un papel y se le pone encima una cazuelita adecuada con agua; cuando están cocidos los lomos, se vacia todo en una cazuela, separándose el tomillo, el romero y el laurel, y dejándose que se doren los lomos á dos fuegos.

Se sirven con una salsa hecha con cáscaras de almendra tostadas, una rebanada de pan, frita y dorada en manteca, clavo, canela y pimienta, todo molido y frito despues en manteca.

De la misma suerte se preparan tambien los lomitos de ternera ó carnero, mechándose los rollos por encima.

CERDO (Rebanadas de) EN SALSA DE MOSTAZA. Se corta un solomo de puerco asado en rebanadas delgadas y muy iguales, y se echan en una salsa de mostaza, preparada con anticipacion, y se sirven con coscorrones de pan, fritos en mantequilla, al rededor.

CERDO (Hígado de) EN FORMA DE QUESO. Se pican muy menudos el hígado de puerco, sain, jamon gordo, peregil y cebolla, y se sazona el picadillo con pimienta, sal y especias, debiendo el sain y el jamon formar por sí solos un volúmen igual al del hígado; se guarnece el fondo de una cacerola á la altura de tres dedos con el picadillo: se extienden encima mechones de jamon bien sazonados; se pone una segunda cama de picadillo, y se procede así hasta llenar la cacerola, cubriéndose todo, ó siendo la última capa de tajadas de jamon; se mete al horno, y sacada despues, se deja enfriar. Para servirse el queso, será necesario calentar un poco el molde ó cacerola y voltearla sobre un plato.

CERDO (Higadillas de) FRITAS. Se corta el hígado en rebanadas muy delgadas, y se frien en mantequilla con sal, pimienta, ajo y laurel; luego que esté cocido el higado, se saca de la sarten y se dispone sobre un plato; se quita la mantequilla de la sarten y se reemplaza con algunas cucharadas de salsa de mostaza, en la que se echará un poco de peregil y de chalote picados; se deja consumir lo conveniente, se le añade un poco de mantequilla fresca, y se vacía sobre la higadilla.

CERDO (Hígado de) EN CHULETAS. Se pica el hígado de puerco con gordura y se sazona con sal, pimienta y especias molidas: se envuelve este picadillo en tajadas de cerdo, y despues de haberlas aplastado, se dejan cocer á un fuego moderado.

La cantidad del hígado depende de las chuletas que se han de hacer; pero es necesario tanto y medio para un tanto de gordura ó unto.

CERDO (Pieza grande de). Esta es el cuarto de cerdo que comprende desde la primera costilla hasta el riñon.

Se corta este trozo cuadrado, dejándole la piel para hacerle cisuras; se le ponen dos tenedores de armar á fin de que la pieza no pierda su forma, se pone al asador, se deja cocer en él cosa de cuatro horas, y se sirve.

CERDO (Cabeza de) EN FORMA DE QUESO A LA FRANCESA. Se deshuesa exactamente la cabeza de cerdo bien limpia: se le quita toda la carne y la gordura sin cortar el pellejo: se corta la carne y el gordo en tiritas muy delgadas, poniéndose aparte las dos cosas, y extendiéndose bien cada una en su plato: se cortan las orejas tambien en tiras, y se sazona todo por los dos lados con sal fina, pimienta gorda, tomillo, laurel, albahaca, seis clavos de especia, un poco de culantro, media nuez moscada, molidas las especias y picado lo demás muy menudo; dos cabezas de ajo y cuatro chalotes tambien picados y poco menos de un puñado de hojitas enteras de peregil: se pone la piel de la cabeza en una cacerola redonda, se colocan sobre ella las tiritas de carne mezcladas con las de gordo y formando una cama con vinagre, algunas tajadas de jamon y hojas de peregil arregladas con exactitud: se continúa de este modo hasta el fin y se cose la piel, que se plegará á manera de bolsa, envolviéndose en un estropajo limpio, que se apretará fuertemente con el hilo: se pone este queso en una marmita exactamente de su tamaño, para dejarlo cocer por seis ó siete horas con caldo, cuatro cuartillos de vino blanco, cebolla, nabos, chirivías, zanahoria, tomillo, laurel, albahaca, una cabeza de ajo, sal y pimienta: cuando esté cocido, se escurre y se pone y deja en una vasija tambien de su tamaño, bien redonda, cubriéndola con una tapa con una pesa muy pesada para encima para darle la forma que se quiera hasta que esté fria, sirviéndose entónces como platillo de intermedio.

CERDO (Pies de) A LA SANTA-MENEHOULD. Se enredan los pies de puerco con una acinta larga de lino, á fin de que no se puedan deshacer al cocerse: se ponen en una cacerola con tomillo, laurel, chirivías, cebollas, clavo, peregil, un poco de salmuera, media botella de vino blanco, mas ó ménos, porque debiendo permanecer mucho tiempo sobre el fuego, es necesario que tengan mucho caldo: se ponen á cocer á fuego lento durante veinte y cuatro horas sin interrupcion, y se dejan despues enfriar en su mismo caldo: se les desenreda la cinta con cuidado y no se tocan hasta el dia siguiente, en que poco antes de servirse se bañan con mantequilla tibia, se sazonan con pimienta gorda, y se revuelcan en pan rallado, para ponerlos á la parrilla á un fuego muy suave. Se sirven sin salsa.

CERDO (Cabeza de) A LA JAVALINA. Se deshuesa la cabeza y se ponen con ella los restos que haya de carne fresca de puerco: se sazona todo con sal, pimienta entera, especias machacadas, peregil y cebollas picadas: se echa en una vasija proporcionada y se deja en ella nueve ó diez dias, sacándose despues y enjugándose: se recogen los trozos de carne y se rellena con ellos la cabeza, de modo que recobre ésta su primera forma: se cose con hilo la abertura por donde se deshuesó y se ata de manera que no pierda su forma al cocerse: se envuelve en un lienzo limpio, que se ata por los extremos y se echa en una brasera ó marmita con los huesos y pellejos que se le quitaron, nueve ó diez chirivías, otras tantas cebollas, siete ú ocho hojas de laurel, otras tantas ramas de tomillo y de albahaca, un buen manojo de peregil con cebollitas, siete clavos de especia y un buen puñado de sal, con los restos que haya de puerco ó de otra vianda: se le echa agua hasta que se bañe bien la cabeza, y se deja cocer á fuego lento por nueve ó diez horas: cuando esté cocida, se aparta, se deja por dos horas en su caldo, se saca de allí despues con otro lienzo limpio y se aprieta á dos manos para hacer salir el líquido que le haya quedado, pero de suerte que conserve siempre su forma: se deja enfriar en su lienzo, y cuando lo esté bien, se apresta y pone en una servilleta doblada sobre un plato, despues de haberla desatado y quitado los hilos.

CERDO (Javalina de cabeza de) AL ESTILO DE TROYES. Dispuesta la cabeza, se chamusca á la llama, se lava y se limpia sin cortarle nada de la piel: se reparten con igualdad las carnes de modo que queden guarnecidas con ellas las partes de donde se quitaron los huesos y se salan con sal de la mar y un poco de sal de nitro: se pone la cabeza en una cazuela con tomillo, laurel, salvia, ajo, clavo, pimienta gorda, jengibre y culantro: se cubre la cazuela con un lienzo: se pone encima una tapa que la cubra herméticamente y se deja en tal estado por ocho dias: se saca entónces la cabeza, se enjuga, se guarnece con jamon, criadillas de tierra, pepinillos, todo cortado en tiras y marinado ó adobado con anticipacion en la salazon de la cabeza: se ata esta y se pone á cocer como se há dicho en el artículo anterior para la CABEZA DE CERDO A LA JAVALINA (véase).

CERDO (Orejas de). Se ponen á cocer las orejas del cerdo con un condimento igual al de la cabeza y se dejan enfriar: se dividen despues en pequeñas tiras, que se depositan en una cacerola, y se cortan en seguida en medios círculos doce cebollas grandes cabezonas, á las que se habrán quitado las cabezas y los rabos: se frien estos en mantequilla hasta que se doren, y si no hay alguna salsa prevenida, se revuelve bien con las cebollas fritas una cucharada de harina, echándose en seguida medio cuartillo de vinagre, un cuartillo de caldo, sal y pimienta gorda: se les deja dar algunos hervores y se echa despues este caldillo sobre las tiritas de las orejas de puerco: se frie todo juntamente y se tiene caliente sin que hierva hasta la hora de servirse.

CERDO (Orejas de) A LA SANTA-MENEHOULD. Despues de haberla cocido como se dijo antes para los PIES A LA SANTA-MENEHOULD (véanse en la pág. 177), se dejan entibiar: se abren un poco por la parte interior para poderles dar una forma agradable: se mojan en su cocimiento, se polvorean con pan rallado, se frien y se sirven calientes.

CERDO (Colas de) CON SUSTANCIA DE LENTEJAS. Se preparan cinco ó seis colas, dejándoles la piel y cortándolas de siete á ocho pulgadas por el extremo mas grueso: despues de haberlas limpiado y chamuscado á las llamas, se ponen á cocer con lentejas, dos cebollas, uno ó dos clavos de especia y caldo: cocidas las colas, se depositarán en una cacerola con un poco de caldo: se cuelan las lentejas por una estameña, y se echa la sustancia en otra cacerola, se espuma y se clarifica, dejándose consumir un poco, si estuviese demasiado aguada, y dispuestas las colas en un plato, se cubren con la sustancia y se sirven.

CERDO (Colas de) FRITAS. Se ponen á cocer en una sarten las colas preparadas como se dijo en el artículo anterior; se dejan despues enfriar, se cubren alternativamente con miga de pan, ó pan rallado y con huevo batido y se frien. Se aderezan para servirse con un manojo de peregil frito.

CERDO (Sesos de). (Véase SESOS.)

CERDO (Lenguas de). (Véase LENGUAS.)

CERDO (Riñones de). (Véase RIÑONES.)

CERDO (Pernil de) COCIDO. Se le quita todo lo que pueda tener de rancio, se corta y echa en agua fria, donde se dejará dos dias ó tres para que se desale: se pone á escurrir y enjugándolo bien, se envuelve en un lienzo limpio y se pone á cocer en partes iguales de vino y de agua con cebollas, tomillo, laurel, clavo y un manojito surtido. Para saberse si está cocido, se pica con un mechador, que lo atravesará facilmente si lo estuviere, y en ese caso se saca y se le quita el hueso de enmedio, dejándose enfriar, y levantándole despues el pellejo :la gordura que lo rodea se cubre con pan rallado mezclado con yerbas finas.

CERDO (Pernil del) CUAJADO. Desalado el pernil en agua fria, en la que se tendrá dos dias ó tres, se sancocha con un puñado de tomillo y albahaca: se pone despues en una cacerola ó marmita fondeada con tajadas de ternera, y se le echan vino blanco generoso, caldo, dos limones sin cáscara en rebanadas delgadas, un manojito surtido, cebollas, dos cabezas de ajo, seis ú ocho clavos de especia, tomillo, laurel y albahaca. Despues que esté cocido, se saca y se deja consumir el caldo al punto de gelatina, que se tamiza, se echa sobre el pernil y se sirve frio.

CERDO. MÉTODO PARA DARLE LA APARIENCIA Y EL GUSTO DE JAVALÍ. Se escoge un puerco que no esté muy gordo, de poca edad y tierno, lo que se conoce en la facilidad con que se desgarra el pellejo al estirarse. Si se ha de servir entero, se le retorcerán las patas como á un cochinito de leche; mas si se quiere servir dividido, se cortarán las costillas, los solomos, &c., que se dejarán ocho dias marinar en vinagre sazonado con tomillo, laurel, albahaca, ajo, salvia, culantro verde, sal, bayas de enebro, pimienta, clavo, peregil, cebolla, trebol, y algunas ramas de yerba de Santa María ó de yerbabuena, y corteza verde de nuez.

Al cabo de ocho dias tendrá el cerdo el color y el gusto del javali.

CÍBOLO. Este cuadrúpedo, al que llaman los europeos *toro de México* ó *toro mexicano*, no se ha llegado á domesticar todavía, ni se sabe si será capaz de ello, pues no se encuentra sino en las tierras en que habitan las tribus bárbaras, últimos restos de las naciones que poblaron este continente. Como es de la misma especie del toro, sus carnes se preparan y condimentan segun su edad, como las de buey, vaca ó ternera.

CIDRA. El fruto del cidro. Su cáscara ó corteza, cubierta ó confitada, es lo que verdaderamente se llama acitron; pero en México se da mas comunmente este nombre á la biznaga cubierta, como se ha dicho en otro lugar.

CIDRA CUBIERTA. (Véase DULCES CUBIERTOS.)

CIDRA (Conserva de.) (Véase CONSERVA DE CIDRA.)

CIDRA (Jarave de.) (Véase JARAVE DE CIDRA.)

CIDRA (Crema de.) (Véase CREMA DE CIDRA.)

CIDRA (Sorbete de.) (Véase SORBETE DE CIDRA.)

CIDRA. Se llama tambien con este nombre una bebida hecha con el zumo fermentado de las manzanas y de los perones machacados y aprensados, que tambien se llama *vino de peron*. Ha habido épocas en que se ha cultivado este ramo en México, y se ha bebido entónces cidra excelente; pero la codicia de los vinateros ha hecho que corran con este nombre y con el de *vino de peron*, unos licores detestables, que ni el bajo pueblo los ha podido pasar ni consumirlos, á pesar del ínfimo precio á que se han vendido, desacreditándose con esto la verdadera cidra, tan buena al gusto, como provechosa á la salud. De buena gana se pondrian en este lugar los excelentes métodos que hay para obtener una rica cidra, excitando de este modo al cultivo de un ramo importante de la agricultura; pero nos abstenemos con dolor de hacerlo, porque no se crea que este Diccionario se sale de sus límites, aunque en él se trate de la destilacion y fabricacion de otros licores.

CIDRACAYOTE. (Véase CHILACAYOTE.)

CIDRADA. (Véase CONSERVA DE CIDRA.)

CIERVO. Se prepara y se guisa lo mismo que el gamo ó el corzo. (Véanse GAMO, CORZO.)

CINAMOMO. (*Licor*) Se ponen en infusion por ocho ó diez dias á un calor suave y en veinte cuartillos de aguardiente refino, cuatro onzas de canela desquebrajada y las cáscaras descarnadas de una cidra y de una naranja Al cabo de este tiempo se destila en baño de María, para sacar diez cuartillos de licor, que se mezclan con otros tantos de agua de rio, en que se habrán disuelto cuatro libras de azúcar: se le da color con la grana, y se filtra para guardarse en botellas bien tapadas.

Es mejor colorar este licor con una tintura bien clarificada de canela, hecha con una poca que se separará de la cantidad dicha para la infusion.

CLACLAOYO. Tortillas rellenas de frijol ó alberjon molido. Se hacen y venden unos pequeños, propios para rellenarse con queso ó picadillo, que se frien despues con huevo, y se sirven secos, en caldillo de especia ó en pipian; pero son mas conocidos con el nombre de peneques (véase PENEQUES).

CLALAYOTE. (*Tlalayutli*) Especie de calabacilla silvestre, que tiene muy poco ó ningun uso en la cocina, aunque la gente del campo lo suele comer preparándolo como las calabacitas. Se hace tambien en conserva (véase CONSERVA DE CLALAYOTES).

CLAREA. Bebida española, dispuesta con agua azucarada ó miel, aromatizada con canela, clavo, ó nuez moscada, ó con un poco de estas tres especias, y mezclada en partes iguales con vino blanco.

CLEMOLE. Caldillo de chile con tomates, en que se guisan todas las carnes y legumbres al estilo del pais. En sus artículos respectivos se explican el modo de condimentarse y las diferencias convenientes á cada una de ellas.

COALLA. (Véase GANGA.)

COCADA. Se hace almibar de medio punto con una libra de azúcar, y se le echa un coco rallado, dejándose hervir hasta que tome punto alto: se le añade entónces un cuartillo de leche, en que se habrán desleido cuatro yemas de huevo, y haciéndose que vuelva á hervir, se le deja tomar el punto de cajeta. Se vacia en cajetas ó en platon, dorándose con un comal con lumbre por encima.

OTRA. Como la del artículo anterior; mas para cada libra y media de azúcar se echa en el almíbar una libra de coco rallado, y antes de dorarse en el platon, se polvorea con grajea por encima.

COCADA CON ALMENDRA Y LECHE. Clarificado el almíbar, hecho con una libra de azúcar, se le echa un coco bien molido, y se pone á la lumbre dejándose hervir hasta que forme una pasta consistente, como la que se hace para rellenar gasnates: se endulzan cuatro cuartillos de leche con media libra de azúcar, se ponen al fuego, y cuando hayan dado un hervor, se les echan cuatro onzas de almendra pelada y molida, como atole: se mezcla la leche con la pasta, y se deja hervir un poco, separándose despues de la lumbre: cuando se haya enfriado, se le añaden ocho yemas batidas como para huevos reales: se vuelve á la lumbre para que se cueza el huevo, y se vacia en un platon, dorándose como se dijo en los artículos anteriores.

COCADA CON BIZCOCHO Y LECHE. Las proporciones son de una libra de azúcar y seis yemas de huevo para cada coco. Clarificado el almíbar, y estando de medio punto, se aparta para que se enfrie, se le echan entónces las yemas, y se vuelve á la lumbre hasta que se cueza el huevo: en estándolo, se echa el coco rallado y molido, sin quitar el cazo del fuego, hasta que tome el punto de verse el fondo del cazo, apartándose luego, y vaciándose en un platon: se le va echando por encima bizcocho duro, molido con canela, y con una pluma un poco de mantequilla derretida: se le pone un comal con lumbre para que se dore, cuidándose de que no quede ningun hueco sin bizcocho.

COCADA CON VINO. Despues de clarificado el almíbar hecho con libra y media de azúcar blanca, se cuela por una servilleta, y se pone al fuego para que dé un hervor: se le quitará á un coco la cascarilla parda que tiene adherida á la carne, se ralla y se echa en el almíbar para que dé otros hervores, apartándose en seguida y dejándose enfriar: se le añaden despues nueve yemas de huevo sin batir, revolviéndose hasta que se incorpore bien: entónces se le agrega la cuarta parte de un cuartillo de vino blanco, y se vuelve á poner á la lumbre, donde se le dejará tomar el punto de despegar del cazo, y se vacia en un platon, poniéndole un comal encima con lumbre, para que se dore.

COCADA CON ALMENDRA Y NATAS. Se hace almíbar con tres libras de azúcar, se clarifica, se cuela y se hace hervir hasta que esté de medio punto: se aparta del fuego y se le echan veinte onzas de coco rallado y molido, y unas rajitas de canela: se vuelve al fuego, y cuando vaya á tomar la consistencia de pasta, se aparta y se le mezclan diez y seis yemas de huevo sin batir, cuatro onzas de almendra molida, y un cuartillo de natas: otra vez se pone á la lumbre, dejándosele tomar el punto de cajeta: se le quitan las rajitas de canela y se vacia en un plato, untándosele despues mantequilla con una pluma, y poniéndose bajo el horno de campaña para que se dore. Al servirse, se polvorea con canela molida.

COCADA SIN LECHE Y SIN HUEVO. Se hace lo mismo que la del artículo anterior, supriméndose las yemas, y cubriéndose despues de que tome el punto de cajeta, con bizcocho y canela molidas, echándose encima mantequilla derretida, y cubriéndose con una hoja de lata ó comal con lumbre para que se dore, y espolvoreándose despues con canela en polvo.

COCADA CON ARROZ Y LECHE. Se hace lo mismo que las dos anteriores, hasta despues de haber hervido con el coco: en ese estado se deja para el dia siguiente, en que se pondrán á hervir tres cuartillos de leche endulzada, con diez y seis yemas de huevo, y un pozuelo de arroz molido: al hervir se le agrega la pasta de coco, hecha la víspera, y se le deja tomar el punto de cajeta. Se dora con fuego arriba, y se adorna con canela en polvo.

COCADA BLANCA A LA CREMA. Se hace el almibar con dos libras de azúcar, se clarifica, se cuela y se deja que dé un hervor: se aparta, se le echa una libra de coco rallado y unas rajitas de canela: se vuelve á la lumbre, y así que haya dado algunos hervores y se vaya espesando, se le añade medio cuartillo de natas, dejándosele tomar despues el punto de cajeta. Se vacia y se dora como las otras, ó se sirve sin dorarse, haciéndole algunos dibujos ó flores por encima con polvo de canela.

COCIDO. Esta es la entrada distintiva hoy de las mesas españolas y de las nuestras, que acompaña siempre en el primer servicio de la mesa á la sopa, y se come despues de ella. Consiste en la carne ó carnes que se han cocido en la olla para hacerse el caldo, con mas ó ménos variedad de ellas, y de las legumbres con que se cuecen, segun las proporciones y gustos particulares de cada casa. En unas se añade la ternera al carnero; en otras la gallina ó pollo: en algunas se cuecen el jamon y las verduras aparte, y no falta casa en que se mezclan todas las cosas que componen una olla podrida española; pero lo que constituye precisamente al cocido, es la carne cocida en agua con arroz y garbanzos, espumada cuando suelta el primer hervor, y sazonada despues que ya esté blanda, con especias, bien se le hayan añadido verduras ó legumbres, ó bien se haya cocido sin ellas. Cada uno suprimirá segun su gusto lo que le parezca, de las cosas que se refieren en el método siguiente, seguro de que por ello no ha de quedar ménos sustancioso y sabroso su cocido.

COCIDO Ó OLLA MEJOR QUE LA COMUN. Desde la víspera se despellejará y desensebará el carnero, se echará á remojar en agua fria, y es mejor la de pozo: en otra agua se pondrán á remojar cecina de vaca ó de cerdo, chorizones, longaniza, una cola bueno de marrano, y un trozo de jamon: allí tambien se echará el garbanzo y un buen puñado de arroz. A la mañana siguiente se repasará el carnero lavándolo bien y despellejándolo, lavándose tambien con él una gallina con agua fria; se echará esta carne en la olla que tenga competente agua; despues con el cuchillo y agua caliente se limpiará bien la cola del marrano, el jamon y demas carne, echándose todo en la olla, ménos el jamon que se dejará remojando, y remojados ya los garbanzos se echarán tambien, y aumentándose á todo esto la sal fina necesaria, se pondrá la olla al fuego, y se le quitará toda la espuma que produzca: cuando haya acabado de espumar, se echarán dos cabezas de ajo, enteras, dos de cebolla, dos chirivías y una rama de yerbabuena: pasada una hora de hervir con esto, se echará media col, dos ó tres nabos mondados, el jamon, los chorizones, un trozo de longaniza, y una ó dos salchichas; hervirá todo en fuego violento con la olla bien tapada, y cuando falte una hora ó poco mas para servirse, se molerán doce granos de pimienta, otros tantos de clavo, un puñado de culantro seco, tostado, y lo que se coge con tres dedos de azafran: se echará todo en la olla volviéndola á tapar.

Siempre que para echar alguna cosa, ó para aumentar el líquido al caldo, porque haya consumido mucho, se tuviere que echar agua, será hirviendo, porque la fria pone colorada la carne.

Para servirse el cocido, se ponen en una fuente ó platon las carnes en grupos separados: en otro plato los garbanzos y el jamon: en otro los chorizones, salchichas &c., y en otra fuente la vitualla (véase VITUALLA).

COCIDO LUJOSO. (Véase OLLA PODRIDA).

COCO. Fruto del cocotero, que abunda en nuestras tierras marítimas. Con él, ya solo, ó ya mezclado con otras frutas, se hace multitud de dulces, como puede verse en los artículos siguientes:

AGUA DE COCO (Postre de), pág. 12.

ALFAJOR DE COCO, pág. 22.

ANTES DE COCO, páginas 34, 35, 37 y 38.

BOCADILLOS DE COCO, pág. 85.

CAJETAS DE COCO, solo ó con otras frutas, páginas 119, 121 y 122.

COCADA, pág. 81.

COCO (Otros postres de). (Véanse POSTRES.)

JAMONCILLO DE COCO.

LECHE DE ALMENDRA Y COCO.

LECHE DE COCO.

LICOR DE COCO. (Véase LICORES.)

PASTA DE COCO.

ROSQUILLAS DE COCO Y ALMENDRA.

TORRIJAS DE COCO Y MAMON.

COCO ASADO. Se hace una conservilla ó pasta, mezclando al almíbar clarificado, hecho con libra y media de azúcar, media libra de coco molido y ocho yemas de huevo; cuando tenga el punto de cajeta, se vacia en un plato, se dora con un comal ú hoja de lata con lumbre por encima, y se polvorea con canela molida.

COCHASTRO. Javalí de leche ó lechon del javali. Solo se sirve asado, y para esto se desuella hasta la espaldilla: se le corta el pellejo de modo que se le dé á su cabeza la forma de la del erizo marino: se le retuercen las patas como al cochinito ó lechoncillo: se compone y se pincha bajo la chueca de la rocilla, y se deja marinar por veinte y cuatro horas en vinagre: se sazona con salvia, ajo, albahaca, laurel, tomillo, sal, culantro verde, bayas de enebro, pimienta, clavo, cebolla y peregil: se pone en el asador, y se le envuelve la cabeza con papel triplicado y enmantecado, y se deja estar asando por tres horas: despues se quita del asador y se sirve sobre un gran plato con una buena salsa de pimienta ó pebre (véase PEBRE).

Bastará escaldar al cochastro hasta las espaldillas como al cochinito; pero entónces no se hace marinar, y se asa y se sirve con caldillo ó sustancia clara.

COCHIFRITO. Guisado que se hace con varias carnes, principalmente con las de cabrito ó cordero, sancochándose primero, friéndose despues, y sazonándose con vinagre, pimienta y demás especias (véanse PEBRE, CORDERO).

COCHINADA. (Véase AVES EN COCHINADA, pág. 55.)

COCHINITO. Comunmente se llama así entre nosotros al puerco de leche ó lechoncillo, que se come luego que se mata, porque no hay necesidad de dejar manir su carne para que esté tierna.

COCHINITO AL ASADOR. Se sumerge el cochinito en una caldera con agua caliente; pero no tanto, que no pueda meterse y soportarla el dedo: se frota con la mano, y si la cerda se desprende, se saca el cochinito del agua; se vuelve á sumergir en ella un instante, quitándole siempre las cerdas, hasta que nó le quede ninguna, y se echa entónces á desangrar en agua fria, dejándolo en ella veinte y cuatro horas, al cabo de las cuales se saca y se pone á secar.

Así preparado, se le rellena la barriga con un buen trozo de mantequilla amasada con yerbas finas, picadas muy menudas, y se pone al asador en seguida: se le está rociando sin cesar con aceite crudo para que se dore y adquiera un hermoso color, y se sirve.

COCHINITO RELLENO. Despues de bien lavado un cochinito de leche, se destripa, se le cortan la cabeza y los piés, y se pone á escurrir bien: en seguida se sala por todas partes, se unta de limon y polvo de pimienta, en bastante cantidad; se cuelga, y pasadas veinte y cuatro horas, se echa en un perol de agua hirviendo: se saca de allí y se lava bien; se frota por adentro y por afuera con ajo crudo, molido con un poco de vinagre, y se rellena con lo siguiente.

Formado un picadillo como para chiles rellenos, se pican groseramente muchos xitomates maduros, peregil, ajo y cebolla, se rajan unos chiles verdes poblanos, pelados y desvenados, y se añaden alcaparras; todo esto se frie bien en manteca, y cuando ya esté frito, se echa encima el picadillo de carne, se le agrega un poco de vinagre suave, y se deja hervir para que se espese lo regular. Se hace una fritura de pechugas de gallina, longaniza, morcillas, chorizos y chorizones, todo picado groseramente, con piés de puerco y de carnero, jamon y papada de cochino, todo cocido: despues de dorado en la manteca con mucha cebolla picada, se rellena con ello el cochinito y se cose: por afuera se empapa toda la piel con agua de tequesquite asentada, se envuelve despues en papeles gruesos untados de manteca, y se mete al horno á fuego no muy fuerte. Cuando ya esté muy tierna la carne, se quita el papel y se unta por afuera con la siguiente fritura: chiles anchos desvenados y muy lavados, ajos mondados, clavo, pimienta y cominos, todo deshecho en un poco de vinagre, y frito hasta que quede bien espeso: cuando se haya secado, se sirve con salsa de chilote, ó con otra especialmente con la cochinada (véase AVES EN COCHINADA, pág. 55).

COCHINITO ASADO. Estando bien limpio, se aperdigará en agua con bastante sal y un puñado de pimienta molida. Así que esté bien encurtido se saca, se escurre y enjuga para que no le quede nada de agua, y se unta por adentro y por afuera con otro puñado de pimienta, clavo y canela molidas con agua, formando una masa algo espesa. Puesto en una cazuela con una poca de manteca, se mete á asar en el horno.

COCHINITO EN ADOBO. Se hace el adobo con chiles anchos remojados y molidos, con ajos tostados, cominos y orégano, que se puede omitir si no gusta, y un migajon de pan remojado en vinagre, añadiéndole agua suficiente para que despues de cocida la carne, quede espeso el caldillo. En éste se pone el lechoncito limpio y entero, ó en pedazos, siendo ya grande, y se deja encurtir por seis, doce ó veinte y cuatro horas, segun su tamaño. De este modo puede servirse acabado de guisar; pero es mejor dejar que al fuego se consuma el caldillo lo bastante, de modo que no quede seco, y entónces se sirve caliente con cebolla rebanada cruda, chilitos y aceitunas por encima.

COCHINITO EN SALCHICHON. Se escoge uno que esté bien gordo y un poco mas grande, que los que se acostumbran asar. Despues de chamuscada la cerda á la llama, se lava bien y se raspa hasta que quede muy limpio: se le cortan los piés, se raja por enmedio, y con mucho cuidado se le abre la carne para sacarle todos los huesos sin despegarla de la piel, tanto de la cabeza como de lo restante del cuerpo: se echa en agua á desangrar y se escurre luego, extendiéndose sobre una mesa con la carne descubierta, y se espolvorea con sal, de modo que quede bien salado: se hace otro tanto con pimienta, agengibre, clavo, nuez encarcelada ó chica, todo molido y bien revuelto, cubriéndose con ello la carne que por esta operacion debe quedar renegrida: se enrolla despues muy apretado, comenzándose por la cabeza, y estirando fuertemente las extremidades: se ata con un hilo fuerte, recogiéndose los cabos para que quede encorbado, como suele hacerse con la morcilla, y se pone á cocer con vino, vinagre, agua, unas tajadas de jamon, salvia, tomillo, mejorana, y otras yerbas aromáticas, sal y bastantes especias. Estando cocido, se saca, se le cortan y quitan los hilos, se divide en rebanadas redondas, y se sirven frias con alguna de las salsas explicadas en su lugar, ó sobre hojas de lechuga, adornándose por encima con ruedas de lima ó de limon.

COCHINITO RELLENO A LA FRANCESA. Despues de escaldado en agua hirviendo y de hechas las preparaciones necesarias, como se ha dicho en los artículos anteriores, se rellena con su hígado, picado juntamente con jamon sancochado, criadillas de tierra, hongos, rábanos, alcaparras, anchoas, yerbas finas, sazonado el picadillo con pimienta de Tabasco y sal de la mar, y medio frito ó sancochado en una cacerola: se rellena con este picadillo la barriga, se ata con hilo, se pone en el asador, y se tiene cuidado de estarlo rociando con aceite crudo para que se dore bien: para servirse se acompaña casi siempre con una salsa de naranja, con sal y pimienta blanca.

COCHINITO (Espaldar de) A LA TÁRTARA. Si hubiese quedado algun espaldar íntegro de cochinito, se prepara echándolo á marinar con sal, pimienta gorda, aceite y el zumo de un limon. Al momento de servirse, se pone á la parrilla á fuego muy fuerte, y se lleva á la mesa con salsa tártara por abajo.

COCHINITO A LA INGLESA. Preparado como se ha dicho antes, se guarnece con un relleno compuesto de hígado de puerco, y de igual cantidad de migajon de pan remojado en caldo, y secado despues de yerbas finas, yemas de huevo y especias, todo bien majado y mezclado: se pone al asador, y se sirve con salsa de pimienta.

COCHINITO EN FORMA DE COCHASTRO. Se escoge un cochinito de los mas recios y de color negro: se prepara lo mismo que el cochastro (véase COCHASTRO), y se pone á marinar de la misma suerte; pero echándose solo en la marinada salvia pequeña, trévol, agenjo y culantro verde, dejándose en ella cinco ó seis dias, al cabo de los cuales se pone á cocer en el asador, y se sirve con una buena salsa de pimienta.

COCHINITO (Galantina de). Se escalda, se chamusca á la llama y se deshuesa hasta la cabeza, que no se quitará: se pican separadamente dos libras de hígado de vaca y dos de jamon gordo, y se mezclan despues, añadiéndoles dos huevos, sal y especias. Se extiende el cochinito aplastado sobre una mesa, y se cubre con la mitad del picadillo dicho: se pone encima todo lo que se quiera de mechones de jamon, de caza y de volatería en tiras delgadas, y de rebanadas de criadillas de tierra, cubriéndose todo con la otra mitad restante del picadillo, cosiéndose la piel de la barriga, y dando al cochinito su forma natural. Se envuelve en un lienzo y se ata de manera que no se descomponga, ó pierda la forma que se le hizo recobrar: se pone á cocer á fuego lento durante cuatro horas, en una vasija en que pueda estar á lo largo, con chirivías, cebollas, un manojito bien surtido, tomillo, albahaca, sal, pimienta, especias, los huesos del cochinito y otros restos, dos piés de vaca, caldo y media botella de vino blanco. Se deja escurrir antes de enfriarse, se le quita el lienzo, y se sirve frio en una servilleta doblada sobre un plato.

CODORNIZ. Ave cuyas plumas están mezcladas de gris, que habita en los trigales mientras están éstos en pié, y despues de la siega en los rastrojos, donde se multiplica prodigiosamente. Se distinguen las de poca edad ó nuevas, en que las rayas de diversos colores que tienen sobre las plumas, están como borradas ó solo bosquejadas. La codorniz es tanto mas estimada, cuanto que está mas gorda, pero entónces es indigesta.

CODORNICES A LA SARTEN. Despues de haberlas abierto por la espalda, se rellenan con el picadillo siguiente: se revuelven sain raspado, jamon crudo en pedacitos, criadillas de tierra, hongos, algunos hígados gordos, una yema de huevo crudo, y se pica todo juntamente sazonándose con sal, pimienta, nuez moscada y yerbas finas picadas tambien. Se fondea una cacerola con lonjas de jamon gordo, rebanadas de vaca y de jamon magro: se ponen encima las codornices, y se cubren con otras rebanadas de las mismas viandas: se tapa la cacerola y se deja revenir el jamon sobre rescoldo durante dos horas. Se quitan en seguida las lonjas y rebanadas, y se deja que las codornices se acaben de cocer en una hornilla. En cuanto hayan tomado color y se pegue el caldillo ó sustancia á la cacerola, se apartan: se desengrasa esa sustancia, y se humedece con caldo lo que se haya quedado pegado en la cacerola, para que se despegue, se pasa por tamiz, se le añade pimienta majada y zumo de limon, y se echa sobre las codornices.

CODORNICES EN PEREGIL. Despues de bien lavadas se echan en una cacerola con una poca de manteca, un poco de recado picado, peregil molido á mas del picado, yemas de huevo, clavo y pimienta, la sal necesaria, aceite y vinagre: se tapa la cazuela con un comal, y estando tiernas se apartan.

CODORNICES ASADAS. Se despluman, se vacian y chamuscan á la llama las codornices: se atan y cubren con una lonja de jamon y una hoja de parra: se ponen en el pincho, y se acomoda éste en el asador. Estando cocidas, se desatan y se sirven.

CODORNICES RELLENAS. Despues de vaciadas las codornices, se enjugan bien y limpian sus intestinos, quitándoles la hiel y las partes sucias. Se picarán éstos despues, con otro tanto de jamon entreverado, acelgas cocidas, un poco de hígado de cabrito ó ternera rallado, y un trozo regular de requeson: se les espolvorea sal, pimienta, clavo y canela, todo molido y bien mezclado: se pondrá una cazuela á la lumbre con manteca, se freirán en ella bastantes xitomates maduros, asados y bien molidos; se echará alli el picadillo, agregándole suficiente vinagre aguado y un terron de azúcar: se dejará consumir el caldo regularmente: entónces se rellenarán las codornices, y bien cosidas las aberturas, se echarán en una cazuela con bastante agua que las cubra bien, sal suficiente, dos chiles anchos enteros, tres ó cuatro cebollas rebanadas y un poco de orégano y de tomillo: se pondrán á cocer, y dejándose consumir el caldo, cuando ya no haya quedado mas que la grasa, se revolcarán en pan rallado, y vueltas á la cazuela, se dorarán para servirlas con la salsa siguiente.

Puesta á la lumbre una cazuela con iguales tantos de manteca y aceite, se freirán en ella un tanto de piñones tostados y otro de peregil, con cuatro ó seis yemas de huevos duros, cebolla picada muy fina, un pedazo de pan remojado en vinagre, la sal suficiente, y un chorrito de vinagre. Despues se le agregará la grasa en que se asaron las codornices, un poco de agua, y, cuando se haya sazonado, se echa sobre las aves y se sirven.

CODORNICES FRITAS. Desplumadas, limpias y vaciadas las codornices, se limpian todos sus intestinos, quitándoles solo las tripas delgadas; si estuvieren bien gordas las codornices, que tengan suficiente grosura, se echarán solas en una cazuela cubriéndose bien con agua; mas si estuvieren algo flacas, se untarán con un poquito de manteca, y á la agua se le agregará la suficiente sal: se le echarán dos cebollas picadas menudas, un chile colorado entero, y dos ó tres dientes de ajo limpios, y se dejarán hervir hasta que se cuezan bien. Entónces se sacarán los intestinos y se dejará consumir el agua, echándole un poquito de vinagre y un terroncito chico de azúcar, dorándolas en la misma grasa que hayan largado al hervir, y en el entretanto se formará la salsa siguiente. Se molerán los intestinos con otro tanto de piñones tostados, y uno y otro se freirá en manteca con la sal suficiente, agregándole pimienta y clavo, y una puntita de vinagre: ya que haya espesado bien la salsa, se pondrán las codornices en el platon, se les espolvoreará un poquito de sal y pimienta: encima se les echará la grasa en que se frieron, y despues se bañarán con la salsa, rociada con aceite de comer.

CODORNICES ASADAS. Despues de limpias y vaciadas las codornices, se muelen tres ó cuatro dientes de ajo limpios, y un chile pasilla desvenado, bajándolo del metate con un poco de aceite de comer. Con este caldillo se untarán las codornices, espolvoreadas con suficiente sal y pimienta: despues se envolverán en un papel enmantecado, y se pondrán á la parrilla á fuego muy manso hasta que se cuezan completamente. Despues se les quitará el papel, se untarán con jugo de limon, y se volverán á la parrilla, cuidándose luego que sequen, de untarlas con una pluma del mismo aceite con qué se untaron crudas.

Se podrán servir con un caldillo formado de hígados molidos con pan tostado, y fritos en aceite con cebolla picada, agregándose clavo, canela, pimienta y culantro tostado, molidos con un poco de vinagre fuerte, y competente aceite de comer.

CODORNICES A LA ESPAÑOLA. Se amasa un pedazo de mantequilla con zumo de limon, sal y pimienta gorda, y se rellenan con ella las codornices, que se habrán vaciado por el buche: se les sujetan las ancas con una aguja con pita gorda, dejándoles libres las patas: se fondea una cacerola con lonjas de jamon, se ponen encima las codornices, que se cubren tambien con lonjas de jamon, y se echa una sartenada (véase entre las salsas SARTENADA), disuelta con caldo y vino blanco en iguales cantidades. Poco mas de media hora antes de servirse, se ponen sobre el fuego, y al retirarlas se escurren y desatan, poniéndolas sobre coscorrones fritos, de su mismo tamaño, que se tendrán prevenidos, y sirviéndose con salsa española un poco aguada, bajo la que se habrá puesto un trocito de jaletina del tamaño de media nuez.

CODORNICES A LA INGLESA. Se recogen ó arremangan como pollos diez codornices: se chamuscan á la llama y se ponen en una cacerola entre algunas lonjas de jamon, con los sesos de una cabeza de vaca, divididos en dos mitades, una docena de choricitos que llaman *chipolata* (véase CHIPOLATA), y un manojito surtido, sazonándose con sal y pimienta, y humedeciéndolo con un buen vaso de vino de madera, y otro tanto de caldo concentrado: se cubren las codornices con tajadas de jamon y una rueda de papel, y se dejan cocer de esta manera: así que lo estén, se escurren las codornices y los sesos: se les quita la tripa á los choricitos, que se acomodan en el medio del plato, se ponen al rededor las codornices, los sesos sobre los choricitos, y se cubre todo con SALSA A LA TOLOSA (véase).

CODORNICES CON ARROZ. Se preparan y recogen las codornices, que se cocerán con caldo concentrado y choricitos: estando todo cocido, se pondrán á endurecer los choricitos con el arroz, echándoles un poco de mantequilla fresca: se dispone el arroz con las codornices por encima, se cuaja y se le echa salsa española.

CODORNICES EMPAPELADAS. Se bañan las codornices en la SALSA DURCELLE (véase), habiéndolas ántes dividido en dos mitades, despues de asadas, y de haberlas dejado enfriar: se envuelven en papel lo mismo que las costillas de vaca (véanse), guarnecidas por un lado con una lonja de jamon gordo, y por el otro con una tajada muy delgada de jamon magro.

CODORNICES A LA MILANESA. Vaciadas las codordices, se rellenan con mantequilla amasada con zumo de limon y sal: se bañan primero en SALSA ALEMANA (véase), y se cubren con pan y queso rallados: se rebozan despues con huevo batido, y se sazonan con sal y pimienta: se vuelven á cubrir con pan y queso rallados, y se dejan cocer á fuego lento en mantequilla: se sirven con salsa de xitomate.

CODORNICES A LA FINANCIERA. Cocidas como se ha dicho para las CODORNICES A LA INGLESA, supriméndose los sesos, se disponen colocando entre cada una de ellas un pedazo de LENGUA A LA ESCARLATA (véase), cortado en forma de cresta, y echándose encima SALSA A LA FINANCIERA (véase tambien).

CODORNICES DEL CAZADOR. Se vacian y chamuscan á la llama las codornices, se echan en una cacerola con un poco de mantequilla, una hoja de laurel, sal, pimienta y algunas yerbas finas: se pone la cacerola sobre un fuego ardiente, haciéndolas saltar á cada instante, y cuando resistan á la impresion del dedo, se les mezcla una cucharada comun de harina, añadiéndose medio cuartillo de vino blanco y un poco de caldo. Estando bien ligada la salsa, se retiran las codornices del fuego, se disponen sobre un plato y se sirven.

CODORNICES EN CALDILLO MEXICANO. Se frien en manteca cebollas, ajos y peregil, picado todo, y xitomates asados y molidos: se echan despues pimienta, clavo, cominos y tostadas de pan fritas en manteca, todo molido, sal, vinagre, caldo, un poquito de orégano y alcaparras enteras. Las codornices, que ya se tendrán cocidas y fritas en manteca con ajo molido, se echan en el caldillo dicho, dejándose hervir, hasta su completo sazon. Al servirse se añade aceite crudo, chilitos y aceitunas.

CODORNICES ESTOFADAS. Limpias y vaciadas las codornices se sancochan en una olla con manteca quemada, rebanadas de salchichon y la sal necesaria: se les echa despues para que se dore cebolla picada, y estándolo, se añaden clavo, canela y pimienta molidas, peregil, pasas y almendras picadas y vino de Málaga en lugar de agua: se tapa la olla, cubriendo bien las junturas, hasta que se cuezan las codornices, ligándose despues el caldillo con harina dorada en manteca, y echándose sobre las codornices para llevarse á la mesa.

CODORNICES FRITAS CON SALSA DE XITOMATE. Preparadas las codornices, se frien en manteca con rebanadas de salchichon y de salchichas, tajadas de jamon y la correspondiente sal: estándolo, se añaden xitomates asados y molidos, peregil picado, mas peregil, clavo, canela y pimienta, molidos, y agua y vino blanco en cantidades iguales: estando bien cocidas las codornices y espesa la salsa, se sirven con hojas tiernas de romanita por encima, chilitos y aceitunas.

CODORNICES EMPAPELADAS A LA PARRILLA. Cocidas en agua con sal, se escurren y se mechan con jamon, se untan con aceite y se cubren con pan rallado mezclado con sal y pimienta en polvo: se envuelven en papeles bien aceitados y se ponen á la parrilla sobre un fuego muy suave, para que no se quemen los papeles, y luego que estén doradas, se apartan y se sirven.

NOTA.—Hay opiniones de buenos cocineros para que no se destripen nunca las codornices; pero otros de nota pretenden que debe hacerse en algunos guisos y por eso se ha dicho en algunos *despues de vaciadas*. En esto mas que en otras cosas, debe ser la regla el gusto de cada uno.

OTRA.—Hay otra multitud de guisos propios de las codornices, que se han omitido por no abultar demasiado este diccionario en este punto, no siendo estas aves abundantes en nuestro pais y teniendo por lo mismo mucho precio; lo que unido á que habiendo establecido la costumbre que se sirva á cada convidado una entera ó cuando ménos media, es este siempre un platillo muy costoso, solo comun, frecuente, usado en las mesas de los poderosos, que tienen en sus cocinas buenos profesores del arte, para los que son inútiles nuestras advertencias.

COGUJADA. Ave de paso, de color gris, un poco mas grande y mas gruesa que el gorrion ó pardal doméstico, aunque bajo este nombre se comprenden aqui varias especies de alondras, calandrias y otras aves que guisándose lo mismo, no ha parecido conveniente ponerlas en artículos separados. Entre las varias especies de cogujadas, la de mar es la mejor, y no se distingue de las ordinarias, sino en que es un poco mas gruesa, de color mas oscuro por encima del cuerpo y mas blanca por el vientre. Cuando son de poca edad y están bien nutridas, es su carne de buen gusto y de fácil digestion. Cuando se emplean las cogujadas al asador, no se vacian; mas para servirse guisadas, se destripan lo mismo que las otras aves. Comienzan á estar en disposicion de comerse en el otoño; pero no son delicadas sino en el invierno.

COGUJADAS RIZADAS. Despues de haberlas abierto por la espalda y deshuesádolas, se rellenan con algun picadillo cocido. Del mismo se pone en un platon ó tortera una cama, y encima se van colocando en rueda las cogujadas, cubriéndose los intermedios con el mismo relleno, y no dejándose ver sino la parte superior de la pechuga en el medio del platon. Se cubren con ruedas de migajon de pan fritas, y todo el plato con tajadas de jamon y un papel enmantecado, para ponerlas en el horno de campaña ó á dos fuegos hasta que se cuezan. Estándolo, se quitan el pan y las tajadas, y se sirven con hongos ó con alguna salsa de las puestas en sus correspondientes artículos.

COGUJADAS EN CAJA. Despues de haberlas deshuesado, se rellenan con un picadillo con hígados de ave y criadillas de tierra (véase RELLENO): para cada una se hace una cajita de papel aceitado, y en el fondo se pone del mismo relleno, sobre el cual se extiende la cojugada con una rebanada de jamon encima cubierta con otro papel enmantecado. Preparadas de este modo, se ponen á cocer á dos fuegos ó en el horno de campaña, y al momento de servirse, se les escurre la grasa y se les echa encima una salsa espesa, siendo muy buena la de xitomate frito.

COGUJADAS AL ASADOR. Se albardan sin vaciarse con jamon, y puestas al asador, se colocan abajo unas tostadas de pan para que reciban la grasa que cayere, y sobre estas tostadas se sirven las cogujadas.

COGUJADAS EN TORTA. Se vacian y se pone todo lo que se les saca, ménos la molleja que se tira, con jamon en el fondo de la torta, y encima las cogujadas, á las que se habrán quitado las patas y las cabezas: despues de haberlas puesto al fuego en una cacerola con un poco de buena mantequilla, perejil, cebolla y hongos, todo picado, y despues de haberse dejado enfriar, se hará y concluirá la torta como se explica en el artículo de las TORTAS.

COGUJADAS EN SALMIS Ó SALMOREJO Á LA BOURGESA. Estando cocidas al asador (se emplean las que se hayan de vuelto de la mesa), se les quitarán las cabezas y lo que tengan en el cuerpo: se tiran las mollejas y se machaca todo lo restante con las tostadas en un mortero ó almiréz. Se deslie la masa que haya resultado con un poco de caldo: se tamiza y sazona esta sustancia ligera con sal, pimienta gorda, un poco de ajo fino machacado y un chorrito de agrás: se calientan en este caldo las cogujadas, sin que hiervan y se sirven adornadas con coscorrones fritos.

COGUJADAS EN YERBAS FINAS. Se despluman, se recogen, y se chamuscan á la llama las cogujadas: se echa un buen trozo de mantequilla en una cacerola con doce ó quince cogujadas, sal, pimienta gorda, un poco de clavo, canela, y jengibre machacados y de raspadura de nuez moscada: se pone sobre un fuego fuerte y despues de haberlas saltado en la cacerola durante siete ú ocho minutos, se echa una cucharada llena de peregil picado muy fino y otro tanto de chalotes y hongos tambien picados lo mismo: se hace saltar todo, añadiéndose yerbas finas, otros siete ú ocho minutos y despues se humedece la fritura con dos cucharadas grandes de SALSA ESPAÑOLA (véase) y una de caldo concentrado, meneándose todo y revolviéndose sobre el fuego: al primer hervor se apartan y se sirven.

COGUJADAS (Pastel de). Se chamuscan á la llama, se limpian y se abren por la espalda ocho docenas de cogujadas: se les quita todo lo que tienen en el cuerpo, y exceptuando la molleja, se pican sus intestinos: se majan despues con jamon rallado y yerbas finas, y con esta pasta se rellenan las cogujadas, que se sazonan, se arreglan y si se quiere, se envuelven en lonjas de jamon: se pone encima una corona de mantequilla, dos ó tres ramas de laurel divididas por la mitad y unas pocas de especias finas: se cubre todo con el segundo fondo y se dispone el pastel, ya en cuadro ó ya redondo, y se pone á cocer por dos horas y media: despues se deja enfriar y se sirve.

Los pasteles de las otras aves pequeñas se disponen y preparan lo mismo.

COGUJADAS AL MINUTO. Se ponen las cogujadas desplumadas, vacias y recogidas en una cacerola con mantequilla y sal: se frien hasta que se doren, se les añaden hongos, chalote y peregil, picados, y en cuanto estén bien rendidos, se echa una cucharada pequeña de harina, un cuartillo de vino blanco y un poco de caldo. Luego que comiencen á hervir, se apartan y se sirven adornadas con coscorrones fritos.

COHOMBRO. Especie de pepino, que se dispone y se guisa como éste (véase PEPINO).

COL. La col, que se conoce tambien con el nombre de *berza*, es una planta hortense muy comun y de la que hay innumerables especies, siendo variedades suyas la coliflor, el colinabo, el bróculi, el repollo y el breton, de las que se trata en artículos separados, segun la letra inicial de su nombre. La col comun, de que se trata en éste y se usa en la cocina, se divide en tres clases: col verde, col blanca y col morada ó lombarda, ó de Milan; pero todas tres se preparan y condimentan lo mismo.

COLES (Sopa de). (Véase SOPA DE COLES).

COLES FRITAS PARA VITUALLA. Estas acompañan el cocido con otras legumbres y raices, cuyo conjunto se llama VITUALLA (véase).

COLES DE BRUXELAS. Estas son unas coles pequeñitas, verdes, del tamaño de una nuez, que se cogen al fin del otoño.

Despues de haberles quitado las hojas amarillas, se ponen á cocer en agua con sal: se refrescan despues en agua fria, se escurren y se sirven con un trozo de mántequilla, sal y pimienta, y si se quiere, se liga la mantequilla, añadiéndole una cucharada de salsa aterciopelada ó rizada (véase SALSA RIZADA).

COLES MORADAS A LA HOLANDESA. Se lavan y se rebanan: se limpian seis perones ó manzanas agrias para cada col, y se ponen á cocer juntamente las dos cosas por una hora, á fuego lento, en una cacerola con cuatro onzas de mantequilla, sal, pimienta y un cuartillo de agua.

COLES ENCURTIDAS. Bien preparadas éstas, no dejan de ser un buen alimento para los estómagos fuertes. Para que estén bien hechas y volverlas susceptibles de poderse conservar de una estacion á la otra, se escoge un barril que haya sido de vinagre, vino blanco ó aguardiente, y se le hace por afuera un agujero á cuatro pulgadas de distancia del fondo, en el que se acomoda una canilla de madera. Despues de haber despojado á las coles, de las que se habrá hecho una eleccion particular, de sus hojas exteriores las mas verdes, se dividen en dos, tres ó cuatro partes segun su tamaño, y se raspa cada uno de los trozos sobre un rallo ó cepillo hecho á propósito, en cuyo centro se encuentren acomodadas transversalmente cuatro ó seis hojas cortantes para hacer en ellas, al ir y venir, hilos extremamente finos, que cayendo en el cajon acomodado abajo, se recojan en seguida en una canasta. Así que se haya juntado una buena cantidad, lo que es bien fácil de conocerse, es necesario llenar desde luego el barril, acomodado ya en el lugar donde debe permanecer, con las precauciones siguientes: se deben poner desde luego junto á la canilla varas de mimbre y de sarmiento para facilitar que escurra el agua que debe caer al fondo del barril: se debe poner una capa de coles cortadas y otra de sal (la dósis es de una libra para cincuenta de col, y la capa de ésta debe tener tres pulgadas de grueso); y se siguen poniendo capas sucesivamente hasta que el barril esté lleno, cuando ménos, á sus dos tercios. Se cubre todo con hojas enteras, un lienzo por encima y una cubierta de madera apretada con una piedra, ó cualquiera otra cosa muy pesada.

Cuatro ó cinco dias despues de la primera operacion, se saca la canilla y se deja escurrir la salmuera para renovarla, repitiendo la misma maniobra hasta que salga clara y sin ningun olor.

El barril de la col encurtida debe estar acomodado en un lugar de media temperatura todo el año; y desde el momento en que se empieza á usar del encurtido, se saca todos los meses, cuando mas tarde, la salmuera, para echar nueva: teniendo sobre todo mucho cuidado de conservar tapado el barril por medio de la cubierta. Algunos añaden bayas de enebro (nebrina) y granos de alcaravea, mezclándola al tiempo de echar la sal con las coles.

Para cocer esta col se deja remojar por dos horas en agua fria, y despues de haberse escurrido, se echa en una cacerola con tajadas pequeñas de jamon, salchicha y chorizones: se humedece con caldo y un poco de sustancia, ó con gordo de la olla, y dejándose cocer á fuego lento, se sirven las coles, poniendo por encima el jamon, la salchicha y chorizones, quitada la tripa en que estaban.

COLES GUISADAS. Despues de limpias las coles, se ponen á cocer con una poca de sal de la tierra: cuando ya estas cocidas, se apean y ya frias, se pican en grandes trozos. Se pone una cazuela á la lumbre con manteca y se frie en ella xitomate maduro, ajo y cebolla bien picados. Ya que esto esté bien frito, se le hecha caldo de carne de cerdo, se muele bastantita pimienta, clavo, azafran y un poco de cominos; y cuando haya hervido un poco, se sazona con sal fina, y se le echan costillas de puerco, trozos de longaniza y unas rebanaditas de jamon: se ponen á fuego manso, se les echa un poco de vinagre bueno y se deja consumir hasta que esten casi secas.

COLES BORRACHAS. Se pican en grueso las coles y se ponen á cocer con un poco de tequesquite asentado y anis. Cuando ya esté cocida la col, se frien en manteca unos ajos limpios, y se muele clavo, canela, azafran y cominos y se echa todo, y despues las coles agregándoles una buena porcion de vino y otra de vinagre bueno; cuando ya estén consumiendo se les agregan rebanadas de plátano y camote, aceitunas y tornachiles.

COLES RELLENAS. Se tomará una col grande, y quitadas las hojas verdes y gruesas, se pondrá á hervir por un cuarto de hora, entera. Se apartará del fuego, y cuando se haya enfriado, se le quitará un poco de la parte interior, y se rellenará con una mezcla de carne de salchichas y castañas picadas, ó con cualquier otro picadillo ó relleno como el de chiles. Despues se cubre la parte bien con algunas de sus hojas, se ata con hilo, y se pone en el centro de alguna cazuela ó tortera cuyo fondo esté cubierto con tajadas de jamon: despues se cubrirá por encima con otras tajadas de jamon, echándole por el contorno las hojas de col que se le quitaron del centro y chirivías, xitomate maduro y cebollas picadas: se humedecerá con caldo de carnes, y cuando el caldo haya consumido un poco, se quitará del fuego fuerte, se le echará un cuartillo de vino blanco y se pondrá á dos fuegos mansos hasta que consuma: al servirla se le espolvoreará suficiente sal y pimienta ó se llevará á la mesa con alguna otra salsa delgada.

COLES CON JAMON. Limpia la col y quitadas las primeras hojas, se pondrá á hervir con un poco de tequesquite asentado y anis: habiendo hervido un cuarto de hora, se quitará del fuego; ya fria se cortará en cuartos y se pondrá á cocer en otra agua con un poco de sal de la tierra, trozos de jamon y salchichon. Asi que haya hervido lo bastante, se le disminuye el fuego, haciendo que se cueza bien á fuego manso: de allí se saca y pone sobre un platon con rebanadas del jamon con que se coció y del salchichon, y en el caldo en que se coció se le echa un poco de harina amasada con mantequilla, y cuando se haya espesado un poco la salsa, se bañará con ella la col, espolvoreándole sal con pimienta.

COLES CON ARROZ Y MANITAS. Quitadas á la col las hojas gruesas y verdes, se pondrá á que dé un hervor fuerte con tequesquite y anis: se sacará, se picará en trozos grandecitos, y se pondrá á cocer con la sal fina competente, arroz, tajadas de jamon y de carnero ó de puerco bien limpias. Cuando todo esto se haya cocido, se quitará del fuego, se pondrá en él una cazuela con manteca y se freirá allí competente xitomate, ajo y cebolla picados, echándose la sal suficiente: se pasará allí la col y toda la carne y se le echará el agua correspondiente, dejándose sazonar á fuego manso, y agregándose dos ó tres chiles poblanos verdes, asados y despellejados, y cuando ya quiera secar esta salsa, se apea y se sirve.

COLES LOMBARDAS. Despues de que la col limpia haya dado un fuerte hervor, se apartará del fuego, se escurrirá y se picará en pedazos grandes; se pondrá despues á cocer con un poco de mantequilla, echándole sal y pimienta; se meneará con frecuencia para que se incorpore la mantequilla, y cuando esté bien cocida, se servirá.

COLES EN ADOBO. Limpia la col, se pondrá á cocer con sal de la tierra: cuando ya esté cocida, se apartará del fuego, y ya fria, se picará groseramente. Se desvenarán chiles anchos, y despues de muy lavados, se molerán con unos dientes de ajo y unos pocos de cominos, agregándole un trozo de pan remojado en vinagre: todo esto se freirá en una poca de manteca, y se pondrán allí las coles, echando un poco de agua ó caldo de carne de puerco; se echarán allí tambien costillas de puerco bien cocidas, sazonándose con la sal necesaria, echándose unas cebollas enteras cocidas y dejándose cocer á fuego manso.

COLES A LA CREMA. Despues de bien limpias las coles, se ponen á cocer en agua con sal de la tierra, y estando cocidas, se dejan enfriar y se dividen en trozos grandes; en seguida se echan en una cazuela con mantequilla, que estará sobre la lumbre y se sazonan con sal, pimienta molida y nuez moscada raspada; luego que estén bien sancochadas las coles ó medio fritas, se añaden natas en suficiente cantidad, para que cubran las coles, y dejándose espesar á fuego manso, se apartan y se sirven con sal y pimienta por encima.

OTRAS. Despues de lavadas las coles, se perdigan en agua hirviendo con un puño de sal, y cuando cedan á la impresion del dedo, ó se sientan bl[andas] al tocarse, se sacan y se ponen [á] refrescar en agua fria; se aprietan [con] la mano para exprimirlas, y se sum[er]gen suavemente en una cacerola [con] mantequilla al fuego; se les dejan e[m]beber dos cuartillos de crema doble[, y] se sirven como intermedios.

COLES CON PAPADA DE PUERCO. D[es]pues de haberlas dividido en cuarte[ro]nes, se lavan y se dejan hervir [un] cuarto de hora en agua; se echa la p[a]pada en trozos, sin quitarles el pelle[jo;] se sacan las coles, se echan en ag[ua] fria, se exprimen y se atan con un [hi]lo; se ponen á cocer á la brasa con [el] trozo de papada y la vianda con q[ue] se han de servir las coles, añadiéndo[les] sal, pimienta, un manojito de pereg[il] con cebolla, clavos de especia y dos [ó] tres nabos y zanahorias. Cuando l[a] vianda y las coles estén cocidas, [se] apartan, se les enjuga la grasa, y [se] aderezan en un plato, con la papad[a] por encima.

COLES A LA BOURGESA. Lavada bie[n] la col, se pone á hervir un cuarto de hora en agua; se saca despues y se echa en agua fresca: cuando se hay[a] enfriado, se aprieta con la mano si[n] romper las hojas, y se van quitando éstas una por una; se le pone á cada una de ellas un poco de relleno, y se vuelven á colocar una encima de otra, como si estuviese la col entera; se ata por todas partes y se pone á cocer á la brasa; se dividen despues en dos mitades, que se colocan en un plato, y se les echa un buen caldo-colado ó sustancia por encima para servirse.

COLES A LA FLAMENCA. Se perdiga la col, divida en cuatro partes, habiéndole quitado el tronco; se refresca despues en agua fria, se exprime, se ata, y se pone á cocer con un trozo de mantequilla, caldo bueno, siete ú ocho bollas, un manojito surtido, un poco sal y pimienta gorda: cuando esté cocerse, se añaden unas salchichas á que con ellas se complete su cocimiento; se frie en mantequilla un mendrugo... corron de pan mas grande que la mano, y se pone en el fondo del plato en que se ha de servir, colocándose al rededor los cuartos de col, las salchichas y las cebollas, debiendo estar todo bien enjugado de la grasa; se desengrasa la salsa ó caldillo en que se coció la col, mezclándola con caldo colado, si lo hubiere, y cuidándose de que no se consuma, para que la salsa quede ligera y de buen gusto, la cual se echará encima del guisado.

COLES RELLENAS A LA FRANCESA. Se escogen dos coles medianas y se aperdigan veinte minutos en agua hirviendo con sal; se refrescan en agua fria, se dejan escurrir y se les quita el tronco; se pica media libra de vaca y una libra de jamon gordo, sazonándose con sal, pimienta gorda, un poquito de culantro, cominos, jengibre, azafran, canela, clavo, pimienta negra, todo molido, y raspadura de nuez moscada: se le mezclan siete ú ocho yemas de huevo, y con este picadillo se rellenan las coles, que se atarán muy bien; se fondea una cacerola con lonjas de jamon y se echan algunas chirivias y cebollas y un manojito surtido, poniéndose las coles encima de todo, y humedeciéndose con caldo sin desengrasar; se dejan cocer á fuego lento por hora y media, y se escurren despues las coles, se oprimen un poco para exprimirlas, se desatan y se sirven con una salsa española por abajo.

COLES AL ESTILO DE BABIERA. Se corta una col morada y se aperdiga; se ata y se pone á cocer á la brasa con caldo, sal, pimienta, un manojito surtido, tres clavos y dos cebollas; se echa á cocer allí mismo un entripado, ó embuchado, que se habrá dividido en dos mitades, y se habrá perdigado y atado aparte. Estando todo cocido, se desengrasa; se sirve el embuchado en medio del plato con la col al rededor y echándose encima una salsa ligera y de buen gusto. De la misma suerte se sirven tambien longanizas y salchichas.

COLES DE SORPRESA. Se aperdiga una col entera y se refresca despues: se oprime bien con las manos sin romper las hojas, y colocada sobre una mesa, se le irán sacando con cuidado, quitándose el tronco y poniéndose en su lugar castañas y salchichas; se vuelven á acomodar todas las hojas, de modo que no se conozca que tienen algo adentro; se pone á cocer la col á una brasa ligera, y estándolo, se deja escurrir y se sirve con alguna salsa que tenga mantequilla.

COL DE LA MAR Ó ZEERCOL. Está col, que no es muy conocida, se parece mucho al apio, y se sirve como éste último, de intermedio, preparándose y guisándose lo mismo.

COLA PARA CUBRIR LAS JUNTURAS DEL ALAMBIQUE (véase LICORES).

COLACION. Cuando el ayuno comenzó á decaer de su rigor primitivo, que no permitia mas que una comida (*única comestio*) de legumbres y raices, con poco ó ningun condimento, se permitió á los monges, como parvedad de materia, y en atencion á su extenuacion y debilidad por la série de ayunos de la cuaresma y del adviento, para que pudiesen reconciliar el sueño al concluir la tarde, y estuviesen aptos para el rezo ó canto de los maitines en el coro á media noche, que tomasen una ó dos piezas de frutas secas ú otras cosas por este estilo, y á esta ligera comida se llamó *colacion*. El mismo nombre conserva el chocolate con pan, la sopa ó cualquiera otra refaccion sin carne y ligera, que no pasando de ocho onzas en los ayunos comunes, y de doble cantidad en el de Noche-Buena, ó vigilia de la Natividad del Señor, es permitido tomar en la noche á los que ayunan, y para esto poco tiene que hacer la cocina; pero en las mesas de esa misma Noche-Buena, en el último servicio, se da este nombre de COLACION á las fuentes bien surtidas de cacahuates y toda especie de frutas secas, como almendras, avellanas, piñones, higos, pasas, plátano pasado, coco, coquito de aceite, &c. &c., de confites de todas clases y figuras, pastillas, bocadillos, empapelados, turrones y dulces en caja ó cubiertos, que hacen las delicias de los convidados, y principalmente de los niños y jóvenes, que apetecen estas golosinas mas que los mejores y mas exquisitos guisados. Como el uso de la colacion es solo de una noche al año entre nosotros, no pareció conveniente que se hablase de ella al tratarse de la postre ó último servicio de la mesa, sino en este lugar, que le corresponde por el órden de las letras iniciales, sin tener otra cosa que advertir, si no es que se distribuyan simétricamente en la mesa las distintas fuentes que contienen tan diversas sustancias, poniéndose, cuando ménos, dos de cada cosa, para que por ámbos extremos de la mesa se pueda tomar de todo, sin causar incomodidad ni molestia alguna al disponerse el plato de cada convidado.

COLIFLOR. Entre las variedades de la col, la coliflor es la mas estimada de todas. La sobreabundancia de la sávia, subiendo á los retoños que nacen del tallo y á los botones de las flores, los trasforma en una masa blanca granada ó apezonada, que se levanta poco del suelo, y es lo que se llama coliflor, que es una legumbre de digestion muy fácil y agradable al gusto.

Se come la coliflor en salsa blanca ó en sustancia, y es uno de los platillos de intermedio que están mas en uso; sirve de guarnicion ó adorno á una infinidad de guisados, y se mezcla con toda suerte de viandas: se come, finalmente, frita y en caldillo.

COLIFLORES CONSERVADAS EN SECO. Para conservar las coliflores y usarse cuando se hayan de menester, se procede de este modo: se limpia el pezon de todas sus hojas, se dividen en tres ó cuatro partes, segun su tamaño, abriendo perpendicularmente su costado: se echan entónces en agua, ligeramente salada, de la que se sacan despues de algunos minutos para sumergirlas en agua hirviendo. Esta impresion caliente no debe durar arriba de dos minutos; se sacan de esta agua y se dejan escurrir bien sobre mimbres, que se ponen al sol; se concluye la desecacion, metiendo las mimbreras en un horno medio caliente, y se guardan las coliflores en sacos ó bolsas de papel, ó en botes de madera blanca.

COLIFLORES FRITAS. Despues de cocidas la coliflores con sal de la tierra, se dividirán los tronquitos, y despues de enjugados bien, se revuelcan en un poco de pan rallado, se les agrega sal y pimienta, y puesta una cazuela á la lumbre con aceite, se frien unos pocos de ajos picados: cuando ya se estén dorando, se van sacando los troncos de la coliflor, y puestos en el platon, se les espolvorea por encima un poco de queso rallado. Se comen así ó en caldillo de xitomate, ó en adobo.

COLIFLORES RELLENAS. Despues de cocida la coliflor con sal de la tierra, se van separando los tronquitos, se abren por la mitad y se rellenan con queso y pan rallado, y aun se puede usar de cualquier otro picadillo: puestas las dos capas del tronco, se esprimirán con una servilleta limpia, y despues se bañarán en huevo batido, se freirán y se llevarán á la mesa, ó secas espolvoreándoles sal y pimienta, ó guisadas en adobo ó en caldo de especia.

COLIFLOR ADOBADA. Despues de bien lavada la coliflor, se pondrá á hervir por un cuarto de hora. Despues se sacará, y cuando haya escurrido bien, se echará en aceite de comer, caliente: así que haya enfriado, se extraerá del aceite y se echará en vinagre cargado de sal, con un puñado de peregil picado; se mantendrá allí por algunos dias, y despues podrá servir para todos los guisos de que se ha hablado, con especialidad para rellenarlas de una masa compuesta, ó de avellanas, ó nueces, ó almendras molidas y amasadas con pan rallado, sal y pimienta, y fritas en aceite.

COLIFLORES EN PAN. Despues de haberlas limpiado cuidadosamente, se ponen á medio cocer en agua fria, escurriéndolas á continuacion en una coladera; se guarnece con tajadas de jamon el fondo de una cacerola, del tamaño del fondo del plato en que se han de servir las coliflores, y se colocan éstas encima con los rabos para arriba: se hace un relleno con pulpa de vaca, gordo ó manteca de la misma ó de buey, peregil, cebolla, hongos, todo picado; sal y pimienta, sin nada de crema ni de caldo; se mezcla bien este picadillo, y se introduce con los dedos en los huecos que quedan entre las coliflores, de modo que no reste ningun vacío; se dejan cocer en este estado con caldo bueno, y sazonándose bien el guiso para que tenga buen gusto: cuando se haya concluido el cocimiento y consumido todo el caldillo, se voltea suavemente la cacerola sobre el plato, de modo que las coliflores queden con los rabos para abajo y la flor para arriba, cubierta con las tajadas que fondeaban la cacerola: se le quitan éstas y se echa encima del guisado un buen caldo—colado con un poco de mantequilla. Se sirve como entrada.

COLIFLORES EN QUESO. Se ponen á cocer, como se ha dicho en el artículo anterior, y se hace una salsa con mantequilla, en la que se incorpora un puñado de buen queso rallado, como el de Parma, de Flandes, del Astillero; &c.; se disponen las coles sobre un plato y se rocian por igual con esta salsa, cubriéndolas enteramente; se polvorean con pan y otro tanto de queso, tambien rallados, y se meten al horno para que se doren.

COLIFLORES FRITAS, A LA FRANCESA. Se ponen á cocer las coliflores, y cuando estén ya casi cocidas, ó les falte una cuarta parte de cocimiento, se hace una salsa blanca algo espesa, y en ella se frien las coliflores: se dejan despues enfriar, se cubren ó empapan con alguna pasta de freir, y se echan en mantequilla algo caliente; se dejan dorar, se sacan, se acomodan en el plato y se sirven.

COLIFLORES FRITAS, A LA ALEMANA. Se adoban primero con sal, vinagre y peregil, y se cuecen despues como es costumbre, cubriéndose en seguida con alguna pasta de freir y friéndose en mantequilla.

COLIFLORES EN ENSALADA. (Véase ENSALADA DE COLIFLOR.)

COLIFLORES EN TORTA. (Véase TORTA DE COLIFLOR.)

COLIFLOR EN YEMATE. Se hacen unos torreznos, friéndose tajadas de jamon en la misma manteca que sueltan sobre el fuego, y añadiéndose mas manteca, se freirán tambien rebanadas de chorizon y de longaniza, ya cocidas ámbas cosas y añadiéndose clavo, pimienta y azafran, todo molido, y perejil picado; se humedece con caldo, y se sazona todo con sal; en seguida se echan yemas batidas, cortadas con vinagre y en soltando el hervor, se ponen en este caldillo las coliflores ya cocidas, dejándose que hiervan mas hasta el completo sazon del guiso. Al apartarse del fuego, se les añade aceite con chilitos y aceitunas.

COLIFLORES EN ACEITE. En partes iguales de aceite y de manteca se frien unos dientes de ajo, partidos por la mitad, hasta que se doren: se apartan entónces y se echan en la misma fritura las coliflores ya cocidas y divididas en trozos: se les echa sal y los ajos que se frieron antes, ya molidos, y cuando estén fritas las coliflores, habiéndose cuidado de voltearlas para que se doren por todos lados, se apartan, y para llevarse á la mesa se les echa aceite en abundancia, adornándose por encima con chilitos, aceitunas, cebollitas cabezonas enteras y cocidas, orégano en polvo y cuartos de aguacate mondado.

COLINABO. Variedad de la col, cuya raiz es un nabo mas fibroso que el comun; pero sus fibras muy delgadas y suaves y es de mejor gusto que el otro. Se come en los mismos guisados que el nabo ordinario; pero cocido en la olla, le da mejor sabor, y se sirve en la vitualla; con el tallo se hace ensalada de la misma manera que la de bretones. (Véase NABO, y ENSALADA DE BRETONES.)

COLORACION DE LOS LICORES. (Véase LICORES.)

COLORIN. Arbol que produce el fruto de este nombre, y es un frijol rojo, que algunas veces tiene á los dos extremos dos ruedítas negras y brillantes. Su tronco es la madera fofa, esponjosa y ligera, conocida con el nombre de zompancle, (*tzonpantli*) con la que se hacen los tapones ó buzones para suplir á los de corcho. Aunque su fruto no es comestible y algunos dicen que es venenoso, sus flores, que suelen llamarse *gazparitos*, se comen en torta, siendo ésta la única preparacion con que se presentan á la mesa (véase TORTA DE GAZPARITOS).

COMIDA. Se llama así la principal refaccion que se hacia ántes al medio dia, despues al principio de la tarde, y ahora varía la hora de hacerse en cada casa, dejándose en algunas hasta el fin de la tarde ó principio de la noche, siguiéndose tanto en esto como en los guisados, y en el servicio de la mesa los usos extrangeros. Los pormenores de una comida se explican cuando se trata del servicio de la mesa. (Véase SERVICIO.)

COMPOTA. Dulce ó confitura que se hace con almíbar claro, que no teniendo todo el punto que se le dá para la pasta de las cajetas, y no quedando las frutas tan cocidas, no puede conservarse largo tiempo, ni guardarse por lo mismo. Se hacen compotas de casi todas las frutas, y las que se explican en los artículos siguientes, servirán de norma para disponer cuantas se quieran.

COMPOTA DE NARANJAS. Se escogen las naranjas mas hermosas, se quita ligeramente con el cuchillo la cascarita amarilla muy delgada y se dividen en cuartos: se les sacan las pepitas, se ponen con cuidado en agua fria y se perdigan en agua hirviendo, dejándolos no mas lo necesario para que puedan perdigarse: se vuelven á meter en agua fria, y cuando estén bastante tiernas ó suaves, se sacan para echarse en almíbar de punto lizado bajo (véase): despues de algunos hervores se apartan y se dejan enfriar: se les vuelven á dar otros hervores y se dejan enfriar de nuevo: se sacan entónces las naranjas del almíbar y se colocan en las compoteras, echándoles por encima el almíbar, que se habrá puesto á hervir un poco mas despues de sacadas las naranjas, dejando que se enfrie ántes de echarlo en las compoteras.

COMPOTA DE TAJADITAS DE NARANJA. Se cortan algunas naranjas en tiras pequeñas muy delgadas, despues de haberles quitado la primera cáscara de color, y se aperdigan hasta que se sientan suaves al tacto: se echan entónces en agua fria, se escurren, y se les deja dar algunos hervores en almíbar de punto bajo: se les hace dar segundo hervor al dia siguiente, y se sirven con el mismo almíbar.

COMPOTA DE LIMAS Y LIMONES DE TODAS CLASES. Se siguen en todo los procedimientos explicados en los artículos anteriores para las compotas de naranja (véase).

COMPOTA DE ALBÉRCHIGOS Ó DURAZNOS. Se escogen los que estén un poco duros: se mondan, se les quitan los huesos y se ponen á hervir hasta que suban á la superficie del agua y se ablanden: se sacan entónces y se bañan en agua fria: se echan despues en almíbar clarificado, haciéndolos hervir hasta que dejen de producir espuma: se apartan del fuego y se sirven calientes

COMPOTA DE ALBÉRCHIGOS Ó DURAZNOS CRUDOS. Se escogen los mas maduros, se mondan y cortan en rebanadas, se disponen en la compotera poniéndose azúcar en polvo por arriba y por abajo, de modo que se haga un almíbar con su jugo.

COMPOTA DE MANZANAS A LA PORTUGUESA. Se descorazonan con un vaciador de hoja de lata, ó un cuchillo, las manzanas que se necesiten para llenar la compotera ó platon en que se han de servir: se colocan en una tortera ó plato de plata con azúcar molida en el fondo, poniendo en cada manzana un terroncito de azúcar ó bien azúcar en polvo. Se meten así á cocer al horno, ó se hace esto á dos fuegos, sirviéndose calientes con azúcar molida por encima.

COMPOTA DE PERONES. En todo lo mismo que la anterior.

COMPOTA DE MANZANAS BLANCAS. Se parten éstas por la mitad, se les quita el corazon, se colocan en un cazo, se echa una cuarta de azúcar y el agua suficiente para que puedan cocerse; así que lo estén por un lado, se voltean del otro, y estando el almíbar regularmente espeso, se colocan en la compotera, echándoles el almíbar en que se cocieron. Se sirven frias ó calientes.

COMPOTA DE PERAS BERGAMOTAS. Se cuecen las peras enteras con su pellejo en agua hirviendo, y estando un poco cocidas, se pelan enteras ó partidas por la mitad, echándose en agua fria: se pone á cocer azúcar en un perol con medio cuartillo de agua, y se echan allí las peras con una raja de limon: despues de bien cocidas, y de que el almíbar esté de punto, se sirven frias ó calientes.

COMPOTA DE PERAS TOSTADAS. Se escogen las peras no muy maduras, y se meten en una hornilla bien encendida, hasta que se les queme el pellejo, teniendo cuidado de voltearlas para que se tuesten con igualdad, y que se les pueda quitar la piel estregándolas dentro del agua: peladas de esta manera, se cortan en mitades, quitándoles las pepitas; se laban bien en muchas aguas, y se ponen á cocer en una olla con cuartillo y medio de agua, una rajita de canela, y una cuarta de azúcar: se tapa la olla, se dejan cocer hasta que se sientan blandas al tacto, y se consuma el almíbar. Se sirven frias ó calientes.

COMPOTA DE PERAS RELLENAS. Se pelan, se lavan, se echan en almíbar ya hecho, clarificado y frio, y se deja que den algunos hervores á fuego vivo, manteniéndose lo restante del dia á fuego lento para que se calen bien. Al dia siguiente se vuelven á poner á fuego manso, hasta que están blandas y de punto, apartándose y dejándose enfriar en seguida; se les saca un bocado del asiento y se vacian por allí, rellenándolas luego de cualquiera pasta de punto alto, que se tendrá prevenida; y tapándose con el mismo bocado que se les sacó, se vuelven á meter en el almíbar, que debe ser poco, echándoles canela por encima: se ponen á dos fuegos con poca lumbre para que adquieran tez, y entónces se sacan de allí, y se acomodan en un platon con su almíbar, guarneciéndose con mantequilla lavada con agua tibia y gotas de limon, hilada por una servilleta.

COMPOTA DE PERAS ENCANTILLADAS. Con libra y media de azúcar se hace almíbar colado y clarificado; y estando frio, se echan en él doce peras bergamotas cocidas y peladas, y se ponen á fuego manso hasta que se penetren bien: se sacan entónces, y en el almíbar se echa un cuartillo de natillas, batiéndose uno con otro: se vuelven á poner allí las peras para que den un hervor, y en seguida se vacian en el platon, añadiéndose canela por encima.

COMPOTA DE PERAS ENCANTILLADAS Y RELLENAS. Se escogen maduras y sin clavos las peras bergamotas, que se mondan y enhuecan, sacándoles el corazon y algo mas; se pesan las que hagan seis libras, y se echan en miel tibia y aguadita, hecha con seis libras de azúcar, clarificada y colada. Se hacen hervir dos ó tres horas, y se apartan, guardándose para el dia siguiente, en que se repite la misma operacion, haciéndose lo mismo otro dia. En el tercer dia, cuando hayan hervido un poco, se da á la miel medio punto, y se van sacando las peras, que se ponen á escurrir en un platon. A la miel que queda en el cazo, se añaden una libra de almendras molidas y dos cuartillos ó tres de natillas sin componer; se le deja tomar punto de cajeta, y con ella se cubren las peras, que despues de escurridas se habrán rellenado con pasta de coco. Se baja el platon al suelo, y dejándose en hueco para que no se reviente, se forma encima de él un clecuil (*tlecuilli*) con ladrillos ó piedras, y se pone encima un comal con lumbre, para que se dore por la parte superior.

Se pueden tambien rellenar las peras con natillas compuestas con azúcar y canela; pero entónces no se mezclan natillas con el almíbar, sino que se dá á éste un punto alto, y se le echa por encima cuando se haya vaciado en el platon, mas azúcar y canela molidas.

COMPOTA DE PERAS BORRACHAS. Se escogen las peras bergamotas mas grandes, se lavan y con una navaja se les saca el corazon y las pepitas por el asiento: este hueco se rellena con canela y azúcar molidas, y despues con una cuchara chica se les echa vino blanco, volviéndose á cubrir con el bocado del asiento que se les quitó para vaciarlas. Se van acomodando en una olla que no haya tenido grasa, con los rabos para abajo, procurándose que la pera quede derecha para que no se vacie; se tapa la olla con una tortera y un poquito de engrudo en las junturas para que no se evaporen, y se pone en una hornilla sobre rescoldo y arriba un comal con poca lumbre: cuando prudentemente se juzgue que estarán las peras bien caladas, se destapa la olla; pero si no lo estuvieren, se añade canela, azúcar y vino, y se vuelven á tapar hasta que queden bien penetradas. No se sacan inmediatamente de la olla para que no se pasmen.

COMPOTA DE PERAS BORRACHAS CON VINO TINTO. Se escogen las peras no muy maduras, se ponen enteras en una olla con un vaso de agua, una rajita de canela, dos clavos de especia, y dos onzas de azúcar: se cuecen bien tapadas sobre rescoldo, y estando á medio cocer, se les echa un vaso de vino tinto. Despues de bien cocidas, se sacan del almíbar, y éste se espesa mucho, porque esta compota así lo requiere, y se sirve caliente.

COMPOTA DE PERONES ENCANTILLADOS. Se procede lo mismo que para la de PERAS ENCANTILLADAS (véase); pero no se rellenan, y cuando ya estén acomodados en el platon, se ponen á cada uno dos clavos de especia y tres rajitas de canela.

COMPOTA DE AGRAZ. Se quitan los granillos del agraz, y se echa éste en un cazo con una cuarta de azúcar y medio cuartillo de agua; se pone á cocer todo á fuego lento, y luego que el agraz esté muy verde y el almíbar espeso, se coloca en la compotera ó platon, y se sirve frio.

COMPOTA TOSTADA DE TODA ESPECIE DE FRUTAS. Se deja espesar el almíbar con la fruta hasta que ésta comience á pegarse al perol; entónces se menea con la espumadera dentro del mismo almíbar, hasta que adquiera un color dorado; se pone un plato sobre la compota, se vuelve el perol boca abajo, y se vacía en el plato, del cual se pasa con limpieza á la compotera, si no es que se sirve en el mismo plato frio ó caliente; pero son mejores las compotas calientes.

COMPOTA DE MEMBRILLO. Se meten en agua hirviendo tres membrillos grandes, ó mas si son pequeños, y se cuecen hasta que se manifiesten blandos al tacto; se sacan con la espumadera, y se echan allí los gajos de membrillo para que acaben de cocerse. Se colocan despues con su almíbar en el platon, y se sirven frios.

COMPOTA DE CASTAÑAS. Se cuecen las castañas en lejia de ceniza, metidas en un saquito de lienzo: luego se pelan, y se ponen en un perol con una cuarta de azúcar y medio cuartillo de agua, dejándolas cocer á fuego lento por espacio de un cuarto de hora; ántes de servirlas, se exprime en su almíbar un poco de zumo de limon, y se les añade azúcar molida y tamizada.

COMPOTA DE ALBARICOQUES Ó CHABACANOS MADUROS. No se mondan, si son recientemente cortados del árbol; algun tiempo despues se cortan y se les quita el hueso; se echan en agua al fuego, y cuando se sientan blandos al tentarse con el dedo, se refrescarán en agua fria; se escurren y enjugan, y se ponen en almíbar clarificado de punto bajo, dejándoles dar tres ó cuatro hervores: se espuman, y si el jarabe no está bien cocido, se le dá el punto aparte, echándolo despues sobre los albaricoques. En este segundo cocimiento del almíbar se le echan las almendras de los chavacanos, que estarán ya mondadas. Cuando todo esté frio, se adereza en una compotera, y se sirve.

COMPOTA DE ALCARICOQUES Ó CHABACANOS MADUROS Y ENTEROS. Se abren lo necesario para poderles sacar el hueso: se pican con un alfiler, y se echan en agua sobre el fuego para que se ablanden; se ponen despues en agua fria, se dejan escurrir y se echan en almíbar clarificado, que se haya cocido ántes y que esté hirviendo; despues de algunos otros hervores, se hacen enfriar, se escurren y se ponen en las compoteras.

COMPOTA DE ALBARICOQUES Ó CHABACANOS VERDES. Se hierve un instante agua en un cazo con dos puñados de sosa; se echan allí los albaricoques y se apartan despues del primer hervor; se lavan bien, se pican con un alfiler y se echan en agua fria; se vuelven á meter en agua hirviendo para perdigarlos y se apartan del fuego: se envuelven con un lienzo, se echan en agua fria, se dejan escurrir sobre un tamiz y se les deja dar, así cubiertos, un hervor en almíbar clarificado. Se apartan del fuego, se dejan una ó dos horas en el almíbar, se escurren despues, y se da al almíbar un punto algo mas alto, añadiéndole la cáscara descarnada y el zumo de una naranja. Se da un segundo hervor cubierto á los albaricoques; se dejan enfriar en una vasija proporcionada y se echan en las compoteras, pasando encima de ellos al través de un lienzo limpio el almíbar.

CONCHAS. Del uso de llevarse á la mesa las ostras en sus conchas, ha resultado servirse en conchas tambien otras preparaciones de viandas ó pescados de un gusto relevante y exquisito, que se explican en los artículos siguientes.

CONCHAS DE OSTRAS. (Véanse OSTIONES, OSTRAS.)

CONCHAS DE GARGANTAS DE CORDERO. Se ponen á desangrar en agua las gargantas de cordero; se aperdigan y se cuecen en mantequilla con zumo de limon. Se cortan y preparan en blanquillo (véase CORDERO EN BLANQUILLO), y se echa este guisado en las conchas, polvoreándose por encima con miga de pan mezclada con un poco de queso de Parma: se rocian con mantequilla derretida, y se les hace tomar color bajo un horno de campaña.

CONCHAS DE SESOS DE BUEY. Se preparan como las de paladares de buey del artículo siguiente.

CONCHAS DE PALADARES DE BUEY. Se echan en una cacerola con un trozo de mantequilla, un poco de pimienta gorda y una onza de queso de Parma rallado, dos paladares de buey bien cocidos y cortados en tiras en forma de macarrones; se frien bien y se reparten por igual en seis conchas, despues de espolvorearse con pan y con queso rallados: se rocian con un poco de mantequilla derretida, y haciéndose que tomen buen color bajo el horno de campaña, se disponen sobre un plato y se sirven.

CONCHAS DE PALADARES DE BUEY A LA ALEMANA. Se echan en salsa alemana muy espesa los paladares cortados en forma de dados, con otro tanto de hongos, un poco de mantequilla, de peregil y de limon; se reparte todo en las conchas, se polvorean con pan y queso rallados, se rocian con mantequilla derretida, y dejándolas que tomen color ó se doren bajo el horno de campaña, se aderezan y se sirven.

CONCHAS DE CUAJARES DE VACA. Se preparan lo mismo que las de paladares de buey.

CONCHAS DE SOLLO. (Véase SOLLO EN BECHAMELL.) Se siguen los mismos procedimientos.

CONCHAS DE LECHECILLAS DE CARPAS. (Véase LECHECILLAS DE CARPA EN CAJA, pág. 160.)

CONCHAS DE GAZAPOS. Desnervadas con cuidado las carnes de gazapos asados, se cortan en ruedítas pequeñas y delgadas; se corta del mismo módo un volúmen de hongos igual á la mitad del de carnes, y se pone todo en una cacerola; se echa encima salsa española, que se habrá dejado consumir con humillo de caza (véase HUMILLO DE CAZA), y se amasa con un poco de mantequilla. Se llenan con esto las conchas, se polvorean con pan rallado, se les unta mantequilla derretida con una pluma ó un pedazo de papel, y se ponen á la parrilla, haciendo que tomen color con un horno de campaña.

CONCHAS DE SESOS DE GAZAPO. Se echa en agua una cantidad de sesos, proporcionada al número de conchas que se han de preparar; se apergigan despues en agua hirviendo con sal y vinagre, se limpian y echan en salsa alemana, añadiéndose hongos, que se habrán cocido ántes con mantequilla y zumo de limon; se echa este guiso en las conchas y se polvorean con pan y queso rallados, se rocian con mantequilla derretida, y se doran bajo el horno de campaña.

CONCHAS DE SALMON. Se prepara la carne del salmon como para las RUEDITAS DE SALMON (véase), y se echan en las conchas: se les esparce por encima pan rallado, se rocian con mantequilla tibia y se doran en el horno de campaña.

CONCHAS DE ROMBO Ó RODABALLO. Se prepara el pescado como el rodaballo en costra (véase ROMBO ó RODABALLO), y se echa en las conchas con su pan rallado por encima, y dorándose como queda dicho.

CONCHAS DE BLANQUILLO DE VACA CON HONGOS. Se prepara el blanquillo de vaca como se dice en su lugar (véase VACA EN BLANQUILLO), sin ponerse las criadillas de tierra: se vacia en las conchas, que se espolvorean con pan y queso, como se ha explicado; se rocian con mantequilla y se doran.

CONCHAS DE VOLATERIA. Se preparan los restos de aves, como para las costras de aves en Bechamell (véase VOLATERÍA). Se llenan las conchas, se polvorean con pan y se hace que tomen color ó se doren en el horno.

CONDUMIO. Aunque con este nombre pudieran muy bien llamarse una multitud de dulces cuya preparacion es igual como la de los bocadillos, pastas, jamoncillos, &c., solo se aplica á los siguientes, que son los únicos que se conocen generalmente por condumios.

CONDUMIOS DE CACAHUATE. Se echa en almíbar clarificado de punto de juntar en el agua, hecho con libra y media de azúcar, una libra de cacahuate mondado y molido. Para evitar que despida mucho aceite, lo que hace corromper muy pronto el condumio, no se remueie mucho, sino que solo se martaja el cacahuate, y aun seria mejor molerlo despues de tostado un poco. Hecha la mezcla, se pone al fuego y se le da el punto de cajeta; se aparta entónces y se bate, vaciándose ántes de que cuaje en un cajon, y cortándose los condumios del tamaño y figura que se quieran. Queda el dulce mas activo, si en vez de azúcar se usa de la panocha ó piloncillo para hacer el almíbar.

CONDUMIOS DE REQUESON. Se hace almíbar clarificado con dos libras de azúcar, y luego que haya adquirido el punto de juntar en el agua, se aparta de la lumbre y se le mezclan diez y seis yemas de huevo cocidas, y molidas con veinte y una onzas de requeson y dos onzas de almendras remojadas, bien mezclado todo. Se vuelve el cazo á la lumbre y se da á la mezcla el punto de cajeta bien marcado; se aparta entónces y se bate, mezclándose tres dracmas de canela en polvo: se vacía en un cajon con papel y oblea, y se cortan de la figura que se quiera. Puede tambien vaciarse la pasta en cajitas de papel de colores.

CONDUMIOS DE GUAYABA. Se monda, se le quitan las pepitas y se muele. Se echa una libra de ésta en almíbar clarificado, hecho con libra y media de azúcar, y de punto de juntar en el agua. Esto se hace fuera de la lumbre, y lo mismo se practica para todos los condumios. Se vuelve el cazo al fuego y se deja tomar á la pasta el punto de despegar del cazo ó de cajeta bien marcado: se aparta, se bate, y ántes que se cuaje, se vacía en el cajon para que se corten los condumios del tamaño y forma que se quieran.

CONDUMIOS DE NUEZ CHIQUITA Ó ENCARCELADA. Se muele la nuez y se mezcla una libra de ella con almíbar, dispuesto como se ha dicho en los artículos anteriores, hecho con libra y media de azúcar. Se pone el cazo á la lumbre, y dándose al dulce el punto de cajeta, se aparta, se bate y se vacía. Para este condumio, como para el de cacahuate, se emplea con mejor éxito la panocha ó piloncillo en lugar del azúcar.

Siguiéndose los mismos procedimientos, pueden hacerse condumios de piña, de piñones, de coco, de almendra y nuez, de leche, &c., aunque estos dulces son conocidos generalmente con el nombre de BOCADILLOS.

CONEJO. Es preferible el silvestre al doméstico, por ser su carne mas delicada, mas agradable y mas sana, aunque éste último tiene la ventaja de multiplicarse mas, pues todos los meses paren sus hembras, si se exceptúa algunas veces el de Febrero, cuando las otras no lo verifican sino tres ó cuatro veces al año.

Se debe escoger el conejo gordo, bien nutrido y de media edad; porque el muy chico no tiene la carne bien formada y la del muy viejo es seca, dura y de difícil digestion. En el invierno es su carne mas tierna y delicada. La cria del conejo ó el de poca edad, se llama gazapo, y sus guisos se verán en esta voz (véase GAZAPO).

Los cocineros franceses, tan limpios como delicados y cuidadosos en todo lo que puede contribuir, no solo al mejor sazon de las piezas que condimentan, sino al aspecto mas agradable de sus platos, no toman con el conejo las siguientes precauciones, y esta conducta deberia poner en duda su utilidad é importancia; pero siendo recomendadas por personas inteligentes y dedicadas á la cocina del pais, no pueden omitirse en este Diccionario, dejándose á la experiencia, que es el juez competente, la decision del asunto.

Para obtenerse (se dice) una carne de conejo tan blanca como la pechuga de la gallina, se despelleja solamente la cabeza, y cortados los pies, se deja con lo restante de la piel, y con ella se le hace dar un hervor fuerte, con el que cocida dicha piel, se puede quitar despues fácilmente con las manos; hecha esta operacion, se lava el conejo con agua limpia para cocerlo en seguida. Si no se quiere practicar esto, será necesario aperdigarlo en agua hirviendo, al momento de acabarlo de desollar, ó lavarlo con vinagre bueno.

CONEJO EN CALDO-COLADO DE LENTEJAS. Se dividen sus miembros, y se ponen á cocer en un buen caldo con jamon magro, un manojito surtido y un poco de pimienta. Se ponen á cocer tambien las lentejas con caldo sin sal y con algunas cebollas doradas en en mantequilla; cuando estén cocidas, se pasan por un tamiz con su caldo; se sacan en seguida del suyo el conejo y el jamon, y se desengrasa incorporándolo despues con la sustáncia de lentejas, que se hará hervir en una hornilla dejándose que tome un hermoso color sobre rescoldo: un instante ántes de servirse, se de desengrasa y se deja consumir lo suficiente, y se le añade un terron de azúcar, si estuviese muy áspera; se dispone el conejo, que se habrá mantenido caliente, en una cacerola sobre el plato en que se ha de servir, y se le echa encima la sustancia, poniendo al rededor el jamon que se coció juntamente con él. Esta entrada se sirve ordinariamente en una cacerola de plata, ó en una cazuela de loza ó de porcelana.

CONEJO EN JALETINA. Deshuesados bien dos conejos, el uno se mecha con jamon y el otro se pica con un trozo igual de jamon groseramente; se sazona el picadillo con sal y papas picadas. El conejo entero se rellena con este picadillo, interpolando tiras de jamon entreverado, y estando ya lleno, se cierra y se envuelve en un lienzo limpio delgado; se pone en una sarten fondeada con jamon, y al rededor se acomodan trozos de zanahoria, cebollas en cuartos, laurel, peregil, tomillo, pimienta gorda, sal y partes iguales de vino y de caldo ó de agua: se agregarán los huesos desquebrajados de los conejos, y se cubrirá con tajadas de jamon por encima. Se pondrá á dos fuegos suaves, y cuando ya esté cocido, se apea el caldillo, se deja enfriar y se cuela desengrasándolo bien: se clarifica con una clara de huevo, se deja espesar y se echa en platos para que cuaje bien. Con esta jaletina se cubre el conejo, que irá con las tajadas de jamon por encima.

CONEJO EN MAYO. Despues de que el conejo dé un hervor sin quitarle la piel, se vacía la olla, se despelleja el conejo y se lava muy bien; se divide en buenas raciones, se pica cebolla en grueso y uno y otro se frie mucho en bastante aceite; así que tome color, se apea. En otra cazuela se ponen á freir mucha cebolla rebanada, y peregil picado muy menudo; se agrega una poca de manteca, agua y la competente sal; se echan las raciones del conejo frito y la cebolla con que se frió, se deja hervir hasta que cueza, y cuando el caldo haya espesado, se apea, se le echa aceite crudo y se deja reposar.

CONEJO EN OTRO GUISADO. Se despelleja y corta el conejo como en el artículo anterior; se pone una cazuela á la lumbre con aceite; se dora allí una buena rebanada de pan, se saca y se echan las raciones de conejo á freir. Cuando ya quiera dorar, se frie allí mucha cebolla y ajo picado; ya que está frito, se muele la tostada de pan con bastante peregil y cuatro ó seis chiles anchos desvenados y remojados; se echa esto con el agua suficiente y sal, dejándolo hervir hasta que esté bien tierno el conejo y espeso el caldillo. Al ir á la mesa se le agrega aceite crudo.

CONEJO ASADO. Despues de pelado el conejo, como hemos dicho, se troza en buenas raciones, y se frien éstas en iguales partes de manteca y aceite con bastante cebolla rebanada. Cuando esté ya bien frito, se le echa agua y la sal necesaria, un poco de vinagre bueno, y se deja hervir hasta que esté muy tierno el conejo. Cocido, se apea, se vuelve á freir con aceite y cebolla picada, se muelen porcion de hojas de peregil con tres ó cuatro xitomates bien asados y una rebanada de pan dorado en manteca; se frie esto juntamente con el conejo, se agrega caldo del mismo en que se coció y la cebolla: se le muele despues clavo y pimienta no muy poquito, se le echa y se deja espesar, echándole otra poquita de sal; se le pica tambien un poco de orégano fresco, y cuando esté espeso, se le echa aceite crudo, dejándolo reposar al calor. Este caldillo debe quedar muy espeso.

CONEJO EN BUEN GUISADO. Limpiado el conejo como hemos dicho, se troza en buenas raciones, y se frien éstas en iguales partes de manteca y aceite con bastante cebolla rebanada. Cuando esté ya bien frito, se le echa agua y la sal necesaria, un poco de vinagre bueno, y se deja hervir hasta que esté muy tierna la carne. Cocida, se apea, se vuelve á freir con aceite y cebolla picada, se muelen porcion de hojas de peregil con tres ó cuatro xitomates bien asados y una rebanada de pan dorado en manteca: se frie esto juntamente con el conejo, se agrega caldo del mismo en que se coció y la cebolla; se le muele despues clavo y pimienta no muy poquito, se le echa y se deja espesar, echándole otra poquita de sal; se le pica tambien un poco de orégano fresco, y cuando esté espeso, se le echa aceite crudo, dejándolo reposar al calor. Este caldillo debe quedar muy espeso.

CONEJO GUISADO CON TAJADAS DE JAMON. Limpio el conejo como hemos dicho, se deja por una hora en vinagre, se troza en raciones regulares y se pone á dorar en mateca con xitomate y ajo picado: así que esté de medio color, se le hecha un xitomate asado y despellejado, bien molido, un poco de aceite bueno, tres ó cuatro terrones de azúcar molidos, unas tajadas de jamon y agua caliente, bastante para que cubra bien la carne; se pone á fuego manso á hervir, poniéndole un comal con mayor fuego por arriba. Así que se cueza, se deja espesar el caldillo y se sirve.

CONEJO EN BLANQUILLO. Despues de limpio el conejo como hemos dicho, se comparte en buenas raciones y se pone á hervir en agua con mucha sal; despues de un par de hervores, se saca y deja escurrir: en seguida se espolvorea con harina y se frie en mantequilla ó manteca sin dejarlo tostar; se le echa una mitad de caldo y otra de vino blanco; se le agrega un manojo de yerbas finas; un buen puñado de hongos, sal y pimienta. Así que haya hervido bastante se apea, se deja enfriar el caldo, se cuela desengrasandolo bien y se vuelve á poner al fuego hasta que se cueza: cocido ya, se le echa una liga de yemas de huevo batidas con limon ó vinagre bueno, menéandolo mucho para que no cuaje. Así que no despida espuma, se apea y se sirve.

CONEJO EN GUISADO DE PASAS. Se doran en manteca gran porcion de pasas; y despues se muelen con bastante xitomate asado y despellejado: se vuelve á freir el caldillo en aceite, se le echa agua y sal suficiente y las raciones del conejo cocido ó asado; cuando ya esté espeso el caldo, se le echa bastante vinagre, y despues de un buen hervor se apea.

CONEJO EN GUISADO DE HARINA. Se

dora una poca de harina en mantequilla: allí se frie tambien xitomate, ajo y cebolla picada, se echa agua y sal suficiente y el conejo en trozos; así que se haya cocido, se le agrega un caldo formado de un puñado de perejil, otro de alcaparras y pan remojado, todo muy molido. Cuando se haya espesado, se apea y deja reposar hasta servirse.

CONEJO EN PEBRE DE TOMATE. Limpio el conejo como se ha dicho, se pone á cocer con agua y sal. Se frien en una cazuela con manteca unos dientes de ajo, se sacan, y allí mismo se frie tomate crudo bien molido; con la sal correspondiente: despues se echa suficiente caldo del en que se coció el conejo, y éste en raciones, con clavo, canela y pimienta, molidos con migajon de pan, agregando á mas de esto algunos cuartos de cebolla, tajadas de jamon, chorizos, alcaparras, bastante orégano y un poco de vinagre. Estando sazonado, se le echan aceitunas, tornachiles, calabacitas en vinagre, y al apearse, bastante aceite bueno.

CONEJO EN PEBRE DE PAN QUEMADO. Se ponen á freir en dos tantos de manteca y uno de aceite, cebolla, ajo limpio y bastante perejil y orégano, todo picado, y despues se echa un poco de vinagre; se aumenta con caldo del en que se coció el conejo, y éste en raciones regulares: se muele despues pan quemado á la lumbre, suficiente clavo, canela y un poquito de pimienta. Despues de unos hervores, se echan rebanadas de jamon cocido y chorizos; calabacitas chicas y tornachiles en cuartos; cuando ya esté acabando de espesar el caldillo, se echa aceite bastante, y sazonado se apea.

Este caldillo puede variarse echándole azafran.

CONEJO EN PEBRE DE XITOMATE. Despues de cocido el conejo, se divide en cortos pedazos y se frió con ajos limpios machacados: se agrega un xitomate y cebolla picados, pimienta y azafran molidos: ya frito bien esto, se le agrega pan tostado y molido, ó arroz: despues un poco de aceite, otro tanto de vinagre y unas hojas de yerbabuena: se deja hervir un poco á fuego fuerte y se apea.

CONEJO (Gigote de). Despues de limpios los conejos como se ha dicho, se untan de sal y pimienta, se bañan con aceite ó manteca, y envueltos en un papel enmantecado, se ponen á la parrilla y se están volteando hasta que se medio cuezan; se les quita el papel, y untados con aceite y vinagre, se vuelven á la parrilla hasta que se asen bien. Despues de asados, se pican las piernas y lomos, reservando uno solo y las espaldillas. Se acomodan rebanadas de pan en una cazuela, se echa encima de ellas el picadillo, se colocan al rededor de ellas las cabezas y espaldillas, y el lomo rebanado en tajadas delgadas se acomoda encima: se echa una poca de agua y sal competente; se le espolvorea una poca de pimienta y se agrega aceite y vinagre: se pone á dos fuegos suaves, hasta que el caldillo haya casi consumido.

CONEJO EN CHILE Y CULANTRO. Se frien en manteca chiles verdes rebanados, culantro y cominos tostados, clavo y pimienta, todo molido, y se humedece con un poco de caldo, en que se ha ya cocido la carne ó el conejo: se ponen las raciones de éste ya cocidas, se le agrega aceite y vinagre y se deja sazonar.

CONEJO EN MOLE DE GUAJOLOTE. Despues de limpio el conejo y de partido en raciones del tamaño regular, se echan crudas en el mole, dispuesto del mismo modo que para guajolote (véase GUAJOLOTE).

CONEJO EN PICADILLO Ó SALPICON, Á

LA FRANCESA. A dos conejos asados y frios se les quitan las carnes y las callosidades, y se pican en extremo menudas, ligando el picadillo al momento de servirse con salsa española, que se habrá dejado consumir para espesarse, mezclándole un poco de mantequilla, y cuidándose entónces de que no hierva. Se sirve caliente con huevos moles al rededor ó coscorrones fritos.

CONEJO (Albóndigas de). Cocido el conejo y picadas sus carnes, ya limpias de pellejos y tendones, se les echa sal y se mezclan con ajo y peregil picados, azafran, clavo, pimienta, canela y cominos molidos, y yemas de huevo cocidas y desmoronadas; se añade un poco de aceite y de vinagre y se forman las albóndigas, poniéndoles por dentro pasas, jamon ó huevo cocido, y se frien en manteca revuelta con aceite. Estando fritas, se sacan, y en la manteca en que se frieron, se echarán cebolla picada, xitomates asados y molidos, con pasas, especias de las mismas con que se sazonaron las albóndigas, alcaparras y el caldo en que se coció el conejo, añadiéndose un poco de aceite. Estando hirviendo este caldillo, se echan en él las albóndigas para que acaben de cocerse y el caldillo tome la consistencia regular. Si el picadillo se hiciere sobre crudo y no se hubiere cocido otro conejo, se echará para el caldillo de las albóndigas caldo comun ó agua.

CONEJO (Albóndigas de) CON LECHE. Se deshuesa un conejo cocido, se le quitan las membranas, y se pica muy menudamente la carne: en seguida se rehogan en manteca los huesos machacados del conejo con los restos que haya de vaca, con jamon magro, sal, pimienta, y una cucharada de harina, espolvoreada para que no haga grumos, meneándose todo y revolviéndose bien; despues de esto se le echa leche en suficiente cantidad para que se forme un caldillo aguado, que se dejará hervir por una hora con todas las cosas dichas, sin haberse dejado de menear todo ese tiempo: al cabo de ella se pasa todo por un tamiz, y se deja consumir hasta la consistencia de salsa, en cuyo caso se mezcla con el picadillo, teniéndose caliente sin hervir.

En este estado puede servirse el picadillo; mas para hacerse en albóndigas, se forman éstas, dividiéndolo así dispuesto, en porciones del tamaño de una nuez, las que estando frias se cubren con pan rallado, se rebozan con huevo batido, se les pone mas pan con huevo, y se echan á freir en manteca. Se sirven así con peregil frito, ó con el caldillo del artículo anterior, ú otro de los que se han explicado para guisar los conejos.

CONEJO EN MARINESCA. Se frie una poca de harina en mantequilla hasta que se dore, y se echa en ella el conejo partido en raciones, con su hígado, dejándose rendir un poco, humedeciéndose despues con un cuartillo de vino tinto y dos de caldo, y añadiéndose un manojito bien surtido, sal y pimienta; se deja cocer el conejo á fuego manso, y á la media hora de estar sobre la lumbre, se le agrega una docena de cebollitas pequeñas cabezonas, despues de aperdigadas; si se quisiere mezclar con una anguila, cortada en trozos, se tendrá cuidado de no echarla, sino cuando esté el conejo á punto de quedar perfectamente cocido. Antes de servirse se le quita el manojito de yerbas, se desengrasa el caldillo, se le echa un buen puño de alcaparras enteras, una anchoa picada si la hubiere, y se sirve con coscorrones fritos y el caldillo por encima.

CONEJO CON CHÍCHAROS. Se corta en raciones y se pone á cocer lo mismo que á los pollos con chícharos. (véase POLLOS CON CHÍCHAROS).

CONEJO EN GUISO DE CAZADORES. . Se pone en una cacerola un cuarteron de mantequilla y dos cucharadas de las comunes, pero llenas, de harina, dejándose ésta dorar y echándose despues el conejo limpio, destripado, y cortado en raciones regulares, para que se macere ó rinda en la fritura: se humedece con botella y media de vino blanco, y se añaden hongos y jamon magro, que se habrán sancochado en otro trasto, y un manojito surtido; se deja sazonar el guisado á fuego vivo, hasta que se haya consumido algo, y se le añaden sal y pimienta, cuidándose despues de desengrasar el caldillo y de que éste no quede ni muy espeso, ni muy aguado; probándolo para ver si tiene la sal suficiente, se le quita el manojito de yerbas y se sirve.

CONEJO (Quenelles de). (Véase QUENELLES DE CONEJO.)

CONEJOS MECHADOS AL ASADOR. Limpios y vaciados; pero dejándoseles el hígado, se sancochan en una cacerola; se mechan despues con mechones delgados, y se ponen á asar en el asador, sirviéndose despues de bien cocidos y dorados.

CONEJO EN OTROS GUISOS. No siendo de mucha edad el conejo, admite la variedad de guisados con que se condimentan los gazapos (véase GAZAPO).

CONEJO (Civet de). (Véase CIVET DE LIEBRE.)

CONEJOS EN GUISADOS DE LIEBRE. Hay algunas preparaciones ó condimentos, comunes al conejo y á la liebre; mas para no repetirse los mismos artículos, pueden consultarse los explicados para la liebre (véase LIEBRE), que llevan la advertencia de: *es bueno tambien para conejo*.

CONFITE. Aunque esta voz comprende todos los dulces cubiertos con azúcar dura, como canelones, chochitos, anices &c., aunque de diversas formas y figuras, solo se aplica entre nosotros al culantro cubierto de este modo en forma de bola engranujada. Para fabricarse tienen los dulceros un aparato particular, con el que se logra el objeto muy facilmente; pero tanto éste como los otros dulces de su clase, solamente se usan para los niños, y jamás se presentan en la mesa, si no es en la colacion de la Noche-Buena en el último servicio. Por esto y por que se necesita para su fabricacion de un aparato particular, como se ha dicho, que seria estorboso en las cocinas de casas particulares, se omite el método de hacerlo, como mas propio del arte del confitero que de un libro de cocina, pudiéndose comprar para la única vez en el año que se pone en la mesa, pues lo hay en todas partes.

CONFLONFIOS. Con este nombre bárbaro llaman algunos á una preparacion de la leche cuajada, que se sirve con almíbar; pero teniendo mas analogia con las conservas, puede verse el articulo CONSERVA DE CUAJADA.

CONGELAR ó COAGULAR. Término de cocina, que significa reducir á jalea el caldillo guisado á fuerza de dejarlo consumir, y mezclando en él otras sustancias gelatinosas, como huesos &c. para cubrir las viandas como salsa, ó sirviéndose vaciado en moldes (Véanse JALETINA, GELATINA).

CONGELAR. Término de nevería. Lo mismo que helar ó cuajar con la nieve algun líquido (Véanse HELADOS, SORBETES).

CONGRIO ó ANGUILA DE MAR. Se pone á cocer en agua con sal, raiz de peregil, ó peregil, y tres ó cuatro hojas de laurel: para servirse se cubre con salsa á la crema, ó con salsa morena añadiéndosele un pedazo, como medio huevo, de mantequilla de anchoas, ó con salsa de xitomate (Véanse).

CONSERVA. Se dá entre nosotros este nombre al almíbar en que se cuecen varias raices, flores y casi todas las frutas, dándole un punto alto, para que se conserven por algun tiempo; pero este siempre es corto, principalmente estando al contacto del aire, y con mas particularidad en tiempo de aguas. Si el almíbar quedó algo bajo de punto, se agria; y si muy subido, se azucara; pero en ambos casos pueden componerse las conservas, para que duren uno ó dos dias mas, poniéndoles en el primero mas azúcar, y en el segundo mas azúcar y agua y dándoles al fuego nuevamente el punto necesario, aunque siempre pierden algo de su bondad y delicadeza. Con mas razon deberia darse el nombre de conserva á la pasta de cajeta, que dura sin alterarse por un año, ó mas tiempo, si se tuvo el cuidado de darle el punto conveniente. Tambien logran mayor duracion las CONSERVILLAS FRANCESAS, de que se hablará despues en su lugar, de modo, que llamamos conserva, al dulce preparado del modo con que se conserva ménos, sin que haya habido el intento irónico, por el que se dice pelon al pelado.

A mas de las conservas que se explican en los artículos siguientes, hay otras muchas de raices, flores, frutas, y aun legumbres, que se omiten, por que siguiéndose los mismos procedimientos de las análogas, se podrán hacer cuantas se quieran.

Precauciones indispensables que deben tomarse en la fabricacion de las conservas y de las conservillas.

Primera y principal. Jamas deben dejarse enfriar de un dia á otro, ni por mucho tiempo en un mismo dia, las conservas ni otra clase de confituras, en cazos ó en vasijas de cobre, porque atacado éste por los ácidos de las frutas y del mismo almíbar, se forma el cardenillo, que mezclado con las conservas, las haria dañosas siempre á la salud y muchas veces venenosas, de modo que puedan causar la muerte. Por esto es que cuando se dice que se dejen reposar hasta el dia siguiente, se entiende que deberá hacerse, vaciandose en una vasija de loza.

Segunda. De tiempo en tiempo deben examinarse los papeles que cubren las confituras, para quitarlos si estuvieren alterados, y sustituirlos con otros.

Tercera. Es necesario tener esta clase de confituras en un sitio fresco, pero al abrigo de la humedad, porque el calor excita en ellas un movimiento de fermentacion, que las hace pasar prontamente, y la humedad las agria y enmohece.

Cuarta. Cuando por estos motivos, ó porque no se dió al almíbar el punto conveniente, comienzan á alterarse las conservas ó conservillas, es necesario ántes que se echen á perder, hacerlas hervir de nuevo por algunos minutos ó algun tiempo mas; pero en este caso siempre pierden mucho de su sabor y toda su bondad.

CONSERVA DE ZAPOTE BLANCO. Se escogen los zapotes que no esten muy maduros, se mondan, se les quitan los huesos y se tienen un poco de tiempo en agua asentada de cal, mientras se clarifica el almíbar: se echan en él, y se deja á fuego manso hasta que tome el punto conveniente.

CONSERVA DE GUINDAS CON HUESO. Se hace almíbar clarificado de punto de flor con seis libras de azúcar, y se echan en él otras seis libras de guindas, cortados los palitos por mitad, dejándose así, enteras con sus huesos, dar diez ó doce hervores, tapado el perol. Se apartan del fuego, se dejan reposar por espacio de media hora, y se vuelven despues á la lumbre hasta que el almíbar haya tomado el punto de flor fuerte, pues entónces se retiran y guardan en vasos de vidrio ó en ollas de barro vidriado.

CONSERVA DE GUINDAS DESHUESADAS. Se echan las guindas despues de haberlas deshuesado en una vasija, cuidándose de maltratarlas lo ménos posible y de que no se pierda su jugo; se les añaden unas libras mas del zumo de otras guindas exprimidas, ó mejor de grosellas, si las hubiere, para cada veinte libras de las preparadas para la conserva, y media libra de azúcar ó panocha para cada libra de la mezcla; se cuecen á fuego vivo, meneándose suavemente, y cuando estén cocidas y de punto, se apartan, se enfrian y se echan en las conserveras.

CONSERVA DE ALBERICOQUES VERDES. Se escogen los albericoques verdes que no estén dañados, y se pican en su pezon con una aguja: se ponen en medio de una servilleta limpia con polvo de sal, mas ó ménos segun la cantidad de albericoques, y se menean zarandeándolos de un lado á otro, y rociándolos con vinagre, hasta que se les caiga la pelusilla que tienen: luego se ponen en agua fria, y despues en un perol con suficiente almíbar clarificado, donde se les dá un hervor: se espuman, se pasan con el almíbar á un lebrillo vidriado, de modo que la fruta quede siempre cubierta del almíbar, y se dejan allí reposar un rato: pasado éste, se echan en un cedazo para colar el almíbar, y darle separadamente una docena de hervores: luego se echan los albericoques ya frios y el almíbar en el lebrillo, repitiéndose la misma operacion por dos ó tres dias, y aumentando almíbar de punto de flor fuerte, en proporcion de la que se hubiere embebido en la fruta, á la cual debe cubrir el almíbar. En este estado se guarda la conserva en las vasijas correspondientes.

CONSERVA DE MORAS. En tres libras de almíbar preparado en punto de flor fuerte, se echan cuatro de moras maduras, pero bien enteras. Se les dá un solo hervor lento á fin de que no se deshagan, y se apartan del fuego, dejándose reposar en un lebrillo con su almíbar hasta el dia siguiente. Entónces se cuela el almíbar por un cedazo, se pone á cocer solo, para subirlo de punto, y estándolo, se le vuelven á echar las moras. Si el almíbar no fuese bastante, se añade un poco mas, preparado en el mismo punto, se deja enfriar y se guarda.

OTRA. Se lavan bien las moras, se echan en el almíbar, y estando caladas, se les dá el punto de espejo y se apartan.

CONSERVA DE ZARZAMORA. Lo mismo que las de moras de los dos artículos anteriores.

CONSERVA DE BERENGENAS. Se les cortarán las puntas de los capullos de arriba, y sin espinas se cortan en cruz por la coronilla y se pican con una aguja de bastear: se lavan bien con agua de sal, y luego se echan en una olla de agua hirviendo, tapándose la boca con zacate para que así den un hervor, sin que se deshagan: luego que se hayan cocido, se pondrán á escurrir en un canasto, y para cada berengena se echará un cuartillo de almíbar frio, ántes que tenga punto, dejándose así acabar de cocer á fuego manso, y añadiéndole clavo y canela molidos, y si se quiere, almendra y ajonjolí.

CONSERVA DE MEMBRILLO. Al mismo tiempo que se están cociendo los membrillos con cáscara en agua, se está haciendo el almíbar de un punto regular. Despues de cocidos aquellos, se mondan, se cortan en rebanadas y se echan en el almíbar, dejándose hervir hasta que esté de punto.

CONSERVA DE TRILLA DE MEMBRILLO. Se escoge el membrillo que no esté verde, se monda, se descorazona y se divide en pedazos, que se van echando en agua de sal fria, y se ponen á cocer. Despues de cocidos, se ponen al sol en agua fria hasta que blanqueen; se escurren entónces, y se pesan, para hacer el almíbar con dos libras de azúcar para cada libra de membrillo, echándose éste cuando aquel esté de medio punto. Se deja hervir todo hasta que haga el almíbar arrugas en la cuchara, y se enfria en un trasto de barro para echarse en vidrios, donde se asoleará para guardarse.

CONSERVA DE ESPEJUELOS DE MEMBRILLO. Se mondan membrillos amarillos y agrios, sin que les quede mancha ninguna negra, y se hacen rebanadas que no lleguen al corazon, porque lo granoso descompondria este dulce; se echan en agua de sal de la mar, y estando allí doce ó quince horas, se sacan para ponerse en un cazo con agua hirviendo, hasta que estén bien cocidos, pues entónces se echan en agua fria, donde se mantendrán hasta el dia siguiente, en que se pondrán en almíbar muy clarificado con punto de alfeñique para que hiervan. El almíbar se hace con dos y media libras de azúcar para una libra de rebanadas de membrillo bien escurridas.

OTRA. Concluida la operacion como se dijo en el artículo anterior, sin quitar el cazo de la lumbre, se añaden cinco cuartillos de jalea de durazno, y uno de jalea de manzana para cada seis libras de membrillo: se le deja que vuelva á tomar el punto de hacer telita en un plato con agua, se aparta entónces de la lumbre, y echándole un poquito de agua de azahar, se vacia en vidrios ú otra cosa para guardarse.

OTRA. Mondados los membrillos, se cortan tiritas muy delgadas, que se echarán en agua hirviendo, y así que estén cocidas, se ponen en agua fria con sal de la mar, mudándose una y otra tres veces; despues se meten en almíbar clarificado, dejándose al fuego hasta que tome punto, y habiéndose hecho con una libra de azúcar para cada libra de membrillo.

CONSERVA DE CHIRIMOYA. Se escogen las chirimoyas que estén algo duritas; pero maduras y de ningnna manera pasadas: se parten por la mitad y se mondan, quitándoles tambien algo de la carne amarga que está inmediata á la cáscara; despues se separan con cuidado los trocitos que cubren los huesos; se les sacan éstos de modo que queden los mismos trocitos enteros; se echan entónces en agua de legía de ceniza, floja y colada, dejándose hervir á fuego manso, hasta que suba de punto, quedando algo mas alto que el de las conservas comunes. La proporcion del azúcar para hacer el almíbar es de una libra para cada chirimoya grande.

CONSERVA DE CHILES. Se descoronan los chiles poblanos ó tornachiles con suavidad, se desvenan y se les quitan las pepitas, se enjuagan y echan en agua de sal, la que se les muda al dia siguiente con otra que tenga ménos sal y asentada: se dejan en ésta, cosa de media hora, y luego se pasan á la otra agua de sal, lo que se repetirá diariamente hasta que no piquen los chiles; entónces se les dá un hervor, y si aun conservan algo picante, se ponen en agua clara hasta que lo pierdan enteramente. Se dejan despues conservar á fuego manso en almíbar clarificado, y despues se les añade agua de azahar y ajonjolí.

Se pueden rajar por un lado sin quitarles el rabito, lo que se practica siempre para hacer los rellenos fingidos.

CONSERVA DE DURAZNO. Se mondan y echan en agua caliente los duraznos para que den un hervor; se ponen despues en agua fria, y de allí se sacan para ponerse en almíbar clarificado con limon, hasta que se penetren bien y estén de buen punto.

OTRA. Despues de bien cocidas tres libras de durazno blanco, se cortan rebanadas que se dejan escurrir. Se hace almíbar con cuatro libras de azúcar, se clarifica, y en estando de medio punto, se aparta y se bate hasta que se enfrie; se echan entónces las rebanades de durazno, y se vuelve al fuego hasta que tome punto.

CONSERVA DE TRILLA DE DURAZNO PARA TODO EL AÑO. Se monda el durazno de hueso blanco, y se va echando en agua fria de sal: se corta en pedacitos ó se hace trilla, y se pone á cocer; se pone despues en canastos para que escurra, bañándolo con unos vasos de agua fria, y así que esté bien escurrido, se pesa: se hace almíbar clarificado de mas de medio punto con una libra de azúcar para cada libra de durazno, y se echa éste, dándole fuego vivo hasta que tome punto, lo que se conoce haciendo arrugas el almíbar en una cuchara. Entónces se aparta, se vacia en vasos de vidrio ó en tazas, y se asolea tres ó cuatro dias.

CONSERVA DE DURAZNOS A LA CREMA. Mondados los duraznos y deshuesados, si se quiere, se les dá un hervor en agua, y se echan en almíbar clarificado, hecho con libra y media de azúcar para cada docena de duraznos, y cuándo el almíbar les haya penetrado bien, se apartan y dejan en la misma miel hasta el siguiente dia, en que se sacan, y se reservan en una vasija proporcionada. Se pone el almíbar solo á la lumbre, para que tome el punto de conserva alto; se aparta entónces y se deja enfriar, revolviéndosele despues cuatro onzas de almendra pelada y molida, medio cuartillo de natas de leche y doce yemas de huevo batidas. Se vuelve al fuego para que tome el punto de cajeta, y se echan los duraznos en la pasta para que den un hervor, sacándose entónces y dejándose á la pasta que recobre el punto de cajeta que tenia. Se ponen los duraznos en un platon, se les vacia encima la pasta, y se doran con un comal con lumbre por encima.

Si luego que esté formada la pasta, sin que hiervan en ella los duraznos, se vacia sobre éstos en el platon ó compotera, puede muy bien figurar este dulce entre las compotas.

CONSERVA DE HIGOS. Se les quita bien el pellejito, y se echan en un cazo con agua hirviendo; luego que vuelvan á soltar el hervor, se sacan, se enjugan bien, y se ponen en almíbar, que despues de haber calado los higos, se le deja tomar punto y se aparta.

CONSERVA DE BREVAS MONDADAS Ó HIGOS MONDADOS TAMBIEN. Para esto deben escogerse las unas y los otros en un estado en que no estén muy verdes ni muy maduros. Se pone á calentar agua, y cuando vaya á soltar el primer hervor, se echan las brevas ó higos, disminuyéndose el fuego para que se mantengan en el mismo grado de calor sin hervir, y cuando estén en disposicion de poderse pelar, se apartan de la lumbre, se pelan y se enjuagan en agua quebrantada. Se echan entónces en almíbar clarificado, bajo de punto, y á fuego manso se le deja tomar el de conserva.

CONSERVA DE MELON. Se escoge el melon maduro, pero durito; se divide en tajadas, que se mondan y parten por la mitad; se lavan con agua y se echan en el almíbar; luego que estén caladas y tiernas, se deja espesar el almíbar y se aparta.

OTRA. No ha de estar el melon ni maduro ni verde; pero sí grande, y se rebana; se echan las tajadas en agua de muy poca cal, y se ponen en almíbar clarificado, hecho con tres libras de azúcar; se deja hervir á fuego lento hasta que espese.

CONSERVA DE CALABAZA-MELON. Se hacen rebanadas redondas de esta fruta, cruda, y se le quitan la cáscara y las pepitas; se echan en agua de cal bien asentada, y se tienen allí tres ó cuatro minutos, sacándose en seguida y enjugándose; se ponen despues en almíbar clarificado, aguado y frio, hecho con tres libras de azúcar, y se deja espesar á fuego manso.

CONSERVA DE UVAS, Ó UVATE. Se les quitan los palitos y se echan de golpe en agua hirviendo pará que suelten el hueso; se sacan con una cuchara y se ponen inmediatamente en almibar clarificado, dejándolo hervir despues para que tome el punto conveniente.

CONSERVA DE AGRAZ, Ó UVATE DE TIERRA-CALIENTE. Se escoge el agraz que no esté muy verde ni muy maduro, ó lo que es lo mismo, que abriéndolo por un lado, se pueda con facilidad sacársele por allí los huesitos con una aguja: conforme se va haciendo la operacion de deshuesarlo, se va echando en agua fria; en seguida se pone en un cazo en agua hirviendo, cuidándose de que no sea muy fuerte el hervor que se le ha de dar, para que no se reduzca á mermelada, y apartándose del fuego en el momento en que sube á la superficie del agua, se deja enfriar en esta misma agua, y estándolo, se vuelve á poner á un fuego muy suave para hacerlo reverdecer, tornándose despues á echar en agua fria. Se previene almíbar clarificado en cantidad proporcionada á la que se quiera hacer de conserva, y de punto de pequeño lizo (véase ALMIBAR DE PUNTO LIZADO BAJO): se deja escurrir el agraz sobre un tamiz y se echa en seguida en el almíbar, dejándolo reposar allí hasta el dia siguiente, en que sacándolo del almíbar se dejará escurrir segunda vez, volviéndose á dar al almíbar el punto que tenia ántes, echándose el agraz en él como el dia anterior, y repitiéndose estas operaciones cuatro dias consecutivos; en el quinto se deja tomar al almíbar el punto de aperlado alto para echarle el agraz, y se le hace dar con él un solo hervor; se espuma y se echa en botes ó en ollas, que se tapan con una cazuela del tamaño y á la medida de la boca, engrudando y empapelando las junturas.

CONSERVA DE AGRAZ MONDADO. Se escoge el agraz un poco mas maduro que el de que se habló en el artículo anterior; pero que conserve muy verde su color; se le quita la cáscara ó pellejo y los huesos con un pincho muy puntiagudo. Se hace almíbar clarificado y de punto de bolita, con tantantas libras de azúcar cuantas sean las libras del agraz, preparado como queda dicho: se echa en él el agraz y se le deja dar una docena de hervores; en seguida se aparta del fuego, se espuma y se guarda en las ollas ó botes.

CONSERVA DE NUECES. Se cogen las nueces al fin del mes de Mayo, se mondan de las cáscaras de encima, quedando muy delgadas; se agujeráran penetrándolas de parte á parte con una aguja de bastear y dando cinco punzadas á cada nuez; se tienen en agua nueve dias, mudándoselas diariamente, y al cabo de ellos se echarán en agua hirviendo hasta que se pongan tiernas, lo que se conseguirá á los dos ó tres hervores: se apartan, escurren y dejan enfriar, poniéndose despues á fuego manso con cinco cuartillos de miel para cada cien nueces, y dejándose tomar el punto conveniente.

OTRA. Se traspasan las nueces con una aguja de arria para ver si están blandas, y estándolo, como suele suceder á fines de Mayo y principios de Junio, se ponen á cocer con una poca de paja por encima, se mondan suavemente y se echan en agua, que se les muda todos los dias, hasta que no amarguen ó hayan largado lo astringente, lo que se prueba por los agujeritos. Entónces se ponen en almíbar clarificado de ménos de medio punto, y se hacen hervir á fuego muy vivo; al dia siguiente se vuelven á poner al fuego, y al tercero sobre fuego tambien, se les añade una nuez moscada, clavo, pimienta y poca canela, y no se dejarán hervir: se ponen á enfriar, y se guardan en ollas para que no se agrien.

OTRA. Se cogen las nueces, como se ha dicho, á fines de Mayo, se les quita el hollejito, se les dan diez ó doce piquetes con una aguja de bastear y se echan en agua. Al dia siguiente se les muda, se les da un hervor, y se vuelven al agua fria, lo que se repite por tres dias consecutivos, hasta que pierdan el tinte y se pongan dulces; entónces se les mete una rajita de canela fina en cada agujerito, y se les da un hervor en agua, para que se les ponga tierna la carne, sacándose despues poco á poco del agua con una espumadera y poniéndose en una olla. Se pone al fuego la cantidad necesaria de almíbar clarificado y colado para que cubra todas las nueces, hasta que casi esté de punto entero, que quiera formar telita; se aparta, y mas caliente que tibio, se echa sobre las nueces. Al otro dia se quita el almíbar de las nueces, y se vuelve al fuego para que tome punto mas alto, que haga pelo, ó mejor tela, y se vuelve á echar, añadiéndose mas, si faltase por haberse consumido en las diferentes operaciones dichas; pero el nuevo se ha de hacer con los mismos requisitos explicados para el otro. Finalmente, se añade á todo un poco de agua rosada ó de azahar, y se guarda la conserva en ollas.

CONSERVA DE AZAHAR. Se deshoja el azahar, se pesa y se deja una noche en agua: al dia siguiente se hierve en un cazo con agua hasta que se ponga tierno; se saca y vuelve al agua fria, se lava en tres ó cuatro aguas, se exprime bien entre las manos para que suelte lo amargo, y se maja en un mortero con arte, para que no se quiebre la hoja; se va echando en agua, y estando majado todo, se lava en la misma, se exprime con las manos, y se separa cada hoja de por sí. Se hace almíbar con media libra de azúcar para cada libra de azahar; se clarifica, y ántes que esté de punto, se pone á enfriar, mezclándolo en seguida con el agua de dicho azahar, y la misma flor preparada como se ha explicado: se vuelve al fuego para que hierva todo, hasta que el azúcar se embeba en el azahar, y entónces se añaden para cada libra de éste dos cuartillos de miel virgen bien espumada y fria, y se deja hervir todo, hasta que tome el punto conveniente, para vaciarlo en los vidrios ó trastos en que se ha de guardar.

CONSERVA DE LIMON. Se cuecen los limones con ceniza, ó si se quieren mas ligeros, con tequesquite, tapándose la olla con zacate de aparejo: se les muda el agua, siempre caliente y repetidas veces, destripándose y teniéndose en ella hasta que pierdan lo amargo. Entónces se echan en almibar clarificado, y se les deja tomar el punto conveniente.

De este modo se hace tambien la conserva de azahar, con ménos dilaciones y requisitos que la del artículo anterior; pero advirtiéndose, que siempre se ha de cocer en agua de ceniza, y nunca de tequesquite.

OTRA DE LIMONES. Se pone agua en un cazo con lo que se puede tomar de cal con las dos manos juntas, y otro tanto de ceniza; se echan allí los limones verdes, y cuando se les forma grano, se refriegan un poco y se pasan á otro cazo con agua de jabon muy caliente, dejándose en ella hasta que se ponga verde: se lavan entónces y se enjuagan en agua natural, tambien caliente; se abren un poquito con el cuchillo y se les dá un hervor en agua: se dejan enfriar y se exprimen fuertemente para extraerles el zumo, repitiéndose esta operacion varios dias hasta que no les quede nada de ácido. En ese caso se ponen á hervir nuevamente para que se ablanden, primero en agua de tequesquite, y despues en agua natural. Se echan entónces en almíbar clarificado y se les deja tomar el punto propio de las conservas.

Hay otros métodos para quitar lo amargo y ácido á los limones; pero todos se reducen á raspar un poco la cáscara del limon, á exprimirle mejor el zumo y á tenerlos mas ó menos dias en agua de legia ó agua comun, llevándose tan al cabo este empeño, que se les suele quitar todo sabor, y entónces es lo mismo que hacerse conserva de carton ó de madera.

CONSERVA DE LIMAS. Se escogen las amarillas, y se mondan sin quitarles el pezon ni vaciarlas, sino cortando las cascarillas y dejándolas en su figura; se ponen á cocer con tantita sal, y estándolo, se sacan y echan en otra agua caliente sin sal. Deben estar en agua dos dias, y en cada uno se les mudan dos aguas, cuidando de que éstas no sean frias, sino hasta que se hayan enfriado las limas. Se hace almíbar con una libra de azúcar para cada seis limas, y despues de bien clarificado y frio, se echan en él las limas tambien frias, y se le deja tomar punto á fuego lento. El almíbar debe tener bastante agua, para que no se consuma mas de lo necesario, y tenga que añadirse despues.

CONSERVA DE MANZANAS. Se ponen á cocer las manzanas dulces sin mondarlas, cuidándose de que no se deshagan, y despues de cocidas se les sacará el corazon con una navaja ó con un vaciador de hoja de lata, que los hay al propósito; se clavetean por la parte exterior con rajitas de canela y clavos de especia, y se echan al almíbar, que se tendrá preparado, para que den un hervor, cuidándose de que no se deshagan, ni al cocerse ni al mecharse, ni al hervirse con el almíbar, ni al acomodarse en el platon ó conservera.

CONSERVA DE PERAS, Ó PERADA PARA TODO EL AÑO. Se monda la pera bergamota cruda, se ralla en seco y se pesa; se hace almíbar clarificado de punto de alfeñique, que es cuando se echa un poco en agua fria, y se pone muy duro, con veinticuatro libras de azúcar, para cada arroba de pera; se mezcla ésta y se pone á fuego vivo sin dejarse de menear hasta que adquiera el punto de arruga, que es cuando tomando un poco con una cuchara hace arrugas por encima. Se aparta entónces de la lumbre, se deja enfriar en alguna cosa extendida de barro, y se echa despues en vidrios ó cajetas.

OTRA. Lo mismo que la anterior; pero cortando la pera en pedazos despues de mondarla cruda, en lugar de rallarla.

Esta preparacion pudiera mas bien llamarse cajeta ó conservilla.

CONSERVA DE CALABAZA. La de tierra-caliente es la mejor. Se parte, se le quitan las tripas y pepitas, se monda, se tiene algunas horas en agua de cal, y se echa en almíbar clarificado, dejándose hervir á fuego lento hasta que tenga el punto conveniente.

OTRA, CON PANOCHA. Se parte la calabaza en pedazos, se les quitan las pepitas, se lavan en agua, se enjugan y se echan en la miel hecha con panocha; se dejan hervir, y así que están bien calados y tiernos, se da á la miel punto de espejo y se aparta.

CONSERVA DE CACALOXOCHIL. Se echan las flores en agua y se tendrán en ella una noche; se les dan tres hervores en otra agua y se vuelven despues al agua fria; se sacan de allí, y se echan en almíbar clarificado de mas de medio punto con el agua en que se cocieron, dejándolas hervir en él hasta que adquiera el de conserva.

CONSERVA DE XOCONOXCLES. Se raspan con un tezoncle hasta quitarles los hollejos, y estando bien limpios, se les sacan con un cuchillo las coronillas y por ese lugar se vacian; se ponen á cocer con una poca de sal, y estándolo, se echan en agua fria, que se les mudará de tiempo en tiempo, hasta que hayan perdido absolutamente todo su agrio: entónces se ponen á fuego lento con el almíbar clarificado, que se tendrá prevenido, y se le deja tomar punto.

CONSERVA DE PIÑA. Se monda ésta sin que le quede nada negro, se rebana y se pone á cocer hasta que esté blanda, se echa en agua fria mientras se hace el almíbar, clarificado de punto bajo; y hecho, se pone allí la piña para que poco á poco se vaya calando, hasta tomar el punto debido.

CONSERVA DE ZANAHORIAS ENCANTADAS. Se raspan las zanahorias con un cuchillo y se cortan del tamaño que se quiera, sacándoles muy bien todo el corazon sin que se quiebren ó abran los canutos: se pesan, se tienen hirviendo en agua una hora, se sacan de ella poco á poco con una espumadera, se ponen en un chiquihuite y se tapan con un paño para que se bajen: se hierven tres cuartillos de miel para cada tres libras de zanahorias, y luego que aquella esté espumada, colada y fria, se echará dentro de las zanahorias, que se habrán ya colado en un cazo, poniéndose éste á un fuego moderado de leña y no de carbon. Así que estén bien caladas las zanahorias, y la miel de punto, se aparta el cazo y se le quita una poca de miel, á la que se dará otro hervor aparte en una cazuela, y se le echarán almendras peladas y tostadas cortadas en pedacitos, y otros pedacitos de nueces y piñones, todo tostado con anticipacion, dejándose dar otro hervor en seguida, cuidando de que no se queme la miel y que todo esté bien revuelto y mullido como si fuese alfajor: se rocia esto con agua de azahar y se espolvorea con canela, ajengibre, y clavo, todo molido. Si faltase miel, se hace mas y se cuela ántes de echarse á las zanahorias.

CONSERVA DE ZANAHORIAS SIN ENCANTOS. Se escogen las zanahorias mas largas y derechas, se raspan con un cuchillo y se dividen en dos á lo largo, quitándoles los corazones y despuntándolas, para que todas queden iguales y con cuatro esquinas cada una; se pesan y se echan en un cazo con agua hirviendo, no poniendo mucha cantidad para que no se quiebren unas con otras; luego que estén tiernas, se vacia el cazo en un canasto, que se tapará con un paño y se dejan allí escurrir. Se ponen en un perol tantos cuartillos de miel cuantas libras pesaron las zanahorias, se espuma, se cuela, y estando algo fria, se echan en ella las zanahorias, poniéndose al fuego con leña y meneándose con cuidado para que no se deshagan, y dejándose tomar el punto conveniente. Se aparta entónces la conserva y se espolvorea con ajengibre, canela, clavo y pimienta, todo molido y cernido, meneándose con una cuchara de palo, con la cual se vaciarán tambien en el platon ó conservera, que se adornará por encima con pasas, tiritas de almendra mondada y tostada, pedacitos de nuez y ajonjolí tostado.

CONSERVA DE PIÑA, CAMOTE Y JÍCAMA. Se pela la piña, se corta en pedazos y se cuece con tequesquite; se deja despues en agua fria una noche, y al dia siguiente se pone á hervir con almíbar clarificado. Lo mismo se hace con el camote y la jicama separadamente, y despues se reunen las tres cosas, añadiéndose un poco de agua de azahar para que dén juntas un hervor.

CONSERVA DE GRANIZO. Se hace ésta de cidra, nabo ó jicama; pero la de ésta última es la mas breve, y hay necesidad de mandar hacer un instrumento propio de hoja de lata á modo de saca-bocado, para que haga el corte de una bolita. Para esto se quita á la cidra la cáscara y la parte interior, y de lo restante se saca el granizo; se le da un hervor en agua salada, dejándolo desflemar nueve dias y mudándole agua fria en cada uno. Si es de nabo, se monda, se saca el granizo y se le da un hervor sin que se deshaga; y si es de jícama, no se hace otra operacion que mondarla y sacar dicho granizo. Estando así dispuesta cualquiera de estas tres cosas, se echa en almíbar, que se tendrá preparado, de azúcar muy blanca, clarificado con claras de huevo batidas en agua, y de medio punto. Se deja hervir todo hasta que el almíbar tenga la consistencia debida y se vacía en el platon ó conservera.

CONSERVA DE CASTAÑAS. Se escogen las mas aplastadas y se les quita la primera cáscara: se previenen dos cazos con agua hirviendo sobre el fuego; en uno se ponen las castañas para que den cinco ó seis hervores, sacándose en seguida con la espumadera y echándose en el otro cazo para que acaben de perdigarse; se pican con un alfiler; y si no oponen resistencia, es señal de que están como se ha de menester, y se apartan de la lumbre; se van sacando de una en una para quitarles la piel ó cáscara interior que les habia quedado, y se van echando en almíbar clarificado de medio punto, dejándolas hervir en él, hasta que éste tenga el punto de conserva y se apartan en seguida.

CONSERVA DE CIRUELAS DE ESPAÑA. Conforme se van mondando, se ech en agua fria; se pasan en seguida por agua hirviendo, y se modera el fuego, dejándolas cocer suavemente hasta que comiencen á ponerse verdes; se apartan entónces de la lumbre y se dejan enfriar en su agua: estándolo, se vuelven á echar en agua fria. Se hace almíbar de punto soplado, se ponen allí las ciruelas bien escurridas de su agua, se hacen hervir á fuego vivo y se espuman. Se apartan de la lumbre y se dejan enfriar en el almíbar: se vuelven al fuego, manteniéndose en él hasta que el almíbar tome el punto aperlado y se vacian en las ollas ó botes, que no se cubrirán sino cuando se haya enfriado bien la conserva.

Es necesario coger las ciruelas cuando comiencen á madurarse, para que no se deshagan al cocerse. Algunos para prevenir este inconveniente, se contentan con picarlas con un alfiler para que les penetre el almíbar sin dejarlas hervir en él.

CONSERVA DE TEXOCOTES. Se cuecen éstos en agua hasta que se ablandan, y se van echando entónces en otra agua caliente conforme se van deshuesando: se vuelven á echar en agua caliente para quitarles las cáscaras, y en seguida se ponen en poca agua para que acaben de cocerse y que queden blanditos, echándose despues en agua tibia tres ó cuatro veces para que se laven bien. Estándolo, se ponen á que hiervan mucho en almíbar, que ya estará clarificado, y se dejan reposar hasta el dia siguiente, en que se volverán al fuego para que tome la conserva el punto conveniente, que debe ser alto.

CONSERVA DE NARANJAS AGRIAS PARTIDAS. Se escogen las naranjas entre verdes y amarillas, ó lo que es lo mismo, ni muy verdes ni muy maduras: se les quita la cascarita muy delgada que tiene el color, dejándose la carne blanquizca sin las celdillas de la esencia, y se irán echando en agua fria, segun se vayan mondando: se dividen en dos mitades iguales de modo que los gajos queden tambien partidos por la mitad y se exprimen para que no reste nada de zumo: se echan en agua de sal, que se tendrá hirviendo, dejándose cocer en ella, y cuando lo estén, se apartan, y se dejan enfriar en la misma agua en que se cocieron; se les muda entónces otra agua con ménos sal, y se dejan al sol y al sereno, teniéndose cuidado de remudarles aguas poco saladas hasta que pierdan lo amargo, fuerte y desagradable; pero dejándoles alguno muy suave que contribuya á darles mejor gusto. Se perdigan en ese caso en agua hirviendo y despues de un hervor en ella, se apartan, se dejan enfriar y se les estarán mudando aguas limpias para desalarlas perfectamente. Logrado esto, se echan en almíbar clarificado de punto bajo, haciéndose que hiervan en él hasta que esté á punto de tomar el de conserva, y se apartan entónces, dejándose para otro dia en que se completará el cocimiento del almíbar en el grado de conserva.

CONSERVA DE NARANJAS AGRIAS ENTERAS. Se procede en todo como para las del artículo anterior, con la diferencia, de que en lugar de partirse las naranjas en dos mitades, se les saca una ruedita por la coronilla, se pican los gajos con una navaja delgada sin lastimar la cáscara carnosa, y se les exprime todo el zumo ántes de ponerse á cocer.

CONSERVA DE NARANJAS AGRIAS RELLENAS. En todo exactamente como las del artículo anterior, teniéndose la precaucion de cocer juntamente con las naranjas la ruedita que se les quitó para vaciarlas, pues con ella deberán taparse despues de haberse rellenado. La única diferencia que hay en su preparacion es, que en vez de picarse los gajos para exprimirse el zumo, se le sacan éstos enteros, cuidándose siempre de no lastimar la naranja.

Cuando vayan á servirse, se sacan con limpieza del almíbar, se rellenan con pasta de coco ó de almendra (véanse PASTA DE COCO, PASTA DE ALMENDRA) ú otra conveniente, y se cubren afianzando la tapa con unas rajitas de canela, se ponen en un platon ó conservera, y se les echa el almíbar por encima.

CONSERVA DE NARANJAS DULCES. Se escogen las naranjas de China mas grandes, y se mondan de la superficie colorada de la cáscara con las celdillas del aceite esencial, dejándoles la parte blanquizca y carnosa; se les hace una cisura en la coronilla y por ella se picarán los gajos con una nabaja delgada, dejándoles el zumo, que no se ha de exprimir; se ponen á cocer en agua, y estándolo, se apartan, se dejan enfriar y se exprimen suavemente sin lastimarlas echándose en seguida en agua limpia, que se les remudará dos veces al dia, hasta que hayan perdido toda la amargura que pudieren tener. Se echan entónces en el almíbar clarificado de punto bajo, que con ellas se hará subir hasta el grado de conserva á fuego manso, repitiéndose esta operacion tres dias consecutivos; en el tercero se añade al almíbar un poco de agua y se hace hervir con las naranjas á fuego regular hasta que tome finalmente el punto de conserva alto, y se vacia en ollas, que se tapan con una cazuelita del tamaño conveniente, engrudando bien y empapelando las junturas para que no pueda penetrar el aire.

CONSERVA DE NARANJAS DULCES LABRADAS Y RELLENAS. Se escogen las naranjas de cáscara mas gruesa, y con una navaja se les forman las figuras que se quieran, ó se tornean, haciéndoles al rededor con la navaja unas rayas paralelas, ó que conserven la misma distançia unas de otras hasta el fin, para que sacándose unas tiras, queden las otras adheridas á la naranja, rodeándolas enteramente. Para sacarse estas tiras ó lo que pidan los dibujos, se tendrá cuidado de no introducir mucho la navaja, sino solo hasta la mitad del grueso de la cáscara, para no romper ó agujerar las naranjas, concluyéndose la operacion con sacarles una ruedita de la coronilla, para poder por allí sacar despues de cocidas las pepitas. Se ponen á cocer con bastante agua, para que no haya necesidad de aumentarla al tiempo de cocer las naranjas, que estándolo, se apartan y se dejan enfriar: se les sacan con el dedo las pepitas, sin dejar ni una, porque ésta bastaria para dar mal sabor á la conserva, comunicándole su amargura: se van echando en agua limpia, que se tendrá cuidado de remudar dos veces al dia en tres consecutivos, dejándolas al sol y al sereno; al cabo de ellos se echan en almíbar clarificado de punto bajo, poniéndose á hervir suavemente á fuego manso por dos ó tres horas diarias otros tres dias, cuidándose de conservar tambien las ruedas y tiras que se les quitaren: pasando éstos y estando las naranjas bien penetradas del almíbar, se sacan con limpieza, se les escurre el que tengan por adentro, y se rellenan con pasta de coco, de almendra ú otra (véanse PASTAS), y tapadas con la ruedita, se sirven con su almíbar y las tiritas sueltas ó entrenzadas; pero si han de servirse secas, como suele hacerse tambien, se dejan escurrir y orear en vergueras ó en tamices.

CONSERVA DE LIMONES REALES. En todo lo mismo que la conserva de limas (véase).

CONSERVA DE PERAS. Se hace con las de San Juan, con las blancas, las lecheras, las pardas y las bergamotas, escogiéndose en buen sazon, de cualquiera clase que sean, pero que no estén maduras, porque se desharian al conservarse. Se mondan y se van echando en agua fria: se ponen á medio cocer y se apartan; así que estén frias, se pican por varias partes con un alfiler ó aguja, que es mejor por no ser de cobre, y si fueren bergamotas se les raspa con un cuchillo la superficie colorada que les queda, dejándose blancas y enjuagándose; al irse picando, se van echando en almíbar de punto bajo, y se dejan hervir en él, hasta que adquieran el grado propio de las conservas, en cuyo caso se apartan, y despues de frias, se ponen en las conserveras.

CONSERVA DE PERAS GAMBOAS. En todo, lo mismo que la de zapotes blancos (véase CONSERVA DE ZAPOTES BLANCOS).

CONSERVA DE PERONES. Lo mismo que la de manzanas.

CONSERVA DE PERONES JALEADOS Y RELLENOS. Se procede lo mismo, con la diferencia de que se les quitan los corazones, dejándose los perones enteros, y se hace el almíbar con la misma agua en que se cocieron. Despues de que está la conserva de punto, se sacan los perones con limpieza, se rellenan de pasta de coco, se acomodan en un platon, y les vacia encima el almíbar al que se habrá dejado hervir un poco desques de sacados los perones.

CONSERVA DE GUAYABAS. Aunque se puede hacer la conserva con las guayabas de todos colores, son mejores las blancas, que se escogerán de las mas grandes, en buen sazon, duras y sin clavos. Inmediatamente despues de mondadas se ponen á cocer, y estándolo, se les hace en la coronilla una cisura de poca profundidad, ó se taladran de arriba abajo con un alambre de hierro, sin usarse para esto, como es frecuente, fistoles ó alfileres de cobre. Se echan en almíbar clarificado de punto bajo, y se les dan algunos hervores: se apartan y dejan reposar, volviéndose á la lumbre el dia siguiente y dejándose hervir, hasta que tome el almíbar la consistencia de conserva.

CONSERVA DE CIDRA. Se monda y se pone á cocer en agua en trozos ó en figuritas, labradas con un cuchillo ú otro instrumento á propósito: estando cocida, se aparta y se deja enfriar, mudándosele entónces el agua, lo que se repetirá tres dias en la mañana y en la tarde, para que pierda toda su amargura desagradable, dejándose para ello expuesta al sol y al sereno. Al cabo de este tiempo se pone á escurrir, se enjuga y se echa en almíbar clarificado de medio punto, para que dé algunos hervores: al dia siguiente se vuelve á poner al fuego para que el almíbar suba al punto de conserva.

CONSERVA DE PAPAYA. Se siguen los mismos procedimientos que para la del artículo anterior.

CONSERVA DE PANCOLOLOTE. Lo mismo que las dos de los artículos anteriores.

CONSERVA DE GRANADILLAS. Se quita á las granaditas, que llaman de China, la cáscara dura exterior, sin lastimar la blanca, y dejándoles el cabillo: se ponen en agua de cal, y se dejan en ella dos ó tres horas, para que adquieran consistencia: se enjuagan despues perfectamente y se aperdigan en agua hirviendo: al sacarlas se pican con una aguja gorda, para que les penetre el almíbar, en el que se echarán inmediatamente, haciéndoles dar algunos hervores juntamente con una ó dos hojas de higuera: á otro dia se ponen á hervir mas, hasta que el almibar tome el punto de conserva, y sacándose entónces las hojas de higuera, se deja enfriar y se vacia en las conserveras.

CONSERVA DE GRANADILLAS RELLENAS. Inmediatamente despues de mondadas se vacian por una abertura que se les hará en la coronilla, y se procede en lo demas como se explicó en el artículo anterior: estando ya conservadas se rellenan con pasta de coco, y se concluye lo mismo que en las naranjas rellenas.

CONSERVA DE CLALAYOTES. Se hace lo mismo que la de berengenas (véase).

CONSERVA DE XITOMATES. Se escogen en buen sazon, pero no maduros, y se echan en agua de ceniza asentada, dejándolos en ella dos ó tres dias, pero mudándola diariamente: en el último se les dará un hervor en agua con sal, se mondan, se vacian, se ponen en agua fria natural, y mudándoles despues varias aguas para que pierdan todo lo que les puede restar de agrio, se echan en almíbar clarificado; y se concluye la operacion como en las otras conservas.

CONSERVA DE TOMATES. Se escogen los mas grandes y carnudos, se pican con una aguja y se ponen á desflemar en agua de ceniza por dos ó tres dias, mudándoles dos aguas cada dia y dándoles un hervor ligero en el último, que se echarán en agua cuando ya esté hirviendo: se sacan, se mondan y se ponen en agua fria por tres dias; al cabo de este tiempo y bien escurridos se echan en almibar de punto alto, dejándolos reposar en él para que se penetren, y al dia siguiente se ponen á fuego manso, para que se complete el condimento. Si se han de rellenar no se mondan.

CONSERVA DE CAMOTE. Bien sean blancos, morados ó amarillos, aunque los primeros son los mejores para conserva, se escogerán los que no sean ebrudos y de un tamaño regular, para dárseles la forma que se quiera. Se aperdigan en agua hirviendo, para que pueda quitárseles la piel ó cáscara que los cubre, y ya limpios, se cortarán del modo que agrade mas, echándose los trozos, ruedas, estrellas, &c. en agua bien cargada de cal, pero asentada: luego que tomen consistencia, se sacan y se lavan bien en muchas aguas, se pican con una aguja gorda y se echan en almíbar de medio punto, dejándose hervir á fuego manso por tres ó cuatro horas diarias: á los tres dias, en que el almibar les habrá penetrado bien, se dejan hervir hasta que tomen el punto de conserva.

CONSERVA DE TUNAS MANSAS. Lo mismo que la de xoconoxcles (véase), con la diferencia de que no se echan las tunas en agua de ceniza.

CONSERVA DE CUAJADA. Se echan con una cuchara en almíbar clarificado de medio punto trozos de leche cuajada, se dejan hervir á fuego manso, hasta que el almíbar adquiera un punto mas alto que el de las conservas ordinarias: se ponen con mucho cuidado los trozos de cuajada en el platon, se les echa encima el almíbar y se polvorean con canela molida.

Se hace tambien, echándose en un cazo azúcar en polvo y poniéndose encima de ella con una cuchara las porciones de cuajada: se sube el cazo á la hornilla, para que se haga el almíbar con el mismo suero que despide la cuajada y otro poco mas que se le añadirá del mismo que tenia, dónde se habia cuajado, dejándosele tomar el punto dicho.

Si el almibar hecho con agua, cuando haya tomado el punto requerido, se espesa con almendra molida, para echarlo encima de la cuajada, se hace un postre excelente.

A estas preparaciones llaman algunos *conflonfios*.

CONSERVA DE PLÁTANOS LARGOS. Se escogerán de los bien redondos, que no tienen corazon, y que estén maduros, pero nada pasados: se ponen á cocer con cáscara, y cuando ésta comience á rebentar, se sacan y se mondan: se cortan en trozos del tamaño que se quiera y se echan así, ó enteros si son chicos, en almíbar clarificado de poco punto, dejándose que se penetren de él por tres dias á fuego manso, al cabo de los cuales se les da el punto de conserva.

CONSERVA DE CALABACITA DE CASTILLA. Se corta la calabacita, formándose ruedas, que se mondan con cuidado, para no lastimar la carne, y se destripan y van echando en agua de cal asentada para que tomen consistencia: se sacan en seguida y se lavan en dos ó tres aguas limpias, cuidando de no romperlas: se aperdigan en agua hirviendo, de la que se sacarán, dejándose escurrir: se echan despues en almíbar clarificado de medio punto, y se hervirán algun tiempo en tres dias consecutivos, para que les penetre bien el almíbar, que se dejará subir de punto en el tercero, para vaciarse en las conserveras.

CONSERVA DE CALABACITA DE CASTILLA RELLENA. Los procedimientos son los mismos; pero debiéndose dejar entera la calabacita para rellenarse, no se le cortará mas que una rueda por la parte del tronco para vaciarse por allí: hecho esto y mondada toda, sin lastimarse la carne, se sigue haciendo todo lo explicado en el artículo anterior, hasta que la conserva quede concluida: se saca entónces con limpieza la calabacita, se rellena con conservilla de coco ú otra, se tapa con la ruedita que se le quitó y estará tambien cocida, se le sugeta con unas rajitas de canela, y se le da otro hervor en el almíbar.

CONSERVA DE CHILACAYOTE Ó DE CABELLITOS DE ORO. Se monda el chilacayote á punta de cuchillo, y se raspa hasta que queda blanco: se parte en trozos pequeños, para que no queden muy largas las hebras cuando hierva en el almibar, y se tienen media hora en agua de ceniza asentada: se enjuagan despues en agua limpia y se ponen á cocer, de modo que queden perfectamente blandos, echándose en seguida en almibar clarificado de punto muy bajo para que solo den algunos hervores juntamente con sus pepitas mondadas. Esta operacion se repite varios dias, hasta que las ebras queden separadas y el almíbar de punto de conserva. Queda mas sabroso si se usa de la panocha ó piloncillo en vez del azúcar; pero en ámbos casos se le pone ajonjolí tostado por encima.

CONSERVA DE SANDIA. Como se han de escoger en buen sazon, la parte encarnada se aprovecha para la mesa, dejando las tajadas limpias de la parte blanca, que es la que se ha de conservar, quitándose la cáscara verde: se cortan los trozos del tamaño y forma que se quieran, ó se hacen con ellos flores, estrellas ó cualesquiera otras figuras, y segun se van cortando se echan en agua asentada de cal ó de ceniza: á las dos ó tres horas se sacan, se lavan bien en agua natural y se ponen á cocer, picándolas despues de cocidas por varias partes con una aguja, para que les penetre el almíbar, en el que se dejarán hervir algun tiempo por algunos dias, poniéndose al sol para que se emblanquezcan, y dándose al fin el punto de conserva al almíbar.

CONSERVA DE NABOS. Se escogen de los compactos y no ebrudos, se mondan y se echan en agua de cal asentada, en la que se tendrán una ó dos horas: se lavan despues en dos ó tres aguas naturales, y se echan en el almíbar clarificado de punto bajo, dejándose hervir hasta que adquiera la consistencia de conserva.

CONSERVILLAS FRANCESAS. Se preparan con casi todas las frutas, con ciertas flores, algunas raices y otras sustancias reducidas á pulpa y mezcladas con suficiente cantidad de almíbar ó de azúcar en polvo. Se hacen, por ejemplo, conservillas de café, de chocolate, de cacahuates, de canela, de violetas, de jasmin, de cacaloxochil, de guindas, de capulines, de chavacanos, de coco, &c., &c. Se reducen las frutas á pulpa, majándolas ó cociéndolas como para mermelada, como los chavacanos, y las otras semejantes: otras rallándose, como el coco; las cáscaras descarnadas de las naranjas, limas, &c., y otras moliéndose como el café, la canela, &c. Mientras que se preparan las sustancias que se han de conservar, se pone á cocer el azúcar para que se disuelva mejor, rociándose por todas partes con agua en proporcion de tres cuartillos por cada cuatro libras de azúcar. Se tiene cuidado de espumar el almibar, y á fin de que la espuma despedida por el hervor, se pueda quitar mas fácilmente, se le da mas fuego al cazo por delante que por detras, y se pone en el medio cuando se haya acabado de espumar el almíbar, que es necesario menearlo con frecuencia para que se cueza con igualdad. Se conoce que está de punto, cuando comienza á espesarse y el hervor que brotaba en medio, se reparte mas lentamente á todos lados. Se aparta entónces el almíbar del fuego, y despues de haberle dejado pasar su mas grande calor, se va echando en él poco á poco la pasta por un lado, y en seguida se mezcla en todo el cazo, volteándola y revolviéndola con prontitud, hasta que se haya apagado el calor. Estando hecha la conservilla, se vacia en los moldes; y para que nada quede en el cazo, se humedecen los bordes de la conservilla con dos ó tres gotas de agua, se acerca el cazo á la lumbre por todos lados y al paso que se calienta, se despegará la conservilla.

Es necesario que las mesas sobre que se vacia la conservilla en los moldes de papel, no tengan ninguna grasa, porque el calor la atraeria al travez del papel é impediria que la conservilla se adhiriese á él: es necesario tambien que la pieza en que se hace esta operacion, sea caliente y esté bien cerrada, pues en un lugar frio no daria éste lugar á vaciar la conservilla y á moldarla.

Cuando se tome del cazo con la cuchara para echarla en el papel, es indispensable ir tomando de un lado solamente, y no de todas partes, para ra que no se enfrie, lo restante y se desperdicie mucha cantidad.

Si las conservillas están muy frias cuando se quieren sacar de los papeles, se ponen éstos sobre una pala caliente para que el calor las haga sudar.

Es necesario cortarlas como bizcochos ántes que se enfrien, porque de lo contrario, se espondrian á romperse muchas.

Las frutas de pepitas ó huesos como las guindas, &c. se pasan por tamiz para separarlas de la pulpa, y es necesario reducirlas á un tercio, poniéndolas á la lumbre.

El café, el chocolate, la canela, &c. se ponen en polvo: los cacahuates, piñones, avellanas, &c..molidos: el coco, rallado ó molido: los limones, naranjas agrias y dulces, &c., aunque dan su nombre á las conservillas, no se pone de ellas mas que la raspadura de sus cáscaras.

CONSERVILLA ASADA DE COCO. Se hace almíbar muy clarificado con libra y media de azúcar, y ántes de que tenga punto, se le echa un coco bien remolido: entónces se le deja tomar el punto de conserva, se vacia en un platon para que se enfrie, y se le revuelven dos cuartillos de leche y doce yemas de huevo. Se vuelve á poner á la lumbre para que coja el punto que tenia ántes, se vuelve á vaciar en un platon y se guarda para el dia siguiente. En él se pone el platon sobre rescoldo, y tapado con un comal con lumbré encima, para que se dore.

COPITAS DE TURRON DE LA REINA. Hecho el almibar y cocido al grado de turron (véase TURRON), se baja el cazo de la lumbre y se deja enfriar: estándolo, se echan yemas de huevo en proporcion de doce para cada media libra de azúcar, y se bate, mezclado todo, lo mismo que para hacerse el turron, hasta que despegue del cazo: al tiempo de batirse las yemas con el almibar, se irá echando vino de madera á razon de un pozuelo por cada doce yemas. Se vacia en copitas, que se polvorean por encima con canela molida para servirse.

CORDERO. El cordero no es bueno, sino del 24 de Diciembre á los principios de Abril: su carne es blanca, tierna, gelatinosa; pero indigesta si se ha matado el animalito muy pequeño. Para que sea bueno es necesario que haya mamado el cordero cuatro ó cinco meses por lo ménos. Los mejores son, los que no han sido nutridos sino con la leche de la madre, aunque son mas gordos los que han mamado de muchas ovejas á la vez. La carne blanca y los riñones bien cubiertos de gordura, cuando se compran muertos; y el pecho macizo, que se reconoce al tocarlos, cuando se compran vivos, son las señales que dan á conocer cuando el cordero es bueno. Los mestizos y los merinos, que se conocen por su lana mas fina y mas rizada, son poco estimados para la cocina.

CORDERO (Higadillas ó chanfaina de). Se frie en mantequilla, derretida á fuego manso, la asadura cortada en trozos grandesitos y cuadrados: se corta en tiras el higado y se frie tambien en la misma: se les escurre la mitad de ésta mantequilla: se añaden perejil picado, hongos, sal, pimienta y zumo de limon, y se sirven.

CORDERO ASADO. Despues de haber mechado un cuarto de cordero por el lado del pellejo con tajaditas de jamon, se unta por el lado opuesto con mantequilla ó manteca derretida, espolvoreándolo con miga de pan, yerbas finas picadas, sal y pimienta. Se envuelve en un papel enmantecado, y cuando está casi cocido sobre la parrilla, se le quita el papel y se le vuelve á echar pan rallado por el lado que lo tenia, se le deja tomar color en la misma parrilla, y se sirve rociado con zumo de limon ó con vinagre.

CORDERO Á LA PERIGORD. Despues de haberlo preparado y frito con manteca, ó mejor con aceite, peregil, cebolla, sal y pimienta, y algunos hongos cortados menudos, que se pueden suprimir cuando no gusten, se fondea la cacerola con tajadas de jamon y algunas rebanadas de vaca sazonadas, se pone allí el cordero entero ó una mitad ó un cuarto, se vuelve á cubrir con jamon, poniéndole encima limon en rebanadas, y se deja cocer á fuego muy suave, sirviéndose con su mismo caldillo, despues de haberse desengrasado y clarificado.

CORDERO (Epigrama de). Se toma entero un cuarto delantero, del que se quita la espalda para asarla en el asador: se separan las seis costillas, se pone á cocer el pecho á la brasa, y estándolo se corta en seis trozos de la forma de rebanadas de pan, se revuelcan en pan rallado y se ponen en la parrilla. Se cuecen las costillas en una cacerola de freir y se aderezan poniéndose con una tostada frita un trocito de pecho, y así sucesivamente. Se le echa encima salsa rizada (véase entre las salsas), á la que se habrá mezclado la espalda cortada en tajaditas delgadas, añadiéndose hongos si se quiere.

CORDERO (Chuletas de). Se quitan á las espaldillas de cordero hasta donde llegan las carnes, el pellejo que las cubre, se deshuesan, se añade igual cantidad de jamon, se pican y muelen en un metate ó mortero con sal y pimienta. Se extiende el pellejo quitado sobre un lienzo limpio, encima se pone el picadillo, despues lonjas de jamon y pepinillos encurtidos picados; se enreda con el lienzo haciendo un envuelto, de modo que despues de cocido se le pueda quitar el lienzo sin descomponerlo: se ata y pone á cocer sobre el carbon que resta en el horno despues de cocido el pan, ó sobre rescoldo bien caliente, añadiéndole un pié de vaca. Despues de bien cocido, se desata, se deja enfriar y se cortan rebanadas mas ó ménos gruesas, que se adornan con jaletina.

CORDERO (Menudencias de). La cabeza, el corazon, la asadura, el hígado y los pies del cordero, desangrados y lavados, se hacen cocer en caldo, añadiéndose trozos de jamon, un manojito de yerbas, zanahoria y cebollas. La salsa se hace con dos vasos de caldo, peregil, cebolla, tomillo, laurel, ajo, algunos clavos y una cucharada de aceite. Despues de haberse dejado marinar todo por algun tiempo á fuego muy suave, se cuela para servirse muy caliente en una salsera ó sobre las menudencias, acomodadas en un platon de este modo; la cabeza en el centro con los sesos de fuera y rodeada de todo lo demas.

CORDERO (Pasculina de). Se cuecen y aderezan la cabeza y los pies del cordero como los de vaca (véase VACA), añadiéndose el hígado y la asadura. Los pies se cortan en pequeños trozos, y el hígado y la asadura se disponen en una fritura de hongos ú otra, se añade una liga de yemas de huevo y se echa todo sobre la cabeza.

CORDERO (Pecho de) A LA SANTA MENEHOULD. Se fondea una cacerola con tajadas de jamon y algunas rebanadas de pulpa de vaca; se pone el pecho y se añaden dos chirivías, dos cebollas, clavo, laurel, tomillo y un cucharon de caldo: se deja cocer dos horas á fuego lento, se escurre despues, se polvorea con sal y pimienta gorda, y se deja enfriar entre dos tapas de cacerola apretadas; se deshuesa, se compone, se empapa en mantequilla tibia, se revuelca en pan rallado, se le escurre por encima otro poco de mantequilla con una brocha de plumas, se le espolvorea mas pan rallado y se deja sobre la parrilla á un fuego suave un cuarto de hora, cubriéndolo con un horno de campaña. Se adereza para servirse, sobre un caldillo ligero.

CORDERO (Pecho de) A LA MARISCALA. Se cuecen á la brasa con un buen fondo dos pechos de cordero; se escurren despues; se aprensan entre dos tapas de cacerola y se dejan enfriar allí: se disponen en forma de corazon, dejándoles el cabo de un hueso como á las costillas; se empapan en salsa alemana, y se revuelcan en pan rallado; se vuelven á mojar en cuatro yemas de huevo, batidas con dos onzas de mantequilla, y se cubren con pan rallado tres veces; se ponen un instante á la parrilla y se sirven con una gelatina aguada, ó de medio punto.

CORDERO (Costillitas de) EN ANTEOJO. Se frien las costillitas y se quita la mantequilla de la sarten para echar en ella dos cucharadas grandes de bechamel, en la que se revolverán las costillas; se acomodan unas ruedas de lengua á la escarlata entre los círculos de cebollas, aperdigadas en el fondo de un caldo concentrado; se ponen sobre las costillitas, y se colocan éstas al rededor de un plato, en que se habrá embutido una tostada frita redonda, sobre la que se dispone el hueso de la costilla, echándose por encima la bechamel que quedó en la sarten. Con diez costillitas basta para una entrada.

CORDERO (Costillitas de) A LA MARISCALA. Como el pecho de cordero á la mariscala (véase este artículo), con la diferencia de que no hay necesidad de cocer las costillas á la brasa, sino que se cubren con el pan sobre crudo y se ponen á la parrilla.

CORDERO (Sesos de). Como los de vaca (véase SESOS).

CORDERO (Lengua de). Como la de carnero (vease LENGUA).

CORDERO (Cabeza de) DE MUCHOS MODOS. Se le quitan las quijadas y el hocico; se perdiga y se cuece con agua y sal, ó en blanco, y estando cocida se le descubren los sesos y se disponen sobre un plato, echándoles encima la salsa ó caldillo que se quiera.

CORDERO (Cabezas de) A LA ITALIANA. Se deshuesan las quijadas y se quitan; se despellejan los hocicos y se cortan hasta cerca del ojo; se echan á desangrar en agua las cabezas así dispuestas y se emperdigan; se chamuscan á la llama, se frotan con limon y se dejan cocer dos horas, en caldillo blanco; se escurren, se lavan los cráneos, se limpian los sesos, se les quitan las venas, se despellejan las lenguas y se dividen en dos partes; se echa encima de todo una salsa italiana, y se sirve.

CORDERO (Cabezas de) A LA HOLANDESA. Despues de perdigarse se ponen á cocer juntamente en caldillo blanco las asaduras ó livianos del cordero con las cabezas. Estando todo cocido, se echa en una buena salsa á la pollita, se corta todo en ruedas y se añaden los pies del cordero para adornar las cabezas, y hongos, si se quiere, y se cubre todo con salsa verde holandesa.

CORDERO (Cabezas de) A LA MEXICANA. Como las de carnero (véase CABEZA DE CARNERO A LA MEXICANA).

CORDERO (Rosbif de). Se toman los dos cuartos traseros del cordero sin dividirse, dejándose unidas las dos piernas, que tanto ellas como el banquillo se mecharán con mechones delgados de jamon. Se tienen al asador dos horas, y se sirven. Si no se quiere mechar el rosbif, se cubre con lonjas delgadas de jamon. Se pueden cubrir las partes mechadas con gelatina y servirse con un caldillo ligero.

CORDERO (Cuarto delantero de) AL ASADOR. Se enalbarda con jamon gordo el cuarto de cordero desde el lugar de la espaldilla hasta la extremidad del pecho, y se atraviesa un pincho entre las costillas y la espalda, atándose los cabos al asador: se cubre el cuarto con papel enmantecado y se deja cocer; se adereza, levantando ligeramente la espaldilla del lado del pecho, se pone debajo mantequilla cruda, amasada con peregil picado y un poquito de zumo de limon ó agraz, y se sirve con algun caldillo ligero.

CORDERO (Orejas de) RELLENAS. Se desangran en agua y se emperdigan las orejas, se enjugan despues y se chamuscan á la llama: se cuecen en caldillo blanco: se escurren y se rellenan con algun picadillo cocido (véase RELLENO), se empapan en buen caldo de sustancia espeso, y se revuelcan en pan rallado; se rebozan por todas partes con huevos batidos con sal y pimienta gorda, y se vuelven á revolcar en pan: se ponen á freir hasta que se doren, y entónces se sacan y se escurren sobre un lienzo limpio; se sirven con peregil picado y frito.

CORDERO (Orejas de) EN MOSTAZA, ó A LA ITALIANA. Se preparan lo mismo que las del artículo anterior, y se sirven con salsa de mostaza, compuesta con cebolla y vinagre, ó con una italiana.

CORDERO PASCUAL. Se pone á asar entero. Se deshuesa despues el pescuezo hasta las espaldillas, y se ata con un hilo, lo mismo que las piernas, qué se encubrirán liándose por todas partes; se hará uso de tenedores ó broquetas para afianzarlos al asador sin agujerarlo: se cubre con lonjas de jamon y un papel enmantecado encima, que se quitará poco ántes de que acabe de cocerse para que se dore, debiendo estar cociéndose dos horas.

CORDERO (Galantina de). Se emplea entero el corderillo para esto, y se separa con cuidado la piel ó pellejo que lo cubre, evitando hacerle agujeros: se deshuesa enteramente, y en lo demas debe estudiarse el modo de aplicar á esta galantina, lo que se practica en la de volatería y en la de vaca (véanse GALANTINA DE VACA, GALANTINA DE VOLATERÍA). Son estos unos platos que exigen cuidado y atencion para quedar bien ejecutados.

CORDERO (Cuarto de) EMPANADO Y ASADO. Se mecha en la parte exterior con mechones delgados, y en la interior se frota con aceite ó con mantequilla fresca, cubriéndose enteramente y con bastante pan rallado por la parte aceitada: se envuelve en papel aceitado y se pone al asador. Antes de que se acabe de cocer, se aparta del fuego, se le pone de nuevo pan rallado con peregil picado y sal, en la parte que ántes se habia empanado, y se le hace tomar color á fuego muy vivo; se rocia con un poco de vinagre y se pone sobre un relleno de acedera, que se suele llamar vulgarmente *lengua de vaca*. Puede usarse de manteca en vez de aceite, ó de mantequilla.

CORNETAS. Con este nombre, mejor que con los de BARQUILLOS y SUPLICACIONES, que es como se les llama comunmente, se designa una pasta delgada ú oblea mas bien, hecha con harina sin levadura, azúcar desleida ó miel; porque dándoseles la figura de una corneta ó de un canuto es mas propio llamarles *cornetas* que *barquillos*, cuando nunca se les dá ni se les puede dar la figura de barcos. (véase OBLEAS PARA BARQUILLOS, CORNETAS Ó CANUTOS).

CORTEZA. . Ave del tamaño de la ganga, y de su figura y color con poca diferencia. Se prepara y condimenta como ella (véase GANGA).

CORVINA. Pescado de mar de media vara de largo, con escamas dentadas y de color pardo obscuro con manchas negras. Su carne no es delicada, aunque buena; pero necesita guisarse con ácidos para que no sea indigesta.

CORVINA COCIDA EN HORNO. Despues de limpia se pone entera, ó dividida en raciones del tamaño regular, en una cazuela con rebanadas de limon y peregil deshojado, que se interpolarán entre las raciones, ó si fuese entera la corvina, se pondrá ésta entre las rebanadas y el peregil; se le echa aceite en proporcion y un poco de vinagre, y se mete al horno, ó se cuece.

CORZO, ó CABRA MONTÉS. Cuadrúpedo rumiante del género de los ciervos, aunque es mucho mas pequeño, pues apenas llega al tamaño de una cabra comun. Ningun animal hay, ni mas ligero, ni mas vivo, ni mas tímido que él. Su edad se conoce en la cabeza, lo mismo que la del ciervo, y para esto se examina si los anillos de las astas están muy cerca del nacimiento de éstas, si son muy anchos, si las piedrezuelas de la raiz son muy gruesas, si tienen las canales hondas y si son sus granillos multiplicados y despegados; si su madera es débil ó no, si tiene muchos mogotes, y finalmente, si la cornamenta con tres cercetas es ancha y volteada. La carne de este animal, cuando es viejo, es dura é indigesta; pero si tiene ménos de dos años, es su carne excelente, muy nutritiva y de fácil digestion. El corzo de pelo obscuro, es mas estimado que el que lo tiene bermejo, y la carne de la hembra es mas tierna que la del macho.

Se come el corzo cocido al asador y mechado; con su sangre se hacen morcillas ó budines, y salchichas con su carne. Esta, que tiene un gusto, áspero, rudo ó selvático, no se emplea para nada sino marinada, como se dice adelante (véase Cuarto de CORZO); y no se sirve sino con salsas muy especiadas.

CORZO (Modo de preparar un). Es fácil desollar un corzo sin necesidad de cuchillo, pues desde el momento en que puede penetrarse entre la carne y la piel, se introduce el puño cerrado en la abertura y así se va despegando perfectamente, teniéndose solo cuidado de quitar los pelos que hayan podido desprenderse, y que se introducirian en la carne: se divide en dos partes, y para esto se cuelga de una pierna trasera; se abre el hueso de la cadera en medio del tuétano prolongado, introduciendo en su nacimiento un alambre de hierro que sirva de guia, teniéndose la precaucion de irlo metiendo segun se va partiendo la pieza, hasta el pescuezo. Despues de haberse separado éste del cuerpo, se cortan los cuartos traseros hasta la primera costilla, haciéndose de suerte que todo el solomo menudo quede pegado al cuarto; se le quitan en seguida las espaldillas como á los carneros, y se separa el pecho de la almohadilla ó cuadrado.

CORZO (Cuarto de). Despues de haber preparado el solomo y el pernil del corzo, se mecha con mechones finos de jamon, y se echa en una cazuela honda ó en una olla proporcionada, con tres ó cuatro botellas de vinagre bueno, sal, pimienta, tres ó cuatro hojas de laurel, seis clavos de especia, seis ó siete ramitas de tomillo, cinco cebollas rebanadas, un puñito de peregil y otro de cebollitas enteras: se deja el corzo marinar allí por cuarenta y ocho horas, y cuando se quiera hacer uso de él, se saca de la marinada ó adobo y se pone al asador, en el que bastan cinco cuartos de hora para que quede cocido. Al momento de servirse se adereza y se lleva á la mesa con salsa de pimienta.

CORZO (Solomos de) FRITOS AL INSTANTE. Despues de habetlos preparado, mechado y marinado, como se dijo en el artículo anterior, se frien en mantequilla á fuego muy vivo; se disponen en forma de corona, se cuajan y se echa en el medio una buena salsa de pimienta.

CORZO (Picadillo de). Se desbervan las carnes de corzo asadas y se pican bien, juntamente con yerbas cocidas: se pone todo en una salsa ó caldillo de pimienta muy espeso, con un poco de mantequilla, dejándose calentar sin que hierva para servirse así, con coscorrones fritos de pan al rededor.

CORZO (Chiqueadores de). Despues de levantar las carnes de dos espaldillas de corzo, se desnervan y se redondean, haciéndolas de un mismo tamaño; se disponen sobre una sarten con sal, pimienta gorda, ajo y laurel, y se ponen en una hornilla á fuego algo fuerte un poco ántes de servirse; cuando los chiqueadores resistan al tocarse con el dedo, se voltean y se les echa mantequilla, tres cucharadas de salsa de pimienta, espesa ó consumida, y un poco de gelatina de caza; se mezcla y liga todo meneándolo con fuerza, y se sirve con coscorrones fritos al rededor.

CORZO (Costillas de) FRITAS. Despues de cortadas y cubiertas con pan rallado, como las de carnero, se ponen en una sarten con un poco de buen aceite, de sal, pimienta, ajo y laurel. Poco ántes de servirse se frien, y estando cocidas, se les escurre el aceite y se quita el laurel y el ajo; se añade un trozo de gelatina de caza, se hacen saltar adentro las costillas y se aderezan sobre un plato. Se hace hervir una buena salsa de pimienta en la sarten, de modo que quede algo espesa, concluyéndose la operacion con un poco de aceite, y se sirven en seguida.

COSCORRONES FRITOS. No se distinguen de las tostadas sino en que el pan no se divide en rebanadas delgadas, pues solo se corta con el cuchillo la parte superior de la torta de pan frances ó de mollete, dejándole la corteza, segun el tamaño de lo que se ha de colocar encima de ella, ó de lo que necesite el plato, en que se colocan al rededor de alguna vianda. Cortado el pan de esta manera, se frie en manteca, mantequilla, ó aceite sazonado con sal fina, segun pidiere el guisado que han de guarnecer los coscorrones y se advierte en sus respectivos lugares; pero siempre se ha de cuidar de que queden bien dorados, sin que se quemen por ninguna parte.

COSTILLITAS DE SORPRESA, Ó FINGIDAS. Se corta en forma de corazon, del grueso de una peseta ó poco mas, una masa de fondo, hecha con recortes de hojaldrado (véase HOJALDRADO); se dispone este fondo como si se fuesen á poner costillitas empapeladas, y se le echa encima mermelada de albaricoques (véase), despues de haber humedecido los bordes y de haberle dado la forma de costilla, se pone sobre un platillo de horno y se cuece: se ponen á cocer tambien, pero á fuego manso y sin darles color, unas tiritas de pasta de repostería (véase PASTA DE REPOSTERÍA), semejantes á huesos de carnero; cocidas las costillitas, se cubren con clara de huevo batida y se frien en mantequilla con macarrones de dulce desquebrajados; las señales de la parrilla se imitan pasando sobre las costillitas un alambre de hierro grueso, enrojecido al fuego y hecho ascua; se le unen los huesos de pasta, se aderezan en forma de corona y se sirven.

COSTILLITAS DE VARIOS ANIMALES. Para prepararlas y condimentarlas segun requieren las diferentes especies de ellos, véanse las voces CARNERO, VACA, &c.

COSTRADA. Suele llamarse así el pastel cubierto con una costra formada con azúcar, huevos batidos y pan (véase PASTEL CON COSTRA).

COSTRAS DE PUCHERO. Se hacen unos coscorrones de pan frio, mas delgados que los comunes, y se frien en manteca hasta que estén bien dorados; se dejan escurrir y se colocan en una escudilla de plata ó de porcelana que resista al fuego, y se humedecen con caldo sin desengrasar; se dejan hervir á fuego suave hasta que se haya agotado el caldo y comiencen á pegarse las tostadas; se les echa entónces un poco de caldo caliente bien desengrasado, y se sirven.

COYAMETL. Así se llama el cuadrúpedo mexicano, al que nombraron javalí los españoles, por su semejanza con este animal, y en otras partes de la América se conoce con los nombres de *pecar*, *saino* y *tayassu*.

Su carne es buena de comer; pero es necesario quitarle, inmediatamente que se mata, una glándula que tiene en la cavidad de la espalda y destila un líquido fétido y espeso, lavándose el que haya salido, pues de lo contrario infestaria toda la carne. Se prepara en lo demas y se guisa como la del javalí (véase JAVALÍ).

CREMA. Con este nombre se distinguen muchas preparaciones dulces en que entra en composicion la leche ó su nata; se llaman lo mismo otros licores de sobremesa y ciertos helados. De la primera tratan los artículos siguientes, y de los licores se hablará despues, reservándose la crema helada para el lugar propio de los helados y sorbetes (véanse para esto HELADOS, SORBETES).

CREMAS DULCES.

CREMA Á LA ITALIANA. Se hacen hervir en una cacerola tres cuartillos de leche, y se echa entónces una poca de cáscara de limon verde, lo que puede tomarse con tres dedos de culantro, un pedazo pequeño de canela y cinco onzas de azúcar con dos granos de sal: se hace continuar el hervor hasta que la leche se reduzca á la mitad y se deja enfriar un poco. En otra cacerola se deslie una poquita de harina, cosa de una cucharada escasa de las de café, en seis yemas de huevo, y se echa allí la crema poco á poco, meneándola al mismo tiempo: se pasa por tamiz sobre el plato en que debe servirse, haciendo que tome su punto en baño de María, y antes de llevarla á la mesa, se le pasa por encima una pala hecha ascua, para que tome color.

CREMA DE ALMENDRAS DULCES. Se tienen algunos minutos en agua hirviendo seis almendras dulces y se les quita la cáscara, moliéndose en seguida con una poca de agua para que no despidan el aceite. Se baten dos claras de huevo en dos cuartillos de leche con cuatro onzas de azúcar en polvo, y se pone á hervir á fuego suave, hasta que consuma una cuarta parte: se le echan entónces las almendras molidas, se deja hervir todavía algunos minutos, y al apartarse de la lumbre, se le añade una cucharada de agua de azahar. Estando fria, se adorna con almendras encarameladas y se sirve.

CREMA ASADA. Se muelen dos onzas de almendras dulces y tres de almendras amargas, unas y otras garapiñadas, con un poco de azahar garapiñado tambien, y se echa todo en cuatro cuartillos de nata hirviendo: se pasa esto en seguida por tamiz, se le añaden ocho onzas de azúcar, cuatro yemas de huevo y dos huevos enteros: se revuelve todo muy bien, se vuelve á tamizar, se echa en tazas pequeñas ó en pocillos y se hace cuajar en baño de María.

CREMA SOPLADA. Se prepara una composicion igual de la indicada en el artículo anterior y se deja enfriar esta crema; se baten seis claras de huevo y se mezclan ligeramente con ella, haciéndose que tome el punto en un molde enmantecado, como se explica en el artículo CREMA DE VAINILLA VACIADA (véase adelante).

CREMA DE BLOIS. Se bate la nata con azúcar en polvo y pedacitos de cáscara de limon, hasta que tenga la consistencia debida.

CREMA QUEMADA. Se ponen á hervir dos cuartillos de leche con otro tanto de natillas, cuatro onzas de azúcar en polvo, tres yemas de huevo y una cucharada de almíbar de punto de caramelo. Se deja que se consuma una mitad, se pasa por tamiz, se adereza y se deja enfriar.

CREMA DE CAFÉ. Se ponen á hervir dos onzas de café en polvo en cuatro cuartillos de leche con dos de natillas. Despues de algunos minutos se cuela, se le añaden tres yemas de huevo bien desleidas y cuatro onzas de azúcar en polvo. Se deja cor[illegible] u-na mitad, se cuela, se pone á enfriar y se sirve.

La crema blanca de café se hace, tostando el café en grano, para echarlo caliente en leche hirviendo, procediéndose en lo demas, como queda dicho; pero es mejor el método siguiente.

CREMA DE CAFÉ EN BLANCO. Se doran en un satten cuatro onzas de café, y cuando tenga el color subido, se echa en dos cuartillos de natas ó de leche hirviendo, y se cubre la mezcla, para que se haga la infusion. Si ha de hacerse la crema en tacitas ó pozuelos, se debe poner para cada taza una yema de huevo, azúcar y un grano de sal, segun el gusto de las personas; si se ha de hacer en una cacerola de intermedio, ó en un plato cóncavo, se guardan las mismas proporciones, y se dispone de manera, que no quede en ellos nada de infusion restante, para que el gusto del café ó de otro cualquiera aroma no sea demasiado fuerte. Se deja á la crema tomar su punto en baño de María con fuego por encima; pero cuidándose, sobre todo, de que no hierva. Todas las composiciones de crema deben generalmente ser coladas por una estameña ó cedazo de cerda.

CREMA DE APIO. Se ponen á cocer en una cazuela con dos cuartillos de agua, dos piés de apio lavados y cortados en pedazos: se cuela el cocimiento por un tamiz y se le añaden cuatro cuartillos de natas, cuatro onzas de azúcar, un poco de culantro y de canela, la cáscara de un limon, una cucharada de las de café de agua de azahar, dejándose hervir hasta que consma la mitad. Se aparta entónces, y estando aun tibia la crema, se añaden mollejas de ave, picadas muy menudas: se revuelve todo, se pasa por tamiz, se pone sobre rescoldo, tapándose con un comal con lumbre, y estando de buen punto, se deja enfriar sobre nieve.

CREMA DE CHOCOLATE. Se ponen á hervir juntamente dos cuartillos de leche, otros dos de natillas, tres yemas de huevo y cuatro onzas de azúcar en polvo: se deslie bien todo, meneándose continuamente, y cuando haya consumido una mitad, se añaden dos onzas de chocolate raspado. Se deja hervir algunos minutos, se cuela y se sirve cuando esté perfectamente fria.

CREMA BATIDA. Se echa un poquito de goma tragacanto, en polvo, en dos cuartillos de natillas, añadiéndose una poca de agua de azahar y la suficiente azúcar molida: se bate esta mezcla con varitas de álamo blanco quitada la cáscara, y cuando se haya elevado la crema, se deja reposar para aderezarla con una espumadera, dándole la forma de pirámide en el medio de un plato de porcelana, y adornándose en seguida con pedacitos de limon ó de naranja cubiertos (véase adelante CREMA AZOTADA).

CREMA DE LICORES. Antes de batir la crema, como se ha dicho en el artículo anterior, se le añade medio vaso de cualquiera licor.

CREMA DE VAINILLA Ó CAFÉ. Se deja hervir algunos minutos un poco de vainilla en leche, se cuela ésta y se añade á la crema ántes de batirla. Para la otra se añade una cucharada de café de siesta.

CREMA HOLANDESA. Se corta en pedacitos pequeños una cuarta de onza de vainilla, se deslien tres yemas de huevo en dos cuartillos de buena leche, añadiéndose otro tanto de natillas y cuatro onzas de azúcar molida: se junta todo y se deja cocer á fuego lento, meneándose con una espátula ó cuchara de madera. Cuando está la crema de buen punto, se cuela y se sirve.

CREMA DE CACAHUATE. Se machacan ó muelen en un metate seis onzas de cacahuates tostados y limpios, se les echan poco á poco dos cucharadas de agua de azahar, cuatro yemas de huevo, tres onzas de cáscara de limon y de naranja, y cuatro onzas de azúcar en polvo: se mezcla todo exactamente y se deslie en cuatro cuartillos de leche; se deja hervir á fuego lento, se menea con una cuchara ó espátula, y estando cocida la crema, se vacia en botes ó tazas, ó en un plato hondo.

OTRA DE CACAHUATES. Se muelen dos onzas de cacahuates tostados y limpios y un poco de cáscara de limon, añadiéndose una poquita de agua: se echan en leche, preparada como se ha dicho en los artículos anteriores, y se concluye la operacion de la misma suerte. Esta crema se guarnece con los mismos cacahuates tostados.

CREMA LIGERA. A dos cuartillos de leche buena se juntan otros dos de natillas y cuatro ó cinco cucharadas de azúcar en polvo. Se deja hervir hasta que haya consumido una tercera parte y se echa en claras batidas de huevo fresco cuando estén crecidas. Se menea continuamente sobre la lumbre, y despues que haya dado algunos hervores, se añade una cucharada de agua de azahar. Se adereza y se sirve fria.

CREMA DE MACARRONES. Se muelen seis macarrones de pasta (véanse), escogiendo entre ellos dos que sean de almendras amargas, y se deslien en cuatro cuartillos de leche: se añade una cucharada de azahares garapiñados, dos onzas de azúcar y cuatro yemas de huevo: se hace cocer la crema meneándola continuamente, se pasa por tamiz y se deja enfriar en el trasto en que debe servirse.

CREMA DE CASTAÑAS. Se echan en una cacerola dos onzas de harina de castañas ó si no veinticinco castañas asadas, y molidas con una pequeña cantidad de leche, añadiéndose dos yemas de huevo, dos cuartillos de leche, un pedazo de mantequilla del tamaño de un huevo y cuatro onzas de azúcar en polvo. Despues que haya hervido algunos minutos, se pasa por tamiz, se adereza y se deja enfriar.

CREMA DE SERVICIO. Se hacen hervir juntamente y se dejan reducir á dos terceras partes cuatro cuartillos de buena leche, dos de natillas y onza y media de azúcar: se deja enfriar y se le añade un poco de cuajo desleido en una cuchara con una poquita de agua, mezclando todo exactamente y pasando la crema por tamiz: se pone en seguida sobre rescoldo, y se tapa con una cubierta ó comal con lumbre. Cuando esté de punto, se pone á enfriar y se deja en un lugar fresco.

CREMA Á LO NATURAL. Se echan natillas bien dulces, y frescas en un tazon metido en nieve, se le añade allí mismo azúcar molida y se sirve inmediatamente.

CREMA NEVADA. Se mezclan con cuatro cuartillos de natillas frescas ocho cucharadas de azúcar muy blanca molida, dos claras de huevos frescos, y una cucharada de las de café de agua de azahar: se bate todo con mucha ligereza, y á medida que se va elevando, se va apartando lo elevado y se echa en una canasta pequeña, con un lienzo fino por dentro para que escurra, y para servirla tan luego como sea posible.

Se puede variar el color de esta crema con azafran para que lo tenga de junquillo, con carmin para que sea de rosa, y con un poco de añil líquido para que quede azul. Su gusto se varia tambien, echándole la esencia aromática que agrade en lugar del agua de azahar.

CREMA DE TÉ. Se hace hervir una cuarta de onza de té verde (seco, de color verde) con cuatro cuartillos de leche, y se puede echar media onza y aun toda la onza entera, segun la bondad y fuerza del té, siguiéndose los demas procedimientos que se esplicaron para la crema de café (*véase*).

CREMA ATERCIOPELADA. Se hacen hervir suavemente, volteándolas de continuo, dos cuartillos de natillas, otro tanto de leche y cinco onzas de azúcar molida: se aparta esto del fuego y se le añade un poco de cuajo desleido en tres cucharadas de leche con una cucharada de agua de azahar: se mezcla exactamente, se pasa por tamiz y se echa la crema en un tazon de porcelana puesto sobre rescoldo, y para aterciopelarla, se cubre con una tapa ó comal con lumbre por encima. Se deja enfriar y se sirve.

CREMA DE VINO. Despues de haber deshecho ocho yemas de huevo en suficiente cantidad de azúcar en polvo, se añade poco á poco y meneándose sin cesar, una botella de vino de Frontiñan ó cualquiera otro azucarado ó aromático. Se hace cocer en baño de María ó en un cazo con agua hirviendo, como se ha explicado varias veces, sin dejar de menearse, hasta que la crema esté de punto y bien cocida.

CREMA FRITA. Se deslie harina, la que baste, en dos huevos; se le añaden en seguida otros cuatro huevos y un cuartillo de leche, que se habrá hervido ántes con un poco de cáscara descarnada de limon, habiéndose sacado esta cáscara despues de hervida; se le añaden tambien un poco de sal, cuatro onzas de azúcar, y una poca de mantequilla; se pone á cocer esta crema, y estando cocida, se le agregan un poco de azahar, cuatro yemas de huevo y algunos macarrones y mazapanes machacados. Se vacia esta composicion sobre un molde plano enmantequillado, y se deja enfriar para cortarse en forma de ruedas, coronas, rombos ó cocolitos, que rebozados con huevo batido y con pan rallado, se frien; se polvorean despues con azúcar molida, y se sirven.

CREMA DE CARAMELO. Se pone en un cazo sin agua una onza de azúcar, finamente molida, y se hace derretir sobre una hornilla; estando disuelta y de punto de quebrar, se observa atentamente el momento en que se pone de un color bermejo ó amarillo algo subido, y entónces se le echa un poquito de azahar garapillado, que humedecido, se habrá hecho disolver en una cucharada de agua; se incorpora todo con natas ó leche, y se concluye la operacion como en la crema de café blanco.

CREMA MÍNIMA. Se estrellan unos huevos en leche hirviendo ya endulzada; se escurren los huevos estrellados y se añaden á la leche yemas de huevo, azahar, un poco de harina y un poco de aceite de olivas: se pone á calentar esta mezcla, y estando los huevos estrellados dispuestos en un plato, se les vacia encima y se sirve.

CREMA A LA INGLESA. Se hace tomar punto en baño de Maria á cualquiera de las cremas explicadas, porque todas son buenas para el caso, y cuando se haya enfriado, se pasa por la estameña ó el cedazo con una cuchara de palo, y se le incorpora una onza de sola de pescado, disuelta y clarificada. Se echa esta composicion en un molde de intermedios, y estando fria, se enterrará en nieve, en la que se tendrá una hora, vaciándose despues sobre el plato en que debe servirse. Si no puede la crema despegarse del molde, se pone éste á remojar en agua caliente dos ó tres segundos.

CREMA BLANCA SENCILLA. Se endulzan cuatro cuartillos de leche, ó dos de natas, y se dejan hervir hasta que queden reducidos á un tercio, poniéndose á enfriar hasta que el dedo la pueda sufrir sin quemarse. Se deslie con agua un poco de cuajo en una cuchara comun y se mezcla bien con la crema, pasándose todo por un tamiz. Se pone sobre rescoldo el plato en que se ha de servir la crema, y se vacia ésta en él, poniéndosele una tapa tambien con rescoldo por encima; se deja en tal estado hasta que haya cuajado, y se lleva despues al fresco para servirse fria.

CREMA BAÑADA. Se ponen en una cacerola un puño corto de harina, limon verde picado muy fino, un poquito de azahar garapiñado y majado en almirez, y un pedazo de azúcar; se deslie todo con ocho yemas de huevo, cuyas claras se pondrán aparte en una cazuela limpia y á propósito, disolviéndose las yemas en un cuartillo de natas ó dos de leche. Se cuece esta crema dejándola media hora sobre el fuego. Se baten entónces las claras, y cuando estén bien levantadas, se mezclarán con la crema, y se echa ésta en el plato en que se ha de servir, polvoreándola por encima con azúcar á fin de que quede bien cubierta. Se mete á cocer en el horno, que no deberá estar muy caliente, ó bajo una cubierta de tortera con lumbre arriba, y cuando esté bien levantada y bañada, se sirve.

CREMA AZOTADA. Se ponen las natas en una cacerola con la cantidad proporcionada de azúcar en polvo y un poco de azahar; se azota todo con una escobilla de varitas de mimbre sin cáscara ó peladas, y cuando la mezcla se haya hinchado bien, se dejará reposar un momento, levantándola en seguida con una espumadera y disponiéndola en el plato en forma de pirámide. Se tendrá cuidado de guarnecerla con tiritas pequeñas de cáscara de limon ó de naranja confitadas, y se sirve.

CREMA A LA MONJA. Se echa en una cacerola una cucharada de harina bien seca y muy blanca, con media libra de azúcar, un poco de sal y otro poco de infusion de azahar, de vainilla ó de otra sustancia aromática, segun el gusto de cada uno: se echan en seguida dos cuartillos de leche con natas, hirviendo, y se deja tomar al fuego el punto, vaciándose en un plato cóncavo luego que comience á hervir; cuando esté fria se le hace una orla ú otra guarnicion con la composicion siguiente: se mezcla con el mismo aroma que se habrá empleado para la crema, un poco de azúcar y cuatro yemas de huevo cocidas, pasándose esta mezcla por un cedazo, y con ella se dispone el fleco ó adorno con que se ha de orlar el plato para servirse.

CREMA DE VAINILLA VACIADA. Despues de haber llenado de natas uno ó muchos moldes, se les dan algunos hervores; se añade azúcar y vainilla y se ponen á hervir otra vez algunos instantes, dejándose enfriar en seguida: se deslien en la crema doce yemas y tres huevos enteros para cada cuatro cuartillos de natas, y se cuela esto cinco veces por la estameña ó cedazo y se echa en el molde ó moldes, que se habrán enmantequillado con anticipacion, dejándose tomar el punto en baño de María; pero con la precaucion, de que el fuego de la tapa no sea muy fuerte. Cuando esté hecha la crema, se vacía el molde ó los moldes en uno ó varios platos, y despues de haberse vuelto al fuego la crema que haya quedado, se está meneando y volteando como si fuese una salsa blanca, hasta que se pegue á la cuchara de palo con que se hace la operacion, y entónces se aparta de la lumbre, se revuelve y se echa sobre la crema vaciada. De este modo se hacen todas las cremas vaciadas.

CREMA DE AZAHAR (Tacitas de). Se echan en dos cuartillos de natas tres onzas de azúcar y una cucharada de azahar garapiñado. Se pone á hervir esta mezcla, y despues se deja enfriar. Se le añaden seis yemas de huevo, se revuelve todo, y se echa en tacitas ó en los botecitos que hay destinados para esto. Se pone á hervir agua en una cacerola y se meten en ella los botecitos ó tazas, de modo que no les llegue el agua sino hasta las tres cuartas partes de su altura; se tapa la cacerola, se pone fuego encima, y se hace que hierva el agua muy suavemente hasta que la crema de los botes haya tomado su punto.

CREMA DE CAFÉ VÍRGEN (Tacitas de). Se tuestan dos onzas de café y se echan todavía calientes en dos cuartillos de leche, que ya se habrá hervido, con cuatro onzas de azúcar; se cubre la vasija y se deja enfriar la crema, colándose en seguida para quitar los granos del café: se echan seis yemas de huevo en una cacerola, se disuelven con la crema, y colándolo cuatro veces en el cedazo ó estameña, se echa en las tazas ó botecitos, que se ponen en agua hirviendo, y se les deja tomar punto en baño de María.

CREMA DE CARAMELO (Tacitas de). Se echa un terron de azúcar del tamaño de medio huevo, en una cacerola con una poquita de agua sobre una cáscara de limon, y se deja hervir hasta que esté formado el caramelo, que deberá tener el color algo subido; se medirán ocho tacitas ó botecitos llenos de leche y se pondrán á hervir con cuatro onzas de azúcar y un poco de cáscara de limon, dejándose enfriar despues: se deslien allí seis yemas de huevo, y se pasa todo cuatro veces por la estameña; se pone á hervir agua, y metidas en ella las tacitas, se llenan con la composicion dicha y se dejan tomar el punto en baño de María.

CREMAS. Con este nombre se designan tambien otros licores de sobre mesa, que despues de destilarse, se endulzan con almíbar de ménos punto que para los que suelen llamarse ACEITES, y aunque pueden disponerse de esta manera una infinidad de ellos, variándose los aromas y sustancias que constituyen el licor y le dan su nombre, solo se explican aquí las siguientes preparaciones, pues siguiéndose el mismo método, se podrán fabricar cuantas se quieran.

CREMA DE CACAO. Se deja en infusion por ocho dias en veinte y cuatro cuartillos de aguardiente una libra de cacao Caracas, ó Soconusco, tostado de buen punto, bien mondado, muy escogido, y bien majado en un mortero, añadiéndole media onza de trocitos de vainilla; al cabo de ese tiempo se destila, y se endulza despues con tres libras y media de azúcar, disuelta al fuego en doce cuartillos de agua y filtrada despues por la montera ó manga. Se decanta y embotella.

CREMA DE CACAHUATE. Se procede como para la anterior, poniéndose cacahuate tostado, limpio y desquebrajado, en lugar del cacao.

CREMA DE AJENJOS. Se ponen en infusion por diez horas al calor de la atmósfera y en diez y seis cuartillos de aguardiente comun, media libra de puntas de ajenjo grande y chico, y las cáscaras de dos limones, ó mejor las de dos naranjas, cortadas muy menudas. Se destila despues para sacar la mitad del licor solamente, que se endulza con cuatro libras de buen azúcar disuelta en ocho cuartillos de agua, en la consistencia de jarabe, y cuando haya enfriado, se clarifica en la manga y se guarda en botellas bien tapadas.

CREMA DE LA BARBADA. Se dejan en infusion por cinco ó seis dias al calor de la atmósfera y en doce cuartillos de aguardiente, una cuarta de onza de canela y otro tanto de macías con la cáscara de tres cidras; se destila despues hasta que se haya obtenido la mitad del licor, que se endulza con tres libras de azúcar, disueltas al fuego en cuatro cuartillos de agua, despues que se haya enfriado. Se añade media libra de agua de azahar, se filtra en la manga y se guarda en botellas bien tapadas.

CREMA DE CINCO FRUTAS. Se cortan muy delgadas las cáscara, de dos limas bergamotas, de dos naranjas agrias, de dos cidras, de dos limones y de tres naranjas de China: se dejan en infusion por ocho dias al calor de la atmósfera en diez y seis cuartillos de aguardiente de veinte á veinte y cuatro grados, y se procede en seguida á la destilacion hasta que se haya obtenido un poco mas de la mitad del licor. En ocho cuartillos de agua puestos al fuego, se disuelven cuatro libras de azúcar blanca, y dejándose enfriar, se mezcla exactamente con el licor destilado, se filtra todo en la manga, y se guarda en botellas bien tapadas.

CREMA DE AZAHAR CON LECHE Y VINO DE CHAMPAÑA. Se ponen á la lumbre en una olla seis cuartillos de leche acabada de ordeñar, añadiéndole cuatro onzas de azahar limpio, y despues que haya dado uno ó dos hervores, se vacia en un lebrillo de barro vidriado ó porcelana; así que esté fria se le añaden cuatro cuartillos de aguardiente rectificado, se menea todo bien y se filtra por la manga para separar el azahar y las natas que se hayan formado. Se disuelven al fuego cuatro libras de azúcar blanca machacada en ocho cuartillos de agua comun: se deja enfriar y se mezcla con diez y seis cuartillos de vino de Champaña, blanco y muy limpio, y se revuelve todo con la leche aromatizada, para volverse á filtrar juntamente.

Este procedimiento es preferible al que consiste en hacer una simple infusion por mas ó ménos tiempo en el aguardiente con el azahar, pues su producto es siempre de una acrimonia y amargura insoportables. Tambien debe preferirse á la destilacion con que se obtiene lo que vulgarmente se llama espíritu, porque en ella pierde esta crema la mayor parte de su sabor, y sobre todo, el aroma que es uno de sus constitutivos esenciales.

CREMA DE MIRTO. Se mezclan seis onzas de flor de mirto, y en su defecto, de hojas del mismo arbusto, con una onza de hojas de durazno y la cuarta parte de una nuez moscada, en polvo grueso: se pone todo en infusion al calor de la atmósfera en diez y seis cuartillos de aguardiente por muy poco tiempo, y se destila en baño de María para sacar una mitad de licor. Se disuelven al fuego cuatro libras de azúcar blanca en ocho cuartillos de agua, y luego que se enfrie, se mezcla con el licor y se filtra.

Este licor, cuando se ha hecho con las hojas del mirto y está reciente, tiene comunmente una amargura intolerable y por eso es necesario dejarlo envejecer, pues con el trascurso del tiempo se pone excelente y se encuentra cargado de un aroma muy agradable al paladar.

CREMA VIRGINAL. Se mezclan muy bien cuatro onzas de rosa deshojada y otro tanto de azahar, dejándolas en infusion por algunas horas en ocho cuartillos de aguardiente; se destila en seguida hasta obtener un poco mas de la mitad del licor, que se endulza en proporcion, lo mismo que las cremas anteriores, y añadiéndole una onza de espíritu de réseda, se revuelve bien, se filtra y se guarda.

CREMA DE TORONJAS. Se rebajan veinte y cuatro cuartillos de aguardiente refino con cuatro de agua, y se echan en un botellon con las cáscaras descarnadas de cuatro toronjas, dejándose allí en infusion algunos dias, bien tapado el botellon ó dama-juana. Pasado algun tiempo, se destila en baño de María y se mezcla el espíritu que se obtenga con doce cuartillos de agua y tres libras de almíbar clarificado; se filtra la crema y se embotella.

De la misma suerte se hace el aceite de toronjas, que no se distingue de la crema, sino en que para endulzarse se disuelven cinco libras de azúcar en diez y seis cuartillos de agua, que se mezclan con igual cantidad de espíritu, que se habrá obtenido por la destilacion, y se filtra.

CRESTAS. La excrecencia ó penacho rojo que tienen los gallos, gallinas, pollos y otras aves sobre la cabeza. Los gastrónomos gustan mucho de las de gallo, y las mas grandes, mas gruesas y mas blancas, son las mas estimadas. Entran en varios guisos y se hacen con ellas varios platos de intermedio (véase GALLO).

CRIADILLAS. Se llaman así los testículos del animal que no está castrado, pues en este caso se les llama *capadura*.

CRIADILLAS DE CARNERO, FRITAS. Se quitan los pellejos á seis pares de criadillas y se dividen cada una en seis trozos: se marinan con limon, sal, pimienta y peregil en rama; se dejan escurrir un cuarto de hora ántes de servirse, se revuelcan en harina y se frien dos veces á fin de que queden bien abultadas. Se sirven así con unas rebanadas de limon al lado, poniéndose cerca la sal-pimienta, ó con una GRAN SALSA (véase SALSA GRANDE) de punto de media gelatina.

CRIADILLAS DE TORO FRITAS. Se cuecen con sus cubiertas naturales en agua con bastante sal: se les quitan despues los primeros tegumentos, se rebanan formándose ruedas de media pulgada de grueso, y si han de servir para adorno ó guarnicion de otros guisos, se dividen las ruedas haciendo que queden los trozos de dos pulgadas de largo poco mas ó menos; en tal estado se revuelcan en harina y se frien así ó rebozadas con huevo batido. Se sirven con zumo de limon, sal-pimienta y rebanadas de cebolla aperdigada.

CRIADILLAS GUISADAS. Se pelan y cortan en lonjas mas ó ménos gruesas, y se ponen en una cazuela con manteca, cebolla y peregil picados, clavo y un puño de harina, humedeciéndose todo con caldo y vino en partes iguales y la sal correspondiente: despues de haberse estado cociendo media hora sobre el fuego, se apartan, se aderezan en un plato, y desengrasado su caldillo y mezclado con caldo-colado, se les echa encima y se sirven como intermedio.

CRIADILLAS DE TIERRA. Especie de hongos sin raices que nacen debajo de la tierra. Son de figura redonda y algunas veces ovalada, que les da una forma algo tosca de riñon. Su color exterior es blanquizco cuando son recientes; pero habiendo llegado á su madurez se vuelven negruzcas; el interior es igualmente blanquizco con manchas que tiran entre azul y rojo á morado. Están atravesadas en todos sentidos por venas del grueso de una cerda y que forman una especie de red, y las celdillas que quedan entre estas venas, están llenas de materia viscosa y de granitos mas compactos, de color mas obscuro, creyéndose antiguamente que estas glándulas casi imperceptibles eran el receptáculo de la semilla y del pequeño gérmen de las nuevas criadillas. Su carne es tanto mas tierna y perfumada, cuanto que lo interior de la criadilla está ménos cargado de color á causa de las venas obscuras. Su piel exterior es áspera, está surcada de arrugas y llena de pequeños botones ó exercecencias.

Mientras mas nueva es la criadilla, tiene un sabor mas marcado de plantas podridas ó terrosas, y solo al aproximarse á su madurez, y habiendo adquirido todo su crecimiento, es cuando despide el olor balsámico que le es propio; pero éste no le dura sino algunos dias, y á medida que se acerca á su muerte y disolucion, se hace su olor mas fuerte y desagradable, algo parecido al de los orines, hasta que se pudre y se vuelve entónces absolutamente insoportable al gusto. Así es como se extingue su perfume. Cuando nueva, su carne es acuosa y fea: ésta es, en su madurez firme y parecida á la nuez ó á la almendra, y su sabor extremadamente relevante y apreciado; mas cuando comienza á ir en decadencia, y que los gusanos empiezan á hacer de ella su pasto, se vuelve agria, amarga y enteramente mala.

Este tubérculo precioso, que nosotros llamamos *criadilla de tierra*, los franceses *truffe* y los botánicos *lycoperdon tuber*, y hace las delicias de una buena mesa, es hasta ahora un fenómeno ó arcano, cuya naturaleza, especie y medios de multiplicarse se ignoran; y el hombre, que se gloría con tantos descubrimientos, tiene que confiar á un animal inmundo la investigacion del lugar donde se encuentran debajo de la tierra las criadillas, siendo el instinto gastronómico del Cochino al que se debe el descubrimiento del sitio que lleva las criadillas, sin que se coma una sola que no haya sido husmeada por su trompa.

El aleman M. Alejandro de Bronholz ha creido haber encontrado ya la nueva piedra filosofal, y ha dado una teoría completa sobre el arte de hacer nacer las criadillas negras y blancas en toda clase de terrenos; y el francés M. Michel O'Egger se ha encargado de darla á conocer en Francia.

CRIADILLAS DE TIERRA (Modo de prepararlas). Se echan en agua tibia y con una brocha se les va quitando toda la tierra y arena al sacarse, y se van echando en agua fria; se vuelven á limpiar con la brocha hasta que no les queda nada, y lavadas por tercera vez, se dejan escurrir.

CRIADILLAS DE TIERRA EN VINO DE CHAMPAÑA. Se hace una marinada cocida (véase MARINADA), que se humedecerá con vino Champaña y el fondo de cualquiera cocimiento. Estando cocida y de buen gusto, se pasa por ta miz, y se ponen á cocer en ella las criadillas, para lo que bastará media hora. Se dejan escurrir, se enjugan bien y se sirven en una servilleta.

CRIADILLAS DE TIERRA A LA ESPAÑOLA. Se cortan en rebanadas ó en forma de dados y se echan en una cacerola sobre fuego manso con un trozo de mantequilla: así que despidan su jugo, se les echa medio cuartillo de vino de Jerez y dos cucharadas de salsa española espesada, y se dejan cocer á fuego suave; cuando lo estén, se desengrasa el caldillo, que se les echa encima con un pedacito pequeño de mantequilla.

CRIADILLAS DE TIERRA A LA ITALIANA. Es necesario levantar y quitar á las criadillas, lo mas delgado que sea posible, su piel; se cortan despues en rebanadas, que se frien en una cacerola con un trozo de mantequilla; se les echa salsa italiana ó española, y un vaso de vino blanco bueno; se desengrasa despues el caldillo y se deja consumir, hasta que se ponga de buen punto, y se sirven las criadillas adornadas con tostadas fritas.

CRIADILLAS DE TIERRA A LA PIAMONTESA. Se hace lo mismo que en el artículo anterior, con la única diferencia de usarse del aceite en lugar de mantequilla.

CRIADILLAS DE TIERRA A LA PERIGUEUX. Se preparan lo mismo que las criadillas á la española; pero es necesario cortarlas en forma de dados y no en rebanadas.

CRIADILLAS DE TIERRA (Fritura de). (Véase FRITURA DE CRIADILLAS DE TIERRA).

CRIADILLAS DE TIERRA EN ROCA. Despues de lavadas, se ponen á escurrir las criadillas en una coladera; se sazonan en seguida y se amasan con unto nuevo, picado y majado, que se dividirá en tres porciones ó partes, empleándose la una en el uso indicado ya, la otra en engrasar y cubrir la superficie de un fondo de hojaldrado, sobre el cual se colocan las criadillas en forma de pirámide, y destinándose la tercera á cubrir la cumbre; esta última porcion debe encubrirse bajo de otra hoja ó lonja de unto, y todas las piezas de la misma masa del fondo, que aplicándose perfectamente á las criadillas, colocadas unas encima de otras, imite las sinuosidades de un peñasco: es necesario en seguida dorar la pieza (véase DORADURA DE LAS PIEZAS DE PASTELERÍA), abrir un agujero pequeño en la cubierta y meterla en un horno caliente, donde se mantendrá una hora; pasado este tiempo, se saca la pieza del horno y se traza la cubierta con la punta de un cuchillo para quitar la albarda de unto; concluida esta operacion, se vuelve á poner en su lugar la cubierta, y se sirve la pieza bien caliente, como intermedio.

CRIADILLAS DE TIERRA EN ENSALADA (véase ENSALADA DE CRIADILLAS DE TIERRA).

CRIADILLAS DE TIERRA GUISADAS. Se ponen en una cacerola con buen aceite, un ajo, una hoja de laurel y un clavo de especia enteros; una ó dos anchoas, un chalote y un poco de perejil, todo bien picado; se echan las criadillas peladas, lavadas y cortadas en rebanadas, macerándolas ó rindiéndolas sobre el fuego dos minutos; despues se sazonan con sal, un poco de pimienta en polvo y un vaso de vino blanco seco, ó de vino tinto, dejándolas cocer hasta que el vino se haya casi consumido enteramente; se humedecen entónces con un poco de salsa española, de sustancia, ó de caldo, y se dejan hervir dos minutos á fuego suave, echándose en seguida el guiso sobre una corteza de pan, untada con mantequilla y secada al horno ó sobre la parrilla, y cuidándose de quitar el ajo. Se puede orlar el plato con tostadas de pan fritas en mantequilla.

Si se humedecen las criadillas con sustancia ó caldo, es necesario ántes echar una poquita de harina para espesar la salsa.

CRIADILLAS DE TIERRA A LO NATURAL. Se lavan y limpian las mejores criadillas; se envuelve cada una en cinco ó seis pedazos de papel, y mojados éstos, se dejan cocer aquellas entre rescoldo algo mas de una hora; se les quitan despues los papeles, se enjugan y se sirven calientes en una servilleta, como platillo supernumerario.

CROQUETAS. Se llaman así ciertas preparaciones delicadas, que por muy fritas suenan ó crujen al mascarse, y esto es lo que significa la voz francesa *croquettes*, que les ha dado nombre, y que en castellano pudieran tal vez llamarse *crugidoras* ó *tronadoras;* pero en este Diccionario no se pueden adoptar otras voces que aquellas, por las que vulgarmente se conocen las preparaciones y condimentos de que tratan sus artículos.

CROQUETAS DE CORDERO. Se corta en forma de pequeños dados la carne del cordero asada y fria y se le quitan los pellejos y nervios: se cortan del mismo modo una ubre de vaca y algunos hongos: se dejan consumir una cantidad de salsa rizada ó aterciopelada y otra igual de jaletina, mezcladas las dos, y se liga esta salsa con yemas de huevo; se echa sobre la vianda y los hongos y se deja enfriar en este estado. Ya se deja entender que los hongos se habrán cocido ántes de cortarse, y que la salsa consumida y ligada dede estar muy espesa. Cuando se haya enfriado la preparacion dicha, se toman porciones de ella con una cuchara y se amolda ó compone cada cucharada con pan rallado para darle consistencia. Dispuestas así las croquetas, se rebozan con huevo batido, se cubren despues con pan rallado y se ponen á freir en manteca ó mantequilla muy caliente. Cuando se han dorado perfectamente, se sirven con peregil frito por encima.

La salsa rizada ó aterciopelada no es absolutamente indispensable, pues se puede reemplazar por un caldillo que se hace, echando un poco de harina en la mantequilla en que se hicieron macerar los hongos, y caldo, dejándose consumir esta conmposicion hasta que esté de la consistencia conveniente; se liga con yemas de huevo y en lo demas se procede como queda dicho.

CROQUETAS DE PALADARES DE BUEY. Cocidos los paladares de buey, como se dijo en el articulo PALADARES DE BUEY A LA CASERA, se cortan en cuadritos pequeños, y se echan en salsa rizada espesa (véase SALSA RIZADA), que se habrá ligado con yemas de huevo y un poco de mantequilla fina. Estando todo bien mezclado, se hacen con ella unos montoncitos sobre un fondo plano ú hoja de lata, y despues de frios, se les da la forma que convenga; se cubren con pan rallado, rebozándolos muchas veces con huevo batido y pan, y sazonándolos con un poco de mantequilla, sal y pimienta gorda; se frien en seguida las croquetas y se sirven con peregil frito.

CROQUETAS DE SOLLO. Se procede lo mismo que para el SOLLO EN BECHAMEL (véase).

CROQUETAS DE LECHECILLAS DE CARPAS. Véase en la palabra CARPA, cómo se prepara el guiso de sus lechecillas, y con él se hacen las croquetas, lo mismo que las de volatería (véase adelante).

CROQUETAS DE GUAJOLOTE. Despues de cocido al asador el guajolote y frio, se le quitan las pechugas y se procede como para las CROQUETAS DE GAZAPO (véanse adelante).

CROQUETAS DE FAISAN. Se preparan tambien como las de gazapo (véanse).

CROQUETAS DE VOLATERÍA. Se pone á derretir un buen trozo de mantequilla, y se echan peregil y hongos picados, con dos cucharadas de harina, sal, pimienta y nuez moscada; se deja esto rendir un poco, y se le añade otro poco de natas, y dos cucharadas grandes de caldo, ó de sustancia de volatería, haciéndose que esta salsa espese lo conveniente. Se cortan las carnes de aves, asadas el dia anterior, en cuadritos y se mezclan con la salsa. Se deja enfriar el guisado y se hacen unas bolitas, que se cubren con pan rallado, y ya empanadas, se rebozan en huevos batidos (claras y yemas), y se vuelven á empanar. Se frien y se sirven guarnecidas con peregil frito.

CROQUETAS DE VACA. Se hacen lo mismo que las anteriores, echándose para humedecer la salsa, sustancia de landrecilla de vaca en lugar de la de aves, y las mismas landrecillas cortadas en cuadritos, en vez de las otras carnes, y añadiéndose la gordura de la landrecilla.

CROQUETAS DE GAZAPO. Se hacen con gazapos cocidos al asador, y para esto se les quitan las tiras y lo macizo de las ancas; se cortan las carnes en forma de dados, separando los pellejos y los nervios, y se echan en una cacerola; se pone á consumir hasta la mitad un cucharon mediano de bechamel, y se le añade un trozo de mantequilla del tamaño de un huevo, que se hace disolver en la salsa, sin ponerla sobre el fuego; se pasa por la estameña para que caiga sobre la carne cortada del gazapo, y se sazona todo con un poco de pimienta gorda, de sal y de raspadura de nuez moscada, mezclándose bien la vianda con la salsa, que debe quedar algo espesa; cuando esté fria, se hacen con una cuchara comun montoncitos del tamaño de un huevo de paloma, se polvorean con pan rallado y se les da la forma que se quiera: se empanan despues remojándolos en huevo batido y sazonándolos con sal y pimienta; se vuelven á empanar y se frien, sirviéndose con peregil frito.

CROQUETAS DE QUENELLES DE CONEJO. Estrellados los quenelles de conejo (véase QUENELLES DE CONEJO), se dejan escurrir y se les echa encima salsa rizada, algo consumida, mezclada con esencia de caza y ligada con yemas de huevo: así que esté fria la mezcla, se divide en porciones, se les echa pan rallado, se rebozan con huevo batido y sazonado con sal y pimienta, se vuelven á empanar y se frien, sirviéndose con peregil frito.

CROQUETAS DE HUEVOS. Se cortan en trozitos cuadrados la clara y la yema de quince huevos cocidos y se echan en una cacerola; se hace una salsa á la crema con la que se mezclarán peregil y cebolla, picados muy menudos y lavados; se vacia la salsa sobre los huevos, de modo que estos queden algo ligados, revolviéndose bien con la salsa, y así que se hayan enfriado, se sacarán porciones con una cuchara comun, bien llena, y se pondrán en una hoja de lata, donde se les dará la forma de croquetas revolcándolos en pan rallado: se rebozan con huevo batido y empanados por segunda vez, al momento de servirlos se echan en una fritura bien caliente: luego que estas croquetas hayan tomado un bello color, se escurren en un lienzo limpio ó en una coladera, y se aderezan en un plato para servirse de intermedio.

CROQUETAS DE BACALAO. Cocido el pescado, como se dijo en el articulo BACALAO, se corta en cuadritos: y se se echa en una cacerola un trozo de mantequilla, un poco de harina, de sal, de pimienta y de raspadura de nuez moscada, y se pone todo sobre el fuego sin dejarse de estar meneando y volteando: se echa despues esta salsa sobre el bacalao, mezclándose todo perfectamente y procediéndose en lo demas, como para las croquetas de volateria.

CROQUETAS DE PERONES Ó MANZANAS. Preparados los perones y cocidos como para gató (véase GATÓ DE PERONES), se amoldan y frien con huevo, como las croquetas de arroz (véase adelante): despues de fritas, se polvorean con azúcar y se sirven.

CROQUETAS DE POLLONAS CEBADAS Y DE POLLOS. Se hacen como las de gazapo (véase en los artículos anteriores).

CROQUETAS DE ARROZ. Se limpian, lavan y aperdigan cuatro onzas de arroz y se ponen á cocer en un cuartillo de leche, cebándose ésta á medida que se vaya consumiendo, hasta que reviente el arroz, y habiéndose sazonado con cinco ó seis macarrones y mazapanes desquebrajados, con cáscaras de cidra ó de limon, picadas muy menudas, cuatro onzas de azúcar, un poquito de sal, y azahar garapiñado; y habiéndose añadido un trozo de mantequilla del tamaño de un huevo, se liga despues todo con cuatro yemas sin dejarse hervir y se estiende entónces la mezcla sobre un plato, donde se deja enfriar; y estándolo, se corta en pequeños trozos iguales, de los que se hacen unas bolas, que se cubren desde luego con huevos batidos y se revuelcan despues en pan rallado: poco antes de servirse, se ponen á freir en una fritura medianamente caliente, y cuando las croquetas hayan adquirido un hermoso color, se escurren, se polvorean con azúcar, se acomodan y se sirven.

CROQUETAS DE SALMON. Se preparan lo mismo que las de bacalao (véanse entre los artículos anteriores).

CROQUETAS DE ROMBO Ó RODABALLO. Se cortan en cuadros pequeños las carnes de este pescado y se ponen á cocer en caldillo ligero (véase SALSA LIGERA): se dejan enfriar y se echan despues en una cacerola con salsa bechamel, en la que se pondrán al fuego para que se calienten y sazonen bien; se vuelven á enfriar y en lo demas se hace como para las croquetas de volatería.

CROQUETAS DE SESOS DE VACA. Se ponen en una cacerola hongos, criadillas de tierra, y un poco de vino blanco, dejándose todo consumir hasta la consistencia de jaletina: se añaden entónces algunas cucharadas de salsa alemana, un poco de la rizada, otro poco de mantequilla, peregil y zumo de limon: cuando éste caldillo esté hirviendo, se echan allí los sesos, que se habrán dividido en diez porciones cada uno de ellos. Estando todo bien mezclado, se llenan con ello unas conchas, que se espolvorean con pan y queso rallados, se rocian ligeramente con mantequilla derretida y se ponen bajo un horno de campaña, donde se dejan hasta que se hayan dorado perfectamente.

CROQUETAS DE PAPAS. Se ponen las papas á cocer en agua, ó mejor entre rescoldo, se muelen y se tamizan; se les añade la mitad de su peso de mantequilla con sal, especias, peregil picado y cuatro yemas de huevo; se maja todo perfectamente, se hacen bolitas con la pasta, se empanan y se frien.

CRUJIÑUELAS DE SERVICIO. Se mezclan en un lebrillo con claras de huevo, media libra de harina, una de azúcar en polvo, un buen puño de azahar garapiñado, reducido tambien á polvo, un trozo de mantequilla del tamaño de una nuez, y un poco de sal: se hace con todo esto una masa consistente, que se pasa por un embudo y se va echando en platillos de horno, untados con mantequilla, y conforme va saliendo la masa del embudo, se va cortando en botones con un cuchillo mojado en clara de huevo: se ponen á cocer en el horno á fuego manso, bañadas con yema de huevo.

CRUJIÑUELAS DE ALMENDRA. Se majan ó se muelen juntamente media libra de almendras dulces y media onza de almendras amargas: se echan en un lebrillo con claras de huevo y se revuelven: se añaden media libra de harina y una de azúcar en polvo, un poco de mantequilla, de sal y de raspadura de cáscara de limon ó cidra: se echan unos huevos en cantidad proporcionada para que la masa quede consistente, y se amasa todo hasta que endurezca: se rueda entónces sobre polvo de harina y se cortan trocitos del tamaño de una avellana, se redondean rodándose y se ponen en platillos de horno, untados con mantequilla: se doran y se meten á cocer en un horno poco caliente.

CRUJIÑUELAS COMUNES. Se hacen como las anteriores; pero se aumenta la cantidad de la harina y del azúcar en proporcion.

COZCUCHO (véase CUZCUZ).

CUAJADA (véase LECHE CUAJADA).

CUAJAR (véanse CONGELAR, HELAR).

CUBILETES SENCILLOS. Se baten yemas de huevo en una ollita y se les echa polvo de harina, solo para que tomen algun cuerpo, y una poca de sal. Estando esto muy batido, se vacia en los moldes, y éstos se ponen en otra olla con manteca bien caliente que los cubra. Cuando estén fritos, se sacan de los moldes y se les unta con plumas almíbar subido de punto.

CUBILETES DE REQUESON. Se baten separadamente las claras y las yemas de dos huevos, hasta que endurezcan, y se revuelven con lo que baste de requeson para llenar una taza caldera, y mamon tostado y molido en la cantidad necesaria para formar la masa de la consistencia conveniente. Se llenan con ella los moldes que se meten al horno, y cuando estén cocidos (lo que se conoce en que penetrándolos con un popote, no sale éste untado con la masa sino limpio), se sacan del horno, se vacian de los moldes, se les hacen unas picaduras para que les penetre el almíbar, y se echan en el que se habrá prevenido de medio punto, y hervido con canela, dejándose en él hasta que se consuma. Cuando queden secos, se adornan con almendras, nueces, pasas, piñones y avellanas, todo en pedacitos, ó solamente con algunas de estas cosas, segun fuere necesario variar los adornos.

CUBILETES DE MANTEQUILLA COCIDOS EN AGUA. Se hace una masa de la consistencia conveniente, mezclándose yemas de huevo batidas con mamon tostado y molido, azúcar cernida, canela en polvo y mantequilla derretida y fria, probándose la masa para que quede bien sazonada, y proporcionando la canela y el azúcar, segun el gusto de cada uno. Estando bien hecha la mezcla, se echa en los moldes ó en tazas, sin llenarlas, untadas con mantequilla; se meterán en agua hirviendo, que no llegue sino á las tres cuartas partes de la altura de los moldes ó tazas, y tapándose por encima con una cubierta de cacerola ó con una tortera con lumbre. Se reconoce si están cocidos, usándose como se ha dicho de un popote, y estándolo, se apartan y se dejan enfriar: si se hicieron en moldes, se vacian y se sirven con almíbar y polvo de canela; pero si se hicieron en tazas, se sirven en las mismas, polvoreadas con canela.

CUBILETES DE ALMENDRA COCIDOS EN AGUA. Se baten primero las claras y despues las yemas de diez huevos, hasta que endurezca el batido, y se mezclan con cuatro onzas de almendra limpia, remojada y molida, é igual cantidad de azúcar en polvo cernido. Todo bien mezclado, se vacia en moldes ó en tazas hasta la mitad de su altura, y se meterán en agua hirviendo, siguiéndose en todo lo demas los mismos procedimientos del artículo anterior.

CUBILETES DE ALMENDRA COCIDOS EN HORNO. Se baten catorce yemas de huevo, como para huevos reales, y aparte seis claras, revolviéndose unas y otras cuando ya estén bien batidas, y añadiéndose una libra de almendra y un puño de azúcar, molido uno y otro. Se untan los cubiletes con manteca, y se llenan del caldo ó masa dicha, metiéndose en seguida al horno para que se doren. Cuando se hayan sacado y estén frios, se les da un hervorcilo en almíbar, que se tendrá prevenido para esto, y despues se ponen en un platon, claveteados con pasas y almendras y con canela molida por encima.

CUBILETES DE ALMENDRA MARTAJADA. Se muele almendra, de modo que no despida aceite, aunque quede con grano: se le mezcla azúcar cernida al gusto y se llenan con esto los cubiletes untados con mantequilla, que se meterán inmediatamente al horno. Despues de frios, se hierven en almibar.

CUBILETES (otros) DE ALMENDRA. Se baten siete yemas y doce claras de huevo separadamente, hasta que endurezcan; se juntan despues y se mezclan con media libra de almendra, dispuesta lo mismo que la del artículo anterior y un puño de azúcar cernida. Bien revuelta la masa, se vacia en los moldes untados con mantequilla, que se pondrán á cocer al horno, y cuando lo estén, se vaciarán en almíbar hervido con clavo y canela, ó con alguna de estas dos cosas y casi de punto, dejándose este consumir á fuego lento. Para servirse se adornan como los anteriores.

CUBILETES (otros) DE ALMENDRA CON MAS HUEVO. Se hacen como los anteriores, sin mas diferencia que ser quince los huevos, puño y medio de azúcar cernida, y no hervirse en el almibar.

CUBILETES DE ALMENDRA Y ALMIDON. Despues de batidas separadamente catorce yemas y siete claras de huevo hasta que endurezcan, se reunen y se mezclan con media libra de almendra limpia remojada y no muy remolida, cuatro onzas de almidon cernido y un puño de azúcar tamizada. Si la masa no tuviese la consistencia debida, lo que se conoce probándose en el horno, si no esponja sino que se apaga, se le añade á la masa un poco mas de almidon. Cuando esté de buen punto se vacia en los moldes, y se meten al horno, que no deberá estar muy caliente, sino del temple que se necesita para cocer los mamones, y se conoce, echándose en él un poco de salvado, si éste se dora inmediatamente: estando cocidos los cubiletes, se pican con un popote para que les penetre el almíbar, que se habrá hecho con anticipacion, de medio punto y hervido con canela, y se echan en él dejándose que lo embeban á fuego manso, hasta que se consuma todo el almíbar, aderezándose entónces sobre un plato y adornándose con grajea y piñones, almendras, nueces, pasas ó avellanas.

CUBILETES DE ARROZ Y QUESO FRESCO. Se baten aparte las yemas y las claras de diez y seis huevos, y se van incorporando con ellas arroz molido en seco, azúcar, queso fresco de cualquiera clase y un pedazo de mantequilla del tamaño de un huevo, quedando todo del punto de mamon. Se llenan los cubiletes, ya untados con mantequilla, y se ponen á cocer en el horno.

CUBILETES DE VINO RELLENOS. Se baten quince yemas de huevo como para marquesote; se le echan dos onzas de azúcar molida, dos dichas de manteca derretida, sal, tantito tequesquite molido, y mas de medio pozuelo de vino blanco: se amasa mucho con la harina que mojare, y estando ya de punto que haga ojos, se palotea muy delgado, y con una taza de chocolate se van partiendo; se rellenan con turron ó cualquiera otra pasta. De esta misma masa se hacen los bizcochos de canela, friéndolos en manteca, no muy caliente, y revolcándolos en azúcar molida con canela. Son muy sabrosos.

CUINO. Especie de cerdo que no tiene la pesuña hendida. Se prepara y condimenta lo mismo que el cerdo (véase CERDO).

CULANTRADO. Lo mismo que celindrate (véase).

CUÑETE. Para trasportarse los

pescados de un punto á otro sin que se descompongan, se sancochan y se echan con aceite, preparado de diversas maneras, en barrilitos pequeños ó cuñetes, que suelen ser del peso de una arroba, incluso el pescado con su guiso, aunque varian algunas veces de peso y en esto no hay una regla fija. El aceite preparado en que se marinan los pescados para esto, se llama *escabeche*, y en esta voz (véase MARINADA y ESCABECHE PARA PESCADO) se explican los distintos modos de prepararse, á mas de las composiciones que comprenden los artículos siguientes, que tambien son marinadas ó escabeches, que pueden aplicarse á diversas clases de pescado.

CUÑETE DE MOJARRAS. Despues de limpias y sin escamas se enjugan. Se frien en aceite porcion de ajos mondados hasta que se hayan dorado, se revuelcan las mojarras en harina, se espolvorean con sal y pimienta, se frien en el aceite, sacados los ajos, hasta que se hayan dorado, se escurren bien del aceite y se dejan enfriar. Se muelen los ajos dorados y se desbaratan en bastante vinagre bueno, se agrega un poco de pimienta molida y clavo, se pone á hervir el vinagre con hojas de laurel, bastante tomillo, orégano de China, unas dos hojas de naranjo, ruedas de limas y cáscaras de limon. Así que haya dado uno ó dos hervores, se pone á la lumbre aceite, y allí se frie el vinagre con todo lo que se le ha echado; y en cuanto se fria un poco, se aparta. Se pone en el cuñete una capa de mojarras, otra encima de orégano, tomillo crudo, y unas hojas de laurel; se les agrega encima parte del recaudo cocido en el vinagre, y un poco del caldo, y así se van poniendo capas hasta henchir el cuñete, llenándo lo bien con aceite crudo, y tapándolo para que sirva despues de ocho dias.

CUÑETE DE PÁMPANO.
CUÑETE DE HUACHINANGO. } (Véase ESCABECHE DE VERACRUZ).

CUÑETE DE BAGRE. Dispuesto y desflemado el bagre, como se dijo en los artículos que tratan de este pescado (véase BAGRE), se lava, se divide en raciones de cuatro pulgadas de largo, ó poco mas, se frien en aceite y se dejan enfriar. El escabeche en que se ha de marinar, se dispone echándose en un trasto proporcionado la cantidad que se calcule suficiente para llenar el cuñete despues de ponerse el bagre: se frien en él limones rebanados, hasta que larguen todo el zumo, metiéndose en la fritura dientes de ajo mondados, ensartados en un popote, echándose tomillo, mejorana y laurel, pimienta, clavo y ajengibre molidos, con la sal suficiente, todo en proporcion á la cantidad de pescado; se añade vinagre rebajado con agua, segun sea de fuerte, dejándose hervir hasta que se incorpore bien con el escabeche; se aparta entónces y se deja enfriar perfectamente; cuando lo esté, se pone el pescado en los cuñetes, que se taparán con el segundo fondo, apretándoles los aros, y por el agujero del tapon se le echa del aceite compuesto la cantidad que baste á llenarlo exactamente. Si el pescado se guarda en ollas ú otras vasijas, se cuidará de que el escabeche lo cubra enteramente.

De este modo pueden escabecharse cualesquiera otros pescados frescos y embarrilarse.

CUÑETE DE VACA, Ó DE TERNERA. Se rebana al través la pulpa de ternera muy manida, de modo que las tajadas queden bastante delgadas. Se muelen con proporcion á la carne bastantes especias de todas, ménos azafran, y los cominos y culantro en ménos cantidad que las otras, hasta que se forme una masa, si se les hubiese echado una poca de agua, ó queden en polvo bien remolido: se van poniendo en el cuñete camas de rebanadas de ternera y de especias, siendo la primera de éstas y así sucesivamente hasta llenarse el cuñete, advirtiéndose, que sobre las especias se añadirán sal, hojas de laurel en corta cantidad, tomillo, oregano, y cabezas de ajo machacadas. Puesta la tapa del cuñete y apretados los aros, se llena por el agujero del tapon con vinagre, cuya operacion se hace, si el cuñete ha de caminar para otro punto; pero si solo ha de servir para el uso, no hay para qué taparlo, sino que puesta la última cama de especias con lo demas que se ha dicho, se echará encima el vinagre hasta que se llene, quedando las carnes bien bañadas y cubiertas con una tapa sobrepuesta, habiéndose cuidado de añadir algunas cabezas de ajo cocidas.

A los cinco ó seis dias ya se puede hacer uso de la carne, que para esto se pone al fuego con agua para que se cueza, y estándolo, se aparta. Se pican bastantes ajos y se ponen á freir en aceite; se deja enfriar la fritura, y estándolo, se mezcla con vinagre, que se echa en el plato en que se habrá aderezado la carne, adornándose con orégano, aceitunas, tornachiles y cebollas picadas ó rebanadas.

CURAZAO. Se hace este licor con las cáscaras descarnadas de un fruto aromático muy parecido á la naranja, que crece en la isla de Curazao, en esta parte septentrional de la América. Estas cáscaras desecadas llegan á Europa por la via de Holanda, y puestas en infusion en excelente aguardiente, se destilan despues con él, mezclándose el espíritu que resulta, con un jarabe algo espeso, con lo que el licor queda concluido.

Nada parece mas difícil que esto; pero es sin embargo, necesario que no sea así, puesto que no es muy comun el buen curazao.

La primera dificultad que se presenta para fabricarlo bueno, consiste en que son muy raras las cáscaras de ese fruto, cuyo perfume y suave amargura constituyen el mérito principal de este licor. Y aunque muchos destiladores creen suplirlo perfectamente empleando cáscaras de naranja dulce, de lima, de cidra, de toronja y de naranja agria, bien sea mezcladas ó separadamente, siempre es muy diferente en gusto; con ellas podrán formar un buen licor; pero nunca será curazao.

Despues del fabricado en Holanda, es el mejor el que viene de Tournay, de Bruxelas, de Douay y de otros lugares de Francia, donde su proximidad á la misma Holanda permite que se adquieran las cáscaras de primera mano, y donde el gran consumo hace que se dediquen con todo esmero á la fabricacion de este licor, que á estas causas debe su manifiesta superioridad.

Por infusion es como ordinariamente se prepara, y para esto se lava en muchas aguas tibias una libra de curazao; se ponen á escurrir despues en un tamiz y se echa en un botellon con ocho cuartillos de agua y treinta y dos de aguardiente: se dejan en infusion por quince dias, y se destilan despues, endulzándose el licor con almibar, hecho con cinco libras y media de azúcar, disuelta en doce cuartillos de agua, colado por un tamiz; se hace la mezcla, se filtra el licor y se embotella.

Durante los quince dias que dura la infusion, es necesario menearla de tiempo en tiempo en el botellon, á fin de que se haga la misma infusion con mas facilidad.

Este es el verdadero curazao; pero para que nada falte en este Diccionario, se pone en el artículo siguiente la receta para falsificarlo con cáscaras de naranja agria, siendo la mejor entre las muchas que se han tenido á la vista.

CURAZAO FALSIFICADO. Se ponen en infusion por seis ú ocho dias en seis cuartillos de aguardiente las cáscaras de cuatro naranjas agrias, cortadas delgadas y menudas, con un adarme de canela y otro de cascarilla interior de nuez moscada (macias). Despues de haber obtenido por la destilacion las dos terceras partes del licor, se disuelve al fuego una libra de azúcar en cuatro cuartillos de agua comun, y así que se haya de enfriado, se mezcla todo, se filtra por la manga y se guarda en botellas bien tapadas.

CUZCUZ. Es lo mismo que *alcuzcuz*, cuya voz ha corrompido el vulgo; pero ya es la usada generalmente, y por ella se designa la harina gruesa del maiz cacahuatzincle, martajado y cernido, que se vende ya preparado de este modo, y se hace en dulce, poniéndolo á hervir en miel de panocha con unos granos de anis, hasta que tome consistencia; pero no tanta, que se le deshaga el grano y quede reducido á atole.

Se hace tambien de la misma suerte con azúcar, mezclando leche en lugar de agua, y unas rajitas de canela en vez del anis.

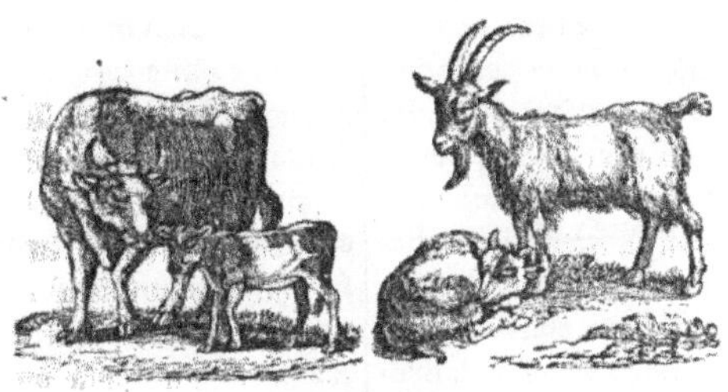

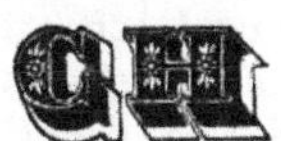

CHÁ. Como el té nos vino directamente de China en la nao que periódicamente salia de los puertos de las islas Filipinas para Acapulco, le llamábamos *chá* del mismo modo que los chinos; pero con el trato de los españoles y de otras naciones europeas, arrastrados por el torrente general, ya hoy le nombramos comunmente como ellos, TÉ (Véase TÉ).

CHABACANO. Entre nosotros se confunde bajo este nombre el chabacano comun con el albaricoque ó albericoque; pero no siendo dado á este Diccionario el evitar esta confusion general, y por otra parte, haciéndose de la misma suerte las preparaciones y dulces de ámbas frutas, siguiéndose el uso comun, comprendemos tambien al albaricoque bajo el nombre de chabacano. El modo de prepararlo se explica en sus artículos respectivos, que pueden verse bajo los rubros

CAJETAS DE CHABACANOS.

CONSERVA DE CHABACANOS VERDES Y MADUROS.

CONSERVILLA DE CHABACANOS.

MERMELADA DE CHABACANOS.

CHACINA. Suele llamarse así la carne adobada y preparada para hacer las salchichas, embuchados, chorizos, &c. (véanse estas voces).

CHALOTE. Especie de ajo, cuya raiz es bulbosa y tiene el mismo olor y gusto que el ajo; pero ménos fuerte, porque sus sales son ménos acres. El chalote pequeño, rojo y un poco duro es el ménos acre y el mejor para el uso de la cocina; contiene poco aceite y mucha sal esencial. Los tenemos en abundancia; pero no los distinguimos del ajo comun y así es que se emplean los dos indistintamente en los guisados, cuando algunos requieren el sabor fuerte del ajo ordinario, y otros perderian su delicadeza y se echarian á perder enteramente si en vez de chalote se usase del ajo en su condimento. Por esto es que en este Diccionario se hace la debida distincion de uno y otro, para que ámbos se usen convenientemente y dándose buen sabor y delicadeza á los guisados: cese ya la poca atencion con que se confunden vulgarmente las dos plantas y sus raices.

CHALUPAS. Con la masa de que se hacen las tortillas comunes, se disponen otras á las que se dá la forma de chalupas y de esto les viene su nombre. Estando así formadas, segun se explica en el artículo CHALUPAS DE MANTEQUILLA (véase adelante), se frien en manteca caliente, y en el hueco que se les deja enmedio, se pone alguna salsa dispuesta como se explica en los artículos siguientes. Tambien se suelen cocer sobre un comal, como las tortillas; pero entónces no se frien, sino que se añade manteca cruda ó cocida á la salsa y se ponen al fuego sobre una hoja de lata, para que así se les embeba.

CHALUPAS CON TRIPITAS. Limpias, cocidas y fritas las tripas de las aves, y en especial las del pato, se añaden á la salsa de los artículos siguientes.

CHALUPAS DE QUESO AÑEJO Ó FRESCO. Se añade tambien el queso á las de los artículos siguientes.

CHALUPAS DE MANTEQUILLA. Cocido el maiz en agua, y bien seco, se muele, se le agrega manteca y un poco de agua de tequesquite asentada, y habiendo formado una masa gruesa, se hacen unas tortillas largas y ovaladas y se ponen al comal: cuando ya hayan criado tez, se señalan con un cuchillo dejando una orillita; se levanta la costra del centro, y quitada alguna masa, se les echa mantequilla y pedacillos de chile tostado (tambien podrá agregársele un poco de queso espolvoreado), y se pondrán al comal hasta que se cuezan bien. Estas mismas, si no se quiere cocerlas al comal, se podrán freir en mantequilla cuidando de que no se doren, para que no se endurezcan.

CHALUPAS DE CHILE COLORADO. Hechas las chalupas del mismo modo que en el artículo anterior, se les podrá echar en el centro un poco de chile formado de iguales tantos de ancho y pasilla, tostado y molido, sazonado con la correspondiente sal; despues se echan á freir en manteca, y ántes de que se tuesten, se sacan y adornan con hebras de carne frita, cebolla picada ú otra sustancia.

CHALUPAS DE CHILE VERDE. Asados unos xitomates, mondados y exprimida la pepita, se agregan unos tomates bien cocidos, y uno y otro se muele con chile verde y se echa en el centro de la chalupa con queso y cebolla picada; en lo demas se sigue el mismo método que para las anteriores.

CHALUPAS DE MORCON. Bien cocidos los morcones, se frien y se les agrega bastante cebolla picada y chiles verdes rebanados, y hecha la chalupa, se rellena con esta mezcla, añadiéndose la correspondiente sal.

Se pueden hacer tambien por el mismo método, de huevos revueltos, picadillo ó cualquiera otra fritura.

CHANFAINA. Guisado hecho de bofes ó livianos, que vulgarmente llaman *asadura*, picados en cuadritos pequeños. No será inútil advertir que debe comprarse la asadura en las casas de matanza, porque las que se venden en las plazas, suelen estar pasadas, oliscadas, y cuando no, sopladas por lo ménos.

CHANFAINA VERDE. Se pone á cocer la asadura con los hígados en una poca de agua con manteca y sal. Se frie una cebolla en rebanadas, cuidando que no se tuesten, y sacadas de la manteca, se echarán en ésta la asadura é hígados, cortados en pedazos ménudos. Se añaden bastante peregil molido, unos dientes de ajo asados y tambien molidos, pimienta, clavo, canela, las rebanadas de cebolla fritas que se sacaron y dos ó tres chilchotes asados; así que se haya sazonado bien se sirve.

CHANFAINA VERDE (Otra). Se cuece la asadura en agua con sal y ajos machacados (uno por cada asadura), y se pica despues: se frien ajos y cebolla picados, en manteca quemada y en seguida se echa bastante peregil molido con pan dorado en manteca, ajos y pimienta: cuando esto se haya frito un poco, se añade la asadura picada y despues de freirse tambien, se añaden el caldo en que se coció, que se colará para esto, vinagre y abundante aceite, dejándose hervir hasta que el caldillo tome la debida consistencia.

CHANFAINA DE MARÍA MARCELA. Bien cocida la asadura con los hígados de carnero, se pican éstos á golpe de machete, y aquella se corta con un cuchillo en pequeñas partes. Se ponen á freir en manteca bastante cebolla, peregil, orégano, tomillo y dientes de ajo, todo picado, y se echan allí la asadura é hígados con carne de puerco cocida, jamon, chorizos y alcaparras, espesándose el caldillo con una rebanada de pan frito, dorada y molida con clavo, canela y pimienta. Se añade á la chanfaina un poco de azúcar y vinagre bueno, haciéndose que el caldillo quede espeso.

CHANFAINA COMUN. Se desengrasa, se parte y se pone á cocer en agua con sal la asadura; cuando esté ya cocida, se saca del agua y se pica en trozos menudos. Se muele un pedazo regular de hígado juntamente con un chile ancho desvenado y remojado, y un poco de clavo y de pimienta fina. Se pone una cazuela á la lumbre con una poca de manteca, y se frien en ella bastante cebolla rebanada, algunos ajos picados y el hígado que se molió con especias: se humedece con caldo del en que se coció la asadura, se echa ésta y se deja hervir, agregándose orégano, tomillo, unos chiles verdes y vinagre; cuando el caldo quede sazonado y bien espeso, se le echa un poco de aceite, se apea y se sirve adornada con rebanadas de cebolla desflemada en agua, chilitos y aceitunas.

CHANFAINA CON JAMON, CHORICITOS Y LONGANIZA. Se frien en manteca cebollas, ajos y peregil, todo picado, con xitomates molidos en crudo; se echa entónces la asadura ya picada, que se habrá cocido en agua con sal, un poquito de vinagre, lonjas pequeñas de jamon y pedazos de choricitos y de longaniza, dejándose macerar ó rendir estas viandas con el recado en la manteca: se le añade en seguida el caldo en que se coció la asadura, colándose ántes, con azafran, clavo, pimienta, cominos é higado cocido, molido todo; alcaparras enteras, tomillo, una hoja de laurel y aceite, dejándose hervir todo junto, hasta que espese el caldillo y adquiera una consistencia regular.

CHANFÁINA FRITA. Muy bien lavadas las asaduras, se ponen á cocer en agua con vinagre, sal, una cabeza de ajo machacada, una cebolla abierta en cruz, dos hojas de laurel, tomillo y mejorana. Se frien en bastante manteca cebollas picadas y dos dientes de ajo: estándolo, se saca el ajo y se muele con un xitomate grande para cada asadura, echándose ámbas cosas molidas en la manteca para que se frian tambien: en seguida se pican las asaduras y se van echando en la fritura, y cuando queden bien refritas, se añade un pocillo de aceite, canela, pimienta clavo y cominos, molidas estas especias, y vinagre al gusto; dejándose que todo se fria mas, y entónces se añaden dos huevos cortados en vinagre. Para servirse, se adorna con aceitunas, chilitos curados y algunas alcaparras.

CHANFAINA ADOBADA. Se cuece la asadura como se dijo en el artículo CHANFAINA CON JAMON (véase), y con las mismas cosas, picándose despues de cocidas. Se desvenan y remojan unos chiles anchos y se muelen con ajo, pimienta, clavo, cominos y pan remojado en vinagre: se frie todo en manteca y se sazona con sal, echándose en seguida la asadura picada, el jamon, los chorizos y longaniza: cuando todo esté frito, se le añade vinagre y el caldo en que se coció la asadura, colándose ántes, dejándose sazonar á dos fuegos, hasta que se consuma el caldillo. Se sirve caliente, añadiéndose aceite al apearse de la lumbre, y adornándose con chilitos, aceitunas y cuartos de tornachiles curados.

CHANFAINA EN ADOBO DE XITOMATE. Se hace en todo como la del articulo anterior, con la diferencia de añadirse al adobo xitomates asados y molidos, orégano, tomillo, mejorana y dos hojas de laurel.

CHANFAINA ADOBADA EN CRUDO. Se rebana la asadura cruda y se pone á freir en manteca con sal; y estándolo, se añaden chiles anchos desvenados y remojados, ajos y cominos, todo molido, para que se frian tambien: en seguida se echa vinagre, el zumo de un limon para cada una, orégano y el agua suficiente, para que hirviendo pueda cocerse perfectamente la asadura, ántes que se consuma el caldillo, pues se ha de dejar secar á dos fuegos la chanfaina.

CHAPANDONGOS. Se forman unas tortillas chicas y muy delgadas; ya hechas, se toma chicharron gordo bien tostado, se muele bien con dos ó tres pimientas gordas y dos ó tres clavos de comer, sazonándose con la sal fina necesaria: habiéndose frito en una cazuela hebras de jamon magro y mezclado todo lo molido con huevos revueltos, ó con picadillo, como el de chiles rellenos, se echa en las tortillas, las que con el relleno se doblan y se bañan en huevo batido: se frien, y despues de escurridas, se echan á cocer en mole de chile colorado, preparado de cualquiera de los modos que se explican en la palabra MOLE (véase), ó mejor que todos ellos, en el de pipian.

CHAPANDONGOS EN ESPECIA. Molido

un poco de xitomate bien cocido, se sazona con la sal necesaria, y se póne á freir en una poca de manteca: se echan unas cebollas en cuarterones, unos ajos picados y peregil; y luego que ya no salte mucho, se echa el caldillo bien sazonado con sal, y unos chilitos enteros; y cuando ya haya hervido bien, se molerán un poco de clavo, pimienta y azafran en vinagre bueno, y se les echará sazonándolo con un terron de azúcar; se pondrán los chapandongos, hechos como ántes se ha dicho; y así que haya espesado un poco el caldo, se apearán.

Estos chapandongos se hacen rellenos de queso, de sesos y aun de picadillo de pescado.

CHAYOTE. Voz que trae su orígen de la mexicana *chayutli*, con cuyo nombre se designa la planta que produce esta fruta y la fruta misma, que por ser demasiado comun y conocida de todos los habitantes de estos paises, no hay para qué describirla; pero será oportuno advertir de paso las dos equivocaciones, en que incurrió al hablar de ella, el insigne mexicano y sabio jesuita Clavigero; equivocaciones poco importantes, y muy disculpables ciertamente, si se considera que escribia á mas de tres mil leguas de distancia de este pais, y por lo mismo, sin el auxilio que podian prestarle en sus dudas los inteligentes, de lo cual se queja él mismo en el prefacio de su obra.

Asienta este ilustre autor, que el chayote es fruta de hueso y que es redonda, y no es así: su forma es parecida á la de un corazon, y su pepita no tiene cubierta dura, ni de ninguna clase, siendo tan blanda, ó mas que la pulpa de la misma fruta.

Esta se come, como tambien su raiz, que es bulbosa, y para esto se cuece en agua con tequesquite; pero es necesario observar en su cantidad el justo medio; porque si no se echa la necesaria, queda el chayote duro y no sabroso; y si se pone mas, se vuelve amarillosa la carne, tan blanda como masa, y de un dulce desagradable. Se comen tambien ámbas cosas, guisadas del modo que se indica en los artículos siguientes, advirtiéndose que lo mismo que se dice en ellos de la fruta, debe entenderse igualmente de la raiz, pues ámbas cosas se condimentan lo mismo.

CHAYOTE (Ensalada de). (Véase ENSALADA DE CHAYOTE).

CHAYOTE (Torta de). (Véase TORTA DE CHAYOTE.)

CHAYOTES FRITOS. Cocidos los chayotes, como se ha dicho, se cortan en rebanadas, poniéndose entre dos de ellas un poco de queso rallado, si es añejo, ó desmoronado si fuese fresco; se rebozan con huevo batido y se frien en manteca, sirviéndose de este modo ó con caldillo de xitomate.

CHAYOTES EN PIPIAN. Se pican despues de cocidos, en cuadritos pequeños y se echan en una cazuela para que se frian juntamente con lo demas de que se ha de hacer el pipian (véase PIPIAN), dejándose hervir con él, hasta que tomen la consistencia debida.

CHIA. De esta semilla no se hace otro uso en la mesa, sino como bebida refrigerante, y para esto, se echa en agua, teniéndose el cuidado de batirla mucho, para que al cuagularse no se formen de ella grumos, que despues no es fácil deshacer: se deja en el agua hasta que cada grano crie una especie de atmósfera de agua cuagulàda, ó como suele decirse vulgarmente, hasta que engorde; se endulza entónces y se echan á cada vaso unas gotas de zumo de limon, si en la infusion no se pusieron, segun su cantidad, uno ó dos limones partidos por la mitad.

CHIA NEVADA. (Véase entre los HELADOS).

CHIVATO. Esta voz y la otra *chivo*, son sinónimas de *cabrito;* pero comunmente se usan para designar al macho de la cabra, que en castellano se llama *cabron*, cuya voz es muy poco usada, por las alusiones indecentes que hace con ella la gentualla, de modo, que ya se ha convertido en un insulto.

Su carne se come raras veces á causa da su mal olor y de su gusto desagradable. Sin embargo, en los lugares en que es considerable el comercio de cabras, los chivatos que no son destinados á ellas, se castran para la engorda; mientras mas crecen engordan mas; su carne es de mejor gusto y se prepara y se guisa lo mismo que la del carnero. La que sale de las frituras en las matanzas para sacar el sebo, se llama *chito*, y se come así frita con salsa de chile ó en clemole (véase CHITO).

CHIVATO EN BARBACOA. Matado el animal, se desuella y se vacia: se limpian perfectamente la panza y las tripas, que despues de limpias se vuelven á echar en ella, y ésta se coloca en su mismo lugar, despues de bien frotado todo, el cuerpo por adentro y por afuera, con un adobo de chile ancho molido, cargado de ajo molido tambien, de sal, pimienta y ajengibre. Asi dispuesta la pieza, se cuece en barbacoa, segun los distintos modos explicados en su lugar (véase BARBACOA).

CHICORIA. Se llama tambien *achicoria*, y la hay de muchas especies, una de las cuales es la *escarola;* pero como entre nosotros se llaman con este nombre todas las chicorias comestibles, véanse sus preparaciones en la voz ESCAROLA.

CHICHA. Bebida fermentada hecha con el maiz, la piña y otras sustancias. Para prepararla, se usa de distintos métodos, entre los que se han escogido los mejores y se explican en los artículos siguientes.

CHICHA CON CEBADA Y MAIZ. Se muelen en crudo dos piñas grandes con sus cáscaras, una onza de cebada, otra de maiz prieto cacahuatzincle, y se echa todo con nuez moscada, un poco de canela y otro de clavo en un cántaro lleno de agua, que tapado ligeramente con hojas secas de maiz, se deja al sol y al sereno por nueve dias, teniéndose cuidado de menearlo diariamente. Al cabo de este tiempo, se cuela, se compone con clavo, pimienta, nuez moscada y canela, todo molido, y se endulza segun el gusto de cada uno.

CHICHA DE LIMON. Para tres piñas mondadas y molidas, se echa el zumo de veinte y cuatro limones, media onza de canela, dos libras de azúcar y un poquito de clavo. Se deja reposar un dia, y al siguiente se cuela y se añade azúcar hasta que endulce al paladar, y un poquito de panecillo para darle color.

CHICHA CON MAS AZÚCAR. Para una piña dos libras de azúcar, nueve cuartillos de agua, seis limones grandes ú ocho chicos, y poquitos de pimiento, clavo, canela y panecillo fino.

Se monda la piña y se muele con todo lo demas, echándose agua de los nueve cuartillos para lavar el metate, y machacar despues las cáscaras de la piña, mezclándose todo en una olla, donde tambien se pondrán las cáscaras de dos limones, despues de que se hayan exprimido allí mismo. Se dejan en la noche al sereno, y puede beberse al dia siguiente.

CHICHA CON CEBADA COCIDA. Se muelen dos piñas con cáscara; se pone á hervir en doce cuartillos de agua lo que cabe en un plato sopero colmado de cebada; y cuando ésta haya reventado á fuerza de hervir, se apea y se echa en un cántaro. Se echa allí la piña, una torta de pan tostada, un plato de maiz, tambien tostado, dos cuartillos de atole agrio, ocho pimientas, otros tantos clavos machacados, y dos hojas de maiz. Se cubre la boca con una servilleta y se pone al sol por quince dias, cuidando de menearlo con un palo cada tercer dia; al cabo de este tiempo, se cuela, se endulza, si se quiere, con jarabe de limon, se le agrega un poco de clavo y de canela, y embotellada y tapada fuertemente, al tercero dia se hará uso de ella.

CHICHA CON CEBADA Y MAIZ TOSTADO. Se tuesta maiz prieto, cuanto cabe en un plato, y cebada lo que cabe en ocho: tostadas ámbas cosas, se martajan con un poco de azúcar. Se echa todo en una olla con veinte cuartillos de agua hirviendo, y se agregan dos panochas blancas; se muele una cuarta de onza de canela, una nuez moscada y veinte clavos de comer; se ata este polvo en un liencecito nuevo y se echa en la olla; se le cubre la boca con una servilleta; se pone al sol y al sereno, y á los ocho dias se saca, procurando no menearla para que no se rebote; se cuela y se endulza, echándole especias de nuevo, si las necesita.

CHÍCHARA. }
CHÍCHARO. } Así se llama en Andalucía al güisante, y de ahí provino que nosotros le llamásemos del segundo modo, á distincion del seco que conocemos con el nombre de alverjon ó arvejon.

CHÍCHAROS (Cocimiento de los). Se procuran los mas tiernos y pequeños que llaman de cambray, y se cuecen con un poco de tequesquite para que las cáscaras ú hollejos no queden duros, y despues se guisan de los modos siguientes.

CHÍCHAROS SECOS. Se harán unos torreznos; mezclándose ajo picado, y cuando se dore éste, se saca y se muele con xitomates asados: en la cazuela de los torreznos se añade manteca para que siga friéndose el jamon con cebolla picada, que se echará cuando se hayan sacado los ajos; despues de frita la cebolla, se echa allí mismo el ajo y xitomates molidos, que se freirán tambien, añadiéndose por último los chícharos ya cocidos, con azafran, clavo y pimienta, molidas estas especias, harina dorada en manteca y un poco de caldo ó agua; se liga todo esto con yemas de huevo cortadas con vinagre, y se deja hervir todo hasta que los chícharos queden algo secos. Al apartarse se les echa aceite.

CHÍCHAROS EN CHILE VERDE. Despues de cocidos como se ha dicho, se cuecen tomates y chiles verdes, se muele esto con unos pocos de los chícharos y se frie todo en manteca; se le echa un poco de caldo de carne de puerco y una rama de culantro verde; luego que ha dado un hervor, se echan los chícharos enteros, costillas de puerco cocidas y rebanadas de morcon; se sazona con la sal fina necesaria y se deja hervir hasta que espese.

CHÍCHAROS A LA INGLESA. Se pone á hervir una poca de agua con sal de la tierra, y cuando esté hirviendo, se echan los chícharos y se cuecen á fuego fuerte. Así que esten cocidos se escurren, se derrite un poco de mantequilla, se le revuelve peregil picado muy menudo y se sazona al paladar con sal fina; se echan los chícharos en un platon, se les baña con la mantequilla y se sirven.

CHÍCHAROS Á LA BURGESA. Puestos los chícharos tiernos en una poca de agua, se les echan dos onzas de mantequilla por cada cuartillo (medida de líquidos) de chícharos, y se revuelven mucho: despues se les escurre el agua, se les agrega sal y un manojito de yervas finas, se frien y se les echa agua hirviendo; se cuecen en ella y se les añade un trozo de mantequilla del tamaño de una nuez, mezclada con harina, se revuelven bien y se sirven.

Se les pueden añadir yemas de huevo con un poco de natillas; pero entónces se les echa ménos sal y se les agrega azúcar.

CHÍCHAROS EN HARINA. Se cuecen los chícharos con un poco de tequesquite; se pone una cazuela á la lumbre con manteca, y se frien allí unos dientes de ajo picados: cuando se hayan dorado se sacan y se se frie allí una poca de harina, meneándose hasta que se dore bien: despues se echa un poco de caldo de la olla y dos ó tres cabezas de cebolla en cuarterones; se muele un poco de clavo, pimienta y canela, y se agrega al caldo: despues se echan los chícharos cocidos y unos chilitos enteros, añadiéndose costillas de puerco cocidas y rebanadas de lomo; se sazona todo con sal fina, y cuando haya espesado bien, se apea.

CHÍCHAROS CON CALDILLO DE LOS MISMOS Y HUEVO BATIDO. Despues de cocidos los chícharos tiernos como en el artículo anterior, se saca una porcion de ellos y se muele con un pedazo de pan frito en manteca: se pica cebolla menudamente y se frie en bastante manteca: despues se echa allí el pan molido con chícharos y se frié tambien: se añade entónces agua en una regular cantidad y se echan los chícharos enteros, con clavo, pimienta y la sal fina necesaria en polvo, y se deja hervir todo hasta que espesa bien, y cuando yá esté para apearse, se baten dos ó tres yemas de huevo, y apeados los chícharos, y no calientes, se les echa el huevo revolviéndolos bien, y despues se pone la cazuela sobre cenizas calientes para que se cueza el huevo.

CHÍCHAROS EN ALMENDRA. Cocidos los chícharos, se frien unas almendras con cáscara hasta dorarse en la manteca. Despues se doran tambien unas rebanadas de pan en la misma manteca, se saca uno y otro y se muele bien; se frien unas cebollas pequeñas, y cuando ya esten fritas, se vuelven á freir allí las almendras y el pan molido; se les echa una poca de agua, se pica muy menudo un puñado de peregil y se pone en la cazuela con los chícharos; se sazona con la sal fina necesaria, y se dejan hervir hasta que espese el caldillo; despues se dejan sobre ceniza caliente.

CHÍCHAROS CON LECHE Y VINO. Despues de cocidos los chícharos con una poca de sal de la tierra, se pican menudamente unos xitomates maduros, dos cabezas de ajos limpias, un puñado de tomates y otro de peregil; se revuelve este picadillo y se frie bien en manteca; despues se echa allí una poca de harina, y ya que se haya frito, se añade cuartillo y medio de leche y ocho ó diez huevos duros picados menudamente, y un poco de pimienta de Tabasco en polvo; ya que todo haya espesado un poco, se echarán los chícharos cocidos y un vaso de vino blanco; se hará que todo hierva hasta que haya espesado, se quitará de allí la cazuela y se tapará para que repose.

CHÍCHAROS DE CAMBRAY A LA CREMA. Se echan en agua con un buen trozo de mantequilla, cosa de dos cuartillos (medida de líquidos) de chícharos pequeños muy finos; se oprimen y aprietan juntamente con las manos y se ponen sobre una coladera para que se escurran perfectamente; estándolo, se echan en una cacerola, y en una hornilla bien encendida se ponen á freir, teniéndose cuidado de saltarlos con frecuencia: se les añade un poco de sal, y otro poco de azúcar si se quiere, un manojito de peregil y cebollitas, y echándoles agua hirviendo, se hacen cocer á fuego vivo: cuando se les haya casi consumido el caldo, se deslien cuatro yemas de huevos frescos en buena crema, se ligan con esto los chícharos y se sirven.

CHÍCHAROS DE CAMBRAY EN MANTEQUILLA. Las cantidades son tres cuartillos (medida de líquidos) de chícharos de cambray y cuatro onzas de mantequilla. Se procede en todo como en el artículo anterior, sin omitir la azúcar, hasta el punto de quedar casi consumido el caldo; entónces, que será el momento de servirse los chícharos, y estando éstos hirviendo, se apartan y se hacen saltar con nueva mantequilla fuera del fuego, hasta que queden bien ligados: se disponen en monton, asegurándose ántes de que están bien sazonados y que tienen la sal necesaria.

CHÍCHAROS (Sopa de sustancia de). (Véase SOPA DE SUSTANCIA DE CHÍCHAROS).

CHÍCHAROS DE CAMBRAY CON HUEVO. Se ponen á cocer los chícharos en caldo, y cuando estén bien cocidos y suaves, se les añaden tostadas fritas, quebrándose sobre ellos algunos huevos y sazonándose con sal y pimienta; se ponen á dos fuegos mansos para que se acaben de cocer por igual. Se sirven como intermedio.

CHÍCHAROS CON MANITAS DE PUERCO EN XITOMATE. Se ponen á cocer manitas de puerco, y estándolo perfectamente, se deshuesan y se dividen en pedacitos; se cuecen aparte los chícharos, y estándo ámbas cosas prevenidas, se frien en una cazuela con manteca, cebollas y ajo picados; se frien despues allí mismo sin sacarse la cebolla ni el ajo, xitomates asados y molidos, peregil picado y yemas cocidas desmoronadas; estando todo frito, se echan los trocitos de pies de puerco y el caldillo en que se cocieron éstos, sazonándose con sal, y añadiéndose azafran, cominos, pimienta y clavo, todo molido, un poco de vinagre y cebollas cocidas y desbaratadas; se dejan hervir todas estas cosas, hasta que se consuma la mayor parte del caldo y quede el guisado espeso.

CHÍCHAROS CON EXOTES EN XITOMATE. Se cuecen juntamente los chícharos con exotes enteros, rebanadas de chorizon, y pedazos de longaniza; y estándolo, se frien en manteca cebollas, ajos y xitomate, todo picado; se pican los exotes y se echan en la fritura con los chícharos, el chorizon, la longaniza y el caldo en que se cocieron, añadiéndose azafran, pimienta, clavo, unos pedazos de pan fritos en manteca, todo molido, y un poco de aceite, dejándose hervir hasta que se haya consumido la mayor parte del caldillo.

CHÍCHAROS CON EXOTES Y CHILE VERDE. Se cuecen los chícharos juntamente con los exotes enteros, y despues se pican éstos y se frien ámbas cosas en manteca, despues de haberse frito en ella ajos, cebollas, xitomates y chiles verdes, todo picado; se echa un poco de caldo con clavo y pimienta molida, y añadiéndose algunas alcap arras enteras; se deja hervir todo hasta que se haya casi consumido el caldillo, ligándose esto con huevo batido y dejándose en la lumbre hasta que cuaje.

CHÍCHAROS CON PAPAS Y CHILE VERDE. Lo mismo que los del artículo anterior, poniéndose papas cocidas, mondadas y picadas en lugar de los exotes, ó añadiéndose simplemente las papas sin quitar los exotes, y quedando hecha la mezcla con las tres cosas.

CHÍCHAROS EN ADOBO CON LOMO DE PUERCO. Desvenados y remojados los chiles anchos, se muelen con pan frito en manteca, ajos y cominos: se frie todo, sazonándose con sal: se añade luego vinagre y el caldo en que se habrá cocido el lomo de puerco; se echa éste lomo, los chícharos y choricitos, todo cocido anticipadamente, y se deja hervir hasta que el adobo quede de una consistencia regular.

CHÍCHAROS CON RIÑONES Y EXOTES EN AJO-COMINO. Se cuecen los riñones en agua juntamente con los chícharos y exotes enteros, sal, ajos y cominos molidos: estándolo, se sacan del cocimiento, se rebanan los riñones y se pican los exotes: se frien en manteca con sal, chiles anchos y pasillas, desvenados, remojados y molidos con mas ajos y cominos y unos pedazos de pan frito: se echan despues los riñones, chícharos, exotes y el caldo en que se cocieron: se añade un poco de orégano y se dejan hervir hasta que tenga el caldillo la consistencia conveniente.

CHÍCHAROS CON EXOTES EN MOLE DE ALMENDRA. Desvenados, remojados y molidos unos chiles anchos con almendra y pan tostado, se frien en manteca: se echan despues los chícharos, exotes picados, pedazos de longaniza y choricitos, que se habrán cocido juntos en agua con sal, y el caldo en que se cocieron: se dejan hervir hasta que espese el mole.

CHÍCHAROS CON PAPAS EN CLEMOLE ADOBADO. Se cuecen aparte chícharos, cebollitas cabezonas y papas, pelándose despues y picándose éstas últimas: se muelen chiles anchos, desvenados y remojados, con tomates cocidos y se frien en manteca: se sazonan con sal y se añaden los chícharos, papas y cebollitas con orégano, tomillo, vinagre y el agua en que se cocieron las cebollitas: se deja hervir todo, hasta que se consuma un poco el caldillo, que no debe quedar muy espeso.

CHÍCHAROS CON PAPADA DE PUERCO EN CHILE. Se cuecen los chícharos juntamente con papada de puerco cortada en forma de dados, y pedazos de longaniza, en agua con sal y cebollitas cabezonas: se tuestan chiles anchos y pasillas en igual cantidad, se desvenan y se muelen con ajos, xitomates asados, cominos y clavo: se echan despues los chícharos, la papada, longaniza y cebollitas con el caldo en que se cocieron, y se deja hervir todo hasta que el caldillo quede algo espeso.

CHÍCHAROS FRITOS PARA VITUALLA (véase VITUALLA).

CHICHARRON. Se llama así el pellejo del puerco despues que limpio de la cerda y de echado en la fritura para extraerle la manteca, se saca y se le escurre la grasa. Lo hay de dos clases: de carne, y esponjado. El primero es al que se dejó el grueso de una pulgada de gordura, y el segundo el que se frie solo sin ninguna carne ó gordo. Ambos se comen en tal estado; pero en la cocina se usan preparados de diversas maneras.

CHICHARRON (Salchichones de Cerdo en). (Véase Salchichones de CERDO página 171.)

CHICHARRON (Quesadillas de.) (Véase QUESADILLAS DE CHICHARRON.)

CHICHARRON RELLENO. Se pone á remojar en agua caliente el chicharron esponjado, que en algunas partes se llama de espuma, y estendiéndose, se corta en pedazos de una sesma: se les pone en medio algun picadillo; pero es mejor el relleno de chorizon (Véase RELLENO DE CHORIZON), y envolviéndose entónces, se ata con un hilo, y se pone á hervir en una salsa dispuesta de este modo: se frien unos dientes de ajo en manteca, que se sacarán de ella luego que esten dorados, y se echan en la misma tortillas tostadas, molidas con canela, pimienta y clavo: se añade peregil picado y estando todo frito, se sazona con sal, se echa un poco de caldo, choricitos cocidos, lonjas pequeñas de jamon cocido tambien, aceite y vinagre, y se deja hervir el guisado hasta que el caldillo quede en la consistencia regular.

CHICHARRON (Torta de). (Véase TORTA DE CHICHARRON).

CHICHARRON (Clemole de) CON LONGANIZA. Se frien en manteca con sal, pedazos de longaniza: se sacan estos despues de fritos, y se frien unos dientes de ajo picados, que se sacan tambien luego que se doren, y se echa en la manteca misma chile ancho y pasilla, tostados, desvenados y molidos con tomates cocidos, y una ó dos tortillas tostadas en manteca: luego que esto se haya frito, se añade un poco de agua, con las raciones de un tamaño regular de chicharron de carne, la longaniza frita y una rama de epazote. Se deja todo hervir hasta que se haya cocido el chicharron, y el clemole quede en la debida consistencia.

CHICHARRONES FINGIDOS CON HUEVO SIN BATIR. Se incorporan en una cazuela con dos tazas calderas de leche, una rasada, y sin apretarse, de harina y cuatro huevos, y se amasa ó bate todo con la mano, hasta que no le queden granos: se echa esta masa en una sarten, untada con manteca, que se pondrá sobre rescoldo y con un comal encima: cocida la masa, se parte en cuadros y se le señalan otros mas pequeños con el cuchillo, para imitar los cortes de la carne del chicharron, dejándose la masa del fondo como de un dedo de grueso: en esta disposicion, se echan en manteca bien caliente, en suficiente cantidad para estar bañando con violencia los chicharrones, á fin de que se esponjen: se ponen entónces en almíbar caliente sin dejarlos hervir, y sacándolos en cuanto les penetre, procurando que por encima quede mas espeso el almíbar, del que se sacan para servirse, adornándose con pasas, piñones y almendras.

CHICHARRONES FINGIDOS CON YEMAS DE HUEVO. Se mezclan cuatro yemas de huevo con una taza de harina y un poco de sal, y se baten y se incorporan con dos tazas de leche: despues que todo esté bien revuelto y sin grumos, se echa en una sarten untada con manteca, y en lo demás se procede hasta concluir, como se explica en el artículo siguiente.

CHICHARRONES FINGIDOS CON HUEVOS BATIDOS. Se baten cuatro huevos y se revuelven con una taza de leche y otra de harina, y estando todo bien incorporado, se echa en una sarten untada con manteca poniéndose á dos fuegos hasta que cuaje. Para saber si está bien cocido, se mete un popote, y saliendo limpio, es señal que lo está, y se aparta de la lumbre. Luego que esté frio, se rebana en forma de chicharrones de carne, que se frien hasta que se doren, y al servirse se les echa almíbar, azúcar y canela.

CHICHARRONES FINGIDOS DE CANELA Y AGUARDIENTE. Se baten cuatro claras de huevo con un polvito de harina hasta que suben bien: se les revuelve una taza de agua de levadura, seis yemas de huevo, una poquita de harina y medio pozuelo de aguardiente de caña resacado: se revuelve bien la masa y se echa en una cazuela untada con manteca, que se pondrá á dos fuegos hasta que cuaje la masa, lo que se conocerá metiendo un popote en ella y saliendo limpio. Entónces se separará y dejará enfriar, y fria se abrirá con un cuchillo, rayándola con él por la parte que se cortó, al modo que se señalan los chicharrones de carne ó de barriga. Se freirán, y despues se les echará un poco de vino tinto, almíbar de punto alto y un polvo grueso de canela molida en donde hace la rajadura.

CHICHICUILOTE. Ave pequeña del lago de México, cenceña, ligera y de patas muy delgadas, de donde le vino en mexicano el nombre de *Tzitzicuiltotoll*. Se conocen varias especies, que varian en el color, tamaño y figura; pero su instinto y sus costumbres son las mismas. Su carne es buena y no deja de ser sabrosa.

CHICHICUILOTES ASADOS. Despues de bien limpias estas aves, se ponen á cocer con agua, sal y dos ó tres cebollas. Cocidas, se frien en manteca. Allí mismo se echan unos xitomates molidos, ajos picados, un poco de pimienta, culantro en polvo, y un poco de sal; se humedece un poquito con caldo del en que se cocieron las aves, se dejan dorar á dos fuegos mansos, y se sirven solas ó con alguna de las salsas para ellas (véase AVES en sus varios guisos).

CHICHICUILOTES EN CALDILLO. Se calienta bien la manteca y se frien ajos y cebollas picadas, echándose allí harina ó pan seco molido, lo que se dejará dorar hasta el grado que se necesite segun el color que quiera darse al caldillo. Se ponen allí las aves partidas por la mitad, de modo que una parte conserve el pescuezo y la otra la rabadilla. Se añade el agua suficiente, que se sazonará con sal, pimienta, canela y un poquito de vino.

CHICHICUILOTES EN XITOMATE. Se embarra una cazuela con manteca, y se le echa ajo, cebolla, xitomate picado, clavo, pimienta, y peregil; se sancochan los chichicuilotes enteros, ó partidos en dos mitades, y se les pone encima la fritura dicha con mas manteca, mantequilla, clavo y pimienta. Se cuecen á dos fuegos y se sirven con caldo, que se les añade, ó con rebanadas fritas de pan.

CHICHICUILOTES AL ASADOR. Se limpia una docena de chichicuilotes, y se ensartan en broquetas, que se acomodan al asador, y se ponen debajo unas tostadas de pan para que reciban la grasa que se desprende de las aves, que despues de cocidas y polvoreándose con sal y pimienta, se sirven sobre las tostadas con su grasa.

CHILAQUILES. Especie de sopa, que se hace con la tortilla destrozada en pipian, en xitomate, en chile verde ó en clemole, con los adornos que se explican en los artículos siguientes.

CHILAQUILES BLANCOS. Se cuecen xitomates y chiles verdes, echándoles, si se quiere, un poquito de agua de ceniza cuando estuvieren muy agrios: así que se hayan cocido se lavarán en agua fresca, y despellejado el xitomate se muele todo, sazonado con la sal fina necesaria; se frie muy bien, y cuando lo esté, se le echa el agua suficiente. Cuando haya hervido hasta quedar en un regular estado el caldillo, se despedazan y se echan tortillas hechas el dia anterior: así que hayan hervido de modo que quieran secar, se les agrega un poco de queso añejo espolvoreado, que se les revuelve y se apean, sirviéndose con fritura de longaniza, morcon, chorizos, costillitas de puerco y rebanadas de queso fresco.

CHILAQUILES TAPATÍOS. Hecho chile verde ó colorado, se cuece carne de puerco y chorizos, y se frien: se pone una capa de esta carne y se cubre con tortillas delgadas, se baña con chile que tenga bastante manteca y se espolvorea ajonjolí tostado; así se van multiplicando las capas hasta llenar el platon, procurando echarle bastante manteca.

CHILAQUILES COLORADOS. Estos se guisan lo mismo que los blancos; pero, se hace uso del chile colorado, ancho ó pasilla, ó mezclados de los dos, con tomates ó sin ellos, ó en pipian (Véanse MOLE, PIPIAN), advirtiéndose que en todas estas clases de guisos debe ser abundante la manteca y la sal, á causa de que no teniéndola las tortillas, quedarian insípidos los chilaquiles, si no se les echa la suficiente: en cuanto á los adornos, se varian las frituras, al gusto, ó segun las viandas que hayan quedado en la cocina, como carnes asadas, &c.

CHILCHOTE. Viene de la voz mexicana *Chilchotl*, que quiere decir chile verde, de los que hay varias especies, que se distinguen en México con los nombres de poblanos, cuaresmeños, tornachiles, y otros; pero que disponiéndose y guisándose lo mismo, se comprenden en este Diccionario bajo la voz genérica Chile en los artículos siguientes, en los que se trata del modo de condimentarlos como alimento, pues los guisos en que entran como sazonamiento ó especia, se explican en los artículos peculiares de cada guiso, particularmente aquellos en que el chile hace el fondo principal, como *pipian*, *mole*, &c. (Véanse estas voces).

CHILE. Véanse SALSAS DE CHILE en los diferentes artículos que las explican.

CHILES (Conserva de). (Véase CONSERVA DE CHILES, página 212.)

CHILES VERDES CAPONES. Se escogen los chiles verdes grandes, se asan y se pelan: despues se les corta un poco mas abajo del palito, como á la mitad del chile, de modo que no se arranque la cabeza, y se desvenan por arriba: se desmorona queso fresco, se pican unas hojas de epazote y se revuelven con el queso, triturándolas bien; se rellenan los chiles por la cabeza con el queso y se ponen á freir en manteca; cuando ya se conozca que están bien cocidos en ella, se sacan y se escurren; se bañan en manteca ó mantequilla hirviendo y sazonada con sal, unas tortillas muy delgadas y despues se envuelve en cada tortilla un chile de los fritos y se van colocando en un platon.

CHILES CAPONES COCIDOS. Hechos los chiles como se ha dicho antes, se rebanarán unas cebollas y despues de fritos los chiles se freirá la cebolla: despues se echará agua sazonada con sal y, los chiles para que se cuezan bien en aquel caldo con unas ramas de epazote; cuando estén bien cocidos, se apearán y se servirán con el caldillo, echándoles un poco de aceite de comer.

CHILES COLORADOS CAPONES. Se frien en manteca xitomate picado, ajo y cebolla tambien picados, y cuando ya esté bien frito el xitomate se echa el agua y la sal fina correspondiente: ya que haya hervido un poco, se echan unos chiles anchos enteros, trocitos de queso añejo ó rebanadas de fresco, y estando hirviendo fuertemente se estrellarán en el caldillo unos huevos, agregando unas yemas duras y hojas de epazote; hervirán otro poco y se apearán, adornándolos con rebanadas de queso fresco.

CHILES ANCHOS CAPONES, GUISADOS DE OTRO MODO Se ponen á calentar un poco los chiles anchos para que puedan desvenarse sin romperse, lo que se verificará por un lado sin quitarles el cabillo: se echan á remojar despues, se escurren en seguida y estando oreados se rellenan con queso añejo molido, ó rallado si fuese frescal, teniéndose cuidado de que no queden abultados sino planos: se frien en manteca, procurándose que no se vacien ni se quemen, y sacándose de la fritura, se echarán en la misma unas cebollitas cabezonas, cocidas en agua con sal, para que se frian tambien; estándolo se añade el agua en que se cocieron, y al soltar esta el primer hervor, se ponen en este caldillo con cuidado los chiles fritos, para que no se vacien, dejándose ablandar en el mismo caldillo que se hará hervir, al que en caso necesario se añadirá otra poca de agua, si los chiles no se ablandan luego, porque es indispensable que al comerse se les pueda quitar la cáscara con facilidad. El caldillo no debe espesarse mucho, ni tampoco dejarse muy aguado.

CHILES DESHEBRADOS. Asados chiles verdes poblanos, tornachiles, ó chilitos de los que se curan y llaman *chilaca*, y pelados, se deshebran, y puesta una cazuela á la lumbre con manteca, se echan en ella á freir bien; cuando esten fritos se les rebana una cebolla, se humedecen con poca agua caliente, agregándoles unas ramas de epazote; se sazona todo con sal fina, desmoronándole un poco de queso añejo, y dejándose hervir hasta consumirse el agua; y cuando el chile se haya frito, se quitará de la lumbre, y puesto en el platoncillo, se le rebanará queso fresco bueno, se le echarán otras rebanadas de aguacate mondado, y si se quiere, un poco de aceite.

CHILES RELLENOS Hay tal variedad de gustos sobre la clase de chiles que deben emplearse para rellenar y sobre lo picante que han de conservar despues de hechos, que no se puede en esto dar una regla fija. Unos gustan mas de los que llaman poblanos, ó de los cuaresmeños, por ser mas carnosos, y otros apetecen mejor los tornachiles por ser mas suaves, de color mas agradable, y de gusto menos acre y mas delicado por lo mismo: así es que en esta parte se atenderá al gusto ó al capricho de los que han de comerlos. En cuanto á lo picante bastará advertir, que desvenados y desflemados en agua de ceniza, no conservan nada picante; pero de este modo hay el riesgo de que perdiendo hasta su sabor, queden lo mismo que si se hubiera rellenado y condimentado zacate. El JUSTO MEDIO que es hoy el platillo de moda, debe tambien tener lugar en esta materia; y así como es un exceso dejar los chiles con sus venas y hasta con las pepitas ó semillas, segun apetecen algunos, lo sería por el extremo contrario dejarlos sin sabor, por quitarles el picante, desnaturalizándolos de modo, que sería mejor y ménos laborioso emplear otras sustancias en su lugar, y servirse unas cebollas rellenas, por ejemplo, y no chiles que lo han dejado de ser, cuando se les ha despojado de una de sus cualidades esenciales ó distintivas. Los que gusten de chiles de esta clase, pueden ver adelante los artículos relativos á CHILES RELLENOS FINGIDOS, en que encontrarán una pasa ta dulce de pepita de calabaza ó de almendra, que hace en ellos las veces de chiles. Parece pues, por todo lo dicho, que es prudente aconsejar que despues de asados los chiles que se elijan, deberán quitárseles las pepitas y las venas, y sin desflemarlos en agua de ceniza, ya despellejados y limpios, proceder en seguida á rellenarlos; pero lo mas seguro es atenerse al gusto de las personas que los han de comer.

Se rellenan con picadillo de carne de puerco, de pescado, de camarónes (véase PICADILLO PARA RELLENAR, RELLENO), con huevos revueltos ó con queso; se revuelcan en harina, se rebozan con huevo batido y se frien; pero como para cada relleno suele variarse el caldillo de diferentes modos, se consultarán para esto los artículos siguientes.

CHILES RELLENOS CON PICADILLO DE CARNE DE PUERCO. Dispuestos, rellenos y fritos como acaba de explicarse, se frien en manteca ajo y peregil picados, y xitomates asados y molidos: se echa el agua suficiente y se deja hervir el caldillo, añadiéndole despues especias molidas de todas, y la sal necesaria: se ponen los chiles en él y se deja espesar, sazonándolo con vinagre bueno, y un poquito de azúcar para suavizar el ácido del xitomate, y añadiéndose, si gustaren, rebanadas de plátano, de manzana, de camote ú otras frutas. Al llevarse á la mesa se adorna el platon por encima con granada desgranada.

CHILES RELLENOS. (Otro caldillo para). Se frien en manteca unos dientes de ajo, partidos por la mitad, y cuando se hayan dorado, se sacan: se muelen juntamente con xitomates asados y con alcaparras, y se vuelven á echar en la fritura, en la cual se dejan macerar un poco, ó medio freir: se sazonan con sal y se echa azafran, cominos, clavo, pimienta y pan tostado en manteca, todo bien molido: se añade el agua en que se coció la carne para hacer el picadillo, un poco de aceite y de vinagre y se deja hervir el caldillo, echándose en él despues los chiles, ya rellenos, y haciéndose que espese lo conveniente. Al llevarse á la mesa, se añaden aceitunas y chilitos curados, pues si se hacen hervir con el caldillo, le comunican mal sabor.

CHILES RELLENOS CON HUEVOS REVUELTOS. Dispuestos los chiles como se ha dicho, y rellenados con huevos revueltos (véase HUEVOS REVUELTOS), en lugar del picadillo de carne, se cubren con harina, se rebozan con huevo batido y se frien; se dispone el caldillo como en los artículos anteriores ó del modo siguiente: se frien en manteca ajo y peregil picados, y xitomates bien maduros, asados y molidos; se echa agua y se deja hervir hasta que el xitomate quede bien cocido, agregándose cuarterones de cebollas limpias, especias molidas y la sal necesaria; se ponen en el caldillo los chiles ya rellenos, y se deja consumir de modo que tenga la consistencia regular.

CHILES RELLENOS DE QUESO. En todo lo mismo que los del artículo anterior, con la única diferencia de rellenarse, en vez de huevos revueltos, con queso añejo molido, frescal rallado, ó fresco desmoronado.

CHILES RELLENOS DE CAMARONES. Dispuestos los chiles como se ha dicho ántes, se rellenan con las preparaciones explicadas en los artículos CAMARONES EN ESPECIA, CAMARONES CUAJADOS y ALBÓNDIGAS DE CAMARONES (vénnse en las páginas 133 y 134), ó mezclado el camaron molido con bizcocho, como se dispone para torta (véase TORTA DE CAMARON); pero cuidándose de no dejar enteros los camarones, sino partidos y secos, si se eligen para esto los guisados en especia ó cuajados; se revuelcan en harina, y, rebozados con huevo batido se frien. Se frien tambien en manteca cebollas, ajos, xitomates y peregil, todo picado; se añade aceite, vinagre y sal para que la fritura quede bien sazonada, y se echa agua caliente con azafran, culantro tostado, pimienta, clavo y pan frito en manteca, todo molido; se deja dar unos hervores al caldillo y se ponen los chiles rellenos en él, dejándolos á la lumbre hasta que tengan la consistencia regular; poco antes de llevarse á la mesa, se les añaden chilitos y aceitunas; pero sin que entónces hierva el caldillo, para que no le comuniquen mal sabor.

CHILES RELLENOS DE BACALAO. En todo lo mismo que los anteriores, rellenándose con el picadillo de bacalao de que se hacen las albóndigas (véase ALBÓNDIGAS DE BACALAO, pág. 16).

CHILES RELLENOS DE CHÍCHAROS. Dispuestos los chícharos con exotes ó papas, como se dijo en sus artículos respectivos (véanse las págs. 257 y 258), se deja consumir el caldillo mas de lo regular, y se liga con huevos á medio batir; cuando éstos hayan cuajado, se rellenan con ellos los chiles, que harinados y rebozados con huevo batido, se frien. El caldillo se hace lo mismo que el de los artículos anteriores, con la diferencia de echarse harina dorada en manteca en lugar del pan frito, y de añadirse rebanadas de calabacitas, ó enteras de las muy pequeñitas.

CHILES RELLENOS DE PAPAS. Lo mismo que los anteriores, rellenándose con papas fritas (véase PAPAS FRITAS) revueltas con pan rallado, sal y pimienta molida.

CHILES RELLENOS EN NOGADA. Rellenados los chiles con picadillo de carne de puerco, como ántes se ha dicho, y fritos, se aderezan en un plato, y se cubren con la nogada explicada para las calabacitas (véase en las págs. 122 y 124), ó con cualquiera otra (véase NOGADA), y se adornan con granos de granada.

CHILES RELLENOS EN SALMÓRICO. Se cuecen unos xitomates maduros, se les exprimen las pepitas y se machacan bien; se toman unos chiles anchos remojados y bien desvenados, y despues de molidos, se frien en manteca: cuando esté el chile bien frito, se le echa un poco de xitomate, la sal competente y un poco de la carne del picadillo, y habiendo espesado algo, se le echarán clavo y canela molidos, vino y un poco de vinagre; cuando haya espesado el caldo regularmente, se apartan, adornándolos con aceitunas, chilitos en vinagre, alcaparras, alcaparrones y un poquito de orégano seco.

CHILES SECOS RELLENOS. Se disponen los chiles anchos lo mismo que para los capones (véanse CHILES CAPONES), y se rellenan lo mismo que los de los artículos anteriores, ménos con el picadillo de carne de puerco; se harinan, se rebozan con huevo batido y se frien, poniéndose en el caldillo respectivo de cada clase de relleno, segun queda explicado.

CHILES RELLENOS FINGIDOS. Se sacan del almíbar los chiles en conserva (véase la pág. 212), se escurren y dejan orear un poco; se rellenan con pasta ó conservilla de coco, de almendra ú otra conveniente (véanse entre las PASTAS ó CONSERVILLAS), se rebozan con huevo batido, algo cortado para que no abulten mucho, y se frien en manteca: concluida esta operacion, se escurren los chiles, se quita la manteca de la cazuela, y se echa en ella almíbar de medio punto, con canela y almendras ó yemas cocidas, molido todo para espesar el almíbar é imitar el caldillo: se echan allí los chiles y se les deja dar un hervor, poniéndose en seguida en el platon ó conservera, adornándose por encima con canela en polvo, cebolla picada, aceitunas, chilitos y huevo cocido, fingido todo con pasta de los colores convenientes (véase PASTA DE COLORES PARA FRUTILLAS, JUGUETES, &.).

CHILES RELLENOS, FINGIDOS DE OTRO MODO. Se extiende sobre una mesa la pasta de pepita ó de almendra que se necesite, y cortándose los pedazos de ella del tamaño conveniente para imitar los chiles, se les pone una masa consistente á modo de alfajor, hecha fuera de la lumbre con almibar de punto de juntar en el agua y bizcocho tostado y molido, sazonándose con clavo, pimienta y canela, todo en polvo, y añadiéndose pasas, piñones, almendras y nueces limpias en pedacitos y ajonjolí tostado; puesto el relleno en los trozos de pasta, se envuelven dándoseles la forma de chiles, se rebozan con huevo batido, y se frien, siguiéndose en lo demás los mismos procedimientos del artículo anterior.

CHILITOS ENCURTIDOS, Ó CURADOS EN VINAGRE. Para esto se emplean los chilitos, que los traficantes en este género y los naturales que los siembran, llaman *chilaca*, de la voz mexicana *chilacatl*, que significa *chile-caña*, cuyo nombre parece que se le puso por ser largo y delgado, parecido á las cañas en esto. Solo se siembra y se cosecha en las chinampas de los pueblos situados sobre el lago de México, que vulgarmente llamamos las lagunas de Chalco y de Texcoco.

Preparados para esto los barriles, quitándoles un fondo y aflojando un poco los aros, se llenan de chilitos, que se ponen muy apretados, para lo cual se sube un hombre encima de una tabla redonda puesta sobre ellos: bien relleno el barril, se tapa con su fondo, se aprietan los aros, y por el agujero del tapon se les echa con un embudo hasta enchirse bien, un caldo compuesto de dos terceras partes de agua del pozo, una de vinagre bueno y una cuarta de arroba de sal de la tierra para cada barril; pero como éstos son de distintos tamaños y capacidades, el vinagre mas ó ménos flojo y la sal de varias clases, no puede darse una regla fija y exacta, y es lo mejor para esto, cuidarse de que el caldillo quede gustoso al paladar. Al cabo de dos ó tres dias, despues de curados los chilitos, se vuelven á reenchir los barriles con caldo del mismo con que se curaron, cuya operacion debe repetirse de tiempo en tiempo; pues de lo contrario, se consumirá el caldo, y pudriéndose los chilitos que restarian secos, éstos echarian á perder todo el barril.

Del mismo modo se encurten los tornachiles. Unos y otros se emplean como adornos de los guisados y ensaladas.

CHILPOCLE. Esta voz trae su orígen de la mexicana *chilpoctli*, y se llaman así unos chiles secados al humo para ponerse en venta en el comercio. Se encurten en corta cantidad, por ser de poco consumo, en ollas: el caldillo se hace con mitad de agua y mitad de vinagre bueno, y la sal en proporcion para que quede de buen gusto, añadiéndose unos ajos enteros, otros machacados, unas ramitas de tomillo y algunas hojas de laurel. En la cocina solo se hace uso de ellos en la salsa de chilpocle (véase SALSA DE CHILPOCLE ó CHILOTE).

CHILTIPIQUIN. Parece derivada esta voz de la mexicana *chiltepilon* (*chile pequeño*), porque, en efecto, lo es demasiado y extremadamente picante; pero en otros lugares se le llama con otros nombres. Se cura en botellas con vinagre ó salmuera, y solo se hace uso de él en corta cantidad para sazonar algunos guisos, que se desean muy picantes. En Europa se guardan en polvo, y se sazonan con él las preparaciones que llaman *á la criolla*.

CHIMOLE. Tanto esta voz como la otra *clemole*, traen su orígen de la mexicana *chilmulli*, que significa *guisado de chile*, ó hecho con chile; pero como ya es comun llamarle simplemente *mole*, auuque no da á entender esta voz lo que se quiere, los guisos de chile ancho ó pasilla se explican en la palabra *mole* (véase MOLE).

CHIPOLATA. Se aperdigan dos docenas de zanahorias y otros tantos nabos, cortado uno y otro y torneado en forma de aceitunas, igual cantidad de castañas y lo mismo de cebollas, y se ponen á cocer en seguida con un poco de azúcar en caldo concentrado. Se cuecen tambien, pero aparte, doce salchichas pequeñas y otros tantos pedazos de jamon, y se echa todo en una cacerola con dos docenas de hongos y algunas cucharadas de salsa española; se humedece con caldo consumado ó con fondos de cocimiento, y se deja consumir hasta el punto conveniente, teniéndose cuidado de espumarlo bien y de clarificarlo despues.

CHIRIMOYA. Con esta excelente y sabrosísima fruta se hacen los dulces y composiciones de que tratan los artículos, respectivos bajo los rubros

BUÑUELOS DE CHIRIMOYA (pág. 102).
CAJETAS CON CHIRIMOYA. (pág. 120.)
CONSERVA DE CHIRIMOYA (pág. 212).
LECHE DE CHIRIMOYA.
PULQUE DE CHIRIMOYA.
TURRON DE CHIRIMOYA.

CHIRIVIA PROPIAMENTE DICHA. Planta hortense con las hojas algo parecidas á las del apio. Su raiz, que es lo único que se come de ella, tiene la figura de huso, como los nabos, es blanca por adentro, rojiza por afuera y algo olorosa. Se come en el invierno y particularmente en la cuaresma: es tierna y tan azucarada, que su mucha dulzura desagrada á muchas personas. El modo de servirse es, frita con pasta como las alcachofas (véase ALCACHOFAS FRITAS). No es esta raiz la de uso tan comun en la cocina, que son muy pocos los guisos en que no entre en composicion; sino la de los artículos siguientes que impropiamente se llama tambien *chirivía*, para distinguirla de la zanahoria.

CHIRIVÍA AZANAHORIADA. Planta, especie de zanahoria, cuya raiz es de un uso general en la cocina, y de la que se habla en todos los artículos de este Diccionario cuando se dice chirivía, aunque no se exprese que es la azanahoriada. La hay de cuatro clases, á saber: la blanca larga, la blanca redonda, la amarilla larga y la amarilla redonda, siendo estas las formas y los colores que distinguen á estas cuatro raices. La primera es de una tercia de largo, disminuyendo insensiblemente desde la cabeza hasta la punta; la segunda es compacta y muy gruesa, y como la chirivía verdadera, tiene la forma de una peonza ó trompo. La amarilla larga es enteramente parecida á la zanahoria: es prolongada y de un amarillo claro tanto por afuera como por adentro, gruesa y bien compacta. La amarilla redonda es del mismo color; pero mas semejante á la blanca redonda en su conformacion. La larga de las dos especies se cultiva con preferencia á las redondas, porque se mecha con ella mas fácilmente, y porque mientras es mas larga, puede aprovecharse mejor.

Cuando las chirivías son recientes y tiernas, se acompañan á las sopas y entran en varios guisos de carnero en lugar de nabos: tambien se rellenan con ellas las aves.

Cocidas en agua, caldo, ó sustancia de carnes, hacen un alimento suave, nutritivo, de fácil digestion y que no causa ventosidades.

CHIRIVÍAS (Gató de). (Véase GATÓ DE CHIRIVÍAS.)

CHIRIVÍAS EN MANTEQUILLA. Se cortan las chirivías del grueso de un toston, se emperdigan cinco minutos, y se mezclan con mantequilla en una cacerola y con un cuartillo de caldo, sazonándolas con sal y una migaja de azúcar. Cuando se advierta que están casi cocidas, se deja consumir el caldo á punto de gelatina y se añaden otro poco de mantequilla, yerbas finas y una cucharada de salsa rizada: se les deja dar un hervor para que se amalgame todo, y se sirven adornadas con tostadas fritas.

CHIRLA (véase ALMEJA).

CHITO. Así se llaman comunmente las carnes y demás partes de los chivos y cabras, que se han echado á freir en las grandes matanzas para extraerles la grasa ó sebo, despues de sacadas de la fritura. Se come así, calentado á la parrilla ó sobre las brasas, con salsa de chile macho ú otra de las de chile. Las ubres, fritas así y guisadas en clemole con epazote, son muy sabrosas; y se dispone lo mismo que el explicado en el artículo CHICHARRON EN CLEMOLE (véase), ó puede emplearse otro cualquiera de los que se habla bajo el título MOLE (véase tambien).

CHIVA. }
CHIVO. } (Véanse CHIVATO y CABRITO.)

CHOCOLATE. Esta es la bebida propia del pais, y con la que de preferencia al té y al café, se desayunan generalmente todos los mexicanos, tanto los ricos, como los de mediana fortuna y los pobres, tomándolo cada uno mas ó ménos bueno, segun su gusto ó con proporcion á sus facultades. Hay tanta variedad en las sustancias que suelen mezclarse al cacao y en sus cantidades, que si se tratase de reunir todas las recetas y métodos de fabricar el chocolate, formarian ellas solas un volúmen demasiado abultado, é inútil por otra parte, puesto que con las siguientes advertencias basta para fabricarlo excelente, y cada uno podrá aumentar ó disminuir á su paladar los tantos, y añadir las sustancias ó aromas que le agraden mas.

La bondad del chocolate depende de tres cosas, á saber: de que el cacao que se emplea esté sano y no averiado: de que se mezclen las distintas clases de cacao, y por último, de su grado de tueste. En cuanto á la primera, sin necesidad de razones, está al alcance de todos que no puede hacerse una mezcla buena si los ingredientes son malos, y si el cacao está picado, mohoso, ó salado con el agua del mar, que es lo que se entiende por averiado, el chocolate que se fabrica con él, no puede ménos que ser dañoso á la salud y desagradable al gusto, no debiendo emplearse el averiado de ningun modo, porque á la calidad purgante del cacao, que se corrige en parte con el azúcar, le añade nuevos grados la sal marina, y podrá llegar á ser, si está muy impregnado de ella, no solo de mal gusto por su acrimonia, sino verdaderamente nocivo y aun venenoso.

Ya la esperiencia de muchos años ha hecho ver, que ni el cacao de mejor calidad, tal como el soconusco, y aun el magdalena, no producen por sí solos tan buen chocolate, como cuando se ponen de distintas clases, aunque no sean de las superiores: y así es que resulta mejor el compuesto de caracas y maracaybo, que el que solo se fabricase con soconusco; y por esto es que no debe desatenderse el consejo de que se mezclen las clases para su fabricacion, exceptuándose el guayaquil, que es de mal sabor, y solo su bajo precio hace que lo consuman las gentes pobres.

Tanto para evitar estos inconvenientes, como otros muchos que dependen de las materias, que la codicia de los comerciantes ha inventado mezclar al cacao, para falsificar el chocolate, como para dar al cacao el grado de tueste que necesita, será muy puesto en razon que cada uno lo haga fabricar en su casa, pues solo de este modo estará cierto de la bondad del cacao, sea cual fuere la clase que elija, y de que por el pasagero gusto, ó la costumbre de tomar una taza de chocolate, no queda expuesto á quebrantar su salud, ni á sufrir las incomodidades de una enfermedad.

Despues de muchas experiencias y consultas, y atendiendo al gusto mas general en esta parte, se ha podido combinar la siguiente receta, que se podrá variar segun el gusto particular de cada individuo.

Soconusco.............. 2 lb.
Maracaybo.............. 2 lb.
Carácas.............. 2 lb.

Azúcar, de 4 á 6 libras segun que unos lo quieran mas dulce que otros, é igual número de onzas de canela, tambien segun la irritabilidad de los estómagos, ó el gusto de cada persona. Puede tambien mezclarse el tabasco en lugar del maracaybo, pero tiene ménos cuerpo el chocolate fabricado con él.

Algunos le añaden bizcochos duros, almendra molida, yemas de huevo y vainilla, ó alguna sola de estas cosas; pero estas materias harán una combinacion sabrosa, si se quiere, y aun saludable; mas ella dejará de ser chocolate, y lo será tanto ménos, cuanto sea menor la cantidad de cacao que entre en la composicion.

CHOCOLATE. (Modo de fabricar el). Para fabricarlo en grande, hay molinos á propósito que las casas que comercian en este ramo tienen arreglados con todo lo demás que se ha menester para ello. Aqui solo se trata de como debe elaborarse el chocolate en las casas particulares, para evitarse el comprarlo en las chocolaterias ó en las tiendas, donde por lo regular se vende falsificado.

La primera operacion es tostar el cacao, y para esto será oportuno sustituir la hoja de lata ú otra plancha delgada de hierro, como una charola, á la que se haya quitado toda la pintura y barniz, al comal poroso que generalmente se emplea en esto, pues que el cacao pierde en él toda la parte aceitosa que embebe. El grado de tueste debe ser como para el café, el momento de tiempo en que el grano comienza á despedir su aceite, porque si se aparta ántes, quedará crudo y descolorido, dando mal aspecto al chocolate y haciéndolo indigesto; pero si por mas tiempo se deja sobre el fuego, se quemará en parte el grano y comunicará al chocolate su aspereza ó acrimonia, aunque de los dos extremos es peor el primero, pues que la amargura de lo subido de tueste puede disimularse con el azúcar, y no se tendrá por ella que sufrirse una indigestion. Hay algunos, aunque pocos, para quienes esta amargura es agradable y gustan del chocolate quemado, debiendo convenirse con ellos en que esto es útil, cuando el cacao es de mala clase; pero si este gusto se ha de llevar al cabo, y se ha de quemar el cacao de modo que pierda todo su aceite, sería mas sencillo y ménos costoso que tomasen carbon comun, bien pulverizado, seguros de que éste debe surtir los mismos efectos.

Tostado, pues, el cacao en el punto que se ha dicho, se acriba ó harnea para separar el grano de la cáscara. Se pone debajo del metate en que se ha de moler, un cajete con buena lumbre, y cuando esté ya caliente el metate se comienza á moler el grano, dando una pasada igual á toda la cantidad de él: se mezcla entónces con el azúcar, machacada con un mazo, y se muelen las dos cosas juntas: en este estado, si se le ha de mezclar huevo, como lo usan muchos, y puede hacerse sin inconveniente, pues que dando buen sabor al chocolate, no lo altera, se ponen sobre el metate las yemas solas, separadas de las claras, variando la cantidad segun el gusto de cada uno; pero siendo lo mas comun poner tres ó cuatro para cada libra de cacao: se mezcla con ellas un poco de lo molido y se sigue remoliendo todo hasta pasar toda la cantidad, con lo que el cacao quedará en su punto y perfectamente mezclado con el huevo.

Se divide la masa en libras, pesándose para esto, y se echa cada libra en los moldes de hoja de lata que hay á propósito, dejándose orear un poco para señalar con la tapa de divisiones, las tablillas en que debe dividirse la libra, segun el corte que se le quiera dar; pero si no hay moldes, se divide cada libra en tantos trozos, cuantas son las tablillas que se han de sacar de cada una, y se van formando éstas, redondas ó largas, segun la forma que se les quiera dar.

Si se ha de mezclar al chocolate bizcocho, almendra, vainilla ó canela, se muelen éstas cosas despues de haber pasado las yemas con el chocolate, haciéndose que todo quede bien mezclado, siendo lo último la canela, para que no se disipe su aroma ántes de mezclarse con el chocolate.

De un Belemita se cuenta, que siendo aficionado á esta bebida y económico por otro lado, tenia á prevencion un bote de canela molida bien tapado, y al hacer su taza de chocolate, le mezclaba la cantidad que ya le habia designado su gusto, al tiempo de batirlo, y con este método, no evaporándose el aroma, lo bebia siempre bueno y á poca costa, mezclándole mas ó ménos cantidad, segun las clases de los sugetos que lo iban á visitar, con lo que logró hacer famoso su chocolate; pero cesando entónces la razon de economía, porque muchos lo buscaban fingiendo mil pretextos, solo con el objeto de tomar tan deliciosa bebida, cuyo secreto ignoraban, comenzó á gozar otra nueva clase de satisfacciones que ántes le eran desconocidas.

CHOCOLATE (Modo de hacer una buena taza de). La impericia de las recamareras, ó de los encargados de hacer el chocolate, suele ocasionar que se beba detestable, aunque el en sí sea bueno y aun superior, y ésto depende de que se lleva á la mesa falto de cocimiento, ó pasado de punto, muy espeso y aun quemado. Todo se evita, arreglándose á este sencillo método: se pone la tablilla con agua á la lumbre en cantidad un poco mayor, que la que se necesite para llenar el pocillo en que se ha de servir; y cuando dá el primer hervor, se aparta, se deshace perfectamente la tablilla, se bate con el molinillo para que se incorpore con el agua, y se vuelve á la hornilla: cuando dé dos hervores mas y se quiera subir, se aparta segunda vez, y se bate; se echa medio pozuelo, se vuelve á batir y se llena entónces el pozuelo, haciendo que la superficie quede cubierta de espuma.

Se hace tambien con leche en lugar de agua; pero entónces solo se le dá un hervor la segunda vez que se pone al fuego, para que no quede muy espesó.

El chocolate hecho con agua es de mejor digestion que el de leche.

CHOCOLATE EN ATOLE (Véase Atole Champurrado, página 50).

CHOCOLATE (Bizcochos de). (Véase BIZCOCHOS DE CHOCOLATE, página 79.)

CHOCOLATE (Crema de). (Véase CREMA DE CHOCOLATE, página 233.)

CHOCOLATE (Conservilla de). Se deshace en almíbar clarificado tanto chocolate, como se necesite para que la mezcla quede bien líquida, y se echa todo en almíbar de punto bajo de quebrar: se menea y bate bien, y cuando el almíbar comience á echar borbotones, se aparta para vaciar la conservilla en los moldes.

CHOCHA. }
CHOCHAPERDIZ } Ave de paso, algo menor que la perdiz, parda con pintas leonadas, negras y blancas, rojizas por encima y mas claras por debajo. Su pico es de tres pulgadas de largo, y tiene los ojos mas altos y echados para atras que las otras aves. Sus piernas, patas y dedos son negros. Tienen las chochas el olfato muy fino, vuelan con dificultad, pero corren demasiado aprisa: se alimentan de lombrices que sacan de la tierra con el pico, y de otros insectillos que encuentran debajo de las hojas.

Se comen guisadas, ó en salmorejo y tambien asadas sin vaciarse ó destriparse. Su carne es negra y se resiente un poco del olor de los pantanos en que habita; es muy nutritiva, pero no se digiere fácilmente.

CHOCHAS (*Salmis* ó salmorejo de). Se limpian y vacian tres ó cuatro chochas y se ponen al asador; se pican bien los intestinos con sal y pimienta gorda, y se acomoda el picadillo sobre dos tostadas de pan, que se ponen debajo de las chochas mientras se están cociendo, para que reciban la grasa que despiden. Despues de cocidas, y cuando se hayan enfriado, se dividen separándose las alas, la pechuga y las ancas, que se ponen en una cacerola con raspadura de pan; se majan bien los restos, y formándose con ellos una pasta, se echa ésta en otra cacerola reducida, con medio cuartillo de vino blanco, pimienta gorda, nuez moscada, y dos buenas cucharadas de salsa española; se deja hervir todo juntamente y se pasa por la estameña, ó se cuela por un cedazo ralo, sobre los miembros que se dejaron en la otra cacerola con la raspadura de pan; se calienta todo sin que hierva, se le añade zumo de limon, y se sirve. Al aderezarse sobre el plato, se ponen las tostadas que recibieron la grasa, cortadas en forma de corazon.

CHOCHAS EN SALMOREJO A LA MESA CON ESPÍRITU DE VINO. Se descuartizan las chochas y se dejan en un plato, que se pone sobre una estufilla ó braserillo con espíritu de vino; se añade un trocito de mantequilla como la mitad de un huevo, el zumo de tres limones, una cucharada de las comunes de chalotes picados, como tres cuartas partes de un cuartillo de vino blanco, pimienta y sal; se polvorea todo con pan rallado y se deja cocer diez minutos, cuidándose de voltearlo. Pasado este tiempo, se baja el plato de la estufilla, y se reparte el salmorejo entre los convidados.

CHOCHAS DE ENTRADA. Se despluman, se chamuscan á la llama y se abren las chochas por arriba para vaciarlas; se pica todo lo que se les saca de adentro, exceptuándose la molleja que se tira, y se mezcla con jamon raspado ó con un pedazo de mantequilla con peregil y cebolla picados y un poco de sal; se rellenan con esto las chochas y se cose la abertura; se les encogen las patas y se ponen á cocer en el asador, cubiertas con lonjas de jamon y empapeladas: cuando estén cocidas, se sirven con salsa ó caldillo como las perdices.

Los chorlitos, las agachonas y las gangas, se preparan tambien de esta manera; pero en lugar de rellenarlas con el picadillo, se pone éste en el fondo de una torta, encima las aves que sean, y se concluye lo mismo que para una torta á la francesa (véase TORTA A LA FRANCESA).

CHOCHAS AL ASADOR. Se mechan y se enalbardan estas aves con hojas de parra, si las hubiere, sin vaciarlas; se ponen debajo tostadas de pan para recibir lo que de ellas escurra, y se sirven sobre estas mismas tostadas con zumo de limon.

CHOCHAS ASADAS A LA INGLESA. Se aparta la molleja de las chochas, vaciadas por la espalda, y se pican los otros intestinos; se les mezcla raspadura de Jamon, en cantidad poco mas ó ménos, como la mitad de su volúmen, un poco de peregil y de chalote picados, sal y pimienta gorda; se les atraviesa una broqueta por las piernas y se fijan por ámbos lados al asador, dejándolas cocerse en él cosa de media hora, y rociándolas bien, para que tanto su grasa como todo lo que escurre de ellas, se reciba sobre tostadas de pan, que se pondrán debajo. Al momento de servirse, se quitan las tostadas, se aderezan, se ponen en un plato y se sirven con una salsa ó caldillo ligero.

CHOCHAS (Pastel de). Lo mismo que el de cogujadas (véase PASTEL DE COGUJADAS, pág. 191).

CHOCHAS A LA MEXICANA CON XITOMATE. Lo mismo que los chichicuilotes (véanse).

CHOCHITA Ó POLLO DE CHOCHAS-PERDICES. Se dispone en pastel de la misma suerte que las cogujadas (véase la página citada en el penúltimo artículo de CHOCHAS).

CHOCHITO. }
CHOCHO. } Pepitas de calabaza mondadas ó almendras, cubiertas con azúcar dura, bañándose para esto con almíbar en su último grado de cocimiento, y dejándose de la forma de un huevito. Suelen llamarse tambien así los canelones, confites y otros dulcecillos que se dan á los niños.

CHONGOS. Especie de sopa dulce de pan ó bizcocho con queso. Se hacen los chongos de una infinidad de maneras, variándose las cantidades de los ingredientes, y la clase de los adornos, segun el gusto de cada uno; pero no debiéndose multiplicar los artículos de este Diccionario inútilmente, bastarán los que siguen para que en caso de que se quiera, ó haya necesidad de variarse, pueda cualquiera hacerlo por sí mismo, instruido ya en la materia con lo que adelante se dice.

CHONGOS COMUNES. Se hace miel aguada con tres libras de azúcar, se deja enfriar y se le echan diez y seis yemas de huevo batidas y cuatro onzas de mantequilla, habiendo separado una poca para embarrar la cazuela, volviéndose á poner al fuego para que hierva y tome punto. Se embarra una cazuela con la mantequilla separada, se rebanan cuatro tortas grandes de bizcocho, y sin freirlas ni hacerles otra operacion, se colocan en capas, con otras capas intermedias de queso majado y canela. Cuando esté puesto todo el bizcocho, se le echa el almíbar, y se deja que á dos fuegos den los chongos tres ó cuatro hervores.

CHONGOS DE HUEVOS MOLES. Se parten por la mitad unos bizcochos blandos y frios, se mojan en almíbar bien clarificado, y en un platon, untado con mantequilla, se ponen capas de esos bizcochos y de queso fresco desmoronado. La última capa será de huevos moles (véase HUEVOS MOLES), y se dejan cuajar los chongos á fuego manso, poniéndose despues el platon al vaho de una olla.

CHONGOS DE PAN DE HUEVO. Se hace almíbar de punto subido con una libra de azúcar, y se deja enfriar: se baten nueve yemas de huevo con una poca de mantequilla fresca, y se mezclan con almíbar frio, que se pone á la lumbre para que dé un hervor, y se aparta. En una cazuela nueva se pone una capa de rebanadas de pan de huevo frio, ó de bizcocho, otra de almíbar, y se sigue de este modo hasta llenar la cazuela; se pone ésta á dos fuegos hasta que estén cocidos los chongos.

CHONGOS TAPADOS. Se embarra la cazuela con bastante mantequilla, y se van poniendo una capa de bizcocho frio rebanado, y otra de queso fresco, echándoles almíbar como si se hiciera capirotada. La última capa se embarra con unas plumas, de yemas de huevo batidas, y se tapa la cazuela con un comal para que cuajen los chongos á fuego lento.

CHONGOS CON QUESO FRESCAL. Con dos libras de azúcar se hace almíbar de medio punto, y ya colado y frio, se mezcla con tres yemas de huevo batidas. Se unta bien una cazuela de mantequilla, se le ponen capas de bizcocho fino y frio, intermediándolas con otras de queso frescal y echando sobre cada una, las correspondientes cucharadas de almíbar para que todo quede bien cubierto, poniendo sobre la última unas rebanaditas delgadas de mantequilla. Se pone la cazuela al calor de la hornilla con un poco de rescoldo, y se tapa con un comal con poca lumbre. Así que están bien embebidos los chongos, lo que se observa volteando un poco la cazuela para ver si ha consumido el almíbar, se apartan, y estando tibios se espolvorean con canela molida y se adornan con piñones, almendras tostadas y rebanaditas de queso frescal.

CHONGOS POBLANOS. Lo mismo que los anteriores, con la diferencia de poner el adorno sobre cada capa y no en la última solamente.

CHONGOS DE COLEGIALES. Lo mismo; pero con rebanadas de pan sencillas, ó tostadas sobre un comal y fritas, ó no, y en lugar de almíbar, miel de panocha blanca.

CHONGOS DE CUAJADA. Suelen llamarse tambien así las preparaciones que otros conocen con el nombre de *conflonflos*, y se explican en el artículo CONSERVA DE CUAJADA (véase en las págs. 222 y 223), sin tenerse que añadir otra cosa, sino que las proporciones serán así: para diez y nueve cuartillos de leche, que se deberán cuajar cerca de una hornilla, ó al sol, con el cuajo suficiente, se pondrán cinco libras de azúcar en doce cuartillos de agua, con lo que se hará el almíbar.

CHONGOS DE LECHE Y REQUESON. Se hace almíbar, de ménos de medio punto, con leche en lugar de agua, y untada una cazuela con mantequilla, se irán poniendo en ella camas, la una de bizcocho rebanado y frito en mantequilla, y la otra, de requeson desmoronado, con pasas, piñones, almendras y nueces limpias y partidas, ajonjolí tostado y un poco de almíbar y mantequilla derretida, siguiéndose de esta suerte hasta la última, que será de requeson: se ponen á cocer al fuego hasta que estén de punto, de modo que no queden muy secos sino muy suaves, y despues que hayan reposado, se les pondrá un comal con lumbre para que se doren, adornándose por encima, para servirse, lo mismo que se hizo interiormente sobre las camas de requeson.

Pueden hacerse tambien con queso fresco de la misma manera, ó con el almíbar en agua, siguiéndose en lo demás los mismos procedimientos.

CHONGOS DE LECHE Y REQUESON, TAPADOS. Se procede como para los anteriores, con la diferencia de que ántes que esté el almíbar de medio punto, y fuera de la lumbre, se le mezclan tres yemas de huevo para cada libra de azúcar, y de que el bizcocho se ha de tostar al horno ó en un comal; despues que estén cocidos (pero siempre suaves y no aguados), y cuando se haya aplacado el hervor fuera de la lumbre, se cubren bien con yemas de huevo batidas, mezcladas con canela en polvo y azúcar tamizada; y untándose con mantequilla, se cubren con un comal con lumbre por encima para que se dore el batido. Cuando estén frios, se adornan con canela en polvo y lo demás del artículo anterior.

Pueden hacerse tambien con queso fresco en lugar de requeson.

CHORCHA. (Véase CHOCHA-PERDIZ.)

CHORICITOS. Se disponen lo mismo que los chorizos; pero como con este nombre suelen llamarse tambien los chorizones, para distinguirlos se usa del diminutivo, por ser pequeñitos. Los que se venden en las tocinerías se hacen con ménos esmero y poco recado, para que proporcionen mas utilidad.

CHORIZOS AL ESTILO DE EXTREMADURA. Picada bien toda la carne del cerdo, de que no se separa otra cosa que los lomos, tocino y jamon, se pone en una artesa ó baño, echándole el ajo, pimienta y sal necesario; removiéndolo muy bien todo; se deja reposar este picadillo por veinte y cuatro horas, al cabo de las cuales se hacen chorizos del tamaño que se quiera, cuidando de apretarlos bien, lo mas que se pueda, y de picarlos con una aguja despues de hechos, con bastantes picaduras para que salga el aire, que es lo que les perjudica; rematados, se cuelgan y ahuman en los mismos términos que las morcillas.

Advertencia. Se cuidará mucho de que los chorizos, lo mismo que las morcillas, no crien moho, teniendo la precaucion de limpiarlos bien siempre que lo tengan, con un paño humedecido con aceite comun; se tienen colgados hasta el mes de Abril, en que se descuelgan, se cortan los ataderos y limpian muy bien, poniéndolos en una tinaja, que se tapa, cuidando en algunos dias de repasarlos por si crian moho, que se quitará como va prevenido, volviéndolos á la tinaja en donde deben permanecer hasta que se consuman.

CHORIZOS TANTEADOS. Se pican cuatro

piernas regulares de marrano, de modo que quede un picadillo grueso; se le echan seis libras de gordo y tres de manteca sin freir, picadas del mismo modo: se muele una libra de chile colorado desvenado y remojado, juntamente con los dientes limpios de tres cabezas de ajo grandes, tres onzas de culantro tostado, media de pimienta y media de clavo; se mezcla todo con la carne y se echan tres ó cuatro cuartillos de vino blanco bueno, se le echa la sal correspondiente y se deja en infusion por tres dias, cuidando de voltear la carne dos ó tres veces al dia. Pasado este tiempo, se toman las tripas, no muy gruesas, rellenándolas con esta carne, atándolas bien á distancias de cuatro dedos y picándolas con una aguja para que salga el aire de las partes donde no hubieren llenado bien.

CHORIZOS, QUE SUELEN TAMBIEN LLAMARSE BUTIFARRAS. Se escoge la carne de puerco que tenga gordo, se pica con peregil, cebolla y ajo suficiente; se sazona con especias finas en que sobresalga la pimienta, se le echa la sal conveniente, y con este picadillo se rellenan las tripas limpias y se atan á trechos de cuatro ó seis dedos, colgándolos despues á una chimenea para que se ahumen. Estos necesitan cuatro horas de buen cocimiento.

CHORIZONES. Se cortan en pedacitos muy chiquitos, no picando la carne porque salen duros los chorizones, doce libras de lomo de puerco con su gordura. Se desvenan bien dos libras de chile ancho, y despues de muy lavado, se deja en remojo para que no pique nada: se mondan dos cabezas grandes de ajo, se muelen bien con el chile y se dejan con vinagre bueno de Castilla; se sazona todo esto con la sal fina necesaria, y se le echa una botella de vinagre bueno: se echa allí la carne en infusion por treinta horas, y de cuando en cuando se voltea poniéndose lo de arriba abajo. Pasado este tiempo se muele una nuez moscada, media onza de canela, veinte pimientas de Tabasco, y se va revolviendo en la carne poco á poco, para que toda participe de las especias, y ya al rellenarse, se le mezcla bien una cucharada de polvo de clavo: se revuelve mucho la carne y con ella se rehinchen tripas de toro bien limpias y se atan formando los chorizos de ocho á diez dedos, cuidando de echar dos amarraduras dejando un dedo de tripa entre chorizon y chorizon, para que al cocerlos separados no se desvirtuen y pierdan el gusto. Despues se cuelgan al aire y no se hace uso de ellos hasta que no se secan bien.

CHORIZONES DE OTRO MODO. Se pone en remojo por tres dias un jamon fresco, se le quita el pellejo, y en union de dos lomos de puerco enteros se pica. Se mezcla una botella de vino, medio cuartillo de vinagre, los dientes de una ó dos cabezas de ajo molidos, una onza de canela, clavo, pimienta y ajengibre al paladar, y un poco de orégano. Mezclado todo, se deja encurtir por tres dias, y al cabo de ellos, se rellenan con este picadillo tripas de toro y se ponen á secar á humo de paja.

CHORIZONES Á LA MEXICANA. Quitados los nervios y pellejos de los lomos de puerco, se pican éstos y se sazonan con sal, clavo, pimienta, cominos, ajengibre, ajos y chile ancho remojado y desvenado, todo molido, de modo que resalten los aromas: se remoja todo con vinagre fuerte y se revuelve para que se incorporen bien las especias y se deja reposar el picadillo en tal estado un dia entero. Pasado este tiempo, se pone un poco en una sarten sin manteca, para que cociéndose, se pruebe si está bien sazonado, ó le falta algo de las especias que se le echaron, lo que se le añadirá desde luego. Estando de buen gusto, se rellenan con él, por medio del embudo, las tripas curadas de res; se atan, haciéndose ias divisiones á la distancia de una ochava, ó de una sesma, segun pareciere conveniente, se pican con una aguja gorda y se ponen á orear en un lugar bien ventilado; pero donde no dé el sol, dejándose secar para el uso, aunque pueden emplerse desde luego.

Con este mismo picadillo se rellenan tambien las tripas de cerdo curadas, y se atan de modo que cada choricito quede de una y media á dos pulgadas de largo, pudiéndose hacer uso de ellos inmediatamente.

CHORIZONES CON JAMON. Desnervados los lomos de puerco, se pican y revuelven con jamon, tambien picado, poniéndose una libra de éste para cada lomo y medio cuartillo de vinagre fuerte, sazonándose con sal, y con ajos, cominos, azafran, ajengibre, clavo, pimienta y un poco de chile ancho, desvenado y remojado, todo molido: hecha la prueba para ver si está de buen gusto, y dejándose reposar veinte y cuatro horas, se procede en lo demás como para los del artículo anterior.

CHORIZONES DE VINO TINTO AHUMADOS. Picada la carne de cerdo como se ha dicho, se sazona con ajos y sal, añadiéndosele chiles anchos, desvenados, remojados y molidos, y vino tinto cubierto, en suficiente cantidad para que el picadillo quede bien humedecido. Se deja en este estado, hasta el dia siguiente, probándose á la lumbre para ver si está en buen sazon, añadiéndose de lo que le faltare, y vino si se hubiese resecado mucho. Se llenan con él las tripas de puerco curadas, y habiéndose atado las divisiones, y picado los chorizones con una aguja para que les salga el aire, se cuelgan de modo que puedan recibir el humo de leña verde, encendida, que se pondrá á la distancia conveniente, siendo mejor emplear para esto la de alguna madera olorosa, como la de enebro, por ejemplo.

CHORIZONES EXTREMEÑOS CON CARNES DE PUERCO Y DE TERNERA. Se cortan en pedacitos muy menudos diez y siete libras de lomo de puerco y ocho de ternera; poniéndose en un lebrillo proporcionado: se tuestan al sol dos libras de chile ancho, ó colorado como se llama en otras partes, y se muelen en seco: se echa éste polvo en el picadillo, y en el mismo metate en que se mojió el chile, se muélen tambien dientes de ajo mondados, medidos en una taza caldera, que deberá llenarse con ellos, y despues de molidos, se añaden al picadillo con otras dos tazas calderas de sal: se incorpora todo muy bien, se tapa el lebrillo con una servilleta y se dejan adobar las carnes por tres dias: al tercero se les echan dos tazas calderas de vino jerez, y se rellenan las tripas de vaca que deberán estar muy limpias: al rellenarse se tendrá cuidado de picarlas con un fistol ó aguja de acero para que salga el aire, atándose en seguida, y dejándose el chorizon de una cuarta de largo. Se cuelgan en la cocina á las tres varas de distancia del fogon, zahumándolos nueve noches con paja: pasado éste tiempo, se descuelgan y se guardan entre salvado.

CHORIZONES NO ESPECIADOS CON VINAGRE DE CASTILLA. Para cuatro lomos de puerco bien picados, se muelen doce onzas de chile ancho sin tostar, y cuatro ó cinco cabezas de ajo; se incorpora todo, sazonándose con la sal necesaria y vinagre de Castilla al gusto: se le añade un poco de agua y se vuelve á mezclar, repitiéndose la revuelta por tres dias consecutivos: al tercero se rellenan las tripas de vaca curadas ó secas, que es lo mismo; se pican para que les salga el aire, y se atan á las distancias convenientes, segun el tamaño de que se quieran los chorizones.

CHORIZONES DE PRISA. Se pica la carne y se sancocha; se muele con clavo, pimienta, cominos y ajos, y se amasa con vinagre: si se quiere se le echan pasas; almendras y piñones. Se envuelve el picadillo en cartuchos de papel, ó se rellenan tripas como chorizos, y se frien solas ó con huevo. Se sirven con la salsa que se quiera.

CHORIZONES GUISADOS Á LA GENOVESA. Se pican separada y muy menudamente cebollas, una ó dos ramitas de yerbabuena, segun la cantidad del guisado, mucho peregil, jamon magro y los chorizones: se frie primero la cebolla, en seguida el ajo y las demás yerbas, mezclándose entónces el jamon y los chorizones: cuando todo esté bien frito, se le echa caldo de gallina ó de carne de puerco, añadiéndose pan tostado, clavo, canela y pimienta, todo molido y un poco de vinagre: cuando se van á servir, se echa vino blanco.

CHORIZONES FRITOS. Se ponen á freir los chorizones en manteca, y cuando estén bien cocidos y medio tostados, se sirven con coscorrones de pan, fritos en la misma manteca. Algunos añaden á ésta para que huelan bien los chorizones, un poco de vinagre al cocerse, y un poquito de sal.

CHORIZONES COCIDOS Ó FRITOS, PARA ADORNARSE OTROS GUISOS. En los artículos peculiares de éstos, se explica el modo con que deben usarse los chorizones, y es de nececidad referirse á ellos.

CHORLITO. Ave de paso, de color verdoso, con pintas doradas por encima y blancas por debajo, tiene el pico largo y recto, como la chocha, es mas pequeño que ésta y son sus patas largas. Hay tres ó cuatro especies de chorlitos que no se diferencian sino en los colores, que son en la mayor parte parecidos á los de las chochas, y en que unos son mas grandes que otros.

Se disponen y condimentan como las chochas-perdices, sirviéndose enteros ó divididos en dos mitades, de las que á una se conservará el pescuezo, y á la otra la rabadilla.

CHORLITOS DEL MOMENTO. Se les recogen las ancas, se chamuscan á la llama y se limpian los chorlitos; se echan en una cacerola á fuego vivo con un buen trozo de mantequilla, chalotes picados, un poco de raspadura de nuez moscada, sal y pimienta gorda; se frien saltándose siete ú ocho minutos, y se añade á la fritura el zumo de dos limones, medio cuartillo de vino blanco y un poco de pan rallado; se deja al caldillo que dé un hervor, se apartan los chorlitos y se sirven.

CHORLITOS GUISADOS. Despues de bien limpios, se ponen á cocer con dos cabezas de ajo enteras, dos chiles mulatos ó anchos, muy desflemados, la correspondiente sal y un tanto de agua y otro de vinagre; cuando estén cocidos, se apea el caldo y se deja enfriar. Ya frio, se cuela para recoger la grasa que haya largado; se pone ésta en una cazuela con un poquito de aceite, se frien allí los chorlitos, y ya que estén casi dorándose, se les aumenta el aceite y se frie con ellos una buena porcion de alcaparras desaladas, molidas con un puñado de hojas de peregil, un poco de hígado de cabrito ó ternera rallado, aumentándolo con cal do del en que se cocieron los chorlitos y tantito clavo y canela molidos: cuando ya esté acabando de espesar, se sazonan con la sal correspondiente y se sirven.

CHORLITOS EN PEREGIL. Despues de bien lavados los chorlitos, se ponen á freir con un poco de aceite y de manteca, y cuando empiecen á tomar color, se les echa agua hasta que los cubra con exceso; se les agrega la sal competente y se dejan cocer hasta que se consuma toda el agua. Se les echa despues bastante cebolla rebanada, y asi que esté frita, se añade un poco de agua hirviendo, y se muele bastante peregil y otra igual cantidad de alcaparras, con clavo, canela, y pimienta; se les echa un poquito de vinagre fuerte, un trozo de azúcar, y se dejan hervir hasta que espese el caldo bien. En él se sirven rociándolos, al llevarlos á la mesa, con un poquito de vinagre.

CHOTO. El cabritillo de leche (véase CABRITO).

CHULETAS. Tajadas delgadas de vaca, ternera, carnero, cerdo, &c., sazonadas con especias y yerbas picadas, y guisadas de distintos modos. Estos guisos se llaman tambien CHULETAS.

CHULETAS DE VACA.
CHULETAS DE TERNERA. } (Véanse en las voces VACA, TERNERA.)

CHULETAS DE CARNERO (véanse en la página 148).

CHULETAS DE CARNE MOLIDA DE CARNERO. Se muele la carne con toda clase de especias y se hacen unas larguitas que se ponen á cocer en una sarten con agua y sal, dejándose sancochar consumida el agua: se frien despues con huevo cortado y se echan por último en un caldillo hecho con harina frita, vino blanco, vinagre, un poquito de azúcar y otro de pimienta. De este modo se hacen tambien con carne de puerco.

CHULETAS ADOBADAS Y EMPANADAS. Se hacen unas rebanadas medianas de pulpa de carnero y se dejan de un dia para otro en un adobo hecho con una taza de zumo de naranja, otra de aceite y dos de vinagre con pimienta y sal molidas; al dia siguiente se sacan del adobo y se cuecen á la parrilla; se revuelcan despues en pan rallado con sal molida y pimienta, y se vuelven á la parrilla para que se asen. Se sirven en salsa de cebolla con aceite, vinagre y orégano.

Se hacen lo mismo de carne de vaca.

CHULETAS DE CARNERO EMPANADAS SIN ADOBAR. Se deja manir el trozo de carnero de donde se han de sacar las chuletas, se le quita el hueso, el pellejo, los tendones y la gordura; se cortan las tajadas, se aplanan con un machete mojado, y se redondean con el cuchillo; se mojan despues en aceite ó en manteca derretida, se empanan y se cuecen á la parrilla.

CHULETAS DE CARNERO PICADAS Y HELADAS. Se cortan trozos grandes y despues de mechados con jamon, se pasan por manteca para que se afirmen; se dejan escurrir y se preparan nuevamente con manteca al fuego; se dejan enfriar, se recortan y redondean, y se vuelven á la cazuela con un trozo de gelatina y un poco de caldo, envolviéndolas en papel enmantecado: cuando estén de buen color y bien heladas, se aderezan con coscorrones fritos y se sirven con cualquiera salsa.

CHULETAS DE CARNERO CON SALSA DE XITOMATE. Se asan á la parrilla y se aderezan en un platon, en forma de corona, interpolándose con tostadas fritas, y añadiéndose la salsa de xitomate llamada de ángeles.

CHULETAS DE CARNE DE PUERCO. Se

cortan los lomos anchos del puerco en tiras de un dedo de grueso: se golpean con el lomo del machete ó con el machete de plano, para que se adelgacen, y se pica la carne restante de los lomos; se sazona el picadillo con especias de todas ménos azafran, y se les pone el picadillo á las chuletas por un lado, valiéndose para esto de la punta del cuchillo; se envuelve cada tira y se ata por el medio con un hilo. Se hace un caldillo ligero ó suelto, friéndose en manteca cebolla picada muy menuda, y añadiéndose agua con muy poca harina, para que no espese, y la sal suficiente; se ponen allí las chuletas para que se cuezan, y estándolo, se les quita el hilo y se sazona el caldillo con especias de todas, ménos azafran. Se ponen en otra cazuela unas yemas de huevo, que se baten con un poco de zumo de limon y peregil picado muy menudo; á la hora de servirse las chuletas y estando hirviendo en su cazuela, se apartan, se les echa el huevo batido, se menean con la misma cazuela, y se vacian en un platon, sin meter la cuchara para que no se corten.

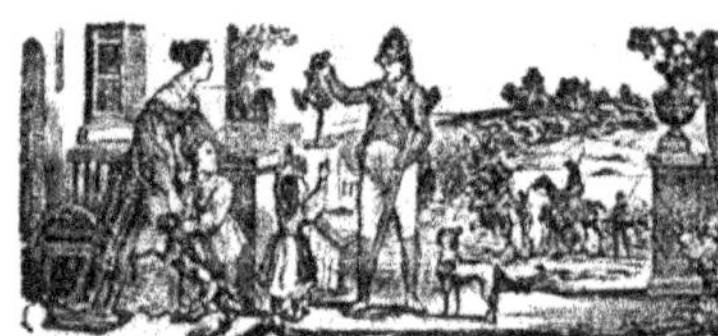
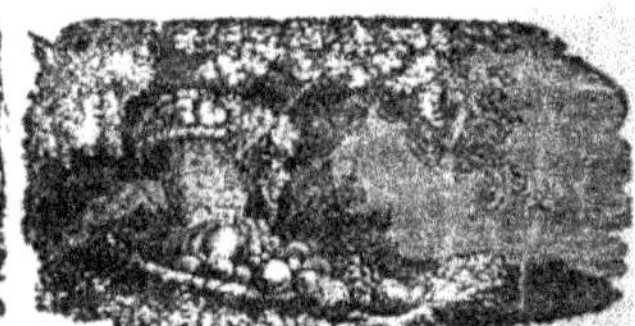

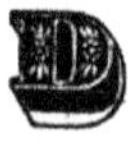

DADOS (Cortar en forma de). Cortar las viandas ó legumbres en trozos cúbicos ó cuadrados por todas sus faces, bien sean grandes ó pequeños, y dándoles la figura de los dados con que se juega. Las tostadas que acompañan á toda clase de sustancias, consideradas como sopa, deben siempre cortarse en esta forma.

DAMPFNUDELN ALEMAN. Se deslien juntamente cuatro yemas de huevo, cuatro cucharadas de buena levadura, una onza de azúcar en polvo, un poco de raspadura de nuez moscada, y cuatro onzas de mantequilla tibia en un cuartillo de buena leche. Se va añadiendo poco á poco una libra de harina, y se hace de todo una masa sólida, de la que se formará un baston ó rodillo prolongado: se corta entónces en rebanadas del grueso de dos dedos, se acomodan en una tortera y se deja la masa revenir durante un cuarto de hora á un calor suave. Cuando los dampfnudeln comiencen á levantar, se pone la tortera debajo de la estufilla encendida, se mete al horno de campaña y se dejan cocer. Luego que tomen un hermoso color, ó se doren, y se conozca que están cocidos, se les echa encima un cuartillo de leche azucarada é hirviendo, que muy breve quedará absorvida; se dejan inflar bien, se apartan todavía calientes, y se sirven polvoreados con azúcar tamizada y con canela, ó con salsa de vainilla (véase SALSA DE VAINILLA).

DARIOLES (*Pastelería*). Se echan en una vasija dos cucharadas de harina, tres cucharadas de azúcar en polvo, un trozo de buena mantequilla, como del tamaño de la mitad de un huevo, que se hará derretir, y la mitad de una cáscara de limon picada, ó su equivalente de azahar; se mezclará todo juntamente, añadiéndose cuatro yemas de huevo, que se van echando de una en una, incorporándolas bien con las demás cosas, con una friolera de sal; se añade en seguida cosa de cuartillo y medio de buena crema, y se echa esta mistura en pequeños timbales, que se habrán preparado como para pastelitos de sustancias (véase PASTELITOS).

DÁTILES. Frutos de la palma, que los produce; junto al nacimiento de las ramas aparecen unos racimos de flores blancas y tras de éstas, en los árboles hembras, los dátiles, que son tan gruesos como el pulgar y como un dedo de largos. Los nuestros son algo mas pequeños y se comen aquí cuando están maduros, como se comen tambien en Asia y en Africa, principalmente en la Arabia, en la India, en Siria y en Egipto, haciendo de ellos los árabes y africanos la base de su mantenimiento. En Europa no se emplean sino por medicina en las tisanas pectorales.

En Africa se hace con ellos y con agua un licor fermentado, que llaman vino de dátiles, el que ya preparado tiene alguna analogía con el vino de Madera.

DÁTILES CUBIERTOS (véase DULCES CUBIERTOS).

DÁTILES FINGIDOS. A tres libras de azúcar, treinta yemas de huevo, una libra de almendra, medio cuartillo de miel virgen, doce bizcochos duros, media onza de clavo y media dé canela, todo molido. Se le dá el punto de despegar del cazo, y se deja enfriar; se guarda para el dia siguiente en que se hacen los bastoncitos en forma de dátiles, y se revuelcan en canela.

DÁTILES FINGIDOS DE OTRO MODO. Se hace almíbar clarificado con cuatro libras de azúcar, y echándole tantita pimienta, clavo, canela y bizcocho bien molido, se deja hervir hasta que tenga cuerpo; se aparta de la lumbre, se hace enfriar un poco, y se le echan treinta yemas de huevo: se vuelve á la lumbre, y se menea hasta que tenga el punto de despegar del cazo; se vaciará en un platon ú otro trasto extendido, donde se dejarán hasta el dia siguiente, en que se harán los dátiles, envolviéndose en canela; colocándolos en una tabla, se estarán volteando para que no se peguen ni se aplasten. Si se quiere, puede añadírseles almendra muy remolida.

DECANTAR. No es otra cosa que vaciar suavemente y por inclinacion de una vasija en otra, cualquier licor que se ha clarificado, por haberse separado y asentado las materias con que estaba mezclado, habiéndose precipitado al fondo de la vasija.

Para facilitar esta operacion, en la que es necesario procurar que no se rebote el licor con el movimiento, no se pone en pie la vasija ó botellon, donde se deposita el licor que se ha de clarificar; sino que sobre un rodete del tamaño proporcionado, se acuesta el botellon, tanto como lo permita el licor, ó lo sufra sin derramarse ó gotear por el tapon.

DESAYUNO. (Véase SERVICIO DE MESA.)

DESECACION. Se llama así la operacion que se hace sufrir á los diferentes cuerpos, para despojarlos del agua que contienen; de consiguiente, hay muchos grados en la desecacion, desde el primero en que una planta (por ejemplo) se marchita, hasta el último en que se tuesta. En este Diccionario no se trata sino de la que conviene á las sustancias alimenticias para su conservacion.

La disipacion del agua puede obtenerse de tres modos; primero, por el calor que la evapora y la disipa; segundo, por medio del aire que se impregna de ella y se la lleva; y tercero, con la ayuda de los cuerpos hygrométricos (ó lo que es lo mismo), que tienen cierta tendencia, atraccion ó afinidad con el agua, y que se ponen en contacto con las sustancias que se quieren desecar (véanse las palabras FRUTAS, PESCADO, RAICES, VIANDAS).

DESENGRASAR. Quitar al caldo, caldillos, sustancias ó salsas la grasa ó gordura. El modo fácil de hacerlo es como se explica para el caldo (véase en la página 129: "Modo fácil de desengrasar el CALDO").

DESHUESAR. En la cocina es quitar los huesos á las carnes de toda clase, y las espinas á los pescados, ya para picarse, como requieren algunos guisos, ó ya para rellenar otras aves, pescados, piezas de caza y aun legumbres. Se hacen tambien pasteles de liebres, de capones, de pollonas cebadas, de guajolotes deshuesados, &c.; pero para esto no hay reglas, y es necesario mucha versacion y práctica, para deshuesar con destreza una ave, ú otra pieza de carne, cualquiera que ella sea.

DESTILACION. (Véase LICORES.)

DIABLILLOS. Véase ante todas cosas en la palabra CREMA el artículo CREMA DE VAINILLA VACIADA, pág. 236. Se hará un pan ó torta de vainilla como allí se indica, haciéndose cocer bien esa crema; despues de vaciarse se deja enfriar, y estándolo, se corta en forma de dados grandes, que se pondrán á escurrir: poco ántes de servirse se enharinan estos trozos, y se meten en una fritura, que se habrá hecho enrojecer, hasta que se pongan los diablillos un poco negros: se escurren entónces, se polvorean con azúcar y se sirven como intermedio.

DIENTE DE LEON. Planta que ha tomado este nombre del recorte de sus hojas, que se dice tener alguna semejanza con la disposicion y órden de los dientes del leon. El vulgo la llama *la meona*, acaso porque provoca á la orina y es aperitiva. Crece en los prados á lo largo de los caminos y florece en Junio. Estando cocida, estriñe el vientre; y lo suelta estando cruda. Sus hojas tiernas y retoños se ponen en las ensaladas.

DIENTES DE LOBO. Se pliegan en forma de abanico dos hojas de papel, cortadas á lo largo; se doblan y acomodan sobre un fondo de masa comun de hojaldre, y despues de haber enmantequillado el papel, se abren un poco los pliegues y se aderezan con una cucharada de pasta (véase su composicion en la palabra PASTA), conduciéndola y disponiéndola con el dedo al través de las hojas de papel, dejando entre ellos bastante intervalo, para que no se toquen los dientes al cocerse; despues de haberlos espolvoreado con anisitos en azúcar, se les deja tomar un hermoso color en el horno, que estará un poco caliente, y se sacan en ese caso; tomándose despues por los cabos las hojas de papel, se desvian y separan de los dientes, sin quebrarlos.

DISCRETO (El) DE PUERCO Ó DE CUALESQUIERA OTRAS CARNES. Se frien unos dientes de ajo limpios y bastante peregil con jamon, todo picado, se añade caldo del mismo en que se coció la carne que se ha de servir en este guiso y se sazona con sal y especias de todas molidas, ménos azafran: se ponen en este caldillo las raciones pequeñas de carne, y al servirse, se le echa aceite, y sal si le faltare.

DOLPETAS Á LA ITALIANA. Se pica tan fino como el pan rallado, el solomillo de buey, despues de haberle quitado el sebo y la gordura: se echa el picadillo en salsa española, algo consumida é hirviendo, añadiéndose pimienta gorda, dos huevos, pan y queso rallados, y mezclándose todo perfectamente: se deja enfriar y se forman con esta masa unas pelotas grandes, que rebozándose con huevo y pan rallado, mezclado con queso, se frien en manteca caliente, ó en mantequilla clarificada: se escurren despues y se dejan cocer á fuego manso en caldillo espeso de xitomate, aderezándose sobre un plato con salsa de la misma por abajo.

DONOSO. Se llama así al platillo de fiambre cacero, si se adorna al rededor con tamales cernidos de manteca sin rellenar (véase FIAMBRE CASERO página 174), aunque tambien se ponen de chile ó de especia, pero nunca de dulce.

DORADA.
DORADILLA.
DORADO. } Con estos tres nombres se conoce éste pescado de mar, que frecuenta las costas y algunas veces entra á los rios. Su cuerpo es ancho y aplastado por los lados, que son plateados: tiene una mancha dorada entre los ojos y otra negra en la cola, el lomo azulado y todo el cuerpo bañado ligeramente del color de la mancha de la cabeza, lo que hace que paresca dorádo, y de aqui tomó su nombre. Se parece algo al sargo y por esto le llaman algunos *sargo de mar*.

Su carne es blanca, firme y de buen gusto. Se come generalmente asada; pero tambien se sirve en caldillo ligero, acompañada con salsa blanca y con alcaparras, ó en cualquiera otro de los guisos propios de pescado (véase PESCADO). Tambien se hace frita y en lonjas, ó se dispone con caldo de carne, como otros pescados.

DORADO.
DORADURA. } DE L ZAS DE PASTELERIA. Se baten juntamente las yemas y las claras, como si sé quisiese hacer una tortilla de huevos. Para un dorado de consistencia y bueno, se deslie una clara de huevo con dos ó tres yemas; mas para un dorado pálido ó apagado, no se toma sino la yema de los huevos, que es necesario desleir en agua.

Para poner el dorado sobre las pastas ó pasteles, se hace uso de una pluma, de una brocha suave, de un pincel de plumas, ó de sedas de puerco. Si no se puede emplear el huevo para la doradura, se remoja en leche un poco de azafran, ó de flor de maravilla, que se llama tambien caléndula ó flor de muerto; y en la cuaresma, en los lugares donde no deban comerse huevos, aves ni lacticinios, se pueden emplear para esto los huevos de sollo, que siendo de pescado, no ofrecen ningun inconveniente.

Los pasteleros para ahorrar los huevos, usan de la miel ó el azúcar para el dorado.

DRAGON MARINO (Véase ARAÑA).

DREIFUTZ (*Tres-pies*) ALEMAN. Se vacía en una cacerola una botella de vino del Rhin, con dos drácmas de vainilla y media libra de azúcar, y se pone todo sobre un fuego vivo. Se deslien aparte en vino frio ocho yemas de huevo, y se echan en la cacerola cuando esté hirviendo el vino: se dejan cocer algunos minutos, teniéndose cuidado de estar meneando la mezcla, que se sirve muy caliente en pocillos de los de chocolate.

DULCE. Esta voz comprende todas las preparaciones y composiciones, en que entra la miel ó el azúcar, sean de la clase que fueren, á no ser que solo se ponga una cantidad muy corta, como sucede en algunos guisos, para suavisar los ácidos del vinagre, del xitomate, de la acedera, &c. ó como sazonamiento; pero estando clasificados ya todos los dulces, bien sean líquidos, pastosos ó secos, se trata de ellos en los artículos separados, correspondientes á la inicial de su nombre, donde pueden verse, bajo los rubros: CAJETAS, ANTES, POSTRES, JARABES, BOCADILLOS, &c., &c. &c. no debiendo buscarse en este lugar, sino aquellos que en su clasificacion han conservado el nombre de dulces, como *dulces abrillantados*, *dulces cubiertos*, &c. de los cuales se trata en los siguientes artículos.

DULCES ABRILLANTADOS. DULCES NEVADOS. Despues de preparadas las materias, sustancias, frutas ó dulces cubiertos (véase adelante DULCES CUBIERTOS), que se quieran abrillantar, se procede en todo como se explica en el artículo BAÑO ABRILLANTADO DE AZÚCAR (véase). Como su preparacion es la misma que se indica para las otras clases de dulces, seria inútil y fastidioso volverse á repetir, pudiéndose consultar para ésto los artículos CAMOTITOS, CONSERVILLAS, YEMITAS ACARAMELADAS, HUEVITOS DE FALTRIQUERA &c. &c.

DULCES BAÑADOS. De ésta clase son los chochos, los canelones, confites, &c. &c., y se hacen de tantas especies, que no seria fácil expresarlos todos. Se bañan las pepitas de calabaza y de melon, los cacahuates, las avellanas, las almendras de varias frutas, las almendras dulces propiamente dichas, peladas y sin pelar, tostadas y sin tostar, el anis, el culantro, las cáscaras de limon, &c. &c.

El modo de bañar con almibar cualquiera de estas sustancias, es uno mismo para todos; y explicando aquí el método de bañar las almendras, se tendrá la competente instruccion para hacer los demás que se quieran.

Se hierve en un perol grande almíbar clarificado, hasta que tenga punto de flor bastante subido. Se tendrá un barril ó cubeto abierto por sus dos fondos, y en su parte superior, ó sea la boca de arriba; se colocará una vasija de cobre de un tamaño proporcionado, que llene exactamente, y tape todo el circulo de la boca del barril: en dicha vasija se echa la cantidad de almendras que pueda contener, y se pone despues debajo de ésta vasija dentro del barril un brasero con lumbre, capaz de comunicar á las almendras un calor suave.

Entónces se echa el almíbar con una cuchara en cantidad suficiente sobre las almendras, teniéndose cuidado de menearlas continuamente con una espátula ó cucharon de palo, para que no se peguen unas con otras. De éste modo se les dan repetidos baños de almíbar, siguiendo el mismo método, hasta que hayan adquirido el grueso que se quiera.

Algunos confiteros mezclan almidon en los primeros baños; pero esto no es para personas de gusto delicado.

Esta operacion es comun para los dulces lisos, como chochos &c., y á los perlados, ó que quedan erizados de puntas, escabrosos y desiguales, como los confites, canelones &c. En los lisos, despues de poner las sustancias que se han de bañar en un perol, se agitan y menean mucho en todos sentidos, añadiendo algunas gotas de almíbar frio, que los confiteros llaman *almíbar de bañar*. Estas confituras, estando con su baño liso, no tienen necesidad de mas operacion que la de secarse, para lo que se llevan á la estufa, ó se guardan, si no la hay, en una pieza sin ninguna humedad y caliente, lo que se puede conseguir con braseros de lumbre.

Para los confites &c., se procede hasta la mitad de la operacion, como queda dicho para hacer los baños lisos; pero cuando han adquirido en la vasija la mitad del grueso que se les quiera dar, se ponen en otra, colgada del techo con un cordel, atado á sus dos asas, que estarán diametralmente opuestas; y por medio de otra asa colocada en la parte anterior, se hacen saltar los dulces en la vasija, con un considerable balance que se les dá: se añade almíbar de cuando en cuando, teniéndose debajo de la vasija un braserillo con lumbre. Los diferentes movimientos que reciben con esta manipulacion, les labran las puntitas con que resultan erizados. Despues de esta operacion, se llevan á la estufa, y el azúcar que queda en las vasijas ó peroles, se emplea en hacer los dulces cubiertos comunes.

DULCES CUBIERTOS. Se hacen de tantas frutas, que sería imposible expresarlos todos, y esto mas bien pertenece al arte del confitero; pero indicarémos algunos de los mas principales y usados, pues casi de la misma manera se preparan todos, y sabiéndose hacer unos, se harán tambien los demás cuando se ofrezca.

Se preparan para cubrirse las frutas enteras, ó cortadas en pedazos y ciertas raices y cortezas ó cáscaras. Estas sustancias deben quedar tan penetradas de almíbar, que estando secas queden casi quebradizas. No se observa ninguna proporcion determinada entre las dósis del azúcar y demás ingredientes: basta privarlas de toda humedad por medio del almíbar cocido en punto de flór, para que el azúcar que penetre las sustancias, quede seca y privada ella misma de toda humedad.

Se toman, por ejemplo, los tallos de angélica, y se cortan como conviene: se ponen á cocer en suficiente cantidad de agua, para quitarles parte de su sabor: se sacan los tallos con una espumadera, y se ponen á escurrir en un tamiz ó cedazo de cerda. Separadamente se hace el almíbar de punto de flor fuerte, dicho arriba: se echan en él los tallos de la angélica, y se hace cocer todo junto, hasta que los tallos han perdido enteramente toda su humedad, lo cual se conoce por la consistencia que adquieren cociéndose en el almíbar. Se sacan entónces con una espumadera, y se dejan enfriar y escurrir sobre platos ó fuentes de loza, ó sobre vergueras que se ponen al sol: cuando se han enfriado y secado bastante, se echan en botes ó tarros, para conservarlos en un lugar caliente y seco, á fin de que no se pongan revenidos con la humedad del aire.

Del mismo modo se hacen todos los dulces cubiertos, con la sola diferencia de que no se han de cocer ántes las sustancias que no tengan sabor áspero ó muy fuerte. Tambien debe advertirse que las frutas blandas ó suculentas se han de pasar muchas veces por el almíbar, por que son mas dificiles de penetrar, ésto es, se cocerán en el almíbar un poco cada veinticuatro horas por tres dias seguidos.

Por regla general debe saberse que la misma preparacion que se dá á las frutas para las conservas, se les dá para cubrirlas, y despues de hechas en conserva con el almíbar de punto mas alto, se escurren en vergueras al sol, volviéndose al almíbar, si no les queda la cubierta muy tersa.

HIGOS CUBIERTOS. Se mondan y se cuecen los higos negros, que aun no están maduros: se tapan al sacarlos del agua para que no les dé el aire, pues se pasmarian: se dejan escurrir tapados, y se echan luego en almíbar clarificado de medio punto, para darles un hervor cada dia á fuego lento, hasta que se hayan penetrado bien. Para guardarse se revuelcan en azúcar molida y cernida.

CHILACAYOTES CUBIERTOS. Se monda á punta de cuchillo el chilacayote, y se raspa hasta que quede blanco: se parte dejando los pedazos de poco mas de un dedo de altos, y se tienen media hora en agua de cal asentada: se enjuagan despues en agua limpia, y se ponen á cocer, de modo que no queden ni muy duros ni muy blandos, echándose en seguida en almíbar clarificado, sin punto, y poniéndose á la lumbre para que solo dé algunos hervores. Esta operacion se repite todos los dias, para que se cale bien el chilacayote, hasta que el almíbar, á virtud de ponerse tantas veces al fuego, adquiere un punto mas alto que el de conserva. Se saca entónces el chilacayote y se deja escurrir: entre tanto se pone otro almíbar nuevo bien clarificado á la lumbre, hasta que tenga el punto de hacer hebras tan gruesas como un dedo, tomado dentro del agua. Se echa allí el chilacayote, y se mantiene dentro del almíbar hasta que cierre el hervor, ó hierva por parejo, que es lo mismo: se aparta entónces el cazo, y en su borde se dá lustre á los pedazos de chilacayote, que se colocan luego en vergueras para que escurran y se sequen.

PLÁTANOS CUBIERTOS. Se escogen plátanos zapalotes que no tengan corazon, y se ponen á cocer: se tendrá prevenido almíbar clarificado sobre la lumbre, para que esté hirviendo cuando los plátanos al cocerse revienten, pues entónces se mondan lo mas breve que sea posible, y se van echando en el almíbar, al que se le dará punto muy alto, luego que se reconozca que los plátanos están bien calados, y despues se colocan éstos en las vergueras ó bastidor con varitas delgadas para que escurran. Se hace otro almíbar clarificado y de punto alto, y se meten allí los plátanos, sacándose despues y colocándose otra vez en las vergueras para que se sequen. Así que estén bien secos, se revuelcan en canela molida, y se envuelven en papeles para guardarse, cada uno por separado.

Los dulceros suelen cubrirlos sin mondarlos, lo que les impide penetrarse bien del almíbar, y desperdiciarse el azúcar, pues no se han de comer las cáscaras.

Otro tanto hacen con los chayotes enteros y sin mondar; pero esto no puede imitarse, ni semejantes dulces pueden figurar decorosamente en una mesa decente y fina.

CASTAÑAS CUBIERTAS. Despues de quitadas las cáscaras exterior é interior y cocidas las castañas, se hace conserva como se explica en su lugar (véase CONSERVA DE CASTAÑAS), y se cubren despues con almíbar de punto mas alto, procediéndose en lo demás como para los otros dulces cubiertos.

CALABACITA DE CASTILLA RELLENA Y

cubierta. Se le quita la cáscara de modo que no se lastime la carne, despues de haberle cortado una rueda por la parte del pezon, para sacarle por alli las tripas y pepitas, dejándola por la parte interior perfectamente limpia: tanto la calabacita como la rueda que se le sacó, se echan en agua de cal asentada para que tomen cuerpo, lo que conseguido, se sacan de allí y se ponen en agua natural, lavándose en varias aguas, sin lastimarlas, para que no les quede sabor alguno de la lejía ó de la cal: se aperdiga despues en agua hirviendo, de la que se saca para que se escurra, y se pone en almíbar que se tendrá prevenido, ya clarificado y caliente, dejándose hervir en él un poco cada dia de dos consecutivos: al tercero, que ya la calabacita estará en sazon y el almíbar del punto conveniente, ya no se pone á la lumbre, sino que se dejará reposar otros dos ó tres dias, al cabo de los cuales se sacará la calabacita del almíbar, haciéndose en seguida que se escurra, y se seque: se rellena entónces de conservilla, ó pasta de coco, de almendra ú otra, poniéndole por tapa la rueda que se le cortó, afianzándose con unas rajitas de canela: se cubre en seguida con almíbar de punto alto, lo mismo que los otros dulces cubiertos y se pone á secar en la verguera al sol, hasta que crie una costra consistente.

piña cubierta, entera ó en rebanadas. Se escogen para esto las piñas en buen sazon, grandes, y con el cogollo sano y frondoso; se mondan sin quitárselo, y se les sacan todos los clavos negros hasta dejarlas enteramente limpias, poniéndose á cocer en seguida en agua hirviendo: si han de cubrirse en rebanadas, se cortan éstas despues de cocida la piña, y entónces es inútil el cogollo; pero si se ha de cubrir entera, se echa así en almíbar ya clarificado y caliente, haciéndose que hierva en él por algun tiempo diariamente, durante cuatro ó cinco dias, y á fuego manso, hasta que le haya penetrado perfectamente el almíbar; pasado ese tiempo, se dá al almíbar el punto alto conveniente, dejándose allí la piña otros tantos dias, al cabo de los cuales se saca y se pone á secar en la verguera.

membrillos cubiertos. Se dividen los membrillos en cuartos, se les saca el corazon y se mondan; se perdigan en agua hirviendo algunos instantes, se sacan y dejan enfriar: se ponen en un cazo con un cuartillo de almíbar clarificado para cada libra de membrillo, y se añade parte del agua en que se cocieron, dejándose hervir un poco en dos dias distintos, hasta que estén bien penetrados del almíbar, que al cabo de ese tiempo deberá tomar el punto de cubrir, dejándose en él los cuartos de membrillo otros dos dias, para que pasados éstos se saquen y se sequen en la verguera.

ADVERTENCIA. Excusado seria repetir aquí, si esto no fuera tan importante, lo que se dijo al hablarse de las conservas; porque es claro, que generalmente para todos los dulces que se hacen en cazos ó vasijas de cobre sin estañar, hay que tomarse la precaucion indispensable de que nunca se dejen en la misma vasija las frutas con almíbar, de un dia para otro, por temor del cardenillo, que es venenoso. Por esto es que cuando en los artículos anteriores se dice: que "hervirán un poco cada dia por espacio de tantos," se entiende que despues de haber hervido, se vacia el almíbar y la fruta en vasijas de barro barnizado ó vidriado, muy secas, volviéndose al cazo cuando se pongan á hervir el dia siguiente.

Esta precaucion, que suelen omitir malamente los confiteros por ahorrar el trabajo, jamas debe olvidarse; pero es de mucha mas importancia, cuando se trata de frutas como el membrillo, cuyo ácido es notable, porque mientras mas activo es éste, mas breve ataca al cobre, y con mas prontitud se forma el cardenillo.

De intento se dejó para este lugar la advertencia, porque es comun no leerse en estos libros sino el artículo de la fruta que se busca, sin cuidarse de las observaciones preliminares que suelen ponerse en el primero, destinado á la voz genérica, que no pueden estarse repitiendo en todos los otros en que se trata de cada fruta, sustancia ó preparacion en particular.

CIDRA CUBIERTA ó ACITRON. Mondada la cidra y limpia de sus agrios, se echa en agua de sal; se pone despues en agua natural, lavándose en seguida en muchas aguas para que le quiten lo salado, repitiéndose esta operacion dos dias consecutivos: se hace despues en conserva con almíbar clarificado, y se vacia en lebrillos ó en ollas: diariamente se irá sacando de allí el almíbar para cocerlo, y volverlo á echar despues de frio sobre la cidra, cuidándose de añadir azúcar conforme vaya faltando por lo que va embebiendo la cidra. Cuando le haya penetrado perfectamente el almíbar, y estando ya éste de punto alto, se saca la cidra y se pone á escurrir en el horno: se lava despues con agua tibia y se vuelve á poner en almíbar de punto mas alto que para huevos mejidos (véanse), dejándose hervir hasta el grado en que mojada en él una espumadera, y soplándose al través de ella, forme el almíbar por el otro lado vejigas ó ampollas sin romperse; se saca entónces el acitron y se pone á escurrir sobre unos espartos, ó en canastos de mimbres puestos boca abajo, ó en la verguera. El almíbar que se va echando á la cidra cuando está en el lebrillo ó en las ollas, ha de ser siempre frio.

BIZNAGA CUBIERTA ó ACITRON. Se hace lo mismo que la cidra del artículo anterior.

CALABAZA CUBIERTA ó CALABAZATE. Se quitan á la calabaza la corteza, las tripas y pepitas, y dividida en trozos del tamaño que se quiera el calabazate, se echan éstos en agua de sal, ó de cal asentada, segun la clase de la calabaza que se elija, pues si fuese bastante compacta y consistente por sí misma, se pondrá en agua de sal; pero si fuere suave y algo fofa, necesita del agua de cal para que tome consistencia: despues de esta operacion se pone en agua natural, lavándose despues con muchas aguas para que pierda lo salado ó el sabor de la lejía; se aperdiga en agua birviendo, se vuelve al agua fria, y se echa en almíbar clarificado para que dé unos hervores; se vacia en lebrillos ó en ollas, y en lo demás se siguen los mismos procedimientos explicados ya, tanto para el acitron, como para los demás dulces cubiertos.

NOTA. Siguiéndose los procedimientos de los artículos anteriores, y lo que se dice en los relativos á conservas, se pueden cubrir perfectamente todas las frutas propias para ello, sin necesidad de que para cada una se forme un artículo, que no diciendo nada nuevo, solo aumentaria el volúmen de este Diccionario, sin provecho.

Cuando en otros artículos se ha citado para este lugar (por ejemplo) cuando se dijo: "CAMOTE CUBIERTO (véase entre los DULCES CUBIERTOS)," no se quiso decir que precisamente habria una receta para cubrir camotes, sino que viéndose en este lugar las reglas generales para fabricar esta clase de dulces, y los ejemplos de algunas frutas, sin necesidad de un artículo particular, se tendrian los conocimientos necesarios para poderse cubrir la citada, ó cualquiera otra.

DULCES EMPAPELADOS. En los refrescos suelen ponerse en cajitas, canastillas ú otros juguetes de papel, mas ó menos adornados, algunos dulces, de los mismos que se conocen tambien con el nombre de *bocadillos*, *panochitas*, &c., &c. (véanse estas voces), sin mas diferencia, que en vez de vaciarse en oblea, se hace en las referidas cajitas.

DULCES DE PASTA. Véanse

PASTA DE ALMENDRA.

PASTA DE PEPITA.

PASTA PARA HACER FRUTILLAS Ó JUGUETES.

DULCESITOS DE LECHE Y HUEVO. Se cuece la leche, hasta que se hace trapos, y en almíbar de punto ménos que de melcocha, bien meneado hasta que se enfrie, se echa la leche con yemas de huevo, y se revuelve al fuego hasta que toma punto; se ponen en unos papeles con gragea por encima, para que frios se corten como se quiera.

DURAZNO. Bajo este nombre se comprenden entre nosotros las frutas, que en castellano se llaman *albaricoques ó albericoques, albérchigos y duraznos*, aunque algunos españoles, y nosotros á su ejemplo, llamamos albaricoque á una fruta, aunque mejor, de los artículos respectivos se han tenido como sinónimas estas dos voces. Del la clase del chavacano, y por eso en durazno tenemos cuatro especies, aunque muy bien pudieran reducirse á dos, á saber: durazno blanco de hueso blanco, durazno blanco de hueso colorado, durazno amarillo, que suelen tambien llamar *melocoton*, y prisco, que es aquel cuya carne ó pulpa se despega con facilidad del hueso, y tambien lo hay blanco y amarillo. Esta última clase no se emplea nunca en los dulces, y aunque para ellos se hace uso de las tres primeras, son mas buscados los duraznos blancos de hueso colorado, porque con ellos salen mas sabrosas y reelevantes sus combinaciones con el almíbar, de las que algunas se explican en sus respectivos lugares, y pueden verse bajo los rubros

ANTE DE DURAZNO (pág. 33).

CAJETAS ENCANTILLADAS (pág. 116).

CAJETAS DE DURAZNO (p. 118 y 121).

COMPOTAS DE DURAZNOS COCIDOS Ó CRUDOS (pág. 199).

CONSERVAS DE DURAZNO (pág. 213).

JARABE DE DURAZNO.

MERMELADA DE DURAZNO.

POSTRE DE DURAZNO.

RATAFIA DE DURAZNO.

SORBETE DE DURAZNO.

DURAZNOS A LA BURGESA. Se dividen en dos mitades los duraznos casi maduros, y se ponen á cocer en un poco de agua con azúcar y á fuego manso para que no se deshagan; cuando estén blandos y cedan al tocarse con el dedo, se sacan, y dejándose cocer un poco mas su almíbar, se les echa por encima.

DURAZNOS EN CAMPANA. Se ponen á cocer enteros sobre un plato, con azúcar fina, bajo la tapa de una tortera con lumbre encima; se bañan bien y se sirven calientes.

DURAZNOS EN AGUARDIENTE. Se perdigan en agua hirviendo los duraznos enteros y se pelan; se hacen en conserva (véase CONSERVA DE DURAZNOS, pág. 213), y se les echa tanta cantidad de almíbar como de aguardiente refino, haciéndose que ámbas cosas se mezclen bien sin hervir. De azúcar será media libra para cada libra de fruta.

DURAZNOS ACARAMELADOS. Se hace uso para esto de duraznos crudos, ó de de los confitados en aguardiente, poniéndolos á escurrir; se vuelven á echar en seguida en almíbar de punto de caramelo, y se ensartan en broquetas pequeñas, que se acomodan en las junturas de la verguera, ó en las mayas de una coladera para secarlos en la estufa. Para servirse pueden aderezarse en forma de pirámide, ó del modo que parezca conveniente; pero que sea agradable á la vista.

DURAZNOS CUBIERTOS. Los hechos en conserva, se dejan una noche en el lebrillo á la estufa para que se les quite la humedad; se ponen á escurrir al dia siguiente, se espolvorean con azúcar fina y se vuelven á meter en la estufa hasta que se sequen completamente.

DURAZNOS (Conservilla de), Se hace con ellos una mermelada (véase MERMELADA DE DURARNOS), y se pasa ésta por tamiz; se pone á ecar, y sse pluma. Es necesaria una libra de adeslie en almíbar de punto alto de azúcar para cuatro onzas de mermelada.

DURAZNO (Huesos de) FINGIDOS. Se pone una almendra en medio de un poco de pasta (véase PASTA PARA FRUTILLAS), y se hace una bola, que tomará la forma de hueso de durazno en moldes á propósito, tiñéndose la pasta con grana ó panecillo para imitar el color del hueso. Á falta de pasta, se pone á secar la mermelada de guindas, y con ellas, mezclándose azucar en polvo, se hace una pasta que con su almendra se amolda; se ponen los huesos á secar en la estufa, y se guardan en un lugar seco.

DURAZNO QUEMADO. Se mondan duraznos y manzanas, se quita el hueso á los primeros, se ponen á cocer, se muelen y se ciernen por un ayate: de durazno dos libras, de manzana una libra, cuatro de azúcar hecha almíbar de punto alto; de almendra molida, media libra, y se desbaratan ocho yemas de huevo en tantita agua; se revuelve todo y se pone á hervir, se le da punto de cajeta, se vacia en el platon, se le echa por encima azúcar molida y canela en polvo, se clavetea con almendras partidas, y se pone un comal con lumbre encima para que es dore.

DURCELLE. (Véase SALSA DURCELLE.)

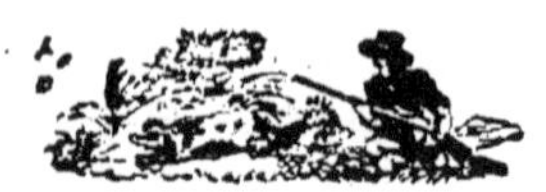

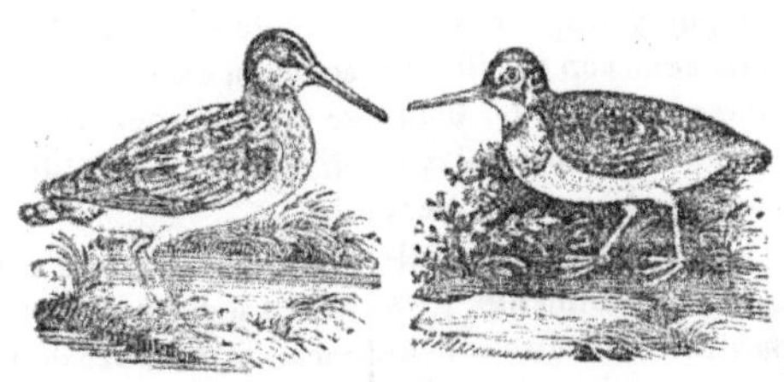

EMBARRADILLAS DE LECHE. Tambien se llaman *voladores*, y se hacen lo mismo que los bocadillos (véase BOCADILLOS DE LECHE), mezclándose un cuartillo de leche con medio cuartillo de natas, y poniéndose para esta cantidad dos panochas de á libra en lugar de azúcar. Se vacian en obleas blancas, doblándose como quesadillas.

EMBUCHADOS. Especie de salchichas de puerco. Se escogen los intestinos gruesos ó tripas mas gordas del puerco, y despues de haberlas lavado y limpiado bien, se echan en remojo por veinte y cuatro horas en agua fria. Dejándolas luego escurrir y enjugar, se dividen en bastoncitos ó hilos con la carne cortada de la misma suerte y papada picada en trocitos pequeños; se les añade sal, pimienta y plantas aromáticas machacadas, y se rellenan con esta mezcla otras tripas. Se hacen del tamaño conveniente, se atan por los dos cabos y se ponen en el saladero.

EMBUCHADOS AHUMADOS. Se hacen, tomando las tripas grandes ó medianas, lo que importa poco: se les quita la extremidad gruesa para ponerlas á remojar una ó dos horas en agua caliente, á fin de que se limpien bien y pierdan el gusto de tripa, pudiéndose echar en esta agua algunos trozos de cebolla con vino blanco. Luego que se hayan remojado suficientemente, se echan en agua fria, con la que se lavan bien, dejándose despues escurrir; se enjugan con un lienzo limpio, y se espolvorean con sal-pimienta, yerbas finas picadas y especias; dejándose así por dos dias. En seguida se cortan del tamaño que se quiere tengan los embuchados, y estándolo, se toman intestinos ó barriga de puerco, de la que se quita la grasa y se hacen tajadas del largo del embuchado. Finalmente, se forman éstos sazonándolos con toda clase de especias, y se meten en las otras tripas, que se tendrán ya preparadas.

Concluidos de este modo, se hacen secar á la chimenea, ó en cualquiera otro lugar en que estén expuestas al humo, y se guardan en un bote ú olla bien tapada, que se pone sobre un fuego muy suave. En este estado se dejan arrojar su jugo, y despues se les añade un poco de agua con cebolla picada y clavo, dos vasos de vino blanco, sal y pimienta, dejándose así cocer, y cuando estén casi cocidos, será bueno que se enfrien en su propio caldo, del que se sacan finalmente para asarse en la parrilla y comerse calientes. Es necesario que la sal domine en el caldo en que se cuecen. Pueden ponerse en la parrilla enteros ó en rebanadas, pues son igualmente buenos de un modo que de otro. En lugar de asarlos pueden dividirse en dos partes y acabarse de cocer en una sustancia de garbanzos, á los que dan los embuchados buen gusto, al mismo tiempo que ellos se vuelven mas suaves. Deben comerse calientes. Despues de asados se acompañan frecuentemente con salsa de pimienta, y de ahí vino el dicho de Enrique V. de Inglaterra: "Que una guerra sin incendio era lo mismo que una salchicha ó embuchado sin pimienta."

EMBUCHADOS DE PUERCO, COCIDOS EN LECHE. Despues de bien lavadas las tripas gordas del puerco, se cortan del tamaño que quieran hacerse los embuchados, y se echan á remojar en tres cuartas partes de agua y una de vinagre con tomillo, laurel y albahaca para que pierdan el gusto de curtiduría; separada una parte de estas tripas, se corta la otra en tiras, haciéndose lo mismo con unos trozos de unto y otros de jamon magro; se reune todo y se sazona juntamente con sal, especias finas y un poco de anis; se rellenan con esta mezcla las tripas separadas, á dos tercios de su tamaño, para que no se revienten al cocerse si están muy llenas; se atan por los dos cabos y se ponen á cocer con leche mediada con agua, con sal, tomillo, laurel, albahaca y un poco de unto. Cuando estén cocidos los embuchados, se dejan enfriar en su mismo caldo, se asan en seguida á la parrilla y se sirven como platillos supernumerarios.

EMBUCHADOS A LA BECHAMELL. Se hacen sudar un cuarto de hora en una cacerola, un trozo de mantequilla, una tajada de jamon, tres chalotes, una cabeza de ajo, peregil, tomillo, laurel y albahaca; se añaden dos cuartillos de crema, dejándose consumir una mitad, y pasándose en seguida por tamiz: se pone á hervir la leche con un puño de miga ó pan rallado hasta que se embeba, y se mezcla con tiras de pecho, de unto, de carne gorda de puerco y de injundia de vaca, con seis yemas crudas de huevo, sal, pimienta, especias y nuez moscada; se llenan con esta mezcla las tripas, se forman los embuchados y se dejan cocer en partes iguales de leche y de caldo, con un manojito surtido ó sazonado, procediéndose en lo demás como se ha dicho para los embuchados de puerco.

EMBUCHADOS DE BUEY. Se limpian y preparan las tripas como para los embuchados de puerco; se cortan en tiras los cuajares y paladares de buey, casi cocidos enteramente en agua, y se les echa cebolla, cortada lo mismo, y rendida en mantequilla, añadiéndose seis yemas de huevo crudas, sal, pimienta, especias y nuez moscada; se mete con un embudo este relleno en las tripas, y se ponen á cocer los embuchados en caldo gordo (véase), mezclado con media botella de vino blanco, añadiéndose un manojito sazonado, clavo, pimienta, sal, zanahorias y cebollas. Para servirse se hace lo mismo que con los embuchados de puerco.

EMBUCHADOS DE CAZA. Se deshuesa enteramente un conejo de buen olor, y se corta en tiras con un cuajar de cordero ó de vaca, con unto ó con ubre tambien de vaca; se añaden cebollas cortadas lo mismo, y se deja todo al fuego hasta que esté medio cocido, sazonándose entónces con sal, especias finas, chalotes picados, raspadura de nuez moscada y albahaca en polvo. Se echa esta composicion en las tripas, bien limpias, y se forman los embuchados, como se ha dicho en los artículos anteriores; se ponen á cocer en caldo gordo con dos cuartillos de vino blanco y un manojito de yerbas finas; cuando lo estén, se dejan enfriar en su mismo guiso; se untan con la grasa de éste, se cubren con pan rallado, se asan á la parrilla y se sirven como plato supernumerario.

EMPANADAS. No se distinguen de los pasteles, sino en que suelen doblarse como quesadillas, y esta forma permite que sea la masa mas suave, puesto que no se necesita hacer las hojas tan delgadas. De aquí depende que por lo regular las masas para empanadas estén mas cargadas de manteca y de huevo.

Dispuestas éstas del modo que se explica en los artículos siguientes, se cortan de ellas unas ruedas ú óbalos, poniéndose de un lado el relleno, y echándose encima la otra media hoja de la masa. Se pegan ó repulgan las orillas para que no se salga el relleno, y se doran con huevo, salpicándolas con ajonjolí, y poniéndose en seguida á cocer en el horno. Otras se frien en manteca, y se polvorean por encima con canela y azúcar molidas, pastilla ó gragea, y se procura darles un aspecto agradable.

EMPANADAS (Masa para). Media libra de harina, seis huevos, media taza de manteca y un poco de vino blanco: se amasa bien todo y se deja por un cuarto de hora cubierta la masa con un lienzo, procurando si estuviere muy seca, aumentarle líquido ó manteca, hasta que la masa no quede ni muy suave, ni muy dura, y se forman las empanadas, friéndose despues en manteca ó mantequilla.

EMPANADAS (Otra masa para). A una arroba de harina se echan dos libras y media de azúcar en polvo, cinco libras de manteca, treinta y cinco yemas de huevo, cuatro ó cinco claras, dos onzas de levadura y el agua caliente necesaria para que la masa quede algo dura.

EMPANADAS (Masa de aceite para). En seis libras de flor de harina se embeben dos libras de manteca, media de azúcar molida, ocho yemas de huevo, un pocillo de aceite de comer y la sal suficiente: desleida en una poca de agua caliente, se amasa, y al irla amasando, se le aumenta ajonjolí crudo y azafran molido para que tome buen color.

EMPANADAS (Masa comun de harina para). Se le quita solo el salvado á la harina, se toman de ella tres libras, y la mitad de esta cantidad se revuelve con media taza caldera de levadura, cosa de la cuarta parte de un pocillo de aceite de comer, una onza de azúcar en polvo y una poca de sal y dos huevos. Se revuelve todo batiéndose sin cesar, agregándosele manteca derretida, que no esté caliente, y el resto de la harina, suavizándola con manteca hasta que la masa quede muy suave. Se forman con ella las empanadas, y se meten al horno, que debe tener un temple como para cocer bizcocho. Tambien pueden freirse en manteca y espolvorearse despues con azúcar y canela.

EMPANADAS (Otra masa para). Se amasa una libra de harina con cinco huevos crudos, la sal necesaria, dos onzas de azúcar en polvo y una poca de agua caliente; se pone á hervir en agua, y despues de cocida, se vuelve á amasar, y extendiendo planchas con el palote, se formarán las empanadas, que se freirán en manteca.

EMPANADAS (Masa para) HOJALDRADAS. A libra y media de harina, dos yemas de huevo y una clara, un pedacillo corto de manteca y se revuelve todo con agua fria: se amasa bien, y cuando esté de un temple regular la masa, se forman las hojaldres, y se meten al horno ó se cuecen á dos fuegos.

EMPANADAS (Masa de torta para). A una libra de harina se agregan quince yemas de huevo crudas, una poca de manteca y la sal suficiente, desleida en una poca de agua caliente; se amasa y se golpea, procurando que quede dura la pasta, y se le va agregando azúcar tamizada hasta que al paladar quede con suficiente dulce. Así que ya esté correosa, se extiende, y se forman de ella las empanadas, que se meten al horno sin untarles manteca.

EMPANADAS DE ALMENDRA. Se muele una libra de almendra con otra de azúcar, echándose al tiempo de molerlas agua de azahar, sin dejarlas hasta que la pasta quede muy suave. La harina se amasa con huevos, manteca y un poco de vino blanco, y con esta masa se forman las empanadas, que se rellenarán con la pasta de almendra. Se frien despues en una sarten con manteca muy caliente, y se sirven secas ó en almíbar con un poco de canela.

EMPANADAS DE ASADOR. Se bate harina de arroz, como media libra, con ocho ó diez yemas de huevo y media libra de azúcar: se humedece con el vino necesario para poderse untar la masa, y se revuelve todo muy bien. Se toma un pichon ú otra ave igual, se le quita muy á raiz el pezcuezo y los alones, se unta de sal y especias finas bien molidas, se envuelve en un papel untado con manteca, y ensartado en el asador se pone al fuego á cocer: cuando esté ya cocido, se le quita el papel y se deja dorar; se le unta despues del batido de harina y huevo, se pone á la lumbre, y conforme se vaya secando, se le van dando baños alternados de manteca y otros del batido, untado uno y otro con plumas hasta que quede el ave bien cubierta, dándole el último baño de manteca; y cuando ésta haya secado, se le espolvorea azúcar tamizada, con canela, y se sirve.

EMPANADAS DE CALABACITAS. Se mondan las calabacitas y se pican: se pican tambien cebollas, xitomates, ajos y chile verde, y todo se pone á cocer con suficiente sal y mucha manteca. Cuando ya esten cocidas, se les agrega un poco de canela, clavo, pimienta, azafran y culantro seco, todo molido y deshecho en un poquito de vinagre fuerte, con pasas deshuesadas, almendras limpias tostadas, aceitunas y tornachiles en rajas. Despues de que ha ya dado un hervor todo esto, se forma la masa de ojaldre de que se habló antes en el artículo: EMPANADAS (Masa para) HOJALDRADAS, que puede verse; dándole dos ó tres vueltas para que quede con pocas hojas, se forman las empanadas, rellenándolas con el picadillo de calabacitas, ya estando éste frio. Despues se frien en manteca, ó se meten al horno envueltas en papeles.

EMPANADAS SIN BATIRSE LA MASA. Se echan en una cazuela una libra de manteca, media libra de azúcar en polvo, cinco yemas de huevo, y la sal correspondiente: se bate todo con la cuchara en redondo, hasta que se forma una especie de espuma, y entónces se le mezcla la harina, cuanta sufra, pero sin amasarla, juntándose bien con las manos: con esta mezcla se forman las tortillas, tambien en las manos sin palotearse, y se rellenan con picadillo de recado, ó con manjar blanco, ú otro dulce de leche, doblándose del modo comun: se doran con clara de huevo y azúcar, y se ponen á cocer en el horno, ó en una cazuela sobre rescoldo, tapada con un comal con lumbre. Se aderezan en el plato con azúcar molida por encima y se sirven.

EMPANADAS DE AGUA. Se ponen dos libras de harina sobre la mesa, haciéndose enmedio un hoyo y se echarán en él media onza de sal disuelta en agua, media de manteca de vaca y diez huevos. Se amasa, y si la pasta no quedase bastante blanda, se le añaden huevos y se vuelve á amasar cinco ó seis veces: se pone despues la masa en una tabla espolvoreada con harina y se deja en tal estado cosa de doce horas. Pasado este tiempo se forman las empanadas y se ponen á hervir en agua revuelta con crema, meneándose el cazo para hacer que suban á la superficie del agua, volviéndose á meter en ella con la espumadera. Cuando tengan consistencia, se sacan de allí y se echan en agua fria, dejándolas en ella dos horas: se ponen á escurrir despues y se cuecen en el horno de campaña.

EMPANADAS PARA PIEZAS GRANDES. Se disuelve una poca de levadura con un pozuelo de agua de sal, y mezclándose con una libra de manteca derretida y fria, y tres raciones de vino legítimo de Málaga, ó cualesquiera otro generoso, se batirá, hasta que todo se haya incorporado bien: entónces se le va añadiendo poco á poco harina, en la cantidad que sea necesaria para que la masa quede suave y se pueda extender, amasándose al mismo tiempo: se pone esta masa en una cazuela untada con manteca y se tapa, para dejarse reposar de ocho á diez horas, al cabo de las cuales se extiende con el palote sobre una tabla polvoreada con harina, cortándose las empanadas del tamaño que se necesite para que cubra bien el pescado, ó la pieza que se ha de poner en ella, ó recortando porciones pequeñas para empanadas chicas que se rellenan con picadillo de carne, de pescado, ó de recado solo (véanse PICADILLOS PARA EMPANADAS, SALSA Ó CALDILLO DE EMPANADA). Puesto en el centro lo que han de contener las empanadas, se doblan y repulgan las orillas, cuidándose, tanto en estas, como en todas las empanadas de cualquiera masa que se hagan, de darles una forma graciosa y variada, imitándose con la masa el pescado ó pieza que contienen adentro, ú otros animales ó flores &c. pues que la cultura actual y la finura con que deben servirse las mesas, exigen este esmero para hacer agradables á la vista los alimentos, que deben serlo tambien al gusto.

EMPANADAS (Masa con aceite para). Se mezcla una libra de flor de harina con tres yemas de huevo, una onza de manteca, un pocillo chico de aceite y agua en suficiente cantidad. Se amasa todo bien y cuando se haya puesto suave y consistente al mismo tiempo, se extiende con el palote, y en lo demás se procede como para las anteriores.

EMPANADAS (Masa dulce para). Se ponen sobre la masa dos montones de harina con una libra cada uno, se hacen en medio de ellos los huecos ó concavidades correspondientes para echarse, en uno tres huevos, un poco de azúcar tamizada, de sal y de tequesquite con el agua suficiente para que todo se incorporé; y en el otro, solo manteca derretida y fria: despues de bien mezcladas las materias de cada monton, se reunen los dos y se amasan, añadiéndose manteca hasta que la masa se ponga suave: se extiende con el palote, y se cortan las empanadas con un cuchillo, haciéndose en lo demás como se dice en los artículos anteriores.

EMPANADAS (Masa dulce con aceite para). Como la anterior, con la diferencia de que en el primer monton se suprimen los huevos y la sal, aumentándose un poco el azúcar, y disolviéndose en el agua con que se ha de juntar un poco de levadura: en el segundo monton se ponen manteca y aceite. Puede juntarse todo en un solo monton, poniéndose la manteca sin derretirse.

EMPANADAS HOJALDRADAS CON AZÚCAR Y VINO. Puesta una libra de harina sobre una mesa, se le echan cinco yemas de huevo, vino, sal, una poca de manteca, poca azúcar para que no quede muy dulce, y el agua suficiente para que pueda juntarse y amasarse: despues de bien amasado todo, se extiende con un palote, se le unta manteca y se vuelve á doblar, repitiendose esta operacion seis veces: extendida por fin la masa, se cortan las empanadas de distintas formas, se les pone leche endulzada y espesa, se cubren con la tapa de masa, y se pegan, no en la orilla como en las empanadas corrientes, sino media pulgada mas adentro, para que en la orilla se despegue la hojaldre. Pueden adornarse por encima con algunas figuritas ó juguetillos de la misma masa, y puestas en papeles sobre hojas de lata, se meterán á cocer al horno, polvoreándolas al sacarse de él, con azúcar tamizada.

EMPANADILLAS DE SESOS. Despues de bien cocidos los sesos y quitadas las fibras y pellejos, se les echa suficiente sal y pimienta molidas: se van poniendo entre rebanadas de pan frio apretándolas para que se peguen bien, y despues se frien en manteca que esté muy caliente. Así que se doren, se sacan y se sirven.

EMPANADILLAS DE CARNE. Se mezclan tres libras de flor de harina con una libra de manteca derretida y fria, añadiéndose una poca de agua de sal, y otra de tequesquite asentado para suavizar la masa: despues de que todo esté bien incorporado y la masa manejable, se extienden con el palote separadamente las porciones de cada empanadita, se rellenan con picadillo, se doblan repulgándose la orilla y se frien en manteca: se sacan de la fritura y se polvorean con azúcar tamizada.

EMPANADILLAS DE MASA DE LECHE Y MANTEQUILLA. Se mezclan dos libras de flor de harina con una taza de mantequilla y manteca derretidas y frias en partes iguales, seis yemas de huevo, medio pozuelo de agua de anis y otro medio de agua de tequesquite asentado, una poca de sal y la leche suficiente para que todo quede bien mezclado: se amasa hasta que se levanten ampollas en la masa, añadiéndose leche si aquella se resecare al amasarse: se extiende con el palote, se cortan las empanadillas, se rellenan estas con pasta de almendra, ó conservillas, se doblan, se repulgan y se frien en mantequilla, espolvoreándose al sacarlas de la fritura, con azúcar y canela molidas.

EMPANADILLAS DE VINO. Como las anteriores, poniéndose vino en la masa en vez de leche, y á la pasta de almendra del relleno se le añade agua de azahar.

EMPANADILLAS HOJALDRADAS. Se mezcla una libra de harina con cuatro yemas de huevo, una poca de agua de sal, un poco de polvo de tequesquite y la manteca que fuere menester para suavizar la masa: despues de bien amasado todo, se tapa y deja reposar, y se extenderá despues con el palote: se cortan las porciones de cada empanadilla, se untan con manteca, se vuelven á amasar separadamente (esto es), se amasa aparte cada porcion y se extiende por segunda vez, haciéndose en lo demás como para las anteriores.

EMPANADITAS DE CUAJADA. Se procede en todo como para las EMPANADAS HOJALDRADAS CON AZÚCAR Y VINO (véanse); pero el relleno se hará cuajando cuatro cuartillos de leche, exprimiendo bien la cuajada que de ellos resulte, y mezclándola con dos claras y cuatro yemas de huevo, cuatro onzas de azúcar y un poco de mantequilla, batiéndose para que todo quede bien incorporado: si el batido quedase ralo y poco consistente, se le añade un poquito de harina y se forman las empanaditas pequeñas, que no se cuecen en el horno, sino que se frien en manteca.

EMPANADITAS DE HOJALDRE. Con la masa de hojaldre, extendida como se ha dicho en los artículos anteriores, con tres ó cinco vueltas, se forma un fondo, que se corta en figuras redondas ú ovaladas, poniendo en el centro de ellas trozos del relleno que se quiera, cubriéndolas con otras ruedas ú óvalos del mismo tamaño, procurando pegarlas por la orilla. Se doran con huevo y se cuecen á dos fuegos, ó en el horno.

EMPANADITAS DE MAIZ. Cocido el maiz como para tortillas, se lava, quitándole todos los hollejos y despuntándolo muy bien, se remuele en el metate como para tortillas, y se forman unas gorditas, que se echan en agua hirviendo con sal; así que se hayan cocido, se vuelven á moler muy bien, agregándoles sal, yemas de huevo crudas, manteca y un poco de azafran. Remolido y bien mezclado todo, se forman las empanaditas, se rellenan de picadillo sin sal, ó de otro cualquiera relleno, ya de dulce ó de sal, y pegándolas bien por las orillas, se van friendo conforme se rellenan, hasta que están doradas. Así que escurren la manteca, se espolvorean con azúcar y canela.

EMPANAR. No quiere decir otra cosa que cubrir con miga de pan, ó con pan rallado ó molido, las piezas que se cuecen á la parrilla, ó que rebozadas con huevo batido se frien.

EMPERADO. Guisado de pollos con peras (Véase POLLOS EN EMPERADO).

EMPEREGILADO. Guisado hecho con peregil molido y otras especias. En los articulos de las carnes que se guisan con este caldillo, se explica el modo particular que cada una requiere, y pueden verse, como tambien CARNERO VERDE y CHANFAINA VERDE en las páginas 158 y 251.

EMPERDIGAR (Véase PERDIGAR).

EMPIÑADO. Aunque este caldillo puede aplicarse á varias carnes, lo comun es disponerlo para la de gallina ó la de puerco, y para ésto se muelen xitomates asados, tomates cocidos, muy pocos chiles verdes tambien cocidos, ajos asados y piña: se frie todo lo molido, añadiéndose trocitos de jamon y piña picada y se pone alli el lomo de puerco cocido con el agua en que se coció: se sazona con la sal suficiente y cuando haya dado algunos hervores, se le añaden choricitos cocidos, pasas, almendras, piñones y un pedacito de azúcar, espesándose el caldillo con mas piña molida. Al servirse se adorna con chilitos y aceitunas.

Se hace tambien poniéndose en crudo el lomo de puerco con una poca de agua para que se cueza en este caldillo, lo que hace que tome un gusto exquisito.

EMPIÑADO PARA POLLOS U OTRAS AVES. Se muelen piña, xitomate, ajos dorados, pan tostado en manteca, canela y clavo; se pone todo á freir, y en seguida se le echa el agua necesaria para hacer el caldillo, en el que sazonado ya con sal, se ponen á cocer los cuartos de gallina ó de pollos.

EMPIÑADO CON VINAGRE. Se divide una piña, despues de mondada, en dos mitades; la una se pone á cocer, y la otra se muele con xitomates asados, poniéndose á freir lo molido con ajo picado, clavo, canela pimienta, culantro y azafran, todo molido: se echa entónces en pedazos la piña cocida, un poco de vinagre y azúcar, y el agua en que se habrán cocido las aves, que se han de guisar en este caldillo: se ponen éstas en cuartos, se sazona con sal, y se espesa con pan tostado.

ENCARBONADOS DE LECHE. Se echa un puño de nixtamal bien molido en cuatro cuartillos de leche y endulzándose, se cuela por un cedazo: se pone despues á cocer con una poca de nuez ó almendra picada y unas rajitas de canela, dándole punto mas alto que el de manjar blanco. Así que lo tenga, se enfria bien en un platon, y se cortarán unos cocolitos con el cuchillo, sacándolos con cuidado para que no se rompan: se ponen en otro platon espolvoreado con harina muy fina, y despues se echan en una sarten que estará á la lumbre, con mantequilla bien espumada, cuidándose de que no se deshagan ni se quemen. Se sirven despues en un platon con canela molida por encima.

ENCEBOLLADO. Se ponen en una olla las tajadas de la carne que se quiera, ya cocida, con cebollas grandes, cabezonas, limpias: se sazonan con sal, pimienta, clavo, canela, una ramita de tomillo y una ó dos hojas de laurel, y se rehoga todo con aceite; se tapa la olla muy bien y se deja á fuego lento hasta que la carne se penetre bien del aceite especiado, y para servirse se le añaden aceite crudo, cebolla picada, orégano en polvo, chilitos y aceitunas. Puede añadírsele si gusta, un poquito de vinagre.

ENCRESPADOS FRANCESES. Se deslie una libra de harina con seis huevos, una cucharada de aguardiente, una buena toma de sal, una cucharada de aceite y dos de azahar: se mezcla leche con agua en igual cantidad, y con ella se hace liquidar la masa, hasta darle una consistencia de papilla ó atole. Se enciende un fuego claro con carbon menudo y se pone en la hornilla una sarten, en la que se hace derretir, tanto como una nuez chica, de manteca, ó si no, de mantequilla ó aceite, pero es mejor la manteca: se echa un cucharon de la masa, que se extiende de modo que se cubra todo el fondo de la sarten, quedando la masa ó tortilla muy delgada; estando cocida por un lado, se voltea por el otro y se come muy caliente.

ENCRESPADOS INGLESES (*Pancakes*). Se baten seis ú ocho yemas de huevo en la cuarta parte de un cuartillo de leche, mezclándose hasta que quede bien espeso el batido. Se va echando por grados, meneándose al mismo tiempo y revolviéndose harina desleida en leche, que se habrá tenido cuidado de preparar desde un principio; se le añaden dos cucharadas de ajengibre en polvo, un cuartillo de aguardiente catalan refino y un poco de sal, meneándose todo y revolviéndose bien. Estando bien lavada y limpia la sarten, se pone un trocito de mantequilla del tamaño de una nuez, y se echa encima la masa, de modo que se cubra con ella el fondo, dejándose tres veces mas gruesa que para los del artículo anterior. Se rocian en los platos con rom y azúcar estos encrespados, que son secos y encostrados.

ENCRESPADOS POLACOS (*Nalesnikis*). Se mezclan y baten ocho huevos con tres cuartas partes de un cuartillo de leche ó de crema, dos onzas de mantequilla fresca derretida, raspadura de nuez moscada, cáscara de limon raspada con azúcar, un poco de sal y diez onzas de harina. Se pone en la sarten mantequilla ó manteca en la misma cantidad, que para los anteriores, y se vacia la masa lo mismo; pero tan luego como se echa la masa, se le siembran pasas de Corinto, ó de uba moscatel si no hay de la otra: se voltea el encrespado, se deja cocer, se pone en un plato, se polvorea con azúcar, se envuelve ó enrolla con un trinchador de dos dientes largos y se sirve muy caliente.

ENCHILADAS. Se llaman así, ó *Tortillas con chile*, unas tortillitas pequeñas y suaves que, fritas con chile, ó dispuestas como se explica adelante, sirven para los almuerzos ligeros y para tomar pulque, que es la única bebida provechosa encima de ellas, pues el agua las haria indigestas y los licores fermentados las volverian dañosas.

ENCHILADAS COLORADAS. Se muelen partes iguales de chile ancho y de pasilla tostados, y se pone á calentar manteca en una cazuela. Se mojan las tortillas, que serán pequeñitas y suaves, en el chile y se frien en la manteca, echando, cuando mucho, cuatro á la vez. Se sacan y van colocando en un plato unas sobre otras, y encima de todas se pone queso, hebras de carne frita, cebolla rebanada, chorizos fritos, longaniza ó morcon frito, cuartos de aguacate, trozos de pechuga de gallina y aun huevos duros rebanados. Si el adorno está sobre cada una de las tortillas, son mejores.

Se hacen tambien del modo siguiente: se frien las tortillas en blanco, y al irse colocando sobre el plato, se echa á cada una, una ó dos cucharadas del chile, preparado del modo dicho.

Tambien pueden hacerse friendo el chile en la manteca, y despues echándolo sobre las tortillas.

Se puede mezclar tambien con el chile ancho solo, xitomate asado ó tomate cocido. Asimismo se echan en caldillo de pipian de ajonjolí (véase PIPIAN DE AJONJOLÍ).

ENCHILADAS VERDES. Se untan con chile verde, que se dispone con xitomate ó tomate, del mismo modo que para los envueltos (véase mas adelante ENVUELTOS), procediéndose en lo demás como en el artículo anterior.

ENCHILADAS (Tortillas de metate). Se hacen con la masa muy remolida, dejándoles como escaloncitos, que se forman con el meclapil ó mano del metate. Estas, fritas hasta tostarse, son muy sabrosas y se ponen sobre las enchiladas y sobre los envueltos.

ENCHILADAS DE PATO COCIDO. Se tuestan las pepitas de chile, y unos chiles anchos; se muele todo y se frie en manteca, de modo que quede el caldillo espeso. En él se empapan unas memelitas ó tortillitas gordas ovaladas, y conforme se ponen en el plato, se les echa sal, pimienta molida y cebollitas picadas con sus rabos. Encima se ponen cuartos de pato, cocido como se dice en su lugar (véase PATO COCIDO).

ENDIBIA. (Véase ESCAROLA.)

ENSALADAS. Se hacen las ensaladas con diversas plantas hortenses, crudas ó cocidas, legumbres, raices, frutas y aun viandas, sazonándolas con aceite, vinagre, tal vez pimienta, y algunas ocasiones mostaza. Para que salgan de gusto mas reelévante, se les añaden por lo comun yerbas aromáticas, tales como el estragon, la pimpinela, el apio, principalmente los tronquitos limpios y rizados en agua, orégano, &c.

Cada uno sazona esta clase de ensaladas á su gusto, y nada importa que se eche primero la sal, el vinagre ó el aceite, aunque algunos tienen en esto su prurito: lo único á que debe atenderse es á que la sal, ya se ponga primero, ó ya despues, quede bien disuelta, para que pueda sazonar la ensalada. En cuanto á las cantidades que deben entrar de cada cosa, se dice que esto deberia encargarse á distintas personas de diversas inclinaciones, siendo un avaro el que echase el vinagre, un pródigo el aceite y un prudente la sal, dejándose á un tonto la tarea de revolverlo todo; los italianos introducen un quinto personage, y equivale en castellano á un burro, para que coma la ensalada.

Se llaman tambien ensaladas, aunque impropiamente, varias frutas cocidas, sazonadas con azúcar, canela y aun vino, quizá porque suelen acompañar á los asados como las otras ensaladas de aceite y vinagre; pero estas necesitan tener cierta consistencia de pasta, ó estar espesas, porque si quedan muy líquidas solo tienen lugar entre los postres, como el de zapote prieto.

Por esto no se extrañará, que entre los artículos siguientes se encuentren algunos destinados á esta clase de ensaladas, que se echarian ménos en este Diccionario, si mudándoles el nombre, se colocacen en otro lugar mas propio.

En cuanto á los adornos de las ensaladas es mas conveniente que se sirvan aparte para que cada uno la componga como le parezca mejor.

ENSALADAS FLORIDAS.

Como en todas las cosas, tambien en las mesas, se advierte el progreso de la cultura, y á mas de sazonarse los alimentos esmeradamente para que sean de un gusto exquisito, se procura disponerlos en los platos con finura y delicadeza, para que siendo tambien agradables á la vista y aun al olfato, se proporcionen mas goces y satisfacciones á los convidados, que con estos preliminares predisponen su apetito para hacer honor á los guisados, complaciendo de este modo al que los distinguió llevándolos á su mesa. Este ha sido el principio por que se adornan hoy algunas ensaladas con flores; pero con flores que se comen, pues de otra suerte harian un adorno postizo é incómodo, puesto que debian separarse de los platos y dejarse á un lado como basura inservible.

Las ensaladas de romanitas y de escarola son las que con mas frecuencia se adornan con flores, porque como varian de color, se prestan mas para esto. Para la de romanitas se procuran emplear las tres clases, á saber: la blanca, la orlada de color de rosa, y la de color oscuro, cortándose los corazones á lo largo y acomodándose como rayos en el plato, alternando los colores; pero con gusto, no poniéndose un corazon de cada color, sino dos ó tres reunidos, y se colocan las flores como se indica en la litografía del frontispicio. La de escarola blanca se adereza, haciendo que la parte rizada esté á la vista en cuanto sea posible, formándose en el medio un asiento ó lugar para las flores, como puede advertirse en la misma estampa.

No todas las flores pueden emplearse sin riesgo de la salud, y por esto convendrá no hacer uso sino de aquellas, cuyas cualidades y virtudes sean perfectamente conocidas y saludables, como la rosa que llaman de Castilla, en corta cantidad; la borraja, la capuchina ó mastuerzo mexicano, la malva, el malvavisco, la chicoria silvestre, la buglosa hortense ó lengua de buey, el azahar, el cacaloxochil, la flor de durazno en corta cantidad, &c., &c. Hay muchas que son venenosas como los acónitos, la rosa-laurel, &c. Las que pueden usarse, se mezclarán de modo que alternen con gusto y dicernimiento los colores, para que no choquen á la vista en lugar de agradarla.

ENSALADA DE NOCHE-BUENA. Picada bastante lechuga muy menuda, se echa á remojar y allí mismo se remojan cogollos de lechuga blanca. Se cortan rábanos abriéndolos en cuartos; se pican zanahorias y betabeles cocidos, y uno ó dos rábanos crudos; se mondan nueces y piñones; se pica acitron y plátano pasado; se limpian cacahuates tostados; se rebanan algunos plátanos guineos; y sacada la lechuga del agua, se revuelve todo muy bien y se forma una salsa de vinagre, aceite, ajos asados, molidos con sal y pimienta, y no se echa á la ensalada este caldillo sino hasta que se vaya á servir, y echada en el platon, se adorna con los cogollos de lechuga, rábanos, rebanadas de jícama, de lima, de naranja, de peron, y trozos mas grandes de plátano pasado, chilitos, aceitunas y alcaparrones lavados.

ENSALADA CORRIENTE DE LECHUGA. Esta se hace con solo la lechuga picada muy menuda, poca cebolla tambien picada, espolvoreada con pimienta y humedecida con vinagre y aceite, agregándole la sal suficiente. Se adorna como la anterior, con cogollos de lechuga y rábanos desflemados, cortados en cuartos. Puede tambien cubrirse con yemas cocidas, desmoronadas y sazonadas con sal, aceite, un poquito de vinagre y mostaza mondada inglesa. Se adorna tambien con rabanitos y betabel cocido y labrado en figuritas.

ENSALADA DE LECHUGA PICADA, DE SABOR EXQUISITO. Picada la lechuga como es corriente, se le pican tambien unas hojas de mastuerzo (se habla de la planta y no de la flor), y con su correspondiente aceite y vinagre adquiere un gusto particular y es muy saludable.

ENSALADA DE LECHUGA COCIDA. Se deshojan las lechugas y lavan muy bien: despues se recogen y se atan, formando de ellas manojitos de un grueso regular; se ponen á cocer con sal blanca, y ya que estén bien cocidas, se sacan y echan á refrescar en agua fria, lavándolas sin que se destrocen. Despues de refrescadas, se escurren bien, se oprimen para que larguen toda el agua sin machacarlas; se desatan y van poniendo en un platon los manojos de lechuga y se humedecen con vinagre bueno, endulzado con un poco de azúcar y mitigado con agua.

ENSALADA DE LECHUGAS ENTERAS Ó ROMANITAS. Despues de quitadas todas las hojas recias y muy verdes á las lechugas ó romanitas, se les monda bien la raiz, se ponen en cuartos en agua fria, y al servirlas se les sacude bien el agua; se espolvorean con sal y pimienta y se bañan, ó con aceite solo, ó con aceite y vinagre sazonado con sal.

ENSALADA REVUELTA. Se muelen chiles remojados y ajos; se cuecen calabacitas, coliflor, betabeles, zanahorias y cebolla; se revuelve todo con el chile molido, y se echa canela, pimienta y unas manzanas en cuartos, pasas, almendras, orégano, aceite y vinagre.

ENSALADA DE COL BLANCA. Se picará la col un dia ántes de hacerse la ensalada y se pondrá á remojar despues de haberla lavado en dos ó tres aguas. El dia siguiente se volverá á lavar, y se pondrá á cocer con muy poca sal y una cabeza de ajo machacada: cocido esto, se lavará mucho otra vez para que no le quede ningun hedor, ni al ajo. Se picará cebolla menuda para freirla en manteca, y ya frita, se se le echará peregil; se exprimirá bien la col, de modo que no le quede agua, y se pondrá á freir con la cebolla y el peregil. Frito esto, se le echará sal, vinagre, aceite, tornachiles cortados, aceitunas y orégano en rama, y luego se sirve.

ENSALADA DE COL CON CALABACITAS. Se escogen las coles que estén bien apretadas y macisas, se limpian de las hojas grandes, y se ponen á cocer en agua con sal blanca y un trozo de gordura de vaca ó de carnero; cuando estén bien cocidas, se ponen á escurrir y se pican en pedazos grandes. Se pone una cazuela á la lumbre con aceite, y se frien allí bastantes dientes de ajo, hasta que estén bien dorados; entónces se echa la col en trozos, habiendo sacado los ajos, y se frie hasta que se dore. Se tendrán cocidas cebollas, calabacitas y ajos: se freirán en manteca ocho ó diez chilitos verdes y otros tantos colorados: despues de fritos, se pasarán en agua tibia y se pelarán; se freirán en el aceite en que se frieron las coles, que se echarán al platon, se revolverán con los ajos fritos y con el aceite en que se frieron los chilitos. Encima se les echará vinagre sazonado con sal y pimienta, y se adornará el platon con las cebollas, calabacitas y ajos cocidos, espolvoreándole orégano, y agregando encima unos chiles pasillas tostados en manteca, y unas rositas formadas de cebollas desflemadas.

ENSALADA DE COLES CON CEBOLLAS. Despues de bien limpias las coles de todas las hojas verdes ó recias, se ponen á cocer con cebollas cortadas en cuartos, agua y sal blanca. Se frien en una cazuela con aceite y manteca en iguales tantos, tomate, xitomate, ajo y peregil, todo picado, y especias de todas, molidas, ménos azafran. Cuando todo esté bien frito, se echan allí las coles y cebollas que se cocieron para que se frian tambien, y estándolo, se sirven calientes con aceite y vinagre, sazonadas con sal y orégano en polvo.

ENSALADA DE COL EN CHILE. Cocidas las coles con sal blanca, se trozan picándolas no muy menudas, se lavan, y puestas en el platon, se forma una salsa del modo siguiente. Se muelen chiles anchos desvenados y muy lavados, con dientes de ajo asados y algunos cominos, se desata la masa en vinagre bueno, y se sazona con la sal correspondiente; se le pica cebolla muy menuda, y con esta salsa se revuelve bien la col, despues de bien polvoreada con pimienta y clavo molidos. Al servirse se adorna con orégano, chiles en vinagre y aceitunas.

Algunos usan de esta salsa para formar de ella la ensalada con la col, cruda, despues de muy desflemada en agua.

ENSALADA DE COLIFLOR EN REBANADAS. Se le quitará la flor ántes de cocerla y se dejará el tronco limpio, al que se quitará la cáscara y se cortará en rebanadas. Estas se pondrán á cocer con dos ó tres dientes de ajo machacados; así que estén bien cocidas, se lavan hasta que no tengan mal olor, para freirse con ajo y peregil picados. Se pueden agregar, si se quiere, pasas y calabacitas cocidas aparte; pero siempre se adereza con vinagre y aceite sazonado con sal, aceitunas, chilitos y orégano.

ENSALADA DE COLIFLOR PICADA. Se pondrá á cocer entera la coliflor con poca sal; despues se picará y enjugará de modo que se perciba la flor, y se le echará el vinagre y aceite necesarios. Se adornará despues con aceitunas, tornachiles, cuartos de aguacate, alcaparras y un poco de pimienta y de sal.

ENSALADA DE COLIFLOR EN TROZOS. Se cuece la coliflor con sal blanca y cabezas de ajo machacadas; despues se frien en una cazuela con aceite unos dientes de ajo rebanados, se sacan éstos cuando se hayan dorado, y se frie allí la coliflor dividida en sus vástagos. Así que esté dorada, se espolvorea con pimienta, sal y orégano, y se adorna con chilitos, aceitunas y cebolla picada.

ENSALADA DE COLIFLOR CON SALSA DE XITOMATE. Despues de bien cocida la coliflor, se divide por sus vástagos, rebanando á lo largo los que estuvieren muy grandes; se ponen en el platon y se bañan con una salsa formada del modo siguiente. Se muele xitomate asado, se deshace en vinagre, se le, echa la sal suficiente y se le espolvorea orégano; se pican groseramente unas cebollas cocidas, y se le revuelve competente aceite; se baña con esta salsa la coliflor y se adorna con rebanadas de aguacate mondado, cuartos de cebolla cocida, tornachiles picados, cuartos de calabacitas chiquitás y aceitunas.

ENSALADA DE COLIFLOR EMPANADA. Despues de bien cocida la coliflor, se divide por sus vástagos, y puesta una cazuela á la lumbre con aceite, se frien en él ajos limpios; cuando ya estén muy dorados, se espolvorean los tallos de la coliflor con sal y pimienta, se revuelcan en un poco de pan molido, y sacando el ajo frito, se doran en aquel aceite, echándoles unas gotitas de vinagre, ó se sirven así, volviendo á espolvorearse con sal y pimienta, ó se muelen los ajos dorados que se sacaron del aceite, se deslien en él, y revuelto con un poco de vinagre, se baña la coliflor.

ENSALADA DE ALCACHOFAS. Se cortan á las alcachofas las puntas de las hojas con unas tijeras, se ponen á hervir en agua, y despues de un par de hervores se separan de la lumbre. Se pone á hervir agua con sal blanca, y cuando haya rompido el hervor, se echan las alcachofas despues de refrescadas en agua fria. Cuando estén cocidas, se sacan, se les separan las hojas del centro hasta descubrirles la pelusa, que se quita enteramente, se les echa pan rallado con sal y pimienta, se bañan con aceite de comer con sal, y reunidas las hojas, se ponen en la parrilla hasta que se doren; y aderezadas en un platon, al tiempo de llevarlas á la mesa, se bañan con aceite y vinagre sazonado con sal.

ENSALADA DE ALCACHOFAS CON XITOMATE. Se cuecen las alcachofas con ajos y sal, y se cuecen tambien bastantes xitomates, que se molerán. En una cazuela se echa un cuartillo de aceite para cada docena de alcachofas, y se frien en él dientes enteros de ajo. Estando éstos fritos, se echa el xitomate; que se dejará freir mucho con pimienta y clavo. Se echan luego las alcachofas, un poco de vinagre y pan rallado, y la sal correspondiente. Cuando se lleven á la mesa, ha de haberse consumido todo el caldillo que dá el xitomate, de modo, que solo estén húmedas. Se sirven calientes.

ENSALADA DE ALCACHOFAS CON CHÍCHAROS. Despues de cocidas como hemos dicho, se les quitan las hojas del centro que forman toda la parte espinosa. Despues se pone una cazuela á la lumbre con aceite, y se frie allí gran porcion de ajos mondados hasta que se doren; se sacan y se muelen con pimienta, sal, y una porcion igual de chícharos tiernos bien cocidos. Se rellenan con esta masa, y volviéndoseles á poner las hojas que se les quitaron, se bañan con el aceite en que se frieron los ajos, y revolcadas en pan rallado se ponen á la lumbre hasta que se doren. Al servirlas se les echa aceite y vinagre con sal.

ENSALADA DE ALCACHOFAS CON CHILES. Se ponen chiles verdes poblanos á madurar entre paja y al sol por uno ó dos dias, y cuando ya estén colorados, se asan, y despues de pelados, se desvenan ó se echan en agua de sal á desflemar, mudándoles dos ó tres aguas. Despues de cocidas las alcachofas, se desbaratan, procurando sacar las manzanas sin destrozarlas; se les quitan á las hojas con un cuchillo todo lo blando; se pica una poca de cebolla menuda; se pican tambien los chiles, y puesta una cazuela á la lumbre con aceite, se queman en él unos dientes de ajo, y se sacan friéndose allí el chile con la cebolla, y todo lo que se quitó de las hojas de la alcachofa, echándose sal y pimienta; ya que esté bien frito esto, se echan los fondos de la alcachofa á que se frian sin que se desbaraten; se apartan de la lumbre y se sirven calientes con sal, vinagre y aceite.

ENSALADA CORRIENTE DE ALCACHOFAS. Cocidas las alcachofas como hemos dicho, se escurren bien y se sirven con aceite, vinagre, sal y pimienta.

ENSALADA DE COL Y CHILE. Se pone á cocer entera la col con ajos y sal, y estándolo, se rebana. Se pone en una cazuela el aceite suficiente, en que se doran rebanadas de ajo, y se frien en él las de col. Se prevendrá chile ancho remojado en vinagre. Se colocan en el platon una capa de rebanadas de col, encima ajos fritos, otra capa de chiles remojados, otra de col, ajos fritos, &c., hasta llenar, advirtiéndose, que la última capa ha de ser de col. Hecho esto, se rocia con vinagre y con polvo de pimienta y orégano.

ENSALADA DE CEBOLLAS. Se quitan á las cebollas los rabos y coronas, y se cuecen con sal. Despues se acomodan en el platon enteras ó deshojadas, echándoles aceite, vinagre, orégano, granada desmoronada, aguacate en cuarterones, con cáscara ó mondado en trozos revueltos con la cebolla, adornándose con romanitas encima de todo.

ENSALADA DE CEBOLLAS CON XITOMATE. Despues de cocidas las cebollas con sal, si son grandes se desbaratan, y si chiquitas, se dejan enteras Se asan unos xitomates, y despellejados se muelen bien con un poco de vinagre; se les agrega cebolla picada muy fina, sal y pimienta; se les echa bastante aceite con sal y orégano estregado entre los dedos; se revuelve bien todo con las cebollas, añadiéndose rebanadas de aguacate y chilitos en vinagre picados menudos. Se sirve espolvoreándole mas orégano por encima.

ENSALADA DE EXOTES. Se les quitan las hebras sin partirlos, y se cuecen con ajos y sal. En una cazuela con aceite se doran dientes de ajo rebanados, y allí mismo se frien lós exotes; se acomodan despues en el platon, donde se les añadirá cebolla picada y polvo de pimienta, chilitos, aceitunas y romanitas ó lechugas partidas por la mitad.

ENSALADA DE CALABACITAS. Se cuecen las calabacitas chicas con sal de la tierra, y se parten en cuartos; sé les agregan una ó dos cebollitas cocidas desbaratadas, chícharos cocidos y habas verdes cocidas y peladas, rebanadas de aguacate mondado y orégano en polvo; se les echa la mezcla de aceite, vinagre y sal, y despues de revuelto todo, se adorna con cuarterones de aguacate, chiles en vinagre y aceitunas.

ENSALADA DE CALABACITAS EN ADOBILLO. Se desvenan y lavan bien unos chiles anchos, sé muelen con ajos asados, tantitos cominos y se desatan en vinagre bueno; se pica cebolla muy menuda, y revuelta en la salsa se le echa la sal competente. Se acomodan las calabacitas chiquitas, cocidas enteras, se bañan con la salsa dicha, echándoles por encima queso rallado, orégano en polvo, rebanadas de aguacate, tornachiles en vinagre picados, aceitunas y alcaparrones desalados.

ENSALADA DE CALABACITAS EN NOGADA. Se remoja en agua tibia la cantidad que se necesite, según la ensalada que se haga, de nueces grandes, y se les quitará el pellejo. Se remojan tambien almendras, pero en ménos cantidad que las nueces, y se pelan. Ambas cosas se muelen en un metate muy limpio con ajos y pimienta, de suerte que sobresalga el sabor de ésta, un migajon de pan remojado y queso fresco chico (ha de estar todo muy remolido y con la sal necesaria). Se echa bastante aceite, y se acomodan las calabacitas, que de antemano se habrán cocido con sal. Encima se adorna la ensalada con granada desmoronada y romanitas, y se sirve fria.

ENSALADA DE BETABEL. Se cocerá el betabel con un terron de azúcar, y mondado, se cortará en dados chicos. Se dividen unas pasas y se deshuesan; se pican almendras limpias y tostadas; se pican tambien unos higos, y se espolvorea encima de todo ajonjolí tostado. A un poco de vinagre bueno se le echa la azúcar que pueda matarle el ácido, y se revuelve allí todo lo picado, procurando que no quede mucho caldillo; se deja así por dos ó tres horas en infusion, y despues de puesta en el platon, al servirse, se baña con vino moscatel ú otro generoso, y se le espolvorea por encima mas ajonjolí tostado.

ENSALADA DE BETABEL ASADO, Ó REMOLACHA. En un horno ó parrilla se asan betabeles muy colorados y que no estén hebrudos; se cortan en rebanadas, sazonándose con sal, polvo de pimienta, aceite, vinagre y cebolla cruda rebanada.

ENSALADA DE BETABEL EN NOGADA. Se muelen iguales tantos de almendra y nuez grande y ó chica, con unos ajos asados y un migajon de pan; se revuelve bien todo para que no quede granoso, y se deshace con un poco de agua fria hasta que esté como atole, añadiéndosele bastante aceite, pimienta y la sal correspondiente. Se muele tambien betabel cocido, muy encarnado y sin hebras, asándose uno ó dos en horno ó parrilla, que se harán rebanadas y se mezclarán con la nogada.

ENSALADA DE ESCAROLA. Se ponen á desflemar las escarolas en agua, y se les muda ésta hasta que ya no amarguen: se dividen en cuatro partes ó se pican groseramente. Despues se forma un adobo de chiles remojados, dientes de ajo asados y cominos, todo molido y disuelto en vinagre; se echa sobre las escarolas, agregándose queso rallado, cebolla picada menuda, orégano, sazonado todo con la sal suficiente, y echándole por encima aceite crudo.

ENSALADA DE ESCAROLA CON FLORES (Véase ENSALADAS FLORIDAS).

ENSALADA DE ESCAROLAS (Otra). Estas se dividen en cuartos, y se les echa encima vinagre y aceite, sazonándose con sal.

ENSALADA DE CALABACITAS EN ADOBO, QUE DURA TRES Ó CUATRO MESES. Se majarán ajos, pimienta fina, clavo, canela, ajengibre, orégano, tomillo y sal; esto junto se deslie en iguales porciones de vinagre y agua, y dando dos cortadas á cada calabacita cruda sin dividirla, se echan en una olla vidriada por adentro, añadiéndose á lo dicho el caldo de adobo preparado para la escarola, (véase poco ántes ENSALADA DE ESCAROLA), bien cargado de vinagre, y unas cuantas cabezas de ajo enteras. Bien tapada la olla, no se le tocará en ocho dias; pero si al cabo de ellos aun no estuvieren bien cocidas y blandas las calabacitas, se dejarán otros cuatro ó cinco mas. Al cabo de ellos puede usarse la ensalada, echándola en un platon y adornándose por encima con queso añejo desmoronado, orégano, chilitos y aceitunas. Se tendrá cuidado de sacarla de la olla con una cuchara de palo que solo sirva para esto.

ENSALADA DE CALABACITAS CON FRUTA. Se cuecen, pican y lavan las calabacitas tiernas; se les pone despues sal, durazno sin cáscara y en tajaditas, plátano guineo, aceite, vinagre, aceitunas, tornachiles rajados, alcaparras, aguacate y un poco de pimienta al servirse.

ENSALADA DE ZANAHORIAS. Se cuecen y descorazonan las zanahorias, y se pican en trozos chicos; se frien en aceite ajos rebanados, y cuando ya estén dorados, se sacan: se frien allí las zanahorias, se echan en un platon, se les revuelve cebolla cruda picada menuda, y se les echa aceite y vinagre con sal.

ENSALADA DE ZANAHORIAS CON PAN Y QUESO RALLADO. Despues de picadas las zanahorias como en el artículo anterior, se revuelcan en pan y queso rallados y revueltos; se frien en aceite, y cuando se hayan dorado un poquito, se apean y se revuelven con papas picadas y cebollas cocidas desbaratadas. Se espolvorean competente sal, pimienta y orégano; se revuelve todo con aceite y vinagre, y se adorna la ensalada con aguacate en cuartos.

ENSALADA DE PAPAS. Despues de cocidas las papas, se rebanan, se revuelcan en pan rallado, y se frien en aceite ó manteca donde se hayan dorado rebanadas de ajo, que se sacarán. Despues de puestas en el platon, se les echa sal, aceite, vinagre, cebolla cruda rebanada, orégano, polvo de pimienta, queso añejo desmoronado, y huevos duros rebanados tambien.

ENSALADA DE PAPAS CON XITOMATE. Se pican las papas cocidas y se les revuelve cebolla picada muy menuda: se espolvorean con sal, pimienta y orégano; se muelen unos xitomates asados y despellejados, y se desatan con vinagre: se deshojan unas cebollas cócidas y bastante ajo picado, rebanadas de aguacate en bastante cantidad y mondadas, revolviéndose todo con el vinagre y xitomate, y despues de revuelto, se le agrega aceite con la sal suficiente: por encima se adorna con cuarterones de aguacate y orégano espolvoreado.

ENSALADA DE HIGOS. Se cortan los higos verdes en cuatro partes y se ponen á cocer con un puñado de paja por encima: luego que estén cocidos, se lavarán con agua caliente para que no se pasmen, y con ceniza asentada para quitarles lo pegajoso. Se agregará á los higos canela y pimienta molida, y con almíbar de medio punto se pondrán al fuego para que den un hervor. Despues de apartados se tendrán dos dias en quietud sin tocarlos, y luego se escurrirá el almíbar, echándose á los higos sobre un platon vino blanco, pasas, almendras, azúcar, acitron, nueces limpias y canela molida, ajonjolí en grano y plátano largo. Se sirve fria.

ENSALADA DE NABOS. Se picarán los nabos despues de mondados, en trocitos pequeños, que se pondrán á remojar, remudándoles dos ó tres aguas ántes de ponerlos á cocer, lo que se hará con sal, de modo que no queden duros ni muy cocidos. Se lavarán despues lo suficiente para quitarles el hedor, y se echan en almíbar de medio punto con clavo, canela y pimienta molida. Allí darán un medio hervor, y se apartan del fuego tapándose bien. Al cabo de dos dias se escurre el almíbar; y en el platon en que se han de servir, se aderezan con vino blanco, azúcar y canela molidas, pasas, almendras, nueces y piñones, todo limpio, ajonjolí tostado y acitron.

ENSALADA DE NABOS CON ZANAHORIAS. Se pican ámbas cosas y se cuecen en agua de sal; se escurren en un cedazo, y puestas en el trasto en que se han de servir, se les pica cebolla cruda, echándoseles aceite, vinagre, aceitunas, tornachiles picados y orégano.

ENSALADA DULCE DE COGOLLOS DE COL BLANCA. Se picará y lavará en dos ó tres aguas un cogollo de col grande, poniéndose despues á hervir con un pedazo de azúcar, cuidándose que no se deshaga el cogollo, que cocido se pondrá en un plato, adornándose con nueces limpias, piñones, pasas, almendras, aceitunas lavadas, granada desmoronada, vino y polvillo de azúcar.

ENSALADA DE RÁBANOS. Picados crudos, se tendrán en vinagre aguado un dia entero con un poco de sal. Despues se sacarán y exprimirán sin que se machuquen, y se acomodarán en un platon, adornándose con alcaparras remojadas, cebolla picada y desflemada, pásas, almendras, piñones, granada desmoronada y bastante aceite. Encima de todo se pondrán alcaparras y tornachiles en rajas.

ENSALADA DE NABOS DESFLEMADOS. En todo lo mismo que la anterior, poniéndose nabos en lugar de rábanos.

ENSALADA DE MORAS. Luego que se hayan enfriado despues de cocerse, se pondrán en un plato, con vino, acitron, pasas, almendras en cuartos, y polvo de azúcar y canela.

ENSALADA DE LA BELLA UNION. Se pican y cuecen rábanos, que se tendrán una hora en agua; se sacan de ella, y se exprimen, poniéndose en un plato, donde se echarán tambien pedazos de pera bergamota cocida, uvas crudas y granada desmoronada, correspondiente vinagre y aceite. Se le suelen añadir tambien, segun la estacion, calabacitas cocidas, rebanadas de durazno y de manzana, cocidas ó crudas. Se adorna con acitron, pasas, aceitunas y tornachiles rajados.

ENSALADA DE BRETONES. Se cortan á los bretones las hojas gruesas, y se les quita là cascarilla con todas las hebras, procurando dejar los tallos limpios; así se ponen á cocer en union de las florecitas que tienen en la punta, con sal de la tierra. Cuando ya estén cocidos, se sacan y lavan en agua fria y se escurren bien hasta que no les quede agua ninguna; se espolvorean con sal y pimienta, se revuelven con cebolla picada menuda, y se sazonan con aceite y vinagre, cargaditos de sal.

ENSALADA DE BRETONES FRITOS. Despues de limpios y cocidos los bretones como los del artículo anterior, se pone una cazuela á la lumbre con aceite y se frien en ella dientes de ajo picados: se sacan así que se hayan dorado y se frien allí los bretones. Despues de fritos se apartan, se les espolvorea sal y pimienta, y se les echa aceite y vinagre.

Tambien en vez de vinagre se les suele echar zumo de naranja de China.

ENSALADA DE BRÓCULI. Esta planta tiene las mismas circunstancias que los bretones y se puede preparar del mismo modo para ensalada.

ENSALADA DE APIO. Quitadas las hojas al apio, se monda el tronco como á los bretones; se divide en dos ó cuatro partes á lo largo y se parte en trozos de dos dedos: se echan á desflemar en agua fria, y pasadas cuatro ó seis horas, se escurren bien; se espolvorean con sal y pimienta y se les echa aceite y vinagre sazonándose con cebolla rebanada.

ENSALADA DE APIO COCIDO. Mondados los tallos del apio como en el artículo anterior, se ponen á cocer con sal de la tierra; y antes de que esten muy cocidos, se apartan y se escurren; puesta una cazuela á la lumbre con aceite, se frien en él ajos limpios rebanados, y cuando esten dorados se sacan: se echa allí el apio cocido y un poquito de vinagre: y cuando se haya frito bien, se aparta; se muelen los ajos que se frieron, y se deshacen con el aceite en que se frió el apio; se espolvorea este con sal y pimienta, se le echa encima el aceite con el ajo, y despues se baña con aceite crudo y vinagre sazonado con sal; se adorna con cebollitas chicas cocidas.

ENSALADA DE ESPÁRRAGOS FRITOS. Formados manojos con los espárragos, se ponen á cocer en agua con sal de la tierra. Despues de bien cocidos, se les separa todo lo recio de las varas y se les revuelve cebolla picada muy menuda; puesta una cazuela á la lumbre con aceite, se frien en él ajos picados menudamente hasta que se doren; se echan los espárragos con el aceite á freir allí, con un chorrito muy corto de vinagre; ya fritos, se sirven calientes, humedecidos con aceite y vinagre.

ENSALADA DE ESPÁRRAGOS COCIDOS. Cocidos como los del artículo anterior los manojos de espárragos, se sacan del agua y se exprimen sin oprimirlos mucho: se desatan y van poniendo en el platon con igualdad y se bañan con aceite y vinagre, sazonado con sal y pimienta, espolvoreándoles por encima cebolla cruda picada muy menuda.

ENSALADA DE ESPÁRRAGOS Y ALCACHOFAS. Despues de cocidos los espárragos como se dice en los artículos anteriores, se toman alcachofas bien cocidas en agua con sal blanca, y se les quita á éstas y á los espárragos toda la sustancia blanda, procurando sacar lo mas enteros que se puedan los fondos de las alcachofas. Se pone una cazuela á la lumbre con aceite, se doran allí dientes de ajo enteros y se sacan. Se asan y mondan unos chiles poblanos desvenados y muy labados, se despedazan y frien en el aceite en donde se frieron los ajos, que se sacan tambien, y en aquel aceite se frie la sustancía que se sacó de los espárragos y alcachofas, echándole un chorrito de vinagre. Ya frito esto, se aparta, se espolvorean con sal y pimienta los fondos ó manzanas de las alcachofas, y se frien en manteca con cebollitas chicas cocidas. Cuando ya esten doradas se apartan, se echa en un platon la sustancia de espárragos fritos y encima los chiles y ajos que se frieron, las cebollas y las manzanas de alcachofa. Se sirven calientes ó bañados así con aceite, vinagre y sal.

ENSALADA DE BERROS. Se les quitan las hojas verdes y el pellejito: se cuecen con sal, y despues de enjugados, se componen con aceite, vinagre, y algunos les echan chilitos y aceitunas. Es buena para aliviar el escorbuto.

ENSALADA DE BERROS CON CHILES. Despues de limpios los berros como se dice en el artículo anterior, se pican en crudo y se revuelven con clavo, canela y pimienta, molidas en seco: se bañan con aceite y vinagre sazonado con sal, se revuelven con tornachiles picados menudos, y se adornan por encima con cebolla rebanada, cogollos de lechuga y rebanadas de betabel cocido.

ENSALADA DE BORRAJA. Despues de cocida, se frie en aceite y se compone con aceite y vinagre. Algunos le agregan chilitos y aceitunas.

ENSALADA DE PEPINOS. Se frie ajo con aceite en una cazuela, donde se echará xitomate picado con la sal correspondiente, y se echarán allí rebanadas de pepinos mondados, dejándose hasta que se cuezan y frian. Despues se echarán en un platon con toda la fritura, añadiéndoseles aceite y vinagre, otra poca de sal si la necesitasen, y una poca de pimienta molida.

ENSALADA DE PERON Ó MANZANA AGRIA. Despues de cocidos los perones se ciernen por un ayate, y puestos en un platon se sazonan con azúcar y un polvillo de canela molida, adornándose con granada desmoronada.

ENSALADA DE PERONES DESFLEMADOS. Se pican despues de mondados los perones, y se echan á desflemar en agua de sal, donde estarán doce horas. Se sacan despues y se escurren, y puestos en un platon se les añade zumo de naranja de China, ó agria, unos pedacitos picados de piña, azúcar y canela molidas, vino blanco, pasas, almendras, acitron y granada desmoronada.

ENSALADA DE MEMBRILLO. Despues de mondados los membrillos se parten en cuartos, se les quitan los corazones y la dureza, y se forman ensaladas como las del peron.

ENSALADA DE PERA BERGAMOTA. Cocidas las peras y mondadas, se hace ensalada como la de manzanas.

ENSALADA REVUELTA. Mondadas peras bergamotas, membrillos y perones, se descorazonan, se pican en cuadros menudos y se ponen á cocer en agua con un poco de azúcar y unas rajas de canela. Medio cocidos, se apartan del fuego y se escurren; se las agregan pasas deshuesadas y picadas, almendras y piñones limpios y tostados, y se espolvorean con polvo de canela, humedeciéndose con vinagre endulzado con azúcar, ó con vino moscatel.

ENSALADA DE XITOMATE QUE LLAMAN AGUACAMOLE. Se cuecen xitomates maduros y chiles verdes, se monda uno y otro y se muele; se suelta en vinagre bueno, se le echan chilitos en vinagre picados y cebollas cocidas desbaratadas: se le pica aguacate en trocillos, se le echa la sal competente y bastante aceite; se pone en el platon y se adorna por encima con tornachiles en vinagre divididos en cuartos, aceitunas, bastantes rebanadas de aguacate mondado, y orégano en polvo.

ENSALADA DE VERDOLAGAS. Se cuecen en agua de sal y se enjugan despues, echándose en seguida en una cazuela donde se haya frito ajo con manteca, ó mejor con aceite. Se ponen en el platon, y se sazonan con aceite y vinagre, añadiendoles cebolla cruda picada.

ENSALADA DE ESPINACAS COCIDAS. Es necesario limpiar bien y lavar todas las hojas, echando despues las espinacas en agua hirviendo, donde se tendrán por medio cuarto de hora, poco mas ó menos, al cabo del cual se sacarán y dejarán escurrir. Algunos las pican en seguida, pero el uso actual de las buenas mesas es que se dispongan enteras para que conserven todo su jugo y gusto.

Despues de cocidas y escurridas, se frien en manteca ó mantequilla, con papas cocidas y rebanadas, revolcadas en pan rallado ó sin ellas: pero siempre con la correspondiente sal y una poca de pimienta. Se les echa para servirse aceite y vinagre.

ENSALADA DE ESPINACAS CRUDAS. Para formar ensalada de las espinacas en crudo, se necesitá que esten tiernas y desflemadas en agua por mucho tiempo: despues se pican como las lechugas, se les echa aceite y vinagre con sal, y se adornan con rebanadas de cebolla desflemada, aguacate y demás que se acostumbra en las de lechuga.

ENSALADA DE ESPINACAS CON SUS RAICES. Se limpian muy bien las espinacas y se lavan, pero dejándoles las raices: se echan á freir en aceite con unos dientes de ajo limpios y picados, y cuando se hayan frito, se les echa un poco de vinagre mediado con agua hirviendo. Se le agregan piñones tostados y pasas deshuesadas, se deja sazonar y se sirve caliente.

ENSALADA DE CARDOS. Despues de quitadas á los cardos las hojas y á los tallos todas las hebras, se cortan en trozos de cuatro dedos y se ponen á cocer en agua con sal de la tierra: cocidos, se apartan y dejan enfriar. Despues se pone una cazuela con poca manteca á la lumbre, se frie allí cebolla picada menuda, sin dejarla dorar, y se echa el cardo bien escurrido, agregándose suficiente mantequilla y un polvo de pimienta: se le añade una poca de agua, se deja sazonar, y cuando lo esté se sirve caliente.

ENSALADA DE CHÍCHAROS Y HABAS VERDES. Se cuecen chícharos tiernos y habas verdes con sal de la tierra: se mondan estas, se unen con los chícharos cocidos, se les echa cebolla cruda, picada menuda, aguacate picado y una poca de lechuga tambien picada: se les espolvorea sal y pimienta y se revuelven bien, humedeciéndose con aceite y vinagre y poniéndose por encima trozos de aguacate.

ENSALADA DE CHÍCHAROS CON XITOMATE. Cocidos chícharos, habas verdes y calabacitas muy chiquitas, y mondadas las habas, se cuecen xitomates, y despues de quitado el pellejo se muelen con unos chilitos verdes; se deshace esto en vinagre, se le echa la sal suficiente y con este caldo se revuelve todo lo cocido, agregándole cebollitas chiquitas cocidas y trozos de aguacate.

ENSALADA DE HABAS VERDES. [illegible] mondan las habas sobre crudo, se m[illegible] len unas hojas de yerbabuena y una ó dos cabezas de cebolla; se echan á las habas, y todo se pone á cocer en agua con una poca de sal fina. Se cuecen á parte chícharos tiernos con un poco de tequesquite, se muelen, se cuelan, y cuando las habas hayan espesado un poco, se revuelve en ellas la sustancia de chícharos, echándoles clavo, canela y pimienta molida. Se dejan hervir meneándolas para que no se quemen, hasta que hayan espesado bien y desbaratádose las habas; entónces se apartan del fuego, se vacian en platones, y se dejan por diez ó doce horas hasta que hayan cuajado. Ya cuajadas, se corta la masa en tiras, de medio dedo de anchas y como de dos ó tres dedos de largas: se les espolvorea sal y pimienta, y se dejan secar; cuando lo estén regularmente, se pican chiles asados, pelados y desvenados, ó cocidos en agua y sal: se revuelve todo con aceite y vinagre con sal, echando por encima cebolla picada y orégano en polvo.

ENSALADA DE HABAS SECAS. Se forma caldo en habas con los mismos ingredientes y siguiendo los mismos procedimientos indicados para el caldo de de habas (véase CALDO DE HABAS, página 129), con la sola diferencia de que debe dejarse espesar mucho; entónces se vacia y se forma la ensalada lo mismo que la anterior.

ENSALADA DE DAMAS. Se ponen á cocer en agua con sal de la tierra, betabel, chícharos, habas verdes, papas, coliflor y calabacita de Castilla, todo junto menos el betabel. Ya que está cocido, se lava y monda todo muy bien, y se pica menudito: se le echan rebanadas de camote y de platano largo, piña, manzana y aguacate en trocitos menudos chilitos enteros y aceitunas. Se espolvorea con orégano por encima y se le a-LADAS) envueltas, poniéndoseles adentro ca[illegible] frita, morcon, &c. con que se ha[illegible] adornar por encima; mas para necesario p[illegible]idad se hacen las [illegible] con vino blanco [illegible]ículos siguien un platon ó ensaladera con sa[illegible]ienta, zumo de limon y buen aceit[illegible] un chalote picado, y una anchoa, si la hubiere, tambien picada.

ENSALADA DE CHAYOTES. Se rebanan los chayotes, cocidos y mondados, y se sazonan con sal, pimienta molida y orégano seco en polvo: de este modo se ponen en los platos, y se les echa el aceite y vinagre correspondientes.

ENSALADA DE TALLOS DE ACELGAS. Se escogen las acelgas de hojas grandes, que tienen mejores los tallos, y solo se pondrán á cocer éstos en agua con sal, cortados en trozos de una pulgada ó poco mas; se frien despues en aceite con ajo, y se sazonan con sal, aceite y vinagre.

ENSALADA DE ACELGAS PICADAS. Despues de cocidas las acelgas, se escurren y se pican; se rinden en aceite ó manteca con ajos molidos, y añadiéndoseles cebollas cocidas y polvo de orégano, se sazonan como las demás ensaladas.

ENSALADA DE ALCAHUCILES. Se cuecen en agua con sal y se les quitan todas las hojas, dejándose solamente los fondos, que enteros ó picados se ponen en el platon ó ensaladera: se aderezan con cebolla cruda picada y orégano en polvo, y se les echa sal, aceite y vinagre.

ENSALADA DE NOPALITOS. Cocidos éstos, se dejan enteros ó se dividen segun su tamaño: se les deja un poco de su caldo, se les echa cebolla picada y orégano, se sazonan con sal, aceite y vinagre y se adornan con chilitos, aceitunas y tornachiles rajados.

nagre bueno, se le echan chilitos en vinagre picados y cebollas cocidas desbaratadas: se le pica agu[illegible]ate en trocillos, se le echa l[illegible] se exp[illegible]petente [illegible] bastante aceite [illegible]es de cada [illegible] platon [illegible] s[illegible] adorna [illegible] DE BETABEL, y [illegible]DA DE [illegible]HORIA).

ENS[illegible]DA DE MASTUERZO MEXICANO Ó CAPUC[illegible]INA. Tanto ésta, como la de mastuerzo europeo, aparece muy pocas veces en las grandes mesas, donde no es admitida, sino sobre una pollona cebada, asada. Esta por lo contrario, de las otras ensaladas, debe sazonarse con mucho vinagre y poco aceite.

ENSALADA REGIA. Esta se dispone con cebollitas cabezonas, cocidas y enteras, pepinillos, tiras de anchoas, algunas yerbas aromáticas picadas y unos trocitos de atun marinado. Se sazona como es de costumbre, y se adorna con yemas de huevos duros, alcaparras y aceitunas rellenas (véase cada cosa en su letra respectiva).

ENSALADA DE AVES Ó DE CAZA. Se disponen las aves ó la caza, de que se ha de hacer la ensalada, sea lo que fuere, aunque siempre debe darse la preferencia á los pollos gordos, á los faisanes, ó á las perdices, cociéndose al asador; cuando estén frias se cortan en tiras, teniéndose cuidado de deshuesarlas exactamente. Se extienden sobre lechuga picada, que se pondrá en el fondo del plato, haciéndose compartimientos ó divisiones, que señalarán unos cogollitos de lechuga y otros adornos, como rabanitos, &c. Se sazona ésta como las otras ensaladas, y se adorna con algunas tiritas de anchoas, y rebanádas muy delgadas de pepinillos, que aumentan mucho su excelencia, haciendo mas reelevante su gusto.

ENSALADILLA DE SÁRTEN. Se hace con dos libras y media de azúcar almíbar clarificadó, que se deja hervir hasta que esté de medio punto; se le echan entónces una libra de almendras, media de pasas deshuesadas, pedacitos de acitron y rajitas de naranja cubierta, y se deja hervir todo juntamente hasta que el almíbar esté de todo punto. Puede servirse como Ante.

ENTOMATADO. Se hace con tomates cocidos, molidos despues, picados ó machacados, segun se explica en los articulos respectivos á cada carne, de las que se guisan de este modo, á mas de los siguientes.

ENTOMATADO DE CARNE DE PUERCO. Se frien en manteca cebollas y ajos picados, y en la misma fritura se machacan con la cuchara los tomates ya cocidos en agua, para que no se deshagan enteramente: se añaden especias molidas, cebollas cocidas aparte, un poquito de vinagre y la carne de puerco con el agua en que se coció, sazonándose con la sal correspondiente.

ENTOMATADO PARA AVES Y OTRAS CARNES, INCLUSA LA DE PUERCO. Despues de cocidos los tomates, se muelen con ajonjolí tostado, un poco de xitomate asado, clavo, pimienta, canela y azafran: se frie todo en manteca y se echa alli la carne que se ha de guisar con el caldo en que se coció, tantito vinagre y ajonjolí tostado entero, dejándose espesar lo conveniente.

ENTOMATADO DE CARNERO. Se muelen los tomates con un poco de xitomate, con cebollas crudas, tomillo, ajengibre, clavo, pimienta, unos chiles verdes, dientes de ajo asados y un poco de orégano: se frie todo lo molido, y echándole raspadura de nuez moscada, se hace caldillo, añadiendo vino, vinagre bueno, la carne de carnero y un poco del caldo en que se coció; se deja espesar lo conveniente, poniéndose poco ántes de que acabe de sazonarse, algunas cebollitas cabezonas, cocidas aparte. Para servirse se polvorea por encima con canela molida, y se adorna con chilitos y aceitunas.

ENTRIPADO. Especie de embuchado que se hace con la carne del cerdo, sazonada y mezclada con otras cosas, rellenándose con ella las tripas del mismo animal (véase ENTRIPADO DE CERDO CON LECHE, pág. 172).

ENTRIPADO CON CARNE DE PUERCO EN VEZ DE TRIPA. Se cuece y pica la carne de lomo de puerco, y se le añaden sal y huevos batidos; se extiende esta masa y se le ponen chorizos fritos, jamon picado, pasas y almendras en pedacitos y especias molidas: se envuelve la carne, formándose con ella una almohadilla, que se ata para que no se descomponga al cocerse, y se cuece en agua con una poquita de sal. Para servirse se corta en rebanadas, que se frien, ó se guisan en caldillo de xitomate.

ENVINADO. Se hace de diversas maneras, y al tratarse de las carnes que se guisan con este caldillo, se explican los diferentes modos de prepararse: mas para que se forme una idea general de este condimento, basta leerse el artículo siguiente.

ENVINADO COMUN. Se ponen á freir en manteca unos ajos picados, y estándolo, se echan para que se frian tambien, xitomates asados y molidos, con pan tostado, clavo, pimienta y canela: se ponen allí las aves ó carnes que se han de guisar, añadiéndose en cantidades iguales, caldo del en que se cocieron y vinagre, un poquito de azafran molido, otro poquito de azúcar, vino dulce y ajonjolí tostado.

ENVUELTOS. No son otra cosa que las tortillas con chile (véase ENCHILADAS) envueltas, poniéndoseles adentro carne frita, morcon, &c. con que se habian de adornar por encima; mas para mayor claridad se hacen las explicaciones de los artículos siguientes.

ENVUELTOS COLORADOS. Molidas partes iguales de chile ancho y pasilla, tostados, con un poquito de agua para que quede espeso el caldillo, se pone en cualquiera trasto, cerca de la hornilla, donde se habrá calentado manteca en una cazuela. En ella se frien tortillitas delgadas y suaves, despues de haberse mojado en el chile, que se habrá sazonado con la correspondiente sal. Conforme se van friendó, se sacan y se envuelve con ellas el relleno que se tenga dispuesto, que será de queso, ó de picadillo, ó de morcon, ó de cualquiera carne y mejor de ave frita y deshebrada, ó de la fritura que acomode mejor, ó finalmente, de sesos.

Colocados los envueltos en el platon en que se han de llevar á la mesa, se les echa encima el chile y manteca que hayan quedado, adornándose con queso si están rellenos de él, ó con hebras de carne frita, y todos con cebolla rebanada ó picada.

ENVUELTOS VERDES. En vez del chile ancho y pasilla, se hacen tambien con chile verde y xitomate ó tomate, como se dice para las chalupas (véase CHALUPAS pág. 250), ó con salsa de xitomate frita.

ENVUELTOS DE NANA ROSA. Se pone á calentar mantequilla en una cazuela, y en ella se frien las tortillas que se tendrán bien delgadas, sin mojarse en chile. Se rellenan de huevos revueltos (véase HUEVOS REVUELTOS), ó de picadillo, y por encima se adornan con cebolla rebanada, chilitos y aceitunas, almendras mondadas en cuartos, pasas, piñones, pedacitos de acitron y hebras de carne frita ó de Jamon magro, tambien frito.

ENVUELTOS DE TORTILLAS DE METATE. Hechas éstas del modo que se dice en el artículo ENCHILADAS (Tortillas de metate) pág 297, se envuelve con ellas cualquiera de los rellenos dichos, echándoles encima caldillo de mole de guajolote ó de pipian (véanse estas voces), y adornándose como los anteriores. Se cubre todo con tortillas de las mismas, fritas y doradas en manteca.

ENVUELTOS, EN PIPIAN. Dispuesto el pipian de pepitas de calabaza, ó de ajonjolí como se explica en su lugar, (véase PIPIAN), se echan en él las tortillas grandes, y ántes que se deshagan, se sacan y se envuelven echándoles encima mas pipian. Estos se sirven con cuartos de pato cocido por encima.

EPAZOTE. Voz derivada de la mexicana *Epazotl*, por la que se designa una planta aromática y agradablemente amarga, parecida, mas en sus calidades que en su figura, aunque no deja de tener alguna semejanza, á la yerbabuena, y por esto la llamaron los españoles *yerbabuena de la Nueva-España*. En la cocina no se usa sino para dar sabor y olor á algunos guisados, como al clemole y á los frijoles, en los que se mezclan algunas ramas. Algunos suelen echar las hojas sin tallo en la olla, ó cocido; pero esto no es muy comun.

ERAL. Lo mismo que novillo (véase NOVILLO).

ESCABECHE. Salsa ó adobo con vino ó con vinagre, ramitas de tomillo, de albahaca y de mejorana, hojas de laurel y otros ingredienres para quitar el mal sabor á algunas carnes, ó para conservar y hacer sabrosos los pescados y otros manjares (véase MARINADA).

Guiso con vinagre, aceite, rebanadas de lima agria ó de limon, hojas de laurel y otros ingredientes con que se condimentan algunas carnes y manjares, que se explica en los artículos respectivos de las cosas que se disponen de este modo y se comen calientes, como la torta de hueva en escabeche, el pescado, el pato, &c. Véanse los artículos

PESCADO EN ESCABECHE.

PATO EN ESCACECHE.

TORTA DE HUEVA, &c.

Aceite compuesto y preparado para conservar el pescado y trasportarlo á largas distancias en cuñetes (véase CUÑETE pág. 246).

Estas dos últimas clases de escabeche se preparan de diversos modos, que se explican en los artículos que siguen:

ESCABECHE CALIENTE DE PESCADO A LA ESPAÑOLA. Se frien unos ajos en manteca, y se machacan en la misma, despues de fritos, con una cuchara; allí mismo se frien rebanadas de cebolla con orégano, añadiéndose despues clavo, pimienta molida y vinagre. Esto se echa sobre el pescado despues de haberlo frito tambien en manteca.

ESCABECHE CALIENTE CON LIMON Ó LIMA. Despues de frito el pescado, se le forma el caldillo con agua, sal y vinagre, clavo, canela, pimienta y cominos molidos. En él se echa el pescado con rebanadas de lima agria ó limon sin cáscara, y se deja hervir. Se le añaden despues alcaparras, chilitos y aceitunas.

ESCABECHE DE ESPAÑA. Se sancocha el pescado en parrillas; luego se frie en buen aceite, y se coloca en cubetos ó barrilitos con una salsa compuesta de aceite crudo, una regular cantidad de vinagre, la sal correspondiente para que quede sazonado, pimienta, clavo, hojas de laurel y yerbas finas, de modo que el pescado quede cubierto con la salsa, y los barriles bien tapados; advirtiéndose, que si pasa mucho tiempo ántes de comerlo, se añadirá salsa á cada barril, equivalente á la que se haya consumido.

ESCABECHE DE VERACRUZ. Se limpia el pescado, y hecho lonjas en crudo, se frie en manteca hasta que se cueza bien y se dore. Se hierven agua y vinagre en partes iguales con sal, y se le echa culantro tostado, canela y pimienta, todo molido en cantidades proporcionadas á la del caldillo, y añadidas unas hojas de laurel, se pone todo al fuego en una cazuela para que hierva. Estando frio el pescado, se acomodan sus lonjas en un cuñete ú olla, y se espolvorean bien con especias molidas, de las mismas que se echaron al caldillo, con el cual, estando aun tibio, se rociarán. A cada capa de pescado se añade caldillo, laurel, especias y un pocillo de aceite. Al servirlo se le pueden poner aceitunas sevillanas y cebolla picada, y aunque es bueno para todo pescado fresco, los que suelen preferirse son el bobo y el pámpano. Se varia el escabeche añadiéndole ántes de taparse la olla, unas *rueditas* de limon.

ESCABECHE DE ACEITE. Despues de limpio el pescado y desalado, si fuere salpreso, se parte en trozos capaces de caber en un cuñete: se pone á freir en aceite, y despues de bien frito se aparta y se deja enfriar. En nuevo aceite se frien bastantes cabezas de ajo machacadas, tomillo, laurel, orégano de China, limon en rebanadas, y si no estuviere salado el pescado, sal. Cuando todo se haya frito bien, se echa vinagre, que si estuviere muy fuerte se tiempla con agua; se agrega pimienta de Tabasco entera, y cuando ya todo esté bien sazonado, se aparta de la lumbre: ya frio, se pone en el cuñete una capa de pescado, se le espolvorea un poco de orégano y tomillo, y unas hojas de laurel, algunas de las rebanadas fritas de limon, y se baña con la salsa y las yerbas fritas; así se van multiplicando las capas hasta llenar el cuñete, que despues se reenchirá completamente con aceite crudo, se tapará bien, y á los ocho dias se podrá comer el pescado.

ESCABECHE DE VINAGRE. Despues de bien limpio el pescado, se frie en manteca hasta que se dora, y entónces se aparta y se deja enfriar. Se cuecen en agua rebanadas de lima y de limon; se pone en un cuñete una capa de pescado frito, se le echa una poca de la agua ya fria del limon cocido, se le añaden un poco de clavo, canela y pimienta, algunas rebanadas de lima y de limon, y hojas de laurel; se van multiplicando así estas capas, echando en cada una de ellas una poca del agua de las limas, y despues se cubre bien el pescado con vinagre tapándose muy bien. Este pescado no queda bueno sino hasta que esté de punto, lo cual tarda mucho; cuando se comienza á comer destapándose el cuñete, es necesario gastarlo inmediatamente hasta concluir, porque se echa á perder en poco tiempo.

ESCABECHE DE PESCADO FRITO, PARA COMERSE DESDE LUEGO. Despues de lavado y cortado en raciones el pescado, se baña con huevo batido, y se frie en iguales tantos de manteca y aceite; se saca de allí y se frien en la misma manteca bastantes dientes de ajo, limpios y machacados; se sacan y se muelen bien pimienta fina, pimienta gorda, clavo, nuez moscada, una poquita de canela y una porcion regular de piñones limpios. Se deshace esta masa en buen vinagre, de modo que no quede ni muy espesa ni aguada; se echa allí el pescado, agregándole pimientas enteras, hojas de laurel y de orégano de China y rebanadas de limon fritas, añadiéndose los ajos fritos: puede servirse luego ó pasados dos dias, adornándolo con dientes de ajo fritos en aceite, chiles en vinagre, aceitunas y aceite crudo por encima, ó sin él.

ESCABECHE FRIO Ó CALIENTE PARA EL MISMO DIA. Despues de limpio el pescado y cortado en raciones, se revolcará en harina y se freirá con huevo. Despues se tomará un tanto de vinagre y otro de agua, y se sazonará con azúcar. Se molerán azafrán, pimienta, ajengibre tostado y una poca de sal fina y se deshará todo en el vinagre aguado, procurándose que no sea mucho el caldillo. Se echará allí el pescado y se pondrá al fuego para que dé un hervor, agregándole tornachiles cortados en cuarterones. Se apartará del fuego y se le echará bastante vinagre, con ruedas de lima cocidas, y unos chiles verdes desvenados. Se sirve frio ó caliente, y es para el mismo dia.

ESCABECHE PARA BESUGO. Despues de cortada la cabeza del besugo y escamado, se troza en raciones y se frie en aceite con unos cuantos ajos: cuando ya esté dorado, se apartará y se dejará enfriar. Se tomará el jugo de doce naranjas agrias y se le agregará un cuartillo de vinagre y dos de agua; se molerán clavo, azafran, pimienta y sal, se formará con esto el caldillo y se pondrá al fuego procurando que no hierva. Cuando esté sazonado se apea, y en enfriándose se echan los trozos de besugo, guardándolos bien tapados. Se sirve frio ó caliente sin agregarle otra cosa que ajos asados en manteca.

ESCABECHE PARA PESCADO APRENSADO. Se corta el pescado fresco, sea de la clase que fuere, en tajadas de un tamaño regular, y se pone á desflemar con naranja agria ó con limon: un poco ántes de que se fria, se echa en agua para que se limpie y remoje. Se pone con aceite una cazuela á la lumbre, y estando bien caliente, se echan en ella ajos con su cáscara, machacados, en suficiente cantidad para ponerse en camas entre las tajadas del pescado en el cuñete: cuando se hayan frito se apartan, y en el mismo aceite se frie el pescado sin que se dore ni se tueste, para que no se endurezca, dejándose enfriar en seguida. Al cabo de doce horas, poco mas ó ménos, se embarrila el pescado, poniéndose primero una cama de hojas de laurel, tomillo y orégano crudos, alguuos de los ajos fritos, con pimienta, sal, aceite del de la fritura y vinagre fuerte: encima se pone otra de pescado, y así sucesivamente hasta llenar el cuñete, siendo la última capa de pescado: se le acomoda encima una rueda de madera con alguna pieza bien pesada por encima, para que se aprense el pescado, que al cabo de dos dias puede comerse.

ESCABECHE CON XITOMATE. Se asan en manteca unos xitomates hasta que se pongan amarillos, y se muelen con dientes de ajo limpios, un pedazo de pan, pimienta, clavo y canela; se frie todo junto, se sazona con sal y se le añade vinagre con un poquito de azúcar al gusto: esta salsa se echa sobre las raciones de pescado, revozadas con huevo batido y fritas, con revanadas de limon y hojas de laurel cocidas aparte, por encima, y tornachiles encurtidos y aceitunas.

ESCABECHE DE BAGRE (véase CUÑETE DE BAGRE pág. 247).

ESCABECHE DE BAGRE CON VINO. Desflemado el bagre como se dice en su lugar, (véase BAGRE pág. 64), se divide en raciones del tamaño que se quiera, se perdigan en agua hirviendo con sal, se les quita despues el pellejo, se revuelcan en harina, de modo que queden bien cubiertas y se frien en manteca, dejándose en tal estado hasta el dia siguiente: se acomodan entonces en el cuñete ó en una olla, y se les echan dos tantos de vino y uno de vinagre fuerte, hasta que el pescado quede cubierto con el caldo, añadiéndole ajengibre, pimienta, clavo y canela molidos, hojas de naranjo y rebanadas de lima. A los ocho dias se puede comer; pero hasta los quince no queda superior en los temperamentos frios ó templados.

ESCARCHO. Pescado de mar, especie de salmonete. Tiene la cabeza grande y parecida á la del gato, aunque mas larga: su cuerpo y cola son mas delgados, y su carne es colorada é insípida. Se prepara y condimenta como el salmonete (véase SALMONETE).

ESCAROLA. Con este nombre se conoce una de las especies de la Chicoria, y de ella se trata en el artículo de las ensaladas floridas cuando se habla de escarola (véase pág. 298), y se guisa tambien como las espinacas (véase ESPINACAS pág. 320). Así tambien se llama otra especie de lechuga, cuyas hojas son rizadas y algo picadas en las orillas. Esta se come tanto en ensalada, que se dispone lo mismo que la de lechuga comun (véase ENSALADA DE LECHUGA, pág. 299), y se guisa lo mismo que ella, usándose indistintamente aun para los adornos de los otros guisados y de los asados.

ESCOMBRO. Pescado de mar que no tiene escamas, es redondo, grueso y carnudo, rematando casi en punta por las dos extremidades. Su tamaño es ordinariamente de una tercia; pero en algunas partes se pesca algo menor que la sardina, y en este caso tiene la hueva roja. Su boca es parecida á la del atum, y sus ojos grandes son de color dorado. En el agua parece amarillo azufrado; mas fuera de ella y muerto, tiene el vientre de un blanco plateado y el resto del cuerpo plateado tambien, está atravesado por rasgos de un verde azulado, claro y hermoso, que mientras mas se acercan á la espalda son de color mas subido.

Este pescado que debe escogerse fresco, grueso y de buen olor, es muy nutritivo; pero algo indigesto por su mucho aceite. Se sala para guardarse; pero de este modo suele hacerse mas dañoso y de sabor ménos agradable.

ESCOMBRO ASADO. Despues de enjugado bien, y envuelto en un papel aceitado, se asa por los dos lados: se abre en seguida por el lomo, se rellena con mantequilla, amasada con yerbas finas, y se sirve sobre la marcha, rociado con zumo de limon.

ESCOMBRO ASADO EN MANTEQUILLA NEGRA. Preparado como se acaba de decir, se le echa mantequilla quemada (véase MANTEQUILLA NEGRA) por encima, despues de puesto en una pescadera ó plato sobre una orla de peregil frito.

ESCOMBROS EN AGUA DE SAL. Se vacian por la cabeza sin quitarles el hígado: se enjugan y abren por la espalda y se echan en agua hirviendo con sal, de la que se sacan á los veinte minutos; se aderezan para servirlos, echándoles encima salsa del mayordomo ligada (véase SALSA LIGADA DEL MAYORDOMO).

ESCOMBROS RELLENOS DE CANGREJOS. Se hacen las preparaciones necesarias á dos ó tres escombros, que se habrán escogido muy frescos: se aperdigan en agua hirviendo los cangrejos, se limpian, se majan ó muelen las costras y se pican las colas, mezcladas con hongos, peregil y cebollas, revolviéndose y amasándose todo con buena mantequilla, sal y pimienta: se rellenan con esto los escombros, se envuelven en un papel engrasado y se ponen á cocer en la parrilla á fuego manso, sirviéndose despues con sustancia de cangrejos (véase SUSTANCIA DE CANGREJOS).

ESCOMBROS EMPAPELADOS. Se vacian y lavan los escombros, habiéndoseles quitado las lechecillas; se ponen éstas á cocer en una cacerola con mantequilla, sal, pimienta y zumo de limon: se amasan despues sobre frio con mantequilla, revuelta con yerbas finas picadas, y sazonada con sal, pimienta, unas gotas de zumo de limon, ó un chorrito de vinagre; se les rellena el vientre con esta preparacion, y se envuelve cada uno en una hoja de papel aceitado; se asan á la parrilla y se sirven con el papel.

ESCOMBROS (Lechecillas de). Se disponen lo mismo que las de carpa (véanse en esta palabra, LECHECILLAS DE CARPAS).

ESCOMBROS EN CAJA A LA PERIGORD. Se pican algunas criadillas de tierra con peregil y cebolla; se amasa este picadillo con un buen trozo de mantequilla, sal y pimienta, y se rellenan con él dos escombros escogidos, gruesos y frescos, que se envuelven en seguida en hojas de parra con tajadas de jamon. Se hace una caja de papel doble; se unta por afuera con aceite, y se colocan en ella los escombros con un poco de mantequilla en el fondo; se pone sobre la parrilla una hoja de papel enmantecado, y se acomoda encima la caja; se dejan cocer los pescados á fuego lento, y se sirven en la misma caja con zumo de limon.

ESCOMBROS A LA ITALIANA. Se cortan las cabezas y las colas á cuatro escombros que se habrán vaciado, y se ponen á cocer en una cacerola con media botella de vino blanco, algunas rebanadas de cebolla, cáscaras de zanahoria, algunas ramas de peregil, una hoja de laurel y bastante sal. Estando cocidos, se escurren, se aderezan en un plato y se sirven con salsa blanca italiana.

ESCOMBROS A LA FLAMENCA. Se vacian y limpian los escombros, se atan por la cabeza y se les corta la extremidad de la cola sin abrirse por el lomo; se les rellena el vientre con un trozo de mantequilla, amasada con peregil, cebollas y chalotes picados, sal, pimienta gorda y zumo de limon; se envuelve cada uno de los pescados en una hoja de papel enmantequillado, que se ata con un hilo por los dos cabos, aceitándolos bien; se ponen en la parrilla, donde se dejarán tres cuartos de hora sobre fuego manso é igual y cuando estén cocidos, se les quita el papel, se aderezan en un plato, se les escurre por encima la mantequilla con que está mojado el papel, y se sirven con zumo de limon.

ESCORZONERA. Tanto esta planta como la Barba-cabruna que es de su especie, tienen la raiz carnosa, negra por defuera y blanca por dentro, que á mas de ser medicinal, es tambien comestible. Una y otra se preparan en la cocina y se condimentan lo mismo; y así es que todo lo que se dice en los artículos siguientes de lo escorzonera, debe entenderse tambien de la Barba-cabruna.

ESCORZONERAS (Modo de preparar las). Se raspan para quitarles la cáscara negra, sin dejarles mancha ninguna, y conforme se limpian, se van echando en una vasija ó lebrillo donde se habrá puesto agua con vinagre blanco: se echa bastante agua en una cacerola, se añaden sal, tanto como un huevo de mantequilla y cuatro cucharadas comunes de vinagre blanco. Cuando quiera hervir el agua, se meten las escorzoneras y se dejan hervir una hora, y despues de que haya una certeza de que están bien cocidas, se escurren, se aderezan con salsa blanca ó roja y se sirven, como coliflores, de intermedio.

ESCORZONERAS FRITAS. Preparadas y cocidas como se dice en el artículo anterior, se dejan escurrir: se hace una salsa blanca, bien especiada y se frien en ella, poniéndolas á enfriar en seguida en un plato: al momento de servirlas se cubren con una pasta de freir y se frien.

Antes de ponerse la pasta, se puede, si se quiere, marinarlas un instante en un lebrillo con sal, pimienta y vinagre.

Se pueden tambien rebozar con huevo batido despues de enharinarse, y servirse fritas asi en seco, con sal-pimienta y unas rebanadas de limon al lado, ó en caldillo de xitomate.

ESCUBAC. (*Licor.*) Se rebaja una jarra de aguardiente refino con cuatro cuartillos de agua, y en otros seis cuartillos de refino se pone en infusion una onza de azafran para sacar la tintura. El aguardiente rebajado se echa en un botellon con las cascaras descarnadas de cuatro limones, dos onzas de culantro, dos dracmas de canela, una de macis, doce clavos de especia y una onza de almendras amargas, todo majado, dejándose en infusion por ocho dias. Al cabo de este tiempo se le añade el azafran, que habrá quedado de la tintura, pasada por tamiz, guardándose esta para colorar el licor y se hace la destilacion del modo ordinario en baño de María. Como el Escubac debe ser mas unctuoso que los otros licores, se disuelven al fuego cuatro libras de azúcar en doce cuartillos de agua, clarificándose perfectamente el almíbar y se endulza con él lo producido por la destilacion, que se mezcla con la tintura de azafran y se filtra por la manga.

ESCUBAC MAS LIGERO. Despues de haber puesto en infusion por ocho dias, al calor de la atmósfera, tres cuartas de onza de azafran, veinte y cuatro granos de macis ó cortecita interior de la nuez moscada, la cáscara de una naranja y dos de limon, en diez y seis cuartillos de aguardiente comun, se destila todo en baño de María para sacar un poco mas de la mitad de licor: se disuelven cuatro libras de azúcar en ocho cuartillos de agua, y se mezcla todo muy bien para filtrarse y pasarse por la manga, y guardarse en botellas bien tapadas.

ESENCIA. Se da este nombre en la cocina á una salsa, caldillo ó sazonamiento de alto gusto, que se tiene á prevencion para dar con el á los guisados un sabor mas reelevante, agradable, sabroso y exquisito, segun la esencia que se haya de menester.

ESENCIA DE SURTIMIEMTO. En una cazuela puesta sobre el fuego se echa media botella de vino blanco, medio cuartillo de vinagre, el jugo de dos limones, tres onzas de sal, media onza de pimienta gruesa, un poco de nuez moscada y macis, cuatro clavos de especia, cuatro hojas de laurel, un poco de tomillo, un manojito algo grueso de perejil, una cabeza de ajo, diez dientes muy tiernos de otra machacados, y una onza de hongos tiernos. Cuando esté ya inmediato á soltar el hervor, se disminuye el fuego y se deja sobre cenizas calientes por seis ó siete horas. Se pasa despues por tamiz y se filtra para conservarlo en frascos bien tapados, y se emplea cuando se necesite.

ESENCIA DE CAZA. Se echan en una olla ó marmita una libra de carne de buey, dos perdices, dos conejos y un pedazo de pierna de carnero ó vaca, se añaden dos cuartillos de vino blanco y se deja hervir todo hasta que se haya consumido el vino: entónces se llena la olla de buen caldo, añadiéndose cebollas, zanahorias, tomillo, albahaca, serpol y clavos de especia; se espuma minuciosamente y se deja hervir todo hasta que las carnes estén cocidas: se pasa entónces por tamiz la esencia y se guarda para el uso.

ESENCIA DE CAZA MENOR. Se dispone lo mismo que la del artículo antecedente con todos los restos de aves menores de toda especie, y entre la caza de pelo, con la liebre, conejo y cabritillo.

ESENCIA DE LEGUMBRES. En una olla proporcionada se echan tres ó cuatro libras de carne de buey, una gallina vieja y un jarrete de vaca: se añaden dos ó tres docenas de zanahorias, otras tantas cebollas é igual número de nabos, dos ó tres lechugas, perifollo, algunos pies de ápio y clavos de especia: se llena la olla de caldo y se deja hervir, procediéndose como para hacer caldo concentrado. Estando cocidas las carnes, se pasa la esencia por un tamiz y se deja consumir un poco, si no tuviere bastante consistencia.

ESENCIA DE AJO. Se echa en una cacerola sobre el fuego una botella de vino blanco y la cuarta parte de un cuartillo de vinagre, con seis cabezas de ajo, otros tantos clavos de especia, una cuarta de onza de nuez moscada y dos hojas de laurel: cuando todo esté próximo á hervir, se aparta del fuego y se deja sobre rescoldo por espacio de seis ó siete horas: se pasa entónces la esencia por tamiz y se conserva en botellas bien tapadas para emplearse en pequeñas dosis las muchas veces que se ha de menester.

ESENCIA DE SARTEN, Ó SARTENADA. Es esta una especie de salsa, guiso ó preparacion suplementaria, que se emplea en la cocina para reelevar el gusto de diversos alimentos que deben ser el honor de una mesa, y se compone de la manera siguiente.

Se cortan en forma de gruesos dados dos libras de vaca, otro tanto de jamon, dos zanahorias grandes y tres cebollas: se pone todo en una grande cacerola sobre el fuego y se le añaden una libra de mantequilla, el zumo de tres ó cuatro limones, tres ó cuatro clavos de especia, un poco de albahaca, dos hojas de laurel machacadas, un poco de tomillo, pimienta y la sal correspondiente. Cuando esto se haya consumido se le echa un cucharon lleno de caldo del fondo de la olla, y cuando á fuerza de hervir se haya reducido á la mitad, se aparta del fuego y se echa en una vasija de barro vidriado, para usarse cuando se haya de menester (véase SARTENADA).

ESPAÑOLA (véase SALSA ESPAÑOLA).

ESPARCETA (véase PIPIRIGALLO).

ESPÁRRAGO. Casi no hay planta hortense que reuna tantas buenas cualidades como el espárrago, que no exigiendo grandes cuidados para su cultura, es sano, muy nutritivo, de buen gusto, y de fácil digestion: el olor fétido que comunica á los orines, puede cambiarse muy fácilmente en olor de violeta muy marcado, tan solo con echar en ellos algunas gotas de esencia de trementina.

Los espárragos mas gruesos son estimados como los mejores y se comen de muchos modos: se guisan para guarnecer las entradas de carne y de pezcado, y para adornar las sopas, y se sirven frecuentemente con salsa como intermedios. Para esto despues de haberles cortado una parte del pié y de haberlos lavado, se ponen á cocer en agua con sal, bastando un cuarto de hora para estar como se ha de menester, pues han de quedar un poco crugidores al quebrarse: se aderezan despues en el plato en qúe se deben servir, y se les echa encima alguna salsa, que si fuere de carne, se hará al fuego con caldo-colado, un poco de buena mantequilla, sal y pimienta gorda; pero si ha de ser en magro, se les echará salsa blanca por encima.

ESPÁRRAGOS EN ACEITE Y VINAGRE. Despues de lavados los espárragos, se atarán en manojos y se emparejarán cortándoles del pié, para que queden iguales. Se pondrá una olla con agua á la lumbre y cuando suelte el hervor, se echará la sal de la tierra necesaria y los manojos de espárragos: á los quince ó veinte minutos estarán bien cocidos, se apearán, y cuando se hayan enfriado se sacarán de la olla, se exprimirán los manojos con una servilleta limpia sin machacarlos, y cuando hayan escurrido bien, se irán acomodando en un platoncillo sin alborotarlos. Despues se aderezarán con solo buen vinagre, aceite, sal fina y pimienta, haciéndose una buena ensalada.

Dispuestos del mismo modo los espárragos, pueden servirse con otras muchas salsas, y tambien quitadas las varillas y escogidos los tallos, se formarán tortas con solo agregarles queso rallado y rebozándolas con huevo batido.

ESPÁRRAGOS EN FORMA DE CHÍCHAROS. Se cortan los espárragos en trocitos pequeños del grueso de los chícharos, y despues de bien lavados se cuecen un momento en agua: se dejan escurrir y se guisan como los chícharos á la burguesa, no omitiendo sino las lechugas (véase CHÍCHAROS Á LA BURGUESA).

ESPÁRRAGOS Á LA CREMA. Se cortan en trozos pequeños que se perdigan en agua hirviendo, y despues de escurridos se frien en una cacerola con buena mantequilla: se les echa en seguida un buen cucharon de salsa bechamel en magro (véase), y se sirven calientes.

ESPÁRRAGOS GUISADOS. Se frien en manteca unos dientes de ajo picados y en dorándose, se apartan: en la misma fritura se echan los espárragos cocidos en agua con sal, ya escurridos y picados: estando á medio freir, se les añade pan dorado y molido con los ajos que se sacaron de la manteca y con un poco de pimienta y clavo, una poca de agua de la misma en que se cocieron, cebollitas cabezonas, cocidas y enteras, vinagre y orégano. Cuando se haya consumido la mayor parte del caldo, se les echa aceite y se sirven.

ESPÁRRAGOS CON HUEVO. Se procede como en el artículo anterior hasta medio freir los espárragos, con la sola diferencia de no sacarse de la manteca los ajos fritos: se les añade una poca de agua de la en que se cocieron, y se sazona con sal: asi que esté hirviendo el caldillo, se le echan unos huevos para que se cuajen.

ESPÁRRAGOS (Medio de conservarlos). Cuando hay muchos y no se pueden gastar de pronto, es necesario para conservarlos ponerlos en arena fina un poco húmeda y taparlos con ella, pudiendo durar asi hasta ocho dias, pero si solo se trata de guardarlos dos ó tres dias, basta hacer con ellos manojos y envolverlos en un trapo mojado, ó rociarlos de tiempo en tiempo, ó seponen en un lebrillo con una poca de agua para que la extremidad del tallo se esté mojando un poco.

ESPECIA. Guisado sin chile, hecho con xitomate ó sin él y sazonado con especias.

ESPECIAS. Se comprenden bajo este nombre muchas drogas aromáticas, que por lo comun nos vienen de Europa, de donde son algunas y á donde otras se trasportan del Oriente, como el azafran, la pimienta, el clavo, la nuez moscada y la macis, la canela el ajengibre, &c. Otras son de nuestro suelo como la pimienta de Tabasco, la vainilla &c., que se comprenden tambien con várias yerbas aromáticas, arbustos y semillas, como el laurel, el tomillo, la albahaca, el culantro, la mejorana &c.

ESPERA Y CALLA. Se hace almibar de medio punto con tres libras de azúcar, y estando frio, se le echan treinta yemas de huevo batidas: se vuelve á poner á fuego manso, para que se cueza bien, sin dejarlo de menear hasta que esté tan espeso como atole: se pone entónces en un platon una capa de mamon, otra de natas, matizándolas con la pasta y mamon, y sobre la última capa que será de natillas, se echará almíbar y pastilla colorada (gragea). Se llama tambien *Ante de huevo con natillas*.

ESPINACAS. Planta demasiado conocida de todos. Las espinacas se comen en todo tiempo principalmente en la primavera: son refrigerantes y diuréticas, y la mas sana de todas las legumbres, pues apénas se dará enfermo que no las pueda comer: son buenas en las fiebres y propias para las personas de edad avanzada, sugetas á constipaciones. Se deben escoger las mas tiernas, suaves y suculentas. Los ingleses las comen en ensalada crudas y cocidas; pero aqui raras veces se disponen en ensalada y para esto se cuecen (véase ENSALADA DE ESPINACAS).

ESPINACAS COCIDAS. Se limpian bien las espinacas, se ponen á cocer en agua con sal de la tierra, y cuando ya estén cocidas, se dejan enfriar y se escurren; se pican despues, y al servirlas se les echa ó zumo de limon, ó aceite y vinagre, y se sirven.

ESPINACAS Á LA INGLESA. Se limpian, lavan y pican gruesas las espinacas: despues se echan á freir en mantequilla sazonándolas con sal, pimienta y nuez moscada rallada: se dejan cocer á fuego manso, y cuando ya lo estén, se les añade otro poco de mantequilla y tantita agua caliente, se apean y se sirven con tostadas fritas en manteca.

ESPINACAS CON NATILLAS. Estas espinacas se hacen en todo como las anteriores, con sola la diferencia de que echando un poco menos de mantequilla, se humedecen al cocerse con natillas, al apearlas se echa otro poco de estas y se les añade azúcar espolvoreada.

ESPINACAS GUISADAS. Bien limpias las espinacas, se echan en agua hirviendo y despues de un cuarto de hora se sacan, se escurren y se pican menudamente. Despues se ponen á freir con buena cantidad de mantequilla ó de manteca, y cuando ya esten fritas, se les agrega un poco de caldo de sustancia sazonándolo con sal y pimienta; ó en lugar del caldo si se quiere, se ponen natillas endulzadas, dejándolas hervir hasta que esten muy bien cocidas, y sirviéndolas muy calientes con tostadas fritas de pan por encima.

ESPINACAS (potage de). Se echan las espinacas limpias en una olla que tenga la agua suficiente: se les agrega un trozo de mantequilla y la sal nece saria, un manojito de mejorana, un poco de tomillo y yerbabuena, una cebolla bien picada y unos cuantos clavos; se pone todo á hervir, y cuando están las espinacas á medio cocer, se les añade azúcar al paladar, un puñado de pasas y una buena cantidad de rebanadas de pan tostadas al fuego: se dejan hervir hasta que estén bien cocidas, y se apean; se sirven muy calientes sobre rebanadas de pan, acomodadas en un platoncillo.

ESPINACAS ENCURTIDAS Ó ADOBADAS. Bien lavadas las espinacas, se echan por un rato en agua hirviendo, y despues de sacadas, se refrescan bien en agua fria; de ahí se pasan á un barril ó á un trasto lleno de salmuera gruesa, procurando que estén bien tapadas; pasado tiempo, se podrá tomar de ellas para todos los guisos de que hemos hablado y otros muchos.

ESPINACAS DE SUSTANCIA. Despues de lavadas y echadas por un rato en agua caliente, se escurrirán y freirán en mantequilla, espolvoreadas con una poca de harina; cuando estén bien fritas, se les echará caldo de sustancia, y sazonadas con la sal necesaria, se dejarán cocer, y se servirán con tostadas de pan frito.

ESPINACAS Á LA MEXICANA. Se asan bien unos xitomates maduros, despues se muelen bien, se les echan suficiente ajo y cebolla bien picados, y se frie todo en manteca: cuando se haya frito esto, se echan las espinacas cocidas y picadas, unos garbanzos cocidos con un poquito de tequesquite y quitados los hollejos, y papas cocidas rebanadas; despues se humedecen con vinagre y se sazonan con la sal fina necesaria y un poquito de azúcar: tambien se sirven con tostadas de pan frito.

ESPINACAS Á LA ESPAÑOLA. Estas espinacas en todo se hacen como las anteriores, con sola la diferencia de que se les suprime el xitomate, se frien en aceite y al cocerse se les agregan unos camarones limpios.

ESPINACAS EN SECO. Bien cocidas las espinacas con sal de la tierra, se sacan y se lavan en agua fria: despues se exprimen en un lienzo, se pone una cazuela al fuego con manteca, y se doran en ella unos dientes de ajo bien limpios: en seguida se echa bastante xitomate picado y cebolla en cuarterones. Cuando ya todo esté bien frito, se ponen allí las espinacas bien picadas, y se frien tambien: se muele un poco de pimienta, clavo, azafran y pan remojado en vinagre y se les echa con la sal fina necesaria: se les agregan garbanzos cocidos y mondados, papas picadas, pasas, almendras y piñones, y despues se sazonan con buen vinagre y un poco de azúcar; se dejan cocer y consumirse hasta quedar secas y con mucha manteca.

Aunque se ha dicho que las espinacas se cuezan con sal, es preciso advertir que cocidas con agua asentada de tequesquite quedan mejores y con un verde claro.

ESPINACAS (Torta de). (Véase TORTA DE ESPINACAS).

ESPINACAS CON GARBANZOS EN TOSTADAS DE PAN. Despues de limpias las espinacas, se cuecen en agua con un poco de sal de la tierra, y cuando hayan largado lo verde, se cuecen en la misma agua los garbanzos que se habrán remojado desde el dia anterior: se frie en manteca una poca de cebolla picada y se echan allí las espinacas ya cocidas y los garbanzos con su caldo: se les añaden ajos mondados y molidos con pan remojado y yemas de huevo, segun la cantidad que fuere de espinacas: se deja todo hervir hasta que esté bien espeso y se dispone sobre rebanadas de pan tostadas en un comal, ó fritas en man teca, cuidándose en ámbos casos de que no se quemen por ninguna parte.

ESPINACAS. (Tostadas de). Se limpian, se lavan en muchas aguas y se ponen á cocer las espinacas en una cacerola con un poco de agua, se escurren despues y se dejan enfriar: se exprimen y aprietan bien y se majan en un mortero ó se muelen en un metate: se les añade un poco de mantequilla fresca, raspadura de cáscara de limon verde y dos bizcochos de almendras amargas, azúcar y azahar, moliéndose ó majándose las dos cosas juntas por segunda vez: se hace un suelo ó fondo de masa de hojaldre, que esté bien delgada y se divide en trozos pequeños: se pone en una esquina de cada trozo, tanto como media nuez, del relleno de espinacas, y se mojan y cubren con masa las tostadas, preparadas de este modo: se redondean con un cuchillo y en seguida se ponen á freir en la fritura en magro (véase FLAON p. 336): cuando se hayan dorado bien, se dejan escurrir, se aderezan con limpieza en un plato; se polvorean con azúcar, se les pasa por encima la pala, hecha ascua, para que se bañen, y se sirven calientes como intermedio. Este es un alimento muy ligero.

ESPINACAS (Verde de). Se perdiga en agua hirviendo un manojo de espinacas en el que se habrá puesto un poco de peregil y algunos rabos de cebolla: se refresca despues en agua fria y se aprieta bien con las manos, se maja ó se muele y se pasa por la estameña. En el caso que este verde quede muy espeso, se le mezcla caldo frio, y se hace uso de él como ingrediente en las salsas y guisados.

ESPINACAS (Verde oficinal de). Despues de haber lavado una cantidad suficiente de hojas de espinacas, se majan en un mortero, y aprensandose con un estropajo ó dentro de un cotence para extraerles el jugo, se echa éste en una tortera que se pondrá al fuego, para que las espinacas den allí algunos hervores: se ponen despues á escurrir en un tamiz, y se emplean, tanto estas como el jugo, en lo que se hubiere menester.

ESPINAZO ó LOMO DE CERDO EN CLEMOLE. Se desvenan y tuestan unos chiles pasillas y se muelen con ajos y pan, fritos, cacaguates tostados, clavo, pimienta y cominos: se frie todo junto en una olla con manteca, y se echa el agua competente para que se cueza el lomo ó espinazo que se echará tambien en raciones regulares, con la sal necesaria. Se deja hervir el clemole hasta que esté cocida la carne y quede el caldillo convenientemente espeso.

ESPÍRITU DE ANIS (Licor). Se majan media libra de anis y otra media de granos de angélica, y se dejan macerar algunas horas en cuatro libras de espíritu de vino comun: se añaden dos libras de agua de rio y se echa todo en el alambique para procederse á la destilacion, contentándose con sacar de ella cuatro libras de licor.

ESPUMILLAS DE HUEVO. Se incorpora azúcar cernida con yemas de huevo hasta que se forme una masa, que se despegue de los dedos al manejarse: se forman las figuritas que se quieran sobre papeles, y se ponen á cocer en una cazuela al rescoldo, tapada con un comal con lumbre encima.

Estas espumillas quedan amarillas por la yema del huevo; pero se pueden hacer de diversos colores empleando para esto la canela en polvo, la grajea molida, y en ese caso no se mezcla la yema con el azúcar, sino solamente la clara: para las blancas basta mezclar la clara del huevo, sin darle otro color al azúcar.

ESTAMEÑA. Tejido tosco y ordinario de lana por el que se filtran los licores, los caldos concentrados y colados, el almíbar, las sustancias y los demás caldillos que lo necesitan. Indistintamente se usa de ella ó del fieltro (véase FIELTRO) y ámbas cosas se suplen con tamices, cedazos, estropajos, ó con un cotence tupido y mojado.

ESTAQUERO. Se da este nombre al gamo ó gama cuando son de un año (véase GAMO.)

ESTARNA. Ave, especie de perdiz, mas pequeña que las regulares y de color mas pardo. Se prepara y condimenta lo mismo que las perdices y perdigones (véanse estas voces).

ESTOFADO. Guisado de vaca, ternera ó carnero que se hace á fuego lento con vino aguado, ó agua con un poco de vinagre, tapándose la olla ó puchero de modo que no exhale el vapor.

Este caldillo sirve tambien como ingrediente de otros guisados y para dar un gusto reelevante á las sopas, principalmente á las caldosas que son hoy de última moda.

Se hacen tambien aves en estofado, como las gallinas y los pollos, y el modo se explica en sus lugares respectivos (véanse GALLINAS ESTOFADAS y POLLOS ESTOFADOS.)

ESTOFADO DE TERNERA. }
ESTOFADO DE VACA. } (Véanse TERNERA EN ESTOFADO; VACA EN ESTOFADO).

ESTOFADO DE CARNERO. Se cortan las pulpas de carnero en raciones de un tamaño regular, y se ponen en una olla con manteca, ajos molidos y sal, para que se frian: estándolo, se echa vino blanco, un poco de vinagre, otro poco de agua, azúcar en muy pequeña cantidad, orégano, pimienta y clavo, molidos: se tapa la olla con una cazuela del mismo tamaño de la boca de la olla, se le engrudan las junturas, ó se tapan éstas con masa y se deja cocer asi la carne: cuando lo esté se aparta, y si fuese necesario espesar el caldillo, se le echará pan tostado en manteca y molido, dejándosele dar uno ó dos hervores mas, para que todo quede bien sazonado.

ESTOFADO DE CARNERO CON CHORIZONES. Lavadas y cortadas las pulpas como se dijo en el artículo anterior, se ponen á freir en una olla con rebanadas de chorizon, manteca y sal: se echan despues xitomates asados, molidos con ajo y peregil, vino blanco, un poco de vinagre, poquita azúcar y agua, con clavo, pimienta y canela molidas: se tapa la olla y cuando esté cocida la carne, se espesa el caldillo, si lo hubiere menester, con harina frita y dorada en manteca.

ESTOFADO DE CARNERO CON CHORICITOS. Se ponen á freir en la olla con manteca y sal, las raciones de pulpa de carnero y los choricitos: despues se echan cebollitas cabezonas, ó cuartos de cebollas grandes para que se frian tambien: se añaden entónces vino y poca agua con clavo, pimienta y canela, molidas. Si el vino fuere dulce, como el de Málaga, no se pone azúcar; pero si fuese de otra clase, se le añadirá en muy corta cantidad. Se tapa la olla para que se cueza la carne, y se espesa el caldillo, si fuese necesario, con harina dorada en manteca.

ESTOFADO DE CABALLEROS. Mechadas con jamon y dientes de ajo las pulpas de carnero, se echan en una olla con manteca para que se frian, añadiéndose cabezas de ajo, peregil y yerbabuena, picadas ámbas cosas, pimienta, canela y clavo molidos, pedacitos de jamon, la sal suficiente y vino solo sin gota de agua: se tapa la olla como se ha dicho en los otros artículos, ó con una servilleta, poniéndose encima una cazuela con agua, y se deja cocer de este modo la carne.

Se hace tambien sin mecharse las pulpas de carnero.

ESTOFADO DE CARNERO CLAVETEADO. Se clavetean las raciones de pulpa de carnero con rajitas de canela, dientes de ajo, clavo, pimienta y jamon, y se echan en una olla con manteca, vinagre fuerte, especias molidas de todas, menos cominos, y la sal necesaria: se tapa la olla y se deja cocer la carne: cuando lo esté, se voltea la olla en una cazuela y se espesa el caldillo con pan tostado: se le añade un poco de vino blanco con el que se le deja dar un hervor, y se sirve.

ESTOFADO NEGRO DE CARNERO ADOBADO. Claveteadas las pulpas como las del artículo anterior, se ponen en una cazuela con ajos molidos, vino blanco, un poquito de vinagre y la suficiente sal, dejándose marinar de un dia para otro: al siguiente se saca la carne del adobo y se frie en una olla con manteca: se le añade éntónces su mismo adobo, con clavos de especia, pimienta entera, raspadura de nuez moscada, pasas, pedacitos de almendra, alcaparras, azúcar y el agua necesaria para que se cueza la carne en la olla tapada, como se ha dicho en los otros artículos. Asi que lo esté, se vacia la olla en una cazuela, se espesa el caldillo con tostadas fritas, casi quemadas y molidas, y se sirve añadiéndosele á ese tiempo chilitos, tornachiles y aceitunas.

ESTOFADO DE XITOMATE Y ALMENDRA. Se frien en manteca unas pulpas mechadas de carnero sazonándose con sal: se les echa vino generoso, como el de Málaga y un poquito de vinagre, xitomate asado y molido con clavo, canela y pimienta, un poquito de azúcar, pasas y almendras partidas: se tapa la olla y cuando esté cocida la carne, se vacia en una cazuela: se espesa el caldillo sin hervir con almendras molidas, disueltas en vino, y se sirve.

ESTOFADO DE CARNERO CON AGUARDIENTE. Mechadas las pulpas, se echan en una olla con agua, sal, un poco de vinagre, manteca, tomillo, mejorana, clavo, canela, azúcar y aguardiente, ya sea de caña, mescal ó catalan: se tapa la olla y cuando esté cocida la carne y consumido el caldo, se vacia en una cazuela y se le echará una salsa, hecha con xitomates asados é hígado de carnero cocido, molidas ámbas cosas y fritas, dejándose hervir la carne con ella, hasta que consumida la salsa quede seca.

ESTOFADO DE CARNERO CON CHILE. Se clavetean las pulpas con pasas, almendras, dientes de ajo, clavo, pimienta y rajitas de canela, y se ponen en una olla con vino de Málaga ú otro generoso, un poco de vinagre, un poquito de azúcar, xitomate picado, manteca, sal y una poca de agua: se tapa la olla y se deja cocer la carne. Se desvenan, se remojan, se muelen y se frien unos chiles anchos en una cazuela con manteca, y en ella se vacia el estofado con la carne ya cocida, haciéndose que á dos fuegos se complete su sazon y se ligue la salsa de chile.

ESTOFADO DE CARNE DE PUERCO CLAVETEADA. Se divide el lomo de puerco en raciones de un tamaño regular, y se clavetea con dientes de ajo, trocitos de jamon, clavo y pimienta, tapándose los agujeros por encima con hojitas de peregil bien apretadas: se ponen en una olla con vino, poco vinagre y agua, xitomate asado y molido, pasas, almendras partidas, alcaparras, especias enteras, de las mismas con que se claveteó la carne, y un poco de manteca, sazonándose todo con la correspondiente sal y un poco de azúcar: se tapa la olla y se deja cocer la carne, debiendo quedar espeso el caldillo.

ESTOFADO DE CARNE DE PUERCO CON LONGANIZA. Se ponen en una olla con poca manteca las raciones de lomo de puerco: se les echa bastante vino, pedacitos de jamon, rebanadas de butifarra, trozos de longaniza, tornachiles ó chiles poblanos enteros, pero desvenados, ajo y xitomate asados y molidos, ajonjolí tostado, clavo, pimienta y canela, un poco de vinagre y otro de azúcar: se tapa la olla y se deja cocer la carne, cuidándose de echarle vino, si ántes de acabarse de cocer se consumiere el caldillo.

ESTOFADO DE VARIAS CARNES Á LA FRANCESA. Se hace con pecho de vaca ó con cualquiera otra carne, que bien aplastada con el machete, se echa en una cazuela ú olla con buen caldo ó con agua, que suba tres dedos mas arriba de la carne cubriéndola: se le añaden dos onzas de tuétano de vaca ó de mantequilla, sal, tres ó cuatro clavos de especia, un poco de pimienta, una hoja de laurel, una ramita de tomillo, una cebolla y dos onzas de carne gorda de puerco: se deja cocer todo juntamente, volteandose la carne de cuando en cuando, y luego que esté medio cocida, se le pueden añadir espárragos despedazados, dos ó tres fondos de alcachofas y hongos. Asi que todo esté perfectamente cocido y el caldillo de buen gusto, ni muy aguado ni muy espeso, se sirve.

ESTORNINO. Ave, especie de tordo, del tamaño del mirlo, ordinariamente negro, manchado con pintas blancas y algunas veces rojas ó amarillas: su cola es corta y negra, los pies casi de color de azafran y el pico parecido al de la urraca. Se mantiene con bayas de sauco, con uvas, aceitunas, mijo, panizo, avena y con otras muchas semillas. Se amansa fácilmente y se le enseña á hablar.

Se debe escoger el estornino gordo, de poca edad y nutrido con buenos alimentos, pues al paso que se envejece, se vuelve su carne dura, de mala digestion y aun adquiere un olor fuerte y desagradable.

Se prepara y condimenta lo mismo que el tordo y que el zorzal (véanse TORDO y ZORZAL).

ESTUFA. Es un lugar pequeño bien abrigado, y cuya puerta tiene buenos ajustes, habilitada por dentro con diferentes órdenes de anaqueles ó pisos de alambre, donde se acomodan las pizarras, las planchas, las hojas de lata, los tamices y cedazos, sobre que se ponen todas las confituras que necesitan secarse. Para que todo lo que se meta en la estufa se seque bien, se pone en el suelo una hornilla ó estufilla bien encendida, y hasta dos si fueren muchas las frutas que tienen que secarse, y se cierra en seguida la estufa, cuidándose de visitarla, para ver si las confituras se han secado bastante por un lado y voltearlas del otro. En las fábricas de azúcar hay estufas de mas capacidad para secar los panes ya formados.

ESTURION. Pezcado que toma su nombre del lago Esturion en lo interior del norte del Canadá, donde abunda mucho, aunque lo hay en otras partes. Es cartilaginoso, tiene el hocico puntiagudo y el vientre aplanado; sube á la agua dulce por la embocadura de los rios, donde engorda mucho, y se dice que se vuelve mas delicado que si permaneciera en la mar: todas sus partes contienen mucho aceite y su carne es de exelente gusto, muy nutritiva y tan fuerte, que el esturion es con respecto á los otros pescados, lo que el cerdo entre los cuadrúpedos. Es por lo mismo su carne de difícil digestion y no conviene sino á jóvenes fuertes y robustos, de buen estómago y que hacen mucho ejercicio. Se tiene el vientre por la parte mas delicada de este pezcado y el macho es mejor que la hembra; pero en el tiempo de la preñez se prefiere esta, no solo por la hueva, sino por la bondad de su carne.

Se come el esturion asado á la parrilla, ó guisado en caldillo ligero, con el que queda ménos grasiento y viscoso y por lo mismo de mas fácil digestion y mas sano, porque la grasa es muy pesada para el estómago. Se come tambien asado en el asador, mechado con anguila y rociado con caldo de sustancia, mediado con vinagre, compuesto con sal, pimienta, cebolla y un poco de mantequilla. Mechado con anguila ó con jamon, se dispone en pasteles, que son exclentes tanto calientes como frios. Tiene el esturion en lugar de espinazo, un cartílago tierno y bastante grueso, que se extiende desde la cabeza hasta la cola, el cual se lava y se pone á secar al sol pasa comerse, siendo este un platillo muy bueno, asi como lo es tambien la hueva espolvoreada con sal, y expuesta al sol, donde se deja varios dias, teniéndose el cuidado de voltearla muchas veces. Tambien se hace con la hueva la especie de embuchado que llaman *Cabial* (véase HUEVA), que se encurte con aceite y vinagre y se embarrila para transportarse á lugares distantes de la mar ó de los puertos, ó del lago Esturion donde lo pezcan los canadenses.

ESTURION Á LA MARINESCA. Se hacen unas ruedecitas de migajon de pan frio, del tamaño de un peso ó mas chicas y se frien en mantequilla, hasta que estén bien doradas, y se dejan escurrir despues. Se toma un pedazo de esturion que se corta en rebanadas algo delgadas y se ponen sobre una pezcadera, acomodándolas de modo que no queden unas encima de otras, con un trozo de mantequilla, sal y pimienta gorda: se dejan cocer á fuego manso, y conforme lo están de un lado, se voltean del otro, bastando un cuarto de hora para su completo cocimiento: se sacan entónces de la pezcadera y se echa en ella un poco de harina, que se revolverá con la mantequilla, y despues chalote, peregil y cebolla, todo picado, humedeciéndose con un cuartillo de vino tinto: se deja hervir este caldillo otro cuarto de hora y se pone entónces el esturion en él, para que se caliente sin hervir: se le echan algunas alcaparras picadas y se adornan las orillas de la pezcadera con las tostadas fritas, rociándolas encima con un poco de la misma salsa ó caldillo.

ESTURION EN CALDILLO LIGERO. Se escoge un esturion pequeño que se vaciará por la gorja y por el ano, quitándole las agallas: se levantan unas tajadas ó planchas por sus dos lados, introduciendo para esto el cuchillo entre la carne; despues de haberlo lavado bien y escurrido, se dispone en una pescadera con un buen caldillo ligero (véase en la voz PESCADO, caldillo ó salsa ligera para idem), ya sea con jamon rallado ó con mantequilla: se sazona con abundantes aromas y sal, y se pone á cocer á dos fuegos rociándolo con frecuencia. Habiéndose puesto á escurrir despues de cocido, se sirve con salsa italiana (véase SALSA ITALIANA), mezclada con su mismo caldillo, dejándose éste consumir en ella, y añadiéndole un trozo de mantequilla. Esta salsa se pone aparte en una salsera.

ESTURION AL ASADOR. Vaciado y limpio del modo explicado en el articulo antecedente, se mecha con jamon delgado y se pone á marinar por veinte y cuatro horas (véase MARINADA). Pasado ese tiempo se acomoda el esturion en el asador, se rocia frecuentemente con su marinada, que debe estar algo cargada de grasa, y se sirve con una salsa picante (véase SALSA PICANTE).

ESTURION AL HORNO. Vaciado y limpio el esturion como se ha dicho ántes, se abre por el vientre sin separar las dos mitades, y se pone en un plato con sal, pimienta, aromas molidos, un poco de aceite, una botella de vino blanco, y el zumo de un limon: se mete á cocer en el horno: se deja cuajar, se adereza sobre su mismo fondo de cocimiento, algo consumido, y se sirve acompañado de una salsera con salsa de aceite (véase SALSA DE ACEITE).

ESTURION (costillitas de). Preparado el esturion como se ha dicho en los artículos anteriores, se divide en trozos con la forma de costillas, y se procede en lo demás como para las costillas de vaca empapeladas (véase en la voz VACA COSTILLAS EMPAPELADAS).

ESTURION EN FRICANDÓ. Se levanta el pellejo y las lonjas huesosas de un buen pedazo de esturion, que se golpeará ligeramente con lo plano del machete: si el fricandó ha de ser de carne, se mecha el esturion con jamon delgado; pero si ha de guisarse en magro, se mechará con anguila y con anchoas: para el primer caso se fondea una cacerola con tajadas de vaca, lonjas de jamon, algunas zanahorias, cebollas y yerbas aromáticas: se pone encima el pescado humedeciéndose con vino blanco y cubriéndose con un papel enmantecado, dejándose hacer el fricandó (véase FRICANDÓ). Despues de concluida esta operacion y bien cuajado, ó nevado el esturion, se pasa el fondo del cocimiento por un tamiz de seda, y ya desengrasado, se deja consumir con tres cucharadas de salsa española (véase), y se echa sobre el fricandó, estando este ya dispuesto en el plato en que se ha de servir.

ESTURION (Hueva de). Los tártaros preparan con las huevas de vários pescados, y entre ellas las del esturion, un platillo que suele llamarse *Cabial* ó *Kabia*, lo mismo que una especie de embuchados de la misma hueva, que se hacen en algunos puertos de España. Tanto su preparacion como el modo de servirse se explica en la palabra HUEVA (véase).

EXOTE. Voz que trae su orígen de la mexicana *exotl*, y por ella conocemos generalmente la vaina que contiene los frijoles, verdes todavía, y que no han llegado á su completo sazon para secarse y guardarse como las demas semillas. Tanto los exotes como los frijoles tienen en castellano una multitud de nombres, y solo la voz que usamos nosotros para designar la semilla es la única que no se encuentra en el Diccionario del idioma. Al hablarse de ella en la voz FRIJOL (véase), se mencionan esos nombres diversos, porque como este Diccionario no se escribe precisamente para un lugar determinado, es indispensable, para que sea útil en todas partes, que se indiquen todos los nombres por los que se conocen las cosas de que en él se tratan, bastando por ahora decir que los exotes se llaman tambien, judías ó habichuelas verdes.

EXOTES Á LO NATURAL. Se pone agua con sal en una caldera á la lumbre, y cuando esté hirviendo, se echan los exotes limpios de sus extremidades y de sus hebras y lavados, hasta que se pongan suaves y cedan al tocarse con los dedos: se sacan entónces, se dejan escurrir en una coladera y se refrescan en seguida en agua fria: se pone despues en una cacerola un trozo de mantequilla y se echan allí los exotes con sal, pimienta gorda, peregil picado y apedigado en agua hirviendo y zumo de limon: se liga todo, meneando en todo sentido la cacerola, sin meter cuchara, y se sirven calientes.

EXOTES EN MANTEQUILLA NEGRA. Se perdigan los exotes en agua hirviendo, y se sacan para ponerse á escurrir en una coladera: se aderezan en un plato sazonándolos con sal y pimienta gorda, y se les echa encima mantequilla negra (véase MANTEQUILLA NEGRA). Se puede tambien dorar un poco de mantequilla en la cacerola, echándose los exotes despues de bien escurridos, y hacerlos saltar á fuego vivo: se sazonan ántes de aderezarlos en el plato y se les rocia con un poquito de vinagre. Preparados de este último modo son buenos, pero tienen mal aspecto.

EXOTES COMUNES. Se escojen los muy tiernos; se lavan bien, se les cortan las dos puntas y se les quitan las hebras que tienen donde une la vaina. Hecho esto, se pondrá á hervir en una olla agua con sal de la tierra, ó un poco de tequesquite y se echarán á cocer allí los exotes: cuando estén bien cocidos, se apea la olla, se sacan, se refrescan y lavan en agua fria. Cocidos de este modo, sirven para la vitualla, ó las menestras, ó para formar con ellos diversos guisados, como los corrientes de clemole y especia, (véanse MOLE y SALSA DE XITOMATE).

EXOTES GUISADOS. Se muelen unas cabezas de cebolla con un trozo de pan dorado en manteca: se frie lo molido, y se le echa agua suficiente, con un poco de orégano fresco y unos chilitos; despues se ponen los exotes ya cocidos, se muele un poco de clavo y pimienta, que se añade al guisado, y se sazona con la sal fina necesaria. cuando haya tomado alguna consistencia el caldillo, se apea y se sirve.

EXOTES Á LA INGLESA. Despues de limpios los exotes, se pondrá á derretir un poco de mantequilla, sazonada con sal, pimienta y yerbas finas, picadas: se perdigan los exotes en agua hirviendo; se sacan de allí al cabo de un rato, y enjugados en un lienzo, se frien en la mantequilla, saltándolos con la misma cacerola: luego que estén bien fritos, se les echará otra poca de mantequilla con harina y se les exprimirá un limon: cuando estén cocidos se sirven.

EXOTES Á LA BURGUESA. Se derrite en una cacerola un poco de mantequilla con perejil picado, se echan allí á freir los exotes, y ya cocidos se menean, dejándose consumir á fuego manso la salsa, y al apearlos se les echa una liga de yemas de huevo batidas con zumo de limon ó con vinagre bueno.

EXOTES CON CEBOLLA. Se corta la cebolla en cuadros pequeños, se frie en mantequilla, y cuando ya esté bien frita, se le espolvorea harina, se le echa un poco de caldo gordo, se deja hervir, y cuando haya consumido en parte, se echan los exotes; se dejan hervir un poco, se apean y se sirven.

EXOTES DE FONDA. Cocidos los exotes, se dejan escurrir bien, y despues se ponen á freir en mantequilla con sal-pimienta y yerbas finas picadas; así que se hayan frito, se sirven así ó se les agrega el zumo de un limon.

EXOTES A LA PROVENZALA. Se cortan cebollas en trozos, se frien bien en aceite, y en seguida se echan los exotes ya cocidos, mezclados con perejil picado, sal y pimienta; y cuando estén bien fritos, se ponen en el platon: se echa despues un poco de vinagre en la cazuela en que se frieron, y se les rocia la mezcla por encima.

EXOTES A LA BRETONA. Se ponen en una cacerola con un trozo de mantequilla una ó dos cabezas de ajo, cortadas en forma de pequeños dados, y se mete la caceróla al horno; cuando las cebollas comiencen á dorarse, se humedecen con salsa española, y si no la hubiere, se les echará un puño de harina, dejándose freir hasta que ella y las cebollas queden bien doradas; se les echa entónces un cucharon de caldo de sustancia, que se sazona con sal y pimienta gorda, y se hace cocer esta salsa á fuego lento, mezclándola con los exotes, ya aperdigados y cocidos; luego que estén de buen gusto, se aderezan en el plato y se sirven.

EXOTES A LA LEONESA. Se cortan dos ó tres cebollas, que se echan en una sarten sobre el fuego con un poco de aceite, y cuando comiencen á dorarse, se añaden los exotes ya perdigados y cocidos, dejándose freir con la cebolla: se les pican encima peregil y unas cebollas, y se sazonan con sal y pimienta: á dos vueltas de la sarten quedan buenos, y entónces se vacian y aderezan en un plato: se echa un chorrito de vinagre en la misma sarten, y se rocian con él en caliente los exotes.

EXOTES FRITOS. Limpios los exotes; se dejan casi cocer completamente, se ponen despues á secar entre dos lienzos, se dividen en dos á lo largo, y se cubren con masa de buñuelo (véase Masa de BUÑUELOS para cubrir frutas, pág. 106); despues de fritos y bien dorados, se sirven como intermedio, con peregil frito, debiendo estar éste para freirse muy verde y bien seco.

EXOTES (Ensalada de). (Véase ENSALADA DE EXOTES, pág. 303.)

EXOTES CON CHÍCHAROS. (Véase CHÍCHAROS CON EXOTES, págs. 257 y 258.)

EXOTES CON PAPAS. (Véase PAPAS CON EXOTES.)

EXOTES CON LONGANIZA, A LA MEXICANA. Limpios los exotes y picados, se ponen á cocer en agua con sal, trocitos de jamon y pedazos de longaniza; se frien en manteca ajos picados, y al dorarse se añaden cebollas rebanadas, chiles verdes en rajas y xitomate molido en crudo; cuando todo quede frito, se echan en la fritura los exotes con el jamon, la longaniza y el caldo en que se cocieron, con especias molidas, de todas ménos canela, tostadas fritas de pan tambien molidas, peregil picado, aceite y vinagre; se deja hervir todo hasta que estén bien sazonados los exotes y el caldillo espeso.

Se les pueden añadir papas cocidas y picadas, y rebanadas de morcon frito, para adornarse por encima, como tambien costillitas de puerco tambien fritas, rebanadas de huevo duro, aceitunas y chilitos.

EXOTES (Modo de conservar los) todo el año. Es necesario escoger los mejores y limpiarlos minuciosamente, aperdigarlos en abundante agua hirviendo con sal, dejarlos hervir diez minutos, y refrescarlos en igual cantidad de agua muy fria; estando ellos frios, se escurren con mucho cuidado y con el mismo se ponen en redomas ó botes, echándoles salmuera por encima; se derrite mantequilla, se pone del grueso de una pulgada sobre la salmuera, y cuando se haya enfriado, se tapan los botes con pergamino.

Se pueden tambien acomodar los exotes despues de limpios, en un cuñete, ó en los botes, cuidándose de poner alternativamente una cama de exotes y otra de sal, hasta llenarse: se cubren en seguida con una rueda de madera que tape herméticamente el cuñete ó el bote, poniéndose encima una piedra gruesa para que queden bien acomodados. Cuando se quieren comer, es necesario echarlos á remojar en agua dos horas por lo ménos, y ponerlos á cocer en agua fria.

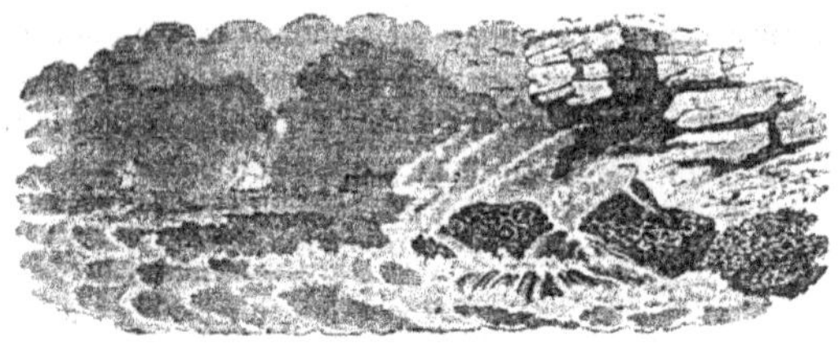

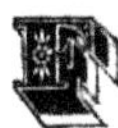

FAISAN. Ave, casi de la figura y del tamaño del gallo, cuyo pico es largo, grueso y encorbado en la punta. Es de un gusto exquisito y se sirve en las mesas mas delicadas. El macho es mas grande, mas hermoso y de un gusto mas agradable que la hembra: se mantiene en los bosques con frutas, simientes y bayas de avena, lo que contribuye á que su carne sea muy jugosa, y en otoño está mas gorda que en cualquiera otro tiempo; es fortificante, repara las fuerzas perdidas por la fatiga y el ejercicio, restablece á los convalecientes y se digiere con mucha facilidad.

Se cogen los faisanes con redes, con las trampas llamadas *lazo de conejo* y con perros, echados en tierra, enseñados y adiestrados en este género de caza, con lazos y collares hechos de cerdas de caballo. Los que se dedican á la cria de faisanes, suelen echar sus huevos á las gallinas para que los tapen y los saquen, y crian á los pollitos con huevos de hormiga.

Deben escogerse, para guisarse, los faisanes mas tiernos y gordos, de poca edad y bien nutridos.

Se guisa el faisan de innumerables maneras, admitiendo perfectamente todos los condimentos con que se disponen las gallinas y pollos, y siendo siempre una excelente comida; solo en pastel es ménos bueno, porque el jamon, las grasas y otras sustancias semejantes hacen su carne algo indigesta.

FAISAN ASADO EN ASADOR. Se despluman, se vacian, se chamuscan y limpian perfectamente los faisanes, se mechan con jamon delgado, y se ponen al asador, donde se dejan cocer á fuego manso, cubiertos con una rueda de papel; cuando estén casi cocidos, se les separa el papel y se les deja tomar un hermoso color dorado, quitándose entónces del asador, y sirviéndose calientes con salsa de agraz ó de naranja con sal y pimienta.

FAISAN EN ESTOFADO. Desplumado, vaciado y chamuscado á la llama el faisan, se le recogen las piernas y se atan, mechándolo por todas partes con mechones medianos de jamon, sazonados con sal, pimienta gorda, clavo, canela y nuez moscada, cubriéndose todo con una lonja de jamon, y atándose con un hilo; se fondea una brasera ó una olla con toda clase de legumbres y un manojo de yerbas bien surtido, con algunas tajadas de vaca; se pone encima el faisan, se cubre con otras tajadas de vaca para que así quede bien estofado, y se le echa media botella de vino de Madera seco; cuando esté cocido, lo que se conocerá apoyando el dedo por encima, se saca el faisan, se pone en un plato, se compone bien y se le echa encima, como salsa, el mismo caldillo en que se coció, despues de haberlo dejado consumir un poco, y de haberlo colado para clarificarlo.

FAISAN ASADO EN LA PARRILLA. Despues de bien limpio el faisan, se mechará en todas sus carnes macisas con jamon, dientes de ajo, canela, hojas de naranjo y de aguacate; se untará bien de sal, pimienta y manteca, cubriéndose con papel enmantecado ú hojas de plátano. Se pondrá despues á la parrilla á fuego suave, se le acomodará encima un comal, y se volteará de cuando en cuando para que se cueza por igual. Cuando ya esté tierno, se le quitará el papel ú hojas, y untado con aceite y zumo de limon, se dejará en la parrilla á dos fuegos hasta que se tueste.

FAISAN RELLENO. Mechado el faisan con jamon y ajo, se sancocha en mantequilla ó manteca con papas picadas, cocidas y suficiente sal. Se aparta y deja enfriar, y quitado de la manteca, se frien en ella treinta ó cuarenta castañas asadas, con las que, solas ó revueltas con picadillo corriente, se rellenará; despues de cosido el agujero, se envolverá en rebanadas delgadas de pulpa de vaca ó de carnero, y puesto en una cazuela sobre lonjas de jamon gordo, echándole vino de Málaga, Jerez ó carlon, y agregándole una poca de agua y sal, se vuelve al fuego hasta que se cueza. Entónces se desengrasará el caldo y se espesará sobre el fuego con castañas asadas y molidas, y papas cocidas y picadas; cuando haya espesado, se echará sobre el faisan para servirse.

FAISAN RELLENO CON MENUDO DE CARNERO. Despues de limpio el faisan se forma el relleno del modo siguiente: se cocerá un menudo de carnero despues de bien limpio y se picará en grueso; se cortará jamon en trozos chicos y riñones de carnero bien cocidos; se espolvorea todo con sal y pimienta, y se frie en aceite hasta que se dore. Despues se frie en una cazuela con manteca, mucha cebolla rebanada, otro tanto de xitomate, ajo, peregil y yerbabuena, todo picado menudo. Se echará despues de bien frito el xitomate, un tanto de agua y otro de vinagre, revolviéndose la fritura, y agregándole huevos duros picados, tornachiles en cuarterones, alcaparras y aceitunas. Se rellena el faisan con este picadillo, se cose, y despues en una cazuela se sancocha con un tanto de aceite y otro de manteca; se cubre con agua, agregándole la sal necesaria, y se pone á hervir á fuego fuerte hasta que se cueza bien. Cuando se vaya consumiendo el caldo, se le agregará un poco de peregil molido con vinagre y dos ó tres chiles colorados, desvenados y molidos con un migajon de pan remojado en vinagre. Se deja dorar, y despues se sirve con chilote, ó con alguna de las salsas convenientes.

FAISAN A LA SARTEN. Despues de haberlo mechado, se pone en una cacerola ó sarten con zanahorias, cebollas, y un manojito de yerbas finas, cubriéndolo con tajaditas de jamon; se le echa una mitad de vino blanco y otra de caldo, se sazona y deja cocer á fuego suave, y para servirlo se añade alguna salsa que no sea de chile.

FAISAN EN SALMIS Ó SALMOREJO. Estando ya casi á punto de cocerse, se aparta del fuego el faisan y se le quitan los alones y las piernas, que se dividen en dos partes cada pieza; se le quitan todas las carnes restantes, y se echa todo en una cazuela con mantequilla ó manteca, ajo picado muy menudo, la cáscara de una naranja agria, sal, pimienta y nuez moscada; se le echa vino blanco y otro tanto de buen caldo, en el que se habrá puesto con anticipacion el caparazon y todos los huesos molidos. Se deja espesar, y al momento de servirlo se le echa una buena cucharada de aceite y su hígado machacado, adornándose por encima con tostadas fritas de pan.

FAISAN CON COLES. Despues de preparado el faisan como se dijo poco ántes para el estofado, se fondea la brasera ú olla con lonjas de jamon, gordura de pecho ó sesos crudos, restos de viandas, algunas zanahorias, cebollas y un manojito surtido. Por otra parte se perdigan las coles, se atan, y se ponen con el faisan en la brasera ú olla con caldo, un poco de pimienta gorda y nada de sal, por estar ya sazonado el caldo y tenerla el Jamon; se deja todo á cocer á fuego manso dos horas, y al momento de servirse, se escurren las coles, se pone el faisan en medio del plato, disponiéndose al rededor la gordura, las coles y los sesos, y se les echa encima y en contorno salsa al husmo de caza (véase SALSA AL HUSMO DE CAZA).

Se podria cocer aparte el faisan, pero entónces las coles no sacarian su gusto.

FAISAN CON SUSTANCIA. Dispuesto el faisan como el del artículo anterior, se desata y se adereza en el plato con sustancia de lentejas ó de chícharos (véanse).

FAISAN (Picadillo de). Se hace lo mismo que el de perdigones (véase picadillo de PERDIGONES).

FAISAN Á LA PERIGUEUX. Se vacia y se chamusca á la llama el faisan, se le quiebran los dos huesos de la pechuga, y para no maltratar la rabadilla, se cuidará de vaciarlo por el buche: se pica muy menudamente libra y media de criadillas de tierra, que se habrán lavado, quitándoles muy delgado lo de encima, que se pondrá aparte: se ponen á calentar en una cacerola cuatro onzas de mantequilla, media libra de jamon rallado y cuatro onzas de aceite: se maceran ó rinden allí las partes separadas de las criadillas de tierra, cortadas en trozos del tamaño de una nuez, echándoles sal, pimienta gorda, canela, clavo, pimienta fina y nuez moscada, y se dejan hervir cinco minutos en el jamon, añadiéndose despues las otras criadillas picadas, y dejándose enfriar. Con este picadillo, cuando ya esté frio, se rellena el faisan por la parte del buche, tapándose la abertura con una lonja muy delgada de jamon, que se cubrirá con el pellejo del faisan; y despues de haberle recogido las patas, como se hace con las pollonas cebadas de sarten, se atan y se sujeta bien el pellejo del buche, para impedir que se salgan las criadillas; se pone en seguida el faisan en una cacerola entre dos camas de lonjas de jamon, y se le echa encima salsa de sarten sin limon (véase SARTENADA), cubriéndose todo con una rueda de papel enmantecado, y dejándose cocer á fuego manso por una hora. Al cabo de este tiempo, y al momento de servirse, se escurre el faisan y se desata sin maltratarlo, se acomoda en un plato y se le echa encima una salsa compuesta del modo siguiente: se frien en mantequilla dos criadillas de tierra picadas, añadiéndoles despues tres cucharadas de salsa española y tres de salsa al husmo de caza, ó el caldillo en que se coció el faisan, dejándose consumir hasta quedar en una mitad y desengrasándose despues.

FAISAN (Piernas de) EMPAPELADAS. Despues de asadas y frias, se preparan lo mismo que las costillas de vaca empapeladas (véanse en la palabra VACA).

FAISAN (Galaptina de). Por lo comun no se hacen en galantina sino los faisanes viejos, y para esto se abren por la espalda, se deshuesan, se extienden las carnes, y se rellenan con picadillo de caza (véase RELLENO DE CAZA); se ponen sobre este picadillo tiras gruesas de jamon de mechar, bien sazonadas con sal, pimienta y aromas, otras tiras de lengua en escarlata, de ubre de vaca, de criadillas de tierra y de perdigones; se pone encima otra cama de relleno y otra de los ingredientes dichos, siguiéndose de este modo hasta que haya lo suficiente para llenar los faisanes, que se vuelven á cubrir con su pellejo; se cosen y se les procura dar en lo posible su primera forma; se enalbardan con lonjas de jamon, que se cosen con un pedazo de estambre nuevo, y se ponen los faisanes, preparados de este modo, en una brasera, ó lo que es lo mismo, en una vasija propia para cocer á brasa (véase cocer á la BRASA pág. 87), con jamon, jarretes de vaca, desperdicios ó restos de la caza, algunas zanahorias y cebollas, ajo y un manojito surtido para cada faisan, si fuesen varios: se humedece todo con caldo y una botella de vino blanco, se espuma, se desengrasa, y se clarifica con claras de huevo batidas en agua; se deja consumir en parte, se cuela por una servilleta y se hace congelar poniendo sobre nieve la vasija que lo contiene; se desenfarda la galantina, se desembaraza de la grasa que la envuelve y se adereza y adorna con la gelatina.

FAISAN (Salchichas de). (Véase SALCHICHAS).

FAISAN (Quenelles de). (Véase QUENELLES DE VOLATERÍA).

FAISAN (Croquetas de). (Véase CROQUETAS DE FAISAN pág. 242.)

FAISAN (Mayonesa de). (Véase Mayonesa de GAZAPO.) Se hace lo mismo.

FAJARDO. Se llama así el pastel cubierto con masa de hojaldre y relleno de picadillo (véase PASTEL HOJALDRADO.)

FÁLARIS. (Véase FOJA).

FANCHONETAS (*Pastelería francesa*). Se majan dos onzas de almendras y se echan en una cacerola con igual cantidad de harina, tres onzas de azúcar, dos yemas y un huevo entero, cáscara descarnada de limon verde, una onza de mantequilla y un poco de sal; despues de haberse desleido todo esto en un cuartillo de leche, se pone al fuego para que tome la consistencia de crema, y se vacia entónces en moldes de artaletes, que se habrán fondeado con masa de hojaldre: se meten al horno sobre una plancha, y cuando estén casi cocidas las fanchonetas, se sacan, se les unta el batido de merengues, se polvorean con azúcar gruesa y se vuelven á meter al horno para hacerles tomar un hermoso color dorado.

FARINETAS. (Véase GACHAS.)

FARRA. Pez de mar que tambien se llama FERRA, y se pesca en otoño, guardándose en salmuera para todo el año. Es una especie de salmon, que tiene la cabeza pequeña y aguda, la boca tambien pequeña, la lengua corta, el lomo verdoso, y el vientre plateado. Su carne es muy sabrosa, y se prepara y condimenta lo mismo que la del salmon (véase SALMON).

FARRO. Cebada martajada ó á medio moler, despues de remojada y quitada la cascarilla, con la que se hace una especie de sopa, que se llama lo mismo. Se hace tambien con escanda ó avena. Para esto, despues de medio moler cualesquiera de esos granos y quitadas las cascarillas, se lavan tres veces en agua tibia; se ponen á cocer con caldo de carne ó en magro, segun se quiera, y cuando estén á medio cocer, se les añaden algunas almendras dulces, mondadas y molidas, para blanquear el farro, que se endulza y se le dejan dar uno ó dos hervores. En vez de caldo puede hacerse el farro con leche de almendras, que no es otra cosa que las almendras limpias y molidas, desleidas con agua.

En ámbos casos se pone el farro sobre tostadas fritas en mantequilla, y se sirve.

Se hace tambien en líquido como bebida, que suele darse á los enfermos, y para esto, despues de limpios y lavados los granos tres veces en agua tibia, se ponen á cocer en el caldo ó en la leche de almendras, hasta que revienten; se majan entónces con algunas almendras y se cuela lo molido por una servilleta, volviéndose á echar en una cacerola y añadiéndole mas caldo: se endulza y se le dejan dar algunos hervores mas para servirse en seguida.

FASOLES. Judihuelos ó frijoles (véase FRIJOLES).

FAUBONA. Sopa, que se hace con las mismas legumbres que la Juliana (véase SOPA JULIANA); pero con la diferencia de que estas legumbres deben ser cortadas en forma de dados, que la acedera ó lengua de vaca y la lechuga deben machacarse ó majarse, y que las raices, los puerros, y las yerbas deben freirse en mantequilla, humedeciéndose despues con el caldo.

FÉCULA. Cierta goma particular que se extrae de una infinidad de vegetales, sumamente blanca, tenue, insípida y alimenticia.

Este principio inmediato de los vegetales es tanto mas precioso, cuanto que, á mas de la ventaja de proporcionar un alimento sano y agradable para los niños, para los viejos y para los valetudinarios, es muy poco alterable y conserva por muchísimo tiempo sus propiedades. Se pueden sacar féculas alimenticias aun de sustancias que serian dañosas comiéndose en su integridad. Así es que de la yuca ó manioc, cuyo suco es mortal, se sacan el cazabe y la tapioca; y de la raiz del pié de vaca, conocida tambien con los nombres de *aro*, *yaro* ó *colocasia*, de la castaña de Indias y de la bellota de encina, se extraen féculas nutritivas. Para los años estériles ó de hambre, como suele decirse, es de mucha importancia saberse los recursos con que se puede contar.

Para obtenerse la fécula de un vegetal, basta reducirlo á pulpa, por medio de un rallador, de un molino ó de un metate, desleir esta pulpa en agua y echarlo todo en un tamiz. La fécula y el agua pasan al través del tamiz, y la *parenquima* ó sustancia blanda y esponjosa de las plantas, quedará encima de él. Se deja reposar la fécula, se decanta el agua (véase DECANTAR, pág. 279), y se lava con agua nueva hasta que esté perfectamente blanca é insípida. Se escurre bien la fécula despues de lavada, se hace secar y se reduce entónces á polvo, que se guarda en sacos de papel ó en botes de madera.

En Europa, y principalmente en Francia, donde la fabricacion de la fécula es en la actualidad un ramo considerable de industria, seria poco ventajoso practicarla en las casas; pero entre nosotros que no se cultiva este ramo, y en todas partes en las épocas de escasez y penuria, principalmente en los lugares distantes de las grandes ciudades, es útil sobremanera el saber sacar partido de los recursos que se pueden tener á disposicion.

FERRA. (Véase FARRA.)

FIAMBRE. Con este nombre se llaman las preparaciones todas de viandas ó cualesquiera otras sustáncias, que despues de asadas ó cocidas se dejan enfriar para comerse. En sus artículos particulares se advierte el modo con que cada cosa se ha de disponer para esto.

FIAMBRE CASERO. (Véase MENUDENCIAS DE CERDO EN FIAMBRE CASERO, pág. 174.)

FICE. Pez de mar como de una tercia de largo, oblongo, verdoso, manchado por encima y plateado con líneas rojas por debajo. No tiene una preparacion particular, y despues de escamado, vacio, y limpio, se guisa en cualquiera de los caldillos de pescado (véase PESCADO).

FIDEOS. Pasta de harina con una poca de levadura, que aprensándose en moldes cóncavos de metal, con tanta multitud de agujerillos como una criba, mas ó ménos grandes, salen por el otro lado los hilos de la pasta á modo de cuerdas de violin ó violoncelo, mas ó ménos gruesas. Como en las fábricas se procura hacerlos á poca costa, para poderlos vender á precio cómodo, no gastan de la mejor harina, y aun para fabricar los fideos gordos y los tallarines anchos y gruesos, emplean la quebrazon que resta invendible en las tiendas, sucia con inmundicias de ratas y otras porquerias, y usan del azafrancillo, ó de otras cosas peores en vez del azafran y de las yemas de huevo para teñirlos, de modo que es indispensable abstenerse de comerlos; si no es que haya una certeza de que los que se compran han sido fabricados con buena harina y con limpieza, y que siendo de los blancos no se han empleado materias dañosas para darles color. Se hacen blancos amasándose la flor de la harina de trigo, sola ó mezclada con la de arroz, ó con esta solamente, añadiéndose un poquito de levadura: se hacen tambien amarillos, tiñendo la masa con yemas de huevo y azafran, ó con este solo.

Con la misma pasta de los blancos, pero con otros moldes é instrumentos, como saca-bocados &c. se les dan diversas figuras, que tienen vários nombres como puntetas, lengua de pájaro, petirines, estrellitas, sémola, gusanillos, &c. &c. siendo la figura de los últimos, la razon porque los italianos, á quienes se debe esta composicion, que vino á Italia de la Arabia, llaman á los fideos *vermicelli*, y los franceses *vermicel* ó *vermicelle*.

Se hacen los fideos en sopa (véase SOPA DE FIDEOS), que va dejando de ser muy usada, á causa de la innumerable variedad de sopas que se han introducido últimamente, ó tal vez por el conocimiento que se tiene de la poca limpieza y de la mala calidad de las harinas con que por lo regular se fabrican. Se hacen tambien guisados de diversos modos, que se explican en los artículos siguientes.

FIDEOS (Masa de). A una libra de harina flor, ya sea de trigo solo, de arroz, ó ya mezclada de una y otra, aunque lo comun es que sea solamente de trigo, se echan cuatro yemas de huevo, media taza caldera de manteca derretida, y un pedazo de levadura del tamaño de un huevo, desleida en una taza de agua tibia: se sazona con un poco de sal y todo junto se amasa mucho, hasta que adquiera la consistencia conveniente: se pone entónces en los moldes por la parte cóncava, apretándose, ó aprensándose por allí mismo, para que vayan saliendo los fideos por los agugeritos del lado opuesto: conforme van quedando de una cuarta ó del tamaño que se quieran, se enrollan suavemente para que no se peguen unos con otros y se ponen á secar al sol, sobre servilletas limpias por tres dias, guardándose, cuando estén bien secos, para el uso. Es necesario no acopiar una grande cantidad, porque despues de cierto tiempo, se pasan y corrompen, echándose á perder enteramente.

FIDEOS A LA JARDINERA. Se cortan en tiras pequeñas algunos nabos, zanahorias, colinabos, y rábanos y se ponen á cocer en agua con sal: cuando estén cocidas estas raices, se echan con ellas en el mismo caldo los fideos, espumándolos y meneándolos de vez en cuando, para que no se formen bolas ó tolondrones. Se sirven sazonados con sal y pimienta gorda, y se suelen poner tambien en las mesas como sopa.

FIDEOS EN LECHE. Se pone á calentar la leche y en el momento en que se suelta el hervor, se echan los fideos, cuidándose de que no se hagan pelotas y de menearlos de modo que no se deshagan y queden reducidos á pasta, y se endulzan con azúcar al gusto. Basta media hora para que rebienten los fideos y queden bien cocidos.

FIDEOS EN LECHE DE ALMENDRA. Lo mismo que los del artículo anterior y al momento de servirse se les echa un poco de leche de almendra. Deberá cuidarse de que estén de buen dulce y de añadirles un poco de sal, sirviéndose muy calientes.

FIELTRO. Lana no tejida, en forma cónica, como se dispone para hacerse los sombreros, que con un haro en la boca, se cuelga con cuatro hilos y sirve para filtrar toda clase de líquidos ó licores. Se le suele llamar tambien manga ó estameña, aunque por este último nombre se entiende tambien un tejido tosco, á modo de sayal, que se emplea del mismo modo para filtrar ó colar toda clase de líquidos.

FINANCIERA. Si se mezclan las crestas y mollejuelas de gallo, dispuestas como se explica en su artículo particular (véase en la palabra GALLO), con quenelles, hongos, criadillas de tierra en rebanadas, fondos de alcachofas picados, landrecillas de vaca, é hígados de aves, todo bien cocido, y sirviéndose todo esto bajo de una buena salsa hecha con sustancia y caldo colado bien espesa y ligada, ó en fricasé de pollo, se tendrá lo que se llama una *financiera*, que se puede adornar con tostadas fritas al rededor ó servirse como relleno de timbales ó de bola de viento, ó como adorno de una pollona cebada (véanse estas voces), ó de otras entradas por este estilo, siendo ella por sí sola una entrada muy decente.

FLAMENCO. Ave acuátil y de paso, que gusta de meter el pico ó la cabeza en el agua y sacudirse, como los patos y los cisnes: su plumage en el dorso y encima de las alas es de color de fuego muy hermoso y blanco en las demas partes, y su voz tan fuerte como el sonido de una trompeta. Los romanos apreciaban mucho su lengua y la ponian en el rango de los platos mas delicados. Su carne es como la del cisne, si es él de poca edad, es tierna y agradable y se prepara y guisa lo mismo que la del pato.

FLAON. Especie de manjar, fritura ó pasteleria, hecho con leche cocida, harina, huevos y azúcar, todo cuajado y tostado por todas partes. Tambien se le suele llamar *fritura en magro.*

FLAON INGLES. Se baten ocho yemas de huevo y se echan volteándolas y mezclándolas en un cuartillo de crema sazonada con azúcar, raspadura de nuez moscada y agua de azahar: se pone á cocer en baño de María sobre un plato, dándole la consistencia de crema (véase CREMA) y procediéndose lo mismo.

FLAON INGLES EN PUDING. Se ponen á hervir cuatro cuartillos de crema con un pedazo de canela y cuatro onzas de azúcar: despues de fria, se le mezclan cinco yemas de huevo bien batidas y se vuelve al fuego, meneándose hasta que se ponga un poco espesa y cuidándose de no dejarla hervir: se aparta y cuando se haya vuelto á enfriar, se embarra con mantequilla un pedazo de lienzo limpio, que se polvorea por encima de la mantequilla con harina y se echa el flaon en el, atándose por las cuatro puntas, de modo que no se pueda salir el flaon y se mete en una olla con agua, donde se dejará hervir tres cuartos de hora: se aparta entónces el flaon del fuego con mucha precaucion para que no se quiebre, dejándolo enfriar en una vasija proporcionada, desatándose despues el lienzo y aderezándose el flaon sobre un plato: se polvorea con azúcar y se sirve frio con una salsa compuesta de mantequilla derretida y vino de Madera en partes iguales.

FLAON DE SÉMOLA AMERENGADA. Se dispone una masa lo mismo que la que se emplea para hacer la costra del pastel caliente (véase en la palabra PASTEL cóme se hace esta masa); se estrella la sémola en leche hirviendo como se hace con los huevos estrellados, y se deja escurrir despues; se le añaden yemas de huevo, azúcar, azahar ó una cáscara descarnada de limon picada, macarrones de almendras amargas y mazapanes bien machucados; se mezcla todo con un poco de sal y tanto como un huevo de mantequilla derretida, se toma la mitad de las claras, cuyas yemas se emplearon ántes, se baten ligeramente y se incorporan con las otras cosas; se echa despues la sémola en el flaon tres cuartos de hora ántes de servirse, y se mete á cocer al horno suavemente caliente: se deja que se esponje ó que se levante bien, y se baten entónces las claras restantes, que se mezclarán con azúcar pulverizada y un poco de azahar garapiñado; se amasa ligeramente y se cubre el flaon con este batido, se baña con azúcar en grano, y cuando esté de buen color se sirve.

Se fabrican en Alemania unas pastas que llaman allá *nufdels*, y se trasportan á Francia y á otras naciones de Europa con el nombre de *nouilles*. Son una especie de fideos extremadamente finos y delgados, que se emplean en sopas y otros guisados exquisitos que se acostumbran en las buenas mesas, y con ellos se hace tambien un flaon que se llama de *nouilles amerengados*, y se dispone lo mismo que el que se acaba de explicar de sémola, sustituyéndola con los *nouilles*. Como no es difícil que de un dia á otro aparezcan en el comercio, se hace esta advertencia para ese caso, ó para poner en su lugar fideos finos bien hechos y disponer con ellos un flaon, igualmente bueno.

FLAON SUIZO. Se adereza la costra como la del artículo anterior, y se ponen á hervir dos cuartillos de crema con cuatro onzas de mantequilla fina: se hace una pasta de coles poniéndose harina de fécula de papas en lugar de la harina comun; se amasa esta pasta en un lebrillo, con sal y pimienta gorda, media libra de mantequilla derretida y queso de Gruyere rallado, otro tanto del de Parma y del de Neufchatel (estos pueden sustituirse muy bien con nuestros quesos frescales ó añejos, entre los que será conveniente no olvidar los del Astillero, del Jovo y de la Barca, que son superiores); se deslie todo con yemas de huevo crudas; pero de modo que la masa quede mas consistente que la de bizcocho; se bate la mitad de las claras de los huevos, cuyas yemas se tomaron ántes, y se incorporan ligeramente con la masa, que incontinenti se echa en la costra de pastel, preparada desde un principio; se guarnece con papel grueso enmantequillado, que se atará con un hilo, y se mete á cocer el flaon en un horno medianamente caliente; cuando esté cocido, se adereza en un plato, se le quita el papel y se sirve.

FLAON DE FRUTAS. Se guarnece con pasta de armar (véase MASA DE ARMAR) un molde que no tenga mas de dos pulgadas de alto, haciéndose que la masa tome bien la forma del molde; se ponen en una vasija albaricoques, duraznos ó chavacanos deshuesados, y se hacen saltar con azúcar en polvo; se acomodan en la costra amoldada, y se pone el flaon á cocer en un horno caliente; se rompen los huesos y se limpian las almendras, que se pondrán sobre las frutas, echándoles un poco de almíbar por encima.

FLORES. "Son las flores una de las obras mas hermosas de la naturaleza, pues recrean la vista y el olfato de todos los hombres con la belleza de sus formas, sus colores vivos, frescos y brillantes y su aroma exquisito; cualidades que las hacen el adorno mas hermoso de nuestras habitaciones. Su atractivo es tan grande, que la mayor parte de las artes no confian poder agradar mas seguramente que valiéndose de ellas."

"Las flores nos suministran tambien variedades para nuestros postres, pastillas y bizcochos, admirables unos por su perfume y sabor, y otros estimables y útiles porque curan y alivian nuestras dolencias. Tambien se sacan de las flores jarabes, conservas, confituras, esencias, aguas destiladas, polvos; en una pálabra, son el orígen de las sensaciones mas deliciosas."

FLORES ARTIFICIALES DE PASTA. "No basta al confitero el haber sabido sacar todo el partido que se ha dicho ántes, de las flores, sino que semejante á un diestro pintor que nos trasmite las facciones de las personas que estimamos, ha querido perpetuar nuestros goces reproduciendo sin cesar á nuestra vista las formas, colores y aroma de las mas hermosas flores, aun pasado el término que la naturaleza les fijó para que nos recreasen. El azúcar es el agente principal de esta ingeniosa invencion. Hé aqui cómo:

Se harán construir por un hojalatero diferentes sacabocados, adecuados á la figura y tamaño de las flores que quieran imitarse. Para hacer una rosa, por ejemplo, se compondrá una pasta, segun el método indicado en los artículos de pastas, añadiendo un poco de esencia de la respectiva flor, para comunicarla su olor correspondiente. Se divide la masa en varias porciones, á cada una de las cuales se dá el color y matices propios por el medio indicado en los referidos artículos, y adelgazando cada porcion hasta el grueso de papel delgado sobre un mármol bien bruñido, pasándola por encima un rodillito ó cilindro de hierro igualmente terso. Hecho esto, se cortan las hojas de rosa con el sacabocado que tenga su forma, y se pone en la punta de un hilo de alambre un botoncito muy redondo de algodon, sobre el que se echan algunas gotas de esencia análoga, y se le impregna en una disolucion de goma arábigo, polvoreándolo despues con una capita de azafran para imitar el pistilo. Al rededor de la parte inferior del algodon, sujeta al alambre, se coloca un cerco ó anillo de pasta pegado á él, que sirve para sostener las hojas de rosa, que se pegan pasando por su extremidad un pincelito mojado en la misma disolucion. Debe cuidarse de apretar las primeras hojas y dar á todas su encorvadura para remedar con perfeccion una rosa, y así se hace la rosa abierta y la rosa en boton."

"Para imitar los botones cerrados, se pone en el extremo del alambre un pedacito redondo de pasta de rosa; cuando está seco, se le cubre con otro de pasta verde, dándole una figura oblonga; se abre por la parte superior con unas tijeras, y se forman cinco lengüetas separadas, de modo que no se vea sino lo último de la pasta de rosa, y se dentela cada una de las lengüetas para imitar las hojas recientes."

"En cuanto á las hojas del tallo, se cortan con el sacabocado, se pegan al alambre, mojándolas ligeramente, y se cubre el alambre con seda verde para imitar el tallo."

"Lo mismo se ejecuta respecto á las otras flores, no olvidándose de remedar bien el color de pistilo, estambre y corola que forman el interior, como en la rosa abierta. Lo principal es matizar y colorar bien las hojas y flores, imitando en cuanto sea posible el natural."

"Se imitan tambien las frutas, como peras, manzanas, nueces, uvas, melones y toda especie de legumbres por medio de moldes respectivos de madera. Del mismo modo se pueden hacer figuras de animales y retratos de personages, colorándolos despues como convenga, pues solo debe cuidarse principalmente de reunir exactamente los dos trozos de la figura, bañándolos con un poco de agua de goma, ó mejor con una disolucion líquida de la misma pasta, al tiempo de sacar los trozos del molde, y despues se limpian convenientemente para representar los respectivos objetos."

"En cuanto á los postres y otros adornos que puedan hermosear una mesa, como templos, columnatas, pirámides, castillos y otros objetos, sea en alambre, sea en carton, el artista dibujante solo puede darles la figura y buen gusto que el caso exige, y debe usar de una cola compuesta de harina y goma arábiga para pegar los talcos y otros adornos. Debe tener moldes de varetas de varios gruesos y dibujos, y despues de extender su pasta y aplanarla, poniéndola en el molde y apretándola, corta lo que sobra á nivel del molde; toma despues un pedacito de pasta, que humedece ligeramente, para levantar lo formado en el molde, que irá colocando en un plato."

"Tambien hay moldes de trofeos y guirnaldas para las fuentes y ramilletes; pero nadie será buen adornista sin poseer el dibujo y tener gusto."

(Manual del Cocinero.)

FOJA. Ave que tambien se llama *fálaris* y es una especie de ánade ó pato negro, con las sienes blancas, los lados del cuello castaños, y una faja ó collar blanco desde la cabeza hasta la mitad del cuello. Se prepara y se guisa lo mismo que los otros patos (véase PATO).

FOLLADA. Pastelillo hueco, ó relleno con manjar blanco, picadillo ó conservillas, y hojaldrado (véase PASTELITOS HOJALDRADOS).

FRAILES Y MONJAS. Se hace miel con tres panochas de á libra y media libra de mantequilla: mientras suelta el hervor, se batirán ocho huevos, primero las claras y despues las yemas, que se mezclarán con diez ó doce bizcochos duros martajados y un poco de clavo molido. Estando ya hirviendo la miel con la mantequilla, se aparta de la lumbre y se pone al rescoldo para que uno la esté meneando sin cesar, mientra otro va echando los huevos. Despues se deja acabar de cocer á dos fuegos.

FRANCA-BARBOTA. }
FRANCA-LOTA. } Pescado de mar que se conoce por estos dos nombres, y es muy parecido al gobio ordinario, tanto por su forma como por su color, aunque tiene el cuerpo mas pequeño. Se suele encontrar tambien en los rios y aguas dulces, y se tiene, principalmente cuando es de poca edad, por un platillo muy delicado. Se apresta y se sirve lo mismo que el gobio (véase GOBIO).

FRANCOLIN. Ave del tamaño del faisan, al que se parece mucho por la forma del cuerpo. Los italianos le pusieron el nombre de *francolin*, porque era libre en su pais, donde estaba prohibido al pueblo que lo matase, reservándose esta prerrogativa solamente á los príncipes.

Su carne es de buen sabor, y segun Galeno, es de igual bondad á la de la perdiz, produce buenos jugos y se digiere con facilidad.

Se prepara y dispone el francolin lo mismo que el faisan (véase FAISAN).

FRANGIPAN ó BARTOLILLO. Se pone media libra de harina en una cacerola y se deslie con los huevos que fueren necesarios, añadiéndose despues cuatro cuartillos de leche, dos onzas de mantequilla y un poco de sal; se pone esta mezcla al fuego, dando vueltas á la pasta sin cesar con una cuchara de palo, hasta qne haya hervido cosa de un cuarto de hora, cuidándose de que no se pegue; cuando se conozca que está cocida la masa, se aparta y deja enfriar; se parten diez almendras dulces, dos amargas y tres ó cuatro macarrones de dulce, añadiéndose un poco de azahar garapiñado, en polvo, mezclándose todo con la masa, que se endulza con azúcar molida y tamizada: se menea y revuelve bien la mezcla con la cuchara de palo, y se forman los frangipanes ó bartolillos, mas ó ménos gruesos, segun la cantidad de huevos que se quieran añadir.

Cuando se quieren hacer de cacahuates, se ponen éstos, tostados, limpios y partidos en lugar de las almendras y se suprime el azahar.

Pueden hacerse tambien de piñones, avellanas ó nueces chicas.

FREIR. Dorar, formando una especie de costra ligera, de hermoso color, á las carnes ó á cualquiera otra cosa en la sarten, cacerola ó cazuela con mantequilla, manteca ó aceite, muy caliente, sea de estas cosas la qne fuere, á distincion de *revenir*, *macerar*, *rendir* ó *pasar*, que todo significa lo mismo, denotándose por estas voces que lo qne se pone en cualquiera de las grasas referidas, no debe dorarse ni tostarse sino solo medio freirse, dándole dos ó tres vueltas en la grasa caliente, para que solo se sancoche, si es vianda, ó se aplaquen disminuyendo su volúmen, si son legumbres, yerbas ó raices. Para que las cosas fritas queden bien hechas, es necesario que tengan un color amarillo dorado, que estén firmes y no blanduzcas, defecto que proviene de que el aceite, manteca ó mantequilla no estaban bien calientes, ó se han apartado las cosas que debian freirse ántes de estarlo, dejándolas solo maceradas, revenidas ó rendidas. La mayor parte de las viandas, que se sirven guisadas, deben estar fritas en la cacerola y de buen color ántes de sazonarlas y de hacerse la salsa.

FREJOL (Véase FRIJOL).

FRESCAL. }
FRESCO. } Dos términos por los que se distiuguen las diversas calidades ó clases de queso (véase QUESO), bastando advertir aquí, que por *fresco* se entiende el queso poco aprensado, con sal ó sin ella, qne se hace para comerse de pronto, pues no es de mucha duracion, y es por lo comun de poco tamaño; y por *frescal*, el de adoberas grandes, que se hace bien aprensado y para conservarse largo tiempo; pero que aun está recien hecho y blando todavía á distincion del *añejo*, que por haberse fabricado mucho tiempo ántes de usarse, se ha puesto duro.

FRICANDÓ. Guisado de la cocina francesa, que regularmente es de ternera mechada.

FRICANDÓ DE TERNERA. Se parten las pulpas de ternera en pedazos de dos dedos de grueso; se mechan con trocitos de jamon gordo, pimientas desquebrajadas y clavos en pedacitos; se ponen á cocer en agua con sal, manteca, unos trozos de zanahoria y cebollas enteras limpias. Cuando estén cocidas éstas y las zanahorias, se doran en manteca, se pica cebolla muy menuda, se le espolvorea harina, se frie la cebolla en una poca de manteca, y así que esté dorada se le echa un poco del caldo en que se coció la carne, y se sazona con todas especias, ménos azafran y cominos; se frie entónces la carne cocida, se echa en el caldo sazonado, y cuando haya espesado mucho, se apea y se sirve poniéndose encima las zanahorias y cebollas fritas, pudiéndosele agregar otros adornos de yerbas y legumbres fritas.

FRICANDÓ DE TERNERA CON CALDILLO DE HARINA Y ALCAPARRAS. Se ponen en el fondo de una cazuela rebanadas de jamon entreverado; sobre ellas se acomodan rebanadas de ternera mechadas con ajos, pimienta, clavo y canela; se rebanan xitomates crudos y se echan juntamente con ajos enteros; se frien trocillos de jamon, y se muelen alcaparras con un poco de harina y vino, de modo que el caldillo no quede muy blanco; se le agrega clavo, canela y pimienta molidas, alcaparras enteras, aceitunas y hojas de naranjo ó de limon. Hecho ya este caldillo, se pican bastantes tomates y se echan en la cazuela de la carne con un poco de vino; se pone á cocer ésta á dos fuegos, y cuando esté cocida, se le agrega el caldo de harina y alcaparras y se pone á hervir sin añadirle manteca alguna. Cuando haya espesado bien, se sirve.

FRICANDÓ DE ENTRADA. Se emplea una landrecilla de vaca, que se mecha con lardones finos, y se pone en una cacerola con agua hasta cubrirla, añadiéndose un pedazo de mantequilla, desperdicios de jamon, sal, zanahorias, cebollas grandes cabezonas, enteras, y una hoja de laurel, y dejándose cocer á fuego manso tres horas consecutivas. Se echa entónces el caldillo en una cacerola pepueña con una cebolla chamuscada ó asada, y se deja consumir hasta el grado de jaletina, ligándose con esta fécula y dorándose en ella el fricandó, poniéndose las demás cosas por encima, si se ha de servir solo; pero si se ha de servir como sazonamiento ó salsa del guisado de chicoria, de acedera ó lengua de vaca, todo el fricandó se echará sobre las yerbas guisadas. Se sirve tambien el fricandó sin estas yerbas con salsa de xitomate.

FRICANDÓ DE SALMON. Se corta el salmon en rebanadas, que se mechan y se ponen á cocer, lo mismo que la landrecilla de vaca del artículo anterior, siguiéndose los mismos procedimientos hasta concluir. Se sirve con salsa de xitomate, de pimienta, ó italiana.

FRICANDÓ DE PULPA DE TERNERA CON

ESPINACAS. Se prepara una pulpa muy manida, recortándose como bola ó rueda en la parte mas gruesa: se divide por el medio en dos mitades, y se maja con lo plano del machete: se corta en mechas gruesas una libra de jamon gordo, y con ellas se mecha la carne, de modo que las puntas queden por los lados, poniéndose á desflemar en agua fria: se cuecen despues con rebanadas de cebolla, una cabeza de ajo machucada, rebanadas de zanahoria y un poco de vinagre; cuando esté cocida la carne, se pone en una cazuela sin descomponerse lo mechado, sobre gordura de puerco ó con manteca para que no se pegue, dejándose acabar de cocer á dos fuegos suaves ó en un horno, habiéndose ántes sazonado con un poco de pimienta, de clavo y de vinagre. Se frien en manteca unas espinacas cocidas y molidas, friéndose tambien en la misma, cebolla picada muy fina y ajo tambien picado; se sazona con sal, se le echa vino tinto cubierto, y sobre esta salsa se sirve el fricandó, adornándose en contorno con figuritas de migajon de pan, doradas en manteca.

FRICASÉ. Carnes cocidas de pronto en una sarten con mantequilla, jamon ú otra grasa, mezclándose por lo comun huevos para ligar la salsa ó caldillo.

Hay diferentes viandas y diversas aves que se comen en fricasé, como se explica bajo la inicial de su nombre; pero es de importancia advertirse aquí, que el jamon ó tocino que se hace entrar en estos guisados, no puede ménos que volver las carnes de mala calidad, pues que todas las grasas las hacen indigestas. Para corregirse este mal, se cargan de especias estos guisados, que en efecto los hacen de fácil digestion; pero prodigadas aquellas hasta el exceso y comiéndose estos con frecuencia, dañan considerablemente á la salud.

FRICASÉ COMUN. Se hace pedazos la carne cruda de carnero, de puerco, ó gallina, y se echa en la cazuela ó sarten con manteca, mantequilla ó jamon, hasta que se dore. Se añaden en seco ajos, cebollas, peregil y yerbabuena, tomillo, mejorana y una poca de harina. Se dora todo, y cuando lo esté, se le echa caldo, canela, nuez moscada, clavo y pimienta, y despues de cocido se espesa con yemas de huevo.

FRICASÉ ITALIANO. Se ponen en una cazuela manteca ó mantequilla, harina, clavo y unos dados de jamon. Dorada la harina, se frien ajos y cebollas, y despues se echa caldo. Se le añade carne de carnero ó ave, que se echa cruda adentro y se deja cocer á fuego manso, sazonándose con canela, clavo, nuez moscada y sal. Cocido todo, se espesa del modo siguiente. Se pone en una sarten peregil picado y nuez moscada, zumo de limon ó de naranja agria, y se van echando las yemas de huevo que sean necesarias, que irán batiéndose á una mano, añadiéndoseles caldo tibio; estando desleidas se echa esto en la cazuela del fricasé, y se pone con poco fuego; se menea, y cuando esté de punto, se tapa bien la lumbre y se echa la carne cocida. A cada libra de carne corresponden seis yemas y dos limones.

FRICASÉ DE GAZAPO SIN HUEVO. Se divide el gazapo en trozos, que se ponen á cocer en caldo que los bañe perfectamente, y se sazona con sal, pimienta, nuez moscada y especias, añadiéndose dos zanahorias, cuatro cebollas, dos nabos, tres pies de apio y un manojito surtido; cuando estén cocidas las legumbres, se sacan y se hacen reducir á sustancia, y si el gazapo estuviere ya cocido, se pasa el caldillo por tamiz, dejándose cocer mas la carne en el caso contrario: despues de colado el caldillo, se hace con él y con la sustancia de legumbres una salsa algo espesa, que se echa encima del gazapo para servirse.

FRICASÉ DE POLLO. Desplumado, chamuscado á la llama y vaciado el pollo, se descuartiza y se tiene en agua fria una ó dos horas para que la carne se ponga blanca, dejándose escurrir los trozos: se echan en una cacerola un poco de mantequilla y una cucharada de harina, y se está meneando todo, hasta que la mantequilla se derrita, añadiéndose entónces un vaso de agua, con sal, pimienta blanca, raspadura de nuez moscada y un manojito de peregil con cebollitas: se ponen en este caldillo los pedazos de pollo y se dejan cocer tres cuartos de hora: se hace aparte salsa con tres yemas de huevo y zumo de limon, ó agráz, ó un chorrito de vinagre.

Si se quisieren añadir hongos, se hará cuando el pollo esté mas que medio cocido; pero si han de mezclarse cebollas y fondos de alcachofas, se ponen estas cosas en el caldillo al mismo tiempo que se echa el pollo.

Los cangrejos son muy buenos sobre este fricasé, así como lo son tambien las tostadas fritas y las crestas de gallo al rededor del plato.

Para mantener blanca la carne del pollo se frota con limon y se cubre miéntras se está cociendo con una rueda de papel enmantecado, que se pone sobre el fricasé en lo interior de la cacerola.

Se suelen tambien hacer los pollos enteros en fricasé, y su carne permanecerá blanca, si se perdiga tres minutos en agua hirviendo.

Los restos de un fricasé de pollo, pueden servirse fritos, despues de haberse cubierto dos veces con pan rallado.

FRICASÉ DE POLLO SIN HUEVO. Se hace lo mismo que el de gazapo (véase poco ántes).

FRICASÉ DE POLLO EN DIEZ MINUTOS. Despedazado el pollo, se frien las raciones en mantequilla, en la que muy breve quedarán cocidos; se sacan entónces y se echan en la mantequilla que resta en la cacerola, hongos, peregil y chalotes picados, sal y especias molidas; se frie todo esto un instante y se añade un vaso de vino blanco, dejándose espesar la salsa á fuego vivo; se echan entónces las raciones de pollo, para que se calienten, sin dejar hervir ya la salsa y se aderezan en un plato para servirse.

FRICASÉ DE POLLO CON ARROZ. Hecho el fricasé como se ha dicho en los artículos anteriores, se acompaña para llevarse á la mesa con un plato ó pescadera con arroz cocido sin sal, y que haya quedado espeso.

FRIJOL. Esta legumbre, poco usada en Europa á causa de que allá es de mal sabor, es entre nosotros la comida ordinaria de los pobres, y un platillo sabroso y nutritivo, que no falta en el almuerzo ni en la cena de las casas mas decentes, y en muchas partes tampoco deja de presenterse jamas en la comida. Se conocen los frijoles en castellano con muchos nombres, como *alubias*, *habichuelas*, *judías*, *judihuelos*, *fasoles*, *frejoles*, *frisoles* y *frisuelos;* y solo el de *frijoles*, con el que llamamos nosotros generalmente á esta legumbre, no se encuentra en el Diccionario de nuestro idioma.

Siendo tan comunes y conocidos los frijoles, seria á mas de inútil, fastidioso describirlos en este lugar, bastando advertir, que encerrados en su vaina, verdes y sin haber llegado á su completo sazon y madurez, se llaman *exotes*, que se comen condimentados de las diversas maneras, explicadas en los artículos respectivos.

Hay varias especies de frijoles mas ó ménos buenas, pero todas comestibles, á excepcion de la producida por el colorin, cuyas semillas, que le dieron este nombre, nacen tambien en vainas y tienen exactamente la misma forma del frijol, son de un color rojo hermosísimo y brillante, y las hay con una ó dos pintas negras muy graciosas. Las flores donde nacen estas vainas, se comen en torta con el nombre de *gasparitos* (véase TORTA DE GASPARITOS), y aunque parece natural que las flores debieran tener las mismas calidades ó propiedades que el fruto, lo cierto es que aquellas se cuentan entre los varios alimentos del hombre, y el fruto ó las semillas le son dañosas, no sirviendo mas que para divertir á los niños, que juegan con ellas, ó para matar las chinches quemándose á la lumbre en un aposento cerrado, bien tapadas todas las rajaduras ó conductos por donde pueda entrar el aire; ó para llevar en México los aguadores sus cuentas de los viages de agua que echan en las casas.

Las diferentes especies de frijoles, toman su nombre del color de la semilla ó del lugar que los produce; y así es que se suelen llamar frijoles *bayos, negros ó prietos, blancos, amarillos, morados, garrapatas, &c.* ó *parraleños, serranos, de tierra-caliente, &c.*, siendo todos con pocas diferencias de igual tamaño, á no ser los que llamamos frijoles gordos ó ayacotes de la voz mexicano *ayecotli*, que son mayores que los comunes, ó iguales á las habas.

Los frijoles se cuecen y guisan de diferentes maneras y de todas son sabrosos, debiendo admirar, que comiéndose diariamente no lleguen á hacerse fastidiosos, cuando otros guisados, por buenos y apetitosos que sean, no pueden repetirse cuatro dias consecutivos.

A unos gustan los frijoles con tequesquite y á otros sin él; pero lo cierto es que estando bien guisados unos y otros, ámbos se comen con apetito. La regla mas prudente es, guisarlos segun la diferencia de sus calidades; porque los de hollejo grueso jamás quedan buenos sin tequesquite, y los de hollejo tierno, se guisan excelentemente sin él.

FRIJOLES CORRIENTES. Escogidos y limpios los frijoles, se ponen á cocer con una taza caldera de agua asentada de tequesquite en fuego fuerte. Cuando estén bien cocidos, se apean, y dejándolos reposar un rato, se vacian en una cazuela; estando frios, se toman puñados de ellos sin caldo, y se pasan á una olla en que se habrá derretido una poca de manteca, dejándose un rato á la lumbre; despues se les echará media taza del caldo en que se cocieron, y se les aumentará agua natural; se les echarán los rabos de dos cebollas, un trozo de manteca fria, una rama de epazote, y si se quisiere darles buen sabor, se les echará, ó un chilpocle entero, ó un pedacillo de la punta; se sazonarán con la sal fina necesaria, se pondrán á hervir á fuego regular, y cuando hayan espesado un poco, se pondrá la olla en un fuego manso hasta que se hayan espesado.

Se hacen tambien sin tequesquite, cociéndose en la misma agua en que se han de guisar, y en lo demás se procede lo mismo.

FRIJOLES FRITOS. Se pondrá una cazuela á la lumbre con suficiente manteca; en ella, si se quisiere, se podrán dorar unos trocitos de pan frio, y ya dorados, se sacan de ella. Se frie en la misma suficiente cebolla picada; cuando ésta quiera tomar color, se extraerá de la olla una porcion de los frijoles sin caldillo y se freirán con la cebolla; en seguida se les echará caldo que componga lo ménos las dos terceras partes del guisado de frijoles que se va á hacer, y se dejan hervir, cuidando de menearlos para que no se quemen, hasta que el caldo haya espesado un algo mas; despues se pasarán á un fuego muy manso y se dejarán allí á medio hervor por un par de horas; cuando se hayan espesado no se necesita menearlos, y ántes conviene dejarles criar nata.

Cuantas veces convenga humedecer los frijoles por muy espesos, necesitan dar dos ó tres hervores, para que se incorpore el agua y no queden desabridos.

FRIJOLES VERACRUZANOS. Los frijoles de Veracruz han llegado á ser famosos; pero mas que al modo de guisarlos deben su bondad y su crédito á la excelente semilla que se introduce en aquella plaza y se lleva de Santiago Tuxtla. Son unos frijolitos negros, pequeños y bien llenos, que despues de cocidos quedan como aceitosos y suavísimos al paladar, iguales en todo á los que se venden en México con el nombre de serranos, por venir de la Sierra, sin que por esto tengan un precio excesivo en el mercado, con respecto á los comunes. Así es que aquí se pueden comer tan buenos como en Veracruz, sin necesidad de que se traiga de allá la semilla, como se hace en algunas casas, donde se ignora la perfecta igualdad que hay entre aquella y la serrana. Esta advertencia servirá en lo de adelante, para que las personas que no pueden pasar sin frijoles veracruzanos, los coman en México sin el excesivo costo de treinta á cuarenta pesos por carga, que les debe importar la satisfaccion de este gusto.

Despues de lavados los frijoles serranos para quitarles el polvo, se ponen á cocer en agua con una poca de mánteca, y si se quiere, aunque no es necesario, con medio pocillo de agua de tequesquite asentado; cuando estén cocidos, se frien en aceite unos dientes de ajo rebanados y en cuanto se doren, se sacan del aceite, friéndose en seguida allí mismo una poca de cebolla picada, que no se aparta, y encima se echan los frijoles con el agua en que se cocieron, separándose un puño de ellos para molerse; se les añade manteca, el puño de frijoles molidos, cuartos de cebolla, si gustare ésta, y la sal correspondiente, no olvidándose de que si se pasa la mano, quedarán salados los frijoles al espesarse: se deja consumir el caldo en su mayor parte, y quedando los frijoles bien fritos, se sirven, poniéndose aparte cebollitas picadas, queso rallado y la aceitera, para que cada uno los componga á su gusto.

FRIJOLES A LA YUCATECA. Se escogen los frijolitos negros de hollejo suave, y se cuecen con sal de la tierra ó fina; pero es mejor la primera. Ya cocidos, se lavan; se pone una cazuela con manteca ó aceite á la lumbre, se frien allí cebolla y ajos rebanados, y cuando haya fritose un poco esto, se echan á freir los frijoles; bien sancochados en la manteca, se les agrega caldo de carne de puerco, y aun ésta en trozos medianos, se les rebana una cebolla, se sazonan al paladar con la sal fina que necesiten, y si se quiere, se les echan unas pepitas de chile ancho, molidas, y se dejan hervir hasta que hayan espesado bien. Despues se sirven adornándolos, si se quiere, con cebolla cruda y queso añejo desmoronado, rociándolos por encima con un poco de aceite de comer.

FRIJOLES EN ESPECIA. Cocidos los frijoles que no sean negros ni blancos, en agua con tequesquite ó sin él, se pone una cazuela con manteca á la lumbre; se pican bastantes xitomates maduros, ajos y cebollas; se frien en la manteca, y despues se echan los frijoles á freir con el xitomate. Ya fritos, se les agrega carne de puerco en trozos, y caldo del mismo en que se coció la carne; se sazonan con clavo y pimienta molidos, y con la sal fina necesaria, dejándose hervir hasta que espesen, y al servirse se les agregan chilitos en vinagre y aceitunas.

FRIJOLES BLANCOS EN ADOBO. Se cuecen los frijoles blancos con la sal de la tierra necesaria, y puesta una cazuela con manteca á la lumbre; se frie en ella un caldillo hecho con competentes chiles anchos desvenados y lavados, unas cabezas de ajo limpias y asadas, unos poquitos de frijoles, y tantitos cominos, todo molido y desatado con un poquito de vinagre bueno; despues se echan los frijoles, mezclándose con el chile y se les aumenta el caldo con el de la carne de puerco; se sazonan con un poquito de clavo, pimienta y sal fina, y se dejan hervir hasta que espesan bien. La carne de puerco, con longaniza, choricitos y morcones, se pone á freir aparte con un poquito de sal; así que se haya dorado, ó se echa á hervir en los frijoles cuando se añade el caldo, ó se reserva para adornar el platon por encima, agregándole cebolla picada ó rebanada, chilitos en vinagre y aceitunas.

FRIJOLES VERDES EN CHILE VERDE. Se toman frijoles cuando aun no han empezado á endurecer; se cuecen en agua con sal de la tierra y unas ramas verdes de peregil. Cuando ya estén cocidos, se pone una cazuela á la lumbre, se muelen tomates, chiles verdes cocidos y ramitas de culantro verde (desvenados los chiles si se quiere): se frie el tomate molido en una cazuela con manteca, se echan los frijoles cocidos, se humedecen con caldo de la carne de puerco, y se añade ésta, cocida bien, y dividida en trozos; se sazona todo con sal fina y se deja hervir hasta que el caldo haya consumido un poco.

FRIJOLES GORDOS Ó AYECOTES. Limpios los ayecotes, se ponen á cocer con un poco de agua de tequesquite, y en una cazuela con manteca á la lumbre, se frien bastante ajo y cebolla picada. Despues se echan los ayecotes sin caldo á sancochar allí; en seguida se les echa la agua correspondiente y sal fina, moliéndose un puño de los mismos frijoles con pimienta, clavo y canela, agregándoles un bizcocho duro; se echa todo lo molido en los frijoles, y mientras dan un hervor, se frie bien la carne de puerco, dividida en pequeños trozos, con longaniza, morcon y chicharrones, todo bien cocido; se deja hervir á fuego manso, y cuando hayan espesado lo necesario, se apartan, y echados en el platoncillo, se adorna éste por encima con aceite de comer, orégano en polvo y rebanadas de cebolla, aguacate, chilitos en vinagre y aceitunas, rábanos y cogollos de lechuga partidos en cuartos.

FRIJOLES A LA BRASILENSE. Se frien en manteca xitomates y cebollas; se muele clavo, canela, cominos, chiles pasillas desvenados y tostados, y unos frijoles cocidos con una poquita de agua. Frito este caldo, se le añaden vinagre, costillas de puerco, longanizas y chorizos fritos. Todo esto se mezcla con los frijoles gordos, que se habrán frito aparte con aceite, aceitunas, cebolla cruda picada, un poco de queso rallado ó añejo molido.

FRIJOLES GORDOS SIN XITOMATE. Se tuesta un pedazo de pan en manteca, y se muele con unos pocos de frijoles, pimienta y clavo; se frie todo, se echan despues los frijoles con agua y vinagre en porciones iguales y con proporcion á la cantidad de los frijoles, y se dejarán hervir añadiéndoles orégano y sal. Al llevarse á la mesa, se les pone por encima queso añejo martajado, aceite, chilitos y aceitunas.

FRIJOLES CARMELITAS. Se ponen á cocer frijoles de los gordos blancos con un poco de tequesquite, y cuando estén cocidos, se lavan; se frien en bastante manteca unos dientes de ajo picados, hasta que se doren, y sin sacarlos se frien allí mismo chilchotes y xitomates picados tambien, echándose una poca de agua y sazonándose con la sal suficiente; se ponen en este caldillo los frijoles lavados, y cuando se hayan sazonado hirviendo en él, se añaden azafrán, clavo, pimienta y canela, todo molido, cebollas cocidas aparte, huevos batidos, aceite, un poquito de vinagre, y tantito peregil, dejándose espesar lo conveniente.

FRIJOLES A LA PORTUGUESA. Se pica bastante xitomate y cebolla y se frien en manteca, echándose despues un poco de caldo de frijoles con clavo, pimienta, canela y azafran, todo molido; se ponen allí los frijoles ya cocidos, con carne de puerco, cocida tambien, un poco del caldo en que ésta se coció, un puño de frijoles molidos para espesar, la sal correspondiente y manteca y aceite en abundancia; se dejan espesar lo conveniente y se sirven con queso, chilitos y aceitunas por encima.

FRIJOLES GORDOS CON CHILE A LA TEZCUCANA. Se les da un cocimiento con tequesquite, y despues de lavados se vuelven á cocer con pedacitos de carne de puerco y chicharron que llaman de carne, que se puede omitir si no gusta; se pone á freir cebolla picada en manteca, y en dorándose, se frie allí mismo chile ancho desvenado, remojado y molido, que se sazona con sal; se echan en seguida los frijoles con la carne y el chicharron, dejándose que todo se refria, y añadiéndose despues queso rallado, ó fresco molido y el caldo en que se cocieron los frijoles y la carne. Para servirse se adornan con hojas tiernas de lechuga, rebanadas de aguacate mondadas, rabanitos picados, chilitos, tornachiles y aceitunas.

FRIJOLES GORDOS BORRACHOS. Se cuecen sin tequesquite despues de lavados en agua natural, y cuando estén cocidos y espesos, se frie en manteca cebolla picada y encima se echan los frijoles con su caldo, chile ancho tostado y molido y la sal competente, dejándose que queden bien refritos; se les añade entónces pulque en lugar de agua y queso añejo molido, haciéndose que vuelvan á hervir hasta quedar bien sazonados.

Algunos mezclan aceite con la manteca para freirlos; pero es necesario advertir por punto general, què no se llevan bien el pulque y el aceite; de modo, que bebido aquel sobre guisados muy cargados del segundo, á cosa de dos horas resultan bascas que hacen deponer el estómago, sintiéndose ló mismo que cuando se come con exceso el zapote borracho.

FRIJOLES GORDOS RELLENOS. Despues de cocidos, y no tan blandos que se deshagan, se abren por la mitad con un cuchillo; se pone entre las dos mitades un poquito de queso rallado y rebozándose con huevo batido se frien. Se guisan despues como los portugueses (véase poco ántes FRIJOLES A LA PORTUGUESA), ó en caldillo de xitomate.

FRIJOLES BLANCOS GUISADOS. Despues de lavados, se ponen á cocer en agua con ajos limpios, cebolla rebanada y culantro verde; cuando lo estén, se frie en manteca mas cebolla picada y un poco de chile ancho tostado y molido para que le dé color; en seguida se echan los frijoles cocidos, de los que se habrá separado un puño para molerse, y despues de molidos se echan tambien con el caldo en que se cocieron todos, la sal necesaria y queso fresco rallado, ó añejo molido, dejándose hervir hasta que se sazonen. Para servirse se adornan con rebanadas de queso, chilitos y aceitunas.

Pueden hacerse tambien con longaniza, que se pone á cocer juntamente con ellos, echándose orégano fresco en lugar del culantro verde para sazonarse, y omitiéndose el chile, aunque tambien puede quedar éste.

FRIJOLES BLANCOS EN LECHE. Se cuecen los frijolitos blancos sin tequesquite, y se echan despues en leche con rajitas de canela, una poca de almendra molida y el azúcar suficiente para endulzarlos. Se dejan hervir de este modo hasta que estén espesos, y se vacian entónces en un platon, que se adorna por encima con polvo de canela, ó con gragea.

FRISOL.
FRISUELO. } (Véase FRIJOL.)

FRITADA. Conjunto de cosas fritas. En castellano significan una misma cosa *fritada*, *frito* y *fritura;* pero como en el uso comun unas preparaciones se llaman *fritadas*, y otras *frituras*, siguiendo esta distincion, hay adelante unos artículos destinados á lo que vulgarmente se llama *frituras* (véanse).

FRITADA DE HONGOS. Despues de haber echado en una sarten ó cazuela sal, pimienta, una poca de nuez moscada, peregil, cebolla picada menudamente y una ó dos cucharadas de vinagre, se añaden los hongos cocidos ántes. Se pone todo á un fuego suave, y se deja hervir un cuarto de hora; al momento de servirse se les añade una liga de huevos.

FRITADA DE MEZCLILLA. Con asientos de alcachofas á medio cocer, hongos cortados en trozos y algunos hígados cortados tambien en pedazos, se hace esta mezcla. Se pone todo en una cazuela, añadiéndole un trozo de mantequilla, un manojito de peregil, cebolla, una cabeza de ajo, sal, pimienta y un puño de harina; se humedece con caldo ó vino blanco, y al cabo de media hora de cocimiento, se desengrasa y se sirve. Si en lugar de caldo se le añade una liga de yema de huevo y crema, queda la fritura muy sabrosa.

FRITADA DE POLLOS. Despues de limpios los pollos, se descuartizan y se frien sobre crudo en aceite con zumo de limon, peregil picado y cebollas en cuartos; y polvoreados con suficiente sal y pimienta, se dejan cocer, añadiéndoseles un poquito de agua; cuando estén cocidos, se vuelven á freir en aceite solo: se aderezan en la fuente en que se han de servir, y sé les echan sal y pimienta en polvo, y peregil y taragontia picados.

FRITADA DE ARMADILLO. Véase ARMADILLO (Fritada de), pág. 43.

FRITADA DE RANAS. Véase RANAS (Fritada de).

FRITILLA (Véanse adelante FRUTAS DE SARTEN).

FRITO. Lo mismo que fritada y fritura (véanse).

FRITURA. Aunque esta voz significa lo mismo que *fritada*, como se ha dicho, el uso es decir *fritada de hongos* y *fritura republicana*, y así de otras cosas; de modo, que si todas se pusiesen aquí bajo de un rubro solo, creerian algunos poco inteligentes que faltaba algo, y por eso es que en este artículo se explican aquellos guisados ó preparaciones, que comunmente se conocen con el nombre de frituras, aunque pudieran muy bien haberse comprendido entre las fritadas.

FRITURA DE CRIADILLAS DE TIERRA. Despues de bien limpias las criadillas, se pelan, se redondean y se cortan en rebanadas del grueso de dos líneas; se derrite mantequilla en una sarten y se ponen encima las criadillas con un poco de sal y de pimienta gorda; la sarten se pone sobre fuego un poco vivo, y despues de haber dado en la mantequilla algunos hervores las criadillas, se voltean, bastando tres minutos para que se cuezan perfectamente. Estando cocidas, se escurren y ponen en salsa española esmerada (vease), y se aderezan en el plato para servirse de intermedio.

FRITURA DE CRESTAS DE GALLO. Véase GALLO (Crestas de).

FRITURA DE CRIADILLAS DE CARNERO Ó NOVILLO. (Véanse CRIADILLAS FRITAS DE CARNERO, Y DE TORO, pág. 239.)

FRITURA DE SESOS (Véase SESOS).

FRITURA DE BESUGO. Despues de bien limpio y destripado el besugo, se frota con sal menuda, dejándose de este modo colgado á la sombra el espacio de veinte y cuatro horas; se le quitan al dia siguiente las espinas, se corta en pedacitos, que se revuelcan en harina; se rebozan con huevo batido y se frien en manteca ó aceite. Se puede tambien hacer la fritura, si se quiere, en pebre ligero, compuesto del aceite en que se frie el pescado y una poca de harina que se le incorpora.

FRITURA DE PECHUGAS DE GALLINA A LA BECHAMELA, EN CAJITAS DE PAN FRITAS TAMBIEN. Se manda hacer una galleta de pan, que no sea de manteca, y de cuatro dedos de alto, que se tiene guardada tres dias, envuelta en una servilleta; al cabo de ellos, se corta en tiras de cuatro dedos de ancho, y se le quitan las costras de arriba y de abajo, enhuecándose de modo, que el migajon que se le saca, pueda servir despues de tapa de las cajitas, para lo que se dispondrá convenientemente: tanto las cajitas como las tapas, segun se van haciendo, se van dorando en manteca por todos lados, dejándose escurrir en seguida.

Se pone á hervir leche, en cantidad proporcionada á las cajitas que se han de llenar, con rebanadas de zanahoria, que se sacan de la leche tan luego como le hayan comunicado su sabor, apartándose aquella de la lumbre. Se pone una cacerola al fuego con manteca ó mantequilla, y se echa allí harina, tambien en cantidad proporcionada, y ántes de que se dore, se le va incorporando la leche, y pechugas picadas muy finas de gallina cocida, que se habrán prevenido de antemano, cuidándose de que queden bien blancas; se añade un poco de tomillo desmoronado, con la sal necesaria, y se deja cocer todo juntamente. Cuando esta bechamela esté de buen sazon, se llenan con ella las cajitas fritas, que cubiertas con su tapa se llevan á la mesa en un platon.

FRITURA ESPAÑOLA. Se procede en todo como en el fricasé francés; con la diferencia, que estando ya hecho y para quitarse de la lumbre, se añade á ésta un poco de vino jerez, segun la cantidad que sea, rebanadas de chorizon ó salchichas, pasas y almendras.

FRITURA REPUBLICANA. Se compone de sesos, alcachofas, menudillos de gallinas, criadillas de carnero y lengua ó manitas. Se cuece todo por separado y se parte en pedacitos medianos que se ponen á freir en una cazuela con mantequilla ó manteca y la sal correspondiente. Se deslie despues en medio vaso de agua una poca de harina, suficiente para que no quede el agua clara, sino como caldo, y se echa en la fritura; cuando haya hervido bien y consumido lo necesario, se aparta del fuego bien caliente y se deslien dos ó tres yemas de huevo, que se revuelven con lo demás, y echándole clavo y pimienta, se sirve inmediatamente.

FRITURA DE COLIFLOR Y ALCACHOFAS PARA ADORNO DE OTROS GUISADOS. Cocidas las coliflores y alcachofas, se sacan de éstas los asientos, y los grupos de la coliflor. Se echa en una cazuela un trocillo de manteca y dos tantos de aceite bueno de comer, se limpian dos ó tres ajos medio machacados, se frien hasta que se estén dorando, y se echarán allí los trozos de coliflor y asientos de alcachofa; y procurando que no se deshagan, se frien hasta que se doren un poco, se saca uno y otro de la cazuela, y espolvoréandoles pimienta y sal, se colocan sobre la sopa ó guisados que deben adornar.

FRITURA DE ZANAHORIA PARA ADORNO. Se ponen á cocer unas zanahorias; ya cocidas, se muelen; la masa que de ellas resulte se humedece con agua de la misma en que se cocieron; se les revuelve un poco de pan rallado y queso del mismo modo, y así que se haya mezclado todo bien, se les echa el huevo batido que sea necesario, y de esta mezcla se toman cucharadas que se ponen á freir en manteca y á escurrirse despues: se polvorean con sal y pimienta.

FRITURA DE GALLINA EN LECHE. Se asa en crudo una gallina matada el dia anterior, y despues de fria, se le quitan todos los huesos y se pica la carne muy menuda; se frien en manteca una poca de cebolla picada, dos dientes de ajo y tantita harina, echándose despues un cuartillo de leche y dejándose hervir todo hasta que espese; se pone entónces la gallina picada, y se sazona con sal, clavo y canela, añadiéndose un poco de peregil picado; se deja enfriar la fritura y se le mezclan, revolviéndose, dos huevos, tomándose porciones con una cuchara, ó dándose á la pasta la forma de pelotas, de peras ú otros juguetes, que revolcándose en pan rallado ó bizcocho molido y rebozándose con huevo batido, se frien y se sirven.

FRUTA. Por esta voz se entienden aquí aquellos frutos comestibles de los árboles y plantas, que comiéndose en su estado natural y en su perfecto sazon, sirven mas bien al hombre de regalo que de alimento, porque los frutos de esta clase, que se someten á las preparaciones y condimentos de la cocina para llevarse á la mesa, tienen sus artículos peculiares en la inicial de su nombre, y de ellos se trata largamente en el curso de toda la obra. Las frutas, pues, consideradas en aquel sentido, no dan otra ocupacion al cocinero que la de disponerlas simétricamente y con gusto en los fruteros ó en las fuentes, ya sean enteras ó partidas, ó bien con cáscara ó mondadas, para hacer vistosos los postres ó último servicio, que en las buenas mesas es el mas esmerado y dispuesto con mas arte y delicadeza. Al tratarse del servicio de la mesa se hacen sobre las frutas las advertencias oportunas y convenientes(véase SERVICIO DE MESA), pudiéndose ocurrir á las voces CAJETAS, CONSERVAS, DULCES CUBIERTOS, &c., para verse otras preparaciones dulces de las mismas frutas.

FRUTAS DE SARTEN.
FRUTILLAS DE SARTEN. } Se da este nombre, no solo á las masas fritas, y á otra muchedumbre de frutas y aun de viandas en pequeños trozos, cubiertas con masa de buñuelo y fritas tambien, sino que se comprenden con él toda clase de fritadas ó frituras, con tál que estén dispuestas en pedacillos pequeños y fritos, ya sea cubiertos de masa, ó rebozados con huevo batido, ó solo revolcados en pan rallado ó bizcocho molido; de modo, que por lo general se confunden las frituras con las frutas de sarten, y se llaman indistintamente con cualquiera de estos nombres las segundas.

Hay una inmensa variedad de frutas

de sarten, pero todas se hacen lo mismo con diferencias muy cortas, y el buen gusto del que dispone la mesa le hará elegir las mas propias para adornar los otros guisados, que se han de presentar en ella, ó si han de servirse solas, y no como adornos, las mas convenientes al gusto de los convidados, y las que den mas variedad á los platos del servicio y mejor aspecto á la mesa.

Las butifarras se cortan en rebanadas, que rebozándose con huevo batido y cortado, se frien. Las criadillas de carnero ó de novillo, despues de cocidas, se rebanan, se frien en aceite, se revuelcan en pan rallado ó harina, se polvorean con sal y pimienta y se vuelven á freir. Los riñones cocidos con vino, rebanados y rebozados con huevo, se frien. Las lenguas se disponen de la misma manera. Los pies de puerco, ya cocidos y deshuesados, cortados en trocitos, revolcados en harina y rebozados, se frien. Todas las menudencias de aves, cubiertas con pan rallado, rebozadas ó sin rebozar, se frien. Las papas, rebanadas, revolcadas en harina, ó sin ella, rebozadas ó sin rebozar se frien. El chayote cocido se dispone de la misma suerte, y tanto él como las papas se disponen con queso, poniéndose rallado entre dos rebanadas, que rebozadas, se frien. Las hojas de borraja, limpias, rebozadas con huevo y polvoreadas con sal, se frien tambien, y de este modo se procede para hacer cualesquiera otras frutas de sarten. De las tajadas de plátano, que en algunas partes se conocen con el nombre de *gollorías*, aunque esta voz tiene un significado muy general, se habla cuando se trata de éstas (véase GOLLORÍAS).

FRUTAS DE SARTEN DE MASA DE BUÑUELOS. Con cualquiera de las masas de buñuelo, se hacen figuritas con moldes ó sin ellos, y fritas se sirven solas ó como adornos de otros platos (véase BUÑUELOS, pág. 100 y siguientes).

FRUTAS DE SARTEN CON MASA DE BUÑUELO. (Véase Masa de BUÑUELO PARA CUBRIR FRUTAS, pág. 106.)

FRUTAS DE SARTEN DE TUÉTANO DE VACA. Se deja el tuétano de una res en agua veinte y cuatro horas, y al cabo de ellas se saca, se escurre y se muele, moliéndose tambien en el mismo metate dos onzas de almendra limpia y cuatro ó cinco acitrones del tamaño comun en el comercio; se mezcla todo y se remuele juntamente formándose con la masa bolitas ó peras, ó dándosele cualquiera otra forma graciosa en lo posible: se bañan con huevos medio batidos, juntas las claras con las yemas: se revuelcan en bizcocho molido y se frien en manteca.

Los franceses llaman á esta fritura dispuesta á su estilo, *amorcillos* (véase en la voz VACA, AMORCILLOS DE TUÉTANO).

FRUTAS DE SARTEN, REVUELTAS. Para éstas se necesitan de unas broquetas de plata, porque las de otro metal en cuya composicion entra el cobre ó el plomo, las haria venenosas por el cardenillo ó albayalde, y las de hierro les comunicarian mal sabor; pero pueden suplirse con popotes gordos, ya que no se tengan las de plata. En ellos se van ensartando trozos de sesos cocidos, pedacitos de hígado y de jamon en crudo, de modo que el popote ó la broqueta queden perfectamente cubiertos; se revuelve un huevo, clara y yema, con cáscara rallada de limon, clavo, sal y pimienta molidas: se bañan con esta mezcla los popotes, y se cubren despues con pan rallado ó molido, friéndose á continuacion en manteca; estando bien doradas las frutillas, se echan en un platon y se sirven.

FRUTAS DE SARTEN DE PASTA DE PA-

PA. Se muelen las papas, cocidas y mondadas, con mantequilla, de modo que no quede muy aguada la pasta, sino durita, y se le añaden yemas de huevo para darle un color subido, sazonándose con la sal correspondiente; con esta pasta se hacen las pelotillas, bigotes ó figuritas que se quieran, y se bañan con huevo cortado, ó lo que quiere decir lo mismo, medio batido y revuelta la clara con la yema; se revuelcan en pan rallado, se frien y se sirven.

FRUTAS DE SARTEN DE LECHE Y MANTEQUILLA. Se mezclan cuatro cuartillos de leche, un poco endulzada, con dos cuartillos de harina, se cuelan por un cedazo y se ponen á la lumbre hasta que tomen el punto de cajeta, ó que al menearse la pasta despegue del cazo; se aparta entónces del fuego y se le añade media cucharada de mantequilla, vaciándose en un platon tendido ó en una mesa limpia, dándole el grueso de que se quieran las frutas, que se cortan despues que se haya enfriado la pasta; se bañan con huevo cortado, se revuelcan en bizcocho ó pan tostado y molido, y se frien. Pueden servirse desde luego; pero son mejores dejadas de un dia para otro.

FRUTAS DE SARTEN DE GALLINA Y LECHE. Matada la gallina se deja de un dia para otro, en el que se asa sobre crudo; se le quitan despues todos los huesos, y se pica la carne muy menudo; se frien en manteca una poca de cebolla y dos dientes de ajo picados, añadiéndose cuando se doren, una poquita de harina para que tambien se *fria*; se echa entónces un cuartillo de leche, y se deja hervir todo hasta que espese, y en seguida se le mezcla el picadillo de gallina, con clavo, canela, sal y peregil picado, y revolviéndose todo muy bien con dos huevos, se deja enfriar; se forman en ese caso las frutas, que revolcadas en pan rallado y rebozadas, se frien y se sirven.

FRUTAS DE SARTEN A LA FRANCESA. (Véase BUÑUELOS A LA FRANCESA, pág. 107.)

FULICA. Ave, especie de gallina de agua, que tiene el pico fuerte, grueso, y oblicuo hácia la punta. Su color es verdoso, fusco por encima y ceniciento por debajo. Tiene los dedos guarnecidos con membranas largas y hendidas. Se prepara y guisa como las cercetas (véase CERCETA, pág. 168).

FUSCA. Ave, especie de ánade ó pato, que tiene el pico ancho, negro por arriba y verdinegro por enmedio; la cabeza y la mayor parte del cuello castaño, el pecho, alas y lomo negro. Se prepara y dispone lo mismo que los patos (véase PATO).

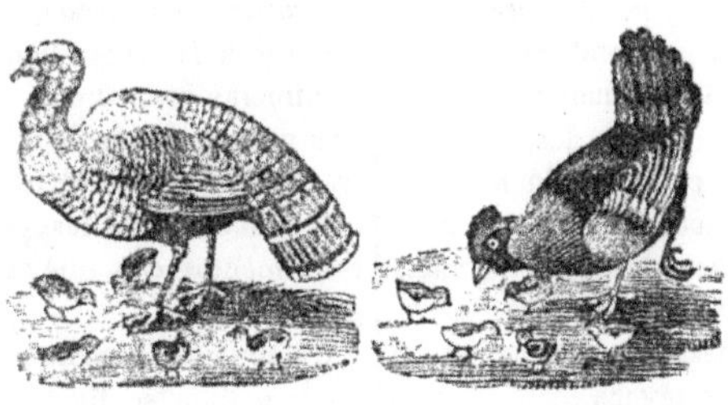

GACEL.
GACELA. } Gamo y gama. (Véase GAMO.)

GACHAS.
GACHUELA. } Entre nosotros se llama generalmente esta preparacion *atole de harina* y se suele usar para variar el alimento á los enfermos. Se háce hirviendo la harina en agua hasta que toma la consistencia de atole, en cuyo estado se endulza con azúcar y se sirve caliente. Se hace tambien con la harina tostada ó dorada en un comal; pero es mas saludable del primer modo. Si á estas gachas se mezclan yemas de huevo, se llaman entónces poleadas (véase POLEADAS): mas si en vez de huevo se hace con leche, se le da el nombre de papilla (véase PAPILLA), que sirve para alimentar á los niños de cierta edad, que carecen de nodriza, y suelen criarse con ella sanos y robustos.

GALANTINA. Se da este nombre á un intermedio dispuesto con diversas carnes deshuesadas y compuestas de un modo particular, como puede verse en el lugar correspondiente á cada una en las voces *Cordero*, *Cabrito*, *Guaxolote*, *Pollos*, *Pollonas cebadas*, *&c.*, aunque tambien se da el mismo nombre á otros intermedios, compuestos con diversas sustancias.

GALANTINA DE HONGOS BLANCOS. Se tornea ó redondea (véase TORNEAR) una cantidad suficiente de hongos, que se van echando en agua, que se habrá mezclado con zumo de limon; preparados de este modo, se ponen en una cacerola sobre el fuego con un buen trozo de mantequilla y el zumo de un limon; cuando hayan hervido cinco minutos, se guardan en una vasija de barro para emplearlos en las galantinas de intermedio, segun se indica en sus lugares respectivos.

GALANTINA PARA UN JOSÉ. Se ponen á hervir un poco siete cuartillos de leche con un poquito de arroz molido; cuando se enfrie, se le mezclan cuatro onzas de almendra molida y se vuelve al fuego para que hierva otro poco; se deja enfriar segunda vez y se le mezclan seis camotes de un tamaño regular, molidos y sin hebras, poniéndose en seguida sobre el fuego, donde se deja cocer hasta que vaya tomando punto, en cuyo caso se le mezclan dos mameyes grandes molidos, continuando sobre el fuego hasta que tome el grado de cajeta ó que despegue del cazo, y se vacia en el platon para servirse.

Se le puede mezclar chirimoya en lugar de mamey ó guayaba cocida y molida.

GALÁPAGO (Véase TORTUGA).

GALLARETA. Ave, especie de pato, que se prepara y guisa lo mismo que éste (véase PATO).

GALLARON. Ave, especie de avutarda, que se guisa y dispone como el ansar ó ganso (véase ANSAR pág. 28).

GALLETA. Especie de bizcocho, cocido en el horno, que se hace amasando dos libras de harina con cosa de una libra de mantequilla fresca y agua, que se va mezclando poco á poco hasta que la masa quede suficientemente suave; se hacen con ella unas bolas que se aplanan en seguida con el palote, polvoreando la mesa con harina para que no se peguen; se les da una pulgada de grueso y dorándose con huevo (véase DORADO DE LAS PIEZAS DE PASTELERÍA, pág. 281), se meten á cocer al horno. Cuando se quiera mas gustosa y delicada, se le añaden cuatro ó cinco huevos y leche en lugar de agua, ó á mas del agua para hacerse la masa.

GALLETA HOJALDRADA. Hecha la masa lo mismo que la del artículo anterior, no necesita otra cosa que plegarse en cuatro dobleces y aplanarse en seguida con el palote, lo que debe repetirse muchas veces. Dispuesta de este modo la masa, se forman las galletas como queda dicho, se doran y se meten á cocer al horno.

GALLINA. La hembra del gallo. Ave doméstica, conocida generalmente. Su carne, bien cocida, es nutritiva, sabrosa y de fácil digestion. Se guisa de innumerables maneras, de las que son una muestra las de los artículos siguientes, debiéndose advertir, que admiten las gallinas todas las preparaciones y condimentos con que se disponen los pollos.

GALLINA CLAVETEADA Y ASADA. Limpia la gallina, se divide en cuartos, que se clavetean con canela, clavo, pimienta, jamon, pasas y almendras: se remuelen bien con ajos y cominos unos chiles anchos remojados y desflemados, y se deslie lo molido con vinagre y vino, dejándose marinar en este adobo de un dia para otro los cuartos claveteados de gallina: al siguiente se añade una poquita de agua al caldillo, y se pone á cocer en él la gallina con manteca y poca sal, para que consumido el adobo no quede salada, cuando esté bien cocida y consumido el caldo, se pone á dorar y se sirve con salsa frita de xitomate con ajo, peregil y especias.

GALLINA (Fritura de) A LA CREMA. Despues de cocida, asada y fria la gallina, se deshuesa, picándose las carnes: se pone una cazuela al fuego con manteca, y estando ésta caliente, se echa un poco del caldo de la gallina, con clavo, canela y culantro tostado, todo molido: en seguida se echa el picadillo con natas de leche cocida, de modo que se haga como una masa, á la que se añaden pasas, almendras, piñones, ajonjolí tostado, tantito vino blanco y un terron pequeño de azúcar. Se unta una cazuela con mantequilla, y se pone en ella una cama de rebanadas de marquesote, sobre la que se acomoda el picadillo, preparado como se ha dicho, cubriéndose por encima con otra capa de rebanadas de marquesote: se deja cocer á dos fuegos, y estándolo, se le echan yemas de huevo batidas, volviéndose á cubrir la cazuela con un comal con lumbre para que se cuaje el huevo.

Esta fritura, adornada por encima con canela y gragea, puede servirse como postre.

GALLINA EN CALDILLO ENVINADO. Se doran en manteca unos dientes de ajo picados, y en la misma se frie despues xitomate molido con un pedazo de pan tostado, clavo, canela y pimienta; se pone en esta fritura la gallina, despues de asada en crudo y añadiéndose agua y vinagre en igual cantidad, un poquito de azafran molido, un terron de azúcar, vino de Parras ó de Málaga y ajonjolí tostado. Se deja cocer bien la gallina, y cuando el envinado tenga una consistencia regular, se aparta y se sirve.

GALLINA FRITA. Despues de limpia la gallina y recogidos los pies como es corriente, se freirá cruda en una poquita de manteca. Ya bien sancochada, se echará agua en la cazuela hasta cubrir perfectamente la gallina; se le echará una poca de sal, un chile ancho, un par de cebollas enteras limpias, y un ajo con cáscara; se dejará hervir á fuego regular, cuidándose, en caso que se consuma mucho, de echarle una poca de agua caliente hasta que esté cocida; cuando lo esté, se dejará consumir toda el agua y se dorará en la grasa que haya quedado en la cazuela, no olvidando el quitarse, cuando ya esté acabando de consumir, el ajo, la cebolla y el chile.

Si se quiere, cuando ya esté consumiendo, se le podrá agregar un poco de vinagre suave y especias finas molidas, ménos azafrán y cominos.

GALLINA EN MOSTAZA. Para una gallina se muele una taza de mostaza muy bien lavada hasta que esté negra, bajándose del metate con vinagre y echándole clavo y canela; se pone al fuego con manteca, azúcar y azafran, y cuando haya hervido se echa la gallina, cocida ya y dorada en manteca. Se aparta de la lumbre y se le añade un poco de aceite, rebanadas de jamon, huevos cocidos, tornachiles, aceitunas y alcaparras.

GALLINAS EN COLORADO. Se cuecen betabeles y se muelen en un metate; se remojan chiles anchos y se muelen aparte sin el pellejo; se tuestan unos ajos en manteca y se sacan de ella, echándose allí el betabel y chile, molidos, añadiéndose clavo, canela, pimienta, poco ajengibre, zanahorias cocidas y picadas muy menudas, y la gallina cocida.

GALLINAS EN ANGARIPOLA. Se cuecen pies de puerco, lengua, jamon, chorizos y gallinas. En una cazuela embarrada de manteca fria, se pondrá una cama de rebanadas redondas de xitomate, otra de pies de puerco cocidos, con clavo, canela, pimienta y culantro tostado, todo molido; chilitos, aceitunas, pasas, almendras, piñones y otra capa de ruedas de cebolla: encima se pone la gallina con otra capa de xitomate, otra de chorizos y jamon, con las mismas especias, piñones, pasas y almendras, haciéndose que la capa última se componga de cebolla, xitomate y peregil. Así se pone á la lumbre, de la que se apartará cuando se haya puesto blanda la cebolla: entónces se le echa bastante aceite y vinagre, advirtiéndose, que ni ántes ni despues se le ha de añadir agua ó caldo.

GALLINAS EN VIUDO. Despues de bien cocidas las gallinas, se frien en manteca cebollas en cuartos; despues se sacan, y en la misma manteca se frie peregil picado muy menudo; se echa en seguida el caldo en que se cocieron las gallinas; se ponen las cebollas que se sacaron, y se muele clavo, canela, pimienta, nuez moscada y culantro tostado; se echa esto en el caldo con aceite de comer; se agrega ajonjolí tostado, tornachiles, pasas y almendras, todo picado, jamon despedazado, un poco de vinagre y un trozo de azúcar; se pone á hervir, y cuando se haya espesado, si estuviere el caldillo blanco, se le agregará culantro tostado y molido para que tome color. Despues se le echará un vaso de vino blanco, y probándolo, se le podrá aumentar el azúcar ó el vinagre, procurando que le sobresalga el vino, el vinagre y el azúcar.

GALLINAS ASADAS. Se pelan en seco las gallinas y se limpian; se mechan las pechugas con lonjas de jamon, clavos, ajos, pimienta y canela, todo entero, y despues de uno ó dos dias de matadas, se pondrán á cocer en el siguiente caldillo.

Se desvenarán y lavarán muy bien seis chiles anchos para cada gallina; se limpiarán ajos, y uno y otro se molerá muy bien con clavo y pimienta; se freirá en una poca de manteca lo molido, con dos trozos de lomo de puerco, y unos chorizones. En seguida se le agregará caldo de gallina ó agua, con la sal suficiente, se echarán allí las gallinas, y se pondrán á cocer en aquel caldo, aumentándolo si se consumiere mucho; cuando ya se sienta la carne bien tierna, se añadirá una botella de vino jerez y un poco de orégano, y se dejara consumir el caldillo para que puedan las gallinas dorarse en la grasa que quede.

Mientras tanto se frien las gallinas, se muelen doce xitomates muy maduros; se pican ajos, chiles verdes y peregil, se frie todo y se baten cinco huevos con un limon exprimido, se echa la agua correspondiente y los huevos batidos; así que haya el caldo largado toda la espuma, y haya tomado buen color el huevo, se sazona con la sal correspondiente y especias de todas, molidas. Se deja sazonar hasta que espese un poco y entónces se apea, se le echan aceitunas y tornachiles, y se acompaña esta salsa á las gallinas, que irán adornadas con rebanadas del chorizon y del lomo de puerco que se frieron con ellas y con peregil picado, cogollos de lechuga enteros y huevos duros rebanados.

GALLINAS EN CLEMOLE. Se matan las gallinas de un dia para otro, desplumándose en seco y destripándolas frias, cuidándose de que no les caiga ni una gota de agua, porque no se vaya á corromper la carne y estén manidas al dia siguiente.

Se desvenan tres docenas de chiles anchos y se tuestan al rescoldo; otros seis chiles se echan en remojo; las pepitas, sin ninguna vena, se tuestan; se remuelen doce onzas de ajonjolí, cuatro onzas de almendra con cáscara y poco mas de medio cáscaron de huevo de culantro, todo bien tostado. Se muelen dos jícaras de tomates cocidos y dos de xitomates, echándoles canela, clavo, pimienta poca y dos dientes de ajo asados y molidos en seco. Para ver si estas cosas están bien molidas, se pondrá un poquito en un plato volteado, donde se puede observar bien si aun hay algun hollejo, pues entonces es necesario molerlas otra vez, porque de lo contrario, se cortaria el clemole. El órden de molerlo todo es el siguiente: primero, los chiles tostados y los remojados, despues los tomates, en seguida los xitomates y últimamente las especias.

En una olla con una poquita de agua, no mas la que baste para espumar las gallinas, se echarán éstas con un lomo de puerco; luego que se acaben de espumar, se vaciará el chile y todo lo molido, y revolviéndose muy bien, se deja hervir una ó dos horas á fuego manso, cuidándose de menearlo y de no dejar la cuchara encima para que no se corte. Se deja al sereno toda la noche para que no se acede, y á la mañana siguiente se pone á cocer á fuego manso, y en hirviendo, se añadirá media onza de azúcar, cuidándose de sacar las gallinas cuando estén tiernas, guardándolas para despues que se sazone el clemole por evitar que se deshagan.

Se muele, por último, en seco una tortilla bien tostada, con una poquita de canela, un clavo y tres granos de pimienta, lo que se echará en el clemole, una hora ántes de servirse. Se vuelven á poner en él las gallinas para que den un hervor, y si los lomos están gordos, se añadirá solo media libra de manteca. Esta gordura se aparta para distribuirla sobre los platos cuando se lleven á la mesa.

Esta es una de las maneras con que se hace el mole de guaxolote, y tambien sirve para capones; todos los moles verdes, colorados y pipianes, sirven perfectamente para las gallinas.

GALLINAS EN HUEVO. Se cuecen las gallinas y echan en pedazos en una cazuela, con un poco del caldo en que se cocieron, manteca, clavo, canela, tantita pimienta, alcaparras, tornachiles, un poquito de agua y otro de vinagre. Se dejan hervir para que se incorpore todo, y despues se añaden seis yemas de huevo batidas para cada gallina, que se estarán meneando hasta que el huevo esté cocido, sin añadir la clara.

GALLINAS EN CHICHIMECO. Se muelen los higaditos de las gallinas con ajos y bizcochos tostados en manteca, se deslie todo con agua, se frie y se le echa clavo, canela y pimienta, molidas; un cuartillo de vinagre fuerte y otro de vino. Se muelen unas avellanas, y se agregan al caldo con pasas y almendras limpias; y cuando ya esté sazonado, se añade cebolla, cocida aparte, y las gallinas cocidas, para servirse adornadas con tostadas de pan fritas en manteca.

GALLINAS (Tapado de). Cocidas las gallinas en agua con sal, se dividen en trozos: se rebanan mucha cebolla, ajos y xitomates muy maduros, un poco de peregil y orégano; se rebana plátano, camote, piña y manzana; se parten tornachiles en cuartos, se limpian y pican almendras y pasas. Se frie parte del xitomate, de los ajos, de la cebolla y peregil en manteca, y se unta otra cazuela tambien con ella. Se pone una cama de xitomate, cebolla rebanada, peregil y ajo picado; se echan algunas pasas, almendras y alcaparras y los cuartos de tornachiles: despues se alterna una capa de las frutas rebanadas con otra de los trozos de gallina, siguiéndose en este órden la colocacion de las camas, hasta concluir en una de gallinas, sobre la que se echará el xitomate y todo lo demás que se frió. Se echará caldo de las gallinas encima, y vinagre, con canela, pimienta y clavo, todo molido; despues se añadirá azúcar disuelta en agua, y se pondrá el tapado á dos fuegos, cuidándose de probar el caldillo para mitigarle el ácido ó el dulce, para que ninguna de las dos cosas sobresalga con exceso. Cuando ya el caldo esté casi consumido, se sirve el tapado, adornando el platon con aceitunas, chiles en vinagre y alcaparrones.

GALLINAS OLOROSAS. Se echan las gallinas en agua, con vinagre, cebollas enteras y especias de todas, la noche ántes que hayan de servir. Al dia siguiente se ponen á cocer, tapándose muy bien la olla: se frien ajos en manteca, y sacándose despues de fritos, se echa en la misma un puño de orégano, pan tostado y xitomates asados, todo molido, para que se fria tambien, y sobre todo esto se vacia la olla, cuidándose de echar aceite al llevarse á la mesa.

GALLINAS AGRIDULCES. Se pone agua en una olla con un poco de vinagre, azúcar, pimienta, canela y clavo, todo molido; rebanadas de jamon, chorizos y las gallinas crudas, tapándose la olla y dejándose todo en infusion de un dia pára otro. En el siguiente se cuecen las gallinas y se espesa el caldillo con pan tostado en manteca, y al servirse se esparce por encima ajonjolí tostado.

GALLINA PARA ENFERMO. En una poca de manteca se frien dos dientes de ajo, y allí se frien tambien unas almendras con cáscara y un pedacito de pan: se muele todo esto con unas yemas de huevo duras, se echa caldo del en que se coció la gallina; se sazona con la sal necesaria, y se echa la gallina entera ó en trozos, dejándose hervir hasta que el caldo haya espesado.

GALLINAS EN CHILE. Se frie un ajo en manteca, se saca y en la misma se frien tambien unas almendras y una yema de huevo bien molidas con dos ó tres chiles anchos: se echan allí las gallinas, y el caldo en que se cocieron, que se sazona con la sal correspondiente.

GALLINAS FRITAS. Se cuecen las gallinas con yerbas aromáticas, ajos y cebollas y la sal conveniente: se tapa bien la olla y cuando estén cocidas las gallinas, se revuelcan en pan rallado, se les espolvorea un poquito de sal y pimienta y se doran en la manteca.

GALLINA EN NOGADA. Despues de mondadas cuarenta nueces grandes, se tuestan al comal, se muelen con xitomates bien asados, y puesta una cazuela á la lumbre con manteca, se frien unos dientes de ajo; despues se sacan, y en la misma manteca se frie la nuez y el xitomate molidos: se echa el caldo en que se haya cocido la gallina, con especias finas molidas y la gallina hecha trozos. Se deja hervir hasta que espese, y al apearlo se le añade un vaso de vino blanco y peregil picado por encima.

GALLINA EN ALCAPARRADO. Para una gallina un puño de alcaparras: éstas se ponen á remojar, y despues se muelen con ajos y un poquito de pan frio: se pone una cazuela á la lumbre, se frie en ella una poca de cebolla, picada menuda, y despues se frien allí las alcaparras molidas con el ajo y el pan frio, se echa un poco del caldo de la gallina, pimienta y canela molidas, y un poquito de vinagre; se deja sazonar, y cuando el caldo haya espesado un poco, se echa aceite crudo por encima.

GALLINA EN CONSUMIDO. Se rellenan las gallinas despues de limpias con xitomates enteros, ajos limpios, peregil picado y especias de todas: se ponen á cocer en agua con sal, y se mantienen á dos fuegos hasta que haya consumídose el caldo y cocídose la gallina. Despues se saca todo lo que se habia metido, se muele, se humedece con vino, se le añade un trocito de azúcar, se echa la gallina y se deja sazonar en este caldo, adornándose con aceitunas, pasas y alcaparras para servirse.

GALLINA EN ESTATE POR AHÍ. Se ponen á freir unas cebollas enteras, y cuando estén ya doradas, se echa allí un poco de mamon frio molido para que se dore tambien: se añade entónces un poco del caldo en que se haya cocido la gallina y se sazona con sal, clavo, pimienta y canela, molidas; se echan los cuartos de gallina, y cuando haya espesado algo el caldillo, se liquida con un poco de vino tinto y con una puntita de azúcar: cuando vuelva á espesar lo conveniente, se apea y se sirve.

GALLINA EN MONACILLO. Se ponen á cocer betabeles, y cocidos, se mondan y rebanan; se muelen con unos xitomates asados y se frien; despues se echa el caldo de la gallina y se sazona con sal; se agregan rebanadas de plátano, manzana, camote y piña y se echa la gallina en trozos; se muelen especias de todas, ménos cominos y azafran, con un poquito de vinagre y azúcar, y se añaden al guisado, que se deja hervir hasta que espese lo regular, y con ajonjoli tostado por encima, se sirve.

GALLINAS CUAJADAS. Se ponen á cocer gallinas, sesos, criadillas y coliflor, todo aparte con su correspondiente sal; se frien xitomates y ajos picados; despues se echa el caldo de las gallinas, se rebanan los sesos y las criadillas, y la coliflor se corta en trozos; se despedazan las gallinas y todo se echa en el caldillo con especias molidas, ménos azafran y cominos. Cuando ya esté bien sazonado el caldillo, se baten cuatro huevos, se les exprime despues de batidos un limon y se echan en el caldillo revolviéndolo bien; se tapa despues la cazuela con un comal con poca lumbre hasta que cuaje el huevo, y entónces se sirven.

GALLINA MORISCA. Se asa una gallina, y despues se hace cuartos: se pone á freir un poco de jamon gordo en pedazos chicos con cebolla picada menudita: se echan unas papas y cogollos de lechuga, y se sazonan con especias de todas: se pone en la cazuela una cama de gallina y otra de recado: del caldo en que se coció la gallina se echa hasta que cubra, con un poco de vino, vinagre y manteca. Ha de dar dos hervores y quedar un poco agria.

GALLINA EN HONRADO. Se cuecen cuatro ó seis betabeles, y mondados, se muele la mitad con un xitomate grande y maduro, unos granitos de pimienta, y clavos de especia, dos dientes de ajo y dos chiles anchos desvenados y bien remojados: todo esto molido, se frie en manteca; despues se echan el caldo de la gallina con la sal suficiente, la gallina y unos chorizos tambien cocidos, chiles en vinagre, aceitunas, pasas, almendras, alcaparras, rebanadas del betabel y de frutas, como piña, camote, manzana ó peron. Se deja hervir hasta que espesa bien, y á la hora de comerlo se le echa un poco de vinagre suave.

GALLINA A LA GENOVESA. Se muelen dos tantos de hojas de peregil y uno de hojas de rábano, igual cantidad de xitomates maduros, y dos dientes de ajo; se frie bien, y con la sal necesaria, se echará el caldo en que se coció la gallina. Se pone ésta, con especias de todas, molidas, ménos azafrán, suficiente vinagre, chiles, aceitunas, alcaparras y pasas, tajaditas de jamon, y cuando haya hervido y espesado regularmente, se apea y se echa aceite crudo por encima.

GALLINAS EN GARNACHA. Se pone á hervir en poca agua media onza de canela fina, y se muele con xitomate, ajo y especias de todas ménos azafrán y cominos; se le echa un poco de vino tinto, el agua en que hirvió la canela y un trozo de azúcar; se le agregan ajonjolí tostado, pasas, almendras, piñones y pedacillos de acitron; se deja hervir bien, y cuando esté sazonado, se echa por un rato la gallina en trozos y se sirve.

GALLINAS EN LOCO. Trozadas las gallinas crudas, se frien en una cazuela con manteca, y se pone una cama de gallina y otra de rebanadas de cebolla, ajo, betabel, chile verde, pera, manzana, camote, y durazno, con chícharos, y habas verdes, y cuando ya esté acomodada toda la gallina, se echa un tanto de caldo ó agua, y otro de vinagre; se sazona con la sal correspondiente y especias finas molidas y se ponen á dos fuegos suaves hasta que se cuezan. Si despues el caldo estuviere muy ácido, se le echará un poquito de azúcar ó de almíbar.

GALLINAS NEVADAS. Bien cocidas las gallinas, se hacen cuartos, y se rebana cebolla menuda, tomates, ajos y pera bergamota; se frie un poco de jamon cocido rebanado, y se muele una poca de canela, pimienta, los dientes de una cabeza de ajo y pocos cominos. Despues se unta una cazuela con manteca, se pone en ella una cama del recaudo rebanado y del jamon; se pone otra cama de las gallinas, se les echa un poquito de las especias disueltas en agua, y se les espolvorea una poca de harina por encima: así se van alternando las capas de recado, de gallina polvoreada con harina, repartiéndose las especias molidas con igualdad, concluyendo con la última capa de recaudo y jamon. Se pone todo á cocer á dos fuegos suaves, echándole un poco de caldo ó agua. Así que haya consumido y esté cocido el recado, se aparta del fuego, se baten cuatro claras de huevo con una toma de tres dedos de harina, y bien batido el huevo, se echa sobre el guisado; se pone encima un comal con una poca de lumbre para que cuaje, y despues se le espolvorea azúcar molida y se sirven las gallinas en el mismo trasto sin descomponerlo, y adornado del modo siguiente.

Se ponen á cocer rebanadas de lengua de carnero ó de toro, en tantos iguales de agua y vinagre con su sal correspondiente, y se le agregan bastantes ajos, cebolla y pimienta en grano; se tapa la olla, y se pone á fuego manso á cocer toda la noche anterior. Se cuecen sesos con sal, y rebanados se revuelcan en pan rallado y se frien con un poquito de sal y pimienta: se ponen sobre la cazuela unas y otras rebanadas, y se esparce por encima cebolla desflemada, picada muy menuda.

GALLINAS EN BUSTO. Puesta una cazuela con manteca á la lumbre, se frie allí un pozuelo de culantro tostado y molido para cada gallina; se muelen unos dientes de ajo asados, y se deshacen en un poco del caldo en que se cocieron las gallinas; se echa el caldo sobre el culantro frito, y se ponen allí las gallinas en cuartos bien cocidas. Se muelen clavo, pimienta, canela y azafran, y se sazonan con ellas y la sal correspondiente: se frien aparte unas cebollas cocidas, y se echan en la cazuela con un poco de ajonjolí tostado entero; así que haya dado unos cuantos hervores, se echa un poco de vinagre bueno, y sazonado todo, se aparta y se deja reposar.

GALLINAS COLORADAS. Despues de cocidas las gallinas, se frien en manteca unos dientes de ajo, se sacan de la manteca y se echan allí los cuartos de gallina: fritos éstos, se echan chiles verdes, betabel y xitomate, todo molido: se pica una zanahoria y se echa, y en seguida, caldo del en que se cocieron las gallinas, con especias finas molidas, un poco de aceite y de vinagre, rebanadas de jamon y la sal correspondiente; cuando ya esté sazonado, se agrega una puntita de azúcar, y espesado regularmente, se apea y se sirve.

GALLINA COCIDA Y ASADA A UN TIEMPO. Despues de limpia la gallina, se pone á cocer, y cuando esté casi cocida, se saca y se mecha la mitad de ella. Se forma una sopa de pan con caldo del en que se coció la gallina, sazonado con especias finas, ménos culantro; se echa este caldo en una poca de manteca en que se hayan frito unos ajos, y con él y con rebanadas de pan se forma la sopa, asentando la gallina por la parte no mechada sobre ella, y la parte mechada se unta con una pluma con aceite y con limon alternativamente, y se pone á cocer á dos fuegos suaves hasta que la parte de arriba quede asada, y la de abajo cocida.

GALLINAS MECHADAS Y ESTOFADAS. Limpias las gallinas, se mechan por todas partes con jamon, dientes de ajo y clavo de especia, friéndose despues con manteca y sal en una olla; en seguida se les echa xitomate asado y molido, cebollitas cabezonas enteras, ó cuartos de cebollas grandes, dejándose freir tambien; se añade entónces canela, pimienta y clavo molido, almendras, pasas y piña picada; se cubren las gallinas con partes iguales de vino de Málaga, ú otro generoso, y de agua, y tapándose la olla con una servilleta y una cazuela encima con agua, se dejan hervir las gallinas hasta que se cuezan perfectamente y quede el caldillo espeso.

GALLINAS MECHADAS EN CALDILLO DE VINO Y CANELA. Se mechan lo mismo que las del artículo anterior, y se frien en manteca con sal, rebanadas de chorizones y de salchichas, y pedacitos de lomo de puerco; se les echa despues, para que se fria tambien, xitomate asado y molido, añadiéndoles en seguida un poco de clavo y bastante canela molida, pasas y almendras, partes iguales de vino de Jerez y de agua, y un poquito de azúcar. Si estando ya cocidas, el caldillo no quedase de buena consistencia, se espesará con tostadas fritas y molidas.

GALLINAS EN CALDO DE JAMON MAGRO Y YEMAS DE HUEVO. Se frien en manteca ajo, xitomate y peregil picado, y se ponen allí los cuartos de las gallinas ya cocidas: se muelen juntamente yemas de huevo cocido, jamon magro y algunas pasas, y se echa todo en la fritura sazonándose con la sal necesaria, añadiéndose clavo y pimienta, aceite y vinagre. Luego que todo quede bien ligado, se aparta y se sirve.

GALLINAS EN SALSA DE HARINA A LA FRANCESA. Despues de limpia la gallina, se divide en raciones chicas, que se ponen á cocer en agua con una poca de sal y un chorrito de vinagre; se dora en manteca una poca de harina, y allí mismo se frien tambien ajos, xitomate y peregil, todo picado, pimienta, clavo y cominos, molidos; se echa la gallina con su caldo, y sazonándose con sal y una poquita de azúcar, se deja tomar al caldillo la consistencia conveniente.

GALLINAS RELLENAS EN CALDILLO. Se ponen á cocer enteras las gallinas despues de limpias, y se rellenan con un caldillo dispuesto de este modo; se frien en manteca ajo, cebolla, xitomate y chile verde, todo picado; pedacitos de jamon, de longaniza, de choricitos, de lomo de puerco, de los higados y las mollejas de las gallinas, y de huevo, todo cocido; se añaden aceitunas, chilitos curados, almendras, pasas y alcaparras, picado todo tambien, y azafrán, clavo y pimienta molidos, sazonándose con la correspondiente sal, y dejándose cocer suficientemente. Ya rellenas las gallinas, se frien en manteca, de la que se apartarán cuando se hayan dorado, echándose entónces en ella ajo y xitomate, asados y molidos, para que se frian tambien: se añaden despues pasas, almendras y piñones, clavo, pimienta y abundante canela molida, poniéndose allí las gallinas, que se cubrirán con vino de Malaga y caldo del mismo en que se cocieron, dejándose hervir hasta que el caldillo quede bien sazonado y de buena consistencia.

GALLINAS EN CALDILLO DE PERON. Cocidas las gallinas, se dividen en cuartos, que se frien en manteca, y se sacan despues de fritos; se frien allí inismo algunos dientes de ajo, que se muelen en seguida con xitomates asados y mayor cantidad de perones, ó de manzanas agrias cocidas, poniéndose á freir todo lo molido; se echan allí los cuartos de gallina con partes iguales del caldo en que se cocieron y de vino de Málaga, cebollitas cabezonas cocidas y pedacitos de jamon. Se deja que á dos fuegos se sazone el caldillo y se consuma lo conveniente para servirse.

GALLINAS EN CALDILLO DE PIÑONES. Se muelen piñones limpios y se frien en manteca, echándose en seguida vino de Jerez, un poco del caldo en que se cocieron las gallinas, canela molida, harina dorada en manteca, pasas, almendras y ajonjolí tostado; se ponen tambien los cuartos de gallina cocidos y un pedacillo de azúcar, dejándose hervir todo de manera que no quede el caldillo muy espeso.

GALLINAS VERDES. Se frien en manteca bastante peregil y xitomates asados, molidos ámbos, de modo que sobresalga el color verde: se añaden despues clavo, pimienta y culantro tostado, todo molido, raspadura de nuez moscada, alcáparras y vino; en este caldillo se echan los cuartos de gallina cocida y un poco de su caldo, dejándose hervir hasta su completo sazon, espesándose con harina dorada en manteca, si el caldillo quedase muy aguado.

GALLINAS NEGRAS. Se frien en manteca con dientes de ajo partidos, rebanadas de morcon, y se muelen ámbas cosas juntamente con clavo, pimienta y canela: se deslie lo molido con vino málaga, y se vuelve á la manteca, echándose tambien los cuartos de gallina cocida y un poco de su caldo. Se deja hervir el caldillo hasta que tome la consistencia regular.

GALLINAS TAPADAS CON BETABEL Y ZANAHORIA. Se cuecen betabeles, zanahorias y cebollas grandes cabezonas, picándose despues los primeros, rebanándose las segundas y deshojándose las terceras: las gallinas se cuecen con chorizones y jamon, y despues se despedazan las primeras, quitándoles todos los huesos grandes, se rebanan los segundos y se cortan tiras del tercero; se unta una cazuela con manteca y se van poniendo camas de cada cosa, comenzándose por las raices y cebollas, siguiéndose los chorizones y jamon, y añadiéndose sobre ésta alcaparras, aceitunas, cuartos de tornachiles curados, rebanadas de huevo cocido, azafran, clavo y pimienta molidos; encima se ponen los pedazos de gallina, que se cubren con capas de las mismas cosas que ántes; pero comenzando por un órden inverso, de modo que las cebollas y las raices queden encima de todo; por los lados de la cazuela se introducirá vino, mezclado con el caldo de las gallinas, en cantidad moderada, echándose sobre la última capa manteca quemada; se deja sazonar todo á dos fuegos, meneándose de cuando en cuando con la misma cazuela para no descomponer el tapado, que estando algo seco se aparta y se vacia con mucho cuidado en el trasto en que se ha de servir.

GALLINAS MECHADAS EN CALDILLO DE XITOMATE. Destripadas y limpias las gallinas, se les hacen con la punta del cuchillo muchas incisiones por todas partes, metiéndose en unas trocitos de jamon, dientes partidos de ajo en otras y en algunas polvo de clavo y de pimienta, tapándose todas con hojitas de peregil; así dispuestas las gallinas, se ponen á cocer en una olla con agua y vinagre, sazonándose con sal y azafran molido, y despues de cocidas, se sacan del caldillo, se frien en manteca con ajo molido; cuando estén bien doradas, se apartan, echándose en la manteca xitomates asados y molidos para que se frian tambien, mezclándose en seguida el caldo en que se cocieron las gallinas, harina dorada en manteca, alcaparrones, alcaparras, y cuando esté sazonado y de una consistencia regular, aceitunas, tornachiles curados y aceite.

GALLINAS EN CALDILLO DE YEMAS. Se dividen las gallinas crudas en cuartos, que se frien en manteca con una poca de sal: así que lo estén, se les echa xitomate asado y molido, y ajo y peregil picados, dejándose macerar un poco este recado: se le añade en seguida el agua suficiente, con clavo, pimienta y bastante azafran, molido todo, poniéndose al mismo tiempo algunos chiles poblanos ó cuaresmeños enteros, para que se cuezan en el mismo caldo, los que se sacarán luego que estén cocidos ántes que revienten; cuando se haya cocido tambien la gallina, se mezclan con el caldo yemas de huevo, cortadas con vinagre, meneándose mucho con la cuchara para que no se formen grumos, y en hirviendo un poco, se añaden los chiles cocidos, aceite y pedazos de coliflor tambien cocida, dejándose todavía que dé un hervor mas para apartarse.

GALLINAS EN CALDILLO DE HÍGADO Y YEMAS. Para este guisado se dividen las gallinas en cuartos, despues de cocidas en agua con sal; se frien las raciones, y luego que estén doradas, se sacan, echándose en la manteca ajos molidos y en seguida hígados y yemas de huevo, cocidos y molidos con clavo, pimienta, cominos y azafran; se sazona lo frito con sal; se añaden aceite, vinagre, la gallina frita y el caldo en que se coció, dejándose hervir hasta que el caldillo se haya consumido lo necesario, para que esté de una consistencia regular, echándole aceitunas y chilitos al apartarse para llevarse á la mesa.

GALLINAS EN CALDILLO DE HÍGADOS Y ALMENDRA. Se frien en manteca ajos picados, y cuando se doren, se frie tambien cebolla picada: se añade en seguida hígado de carnero, cocido y molido con igual volúmen de almendra, con clavo, pimienta y cominos; se echa aceite y vinagre, los cuartos de la gallina cocida y el caldo en que se coció: luego que haya hervido todo lo necesario para que el caldillo no quede muy espeso, se aparta añadiéndosele mas aceite, alcaparras y alcaparrones, aceitunas y chilitos.

GALLINAS EN CALDILLO DE CHORIZONES. Se frien los cuartos de la gallina cocida, en manteca con una poca de sal, y habiéndose dorado, se sacan, echándose en la misma manteca rebanadas de chorizones, y se apartan luego que se hayan frito; se echan entónces en la manteca xitomates asados y molidos con ajo, y despues los cuartos fritos de gallina, el caldo en que ésta se coció, pedacitos de jamon cocido, harina dorada en manteca, las rebanadas fritas de chorizon ya molidas, con clavo y pimienta y un poco de vinagre; se deja que hierva todo juntamente, y cuando se vaya á servir se le añaden aceitunas, chilitos y mas aceite.

GALLINAS EN MOLE DE GUAXOLOTE. Las gallinas admiten guisarse en todas las preparaciones de chile en que se guisan los guaxolotes y las otras carnes (véase MOLE), sin mas diferencia que ponerse en lugar de éstas las gallinas, y tenerlas ménos tiempo sobre la lumbre, pues se cuecen mas breve, y es necesario impedir el que se deshagan, y aunque algunos las echan en el mole ya cocidas, es mejor que se cuezan en él, para que le comuniquen su sabor y ellas queden mejor sazonadas (véanse tambien GUAXOLOTE, y poco ántes GALLINAS EN CLEMOLE).

GALLINAS ASADAS, MECHADAS Y RELLENAS. Se disponen lo mismo que los guaxolotes (véase GUAXOLOTE MECHADO Y RELLENO).

GALLINAS RELLENAS EN EMPANADA. Despues de cocidas las gallinas, se rellenan con cualquiera de los picadillos explicados en su lugar (véase PICADILLO), ó como se rellenan los guaxolotes (véase GUAXOLOTES RELLENOS); se untan con manteca y se cubren perfectamente por todas partes con pan rallado; en seguida se envuelven en la masa, dispuesta como se dirá adelante, y sobre hojas de lata se meten á cocer al horno, de manera, que dorándose bien la masa, quede cocida sin quemarse.

La masa se hace mezclando media libra de harina con un huevo, dos onzas de mantequilla, medio pozuelo de agua de tequesquite asentado, una poquita de levadura disuelta en un pozuelo de vino, el zumo de una lima agria, una cucharada de manteca y el agua necesaria para desleir la harina; se amasa todo hasta que se ponga suave, añadiéndose manteca, si la hubiere menester; se extiende con el palote dejándola de un grueso regular, y colocadas encima las gallinas, ya cubiertas con el pan rallado y con suficiente manteca, se envolverán en la masa cortándose los pedazos sobrantes.

GALLINAS A LA GACHUPINA. Se pican juntamente xitomates, ajo, peregil y jamon gordo, que estando menudos se frien en aceite; se echan despues las gallinas ya cocidas, y luego que estén bien doradas se sacan, se añade á la fritura un poco del caldo en que se cocieron y azafran molido, dejándose espesar la salsa para echarse encima de las gallinas, que se sirven calientes.

GALLINAS EN PEBRE. Se refrien en manteca tomates y xitomates molidos en crudo, con unos dientes de ajo, y se añade caldo del en que se cocieron las gallinas, que se espesará con pan molido, sazonándose con sal; se echan cebollas cocidas y deshojadas, chilitos, aceitunas, los cuartos de gallina; chorizos cocidos, clavo, canela, pimienta, culantro tostado, azafran y orégano, molidas estas especias, dejándose todo hervir hasta que tome el caldillo la debida consistencia. Al llevarse á la mesa se le echa aceite.

GALLINAS EN CALDILLO LIGADO. Se pican jamon, cuya mayor parte sea de gordo, y las mollejas de las gallinas, poniéndose á freir ámbas cosas en manteca; se les añade despues xitomate molido y bastante cebolla picada muy menuda, y estando todo frito, se echa agua suficiente con las gallinas crudas, divididas en cuartos, sus hígados enteros, sal, clavo, pimienta y nuez moscada, molidas estas especias; luego que estén cocidos los hígados, que será en breve, se sacan, se muelen con peregil y se deslie lo molido con vinagre y agua, añadiéndose al caldillo, que se dejará hervir hasta que haya espesado lo suficiente y estén cocidas las gallinas. Al llevarse á la mesa se les echa aceite por encima.

GALLINAS EN CALDILLO DE PEREGIL Y CULANTRO VERDE. Despues de cocidas las gallinas se frien en manteca, y así que estén doradas, se les echa jamon, cebolla, culantro verde, bastante peregil y yerbabuena, todo picado muy menudo; estando fritas las yerbas, se añade el caldo en que se cocieron las gallinas, con clavo, pimienta y nuez moscada, vinagre y despues de haber hervido lo suficiente, poco ántes de llevarse á la mesa, se les echa una taza de vino, y se les deja todavía que den algunos hervores. Si el caldillo no quedase suficientemente espeso, se le añade pan frito, tostado en la manteca y molido, sazonándose todo con sal.

GALLINAS EN GUARACHO. Cocidas las gallinas se dividen en cuartos, se pican unos dientes de ajo, que se frien en manteca, se les echa el caldo en que se cocieron las gallinas y ajonjolí entero y tostado; se ponen allí en seguida los cuartos de gallina con pedazos de calabaza grande, amarilla y cruda, de piña cocida y bastante peregil, canela, clavo, pimienta, culantro y cominos, molidas las especias con el peregil; se sazona todo con la sal correspondiente, y se pone á cocer á dos fuegos hasta que el caldillo tenga la consistencia regular, y entónces se le añade azúcar con pasas y almendras.

GALLINAS (Pechugas de) EN GUARACHO CON VINO. Se embarra una cazuela con bastante manteca y se pone una cama de xitomate, ajos y cebolla, picado todo, rebanadas de piña, clavo, canela y pimienta molidas, tajadas de jamon, chorizos, rebanadas de camote, de pera y de manzana, alcaparras, pasas, almendras y azafran molido: encima se ponen las pechugas de las gallinas, que se cubren con el mismo recado que se puso debajo, echándose vino hasta que con él se cubra todo lo que contiene la cazuela, que se pone á dos fuegos hasta que las pechugas queden bien cocidas y el caldillo sazonado, apartándose entónces para servirse inmediatamente.

GALLINAS BLANCAS. Se ponen á cocer las gallinas con agua, sal y manteca, y así que lo estén, se les añade xitomate picado y cebollitas cabezonas enteras, dejándose dorar á dos fuegos; cuando hayan tomado buen color, se les echa culantro tostado y molido con pimienta y clavo, y despues de apartadas de la lumbre, se rocian con aceite y vinagre y se adornan con chilitos y aceitunas.

GALLINAS ENOJADAS. Se frien en una cazuela con manteca nueces chiquitas, ajos y cominos, todo molido, y se ponen despues los cuartos de las gallinas cocidas, con aceite en abundancia, y un poco de vinagre. Cuando haya hervido todo y queden bien sazonadas las gallinas, se apartan y se sirven.

GALLINAS EN SALSA LIGADA. Se frien en manteca xitomates y ajos molidos, añadiéndose clavo, pimienta, canela y culantro, todo tambien molido, vinagre, un poquito de azúcar y vino de Parras; se ponen los cuartos de gallina en este caldillo, y se baten yemas de huevo con zumo de limon, que se añaden al guisado, con pedacitos de jamon, dejándose cocer todo junto á fuego manso.

GALLINAS EN SALSA DE NUEZ. Se frien en manteca xitomates y ajos, asados y picados, y rebanadas de cebolla: se sazona con sal y raspadura de nuez moscada; se ponen allí los cuartos de gallina, cocidos, y se les echan nueces chiquitas y culantro, ámbas cosas tostadas y molidas, un poco de vinagre y su puntita de azúcar. Estando todo en buen sazon, se apartan las gallinas, se les echa encima la salsa y se sirven.

GALLINA DE AGUA. }
GALLINA DE RIO. } (Véase FULICA, pág. 352).

GALLINA SORDA. (Véase CHOCHA, pág. 270.)

GALLINETA. Lo mismo que gallina de agua, ó fulica (véanse).

GALLIPABO. (Véase GUAXOLOTE).

GALLO. Ave doméstica, conocida perfectamente en todas partes. Cuando es de poca edad, su carne es tierna, gelatinosa, muy delicada y de fácil digestion (véase POLLO). Cocida en agua, hace un caldo muy refrigerante, muy nutritivo y conveniente á los estómagos débiles é irritables (véase CALDO DE POLLO, pág. 130). Cuando el gallo ha crecido y es grande ó viejo, se vuelve su carne dura y correosa y no sirve sino para hacer caldos, mucho mas sustanciales que los de gallina; pero la del capon se conserva tierna y delicada aunque tenga mucha edad y es fácil de digerirse, haciéndose con ella guisados excelentes (véase CAPON, pág. 138 y siguientes).

GALLO (Crestas y riñoncillos de) EN SALSA RIZADA. Se ponen á cocer en agua con sal las crestas y riñoncillos de gallo, y se echan despues en una cacerola con salsa rizada ó aterciopelada (véase) y un poco de jaletina de aves, dejándose que todo hierva suavemente cosa de diez minutos; se espesa la salsa, se le añade un poco de zumo de limon, y se disponen las crestas para llevarse á la mesa.

GALLO (Fritura de crestas y riñoncillos de). Cortadas las crestas al nacimiento de la cabeza, se echarán un momento en agua tibia para que se desangren, y despues de bien lavadas, se les dará un hervor en agua, dejándolas en ella hirviendo hasta que se pueda levantar fácilmente el pellejito, lo que se hará con un cotence, de modo que no se rompan; despues se enjugarán y pondrán á cocer en caldo gordo, y ya que están al cocerse, se exprimirá en el caldo un poco de zumo de limon; cuando vayan á completar su cocimiento, se agregarán los riñoncillos, que ya estarán bien limpios y remojados, y estando cocidos, se apartarán cortando las piezas en trocillos de una pulgada, y revolcados en la harina, se freirán en aceite, y se espolvorea con un poquito de sal y pimienta, para servirse de adorno.

GALLOFA. Verdura, hortaliza (véanse MENESTRA y VITUALLA).

GAMA. } GAMEZNO. } La hembra y la cria del

GAMO. Cuadrúpedo salvaje de los paises cálidos, que los naturalistas colocan entre las cabras. Es un poco mas grande que el corzo, y tiene los cuernos pequeños, puntiagudos y encorvados con los mogotes anchos y planos. Trae la cabeza levantada sobre el cuerpo, y tiene, como la liebre, hendido el labio superior. El color de su piel es leonado, con las ancas, cuello y vientre blancos, siendo algunas veces la hembra toda blanca, y pudiéndosele distinguir una raya sobre el lomo.

Estos animales son tímidos y medrosos, muy ágiles y ligeros en la carrera, y andan ordinariamente en manadas.

Su carne es nutritiva y produce buenos jugos, siendo igualmente buenas las de la hembra y del gamezno. Es muy semejante á la del corzo y se prepara lo mismo (véase CORZO, págs. 229 y 230).

GAMUZA. Lo mismo que cabra montés ó corzo.

GANGA. Ave de paso, que viene á estos climas en Septiembre y permanece en ellos hasta Noviembre, en que aparece la agachona, á la que se parece mucho en la forma del cuerpo y en el color de las plumas. Es mas grande que la agachona, y tiene el pico mas largo. Es ceniza en el fondo de la espalda con pintas negras, blancas y pardas, y blanca por el vientre. Esta ave es distinta de la que en España se llama ganga, y cuya carne es de inferior calidad, pues la de nuestras gangas es mas jugosa y de mejor sabor.

GANGAS EN SALSA, HECHA CON SUS MISMAS MENUDENCIAS. Desplumadas, destripadas y bien limpias las gangas, se ponen á cocer en agua con sal, se muelen todas las menudencias, juntamente con las cabecitas y un pedazo de pan tostado en la manteca, y se frie todo lo molido, poniéndose allí mismo las gangas, y echándose el caldo en que se cocieron con clavo, pimienta y canela molidas; se deja hervir todo hasta que la salsa quede regularmente espesa, y entónces se apartan y se sirven.

GANGAS (Fritada de). Se unta una cazuela con manteca, se ponen las gangas y se cubren con agua; se echa la sal correspondiente, una ó dos cebollas crudas divididas, un chile ancho y dos ó tres ajos limpios machacados; se dejan hervir hasta que se cuezan, y se añade entónces un poquito de vinagre, con tantito clavo, canela y pimienta. Se pone un comal encima con unas brasas, y á dos fuegos se deja consumir todo el caldo; se doran en la grasa que resta en la cazuela y se sirven solas ó con alguna de las salsas ó caldillos para aves (véase AVES, pág. 52 y siguientes).

GANGAS GUISADAS. Despues de bien limpias las gangas, se ponen á cocer con dos cabezas de ajo enteras, dos chiles mulatos ó anchos muy desflemados, y la correspondiente sal, un tanto de agua y otro de vinagre: cuando estén cocidas, se apea el caldo y se deja enfriar. Ya frio, se cuela para recoger la grasa que haya largado; se pone ésta en una cazuela con un poquito de aceite, se frie allí una porcion de alcaparras, desaladas y molidas, con un puñado de hojas de peregil, un poco de hígado de cabrito ó ternera rallado, aumentándolo con caldo del en que se cocieron las gangas y tantito clavo y canela molidos; cuando ya esté acabando de espesar, se sazona con la sal correspondiente, y se sirve.

GANGAS EN PEREGIL. Despues de bien lavadas las gangas, se ponen á freir con un poco de aceite y manteca, y cuando empiecen á tomar color, se les echa agua, á que los cubra con exceso; se les agrega la sal competente y se dejan cocer hasta que consuma toda el agua. Se les echa despues bastante cebolla rebanada, y así que esté frita, se les añade un poco de agua hirviendo, y se muele porcion de peregil y otra igual de alcaparras, todo molido con clavo, canela y pimienta; se les echa un poquito de vinagre fuerte, un trozo de azúcar y se dejan hervir hasta que espese bien el caldo. En él se sirven, rociándolas al llevarlos á la mesa, con un poquito de vinagre.

GANGAS EN XITOMATE. Se disponen y guisan lo mismo que los chichicuilotes (véase CHICHICUILÓTES EN XITOMATE, &c. pág. 260).

GANGAS EN OTROS GUISADOS. Se disponen tambien las gangas con cualquiera de los caldillos ó salsas propias de la caza de pluma (véanse los diversos artículos de AVES, pág. 52 y siguientes).

GANSARON. } GANSO. } (Véase ANSAR, pág. 28).

GARAPACHO. (Véase GAZPACHO)

GARAPIÑA. El estado de un líquido que se congela formando grumos.

GARAPIÑAR. Poner un líquido en este estado. Por la analogía que tienen los grumos de las bebidas garapiñadas, con los que forma el azúcar cocida y casi quemada con que se cubren las almendras, el azahar y otras sustancias, se les llama *almendras garapiñadas, azahar garapiñado, &c. &c.*

GARBANZA. Se distingue con este nombre el garbanzo de mejor calidad, mas grande ó mas reciente, que es por lo mismo de mas fácil cocimiento (véase GARBANZO mas adelante).

GARBANZATE. Guisado ó preparacion alimenticia, hecha y dispuesta con garbanzos molidos.

GARBANZATE CON CARNE DE PUERCO. Se pone á la lumbre la carne de puerco en raciones de un tamaño regular, en agua limpia con garbanzos, pedazos de cecina y unos chiles verdes enteros; cuando se hayan cocido las carnes y garbanzos, se sacan unos pocos de éstos para molerse; y se vuelven á echar despues de molidos con jamon, longaniza, chorizos y nabos en trozos, xitomate, cebolla, ajo y chile verde, picados, y todo frito aparte con un poco de chile ancho y azafran molidos; se le añade el zumo de un limon, una tostada frita y molida, y se sazona con la sal correspondiente. Para llevarse á la mesa se ponen en el medio del platon las raciones de carne de puerco, colocándose en contorno las otras carnes y los nabos, y echándose encima los garbanzos y el caldo espeso, que habrá quedado como salsa. Se adorna con tostadas fritas al rededor.

GARBANZATE DULCE Á LA ITALIANA. Se mézclan diez cuartillos de leche con tres libras de azúcar: se cuela esta mezcla, y se muelen una taza de piñones, cuatro onzas de almendras, media taza de garbanzos bien deshollejados y lavados: se revuelve con la leche todo lo molido, bien desbaratado y se pone á la lumbre á que tome punto de cajeta: se vacia en los platones, y á otro dia se le pone un comal con lumbre para que crie costra.

GARBANZO. Legumbre bastante conocida, y que es uno de los alimentos generales, pues que siempre se echa en la olla, y acompaña al cocido en todas las mesas, tanto de los ricos como de los pobres.

GARBANZOS GUISADOS CON COLES. Se echan á remojar en agua los garbanzos de un dia para otro, y en el siguiente se lavan y ponen á cocer con sal y ajos limpios en bastante agua, para que no haya necesidad de aumentarla en consumiendo; cuando estén bien cocidos y blandos, se frien en manteca ajos, cebollas, xitomates y algunos chiles verdes, todo picado, añadiéndose despues coles cocidas, tambien picadas, los garbanzos con el caldo en que se cocieron, sal, azafran, cominos, clavo, pimienta, molidas estas especias, camarones cocidos y limpios, ó tostados y molidos, un poco de aceite y otro de vinagre; se deja hervir todo, y si despues de bien sazonado quedase aguado el caldillo, se espesará con garbanzos de los mismos, que se sacarán para molerse, y se echarán despues de molidos en el guisado.

GARBANZOS EN ADOBO. Remojados desde el dia ántes los garbanzos, se ponen á cocer con un poquito de tequesquite blanco; despues se muelen unos chiles anchos remojados y desvenados, unos dientes de ajo limpios, un pedazo de pan remojado en vinagre, y unos poquitos de cominos, y se frie todo esto en manteca; despues se agrega un poco de caldo de carne de puerco, y se sazona con la sal fina necesaria; se le echa un poco de orégano seco, y cuando hayan hervido bien, se agrega un poco de vinagre y se dejan espesar á fuego fuerte; de ahí se pondrán al vaho de una olla hirviendo.

GARBANZOS EN ESPECIA. Se muelen unos xitomates maduros, se pican unos ajos limpios, se rebanan unas cebollas, y se frie todo en manteca: se echan garbanzos cocidos como se dice en los artículos anteriores, y despues se añade el agua necesaria, sazonada con su correspondiente sal fina; se le echa un poco de vinagre y un trozo de azúcar, unos chilitos verdes enteros y rebanadas de platano, manzana, piña y camote; si se quiere se les añade carne de puerco, y si no, se sirven solos, dejándolos sazonar bien.

GARBANZOS (Potage de) EN CALDO DE BACALAO. Despues de remojados los garbanzos desde el dia anterior, se ponen á cocer en agua con ajos, sal y un poco de bacalao; cuando ya estén cocidos, se les echa bastante aceite, se dejan hervir mas, y poco ántes de comerse se guisan con cebolla frita, ajos asados, peregil y unas yemas de huevo; todo lo que se les echará apeados de la lumbre, y moviéndolos mucho para servirlos á la mesa muy calientes con tostadas.

GARBANZOS FRITOS. Se sacan los cocidos en la olla, y despues de haberse dorado unos dientes de ajo en manteca, se frien allí mismo los garbanzos, que de este modo se sirven, ó solos, ó con la vitualla.

GARBANZOS CON ESPINACAS Ó ACELGAS. Se frien en manteca ajos, cebollas, xitomates y algunos chiles verdes todo picado; en seguida se frien allí mismo las acelgas ó espinacas ya cocidas, picadas y exprimidas, y se echan despues los garbanzos, cocidos y deshollejados, con el caldo en que se cocieron, sal clavo, pimienta, azafran y cominos, molidas las especias, pan remojado y molido, cebollitas cocidas, aceite y vinagre; se deja hervir todo hasta su completo sazon, y se sirven con tostadas fritas.

Puede añadírseles, si no son para dia de vigilia, rebanadas de jamon crudo.

GARRACHA. (Véase CARRASPADA ESPAÑOLA, pág. 160.)

GASPARITOS. Se suelen llamar así las flores del colorin, y se comen en torta (véase TORTA DE GASPARITOS).

GATÓ. Pieza de pastelería de pasta firme ó hojaldrada, hecha con leche, harina, huevos, sal y mantequilla. A mas de los comunes se hacen otros tambien con almendras, con queso, á la crema, en gordo, ó con carne y en magro, y de otros muchos modos.

GATÓ COMUN. Se toma la harina que baste, segun el tamaño que se le quiera dar, y se mezcla con igual cantidad de requeson y tanta mantequilla cuanto pesen las otras dos cosas, sal y agua: se pone la harina en una mesa y se le hace un hueco ó agujero enmedio, poniéndose allí el agua y la mantequilla: se amasa bien apretadamente y se extiende despues con un palote ó rodillo; se le pone el requeson desmoronado por encima y se dobla en cuatro dobléces; se vuelve á extender y doblar, lo que se repite varias veces, se forma el gató, se dora con huevo y se mete á cocer al horno.

GATÓ DE MIGAJON DE PAN. Se desmenuza migajon de pan mollete y se echa en crema hirviendo; se menea y revuelve, y se hace continuar el hervor; se añade entónces un pedazo de mantequilla, cáscara de limon y azúcar, y si se quiere tambien pasas, terminándose la operacion como para el gató de arroz.

GATÓ DE PAPAS. Se hacen cocer las papas al vapor (véase PAPAS COCIDAS), y habiéndolas pelado, se muelen en un metate, echándoles mantequilla y leche en la que se habrá disuelto azúcar. Se pone á hervir todo, y se vacia en un trasto de barro, donde se deja enfriar. Se concluye todo como en el gató de arroz (véase GATÓ DE ARROZ).

GATÓ DE CALABAZA. Se monda la calabaza y se corta en pequeños trozos, que se ponen á cocer en una cacerola con un poco de leche, y estando cocida se oprime con un lienzo para extraerle el líquido que volveria al gató muy aguado. Se cuece mas con mantequilla, añadiéndole fécula de papas, desleida en leche con azúcar, y se deja hervir suavemente. Cuando tiene la consistencia debida, se aparta y deja enfriar, continuándose la operacion como en el artículo siguiente.

GATÓ DE ARROZ. Se hace engordar en leche media libra de arroz, y se le añade un trozo de mantequilla; así que está muy espeso, se vacia en una vasija de barro para que se enfrie; se le echan entónces ocho yemas de huevo y azúcar en suficiente cantidad, cuatro claras muy bien batidas, y una ó dos cucharadas de agua de azahar; se embarra con mantequilla una cazuela ó cacerola, se espolvorea por todas partes con miga de pan, y ya acomodada en la hornilla ú horno de campaña, se vacia en ella el arroz, se rodea de lumbre, poniéndosela tambien sobre la tapa, y habiendo tomado buen color, vuelve á vaciarse en un platon.

GATÓ HOJALDRADO. Se moja cosa de una libra de harina con agua, se le echa sal, y no se le pone mantequilla, haciéndose que la masa quede blanda; se deja reposar media hora y se extiende despues con el palote, de modo que tenga un dedo de gruesa; se le unta entónces con igualdad la mantequilla fresca, se dobla en dos y se aprieta con el palote: se le incorpora la mantequilla y se repite la misma operacion cuatro ó cinco veces: se hace entónces el gató, se dora y se pone á cocer.

GATÓ DE JAMON. Se cortan rebanadas delgadas de jamon gordo, que se ponen á desalar en agua; se hace una masa de hojaldre, en la que se echa ménos sal que la que se acostumbra ordinariamente (véase MASA DE HOJALDRE), y se forma con ella el gató, jaquelando los bordes; se pone sobre una hoja de lata, se dora, se cubre con las rebanadas de jamon ya escurridas, recortadas y separadas de la corteza ó pellejo.

GATÓ DEL SERRALLO. Se pone á hervir un momento un cuartillo de agua con una poquita de azúcar en polvo, dos onzas de mantequilla, un poco de raspadura muy fina de cáscara de limon verde, y una poquita de sal; se echa en ella lo que baste de harina para hacer una masa bien ligada, y se está meneando sobre el fuego hasta que despegue de la cacerola; se aparta entónces de la lumbre y se le echa miéntras que está caliente, un huevo, juntas la clara y la yema, siguiendo meneándose para que se incorpore bien con la masa, y entónces se van añadiendo huevos, uno por uno, hasta que la masa se corra entre los dedos; se vuelve un momento al fuego, del que se vuelve á apartar, y se le siguen echando huevos, uno á uno, cuantos pueda absorver la masa, con macarrones de dulce desmoronados ó mojados, azahar garapiñado y molido, y raspadura de cáscara de limon: se forman los gatós del tamaño que se quieran y se ponen á cocer aparte: se les ponen por encima unos cacahuates tostados y limpios, mezclados con azúcar fina y una clara de huevo, metiéndose á secar en el horno por un momento.

GATÓ DE SABOYA. Se vacian en moldes con la misma masa de los bizcochos de Saboya (véase BIZCOCHOS DE SABOYA, pág. 80); variándose el aroma al gusto y bañándose por encima con azúcar mezclada con harina; se cuecen en el horno moderadamente caliente, y aunque se tuesten por encima, no hay que temer con respecto á la parte interior.

GATÓ A LA CREMA. Se pone sobre una mesa cosa de una libra de harina, se le hace un hueco en medio y se echa allí un cuartillo de crema doble, ó lo que es lo mismo de la nata mas espesa que se forma en la superficie de la leche, y una poca de sal; se aprieta ligeramente la masa, se deja reposar media hora, y en seguida se le añade poco mas de media libra de mantequilla; se amasa cinco veces como para hojaldre, y en seguida se forman un gató grande ó muchos pequeños, que se doran con huevo batido y se meten á cocer en el horno. En proporcion á las cantidades dichas, se hará el arreglo de los ingredientes, segun lo que se quiera de gatós.

GATÓ A LA PORTUGUESA. Se mondan y muelen almendras que pesen media libra, y se revuelve lo molido con el zumo de tres naranjas de China, y sus cáscaras descarnadas y picadas, echandose en seguida en un lebrillo; se le mezclan allí dos onzas de fécula (véase FÉCULA), seis yemas de huevo y media libra de azúcar en polvo; se incorporan despues las claras, bien batidas y se echa la masa en una caja de papel larga y enmantecada, que se mete á cocer al horno: cuando esté cocido el gató, se divide en pequeños trozos cuadrados, que se cubren con el baño real de azúcar, y se dejan secar en la estufa.

GATÓ DE ALMENDRAS. Se pone sobre una mesa cosa de un cuartillo (medida de líquidos) de harina, y se le hace un agujero enmedio, para ponerse allí un pedazo de mantequilla, como la mitad de un huevo, cuatro huevos con claras y yemas, un poco de sal, cuatro onzas de azúcar fina y seis onzas de almendras bien molidas; se amasa todo juntamente y se forma el gató del modo corriente, que se mete á cocer al horno, y se baña con azúcar, pasándose por encima la pala hecha ascua.

GATÓ DE CHIRIVÍAS. Se ponen á cocer en una olla con agua y una poca de sal, doce chirivías, habiéndose escogido las mas amarillas, y que se habrán raspado cuidadosamente. Cuando estén cocidas, se ponen á secar en una cacerola sobre el fuego: despues de haberlas escurrido, se pasan por tamiz y se suprimen los corazones; se hace una crema pastelera con un cuartillo de leche, que se reforzará con una poca de harina, y cuando esté cocida, se le incorpora la sustancia ó masa de chirivías con un poco de azahar, garapiñado y molido, y doce onzas de azúcar en polvo; se le van echando de uno en uno, cuatro huevos completos y seis yemas de otros, cuyas claras se reservarán, y se mezcla todo perfectamente con cuatro onzas de mantequilla derretida; se incorporan entónces las seis claras que se apartaron, habiéndose batido ántes de mezclarse, y tres cuartos de hora ántes de servirse, se echa todo en una cacerola ó en un molde, que se mete al horno, y despues de cocido el gató, se voltea sobre un plato y se sirve.

GATÓ DE ZANAHORIAS. Exactamente lo mismo que el del artículo anterior, poniéndose zanahorias en lugar de chirivías.

GATÓ DE LIEBRE. Véase LIEBRE (Gató de).

GATÓ DE ANIS. Se hace almíbar clarificado con dos libras de azúcar, y cuando tenga el punto bajo de quebrar, se le echan dos onzas de anis en polvo y otro tanto de badiana (anis estrellado ó anis de China), tambien en polvo: se aparta despues de la lumbre, y se le mezcla una clara de huevo batida con crema; se menea hasta que el almíbar se suba otra vez, y se vacia en moldes ó en cajas.

GATÓ DE ANGÉLICA. Con dos libras de azúcar y cuatro onzas de angélica en polvo, se hace el gató lo mismo que el anterior.

GATÓS DE FIDEOS, DE TALLARINES Y DE SÉMOLA. Se preparan lo mismo que el de arroz (véase poco ántes).

GAZAPO. Con este nombre se designa el conejo de poca edad ó su cria, y con él se hacen guisados excelentes que no deben confundirse con los explicados en los artículos relativos al co.

nejo, porque en consideracion á lo tierno de la carne del gazapo, se condimenta de distinto modo, como se advertirá en los artículos siguientes.

GAZAPO A LA PARRILLA. Despues de limpio el gazapo, se parte á lo largo por la mitad y se aplasta bien con el machete; se envuelve en un papel enmantecado, despues de untado con un poco de vinagre con sal y pimienta; se pone á fuego no muy fuerte, y cuando ya esté cocido, se sirve con mantequilla de anchoas.

GAZAPO (Piernas de) EMPAPELADAS. Se deshuesan las piernas del gazapo, y se frien en mantequilla hasta que estén casi cocidas; despues se espolvorean con un poquito de canela, clavo y sal; se envuelven en un papel untado de mantequilla, y se ponen á la parrilla hasta que estén perfectamente cocidas. Despues se pican xitomates, ajos, peregil y hongos, muy menudo, se ponen á freir en la mantequilla sobrante, en que se frieron las piernas del gazapo, y cuando se hayan frito mucho, se deshace una cucharada de harina en un poco de caldo ó agua, con sal suficiente, y así que se haya sazonado bien, se bañan las piernas del gazapo con este caldillo, y se sirven.

GAZAPO RELLENO DE GAZAPO. Deshuesados bien dos gazapos, el uno se mecha con jamon y el otro se pica con un trozo igual de jamon groseramente; se sazona el picadillo con sal y papas picadas. El gazapo entero se rellena con este picadillo, se cierra y se envuelve en un lienzo limpio y delgado; se pone en una sarten fondeada con jamon, y al rededor se acomodan trozos de zanahoria, cebollitas cabezonas enteras, peregil, tomillo, pimienta gorda, sal y partes iguales de vino y de caldo ú agua: se agregarán los huesos desquebrajados de los gazapos, y se cubrirá con tajadas de jamon por encima. Se pondrá á dos fuegos suaves, y cuando ya esté cocido, se apea, se deja enfriar y se cuela el caldillo, desengrasándolo bien: se clarifica con una clara de huevo, se deja espesar y se echa en platos para que cuaje bien. Con esta jaletina se cubre el gazapo, que irá con las tajadas de jamon por encima.

GAZAPOS EN MADRIGUERA. Se rellenan dos gazapos con sus mismos hígados, peregil, cebolla y hongos, todo picado, amasado con un pedazo de mantequilla y sazonado con sal y pimienta gorda: se cosen y se les encogen las patas debajo del vientre y las manos debajo del cuello, afianzándolas con broquetas, para que se mantengan en esa posicion: se ponen á cocer con caldo concentrado, vino blanco, un manojito surtido, sal y pimienta gorda; cuando estén cocidos, se cuela el caldillo por tamiz, se desengrasa, se le echa un poco de caldo-colado ó de sustancia, y se deja consumir hasta la consistencia de salsa. Se aderezan los gazapos como si estuviesen en su madriguera.

GAZAPO DEL MOMENTO. Limpio y vacio el gazapo, se divide en raciones, cuidándose de quitar la asadura, enjugándolas bien para que no les quede nada de sangre: se echa un trozo de mantequilla en una sarten, y cuando esté un poco caliente, se echa el gazapo con especias molidas, raspadura de nuez moscada, sal y pimienta gorda; se pone la sarten sobre fuego ardiente, y cuando estén asadas las raciones, se añaden peregil y chalotes picados muy menudos, dejándose la sarten otros tres ó cuatro minutos sobre el fuego, y sacándose de allí el gazapo, se sirve inmediatamente.

GAZAPO FRITO, CON VINO DE CHAMPAÑA. Se prepara y pone á cocer el gazapo lo mismo que el del artículo anterior, echándole las mismas cosas para sazonarlo y una pequeña cucharada de harina, que se mezclará con el gazapo fuera de la hornilla, añadiéndole un buen vaso de vino de champaña; se pone en seguida la cacerola sobre el fuego, se menea bien para que el caldillo se ligue sin hervir, y cuando esté de buena consistencia, se sirve el guisado.

GAZAPOS EN CAJA. Se dividen en raciones que se ponen á cocer, y se disponen lo mismo que los pichones (véase PICHONES EN CAJA).

GAZAPOS EN YERBAS FINAS. Se dividen en raciones y echan en una cacerola con peregil, cebollas, hongos y ajo, todo picado, un trozo de mantequilla, tomillo, laurel y albahaca en polvo; se pone todo juntamente sobre el fuego, se le añade un poquito de harina, se humedece con un vaso de vino blanco y un poco de caldo de sustancia, y se sazona con sal y pimienta gorda: se dejan cocer los gazapos y reducir el caldillo á la consistencia de salsa, y cuando ya se vayan á servir, se cogen los hígados, que se habrán cocido en el fricasé, se machucan y se echan en la salsa.

GAZAPOS (Galantina de). Es necesario deshuesarlos completamente, como al guaxolote para galantina, y cuando estén cocidos, si se quiere servirlos como entrada, se sacan para enjugarlos bien, quitándoles toda la grasa, y llevándose á la mesa con salsa española; pero si han de servirse, como es lo comun, por intermedio frio, se dejan enfriar entónces en su mismo caldillo, lo mismo que la galantina de guaxolote (véase GUAXOLOTE).

GAZAPO EN FORMA DE TORTUGA. Al vaciar ó destripar el gazapo, se le deja el hígado quitándole la hiel: se deshuesa solamente en el medio del lomo y haciéndole un agujero al pellejo, para pasarse por él la mitad delantera del gazapo, quedará éste volteado y con la figura de una tortuga; se ata en esta posicion con un hilo y se pone á cocer con un vaso de vino blanco, un poco de caldo, y otro poco de peregil y de cebolla, una cabeza de ajo, dos clavos de especia, tomillo, laurel, albahaca, sal y pimienta; concluido el cocimiento, se cuela el caldillo por un tamiz, se desengrasa, se le mezcla un poco de caldo-colado para ligarlo, y se deja consumir hasta la consistencia de salsa, que se echa sobre el gazapo para servirse.

GAZAPO EN PAPELILLOS. Se escoge un gazapo tierno, que se divide en raciones, quitándoles los huesos mas grandes: se ponen á marinar con peregil, chalotes, hongos y una punta de ajo, todo picado, sal, pimienta gorda y mantequilla; se envuelve cada pedazo, con su recado y una tajadita de jamon, en papel blanco aceitado; se pone á cocer á fuego muy suave sobre la parrilla, poniéndose debajo de los pedazos empapelados otra hoja de papel engrasado. Se sirve, sin quitarle sus papeles.

GAZAPOS ASADOS. Se limpian y vacian los gazapos, dejándoles, sin embargo, los hígados: se aperdigan un momento y se mechan con jamon delgado; se ponen al asador, y se sirven estando bien dorados.

GAZAPO (Piernas de) CON CHICORIAS. Se deshuesan las piernas del gazapo, y se reemplazan los huesos con jamon; se cosen las carnes y se ponen á cocer en una cacerola con lonjas de jamon, restos de viandas asadas, cebollas, zanahorias y un manojito surtido; se humedece todo con caldo, se cubre con una rueda de papel enmantecado, y se deja hervir sobre un fuego algo vivo durante dos horas; se escurren despues las piernas, se cubren con gelatina y se sirven sobre sustancia de chicoria.

Estando las piernas cocidas de este

modo, pueden servirse sobre pepinos, hongos, &c.

GAZAPO (Piernas de) EMPANADAS, A LA PARRILLA. Se deshuesan las piernas, se cubren con pan rallado, y bañándolas con mantequilla derretida, se vuelven á revolcar en miga de pan, poniéndolas en seguida á cocer en la parrilla. Se sirven sobre la salsa á la diabla (véase).

GAZAPO (Tajadas de) A LA PERIGUEUX. Se cortan las tajadas de gazapo en pedazos de dos pulgadas de largo: se hacen á cada trozo cinco ó seis incisiones, en las que se meten criadillas de tierra, cortadas en semicírculo (medias ruedas), y se ponen á freir en mantequilla con pimienta, sal y nuez moscada; despues se dejan escurrir y se ponen en una salsa, compuesta con la rizada ó aterciopelada, reducida ó espesada, y con esencia de caza (véanse), ligándose las dos con yemas de huevo y mantequilla. Se aderezan para servirse, con tostadas fritas en mantequilla al rededor del plato.

GAZAPO A LA BORGOÑONA. Se dividen en trozos los gazapos tiernos: se pone un poco de mantequilla en una cacerola, y luego que se haya derretido, se echan las raciones de gazapo, habiéndose cuidado de limpiarles la sangre con una esponja, ó enjugándolas bien con un lienzo seco, se sazonan con sal, pimienta y nuez moscada, ajo y laurel, y se pone la cacerola sobre fuego fuerte, cubriéndola con la tapa y mucha lumbre encima; un cuarto de hora basta para que el gazapo quede bien cocido, y se humedece con una cucharada de salsa rizada y un vaso de vino blanco: se deja consumir algo la salsa y se le añaden hongos torneados (véase TORNEAR): se liga con yemas de huevo, un poco de mantequilla, peregil y zumo de limon.

GAZAPO (Mayonesa de). Se divide en trozos un gazapo asado, y en frio se revuelven y menean con aceite, vinagre y salsa reforzada (véase SALSA REFORZADA): se colocan en un plato y se cubren con mayonesa (véase MAYONESA), adornada con alcaparras, anchoas, pepinos, &c., y se rodea todo con un cordon ú orla de jaletina de vianda.

GAZAPO (Ensalada de). Estando el gazapo cocido y preparado como se ha dicho en el artículo anterior, se rodea con huevos duros y cogollos de lechuga, adornándose la ensalada con los mismos ingredientes que se dijo para la mayonesa, exceptuándose la jaletina.

GAZAPO EN CAJA. Se prepara lo mismo que el lebrato (véase LEBRATO EN CAJA).

GAZAPO (Costillitas de). Lo mismo que las de lebrato (véase COSTILLITAS DE LEBRATO).

GAZAPO (Tostadas de). Se preparan lo mismo que las croquetas (véase CROQUETAS DE GAZAPO, pág. 242), con la diferencia, de que en lugar de empanarlas, se envuelven en ubre de vaca, cocida y cortada en rebanadas muy delgadas, se cubren con pasta de freir, y se frien.

GAZAPO (Sustancia de). Se pica y muele la carne del gazapo asado, despues de haberle quitado los pellejos y los nervios, se humedece con salsa española y un poco de esencia de caza, y se pone á calentar esta preparacion. Se pasa por tamiz ó se filtra en la estameña, se le añade un poco de jaletina de vianda y se dispone en un plato, rodeándose de croquetas de gazapo (véanse, pág. 242).

GAZAPO A LA MARENGO. Despues de la victoria de Marengo, el cocinero de Napoleon, que no pudo encontrar mantequilla á ningun precio por aquellos contornos, le dispuso la comida con aceite en lugar de mantequilla, y á los guisados, preparados de este modo, llaman los franceses *á la Marengo*. Para guisar así los gazapos, se dividen en trozos, que se ponen á dos fuegos en aceite con sal, pimienta, nuez moscada, ajo y laurel; estando cocidos, se quitan de la cacerola un poco de aceite, el ajo y el laurel, y se echan en ella criadillas de tierra, hongos, un poco de esencia de caza y de salsa de xitomate, se deja hervir todo, se le echa zumo de limon, se adereza y se sirve.

GAZAPO (Timbales de). Véase TIMBALES DE GAZAPO.

GAZAPOS EN BROQUETAS. Divididos los miembros del gazapo, se ponen á cocer con medio cuartillo de vino blanco, caldo, un manojito surtido, sal y pimienta gorda; se deja consumir la salsa para que se adhiera á las carnes y se ponen éstas á enfriar, ensartando en seguida los trozos de gazapo en broquetas chicas de madera, y bañándose con huevo batido; se empanan y se mojan en la grasa para empanarlos segunda vez y ponerlos á la parrilla, donde se les deja tomar un hermoso color dorado. Se sirven entónces en las mismas broquetas.

GAZAPO (Escabeche de). Despues de haber deshuesado una docena de gazapos, y despues de mechados con jamon gordo y magro y con lengua en escarlata (véase), se sazonan con sal, pimienta y especias finas; se enrollan como un salchichon y se atan lo mismo con un hilo; se dejan una hora á dos fuegos en una cacerola con sal, pimienta, ajo, laurel, tomillo y buen aceite de olivas; en seguida se escurren, se dejan enfriar y se dividen en trozos lo mismo que el atun, ó el pámpano, y se echan en ollas ó botes de barro con aceite, para servirse, cuando se quiera, como platillos supernumerarios.

GAZAPO (Salchichas de). (Véase SALCHICHAS DE GAZAPO.)

GAZNATES. Se llaman así por la forma que se les dá, parecida á la del gañote ó gargüero, á unos canutos de masa frita, rellenos ó sin rellenar, cuya composicion se varía de innumerables maneras.

GAZNATES (Masa para). Se baten bien siete yemas de huevo con un poco de polvo de tequesquite, otro de azúcar y otro poco de aguardiente: se mezcla todo con la harina que se pueda mojar con ello, y se forman los gaznates.

GAZNATES DE ANIS. Se amasa, hasta que no se pegue en las manos, un puño de harina con tres yemas de huevo, un poco de agua de anis y otra de tequesquite: se palotea despues y se cortan los gaznates con carretilla, pegándose las orillas con clara de huevo; se dejan reposar un poco y se frien entónces, poniéndose parados en la sarten ó cazuela, donde debe bañarlos bien la manteca caliente: así que estén fritos de un lado, se voltean del otro, para que ámbos extremos queden buenos.

GAZNATES DE VINO. Se amasan cuatro puños de harina con nueve yemas de huevo, una poca de agua tibia de sal, otra de tequesquite tambien tibia y un pozuelo chico de vino jerez; así que la masa forme ampolla, se deja reposar, y se extiende despues con el bolillo hasta dejarla muy delgada, cortándose en seguida, pegándose los gaznates y friéndose en una olla. Se puede poner mescal en lugar de vino.

GAZNATES DE MANTEQUILLA. Se amasa media libra de flor de harina con doce yemas de huevo, la sal necesaria y una poca de mantequilla, sin echarle agua alguna, y extendida la masa en hojas con un palote, se forman los gaznates enredando la hoja en un molde ó carrizo, á modo de un canuto, que quitado el molde, se frie en manteca hasta que se dora, y ya frio, se rellena con alguna pasta dulce.

GAZNATES DE NARANJA Y LIMON. Deshecho un grano de tequesquite blanco y una poca de sal en tantita agua, se exprime allí media naranja agria y nueve limas, y se le va agregando toda la harina que necesite, para que quede la masa capaz de extenderse con el palote. Hechas las hojas, se forman y rellenan los gaznates como los anteriores.

GAZNATES SIN RELLENAR. Se mezclan cuatro yemas de huevo con lo que embebieren de harina, con sal y manteca bien cebada, se ponen á freir unos carrizos, y se limpian bien; se hace la tortilla gordita, con el bollito moderado, se amolda y corta en el carrizo, y se pegan las dos puntas con las claras de huevo: se echan los canutos á freir en manteca, y ya que están, se van sacando para comerse sin necesidad de rellenarlos.

GAZNATES RELLENOS. Se amasan tres libras de harina con ocho yemas de huevo, medio pocillo de vino blanco, dos onzas de manteca derretida, un poquito de zumo de naranja agria y otro de agua de tequesquite asentado. Si estas cosas no fuesen bastantes á humedecer bien la harina, se le añadirá una poca de agua, y así que haga ojos la masa, se extiende con el palote, se cortan y forman los gaznates, se frien en manteca, se dejan enfriar y se rellenan despues con pasta de camote, ó de coco, ó de almendra.

GAZNATES RELLENOS EN FORMA DE PAÑUELO. Se baten trece yemas de huevo hasta que se endurezca y ponga blanco el batido, que con una palita se incorpora con onza y media de azúcar molida y pasada por tamiz, otro tanto de manteca derretida, medio pozuelo de aguardiente refino de España, y tanta harina, cuanta pueda mojarse con el huevo, echándole una poquita de sal, y tantito tequesquite en polvo; se procura que no quede la mezcla dura, y despues de bien incorporado todo, se pone sobre una mesa en donde se le dará una ligera sobada, echándosele mas harina si la masa aun estuviere pegajosa; pero si hubiere quedado suave, se extiende sobre polvo de harina con el palote, y se cortan los gaznates con carretilla del tamaño que se quieran, labrándose con las pinzas que hay á propósito de hierro, ó de hoja de lata: se mojan despues con clara de huevo en las orillas que se han de pegar, haciéndose de modo que algunos queden de la forma comun de canutos, y otros como pañuelos, unidos en dos puntas encontradas, ó de otro modo gracioso: se dejan orear un poco y se frien en seguida, rellenándose despues con cualquiera de las conservillas explicadas en su lugar (véase CONSERVILLAS FRANCESAS, pág. 224 y 225), ó con alguna de las pastas de rellenar (véase PASTAS).

GAZPACHO ANDALUZ. Se pican dos cebollas, algunos xitomates, un puño de chiles verdes, un pepino, una cabeza de ajo, peregil y apio, de modo que todo quede muy menudo, y se echa en un lebrillo; se añade á todo esto una cantidad de pan despedazado, que forme el doble del volúmen de las demas cosas, y se sazona todo con sal, pimienta aceite y vinagre, como si fuese una ensalada, completándose el gazpacho con mas ó ménos agua para formar el caldo. Este guisado es una especie de sopa cruda, que comen los andaluces con cuchara, como muy refrigerante y saludable en su ardiente clima, donde se usa mucho, si no por gusto, á lo ménos por fantasía.

GENGIBRE (Véase JENGIBRE).

GIGOTE. Guisado de carne picada, que se rehoga en manteca, y cualquiera otra comida picada en pedazos muy menudos. En la voz correspondiente á cada carne, se explica el modo de guisarla en gigote (véase CARNERO, TERNERA, &c.).

GIGOTE DE NATAS CON AVELLANAS. Se pica una pechuga de gallina asada, y se revuelve con media libra de avellanas tostadas y molidas: se pone una cama de marquesotes, otra de la pechuga y avellanas y otra de natillas; se rocia todo con leche, y se le echa azúcar molida, volviendo á poner camas en el órden dicho, para hacer el gigote del alto que se quiera. Se hace cuajar á dos fuegos y se le pone grajea por encima.

GIGOTE DE NATAS CON HUEVO. Se asan en crudo dos pechugas enteras de gallina; se revuelven dos cuartillos de leche con ocho yemas de huevo; se pican menuditas las pechugas, y se echan en la leche. Se unta un platon con mantequilla, se pone una capa de mamon, otra de pechugas y leche, otra de natillas, compuestas con azúcar y canela, y la última de pechugas tambien; se pone sobre rescoldo y se tapa con un comal con mas rescoldo, hasta que cuaje el gigote y entónces, si se quiere, se labra con yemas de huevo, batidas con azúcar, canela molida y panecillo.

GIGOTE DE NATAS SOBRE SOLETAS Ó MAMON. Cocidas sin sal unas pechugas de gallina, se pican groseramente y se ponen á hervir en leche con azúcar y canela. Así que haya espesado algo, se echa en un plato sobre soletas ó mamon, y se cubre con una capa de natillas compuestas. En este mismo órden se llena el plato, siendo la última capa de natillas, que para que cuaje, se cubrirá con un comal con lumbre. Se sirve con canela por encima.

GIGOTE DE NATAS COMPUESTO. Se unta una cazuela ó tortera con mantequilla, y se ponen en ella mamones rebanados con trocitos de mantequilla por encima; se hace gigote echándole un polvo de pimienta con pedacitos de piñon, de acitron, de pasas y de almendra: sobre esto se ponen natas de leche, y por último, otra capa de mamon, que se cuida de tostar, llenándose los huecos con leche del gigote, que se sirve frio.

GIROFINA. Guisado español, ó caldillo para otros guisados, que se hace con el vaso del carnero, cocido y molido con pan tostado y yemas de huevo; se mezcla esto con la salsa española (véase), y se tiene una girofina, sobre la que se sirven algunos asados, ó con la que se condimentan otras carnes.

GLAUCO (Véase OSTRA).

GLORIA. Género de pastel abarquillado, hecho con masa de hojaldre, que en vez de rellenarse de carne, se le echan yemas de huevo batidas, manjar blanco y otras cosas (véase PASTEL HOJALDRADO).

GOBIO. Lo hay de dos especies, uno de mar que es blanco y negro, y el otro de rio. Tanto uno como otro, deben escogerse largos y delgados, porque los mas grandes y gordos tienen hueva por lo comun, y su carne no es de un sabor tan agradable como la de los chicos, que por otra parte se compran á ménos precio. A mas de las preparaciones de los artículos siguientes, pueden guisarse con cualquiera de los caldillos para pescado, explicados en su lugar (véase PESCADO); pero los que admiten mejor, son los de pescado blanco (véase PESCADO BLANCO).

GOBIOS FRITOS. Despues de escamados, vacios y enjugados sin lavarse, se echan en una buena fritura hirviendo, sacándose de ella para servirse despues que se han estado cociendo cosa de siete ú ocho minutos.

GOBIOS HARINADOS Y FRITOS. Despues de escamados, vaciados y limpios, se polvorean por adentro con harina, y se revuelcan por afuera en la misma, friéndosè en seguida el mismo tiempo que los anteriores. Se sirven con salsa frita de xitomate.

GOBIOS (Estofado de) A LA FRANCESA. Despues de haberlos escamado, vaciado y enjugado sin lavarlos, se pone en el fondo del plato en que se han de servir, mantequilla con peregil, cebollitas, hongos, uno ó dos chalotes, tomillo, laurel y albahaca, todo picado muy menudo, sal y pimienta gorda; se colocan encima los gobios, y se sazonan con las mismas cosas que se pusieron debajo, humedeciéndose con un vaso de vino tinto; se cubre el plato, y se ponen á hervir los pescados á buen fuego, hasta que no quede sino muy poca salsa, bastando un cuarto de hora para su completo cocimiento.

GOCHO (Véase CERDO).

GOLLERÍA.
GOLLORÍA. } Con estas voces y la otra *gulloría*, se designa en castellano cualquiera manjar exquisito y delicado; pero aquí, y principalmente en Morelia se aplica la segunda, que es la generalmente usada, al plátano frito, que suele acompañar á la vitualla, ó se sirve solo como fritura, ó fruta de sarten, para lo que no se hace otra cosa que rebanar el plátano á lo largo y freirlo en manteca ó aceite. Despues de rebanado, se reboza tambien con huevo batido y se frie; pero las gollorías por antonomasia son las que se hacen lo mismo con el plátano pasado.

GORDITAS DE HORNO. Preparado el maiz de la misma suerte que para hacer atole ó tamales (véanse ATOLE, TAMALES), y en el estado en que se llama *nixtamal*, siendo mejor el cacahuatzincle, se refriega y despunta, y se pone á secar al sol: se muele despues y se cierne en un tamiz, mezclándose la harina limpia que resulte con azúcar tambien cernida, de modo que no quede muy dulce, y con tantas yemas de huevo, cuantas necesite para darle á la masa buen color; se le añade una poca de sal, agua de tequesquite blanco, asentado, de azahar y de la natural, toda la que necesite para juntarse la harina, qué se amasa entónces con el palote, poniéndole poco á poco mantequilla derretida y fria, hasta que se ponga suave la masa; pero no tanto que se suelte; en ese caso se van echando sobre papeles porcioncitas del tamaño que se quiera, separadas las unas de las otras, y en seguida se metén al horno en hojas de lata, para que se cuezan, estando éste de buen temple y no muy caliente.

Estas gorditas suelen tambien llamarse en algunas partes, *tortitas*, *tortillitas*, ó *chambergas*.

GORDITAS DE CUAJADA CON HARINA DE MAIZ. Dispuesta la harina de maiz como la del artículo anterior, se miden dos tazas calderas de ella y otras dos de leche cuajada, bien apretada, escurrida y molida; se mezclan ámbas cosas, y se les añaden al gusto, azúcar cernida, canela, clavo y anis, molido todo, y las yemas de huevo que se necesiten para mojar la masa, que se formará incorporándose las cosas dichas sin palmearla; se echan porcioncitas sobre hojas de naranjo, ó en papeles, que colocándose en hojas de lata, se meten al horno para que se cuezan las gorditas.

GORDITAS DE CUAJADA CON MAIZ Y MANTEQUILLA. Se mezclan cuatro tazas de leche cuajada, apretada, escurrida y molida, con dos tazas de harina de maiz, dispuesta como la de los artículos anteriores: se añaden doce yemas de huevo, ó las que fueren necesarias para mojar la masa, azúcar cernida y un pozuelo de mantequilla derretida y tibia, en la que se habrán disuelto un poco de sal y otro poco de tequesquite, que se va echando poco á poco, segun la vaya embebiendo la masa: polvoreada ésta con canela y clavo, molidos, se bate hasta que esté *de punto*, que se conoce en que echándose una poquita en agua, sube inmediatamente á la superficie; pero si no es tuviere de la consistencia necesaria, para poderse formar con ella las tortillitas, se le añade harina y se vuelve á batir hasta que puedan hacerse, en cuyo caso se formarán las gorditas sobre hojas de maiz, y en otras de lata se meterán al horno, que debe estar templado, de modo, que poniéndose en él un poco de salvado, se dore inmediatamente.

GORDITAS DE CUAJADA CON CLARAS DE HUEVO Y MANTECA. Se exprime la cuajada en una servilleta hasta que esté seca, y se miden cuatro tazas de ella, y una razada de nixtamal, ya descabezado y refregado; se muelen ámbas cosas juntamente, mezclándoles de sal lo que se puede tomar con tres dedos, y despues de bien remolido todo, se amasa, añadiéndose tres yemas y dos claras de huevo y tres cucharadas de manteca derretida, que al tiempo de amasarse y conforme se vaya embebiendo, se irá echando poco á poco con azúcar molida al gusto. El punto de la masa es el mismo que el del artículo anterior, y se concluye la operacion de la misma suerte.

GORDITAS DE CUAJADA (Masa batida para). Se baten muy bien, como para marquesote, doce yemas y dos claras de huevo con un polvito de tequesquite; se mezclan éstas con cuatro tazas de cuajada, exprimida y molida, dos de harina de maíz, dispuesta como la de los artículos anteriores, media libra de azúcar en polvo, y un pocillo de manteca derretida. En lo demás se procede como queda dicho, debiendo estar el horno algo mas caliente que para cocer los marquesotes.

GORDITAS DE CUAJADA (Otra masa para). Para dos tazas de nixtamal despuntando y refregado, seis de cuajada, ni muy exprimida ni muy apretada, seis yemas y una clara de huevo, cuatro onzas de manteca derretida y azúcar cernida al gusto. Se siguen los mismos procedimientos de los artículos anteriores.

GORRIN. }
GORRINO. } Puerco que no ha llegado á cuatro meses (véase COCHINITO, pág. 184 y siguientes).

GORRON. Así tambien se llama el chicharron en algunas partes.

GRAFIOLES. Especie de melindres, que se hacen de figura de SS, de masa de bizcocho y mantequilla, ó manteca de vacas.

GRAJEA. Confites muy menudos de varios colores. El modo de fabricarlos se explica en el articulo DULCES BAÑADOS, en la pág. 283 (véase). Se da el mismo nombre á otra preparacion del azúcar, que en polvillo colorado sirve para adornar los platos de dulce, haciéndose labores y dibujos, ó molido, se emplea en dar color á otros dulces.

GRAGEA Ó ENGRANUJO. Se muele un poco de carmin con tantita agua, de modo que quede espeso; se muele despues azúcar y se revuelve con el carmin, refregándose con la mano, hasta que se mezcle bien, y luego se cierne.

GRANADA. Fruto demasiado conocido, del arbusto que se llama *granado*. A mas de comerse cruda esta fruta, se hacen con ella conservillas, jaleas y jarabes.

GRANADA (Conservilla de). Se exprime el zumo de los granos, y se mezcla con azúcar en polvo, que se pone á calentar hasta que se disuelva perfectamente; con otro pedazo de azúcar se hace almíbar de punto soplado, y se aparta; se echa en ella la disuelta con el zumo de granada, y cuando comience á formarse la jalea, se adereza en un plato la conservilla.

GRANADA (Jalea de). (Véase JALEA DE GRANADA.)

GRANADA (Jarabe de). (Véase JARABE DE GRANADA.)

GRANADILLA. (Véase adelante GRANADITA DE CHINA.)

GRANADINO. Plato que se dispone con pollonas cebadas, pollos, perdices y otras aves, rellenas de un picadillo de vaca (véase PICADILLO DE VACA), fino y bien sazonado, y que se ponen en seguida á cocer *á la brasa*, en una marmita ú olla, fondeada con lonjas de jamon y picadillo del mismo del relleno. Cuando la salsa se ha consumido un poco, se dispone el granadino en una tortera, se empana y se le da color en el horno. Se sirve con zumo de limon, ó con caldo colado de hongos. Tambien se da el nombre de *granadino* á otro plato dispuesto con la carne de puerco de la manera siguiente.

GRANADINO DE CARNE DE PUERCO. Segun sea la cantidad de carne se muelen mas ó ménos xitomates, sin pepitas ó semillas, y se frien despues, dejándose el caldillo espeso; se echa en él la carne, ya cocida, con pasas, almendras, clavo, canela pimienta y azafran, todo molido ménos la carne, y al servirse se le echa sal, granada y ajonjolí tostado por encima.

GRANADITA DE CHINA. Así es como se llama comunmente á la granadilla que es el fruto de la planta llamada de la misma suerte, y produce la flor del mismo nombre que es conocida tambien por *flor de la pasion*. Se come cruda, en conserva y cubierta (véase CONSERVA DE GRANADITAS, pág. 221 y 222, y DULCES CUBIERTOS, pág. 282).

GRANOS (Agua de siete). (Licor). Se trituran ó majan en un mortero una onza de semillas ó granos de zanahoria, otro tanto de hinojo, otro tanto de anis verde, otro tanto de alcarabea, onza y media de culantro, media onza de semilla de angélica, una onza de anis estrellado, si lo hubiere, ó si no, de anis seco del comun, y una dracma de macías; se pone todo en infusion por ocho dias en una jarra de aguardiente refino, y al cabo de ellos se destila en baño de María. Se disuelven tres libras y media de azúcar en catorce cuartillos de agua, y con ella se endulza el licor, que se filtra despues y se embotella.

GRAÑON. Especie de sémola, hecha de trigo cocido en grano, ó el mismo grano de trigo, cocido. Se sazona como la sémola para disponerse en sopa (véase SÉMOLA).

GRASONES. Guisado para comida de cuaresma ó de vigilia, que se hace poniendo á cocer en agua con un poco de sal, harina ó trigo machacado; así que está cocido, se le echa leche de almendras ó de cabras, grañones ó granos de trigo cocidos, azúcar para endulzarlo al gusto y una poca de canela en rajitas.

Se hace tambien con avena en lugar de trigo, para lo cual se prepara mondándose el grano, quitándole las dos extremidades y machacándolo despues, en cuyo estado le llaman los franceses *gruau*, lo mismo que al guisado, que disponen hirviéndolo con leche de vaca en lugar de la de cabra ó de almendras, dándole la consistencia de crema, y añadiendo clavo de especia para darle mejor gusto.

GUACAMOLE. (Véase AGUACAMOLE, pág. 12 y 307).

GUAGES. Voz que parece traer su orígen de la mexicana *huacqui* que significan *cosa seca y enjuta, flaca ó magra*, ó de *huauhtli*, que el padre Molina en su diccionario interpreta *bledos*, cosa muy distinta de lo que se conoce con el nombre de *guages*. Se aplica, tanto en singular como en plural, á la calabaza vinatera ó calabacino, de mayor ó menor capacidad, en que suelen conducir agua, pulque ú otro licor cualquiera los viandantes. En plural, solamente (*guages*) es el nombre que se da á una especie de legumbre, fruto de un árbol de Tierracaliente, algo aromática, parecida en el olor y en el gusto á la frutilla del árbol del Perú, y encerrada en vainas recias y correosas, moradas por afuera y verdes por adentro. Nace de un palmito ó grupo de hojitas tiernas, que algunos comen tambien y llaman guauquelite (*huauhquilitl*). Se dice generalmente que los guages, comidos, causan en el estómago flatos y ventosidades, y acaso á esta circunstancia se debe el poco uso que de ellos se hace en la cocina, empleándose solamente en el guisado que llaman *guatzmole ó mole de guages*, que se explica en los artículos peculiares de las carnes que se condimentan con él (véase, por ejemplo, COSTILLAS DE CERDO EN GUATZMOLE, pág. 173), ó mezclado con la tortilla de huevos, que dispuesta con ellos se le dice *torta de guages*, sin otra preparacion que echarlos crudos en el huevo batido.

GUARAPO. Bebida que se hace en los trapiches de azúcar con el caldo de las cañas, sin mas que dejarlo fermentar. Es su gusto agridulce, y tomado moderadamente, es saludable; pero embriaga si se bebe con exceso.

GUARRO. (Véase CERDO.)

GUATZMOLE. (Véase poco ántes GUAGES).

GUAUZONCLE. Se deriva esta voz de la mexicana *quauhtzontetl*, y se designa con ella una planta hortense, que produce en la extremidad un ramillete de florecitas blancas, bajo las que nacen las semillas en forma de espiga, que es lo que se come. Se pueden guardar hasta un año, dejándose secar y colgándose; y cuando se quiera hacer uso de estos guauzoncles secos, no hay mas que echarlos á remojar de un dia para otro y guisarse en el siguiente.

GUAUZONCLES FRITOS. Desprendidos los vástagos del guauzoncle, se les quitan todas las hojas y lo mas grueso de los troncos, y se ponen á cocer en agua con sal de la tierra: cuando estén cocidos, se apean y se refrescan en una poca de agua limpia: se sacan de allí y se exprimen. Se muele queso fresco ó añejo y se revuelve con un poco de pan rallado; de esta masa se pone una poca entre dos capas de guauzoncle, se les polvorea sal y pimienta, y bañándolos en huevo batido, se ponen á freir; y fritos, se sirven con sal y pimienta.

GUAUZONCLES EN ESPECIA. Despues de fritos como se dijo en el artículo anterior, se frien en manteca ajos y cebollas picadas y xitomate asado y molido: se echa en la fritura caldo ó agua, y se sazona todo con sal y especias de todas, siendo los cominos en muy corta cantidad; se espesa el caldillo con pan remojado y molido, y se echan en él los guauzoncles fritos, dejándose hervir todo hasta que el caldillo quede bien sazonado y de una regular consistencia.

GUAUZONCLES EN CLEMOLE. Despues de fritos como queda dicho, se ponen á cocer en cualquiera de los caldillos de chile, explicados en tantos artículos, principalmente en la palabra mole (véase MOLE).

GUAXOLOTE (*Huexolotl*). Esta ave, á la que llamaron los españoles gallipabo, es el gallo de estas regiones; y su hembra, conocida con el nombre de *pípila*, es la gallina mexicana. Sus carnes son sabrosas y aun exquisitas, cuando se han cebado cuidadosamente, lo que se hace teniéndolas en corrales limpios con grano y agua en abundancia: quince dias ántes de matar á los guaxolotes, se les echan por el pico nueces chiquitas, comenzándose el primer dia por una, al siguiente se le echan dos y así sucesivamente hasta la víspera de matarse, sin perjuicio del maiz que coman voluntariamente en este tiempo.

Se guisan de innumerables maneras, tanto á la extrangera como á la mexicana, y en todas son sabrosos y de fácil digestion.

Su guisado propio, aprendido de los originarios del pais, es el mole; pero se hace éste de tantas maneras, que no seria exageracion decir que en cada casa se dispone de diverso modo que en las otras, aunque en todas es la base el chile, mezclándose en mayor ó menor cantidad el ancho con el pasilla, y poniéndose mas ó ménos pepitas de ésta y de la otra clase, para espesar el caldillo, y las especias en diferentes proporciones, añadiéndose, ó no, xitomates y tomates. Por ésto es que á mas de los procedimientos que se explican en los artículos siguientes, pueden consultarse los relativos al mole y al pipian, donde se indican todas sus variaciones (véanse MOLE, PIPIAN). El clemole de gallina, es tambien propio para guaxolote (véase GALLINA EN CLEMOLE, pág. 356).

Los pollos de los guaxolotes en sus guisados particulares, siguen á continuacion de los artículos relativos al *guaxolote;* pero de las pípilas se trata aparte en el lugar que corresponde á la inicial de su nombre (véase PÍPILA).

GUAXOLOTE EN MOLE CORRIENTE. Despues de dos dias de matado el guaxolote, y limpio, se pone á cocer en agua con la sal competente: se desvena media libra de chile ancho, otro tanto de pasilla, y se tuestan en manteca sin que se quemen; se cuece una gran porcion de tomates menudos, que se muelen juntamente con los chiles fritos, procurándose que quede el chile muy remolido. Se frie todo en manteca, se le echa caldo del en que se ha cocido el guaxolote y se pone éste en trozos regulares; despues se añade una onza de canela, media de pimienta y veinte clavos de comer, todo molido; se agrega media libra mas de manteca, se sazona al paladar con sal, y se deja hervir hasta que espese regularmente el caldillo. Al servirse se echa encima de los platos una poca de manteca, que se separa, y ajonjolí tostado.

GUAXOLOTE (Mole de) CON ALMENDRA Y AJONJOLÍ. Se tuestan en manteca media libra de chiles anchos desvenados, y aparte se tuesta tambien un puño de almendras y otro igual de ajonjolí, se muele todo y se frie: despues se echa caldo del en que se coció el guaxolote y la sal competente; se muele clavo, canela, pimienta y bizcocho, se deshace lo molido en iguales tantos de vino y de vinagre, se echan los trozos del guaxolote cocido en agua, las especias molidas y un pedazo de azúcar: se deja espesar y se sirve.

GUAXOLOTE EN MOLE, DE PEPITAS DE CALABAZA. Se rocian las pepitas de calabaza con agua de sal, se tuestan al comal, y se muelen; se doran en manteca nueces, cacahuates y pepitas de chile ancho, y se muelen tambien, y juntamente con la masa de las pepitas se frie todo en bastante manteca. Se echa en seguida el caldo en que se ha cocido el guaxolote, y éste en pedazos; se sazona con la sal correspondiente y suficiente canela, clavo y pimienta, todo molido.

GUAXOLOTE EN MOLE OAXAQUEÑO. Se mata el guaxolote la víspera de cuando se haya de comer, y se desvenan y tuestan sin quemarse cien chiles anchos, que se molerán con una cuarta de onza de canela, diez y ocho clavos de especia, doce granos de pimienta y lo qne se pueda coger con tres dedos de culantro tostado. Se parte el guaxolote en pedazos, que se lavan y ponen en una cazuela proporcionada, con una libra de manteca, sal y una poca de agua para que se sancochen.

Estándolo, se añade el chile molido y se deja cocer un poquito con él; se echan despues las especias y una poca de agua, y habiendo dado con ellas tres hervores se aparta de la lumbre, y se deja al sereno hasta el dia siguiente. En él se cuecen dos canastas chicas de tomate remojado, se muele y revuelve muy bien con el mole, que volverá á ponerse en la lumbre, hasta que esté bien cocido el guaxolote, y si se quiere, se le añade carne ó papada de puerco, cuidándose de echarle agua conforme se vaya consumiendo, de modo que al fin quede el mole espeso.

GUAXOLOTE EN MOLE PRIETO. Se tuestan unos chilohatles, ó en su lugar mulatos desvenados, y se tuesta tambien una tortilla; se queman unas cabezas de chile, y se agrega una tablilla de chocolate, tres ó cuatro ajos asados, un xitomate asado y dos puños de tomates cocidos: se muele todo bien, se frie en manteca, se echa el agua correspondiente y sal, se ponen los trozos del guaxolote frito en crudo, y se dejan hervir hasta que se cueza. Cuando lo esté, se agrega clavo, canela y pimienta, molido todo con un poquito de bizcocho y su puntita de dulce, dejándose hervir hasta que espese bien como adobo.

GUAXOLOTE EN CLEMOLE CASTELLANO. Se tuestan piñones, avellanas, nueces encarceladas y unas hojas de aguacate; se frie chile ancho, desvenado, hasta que esté en un tueste alto, y se muele todo con un poco de bizcocho tostado: se frie bien en manteca, y en seguida se echa caldo del en que se cocieron los guaxolotes, con la sal competente, y se deja hervir hasta que se sazone y engruese el caldo.

GUAXOLOTE EN CLEMOLE DE CULANTRO. Despues de desvenado el chile ancho, se tuesta juntamente con gran porcion de culantro seco; se muele uno y otro y se frie en bastante manteca y despues se echa caldo del en que se coció el guaxolote, con sal, clavo y pimienta molida, y se pone el guaxolote en trozos regulares.

Si se quisiese cocer el guaxolote en este caldillo, se freirá ántes en manteca, y se echará en lugar del caldo, agua.

GUAXOLOTE EN MOLE GALLEGO. Se frie el chile ancho desvenado, y se muele con unas pocas de almendras tostadas, ajonjolí tambien tostado y nuez moscada, todas las tres cosas en igual cantidad: se frie todo en manteca, se le echa la sal necesaria, una poca de agua caliente y un pedacito de azúcar; se pone el guaxolote crudo en trozos, y se deja cocer hasta que espese bien el caldillo.

GUAXOLOTE EN MOLE POBLANO. Se tuestan iguales tantos de chile pasilla y de mulato, desvenados; se cuece una buena porcion de tomates de milpa, se remoja un poco el chile tostado, y se muele juntamente con los tomates, procurándóse que todo quede muy molido. Se frie esto en manteca; se muele clavo, canela y un poquito de culantro con un puñado de ajonjolí tostado; se echa todo en la fritura del chile y se agrega el guaxolote; se deja hervir hasta que espese lo regular, y se sirve con ajonjolí tostado por encima.

GUAXOLOTE (Otro mole poblano de). Pasados dos dias de matado el guaxolote, se troza en pedazos regulares; se desvenan una libra de chile pasilla, y otra de mulato, y si no hay de éste, libra y media de ancho y media de pasilla y se tuestan al comal, procurando con cuidado que no se quemen. Se tuesta tambien una taza caldera de pepitas de chile y otro tanto de ajonjolí, y se muelen bien: se frien las raciones del guaxolote en crudo y con él, pedazos de codillo y de papada de puerco; así que estén bien fritos, se echa todo lo molido, deshecho en competente agua, con la sal conveniente y se deja hervir. Así que ya ha hervido algun tiempo, se muele un chiquihuitillo de tomates cocidos y se echan en la cazuela, cubriendo con agua caliente la carne para que se cueza; ya que lo esté, se muele media onza de canela, una cuarta de clavo, diez pimientas finas, un puñado de culantro tostado y un poco de anis, y si estuviere escasa la manteca, se quema la que se necesite y se añade, dejándose hervir hasta que el mole haya espesado bien; entónces se sirve con ajonjolí tostado por encima.

Si no se quiere hacer con la papada y codillo de puerco, se le echa mas manteca.

GUAXOLOTE EN MOLE VERDE. Se muele una buena porcion de tomates con algunos chiles verdes, y se desvenan éstos, si se quiere que no pique el mole: se muelen tambien una ó dos ramas de culantro verde; se frie el guaxolote crudo y en trozos regulares, y aparte se frie tambien el tomate con chile y culantro. Despues se echa el guaxolote, y se le agrega agua, ó caldo en que se haya cocido carne de puerco, poniéndose á hervir con la sal necesaria hasta que se cueza, y entónces se muele un poquito de clavo, se le agrega, y tambien chilitos verdes y calabacitas chiquitas cocidas, y unas ramas de culantro.

GUAXOLOTE EN PIPIAN COLORADO. Se desvena libra y media de chile ancho y media de pasilla, y se tuestan en manteca, de modo que no se quemen; se tuestan al comal tres ó cuatro puñados de pepitas de calabaza con cáscara, y se muelen éstas bien; se forma un bollo como de chocolate, y se pone á cocer en agua hirviendo: en el entretanto se muele el chile frito, se frie en manteca despues de molido, se deshace en un poquito de caldo ó agua caliente el bollo de la pepita, y se frie con el chile; despues se le echa el agua competente ó caldo del guaxolote y éste cocido, en raciones, y si se quiere, se agregan costillitas de puerco cocidas; despues se muele un poquito de clavo, de culantro tostado y de canela, se le echa y se deja sazonar; cuando haya espesado bien, se sazona con sal, porque si ésta se echa ántes se corta.

GUAXOLOTE EN PIPIAN VERDE. Se muele chile verde con un poco de tomate, y se frie mucho; se deshace en un poco de caldo la pepita, dispuesta lo mismo que la del artículo anterior y se frie tambien; despues se echa el caldo necesario, el guaxolote cocido y despedazado, y si se quiere, se agrega carne de puerco, y poco ántes de apearse, se sazona con la sal conveniente y unas ramas de culantro verde. Cuando espesa lo bastante, se apea.

GUAXOLOTE (Otro mole verde de). Se remojan chiles verdes crudos y se muelen con nueces mondadas, piñones, cacahuates y ajonjolí, todo tostado; se revuelve bien todo y se frie, echando allí el guaxolote sin agua ni caldo. Las nueces deben freirse aparte con pimienta, clavo y canela, todo molido.

GUAXOLOTE (Otro mole verde de). Se pelan las pepitas de calabaza y se tuestan, moliéndose despues juntamente con las cáscaras: se muelen en seguida tomates crudos, chiles verdes remojados y unos pocos de cominos, proporcionando los tantos para que apenas pique el mole. Se frie todo en manteca y se echa el guaxolote cocido, pudiéndose añadir gallina, tambien cocida, y papada de puerco.

GUAXOLOTE (Otro mole verde de). Despues de mondadas las pepitas de calabaza, estrujándolas con las manos, se echan en agua de sal, y sacadas de allí se doran un poco y se remuelen en seco con chiles verdes y cominos. Revuelto todo, se frie en manteca, añadiéndose un poco del caldo de guaxolote y otro poco despues de frito, poniéndose allí en seguida los cuartos ó raciones del guaxolote cocido y papada de puerco, si se quiere.

Algunos le añaden para que espese, una poquita de masa de maiz, de la que se hacen las tortillas.

Siendo este guiso muy delicado es necesario tener la precaucion de probarlo con una cuchara distinta de la que se usa para menearlo, porque no se corte, y se menea metiendo la cuchara hasta el fondo y pasándola de un lado á otro sin sacarla, de la misma suerte que se menea el dulce de cajetas.

GUAXOLOTE EN ADOBO A LA FRANCESA. Despues de bien limpio el guaxolote, y pasado por una llama para que se le queme el plumon, se pone sobre una sarten fondeada de rebanadas de jamon; se rodea con trozos de carne de puerco gorda, pedazos de rodilla y pies de vaca, zanahoria, cebolla y yerbas finas; se cubre con agua ó caldo, se le echa la sal competente y se pone á cocer á fuego manso. Cuando ya esté cocido; se le echa una botella de vino blanco, y así que hierve un poco, se aparta, se cuela el caldillo y se deja enfriar para quitarle la grasa: con esta jalea se cubre toda la carne y se sirve.

Si se pusiese el guaxolote deshuesado, saldrá mejor.

GUAXOLOTE DESHUESADO Y RELLENO. Despues de desplumado y pasado por las llamas, se le cortan la cabeza, las patas y el orificio, y por aquí se le sacan las tripas, dejándole la molleja para que no se le estire el buche. Se hace esto con un palo y se le quiebran los huesos que se sacarán con la mano por la misma abertura, dejándole su forma en cuanto sea posible. Por el mismo agujero se rellena con un picadillo compuesto de lomo de puerco picado, tomates, ajos y pedacitos de jamon crudo, clavo, canela, pimienta, azafran y cominos, todo molido, pasas, almendras, aceitunas, un poco de peregil picado, vino y vinagre cuando esté bien revuelto. Acabándose de rellenar, se cose el agujero con pita, y se pone á cocer el guaxolote así dispuesto, con agua y especias molidas de las que entraron en el picadillo. Despues de cocido, se muele una porcion de ajos con vinagre fuerte, un poco de sal y pimienta y se unta el guaxolote: se unta tambien una cazuela con manteca, se pone en ella el guaxolote untado con esa salsa, se rocia con manteca derretida por encima, y se mete al horno, ó se pone á dos fuegos.

Se sirve con la salsa que mejor parezca (véase SALSA).

GUAXOLOTE EN ADOBO Ó FIAMBRE. Despues de limpio el guaxolote, se espolvorea bien con sal, pimienta, clavo, canela y nuez, molidas, se le acomodan ajo picado, cebolla y peregil por todas partes, y encima tajadas de jamon gordo, se envuelve bien en una servilleta limpia y se echa á hervir en agua. A la hora y media se saca y se le hacen aberturas con un cuchillo; se mecha con jamon, ajos crudos, clavos, canela, pimienta, sal y hojas de aguacate; se pone despues en una olla de barro, se le echa un proporcionado tanto de vino, naranjas ó limas agrias rebanadas, dientes de ajo y cebollas partidas en cuarterones: se echa un poco de laurel y tomillo, se tapa la olla y se pone al fuego. Ya cocido, se saca y se sirve en trozos regulares, ó solo con rebanadas de cebolla desflemada y cogollos de lechuga, ó con salsa de adobillo y queso rallado por encima, ó con poco vinagre y mucho aceite con suficiente sal y pimienta, ó últimamente compuesto con el fiambre de pies de puerco.

GUAXOLOTE DE BODAS. Se toma un guaxolote, lo mas grande y gordo que se pueda, se vacia por la parte de abajo, y despues de bien limpio se le cortan los pies y el pescuezo, bajándole el pellejo hácia abajo, para que le quede sobrante y pueda cocerse, cubriendo tres dedos de pescuezo, que será lo mas que le quede. A los dos dias de matado se formará el relleno siguiente.

Cocidas unas criadillas de carnero ó novillo, unas lenguas y riñones de carnero, y tambien las menudencias del mismo guaxolote y de algunas aves, se cortarán en dados lo mas igual que se pueda, se agregarán unos trocillos de papa ó de castaña iguales, se polvorean bien con sal y pimienta y se revuelcan en pan rallado muy fino. Se pondrán á freir en manteca hasta que se doren perfectamente; se apearán, y puesta otra cazuela con manteca, se freirán en ella chorizones, choricitos, longaniza y morcon, haciendo que tambien se doren en la manteca. Se apartan, se vacian los chorizones (que han de ser mas que el resto de la carne) y se rebanará la longaniza en rebanaditas delgadas, los choricitos se partirán por mitad, se revolverá todo con la fritura de criadillas y se pondrá una cazuela limpia á la lumbre con tantos iguales de manteca y aceite. Se freirá en ella mucha cebolla rebanada, y en seguida se molerá un hígado de carnero con un puñado bueno de alcaparras y peregil, friéndose todo en la manteca. Se le agregará sal, clavo, canela, un poco de vinagre y otro de aceite, con un manojo de yerbabuena picada; se dejará hervir hasta que espese, y poco ántes de apearse, se le echarán pasas deshuesadas y se apartará; cuando haya enfriado un poco, se revolverá en aquel caldo toda la carne frita, picada, y si quedare un poco reseco el caldillo, se aumentará con aceite; pero de modo que no quede aguado. Se coserá al guaxolote el pellejo del pescuezo, y volteado sobre él, se irá rellenando acomodándole bien la carne en los huecos y echándole del caldo por igual: ya que esté á la mitad relleno, se le pondrán dentro algunas yemas de huevo duro, y cuando ya esté lleno, se coserá el agujero, procurándose con empeño que no quede por donde salga el aceite. Despues se pondrá el guaxolote en un cazuelon que lo cubra con exceso, y se le echará competente sal, media docena de cebollas enteras, ocho chiles anchos desvenados y tres cabezas de ajo tambien enteras, y se dejará hervir cuidándose de voltearlo de cuando en cuando, y agregándole agua hirviendo, si se consumiere mucho, hasta que esté cocido. Se deja consumir, y se dora en la grasa que se deja, aumentándola si fuere muy poca, con aceite de comer, hasta que esé dorado, lo que se conseguirá mas pronto, poniéndole encima un comal con una poca de lumbre. Dorado el guaxolote, se servirá con la salsa siguiente.

Se tomará una poca de grasa de la en que se frió el guaxolote, y en una cazuela con ella se pondrá á freir todo el caldillo y demás sobrantes del relleno, molido, con diez ó doce yemas de huevo, una taza caldera de piñones tostados, peregil picado menudo y la sal competente; cuando todo esté bien frito, se le agregará un poco de vinagre, y así que haya espesado lo bastante, se soltará el caldo con vino de Parras ó de Málaga y se echará en la salsera.

GUAXOLOTE EN PELOTA, ó QUESO DE GUAXOLOTE. Se deshuesa perfectamente sin romperle el pellejo, y se le quita toda la carne, que se corta en tiras angostas, procediéndose en lo demas, lo mismo que para el queso de puerco (véase QUESO DE CERDO, pág. 170 y 171).

GUAXOLOTE A LA BURGESA. Se despluma, se chamusca á la llama y se limpia el guaxolote; se aplasta un poco sobre el vientre y se le recogen las patas; se sancocha en una cacerola con mantequilla ó con jamon derretido, con peregil, cebolla, hongos y una punta de ajo, todo picado muy fino; se pasa á otra cacerola con su sazonamiento, sal y pimienta gorda: se le cubre el vientre con lonjas de jamon, se humedece con tantos iguales de vino blanco y de caldo, y se deja cocer á fuego lento; en seguida se desengrasa y se añade á la salsa un poco de caldo-colado para ligarla.

Los pollos y pollonas cebadas pueden tambien disponerse lo mismo.

GUAXOLOTE ENROLLADO. Es necesario chamuscar á la llama al guaxolote y dividirlo en dos mitades; deshuesarlo completamente y poner sobre cada mitad un buen relleno de carne (véanse PICADILLO y RELLENO); en seguida se enrolla ó envuelve cada mitad, se atan y se ponen á cocer, cubiertas de lonjas de jamon, con un vaso de vino blanco, otro tanto de buen caldo, un manojito de peregil, cebolla entera, una cabeza de ajo, dos clavos de especia, un poco de tomillo, de laurel y de albahaca, sal, pimienta, dos cebollas rebanadas, una zanahoria y un nabo grande ó pastinaca; concluido el cocimiento, se desengrasa el caldillo y se pasa por tamiz, se le añade un poco de caldo-colado para que se ligue, y se echa sobre el guajolote para servirse. En lugar de esta salsa se puede poner cualquiera otra, ó el caldillo que parezca mejor, segun las circunstancias.

GUAXOLOTE (Galantina de). Despues de chamuscado á la llama el guaxolote, se deshuesa comenzándose por el lomo, y cuando lo esté completamente y se le hayan quitado los nervios de las piernas, se levantará una parte de las mismismas piernas y de la pechuga, uniéndose con otras carnes de dos pollas, ó de vaca, las que se pesarán para poner otro tanto de jamon puramente gordo; se pica todo juntamente y se le echan sal, pimienta y yerbas finas, y estando este relleno bien y menudamente picado, se sazonan unas mechas medianas de jamon con especias molidas, sal y mienta, y se lardea con ellas la carne del guaxolote; se pone en seguida una cama del relleno del grueso de una pulgada, que se aplana por todas partes con igualdad, colocándose encima de ella criadillas de tierra cortadas á lo largo, mechas de jamon, tiritas de carne del mismo guaxolote y de otras aves, y almendras limpias en rajitas: se cubre esto con otra cama de relleno, se pone encima otra capa de las cosas dichas ántes, y se van alternando así las camas, hasta que ya no quede picadillo ninguno; se enrolla entónces el guaxolote, de modo que contenga todo el relleno sin que se le salga por ningun lado, y con una aguja se le cosen las carnes como estaban en su primitiva forma, dándose á la galantina una figura larga ó prolongada, y cubriéndose con tajadas de jamon, que se polvorean con una poca de sal; se envuelve en seguida en una servilleta con cuatro ó cinco hojas de laurel, y se ata la servilleta por los cabos, liándose la galantina por encima para que conserve su forma: se acomoda esta galantina en una brasera ó vasija propia para cocer á la brasa (véase COCER Á LA BRASA, pág. 87), fondeada con tajadas de jamon, echándose en ella dos jarretes de vaca, un manojito de peregil y cebolla, los desperdicios ó restos del mismo guaxolote, cuatro hojas de laurel, un poco de tomillo, tres clavos de especia y tres cucharones de caldo, y se deja cocer á fuego lento por cinco horas. Cuando se haya cocido la galantina, se aparta sacándose de la brasera y apretándose suavemente para extraerle el caldo, y se conserva en la misma servilleta hasta que se enfrie para servirse.

El caldillo se cuela por una servilleta fina, y se le quiebran uno ó dos huevos, segun fuere su cantidad, batiéndose en él y probándose para ver si está de buen gusto; se pone sobre el fuego, meneándose la galantina sin intermision hasta que hierva; entónces se aparta y se deja en el bordo de la hornilla, cubriéndose con la tapa, en la que se mantendrá un fuego ardiente por espacio de media hora, que necesita la galantina para que se ponga de buen punto: se cuela entónces por una servilleta fina y se deja enfriar para darle el uso conveniente.

GUAXOLOTE (Blanquete de). Cocido el guaxolote al asador y estando frio, se le separan las carnes del vientre, y se hace el blanquete lo mismo que el de vaca (Véase BLANQUETE DE VACA).

GUAXOLOTE (Picadillo de). Se toman las carnes blancas de un guaxolote cocido al asador, despues de frio, y se le quitan cuidadosamente los pellejos y los nervios, picándolas en seguida y mezclándose el picadillo con salsa bechamela (véase SALSA A LA BECHAMEL), que se pondrá á calentar. En defecto de esta salsa, se hace un caldillo rojo, que se humedecerá con caldo concentrado, en el que se habrá puesto á hervir el caparazon del guaxolote; se liga esta salsa con yemas de huevo y se echa sobre el picadillo.

GUAXOLOTE (Capirotada de). Estando el guaxolote cocido al asador y frio, se destroza y se prepara una salsa á la italiana con un pedazo de mantequilla, una cucharada de harina, hongos, peregil y un poco de chalote, picados; se humedece con vino blanco y caldo en partes iguales, y estando desengrasada y de buen gusto, se echan en ella las raciones del guaxolote, dejándose cocer á fuego lento cosa de media hora; se vuelve á desengrasar la salsa, y se añaden algunas tostadas fritas y cuajadas.

GUAXOLOTE (Salmorejo de). Se pone á medio cocer un guaxolote bien gordo en el asador; se divide á continuacion en raciones ó piezas proporcionadas, y se echan en una cacerola con vino, criadillas de tierra y hongos picados, algunas anchoas, sal y pimienta. Cocido todo oportunamente, se liga la salsa con caldo de sustancia de vaca (véase CALDO-COLADO, pág. 132). Despues de haberla desengrasado, se sirve el guaxolote con zumo de naranja, ó con la salsa de jamon (véase).

GUAXOLOTE ASADO Y RELLENO. Se enalbarda y se pone en el asador el guaxolote, siendo indispensable un hora y media para que pueda quedar perfectamente asado. Se puede rellenar con picadillo de toda clase de viandas, mezcladas con salchichas, y si se quiere, con castañas asadas. Se hace tambien un relleno para esto, con bastantes hongos, hígado, peregil y cebollas, todo picado: y se sirve sobre mastuerzo, sazonado con sal y vinagre.

GUAXOLOTE (Despojos y menudillos de) EN FRICASÉ. Se siguen los mismos procedimientos que para el fricasé de pollo (véase, pág. 343).

GUAXOLOTE (Despojos de) EN HOCHEPOT. Se dividen en trozos y se medio frien ó sancochan en manteca; se polvorean con harina y se humedecen con caldo ó agua, echándoles pimienta, sal y un manojito surtido; se dejan cocer y se les añaden nabos dorados en mantequilla, y para servirse se desengrasa el caldillo. Se les pueden añadir papas ó castañas asadas.

GUAXOLOTE (Piernas de) ACOMPAÑADAS. Se ponen á desangrar en agua fria y se perdiga despues en agua hirviendo una landrecilla de vaca, que se cortará en forma de dados, como tambien una buena porcion de hongos, se amasará todo en seguida con jamon rallado, peregil, cebolla, albahaca y chalotes, picado todo, sal, pimienta y dos yemas de huevo; se dispondrán dos piernas crudas y bien limpias de guaxolote, que se deshuesan completamente, dejándoles únicamente la extremidad del hueso, que las une con las patas, y se rellenarán con el picadillo ó la pasta formada con la vaca, cosiéndolas para que no se salga el relleno: se ponen á cocer á fuego manso, enalbardadas con jamon, en un caldillo hecho con un vaso de vino blanco, otro tanto de caldo, un manojito de peregil y cebolla y poca sal; cuando estén cocidas y la salsa bien reducida, se desengrasa ésta, se quitan las lonjas de jamon y el manojito, y se le añaden dos cucharadas de caldo-colado, y un pedacito del tamaño de una nuez de mantequilla, amasada con un polvito de harina y tantito peregil perdigado y picado: se deja ligar la salsa sobre el fuego y se echa sobre las piernas del guaxolote, para servirse con un poco de zumo de limon ó un chorrito de vinagre.

GUAXOLOTE (Quenelles de). (Véase QUENELLES DE GAZAPO).

GUAXOLOTILLOS EN MANTEQUILLA DE CANGREJOS. Se vacian, se chamuscan á la llama, recogiéndose con un hilo las ancas y dejándose las patas para afuera, se ponen á cocer en una buena sartenada (véase SARTENADA), se aderezan y desatan, y se les echa encima salsa de mantequilla de cangrejos (véase tambien).

GUAXOLOTILLOS A LA REGENCIA. Estando vacios, chamuscados y recogidos como se dijo en el artículo anterior, se frien en mantequilla á fin de que sus carnes queden un poco firmes; se les mecha en seguida el vientre con jamon delgado, y se ponen á cocer en una cacerola con tajadas de jamon, una cebolla, una zanahoria, sal, pimienta y un manojito surtido, humedeciéndose todo con caldo concentrado; pero de modo que la parte mechada no se moje. Cuando estén cocidos, se desatan, se cubren con la gelatina y se sirven sobre una financiera (véase FINANCIERA, pág. 336).

GUAXOLOTILLO EN PIEL DE GORRINO. Recogido el guaxolotillo, como se dice en los artículos anteriores, se pone á asar en el asador, rociándolo frecuentemente con aceite y polvoreándolo con sal. Cuando esté cocido, se adereza y se le echa salsa á la diabla (véase).

GUAXOLOTILLO EN MAYONESA. Se procede lo mismo que para el faisan ó gazapo (véase GAZAPO EN MAYONESA, pág. 374).

GUAXOLOTILLO EN ENSALADA. Se prepara lo mismo que para la mayonesa, se rodea con cogollos de lechuga, y se adorna la ensalada con anchoas, alcaparras, aceitunas, pepinillos, &c. Se sirve con una aceitera.

GUAXOLOTILLO RELLENO DE CRIADILLAS DE TIERRA. Se escoge uno que esté bien gordo, se chamusca á la llama y se vacia; se hace un relleno con hígado, criadillas de tierra, peregil, cebollas, sal, pimienta y jamon, todo picado, que se liga con yemas de huevo; se rellena con este picadillo el ave, cosiéndose para que no se le salga el relleno, y se pone, enalbardado con jamon, á cocer en el asador.

GUAYAVA. Fruta bien conocida, que se come cruda, sola ó rebanada en el pulque de tuna, ó colorado, que suele llamarse *sangre de conejo*. En dulce se prepara de diversas maneras, y pueden verse los artículos

CAJETAS DE GUAYAVA (páginas 118, 121 y 122).

CONDUMIOS DE GUAYAVA (pág. 204).

CONSERVA DE GUAYAVAS, (pág. 221).

PASTA DE GUAYAVA.

PASTA DE BOCADILLOS DE GUAYAVA.

HELADOS DE GUAYAVA.

GUAYAVATE DE LA HABANA CON MEMBRILLO. Se dispone lo mismo que las CAJETAS DE GUAYAVATE HABANERO de la pág. 118 (véase).

GUAYAVATE DE LA HABANA SIN MEMBRILLO. Se escogen las guayavas maduras y nada podridas; se mondan y parten crudas, por el medio; se les quitan los corazones y se lavan inmediatamente, para que no les quede ninguna semilla ó huesito; se pasan los corazones por un ayate muy tupido, para que solo pase la pasta sin ningun hueso. Cuando se haga esta operacion, ya se tendrá prevenido y clarificado el almíbar de punto regular, ni muy aguado ni muy espeso, midiéndose para mezclarse despues, tanto almíbar como guayava. Las guayavas partidas se echan en el almíbar frio, que en seguida se pone á la lumbre con ellas, y se deja hervir hasta que esté muy espeso, en cuyo caso se mezcla lo que se pasó por el ayate y se comienza á batir á lo largo, se sigue batiendo hasta que esté el guayavate de punto, que se conoce tomando en poco con una palita y enfriándose: el que lo hace se dará un golpecito en el brazo, y si despega el dulce, es señal que está de buen punto; pero si queda pegado, será necesario batirlo mas hasta que despegue, y entónces se vacia en cajoncitos, forrados con papel, ó en cajetas, segun se quiera.

GUINDA. Esta fruta es todavía poco comun en estos paises por haberse descuidado el cultivo del árbol que la produce, y por eso es que se presenta en las mesas, tanto cruda como en otras preparaciones, como una cosa exquisita. Es muy parecida al capulin en el hueso, color y tamaño; pero es diferente su sabor, y tiene un agrio muy agradable. No está perfectamente madura sino cuando se ha puesto de un color morado muy oscuro ó casi negro.

GUINDAS CON HUESO. }
GUINDAS DESHUESADAS. } (Conserva de). (Véase CONSERVA DE GUINDAS, pág. 211).

GUINDAS EN TOSTADAS DE PAN. Se vacia en una cacerola de plata un bote de conservilla de guindas y se deja calentar; se frien en mantequilla unas tostaditas pequeñas de pan, y en seguida se meten en polvo de azúcar, adornándose al sacarse empolvadas, con las confituras que se les echarán encima. Se sirven calientes.

De este mismo modo se hacen tambien tostadas con mermelada de chavacanos, ó albaricoques.

GUINDAS BLANCAS Ó EN CAMISA. Se bate una clara de huevo hasta que alze bien, y se rebozan con ella las guindas, escogiéndose para esto las mas gruesas y bien maduras, y quitándoles la mitad del cabillo ó rabo. Despues de estar mojadas con el huevo, se revuelcan en azúcar pasada por tamiz de seda, cuidándose de que queden cubiertas por igual, y de soplar las que hayan cogido mucho polvo; se ponen en seguida sobre hojas de papel, separadas unas de las otras, sin tocarse, y se meten sobre un tamiz á la estufa, donde se tendrán hasta que se vayan á servir.

GUINDAS (Confitura ó conservilla de). Se echan las guindas en una cazuela que no haya tenido grasa, despues de haberle quitado los huesos, cuidándose de maltratarlas lo ménos posible, y de no desperdiciar el zumo; se pone media libra de azúcar en polvo para cada libra de fruta, y se le añade muy poco zumo de limon; se ponen á cocer á fuego vivo, meneándose suavemente las guindas, que estando cocidas y de punto, se apartan, siguiéndose los mismos procedimientos que para las otras conservillas (véase CONSERVILLAS FRANCESAS, pág. 224).

GUINDAS (Agua de). (Véase HELADOS DE GUINDAS.)

GUISADO. La vianda compuesta y aderezada con caldo, especias y verduras; ó condimentada con otras sustancias alimenticias, para hacerla de mas fácil digestion ó mas sabrosa y agradable al paladar. Se llama tambien *guisado*, aunque con ménos propiedad, cualquiera preparacion con que se disponen en la cocina para comerse, no solo las viandas ó carnes de los animales domésticos y de la caza, de pelo y pluma, sino cualesquiera legumbres, semillas, yerbas, raices, frutas, &c. que se sirven á la mesa cocidas, con tal que se haya usado, para disponerlas y aderezarlas de alguna otra cosa á mas del agua y de la sal. En los artículos respectivos á cada sustancia alimenticia se explican innumerables guisados, con que el arte las vuelve saludables, si no lo son en su estado natural, y mas digeribles y gustosas, si ellas por sí mismas son sanas é inocentes; mas para dejar completa esta materia, servirán como de muestra ó ejemplo de lo que se entiende por *guisado*, las preparaciones de los artículos siguientes.

GUISADO DE CARNERO CON SALSA DE ACEITUNAS. Se mechan unas pulpas de carnero con tiras de jamon, y se frien en manteca con sal y ajos molidos, echándose, cuando estén fritas, bastante vinagre y el agua suficiente para que puedan cocerse. Así que estén cocidas, se deshuesan y muelen con tostadas fritas de pan, las aceitunas que basten para formar el caldillo; pero es de necesidad que todas estén buenas, porque de no ser así, el guisado quedaria detestable, en vez de que estando bien acondicionadas, le comuniquen el buen sabor que le es propio: se muelen tambien con ellas clavo y pimienta, poniéndose á freir todo lo molido; en esta fritura se echa el carnero con su caldo y se deja hervir hasta que haya espesado el caldillo, y al apartarse de la lumbre se le añade aceite.

GUISADO EXCELENTE DE CARNERO. Cocido el carnero como es corriente, se muelen xitomates asados, tomates cocidos, cebollas crudas, ajos asados, orégano, tomillo, y chiles verdes cocidos, y se echa todo á freir en manteca: se pone allí el carnero y para hacerse el caldillo, se añade aceite, vino y vinagre bueno, sazonándose con la correspondiente sal, clavo y pimienta. Cuando esté de buen temple, se ponen en el guisado cebollitas cabezonas cocidas, y se sirve con canela en polvo por encima, chilitos y aceitunas. Pueden tambien añadirse pedacitos de jamon cocido.

GUISADO DE BESUGO. Despues de bien limpio y escamado el besugo, se divide á lo ancho en cuatro ó cinco trozos, ó se deja entero, si se quiere. Se frie en una cazuela á fuego lento cebolla bien picada, y en ella se pone el besugo, ya sea entero ó en pedazos, y cuando esté rehogado por ámbos lados, se saca el pescado y la cebolla y se echa bastante pan tostado y molido en polvo fino para que forme una pasta, que se sazona con sal y pimienta, ó en vez de la pimienta, peregil picado y machacado. Se deslie esta mezcla frita con un poco de caldo, y se echa sobre el besugo para servirse.

GUISADO EXQUISITO DE PESCADO. Se pican muy menudos ajos y cebollas, y se frien en una cazuela con aceite ó manteca; se pone allí el pescado crudo, ya limpio y dividido en trozos, añadiéndose peregil picado, aceite y pimienta, bastante zumo de naranja y la sal correspondiente con un poco de agua; se pone á dos fuegos y se deja hasta que esté el pescado perfectamente cocido.

GUISO. Lo mismo que salsa ó caldillo con que se cuecen y condimentan las carnes y las demás sustancias alimenticias, para hacerlas mas digeribles ó sabrosas al paladar.

GUISOS PARA AVES (véase AVES, pág. 52 y siguientes).

GUISOS PARA PESCADO. (Véase PESCADO).

GULLORÍA. (Véase GOLLORÍA, pág. 378).

GUSANO. Algunos comen el del maguey sin mas diligencia que tostarlo en un comal; pero se dispone tambien despues de tostado, mezclándose con huevos batidos, cebolla y peregil picado, haciéndose con todo una tortilla (véase TORTILLA DE HUEVOS).

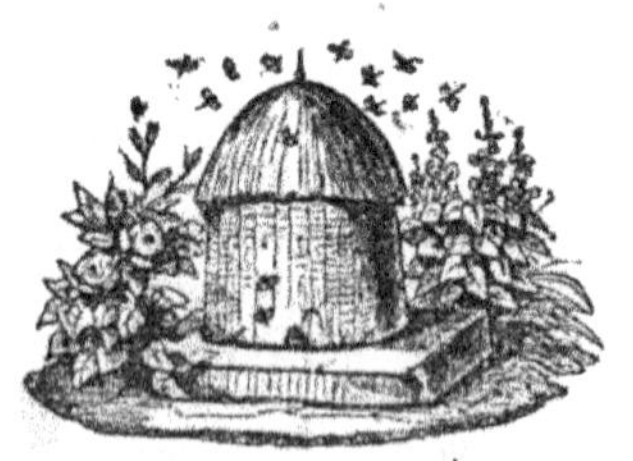

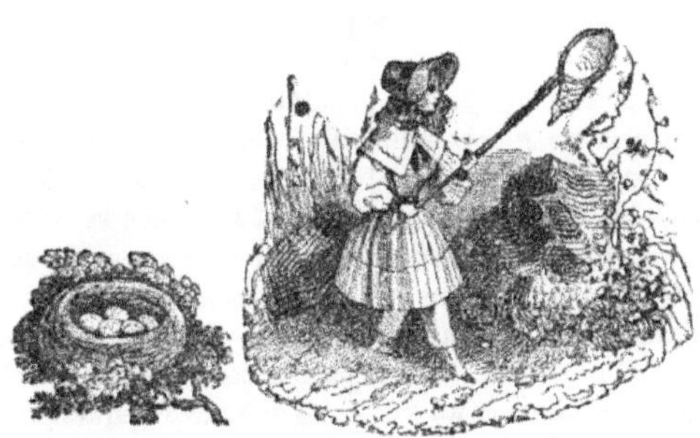

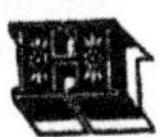

HABA. Fruto de la planta de este nombre, que nace encerrado en vainas, y es comestible, tanto cuando ha llegado á su completa madurez y se ha dejado secar, como cuando está verde, que es de uso mas frecuente en las mesas, condimentado de varias maneras. La harina de la haba seca se emplea en la composicion de algunos dulces, como cajetas de leche, arequipa, y otros, que se explican en los lugares respectivos.

HABAS SECAS (Caldo de) PARA DIA DE VIGILIA. (Véase CALDO DE HABAS, pág. 129).

HABAS SECAS (Ensalada de). (Véase ENSALADA DE HABAS SECAS, pág. 309.)

HABAS SECAS GUISADAS. Se echan á remojar en agua fria para que no se pongan negras, se les quitan las cáscaras, y se ponen á cocer tambien en agua fria y sin sal. Así que se hayan deshecho, se les añade manteca cruda, cabezas de ajo enteras, dos ó tres chiles anchos, tambien enteros, una ó dos ramitas de yerbabuena, cominos y azafran molidos en pequeña cantidad. Al servirse, se les echan unas gotas de aceite por encima.

HABAS SECAS EN ESPECIA CON CARNE DE PUERCO. Se frien ajos, cebollas y xitomates, todo picado; y estándolo, se echan en esta fritura las habas ya cocidas y deshechas, como las del artículo anterior, con la carne de puerco ya cocida y el caldo en que se coció; se añaden unos pocos de cominos y azafran molidos, una ramita de yerbabuena, dos de culantro verde, y si se quiere, otra cabeza de ajo entera. Se deja hervir todo hasta su completo sazon, y que el guisado adquiera la consistencia debida.

HABAS SECAS (Fritura de) PARA ADORNO DE OTROS GUISADOS. Se cuecen habas y se sazonan como queda dicho en los artículos anteriores, procurando que espesen bien; se vacian extrayéndoles todas las habas que hayan quedado enteras y las sustancias extrañas, y al cabo de doce ó catorce horas que habrán cuajado ya, se cortan las figuras que se quieran y bañadas con pasta de freir ó con huevo batido, se frien polvoreadas con sal y pimienta. Se ponen sobre la sopa, ó los guisados que se quieran adornar.

HABAS VERDES DISPUESTAS PARA VITUALLA. (Véase VITUALLA.)

HABAS VERDES (Ensalda de) SOLA Ó CON CHÍCHAROS. (Véanse en la pág. 308).

HABAS VERDES FRITAS CON XITOMATE. Despues de sacarse las habas de sus vainas, se ponen á cocer en agua con un poquito de tequesquite asentado: en seguida se les quita la cabecita y se ponen á freir en manteca con xitomates maduros, bien molidos, y ajos picados; cuando ya estén fritas, se humedecen con caldo de carne de puerco, agregándole un poco de pan frito, molido con cominos y algunos chilitos verdes enteros: luego que haya espesado el caldo, se apean y se sirven.

HABAS VERDES EN VINO. Despues de cocidas las habas, como se dijo en el artículo anterior, se pone á freir una poca de harina en manteca, y cuando se haya dorado, se le echa agua; en dando un hervor, se le exprime naranja agria, y así que hierva un poco, se echan las habas con un vaso de vino blanco, se dejan sazonar, y cuando hayan espesado lo necesario, se apean y se sirven.

HABAS VERDES (Tapado de). Se embarra una cazuela con manteca, se pone una cama de rebanadas de xitomate crudo, y otra de cebollas en cuartos bien desflemadas en agua: despues se echan allí las habas verdes crudas y sin cáscara: se pondrá encima otra cama de xitomate, otra de cebolla, y otra de habas, agregándose un poco de orégano. Se le echa despues xitomate molido con pan dorado en manteca; y estando bien frito, el agua suficiente: cuando esté hirviendo bien, se le exprimirá un limon, y sazonándose con la sal fina necesaria, se deja hervir hasta que se cueza todo, á fuego manso.

HABAS VERDES A LA FRANCESA. Se ponen á cocer las habas verdes en un poquito de agua de tequesquite asentado y otra poca de agua comun; despues de cocidas se refrescan en agua fria, se pone á la lumbre una cazuela con mantequilla, sazonada con suficiente sal y pimienta, se echan las habas cocidas y un poco de caldo de carne ú agua, se le agrega un manojito de peregil y otro de agedrea, y se sazonan con sal fina; se dejan hervir, y cuando hayan espesado lo suficiente, se ligan con yemas de huevo batidas.

HABAS VERDES GUISADAS EN CRUDO. Se frien en manteca las habas verdes, crudas, y se les echa estando fritas, para que se fria tambien, xitomate asado y molido con cebolla, ajo y chile verde picados; se añade entónces el agua suficiente para que se cuezan, tantita pimienta y unas ramitas de culantro verde; así que estén cocidas las habas, se les agregan yemas de huevo, cortadas con vinagre.

HABAS VERDES CON CHORIZOS, LONGANIZA, JAMON Y CARNE DE PUERCO. Se escogen las chiquitas y tiernas, y se ponen á cocer en agua con sal, pedacitos de jamon, chorizos enteros, pedazos de longaniza y raciones pequeñas de carne de puerco, todo junto; en una cazuela aparte se frien ajos, cebollas, xitomates y algunos chiles verdes, todo picado menudo; se echa despues esta fritura en la olla de las habas, añadiéndose azafrán, cominos, clavo, pimienta y tostadas fritas de pan, todo molido, alcaparras, aceite y vinagre, dejándose espesar el caldillo; y cuando se lleven á la mesa, se echan aceitunas, que darian mal sabor al guisado, si hirviese con ellas.

HABAS VERDES EN CALDILLO DE HUEVO. Despues de cocidas las habas grandes y verdes, se les quita la cáscara; se frien en manteca ajos, cebollas, tomates y xitomates, todo picado, y estando todo bien frito, se añaden las habas para que se medio frian con peregil picado; se les echa entónces caldo, que se sazona y espesa con yemas de huevo cocidas, tostadas fritas de pan, azafrán, cominos, culantro tostado, clavo y pimienta, todo molido, aceite y vinagre, y se dejan hervir hasta su completo sazon, no debiendo quedar muy espesas.

HABAS VERDES CON LECHUGA Y JAMON. Se escogen las habas pequeñitas y tiernas y se cuecen en agua con sal, cociéndose tambien lechugas picadas; se frien en una cazuela con bastante manteca unas lonjas de jamon, hasta que queden hechas chicharrones, que en este caso se sacan de la manteca, echándose á freir en ella ajos y cebollas, picadas ámbas cosas muy menudas; se añaden entónces las habas y lechugas, cocidas y bien escurridas, con una poca de sal, y habiéndose frito tambien, se cubren con caldo, se echa el jamon frito, y clavo y pimienta molidos; se deja hervir todo hasta que haya consumido la mayor parte del caldillo. Pueden servirse, si se quiere, con huevos escalfados, y para esto, cuando está hirviendo el caldillo, se quiebran los huevos y se echan por un lado, para que se cuajen y se cuezan sin revolverse ni mezclarse con las habas.

HABAS VERDES CON LECHUGA PARA DIA DE VIGILIA. Se siguen los mismos procedimientos del artículo anterior, con la diferencia de que no llevarán jamon, se les echará mucho aceite, y en lugar de humedecerse con caldo, se les pondrá agua caliente para hacerse el caldillo.

Se les pueden añadir en vez de huevos escalfados, raciones de trucha ó de róbalo harinadas, rebozadas con huevo y fritas en manteca.

HABAS VERDES, LIGADAS CON HUEVO. Como estas habas se sirven secas, es necesario cocerlas con poca sal, para que no queden saladas despues de consumido el caldillo; se escogen bien tiernas, y al cocerse se les añade aceite; cuando lo estén y se haya casi consumido el caldillo, de modo que solo reste el aceite, se les añaden huevos crudos medio batidos, y luego que estén ligadas, se sirven.

HABICHUELAS. (Véase EXOTES, pág. 327, y FRIJOLES, pág. 343.)

HALECHE. (Véase ESCOMBRO, pág. 315.)

HARINA (Atole de). (Véase GACHAS, pág. 353.)

HARINADO. Caldillo hecho con harina, cruda ó tostada, y frita en manteca. Los diversos modos de prepararlo se explican en los artículos relativos á las viandas ó cosas que se condimentan con él.

HELADOS. Se llaman indistintamente *helados* ó *sorbetes* los zumos de las frutas, compuestos de la manera que se explica en los artículos que siguen, y otras muchas preparaciones de otras sustancias, congelado todo con hielo ó con nieve, mezclada con sal, ó en su defecto con la sosa y el nitro, que se sirve en vasos, copas, ó en platos, despues de haberse vaciado de los moldes, cuyos pormenores se refieren adelante. Los helados son el complemento y adorno mas espléndido del último servicio de la mesa, pues que hoy el café, que es con lo que se concluye enteramente un banquete ó convite, debe servirse segun las reglas mas rigorosas de la etiqueta, en otra pieza distinta del comedor, si hay proporcion para ello. De esto se trata en su lugar correspondiente (véase SERVICIO DE MESA), pues aquí solo se dan las explicaciones convenientes, para preparar y disponer las diversas clases de helados que están en uso, con lo que se tendrán los conocimientos suficientes para hacer otros nuevos ó variar los explicados aquí, de innumerables maneras, tanto en los ingredientes, como en la forma de los moldes.

HELADOS (Modo de hacer los). Por medio del hielo ordinario ó de la nieve, á la cual se añade una tercera parte de su peso de sal comun, molida, para aumentar la intensidad del frio momentáneo, de que hay necesidad para confeccionar lo que se designa con el nombre de *helados*, se obtiene la congelacion de diversas sustancias; de los jugos de muchos vegetales, del de las frutas y de las cremas ó mantecados que se apetecen en todo tiempo, y mas particularmente en las tardes calurosas del estío. Para este objeto se emplean las sorbeteras, garrafas ó garrafones de hoja de lata ó de estaño; pero deben preferirse las de este metal, porque los jugos de las frutas que contienen, no siendo tan breve penetrados del frio, dejan tiempo para agitar y menear lo que debe helarse, dándole por consiguiente cierta untuosidad ó cualidad mantecosa que lo hace mucho mas agradable al gusto; mientras que en los de hoja de lata, formándose mas breve y mas gruesos los témpanos de hielo, hay necesidad de deshacerlos continuamente y de aumentar la cantidad del azúcar, perdiendo así mucho de su delicadeza el helado. Para las frutas ó flores, cuyo color descompone el estaño, es necesario usar garrafas de plata, debiéndose preferir éstas tambien, cuando hay temor de que atacado el estaño por los ácidos, se forme el albayalde, que mezclado con el sorbete, seria perjudicial á la salud, ocasionando cólicos violentos y peligrosos.

Despues de haber llenado las garrafas con el jugo de las frutas ó preparaciones que se explican adelante, se colocan en medio de las vasijas destinadas para contenerlas, que se construyen á manera de cubos ó tinitas de madera de encino ú otra, mas altas que las garrafas, de seis á ocho pulgadas cuando ménos, con un agujero en el fondo, tapado con un tapon ó bitoque, para abrirse cuando se haya menester; se ponen algo separadas las unas de las otras, y se llenan con hielo, machacado con un mazo y mezclado con sal, cuya cantidad se aumenta ó dobla segun la temperatura, y para acelerar la confeccion de los helados; se agitan fuertemente y se dan vueltas á las garrafas, meneando y despegando con una espátula de hoja de lata lo que contienen, y no sacándose sino para servirse inmediatamente en vasos ó copas de cristal. Se les da tambien una forma piramidal, ó se hacen de la figura de toda especie de frutas, y para esto se emplean moldes de estaño compuestos de dos piezas, que se llenan con el licor análogo á su figura, ó con el que se quiera, tapándoles bien todas las junturas con un lacre compuesto de cuatro onzas de manteca, dos onzas de cera amarilla ó de Cámpeche y otras dos onzas de pez resina. Hay tambien otra pasta para esto que se compone de ocho onzas de cera amarilla, cinco de pella y cuatro de pez resina. Con estas precauciones se echan los moldes en la vasija del hielo, estando llena de éste, dispuesto como se dijo ántes, y se menea con una espátula de madera por media hora ó por tres cuartos, hasta que se hayan helado bien los líquidos. Se sacan los helados de los moldes, metiéndolos algunos minutos en agua caliente para que aflojen y servirse en platos; pero si se les quieren dar algunos grados mas de suavidad ó una untuosidad mas notable, se echa en la garrafa la materia de que se ha de hacer uso, y cuando está medio helada, se llenan con ella los moldes, que se meten dentro de la nieve, y se mantienen allí hasta la hora de servirse.

Cuando la nieve ó hielo se haya casi totalmente derretido, ántes de concluirse la operacion, se alza la garrafa, se revuelve fuertemente el agua salada con una espátula larga de madera, distinta de la que sirve para menear el líquido que se ha de helar, para desprender é incorporar con las moléculas del hielo la sal, precipitada en el fondo del cubo ó tina, lo que sirve para aumentar el grado de frio y hacerlo durar un cuarto de hora mas. Se sigue despues la operacion, y por último se saca toda el agua salada por el agujero de abajo, quitando el tapon ó bitoque, y se vuelve á llenar el cubo con las mismas cantidades de sal y de hielo.

Para trasportar estos helados á tres ó cuatro leguas de distancia, se llenan de ellos las garrafas ó moldes, y tapados con el lacre dicho, se ponen en cubos destinados á este uso, llenándolos de hielo machacado y sal, de suerte que exceda éste del borde del cubo dos ó tres pulgadas, tapándolo con un lienzo gordo mojado y atado.

Como no hay necesidad de perder la sal que se emplea en estas operaciones, deberá recogerse en una tina ó barreño toda el agua salada que se saca del cubo, la que se colará y se hará evaporar hasta la sequedad, con cuya operacion se volverá á encontrar toda la que se empleó y con la nueva calidad de producir un grado mas considerable de frio, como se ha notado. La operacion es muy poco costosa, y es de creerse que los neveros económicos no dejarán de practicarla, pues de este modo serán mayores sus utilidades.

HELADO DE AGUA DE GUINDAS. Se escogen dos libras de guindas muy maduras, se les quitan los huesos y rabos, se estrujan en un mortero y se echan en una cazuela con tres cuartillos de agua, ocho onzas de azúcar y el zumo de un limon; se mezcla todo con una cuchara, se cuela por un cedazo y se echa en la garrafa, sin llenarla, ó en los moldes.

HELADO DE AGRÁZ. Se escoge media libra de agraces desgranados, se exprime su zumo en una cazuela, y se cuela por la manga; se le añadaen tres cuartillos de agua y media libra de azúcar, se vuelve á colar despues de haber reposado media hora, y se hiela por el método comun.

HELADO DE NARANJAS Ó LIMAS. Se machacan las cáscaras de dos naranjas, en dos cuartillos de agua, se exprime el zumo y se mezcla todo con seis onzas de azúcar; se deja reposar por media hora y se cuela por la manga ó por una servilleta. Lo mismo se hace la de limas.

HELADO DE NARANJA CON LIMA. Se disuelven veinte y dos onzas de azúcar blanca en dos cuartillos de agua clara; se eligen ocho ó nueve naranjas y dos limones, se limpian con una servilleta, se raspan las cortezas de las naranjas mas olorosas y ménos amargas, se parten por enmedio, y puestas entre el pulgar y el índice, se exprimen una despues de otra con la otra mano, para romper las vejiguillas donde se encierra el jugo, y se ponen entre las dos palmas de las manos, exprimiendo las cortezas en sentido contrario, y con fuerza para romper las celdillas que encierran los glóbulos del aceite esencial, que reside en la corteza amarilla: se cuela el líquido por un tamiz de cerda tupido, y se guarda en un lugar fresco.

HELADO DE LIMON SOLO. Se disuelve libra y media de azúcar blanca en dos cuartillos de agua bien clara: se eligen cuatro ó seis limones buenos, se limpian con una servilleta y se parten por el medio; se exprimen lo mismo que se acaba de decir para las naranjas, se cuela el líquido por un tamiz de cerda muy fino, y se pone aparte en un lugar fresco.

HELADO DE ROSAS. Se machaca una dracma de cochinilla, y se pone en infusion por veinte y cuatro horas en medio cuartillo de zumo de agraz; se tiene la vasija bien tapada, y se agita el líquido de tres en tres horas; se prepara un escrúpulo de goma tragacanto de la mas blanca, machacándola en un mortero de mármol y humedeciéndola de tiempo en tiempo con un poco de agua comun, hasta que se haya disuelto y forme una especie de mucílago; se echan veinte y dos onzas de azúcar blanca en cuartillo y medio de agua, y cuando se haya disuelto bien, se le añade el agua de goma y la tintura de cochinilla, mezclándose todo y dejándose así por dos horas; se cuela el líquido por una manga de paño, se le añade una poca de agua rosada, se agita fuertemente la mezcla y se pone en un lugar fresco hasta que se quiera helar.

HELADO DE LECHE. Se mezclan dos cuartillos de leche fresca con seis onzas de azúcar, un poco de cáscara de limon y otro poco de canela; se deja en infusion por media hora, se cuela despues por una servilleta y se hiela del modo ordinario.

Tambien se puede cocer ántes de echarle los ingredientes.

HELADO DE HORCHATA. Se mondan cuatro onzas de pepitas de melon y dos onzas de almendras dulces y se muelen juntamente en un mortero, rociándolas de cuando en cuando con un poco de agua, para que no se haga aceite; se mezclan despues con tres cuartillos de agua y se cuela todo con expresion por una servilleta; se le echan seis onzas de azúcar y un poco de cáscara rallada de limon, dejándose en infusion por media hora y procurándose que se deshaga bien el azúcar; se vuelve á colar como ántes y se pone á helar en la garapiñera.

HELADO DE LAS CUATRO SIMIENTES FRIAS. Se mondan cuatro onzas de almendras dulces, y unidas con igual cantidad de pepitas de melon, calabaza, pepinos y sandía con sus cáscaras, se muelen en un mortero, rociándolas con agua, que se irá aumentando hasta cosa de dos cuartillos; se cuela despues por una servilleta, exprimiéndose bien, y se añaden cinco onzas de azúcar y una rajita de cáscara de limon ó de naranja agria, volviéndose á colar por la servilleta, y helándose como las demás bebidas.

HELADOS EN CANUTOS. Se deshace el azúcar correspondiente en tres cuartillos de leche, y se cuela; se le añaden siete yemas de huevo, batidas con dos onzas de canela molida, deshaciéndose bien, y se pone á cocer todo hasta que esté como atole: entónces se aparta, se deja enfriar y se echa en los canutos, tapando las junturas con el lacre ya explicado, ó con cera sola de Campeche.

HELADOS (Otros canutos). Se desbaratan bien trece yemas de huevo, medio puñado de arroz molido y cernido y unas pocas de almendras molidas en leche; se cuela todo, se endulza y se pone á cocer hasta que esté tan espeso como natillas; se deja enfriar y se llenan los canutos.

HELADOS (Otros canutos). Se deshacen veinte yemas de huevo en una poca de leche; se cuelan por un cedazo, y se revuelven con la demás leche, en la que se habrá echado media libra de almendra martajada, componiendo entre una y otra cuatro cuartillos, y endulzándose de modo que sobresalga el azúcar, para que despues de nevada quede regular. Se cuece esta mezcla en un cazo muy limpio, y se está meneando sin cesar hasta que haya hervido muy bien; se vacia entónces en un lebrillo, se deja enfriar y se llenan los canutos.

HELADOS DE ALMENDRA. Se echan en agua fria y no en caliente como se acostumbra, cinco onzas de almendras amargas y diez de almendras dulces, dejándolas remojar por seis ú ocho horas, para quitarles las cáscaras con facilidad; se muelen en seguida en un mortero de mármol, añadiéndoles algunas cucharadas de agua de azahar, y formada la pasta, se deslie en ocho onzas de leche con otro tanto de natillas en una cazuela, y se agitan continuamente con una espátula de madera, para deshacer allí doce onzas de azúcar; se mezcla la leche de almendras, y cuando todo tenga la consistencia conveniente, se deja enfriar y se hiela como se ha dicho.

HELADOS DE ALMENDRAS GARAPIÑADAS. Se disuelven ocho onzas de azúcar en cuartillo y medio de agua, y se echa la misma cantidad de almendras del artículo anterior, preparadas lo mismo; despues de haberlas dejado garapiñar, se apartan, y estando frias, se muelen rociándolas con agua de azahar y continuando la operacion, como se dijo en el anterior artículo, añadiéndose el azúcar restante á la leche y las natillas.

HELADOS DE PIÑA. Se mondan cuatro piñas bien maduras, se muelen y se echan en almíbar clarificado, del punto en que tomando un poco con dos dedos, se revienta el hilito que forma, y hecho con una libra de azúcar, dejándose en infusion tres horas para que se impregne bien del aroma de la fruta; se le añade despues el zumo de dos limones, se cuela todo por la estameña ó tamiz, apretándolo con la espátula de madera á fin de extraer toda la pulpa de las piñas, y se añade un vaso de agua.

Se hiela en moldes de la misma figura de la piña, del mismo modo que se ha explicado.

HELADOS DE AVELLANAS. Se garapiña una libra de avellanas con media libra de azúcar, se tuestan, y despues de haberlas dejado enfriar, se muelen para reducirlas á polvo; se deslien en seguida en una sarten con nueve yemas de huevos muy frescos y cuatro cuartillos de natillas, dejándose cocer á fuego muy suave, y, estándolo, se pasa por la estameña la mezcla para helarla.

HELADO DE NARANJA AGRIA. Se hace almibar clarificado, de medio punto, con libra y media de azúcar; se echan en infusion las cáscaras de dos naranjas agrias, y se añaden otras seis con cuatro limones para colarlo todo con expresion; despues de haberlo dejado en la infusion una hora, se pasa por un tamiz de seda para helarlo en la garrafa.

HELADOS DE CAFÉ. Se tuestan siete onzas de buen café, hasta que adquiera un hermoso color de canela, se muele y se conserva en una cazuela. Se ponen á hervir diez onzas de natillas con treinta onzas de leche y quince onzas de azúcar; cuando todo empiece á espesarse, se echa sobre el café, que se menea y agita con una cuchara; se tapa, se deja enfriar y se cuela por un tamiz ó por un lienzo ralo, y se hiela del modo comun.

HELADOS A LA ITALIANA. Se hierven cuatro cuartillos de crema doble, se apartan del fuego y se guardan en un rincon del horno en una cacerola, añadiéndose una cuarta de café, cubriéndose y dejándose en infusion dos horas. Se apartan las claras y las yemas de diez huevos frescos y se baten solo cinco claras; se cuelan por un tamiz las natillas, se mezclan con los huevos y se añade media libra de azúcar; se deja todo cocer á fuego suave, hasta que se espese: se aparta entónces, se pasa por tamiz, se enfria y se hiela.

HELADOS DE CANELA. Se muelen en un mortero de mármol con un poco de azúcar, tres cuartas de onza de canela escogida; se ponen á hervir en seguida con treinta onzas de leche comun, diez de natillas y quince de azúcar, y cuando comience esto á espesarse, se cuela por un tamiz ó una manga, se deja enfriar y se hiela.

HELADOS DE CHOCOLATE. Se mezclan y se ponen á hervir, hasta que tengan la consistencia conveniente, ocho onzas de buen chocolate raspado, treinta de leche, diez de natillas y otras diez de azúcar, meneándose todo y agitándose con una espátula; se vacia en un lebrillo, se deja enfriar y se hiela en la garrafa.

HELADOS DE AZAHAR. Se hacen disolver á fuego suave diez onzas de azúcar blanca en cuartillo y medio de agua, y al momento de soltar el hervor, se echa esto sobre media libra de azahar, bueno y recientemente cogido; se añade el zumo de dos limones, se tapa, se deja en infusion dos, cuatro ó seis horas; se cuela por la estameña, se deja enfriar y se hiela.

HELADOS DE CLAVO. Se machacan toscamente en un mortero de mármol tres cuartas de onza de clavo, y dos onzas de azúcar; se ponen á hervir con treinta onzas de leche, diez de natillas y trece de azúcar; adquiriendo la consistencia conveniente, se cuela por la estameña, se deja enfriar, y se hiela.

HELADOS DE GRANADA. Se escogen seis granadas cuyos granos estén muy rojos, y se machacan en un mortero de mármol con dos onzas de jalea de grosella, y en su defecto de manzanas, y ocho onzas de azúcar en polvo, haciéndose la mezcla con la mayor exactitud posible: se le añaden dos cuartillos de agua comun, ó mas si fuere necesario; se cuela por un lienzo muy poco tupido, ó por un tamiz, exprimiéndola fuertemente, y se hiela del modo indicado para las otras sustancias mucilaginosas poco fluidas.

Algunos, en vez de exprimir el lienzo, lo ponen en una prensa para extraer todo el jugo.

HELADOS DE JAZMIN. Se disuelven á un fuego manso diez onzas de azúcar blanca en dos cuartillos de agua comun, y se echa estando tibia sobre cuatro onzas de flores de jazmin, recientemente cogidas y puestas en el fondo de un tazon de porcelana ó de una vasija de barro: despues de cuatro horas de infusion en la vasija, que se habrá tapado exactamente, se saca para colarse por un lienzo ó tamiz y helarse en la garrafa.

HELADOS DE MANZANAS. Se escogen veinte manzanas agridulces, se pelan, se cortan en cuartos mas ó ménos grandes; se les quita el corazon y las pepitas, se ponen á un fuego suave con una poca de agua, y se dejan cocer hasta que se reduzcan á una pasta fina; se echan en un tamiz de cerda, acomodado sobre una cazuela para que se cuele allí, y se mezcla con doce onzas de azúcar en polvo ó en almíbar; hecha la mezcla con exactitud, se deja enfriar, se le exprimen dos limones y se hiela.

Al tiempo de ponerla en los moldes,

que tendrán la forma de las manzanas, se le añade un poco de amarillo de azafran y cocimiento de espinacas, haciéndole en seguida con un pincel fino y carmin líquido las manchas rojas mas ó ménos subidas, en los mismos lugares en que las suelen tener las manzanas.

HELADOS DE SANGRÍA. Se cortan muy finas las cáscaras de seis limones muy maduros, y se ponen en infusion al calor de la atmósfera por dos horas, en cuatro cuartillos de agua comun; se mezcla con esta agua una libra de azúcar martajada, se menea hasta que esté bien disuelta y se cuela por tamiz; se baten cuatro claras de huevo y se echan sobre la mezcla, é incorporándolo todo exactamente, se añaden cuatro cuartillos de buen vino tinto ó blanco, y se hiela.

Sea cual fuere el vino que se escoja, siendo buenos todos los de España, el de Champaña, el de Madera y aun el moscatel; se siguen los mismos procedimientos que se acaban de explicar, ó los de los artículos siguientes.

HELADOS DE VINO DE CHAMPAÑA. Se raspan seis limones, lo mas menudamente que sea posible, y se echan las raspaduras en un cuartilló de agua, donde se tendrán dos horas para que se le comunique su sabor; se dividen despues las pulpas de los limones en dos mitades y se exprime el zumo en el agua de la cáscara, revolviéndose todo con ocho onzas de azúcar en polvo, meneándose con una espátula ó cuchara, y dejándose derretir perfectamente el azúcar; se pasa entónces por un cedazo, se baten cuatro claras de huevo hasta reducirse á nieve, mezclándose con el jarabe ó conservilla de limon y continuándose en menear la mezcla, hasta que todo quede bien incorporado; se añade en este caso un cuartillo de vino blanco de Champaña, y se pone en la sorbetera para helarse.

Se procede de la misma suerte para disponer los helados de vino moscatel, de Málaga, de Madera y en general de todos los vinos blancos.

HELADOS DE MARASQUINO DE ZARA CON LECHE. Se ponen á la lumbre seis cuartillos de leche revuelta con nata muy dulce, con una libra de azúcar refinada y molida, y se menea la mezcla con una espátula hasta que haya hervido dos veces; se pasa entonces por un tamiz de cerda y se echa sobre seis claras de huevo, batidas hasta el punto de nieve, siguiéndose meneando hasta que todo quede incorporado; se añade en seguida un cuartillo de marasquino de Zara, y se pone la mezcla en la sorbetera para helarse.

Se hace lo mismo el helado de *rompope* ú *hopelpope*, poniéndose aguardiente resecado de caña en lugar del marasquino.

HELADOS DE MARASQUINO SIN LECHE. Se raspan ocho limones, lo mas menudamente que se pueda; se echan las raspaduras en cinco cuartillos de agua de la fuente por dos horas, para darle gusto; se corta despues la pulpa de los limones por la mitad y se exprime el zumo en la misma agua, y majándose la raspadura del limon con ocho onzas de azúcar, se mezcla todo con el agua, y se menea con la espátula ó cuchara sobre el fuego: cuando esté la azúcar bien derretida, se pasa la mezcla por un lienzo muy limpio, y se procede en lo demás como para los helados del artículo anterior.

De este modo se hacen tambien los helados de cualquiera otro licor.

HELADOS DE ANIS. Se pone en infusion con doce onzas de azúcar medio puño de anis majado, en cuatro cuartillos de agua tibia; no se le deja tomar mucho sabor, porque el helado quedaria acre ó picante, y cuando se conozca estar de buen gusto, se pasa por tamiz, se deja cuajar en la sorbetera, dándole vueltas como para los otros helados.

HELADOS DE CREMA. Se ponen á hervir cuartillo y medio de leche y ocho onzas de natas con doce onzas de azúcar y la raspadura de una cáscara de limon, meneándose continuamente hasta que empiece á engruesarse; se aparta entónces inmediatamente del fuego, y se pasa por un lienzo sobre un vaso, donde se deja enfriar y se echa luego en la sorbetera para que se hiele.

Tanto para estos helados como para cualesquiera otros en que intervenga la leche ó la crema, es necesario que la leche sea del mismo dia y la nata formada de la noche á la mañana, pues sin esta precaucion, se pasaria la leche, echándose á perder los helados.

HELADOS DE CREMA DE VAINILLA. Se abre y corta en pedacitos media onza de vainilla, majándola en seguida en un mortero de mármol con un poco de azúcar, hasta quedar pulverizada; se pone entónces en una vasija al fuego con cuartillo y medio de leche, ocho onzas de natas y doce onzas de azúcar, dejándose hervir todo, hasta que tenga la consistencia regular. Se pasa al través de un lienzo esta composicion, y estando fria, se echa en la sorbetera para helarse.

HELADOS DE CÉFIRO. Se mezclan las raspaduras de una toronja y una naranja, con la cáscara rallada de un limon, se corta en pedacitos una vainilla, y se ponen á hervir con cuartillo y medio de leche, ocho onzas de crema y doce de azúcar, meneándose hasta que la mezcla quede bastante espesa; se aparta entónces, y despues de fria, se hiela.

HELADOS DE TORONJA. Se ponen las raspaduras de tres toronjas al fuego con cuartillo y medio de leche, ocho onzas de natas y doce onzas de azúcar, meneándose todo hasta que empiece á hervir. Se pasa entónces por un cedazo limpio, y dejándose enfriar, se pone despues en la sorbetera y se hiela.

A todas estas composiciones se da en moldes la figura que se quiera y el color que mas convenga, bañándolos ligeramente y de antemano con un pincel, como se ha dicho ántes.

HELADOS DE ALBARICOQUES Ó CHABACANOS. Se escogen de los mejores y bien maduros; se les quita el hueso, y despues de haberlos cortado en tiras, se ponen al fuego con un cuartillo de agua; así que hayan dado un hervor, se pasan por un tamiz, se endulzan con azúcar disuelta en agua, y bien incorporado todo, se echa en la sorbetera para helarse.

Si se quieren figurar con perfeccion los albaricoques, se introduce en el medio de la pulpa ó masa un hueso de la misma fruta, pasándose suavemente por encima del helado un pincel con amarillo líquido, hecho con azafran, y valiéndose del carmin para figurar los matices naturales.

HELADOS DE MELOCOTONES. Se hacen lo mismo que los del artículo anterior, poniéndose el azúcar en mayor cantidad para que estén suaves al gusto, y cuando se quiera imitar la fruta hasta con su peluza, se ponen en un vaso cubierto, que se rodea por todas partes con hielo.

HELADOS DE PERAS. Para esto se usará de las peras gamboas ú otras mantecosas, que estén casi maduras. Se despedazan treinta y se les sacan las pepitas y el pellejo, poniéndolas en agua sobre el fuego, hasta que se hagan una pasta; se endulza ésta con ocho onzas de azúcar, se hace pasar por un tamiz tupido, y añadiéndole el zumo de tres limones, se pone á helar en la sorbetera.

Para imitarse las peras gamboas, se les da color con verde de espinacas (véase VERDE OFICINAL DE ESPINACAS, pág. 322) muy subido, usándose de los colores mas convenientes para imitar las otras clases de pera.

HELADOS DE TUBEROSAS. Se pone en un vaso una onza de flores de tuberosa, bien limpias de las hojas de la planta, y se echan sobre ellas seis cuartillos de agua, en la que se habrán disuelto sobre el fuego doce onzas de azúcar; pero de modo que solo se entibie, sin dejarla hervir ni calentar mucho. Se tienen las flores en infusion por cuatro horas, meneando el vaso de tiempo en tiempo; se pasa despues la mezcla por un lienzo bien tupido, y se pone en la sorbetera para helarse.

HELADOS DE VIOLETA. Se majan ocho onzas de flores de violeta en un mortero de mármol, y se ponen en una vasija con una onza de lirio cárdeno en polvo; se disuelven doce onzas de azúcar en seis cuartilos de agua, y se echa sobre las flores, teniéndose cuidado de cerrar herméticamente la vasija. De este modo se dejan en infusion por cuatro horas, al cabo de las cuales se pasa la mezcla por un tamiz y se hiela.

HELADOS DE TÉ. Se procede lo mismo que para los del artículo anterior, poniéndose media onza de té, en lugar de las flores de violeta y de lirio.

HELADOS DE JUNQUILLO. Lo mismo que los anteriores, con la diferencia de ponerse ocho onzas de junquillo, en vez de la violeta ó del té.

HELADOS DE CLAVEL. Se hacen lo mismo, poniéndose una libra de hojas de clavel color de rosa, sin majarse, en lugar de las otras flores.

HELADOS, Ó SORBETES MANTECADOS. Se baten yemas de huevo en leche, hasta darle color mas ó ménos subido, segun se quiera, y se endulza bien para que esté agradable al gusto; se cuela y se pone á hervir, añadiéndose un poco de mantequilla fresca y apartándose luego que tenga la consistencia de atole ó de papilla; se deja enfriar y se echa en la sorbetera para que se hiele.

HELADOS DE MANTECADO DE CANELA. Se endulzan dos cuartillos de leche con una libra de azúcar blanca, y se ponen á hervir con media onza de canela en polvo; se aparta despues de haber hervido un poco, se deja enfriar y se le mezclan entónces ocho yemas de huevo, meneándose bien para que se incorporen; se vuelve la mezcla á la lumbre y se deja hervir hasta que tome la consistencia de atole: se pone á enfriar de nuevo, se le quita la nata y se hiela.

HELADOS DE MANTECADO DE NARANJA. Como los del artículo anterior, poniéndose raspadura de cáscara de naranja en lugar de la canela.

HELADOS DE ZAPOTE PRIETO. Se quitan á los zapotes las cáscaras y huesos y se pasa la pulpa por un ayate tupido: se deslie en muy poca agua, se endulza con azúcar en polvo, se le mezcla vino de Málaga ú otro generoso, y se pone á helar en la sorbetera.

HELADOS DE GUAYAVA. Se cuece la guayava despues de mondada, se pasa por un tamiz para que no le queden huesos, se deslie con agua, se endulza y echa en la sorbetera para herlarse.

HELADOS DE DURAZNO. Como los del artículo anterior, poniéndose durazno en lugar de guayava.

HELADOS DE CHIA. Hecha el agua de chia, como se dice en esta voz (pág. 253), se pone en la sorbetera para helarse.

NOTA. Las garrafas y garrafones que se llaman de estaño, no son de estaño puro, sino de peltre en que el plomo en mas ó ménos cantidad, está mezclado con el estaño. En estas es en las que hay riesgo, como se dijo al explicarse el modo de helar los sorbetes, de que con el ácido se forme el albayalde, que no se puede formar en las garrafas de estaño puro.

HIDROMIEL. Aunque en castellano se llama este licor *aguamiel*, como con este nombre se designa generalmente entre nosotros el licor dulce que produce el maguey, despues de raspado, y que fermentado á continuacion, es el pulque, para distinguirlos. se designa en este Diccionario con el nombre de hidromiel, el licor hecho con agua y miel vírgen. Lo hay de dos clases, el uno vinoso, y el otro comun. En los paises frios en donde la uba no puede adquirir la madurez necesaria para producir un buen vino, y donde abunda la miel, se hace un licor espirituoso con jarra y media de agua de la fuente ó del rio y cuatro cuartillos de miel blanca, la mas pura, que se llama de hidromiel vinoso, y se pone á hervir, hasta que pueda un huevo sobrenadar en la superficie del licor, que por esta señal se conoce que ha adquirido ya la suficiente consistencia, para poderse conservar largo tiempo, y se le añade entónces una onza de aguardiente refino. No se llena el tonel ó barril, sino hasta los dos tercios de su capacidad, á fin de que el licor, enrareciéndose durante la fermentacion, tenga bastante espacio para extenderse. Solo se tapa el barril con un lienzo y con papel, por temor de que no reviente por la fermentacion; se expone al sol ó se mete en estufas para que el licor contenido fermente mas breve y que sus elementos estén mejor dispuestos para entrar en las nuevas combinaciones que forman las partes espirituosas. Algunos, para hacerlo mas agradable, le mezclan aromas ántes de que haya comenzado á fermentar. Otros, para darle diferentes gustos y diversos colores, le echan zumo de moras, de tuna y de otras frutas. Puede guardarse diez ó doce años.

El hidromiel que no es vinoso, se prepara lo mismo, con la diferencia de que no se deja fermentar.

HIGADILLAS. (Véase á continuacion HÍGADO.)

HÍGADO. Esta parte de los animales es ordinariamente de una sustancia compacta y apretada y difícil de digerirse; sin embargo, hay muchas diferencias en el hígado segun la especie del animal, su edad, los alimentos de que se ha nutrido y la calidad de estos mismos alimentos. Los animales que están en una edad floreciente, nutridos y cebados con buenos alimentos, ministrados en abundancia, tienen un hígado tierno, suculento y de buen gusto: se comen con delicia los hígados gordos de las gallinas, pollos, capones, gansos, guaxolotes cebados y cochinitos tiernos bien nutridos, á los que por algun tiempo ántes de matarse, se les ha dado harina, leche, higos secos, habas y otros alimentos buenos; y se hace mucho aprecio de los hígados de vaca; pero los de otros cuadrúpedos de edad avanzada, son malos siempre. Los hígados, cubierto cada uno con una pequeña lonja de jamon, picados, bien sazonados y empanados, metidos al horno, para que adquieran buen color despues de cocidos, alineados en un plato, habiéndolos ántes escurrido, echándoseles encima una buena sustancia y exprimido zumo de naranja, se sirven calientes como intermedio. Se ponen á cocer ensartados en una broqueta, con una tajada de jamon cada uno de ellos, y se sirven con salsa. El hígado de vaca se dispone mechándose con jamon, y se cuece en una cacerola bien tapada, sazonado con sal, pimienta, clavo, tomillo, laurel y cebollita. Mechado con jamon delgado, se cuece en el asador á fuego manso y se sirve con salsa de pimienta ó con alguna sustancia (véase el nombre de cada animal).

HÍGADOS GORDOS PARA ADORNO DE OTROS GUISADOS. Se quitan á seis hígados el corazon y la hiel, disponiendo bien la parte donde está ésta, y cuidando de no reventarla; se ponen á desangrar en agua, y se perdigan ligeramente; se ponen á cocer entre dos lonjas de jamon, se humedecen con salsa *á la mirepoix* (véase), bien cebada, y concluido su cocimiento, se guardan para adornarse los guisados que lo requieran.

HÍGADOS GORDOS A LA PERIGUEUX. Se escogen los hígados de pollonas cebadas, bien gordas y se les quita la hiel y la parte del hígado que está en contacto con ella, se ponen á desangrar y se echan despues en agua hirviendo; se sacan en seguida y se ponen á refrescar en agua fria; se escurren y se mechan con clavos ó tiritas de criadillas de tierra; se acomodan en una cacerola fondeada con tajadas de jamon y se humedecen con salsa á la *Mirepoix* (véase), y á falta de esta se les echa un vaso de vino blanco y de caldo concentrado, con un poco de sal, una zanahoria, una cebolla y un manojito de yerbas aromáticas. Se cubren entónces los hígados, así dispuestos, con lonjas de jamon y una rueda de papel enmantecada, y se dejan cocer á dos fuegos. Un cuarto de hora basta para su completo cocimiento, y para servirse se les echa por encima salsa á la *Perigueux* (véase tambien).

HÍGADOS GORDOS EN MARINESCA. Preparados y cocidos los hígados como se dijo en el artículo anterior, se aderezan en un plato y se les echa por encima salsa *á la financiera* (véase). Se pueden hervir con crestas hechas de pan, mojadas en mantequilla y cubiertas de pan rallado, con una hermosa criadilla de tierra en medio del plato.

HÍGADOS GORDOS EN BROQUETAS. Se procede lo mismo que para las broquetas de landrecillas de vaca (véase en esta voz, BROQUETAS DE LANDRECILLAS DE VACA).

HÍGADOS GORDOS A LA ESPAÑOLA (Pan de). Se ponen seis hígados gordos en una cacerola con hongos picados, chalotes, peregil y recortaduras de criadillas de tierra; se sazonan con sal, pimienta, nuez moscada; dos clavos de especia, un poco de especias molidas, laurel y tomillo; se rinden ó maceran en esta disposicion los hígados con un buen trozo de mantequilla, y cuando estén un poco fritos se dejan enfriar; se les pone adentro una libra de ubre de vaca, cocida, se maja todo juntamente en un mortero, añadiéndose un pedazo de pan remojado: se pasa todo por un harnero ó tamiz de quenelles, y se echa lo pasado en una vasija; se le añaden cinco huevos, se enmanteca un molde redondo como de queso, se le pone en el fondo una rueda de papel enmantecado, exactamente del tamaño del molde, y se echa encima el relleno que se pasó por el tamiz; se aprieta bien dejando caer á plomo el molde sobre una mesa y se cubre con otra muda de papel, enmantecado tambien. Hora y media ántes de servirse, se pone á cocer en baño de María con mucho fuego por encima, y para llevarse á la mesa se vacia el molde sobre un plato, se cuaja y se le echa por encima salsa de criadillas de tierra (véase).

HÍGADOS GORDOS EN JALEA (Pan de). Se prepara lo mismo que el del artículo anterior, reemplazando la ubre de vaca con jamon rallado. Majado el relleno y pasado por el tamiz de quenelles, se cortan en forma de dados unas criadillas de tierra, hongos, lengua en escarlata y ubre de vaca; se mezclan todos estos ingredientes con el relleno, y se echa todo en el molde, dejándose cocer como queda dicho, y poniéndose á enfriar en seguida. Cuando ya se quiera disponer el pan ó queso de hígados para llevarse á la mesa, se remoja el molde en agua tibia, se enjuga despues, se cubre con un plato y se vacia volteándose; se adorna el pan con la jalea y se sirve.

HÍGADOS GORDOS (Conchas de). Se aperdiga una cantidad de hígado gordo, proporcionada al número de conchas que se hayan de servir, y se cortan en rebanadas ó láminas delgadas, haciéndose otro tanto con algunas criadillas de tierra y de hongos; se les echa peregil picado, sal, pimienta gorda, un poco de especias molidas, nuez moscada y un trozo de mantequilla: se pone todo á medio freir en una cacerola sobre el fuego, se humedece con un poco de salsa española, espesada ó consumida, y se le deja tomar al guisado la consistencia conveniente; se echa en las conchas, se cubren con pan rallado, se untan con mantequilla, se vuelven á empanar y se les hace tomar un hermoso color en el horno de campaña para servirse.

HÍGADOS GORDOS (Chiqueadores de). Se perdigan ocho hígados gordos y se cortan en chiqueadores muy redondos; se derrite mantequilla en una sarten, se acomodan allí los chiqueadores, rebanadas de criadillas de tierra y hongos torneados; se polvorea todo con sal y pimienta gorda; se deja reducir una poca de salsa española, mezclándose con medio vaso de vino de Madera, y un pedazo de hielo del tamaño de una nuez. Al momento de servirse se frien saltándose los chiqueadores, se escurren, se echan en la salsa y se aderezan para servirse sobre un plato, guarnecido con coscorrones ó tostadas fritas.

HIGO. Fruta bien conocida, que se come cruda, seca ó confitada con azúcar.

HIGOS SECOS. Estos vienen en cajas de España, de Provenza ó de Marsella, y se venden en el comercio á mas ó ménos precio, según su abundancia ó escaséz.

HIGOS SECOS (Queso de). Son los mismos higos, pasados, que se aprensan en cajas redondas que les dan la forma de un queso; pero que no son ordinariamente de buen gusto, á causa de que no se emplean los higos en su conveniente razon, y por esto en el mercado es este artículo de poco aprecio.

HIGOS (Conserva de). (Véase CONSERVA DE HIGOS, pág. 213.)

HIGOS CUBIERTOS. (Véanse en la pág. 284.)

HIGOS (Ensalada de). (Véase ENSALADA DE HIGOS, pág. 305.)

HIGOS CHUMBOS. }
HIGOS DE PALA. } Así llaman en España á nuestra tuna, y al nopal que la produce *higuera de pala*, ó *higuera de Indias* (véase TUNA).

HINOJILLO. Se llama así un licor compuesto de aguardiente y de semilla de hinojo; el mejor y mas agradable se hace con tres cuartillos de esencia de hinojo y tres cuartillos de buen espíritu de vino, que se echan en una vasija con una jarra ó diez y ocho cuartillos del mejor aguardiente refino de España, cuatro cuartillos de agua hervida y cuatro cuartillos de almíbar clarificado. Si esta mezcla queda muy fuerte, es necesario añadirle agua hervida y almíbar en proporcion; se clarifica con cuatro onzas de almendras dulces martajadas, ó desquebrajadas, y medio cuartillo de leche, y se filtra todo por la manga ó fieltro, hasta que el hinojillo quede perfectamente claro y trasparente. Para hacer la esencia de hinojo, se mezclan, una jarra del mejor aguardiente y otra de vino blanco bueno, libra y media de buena semilla de hinojo y dos onzas de regaliza cortada y bien majada, y poniéndose todo en el alambique, se tapa con pergamino, se mete en una estufa, ó se pone sobre rescoldo, dejándose de este modo en infusion por dos dias; se destila en seguida el licor, como espíritu de vino, á fuego moderado, para que hierva continuamente y con igualdad. Lo que resta de la destilacion, y se llama *gota blanca* no sirve sino para lavarse las manos.

HINOJO. Planta hortense muy conocida. Tanto sus hojas como las semillas fortifican el estómago; las segundas arrojan los vientos, ayudan á la digestion y se hacen entrar en la composicion de varios licores; los retoños del hinojo, todavía recientes y tiernos, se ponen en las ensaladas. Los del hinojo marino, que llaman los franceses *bacille* ó *passe-pierre*, se encurten en vinagre, solos ó con pepinos, ó ya con pequeños cohombros. El hinojo silvestre casi no tiene uso alguno.

HIPOCRÁS. Licor excelente, hecho con media libra de azúcar martajada y tres cuartillos y medio de vino tinto añejo. Cuando se ha disuelto el azúcar, se pasa el vino cinco seis veces por la manga ó fieltro, y estando clarificado, se le añade un chorrito de esencia de hipocrás (esencia de los aromas de que se habla en el artículo siguiente), y se revuelve y menea con la cuchara; se prueba para ver si está bastante fuerte, y si no lo estuviere, se le añade mas esencia y se echa en la botella, que se tapa inmediatamente para que no se vaya ó afloje.

Este hipocrás es mejor que el que se hace por infusion.

HIPOCRÁS POR INFUSION. Se echa en una vasija de barro una botella de buen vino tinto ó blanco con doce onzas de azúcar machacada, un poco de canela, de pimienta gorda, de jengibre en rajas, doce clavos de especia, dos cáscaras de macias y una manzana agria ó peron rebanado: se deja reposar hasta que el azúcar se haya disuelto, y se filtra muchas veces por el fieltro ó manga, en la que se habrán puesto doce almendras dulces machacadas sin mondarse.

HOJALDRE. Torta de masa, hecha con harina y manteca, bien sobada y doblada repetidas veces al amasarse, con lo que despues de cocida, queda en forma de hojas delgadas, unidas entre sí; pero de modo que pueden distinguirse y separarse.

HOJALDRE DE MANTEQUILLA. Se ponen sobre una mesa en monton dos libras de flor de harina, se les hace en medio un hueco, y se echan allí cosa de media onza de sal fina, una clara de huevo, un buen vaso de agua y tanto como un huevo de mantequilla; se revuelve todo juntamente, apretándolo con las manos, amasándolo ligeramente y cuidándose de que no se formen grumos; es necesario que la masa no quede ni muy dura ni muy suave, amasándose con la prontitud posible para que no se queme con el calor de las manos. Al cabo de un cuarto de hora se aplana un poco la masa con el palote ó bolillo, poniéndose encima y aplanándose tambien media libra de mantequilla; se pliegan los dos extremos de la masa, doblándose uno encima de otro para que la mantequilla quede encerrada en la parte interior, y se deja reposar media hora, dándole en seguida dos vueltas; se dejan pasar otros veinte minutos y al cabo de ellos se le dan todavía otras dos vueltas y se forman las tortas, que se meten á cocer al horno, ó se emplea la masa en pasteles, ó en lo que se haya de menester.

HOJALDRE DE ACEITE. Puestas las dos libras de harina en la mesa con su hueco ó agujero en medio, se le echan media onza de sal, un huevo (clara y yema), un buen vaso de agua y cuatro onzas de aceite; despues de haber remojado la masa, se deja reposar dos horas y se aplana despues poniéndola muy delgada, empleándose el resto del aceite, hasta completar un cuartillo, en añadirse á la masa conforme se vaya embebiendo en ella, siendo necesario que se consuma todo. Esta masa es propia para hojaldres de vigilia sin carne, ó para pescado.

HOJALDRE DE GRASA DE BUEY. Despues de haberse limpiadó bien media libra de grasa ó gordura de riñon de buey y otro tanto de grasa de vaca, se majan en un mortero, se pasan por un tamiz ó harnero de quenelles; se amasan en agua fria y se enjugan con un lienzo limpio; se hace uso de esta grasa, poniéndose en lugar de la mantequilla del primer hojaldre, siguiéndose en lo demás los mismos procedimientos (véase poco ántes HOJALDRE DE MANTEQUILLA).

HOJALDRE DE MANTECA. Para una libra de harina se echa una cuarta de onza de sal, un huevo (clara y yema), cuatro onzas de manteca, y el resto hasta una libra, medio derretida, para dorar la masa, segun se vaya embebiendo como se dijo para la hojaldre de aceite, siguiéndose los mismos procedimientos (véase poco ántes HOJALDRE DE ACEITE).

HOJALDRE DE MANTECA CON LEVADURA. Se amasan seis libras de flor de harina con libra y cuarta de manteca, una libra de azúcar molida, una y media de levadura, diez y ocho yemas y diez claras de huevo, y el agua necesaria. Estando la masa ni muy suave, ni muy dura, se le llenan los agujeros de manteca fria y se pone al sol sobre papeles enmantecados. Cuando hayan levantado las tortas, se les echa por encima á la boca del horno azúcar, canela y gragea, todo molido, y pedazos de acitron y almendras, si se quiere.

HOJALDRE CON AZÚCAR. Ocho huevos, media libra de azúcar en polvo, cuatro tazas calderas de levadura, dos de manteca, y formadas las hojaldres, se meten al horno.

HOJALDRE (Otra masa para). Una libra de harina, siete yemas de huevo, media onza de manteca cruda, azúcar ó sal suficiente y el agua tibia que baste para ablandar la masa.

HOJALDRE (Otra masa para). Formado un monton sobre una mesa con dos libras de harina, se le hace en el centro un hueco competente para echar allí media cuarta de mantequilla ó manteca, dos claras de huevo y media onza de sal disuelta en dos cuartillos de agua; se mezcla todo bien, y recogida la masa, se deja reposar media hora, y despues se labran las hojaldres.

HOJUELA. Fruta de sarten, muy extendida y delgada.

HOJUELAS COMUNES. Con dos libras de harina se mezclan dos yemas de huevo, una clara, un poquito de agua de tequesquite asentado, otro de levadura deshecha, y otro de agua de anis, con el zumo de una naranja agria: se amasa todo hasta que hace ojos; se deja reposar, se extiende despues con el palote, se recortan en seguida las hojuelas con la carretilla y se frien.

HOJUELAS DULCES PARA TOMAR CHOCOLATE. Très libras de harina, una de azúcar, seis yemas y très claras cocidas sobre un comal, cuatro pozuelos de vino blanco, cerca de media libra de manteca derretida, y un pedazo de levadura del tamaño de un huevo, deshecho en una taza caldera de agua de anis; se revuelve todo esto, y se apuña, hasta que partiendo la masa con un cuchillo, haga ojitos; en este caso se extiende y se van cortando las hojuelas, que se frien en manteca.

HOJUELAS HOJALDRADAS. Se hacen con la masa de hojaldre, y no se distinguen de los buñuelos hojaldrados sino en su figura; aquellos son redondos y éstas cuadrilongas y cortadas con carretilla. Se frien y se sirven con almíbar de punto alto.

HOJUELAS DE ALMIDON. Se amasa una libra de flor de harina con huevo batido como para freir, dos onzas de manteca fria, dos de almidon molido en seco, y una poca de agua de sal, fria tambien; cuando la masa pueda partirse con un cuchillo, se hacen tres ó cuatro bolas, que se untan con manteca, y se dejan reposar media hora.

Despues se extienden hojas de la masa con un palote, se cortan cuadradas ó cuadrilongas con la carretilla, ó de la forma que se quiera, y se frien en manteca no muy caliente, para que no pierdan la figura; se sirven con gragea y azúcar por encima, y rociadas con almíbar de punto alto.

HOJUELAS DE VINO. Se amasan bien dos libras de harina con un pocillo de vino blanco, cuatro onzas de manteca, cuatro de azúcar, agua de sal y ocho yemas de huevo; se palotea la masa y cortan las hojuelas, que se doran por ámbos lados en un comal caliente, y se sirven con almíbar.

HOJUELAS Y GAZNATES. Se toma por dos veces la harina que cabe en ámbas manos juntas; se revuelve con seis yemas de huevo y una poca de sal, hasta que suavice la masa, y se palotean los gaznates ú hojuelas del tamaño que se quiera; se frien en manteca bien caliente, y se sirven rociados de almíbar, y los gaznates se rellenan con la pasta de dulce que mas agrade.

HOJUELAS (Otra masa para). Se amasan cuatro libras de harina con taza y media de manteca derretida, media de vino blanco, un poco de almíbar, otro de aceite, cuatro huevos y una poca de levadura deshecha en agua mas fria que caliente. Al hacer las hojuelas se polvorean con harina para que no se peguen, y se frien en manteca. Con esta masa se hacen gaznates que se rellenan con cualquiera pasta de dulce, y con la misma se forman tambien empanaditas de manjar blanco, que se sirven con azúcar molida por encima.

HOJUELAS DE MANTEQUILLA. Se revuelve una libra de harina con mantequilla hasta que junte; despues se le agregan otras cuatro onzas de mantequilla derretida, se bate todo bien y se golpea. Así que haya levantado, se envuelve en una servilleta y se tiene cubierta; pasadas dos horas, se saca la masa y se estiran las hojuelas con la mano untada con manteca, se cortan con la carretilla, se doran en manteca y se sirven con almíbar.

HOJUELAS CON VINO Y ACEITE. Dos libras de harina, cuatro huevos, cuatro onzas de manteca, el zumo de una lima, tantita agua de tequesquite asentado, un trozo de levadura del tamaño de un huevo, medio pozuelo de vino blanco, otro tanto de aceite: se amasa todo y se apuña bien. Se extienden las hojuelas con el palote, se cortan, se frien, y se sirven con almíbar.

HOJUELAS DE AGUARDIENTE. Se mezcla con cuatro onzas de harina bien floreada, una taza de agua de tequesquite asentado; se baten cuatro claras de huevo hasta que levanten, se le añaden seis yemas, se revuelve todo con la masa, y se le agrega un pozuelo de aguardiente; se amasa y apuña bien, hasta que tomé punto, se extiende con el palote, se cortan las hojuelas y se frien como todas.

HOJUELAS DE VINO Y AZÚCAR. A tres libras de harina una de azúcar blanca remolida, un cuartillo de vino blanco, siete yemas y cuatro claras de huevo, un trozo de levadura del tamaño de una yema, una libra de manteca derretida, y el agua que necesitare la masa para no quedar muy dura; despues de bien revuelta, se pone á cocer en un comal, estando cocida se aparta, se vuelve á amasar y se extienden las hojuelas, que se recortan con la carretilla y se frien. Se sirven con dulce ó sin él.

HOJUELAS BUENAS. Se mezclan dos libras de harina floreada con una poca de manteca, dos huevos, un terron de azúcar, una naranja exprimida y algunos granos de sal; todo esto se revuelve y se amasa hasta que esté suave, y entónces se pueden hacer las hojuelas, que saldrán buenas.

HOJUELAS DE MANTEQUILLA Y MANTECA. Una libra de harina, una yema de huevo, y seis onzas de mantequilla derretida. Se amasa la harina con agua tibia, y así que se junte, se le echa manteca derretida y la mantequilla; se soba como ropa que se lava, se envuelve en una servilleta y se saca para estirarla con manteca, no caliente, sino de buen temple, y se escurren bien las hojuelas.

HOJUELAS (Otra masa para). Se ponen en la mesa dos libras de flor de harina, y en el hueco ó agujero que se le hace en el medio, se echan media taza de mantequilla y otra media de manteca, ámbas derretidas y frias, tres onzas de azúcar cernida, dos de levadura disuelta en agua, una taza caldera de leche, una poquita de sal y ménos tequesquite, deshecho en agua, colado todo por una servilleta; se añaden á la harina tres yemas y una clara de huevo y el agua necesaria para juntarla; se amasa todo y se golpea hasta que la masa quede suave y pegajosa, y se extiende entónces sobre la mesa, polvoreada de harina, cortándose las hojuelas con la carretilla; se ponen éstas á orear sobre servilletas, y ántes que se sequen, se frien en manteca caliente, enredadas ó envueltas en carrizos, que se les pondrán estando en la manteca, usándose para esto de una palita de madera: al sacarse de la fritura, se les quitan los carrizos.

HOJUELAS DE QUESO. Se mezcla una libra de harina con dos huevos (claras y yemas), dos cucharadas de manteca, dos de mantequilla, un pozuelo de aguardiente refino de España, el zumo de una naranja agria, un poco de tequesquite en polvo, media onza de queso de adobera, frescal y molido, poquita sal, azúcar cernida, al gusto, y el agua necesaria para juntar la harina, que se amasa bien, de modo que esté suave, añadiéndose para esto manteca si fuere necesario; se extiende la masa sobre la mesa, polvoreada con harina, y se cortan y frien las hojuelas, como las del artículo anterior.

HONGOS. Con este nombre se comprenden muchas clases de esta especie de planta esponjosa, que crece en muy poco tiempo y se produce en los lugares húmedos, en las partes enfermas de los árboles y aun en las maderas cortadas y sin vegetacion, cuando están podridas á causa de su contacto con el agua. Anteriormente no se hacia entre nosotros ningun uso de los hongos en las buenas mesas, y solamente los comian las gentes pobres, principalmente las del campo; pero de algun tiempo á esta parte los han introducido los extrangeros, y el ejemplo y la moda han logrado que se pierda el temor saludable que generalmente se les tenia á causa de las especies venenosas, y de los funestos resultados de los mismos hongos buenos y comestibles, cuando se guisán sin las precauciones y preparaciones convenientes, ó fuera de sazon; pues entónces todos son malos y peligrosos, á pesar de ser cierto y fuera de toda duda, que el uso general que se hace de esta especie de planta en todas las partes conocidas del mundo, prueba que ella, á mas de lo que pueda ser agradable al gusto, contiene un suco saludable y capaz de nutrir.

De ningun modo se debe hacer uso de los hongos, aunque sean de las especies buenas, cuando empiezan á perder su lustre, y que se quiebran ó descomponen, pues entónces se vuelven feos y asquerosos ó nauseabundos, purgantes y perniciosos. Se deben quitar á los que están en buen estado toda la parte fructífera, las hojitas y los tubos, cuya operacion se llama *limpiar los hongos*, ó *quitarles la basura*. Se deben desechar los que están llenos de un suco lechoso, ordinariamente acre; los que tienen los colores tristes y la carne pesada, ó correosa y filamentosa; los que crecen en las cavernas, en la oscuridad, ó sobre los troncos viejos de los árboles; y vale mas desperdiciar alguna especie buena, que arriesgar una equivocacion, de la que pueden ser resultado los accidentes mas funestos.

Los hongos venenosos no tienen caractéres comunes, y por esto es qué no se debe tener confianza sino de aquellos cuyas calidades inocentes están bien reconocidas y que se han preparado del modo conveniente. Su veneno produce desde luego vascas, vómitos, desfallecimientos ó desmayos, ansias, un estado de estupor, aniquilamiento y compresion en la garganta, que conduce muchas veces á una muerte pronta, en medio de las convulsiones mas horrorosas. El emético, el agua caliente y despues el agua endulzada con azúcar, sola ó acidulada con vinagre, limon ó agraz, aguardiente en corta cantidad, y éter extendido en una ó dos yemas de huevo, desleidas en agua azucarada, son los remedios que deben emplearse en estas circunstancias. Se ha notado que los ácidos, tales como el vinagre, el zumo de limon y de agráz, debilitan considerablemente el mal efecto de los hongos, sean éstos de la clase que fueren, y que el hervor les quita las mas veces sus malas calidades.

La observacion mas general y á la que debe prestarse toda atencion, para distinguir los hongos buenos de los malos, es: que los de buena calidad son consistentes, redondos, blancos por encima y rojizos por adentro; siendo todo lo contrario en los malos.

Krascheminickow dice, que los kamtschadales preparan con las dos especies de hongos venenosos, que llaman los franceses *fausse oronge* y *épilobe*, una bebida embriagante que las mas veces produce delirios mortales, y la orina de los individuos que son sus víctimas, conserva las mismas propiedades perniciosas.

HONGOS A LA PARRILLA. Se escogen los gruesos y frescos, se limpian, se lavan y se les quitan los rabos; se les hacen unas cisuras por la parte inferior, se polvoroan con sal y pimienta gorda, y se echan á marinar en aceite; se ponen despues á cocer en la parrilla por ámbos lados, y cuando apretándolos con el dedo se conozca que están cocidos, se sirven con buen aceite con peregil y chalotes picados, sal y pimienta gorda.

HONGOS CON YERBAS FINAS. Se escogen los hongos gruesos y recientes, y despues de haberles cortado la parte superior, se lavan y dejan escurrir; se les hacen unas cisuras por abajo y se ponen á marinar dos horas en buen aceite, con sal, pimienta gorda y ajo. Se pican sus rabos y se rinden en mantequilla con cebolla, peregil y un poco de ajo, todo picado; se aderezan los hongos sobre un plato que pueda resistir al fuego, y se echa en cada hongo un poco de la preparacion ántes dicha: se polvorean con raspadura de corteza de pan, se rocian con un poco de aceite y se pone el plato sobre un fuego suave, cubriéndose con el horno de campaña. Al momento de servirse, se echa sobre los hongos zumo de limon.

HONGOS BLANCOS PARA GALANTINA. Se exprime un limon en agua, y se van echando en ella los hongos conforme se van torneando (véase TORNEAR); se ponen despues en una cacerola con zumo de limon y mantequilla al fuego, y se dejan hervir cinco minutos; se guardan despues en una vasija de barro vidriado ó de loza, y se hace uso de ellos cuando se haya de menester.

HONGOS (Sustancia de). Se lavan los hongos despues de haberles quitado la extremidad del rabo, se hacen saltar en un poco de agua con zumo de limon, se pican en seguida, se aprietan para enjugarlos con un lienzo limpio y se frien despues en mantequilla con zumo de limon, hasta que aquella se vuelva como aceite; se les añaden entónces dos cucharadas de salsa rizada ó aterciopelada (véase), y otro tanto de caldo concentrado; se deja reducir el caldillo y se les echa un poco de pimienta gorda.

A falta de la salsa dicha, se les puede echar una poca de harina, humedecida con caldo concentrado.

HONGOS EN ESCABECHE. Se toman hongos de los mas grandes, se lavan bien y se echan á adobar en aceite con sal y pimienta; se mantienen allí por el tiempo necesario, despues se sacan, y puestos á la parrilla se asan por ámbos lados; cuando ya estén asados, se echan en un poco de aceite en que se hayan frito ajos y peregil picados, y puestos en un platon con ese caldillo, se les espolvorea sal y pimienta gorda, y así se sirven.

HONGOS EN FRITURA. Se frien los hongos en mantequilla, y despues se echan allí criadillas de tierra, peregil y ajos picados y otros hongos picados muy finos. Despues se espolvorea todo con harina, se les echa un poco de caldo, y se dejan cocer, y cuando ya estén casi cocidos, se ponen á dos fuegos mansos hasta que consume el caldo; despues se apean, se les echa un poco de pan rallado y se recalientan á dos fuegos muy suaves.

HONGOS EN ACEITE Y AJO. Despues de bien limpios los hongos, se cortan en trozos pequeños, y se ponen á freir en un poco de aceite con sal, polvo de pimienta gruesa y ajo picado; cuando hayan tomado color, se les echarán dos puñados de peregil picado, tostadas de pan de mollete y el zumo de un limon.

HONGOS (Tostadas de). Despues de limpios los hongos se rebanan por lo grueso y se frien en mantequilla con un poco de peregil; despues se humedecen con buen caldo y se les agrega mantequilla con una poca de harina desleida, se dejan sazonar á un fuego manso echándoles la sal fina necesaria, y cuando estén bien cocidos, se ligan con unas yemas de huevo, y acomodadas en un platon tostadas delgadas de pan frito, se irán poniendo sobre cada tostada los hongos, para servirlos.

HONGOS COMUNES. Despues de limpios y bien lavados los hongos, se ponen á cocer en agua con cabezas de ajo machacadas y sal de la tierra.

Despues de muy cocidos los hongos, se podrán guisar en clemole, agregándole costillas de cerdo, y asimismo en pipian, en ajo-comino ó en blanco, friendo cebolla rebanada, despues los hongos, y cuando estén fritos, se les agrega uno ó dos chiles anchos que hiervan con ellos.

HONGOS FINGIDOS. Se hace almíbar clarificado y de medio punto, con una libra de azúcar; se aparta del fuego, y estando frio, se le echan cuatro yemas de huevo y cuatro onzas de mantequilla, volviéndose á la lumbre para que se cueza el huevo. Se hacen rebanadas delgadas de bizcocho de huevo, y se forma con ellas una cama, poniéndose encima otra de queso añejo rallado, sobre la que se echará el almíbar; se cubre todo con un comal con lumbre para que se dore y caliente, y para servirse se polvorea con canela molida.

HORCHATA. Bebida hecha con pepitas de melon, lavadas, molidas, coladas y desleidas en agua, que se endulza con azúcar.

HORCHATA DE LAS CUATRO SIMIENTES FRIAS. Se muelen juntamente las pepitas de melon, de sandía, de calabaza y de pepino; se cuelan, se deslien con agua y se endulzan con azúcar.

HORCHATA NEVADA. (Véanse HELADOS DE HORCHATA y HELADOS DE LAS CUATRO SIMIENTES FRIAS, pág. 398.)

HORCHATA (Jarabe de). (Véase JARABE DE HORCHATA.)

HORDIATE. Bebida que se hace con la harina de cebada, mezclada y disuelta con agua, ó hervida y enfriada, endulzada con azúcar.

HORMIGOS.
HORMIGUILLO. } Guisado que se hace con pan rallado ó bizcocho molido, hervido uno ú otro con agua ó con leche, una poca de mantequilla y endulzado con azúcar.

Se les puede mezclar leche de almendras, y se hace tambien con avellanas molidas en lugar de leche.

HORNADA. Se llama así á la cantidad de bizcochos, pasteles ú otras cosas, que se cuece de una vez en el horno.

HORTALIZA. Yerbas, plantas y legumbres comestibles, que se crian en las huertas. En la cocina se llama así el conjunto de provisiones verdes para guisar (véase VERDURA).

HORTELANO. Ave de paso, mas pepueña que la cogujada ó alondra, mas gorda, cuyo plumage es de diferentes colores, y su pico y sus patas son amarillas, que tiran á rojo. Se nutre de muchos granos y principalmente de mijo, que la engorda mucho. Su carne es tierna, delicada, suculenta y de un gusto exquisito.

Los hortelanos llegan al mismo tiempo que las codornices en los paises en que se fijan éstas, y se van por el mes de Septiembre. Se cogen al tiempo de pasar con vareta de liga ó con las mismas redes con que se cazan las codornices; tienen entónces muy poca gordura; mas con el mijo que se les da para que se nutran en un lugar cubierto y oscuro, engordan mucho y en muy poco tiempo.

HORTELANOS EN CASCARONES DE HUEVO. Se meten estos pajaritos en cascarones de huevo, que se engrudan en seguida y así encerrados, se ponen á cocer en agua ó debajo del rescoldo; pero son preferibles cocidos al asador.

HORTELANOS AL ASADOR. Se enalbardan con lonjas de jamon, se ensartan en broquetas, que se enganchan en el asador y al cocerse se rocian con un poco de jamon derretido, bastando siete ú ocho minutos para que estén cocidos perfectamente. Se sirven calientes con zumo de naranja.

HORTELANOS EN OTROS GUISOS. Se disponen lo mismo que las cogujadas, y se sirven como ellas (véase COGUJADAS, páginas 190 y 191).

HUAGES. (Véase GUAGES, pág. 381.)

HUAUTZONCLE. (Véase GUAUZONCLES, pág. 381.)

HUERTO. Guisado con frutas para aves (véase AVES EN HUERTO, pág. 53.)

HUERTO DE CARNE DE PUERCO. Se deshojan y limpian unas lechugas, y se cuecen en agua con sal de la tierra; se limpian y quitan los corazones á unas zanahorias, que se pican menudas y se ponen á cocer con una buena porcion de papas; se pican xitomates maduros, ajos y cebollas, todo menudo, y se pone á freir este xitomate en manteca; se sacan las lechugas y se lavan; se mondan los tronquitos y se pican con las papas y la zanahoria y se pone todo á freir. Despues se humedece con caldo de carne de puerco, y se sazona con la sal fina necesaria; se muele un poco de clavo, de azafran, pimienta y cominos, y se echan al guisado, agregándose vinagre y aceite; en seguida se pone la carne de puerco cocida en tajadas de lomo, y costillitas separadas; se deja sazonar, y cuando ya esté casi consumido el caldo, se apea y se sirve.

HUESITOS (Que suelen llamarse tambien *dátiles fingidos*). Se hace almíbar con una libra de azúcar y un cuartillo de miel vírgen; así que hiervan y estén de punto alto, se añaden media libra de avellana, media de piñon, unas pocas almendras tostadas, nuez chica, bizcocho duro cuanto baste para espesar, un poco de clavo, de nuez moscada y de canela, todo molido, y ocho yemas de huevo. Así que tenga punto de despegar del cazo, se aparta, y luego que se enfrie, se hacen los huesitos en forma de dátiles, y se envuelven en pastilla encarnada cernida.

HUEVA. Huevecillos de los pescados, que reunidos y adheridos unos á los otros, forman una especie de masa, comestible tanto en crudo, como sazonada con especias y en tripas, que suelen llamarse *cabial*, ó molida y revuelta con huevo de gallina, cocida en torta, que se guisa en escabeche.

HUEVA (Torta de). (Véase TORTA DE HUEVA.)

HUEVAS DE JUILES. Estas se frien en crudo en aceite con ajo; ya fritas, se apartan y se muele porcion de peregil, y otro tanto de alcaparras desflemadas; se frien en aceite, se agrega cebolla rebanada, se echa un poco de agua, y ya que haya espesado, se echan las huevas, y cuando esté bien sazonado el caldillo se sirven.

Algunos las comen crudas, revueltas con aceite, vinagre, pimienta, sal y peregil.

HUEVAS Y LECHECILLAS DE CARPAS. (Véase en la palabra CARPA, LECHECILLAS, pág. 160.)

HUEVAS DE ESTURION. Estas hueras, puestas en forma de pequeñas galletas, del grueso de un dedo y del tamaño de la palma de la mano, se conocen con el nombre de *cabial ó kabia*, que se sala y se pone á secar al sol. Se coge una cantidad increible de este pescado en la embocadura del Volga y de los otros rios que desaguan en el mar Caspio, y tambien se pesca en el lago Esturion del norte del Canadá. Por el Volga se hace remontar el cabial hasta Moscou, de donde se distribuye para toda la Moscovia, en que es un socorro importante para los moscovitas, á causa de las tres cuaresmas que tienen en el año. Se consume tambien mucho cabial en Italia, sacándose del puerto de Arcángel, y haciendo con él un buen comercio los holandeses. El de mejor clase es oscuro, rojizo y bien seco, y se come con aceite y zumo de limon.

Para preparar el cabial se toman las huevas de muchos esturiones, siendo necesario que estén en buen sazon, lo que se conoce en que puede distinguirse en los huevecillos un pequeño punto blanco; se echan en una cubeta de agua y se les quitan las fibras, empleándose para esto las escobillas de mimbre conque se baten las claras de huevo; se baten las huevas en el agua, y conforme se vayan pegando á la escobilla dichas fibras, se sacude para quitarlas cada vez que las tenga; se muda agua á las huevas y se continúa batiéndolas y mudándoles agua, hasta que no le quede ni una fibra ni lodo alguno, de modo que se distingan bien los huevos; entónces se ponen á escurrir en tamices y se sazonan con sal fina y con pimienta; se mezcla bien todo y se deposita en una estameña, cuyas cuatro esquinas se atan con un hilo, dándole la forma de una bola.

Las huevas así dispuestas, se pueden servir con tostadas de pan, fritas ó embebidas en la parrilla, y con chalotes picados.

Cuando se quiere conservarlas algun tiempo, se salan mas.

Se hace tambien el cabial dejándose fermentar las huevas con sal, pimienta y cebollas, y aunque este alimento pasa como bien saludable, no es de gusto.

Tanto con las huevas del esturion como de otros pescados, se hacen una especie de embuchados, para lo cual se salan, se echan en tripas curadas y se ponen á secar al humo de madera verde, encendida.

HUEVA DE SARGO. Se llama comunmente *botarga* á esta hueva, dispuesta del modo siguiente, con la que se preparan platos que están muy en uso en Italia y en Provenza, aunque no sean de un gusto agradable para todos. Se polvorean con sal las huevas del sargo, y cuando se han penetrado bien, se aprensan entre dos planchas. Se lavan en seguida y se ahuman, ó bien se exponen al sol, hasta que estén perfectamente secas. Se comen con aceite y zumo de limon.

HUEVAS DE LISA. A mas de la torta que se hace con ellas, tales como se venden en el comercio, se comen tambien como las de sargo con aceite y zumo de limon.

HUEVO. Entre la multitud de huevos que ponen todas las aves, los peces, los insectos, y en una palabra, todos los animales ovíparos, solo son en la cocina de un uso general los de las gallinas comunes, á los que suelen mezclarse algunas veces, solamente para batirse, los de pípila; muy pocas veces se guisan en torta los de una especie de mosquitos de nuestros lagos, que se venden enteros ó molidos con el nombre mexicano de *aguauhtle*, y en las costas, donde pueden tenerse frescos los de la tortuga, se comen tambien dispuestos de varios modos; los de algunos pescados tienen poquísimo uso, y de ellos se habla en los artículos anteriores relativos á la hueva.

Los de las gallinas; que se condimentan y disponen de innumerables maneras, son nutritivos y muy buen alimento, siendo mejores y mas sanos los mas frescos. Estos se conocen poniéndolos delante de una vela encendida, si vistos al través se advierten los humores claros, tenues y trasparentes, debiéndose tener por viejos aquellos que se observen de otro modo. Hay otro medio de conocer si son frescos ó no, y es, el de acercarlos al fuego; si entónces se presenta alguna humedad sobre la cáscara, es señal de que son frescos; y si no, deberán desecharse como viejos, porque éstos tienen ménos humedad que los frescos, cuyos humores son mas tenues y por lo mismo pueden penetrar mas fácilmente por la cáscara.

Los huevos producen muy buenos efectos si están suficientemente cocidos y en su punto, porque si no lo están, quedan glutinosos y de mala digestion, así como son duros y pesados al estómago, cuando están demasiado cocidos.

Mezclados con legumbres, tanto éstas como ellos mismos son ménos pesados al estómago. El pescado, con ellos es ménos flemático y mas nutritivo, y finalmente se pueden mezclar con los caldos y potages, supliéndose con ellos perfectamente las viandas.

En las Indias orientales, entre los Malayos, hay el secreto de salar los huevos sin romper las cáscaras, y cociéndolos hasta que queden duros, son muy sabrosos y delicados, se conservan largo tiempo, y pueden ser trasportados con comodidad en los viages; pero este medio tan útil, es desconocido todavía fuera de la India, donde se conserva como un secreto.

Como los huevos, ya solos, ya unidos á otras sustancias, son tan necesarios en la cocina, parece muy conveniente dar las reglas fijas que hay para conservarlos sin corrupcion, lo que se hace de varios modos.

Primero. Cubriéndolos por afuera con un barniz pegajoso como la cola ú otro y poniéndolos en donde reciban mas fresco y ménos humedad.

Segundo. Echándolos en una vasija de aceite comun, procurando mudar el aceite de cuando en cuando.

Tercero. Echándolos en agua de cal de modo que les bañe bien.

Cuarto. Teniéndolos en agua comun y mudándose ésta todos los dias; pero en todas circunstancias se necesita preservarlos del calor.

HUEVOS PASADOS POR AGUA. Estos huevos son dificiles de hacer, porque suelen ó cocerse mucho ó quedarse crudos; por tanto, la regla mas segura y acreditada por la experiencia, es, echarlos enteros en el agua que ya esté hirviendo á borbotones, y mantenerlos al fuego por dos ó tres minutos, y despues apear la olla y mantenerlos en el agua caliente otro tanto tiempo ó poco mas, y despues ponerlos en las overas y servirlos con una palilla corta que quepa en el huevo sin quebrarlo todo, y teniendo á prevencion sal fina y polvo de culantro tostado.

HUEVOS ESTRELLADOS. Puesta una cazuela al fuego, se echará un poco de agua, á la que se agregará otro tanto de vinagre y se sazonará con sal fina, y cuando ya esté hirviendo, se quebrarán allí los huevos y se echarán con mucho cuidado, solamente los que quepan y cuidándose de que no se unan, é inmediatamente con una palilla limpia se les recogerá la clara para que no se extiendan mucho echándola encima de la yema; luego que esté cuajada la clara de encima de la yema, se sacarán sin que se revienten, y se servirán para sazonarlos el que los coma con aceite, vinagre, polvo de sal y culantro tostado, ó con cualquiera otra salsa ó sustancia dispuesta para el caso.

HUEVOS ESTRELLADOS EN MANTECA. Puesta una cazuela ó tortera á la lumbre, se echa en ella manteca ó aceite, y cuando se haya quemado bien, se apea y se parten los huevos echándolos en la manteca uno á uno; despues se bañan con una paletilla limpia, y cuando ya estén cuajados, se sacan, y volviéndose á poner la tortera á la lumbre; cuando esté bien caliente la manteca ó aceite, se volverá á bajar, y así se estrellarán todos los huevos que se necesiten. Despues se les echa por encima sal y pimienta, ó sal y culantro secos y molidos, y se pondrán para adornar sopas, ó con la sal y sustancia que se haya preparado, ó en caso de no haber ésta, se podrán tostar unos chiles anchos ó pasillas enteros en la manteca, los que se repartirán en el platon en que se sirvan los huevos.

HUEVOS ESTRELLADOS EN CHILE COLORADO. Desvenados unos chiles pasillas, se les agregará la tercera parte de chiles anchos, y tambien desvenados se tostarán todos; despues en una poca de agua se desharán con los dedos ó se molerán con unos pocos de tomates asados; se les echará la sal fina necesaria, y en seguida, puesta una cazuela con manteca, se freirá bien el caldillo del chile y se estrellan en él los huevos; al apearse se espolvorean con un poco de queso añejo rallado.

HUEVOS ESTRELLADOS EN CHILE VERDE. En una poca de agua de sal se ponen á cocer chiles verdes y tomates, y cuando estén cocidos, se lavan en agua fria, y uno y otro se muele bien; se frie todo y se sazona con sal fina; despues se le echa la agua necesaria, y allí se estrellan los huevos.

HUEVOS ESTRELLADOS EN XITOMATE. Estos huevos se hacen lo mismo que los anteriores, con la sola diferencia de que en lugar de tomates se cuecen y muelen xitomates, y si se quiere, se les echan unas rajas de chile verde asado y pelado, y al servirse, se espolvorean con un poco de queso añejo.

HUEVOS ESTRELLADOS EN LECHE. Se pondrá á hervir en una cazuela suficiente cantidad de leche con un poquito de sal fina y unas rajitas de canela; despues se le echará un buen trozo de azúcar, y en aquella leche se estrellarán los huevos, echándoles al servirlos un polvito de canela.

HUEVOS DUROS EN PEREGIL. Molido un puñado de peregil con un poco de migajon remojado en vinagre, se le echa el vinagre necesario para que no quede ni muy espesa ni muy aguada y la sal correspondiente, mitigándose el ácido con un poco de azúcar: con esta salsa se bañan los huevos cocidos y partidos por la mitad.

HUEVOS DUROS EN NATILLAS. Se derrite en una cazuela un poco de mantequilla y en ella se echa peregil picado muy menudo y el polvo de sal y pimienta necesarios, añadiéndose un vaso de natillas, en las que se habrá desleido una cucharada de harina; estando de buen punto esta salsa, se bañarán con ella las rebanadas de huevo duro.

HUEVOS REVUELTOS. Se quema un poco de manteca y en ella se frien chiles secos enteros hasta que estén bien tostados; en seguida se apea la cazuela y allí se echan los huevos que se necesiten, habiéndose ántes reventado y revuelto, mezclándoles la sal fina necesaria y revolviéndose continuamente hasta que cuajen, sirviéndose con los chiles enteros que se tostaron.

HUEVOS REVUELTOS CON XITOMATE. En una cazuela con manteca puesta á la lumbre, se frien ajo, cebolla, peregil y xitomate crudo, todo picado menudo, y se echan allí los huevos ya reventados y sazonados con sal fina, meneandose mucho para que no se unan: se les pueden agregar, si se quiere, rebanadas de chorizon, longaniza y jamon fritos, y tambien pedacillos de gordo de chicharron: al apearse se polvorean con sal y pimienta. Estos huevos forman muy buen relleno para aves asadas, pescados, pasteles ó empanadas.

HUEVOS REVUELTOS CON QUESO. Se pesa la cantidad de huevos que se necesita, y se baten en una cazuela: se les añade una tercera parte del peso de dichos huevos de queso rallado de Flandes, ú otro bueno, y una sexta parte del peso de dichos huevos de mantequilla; se pone todo á fuego fuerte, y se revuelve continuamente con una cuchara de palo, hasta que la mezcla haya espesado bien; se separan entónces del fuego, se les mezcla pimienta fina, molida en seco, y se sirven.

HUEVOS REVUELTOS CON NATILLAS. Despues de haber derretido mantequilla en una sarten, se echan los huevos sazonados con sal fina, se revuelven mucho, y cuando ya lo estén, se les añade un vaso de natillas, que tambien se revuelve, polvoreándose con un poco de canela fina, y si se quiere, al servirlos se les podrá echar un poquito de zumo de limon.

HUEVOS REVUELTOS CON JAMON Y LEGUMBRES. Se echa en una cazuela un tanto de manteca y otro de aceite, y cuando uno y otro esté caliente, se doran unos dientes de ajo; despues se echan algunos trozos de chicharron gordo, y las puntas de un manojo de espárragos bien cocidos, trozos de asientos de alcachofa y hongos picados, todo cocido; en seguida se echan los huevos reventadas las yemas y sazonados con sal, y apeándose la cazuela, se revuelve todo hasta que cuaje bien el huevo; puestos en el platon se les espolvorea sal y pimienta.

HUEVOS EN RABO DE MESTIZA. Despues de bien asados unos xitomates y chiles verdes poblanos, se pelan unos y otros haciendo rajas los chiles, quitándoles las venas, y picando muy menudos los xitomates, suprimiendo lo duro del corazon. Se pone una cazuela á la lumbre con bastante manteca, se frien allí los xitomates y los chiles, y cuando todo esté bien frito, se le echa el agua competente, dejándose hervir á fuego fuerte hasta que espese un poco; en seguida se echan los huevos uno á uno para que se cuajen y encima unas rebanadas de queso fresco bueno y algunas yemas de huevo duro; se deja hervir hasta que espese bien el caldo, y se podrán servir adornados con tostadas de pan, doradas en manteca.

HUEVOS ENORMES. Se parten doce ó mas huevos separándose las claras de las yemas; quitándose á éstas los pellejitos, y reuniéndolas todas en una vejiga bien limpia, se amarrará ésta con un hilo de modo que forme una bola redonda. Se pone á hervir agua en una olla y allí se echa la vejiga, colgándola del hilo para que no se pegue al fondo; y cuando se considere que las yemas han cuajado bien, se sacan, y así que estén frias, se quita el pellejo de la vejiga y quedará una gran yema que se acomodará en otra vejiga, echando allí las claras, procurándose que la yema quede en medio y la vejiga ovalada; se volverá á cocer en agua caliente, sacándola cuando hubiere cuajado, y ya fria, se le quita la vejiga, y quedará un huevo enorme, que podrá servirse entero ó en mitades, ó en rebanadas que participen de la clara y de la yema, presentándolo con una salsa correspondiente á los huevos duros, ó en aceite y vinagre, adornado con cebolla rebanada, orégano y peregil picado.

HUEVOS HIPÓCRITAS. Despues de haber cortado unas rebanadas delgadas de jamon, se frien en mantequilla, y cuando estén cocidas, se acomodan en el fondo de un plato y sobre ellas se echa la mantequilla en que se cocieron; se parten y ponen encima los huevos, se espolvorean con sal fina, pimienta y nuez moscada, se ponen sobre fuego muy manso á cuajar, y cuando lo estén, se llevan á la mesa.

HUEVOS DE TRIPA. Se cortan en trozos unas cebollas, y cuando ya estén fritas se les echa un vaso de natillas; cuando estén bien cocidas, se ponen allí rebanadas de huevo duro, y se dejan hasta que estén bien calientes, evitándose qne hiervan, y entónces se podrán servir.

HUEVOS GUISADOS. Se endurecen los huevos en agua, y ya frios, se hacen rebanadas; despues se pone una cazuela con mantequilla y se frien en ella rebanadas de cebolla; cuando estén bien fritas, se echa allí un poco de vino, en seguida se ponen las rebanadas de huevo, y se dejan hervir; cuando hayan hervido un poco, se les echarán tres ó cuatro yemas de huevo duro desleidas en un poquito de vino, y se dejan hervir, y habiendo espesado un poco, se sazonarán con sal y nuez moscada.

HUEVOS DE AGRÁZ. Se deslien los huevos, sazonándolos en zumo de agráz con sal y nuez moscada; despues se cuecen en un poco de mantequilla y se sirven luego.

HUEVOS DE SUSTANCIA. Estos se estrellan en el caldo de la olla, sazonado con sal, nuez moscada y zumo de limon; y cuando ya estén cocidos, se sirven calientes.

HUEVOS RELLENOS. Se harán endurecer los huevos en agua; despues de limpios, se descoronarán hasta tomar parte de la yema; se les quitarán las yemas, que se molerán en union de otras dos ó tres crudas con un migajon de pan, remojado en natillas. Hecho esto, se les añadirá otro tanto de mantequilla y se sazonarán con sal y pimienta, y bien mezclado todo, se echará en los huecos que dejaron las yemas en las claras cocidas, cubriéndolas con sus respectivas tapas; y poniéndose en un plato la parte del relleno que quede, se acomodarán encima los huevos y se cubrirán con miga de pan, rociada con mantequilla, y despues se pasarán á un horno ó se pondrán en una hornilla con un comal de lumbre encima, hasta que se cuezan bien á fuego manso.

HUEVOS ALBOROTADOS. Despues de duros y partidos los huevos como en el artículo anterior, se amasarán las yemas duras con otras tantas crudas; se les echará peregil picado muy menudo, sazonado con sal fina, y con esto se rellenarán los huecos de las yemas cocidas; puestas las dos capas de las claras cocidas se revolcarán en harina y se bañarán en huevo batido con miga de pan, se freirán en manteca hasta que tomen buen color, y se podrán echar en el caldillo de xitomate ú otra de las salsas que mas agrade.

HUEVOS (Tortilla de). Se baten los huevos, haciéndolo primero con las claras, y cuando éstas hayan espesado bien, se mixturan con las yemas, que se echan en manteca caliente, dejándose freir en ésta: se puede hacer la tortilla con esta sustancia, sola y sazonada con sal, ó revuelta con cebolla, rajas de chile verde, trocitos de jamon frito, de longaniza, chorizos ó cualquiera otra sustancia que acomode, y se sirve con salsa de chile macho ó de xitomate frito.

HUEVOS (Otra tortilla de). Quebrados los huevos y echados en un jarro, se sazonan con la sal fina necesaria, y solo se baten hasta revolverlos bien; se echan en la manteca caliente á freir bajando la tortera ó sarten de la lumbre para que cuaje, y despues volteándose al aire y volviéndola á poner á la lumbre hasta que se cueza.

Esta se sirve con polvo de chile ancho, el que se hace con chiles desecados al calor sin que se tuesten, cuidándose de desvenarlos ántes y de quitarles todos los hollejos.

HUEVOS (Tortilla de) CON ATUN Ó RÓBALO. Se toman para seis personas dos huevas de carpa, y si no las hay, ocho de juil bien lavadas, que se cuecen ligeramente, echándolas en agua ya hirviendo, un poco salada, durante cinco minutos. Se toma tambien un trozo de atun fresco, y en su defecto de róbalo bien desalado, y unos dientes de ajo picados muy menudamente; se pican tambien las huevas y el pescado dicho, de modo que se mezcle bien con lo demás, y se echa todo en una cacerola con un poco de mantequilla, que se hará saltar hasta que esté bien derretida. Se toma otro poco de mantequilla á discrecion y se revuelve con peregil y cebolla, se echa en una pescadera rociándose con el zumo de un limon, poniéndose en seguida sobre cenizas calientes. Se baten doce huevos frescos con el frito saltado de pescado y huevo; se menea hasta que esté perfecta la mezcla, y se hace la tortilla de la manera acostumbrada; pero para que quede bien hecha, es necesario atender con cuidado á estas tres cosas; primera, es necesario saltar las huevas y el pescado al freirlas, evitando el que hiervan, á fin de que no se endurezcan; segunda, la pescadera debe ser honda, á fin de que se pueda servir la salsa con la cuchara; tercera y última, hacer calentar la pescadera que recibe el guiso y ponerla sobre la mesa para que pueda conservar bastante tiempo su temperatura, sin que por fria se cuaje la mantequilla.

HUEVOS (Tortilla de) A LA ORIENTAL. Se quiebran y echan los huevos en una cazuela ó cualquiera otra vasija, y se sazonan con sal molida, pimienta y nuez moscada; se añade un poco de agua, y si se quiere, un poco de peregil y cebolla, picados menudamente: se hace derretir excelente mantequilla en una sarten á fuego vivo, se echan allí los huevos, y se voltea la tortilla de un lado á otro hasta que esté cocida, procurándose que no se pegue, lo que se consigue meneando la sarten de un lado á otro.

HUEVOS (Tortilla de) A LA TURCA. Se hace con carne de caza, ya sea de pelo ó de pluma, y se pica menudamente con jamon gordo, almendras ó avellanas mondadas, piñones ó castañas, ó con algunas cortezas de pan, sazonándose con sal fina, especias y unas pocas de yerbas finas.

Si la carne está cruda, se cocerá en mantequilla ó manteca; y si estuviere ya cocida, entónces solo se formará la tortilla de huevos como las corrientes, y el picadillo se remojará con algun caldo de carnero ú otra carne, y se echará todo el picadillo sobre la tortilla ántes que se cueza; y cuando ya haya cuajado bien, se trasladará al platon sin quebrarla, y procurando que la salsa quede por encima.

HUEVOS EN MANTEQUILLA NEGRA. Se rompen los huevos sobre un plato, y se sazonan con un poco de sal, pimienta y nuez moscada; se pone á quemar la mantequilla hasta que esté casi negra, y se echa una parte de ella bien caliente sobre la superficie de los huevos, que en seguida se hacen deslizar ó resbalar del plato en la sarten de la mantequilla caliente, y se vuelve á poner ésta sobre el fuego; se hace la misma operacion para pasarlos despues de la sarten al plato, echándoles por encima un poco de vinagre, que ántes se habrá puesto á calentar: si por la parte de arriba aun no estuviesen los huevos bien cocidos, será necesario pasarles para que lo estén, la pala hecha ascua por encima.

HUEVOS DE LA POBRE MUGER. Se pone á entibiar una poca de mantequilla sobre un plato y se quiebran encima seis huevos, poniéndose el plato sobre rescoldo. Se cortan unos dados pequeños de migajon de pan frio, y se frien en mantequilla; cuando ésta se haya puesto roja, se escurren los dados tostados de pan, se siembran ó reparten sobre los huevos y se cubren con el horno caliente de campaña; así que estén los huevos cocidos, se le echa salsa española, reducida ó algo consumida, y se sirven.

HUEVOS DE SORPRESA. Se hace un agujerito en las dos extremidades de doce huevos, por donde se introduce un popote para reventar la yema. Se soplan entónces por una extremidad para que se vacien los cascarones, que en seguida se echan en agua y se enjuagan con ella hasta que estén bien limpios; se ponen á escurrir y se dejan secar al aire, tapándoles uno de los dos agujeritos con harina desleida en una yema de huevo; cuando queden secos, se rellenan seis cascarones con crema de chocolate (véase CREMA DE CHOCOLATE, pág. 233), por medio de un embudito proporcionado, y los otros seis con crema de naranja ó de café (páginas 232 y 236): se tapan en seguida todos los agujeros y se ponen á cocer los huevos en agua caliente, pero sin dejarlos hervir. Se les quita entónces la pasta de las dos extremidades con que se taparon los agujeros, se enjugan los huevos, y se sirven como intermedio sobre una servilleta doblada.

HUEVOS A LA BURGESA. Se extiende mantequilla dejándola del grueso de una hoja de cuchillo, sobre el fondo del mismo platon en que se han de servir los huevos: se ponen por todas partes unas rebanaditas muy delgadas de migajon de pan frio y otras mas pequeñas y tambien muy delgadas de queso de Gruyere, ú otro bueno frescal; en seguida se echan ocho ó diez huevos, se sazonan con un poco de sal, nuez moscada y pimienta gorda, y se ponen á cocer á fuego manso en una hornilla.

HUEVOS A LA HUGONOTA. Se pone en el plato en que se han de servir los huevos, un poco de sustancia, y se coloca sobre fuego suave en la hornilla; se rompen encima y con mucho cuidado los huevos, para que las yemas queden enteras y no vayan á reventarse; se sazonan con sal y pimienta gorda, se cuecen por encima con una pala hecha ascua y se sirven medio blandos.

HUEVOS EN TIMBALES. Se derrite un poco de mantequilla para untar por dentro seis cubiletes ó timbales de cobre; se deslien seis huevos (claras y yemas) en tres ó cuatro cucharadas de caldo-colado (véase): se sazonan con sal y pimienta, se cuelan por la estameña y se echan en los moldes, que es necesario no llenar; se ponen á cocer en baño de María, haciéndose que el agua hierva suavemente; cuando tengan consistencia, se pasa con ligereza el cuchillo al rededor de los cubiletes para despegar los huevos, que se vacian sobre un plato y se sirven con alguna sustancia aguada ó poco espesa.

HUEVOS (Pastel de). (Véase PASTEL DE HUEVOS.)

HUEVOS EN CAJITAS A LA PARRILLA. Se corta una hoja grande de papel blanco en cuadrados pequeños é iguales, que se ponen dobles para formarse las cajitas; se les unta mantequilla derretida por adentro y por afuera; se mezcla otro buen trozo de mantequilla con medio puño de miga de pan, peregil, cebolla, una punta de ajo, sal y pimienta gorda; se reparte todo en el fondo de las cajitas, se quiebra un huevo en cada una; se sazona por encima con con un poco de sal y pimienta fina, y se ponen las cajitas á fuego manso en la parrilla, pasándoles por encima la pala, hecha ascua, y procurándose que las yemas queden medio blandas. Se sirven en las mismas cajas.

HUEVOS A LA AURORA. Se dividen en dos mitades diez ó doce huevos duros y se les sacan las yemas; se cortan las claras en tiritas y se echan en salsa bechamela magra (véase SALSA A LA BECHAMELA EN MAGRO), aderezándolas en el fondo de un plato; se majan las yemas con un trozo de mantequilla, mezclándoles sal y un poco de raspadura de nuez moscada; se pasan por tamiz ó por una coladera muy fina, echándose encima de las claras, ya dispuestas en el plato; se limpian las orillas, que se adornan con tostadas, y se pone el plato sobre el fuego bajo el horno de campaña. Al momento de servirse se quitan las tostadas y se ponen en su lugar algunas de las frituras para adorno (véanse en las páginas 349 y 350).

HUEVOS RELLENOS Y EMPANADOS. Se cortan á lo largo doce huevos un poco mas arriba de la medianía; se les quitan las yemas y se majan, mezclándose en seguida con pan, dispuesto como para quenelles (véanse QUENELLES) y mantequilla en porciones iguales de cada una de las tres cosas; se añaden dos ó tres yemas crudas, sal y unas pocas de especias y con esta pasta se rellenan las claras de los huevos, uniéndose las dos partes de cada uno para darles la forma de huevos enteros: estando bien unidas sus partes, se polvorean con miga de pan y se rocian con un poco de mantequilla derretida; se pone despues el resto del relleno en el fondo de un plato, sobre el que se acomodan los huevos y se meten al horno, ó se ponen bajo el de campaña para que tomen color. Para servirse se les echan unas gotas de salsa rizada.

HUEVOS EN CALDO. Se mezclan bien en una cacerola seis yemas y dos claras de huevo con cinco cucharadas grandes de buen caldo concentrado; se pasa la mezcla por tamiz ó por la estameña y se untan ligeramente con mantequilla los moldes en lugar de helarlos; se llenan con la preparacion explicada, y se dejan tomar punto; se sirven lo mismo, echándoles en vez de salsa un buen caldo concentrado, dejándose consumir un poco.

HUEVOS AL HUSMO DE CAZA. Lo mismo que los del artículo anterior, sirviéndose con salsa al husmo de caza (véase), en lugar del caldo concentrado.

HUEVOS HUNDIDOS. Se echa en un vaso queso rallado con un poco de mantequilla derretida y de pimienta gorda; se añaden yemas de huevo y se mezclan bien, batiéndose las claras hasta que endurezcan, y se vacian en la preparacion dicha; se menea todo suavemente con una cuchara de madera, se añade el resto de las claras batidas, se incorpora todo meneándose siempre con suavidad, y se aderezan los hundidos en cajas prevenidas de antemano, que no se llenan sino á medias, metiéndose á cocer al horno como bizcochos. Se sirven tan luego como hayan acabado de cocerse.

HUEVOS EN DULCE.

HUEVOS MOLES. Se hace almíbar con una libra de azúcar y se mezcla con quince yemas de huevo cocidas, hasta hacer una pasta que se acomodará en capas sobre mamon. Luego que estén cubiertas tres, se les echa almíbar por encima hasta que se empapen, y se ponen á dos fuegos, ó se meten á cuajar al horno. Se polvorean por encima con gragea.

HUEVOS MOLES CON AJONJOLÍ. Despues de clarificado almíbar de medio punto, hecho con una libra de azúcar, se le echan doce yemas de huevo bien batidas y ajonjolí tostado. Se acomoda en capas con otras de mamon, siendo la última de huevos. Se le pone encima un comal con rescoldo.

HUEVOS MOLES DE COCO. Dos libras de azúcar, hechas almíbar de medio punto, se cuelan por una servilleta, y se dejan enfriar; se sacan de los huevos diez y seis yemas, limpiándolas muy bien de la clara, se echan en un jarro, y con un tenedor se les quitan y sacan todas las telitas; se echa en el jarro un poco de almíbar frio, y se baten las yemas con un molinillo hasta que estén muy desleidas, echándose entónces en el almíbar del cazo, que ya debe estar frio. Se ponen á la lumbre sin dejarlas de menear para que no se engrasen, y se dejan hervir hasta que el almíbar tome el punto de espesar; se le añade entónces media taza caldera de coco rallado, y dando unos hervores y estando de punto, se aparta y deja enfriar. Se pone sobre capas de mamon, y la última, que será de almíbar con huevo, se adorna con almendras, piñones, una poquita de canela y otra de gragea.

HUEVOS MOLES DE CREMA. Se hacen como los anteriores, no echándoles coco, sino una capa de natillas, compuestas con azúcar y poca canela, ya que estén en el platon.

HUEVOS MOLES CON VINO. Se hace almíbar de medio punto con dos libras de azúcar, y estando clarificado y frio, se mezcla con diez y seis yemas de huevo á medio batir: se pone á la lumbre, y se está batiendo hasta que despegue del cazo; se aparta entónces y se pone sobre capas de mamon rociado con vino blanco y con un poco de almíbar, que se habrá separado ántes de echarles las yemas. La última capa será de éstas con el almíbar, y se espolvoreará con canela molida.

HUEVOS MOLES CON VINO Y MAS CANTIDAD DE YEMAS. Se hace el almíbar con una libra de azúcar; las yemas serán catorce y bien batidas: el mamon se rocía con vino y la última capa se adorna con pasas, almendras y piñones.

HUEVOS MOLES FRITOS. Para una libra de azúcar, trece yemas de huevo batidas; el punto de despegar del cazo, y encima yemas batidas para formar costra. Se pone á dos fuegos, se corta despues en rebanadas, se frien con huevos batidos, y se hierven en almíbar.

HUEVOS MOLES CON VINO Y ALMENDRA. Clarificado el almíbar hecho con dos libras de azúcar, se le añade agua de azahar, y se deja poner de medio punto, que haga hebrita entre los dedos; se le echa entónces un pozuelo de vino blanco, y dando unos hervores se aparta para que se cueza. Se baten muy bien treinta huevos, y se van echando al almíbar, habiéndose apartado un poco mientras otro está meneando muy aprisa; se pone el cazo á fuego manso hasta que tenga el punto de despegarse el almíbar; entónces se añaden cuatro onzas de almendras martajadas, desleidas en el almíbar que se apartó.

Se ponen en un platon marquesotes rebanados, que se rociarán con almíbar clarificado, para lo que se habrá mezclado un cuartillo de éste con agua de azahar y otro cuartillo de vino blanco. Con esto se rocian los marquesotes, que se empaparán bien; se les echa canela molida, ajonjolí tostado, pasas, almendras y piñones, Encima de todo se echan los huevos moles, que se adornarán tambien con pasas y almendras, floreándolos con poca canela molida, para que se distinga lo amarillo de los huevos, y gragea.

HUEVOS REALES. Para hacer una taza conservera, se necesitan veinte yemas, que se echan en una cazuela nueva, y se baten con una cuchara hasta que estén muy espesas; entónces se unta con mantequilla la taza conservera, y se vacian en ella las yemas batidas. Se pone á la lumbre un cazo con agua, y cuando esté hirviendo ésta, se mete la taza, que se tapará con un comalito con rescoldo cuando vayan cuajando los huevos. De tiempo en tiempo se mete un popote para saberse si están cocidos, lo que se conoce en que sale limpio. Se saca despues la taza del agua, y se vacia; se cortan los huevos en rebanadas, que se echan en almíbar, y se aderezan con pasas, almendras, piñones y canela molida.

HUEVOS REALES CON VINO: En una bandeja ú otro trasto extendido, se baten las yemas con otates ó varas de mimbre, hasta que estén muy espesas y formen arruguitas por encima; se echan en un cacito untado con manteca, y se pone al fuego otro cazo mas grande con agua y con una cama de tejamaniles para que asiente el cazo chico, que se colocará allí tapado con un comal con rescoldo por encima. Así que por el popote se conozca que están cocidos los huevos, se vacia con prontitud el cacito sobre unos manteles, y con la misma brevedad se taparán los huevos para que no les dé el aire y se apagen. Se dejan así hasta el dia siguiente, en que se cortarán en cuartos ó rebanadas, que rociadas con vino blanco, se echarán en almíbar de punto alto, tambien con vino, adornándose por último con canela, pasas y almendras.

Si se quieren los huevos reales con costra, se dejan enfriar; si no, despues de rebanados se echan en almíbar de medio punto, y así que estén bien embebidos se ponen en el platon con el almíbar de punto alto, &c.

HUEVOS REYES. Cocidos los huevos en la cantidad que se quiera, se sacan las yemas y se muelen; se mezclan con pasas y almendras, cortadas en pedacitos, bastante vino y azúcar molida en cuanto endulcen. Se forman trocitos largos á modo de mamones, y untados con huevo batido, se frien en manteca, y se echan despues en almíbar.

HUEVOS REYES CON AJONJOLÍ Y AGUA DE AZAHAR. Como los anteriores, añadiéndoles despues de molidas las yemas, ajonjolí y agua de azahar á mas de lo dicho en el artículo anterior.

HUEVOS CRECIDOS. Despues de cocidos los huevos, se sacan las yemas, que se untan con huevo batido, y se frien en manteca, poniéndoles mas capas de huevo batido y friéndolos en seguida, hasta que queden grandes. Se echan despues en almíbar ó en leche endulzada y bien hervida.

HUEVOS HILADOS. Se separan las yemas de las claras, y limpiándose bien las primeras hasta de la miaja, se exprimen en un paño, y por un cascaron ó cuchara agujerada ó coladera, se van echando en almíbar de medio punto cuando tenga buen hervor. Se sacan de allí y se van acomodando sobre mamones ó marquesote mojado con almíbar.

HUEVOS HILADOS CON VINO. Despues de apartadas las yemas y limpias, se revuelven y mezclan con un poco de vino blanco; se baten y siguen los procedimientos del artículo anterior, cuidándose de que cuajen bien las hebras dentro del almíbar.

HUEVOS MEGIDOS. Se hace almíbar con seis libras de azúcar, mezclándose una libra de coco rallado, otra de camote y otra de almendra, todo molido; y cuando esto tenga medio punto, se aparta de la lumbre y se le añaden pasas molidas, desleidas en el almíbar. Se vuelve al fuego, y cuando la pasta vaya subiendo de punto, se le echa un cuartillo de natas, y habiendo hervido con ellas, se aparta del fuego y se deja enfriar. Se le añaden despues diez y seis yemas de huevo bien batidas, y se vuelve á poner á la lumbre para que tome el punto conveniente, que será el de cajeta; pero queriéndose que sirva como *ante*, se le dará mas bajo, y se echará sobre rebanadas de mamon, mojadas en vino blanco.

HUEVOS MEGIDOS CON LECHE. Se deslien doce yemas de huevo con media libra de azúcar en un cazo, se echan despues dos cuartillos de leche, y se pone entónces en la lumbre, donde se menearán las yemas incesantemente para que no se quemen, hasta que todo tome cuerpo; entónces se vacia en un platon sobre rebanadas de mamon, con pastilla colorada, bien molida y desleida.

HUEVOS MEGIDOS DE COCO Y ALMENDRA. Se hace almíbar con dos libras y media de azúcar, y estando de medio punto, se enfria un poco y se le mezclan un coco rallado, una libra de almendra y cuatro ó cinco camotes blancos molidos, un cuartillo de natillas y las yemas de diez y ocho huevos con un poco de agua de azahar.

HUEVOS (Tortilla dulce de). Se muelen yemas de huevo, cocidas, con canela y almendras limpias; se forman con esta masa unas tortillas que se envuelven con huevos batidos para freirlas con cuidado en manteca. Se echan despues en almíbar compuesto con vino, almendras, piñones, ajonjolí tostado y canela molida.

HUEVOS (Yemas de) EN LECHE. Se hace almíbar con seis libras de azúcar, se clarifica y se le da el punto de empanizado; se baten aparte doce yemas de huevo con seis cuartillos de leche, que despues de colada por un cedazo se echa en el almíbar. Cuando esté hirviendo, se añade media libra de almendras limpias, martajadas con una poca de agua. Se deja hervir todo, y volviendo á tomar el punto de empanizado, se aparta de la lumbre para batirse de nuevo; pero estando muy correoso, se vuelve á poner á la lumbre para que tome punto alto.

HUEVOS (Suspiros de yemas de). Se mezclan yemas de huevo con azúcar molida y cernida, revolviéndolas de modo que se puedan hacer figuritas ó tortitas con la mano. Se dejan reposar seis ú ocho horas, y al cabo de ellas se meten al horno templado, donde se cocerán y reventarán muy breve.

HUEVOS PORTUGUESES. Se mezclan un cuartillo de almíbar de buen punto, otro de vino, y treinta yemas de huevo; se bate todo muy bien, se pone á cocer, y se echa sobre capas de mamon, espolvoreando la última con gragea.

HUEVOS AGRIDULCES. Se cuecen los huevos hasta que se endurezcan; se parten por la mitad y se sacan las yemas, que se amasan con un poquito de vinagre, con azúcar, canela, pimienta, clavo, todo molido, ajonjolí, pasas y almendras. Con esto se llenan los huecos de los huevos que dejaron las yemas; se frien despues, y se echan en caldillo de vinagre y agua con un granito de sal, pimienta, clavo, ajonjolí tostado, pasas, almendras y azúcar.

HUEVOS ESPIRITUALES. Se baten yemas de huevo en agua tibia endulzada, ó en almíbar, ó en vino, ó en aguardiente ó en leche, ó en atole, y éstos son los huevos espirituales.

HUEVOS (Yemitas de) ACARAMELADAS. Se amasan ó muelen las yemas cocidas de huevo con azúcar y canela molidas, se hacen unas bolitas, y se bañan en almíbar de punto de caramelo; se dejan secar, y se guardan ó se comen.

HUEVOS EN LECHE A LA FRANCESA. Se hierve un vaso de leche con dos onzas de azúcar, se espuma, se baten juntamente seis yemas y tres claras de huevo con una cucharada de agua de azahar, y un poco de azúcar en polvo. Cuando ya no hierva la leche, se echa con suavidad sobre los huevos que estarán en una taza ó en un plato hondo, sin dejarlos de menear. Se pone este plato ó taza en un cazo con agua hirviendo, y se tapa con un comal con lumbre; luego que los huevos tengan consistencia, se quitan de allí, se dejan enfriar, se polvorean con azúcar y se cuajan con una paleta hecha ascua.

HUEVOS NEVADOS, TAMBIEN A LA FRANCESA. Se baten doce claras de huevo hasta que endurezcan y se pongan blancas, añadiéndoles azúcar en polvo y agua de azahar.

Se deslien las yemas en leche con azahar garapiñado ó macarrones y azúcar en polvo. Concluido esto, se ponen á hervir cuatro cuartillos de leche con azúcar, y al momento en que están hirviendo, se les echan cucharadas del huevo batido, dejándose allí un minuto, lo que se repite hasta que se acabe el huevo. Se aparta entónces la leche, y cuando ya no hierva, se mezcla con las yemas, meneándose todo continuamente para echarse sobre los huevos.

HUEVOS MECIDOS. Para dos cuartillos de leche ha de prevenirse ántes de subirla al fuego, un cazo donde se desleirá media libra de azúcar bien molida, doce yemas de huevos, y se echan los dos cuartillos de leche; se sube al fuego, y se está meneando incesantemente porque no se queme; y así que tome cuerpo, se aparta y se echa en las fuentes; se le pone pastilla colorada olorosa. Antes de echar esta leche, se rellenan unos mamones, y sobre ellos ha de echarse la leche.

HUEVOS COCIDOS. Se ponen á cocer los huevos que se necesiten hasta que estén bien duros, y se les sacan las yemas, que se baten con pan frio rallado, y despues se van friendo, dándose á cada una el tamaño que se quiera; acabadas de freir, se ponen sobre unos manteles para que se escurra la manteca que tuvieren y se enfrien mientras se dispone el almíbar, que se hará con azúcar blanca; así que esté de punto, se le echa azafran, pimienta, clavo, canela, de cada cosa lo necesario á discrecion, un poco de vino, almendras, pasas, piñones, ajonjolí tostado y agua de azahar. Así que está de punto alto, se aparta y se tapa hasta que se sirva; en siendo hora, se echan los huevos y se ponen á calentar.

HUEVOS HILADOS (Ante de). Dispuesto el almíbar, si es de dos libras de azúcar, le corresponden diez y seis yemas de huevos, que se baten muy bien; así que esté el almíbar de medio punto hirviendo á borbotones, se irán echando las yemas con una jicarita, que tenga un agujero, y el chorrito que fuere saliendo, se irá circulando por todas partes en el almíbar para que las yemas queden hiladas; se harán unas rebanaditas de mamon, se pondrán en la fuente, y sobre ellas se echarán los huevos en esta forma.

Una capa de marquesote y otra de huevos. Si se quieren exquisitos y suaves, entre capa y capa de mamones, se echan los huevos y unos pedazos de nata de leche, dándole el colmo que se quiera. Se bañan con bastante almíbar y agua de azahar.

HUEVOS A LA NIEVE. Se ponen á hervir tres cuartillas de natas con azúcar y almendras garapiñadas, limon confitado, y mazapan, picado todo muy fino; se baten aparte las claras y las yemas de ocho huevos, y se van tomando con una cuchara porciones de las claras batidas, metiéndose tres cucharadas á la vez en la crema, lo que formará huevos embolsados sin yema; se dejan escurrir y se ponen unos sobre otros hasta que esto forme ocho huevos sobre el plato en que se deben servir; se pone la crema al fuego, para dejarla consumir hasta la consistencia de salsa, y cuando ya vayan á servirse los huevos, se les echan las ocho yemas batidas, dejándose ligar sobre el fuego; pero sin hervir, para que no se derramen las yemas, y se vacia la salsa sobre las claras, dispuestas como se dijo ántes.

HUEVOS A LA VESTAL. Se ponen á hervir y se dejan consumir hasta quedar en la mitad, dos cuartillos de natas y dos cuartillos de leche, añadiéndose una cáscara de limon, un poco de culantro, y el azúcar necesaria para endulzar la crema; se aparta despues del fuego, dejándose entibiar y entónces se le deslien unas pocas de almendras dulces, y dos almendras amargas, majadas ó molidas ámbas cosas; se le añaden seis ú ocho yemas de huevo, se pasa todo por la estameña y se pone á cocer en baño de María. Se sirven estos huevos como intermedio.

HUEVOS (Tortilla soplada de). Se quiebran doce huevos, separándose las yemas de las claras, y se echan á las primeras doce onzas de azúcar en polvo y un poco de azahar, batiéndose todo juntamente; se echa á freir en una sarten con un trozo de mantequilla, vaciándose despues la tortilla en un plato de plata, que se pone sobre rescoldo, cubriéndose con el horno de campaña; se baña la tortilla con azúcar en polvo, y se sirve prontamente cuando esté bien inflada y de buen color.

HUEVOS (Tortilla de) SOPLADA EN MOLDE. Se cascan seis huevos, separándose las claras de las yemas, y se echan en éstas tres cucharadas de azúzar en polvo fino, una cucharada de fécula de papas, cuatro macarrones machacados, un poco de sal y un poco de azahar garapiñado, en polvo; se menea y revuelve todo juntamente, se engrasa y empana el molde como para el gató de arroz (véase GATÓ DE ARROZ, pág. 370), y se baten las claras de los huevos cuando ya se vayan á servir las entradas. Se mezclan entónces con las yemas y se echa todo en el molde, sin llenarlo completamente: se mete la tortilla al horno moderadamente caliente, y estando cocida, se voltea sobre un plato y se sirve. Debe quedar de un hermoso color y movible ó temblorosa.

HUEVOS (Tortilla de) A LA CELESTINA. Se hacen cuatro tortillas con tres huevos cada una, dándoles el menor grueso posible; se adornan con frangipan (véase MASA DE FRANGIPAN), se enredan en forma de envueltos, se recortan las extremidades, y se ponen sobre un plato: se polvorean con polvo fino de azúcar, se bañan y se sirven.

HUEVITOS DE FALTRIQUERA. Despues de clarificado, y estando de medio punto el almíbar, hecho con una libra de azúcar, se pone á enfriar; se le echan diez y seis yemas de huevo batidas, y se vuelve á la lumbre, meneándose continuamente, hasta que tome el punto de despegar del cazo. Se aparta entónces y se forman con la pasta unos huevecitos que se revolcarán ó cubrirán con azúcar molida, y se envolverán en su papel cada uno.

Se hacen tambien mezclándose leche al azúcar en lugar de agua, para hacer el almíbar, ó añadiéndose á éste despues de echadas las yemas, unas pocas de almendras bien molidas.

HUEVITOS (Otros) DE FALTIQUERA. Se hace almíbar clarificado y de punto de turron con dos libras de azúcar y se mezcla con veinte y seis yemas de huevo batidas con anticipacion, volviéndose á batir mucho al fuego, para que se cuezan, hasta que puedan hacerse las bolitas, que no se peguen en los papeles en que se han de envolver.

HUEVITOS (Otros) DE FALTRIQUERA. Hecho el almíbar como el del artículo anterior; pero de punto de juntar en el agua, se le mezclan diez y seis yemas de huevo á medio batir, cincuenta clavos de especia molidos, y canela en polvo al gusto; se pone la mezcla á fuego manso, para que se cueza el huevo sin dejarse de batir, y entónces, y continuándose moviendo, se aparta, se bate hasta que haga bola, y se vacia en un plato polvoreado con azúcar; se van entónces haciendo las bolitas, que se revolcarán en azúcar cernida y se envolverán en papeles picados y rizados por las puntas.

Se hacen tambien sin canela, poniéndose diez yemas para cada libra de azúcar.

HUEVITOS DE ALMENDRA. Se hacen lo mismo que los del artículo anterior, añadiéndose cuatro onzas de almendra molida al tiempo de echarse las yemas en el almíbar, una cuarta de onza de canela en polvo y poco clavo.

HUMILDES. Así se llaman los buñuelos, cuando despedazados se echan en almíbar (véase BUÑUELOS HUMILDES, pág. 105).

HUMILLO DE CAZA.
HUSMO DE CAZA. } Se llama así un guiso ó caldillo, con el que se da á la vianda el gusto y el olor de las piezas de caza, y se hace echando en una cacerola con una botella de vino blanco cuatro ó cinco perdices ó gazapos, ó la mitad de unas y la otra mitad de los otros; se sazonan con zanahorias, cebollas, tomillo, clavo y laurel, y se deja todo consumir hasta que se reduzca á gelatina. Se humedece entónces con caldo concentrado, ó mejor con esencia de caza (véanse en las páginas 131 y 318): se deja todo hervir hasta que esté cocida la caza, se desengrasa en seguida, y se cuela esta esencia por un lienzo limpio; se le añaden algunas cucharadas de salsa española, y se emplea en lo que se necesite. Algunas veces tambien se deja consumir este caldillo hasta reducirse á semi-gelatina, despues de haberle echado un vaso de agua para espumarla de nuevo, y se sirve para las entradas de caza empanadas y á la parrilla, &c.

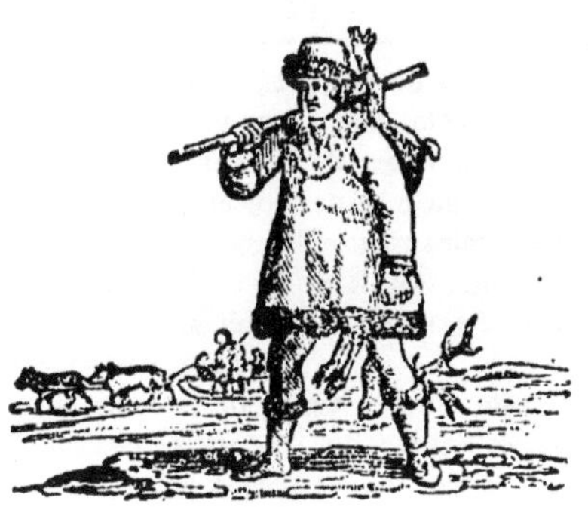

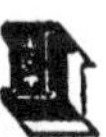

ÍBICE. Especie de cabra montés, con grandes cuernos, que aumentan cada año hasta que llegan á tener veinte nudos. Se llama tambien *Rupicabra*. Se prépara su carne y se guisa lo mismo que la del corzo (véase CORZO, páginas 229 y 230).

ICHUSSET-KARPFEN. Entrada de las mesas alemanas, que equivale á *cazuela de carpas*. Estando éstas escamadas, vaciadas y divididas en trozos, se polvorean con sal y se dejan así una ó dos horas para que adquieran consistencia. Se echan entónces en el fondo de una cazuela cuatro onzas de mantequilla fresca, cuatro anchoas picadas y encima los trozos de carpa; se añade media onza de polvo fino de azúcar, una onza de alcaparras, pimienta en grano, clavo y macías; se cubre todo con rebanadas de limon, y se echa encima un cuartillo de vino tinto, y otro tanto de vinagre, y se cubre la cazuela herméticamente, tapando las junturas con engrudo ó con pasta de harina de arroz, ó con masa de maiz; se deja cocer á fuego suave y se sirve de entrada en la misma cazuela.

IGUANA. Especie de lagarto, propio de nuestros paises calientes, cuya carne y huevos son buenos de comer. Se prepara y se guisa lo mismo que el cazon (véase CAZON, pág. 162). Tambien suele comerse en caldillo de xitomate ó tomate con chile verde (véase ENTOMATADO, pág. 310).

IGUARACU. Especie de cocodrilo, propio de nuestro pais y del Brasil, tambien comestible, que se prepara y condimenta lo mismo que la iguana (véase el artículo anterior).

INGLESA (Salsa). Se pican dos yemas de huevos duros, y se echa la mitad en una cacerola con anchoas y alcaparras picadas, un cuartillo de buen caldo, un poco de sal, pimienta gorda, y tanto como la mitad de un huevo de mantequilla, amasada con una poquita de harina; se deja ligar la salsa sobre el fuego y se vacia sobre lo que se quiera, echando sobre la vianda el resto de las yemas picadas.

INFUSION. Con este nombre se llama en las neverías á los líquidos dispuestos para helarse, ántes de que los haya condensado la nieve; pero habiendo ya adquirido cierto grado de frio, que los hace agradables al tomarse (véase HELADOS).

INFUSION DE CERVEZA. Llaman así comunmente los neveros á una mezcla que hacen de los líquidos sobrantes de limon, tamarindo, naranja, piña, &c., dándole color con grana; pero sobre no ser muy saludable, tampoco tiene un gusto delicado, y mas bien se bebe por capricho ó preocupacion, creyéndose útil en las enfermedades de garganta.

ISLA FLOTANTE. (Intermedio azucarado). Se ponen á cocer en agua hirviendo ocho ó nueve perones escogidos, y despues que se hayan enfriado, se pasan por un tamiz, mezclándose en seguida con buena azúcar en polvo; se baten cuatro ó cinco claras de huevo con una cucharada de agua de rosa ó de azahar, y se van mezclando poco á poco con los perones, continuándose batiendo hasta que todo quede muy ligero; se adereza despues este musgo ó espuma sobre una hermosa jaletina, gruesa y alta, que se pone en el fondo del plato, ó sobre alguna crema vaciada (véase CREMA DE VAINILLA VACIADA, pág. 236).

ITALIANA (Gran salsa). Se echa en una cacerola una cucharada llena de peregil picado, la mitad de una cucharada de chalotes, otro tanto de hongos, picados muy menudos, media botella de vino blanco y tanto como un huevo de mantequilla; se deja hervir todo, hasta que se haya consumido mucho, y cuando se vaya quedando seca la cacerola, se echan dos cucharones de salsa rizada (véase), y uno de caldo concentrado, haciéndose que hierva la salsa sobre un fuego algo fuerte; se tendrá cuidado de espumarla y desengrasarla, y cuando se haya consumido á buen punto, esto es, cuando esté tan espesa como un caldillo, se aparta del fuego, y se vacia en otra cacerola, manteniéndola caliente en baño de María.

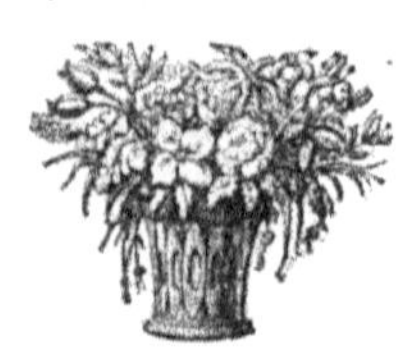

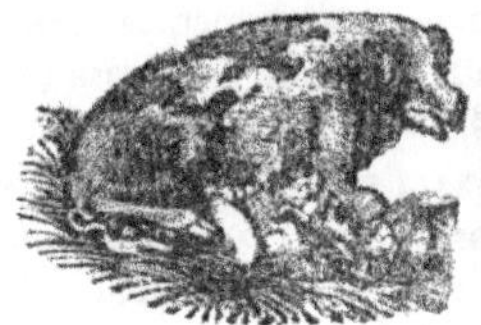
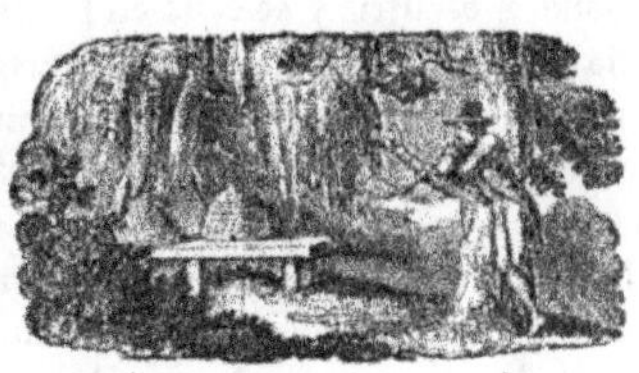

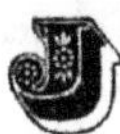

JABALÍ. Cuadrúpedo, que domesticado ha producido al marrano ó cerdo, que es de su misma especie. Habita en los bosques, y cuando es de poca edad se llama cochastro ó jabato. La hembra se parece mucho al macho, como la puerca al marrano doméstico. Los machos son siempre mas estimados que las hembras.

La cabeza del jabalí es lo mas apreciado de él y se sirve como intermedio grande y frio, siendo uno de los mas decorosos en una mesa decente. Solamente el husmo es lo que distingue al jabalí del cerdo, ya guisado, y así es que la cabeza de ámbos se presenta de la misma manera; sus pies se sirven indistintamente *á la Santa-Menehould*, y sus tajadas, mechadas, se cuecen lo mismo al asador; pero aquí acaban sus relaciones mútuas, y si el jabalí se resiste á la confeccion de budines, salchichas, chorizones, &c., se presta para cocerse al asador y servirse como un asado de los mas distinguidos, siendo indistintamente útiles para esto sus cuartos, tanto traseros como delanteros, despues de haberlos marinado convenientemente. Se sirve tambien en pastel frio y en el guisado que llaman *buey á la moda*.

El *coyametl* mexicano, al que pusieron por nombre los españoles jabalí, por la semejanza que guarda con éste, despues de quitarle en cuanto se mata, la glándula que tiene en una cavidad de la espalda, y despues de haberle lavado el líquido que haya de ella salido, se prepara y se guisa lo mismo que el jabalí.

JABALÍ (Cabeza de). Se prepara lo mismo que la del puerco (véanse: QUESO DE CERDO, páginas 170 y 171, y CABEZA DE CERDO, páginas 171, 177 y 178).

JABALÍ (Costillas saltadas de). Estando cortadas y preparadas las costillas, se frien haciéndolas saltar en mantequilla, con sal y pimienta, sobre un fuego muy vivo; cuando estén cocidas por ámbos lados, se disponen en el plato en forma de corona; se echa en la sarten en que se frieron, un vaso de vino blanco, otro tanto de salsa española, y dejándose consumir lo necesario, se echa esta salsa sobre las costillas. Puede suplirse la salsa española, si no la hubiere, con un caldillo hecho con harina dorada en manteca y caldo concentrado.

JABALÍ (Solomo de) MECHADO. Se prepara el solomo y se deja á marinar dos dias por lo ménos en la marinada del artículo siguiente; al cabo de este tiempo se pone á escurrir y se echa en una cacerola con tajadas de jamon, restos de viandas, zanahorias, cebollas, sal, pimienta y un manojito surtido; se humedece todo con igual cantidad de vino blanco y de caldo concentrado, y se deja cocer dos horas consecutivas. Se escurre despues el solomo, se cubre con gelatina y se adereza sobre una salsa picante.

JABALÍ (Pierna de). Estando la pierna del jabalí bien chamuscada á la llama y escaldada, se deshuesa hasta el codillo y se mecha con tiras gruesas de jamon, sazonadas con especias y aromas molidos. Se echa en seguida en un lebrillo con bastante sal, pimienta, ajengibre, tomillo, laurel, albahaca, cebollas grandes, peregil y cebollitas cabezonas, y se deja marinar así la pierna cuatro ó cinco dias. Cuando se quiera hacerla cocer, se le quitan los aromas que tenga en la parte interior y se envolverá en un lienzo limpio, atándose como una pieza de buey; se pondrá en una vasija propia para cocer á la brasa (véase BRASA), con la salmuera en que se marinó, seis botellas de vino blanco, igual cantidad de agua, seis zanahorias, seis cebollas grandes, cuatro clavos de especia, un manojo de peregil con cebollitas, y sal, si se creyere que la salmuera no basta para darle buen sazon; se dejará cocer á fuego manso durante seis horas, y tentándose por varias partes para asegurarse que ya está bien cocida, se dejará media hora en su cocimiento apartándose del fuego; pero si no estuviere bien cocida, se dejará hervir otra media hora mas. Se deja con su costra, ó si se quiere, se cubre con pan rallado, ó si la pierna está gorda, puede quitarse la costra dejándola en blanco; se cubre con gelatina, procurándose que tenga una bella forma.

JABALÍ A LA BRASA. Se siguen los mismos procedimientos que para las costillas de buey á la brasa (véanse en la pág. 95).

JABALÍ EN ADOBO. Se enalbarda una pierna de jabalí por todas partes con jamon gordo y sazonándola con sal, especias finas, ajo, chalotes, peregil, cebollitas, tomillo, laurel y albahaca, todo picado muy menudo, se echa en una olla de su mismo tamaño, con algunas tajadas de jamon, cebollas rebanadas, cáscaras de zanahorias, nabos grandes, un buen manojo de peregil y cebollitas, dos cabezas de ajo, cuatro clavos de especia, dos hojas de laurel, tomillo, albahaca, sal y pimienta gorda; se deja sudar media hora á fuego manso y se humedece con medio cuartillo de aguardiente refino de España, dos cuartillos de vino blanco y caldo; se vuelve á hacer que sude mas á fuego manso seis ó siete horas, y en seguida se deja enfriar la pierna en su mismo cocimiento. Se sirve como gran intermedio frio, con su salsa, que debe ser ligera y de buen gusto.

JABALÍ (Cuarto trasero de). Se mecha con tiras gruesas de jamon, se pone á marinar y se cuece al asador, ó en adobo, ó como buey á la moda (véase BUEY A LA MODA, pág. 92).

JABALÍ (Cuarto delantero de). Se pone á marinar con sal, pimienta, vinagre, ajo y toda suerte de yerbas finas; se hace cocer al asador y se sirve con una salsa picante (véase SALSA PICANTE).

JABALÍ EN BARBACOA. (Véase BAR.

BACOA, pág. 67 y siguientes); pero se dispone comunmente en la serrana.

JABALÍ (Jamon de). Se prepara y dispone lo mismo que el de cerdo (véase JAMON).

JALEA. Especie de confitura trasparente, que no es otra cosa que el jugo ó zumo de la fruta, cocida con el azúcar y congelada al enfriarse. Todas las jaleas deben cocerse á fuego manso, y cubiertas si se hacen de frutas rojas ó verdes; pero las de frutas blancas deben disponerse á fuego vivo y descubiertas. Se hacen tambien otras jaleas de viandas, que sirven para los intermedios; mas el uso comun las designa con los nombres de *gelatinas* ó *jaletinas*, y de ellas se tratará mas adelante en la voz JALETINA. Las que son materia de los artículos siguientes, se hacen de diferentes maneras, segun el gusto particular de cada individuo, pues á unos gustan mas ó ménos coloradas, mas ó ménos dulces, y finalmente, mas ó ménos consistentes, ó sueltas, y por esto es que se ponen aquí varios métodos para que puedan hacerse al gusto de cada uno, siendo en todas calidad indispensable la mayor trasparencia, así como serán mejores las que no tengan tanto dulce, que las vuelva empalagosas.

Las frutas que no tienen un zumo capaz de congelarse, se coagulan con cuerno de ciervo ó pie de vaca; pero es preferible la cola de pescado por mas limpia, y porque no da mal sabor á las cosas con que se mezcla; se debe escoger la mas blanca y en forma de lira. Despues de haberla golpeado con un martillo, se disuelve fácilmente en agua, y basta ponerla sobre un fuego muy suave, para que no se extienda muy aprisa; se espuma y cuela por tamiz, siendo necesarios tres vasos de agua para una onza de cola; pero se dejan consumir hasta que queden en uno, y con una onza alcanza para ocho platos ó tazas de jalea.

Exprimiendo el zumo de toda especie de frutas, se hacen jaleas de toda especie de sabores, procediéndose lo mismo que para la de naranja que se explica adelante, y mezclando mas ó ménos azúcar, segun la mayor ó menor actividad del sabor de las frutas. Así se confeccionan las de albérchigo, chavacano, albaricoque, piña, fresas, &c.; pero atendiendo á su clase, pues la del albérchigo necesita que pelada la fruta, se tenga dos horas en agua caliente, y con ésta se hace la jalea.

JALEA DE NARANJA. Con una naranja y un poquito de azúcar basta para un botecito pequeño. Se exprime el jugo de las naranjas sobre un tamiz de seda; se deja reposar, se cuela, clarifica y pasa por un tamiz el almíbar despues de haberle mezclado cáscaras de las mismas naranjas; se le añade la cola de pescado y el zumo colado de la naranja, y se echa la jalea en pequeños botes, ó si pareciere mejor, en las cáscaras limpias y cortadas por la mitad al traves, rodeándolas de azúcar molida.

No se echa de un golpe toda la cola de pescado, sino que poniendo una poca en una cuchara sobre azúcar, se conocerá si tiene bastante consistencia; y si no, se añade mas.

JALEA DE VINO DE MADERA, DE ROM, &c. Para ocho botes ó tazas de jalea, se necesitan cinco de licor, una onza de cola de pescado y el azúcar en proporcion. Se siguen los mismos procedimientos del artículo antecedente.

JALEA DE VINOS DE LICORES, Ó DE LICORES. Son necesarias cuatro tazas de licores ó de vino para ocho tazas de jalea, el azúcar proporcionada, y una onza de cola de pescado. Lo demás como en los artículos anteriores.

Se pueden hacer de esta manera jaleas ó jaletinas de toda especie de frutas, licores y flores; se pueden hacer tambien en moldes de hoja de lata para vaciarlos despues en platos, y entónces es necesario aumentar la dosis de cola de pescado; pero no en tanta cantidad que vuelva muy compacta ó consistente la jalea, pues perderia así su delicadeza.

JALEA DE TEXOCOTE. Se escoge el texocote que esté blanco y agrio, se lava muy bien y se pone á cocer; estando cocido, se pasa á un chiquihuite, y se le echa una poca de agua para que despida lo sucio que tuviere, y luego se va machacando de modo que quede abierto, y se va echando en una olla hasta la mitad; se llena de agua, se tapa, y se deja dos dias, y con una cuchara se menea, y se vuelve á dejar otro dia; se registra y prueba para ver si se agria, y si se quiere abreviar algo la operacion, se pone donde le dé el sol. Para que pueda estar de punto, ha de tener cinco ó seis dias, y aunque esté ocho no le hace; se prueba aquel caldo que debe estar agrio; pero si está muy fuerte, se le echará una poca de agua; y de espeso ha de estar como el almíbar de medio punto: en teniendo estas condiciones, se cuela por un paño, se pone la miel clarificada á tomar punto, que se prueba con la cuchara dando vuelta hasta que haga espejo. Se mezclan diez cuartillos de caldo de texocote, con media arroba de azúcar hecha almíbar en un cazo capaz, porque sube mucho; luego se le vuelve á dar punto, que se examina con la cuchara, y estando espeso y cortándose solo con el filo de la cuchara, se aparta de la lumbre, y se deja reposar un poco, de modo que aquella espuma que tiene por encima, se llame con la cuchara; y trayéndola toda junta para un lado, se le quita y se echa en una olla que esté fria, para vaciarla en las cajetas. Esto puede ser en una mañana ó tarde entera, porque si se deja mas tiempo, se cuajará la jalea en la olla; Se le puede sacar mas jalea al texocote que ya sirvió, echándole agua nueva, y haciéndose como la primera vez.

JALEA SUPERIOR (Otra) DE TEXOCOTE. Se pone á cocer la cantidad que se quiera de texocotes sin mondarse, y despues de cocidos se mondan, se enjugan y se les da un hervor en agua limpia, dejándose despues en la misma agua por veinte y cuatro horas para que suelten la flema. Se hace almíbar clarificado en la proporcion de una libra de azúcar para cada cuartillo y medio del agua flemosa de los texocotes, y estando de punto el almíbar, se mezclan ámbas cosas y se ponen á hervir hasta que tengan el grado necesario de cocimiento, que se conoce tomando con la cuchara un poco del almíbar y echándolo en agua fria, de donde se sacará cogiéndose con los dedos, entre los que debe hacer hebritas. En este caso se aparta el almíbar de la lumbre, y se le va quitando cuidadosamente toda la espuma que forman al subir á la superficie del cazo las burbujitas. Luego que esté bien espumada la jalea, se vacia en los platos ó cajetas, que se pondrán destapadas al sol para que formen costra. Se pueden mezclar con la jalea para darle novedad, algunos granos de uba, pudiéndose hacer lo mismo con las demás frutas.

JALEA DE TEXOCOTES AGRIOS. Se les quitan la coronilla y los rabos, se lavan y se ponen á cocer en agua; así que están cocidos, se mondan y se les quitan los huesos, echándose despues en agua limpia, en la que se tendrán cuatro dias, cuidándose de menearlos con una cuchara de palo diariamente; al cabo de este tiempo y estando espesa la jalea, se cuela por una servilleta; se mezcla

con almíbar clarificado de punto de espejo, hecho con una arroba de azúcar para cada jarra de agua de texocotes, ó lo que es lo mismo para cada diez y ocho cuartillos de ésta; se vuelve el cazo á la lumbre, y sin menear la mezcla, se espuma bien, dejándola hervir hasta que pueda dividirse con una cuchara, que es la señal que tiene el punto conveniente. Se vuelve á espumar fuera de la lumbre y se deja reposar un rato, vaciándose con un jarro en los cascos, moldes, ó platos, y al dia siguiente se comenzarán á poner al sol para que la jalea crie por encima una costra azucarada, ó se dejarán orear á la sombra, para que se seque sin costra la superficie. Con los texocotes, rellenos de pasta de coco, ó sin rellenar, se puede hacer conserva para no desperdiciarlos.

JALEA (Otra) DE TEXOCOTES AGRIOS. Se siguen los mismos procedimientos del artículo anterior, con la diferencia de que al almíbar se ha de dar el punto de quebrar, y se ha de mezclar en la proporcion de una arroba de azúcar para cada veinte y tres cuartillos de agua de texocote.

Para hacer la jalea mas suave y ménos dulce, se varian las cantidades en las proporciones siguientes: para cuartillo y medio ó dos cuartillos de agua de texocote, una libra de azúcar; ó para un cuartillo de jalea una libra de azúcar, siguiéndose en lo demas los procedimientos explicados.

JALEA DE PERON. Se lavan los perones y se ponen á cocer en agua; cuando lo estén, se dejan enfriar y se les muda agua en poca cantidad, se deshacen con la mano y se dejan reposar un dia; al siguiente se echan sobre un cedazo para que se escurran, tomándose un cuartillo del licor escurrido para mezclarse fuera de la lumbre con almíbar, perfectamente clarificado, hecho con una libra de azúcar, y de punto de espejo sin cortarse; hecha la mezcla con la mayor prontitud posible, se vuelve al fuego para que recobre el punto de espejo que se parte con la cuchara; se apea de la lumbre, se deja reposar un poco, quitándose toda la espuma, y se vacia en los cascos, tazas ó platos en que se ha de servir.

JALEA DE GUAYAVA. Se quitan á las guayavas las tripas y corazones, y solo con esto, sin entrar la pulpa, se hace la jalea, mezclándose dos cuartillos del zumo de la guayava con una libra de azúcar, hecha almíbar clarificado, procediéndose en lo demás como para las jaleas de los artículos anteriores.

JALEA DE DURAZNO. Se cuece el durazno lo mismo que para hacerse en conserva (véase CONSERVA DE DURAZNO, pág. 213): se deshace despues con la mano en su mesma agua, y se procede como para las jaleas de los artículos anteriores. Tanto ésta como la de guayava suelen quedar muy débiles ó tiernas; pero si se quisieren de mayor consistencia, se les mezclará jalea de texocote dulce, ó mejor, cola de pescado, segun se explica ántes en la jalea de naranja (véase).

JALEA DE PIÑA. Despues de hecha la conserva de piña del modo que se dice en su lugar (véase CONSERVA DE PIÑA, pág. 217), se saca la piña que se dejará cubrir, y de la miel se mezcla cuartillo y medio con uno de jalea de texocote dulce, ó con cola de pescado, para darle la consistencia de jalea; se deja hervir, y así que haya subido el punto de modo que pueda la jalea dividirse con una cuchara, se aparta, se espuma, se deja reposar un rato y se vacia en los trastos en que se haya de servir ó en los moldes.

JALEA DE NARANJA Y DE LIMON COMPUESTA. Se quitan con un cuchillo en pequeñas porciones y muy superficialmente, las cáscaras de tres naranjas y se echan en una cacerola; se exprimen encima de ellas las tres naranjas mondadas y otras siete mas con tres limones; se clarifica media libra de azúcar, y se ponen sobre el zumo de la naranja las cáscaras y el almíbar clarificado de punto de quebrar; se deja calentar con el almíbar el zumo de naranja y se cuela por un lienzo fino, mezclándose con el cocimiento de tres rajitas de cola de pescado paulatinamente, esto es, despues de haber batido una raja ó bastoncito de cola, se echará poco á poco en una cacerola con cuartillo y medio de agua; se deja desleir á fuego lento por dos horas y se filtra ó cuela por la estameña, sin estrujarla ni apretarla; se mezcla entónces con la preparacion tibia del almíbar, haciéndose que se incorpore bien la cola con el zumo de la naranja, y se vacia la jalea en pequeños botes ó tazas, que se colocan sobre nieve ó al fresco; cuando se haya cuajado bien la jalea, se aparta de la nieve, bastando siete botecitos ó tazas para un intermedio. Se puede hacer esta jalea con cuerno de ciervo ó con pies de vaca; pero seria necesario que la jalea de estas dos cosas se pusiese en muy corta cantidad y muy consistente ó firme. Procediéndose de esta manera, se hacen como se dijo ántes, todas suertes de jaleas, tales como las de vino de Málaga, de Madera, de Chipre y de marasquino de Zara, &c.

JALEA VACIADA DE NARANJAS. Se prepara como la del artículo anterior; pero en mayor cantidad, y necesita mas cola que el manjar blanco; se pone en la nieve para que se congele bien, y al momento de servirse se vacia de los moldes sobre platos, frotándose con un lienzo bien caliente para que se despegue y sorbiéndose ó chupándose el líquido, si tuviere alguno, con un popote hueco ó canutillo. Todas las jaleas vaciadas se preparan lo mismo.

JALEA DE AZAHAR CON VINO DE CHAMPAÑA. Se limpia un puño de azahar, y se echan los pétalos en agua fria, despues de haberlos separado del pistilo: se sacan de allí para ponerse en otra agua sobre el fuego hasta que echen un hervor, y se apartan en seguida; se escurren y se echan en almíbar y se deja éste hervir hasta que adquiera el punto de aperlado bajo: cuando esté cocido el azahar, se deja enfriar el almíbar, se le añade entónces una botella de vino de Champaña y otro tanto de cola de pescado, y se siguen hasta concluir los mismos procedimientos del artículo anterior.

JALEA DE AGRÁZ. Se dispone y prepara el agráz lo mismo que para la conserva (véase CONSERVA DE AGRÁZ, pág. 214), y estando así, se pasa por tamiz, se echa la mermelada en almíbar clarificado, de punto aperlado, y se deja hervir hasta que el almíbar vuelva á tener el mismo grado de cocimiento ó recobre el punto que tenia, echando el agráz en unos manteles con la espumadera, que se mojará en él. Las proporciones son de un cuartillo de almíbar para otro de agráz.

JALEA DE GRANADA. Se exprimen al traves de un lienzo las granadas, y se mide el jugo que resulte para mezclar tres cuartillos de él con doce onzas de azúcar; se pone á cocer y se conoce que está la jalea en su punto, cuando echando una poca sobre un plato, se pueda levantar sin que se pegue.

JALETINA. Esta voz significa lo mismo que jalea, y muchas, ó mas bien todas las de los artículos anteriores, exceptuándose solamente las de texocotes y de peron, se llaman indistintamente de uno y otro modo, siendo lo m co-

mun llamarlas jaletinas ó gelatinas, por tener ménos consistencia y ser mas suaves y delicadas que las de texocote ó peron; pero se ha preferido en este Diccionario el clasificarlas entre las jaleas, por dejar solo á las hechas con huesos ó viandas el nombre de jaletinas que á mas de servirse por gusto en las mesas, se emplean como alimento ligero y de fácil digestion para los enfermos, y para las personas que por ejercicios demasiado fuertes, ó tal vez por excesos de otra clase, necesitan reparar con prontitud las fuerzas extenuadas ó enteramente perdidas. Compuestas las jaletinas de los principios esencialmente nutritivos de las viandas, son mas nutritivos que las viandas mismas con que se preparan. No deben quedar ni muy espesas ni muy concentradas, porque de lo contrario serian indigestas para los que tienen el estómago muy débil.

JALETINA A LA FRANCESA. Se previenen tantos pies de vaca cuanta sea la cantidad de jaletina que se quiera hacer, lavándose y limpiándose, con un buen gallo, desplumado, chamuscado á la llama y vaciado; se echan ámbas cosas en una marmita ú olla con la cantidad suficiente de agua, se ponen á cocer y se espuman con minuciosidad. Cuando las viandas estén deshechas, la jaletina está en su punto, no siendo necesario que quede demasiado fuerte; se cuela entónces por la estameña ó por un lienzo, se desengrasa bien, se le echan azúcar en proporcion, canela en rajas, dos ó tres clavos de especia, y dos ó tres cáscaras descarnadas de limon, y se deja cocer la jaletina por algun tiempo con estos ingredientes. En el entretanto, se baten hasta que endurezcan cuatro ó cinco claras de huevo se les mezcla el zumo de los limones, cuyas cáscaras se emplearon y se echa esta mixtura en la jaletina, meneándola de cuando en cuando sobre la hornilla; en seguida se deja hervir hasta que se suba, estando próximo el hervor á salirse de los bordos; se filtra entónces en la manga ó fieltro hasta que esté muy clara, y se pone en un lugar frio para que se cuaje. Se tiñen las jaletinas de toda suerte de colores, empleándose para el rojizo la cochinilla ó grana; para el carmesí el zumo del betabel; para el violeta, la tintura de tornasol; para el amarillo, las yemas de huevo; para el verde, las acelgas ó espinacas cocidas, y finalmente para el blanco, la leche de almendras.

JALETINA SUPERIOR DE ALMENDRAS AMARGAS. Despues de quitado el pelo y de bien limpias las patas de carnero, de ternera ó de vaca, se ponen á cocer sin sal, espumándose con mucho cuidado y minuciosamente, hasta que casi se deshagan, que es cuando la jaletina está en el punto conveniente para poderse cuajar; se cuela entónces y se mezcla con una poca de almendra amarga, molida y desleida en agua como leche de almendras, y una poca de azúcar, ámbas cosas al gusto; se echa la jaletina en sus moldes y se pone á enfriar hasta que esté cuajada, en cuyo caso se vacian los moldes, metiéndose para esto la punta de un cuchillo en agua caliente, y desprendiéndose con ella la jaletina. Si se advierte que ésta por el fondo está muy adherida, se pasa el molde por agua caliente, con mucha prontitud y ligereza para no dar lugar á que se suelte la jaletina.

En vez de la leche de almendras, se le puede mezclar vino, aguardiente ó cualquiera otro licor.

JALETINAS DE FRUTAS. (Véase poco ántes JALEA.)

JALETINA RUSA. Se echa en un barreño la misma mixtura del artículo siguiente, y se pone sobre nieve mezclada con salitre: se añaden al almíbar cuatro vasitos de kirchwaser (véase KIRCHWASER), y dos de zumo de limon; se golpea ó se bate con una escobilla de box, y luego que se haya puesto firme y blanca la mezcla, con la clara de huevo batida, se echa en los moldes y se procede como para las otras jaletinas.

JALETINA DE MARAZQUINO. Se ponen á cocer dos onzas de cola de pescado, como se indicó para la jalea de naranja (véase JALEA DE NARANJA COMPUESTA pág. 435) con almíbar clarificado, hecho con doce onzas de azúcar; estando el almíbar y la cola casi frios, se les echan cinco vasos de marasquino de Zara, y un vasito de kirchwaser; se pasa todo por un tamiz de seda, añadiéndose un vaso de agua filtrada; se llenan con esta composicion los moldes y se pone á cuajar la jaletina sobre nieve majada.

Se preparan de la misma suerte las

JALETINA DE RHOM;

JALETINA DE VINO DE MADERA;

JALETINA DE VINO DE MÁLAGA;

JALETINA DE CAFÉ.

JALETINA LISTADA. Se ponen á cocer dos cuartillos de natas; se echan en una cacerola y se deslien en ella nueve yemas de huevo, añadiendo un poco de sal y media libra de azúcar; se pone la cacerola sobre un fuego muy suave evitándose que hierva, y se menea hasta que se espese: se pasa entónces por la estameña, ó por un tamiz de seda, y se le añade onza y media de cola de pescado disuelta; se reparte esta composicion en cuatro partes iguales, echándose cada una en un vaso aparte; á la una se echará azahar, á la otra, verde de espinacas (véase VERDE OFICINAL DE ESPINACAS, pág. 322), con algunos macarrones amargos, desquebrajados; en la tercera, manjar blanco; y en la última, una infusion de chocolate; se pone el molde sobre la nieve con el grueso de un dedo de la primera infusion, y cuando se haya cuajado, se echará la segunda en la misma cantidad, siguiéndose de esta suerte hasta llenar el molde; se echa sal sobre la nieve, y al momento de servirse la jaletina, se vacia de los moldes.

JALETINA DE LAS TRES GARANTÍAS. Se procede en todo como en el artículo anterior, repartiéndose la composicion en tres partes, que se teñirán, la una con zumo de betabel, la otra, con verde de espinacas, y la última, que tendrá manjar blanco, con leche de almendras.

JAMON. Piernas ó espaldillas de cerdo ó de jabalí, cortadas expresamente para salarse, ahumarse y prepararse de modo que se puedan conservar sin corromperse, y para que sean mas delicadas y agradables.

Cada pais tiene su modo peculiar de preparar los jamones, y los mejores métodos serán el objeto de los artículos siguientes.

JAMON AL ESTILO DE WESFALIA. Separados los jamones del cuerpo del cerdo, se salan suficientemente con salitre puro: se ponen en seguida bajo una prensa, y se dejan allí ocho dias, y despues de haberlos remojado con espíritu de vino, donde se hayan puesto en infusion bayas de enebro (nebrina) molidas ó majadas; despues de esta operacion se ponen á ahumar y secar al humo de madera de enebro, que se hace quemar para esto en un lugar proporcionado. Esto es lo que pone á la carne bermeja y le da esa delicadeza y gusto superior, que no se encuentran en los otros jamones que vienen de otros paises.

JAMON AL ESTILO DE FRANCIA. Se hace salmuera con sal y salitre, tomillo, laurel, albahaca, yerbabuena balsámica, mejorana y ajengibre, echándose

tanto de agua como de heces de vino. Se dejan todas estas yerbas en infusion en salmuera veinte y cuatro horas, se cuela ésta despues, y se echan á remojar en ella los jamones, dejándolos allí quince dias, al cabo de los cuales se sacan para ponerlos á escurrir. Despues de haberse enjugado, se ahuman en la chimenea, y cuando están bien secos, para conservarlos, se frotan con heces de vino y de vinagre, echándoles ceniza por encima. En el campo, los labradores y paisanos no emplean tanto esmero y aprestos, y se contentan para obtener jamones buenos con ahumarlos bien y dejarlos secar.

JAMON (Modo de preparar el) AL ESTILO DE MAGUNCIA. Se deben salar con salitre solo los perniles de puerco y envueltos en un lienzo, aprensarlos entre dos tablas por ocho dias. Luego se empapan en espíritu de vino ó aguardiente con semillas de nebrina, ó lo que es lo mismo, bayas de enebro, machacadas, poniéndose despues á curar al humo, siendo mejor el de madera de enebro.

JAMON (Otro método de preparar el). Luego que se separan los jamones del animal, se dejan en el suelo, se les pone una tabla encima con bastantes piedras y se dejan así por veinte y cuatro horas; despues se salan bien, se envuelven en heno y se van metiendo en una barrica, poniendo una capa de sal de la tierra y otra de jamones, y á los dos dias se sacan, se lavan y se ponen en otra barrica. Hecho esto, se pone á hervir hez de vino, ó vino con salvia, romero, hisopo, mejorana y laurel; este cocimiento se echa tibio sobre los jamones, se tapa bien la barrica y se deja así por dos dias. Pasado este tiempo, se sacarán los jamones, se colgarán en la chimenea, y por espacio de cinco ó seis dias se ahumarán dos veces diarias con nebrina ó bayas de enebro.

JAMON (Otro modo de preparar el). Salados los jamones y guardados cinco ó seis dias en su sal, se pondrán entre limaduras de hierro por espacio de diez dias; despues se lavan con vino tinto y se ahuman como queda dicho.

JAMONES COMUNES. Despues de deshuesada la pierna del cerdo y recortada la parte carnosa para que quede redonda ó en cuadro, se cuelgan por medio dia; en seguida se salan con sal fina, bien molida y se les pone encima un peso regular. Al dia siguiente se vuelven á salar y aprensar con mayor peso; al tercero se vuelve á repetir la misma operacion, metiéndolos despues en la prensa ó echándoles cuanto peso puedan aguantar, procurando que las humedades no se resbalen sino que corran. Despues de diez dias, se sacan de la prensa y se cuelgan al aire, untándolos con agua de almagre, y si se quiere, ahumándolos por uno ó dos dias, procurando tenerlos en parte seca.

JAMON Ó TOCINO SALADO. Echada agua en un barril, se sala ésta con sal fina hasta que quede muy gorda el agua, de modo que sobrenade un huevo; se procura ponerla en parte fria y seca y se echan los perniles del puerco, ó si se quiere solamente las magras, divididas en trozos. Pasados ocho ó diez dias, se puede empezar á hacer uso de él, tomando el que se necesite y dejándolo por todo el tiempo que se quiera, solo teniéndose cuidado de quitarle el moho si lo cria.

JAMON EN VINO. Se lava muy bien el jamon y se redondea; se pone á cocer en agua con un poco de tomillo, laurel, mejorana, romero fresco, yerbabuena y peregil. Estando ya cocido, se saca y se vuelve á poner á la lumbre con vino blanco, vinagre de Castilla y un terron de azúcar; así que haya consumido el caldo, se deja enfriar, se raspa por uno y otro lado, se pone por la parte magra en un comal, y por encima se le espolvorea azúcar cernida, se pone otro comal con lumbre y se mantiene hasta que crie costra.

JAMON EN VINO A LA FRANCESA. Despues de remojado el jamon por tres dias en agua fria, se deja escurrir, y envuelto en un lienzo blanco y limpio, se pone á cocer en partes iguales de vino y agua con zanahorias, cebollas, tomillo, laurel, clavo y un manojito de yerbas finas.

Se conoce que está bien cocido, si se puede atravesar fácilmente con una aguja de mechar. Despues de cocido se le quita el hueso de enmedio, y estando enteramente frio, se levanta la tapa, que se vuelve á cubrir con grasa, raspadura de pan y yerbas finas.

JAMON EN VINO, MECHADO. Se limpia el jamon y se mecha con canela, clavo y pimienta entera, poniéndose en una olla á cocer con una poca de agua y otro tanto de vino. Se tapa la olla, y estando cocido el jamon, se saca y se despelleja; se le echa por encima polvo grueso de azúcar, que se quema con planchas bien calientes, y se espolvorea despues con mas azúcar, clavo y canela, todo molido.

JAMON EN VINO A LA ESPAÑOLA. En una olla se echa agua con romero fresco, tomillo y yerbabuena, peregil y laurel. Se pone allí á cocer el Jamon, que se limpia despues, se raspa con un cuchillo y se le enjuga el agua. En seguida se vuelve á poner al fuego con vino blanco y vinagre de Castilla, hasta que se consuma el líquido y crie costra el jamon, que es la señal de estar de punto. Se le echa por encima azúcar y canela, molidas.

JAMON EN VINO TINTO. Se pone en remojo un jamon de pierna, y con el cuchillo y una escobeta se refriega hasta dejarlo limpio. Se pone á cocer en una olla con agua, mejorana, romero verde, salvia, torongil, laurel, tomillo, canela en rajas, nuez moscada, clavo y rebanadas de limon, una libra de azúcar y un cuartillo de vino tinto; se tapa la olla hasta que se cueza el jamon, procurando que se consuma el caldo. Se saca de allí y se vuelve á poner á dos fuegos con otra libra de azúcar y un cuartillo de vino sin mezclarle agua dejándose hasta que se consuma el vino. Despues se le hace la costra con yemas de huevo y el betun con azúcar y canela, molidas, y claras de huevo. Ya puesto en el platon, se adorna, si se quiere, con torrejas, cubiletes y huevos hilados.

JAMON A LA MEXICANA. Se hace lo mismo que los de los artículos anteriores; pero se le echa pulque en lugar de vino para cocerse.

JAMON AGRIDULCE. Despues de limpio el jamon, se rebana del grueso de un dedo ó poco mas, y se frie en una poca de manteca hasta que se quiera dorar; se echa despues xitomate asado bien molido, y cuando esté éste bien frito, se añade vinagre fino aguado, ó del criollo sin agua, un trozo de azúcar, y se deja consumir á fuego fuerte, friéndose bien el jamon, que se sirve frio ó caliente.

JAMON EN LECHE. Bien lavado el jamon en agua caliente, se pone á hervir en competente leche, con seis libras de azúcar y una muñequilla con romero fresco; cuando se haya cocido y puéstosele el pellejo blanco, se saca, y con un comal con lumbre se le forma costra, ó con polvos de pastilla ó gragea, ó de azúcar y canela.

JAMON (Puches de) A LA ESPAÑOLA. Se rebana el jamon y se cuece en agua: así que está blando, se saca de ella y se frie en manteca hasta que se dore; se

machacan ajos limpios en vino y se le echa todo con un poco de azúcar.

JAMON ALEMAN. Se cortan rebanadas muy delgadas de jamon crudo, y se frien en mantequilla otras rebanadas de migajon de pan blanco. Se fondea una cacerola con las de jamon, y se ponen despues las tostadas de pan, yerbas finas y hongos, mezclándolo alternativamente hasta llenar la cacerola, terminándose por el jamon. Se espolvorea por encima con pan rallado, se pone al horno por dos ó tres horas, y se sirve caliente.

JAMON COCIDO PARA INTERMEDIO FRIO. Se recorre el jamon para quitarle lo malo que tenga, sin separar el pellejo ó la costra; se deja tres dias en agua para que se desale, aumentándose ó disminuyéndose el tiempo, segun fuere de nuevo ó viejo y segun se conozca si está poco ó mucho salado; se envuelve en un cotence limpio y se mete en una olla ó marmita de su tamaño; se echan allí seis cuartillos de agua y otro tanto de vino tinto con zanahorías, nabos, cebollas, un buen manojo surtido de toda clase de yerbas finas, y se deja cocer el jamon cinco ó seis horas á fuego manso. Cuando está cocido, se hace enfriar en su mismo caldillo, se saca en seguida y se le quita suavemente la cubierta sin separar el gordo: se pone encima de éste, peregil picado, con un poco de pimienta, se cubre con miga de pan, y se pasa por encima la pala hecha ascua, para que la miga se embeba un poco en grasa y tome un hermoso color. Se sirve frio sobre una servilleta como intermedio grueso.

JAMON AL ASADOR. Cuando los jamones son nuevos y pequeños se pueden cocer al asador, y servirse calientes ó frios como intermedio. Para esto es necesario que estén mas desalados que si se cociesen á la brasa.

JAMON (Pan de). Se cortan rebanadas de jamon cocido, y con respecto al gordo y á los restos que quedan despues de hechas las rebanadas, se pican con yerbas finas y se hace con ellas un picadillo ó relleno. Se echa masa de pan mollete en una hortera y se póne una cama de esta masa, otra de rebanadas de jamon y otra de picadillo, siguiéndose por este órden hasta concluir con una capa de masa de mollete, sin que se deje ver el jamon. Cuando el horno está caliente, se voltea la hortera sobre una hoja de lata, y se deja cocer el pan una ó dos horas segun su grueso, y se sirve frio.

Este pan de jamon reemplaza perfectamente á los pasteles de jamon.

JAMON CON ESPINACAS. Estando cocido el jamon, como se ha dicho poco ántes, se rebana; se rinden en mantequilla zanahorias, cebollas, peregil, ajo, tomillo y laurel; se humedece todo con vino blanco y caldo concentrado; y cuando las raices estén casi cocidas, se pasa el caldillo por tamiz, se echa el jamon en él y se deja cocer á dos fuegos; pero suaves, durante dos horas. Se preparan aparte las espinacas, haciéndolas perdigar, friéndolas en mantequilla y humedeciéndolas con un poco del caldillo del jamon y otro poco de salsa española; se añade alguna raspadura de nuez moscada, sal y pimienta gorda, y se aderezan en seguida estas espinacas sobre el plato en que se han de servir, poniéndose el jamon encima y dorándose en seguida.

JAMON MARINADO A MEDIA SAL. Preparado el jamon como se dijo en el artículo JAMON EN VINO A LA FRANCESA (véase en la pág. 440), se echa en una cazuela con dos botellas de vino blanco, dos libras de sal, un poco de salitre, tomillo, laurel y clavo, y se deja marinar ocho horas, teniéndose cuidado de voltearlo de tiempo en tiempo. Se le quita en seguida la costra, se envuelve en un papel aceitado y se pone á cocer al asador. Se sirve con una buena salsa.

JAMONCILLO. Dulce á imitacion del jamon. Se hace comunmente de pepita ó de almendra.

JAMONCILLO DE PEPITA. Se mezclan tantos iguales de pepitas verdes de calabaza, peladas y molidas, y de almíbar de punto de hebra, cuando se haya apartado del fuego; se bate bien y se vuelve á la lumbre, meneándolo sin cesar hasta que tome el punto de cajeta; se aparta entónces, sin dejarlo de menear por eso, y se vacia en un cajoncito que se tendrá prevenido, sin llenarlo, sino solo poniendo pasta blanca hasta la mitad, y tiñendo prontamente la pasta restante en el cazo con grana ó panecillo, se llena el cajon con ellas.

JAMONCILLO DE ALMENDRA. Se hace de la misma suerte, con la diferencia de hacer la pasta con almendra molida en vez de la pepita.

JAMONCILLO DE ALMENDRA, DE TRES COLORES. Se mezclan doce onzas de almendra remojada, y muy remolida, con dos libras de azúcar cernida, de modo que la almendra quede perfectamente incorporada; se divide esta pasta en tres porciones iguales, dejándose una en su color natural, tiñéndose la segunda con carmin desleido con un poco de zumo de limon, y la tercera, con canela molida, añadiéndosele muy poco clavo, tambien molido para activarle el gusto; se extiende cada pasta por separado con el palote sobre una mesa polvoreada con azúcar, y despues se colocan las pastas unas encima de otras, de modo que la de carmin quede en el medio. Así dispuestas, se figura con ellas el jamon entero, redondo, ó en trozos de la forma que se quieran.

Se hace tambien de la misma suerte el jamoncillo de pepita, empleándose para esto la pasta dicha en los artículos precedentes, ó la explicada para imitar frutas (véase PASTA PARA IMITAR FRUTAS).

JAMONCILLO DE COCO. Se hace almíbar clarificado y del punto en que forma hebra entre los dedos, con dos libras de azúcar, y se aparta; se mezcla fuera de la lumbre con un coco de tamaño regular, molido, y se vuelve el cazo á la lumbre hasta que el almíbar recobre el punto que tenia; se vuelve á apartar entónces y se bate solamente por un lado para que no se empanice, echándose ántes de que se cuaje en obleas blancas sobre una mesa, y tiñéndose una parte de la pasta con carmin, para que mezclados los dos colores, se imite el jamon, cortándose despues como se quiera.

JAMONCILLO DE LECHE. Se hace almíbar con seis libras de azúcar, y se clarifica con dos yemas de huevo, batidas en agua; se cuela por una servilleta y se le da el mismo punto del artículo anterior, en cuyo estado se le añaden tres cuartillos de leche y se le deja recobrar al fuego el punto que tenia. Se concluye la operacion lo mismo que la del artículo antecedente.

JAMONCILLO DE LECHE (Otro). Se endulzan sobre frio dos cuartillos de leche con dos libras de azúcar; se cuela la leche, y puesta al fuego, se deja hervir hasta que tenga un punto mas alto que el de juntar en el agua; se aparta entónces y se bate, tiñéndose una parte de la pasta para figurar el jamon, y ántes que se cuaje, se echa sobre obleas: se pone una pasta encima de la otra, y se cortan los jamoncillos como se quieran. Mientras la pasta esté sobre la lumbre, no se dejará de mover, si se quiere que quede muy blanca y que no se queme; pero si quieren imitarse los jamones de Wesfalia, se dejará quemar un poquito

pues que así no es de mal gusto, y se pone algo amarilla.

JARABE. Se da el nombre de jarabes á las preparaciones líquidas, á las que se da consistencia por la adicion del azúcar, en cantidad considerable para que el aerómetro ó pesa-licores marque el grado 35. El agua y el azúcar son la base de los jarabes, y la variedad de los aromas determina su cualidad; su objeto es el conservar sin que se alteren las calidades de muchas sustancias.

Cuando se quiere examinar sin el aerómetro si un jarabe está suficientemente cocido, el medio mas sencillo es, tomar un poco con la espumadera al tiempo que está hirviendo, suspenderla perpendicularmente y dejar caer las gotas sobre un plato; mientras mayor y mas considerable es el volúmen de las gotas, tanto mas cocido ó concentrado está el jarabe. Si la porcion del líquido al caer deja muchas gotitas, es necesario que el jarabe siga cociéndose; pero si fuere única la gota, tiene el punto conveniente y se ha completado su cocimiento.

Se preparan los jarabes en frio y en caliente. Para hacerlos en frio, se echa á disolver en agua el doble de su peso de azúcar, cosa de dos libras para diez y ocho onzas de agua ó de líquido, tal como el zumo de limon, de naranja, de rosa, de violeta, &c.; se pasa la mezcla por tamiz y se guarda fria en botellas bien tapadas.

Se puede tambien poner en una vasija de barro una cama de azúcar, otra de frutas suculentas, tales como las naranjas, albaricoques, chavacanos, &c., otra de azúcar, y así alternativamente, cuidándose de que la primera y la última sean de azúcar; ésta se disuelve en el zumo de las frutas, y al cabo de dos dias se ha convertido en jarabe, que es muy agradable; pero que no se conserva mucho tiempo.

Con respecto á los jarabes hechos en caliente, es necesario mucho cuidado al hervirse, porque si no están bien cocidos, se agrian y no se conservan bien, y si lo están mucho, se azucaran. Para prepararlos de este modo, se mezcla una libra de azúcar para tres cuartillos de líquido, y se deja evaporar. El cocimiento tiene por objeto la concentracion de los jugos. Otros prácticos hacen evaporar el suco ántes de echar el azúcar, y por este medio se obtiene un jarabe mas agradable; pero que es mas difícil de guardar.

En general, en todas las preparaciones, el azúcar debe ser el doble del líquido; en frio, inmediatamente, y en caliente, por medio de la evaporacion.

Cuando las sustancias son viscosas y el jarabe se hace por cocimiento, se clarifica el almíbar ántes de mezclarse; la clara de huevo, cuando se extiende en el agua, hace una especie de randa ó redecilla que cubre al líquido, y en su cocimiento atrae todas las materias extrañas.

Conocidos estos principios, no resta mas que dar á conocer los diferentes procedimientos que requieren algunas preparaciones, debiendo siempre tenerse presente, que de cualquiera modo que se obtenga un jarabe, es necesario para conservarlo, tenerlo en un lugar muy fresco, como la bodega, por ejemplo, porque sin esta precaucion, fermenta y se echa á perder.

JARABE DE MALVAVISCO. Se raspa y lava muy bien media libra de raiz de malvavisco, que despues se corta en trocitos pequeños y se pone al fuego en tres cuartillos de agua; cuando haya hervido bien y esté el agua pegajosa, se pasa por un tamiz para separar el cocimiento. Se pone éste con el azúcar al fuego, y clarificada la mezcla, se deja hervir hasta que tenga el punto de lizado, en cuyo caso se filtra por la manga, ó se cuela por un cotence mojado, puesto en un bastidor, y despues de frio se embotella.

JARABE DE CAFÉ. Se tuesta una libra de café hasta que tenga el color dorado, se muele y se pone en una vasija de barro ó porcelana, echándole encima dos cuartillos de agua hirviendo; se menea bien con una cuchara ó espátula de palo, se tapa la vasija y se guarda hasta la mañana siguiente, en que se decanta el licor; se exprimen los asientos ó el orujo en una prensa, y se añade el líquido que resulta al otro licor clarificado, que se mezcla con el almíbar clarificado tambien, y del punto en que dándose una vuelta á la espumadera al rededor de la mano, se extiende el almíbar á lo largo, en doble cantidad de la que tiene la tintura de café; esto es, para un cuartillo del agua de café, dos de almíbar. Se pone á la lumbre hasta que tenga el punto de quebrar en el agua; se aparta entónces, se deja entibiar y así se vacia en las botellas. Este jarabe es de mucha utilidad á los viajeros, pues basta echar dos cucharadas en un vaso de agua hirviendo, para tomarse un buen café.

JARABE DE MEMBRILLO. Se sacan ocho onzas de zumo de membrillo, despues de haberlo rallado, envuelto en un lienzo y exprimido en la prensa; se hierve el orujo con suficiente cantidad de agua y se cuela exprimiéndolo; se reune todo y se añade una libra de azúcar blanca, poniéndose al fuego hasta que tenga la consistencia de jarabe, se deja enfriar, se filtra para que quede muy claro y se guarda para el uso.

JARABE DE CÁSCARA DE LIMON. Se echan seis onzas de cáscaras amarillas de limon frescas, en una cucúrbita de vidrio con dos cuartillos de agua caliente de sesenta grados; se dejan allí en infusion por doce horas á un calor suave; se cuelan despues con expresion, se filtra lo colado y se le añade luego el doble de su peso de azúcar blanca, que que se disuelve en un recipiente tapado al calor del baño de María, meneándolo de tiempo en tiempo. Finalmente, cuando está hecho el jarabe y casi frio, se aromatiza añadiéndole terrones de azúcar, con los que se habrá frotado la parte exterior de la cáscara de limon, á fin de que se impregne de su aceite esencial aromático.

JARABE DE CÁSCARA DE NARANJA. Es todo lo mismo que el anterior, poniéndose cáscara de naranja en lugar de la de limon.

JARABE DE HOJAS DE NARANJO. La primera operacion es destilar las hoja de naranjo, lo que se hace del modo siguiente:

Se escogen las hojas de naranjo, s les hacen unas cortaduras, se despedazan y se echan con nueve cuartillos d agua comun en la cucúrbita de un lambique, que se cubre con su monter despues de veinte y cuatro horas de infusion á la temperatura de la atmósfer se procede á la destilacion, contentándose con sacar solamente dos cuartill de agua. Se cuela con expresion que queda en el alambique, y se añad otras dos libras de hojas de naranjo, bre las que se echa lo colado, como tam bien la primera agua destilada, y se p cede á una nueva destilacion, de la q solo se aprovecharán dos cuartillos, tres cuando mas, de agua, que se co serva en frascos.

Para hacerse el jarabe, se echan onzas de esta agua destilada, con qui ce onzas de azúcar machacada, en matraz de cuello largo, que se tapa c pergamino ó papel agujerado con al

ler; en seguida se hace disolver el azúcar metiendo el matraz en agua caliente da setenta y cinco grados, y estando bien disuelta, se deja enfriar, se pasa por la estameña y se guarda en botellas bien tapadas.

JARABE DE AZAHAR. Para tener este jarabe bien claro, sin color y muy suave, se deslie una clara de huevo en ocho onzas de agua de azahar la mas olorosa: se echa en seguida con quince onzas de azúcar molida en un matraz de largo cuello, que se tapa con un pergamino ó papel lleno de agujeritos de alfiler; se hace en seguida disolver el azúcar, metiendo el recipiente en agua caliente de setenta grados, y luego que se haya disuelto y se haya enfriado el jarabe, se pasa por la estameña y se guarda en una botella bien tapada.

JARABE DE GRANADA. Se escogen las granadas maduras y se separa el grano, que se machaca en un mortero de mármol; se le añade la cantidad suficiente de agua comun y se deja hervir algunos minutos en una vasija de porcelana ó de plata; se cuela luego por un lienzo ó en un tamiz, se deja reposar y se decanta el licor. Se disuelven al fuego dos libras de azúcar blanca machacada en diez y siete onzas del zumo de granada, preparado como se ha dicho, se le deja tomar la consistencia de jarabe, espumándolo continuamente, y despues de frio, se guarda en botellas para el uso.

JARABE DE ZUMO DE LIMON. Se hace almíbar clarificado con tres libras de azúcar, y cuando tenga el punto alto de cubrir, se añade un cuartillo de zumo de limon bien maduro. Luego que cierre el hervor, se aparta y deja enfriar para echarlo en el frasco.

JARABE SUPERIOR DE LIMON. Se echa un cuartillo de zumo exprimido de limon, filtrado y muy depurado en una vasija de plata, de vidrio grueso, de porcelana ó de barro, con dos libras de azúcar blanca machacada; se pone la vasija sobre un fuego muy suave, meneándose continuamente hasta que el azúcar esté disuelta; se aparta entónces, se deja enfriar, se pasa por la estameña y se aromatiza con suficiente cantidad de espíritu de limon, para conservarlo en botellas secas bien tapadas, guardándolo del calor y de la luz.

El zumo de limon se prepara así; se escogen los limones mas hermosos, amarillos y maduros; se pelan, se parten por la mitad y se les quitan las pepitas, para majarlos en un trasto de barro ó de porcelana; se dejan fermentar durante veinte y cuatro horas, se cuelan con expresion, se filtra lo colado y se guarda en botellas bien tapadas. Entre el tapon y el zumo se pone un poco de aceite de olivas, que se quita con algodon ó papel de estraza, siempre que se quiere hacer uso del zumo de limon, y teniendo cuidado de bajarlo á la bodega ó sótano, puede conservarse mucho tiempo.

JARABE DE MORAS. Se exprimen las moras muy negras, un poco ántes de llegar á su perfecta madurez, y se echan veinte y cuatro onzas del zumo en almíbar de punto de jarabe, hecho con dos libras de azúcar; se deja hervir todo algunos minutos, se aparta del fuego, se deja enfriar y se guarda en botellas secas, bien tapadas.

JARABE DE CLAVEL. Se quitan los botoncitos á doce onzas de claveles rojos, y se ponen los pétalos en un baño de María con una dracma de clavo de especia machacado, se echan encima doce onzas de agua hirviendo, y se dejan macerar durante el espacio de quince horas á una temperatura un poco elevada; se cuela el licor, exprimiendo el orujo en una prensa y se filtra todo. Se hace almíbar con dos libras de azúcar, se le da la consistencia de jarabe, se echa en él el licor colado de claveles, se deja hervir por algunos minutos, y estando frio, se guarda en botellas secas y bien tapadas.

Lo mismo se hace el de clavel blanco que es muy pectoral.

JARABE DE HORCHATA. Se echan en agua fria y no en caliente como es costumbre, una libra de almendras dulces y cuatro onzas de almendras amargas, teniéndose allí el tiempo necesario para que se les pueda quitar fácilmente la cáscara; se muelen echándoles de tiempo en tiempo una poca de agua y cáscaras de limon, y estando concluida la pasta y desleida con una mitad de su peso de agua, se exprimen fuertemente entre dos, al través de un lienzo bien tupido: se vuelve á echar la pasta en el mortero con su agua y se exprime de nuevo. Se hace almíbar de punto de quebrar con dos libras de azúcar, en un trasto de barro; se aparta, se le echa la leche de almendras y se vuelve al fuego, meneándose hasta que haya hervido algunos minutos: se vuelve á separar de la lumbre, se deja enfriar, se le añade agua de azahar y se cuela todo por un lienzo ó por el filtro.

Llenas las botellas y guardadas, deben registrarse de tiempo en tiempo, porque el aceite de las almendras, como mas ligero, sobrenada, y parece que lo divide en dos partes, y se podria agriar si no se tomase la precaucion de menearlo para conservar exacta la mezcla.

JARABE DE MANZANAS. Se pelan las manzanas agrias en suficiente cantidad para obtener dos cuartillos de zumo, se les quitan las pepitas, se cortan en pedazos mas ó ménos grandes, y se echan en un matraz con dos libras de azúcar y el agua que sea necesaria para que estén suficientemente humedecidas, y se ponen en el baño de María de un alambique, expuesto por algunas horas al calor del agua hirviendo; se deja enfriar en el suelo y se le añade el zumo de un limon y una cucharada de las comunes de agua de azahar, ú otra de las de café de espíritu de canela.

JARABE DE PONCHE, Ó DE RACK, Ó DE TÉ. (Se llama con estos tres nombres.) Se hace almíbar, clarificado con clara de huevo y de punto de quebrar, con cuatro libras de azúcar; se le añade una copa de zumo depurado de limon (véase ántes JARABE SUPERIOR DE LIMON), se menea y agita la mezcla, hasta que adquiera un hervor cerrado, se aparta entónces y se vacia en un lebrillo; se deja enfriar y se le mezclan de nuevo seis cuartillos de rack ó de té.

Preparado con el rom ó cualquiera otro licor espirituoso y agradable, de la manera dicha, se puede conservar largo tiempo; y para hacer el ponche no hay mas que añadir la cantidad necesaria de agua caliente, ó infusion de té mas ó ménos concentrada.

JARABE DE ROSA. Se ponen en una cucúrbita dos onzas de rosas deshojadas y despuntadas, escogiendo las de color mas encendido, y se les echa por encima un cuartillo de agua hirviendo, dejándose así en infusion por doce horas y colándose despues con expresion; se filtra lo colado, y se hace disolver allí á un calor suave el doble de su peso de azúcar muy blanca.

Algunos aconsejan que en lugar del agua comun, se use para la infusion del agua rosada destilada, dejando en ella por doce horas la rosa, á una temperatura de cuarenta ó cincuenta grados.

JARABE DE AMAPOLA. Se hace enteramente lo mismo que el anterior.

JARABE Ó MIEL ROSADA. Se escoge la rosa de color mas subido, se deshoja, se despunta con unas tijeras, se lava

muy bien y se exprime, se muele en un metate y se saca el zumo en un cotence lavado. Se hace almíbar clarificado con libra y media de azúcar, se le echa un cuartillo de miel vírgen, se vuelve á clarificar con unas gotas de limon, se cuela, se le añade un cuartillo de zumo de rosa y se pone al fuego para que tome punto alto, cuidándose de quitar la espuma y de emplear el zumo el mismo dia que se saca, porque se echa á perder de un dia para otro.

JARABE ROSADO (Otro método para hacer el). A veinte y cinco cuartillos de zumo de rosa, diez y seis libras de azúcar y diez cuartillos de miel vírgen; se clarifica todo junto, se cuela y se le deja tomar el punto de espejo.

JARABE DE AGRÁZ. Antes de hacer el jarabe, es necesario preparar y purificar el agráz, y para esto se machacan en un mortero de mármol cuatro onzas de almendras dulces con algunos granos de agráz; cuando las almendras se hayan reducido á una pasta muy fina, se pone ésta en un cuenco ó cazuela de piedra arenisca, y se deslien allí con cuatro cuartillos de agráz, recientemente exprimido ó sacado, y se pasa por un cotence lavado hasta que salga el licor limpio y sin color alguno. Así purificado, se echa el agráz en botellas de vidrio, bien engrudadas y tapadas aun por encima del engrudo, pudiendo así conservarse sin alteracion por muchos años.

Se mezclan, pues, diez y seis onzas de agráz purificado con libra y doce onzas de azúcar blanca, poniéndose en seguida al fuego, hasta que tome consistencia de jarabe. Así éste como todos los jarabes ácidos, deben prepararse en una vasija de plata, porcelana ó barro.

JARABE VINOSO DE CANELA COMPUESTA. Tres cuartas de onza de canela de Ceilan, cuarenta granos de clavo, veinte de ajengibre, onza y media de agua rosada muy olorosa, ocho onzas de buen vino blanco y una libra de azúcar blanca. Se ponen en infusion las sustancias aromáticas en un recipiente con el agua rosada y el vino blanco, por el espacio de treinta á treinta y seis horas; se filtra el licor en seguida y se disuelve allí el azúcar al calor del baño de María.

JARABE AGRIO DE CIDRA. Primeramente á una libra de gajo, se le echan cuatro de azúcar en la propia agua que se desgajaron las cidras, y despues de clarificado el almíbar, se machacan los gajos y se echan dentro; en teniendo el gusto agrio, se vuelve á colar y se le da el punto de jarabe, subido.

JARABE COMUN DE CIDRA. Se hace lo mismo que el de limon ó naranja (véase poco ántes).

JARABE DE CORTEZA DE CIDRA. Lo mismo en todo que el de cáscaras de naranja ó de limon (véanse).

JAZMIN. Arbusto, cuyas flores entran en varios platos como perfume, y con las que se hacen las preparaciones siguientes.

JAZMIN (Conserva de). Se escogen las flores frescas, recientes y bien abiertas de Jazmin, y se echan fuera de la lumbre en almíbar de punto lizado alto, y se dejan allí veinte y cuatro horas; se les dan despues algunos hervores en el mismo almíbar, hasta que este adquiera el punto bajo de pluma, y dejándose antónces enfriar la conserva, se guarda despues en botes ó en ollas nuevas, tapadas herméticamente.

JAZMIN (Gató de). Se deslie un poco de polvo fino de azúcar en clara de huevo, de modo que no quede muy líquida, y se deja en el mismo plato en que se deslizó el azúcar. Se hace un molde de papel del tamaño que se quiera dar al gató. Se hace almíbar de punto alto de pluma, con doce onzas de azúcar para cada cuatro onzas de flores limpias de jazmin: se echan las flores en el almíbar, meneándose continuamente sobre el fuego, y cuando quiera subirse, se echa la clara azucarada: se vacia en el molde y se mantiene encima; pero á cierta distancia, el asiento del cazo ó de la sarten, todavía caliente.

JAZMIN (Sorbete de). Se maja un puño de flores y se echa en tres cuartillos de agua con media libra de azúcar, mezclándose bien. Estando bien disuelta el azúcar, se cuela por un lienzo tupido y se echa á helar en la sorbetera.

JAZMIN (Mermelada de). (Véase MERMELADA DE JAZMIN.)

JENABE.
JENABLE. } Lo mismo que mostaza (véase MOSTAZA).

JENGIBRE. Se llama tambien ajengibre, y es una de las especias con que se disponen varios guisados. Es la raiz de una planta que no se eleva mucho de la tierra, cuyas hojas verdes y largas son parecidas á las del carrizo, y el tallo le es algo semejante. Su flor es rojiza, mezclada con un poco de verde. Esta raiz que es muy nudosa cuando ha llegado á su madurez, se pone á secar sobre tejidos de mimbre ó vergueras, bien sea al sol ó al horno y se guarda en lugares secos. El jengibre para ser bueno, ha de ser nuevo, seco, bien nutrido, difícil de romperse, de un gris rojito por encima, resinoso en lo interior, y de un gusto caliente y picante. Los pueblos del Norte hacen confituras de jengibre, que se dice ser excelentes.

En la India se come en ensalada, mezclado con algunas yerbas, y sazonado con aceite, vinagre y sal. Tiene la virtud de fortificar el estómago, abrir el apetito y ayudar á la digestion. Es conveniente en los temperamentos frios ó á los viejos á los flemáticos, y á los que ón sujetos á flatos ó ventosidades; pero es pernicioso á los jóvenes de un temperamento caliente y bilioso.

JERICALLA. Este nombre, como el de Arequipa, parece recordar el de Jérica, lugar de donde acaso vino esta composicion, si no es que aluda al apellido del que la trajo. Sea lo que fuere de su nombre, lo cierto es que esta preparacion de la leche con las yemas de huevo y el azúcar, es sabrosa y saludable, y á no ser porque entre nosotros es conocida generalmente por este nombre, se hubiera clasificado en este Diccionario entre las cremas, que es adonde debe corresponder naturalmente. Se hace de muchos modos; pero solo serán objeto de los artículos siguientes los mejores.

JERICALLA COMUN. Se endulza leche al gusto y se pone á hervir con unas rajas de canela; cuando haya tomado alguna consistencia, se aparta, y mientras se enfria, se está meneando mucho para que no crie nata alguna; se le echan yemas de huevo en proporcion de una para cada medio cuartillo de leche, y cuando estén bien incorporadas, se vacia la mezcla en un tazon, ó en las tazas en que se ha de servir, colocándolas en un cazo con agua hirviendo; pero de modo que el agua no llegue sino hasta la mitad de la altura de las tazas, que se tapan con un comal con lumbre. Se conoce que ya la jericalla está cocida, metiéndose un popote en ella, si éste sale limpio; pero si no, es preciso dejarla cocer mas. En el primer caso, se saca el tazon ó las tazas, y se dejan enfriar. Si se le quiere añadir mamon, se hace cuando vaya cuajando, y en todo caso se le echa canela molida por encima.

JERICALLA DE ALMENDRA. Despues de mondadas las almendras, se echan en agua fria, se muelen muy bien, se deshacen en agua, de modo que el caldo quede espeso, se cuelan por un ceda

zo, se endulzan, se vuelven á colar, y se les añaden canela y cinco yemas de huevo para cada taza caldera de leche. Se vacian en un tazon y se pone á cuajar la jericalla en el baño de María, como se dijo en el anterior, con fuego por encima, ó al vaho de una olla, siempre tapada con un comal con lumbre. Al servirse se le echa la canela por encima.

JERICALLA DE NUEZ. Se endulzan dos tazas calderas de leche; se se les echan ocho yemas de huevo y cincuenta nueces grandes molidas: se cuela todo y se cuece como la jericalla comun.

JERICALLA CON MAS YEMAS. Se pone á cocer leche buena con rajas de canela y el azúcar suficiente. Así que esté muy recocida, se aparta y se deja enfriar, mezclándose tres yemas de huevo para cada taza caldera de leche; pero si son descoloridas ó chicas, puede añadirse otra yema mas, para cada taza, ó tres para cuatro tazas. Se cuela y se siguen los procedimientos de los artículos anteriores.

JERICALLA (Otra). Para una taza caldera de leche, ocho yemas de huevo, y lo demás como en las anteriores.

JERICALLA CON YEMAS BATIDAS. Se pone á la lumbre la leche sola, y se endulza despues que está hirviendo, añadiéndole unas rajitas de canela; así que haya espesado un poco, se aparta y deja enfriar. Se miden las tazas calderas de leche que se han de hacer, y se regulan cinco yemas sin miaja para cada taza, que se echan en un jarro con tantita leche de la ya medida, donde se batirán con un molinillo para mezclarse despues con la demás leche; se concluye la operacion como se ha dicho en los otros artículos.

JERICALLA BLANCA. Se baten claras de huevo en leche endulzada, y se le añade leche de almendras. Se pone á cuajar lo mismo que las otras.

JERICALLA DE CALDO DE LA OLLA. A una taza de caldo bien líquido y sin sal, se echan cuatro yemas de huevo y dulce al gusto. Se cuaja como las otras.

JUILES. Pescaditos muy sabrosos de los lagos de México, que vulgarmente llaman lagunas de Chalco y de Texcoco, que se comen asados ó cocidos en agua. Sus huevas son tambien de buen sabor y se comen sin necesidad de otro condimento que una poca de sal.

JUILES (Huevas de). (Véase HUEVAS DE JUILES, pág. 414.)

JUILES ASADOS. Despues de lavados, se untan con mantequilla ó manteca, se ponen á la parrilla, y cuando estén cocidos, se sirven con una salsa de xitomate picado y frito, con rajas de chile verde y cebollas cocidas.

Tambien se les pueden aplicar casi todos los caldillos para pescado (véase PESCADO).

JUILES ASADOS AL RESCOLDO. Despues de limpios los juiles y vaciados, dejándoles las huevas, se forma una salsa de ajos asados, molidos unos chiles anchos desvenados y remojados, manteca derretida y bastante sal; se rellenan con epazote, queso y pan rallado, se untan con la salsa hecha, se cubren con hojas de maiz remojadas, se meten al rescoldo ó á un fuego suave y se dejan asar. Cuando están cocidos, se sirven solos ó con vinagre, aceite y cebolla picada.

JULIANA. Sopa ó potage que se hace con pierna de carnero á medio asar, desengrasada y quitado el pellejo, puesta en una olla con tajada de buey, pulpa de vaca, un capon, dos zanahórias, dos nabos, dos colinabos ó pastinacas, raiz de peregil, de apio, y algunas cebollas picadas. Se deja que se cueza todo por largo tiempo, para que el caldo quede bien nutrido, y en otra olla pequeña se ponen á cocer tres ó cuatro atados de espárragos, un poco de acedecera y otro de perifollo, cortados, con caldo de la olla grande; se echan á remojar las cortezas ó tostadas de pan, sobre las que se disponen los espárragos y acedera, sirviéndose calientes. Se hacen tambien potages á la juliana con vaca, capon, pollas, pichones ú otras viandas.

JULIANA SIN PAN. Se cortan en tiritas pequeñas y delgadas, zanahorias, nabos, colinabos ó pastinacas, puerros, pies de espárragos y cebollas; se pican algo lechugas, acederas, perifollo y aceigas y se mezcla todo con chícharos y habas verdes, poniéndose á medio cocer en mantequilla; se humedece con caldo gordo ó magro y se deja acabar de cocer: se le añade cualquiera sustancia ó caldillo, se le echa sal y pimienta y se sirve sin pan, ó con él, habiéndose echado ántes para que se remoje.

JULIANA DE ARROZ. Se hace lo mismo echándose en ella para que se reviente, el arroz en lugar de pan.

JULIANA LANGUEDOCIANA. Se preparan las raices y legumbres como se dice en los artículos anteriores, y se ponen á rendir ó medio freir en una sarten con medio cuartillo de aceite; se escurren y se echan en sustancia de chícharos, en agua ó en caldo; se dejan cocer dos horas y se echan despues sobre rebanadas delgadas de pan, cortadas en tiras. Si se puso agua para cocer las raices y legumbres, en vez de sustancia ó caldo, se echa sobre el potage, al tiempo de remojar el pan, otro medio cuartillo de aceite crudo.

JUNCADA. Cierta especie de fruta de sarten, hecha con masa de buñuelo y vaciada en moldes que tienen la figura de juncos, frita en manteca, como todas las de su clase (Véase FRUTAS DE SARTEN DE MASA DE BUÑUELO, pág. 351).

JUNQUILLO. Esta flor, como todas las otras, se puede conservar en azúcar, ya sea majada ó entera, procediéndose lo mismo que para la conserva de cacaloxochil (véase en la pág. 217), ó para las conservillas francesas (pág. 224).

JUSELLO. Potage, que se hace con caldo de carne, peregil picado, queso rallado y huevos. Se medio frie ó rinde el peregil picado en aceite ó manteca, y allí mismo se estrellan unos huevos, que ántes de que se cuajen bien, se cubren con queso rallado, echándose inmediatamente caldo de la olla, ó de otra carne, y dejándose hervir todo hasta su completo cocimiento.

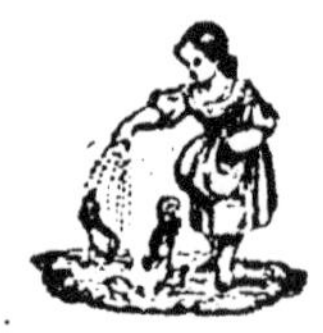

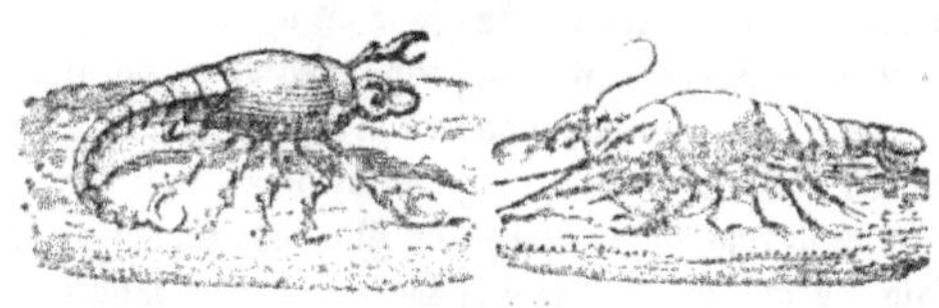

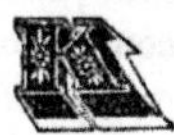

KARI. Suele en Europa llamarse kari ó pimiento al chile (véase CHILE, pág. 261).

KARI. Se da este nombre en la cocina á ciertas preparaciones muy cargadas de especias ó de chile, como las explicadas en los artículos siguientes.

KARI DE TENDONES DE VACA A LA INDIANA. Preparados y perdigados los tendones, como para guisarlos en caldillo blanco (véase VACA), se echarán en una cacerola con una buena porcion de mantequilla, un poco de azafran, laurel, muchos chilitos bien picantes, y un buen trozo de carne gorda de puerco, cortada en pedacitos pequeños, cuadrados y planos: estando todo bien rendido en la mantequilla, se añaden unas cucharadas de harina y se le echa caldo con hongos, fondos de alcachofas, cortados y torneados y cebollitas cabezonas, siendo necesario que estos ingredientes se pongan sucesivamente y en el órden indicado, á fin de que á un mismo tiempo queden cocidos todos. Se aperdiga aparte una libra de arroz, mas ó ménos segun la cantidad y la fuerza del kari; se untan bien con mantequilla el fondo y los costados de una cacerola, se echa en ella el arroz despues de haberse escurrido y se deja cocer á dos fuegos, á fin de que tome buen color por todas partes. Se desengrasa el guisado y se echa sobre un plato hondo; se adereza sobre otro el pan de arroz, y se sirven las dos cosas al mismo tiempo. A falta de caldo, puede humedecerse el kari con agua; pero en este caso es necesario añadirle sal, pimienta gorda y nuez moscada, para subirlo de gusto.

KARI A LA FRANCESA. No se diferencía del de el artículo anterior, sino en que se liga. Para esto se sacan la vianda y los hongos de la salsa, y se echan á ésta yemas de huevo sin dejarlas hervir; se pasa por la estameña y se echa sobre el guisado para servirse.

Siguiéndose estos procedimientos, se hace el kari de gazapos y de toda especie de legumbres, tanto á la indiana como á la francesa.

KAVIA. Lo mismo que Caviar ó Cabial (véase HUEVA DE ESTURION, pág. 414).

KIRCHWASSER. Se quitan á las guindas bien negras y maduras, los cabillos, y se llena con ellas una cuba mediana, cubriéndose con ceniza mojada ó argamasa muy gruesa; de esta manera se forma una costra que mantiene lo espirituoso de la fruta en estado de fermentacion, y le impide que se exhale en vapores, lo que sucederia precisamente sin esta precaucion. Al cabo de un mes ó de seis semanas, se quita la cubierta de encima de las guindas, y se ponen á destilar las restantes.

Para esto se pone la reja en la cucúrbita, se llena ésta hasta dos tercios de su altura con el zumo y la pulpa de las guindas, y se arma el alambique, conduciendo el fuego con precaucion y gradualmente, hasta lograr solamente que destile un chorrito delgado: se obtendrá un licor muy claro, cesando la operacion en el instante que se perciba que comienzan á pasar las colas, esto es, la flema, y el producto obtenido por la destilacion, que no tiene ni sabor ni fuerza, se va echando en un tonel. Se tira el orujo del primer producto y se pone de nuevo en la cucúrbita la misma cantidad de guindas que la primera vez, continuándose lo mismo hasta que todo quede destilado.

Se rectifica en seguida este kirchwasser en baño de María, debiendo quedar, despues de esta segunda destilacion, de veinte y dos á veinte y tres grados, mejorándose mucho al paso que se va envejeciendo. Este licor es muy favorable á la digestion.

KLOES DE BERLIN. Se llaman kloes una especie de buñuelos compuestos de harina ó de miga de pan remojada en leche, de arroz ó de sémola, y cocidos en agua, caldo, ó leche, segun que se quiera hacer con ella un plato sólido, ó un intermedio azucarado. Siempre se acompañan con alguna salsa.

Se derriten cuatro onzas de mantequilla hasta que se suba y se deslien en ella poco á poco seis yemas y cuatro claras de huevo, con sal, pimienta, un poco de raspadura de nuez moscada y cuartillo y medio de leche; se echa la harina en cantidad suficiente para que con ella se haga una masa, de la que se toman porciones con una cuchara, mojada en agua tibia, para formar unas bolitas medianas, porque se inflan mucho en el agua hirviendo, en la que se echan conforme se van formando, dejándose en ella cosa de ocho ó diez minutos. Se sacan con una espumadera, se aderezan sobre un plato, se guarnecen con papas fritas y se sirven con salsa, ó con tostadas fritas de migajon de pan.

Se hacen tambien kloes de carne, de ave, de landrecilla de vaca y de riñones, cociéndose en caldo de carne, y entónces sirven para adornar los potages ú otros guisados y aun los platos de legumbres.

KLUSKIS POLACOS. Son una masa de la misma clase que los kloes de Berlin del artículo anterior, dispuesta al estilo de Polonia.

KLUSKIS DE VIANDA FRITA. Se pica menuda una libra de jamon magro, mezclándose con pan remojado en vino y escurrido, cáscara de limon, sal y pimienta, se hacen con esta pasta unas bolitas aplastadas, que se revuelcan en pan rallado y se frien.

KLUSKIS Ó BOLITAS DE PASTA. Se hace una masa algo espesa con harina, agua tibia y huevos algo escalfados, sepuma de cerveza, sal y azúcar; se pone á reposar en un lugar caliente para que se hinche en fermentando, y se cogen con los dedos unos trozos para hacer con ellos las bolitas, que se dejan reposar otra vez sobre la mesa para que se inflen mas. Se echan en agua hirviendo salada, en la que se inflarán mucho mas, y estando todas cocidas, se doran en manteca hirviendo y se sirven.

KLUSKIS DE QUESO A LA CREMA. Se mezclan á un tiempo media libra de mantequilla, seis huevos, seis cucharadas grandes de queso á la crema, raspadura de nuez moscada, sal, azúcar, miga de pan y crema si hubiese necesidad de suavizar la masa; se frotan las manos con harina y se hacen con la masa unas bolitas bien redondas, se ponen á cocer en agua salada, se dejan escurrir, se doran despues en mantequilla bien caliente y se sirven.

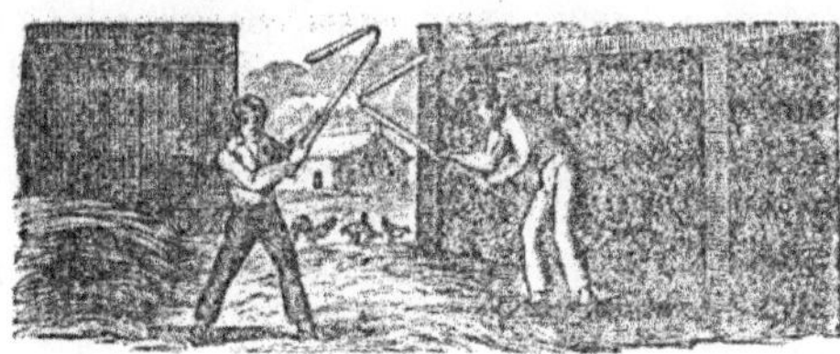

LACHA. Lo mismo que sábalo (véase SÁBALO).

LAMPREA. Pez de la figura de una gruesa anguila, cuyo vientre es blanco y el lomo salpicado de manchas azules y blancas. Hay una lamprea de rio y otra de mar. Esta gusta de subir á los rios, como el sábalo ó saboga y otros muchos pescados de la mar. Viene al agua dulce al principio de la primavera y la hembra pone allí su cria y despues se vuelve con ella al mar. Es mejor cuando está cargada que despues de haber puesto. La de rio habita siempre en el lugar de su nacimiento y se encuentra con frecuencia en los arroyos y en las fuentes donde no penetra el agua de la mar. Se parece por su figura y por su gusto á la marina, de la que no se diferencia sino en el tamaño. En la primavera son las lampreas tiernas, delicadas y de buen gusto; pero en las otras estaciones son duras, correosas y de poco gusto, y son las que se conocen con el nombre de lampreas encordadas. La carne de este pescado es nutritiva y tiene muchas partículas aceitosas; pero contiene un suco viscoso que la hace de difícil digestion y no conviene sino á los buenos estómagos, debiéndose siempre abstener de comerla los que padecen de gota ó de piedra en la orina.

Se dispone de diferentes maneras, y se come cocida, asada ó frita; se prepara tambien en pastel; se sala, se ahuma para conservarla mucho tiempo y trasportarla mas fácilmente de un lugar á otro. El vino y los aromas convienen mucho para sazonar este pescado, que se vuelve con ellos de mas fácil digestion. Otros la sangran, y despues de haberla cocido en trozos con vino blanco, mantequilla, sal, pimienta, yerbas finas y una hoja de laurel, le echan la sangre por encima con un poco de harina frita y alcaparras, siendo delicada la lamprea guisada de este modo. Se come tambien en salsa dulce, de donde tomó origen el nombre de *lampreado*, que se explica á continuacion de los artículos relativos á la lamprea, y para ello se cuece con vino, mantequilla, canela y azúcar. La lampreilla ó lamprehuela, que es una especie de lamprea, nunca crece mucho, pues es siempre muy pequeña, tiene muy buen gusto y su carne es mas delicada que la de las grandes; mas no por eso deja de ser difícil de digerirse. Se apresta lo mismo.

LAMPREA (Marinesca de). Se pone á calentar agua, y cuando vaya á soltar el hervor, se meten en ella dos lampreas, que se sacan poco despues para quitarles el cieno ó lama de que están cubiertas; se vacian, se pone la sangre aparte, se dividen en trozos, separando la cabeza y la extremidad de la cola, como á las anguilas; se hace una poca de sustancia ó caldillo rojo con harina dorada en mantequilla en una cacerola, y se ponen en ella los trozos de lamprea, humedeciéndose con vino tinto: se añaden cebollitas cabezonas, rendidas en mantequilla, hongos, un manojito surtido y mechado con clavo de especia, un poco de sal y otro de pimienta, y se dejan cocer en este guiso las lampreas; se desengrasa despues el caldillo, y al momento de servirse se liga la marinesca con la sangre de las lampreas que se habia tenido aparte. Probándose el guiso para cerciorarse de que está bien sazonado, se adereza y se sirve con tostadas fritas y cangrejos ó camarones.

LAMPREA A LA TÁRTARA. Despues de metida la lamprea en el agua que va á hervir, como se dijo en el artículo anterior, para quitarle el cieno ó lama, se vacia por las agayas, teniendo cuidado de quitarle la cabeza junto al nudo, á fin de que se pueda introducir allí la cola.

Se pondrá un trozo de mantequilla en una cacerola con zanahórias y cebollas rebanadas, peregil y laurel, friéndose estas cosas hasta que estén bien rendidas, y en seguida se echa vino blanco, sal y pimienta gorda; cuando esté sazonado este caldillo, se pasará por la estameña sobre la lamprea, que se pondrá á cocer. Despues de cocida y fria, se revuelca en miga de pan ó pan rallado, se reboza con huevo sazonado y batido y se empana por segunda vez. Un cuarto de hora ó cosa de media hora ántes de servirse, se pone la lamprea sobre la parrilla á un fuego suave, cubierta con el horno de campaña bien caliente. Se echa salsa á la tártara (véase SALSA A LA TÁRTARA) en un plato, y se pone encima la lamprea.

De este modo se apresta la anguila tambien *á la tártara*, sin calentarse ántes de echarse en el agua casi hirviendo para quitarle el cieno.

LAMPREA CON HONGOS. Se pone en la cacerola una lamprea dividida en trozos, con hongos, buena mantequilla, un manojito surtido, peregil, cebolla, una cabeza de ajo, clavo de especia, tomillo, laurel, albahaca, un poquito de harina, dos vasos de vino tinto, sal y pimienta; se deja consumir algo el caldillo, y se liga con la sangre de la lamprea, que se deberá haber sangrado anticipadamente. Se sirve con zumo de limon adornada con coscorrones fritos en mantequilla.

LAMPREA FRITA.
LAMPREA A LA PARRILLA. } Despues de frita ó asada la lamprea á la parrilla, se sirve con salsa de aceite, ó mejor con la salsa dulce que se llama *lampreado* y se explica en los artículos siguientes.

LAMPREADO. Guiso dulce, con el que se condimentan algunas viandas, que se llama así por emplearse principalmente para disponer la lamprea. Con ménos propiedad se ha extendido la significacian de esta voz hasta otras preparaciones dulces, en que no solo no entra la lamprea; pero ni se sustituye ésta con otra vianda.

LAMPREADO DE CARNE DE VACA. Se tasajean tres libras de carne de vaca, se sala con sal de nevar y limones, se aprensa por una noche, se pone al sol e dia siguiente y se tiene en él, otro dia mas; se deja despues dos dias en agua, y al cabo de ellos se pica al traves. Se pone á conservar en almíbar hecho con una libra de azúcar prieta, echándole una cuarta de onza de canela molida, un vasito de vino tinto, vinagre bueno para que sobresalga su sabor respecto del vino, unas pocas de especias en polvo, pasas, almendras limpias, pedacitos de acitron, piñones, nueces, ajonjolí, jamon magro y gordo y un poco de pan tostado, que llaman de alfajor, martajado. Despues de haberlo apartado del fuego, se le echan otras pocas de especias en polvo y bizcocho martajado.

LAMPREADO DE JAMON. Se pican bien sobre frio jamon magro y lomo de puerco cocido; se sazonan con azafran, pimienta, clavo y canela, todo molido; se le añaden pasas, almendras, piñones y huevos como para bocadillo, en bastante cantidad. Se frien con dos ó tres capas de éstos en un cazo con manteca, que se tendrá prevenido al fuego, y sacándose de allí, se echan en almíbar con mucha canela, clavo y pimienta, todo molido, un poco de vinagre, ajonjolí tostado, pasas y almendras.

LAMPREADO DE HUEVOS Y MIEL VÍRGEN. Se baten cuarenta huevos con cuatro libras de azúcar molida, hasta que corten la baba, y entónces se añadirán pimienta, clavo y una onza de canela, todo molido, una taza caldera de miel vírgen, ajonjolí, pastilla de olor y un cuartillo de agua para que la masa quede blandita, y revolviéndose todo bien, se echa en un cazo con una cucharada de manteca y bizcocho ordinario ó de la plaza, molido, que se tendrá prevenido á la lumbre. Cuando esto cuaje y adquiera el punto de despegarse del cazo, se aparta y deja enfriar, y se hacen unas tortitas ó bollitos que se echarán en almíbar, compuesto con un poco de vinagre, vino, pasas, almendras, acitron, ajonjolí y avellanas, si gustasen.

LAMPREADO DE ESPALDILLA DE PUERCO. Se cuecen y pican menuditos, un lomo y una espaldilla de puerco; se les mezclan bizcochos duros bien molidos, especias al gusto y huevos batidos, dejándolo de un temple regular, ni aguado ni espeso; se hacen unos bastoncitos y se frien en manteca, echándoseles despues almíbar y canela molida por encima.

LAMPREADO DE TOCINO. Se escogen los perniles de tocino muy magro, se echan á desalar un poco, y se ponen á cocer con lomos de puerco; así que estén bien cocidos, se sacan, se dejan enfriar y se pican. Se muelen azafran, pimienta, canela, de cada cosa lo competente, y un poco de clavo tostado; se incorpora todo con la pasta, se le echan pasas, almendras, piñones, y se bate la pasta con huevos en cantidad proporcionada. Se hacen unos bocadillos y se van friendo con huevos, que se tendrán bien batidos, dándoles dos ó tres capas; se echan en el almíbar, el que llevará canela, pimienta, poco clavo y vino. Si se quiere puede añadirse un poco de vinagre, ajonjolí tostado, pasas y almendras.

LAMPREADO DE BIZCOCHO. Se muelen bizcochos ó pan abizcochado, con queso duro, y á dos tantos de bizcocho, se echa otro de pasas, almendras, piñones y azafran; revuelto todo, se bate con huevos, de modo que no quede la masa muy rala. Se van haciendo los bocadillos y se frien, procurando hacerlos altitos; se tendrán aparte batidos otros huevos, para darles otra capa, ó las que se quieran, y acabándose de freir, se les echa el caldillo que á los del artículo anterior.

LAMREADO DE MAMON. Se parten unos mamones altos en cuartos, y se les echan pasas, almendras y piñones; se cubren dos ó tres veces con huevo batida, se frien y se echan en el caldillo de los artículos anteriores, con bastante canela.

LAMPREHUELA. }
LAMPREILLA. } Especie de lamprea, mas pequeña, que jamas crece al tamaño de la lamprea comun. Su carne es de mejor gusto y mas delicada que la de la lamprea; pero no por eso deja de ser indigesta como aquella. Se prepara y condimenta lo mismo que la lamprea (véase poco ántes).

LAMPUGA. Pescado, que varia de tamaño segun los mares en que se encuentra. Dentro del agua aparece todo dorado, á pesar de que por el lomo, que es casi recto, es verde con manchas anaranjadas; por el vientre es plateado. La aleta del lomo, que corre desde el medio de la cabeza hasta la cola, es amarilla con una raya azul en la base; la de la cola es verde, y las restantes, enteramente pajizas. Su carne es saludable y de un gusto regular; pero no es delicada. Se come frita, rebozada con huevo ó sin él, y se guisa con cualquiera de los caldillos para pescado (véase PESCADO).

LANGOSTA. Especie de cangrejo de mar, que tiene las mismas calidades y propiedades que los otros cangrejos. Se come en caldillo ligero, en salsa blanca y dispuesta como los demás cangrejos (véase CANGREJO, pág. 136).

LANGOSTAS EN SALSA BLANCA. Se ponen á cocer y se frien en mantequilla blanca, esto es, sin que se deje quemar, con peregil picado, caldo de pescado, sustancia de garbanzos, sal y pimienta; se dejan sazonar á fuego manso, y se liga el caldillo con yemas de huevo desleidas en agraz; se añade un caldo-colado de hongos y se sirven.

LANGOSTAS EN CALDILLO LIGERO. Se sirven adornadas con patas de langostas marinadas y con peregil frito.

LANGOSTIN. Langosta pequeña, que viene revuelta entre los camarones, se come con ellos y se dispone lo mismo (véase CAMARON, págs. 133 y 134).

LANTEJA. (Véase adelante LENTEJA).

LARDEAR. Propiamente, es untar con lardo ó grasa lo que se está asando; pero en términos de cocina significa atravesar una vianda con mechas de jamon, por medio de una mechera, á distincion de mechar, que solo es pasar entre las carnes, como si se cosieran, las tiras de jamon ó lardo (véase MECHAR).

LARDO. Grasa ó gordura firme, que se encuentra entre el pellejo y la carne de algunos animales; pero se llama particularmente así la del puerco, la de la ballena y la de la marsopa. Tambien suele llamarse con el mismo nombre el jamon gordo ya curado.

LASAÑA. Fruta de sarten (véase OREJA DE ABAD).

LEBRATO. Lo mismo que liebraston ó liebraton (véase LIEBRATON).

LECHE. Licor que se extrae de la ubre de la vaca ó de la hembra de los otros animales. La que cria mas nata es la mejor y la que produce mas mantequilla; pero no se hacen con ella los mejores quesos. La leche debe tenerse con mucha limpieza en el estío, sin guardarse mas de un dia despues de haberse extraido, porque el mucho calor la hace cuajar; en el otoño puede dejarse de emplear un poco mas de tiempo; y en invierno, el frio, lo mismo que el calor la cuaja, si no es en una lechería bien resguardada de los hielos y nevadas. No deja de tener alguna utilidad el saber escoger la leche, y la buena se conoce en su blancura y en su olor: la azulada es delgada; la muy clara está mezclada con agua, y esto se conoce fácilmente á la vista y al gusto. Para examinar la leche, se echa una gota sobre la uña, y si ésta permanece en ella sin correrse como el agua, y en forma de una perla, es de buena calidad y sustancia. Con la nata de la leche se hacen la mantequilla y el queso, empleándose tambien para éste, la de las ovejas y de las cabras.

La leche varia segun el animal que la produce y el alimento con que se sustenta. La de la muger, de que se hace un uso frecuente en la medicina, contiene una corta cantidad de partículas mantecosas y muchas serosas, y como está destinada para nuestro primer alimento, debe juzgarse que es la que tiene mas relacion ó analogía con nuestra constitucion natural, que ninguna otra. La leche de burra, por su consistencia y sus propiedades, tiene mucha semejanza con la de la muger, y se emplea con frecuencia en las enfermedades del pulmon. La de cabra tiene ménos serosidad que la de burra; se cuaja con mucha facilidad y es un poco astringente, á causa de que la cabra ramonea comunmente los botones del encino, del lentisco, del terebinto y de otras muchas plantas astringentes, que dan á su leche la misma calidad. La de oveja contiene aún ménos serosidad que la de cabra; pero abunda de partículas caseosas ó mantecosas que la hacen mas espesa, y por esto no se usa sino raras veces y en los lugares donde no hay otra. Se ha observado que su uso frecuente engendra ó hace aparecer manchas sobre la piel del que la toma.

La leche de vaca es la que se usa mas entre los alimentos, abunda de materia mantecosa que la hace espesa, gorda y muy propia para nutrir, y es mas agradable al gusto que la de oveja, la de cabra y la de burra. Se prepara de muchas maneras para refinar su gusto, siendo la mas sencilla dejarla reposar un poco, y en seguida se forma la nata que sube á la superficie, se aparta y se azota ó se bate, con lo que se vuelve delgada, tenue y de fácil digestion, llamándosele en este estado *crema azotada ó batida*. Se cuaja tambien de muchos modos, siendo el mas comun mezclarle un poco de cuajo, alguna otra materia ácida, ó flor de alcahucil (véase ALCAHUCIL, pág. 21): sobrenada entónces la parte serosa, que en este estado se llama *suero* y es refrigerante. La leche cuajada, de este modo, es algo difícil de digerirse.

La leche por sí misma es refrigerante á causa de su parte serosa; mas como por su cocimiento pierde algo de ésta, al emplearse como sazonamiento, deja tambien de ser refrigerante á proporcion. La de vaca puede considerarse como un alimento nutritivo, emoliente y refrigerante, y cuando se digiere con facilidad, es tan sencillo como saludable; pero su uso continuado por largo tiempo, acabaria por debilitar y ennervar al individuo, porque el estómago perderia su actividad, y toda su organizacion sufriria de un alimento muy poco reparador y estimulante. La leche conviene á las mugeres y á las jóvenes de una constitucion fuerte y sanguínea, que llevan una vida activa, y sobre todo, que viven en el campo; pero las que tienen flores blancas, que pasan una vida sedentaria en la molicie é indolencia, y que digieren con dificultad, deben abstenerse de ella; tambien se prohibe generalmente su uso á los niños escrofulosos.

La nata ó crema, y la mantequilla, son alimentos indigestos; la primera, endulzada con azúcar, pasa mas fácilmente, lo mismo que la segunda mezclada con otras sustancias.

La leche, aunque muy fresca, es ligeramente ácida, siendo una prueba convincente de esto, el que echándose en ella un papel de tornasol, se pone rojo, y su ácido es análogo al acético ó vinagre.

Abandonada á sí misma por algun tiempo, se descompone y divide en tres partes; la nata, el queso y el suero; despues de mas tiempo, se agria; esto es, se desarrolla en ella una bien grande cantidad de ácido acético, que se puede sacar por destilacion; siendo éste el único vinagre que se usa en algunas partes. Cuando comienza á agriarse la leche, la parte que se adhiere á los costados de una vasija de barro, separada del suero, llaman las gentes del campo *jocoque* ó *jocoqui*, y lo comen con chile, ó solo, con azúcar ó con sal, lo que no es de un gusto general, aunque no falta quien lo coma con apetito, aun en las mismas ciudades. El método para preparar el jocoqui es demasiado sencillo, pues no hay mas que echar la leche en una ó muchas ollas de barro, y cuando se ha separado el suero, se escurre éste, dejándose en la olla lo que se le ha pegado; se repone el suero que se quitó, con nueva leche, y se repite esta operacion hasta que las ollas queden llenas de la leche agria, separada del suero, que en ese estado se come con sal ó con azúcar, como se ha dicho, ó mezclándose con chile verde ó colorado, llamándose una de estas preparaciones *minguichi* en Morelia y en todo el Departamento de Michoacan.

Todo el mundo sabe que puede la leche conservarse muchos dias, haciéndola hervir ligeramente una vez en las veinte y cuatro horas, y teniéndola en un lugar fresco. Con ella se hace la crema, que se prepara y dispone de los modos explicados en su lugar (véase CREMA, págs. 231 y siguientes), se hacen tambien la mantequilla, el queso y el suero (véanse estas tres voces) y se fabrican innumerables dulces, que pueden verse en sus artículos peculiares, como *Antes*, *Postres*, *Cajetas*, *&c*.

LECHE (Atole de). Aunque en la palabra ATOLE (pág. 49) se dijo el modo de hacer el que llaman de leche, de intento se dejó para este lugar que le es mas propio, el que se hace con leche pura, sin mezcla de agua, porque este mas bien que atole no es mas que una leche espesada al fuego, con la sustancia del maiz. Se hace lo mismo que el otro, con la diferencia, de que despues de molido el nixtamal, para nada se emplea el agua en las siguientes operaciones, sino que en su lugar se pone leche, y se concluye de la misma suerte que allí mismo se explica (véase).

LECHE QUEMADA. Se mezcla una taza caldera de almidon molido y cernido con ocho cuartillos de leche; se divide toda en dos mitades y en una de ellas se revuelven bien doce yemas de huevo, y luego se añade la otra mitad de la leche y vuelve á revolverse todo, colándose y añadiendo entónces una rajita de canela y una cáscara de limon bien lavada. Se endulza segun el gusto de cada uno, y lo mismo se le da el punto, agradando á unos que tome tal consistencia que pueda partirse con cuchillo, y á otros que quede mas suelta, despues de vaciarse en el platon. Cuando se haya hecho esto y esté bien fria, se le echa azúcar desquebrajada por encima y se vá quemando con una plancha caliente ó con una pala de hierro hecha ascua.

Tambien se divide el platon en cuatro partes, quemando una como se ha dicho y cubriendo dos de las otras, una con canela molida y la otra con gragea, y dejando la última en su color natural.

LECHE QUEMADA, CON HARINA. Lo mismo que la anterior, con la diferencia, de que en vez de almidon se le echa una poca de harina.

LECHE QUEMADA, CON ARROZ Y ALMENDRA. Se mezclan con cuatro cuartillos de leche un plato de arroz en polvo, muy remolido, y azúcar tambien molida, la necesaria para endulzarlo todo; se menea hasta que se deshaga el azúcar, y se deslien allí mismo tantas yemas, cuantas se necesiten para que tome color, añadiéndose un puño de almidon molido y cernido; se cuela todo y se echan despues unas almendras remolidas, canela en raja y una puntita de sal. Se pone á la lumbre, y si cuando comienza á hervir espesa mucho, se le añade leche sola, dejándose así cocer y poniéndole una ó dos cascaritas de limon lavadas, despues que haya hervido. Antes de que tome el punto, se prueba para ver si sobresale el gusto del limon y si falta dulce, para añadir ó no cáscara y azúcar. Se le deja tomar punto mas subido que el de manjar blanco, vaciándose en seguida en platones, donde se hace enfriar para cubrirla despues con azúcar molida, y quemarla con una plancha caliente ó con una palita de hierro, hecha ascua.

LECHE QUEMADA, CON ARROZ. A ocho cuartillos de leche una libra de arroz molido, tres libras de azúcar y veinte yemas de huevo, todo desleido en la leche, á la que se añaden media onza ó una cuarta de canela desquebrajada y una cáscara de limon cocida, en pedacitos menudos. En lo demas como las anteriores.

LECHE A LA FRANCESA CON CALABAZA. Se mezclan con dos cuartillos de leche un poco de arroz molido, yemas de huevo y azúcar al gusto; se cuela por un cedazo y se pone á cocer con una rajita de canela. Despues que haya hervido bien, se le añade un pedazo de calabaza cocida y molida, meneándose hasta que tome el punto de manjar blanco; entónces se le echa una poca de agua de azahar y se vacia en el platon, adornándose por encima con almendras y canela molida.

LECHE FRANCESA CON CHOCOLATE. Se endulza una poca de leche, se espesa con harina, se cuela por un cedazo y se pone á cocer con unas rajitas de canela. Cuando esté cerca de tomar el punto de manjar blanco bajo, se le echa una tablilla de chocolate, se deja tomar dicho punto y se vacia en los platones.

LECHE A LA INGLESA CON MOLLEJA DE GALLINA. Se cuecen tres cuartillos de leche, y así que está fria se endulza; se le echan tres ó cuatro pellejos de molleja de gallina, limpios y bien molidos en seco; se cuela por una servilleta tupida, se vacia en un platon puesto sobre rescoldo, que se tapará con mas rescoldo para que se cuaje, impidiendo que hierva. Se guarnece por último con huevos hilados.

LECHE A LA INGLESA CON CULANTRO. Se ponen á hervir cuatro cuartillos de leche con un puño de culantro entero, una raja de canela y una cáscara de limon. Así que esté un poco espesa se aparta y deja entibiar, endulzándose entónces suficientemente con azúcar. Se le añaden cuatro mollejas de gallina en polvo; revolviéndose bien, se cuela por una servilleta, y se pone al vaho de una olla para que se cuaje.

LECHE DE ALMENDRA. Se revuelven con leche, arroz molido y cernido, almendras molidas, yemas de huevo y azúcar al gusto. Se pone esto á cocer, y ántes que tome el punto conveniente, se le añade un poco de agua de azahar.

LECHE DE LIMON. Se endulza la leche con azúcar martajada, en proporcion de una libra para cada cuartillo; se deshace bien el azúcar, se cuela por una servilleta y se pone á cocer hasta que tenga el punto de bolita, que es cuando echando un poquito en agua fria, se hace bola. Se aparta entónces de la lumbre y se bate mucho, echándole algunas gotas de limon.

LECHE DE LIMON (Otra) CON ALMIDON. Se deslie en una poca de leche una taza de almidon y se añade una cáscara de limon amarilla, bien lavada y picada menudamente; se endulza segun el gusto de cada uno, y se pone á cocer dándole el punto moderado, de modo que no quede ni muy suelta ni muy espesa. Despues de vaciada en el platon se adorna con huevos hilados.

LECHE ASADA. Se revuelven dos cuartillos de leche con seis onzas de mantequilla, un poco de migajon de pan y una raja de canela; se añaden despues como para jericalla unas yemas de huevo y el azúcar suficiente. Unido todo se revuelve bien, se cuela y se le echan pasas, acitron y almendras, todo picado, y se vacia en un platon untado con mantequilla, que se pondrá sobre rescoldo, y tapado con un comal con lumbre encima, hasta que cuaje bien.

LECHE IMPERIAL. Se deslien veinte yemas de huevo y dos cucharadas de almidon en cuatro cuartillos de leche, y se endulza al gusto; se cuela y se le echa media libra de almendra remolida, poniéndose á la lumbre hasta que tenga el punto de leche quemada.

LECHE CUAJADA. Se dan dos ó tres hervores á la leche, y se aparta; se le añaden yemas de huevo en razon de cuatro para cada taza caldera de leche, que se endulza al gusto; y desleido todo, se cuela por un cedazo, se vacia en un tazon, y se pone á cocer en baño de María, tapándose con un comal sin lumbre para que no salga el vaho. Cuando sale limpio el popote con que se hace la prueba, se tapa para que no se ponga amarilla, y despues se le echa canela por encima.

LECHE NEVADA. Se desbarata en un cuartillo de leche otro tanto de natillas, se endulza al gusto, se bate con un molinillo hasta que haga mucha espuma, y se va echando ésta en un platon sobre una capa de rebanadas de mamon, del alto que se quiera, y por último se le salpica gragea por encima.

LECHE DE CALABACITA. Se endulza leche con una libra de azúcar para cada cuartillo; se cuela por un cedazo, se le añade calabacita de Castilla cocida y molida sin cáscara ni tripas, en proporcion de una libra de ella para cada cuartillo de leche. Se pone á la lumbre para que hierva y quede espesa.

LECHE DE LA REINA. Se mezclan con leche almendras limpias y molidas, yemas de huevo y azúcar al gusto, y se deja hervir hasta que tome el punto de jalea.

LECHE NEVADA. Tres dias ántes de servirse, se cuece bastante leche, muy cocida para que crie mucha nata, y se deja que se agrie un poquito. A los tres dias se dan unos hervores á otra leche fresca, que entónces se aparta para que se enfrie; así que lo esté, se echa en una olla con toda la nata que se hizo ántes, la nueva y azúcar blanca, deshaciéndose todo con una cuchara ó molinillo. Se sigue batiendo esta leche y conforme haga espuma se irá echando con una cuchara en los platos, polvoreándole pastilla colorada por encima.

LECHE DE OBISPO. Se ponen á cocer tres cuartillos de leche hasta que se reduzcan á dos; se aparta entónces de la lumbre y estando fria, se mezcla con diez yemas de huevo y el azúcar correspondiente. Se vuelve á poner al fuego, y en espesando, se echa sobre rebanadas de mamon en un platon proporcionado, y habiéndose llenado con capas alternadas de mamon y leche, se mete á cuajar al horno.

LECHE DE COCO. Se monda el coco de la cáscara interior y se muele rociándose con leche, para que pueda la masa colarse como atole, lo que se verificará inmediatamente; se remuelen las coladuras hasta que no quede ningun grano y se endulza lo colado, cargándose la mano de azúcar; se vuelve á colar por un lienzo y se va echando en el cazo, que se pone al fuego para que hierva la leche, cuidándose de menearla para que no se pegue; cuando esté del punto, en que al menearse se vea el fondo del cazo, como para cajetas, se aparta de la lumbre, y dejándose reposar unos instantes, se le mezclan con prontitud, para que no se hagan bolas, las yemas de huevo que sean necesarias para darle color, que deberá quedar algo encendido: se vuelve al fuego para que suba un poco mas de punto, y despues de fria, se echa en el platon en que se ha de servir, adornándose con polvo de canela.

LECHE DE COCO SIN LECHE. Se ralla el coco, se muele despues y se echa en agua hirviendo, que se tendrá prevenida de antemano: se cuela por una servilleta, tirándose el orujo, y se mezcla con almíbar clarificado, de mas de medio punto y frio, en proporcion de una libra de azúcar para cada coco, revolviéndose bien y añadiéndose seis yemas de huevo para cada libra de azúcar y batiéndose mucho hasta que todo quede bien incorporado; se pone á la lumbre la mezcla y se deja hervir hasta que tome el punto de despegar del cazo y la consistencia de leche.

LECHE ACARAMELADA. Se endulzan ocho cuartillos de leche con una cuarta de arroba de azúcar blanca, y se le mezclan siete onzas de arroz, molido y colado con leche, y se pone al fuego para que hierva, echándose algunas rajitas de canela y cuidándose de que no se pegue; despues de haber hervido un poco, se añade media libra de almendras, remojadas y molidas con una onza de almidon, deshecho éste y la masa de las almendras en una poquita de leche; se deja hervir todo hasta que tenga el punto en que echándose un poco en un plato y soplándose para que se enfrie prontamente, se corre al ladearse el plato, quedando éste limpio; se aparta entónces, y quitadas las rajas de canela, se echa en los platos en que se ha de servir, adornándose la leche despues de fria, con figuritas ó dibujos de oro volador, que hacen muy buena vista debajo del caramelo; pero si quieren omitirse estos adornos dorados, se pone el caramelo sin ellos, haciéndose el dibujo con el mismo caramelo, y echándose pastilla ó canela molidas en los espacios que dejen los adornos.

El caramelo se hace del modo ordinario con almíbar clarificado de punto de quebrar, que se conoce, metiéndose un popote en el almíbar, y al sacarse, se sumerje inmediatamente en agua; si entónces truena y se parte entre los dientes sin pegarse á ellos: en este caso se aparta el almíbar, y echándose en un embudito, se van formando las labores, si la leche no tiene adornos dorados; pero si los tuviere, se echa el caramelo con una cuchara para cubrirse toda la superficie del plato, procurándose que quede igual y bien repartido, sin que forme eminencias ó puntos salientes por ninguna parte.

LECHE CON ALMENDRA. Se endulzan cuatro cuartillos de leche y se mezclan con ocho yemas de huevo, colándose despues de bien desleidas éstas; se pone al fuego y se le echan unas hojas de naranjo, solo para darle sabor, sin que sean tantas que pongan verde la leche, y unas rajitas de canela; cuando haya espesado á fuerza de hervir, se sacan las hojas de naranjo y se añade media libra de almendras remojadas y molidas, se deja hervir un poco de nuevo la leche y volviendo á quedar de buen punto, se quitan las rajas de canela, se vacia en los platos y se adorna con canela en polvo por encima.

LECHE DE ALMENDRA Y COCO. Se endulzan doce cuartillos y medio de leche con nueve libras de azúcar y se cuela; se le mezclan entónces un coco grande rallado y molido, rajas de canela y hójas de naranjo con la precaucion del artículo anterior; se pone al fuego, se deja hervir, y cuando esté bien espesa, se sacan las hojas de naranjo y se echan cuatro onzas de almendra, remojada, molida y desleida con una poquita de leche; se hace que vuelva á hervir, y cuando esté de punto, se aparta, se quitan las rajas de canela, y se echa en platos que se adornan con canela en polvo.

LECHE DE CANELA. Endulzados cuatro cuartillos de leche y puestos al fuego, se añaden cuatro onzas de almendra y cuatro de arroz, molidas ámbas cosas; estando de punto, se aparta, y ántes que se enfrie, se le mezcla polvo de canela, cuanto se necesite para darle color, y se vacia en los platos.

LECHE DE HUEVO Y CANELA. Despues de endulzada la leche, se le mezclan yemas de huevo en razon de dos para cada cuartillo; se cuela, se pone al fuego y se le echan hojas de naranjo, dejándose hervir hasta que espese; en ese caso se añaden clavo y canela en polvo; el primero, sólo para darle gusto; y el segundo para que tome buen color: se sacan las hojas de naranjo, se añade un poco de vino de Málaga ú otro generoso; y cuándo vuelva la leche á tomar su punto, se vacia en los platos en que se ha de servir.

LECHE DE CAMOTE MORADO Y ALMENDRA. Se endulzan ocho cuartillos de leche, cargándose la mano de azúcar, y se añade camote morado cocido y cernido, cuanto se necesite para dar color á la leche; se deja hervir hasta que espese y entónces se añade media libra de almendra, remojada y molida, aumentándose el azúcar, si le faltase dulce; cuando esté de punto, se vacia en los platos.

LECHE DE CAMOTE BLANCO CON HUEVO. Se endulzan cinco cuartillos de leche, y se deslien en ella tres yemas de huevo, añadiéndose una onza de almidon deshecho en otra poca de leche; se cuela la leche así dispuesta, y se mezcla con cuatro onzas de camote blanco, cocido y cernido; cuando esté hirviendo se le echan dos onzas de almendras remojadas y molidas, y se le deja tomar el punto; se vacia entónces en los platos, y así que esté fria, se polvorea con canela.

LECHE DE CAMOTE Y PEPITA. Se endulzan bien ocho cuartillos de leche, se cuela y se pone al fuego; se le echan cuatro onzas de camote blanco, cocido y cernido, y se deja hervir hasta que espese; se añaden entónces cuatro onzas de pepita de calabaza, molida y desleida en una poca de leche, se le deja tomar el punto; y al bajarse de la lumbre se rocia con agua de azahar, que se incorpora con prontitud, dejándose un instante sobre el fuego, y se vacia en los platos, que se adornan con canela en polvo.

LECHE DE NUEZ. Se endulzan seis cuartillos de leche y se cuelan por un lienzo limpio; se ponen al fuego, y así que espese, se añade media libra de nueces limpias, molidas y desleidas en una poca de leche; se incorpora bien, aumentándole dulce si le faltare, y se le deja tomar el punto de cajeta; se aparta entónces, se vacia en los platos y se adorna con canela molida.

LECHE AMARILLA DE ARROZ. Endulzados seis cuartillos de leche, se mezclan con cuatro onzas de arroz molido y seis yemas de huevo; se incorpora todo y se cuela; se pone al fuego y se le echan rajas de canela y unas hojas de naranjo, dejándose hervir y cuidándose de menearlo para que no se pegue; así que esté de punto, se aparta, se vacia en los platos y se adorna con polvo de canela.

LECHE BLANCA DE ARROZ. Lo mismo que la del artículo anterior; pero no se le echan yemas de huevo ni hojas de naranjo.

LECHE DE ALMIDON. Se mezclan con cinco cuartillos de leche endulzada, dos onzas de almidon desleido en una poca de la misma leche y cinco yemas de huevo; despues que todo esté bien incorporado, se cuela, se pone al fuego, se le echan unas rajas de canela, y se le deja tomar el punto.

LECHE DE HARINA. Se mezclan con ocho cuartillos de leche endulzada, diez y seis yemas de huevo y una taza caldera de harina, disuelta con una poca de la misma leche; se cuela, se pone al fuego, se le echan rajas de canela, cuidándose de menearla para que no se pegue, y se le deja tomar el punto conveniente.

LECHE DE PIÑA. Se mezclan ocho cuartillos de leche muy endulzada con ocho yemas de huevo y media libra de almendra remojada, molida y desleida en una poca de la misma leche; se cuela la mezcla, se pone al fuego; y cuando esté próxima á tomar el punto, se le añade una piña grande cocida y molida, dejándose hervir hasta que tenga la debida consistencia; se vacia entónces la mitad en un platon, se ponen encima rebanadas de piña en conserva, escurridas y cortadas en cuartos, y se cubre todo con la otra mitad de la leche. Cuando esté fria, se polvorea con canela molida.

LECHE DE CHIRIMOYA. Se mezclan seis cuartillos de leche muy endulzada con tres onzas de arroz molido y doce yemas de huevo, y estando todo bien incorporado, se cuela en un cedazo, y se pone á la lumbre, cuidándose de menearlo para que no se asiente el arroz; así que esté de punto, se le añade pulpa de chirimoya, molida, sin incluir la parte inmediata á la cáscara, sino solo la interior y mas blanca, para evitarse que se comunique al dulce su amargura, poniéndose tanta cantidad, cuanta se necesite para que sepa bien la leche á chirimoya, y añadiéndose azúcar si le faltare; se deja hervir mas para que recobre su punto, y se vacia en los platos, que en enfriándose, se adornan con canela en polvo.

LECHE BLANCA DE CHIRIMOYA. Se hace lo mismo que la del artículo anterior, sin mezclarse huevo y añadiéndose en su lugar dos onzas de almidon, desleido en una poca de leche.

LECHE DE NARANJA DULCE. Se hace como la de chirimoya con huevo, cuidándose de no echar el zumo de la naranja, sino hasta que esté la mezcla de punto, para que no se corte.

LECHE DE GUAYAVA. Lo mismo que la de los artículos anteriores, poniéndose guayava cocida, mondada y sin huesitos en lugar de la chirimoya ó de la naranja, pudiéndose teñir si no se quiere amarilla, con zumo colado de tuna morada, ó colorada, segun el gusto.

LECHE FRITA. Se echan diez y seis yemas de huevo en cuatro cuartillos de leche muy endulzada, que se cuela en seguida y se pone al fuego; luego que suelte el hervor, se le añaden unas hojas de naranjo, y cuando esté espeso, cuatro onzas de almendra, remojada, molida y desleida en una poca de leche; se le deja tomar un punto mas alto que el de cajeta, y se vacia entónces en platos hondos sobre bizcocho molido; se deja orear hasta el dia siguiente, en que estando fria, se dividirá con un cuchillo en pedacitos del tamaño y de la forma que se quieran; éstos se cubren con azúcar en polvo, ó se rebozan con huevo batido y cortado, revolcándose en seguida sobre bizcocho molido, y tanto unos como otros, se frien en mantequilla quemada; conforme se vayan sacando de la mantequilla, se revolcarán en polvo de canela y azúcar los rebozados con huevo, y en canela sola los que se frieron cubiertos con azúcar, y se van colocando en el platon ó platos en que se han de servir.

Todas las preparaciones anteriores, cuando por algun descuido se han equivocado los tantos, ó se han pasado de punto, pueden remediarse friéndose de este modo.

LECHECILLAS. Las mollejuelas de los cabritos, corderos, terneras, &c. Tambien se llama así la parte de los peces machos en que se contiene su semen. Las lechecillas de las carpas son un manjar delicado, y se preparan y disponen como se explica al hablarse de la carpa (véase LECHECILLAS DE CARPA, pág. 160).

LECHON. }
LECHONCILLO. } El cochinillo que todavía mama (véase COCHINITO, pág. 184 y siguientes). El uso ha extendido la significion de la primera voz á todos los puercos machos, indistintamente de cualquiera edad que sean, y en este sentido véase CERDO, páginas 169 y siguientes).

LECHUGA. Planta llamada así, porque entre todas las hortenses es la que produce mas leche. Hay de ella dos especies generales, la cultivada y la silvestre. La primera comprende muchas especies, de las que en general son conocidas: las abotonadas ó acogolladas, ó arrepolladas, cuyas hojas están encorbadas, crecen en redondo muy apretadas, pareciéndose en la figura á los repollos; las encrespadas ó rizadas, cuyas hojas rizadas y crespas son mayores que las de la grande endivia ó escarola, y están picadas ó cortadas al rededor; las romanitas, cuyas hojas grandes y rectas son mas tiernas y mas blancas por la parte interior que las otras; y las verdes ó comunes, cuyas hojas son muy grandes y contorneadas, de un color verde muy vivo, que les ha dado su nombre.

Se cuentan entre las abotonadas ó arrepolladas, las de muchas cabezas sobre el mismo pié; las de conchas, las de Génova y la romanita rizada á modo de chicoria ó escarola. En cuanto á las que no son abotonadas y que es necesario atarlas para aperdigarse, basta saber que son las comunes verdes, las de hojas de encina ó reales y las de oreja de mulo ó burro.

La lechuga silvestre es semejante á la hortense; pero es su tallo mas grande, sus hojas mas blancas, mas ásperas, mas delgadas, mas amargas al gusto y mas espinosas. Tienen las hojas recortadas, y sus flores y semillas son diferentes de las que se cultivan. Crece esta planta en los campos y en los lugares incultos, y florece de Julio á Agosto.

Entre todas las especies de lechugas, de las que muchas son mas bien buscadas por su rareza que por su bondad, los ingleses prefieren como las mejores, las romanitas, las imperiales y las de

Silesia; todas estas se abotonan perfectamente bien y tienen buen gusto. Los hortelanos ingleses siembran estas especies de lechugas en plena tierra entre otras yerbas, y para proverse todo el año, tienen cuidado de sembrarlas cada mes desde Marzo hasta la cosecha de invierno, y las trasplantan en cuadros ó camellones, á cosa de cinco pulgadas de distancia entre unas y otras, tres semanas ántes de que se eleven, porque la accion de trasplantarlas contribuye mucho á que se abotonen ó crescan cerradas. Es necesario renovar la semilla de la lechuga trayéndola de otra parte, porque degenera si se vuelve á sembrar en la misma huerta.

Todas las lechugas no son buenas sino recientes y ántes de brotar el tallo: deben ser tiernas, llenas de jugo, y haber crecido en tierra grasa en las huertas. Son sanas; pero como su jugo es algo narcótico, es necesario no usarlas sino con precaucion, esto es, comerse en corta cantidad, pocas veces solas y nunca con pescado ni otros alimentos frios. En los grandes calores convienen á los jóvenes biliosos y á las personas que tienen el estómago muy ardiente. Se han de comer solas raras veces, porque la mezcla de otros alimentos, con tal que no sean frios ó húmedos, sirve para corregir sus calidades. Es necesario no extraerles el jugo jamas para beberlo, pues en cierta cantidad envenenaria al que lo bebiese, lo mismo que si hubiera tomado cicuta, y esto lo ha confirmado ya la experiencia.

La lechuga se come cocida ó cruda; pero conviene mejor cocida á los que tienen el estómago débil. Como es muy fria, se creyó largo tiempo que volvia estériles á los hombres y á las mugeres, y por esto la llaman los antiguos *comida de la muerte*, nombre que hizo á muchos pueblos que la viesen con una especie de horror.

Antiguamente se conservaban las lechugas con vinagre y miel; pero hoy se hace con sal, pimienta, vinagre y laurel, y cuando se quieren comer, se ponen á desalar en agua, y se cuecen en seguida. Esta preparacion no deja de corregir algo la crudeza de la lechuga, siendo la mas sana de todas las especies la romana ó de romanitas, cuyo suco es ménos narcótico que el de las otras. A mas de las ensaladas que surten las lechugas todo el año, se sirven fritas, en gordo ó en magro, guisadas y rellenas.

LECHUGAS (Ensalada de). (Véanse las páginas 298, 299 y 304).

LECHUGAS EN GORDO. Se escogen las lechugas pequeñas, y despues de limpias se atan con un hilo. Se ponen á cocer con sal, tajadas de jamon, zanahoria y cebollas rebanadas y un manojito de yerbas finas; cuando se hayan cocido, se sacan y exprimidas bien y bañadas con huevo batido ú otra masa de freir, ó con sola harina, se vuelven á poner en una poca del agua en que se cocieron, agregando el jamon, zanahorias, cebollas y demás sustancias que haya en el caldo; se sazonan con clavo, pimienta y nuez moscada, y estando el caldo espeso y con unos chilitos verdes enteros, se echa sobre las lechugas y se sirven.

LECHUGAS EN MAGRO. Despues de limpias las lechugas y atadas con un hilo, se dejan escurrir bien, y puesta una cazuela al fuego con mantequilla fresca, en que se haya desleido una buena cucharada de harina, se dejarán hervir un rato y despues se sazonarán con sal, pimienta y nuez moscada, agregándose jugo de limon y vinagre; cuando hayan hervido un cuarto de hora, se podrán comer. Tambien pueden sazonarse con leche ó con natillas, ligándose con un poco de azúcar, y una yema de huevo; pero entónces es necesario suprimir el limon y el vinagre.

LECHUGAS RELLENAS. Se perdigan un momento las lechugas; se escurren, se abren las hojas sin quitarles el tronco hasta que se haya llegado al corazon; se le quita entónces y en su lugar se pone un trozo de relleno fino de ave (véase RELLENO) y se atan las lechugas. Se rebanan dos libras de pulpa de vaca y se fondea una cacerola con ellas y con lonjas de jamon y cebollas rebanadas; se dejan sudar al fuego y se echa una poca de harina. Cuando ésta comience á pegarse, se menea con una cuchara sobre la hornilla, para que se dore un poco, se humedece con sustancia y caldo en partes iguales, y se sazona con sal, pimienta, clavos de especia, laurel, albahaca, peregil y cebollas enteras. Se colocan las lechugas rellenas en una marmita; se pone encima el cocido de la cacerola, se echa el caldo y se dejan cocer las lechugas. Si se quieren servir en blanco, se sacan de la marmita, se desatan y se escurren; se ponen en una cacerola con caldo-colado blanco y se dejan sazonar á fuego lento. Se aderezan con limpieza en un plato y se sirven calientes.

LECHUGAS RELLENAS Y FRITAS. Se procede como para el artículo anterior; se escurren en seguida las lechugas; se baten algunos huevos como para tortilla y se rebozan con ellos las lechugas; se revuelcan en seguida en pan rallado y se echan á freir en manteca, hasta que estén de buen color. Se sirven sobre una servilleta guarnecida con peregil frito. Fritas de este modo, sirven tambien las lechugas para adornos de las gruesas entradas.

LECHUGAS RELLENAS A LA MEXICANA. Se escogen las lechugas blancas y se les corta el tronco cerca del nacimiento de las hojas chicas, pues las de encima y mas grandes deben quitarse: se ponen al sol para que pierdan la frescura y se marchiten, y lavadas en seguida, se pondrán á cocer en agua con sal, manteca y ajos molidos; así que estén cocidas, se sacan del agua y se ponen á escurrir con los troncos para arriba, volteándose algunas hojas con cuidado para que no se desprendan del tronco: en el hueco que forman las hojas volteadas se rellenan con el mismo picadillo de los chiles (véanse PICADILLO y RELLENO), y se entretejerán las hojas de modo que formen una bola, hasta llegarse á las mas pequeñitas que ya no se pueden voltear: estando todas rellenas en esta forma, se sirven en el mismo caldillo de los chiles rellenos (véase CHILES RELLENOS, página 262 y siguientes) y con los mismos adornos.

LECHUGAS RELLENAS DE QUESO. Se hacen en todo como las del artículo anterior; pero el relleno se forma con queso y pan rallados, sal, pimienta, mantequilla fria, yemas de huevo cocidas y molidas y peregil picado.

LECHUGAS PICADAS. Se perdigan en agua de sal las lechugas bien lavadas, y de las que no se habrán conservado sino las partes mas tiernas; se sacan del agua caliente y se echan en otra natural, y cuando se hayan enfriado, se pican y echan en una cacerola con cuatro onzas de mantequilla, sal y pimienta en corta cantidad; cuando se hayan algo frito las lechugas, se añade una poca de harina, proporcionada á la lechuga; se mezcla todo bien, se añade caldo y se deja hervir un cuarto de hora; se aderezan sobre un plato con tostadas al rededor y se sirven.

LECHUGAS A LA ESPAÑOLA. Se perdigan las lechugas, sacadas de mucha agua; en otra salada, habiéndoles conservado únicamente las partes mas tiernas y habiéndolas lavado bien; se ponen á hervir veinte minutos y al cabo de este tiempo se echan á refrescar en agua fria; se les exprime el agua apretándolas y se les echa en el corazon un poco de sal y de pimienta gorda; despues de atarlas se ponen en una cacerola con lonjas de jamon, algunas tajadas de vaca, dos zanahorias rebanadas, dos cebollas, dos clavos de especia y una hoja de laurel; se cubren las lechugas con otras lonjas de jamon, se les echa caldo con un poco del fondo de la olla y se dejan cocer á fuego lento por una hora. Cuando estén cocidas, se enjugan y aprietan con un lienzo limpio para extraerles el caldo y se aderezan en el plato cuajándose y poniéndose en forma de corona con tostadas heladas tambien, y del tamaño, poco mas ó ménos, de las lechugas, echándose por debajo salsa española (véase).

LENGUA. Músculo compuesto de una infinidad de fibras, entrelazadas las unas con las otras. La lengua es la parte del cuerpo de los animales que excede á todas las demás por su gusto excelente. Las de cordero, de puerco, de vaca y de carnero son de muy fácil digestion; y las de buey aunque producen un alimento mas grosero, son sin embargo, de un sabor muy agradable y muy nutritivas. Estas lenguas frescas, saladas ó ahumadas, son un considerable objeto de comercio en otros paises como en Paris y en otras provincias y ciudades de Francia. Las de buey y de carnero se venden frescas en el mercado, y en las tocinerías suelen encóntrarse las de puerco, saladas y preparadas. Suelen tambien venderse estas últimas unidas al gañote del animal y son así mas estimadas. El mar tambien nos abastece de lenguas de pescado, y los habitantes de Terranova salan las del bacalao, que comunmente se consumen en Borgoña y en Champaña, á donde se llevan en barriles, como los intestestinos y tripas del mismo pescado.

Lo que vulgarmente se llama lengua de carpa, no es propiamente sino su paladar, que es un bocado muy exquisito.

LENGUAS DE CORDERO. Estas lenguas, mas delicadas que las de carnero, se preparan sin embargo lo mismo que ellas (véanse adelante).

LENGUAS DE CORDERO (Envueltos de). Se pone á cocer en una sarten una docena de lenguas de cordero, de las que se habrá separado el gañote y que se habrán puesto á remojar en una vasija llena de agua, ántes de perdigarlas; estando cocidas, se les quitan los pellejos, se ponen todas de un lado sobre un plato para que se escurran y á fin de darles la misma forma, se cubren con la tapa de una cacerola sobre la que se habrá puesto un plato; cuando estén frias se disponen en forma de costillitas, dividiéndolas en dos partes, y cuidándose de tener unidas las dos mitades; se pone sobre ellas el picadillo que se dirá adelante y se dejan enfriar: se acomoda entónces cada una de las lenguas con su picadillo ó relleno en tajadas delgadas, cocidas y bien aplastadas, de lomo de puerco, que se habrán extendido sobre una servilleta, habiéndolas ántes remojado en agua tibia; se envuelven en ellas las lenguas, y diez minutos ántes de servirse, se ponen empanadas á la parrilla para que tomen buen color; se aderezan en un plato en forma de corona y se sirven con salsa de xitomate ó de pimienta.

El relleno se hace picando muy menudos veinte y cuatro hongos escogidos, bien limpios y lavados, con peregil, chalotes, sal, pimienta gorda y nuez moscada; se pone á cocer este picadillo en una cacerola con cuatro onzas de mantequilla y un vaso de vino blanco, hasta que no quede casi nada de caldo, y se le añade un poco de migajon de pan rallado.

LENGUAS DE CORDERO A LA PARMESANA. Se ponen á cocer doce lenguas, como se dijo en el artículo anterior; se dividen en dos mitades cuando estén frias y se aderezan los trozos sobre un plato en que se habrá puesto queso rallado, y salsa española espesa: se rocian con la misma salsa y se polvorean con mas queso rallado; se untan ó embetunan con clara de huevo medio batida y se polvorean segunda vez con queso y pan rallados en partes iguales; se rocian con una poca de mantequilla derretida, y se meten para que tomen color al horno, ó se ponen bajo el de campaña.

LENGUAS DE CORDERO EN MARINESCA. Se ponen á cocer las lenguas de cordero á la brasa (véase BRASA), se humedecen con vino blanco, se escurren cuando estén cocidas, se les quitan los pellejos y se aderezan sobre un plato, cubriéndose con marinesca (véase SALSA A LA MARINESCA).

LENGUAS DE BUEY. (Véanse bajo la voz BUEY, en las páginas 98 y 99.)

LENGUAS DE CARPA GUISADAS. Se procuran cien lenguas de carpa, que se perdigan lo mismo que sus lechecillas. La salsa ó caldillo de éstas lenguas, es el mismo indicado para las lechecillas (véase: Lechecillas y lenguas de CARPA, pág. 160).

LENGUAS DE VACA. Se disponen lo mismo que la de ternera de los artículos siguientes:

LENGUAS DE TERNERA A DOS FUEGOS. Despellejada la lengua, se mecha con pedacitos de jamon magro, y se acomoda en una cacerola fondeada con tajadas de jamon gordo; se echan cebollas, zanahorias y hongos, todo cortado en trozos pequeños, peregil y laurel, pimienta y sal. Se humedece con un vaso de caldo y otro de vino blanco, y se cubre todo con otras tajadas de jamon gordo, poniéndose la cacerola á fuego suave, y brasas encendidas sobre la tapadera ó en un comal; al cabo de seis horas se saca la lengua ya cocida, y dividiéndose á lo largo en dos partes, se sirve con una salsa picante.

LENGUA DE TERNERA EN ESCARLATA. Despues de haberla preparado y aperdigado en agua hirviendo, se enjuga y frota con salitre pulverizado, hasta que esté bien impregnada. Se pone en una vasija de barro con clavo, pimienta entera, albahaca, laurel y tomillo; se echa encima en seguida agua hirviendo muy cargada de sal, y se deja remojar allí por seis dias. Al cabo de este tiempo, se saca y se pone á cocer en ocho cuartillos de agua con zanahorias, cebollas, tomillo, albahaca, laurel, pimienta gorda, clavo y un poco de salmuera: estando de punto, se vacia en otra olla de barro con el caldo, y se deja enfriar todo juntamente.

LENGUA DE TERNERA MECHADA. Se maja la lengua cruda con un palo para que quede bien manida, se pone á cocer en agua con sal, se saca cuando ya esté medio cocida y se le quita el pellejo. Despues se mecha con jamon gordo, dientes de ajo, clavo, canela y pimienta, y en seguida se pone en una cazuela donde se le echan un tanto de vino tinto y otro de vinagre bueno, clavo, canela, pimienta y ajengibre molido, unas ramas de salvia real, su correspondiente sal, y se pone á cocer á dos fuegos. Cuando ya esté cocida, se apea; se pone otra cazuela á la lumbre y se le echa manteca ó aceite; se frien allí una buena porcion de ajos picados y jamon magro crudo, tambien muy picado: estando ya todo esto bien frito, se le agregan un poco del caido en que se coció la lengua, una taza caldera de vino tinto, un poco de orégano y cebolla muy picada, alcaparras, aceitunas y la sal fina competente; cuando todo esté sazonado, se rebana la lengua, se baña con este caldo y se sirve.

LENGUA DE TERNERA GUISADA CON HARINA. Se muelen ajos asados, cebollas, alcaparras y peregil; todo se frie en aceite, y cuando se haya frito, se apea. Se pone otra cazuela con aceite, se dora en él una poca de harina y se le agrega un vaso de vino blanco con clavo, canela y azafran molidos; se deshace en este caldo la primera fritura, y se echa en él la lengua cocida, en rebanadas; cuando el caldo haya espesado lo bastante, se apea y se sirve con rebanadas delgadas de pan y de plátano, fritas en manteca.

LENGUA DE TERNERA, GUISADA CON XITOMATE. Se golpea la lengua con un palo, y se pone á cocer con sal; á medio cocer se saca y se despelleja, se vuelve á poner á cocer con un trozo de jamon, y cuando esté cocida, se saca y se rebana uno y otro; se bate huevo para freir, y bañadas en él las rebanadas, se frien en manteca. Despues se pone otra cazuela á la lumbre con manteca, y se frien en ella xitomates, ajos, cebollas y peregil, todo picado; se echa una poca de agua, se muele clavo, canela, pimienta, azafran, tantitos cominos y un migajon de pan remojado en vinagre; se sazona el caldillo con la sal suficiente y se echan en él las rebanadas de lengua y jamon frito; cuando haya espesado el caldillo lo bastante, se apea y se sirve.

LENGUA DE TERNERA EN FRIO. Se cuece la lengua en vino y vinagre con muy poca agua; se corta en rebanadas delgadas, que colocadas en el platon se polvorean con clavo, canela y pimienta, molido todo en seco; se rocian con vino y vinagre, y se cubren con lechuga, picada muy menuda, rueditas delgadas de cebolla, echándose encima aceite. Se sirve esta lengua fria, y si se quiere, se adorna con chilitos y aceitunas, sazonándose en todo caso con la correspondiente sal.

LENGUA DE TERNERA MECHADA. Se golpea la lengua contra una piedra ó con un palo, y despues de bien lavada, se pone á cocer en agua con sal; cuando lo esté, se le quita el pellejo y se divide en raciones proporcionadas á servirse una ó dos cuando mas en cada plato; se mechan con jamon cocido y se ponen en una cazuela con cebollitas cocidas, rebanadas de jamon cocido y de salchicha, chorizos tambien cocidos y peregil deshojado; se polvorea con clavo, pimienta y canela molidos y orégano, y se echan encima harina dorada en manteca, alcaparras, pasas, almendras, vino generoso y un poco del caldo en que se coció la lengua, hasta que ésta quede enteramente cubierta, se pone á dos fuegos y se deja espesar el caldillo.

LENGUA MECHADA EN ALCAPARRADO. Dispuesta, cocida y mechada la lengua como la del artículo anterior, se rendirá en manteca y se le echan despues alcaparras molidas con pan frito y ajos, dejándose que todo se fria juntamente; entónces se humedece con vino y se sazona con clavo y pimienta molida; se le ponen cebollitas cocidas y se deja espesar el caldillo á dos fuegos.

LENGUA DE TERNERA MECHADA EN XITOMATE. Se frien en manteca unas tajadas de jamon, y se sacan en cuanto lo estén, y allí mismo se frien tambien xitomates asados y molidos juntamente con ajos; se echan en seguida el jamon frito y rebanadas de chorizon, polvo de clavo, pimienta y canela, pasas, almendras, vino y la correspondiente sal; se pone encima la lengua, dispuesta como la del artículo anterior y se deja espesar á dos fuegos el caldillo.

LENGUA DE TERNERA TAPADA. Se rinden en manteca deretida rebanadas delgadas de cebolla, ajos y xitomates picados y tiras de chile verde; se unta otra cazuela con manteca y se pone una cama del recado revenido ó rendido y otra de rebanadas delgadas de lengua, cocida y sin pellejo, polvoreándose con pimienta, clavo, y canela; se ponen encima pasas, almendras, alcaparras y aceitunas, y otra cama de xitomate y cebolla, siguiéndose así alternativamente hasta llenarse la cazuela, y echándose con precaucion para que no se descomponga el tapado, iguales cantidades de caldo y de vino de Málaga ó de Parras; se mete al horno ó se pone á dos fuegos hasta que se consuma el caldillo, no dejándose sino el preciso para que no se queme el tapado.

LENGUA DE TERNERA EN LOCO. Despues de golpeada la lengua se cuece en agua con sal; se despelleja despues, se rebana y se frie en manteca; se frien allí mismo alcaparras molidas con ajos dorados en manteca; y se añaden clavo, pimienta y azafran molido, cebollitas cabezonas cocidas, rebanadas de manzana, de camote y de plátano largo, el caldo en que se coció la lengua, harina dorada, vinagre y aceite, dejándose todo sazonar hasta que el caldillo quede en buena consistencia, y al apartarse del fuego se adorna con chilitos y aceitunas.

LENGUA DE TERNERA EN ESPECIA. Despues de golpeada la lengua, se pone á cocer en agua con sal, jamon en tiras, pedacitos de longaniza y de papada de puerco; se frien en manteca, cebolla y ajos picados, chiles verdes deshebrados y xitomates asados y molidos; se le echan azafran, culantro tostado, cominos, pimienta y clavo, todo molido, peregil picado y orégano; se pone en esta fritura la lengua, ya cocida, despellejada y rebanada, con el caldo en que se coció y el jamon, la longaniza y la papada; se le añade vinagre, aceite, pan frito y molido, y se deja hervir hasta que el caldillo quede en buena consistencia. Al servirse se adorna con chilitos y aceitunas.

LENGUAS DE TERNERA ASADAS. Lavadas y cocidas las lenguas, se despellejan y ponen en una cazuela con manteca, ajos molidos, su caldo, laurel y tomillo; se deja consumir todo el caldo á dos fuegos, cuidándose de voltear las lenguas, hasta que queden asadas en su misma manteca. Al servirse se quitan el laurel y el tomillo, y se aderezan sobre hojas de lechuga, adornándose con aceitunas, chilitos y tornachiles curados.

LENGUAS EN ALCAPARRADO SECO. Se frien en manteca alcaparras molidas con ajo, clavo, cominos y pimienta, echándose despues la lengua ya cocida, despellejada y rebanada; se sazona con sal, y se añaden tiras de jamon, cebollitas cocidas, un poco de vinagre y caldo del en que se coció la lengua: se deja consumir bien á dos fuegos, y estando seca, se sirve como la del artículo anterior.

LENGUAS DE TERNERA RELLENAS Y FRITAS. Cocidas y despellejadas las lenguas, se hacen de ellas rebanadas anchas y delgadas, y se les pone picadillo de carne de puerco ó de chorizon (véase RELLENO), y se enrollan bien para que no se les salga el relleno; se bañan con huevo batido y cortado, se revuelcan en harina y se frien en manteca. Sirven para adornos de asados; pueden servirse calientes, solas ó con alguna salsa, y se comen tambien frias en fiambre (véase FIAMBRE, páginas 174 y 335).

LENGUA FRIA DE TERNERA. Despues de majada la lengua y bien lavada, se abre á lo largo, se le echa limon y sal, y se pone al sol, aumentándose el limon si se resecare mucho; despues de cuatro ó cinco dias se lava bien y se pone á cocer en agua con sal y tomillo; estándolo, se deja enfriar y se sirve polvoreada con pimienta, ó sin ella. Esta lengua es buena tambien para echarse en la olla y servirse con el cocido.

LENGUAS DE TERNERA APRENSADAS. Se lavan y raspan muy bien seis lenguas y se tienen al sol dos horas; se mezclan seis libras de sal con media libra de salitre, y con esto se frotan mucho las lenguas, que en seguida se ponen en un trasto proporcionado, echándoles la sal restante; se cubre con un cotence y encima se pone un peso de consideracion para que se aprensen las lenguas, manteniéndose ocho dias en este estado; el noveno se repite la operacion del primer dia, omitiéndose tan solo el lavar las lenguas y asolearlas, echándoles toda la sal que haya quedado y aprensándolas de nuevo otros ocho dias; pasado este tiempo, se sacan de la prensa, se enjugan y se ponen al fresco, conservándose así mucho tiempo sin echarse á perder.

LENGUA DE TERNERA EMPANADA. Se pone la lengua á desangrar en agua, y se cuece despues en agua con sal y vinagre; se despelleja en seguida, se le echa un poco de laurel molido, se revuelca en pan rallado y se frie. Se acompaña con alguna salsa y se sirve fria.

LENGUA FRIA DE TERNERA PARA CAMINAR. Lavada y bien raspada la lengua, se le echa suficiente sal y se rocia con vino y con vinagre; se frien cuatro hojas de laurel y se muelen con vinagre, pimienta fina y de Tabasco, untándose con esta masa la lengua, para lo que se habrá dejado lo mas espesa que se pueda, y añadiéndose mas sal, se envuelve en un cotence y se pone á cocer con suficiente vinagre; cuando lo esté y se haya enfriado, se desenvuelve y se guarda para el uso.

LENGUA DE TERNERA, QUE TAMBIEN SE COME FRIA. Despues de lavada, se pone á cocer con bastante vinagre, y aunque no quede muy blanda, se despelleja, se frota con vino, aceite y polvo de pimienta; se envuelve en un papel para que no pierda el olor, y al dia siguiente se sirve fria, acompañada con alguna salsa.

LENGUA DE TERNERA (Otra) QUE SE COME FRIA. Despues de bien salada, se tiene doce horas en vinagre y se cuece despues en agua, precisamente en la cantidad que necesite para cocerse, con laurel, pimienta de Tabasco, pimienta fina y vinagre; se deja reposar doce horas despues de cocida, al cabo de las cuales se despelleja, se enjuga, se unta con aceite y se frota con polvo de las dos pimientas; se envuelve en un papel y se sirve fria con alguna salsa.

LENGUA (Otra) DE TERNERA EN FRIO. Se golpea con un palo ó contra una piedra y se abre por en medio, se quitan los nervios al gañote, y apaleándose bien las ternillas, se echarán á la lengua en el medio, con sal, bastante pimienta de las dos clases, y orégano, todo en polvo; se rocia despues la lengua con vinagre ó con zumo de limon, se envuelve muy apretada y se echa en una vejiga de toro, que tambien se aprieta y se ata con un hilo fuerte; se pone bajo de una losa con bastante peso por encima, dejándose aprensar por cinco dias y teniéndose cuidado de voltearla diariamente; se pone despues á cocer envuelta en un cotence limpio, con agua, vinagre, laurel, tomillo y mejorana; se vuelve á poner en la prensa, teniéndose en ella un dia, y al otro se rebana, poniéndose sobre alguna ensalada; se cubre con ramitas de peregil, y se le echa para servirse aceite, vinagre y polvo de pimienta, adornándose con chilitos y aceitunas.

LENGUA DE TERNERA MECHADA Y FRITA CON XITOMATE. Despues de cocida en agua con sal, se despelleja y se mecha con jamon, pimienta, clavo y canela; se pone en una cazuela con manteca, xitomate, tomate, cebolla y ajo, todo picado, y en cuanto esté rendido el recado, se añade una poca de agua, dejándose cocer la lengua hasta que se consuma el caldo y quede frita allí mismo.

LENGUA DE TERNERA EMBUTIDA. Como las de puerco del artículo siguiente.

LENGUAS DE PUERCO EMBUTIDAS. (Véase LENGUAS EMBUTIDAS DE CERDO, pág. 171.)

LENGUAS DE PUERCO MECHADAS. Limpias las lenguas, se mechan con tiras de jamon, ajo, clavo y pimienta entera; se ponen en una cazuela con aceite, sal y vinagre, clavo, pimienta y cominos molidos, tomillo, laurel y mejorana, dejándose marinar así veinte y cuatro horas; al dia siguiente se ponen á cocer en el mismo caldo, añadiéndose agua, manteca, xitomate y ajo, asados y molidos, y cebollitas enteras; cuando estén cocidas las lenguas, se espesa el caldillo con harina dorada en manteca, y para servirse se rocian con aceite y se adornan con chilitos y aceitunas.

LENGUAS DE PUERCO ADOBADAS. Despues de cocidas y despellejadas, se dividen en pedazos de un tamaño regular y se echan en una olla con agua, sal, vinagre, rebanadas de chorizon, pedazos de longaniza y lonjas de jamon, chile ancho remojado y molido con ajo, clavo y cominos; se dejan cocer en este adobo, y estándolo, se vacia todo en una cazuela con manteca quemada haciéndose que se fria y despues se le añade agua de la primera en que se cocieron las lenguas, dejándose consumir el caldillo á dos fuegos. Para servirse se adornan con hojas de peregil, chilitos, aceitunas y rebanadas de huevo cocido y duro.

LENGUAS DE PUERCO APRENSADAS. Lo mismo que las de ternera de los artículos anteriores.

LENGUAS DE CARNERO A LA BRASA. Despues de bien lavadas las lenguas y desangradas en agua, se perdigan en agua hirviendo, se refrescan en otra fria y se dejan escurrir; se preparan quitándoles el gañote, y se mechan con tiras medianas de jamon, poniéndose á cocer con lonjas del mismo, zanahorias, cebollas y un manojito surtido, humedeciéndose todo con caldo. Este cocimiento debe hacerse á fuego manso por cuatro ó cinco horas.

LENGUAS DE CARNERO CON NAVOS. Cocidas las lenguas como en el artículo anterior, se aderezan en un plato, echándoles encima un guisado de navos.

LENGUAS DE CARNERO EN COSTRA. Se ponen á cocer las lenguas con un poco de caldo, un vaso de vino blanco, un manojito de peregil, cebolla, una hoja de laurel, un poco de tomillo y de albahaca, media cabeza de ajo, dos clavos de especia, sal y pimienta gorda; se dejan hervir media hora á fuego manso y se les echa salsa española (véase). Para la costra, se toma un plato que pueda resistir al fuego, y se le echa en el fondo un relleno del grueso de un dedo, hecho con pan rallado, un poco de mantequilla ó de jamon, rallado tambien, dos yemas de huevo crudas, peregil y cebolla picados, un poco de caldo de sustancia ó colado, una cucharada de caldo de la olla, sal y pimienta gorda; se revuelve todo y se echa en el plato, que se pondrá sobre rescoldo, hasta que el relleno se pegue; en seguida se le escurre la mantequilla y se sirven encima de esta costra las lenguas con su caldillo.

LENGUA DE CARNERO A LA GASCONA. Se cortan en tiras las lenguas cocidas á la brasa (véanse poco ántes), y en un plato que pueda resistir al fuego, se echa en el fondo un poco de salsa española con peregil, cebolla, media cabeza de ajo, hongos, picado todo muy menudo, sal y pimienta gorda; se colocan encima las tiritas de lengua, sazonándolas por debajo, cubriéndose todo con miga de pan, poniéndose encima de ella por todas partes trocitos de mantequilla del tamaño de un garbanzo, lo que nutrirá al guisado é impedirá que el pan se tueste y ponga negro por el fuego; se pone el plato á fuego manso, se cubre con la tapa de una tortera, poniéndosele fuego por encima, y cuando el guisado esté de buen color, se sirve con salsa ligera.

LENGUAS DE CARNERO EN PAPELILLOS. Preparadas y cocidas á la brasa, se dividen en dos mitades á lo largo; se ponen en un plato, se les echan por encima yerbas finas picadas y fritas, y estando todo frio, se envuelven las medias lenguas con su sazonamiento en hojas de papel aceitado, cuidándose de poner debajo de la lengua y en cada lado, una pequeña lonja de jamon. Estando los papeles doblados de modo que no se pueda salir el sazonamiento, se ponen sobre el fuego para que tomen color, y se aderezan para servirse en forma de corona.

LENGUAS DE CARNERO EN CARTUCHOS. No se diferencian de las anteriores sino por su forma; en lugar de envolverlas en papeles aceitados, se enredan en forma de cartuchos, y se envuelven despues muy apretadas para que conserven esta forma.

LENGUA DE BUEY, ó BUGLOSA HORTENSE. Planta que se cria en los jardines, en las huertas y en las tierras buenas. Tiene casi los mismos usos que la borraja, á la que es tan parecida, que no es fácil distinguirlas: sus flores son del número de las cordiales. Las propiedades medicinales de esta planta son las mismas que las de la borraja, y frecuentemente se sustituye una con otra. En la cocina se emplea para guarnecer las ensaladas y en los caldos refrigerantes. Hay muchas clases de buglosas, que se diferencian de esta por sus flores y por sus hojas.

LENGUA DE VACA. Especie de acedera, que se emplea en algunos guisados para hacerlos agradables con su ácido, dando un sabor gustoso al clemole, al que se echan algunas hojas, solas ó con xoconoxcles. Admite los guisados de la acedera (véase ACEDERA, páginas 5 y 6).

LENGUADO, ó SUELA. Pez de una tercia á tres sesmas de largo, sumamente chato, que tiene los dos ojos en uno de los lados de la cabeza, el lomo en uno de los planos y el vientre en el opuesto: por éste es de color blanco, y por el lomo pardo. Este es uno de los peces de mar mas buscados, á causa de la bondad de su carne, que es firme y de un sabor muy agradable. Es preferible el que solo tiene de nueve á diez pulgadas de largo, pues los que son mas grandes, tienen la carne dura al salir del agua y es necesario guardarlos algunos dias para que se ablanden, teniendo despues la misma delicadeza que los chicos. Su carne es delicada, ligera, nutritiva y de fácil digestion.

LENGUADOS AL ASADOR. Se escogen los mas gruesos, y despues de haberlos raspado por ámbos lados, se destripan por una pequeña abertura que se les hace bajo la hueva; se les cortan las barbas, se remojan, se lavan y se enjugan bien entre dos lienzos. Se ponen á freir en aceite con cebollas y peregil, y pasando un asador á lo largo del espinazo, se fijan sus extremidades; se dejan asar así rociándolos con aceite, y cuando casi están al acabarse de cocer, se derrite mantequilla á fuego suave, mezclándole una yema de huevo y sal; se cubre con esto el lenguado, y en seguida con migajon desmoronado de pan frio; se frie en mantequilla hasta que se dore y se sirve con la salsa que se quiera.

LENGUADOS FRITOS. Preparados como los anteriores, se abren por el lomo á lo largo de todo el espinazo, se espolvorean bien con harina y se frien en mantequilla ó manteca. Se sirven con sal blanca muy bien molida, echada con prudencia por encima, y sobre una servilleta ó plato, acompañados de un limon partido.

LENGUADOS RIZADOS. En un platon que pueda resistir al fuego, y fondeado con mantequilla y peregil, cebolla y ajo, y si se quiere, hongos, todo picado muy menudo, se pone el lenguado, que se cubrirá con las mismas cosas, añadiéndole un vaso de vino blanco; se espolvorea con pan rallado ó migajon desmoronado de pan frio, rociándolo con mantequilla derretida para que tome un hermoso color dorado, y se deja cocer á dos fuegos, mas suave el de abajo que el de arriba.

LENGUADOS CON LECHE, FRITOS. Se escogen dos buenos, y despues de haberlos vaciado, lavado y enjugado bien, se abren por el lomo; se remojan en leche, se revuelcan en harina y se frien; estando en su punto, se escurren y se sirven con peregil frito. Antes de freirse, se puede, ó mas bien, se debe quitarles el pellejo, lo que los vuelve mas delicados y dignos de una mesa dispuesta con finura.

LENGUADOS FRITOS A LA ALEMANA. Estando vaciados y limpios, se envuelven en un lienzo para enjugarles el agua; se cortan en rebanadas de dos dedos de anchas, y se sazonan con sal, pimienta y nuez moscada; se empanan en una tortilla de huevos en que se habrá puesto un poco de mantequilla derretida, y se ponen á cocer en una buena fritura, que no esté muy caliente para que no se ponga negro el pescado ántes de cocerse; se sirven sobre una servilleta con dos mitades de limon. Este modo de preparar el lenguado se prefiere comunmente, porque así queda mejor y es mas fácil de distribuirse en una mesa como plato de asado.

LENGUADOS SOBRE EL PLATO. Despues de haberlos vaciado y lavado bien, se les hace una incision en el lomo á todo su largo; se pone á derretir mantequilla buena y se echa en el plato en que se han de servir los pescados, con peregil, cebolla y hongos, picado todo, sal y pimienta; se coloca encima el lenguado y se tapa con las mismas cosas que se pusieron abajo; se cubre bien el plato y se pone en una hornilla á fuego manso para que se cueza; cuando lo esté, se sirve con salsa ligera y un chorrito de agraz por encima; se le puede echar un poco de pan rallado, poniéndose el plato á fuego suave bajo el horno de campaña.

LENGUADOS EN COSTRA. Se extiende un trozo de mantequilla sobre un plato de plata; se rinden aparte en mantequilla yerbas finas, chalotes y hongos, picado todo muy menudo, y se echa despues en el plato de plata; se acomodan encima los lenguados, se cubren ligeramente con raspadura muy fina de pan y se rocian con algunas gotas de mantequilla; se humedecen con vino blanco y se dejan cocer á fuego suave, bajo el horno de campaña, á fin de que se forme la costra suavemente. Se reconoce si están bien sazonados, se les echa zumo de limon y se sirven muy calientes.

Se pueden disponer de la misma manera las acedias ó platijas.

LENGUADOS (Tajadas de) EN MAYONESA. Despues de fritos los lenguados, se dejan enfriar; se calientan despues ligeramente sobre la parrilla á fin de poderles quitar el pellejo; se sacan las tajadas, se aderezan y se procede lo mismo que para los rombos ó rodaballos en mayonesa (véase ROMBO).

LENGUADO EN AGUA DE SAL. Se echa un puño de sal en agua, se pone ésta al fuego, y cuando hierva, se pone en ella el pescado; se aparta cuando esté cocido y se sirve con peregil al rededor.

LENGUADOS SALTADOS A LA VIENET. Se les cortan las cabezas y las colas, y despues de vaciados y limpios, se ponen en la sarten ó cacerola de saltar; se salpican con un poco de peregil picado y lavado, otro poco de cebolla picada, sal, pimienta gorda y raspadura de nuez moscada; se entibia ó derrite un trozo de mantequilla y se le echa encima; al momento de servirse se pone sobre fuego vivo, se menean para que no se peguen y cuando estén cocidos de un lado, se voltean del otro; en seguida se aderezan sobre un plato y se rocian con salsa italiana (véase ITALIANA, pág. 430).

LENGUADOS (Solomos de) A LA INGLESA. Sacados ocho solomos de lenguados, se empanan la primera vez con mantequilla, la segunda con mantequilla y huevo, batidos juntamente, y se ponen á la parrilla un momento ántes de servirse con salsa del mayordomo (véase).

LENGUADOS EN PAPELES (Solomos de). Se sacan los solomos, quitándoles el pellejo, y se preparan de modo que queden bien cuadrados; despues de haberlos sazonado con sal y pimienta, se extienden á lo largo, se les echan encima quenelles de pescadilla (véase QUENELLES) y se enredan comenzándose por la cola, envolviéndolos en seguida en papeles bien untados con mantequilla, que se cuidará de atar con hilos; se ponen á cocer en caldillo ligero de pescado (véase PESCADO), y estándolo, se escurren, se aderezan sobre un plato y se les echa encima salsa italiana (véase, pág. 430).

LENTEJA. Planta y legumbre, de la que hay dos especies, la pequeña y comun y otra grande; pero frecuentemente no se hace uso en la cocina sino de la primera. Ambas florecen y se maduran en Julio y Agosto. Hay algunas de mal cocimiento, y tan duras, que casi están petrificadas despues de secas, y es necesario desecharlas.

Esta legumbre no conviene sino á los buenos estómagos. Se lava, se limpia y se cuece en agua ó se guisa y se frie como los frijoles. Se usa de las lentejas mas pequeñas ó lentejas de la reina para hacer sustancia ó caldo-colado, porque su color es mas hermoso.

LENTEJAS (Modo de disponer las). Se escogen las mas llenas, anchas, de hermoso color y buen cocimiento, y despues de haberlas limpiado y lavado, se ponen á cocer en agua, guisándose despues como los frijoles blancos (véase FRIJOLES BLANCOS, pág. 347).

LENTEJAS A LA BURGESA. Se hace un rojo ligero con harina dorada en manteca, y se echan en él yerbas finas picadas, ó cebollas cortadas en cuadritos pequeños; se frien con la harina, se humedecen con caldo ó con agua, y cuando todo se haya desleido, se echan las lentejas, ya cocidas, con sal y pimienta gorda. Se sirven calientes.

LENTEJAS DEL MAYORDOMO. Estando cocidas las lentejas, se escurren y se echan en una cacerola con un trozo de mantequilla, peregil picado, sal y pimienta. Se frie todo á la vez y se sirven bien calientes.

LENTEJAS VERDES. Se cuecen las lentejas en una poca de agua con la sal necesaria; se les agrega un manojito de peregil, dos cabezas de cebolla cortadas en cuartos y un poco de pimienta gorda; todo esto se deja hervir á fuego muy manso y en poca agua; cuando ya estén cocidas, se les puede agregar un poco de vinagre mezclado con yemas de huevo, ó pueden sacarse las lentejas del agua en que se cocieron, y freirlas en una poca de mantequilla con la sal fina necesaria.

LENTEJAS EN ESCABECHE. Echadas á remojar las lentejas desde la víspera, el dia que deban guisarse se pondrán á cocer con sal de la tierra. Cuando estén cocidas se apean, se pone una cazuela con manteca á la lumbre y en ella se frien ajos limpios y picados hasta que se doren; se echan dos ó tres cabezas de cebolla cortadas en cuartos y revolcadas en la manteca, se agregará allí un poco de agua y otro poco de vinagre bueno; se sazonarán con la sal fina necesaria y se molerán en un poco de vinagre clavos, pimienta y canela con un bizcocho y se echará á las lentejas todo eso; despues se les añadirán chilitos, rebanadillas de plátano y manzana, y se dejará hervir con un trozo de azúcar; cuando hayan sazonado, se batirá un poco un huevo, se les echará por encima y se revolverá bien, se apearán en seguida y podrán servirse.

LENTEJAS EN ADOBO. Cocidas las lentejas como en el artículo anterior, se desvenarán unos chiles anchos y se tostarán bien, se molerán y freirán e[n] una poca de manteca, se les agrega[rá] una poca de agua y se sazonarán co[n] la sal necesaria. En seguida se ech[a]rán las lentejas y se molerá un poco d[e] clavo, de pimienta, de cominos y un p[e]dazo de pan remojado en vinagre; s[e] echará todo lo molido en la cazuela p[a]ra que hierva hasta sazonarse y entón[]ces se agrega otro poco de vinagr[e;] cuando haya espesado, se echarán do[s] ó tres cebollas en cuartos y se les dej[a] dar unos hervores.

LICOR. Bajo este nombre se com[]prende generalmente toda clase de be[]bidas; es decir, todo cuerpo fluido y li[]quido de que se hace uso para apaga[r] la sed, ayudar á la digestion de los ali[]mentos sólidos, y finalmente, para re[]parar la pérdida que á cada instante su[]fre nuestro cuerpo de sus partes. Do[s] licores hay de los que usamos diaria[]mente; de los cuales el uno es simple y puramente acuoso, de que la naturale[]za nos provee liberalmente; y el otro facticio y compuesto, tal como el vino la sidra, la cerveza, &c., que se han in[]ventado para satisfacer la delicadez[a] del gusto, que comenzaba á cansarse d[e] un licor que le parecia insípido y desa[]brido. A ciertos vinos dulces se les d[á] el nombre de *vinos de licores*, para dis[]tinguirlos de los secos, ásperos y pican[]tes, que son la bebida ordinaria; y en[]tre ellos se cuentan los Malvasías, los de España, los de Canarias, de Tokay, de Frontiñan, de la Cioutá, de Parras, &c. que son los mas nombrados, siendo de advertirse, que esa misma cualidad que los hace reelevantes, seria malísima para los otros vinos, tales como los de Champaña, de Borgoña, &c.

Pero lo que entendemos comunmente por LICORES, es un gran número de preparaciones, á las que se dan distintos nombres, confeccionadas con el alcohol ó espíritu de vino, ó con el aguardiente; pero siempre añadiéndose alguna sustancia aromática y endulzándose con azúcar. Mas se puede observar en general, que aunque estos licores tengan mejor gusto que el aguardiente ó espíritu de vino, no son por esto ménos perniciosos á la salud cuando se beben con exceso.

Se dividen los licores en simples y compuestos, designándose con el nombre de simples, los que son producto de la primera destilacion de una materia mucosa y azucarada, despues de haberla sometido á un movimiento de fermentacion, prolongada por mas ó ménos tiempo; tales son el aguardiente, el ron ó el aguardiente de caña, llamado vulgarmente chinguirito, el mezcal y otros muchos cuya fabricacion hecha en grande, es empresa productiva, agena de una casa particular, y por lo mismo fuera de la órbita de este Diccionario, no pudiéndose exigir mas de un cocinero, que tomando por base esos licores simples ya fabricados, los componga con sustancias aromáticas y azúcar ó almíbar, en mas ó ménos cantidad, sujetándolos á una nueva destilacion, ó solo á una infusion, y estos son los que se llaman licores compuestos.

Estos se subdividen en ratafias, aguas espirituosas, cremas y aceites. Los que se hacen por la sola infusion de las frutas, flores, &c. en el aguardiente se llaman ratafias (véase RATAFIAS): los que se obtienen, ya por infusion, ya por destilacion, ó ya por una y otra, pero sin endulzarse ó endulzándose con el azúcar solo, disuelta en agua y no cocida en forma de jarabe ó almíbar, se designan con el nombre de aguas espirituosas (véase AGUAS ESPIRITUOSAS, páginas 10 y siguientes); y finalmente, los que se endulzan con almíbar son las cremas y aceites (véase CREMAS, pág. 237 y siguientes, y ACEITE, pág. 6 y siguientes); haciéndose de ménos punto dicho almíbar para las primeras, y de punto mas alto para los segundos. Pero explicándose el modo de disponerlos en sus artículos respectivos, aqui solo se ponen las reglas generales para su fabricacion.

LICORES (Reglas generales para fabricar los). Para componer y obtener licores dulces, agradables, ligeros, trasparentes, y en fin, tales que puedan llamarse licores finos, es necesario emplear materias escogidas, disueltas en agua destilada ó á lo ménos filtrada, siendo preferible la del rio á la de los pozos y fuentes; se debe hacer uso del azúcar mejor y mas blanca, principalmente para las ratafias, porque entónces no puede ser clarificada durante la operacion; y para que los licores de toda especie ménos las aguas espirituosas, sean limpios, claros y trasparentes, es necesario dar al almíbar el punto, en que volteando la espumadera al rededor de la mano, se extiende á lo largo de ella. El alcohol ó espíritu de vino no debe llevar ningun olor empireumático, para lo cual se rectifica ántes, teniendo la precaucion de destilarlo en alambique de baño de María y echando con él un poco de carbon fofo molido y una poquita de cal viva, para disminuir el hedor que contrae por el humo de la leña que se introduce entre las duelas de los alambiques mal construidos de nuestras fábricas, y por los desaseados corambres en que se fermentan las mieles, en vez de tinas de madera como seria mas oportuno. Finalmente, debe escogerse el aguardiente lo mas añejo que sea posible, y es preferible el legítimo catalan, y en su defecto, el de Coñac ó Mompeller.

LICORES (Filtracion de los). Para clarificar los licores son de primera necesidad filtros ó mangas que no sean de estofas de lana como se ha acostumbrado hasta aquí, sino emborradas de castor y acomododas á un embudo de hoja de lata, cubierto con una tapa, para que no se escape ó evapore nada de las sustancias aromáticas. Finalmente, cuando hay necesidad de poner los licores muy diáfanos, es preciso untar la superficie interna de la manga con la cola, cuya composicion se explicará despues; y cuando ha pasado una tercera parte del licor por el filtro, se vuelve á echar en la manga sobre lo restante, porque nunca el primero sale tan limpio como el que queda al fin de la operacion. Algunos usan papel de estraza, ó blanco sin encolar, para la filtracion; pero tienen el inconveniente de formar una pasta que da un gusto desagradable á los licores, habiendo necesidad de renovarlo frecuentemente, con lo que se sufre pérdida de tiempo y de productos, por lo que embebe el filtro y por la evaporacion continua del aroma, no pudiendo por esto emplearse este medio sino para muy pequeñas cantidades.

LICORES (Modo de preparar la cola para los). Despues de haber escogido la cola de pescado bien seca, clara y trasparente, y cortándola tan menuda como sea posible, se hace disolver en vino blanco, agitándola con varas de mimbre hasta que se haya liquidado perfectamente, y se echa en botellas, que se guardan para cuando se haya menester. Para hacer uso de ella se vuelve al revez la manga, y con un pincel ó una esponja se cubre de una ligera

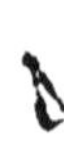

capa de esta solucion; en seguida se pone dentro del embudo, que se acomoda en un círculo de hierro fijo en la pared á tres ó cuatro pies de altura; se le echa el licor y se tapa, teniendo cuidado de volver á echar el primero que pase sobre el restante dentro de la manga, para conseguirlo perfectamente claro y trasparente; se vuelve á llenar la manga á medida que se vacia, y se recibe el licor en botellas.

Este es el mejor medio para obtener un producto claro y limpio hasta concluir la operacion, sin que por la evaporacion, se pierda nada de la parte aromática.

LICORES (Modo de colorar los). Po[r] poco oscuro ó débilmente colorado qu[e] sea un licor, se puede aumentar su in[-] tensidad por la adicion de otras sustan[-] cias; pero es necesario tener mucho cui[-] dado en no emplear ninguna que sea dañosa, ó que pueda descomponer lo[s] licores, ó les haga perder alguna de su[s] cualidades. El color amarillo es el m[as] simple y fácil de hacerse, pues toda [la] operacion consiste en quemar almíb[ar] en una sarten de hierro ó cazuela d[e] barro, hasta que tenga el punto de ca[-] ramelo, y se le añade un poco de esp[í-] ritu de vino para guardarse; la cantid[ad] mayor ó menor que se hace entrar [en] los licores, basta para darles un color [a-] marillo mas ó ménos subido. Se obt[ie-] ne el mismo resultado con la tintura [de] azafran; pero no puede servir sino pa[ra] los licores en que el mismo azafran ent[ra] como sustancia aromática, y aun alg[u-] nos usan para lo mismo la tintura de [pa-] lo de Brasil en pequeñas cantidades, [que] luego que se echa en espíritu de vino dá un color amarillo hermoso, y [se] vuelve rojo en el momento que se a[ña-] den dos ó tres gotas de potasa cáusti[ca] ó legía de tequesquite; pero es mejor [no] usar de esta tintura, por la facilidad q[ue] hay de que el licor adquiera un sa[bor] astringente y desagradable. El vi[o-] ta se hace con la solucion del torn[a-sol] en agua hirviendo; pero tambien se [em-] plea raras veces, á causa de la alterac[ion] que puede causar en la cualidad de [los] licores. El rojo se obtiene por el [...]

dio de la grana ó cochinilla, echando para diez y seis cuartillos de licor, medio vaso de agua hirviendo sobre una cuarta de onza de grana en polvo, mezclada con diez granos de alumbre (sulfato de alumbre) tambien pulverizado; se deja enfriar y se clarifica ó cuela para emplearse en mas ó ménos cantidad, segun la intensidad de color que quiera darse á los licores.

El verde se logra con el cocimiento de espinacas ó con la infusion de las extremidades de los berros en espíritu de vino; pero ninguno de los dos es permanente, y pueden dar mal sabor á los licores si no se emplean con prudencia y economía.

LIEBRATON. Se llama así á la cria de la liebre, y los mejores liebratones son los que nacen en Enero. Para asegurarse de su juventud ó edad de nueve meses, en que han llegado á su tamaño natural, se les cogen las orejas y se aparta la una de la otra; si la piel se ablanda y recoge, es señal que son de poca edad; pero si queda firme y dura, es señal de que ya no es liebraton, sino liebre el animal que se examina. En cuanto á sus propiedades y aprestos, véanse los artículos siguientes, relativos á la liebre.

LIEBRE. Cuadrúpedo muy conocido, tímido y de un oido muy fino, que percibe el menor ruido que se hace al rededor. Hay liebres que habitan en los montes, y otras que frecuentan los lugares húmedos y pantanosos. Las primeras son las mejores, porque suelen ser mas gordas y mas grandes, segun encuentran mejores alimentos y en mayor abundancia.

Se debe escoger la liebre de poca edad, tierna, gorda, bien nutrida y que haya corrido mucho en la caza, porque su carne es mas húmeda, mas tierna y de mejor gusto. Las liebres de seis á ocho ó nueve meses, son las mas estimadas, haciéndose ménos aprecio de las de año. Son mejores en el invierno que en el estío, porque el frio mortifica y vuelve tierna su carne, que naturalmente es un poco dura y compacta.

La liebre muy grande es por lo regular vieja, y por esto el que no quiera encontrarse con una carne muy recia, paluda y sin sabor, deberá preferir en el mercado la liebre mediana, pues tampoco la muy chica tiene muy buen gusto.

A la liebre convienen perfectamente todos los guisos y preparaciones dispuestas para el conejo, como tambien las propias para las aves de caza, pudiéndose, por tanto, variar sus condimentos de innumerables maneras; advirtiéndose, que salen muy bien en adobo seco y estofado, preparándose para esto lo mismo que la ternera (véase TERNERA EN ADOBO SECO y TERNERA EN ESTOFADO).

LIEBRE (Gigote de). Puesta la liebre á hervir con su piel, despues de un hervor se le quita, se deshuesa, y en gran porcion de manteca se frie con cebollas y ajos picados. En cuanto esté ya de medio color, se saca, y envuelta en papeles untados de manteca, despues de haberla polvoreado con sal, un poco de canela y clavo, se pone á cocer á la parrilla; cuando ya lo esté, se desenvuelve, y untada de aceite, se vuelve á la parrilla hasta que esté bien asada, entónces se quita y despues de fria se pica menudamente. En seguida se frie en un poquito de aceite, dándole solo una vuelta; encima se le echan un poquito de vinagre aguado, una raja de canela y tres ó cuatro clavos de especia; se le agregan unas rebanadas de lima agria, hojas de naranjo cocidas en agua y un trozo de azúcar; se deja hervir á fuego muy manso, y cuando haya sazonado, se apea y se deja reposar. Al servirse se calienta bien, se colocan en un platon rebanadas de pan doradas en manteca, y se echa al gigote un vaso de vino de Málaga ó blanco, y se pone sobre las rebanadas del pan, quitándole las rajas de canela, los clavos y las hojas y ruedas de lima; se adorna con huevos duros picados, echando un polvillo delgado de canela sobre el platon.

LIEBRE EN GIGOTE FRIO. Asada la liebre como la del artículo anterior, se pica, se le echa un vaso de vino, un poco de canela en polvo, y se pone á la lumbre meneándola para que no se pegue; luego que dé un par de hervores, se apea y se deja reposar. Se frien rebanadas de calabacita chica en aceite, con un polvo de sal; se sacan sin que se desbaraten, se frien allí unas rebanadas de papas cocidas y despues unos vástagos de coliflor cocidos. Se pone una cama en un platon de calabacitas, se le escurre al gigote el vino, y se revuelve en él cebolla picada muy menuda, alcaparras y tornachiles bien picados; se polvorea con un poquito de sal y pimienta, y se pone sobre la cama de calabacitas otra del gigote; encima se forma otra cama de las papas fritas, otra de gigote, luego otra de la coliflor rociada con sal y pimienta, y encima todo el resto del gigote; se le polvorea orégano seco y se baña con un caldillo de aceite, vinagre y sal, echándose por encima pasas y almendras picadas, aceitunas y rajas de tornachiles.

LIEBRE EN ALCAPARRADO. Despellejada la liebre, se lava con agua hirviendo, despues con vinagre fuerte, y se pone á cocer con sal y cebolla. Cuando ya esté bien cocida, se saca y enjuga bien, se pone á freir en aceite con sal, y cuando empiece á tomar color, se aparta; puesta á la lumbre una cazuela con manteca, se dora allí una rebanada de pan, y sacada, se frie bastante cebolla, ajo y un poco de peregil, todo picado; se apaga con agua, se le agregan clavo, pimienta y canela, molidas con el pan tostado, deshecho todo en un pocillo de vinagre bueno; se sazona con la sal suficiente y se echa la liebre cortada en raciones; se agregan alcaparras, aceitunas, tornachiles y cuando el caldillo esté bien espeso, se le echa el aceite en que se frió la liebre y se pone á reposar al calor.

LIEBRE EN ADOBO. Despues de haberla deshuesado enteramente, se pone en una cazuela ó sartén echándole sal, pimienta, zanahorias, cebollas, un manojito surtido, caldo y vino blanco en partes iguales. Se deja así cocer á fuego suave por hora y media, habiéndole añadido ántes todos los huesos desquebrajados, media rodilla de vaca y tajadas de jamon por abajo y por arriba. Estando cocida la liebre, se aparta del fuego y se cuela el caldillo, que se deja espesar y se sirve caliente.

LIEBRE CON ARROZ DE UN MINUTO. Despues de limpia se pone una cazuela con manteca ó aceite, sal, ajos, un poco de cebolla, granos de pimienta negra, clavos y pimienta picante machacados; se echa allí el arroz despues de bien regado con agua y volviendo á regarse otra vez. Estando frito se añade el agua, pero de modo que el arroz quede entero.

LIEBRES (Gigote grueso de). Despues de despellejada la liebre, se echa en vinagre con una poca de sal, se lava en él muy bien, y despues se pasa al agua hirviendo para que acabe de blanquear. Bien limpia y enjugada, se pone á cocer en aceite con ajos, y se mantiene allí hasta que tome un color dorado. Se saca y espolvorea con sal, clavo y canela, y se pone á la parrilla y se está volteando hasta que se tueste.

Se separa, y cuando haya enfriado, se le quita toda la carne y se corta en pedazos menudos. Se corta igualmente magro de jamon, en suficiente cantidad, y se pone á cocer en poca agua con el picadillo de la liebre. Cuando se conozca que se ha cocido bien, se le vacia el agua y se pone á hervir en un tanto de vinagre y otro de agua; se le agrega toda clase de especias ménos azafran, y se deja consumir el caldo; cuando esté casi seco, se echa un cuartillo ó mas de vino blanco, y se aparta, dejándolo reposar un poco, y sirviéndose con rebanadas de pan doradas en manteca.

LIEBRE EN ENVINADO. Despues de lavada, como se ha dicho, la liebre y cocida, se deshuesa sin hacerla pedazos menudos; despues se asan xitomates, se muelen con canela, pimienta, clavo y azafran. Se frie todo esto bien, se le echa un poco de caldo y la sal competente; se ponen tambien la carne, peregil picado, vinagre, pasas deshuesadas, tornachiles rebanados, aceitunas, rebanadas de plátano y piña, dejándose cocer á dos fuegos mansos hasta que se consuma, y entónces se le echa vino de Parras ó de Málaga, se deja reposar y se sirve.

LIEBRE (Gató de). Se deshuesa y prepara, quitándole todas las membranas y tendones, una liebre, asada con anticipacion; se pica toscamente y se muelen en seguida todas sus carnes mezcladas, añadiéndose al tiempo de molerse una ubre cocida de vaca. Se amasa todo con migajon de pan remojado en caldo, agregándole sal, pimienta, peregil, ajo, tomillo y laurel, picado todo muy menudo. Se liga con yemas de huevo y se vuelve á moler juntamente. Se fondea con tajadas de jamon un molde de hoja de lata, poniendo encima el picadillo, que se cubrirá con otras tajadas de jamon. Se cuece en horno ó en baño de María, esto es, se pone el molde dentro de otra vasija con agua hirviendo, y estando bien cocido, se aparta y deja enfriar. Para sacar el gató del molde, se mete éste en agua hirviendo, y habiéndolo sacado, se le quitan las tajadas de jamon y se cubre con raspadura de pan.

LIEBRE ASADA. Se pone á cocer la liebre con su pellejo, y cuando haya aflojado éste, se le quita. Se forma una salsa de pan tostado, cominos, ajos y pimienta, molido todo y disuelto en aceite con un poquito de vinagre; se le echa sal bastante, se revuelve todo, procurándose que quede el caldillo bien espeso, se unta con él la liebre por dentro y fuera, se pone á la parrilla envuelta en un papel enmantecado, y á fuego manso se mantiene hasta que se cueza; se quitan los papeles y vuelta á untar, se mete al horno hasta que se dore.

LIEBRE ENCHILADA. Se pone á cocer la liebre con su pellejo, y luego que ha dado dos ó tres hervores se le quita; se pone despues á freir en aceite hasta que tome color, se le agrega agua hirviendo y sal, y se deja hasta que se cueza, dividiéndose despues en raciones regulares. Se pone una cazuela con aceite y se frie allí una buena rebanada de pan: dorada, se saca y se echa á freir allí mucha cebolla y ajo rebanado; luego que se haya dorado un poco la cebolla, se agrega al pan frito, molido con mucho peregil y cuatro ó seis chiles anchos remojados y desvenados; se echa la sal suficiente y la liebre en trozos; se deja hervir este caldo hasta que esté bien espeso, y se sirven los platos con aceite crudo por encima.

LIEBRE (*Civet* de). Al guisado que se explica en este artículo y que es comun para el conejo y cabrito llaman los franceses *civet*, y es muy apreciado.

Despues de haberse dividido en trozos la liebre ó el conejo, se echan en una cacerola con un pedazo de mantequilla, un manojito guarnecido con jamon, el hígado, fondos de alcachofas y hongos, todo pasado al fuego; se añade un poquito de harina desleida en caldo, sal, pimienta y un vaso de vino blanco de Champaña; cuando todo esté cocido y ántes de servirse, se le echa encima una liga, hecha con el hígado del animal, que se puso á cocer en el mismo guisado.

LIEBRE (*Civet* de) A LA ALEMANA. Se hace lo mismo que el del artículo anterior, con la diferencia de que á éste se añade un buen trozo de azúcar, ó algunas cucharadas de almíbar muy espeso y un poco de vinagre, echándosele ménos sal. Al servirse se le ponen al rededor coscorrones fritos en mantequilla.

LIEBRE (Solomillos de) MECHADOS. Estando vaciada y limpia la liebre, se mete el cuchillo á lo largo del espinazo, desde la espaldilla hasta la pierna, despegándose con él el solomillo; se meterán los dedos entre el hueso y el solomillo, despegándose éste de manera que su extremidad gruesa quede pendiente de la pierna; se mete despues el cuchillo por el filo del lado del solomillo á fin de que venga á juntarse con el dedo pulgar sin cortarle el pellejo; entónces se hace como que se estira el solomillo hácia quien lo está cortando, y restando el pellejo nervioso, se encuentra el solomillo despegado y preparado á la vez, quitándose ligeramente el pellejo si le hubiere quedado alguno. En tal estado se mecha con jamon delgado ó fino, dándosele la forma que se quiera, bien sea larga, redonda ú otra cualquiera; se ponen unas tajadas de jamon en una cacerola, algunas rebanadas de jamon y de cebolla, y un poco de tomillo y de laurel; se acomoda el solomillo sobre este recado, se le echa un cucharon lleno de caldo, concentrado ó comun, se tapa con una rueda de papel untado con mantequilla y se deja cocer á dos fuegos.

LIEBRE DEL BUEN CAZADOR. Destripada la liebre sin quitarle la piel, se rellena con su hígado y otros hígados, si los hubiere, con peregil y cebolla, todo picado muy menudo y majado en un mortero con un buen trozo de mantequilla fresca, sal y pimienta. Se cose el vientre á la liebre para que nada se salga del relleno, se pone al asador y se deja cocer á fuego manso, hasta que lo esté perfectamente, lo que se conoce en que la piel se despega del cuerpo. Se quita entónces del asador, se le separa el resto de la piel de modo que quede bien limpia y se sirve con salsa de pimienta.

LIEBRE (Pan de). Se hace un relleno como el del artículo anterior y se le añade el hígado de la liebre, que se habrá majado aparte y pasado por tamiz; se pone este relleno en un molde guarnecido con lonjas de jamon, y se deja cocer en baño de María; esto es, dentro de otra vasija con agua, teniéndose cuidado de cubrir el molde y de poner fuego sobre la tapa. Cuando el pan de liebre esté cocido, se aderezará, poniéndose para sacarlo, un plato sobre el molde y volteándolo despues; se cuaja en la parte anterior y se sirve sobre esencia de caza (véase ESENCIA DE CAZA, pág. 318).

LIEBRE EN ADOBO FRANCES. Vaciada y limpia la liebre, se mecha con tiras medianas de jamon, sazonadas con aromas molidos, sal y pimienta. Cuando las piernas y los lomos estén mechados, se pondrán en una cacerola algunas tajadas de jamon con un manojito de peregil y cebollitas, dos hojas de laurel, otro manojito de tomillo, dos ó tres zanahorias y dos clavos de especia; se humedece todo con caldo, se pone á cocer, y estándolo, se adereza en un plato y se sirve caliente.

LIEBRE ASADA A LA FRANCESA. Por lo comun el lomo con la parte trasera de la liebre es lo que se asa, porque la parte delantera es preferible en *civet*. Es necesario mechar las partes carnosas y dejar la pieza cuando mas una hora en el asador. Para la salsa se maja el hígado, que se rinde ó medio frie un instante solamente en mantequilla con chalotes picados muy menudos; se humedece con vino blanco y caldo, añadiéndose sal, pimienta, un chorrito de vinagre y la sangre de la liebre, que se habrá cuidado de poner aparte. Se sirve tambien con una salsa clara y picante, compuesta de jugo ó sustancia de asado con vinagre y chalotes fritos.

LIEBRE ASADA A LA ALEMANA. Asada la liebre lo mismo que la del artículo anterior, se mezclan partes iguales de harina y de azúcar en polvo, se rocia la liebre con mantequilla derretida, y se salpica por encima con la mezcla de harina y azúcar; sirviéndose inmediatamente despues de haberle dado algunas vueltas al asador. Se puede tambien echar sobre la liebre, así preparada, una salsa compuesta de jalea de guindas y salsa española; haciéndose hervir las dos cosas juntamente.

LIEBRE A LA INGLESA. Se vacia la liebre y se le dejan las patas, las uñas y las orejas, que se escaldarán con agua hirviendo; se hace un relleno compuesto del hígado de la liebre, de migajon de pan remojado en crema, de mantequilla, de yemas de huevo y un poco de cebolla y de salvia, bien majado todo; se rellena con esto el cuerpo de la liebre, y cosiéndole el vientre, se le atan las patas con un hilo, de modo que se le dé la actitud de echada en su madriguera; se lardea con jamon, se envuelve en papel aceitado y se pone al asador; cuando esté cocida; se le quita el papel y el jamon, sirviéndose aparte al mismo tiempo jalea de guindas ú otra análoga.

LIEBRE FRIA (Pastel de). Se deshuesa enteramente una liebre y se mecha con tiras de jamon bien sazonadas; se hace una jaletina con sus huesos, dos buenos jarretes de vaca y una buena tajada de buey, todo bien sazonado. Se pone á rendir la liebre en una libra de mantequilla, y se hace con ámbas cosas el relleno de un pastel frio (véase PASTEL).

LIEBRE (Pasta fria de) A LA BURGESA. Se vacia la liebre y se guarda la sangre; se le separan despues sus miembros y se lardean por todas partes con tiras gruesas de jamon, revolcadas en sal, pimienta, peregil, cebolla y ajo picados; se echa en seguida en una olla pequeña con un vasito de aguardiente y un trozo de mantequilla; se pone á cocer á fuego manso, y cuando se haya consumido toda la salsa, se echa la sangre, que se dejará calentar sin hervir; se adereza la liebre en el trasto en que se quiera llevar á la mesa, y se sirve todo juntamente para que no parezca sino una sola pieza fria de intermedio.

LIEBRE (Quenelles de). Se hacen lo mismo que los de conejo (véase QUENELLES DE CONEJO).

LIEBRE ESTOFADA. Despues de vaciada y desollada la liebre, se divide en cuartos y se pone á desangrar en agua con vinagre, añadiéndose la sangre, que se habrá guardado, y toda la asadura; se sacan de allí la liebre y la asadura y se rinden ó medio frien en una olla con manteca, echándose despues ajos molidos, rebanadas de chorizon y de cebolla; cuando todo esté frito, se humedece con vino jerez y el agua con vinagre y sangre en que se puso á desangrar la liebre, colándose ántes: se agregan pasas, almendras, un terron de azúcar y clavo, molido con pimienta y canela; se tapa la olla y se deja cocer la liebre á fuego manso; cuando lo esté, se espesa el caldillo con harina dorada en manteca.

LIEBRES EN PEBRE DE ALCAPARRAS. Limpias y cocidas las liebres en agua con sal, se dividen y se frien los cuartos en manteca, tambien con sal; se sacan despues de fritos y se echan en la misma manteca alcaparras molidas con pan tostado, clavo, pimienta, azafran y cominos, para que todo se fria tambien; se echa entónces aceite, vinagre, cebollas cocidas, peregil picado, los cuartos fritos de la liebre y caldo de la olla, dejándose sazonar y espesar el caldillo. Al servirse se le ponen chilitos y aceitunas.

LIEBRES EN CALDILLO DE HÍGADO Y XITOMATE. Fritos los cuartos de liebre como los del artículo anterior, se frien en la misma manteca xitomates asados, almendras tostadas, hígados cocidos, culantro, cominos, clavo y pimienta, molido todo; se ponen en esta fritura los cuartos ya fritos de liebre, con sal, caldo de la olla, peregil picado, aceite y un poquito de vinagre, dejándose hervir hasta que esté sazonado el caldillo, añadiéndose al apartarse el guisado de la lumbre, chilitos y aceitunas.

LIEBRES EN CALDILLO DE YEMAS. Se frien los cuartos de la liebre cocida, en aceite, y sacándose despues, se echan allí mismo ajos y xitomates asados y molidos y peregil picado; estando todo frito, se sazona con sal y pimienta; se ponen allí los cuartos de liebre con yemas de huevo cocidas y molidas, se humedecen con caldo ó agua caliente y un poco de vinagre, dejándose hervir para que el caldillo se ponga de buena consistencia, y al apearse se le añaden chilitos y aceitunas.

LIEBRES CON JAMON Y TOMATES. Se frien en aceite rebanadas de chorizon y tajadas de jamon, que se sacarán cuando estén fritas; en el mismo aceite se frien despues unos dientes de ajo partidos, que dorados, se muelen con tomates cocidos, clavo y pan tostado, poniéndose todo á freir de nuevo y echándose en seguida sal, orégano, cebollitas cocidas y el agua en que se cocieron, la liebre cocida, y el chorizon y jamon fritos; se deja hervir todo juntamente hasta que el caldillo quede de buena consistencia, y al apearse se le añadirán aceitunas y cuartos de tornachiles curados.

LIEBRE EN XITOMATE. Cocida la liebre y dividida en raciones regulares, se frie en manteca con sal, rebanadas de jamon y ajos molidos; se añade en seguida xitomate crudo molido con cebolla, y estando todo rendido, se sazona con sal y se le echa caldo, vinagre, clavo, pimienta y alcaparras; se deja hervir hasta su completo sazon, y al apartarse de la lumbre se le añaden aceite, chilitos y aceitunas.

LIEBRE EN PEBRE SECO. Se cuecen las liebres en agua con sal, y divididas en raciones, se frien en aceite; se apartan, y en el mismo aceite se frien tambien rebanadas delgadas de cebolla, echándose en seguida sobre ella alcaparras cocidas y molidas, que despues de fritas se sazonan con sal y pimienta, añadiéndose vinagre, harina dorada en manteca y caldo de la olla; se ponen en este caldillo las liebres y se deja hervir hasta que consuma enteramente, quedando casi secas las raciones de liebre, que dispuestas en un platon, se cubren con lo que resta en la cazuela del caldillo, liquidándose con un poco de aceite. Se adorna el plato con aceitunas y cuartos de tornachiles curados.

Se hace tambien otro pebre seco poniéndose aceitunas deshuesadas en lugar de alcaparras, y añadiéndose pan frito y molido con ajengibre y raspadura de nuez moscada; estando secas las raciones de la liebre, se sirven sobre hojas de lechuga.

LIEBRE EN MEZCLILLA. Se frien en manteca cebollas rebanadas, y luego que se doren, se echan allí mismo xitomates asados, ajos, chiles anchos remojados, cominos, clavo y pimienta, molido todo; estando esto frito y sazonado, se ponen las raciones cocidas de la liebre y un poco de caldo, dejándose hervir hasta que el caldillo quede de buena consistencia. Se sirve con rebanadas fritas de plátano largo, chilitos y aceitunas.

LIEBRE ASADA CON SALSA DE ALCAPARRAS. Se doran en aceite cebollas picadas y se les echan despues alcaparras molidas con pimienta y tostadas fritas de pan, sazonándose con la sal necesaria; en esta salsa se pone la liebre, ya asada en crudo, con un poco de vinagre, y secándose lo suficiente, se sirve la liebre con esta misma salsa por encima.

LIEBRE ASADA CON SALSA DE ALMENDRAS. En todo lo mismo que la del artículo anterior, con la única diferencia, de ponerse almendras en lugar de alcaparras y de añadirse un poco de orégano.

LIEBRES EN ENSALADA. Asadas las liebres sobre crudo, se frien en aceite y se sazonan con sal, añadiéndose un poco de vinagre. Para servirse se les añade aceite y vinagre y se adornan con chilitos, aceitunas, alcaparrones y orégano en polvo.

LIEBRE EN OTROS GUISADOS. La liebre admite los guisos del conejo, y con ellos pueden variarse los de los artículos precedentes (véase CONEJO, páginas 204 y siguientes).

LIEBRATON EN SANGRE. Al vaciar y limpiar un liebraton, se tiene mucho cuidado de no perder la sangre, que se guarda aparte; se divide el liebraton en cuartos, que se lardean, si se quiere, con jamon; se echan en una cacerola con el hígado, un pedazo, del tamaño de un huevo, de mantequilla, un manojito surtido de peregil, cebollitas, chalotes, ajos, clavos de especia, laurel, tomillo y albahaca; se pasa todo sobre el fuego y se le añade una poquita de harina; se humedece con tres cuartillos de caldo, uno de vino tinto y una cucharada de vinagre, y sazonándose con sal, se deja hervir hasta que el liebraton esté bien cocido y no quede sino muy poca salsa; se aparta entónces el hígado, se muele bien y se mezcla con la sangre que se tenia apartada; al momento de servirse se echa la sangre en el guisado, haciéndolo espesar sin que hierva, como se liga con yemas de huevo; se añade en seguida un medio puño de alcaparras finas y enteras, y se adereza el liebraton en el plato.

LIEBRATON (Costillitas de). Se cortan los solomillos de liebraton en forma de costillitas, y se pone despues á hervir la osamenta ó armazon delantero del mismo animal para sacarle las costillas; se mete cada una de éstas, bien limpia, en cada uno de los trozos preparados de solomillo, de modo que éstos tengan exactamente la figura de costillitas; se polvorean con sal y pimienta, se mojan en mantequilla derretida y se revuelcan en pan rallado; se cuecen á la parrilla y se sirven con salsa de xitomate por debajo.

LIEBRATON A LA TÁRTARA. Separadas las espaldillas con las manos, la cabeza y el pezcuezo de un liebraton, la parte trasera, unida á los lomos, se sancocha con mantequilla, sal, pimienta, laurel y un poco de ajo, y despues se deja enfriar; se revuelca en pan rallado y se pone á cocer en la parrilla. Se adereza sobre salsa de mostaza á la francesa (véase SALSA FRANCESA DE MOSTAZA).

LIGAR. En la cocina se entiende por ligar, espesar las salsas por medio de la harina frita, de las yemas de huevo ó del caldo-colado ó de sustancia; y en este sentido se dice *salsa ligada*, se *liga el caldillo*, &c.

LIMA. Fruto del árbol que tambien se llama lima, aunque mas comunmente se llama limero. En la cocina tiene poco ó ningun uso esta fruta, que se come cruda, si no es que alguna vez, á falta de limon, se sustituye su cáscara en los guisados. En los escabeches frios para pescado, ó en los calientes para torta de hueva, suelen tambien echarse algunas rebanadas de lima, agria ó dulce, cocida ó cruda (véase ESCABECHE, páginas 312 y siguientes). Se hace tambien en conserva (véase CONSERVA DE LIMAS, pág. 216). Con el mismo nombre de LIMA se designa algunas veces el limoncillo dulce, ó limon real, como lo llaman otros, que se clasifica en el artículo siguiente.

LIMON. Fruto del limonero. Hay dos clases de limones, el dulce y el agrio; pero el primero tiene poco uso en la cocina, y solo se emplea raras veces, haciéndose en conserva (véase CONSERVA DE LIMONES REALES, página 221), ó cubriéndose su cáscara, para lo que se siguen los mismos procedimientos que para los otros dulces de esta clase (véase DULCES CUBIERTOS, pág. 283). Del limon agrio se usa con mas frecuencia, y es necesario escoger los mas maduros, de mejor color y de un olor agradable. Su cáscara ayuda á la digestion, da buen olor á la boca y reanima la masa de la sangre; pero produce usada con exceso, otros málos efectos. Si el zumo de los limones agrios refresca, apaga la sed, excita el apetito y fortifica el corazon, algunas veces tambien incomoda al estómago, causa cólicos y pica las partes en que se encuentra, siendo para esto necesario mezclarlo con azúcar. La cáscara de limon en conserva ó cubierta, conviene en todo tiempo, á todas las edades y á cualesquiera temperamentos, principalmente no tomándose en cantidades excesivas, supuesto que solo se usa para tomar el agua, ayudando á la digestion y fortificando el estómago. El zumo contiene poco aceite y conviene en los grandes calores á los jóvenes biliosos; pero de ninguna manera á los viejos.

LIMON (Jarabe de). (Véase JARABE DE LIMON, páginas 444 y 445).

LIMON (Jarabe de) AROMÁTICO. Se echan en una vasija de barro una libra de zumo de limon y otra libra y catorce onzas de azúcar muy blanca, y se pone á un fuego muy suave; se menea la mezcla hasta que esté disuelta el azúcar y entónces se aparta del fuego; se deja enfriar y se pasa por la estameña. Este jarabe es mejor, y el método de hacerlo mas sencillo, que los explicados en la pág. 445, y aunque puede usarse sin otra operacion, está en uso aromatizarlo.

Para esto hay dos procedimientos; el primero que es el ménos bueno, consiste en frotar la cáscara amarilla de una cidra ó limon bien maduro, con un pedazo de azúcar, para hacerse lo que suelen llamar *oleo-saccharum* y se disuelve en seguida esta especie de conservilla en el jarabe; pero esta manera de aromatizarlo no es buena, sino cuando se ha de emplear inmediatamente el jarabe, porque esta mezcla se tuerce y lo hace fermentar muy breve. El segundo procedimiento, que es el mejor, consiste en echar seis gotas de espíritu, ó aceite esencial de limon para cada cuartillo de jarabe.

LIMON (Conserva de). (Véase CONSERVA DE LIMON, pág. 216).

LIMON CUBIERTO. (Véase DULCES CUBIERTOS, pág. 283).

LIMON (Helado de). (Véase HELADO DE LIMON SOLO, pág. 398).

LIMONADA. Se hace con azúcar, agua y zumo de limon, siendo las cantidades discrecionales y segun el gusto de cada uno. El licor que resulta de esta mezcla, es una bebida agradable y muy refrigerante, que se llama limonada. Si se le mezcla aguardiente, se llama ponche y se bebe frio ó caliente, segun el gusto y las circunstancias.

LINAZA. La simiente del lino. No tiene otro uso en la cocina, sino hervida en agua, y es muy útil en las irritaciones é inflamaciones del estómago.

LINAZA (Agua de). Se echa la simiente en agua, y en cuanto ésta suelte el primer hervor, se tira, y la semilla hervida se echa en otra agua, que se deja hervir mas ó ménos, segun se quiera de flemosa; se aparta y deja enfriar para el uso, mezclándose á cada cantidad que se toma la cuarta parte de agua natural.

LINUESO. Lo mismo que linaza.

LIZA. En España se da este nombre al mujol, pero entre nosotros se conoce por liza un pez de rio, que viene en mucha abundancia ya salado á México, donde su bajo precio lo pone al alcance de la gente pobre. Es inferior en tamaño y en su gusto al róbalo, y su carne es colorada. Lo hay de dos clases y la mejor es la que llaman liza pedreguera por pescarse en los lugares pedregosos de los rios. Se apresta y condimenta lo mismo que el róbalo (véase RÓBALO).

LIZA (Hueva de). (Vease HUEVA DE LIZA, pág. 415.)

LIZA (Hueva de) EN TORTA. (Véase TORTA DE HUEVA.)

LIVIANOS. Propiamente quiere decir esta voz tanto como asadura; pero siendo lo comun entenderse aquí por asadura únicamente los bofes, la voz livianos comprende esos mismos bofes con el hígado, el corazon y el bazo.

LIVIANOS DE VACA. Se ponen á desangrar en agua fria y se perdigan un momento en otra hirviendo; se dividen en trozos y se echan en una cacerola con un pedazo de mantequilla y un puño de harina, humedeciéndose todo con caldo. Cuando el guisado esté cocido y sazonado de buen gusto, se le echan tres yemas de huevo desleidas en un poco de leche, que se dejan mezclar sobre el fuego, y espesándose el caldillo, se sirve.

LIVIANOS DE PUERCO. Pueden disponerse lo mismo que los de vaca del artículo anterior.

LOBINA. Pez, especie de perca. Es mas grande que el bacalao, y se cuece y sirve lo mismo (véase BACALAO, pág. 60 y siguientes).

LOBO. Pez, especie de locha. Se apresta y se guisa lo mismo que ésta (véase el artículo siguiente).

LOCHA. Es un pez pequeño de la talla de la mena, que se encuentra en los riachuelos y en los arroyos. Se regocija entre las yerbas y la lama. Es la locha muy viva y muy delicada, y el mejor tiempo para comerla es en los meses de Abril y Mayo. Se dispone y guisa lo mismo que la mena (véase MENA).

LOMBARDA. Nombre que se da á la col morada por traer su orígen de Lombardía (véanse COLES MORADAS, pág. 192; COLES LOMBARDAS, pág. 194 y ... LES AL ESTILO DE BABIERA, pág. ... ma- ... pias, cu-

LONGANIZA. Pedazo largo de tripa angosta, relleno de carne de cerdo picada y adobada. Se llama tambien butifarra; pero comunmente se da este nombre á la longaniza adobada sin chile.

LONGANIZA CORRIENTE. Se toma carne de puerco que tenga bastante gordo, y se corta en trozos medianos; se desvenan y lavan en varias aguas chiles anchos, se muelen una porcion de ajos limpios y unos pocos de cominos, se deshacen en vinagre bueno y se sazona esto con la sal suficiente. En este adobo se echa la carne, y despues de estar en infusion por ocho ó diez horas, se rellenan las tripas mas delgadas del marrano, despues de bien limpias y se cuelgan al aire.

LONGANIZA SIN CHILE. Se corta la carne de lomo de puerco como en las anteriores, y se muele pimienta, clavo, ajengibre y bastantes cominos; se deshacen estas especias en vinagre aguado, se les echa suficiente sal y se pone allí la carne en infusion por veinte y cuatro horas; despues se rehinchen las tripas delgadas del puerco bien limpias y se cuelga la longaniza á secar.

LONGANIZAS CATALANAS. Para una arroba de carne de puerco, de la que la octava parte será de gordura, se necesitan las especias siguientes: cuatro onzas de pimienta, media onza de clavo, otro tanto de canela, dos onzas de anis, y media onza de culantro.

Despues de bien picada la carne y molidas las especias aparte (ménos el anis, que despues de tostado y limpio se echa entero en el picadillo), y puesta cada una en su papel, se revuelve con la carne la mitad de cada una de ellas con la sal correspondiente, para que la mezcla quede bien sazonada. Se ama[illegible] carne, se le echa despues la otra olor a. que habia quedado de las especias y se vuelve á amasar. De ella se aparta una poquita, que se frie en una cazuela para conocer su sazon, y en faltándole sal, ó queriéndose mas picante, se añade de aquella la necesaria, y de pimienta lo bastante para satisfacer el gusto, á la masa toda de la longaniza.

digestion

Despues de rellenas las tripas, se ponen á cocer en un perol con dos ó tres chiles anchos molidos y sal, probándose el agua para que esté bien sazonada. Si la longaniza es de tripa delgada, estará media hora en el agua; pero si las tripas son gruesas, estarán una hora.

LONGANIZAS Ó BUTIFARRAS PARA CAMINO. Se pican dos tantos de carne y uno de témpano ó lonja de puerco, y se sazona con sal y pimienta molida, de modo que sobresalga el olor y el sabor de la última; despues de bien incorporado todo, se deja reposar una ó dos horas, rellenándose con este picadillo las tripas limpias de vaca, picándose de trecho en trecho para que salga el aire y atándose con hilos á la distancia de una tercia, ó dejándose del tamaño que se quieran las butifarras, y con el hilo pendiente de las dos extremidades; estando todas rellenas, se pasará un palo ó mecate por sus hilos y se colocará sobre un cazo con agua hirviendo, para que estando colgadas dentro de ella las longanizas ó butifarras, se cuezan sin asentarse en el fondo del cazo; cuando estén cocidas se sacan en el mismo palo ó mecate en que estaban colocadas, se dejan orear y se cuelgan al aire donde no les dé el sol. Se comen frias, asadas, ó fritas en manteca.

El agua en que se cocieron, se deja enfriar para quitarle la grasa, que sirve perfectamente para sopa de pastas de harina, como fideos, &c., y para guisar las legumbres, como garbanzos y frijoles.

LONGANIZAS Ó BUTIFARRAS DE ANIS.

Se pican tres tantos de carne y uno de témpano ó gordura de cerdo; se sazona el picadillo con sal, clavo, pimienta y culantro tostado, todo en polvo, y anis entero y tostado; bien incorporado todo, se concluye la operacion como en el artículo precedente.

LONJA. En la cocina se entiende por lonja de buey toda la parte contenida entre los lomos hasta las inmediaciones del anca, que se divide en trozos, entre los que están el solomo y la pieza preparada.

La lonja de vaca es la parte contenida desde las costillas hasta la cola, donde queda pegado el riñon. Esta pieza es susceptible de muchas preparaciones. Se cuece al asador empapelada, y cuando está bien cocida, se sirve con salsa de pimienta por debajo, ó si se quiere, se mecha la parte de encima con jamon delgado, y se sirve con la misma salsa. Se sirve tambien guisada á la mariscala, marinada, en caldillo ligero, á la crema, &c. (véase VACA).

LOTA. Pescado muy bueno y de un sabor delicado, muy parecido á la lamprea. Tiene la cola hecha á manera de espada, y el cuerpo es redondo y de color oscuro, y aunque muchos lo confunden con las barbotas, la lota es diferente. Se prepara y dispone como la angulla (véase ANGUILA, pág. 27); pero la lota no se raspa para limpiarla sino despues de haberla puesto en agua hirviendo. Es necesario hacerle unas cortaduras á lo largo ántes de ponerla á freir, cociendo aparte el hígado, que es muy apetecido por su delicadeza, y habiendo muchos, se disponen en cajitas para ponerlos sobre la parrilla. Las lechecillas ó huevas no se comen, porque son purgantes.

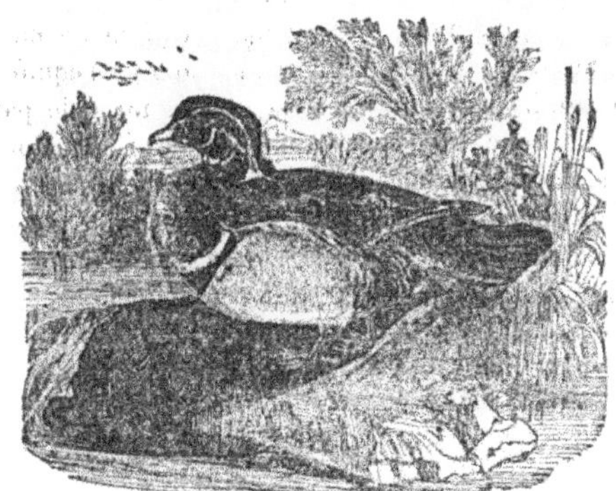

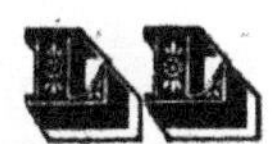

LLAMA (Chamuscar á la). Se entiende por esta expresion en la cocina, el acto de pasar sobre las llamas el animal muerto para que se le quemen todas las cerdas menudas, como se hace con el puerco y el cochinito, ó las aves para que despues de haberse desplumado se les queme todo el plumon, que no se les puede quitar con la mano, dejándolas enteramente limpias, cuya operacion seria muy difícil y larga si se hiciese de otro modo.

Se tiene á la llama el ave hasta que no le quede ningun plumon, y despues se le pasa la mano por encima del cuerpo para quitar lo chamuscado, debiéndose tener mucho cuidado de que no se ponga negra con el humo, pasándola léjos de la llama, ó de que no se tueste el pellejo pasándola muy cerca.

Se dice tambien pasar por la llama una vianda, cuando sobre ella se gotea lardo ó jamon caliente. Para esto se toma un pedazo de jamon gordo, mechado con granos de avena; se envuelve en un papel, se encaja en la punta de un palo puntiagudo y se enciende hasta que levante llama; prende el fuego, y luego que se encienden el papel y la avena, se lleva sobre la pieza que da vueltas al asador, bien sea de volatería ó de caza, y se deja gotear hasta que la sustancia se haya derretido, y entónces se tira. Las gotas de jamon que caen sobre la vianda que se está asando, y que son como fuego, la penetran y le hacen tomar un bello color. No se pasan así á la llama, sino las viandas que están mechadas con jamon, y esto es lo que apresura su cocimiento.

LLAMA. Cuadrúpedo originario de la América meridional. Tiene vara y media de altura, el cuerpo cubierto de una especie de lana, mas larga por el pecho y por las ancas; el cuello largo y erguido, la cabeza chica y los pies con pezuña, que solo cubre la mitad de los dedos. Es animal de carga, muy manso, y su carne es comestible, sana y delicada. Se prepara y dispone lo mismo que la de ternera y de carnero.

LLANTA. Variedad de col, que se diferencia de las demás en que es mas tierna que la berza, en que sus hojas verdes son mas largas, y en que viene ántes que ella. Se condimenta lo mismo que la col comun (véase COL, pág. 191 y siguientes).

LLETES ó SOPAS ESPIRITUALES. Se pone á hervir una poca de agua con una cebolla entera y cinco hojas de yerbabuena, y estando cocida la cebolla, se saca y tambien la yerbabuena. En el agua que queda, se echa culantro tostado, poca pimienta, clavo y canela, todo molido y un poquito de sal. Se añaden una torta de pan desmigajado, una libra de azúcar, ajonjolí, nueces, piñones y pedacitos de acitron. Se deja á la lumbre hasta que esté espesa la sopa, y se sirve con gragea y canela molida por encima.

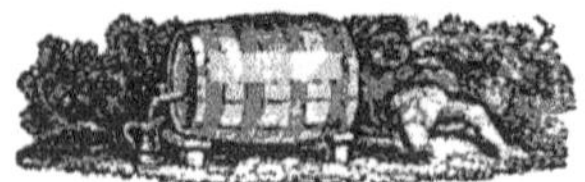

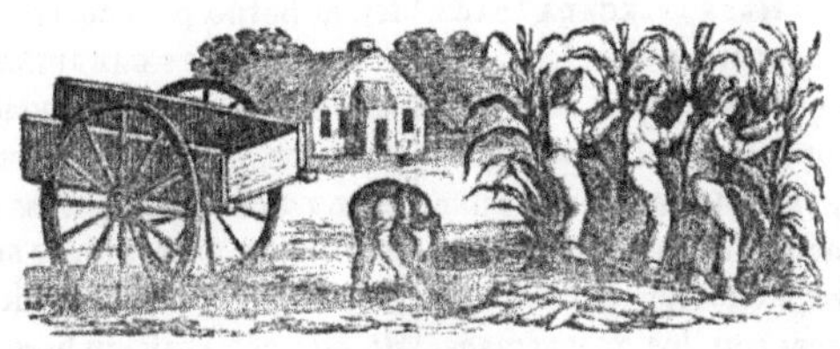

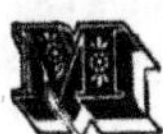

MACARRONES. Pasta italiana, hecha con harina y queso en forma de canutos largos. Para hacerlos es necesario no escatimar la mantequilla ni el queso; pero atendiéndose á la economía, puede mezclarse la una mitad de queso del mejor con otra mitad de otro de ménos clase. Los macarrones se sirven en sopa, ya sea en magro ó en gordo; mas esta pasta figura mejor, como intermedio.

MACARRONES A LA NAPOLITANA. Se ponen á cocer los macarrones en agua solamente con sal; se aderezan en una sopera, poniéndose sucesivamente una cama de macarrones y otra de queso de Parma, ó del mejor que hubiere, y se rocian en seguida con caldo estofado (véase CALDO ESTOFADO, pág. 132), y se echa sobre la última cama mantequilla derretida, en la proporcion de una libra para cada dos libras de macarrones.

Los timbales de tallarines, de fideos finos alemanes ó *nouilles* y de macarrones, se preparan como los macarrones á la napolitana, y solamente se les añade un adorno ó guarnicion, compuesta de criadillas de tierra, hongos, crestas y riñoncillos de gallo, y lenguas en escarlata, amasado todo con mantequilla muy fresca; se guarnece de pasta el fondo del timbal, se pone el adorno, que se vuelve á cubrir con la misma pasta, que deberá estar algo aguada, y se pone el timbal bajo el horno de campaña para hacerle que tome color.

MACARRONES A LA CREMA. Se echa una libra de macarrones en agua hirviendo con un trozo de mantequilla, sal, y una cebolla mechada con clavos de especia; se deja hervir todo tres cuartos de hora y en seguida se ponen á escurrir los macarrones, y se echan en una cacerola con un poco de mantequilla, ocho onzas de queso rallado, un poco de nuez moscada y de pimienta gorda y algunas cucharadas de crema; se deja freir todo juntamente; en cuanto los macarrones se deshebren, se aderezan y se sirven.

MACARRONES EN COSTRA. Preparados los macarrones como los del artículo anterior; se ponen sobre un plato, se polvorean con pan y queso rallados, y se les deja tomar color bajo un horno de campaña.

MACARRONES (Timbales de). Se corta en pequeñas bandas un fondo algo delgado, que se habrá hecho con masa plegada (véase MASA PLEGADA PARA PASTEL), y se envuelven las bandas ó tiras de modo que se hagan con ellas unas cuerdas pequeñas; se disponen so bre un molde, enmantecándolas de una en una y de modo que formen un caracol hasta dejar el molde cubierto de masa; se rellena con los macarrones, que se polvorean por encima con miga de pan y queso rallado en partes iguales, y se mete el timbal al horno algo caliente; con tres cuartos de hora basta para que se cueza bien, y teniendo buen color, se voltea sobre un plato y se sirve en seguida.

MACARRONES DULCES.

(Repostería.)

MACARRONES COMUNES. Se maja libra y media de almendras y se pone á secar; al dia siguiente se muelen de nuevo en un mortero, añadiéndoles de cuando en cuando un poco de clara de huevo; luego que formen una pasta suave, se bate ésta con claras de huevo, libra y media de azúcar en polvo y la raspadura de una cáscara de limon; se extiende la pasta sobre una espátula ancha y plana y se forman con ella los macarrones del grueso de una nuez pequeña; se ponen á cocer en el horno á un calor mediano como los bizcochos, y se bañan de la misma manera.

MACARRONES Á LA PORTUGUESA. Se machaca en un mortero una libra de almendras dulces ya mondadas y se baten separadamente doce claras de huevo hasta que se eleven y endurezcan en forma de nieve; se ponen con las almendras, añadiéndose veinte onzas de azúcar en polvo y cinco onzas de harina de papas; se bate todo muy bien, se echa la mezcla en moldes como los bizcochos de Saboya (véase BIZCOCHOS DE SABOYA, pág. 80), ó en cajas de papel como los bizcochos comunes, y se meten al horno para cocerse lo mismo.

MACARRONES GARAPIÑADOS. Se cortan las almendras mondadas en pequeñas tiras, se hacen garapiñar un instante como el azahar (véase AZAHARES GARAPIÑADOS, pág. 56), y se echan en un lebrillo con claras de huevo. Teniendo esta composicion bastante consistencia para poderse manejar, se asientan los macarrones sobre papel y se meten á cocer al horno.

MACARRONES DE ALMENDRAS AMARGAS. Se pone en un lienzo limpio una libra de almendras amargas, estregándolas para quitarles el polvo y se muelen en un mortero de mármol con cuatro claras de huevo; es necesario tener cuidado de no molerlas mucho y de hacer de modo que no se vuelvan aceite; estando molidas se echan en un lebrillo y se les incorporan tres libras de azúcar en polvo; si queda la pasta muy seca, se le añaden claras de huevo, siendo necesario que no esté ni muy líquida ni muy espesa; se dispone sobre hojas de papel en pequeñas porciones del grueso de una nuez, y se meten á cocer al horno los macarrones á un fuego muy suave y cerrado.

MACARRONES DE ALMENDRAS DULCES. Se procede lo mismo que para los de almendras amargas, con la diferencia, de que no hay necesidad de poner sino dos libras de azúcar para cada libra de almendra.

MACEDONIA DE LEGUMBRES.

Se aperdigan legumbres de toda clase, tales como chícharos, habas verdes, exotes cortados en tiras, frijoles secos, coliflores, fondos de alcachofa, hongos torneados, cohombros ó pepinos, puntas de espárragos y cebollas pequeñas; se tornean y se perdigan aparte nabos en igual cantidad. Un cuarto de hora ántes de servirse la macedonia, se escaldan todas las legumbres y se dejan escurrir sobre un lienzo limpio; se prepara en una cacerola una buena salsa alemana (véase SALSA ALEMANA), bien espesa, á la que se añade estando hirviendo la jaletina de las legumbres y raices con un poco de azúcar y otro poco de mantequilla fina; se mezcla todo juntamente hasta que las legumbres se peguen y queden envueltas en su salsa. Se hace uso de este adorno ó guarnicion para los relevos de sopas, entradas, pasteles é intermedios. A falta de salsa alemana se puede emplear una sustancia de chícharos bien espesa.

MACEDONIA A LA BECHAMEL. Se preparan como en el artículo anterior, zanahorias, nabos, cebollitas cabezonas, chícharos, espárragos, frijoles, exotes, fondos de alcachofa, berengenas, coliflores, pepinos, habas verdes, y finalmente, toda especie de raices y de legumbres, poniéndose en iguales proporciones. Cuando esté todo cocido con su sazon conveniente, se deja escurrir hasta que esté bien seco, y se pone en una cacerola echándose encima una salsa de bechamel (véase SALSA A LA BECHAMEL), algo consumida y un poco espesa, haciéndola saltar con la macedonia, á fin de que se mezclen bien las legumbres con la salsa. A falta de bechamela, se dejará consumir la cantidad suficiente de salsa rizada ó aterciopelada (véase), añadiéndosele una liga de tres yemas de huevo, y pasándose la salsa por la estameña; se echa sobre las legumbres tanto como un huevo de mantequilla, y si no se ha de usar de la salsa rizada, se clarifica el caldillo del cocimiento de las raices y se hace con él una sustancia blanca; se humedece la macedonia con el cocimiento clarificado, y se añaden hongos y una hoja de laurel; se deja espesar un poco la salsa y se hace una liga de tres yemas de huevo; se hacen saltar las legumbres en la salsa á fin de que la macedonia quede bien bañada, y se mantiene caliente sin hacerla hervir.

MACERAR. En términos de cocina es quebrantar las viandas, legumbres y toda clase de verduras en cualquiera de las grasas con que se frie, como la manteca, mantequilla ó aceite, con cuya operacion se logra unas veces marchitar, apagar ó suavizar las cosas, como es frecuente en las verduras, ó afirmar las carnes delicadas, como las de aves tiernas, para que no se deshagan despues al cocerse ó en las distintas manipulaciones que tienen de sufrir: de suerte que, si es permitido decirlo así, macerar es aperdigar en la grasa, ó disponer las sustancias comestibles con la mantequilla ú otra grasa, como perdigándose se disponen con el agua hirviendo. Para explicar esta operacion de modo que la entiendan todos, se ha usado en este Diccionario indistintamente de las voces macerar, rendir, sancochar, quebrantar, medio freir, &c., porque al principio pareció la de *macerar* demasiado oscura para los que suelen manejar estos libros.

MACIAS. }
MACIS. } Se dan indistintamente estos dos nombres á la cubierta ó primera corteza de la nuez moscada, que se le separa á proporcion que ésta se seca. Es tierna, olorosa, de color de canela ó parda, y se le atribuyen las mismas propiedades que á la nuez, empleándose como especia ó como aroma en muchos guisados y dulces. Los holandeses hacen con ella un gran comercio, y la medicina hace uso de un aceite que se saca de ella.

MADRECILLA. Ovario de las aves, que en las grandes se aprovecha frito, como adorno de otros guisados.

MADRILLA. Pez de rio, que tambien se llama boga ó saboga (véase SABOGA).

MAGRA. La longa del pernil del puerco.

MAIZ. Planta bien conocida en todas partes, indígena del suelo americano, de donde pasó á España y de allí á todos los paises civilizados de la Europa, en que se ha cultivado con sumo provecho de la gente pobre, que en su fruto ha encontrado un alimento sano, sabroso al paladar y barato, aunque desconociendo su orígen y llamándole por un trastorno extraño de ideas *trigo de Turquía.*

El mismo nombre de maiz tiéne el grano que es fruto de esta planta, que en mexicano se llama *tlaolli*, siendo la voz *maiz* del idioma que se hablaba antiguamente en la isla de Santo Domingo, donde lo conocieron los españoles, que se establecieron en ella ántes de la conquista de México, llamándolo despues con el mismo nombre, hasta haber llegado éste á ser el general aun entre los mismos mexicanos.

Hay muchas especies de maiz, diferentes en tamaño, color y peso; lo hay grande, pequeño, blanco, amarillo, azul, morado, rojo y negro; pero como los diferentes colores no están mas que en la cáscara y todo maiz es blanco en la parte interior, su harina siempre es blanca, y en su sabor no se nota diferencia.

La division mas exacta que se puede hacer en las especies de maiz, es, en compacto y fofo, siendo mas blando y ménos consistente que el de las tierras templadas ó frias, el producido en las calientes. El mas suave de todos es el conocido con el nombre de *cacahuatzentli*, cuyo grano es mas abultado y redondo, y se emplea en muchas masas para bizcochos, &c., que salen muy sabrosos y delicados.

Con el maiz se hacen innumerables preparaciones con distintos nombres, que se explican en sus artículos respectivos, y con su harina, ya sola ó bien mezclada con la de trigo, se puede fabricar el pan comun, de lo que se han hecho ya útiles experiencias, y por cierto que el misturado con las dos harinas es muy sabroso; pero este ramo de industria se ha descuidado enteramente con notable perjuicio de los pobres, que tendrian pan á ménos precio, por ser siempre mas barato el maiz que el trigo.

MALAGUETA. Con este nombre se conoce en el comercio europeo y áun entre los españoles, la pimienta llamada de Tabasco, por ser este departamento y el de Chiapas, los que la producen en grande abundancia (véase PIMIENTA DE TABASCO).

MALCOCINADO. Se llama así el menudo de las reses (véase MENUDO).

MAMEY. Fruta demasiado conocida y sabrosa, que se come cruda y con ella se disponen varios dulces, cuyas preparaciones se explican en sus artículos respectivos. Véanse al efecto

ANTE DE MAMEY, pág. 30.
ANTE DE VARIAS FRUTAS, pág. 33.
ANTE DE TORTA DE MAMEY, pág. 37.
CAJETAS DE MAMEY, págs. 120 y 122.
PASTA DE MAMEY.
POSTRE DE MAMEY.
TORTA DULCE DE MAMEY.

MAMEYES FINGIDOS. Con una libra de azúcar se revuelve otra de mamey molido, quitadas las hebras, y se muele tambien el corazon con bizcocho duro, lo que se añade á lo demas para que tome cuerpo. Se pone todo á la lumbre, se le da punto de cajeta y se le echa una poca de canela molida; así que haya enfriado esta pasta, se van formando los mameyes, procurando darles su figura, remedando el hueso con pasta de almendra, ó almendra cubierta y se revuelcan en canela bien molida.

MAMONES. Especie de bizcochos ó bizcotelas, hechos con poca ó ninguna harina y mucho huevo, muy blandos y suaves al paladar.

MAMONES FINOS Ó ENCANELADOS. A cuatro huevos bien batidos, se echa una libra de azúcar molida, y estando la pasta muy espesa, se añade una libra de almidon molido y un polvo de harina. Se revuelve todo y se va echando en cajas de papel, salpicándole ajonjolí por encima, y se mete al horno, que ha de estar bien caliente.

Con el mismo batido ó masa se hacen las soletas, que se espolvorean por encima con azúcar molida, despues de colocadas sobre papel ú hoja de lata las porcioncitas que deben formarlas.

Se hacen cubiertos los mamones dichos, si se echan en almíbar espeso y caliente, sacándolos con brevedad y revolcándolos en canela molida.

Se pueden hacer tambien tostados en rebanadas.

MAMONES SUPERIORES, Ó MAMON EN VINO. Se baten primero las claras de los huevos como para freir, y en seguida las yemas en igual número. Así que están revueltas unas y otras, se mezclan con azúcar molida y almidon bien molido y cernido, en razon de una onza de cada cosa para cada huevo. Al ir á meterse al horno, se echa todo bien revuelto en una sarten untada con manteca, y cuando empiece á alzarse se le pone un papel. Despues de cocido el mamon, se deja enfriar y se parte en pedazos del tamaño que se quiera. Los que han de ser tostados, se vuelven á meter al horno, cuando éste se haya enfriado algo.

Para cubrirlos se da al almíbar bien clarificado punto de espejo, se le echa vino blanco, y dejándose en la lumbre, se van metiendo allí los mamones que, al sacarse, se pondrán en azúcar con canela molida, separados unos de otros. Si miéntras la operacion sube el almíbar de punto, se le añade miel aguada y vino. Las soletas se espolvorean con azúcar por encima ántes de entrar al horno. En algunas partes se usa ya hacerlas redondas y no polvorearlas con azúcar.

MAMONCITOS Ó MARQUESOTITOS. En un trasto que no tenga grasa, se baten ocho huevos con media libra de azúcar muy remolida, y cuando ya esté á fuerza de batirse duro el huevo, se le agrega media libra de almidon bien molido; mezclado bien, se toman los moldes de hierro ú hoja de lata, untados con un poquito de manteca, y se vacia allí el huevo, procurando no llenar los moldes para que no rebose mucho cuando esponje; se meten al horno, que debe estar en buen temple, y si no lo hay, en un cazo puesto á la lumbre con un comal encima.

MAMONCITOS (Otros). Se echan trece huevos en una olla y se baten con molinillo hasta que estén espesos; entónces se echa una libra de azúcar molida, y otra de almidon tambien molido y cernido; se echa esto en las cajas de papel, se salpican con ajonjolí y se meten al horno, que debe estar muy caliente.

MAMONES DE HARINA DE TRIGO. Se baten doce claras y diez y seis yemas de huevo hasta que el batido esté blanco y espeso; entónces se le echa una libra de flor de harina poco á poco, para que no se agrume ó atolondre. Se hacen los mamones larguitos como bizcotelas, o redondos.

Para hacerles costra, se baten diez y ocho huevos, que se les echan por encima, con azúcar molida, y se meten al horno hasta que se tuesten un poco.

MAMONES (Otros). Se baten veinte claras de huevo con libra y media de almidon cernido por tamiz, y así que estén bien batidas, se añaden las veinte yemas con una libra de azúcar molida. Se sigue batiendo con una mano junto al horno, que ya debe estar caliente, y con la otra se va espolvoreando el almidon, se echa en cajas de papel y se mete á cocer al horno.

Para probar si está éste bien templado, se hace la experiencia con una cajita pequeña de la masa metida en el; si se quema, es necesario que enfrie un poco, y si no esponja, calentarlo. Estando en temperatura conveniente, se meten los mamones ó soletas, espolvoreándose éstas ántes con azúcar molida por encima.

MAMONES (Otros). Se muelen separadamente una libra de azúcar y otra de almidon que se cernirá despues. Se baten con el almidon diez y seis claras de huevo, y con el azúcar las diez y seis yemas. Se bate y revuelve todo á la boca del horno, que estará ya caliente, y con una jícara ó tecomate se irá echando en las cajitas de papel, que se meterán á cocer al horno salpicadas de ajonjolí crudo por encima.

MAMONES DE ALMENDRA DULCE Y AMARGA. A una libra de almendra remojada en agua fria de un dia para otro, bien remolida, se le echa un puño de almendra amarga tambien, molida; se revuelve bien con veinte yemas de huevo batidas ántes, mas que si fueran para huevos reales; se les mezcla azúcar molida de suerte que queden cargadas de dulce; se baten diez y seis claras de huevo, y se les añaden dos cucharadas de almidon cernido. Todo revuelto, se echa con bizcocho molido en una sarten untada con mantequilla fresca, y se deja cocer á la hornilla, tapando la sarten con un comal con lumbre. Picándolo con un popote se conoce cuando está cocido el mamon.

MAMONES DE ALMENDRA DULCE. Se muele con clara de huevo para que no se aceite, una libra de almendras peladas; se baten veinte y cuatro yemas de huevo con una libra de azúcar molida hasta que haga ojos el batido, y despues se baten tambien las claras como para freir; en seguida se reune todo y se añade una cucharada de almidon cernido. Esto se bate con prontitud á la boca del horno, y se va echando en cajitas de papel, que se meterán al horno de buen temple para que solo se doren.

MAMONES DE ALMENDRA AMARGA. Se pone á remojar de un dia para otro en agua fria una libra de almendra dulce, y despues de bien molida, se mezcla con un puño de almendra amarga, molida tambien, y se revuelve todo con veinte yemas de huevo, mas batidas que para huevos reales, añadiéndose azúcar en polvo de modo que la mezcla quede cargada de dulce; se echan entónces diez y seis claras de huevo batidas y dos cucharadas de almidon cernido. Se revuelve todo con bizcocho molido y se echa en una cazuela untada con mantequilla, dejándose cocer á dos fuegos, hasta que metiéndose un popote salga limpio.

MAMONES DE ALMENDRA Y LIMON. Se muele una libra de almendras dulces despues de mondadas, con diez claras de huevo para que no se aceiten, y un puño de almendra amarga, y se mezclan con la cáscara rallada de diez limones; se baten veinte y cuatro yemas de huevo y doce claras como para turron, y se mezclan con lo molido y una libra de azúcar en polvo; se echa en cajitas de papel, untadas con mantequilla, y se meten á cocer al horno, bastando un cuarto de hora para su completo cocimiento.

MAMONES DE ALMENDRA CON MENOS DULCE. Se remoja una libra de almendra esperanza y cinco docenas de almendras amargas; se muelen con una poca de agua para que no se aceiten y se mezclan con tres cucharadas de almidon tamizado, media libra de azúcar tamizada tambien, y doce huevos batidos, la claras como para turron y las yemas como para huevos reales; despues de bien incorporado todo, se echa en moldecitos ó cajitas de papel untados con mantequilla y se meten á cocer al horno.

MAMONES DE ALMIDON Y HARINA. Se baten bien cuatro huevos (claras y yemas) con una libra de azúcar en polvo, y en estando muy espesa la mezcla, se le echa una libra de almidon molido tambien y un polvo de harina; se revuelve todo y se vacia en cajas de papel untadas con mantequilla, y se meten á cocer al horno, polvoreándose por encima con azúcar tamizada.

MAMONES DE ALMIDON. Se baten veinte y cuatro huevos, separadas las claras de las yemas, hasta que se pongan duros, y se mezclan con las claras dos pozuelos de azúcar cernida; estando bien incorporada, se añaden las yemas, revolviéndose todo cerca del horno, donde se echarán al batido diez y ocho onzas de almidon cernido, siguiéndose batiendo con una mano mientras con la otra se echa el almidon, para que no forme grumos; luego que se ha incorporado todo, se vacia prontamente en las cajas, que no se llenarán sino solo á medias. Se meten á cocer al horno, cuya boca se tapa, cuidándose de que no se quemen los mamones. El temple del horno, despues de quitadas las brasas y barrido, deberá ser mediano, y se conoce en que metiendo en él una poquita de lana, se dora ésta prontamente.

MAMONES CON MAS HUEVO Y MENOS ALMIDON. Se hacen lo mismo que los del artículo anterior; pero las cantidades de los ingredientes son como siguen: veinte y seis huevos, una libra de almidon y diez onzas de azúcar.

MAMONES CON AGUARDIENTE Y MAS DULCE. Se hacen tambien como los de los artículos anteriores, con la diferencia, de que se pondrán catorce onzas de azúcar, veinte onzas de almidon, y que estando las claras subidas, se les mezcla una copita de aguardiente refino de España.

MAMONES BLANCOS. Como los de los artículos anteriores; pero las cantidades son: veinte claras y ocho yemas de huevo, dos pozuelos de azúcar y una libra de almidon.

MAMONES DE ALMIDON Y HARINA. Como los de los artículos anteriores; pero á cada libra de almidon se añaden cuatro onzas de harina. Se vacian en moldes untados con manteca.

MAMONES DE HARINA SOLA. Se hacen lo mismo que los del artículo anterior, y los ingredientes se ponen en esta proporcion; quince huevos, seis onzas de azúcar, y media libra de flor de harina.

MAMONES DE MANTEQUILLA Y HARINA. Como estos mamones se conocen con el nombre de *panqué*, en esta voz se explica el modo de prepararlos (véase PANQUÉ).

MAMONES DE CLAVO Y CANELA. Se hace almíbar clarificado de punto de juntar en el agua, con libra y media de azúcar y fuera de la lumbre se le mezcla media libra de almendra molida, clavo y canela en polvo, segun el gusto, pues á unos gustan mas aromatizados los mamones y á otros ménos; se vuelve la mezcla al fuego y en cuanto se seque se aparta, dejándose enfriar en seguida; entretanto, se baten veinte yemas de huevo hasta que se pongan duras, y en un poco de este batido se deshace la conservilla de almendra, mezclándose despues todo el huevo restante, espesándose todo si quedase muy líquido, con un poco de almidon cernido; se vacia en una sarten untada con manteca, de modo que no se llene, sino que la masa quede hasta la mitad de su altura, y se deja cuajar á dos fuegos, cuidándose de que no se queme; en seguida se vacia en un plato, se corta en rebanadas que se echan en almíbar de medio punto, poniéndose al fuego precisamente el tiempo que necesite para ponerse el almíbar de punto; se aderezan entónces en un plato proporcionado, claveteándose con piñones y polvoreándose con canela.

MAMONES DE ALMENDRA Y AJONJOLÍ EN CONSERVA. Se baten separadamente las claras y las yemas de doce huevos y despues se juntan; se les mezclan dos cucharadas de harina, media libra de almendra desquebrajada y no muy molida y un poco de ajonjolí tostado; se vacia todo en una sarten, untada con manteca y se deja cuajar á dos fuegos; se rebana despues el mamon y se ponen en almíbar clarificado, hecho con dos libras de azúcar, dejándose al fuego hasta que tome el punto de conserva. Se sirven con su almíbar y se adornan con piñones y canela.

Se hacen tambien sin ajonjolí; pero en ese caso se hierve el almíbar con hojas de higuera.

MAMONES EN VINO CUBIERTOS. Se hacen rebanadas de mamon frio y se rocian con vino generoso; se meten en almíbar, que se tendrá prevenido de punto de grande pluma (véase ALMÍBAR DE PUNTO DE GRANDE PLUMA, pág. 26), y se baten con suavidad por la orilla, por donde se han de mojar los mamones.

MAMONES REALES. Se parten los mamones por la mitad, se les pone enmedio pasta de almendra ó de coco, se untan con yemas de huevo reventadas y no batidas, y se echan en almíbar de medio punto, estando hirviendo recio. Cuando estén cocidos, se sacan y se acomodan en un platon, donde se rocian con vino, se clavetean con pasas, almendras y piñones, se salpican con ajonjolí tostado y se espolvorean con gragea y canela por encima.

MAMONES DE MAZAPAN EN CAJAS. Se mezclan media libra de almendra molida, otra media de queso de adobera, frescal y amantequillado, tambien molido, cuatro huevos batidos (claras y yemas), y azúcar cernida en mas ó ménos cantidad segun el gusto de cada uno; estando todo incorporado, se irán añadiendo mas yemas de huevo con mantequilla, hasta que la masa quede blanda, y entónces se echa en cajas untadas con manteca, sin llenarse, y se meten al horno; cuando el mamon esté de medio cocimiento, se sacan las cajas, se unta con prontitud mantequilla al mamon, se polvorea con azúcar molida, y se vuelven á meter las cajas al horno para que acaben de cocerse los mamones.

MAMONES DE ANIS. Se baten separadamente las claras y las yemas de once huevos hasta que endurezcan, y despues se juntan; se les mezcla una libra de azúcar cernida y se vuelven á batir hasta que quede el batido blanco y espeso; se le añaden entónces diez onzas de almidon cernido y un poco de anís, volviéndose á batir solo para que se incorpore el almidon; se vacia la mezcla en cajas, cuidándose de que no se llenen, y se meten al horno para que se cuezan los mamones, que se pueden servir así; pero son mejores si rebanados ó cortados del tamaño que se quieran, se cubren con el betun de las puchas (véase PUCHAS EMBETUNADAS), y se vuelven un corto rato al horno para que se seque la costra.

MANÁ. Para nueve cuartillos de leche, media taza de garbanzos pelados y molidos, media taza de piñones y media de nueces chicas; éstas y los piñones se echan en agua tibia y se les quita el pellejo; una taza de arroz crudo, cuatro onzas de almendra (todo esto molido y la almendra martajada), unas rajas de canela y clavos enteros, una cáscara de limon y hojas de naranjo, nueve yemas de huevo, unos granitos de sal: se hace almíbar que se pone á la lumbre y se está meneando, y ya que está de medio punto, se le echan la almendra, nuez y piñones; así que despega del cazo, se vacia en un platon, se deja de un dia para otro; se le echa azúcar en polvo y canela por encima en en abundancia, y se tapa con un comal con lumbre para que críe costra.

MANATÍ. El manatí ó *lamentino* como le llaman otros, aunque se parece en la figura al tiburon, es de índole muy diversa y de mayor tamaño, pues hay autor que dice que en nuestros mares se han pescado manatíes tan grandes, que para trasportar uno de ellos ha sido necesario emplear un carro con dos yuntas de bueyes. Es vivíparo como el tiburon; pero la hembra no pare mas que uno á la vez, aunque de enorme volúmen. Algunos autores lo colocan en la clase de los anfibios, lo que es un error, porque no vive en tierra y solo saca fuera del agua la cabeza y una parte del cuerpo para alcanzar las yerbas de las orillas de los rios, en donde suele encontrarse, aunque propiamente es marítimo. Su carne es sabrosa y delicada y semejante á la de ternera, como la del cazon, y se apresta y condimenta lo mismo que ésta última (véase CAZON, pág. 162).

MANCHAMANTELES. Guisado que se hace con chile y xitomate, un poquito de azúcar y frutas rebanadas.

MANCHAMANTELES DE CARNE DE PUERCO (Véase CERDO EN MANCHAMANTELES, pág. 174). Se varia ese guisado, añadiéndose chícharos cocidos.

MANCHAMANTELES DE GALLINA. Se hace lo mismo que el del artículo anterior, poniéndose cuartos de gallina en lugar de la carne de puerco.

MANCHAMANTELES DE POLLOS. Lo mismo (véase POLLOS).

MANGA. Pedazo de bayeta, estameña, &c. á modo de cucurucho, que colgado del techo, ó fijado á la pared por medio de un círculo de hierro con un clavo, sirve para colar los licores.

MANIR. Guardar la carne de un dia para otro, ó el tiempo conveniente, para que se ponga tierna y sazonada. En este sentido se dice *carne manida*, *vianda manida*, &c., no debiendo llamarse así la que se empieza á corromper, con la que algunos la confunden malamente.

MANJAR. Aunque este es el nombre de todo lo que se puede comer, solo se aplica en la cocina al plato mas sabroso ó de mejor y mas reelevante gusto.

MANJAR-BLANCO. Plato compuesto de pechugas de gallina cocidas, deshechas y mezcladas al fuego, con leche, azúcar y harina de arroz. Suele tambien emplearse en lugar de esta harina la de trigo, tal vez el almidon y aun la almendra. Cuando se omiten las pechugas de gallina y la harina, le llaman *manjar de ángeles:* cuando se le añaden yemas de huevo, de suerte que quede amarillo, se le nombra *manjar imperial:* si se le añaden queso y pan rallado, se le dice *manjar principal*, y *manjar suave* cuando solo se compone con leche, yemas batidas y azúcar. Tambien se denomina MANJAR REAL y DEL PERÚ, segun lo que se le mezcla y el método de prepararlo, como se advertirá en los artículos siguientes.

MANJAR-BLANCO ORDINARIO. Para diez y ocho cuartillos de leche, se pesa libra y media de arroz limpio, que luego se lava muy bien en un metate, y se muele de suerte que no quede granoso, y cuatro libras y media de azúcar blanca; todo esto se desbarata en la leche, puesta en un cazo, y se cuela en otro por una manta de telar, y la segunda vez por ruan florete, cuidando de que todos los trastos que hubieren de servir para esto se laven bien para que no se corte la leche. Al cazo donde se ha de cocer se le unta por afuera una cabeza de ajo muy bien molida, y lo mismo por todo el asiento para que no se queme. Se pone á la lumbre, y se está meneando sin cesar por todos lados con fuerza, para que no se pegue el manjar, con pala que tenga hilo; se tiene prevenida una pechuga de gallina, cocida y molida, desbaratada en una poca de la misma leche, y se le echa poco ántes de que tome el punto: si se quiere, podrá usarse en lugar de la pechuga, de una libra de almendra, que se monda, se muele y se echa en la misma forma de la pechuga, y queda mas gustoso con la almendra. Echando una gota en un plato, si estando fria se despega dejándolo limpio, el manjar tiene un buen punto.

MANJAR-BLANCO DE MAS PECHUGA Y MANTECA. Bien lavado un poco de arroz, se muele, se cuela con leche y se pone á cocer con la misma; se añaden unas pechugas de gallina molidas, una puntita de sal y un poco de manteca, y estando todo cocido, se echa azúcar segun el gusto, se le deja tomar su punto y se vacia en el platon donde se hará enfriar.

MANJAR-BLANCO SIN MANTECA. Se pone á remojar una libra de arroz, y se cuece sin sal una pechuga de gallina. Al dia siguiente se muele muy bien el arroz hasta que no deje granza, se echa en doce cuartillos de leche, se desbarata y se cuela; se endulza en seguida y se pone á cocer á la lumbre. Se muele la pechuga, se deshace en una poquito de leche, que se habrá separado, y se mezcla con la leche y arroz así que vaya tomando punto, que es cuando se despega del cazo al estarlo meneando. Entónces se vacia en los platones en que se ha de llevar á la mesa.

MANJAR-BLANCO DE ALMENDRA SIN LECHE. Se hace almíbar con tres libras de azúcar muy blanca, se clarifica de modo que quede tan claro como el agua, y se le echan despues dos pechugas de gallina remolidas, habiéndose ántes sancochado sin sal. Así que esté hirviendo y ya no despida una espumita blanca, se le añade una libra de almendras limpias martajadas (no muy molidas) y se le da el punto que se quiera, alto ó bajo segun los gustos.

MANJAR-BLANCO DE ARROZ, MAIZ Y AGUA DE AZAHAR. Se muelen tres libras de arroz, dos onzas de maiz, que se muele ántes de mezclarse, y cinco y media libras de azúcar, todo lo cual se echa en ocho cuartillos de leche, que se cuela. Se pone al fuego meneándolo sin cesar, y ántes que tome punto se le añade una pechuga de gallina molida, un poco de almendra, si se quiere, y unas gotas de agua de azahar. El punto que debe dársele se conoce si echando en agua fria un poquito, se va á fondo haciendo una bolita.

MANJAR-BLANCO DE ARROZ Y ALMEN-

DRA. Se limpian tres libras de arroz, se lavan y dejan en agua hasta el dia siguiente; en él se pone á escurrir dicho arroz, se muele muy bien en un metate, se cuela por un cedazo y se hace que caiga en un lebrillo nuevo; se echa despues en un cazo y se le añaden treinta cuartillos de leche colada por una servilleta, habiéndola ántes endulzado con siete libras de azúcar muy blanca, martajada. Se deja así por una hora, teniéndose cuidado de quitar la gordura que se cria en la leche. Se le añaden despues dos tazas calderas poco mas ó menos de agua fria y unos granos de sal bien lavados; se pone á fuego vivo para que hierva con violencia, y se le echa entónces una poca de almendra martajada; se menea sin quitarlo de la lumbre para que no se queme, y no se toca á lo que se va pegando al rededor del cazo, sino cuando ya se va á vaciar en los platos, lo que se hace luego que echándose un poco en el reves de un plato de loza bien barnizada, se despega.

MANJAR-BLANCO DE HUEVO Y AGUA DE AZAHAR. Se echan en doce cuartillos de leche media libra de arroz molido y pasado por tamiz, una libra de azúcar y cuatro yemas de huevo; se pone todo junto á cocer, y cuando esté de medio punto, se le echa una taza caldera de agua de azahar y un poquito de almizcle, dejándose hervir hasta que esté tan espeso, que echándose una gota en el plato se despegue.

MANJAR-BLANCO EN TORTERAS PARA CASAS DE COMUNIDAD. Para un cazo de cuatro cubos de leche, se muelen ocho libras de arroz; éste se lava muy bien, se pone en un cajon sobre manteles al sol, y ya que está muy seco, se cierne por un cedazo muy tupido para que quede como polvo. Puestos en el cazo cuatro cubos de leche, se le mezclan cuatro libras del arroz cernido en polvo, pues se muelen ocho libras por la merma. Se coge un poco del maiz preparado, que se llama nixtamal, y así que se empieza á desollar, se echa en un chiquihuite y se lava muy bien; se pone al sol como el arroz, y así que está seco, se muele y cierne de la propia suerte que el citado arroz, haciéndose ámbas cosas separadamente: de este maiz se ha de echar en el cazo una libra y seis onzas junto con el arroz, y media arroba de azúcar. Si la leche está muy gorda, se le quita la nata y no se vuelve á colar; pero se puede apartar un cubo para deshacer el azúcar y colarla, por la basura que pueda tener, y luego juntarlo todo; cuando empieza á espesar, se le echan cuatro onzas de manteca, una pechuga entera de gallina, que se cuece sin sal, y se deshebra para que esté menuda; se echa en el manjar cuando empieza á hervir, debiéndose matar un dia ántes la gallina envolverse en una servilleta húmeda para deshebrar la pechuga. El punto, ya que haya hervido muy bien, se conoce metiendo un cuchillo y dejando que se enfrie: si no se pega en la mano es porque ya está bueno, se aparta entónces y no se echa muy caliente porque se sube y se derraman las torteras. Estas no se queman, sino que se ponen dos ó tres dias al sol despues de fregadas.

MANJAR-BLANCO SEVILLANO. Para treinta cuartillos de leche media pechuga de gallina, dos libras y media de arroz molido y cernido y ciento ochenta yemas de huevo. Cuando está de medio punto, se le añade una libra de mantequilla bien lavada y se deja hervir todo hasta que tenga la consistencia debida.

MANJAR-BLANCO PERUANO SIN LECHE. Se hace una pasta con una libra de almendra molida y una pechuga de gallina, y con dos libras de azúcar se hace almíbar de punto algo mas bajo que el de mermelada; se aparta entónces de la lumbre y se le revuelve la pasta; se vuelve á ella y se le deja tomar el punto de cajeta no muy alto.

MANJAR-BLANCO PERUANO CON LECHE. En dos cuartillos de leche se echan cuatro y media libras de azúcar machacada, se cuela y se le añaden seis onzas de almidon molido y cernido, y una pechuga de gallina molida. Se pone al fuego y se menea con mucho cuidado para que no se corte; así que despegue del cazo, se le echa agua de azahar, dejándolo hervir con ella. Despues de frio, se polvorea por encima con canela molida.

MANJAR-BLANCO PERUANO CON ALMENDRA. Se deshacen en cuarenta y dos cuartillos de leche, ocho libras de azúcar y dos onzas de almidon; se cuela, se pone á hervir, y estando de medio punto, se le revuelve media libra de almendra martajada. Se le da el punto de cajeta y el color que se quiera.

MANJAR-BLANCO PORTUGUES. Se tiene remojando veinte y cuatro horas media libra de arroz, se cuece sin sal, se lava, se muele y se deshace en una poca de leche; se cuela y se remuelen las coladuras hasta que no quede grano. Se echa despues en ocho cuartillos de leche endulzada al gusto, con una pechuga de gallina molida y desbaratada con otra poca de leche. Se pone á la lumbre y se le deja tomar el punto de despegarse del cazo.

MANJAR-BLANCO CALIENTE A LA FRANCESA. Se pone en una cacerola una libra de almendras dulces con ocho almendras amargas, muy molidas; se hacen hervir en otra cacerola con azúcar veinte onzas de crema; se deslien en la crema hirviendo las almendras molidas, y se pasa todo por una estameña bien tupida, apretándola para esto; un cuarto de hora ántes de servirse el manjar, se pone al fuego, meneándolo con una cuchara de palo y se deja espesar hasta que se pegue en la cuchara; se vacia entónces en una cacerola de plata y se sirve caliente.

MANJAR-BLANCO FRIO A LA FRANCESA. En la cantidad de crema ó natas, bastante para llenar doce tacitas, que se habrá puesto á hervir con seis onzas de azúcar, se deslien una libra de almendras dulces, y ocho almendras amargas, muy bien molidas, y se cuela todo por una servilleta fina, retorciéndola; se bate en un cuartillo de agua un bastoncito y medio de cola de pescado, reducido á pedacitos y disuelto, dejándolo cocer dos horas á fuego lento; se pasa por la estameña y se echa en el manjar, que estará tibio, llenándose con esta mezcla las tacitas, que se pondrán en nieve ó al fresco, y se sirven cuando se hayan cuagulado.

MANJAR-BLANCO, VACIADO A LA FRANCESA. Se prepara como el del artículo anterior y se llenan con él los moldes que se quieran, añadiéndole cola de pescado á proporcion, debiéndose advertir, que se necesitan por lo ménos dos bastoncitos de cola si fuese el molde de un mediano tamaño; se mete en la nieve y se deja congelar. Se puede hacer con cuerno de ciervo ó con jaletina de pies de vaca.

MANJAR-BLANCO (Buñuelos franceses de). Se deslien en dos cuartillos de natas, cuatro onzas de harina de arroz, un poco de sal y otro poco de cáscara picada de limon; se deja cocer la mezcla cosa de tres horas, meneándola de tiempo en tiempo y despues de haber tapado la hornilla; cuando el manjar esté á punto de cocerse se le añade azúcar con cuatro mazapanes y dos macarmones dulces (véanse, pág. 49Σ) machacados, y se deja completar su cocimiento; se le incorporan tres huevos de uno en uno y se hace que se ligue la pasta, que se extiende en la tapa de una cacerola; se polvorea con harina y se deja enfriar; se divide en pedacitos cuadrados y se hacen con ellos unas bolitas del tamaño de ubas; al momento de servirse, se pone á calentar mantequilla en una sarten, se mete en ella la coladera, en la que se habrán colocado los buñuelos, y se menea la coladera con frecuencia; luego que los buñuelos se hayan puesto negros, se sacan, se dejan escurrir, se polvorean con azúcar y se sirven. Si se quiere, se pueden picar muy menudas pechugas de gallina é incorporarse en el manjar-blanco.

MANJAR-REAL. Variacion del manjar-blanco.

MANJAR-REAL DE CAMOTE Y ALMENDRA. Se hace almíbar clarificado con tres libras de azúcar, y se le echa una pechuga de gallina, molida, dejándose que el almíbar hierva un poco con ella; se le añade entónces media libra de camote molido y vuelve á dejarse hervir; despues se le añade una libra de almendra molida, haciéndose hervir otra vez hasta que tome el punto de huevos moles, y se vacia en los platos sobre mamones ó soletas.

MANJAR-REAL DE ALMENDRA. Se hace almíbar clarificado con dos libras de azúcar, y se le echa una pechuga de gallina cocida sin sal y molida; así que haya dado unos hervores, se añade una libra de almendras peladas y molidas, y se está meneando hasta que tenga el punto de despegar del cazo; se vacia en un platon y se clavetea con almendras tostadas.

Se varia mezclándole ajonjolí, y poniéndoselo tambien por encima con piñones.

MANJAR-REAL DE AGUA DE AZAHAR Y AVELLANAS. Hecho almíbar con cuatro libras de azúcar de punto de lamedor, se le añaden dos pechugas bien cocidas y desbaratadas en agua de azahar dos horas ántes de echarlas, y una libra de almendras ó de avellanas molidas; se deja hervir hasta que despegue del cazo y se vacia en el platon; pero si ha de servir para cajetas, luego que haya dado el almíbar un hervor con la pechuga y la almendra, se aparta de la lumbre, y en enfriándose, se echa bizcocho molido, batiéndolo hasta que se reconozca de bastante consistencia para vaciarse en las cajetas, que se adornarán por encima con almendras y piñones.

MANJAR-REAL DE ARROZ Y ALMENDRA. Se echa una libra de arroz remojado y bien molido en ocho cuartillos de leche con el azúcar necesaria; se cuela todo por un cedazo, y añadiéndose veinte y cuatro yemas de huevo, unas rajitas de canela y dos clavos, se pone á la lumbre sin dejar de menearlo y á poco rato se echan cuatro onzas de almendras limpias martajadas. Cuando al menearlo despegue del cazo, se aparta de la lumbre, se le echa un poco de vino blanco y se vacia en un platon.

MANJAR-REAL DE ALMENDRA Y MIEL VIRGEN. Con tres libras de azúcar y una taza caldera de miel vírgen, se hace almíbar, que se clarifica, y añadiéndole media libra de almendras limpias martajadas, se deja hervir hasta que echando un poquito en agua fria se cuaje: se aparta entónces y se le mezclan seis bizcochos duros martajados y se vacia en el platon.

MANJAR-REAL DEL PERÚ. Se hace almíbar clarificado de medio punto con dos libras de azúcar, y fuera de la lumbre se le mezcla una libra de almendras y una pechuga de gallina molidas; se vuelve al fuego y se tiene allí hasta que tome el punto de cajeta.

MANOJITO ó RAMILLETE. Se llama así en la cocina á un paquetito de yerbas finas atadas juntamente, que se echa en las salsas y en los caldos para darles un alto gusto.

MANOJITO SURTIDO. Se compone de tomillo, peregil, ajo, cebollitas y laurel.

MANTECA. Aunque este nombre conviene á la gordura de todos los animales, y aun á la de la leche, ya dispuesta para preparar en la cocina todos los guisados, entre nosotros se conoce generalmente la última con el nombre de *mantequilla*, y como no se usa para disponer nuestras comidas sino de la del puerco, de ahí es que comunmente solo ésta es la que se designa con este nombre. Por el alto precio á que se vende la mantequilla es ésta poco usada entre nosotros, á pesar de ser mas sana y de mejor gusto que la manteca del puerco; pero el uso y la costumbre nos han reconciliado con la última de modo, que podemos sustituirla en todos los casos en que se habla en este Diccionario de mantequilla, aunque siempre que se pueda será mejor usar de ésta para dejar las preparaciones de mas gusto y mayor delicadeza. No sucede así con el aceite, que es preciso usarlo en las composiciones que lo piden, porque no siempre lo reemplaza bien la manteca. Para sacarse ésta, se frien todas las partes gordas del puerco con sal y una poca de agua sin quitar los pellejos, que despues de fritos se escurren y llaman *chicharrones*. Dejándose enfriar la grasa que soltaron, al freirse con las otras carnes del puerco que se echaron en la fritura, se purifica, y se guarda para el uso, ó se pone de venta en el comercio.

MANTECA AL ESTILO PARISIENSE (Método para hacerla). Se escoge el sain mas blanco y debe preferirse el mas grueso; se le quitan los pellejos, se golpea bien con un palo, se echa en una marmita ó cacerola con un poco de agua y se deja ir á fuego suave y que hierva mucho tiempo, para que la manteca quede bien cocida y se pueda conservar; asegurándose de que esté bien cocida, porque se rompen con facilidad los cordones, se deja enfriar, y cuando solo esté tibia, se pasa al través de un tamiz, poniéndose en un lugar fresco si se quiere guardar.

MANTECA PARA ZÓCALOS. Se quitan los pellejos á tres libras de sebo de riñones de carnero muy blancos, se pica esta grasa muy menuda, y se pone á derretir como el sain del artículo anterior; cuando esté derretida y casi cocida, se le añaden seis libras de manteca, que se dejan derretir juntamente, y se pasa la mezcla por un lienzo nuevo sobre un lebrillo y se hace enfriar azotándola con una escobilla de mimbres, lo mismo que se azotan ó baten las claras de huevo; cuando haya tomado un poco de cuerpo, se deja la escobilla y se bate con dos espátulas, añadiéndole un poco de azul de Prusia pulverizado y el zumo de dos limones.

Se hace uso de esta manteca para modelar un zócalo, á fin de que sirva debajo de una galantina, de un jamon, &c. Para hacerse de otros colores, se pueden emplear el verde de espinacas, el carmin ó la grana, el azafran, &c.

MANTECADOS ó ENMANTECADOS. Se da este nombre á los sorbetes ó helados, cuando se hacen mas suaves, unctuosos ó mantecosos al paladar, lo que no consiste en la composicion ó preparacion que se mete en la nieve para helarse, sino únicamente en las garrafas ó garrafones, que deben ser de estaño en lugar de los comunes de hoja de lata, aunque por lo comun no se da el nombre de mantecados sino á las preparaciones en que entra la crema (véase el modo de hacer los HELADOS, pág. 396).

MANTEQUERA. Se llama así una vasija formada de duelas mas anchas por abajo que por arriba, en la que se bate la nata para hacer la mantequilla. Las hay tambien de barro cocido, y unas y otras se tapan con una hortera de madera atravesada por un agujero, en el que se coloca el mango del molinete (véase **MOLINETE**).

MANTEQUILLA. Sustancia grasa y unctuosa que se separa de la leche batiéndola. Propiamente no es otra cosa que la nata de la leche, que á fuerza de agitarla y batirla se despoja de su serosidad y toma mayor consistencia. La leche da mas ó ménos mantequilla, á proporcion de las partes aceitosas y grasas que contiene, siendo necesarias diez libras de leche, poco mas ó ménos, para sacar dos y media ó tres libras de mantequilla. Esta operacion demanda mucha limpieza y exactitud, y así es como se practica en el campo.

Se toma una cantidad de nata, que se ha conservado en botes y que ha subido á la superficie de la leche, enfriada y algo reposada; se echa en una mantequera bien lavada (véase **MANTEQUERA** en el artículo anterior) y se bate con el molinete hasta que se espese. La mantequilla algunas veces tarda mucho tiempo para tomar en la mantequera toda su consistencia; pero se le puede dar prontamente, mezclándose con ella leche de vaca acabada de ordeñar y todavía caliente.

Hay circunstancias en que el mucho frio ó el calor excesivo son las solas causas que impiden á la nata espesarse, siendo preciso en el primer caso acercar un poco la mantequera al fuego mientras dura la operacion, para calentar y animar con un calor suave las partículas aceitosas. En el segundo caso, se tiene cerca un lebrillo de agua clara y fria y en ella se moja de tiempo en tiempo el molinete con que se bate la mantequilla, para refrescar y ligar las partes de la nata que el grande calor ha dividido y separado. Pero cuando la dificultad de espesarse proviene de la mala calidad de la leche, que tiene pocas partículas mantecosas y mucha serosidad, entónces no hay mas que la paciencia y la leche ordeñada en el acto y todavía caliente, que puedan unir y ligar las pocas partículas de nata que contiene, y en tal caso, es mejor deshacerse de la vaca que la produce. Formada la mantequilla, queda una especie de serosidad ó de suero, que en algunas partes le llaman *colas*.

Hecha la mantequilla como se ha explicado y despues de bien lavada, es necesario envolverla en un lienzo limpio y llevarla á un lugar fresco de la lechería. Se separa la que se quiere comer ó vender fresca, y se sala ó se derrite sobre la marcha la que se quiere conservar, sin aguardar á que se haya enfriado ó endurecido; siendo así como se hacen las mantequillas tan exquisitas de Bretaña, de Normandía y de Flandes que tanto se aprecian en Paris y en todas partes.

Se puede hacer mantequilla, no solo con la leche de vaca, sino con la de oveja y la de cabra, y aun con la de yegua y de burra; pero la de vaca es la que produce mas. La mantequilla del mes de Mayo es la mas estimada y la mejor, teniendo el segundo lugar la que se hace en el estío, á la que es mas inferior la del principio del otoño. Pero no es solamente la estacion á lo que debe atenderse para juzgar de la bondad de la mantequilla, sino que es necesario tambien tener en cuenta su olor, color y gusto. El olor y sabor deben ser en ella suaves y agradables y su color naturalmente amarillo; pero amarillo muy claro, debiéndose escoger además lo mas reciente que se pueda, porque así es mas gustosa y saludable.

En los meses de Mayo y de Septiembre es cuando se sala y disuelve la mantequilla para hacerse la provision de ella, y como en esas dos épocas baja su precio, es necesario guardarla para venderse en invierno ó en la cuaresma, estando mas cara desde el mes de Noviembre hasta el de Marzo.

MANTEQUILLA SALADA. Para salar la mantequilla, se toma de una vez cierta cantidad, por ejemplo, dos libras, y se extiende con el palote de amasar sobre una mesa muy igual y limpia; despues de haberla polvoreado con sal martajada en el mortero de palo, se dobla en tres ó cuatro dobleces, se amasa en seguida, se vuelve á extender, se sala y se amasa por segunda vez, y cuando está bien salada al gusto, se pone en un bote de piedra arenisca entre dos capas de sal, ó bien salmuera que se tiene cuidado de renovar de tiempo en tiempo. Se cubre la capa de sal ó la salmuera con hojas dobles de papel, y se coloca el bote en un lugar fresco. Se pone por lo comun una libra de sal gruesa para doce libras de mantequilla; pero es mejor poner mas que ménos, porque así se conserva la mantequilla mas largo tiempo, y no se engrasa cuando se trasporta lejos.

MANTEQUILLA DISUELTA. Es necesario escoger la mantequilla fresca y de buen gusto, tanto para disolverla como para salarla. Se pone en una caldera ó en un cazo sobre un fuego claro y moderado y cuando comience á echar borbotones, es necesario menearla con la espumadera para que no se suba, y haciéndola hervir hasta que esté cocida; se aparta en seguida de la lumbre y se deja reposar un momento; se espuma y se echa, sin revolver el fondo ó los asientos, en botes areniscos bien lavados, aguardándose para taparlos á que se haya enfriado la mantequilla. La que resta en el fondo de la caldera ó cazo, se guarda aparte para emplearse en los guisados comunes.

La mantequilla así disuelta, se conserva bien dos años enteros, aunque no se le eche sal, y sirve para la frituras, para los intermedios y para la pastelería. Hay lugares en que siendo muy caro el aceite, se usa de esta mantequilla para las ensaladas.

Para que esta mantequilla sea de buena calidad, debe tener las propiedades ó condiciones siguientes: Primera. Ha de ser suave y agradable al gusto; su olor, el propio de la mantequilla fresca, que se conoce fácilmente por poco que se huela; y su color, amarillo, mas ó ménos pálido. Segunda. Debe ser mas ligera que el agua. Tercera. Debe disolverse ó derretirse á 36 grados del termómetro centígrado. Debe formar una masa homogénea, que se puede emplear mucho tiempo en los diferentes usos de la mantequilla fresca, cuando se ha enfriado súbitamente, despues de haberla derretido en baño de María á la temperatura de 66° cent. Esta congelacion repentina ó brusca, puede obtenerse metiendo la vasija en que se hizo derretir ó disolver, en una mezcla de nieve y sal, ó bien colocándola en un lugar muy frio.

La buena mantequilla no debe contener ni suero, ni queso, porque la que tenga cualquiera de estos elementos de la leche, y con mas razon la que reune los dos á la vez, se agria ó arrancia con facilidad, y el olor y sabor desagradables que presenta en este caso, dan á conocer desde luego esta alteracion. Cuando comienza á sufrirla, se puede contener lavando la mantequilla en agua fresca, que se renueva á medida que aquella se amasa, haciéndose de este modo que pierda su gusto rancio y su mal olor.

MANTEQUILLA DE ANCHOAS. Se lavan bien cinco ó seis anchoas, se les quita la carne, se maja bien ésta, se pasa, sin mojarse ni echarle ningun líquido, al traves de un tamiz de cerda, ó cedazo, y se amasa ó amalgama con otro tanto de mantequilla; se emplea entónces en los guisados que requieren mantequilla de anchoas.

MANTEQUILLA DE MONTPELLER. Se majan en un mortero hasta formar una pasta, doce anchoas, otros tantos pepinillos, dos cucharadas de salsa reforzada (véase SALSA REFORZADA), dos puños de alcaparras, veinte y cuatro yemas de huevos duros, sal y pimienta; se añaden seis yemas crudas, y se continúa majando la masa, echándole un poco de vinagre y dos cuartillos de buen aceite, que no se mezclan de un golpe, sino poco á poco y sin dejarse de majar, hasta que todo tome la consistencia de mantequilla; se pasa entónces esta composicion por la estameña y se le aviva el color con un poco de verde de espinacas (véase VERDE DE ESPINACAS, pág. 322). Se usa de esta mantequilla principalmente para las entradas frias.

MANTEQUILLA DE AJO. Se majan unas cabezas de ajo, y cuando están bien machacadas, se van humedeciendo poco á poco con aceite de olivas, y no se dejan de majar hasta que se haya obtenido una masa consistente. Esta mantequilla que sirve para los guisados provenzales, se llama tambien *ayoli*.

MANTEQUILLA DE AVELLANAS. Se hace como la de ajo del artículo anterior, poniéndose avellanas en vez de ajo, y añadiéndose peregil, *estragon* ó taragontia y cebollitas, picado todo muy menudo.

MANTEQUILLA DE NUECES CHICAS. Lo mismo que la del artículo anterior, poniéndose nueces chicas, limpias, en lugar de las avellanas.

MANTEQUILLA DE CABRAJO. Se maja tanto como un huevo de mantequilla fina y los huevos que se encuentran en la parte interior y bajo la cola de un cabrajo; se pasa al traves de un tamiz de seda y se vuelve á amasar sobre un plato la mantequilla, que se pondrá de un rojo hermoso, y se emplea en lo que se haya de menester.

MANTEQUILLA DE CANGREJOS. Se ponen á cocer los cangrejos y separada carne de las costras, se muelen éstas hasta quedar reducidas á polvo muy fino; despues de haberlos secado, se pone libra y media de mantequilla para cien cangrejos, y se maja todo; se deja cocer á fuego manso y se pasa por la estameña sobre un vaso lleno de agua muy fria. Por este medio la mantequilla de cangrejos se fijará en la superficie del agua, y se podrá formar con ella un trozo compacto, que se guardará para el uso.

MANTEQUILLA NEGRA. Se echa en una cacerola medio vaso de vinagre con sal y pimienta, y se le deja dar algunos hervores; se pone al mismo tiempo en otra cacerola media libra de mantequilla, que se deja quemar hasta que esté casi negra, se hace entónces que repose y se echa en la otra sobre el vinagre: se mantiene caliente y se hace uso de ella para los guisados que la pidan.

MANTEQUILLA BATIDA CON ALMÍBAR. Se escoge la mantequilla fresca y dura y limpiándola de todas las materias extrañas que pueda contener, se echa en un cazo con almíbar de punto alto y frio; se baten juntamente ámbas cosas con la mano, echándose el almíbar poco á poco y no de un golpe, y en la cantidad que fuese necesaria para que la mantequilla quede agradablemente dulce; en este caso se sigue batiendo ya no con la mano sino con la cuchara hasta que se endurezca bien; se vacia entónces sobre una servilleta mojada, que se tendrá prevenida en una mesa, se irán poniendo con cuchara bolitas de la mantequilla compuesta, que se aplanarán un poco y redondearán con la misma cuchara. Se pueden tambien sacar con la jeringa de pastas, haciéndose letras ó roscas al sacar la mantequilla, que se dejará en la misma mesa al fresco, sacándose en la noche al sereno, mojándose con frecuencia la servilleta; pero de modo que no caiga agua sobre la mantequilla, pues que no se podria quitar sin descomponerla. Para colocarse en el platon en que se han de servir estas mantequillas, se levantan de la servilleta mojada con un cuchillo y se irán colocando en camas, que se adornan con canela en polvo y grajea. Son buenas para acompañar al chocolate; pero se sueltan con facilidad y duran poco tiempo, si no se tienen en parage fresco.

MANTEQUILLA COMPUESTA CON AZÚCAR. Se hace lo mismo que la del artículo anterior, poniéndose azúcar cernida en lugar del almíbar.

MANTEQUILLA HILADA. Dispuesta como las de los artículos anteriores, y acabada de batir, se pone en un lienzo con un agujerito pequeño, ó en la geringa, y exprimiéndose aquel ó apretándose ésta, saldrá el hilo de mantequilla, que se irá poniendo sobre la servilleta mojada, concluyéndose la operacion lo mismo que en los artículos precedentes.

MANZANA. Fruto del manzano, redondo, de pepita, que se madura en el estío y en el otoño. Se come cruda y se hace con ella la sidra. Hay por lo comun en las manzanas quince fibras gruesas, de las que diez están distribuidas en toda la extension de la pulpa y se agrupan y reunen hácia el ombligo, el ojo ó el corazon de la manzana, y las otras cinco pasan en líneas rectas del cabillo ó rabo hasta el corazon, donde se reunen y confunden con las diez primeras, estando todas destinadas á nutrir las pepitas ó granos. Hablando con propiedad, no hay mas que una sola especie de manzanas, pues las variedades que constituyen las distintas especies, son solo accidentales, tales como el grueso, el color, la figura, el gusto y el tiempo de su madurez, y no bastan para establecer distintas especies. Lo mismo se puede decir de otras frutas, como las peras, los albaricoques, los albérchigos, &c.

Las propiedades de las manzanas varian segun la diferencia de su gusto; las que son ácidas, agrias ó ásperas, son astringentes, y por consiguiente extriñen el vientre. Las dulces son de naturaleza mas caliente y laxante y las azucaradas ó vinosas tienen el medio entre las agrias y las dulces y son agradables al estómago. Las manzanas de que se hace mas caso son las que se pueden guardar durante el invierno, porque llegan en este tiempo á su justa madurez y son por lo mismo mas sanas; pero conociéndose entre nosotros con el nombre de perones, se trata de ellas en sus artículos peculiares (véase PERON), debiéndose advertir, que las preparaciones que se explican en ellos para los perones, son adaptables á las manzanas todas, principalmente para las que tienen mas analogía con ellos como son las llamadas *chatas* y las *agri-dulces*. Por lo demás todas las manzanas son ventosas y se digieren con alguna dificultad; pero pierden mucho de estas malas cualidades cociéndose, y siendo siempre ménos ventosos y mas sanos los perones. Con respecto á las otras manzanas, véanse los artículos

ANTE DE MANZANA, pág. 35.

CAJETAS DE MERMELADA DE MANZANA, pág. 118.

CAJETAS DE MANZANA Y PERA, página 122.

CARLOTA DE MANZANAS, pág. 144.

COMPOTA DE MANZANAS, pág. 199.

CONSERVA DE MANZANAS, pág. 216.

ENSALADA DE MANZANAS AGRIAS, página 307.

JARABE DE MANZANAS, pág. 446.

MANZANAS EN LECHE. Se descorazonan y pelan las manzanas, y se echan en agua de cal hasta que crien costra; se lavan y clavetean con canela y clavo, y se hierven en miel de medio punto bien clarificada, hasta que tome punto; se echan en un platon bien escurridas, y en la miel en que se cocieron se echa la leche, recocida con almendra martajada, pocas yemas de huevo, y canela en polvo; se hace una pasta con todo esto, y se vacia sobre las manzanas.

MANZANAS FINGIDAS. Se baten veinte yemas como para huevos reales, y estándolo bien, se añade una cucharada de almidon cernido y se vuelven á batir; se echan dos cucharadas de esto en cada molde, untado con manteca, y se meten al horno, caliente y templado como para marquesote. Así que estén bien cocidas, se sacan y se les figura la coronilla metiéndoles un clavo de especia; advirtiéndose, que si han de servirse en seco, se añade azúcar en polvo á las yemas cuando se están batiendo; pero si no, se procede como se ha dicho, despues de haberlas sacado cocidas del horno, se echan en almíbar de medio punto para que hiervan con vino blanco ó agua de azahar.

MARASQUINO DE ZARA. Se ponen en infusion en tres jarras y media de aguardiente refino, dos arrobas y cuarta de cerezas agrias, bien maduras, en una vasija tapada herméticamente, y se dejan allí dos ó tres dias, procediéndose en seguida á la destilacion en baño de María, para sacar de cuarenta á cuarenta y cinco cuartillos de licor espirituoso, segun la fuerza del aguardiente que se haya empleado.

Se destilan en seguida cinco libras de hojas de cerezo, que se habrán tenido en suficiente cantidad de agua, para sacar despues de la destilacion de cuarenta y cinco á cincuenta cuartillos; en esta agua destilada se disuelven diez y ocho libras de azúcar refinada y machacada, y se mezcla con el licor espirituoso sacado de las cerezas, con una jarra de kirchwasser, seis onzas de espíritu de rosa, otro tanto de espíritu de azahar y onza y media de espíritu de jazmin.

Este licor debe tener un sabor y un perfume de los mas agradables, y es necesario advertir que el espíritu de jazmin que debe emplearse, debe ser hecho con aceite reciente, porque cuando se ha guardado mucho tiempo, suele estar rancio, y en ese caso comunica al licor un gusto muy acre y desagradable.

Algunos destiladores, principalmente en los lugares donde no hay cerezas, como en nuestros paises, hacen el marasquino con solo kirchwasser que ponen en lugar del aguardiente con cerezas; pero no es tan suave y tiene mas bien el gusto de créma de kirchwasser perfumada, que el de marasquino. Sale acaso mas agradable si en lugar de las cerezas se ponen capulines agrios bien maduros, guardándose las mismas proporciones.

Se puede tambien perfumar el marasquino con flor de durazno, poniéndose una libra de ésta para las cantidades de ingredientes dichas ántes, y destilándose con aguardiente; se suprimen en tal caso los espíritus de rosa y de azahar y se echa solo el de jazmin; pero este marasquino es ménos agradable que el primero.

MARASQUINO ROSA. Este licor, que es de los mas agradables, es de la invencion de *Madama Adanson*, y se hace, poniendo en infusion por un mes treinta huesos de guindas garrafales negras, á los que se habrá quitado la pulpa; pero sin lavarlos, en cuatro cuartillos de espíritu de vino. Pasado el tiempo de la infusion, se filtra el licor por papel de estraza, endulzándolo con almíbar clarificado, hecho con dos libras y media de la mejor azúcar; se le añaden cuatro cuartillos de agua y dos de rom, se agita bien la mezcla y cuando ésta se haya hecho perfectamente, se embotella.

MARICA (véase URRACA).

MARINADA. Especie de preparacion que se da á las viandas dejándolas remojar algun tiempo en una salsa, caldillo ó adobo de vinagre con sal, pimienta, clavo y demás especias, limon, naranja, cebollas, romero y salvia, para hacer reelevante su sabor y volvérlas así mas agradables al gusto. Hay muchas cosas que se ponen á mariuar para disponer con ellas algunos platos ó para adornar otros con ellas. La marinada de vaca sirve para guarnecer los pechos de vaca rellenos, ó las lonjas de vaca asadas; así como los pollos en fricasé se guarnecen ó adornan con pollos marinados.

MARINADA COCIDA. Se pone un trozo de mantequilla en una cacerola sobre el fuego, con tres zanahorias y cuatro cebollas rebanadas, dos hojas de laurel, un poco de tomillo y dos clavos de especia; se rinden las raices y se añaden entónces unas ramitas de peregil y algunas cebollitas cabezonas, que tambien se medio frien ó maceran; en seguida se echan de harina dos cucharadas de las de café y se revuelven con la mantequilla, agregándose despues un vaso de vinagre y dos de caldo con la sal y pimienta correspondientes; se deja hervir todo á fuego manso cosa de una hora, y al cabo de ese tiempo se pasa la marinada por tamiz, para servirse de ella segun se haya menester.

MARINESCA. Manera de disponer el pescado, sancochado con harina y cocido con un poco de agua, vino, sal, pimienta y harina frita. Para esto se corta el pescado en raciones, bien sea barbo, carpa ó anguila, &c. y se ponen con ocho ó diez cangrejos sin aperdigar y habiéndoles quitado las patas; se añaden cebollitas cabezonas aperdigadas y medio cocidas y hongos cortados en forma de dados pequeños; se hace un caldillo ligero con harina frita en mantequilla que se humedece con caldo; se pone encima el pescado, del que deberán haberse tenido alineadas las raciones en una cacerola, con cebollitas, hongos y ramitos de yerbas finas; se añaden vino tinto, sal, pimienta y un trozo de mantequilla; se hace cocer á fuego fuerte y se sirve despues de haberle echado los asientos fritos de la cacerola.

En los artículos respectivos á las viandas que se guisan de este modo, se explican las diferencias y variaciones que exigen algunas de ellas.

MARION ó MARON (véase ESTURION).

MARQUESOTE. Con este nombre suelen tambien llamarse los mamones (véase MAMONES, pág. 495 y siguientes) y los panales de azúcar (véase PANAL).

MARRANO (véase CERDO, pág. 169 y siguientes).

MARTINA. Especie de anguila de mar (véase ANGUILA, pág. 27).

MASA. Se llama así la harina de diferentes granos, mojada y amasada con agua ú otros licores, y compuesta con diferentes sustancias, para con ella formar los bizcochos, pasteles, empanadas, y en una palabra, toda clase de pan; pero aquí solo se trata de las distintas preparaciones con que se disponen los pasteles y otras piezas, que suelen tambien llamarse *masas*, y son indispensables en las buenas mesas, siendo en ellas de un uso inmemorial. A mas de las masas explicadas en los artículos siguientes, pueden verse otras con el método para formar los pasteles en esta voz (véase PASTEL).

Para las masas de bizcocho y de mamon véanse estas voces en las páginas 75, 495 y en las siguientes á éstas.

Con respecto á las de empanada, véase esta voz en la pág. 291 y siguientes.

MASA DE BUÑUELO PARA CUBRIR FRUTAS, &c. (Véase BUÑUELOS, pág. 100 y siguientes, principalmente la 106).

MASA PARA CUBILETES. Se baten yemas de huevo en una ollita, y se echa polvo de harina solo para que tome algun cuerpo, y una poca de sal. Estando esto mas batido, se echará en los moldes, y éstos se ponen en una olla con manteca bien caliente que los cubra. Cuando estén bien fritos, se sacan de los moldes y se untan con plumas de almíbar subido de punto.

MASA (Otra) PARA CUBILETES. Se baten mucho quince yemas de huevo, como para mamon; se les agregan dos onzas de azúcar en polvo, y otras tantas de manteca derretida, poco ménos de un pozuelo de vino blanco, la sal necesaria y lo que se toma con tres dedos de tequesquite molido; se le agrega la harina que pueda absorver hasta formar una masa, que se apuña bien, y con el palote se forman hojas delgadas, con las que cortando círculos, se forman los cubiletes.

MASA PARA ESCALDADOS. Formada la masa como la de los artículos anteriores, se hacen unas figurillas redondas, cuadradas ó como mejor parezca; se echan en agua hirviendo con sal, y con una espumadera se mueve el fondo para que suban y no se peguen, procurando que anden separadas para que no se destruyan unas con otras. Cuando ya se suban por sí solas, se sacan con la espumadera y se echan en agua muy fria, y así que hayan refrescado se ponen sobre un tamiz ó cedazo á escurrir: se colocan en una hoja de lata ó en un papel untado con manteca, puestos sobre ella separados unos de otros, y se meterán á un horno que no esté muy caliente, cuidando de cerrarle la boca, y á los veinte minutos estarán ya cocidos.

MASA (Otra) PARA ESCALDADOS. En dos libras de harina se hace un hoyo, en el que se echa media onza de sal, disuelta en una poquita de agua, media libra de mantequilla y diez huevos (claras y yemas); si la masa no fuese muy blanda, se le añaden huevos. Se reune la harina con lo demás y se amasa con los puños; se vuelve á recoger y á amasar cuatro veces diferentes, y poniéndola sobre una plancha ó cazuela espolvoreada con harina, se deja así por doce horas y luego se labran los escaldados.

MASA PARA FRANGIPANES. Se echan en una cazuela dos ó tres huevos con la harina que puedan absorver, y así que está bien desleida, se acaba de humedecer con leche; se deja cocer un cuarto de hora, meneándola continuamente, y se le añade un poco de sal, azúcar, azahar garapiñado y pasta de almendra molida.

MASA DE ARMAR. Sobre una mesa

bien lisa y limpia, se ponen en un monton ó apiladas dos libras de harina; se hace un hueco en el medio y se echa allí media onza de sal, tres cuartas de mantequilla ó manteca, seis yemas de huevo y un vaso de agua; se mezclan desde luego las yemas con la mantequilla ó manteca, el agua con la sal, y se incorpora todo poco á poco con la harina; en seguida se amasa con los puños, añadiéndole un poco de agua, y cuidando de no estrujar la masa sino dos veces si está un poco consistente, porque de lo contrario se quebraria al armarla.

Si se prepara para hacer tortas, se hace un poco mas suave ó blanda.

MASA PARA HOJALDRES. (Véase HOJALDRES, pág. 408).

MASA REAL. Se echan en una cazuela ó sarten dos vasos de agua, cuatro onzas de mantequilla fresca, otro tanto de azúcar, la cáscara de un limon picada menudamente y la sal que pueda tomarse con tres dedos. Se pone al fuego, y cuando comience á hervir, se retira la sarten á la orilla de la hornilla; se sacan las cáscaras de limon, se le va echando harina poco á poco, cuanta pueda absorver el agua, meneándola continuamente y sin cesar; se pone al fuego por cinco minutos, y se retira cuando esté de punto, lo que se conocerá cuando la masa despegue de la sarten; entónces se vacia en un trasto frio de barro, añadiéndole uno ó dos huevos hasta que la masa se pegue entre los dedos.

MASA DE CREMA. Esta masa en todo se forma como la anterior, con la diferencia, de que en lugar de agua se le echan natillas.

MASA PLEGADA PARA HOJALDRES. Puestas dos libras de harina sobre una mesa, se forma un hoyo en el centro, y se le echa libra y media de mantequilla ó manteca, media onza de sal, cuatro huevos y dos vasos de agua; se va mezclando todo poco á poco con la harina y se recoge sin amasarla; se deja reposar, y despues se forman las hojaldres (véase HOJALDRE).

MASA PARA TIMBALES. Se pone sobre la mesa una libra de harina, y se le hace un hoyo en el medio, donde se echará una poca de agua y cuatro cucharadas de aceite de comer, una cuarta de mantequilla ó manteca, dos yemas de huevo y sal; se amasa todo juntamente, y se le añade harina para que la masa quede muy consistente.

MASA DE PAN PARA PASTELES. Esta masa se forma moliendo tuétano de vaca, pan y manteca; despues de bien remolida, se amasa, agregándole dos ó tres huevos, la sal competente y algunas pasas deshuesadas; se vuelve á remoler todo bien y se forma el pastel como se dice en su lugar (véase PASTEL).

MASA DE MAIZ CACAHUATZENTLI PARA PASTELES. A una libra de harina de maiz se echan seis yemas de huevo, media libra de manteca, azúcar y sal al gusto, y se forman como se dice en su lugar.

MASA COMUN PARA PASTELES. Para una libra de harina se revuelven tres huevos, la sal competente y una poca de agua tibia que solo se echa para hacer la masa mas ó ménos suave, para poder labrar las hojas.

MASA. DE POLENTA. Echada la cantidad de harina de maiz en una cacerola, se le echá la leche necesaria á que quede tan líquida como atole y muy delgada; se pone al fuego y se está meneando continuamente con un palo, hasta que se cuece, lo que se conoce cuando ya no se percibe el olor del maiz crudo, y entónces se continúa moviendo hasta que forma una bola de masa maciza, de la que se hacen bollos, que se cortan con una hebra delgada formando de ella telas.

MASA PARA PASTELON. Poco ménos de libra y media de harina, una cuarta de libra poco ménos de mantequilla, media libra de almendras peladas y bien molidas, dos pechugas de gallina muy remolidas, unas cuantas gotas de aceite de comer y una poca de agua tibia de tequesquite asentado; todo se amasa bien agregándole líquido si estuviere muy dura, y se forma de esta masa el pastelon.

MASA DE PERA BERGAMOTA PARA PASTEL. Se mondan bien peras bergamotas, se remuelen con bizcocho; se baten huevos como para freir, se revuelve bien en ellos la masa de la pera, y se alternan capas de ella y del relleno en una cazuela untada de manteca.

MASA TIERNA PARA PASTELON. Se humedece la harina con manteca, mantequilla ó aceite frio, se deshace la sal competente en muy poquita agua, se amasa bien y de ella se forman los pasteles.

MASA (Otra) PARA PASTEL. Para una libra de harina seis yemas crudas de huevo, media taza caldera de agua caliente deshecha en ella la sal competente, media libra de manteca derretida, un trozo del tamaño de un huevo de levadura deshecho en una poquita de agua caliente, y polvo de azúcar tamizado, cuanto se necesite para que endulce la masa si se quiere que lo esté; si no, no lleva azúcar.

MASA PARA PASTEL HOJALDRADO. Se humedecerá la harina con agua calien te, se le echará un poco de zumo de naranja agria, dos claras de huevo crudas y una poquita de manteca ó gotas de aceite de comer; se amasará bien para que la masa quede muy suave, se extenderá con el palote en hojas muy delgadas, se pondrán una sobre otra, untadas de manteca para que no se peguen, poniendo ocho ó diez hojas ó las que se quieran; se enrollarán despues, y al dia siguiente extendidas, se cortarán unidas como están para formar el pastel.

MASA REAL PARA PASTEL. Con una libra de harina se revuelven dos yemas de huevo crudas, una poca de manteca ó mantequilla, sal suficiente, la cáscara rallada de dos ó tres limones, polvo de azúcar y canela al gusto, y vino generoso cuanto sea necesario para que la masa quede blanda; se amasa muy bien y extendida con el palote en hojas, se forma el pastel.

MASA DE MAIZ PARA PASTELES. Dispuesto el maiz como para tortillas, se lavará muy bien, se despuntará, se pondrá á secar, se desquebrajará seco y se echará en una poca de agua de sal; se le agregará suficiente azúcar, clavo y canela, unas cuantas yemas de huevo duro y una poquita de manteca; se molerá todo muy bien hasta hacer una masa, y se formarán las hojas con el mismo metlapil bajándolas al modo que se forman las tortillitas de metate. Con estas hojas untadas de manteca, se forma el pastel.

MASA DE MAIZ Y HARINA DE TRIGO. Formada la masa como la anterior, se mezcla con otro tanto igual de harina flor, y con un palote, despues de bien amasada, se forman las hojas.

MASA DE MAIZ PARA PASTEL. Cocido el maiz como para tortillas, lavado y despuntado, se seca al sol; se muele en un mortero hasta hacerlo polvo, y se tamiza; se le mezclan huevos crudos, azúcar, unos poquitos de todas especias; se muele todo formando una masa como para tortillas, y como en las anteriores, se forman con el mismo metlapil las hojas bajándolas por el metate, y con ellas se forma el pastel.

MASA (Otra) DE MAIZ PARA PASTEL.

Lavado y despuntado el nixtamal, se muele con porcion de pan blanco; se le agrega clavo, canela y azafran, azúcar, algunas yemas de huevo crudas y una poquita de manteca, de modo que no quite la elasticidad á la masa, y con las telas bajadas del metate, como se ha dicho, se forman los pasteles.

MASA AGRIDULCE PARA PASTELES. Se amasa una libra de harina con dos onzas de mantequilla, sal competente, polvo de azúcar tamizado y el jugo de naranja agria suficiente para ablandar la masa, que amasada á puños, se extiende con el palote y se forma el pastel.

MASA DE ARROZ PARA PASTEL. Remojado el arroz diez ó doce horas en agua de sal, se pone á hervir, y ántes que se cueza, se separa, se exprime en una servilleta, se le mezclan algunos huevos, especias de todas, ménos cominos, y se amasa bien; se forman de ella hojas, y se hace pastel untando todas las hojas con manteca ó mantequilla, ó habiéndole echado esta grasa al hacer la masa.

MASA PARA EMPANADAS (véase EMPANADAS, pág. 291 y siguientes).

MASA Ó PASTA PARA FREIR. Se echan en una cacerola al fuego un poco de mantequilla y de sal fina con leche, y cuando ésta vaya á hervir se le añade la harina, que se deja secar á la lumbre, como en la MASA DE COLES (véase adelante). Se extiende en seguida con el palote lo mas delgada que se pueda, se corta en cuadritos pequeños, y se pone á freir en aceite, se baña con azúcar y se sirve como asado ó colacion.

MASA DE ARMAR SUPERIOR. Se ponen dos cuartillos (medida de sólidos) de harina sobre una mesa y se les hace un hueco en medio; se echan allí doce onzas de mantequilla, media onza de sal, seis yemas de huevo y un vaso de agua: se amasa la mantequilla con los huevos, la sal y el agua, y se le va mezclando poco á poco la harina, hasta que se haya reunido toda; se amasa la pasta de modo que se endurezca bien, y se le añade agua si estuviese muy seca. Basta bajarla ó majarla dos veces, porque si se amasa mas, habria el peligro de quemarla; principalmente en el estío, ó en los meses de mucho calor, y entónces no quedaria ligada y se romperia al armarse. Si se quiere hacer mucha cantidad, son necesarias tres libras de mantequilla, dos onzas de sal y diez yemas de huevo para seis libras de harina, teniéndose cuidado en todo caso de que la masa quede muy firme á fin de evitar todo inconveniente. Si se destina para tortas se hace mas blanda.

MASA PLEGADA. Se pone sobre la mesa un cuartillo de harina ó algo mas, y se le hace un agujero en medio; se echan allí cosa de una onza de sal fina, doce onzas de mantequilla, tres huevos (claras y yemas) y un vaso de agua; se deslie todo juntamente y se une la masa sin amasarla mucho ni aprisa, no debiendo quedar ni muy apretada, ni muy blanda; se deja reposar y se le dan tres vueltas y media, ó se pliega en tres dobleces y medio como para hojaldre; si está muy dura, se le echa una poca de agua; y si muy blanda, se le añade harina.

MASA FRANCESA PARA TIMBALES. Para toda clase de timbales se hace la masa, poniendo sobre una mesa un cuartillo de harina con su agujero ó hueco en el medio, donde se echan una poca de agua, doce onzas de mantequilla, dos yemas de huevo y un puño de sal; se amasa hasta que se endurezca, pero sin quedar muy firme, plegándose ó rizándose tres veces.

MASA DE LA DUQUESA. Se echan en una cacerola dos cuartillos de crema, y cuando comiencen á hervir, se añaden una cucharada de las comunes de azahar, dos onzas de azúcar, cuatro onzas de mantequilla y un poco de sal; se mezcla la harina como se dice adelante en el artículo MASA COCIDA PARA MARQUESOTE A LA FRANCESA. Se procede lo mismo; esto es, se van echando los huevos poco á poco, ó en pequeñas cantidades, amasando la pasta con una cuchara de madera, dejándola tan consistente como la de coles (véase adelante). Se le da la forma que se quiera, echando harina sobre el grueso de la masa y rodándola para hacer los panecillos de la duquesa; se pueden asentar sobre una plataforma con una cuchara; se meten á cocer al horno despues de la hojaldre y se bañan con azúcar.

MASA TRONADORA Ó CRUJIDORA. Si no se quiere hacer mas que una pequeña torta, bastan dos puños de almendras, que se calientan para pelarse y al pelarlas se van echando en agua fria; se enjugan en seguida y se majan en un mortero, rociándolas de vez en cuando con un poco de clara de huevo y de agua de azahar, batidas juntamente á fin de que las almendras no se aceiten, siendo importante molerlas bien, y aun se podrian pasar por tamiz, para que no quede la masa granujienta ni grumosa. Estando preparadas así las almendras, se echa esta masa en una sarten, secándola con azúcar en polvo, como se hace con la pasta comun, hasta que se ponga manejable, y se forma entónces con ella un bolillo para dejarla reposar por algun tiempo, sacándose despues un fondo ó tortilla que se mete á secar al horno en una tortera.

MASA TRONADORA Ó CRUJIDORA A LA ITALIANA. Se mezcla una libra de almendras peladas con dos onzas de azahar y la cáscara de un limon, moliéndose juntamente y rociándose de cuando en cuando con clara de huevo; se hace almíbar clarificado con libra y media de azúcar en polvo y se deja hervir hasta que tome el punto bajo de bolita (véase ALMÍBAR de este grado de cocimiento, pág. 26); se aparta entónces el cazo de la lumbre y se le echa la pasta de almendra, mezclándola bien, y se vuelve á poner el cazo al fuego; pero muy manso, teniéndose cuidado de menear la masa hasta que se despegue del cazo; se vacía entónces en un plato polvoreado con azúcar, y cuando se enfrie, se formarán con ella los bollos ó fondos, de que se hará la tortilla, ó gató, de la forma que se quiera, que en seguida se mete á cocer al horno.

MASA FROTADA Ó A LA GENOVESA. Se pone sobre la mesa un cuartillo de harina, y haciéndole un hueco en medio, se echan allí una poca de sal, ocho yemas y cuatro claras de huevo, con unos trozos de azúcar de las doce onzas que se han de emplear; se frotan y raspan las cáscaras de dos ó tres limones, se maja todo el azúcar con el bolillo y se reduce despues á polvo, que se mezcla con la masa, añadiéndose media libra de mantequilla; se amasa bien todo juntamente y se palmea ó frota con la palma de la mano dos ó tres veces; se vuelve á amasar, se junta y se deja reposar; se corta en forma de una faja, se rueda para que quede redonda y del grueso del dedo chiquito, y se divide en trozos de igual tamaño; se forman con ellos unas SS, ú otras figuras por este estilo, repulgándolas por un extremo y abriéndolas, ó dividiéndolas por el otro, y se colocan en las plataformas ó palas, untadas con mantequilla; se doran y se meten á cocer al horno, que debe estar mas caliente que para bizcochos, y se sirven como intermedios menudos.

MASA ALEMANA. Se aparta la cuarta parte de la harina que se ha de emplear para que sirva de levadura á las otras tres cuartas; se pone la harina en un lebrillo con una tercera parte de su peso de mantequilla y la sexta parte de azúcar, otro tanto de pasa de Corinto, ó moscatel, si no hubiese de la primera, y otro tanto de almendras, cortadas á lo largo en rajitas; se sala esta masa como la de bollos y se deslie con un poco de crema y de huevo; cuando esté suave, se le echa la levadura y se mezcla bien todo: se pone en un molde untado con mantequilla, se deja revenir ó fermentar por muchas horas, y se mete á cocer al horno como los bollos.

MASA A LA MAGDALENA. Se ponen en un lebrillo una libra de harina, otro tanto de azúcar, media libra de mantequilla, un poco de azahar y seis huevos; se deslie todo y se echa en un molde untado con mantequilla, metiéndose á cocer al horno, que debe estar suave de temple.

MASA A LA TURQUESA. Juntamente se majan una libra de almendras dulces mondadas, otro tanto de harina, media libra de mantequilla, doce onzas de azúcar y un poco de azafran, y al paso que se va majando todo, se van echando huevos hasta que la masa quede blanda y suave; se unta con mantequilla una pala ó plataforma, se coloca y extiende encima la masa y se mete á cocer á un horno suave.

MASA PARA BIZCOCHOS A LA FRANCESA. Se quiebran doce huevos, separándose las yemas de las claras, y se baten bien las primeras con una libra de azúcar en polvo y un poco de azahar; en seguida se baten las claras hasta que se endurezcan y levanten como nieve, y se mezclan entónces con las yemas, añadiéndose y revolviéndose con todo una libra de harina; se echa esta masa en moldes untados con mantequilla, ó en cajitas, ó se extiende con una cuchara en hojas de papel y se meten á cocer á un horno suave.

MASA COCIDA PARA MARQUESOTE A LA FRANCESA. Se echan en una cacerola un cuartillo de agua, dos onzas de mantequilla, una cáscara de limon y un poco de sal; se pone la cacerola sobre el fuego y cuando esté para hervir la mezcla, se pasa un cuartillo de harina por un tamiz de seda sobre la cacerola, echándose cuanta pueda embeber; cuando quede la masa muy espesa, se dejará cocer, meneándola sin interrupcion con una cuchara de palo; se pone despues á enfriar; luego se le quiebra un huevo adentro, que se mezclará con la masa, echándole mas hasta que se ponga suave; se unta entónces con mantequilla otra cacerola grande, que pueda contener toda la masa, de modo que solo suba hasta la cuarta parte de su altura, pues se llenará completamente cuando se haya cocido la masa, que para esto se mete al horno, mas caliente que para bizcochos. Es de advertir, que el marquesote debe estar un poco seco, y cuando esté cocido, se saca de la cacerola y se embarra por la parte interior con confituras desleidas ó conservilla.

MASA DE COLES. Para dos cuartillos de agua, se echan en una cacerola cuatro onzas corridas de mantequilla, una cáscara de limon, dos onzas de azúcar y un poco de sal; cuando el agua esté próxima á hervir, se le echa la harina y se hace la masa lo mismo que la del artículo anterior, dejándola con alguna mas consistencia, á fin de que se pueda manejar mejor; se le da la forma que se quiera, siendo frecuente darle la de una col ó la de sus hojas, de lo que tomó su nombre, y se cuece lo mismo que la de marquesote del artículo precedente, bañándola con azúcar ó echándole confituras por adentro.

MASA OFICINAL. Se mezcla un cuartillo de harina con media libra de azúcar en polvo, muy poca mantequilla y sal, un poco de azahar y dos huevos; se remoja todo juntamente de modo que la masa quede muy consistente, se junta y se bate con el bolillo ó palote. Esta masa se emplea en hacer las casitas, las rocas, &c. y se cuece en el horno, que debe estar suave, ó poco caliente.

MASA DE QUESO PARA RAMAJES, &c. Se echa en una cacerola un cuartillo de agua (mas ó ménos, segun la cantidad que se quiera hacer) con tres onzas de queso, otro tanto de mantequilla y un poco de sal y de pimienta gorda; se pasa todo sobre el fuego, y cuando hierva el agua, se aparta; se incorpora con esta agua harina pasada por tamiz, come se explica poco ántes en el artículo de MASA DE COLES, procediéndose hasta la conclusion lo mismo, con los huevos enteros; se colocan los ramajes, &c. en plataformas mojadas, se doran, se pone una rebanadita de queso á cada pieza, y se meten á cocer al horno, que debe estar suave.

MASA DE QUESO (Otra) PARA LO MISMO. Se hace una masa de coles (véase este artículo), y cuando se haya secado, se le echan huevos cuantos fueren necesarios, para que no queden las piezas muy blandas; se añade un puño de queso rallado, ó si fuere frescal, cortado en pedacitos cuadrados, mezclándose bien todo, y se colocan las piezas sobre una plataforma del grueso que se crea conveniente; se doran, y un cuarto de hora ántes de servirse, se meten á cocer al horno, que debe estar suave. Si se ha de figurar con la masa un breñal ó matorral, se adereza sobre una servilleta.

MASA PARA PASTEL, BIZCOCHOS Ó POSTRE DE DULCE. Se echan á dos libras de harina una libra de azúcar blanca bien molida, dos claras y siete yemas de huevo, una poca de agua y una taza caldera de mantequilla; se revuelve todo suavemente sin apretar la masa, y quedando bien incorporado, se forma el pastel ó se cortan los bizcochos, haciéndoles por encima unas rayas con el cuchillo como al pan de manteca, y se meterá á cocer al horno.

MASTUERZO. Aquí no se trata del mastuerzo mexicano, que tiene su artículo peculiar bajo el nombre de *capuchina* (véase CAPUCHINA, página 141), sino del mastuerzo europeo, del que hay dos especies principales; á saber: el hortense, y el de agua ó de la fuente. El primero no tiene otro uso como alimento, que acompañar y aumentar las ensaladas; y el segundo, se emplea como remedio antiescorbútico ó para purificar la sangre, y se hace uso de toda la planta; pero en estos casos se dispone segun previene el facultativo.

MATAJUDIO (véase MUJOL).

MAYONESA. Salsa así llamada del nombre de Mayoni que la dió á conocer en Francia. Como es sabrosa, delicada, y se usa en las mejores mesas, apenas habrá una casa donde no se tenga su método particular de hacerla; pero todos dan el mismo resultado, y si se ocupan los cuatro artículos siguientes de ella, es mas bien, porque la diferencia de palabras podrá contribuir á que todos la comprendan y la hagan bien hecha, que no porque tengan variaciones importantes de modo que le den dintinto gusto ó la vuelvan mas reelevante.

MAYONESA A LA BURNET. El modo mas comun de hacer esta salsa, consiste, en poner una yema de huevo cruda en una cazuelita ó pequeño lebrillo con un poco de sal y el zumo de un limon; se menea y revuelve continuamente con una cuchara de palo, mientras que se echa un chorrito de aceite; se añade un poco de vinagre al paso que se va espesando ó cuajando la salsa, y se le va echando en esta forma mas aceite hasta que se embeba un cuartillo, teniéndose cuidado de echarle la sal suficiente. Se sirve blanca ó verde; en el primer caso se deja como queda naturalmente despues de hecho lo que se acaba de decir; y en el segundo se le añade verde de espinacas (véase VERDE DE ESPINACAS, pág. 322). Se hace uso de esta salsa en las entradas frias de pescado, ó para las ensaladas de legumbres, cocidas en agua con sal. Se puede tambien hacerla cuajar ó congelar con nieve ó con sesos de vaca en lugar de la yema cruda.

MAYONESA A LA BAUVILLIERS Y PERIGORD. Dos yemas de huevo crudas y una cocida, una cucharada de vinagre, sal y pimienta: se echa encima de estos ingredientes buen aceite de olivas, meneándose y volteándose sin cesar, y añadiéndose mas aceite mientras mas espesa se quiera. Debe estarse volteando veinte minutos.

MAYONESA BLANCA A LA L.—E. A. Se echan en un pequeño lebrillo una yema de huevo, pimienta, sal y algunas gotas de vinagre; se menea, revuelve y mezcla bien todo, añadiéndose gota á gota y sin dejar de menearse, una cucharada de aceite. Estando la salsa cuajada y en cantidad suficiente, se le añade vinagre, echándolo con suavidad y sin dejarse de voltear la salsa. Esta es muy delicada; pero es necesario tener paciencia, porque necesita un cuarto de hora ó mas para que esté bien hecha y bien volteada. Sirve para cubrir toda especie de aves frias, y se puede volverla verde, añadiéndole peregil ó taragontia al tiempo de poner los huevos. Si se hace colocando el lebrillo ó cazuela sobre nieve majada, toma una consistencia mas conveniente.

MAYONESA CON LECHUGA PICADA. Se pica una poca de lechuga como para ensalada y se pone á escurrir; se baten doce yemas de huevo y al batirlas se les va incorporando medio cuartillo de aceite de olivas de color dorado y no verde, y de cuando en cuando se rocian con un poco de vinagre, siguiéndose batiendo hasta que se cuajen como para huevos reales; se sazona entónces la salsa con la sal correspondiente, y se dispone en los platos en esta forma; se pone en un platon una cama de mayonesa, otra de lechuga picada y encima se colocan las aves ó pescados ya dispuestos. Si fuesen blancos los pescados, les basta dar un hervor en agua, y sacándolos sin que se rompan, se enjugan bien con una servilleta y se colocan sobre la cama de lechuga picada; se cubren con mayonesa, y se ponen en este órden las camas que se quieran, siendo siempre la última de huevo.

MAYORANA (véase MEJORANA).

MAYORDOMO (Salsa del). Los franceses la llaman *á la Maitre d' hotel*, y se hace de dos modos, esto es, ligada ó fria.

MAYORDOMO (Salsa del) LIGADA. Se echa en una cacerola un vaso de agua con una cucharada de harina, media libra de mantequilla, peregil y cebollitas picadas, sal y pimienta gorda; se pone todo á calentar, meneándose incesantemente y añadiéndose el zumo de un limon. Esta debe tener la apariencia de una salsa blanca y no quedar ni muy espesa ni muy clara. En vez del limon se le puede poner un poquito de zumo de agráz ó de vinagre.

MAYORDOMO (Salsa del) FRIA. Est se prepara como la del artículo anterior pero sin agua, y se amasan todos los ingredientes sin calentarlos. Al momento de servirse, se pone debajo y encima de las viandas, pescados ó legumbres.

MAZAMORRA. Así llaman en el Perú al atole de maiz endulzado con miel, aunque muchas veces no le quitan las coladuras, sino que deslien la masa con agua y se pone á hervir hasta que se cuece, endulzándose ántes de quitarse de la lumbre.

MAZAPANES. Pastas hechas con almendras molidas, amasadas con mantequilla. Se hacen de mil formas y de diferentes especies, segun las frutas y las mermeladas que se emplean en ellos.

MAZAPANES DE ALMENDRA DULCE. Se mondan en agua caliente tres libras de almendras dulces, se ponen á orear en un cedazo despues de haberlas enjugado bien entre un paño, y se muelen en un metate, echándose de cuando en cuando clara de huevo para que no suelten aceite. Estando bien molidas, se echa esta pasta en libra y media de almíbar clarificado, en punto de flor, y se revuelve bien con un cucharon, cuidando de que no se pegue al fondo del cazo; se conoce que la masa está de punto, si tocándola de golpe con el reves de la mano y levantando ésta con prontitud, se advierte que no se pega cosa alguna; entónces se pone la pasta sobre una plancha de cobre estañada, y se espolvorea con azúcar por todas partes, dejándola reposar hasta que se enfrie; se echa sobre una tabla limpia, se corta con moldes de la figura y forma que se quieran, se pasan los pedazos cortados á un papel, colocándolos con cuidado, se ponen á cocer á un fuego moderado, y estándolo por un lado, se vuelven del otro para que queden igualmente cocidos. Así quedan hechos los mazapánes, que suelen tomar distintos nombres segun la forma que se les da.

MAZAPANES A LA ESPAÑOLA. Se muele en un metate una libra de almendras, despues de mondadas en agua caliente, de enjugadas y secadas en un cedazo, con un poco de cáscara de limon, naranja ó cidra rallada. Se vacian en un plato y se mezclan bien con dos libras de azúcar muy remolida, procediéndose en lo demás como en el artículo anterior. Si la masa estuviere dura, se añade clara de huevo en cantidad suficiente; y si le faltare dulce, se añadirá azúcar.

MAZAPANES DE AGUA DE AZAHAR. Mondadas y molidas las almendras como se ha dicho, en cantidad de una libra, se les añade, á mas de la clara de huevo, una poca de agua de azahar, y se echa la pasta en una libra de almíbar de punto de flor, incorporándola bien con un cucharon; se pone en un perol al fuego y se menea bien á fuerza de brazo hasta que se vuelva la masa manejable, cuidándose de que no se pegue; luego se pone sobre una tabla polvoreada de azúcar, y polvoreándose ella misma tambien, se enrolla, se deja reposar un poco y se forman las figuras que se quieran, ó se pasa la masa por la jeringa.

MAZAPANES A LA FRANCESA. Se hacen como los á la española (véanse poco ántes) con la sola diferencia de añadir á la libra de almendras dulces, cinco onzas de almendras amargas.

MAZAPANES DE CHOCOLATE. Se añaden á la pasta del número anterior dos onzas de chocolate pasado por tamiz, y se concluyen lo mismo.

MAZAPANES BAÑADOS, DE ALMENDRAS DULCES Y AMARGAS. Se remojan tres libras de almendras dulces y una de amargas, se pelan y se ponen á secar; se majan en un mortero, remoliéndolas bien, de modo que se forme con ellas una pasta muy fina, y echándoles de tiempo en tiempo un poco de clara de huevo. Concluida esta operacion se hace almibar con tres libras de la mejor azúcar, se clarifica y se deja hervir hasta que tenga el punto bajo de bola (véase ALMÍBAR DE PUNTO BAJO DE BOLA, pág. 26); se aparta entónces el cazo del fuego y se echa en el almíbar la pasta de almendras; se pone el cazo sobre rescoldo, y se menea sin cesar para que no se queme ni se pegue la pasta, que se conocerá que está bien hecha, si echándose sobre el reves de la mano una poca, se puede quitar sin que se pegue. En este caso se vacia sobre una mesa polvoreada con azúcar, se deja enfriar y se extiende del grueso que se apetezca, cortándola en seguida de diferentes labores, que se hacen con moldes ó sacabocados de hoja de lata; se colocan en seguida sobre hojas de papel y se ponen á cocer á un calor moderado despues de haberse bañado con azúcar como bizcochos.

MAZAPANES DE AZAHAR. Se previenen seis onzas de mermelada de azahar, dos libras de almendras dulces, una de amargas y libra y media de azúcar; se pelan las almendras y se muelen hasta que formen una pasta fina; se clarifica el azúcar y se deja cocer hasta el punto bajo de bola (véase) y se mezcla fuera del fuego con la pasta y la mermelada; se menea la mezcla sobre cenizas calientes hasta que tome la consistencia necesaria, y se deja enfriar para formar los mazapanes.

MAZAPANES REALES. Se monda una libra de almendras dulces y se van echando éstas conforme se mondan, en agua fria; despues de haberlas escurrido, se muelen en un mortero de mármol, rociándolas poco á poco con agua comun y con un poco de agua de azahar; cuando estén bien molidas se echan en un cazo con libra y media de azúcar en polvo, y se ponen á secar sobre una hornilla á fuego manso; cuando aplicando el dedo sobre la pasta no se pega náda, se aparta del fuego y se deja enfriar sobre un plato polvoreado con azúcar; estando fria, se corta en pequeños trozos, que se ruedan y se redondean, dejándolos del grueso del dedo chiquito, dando á todos si es posible el mismo volúmen; en seguida se cortan para formar con ellos un anillo de la forma de un rosquete; se alinean sobre una parrilla de hierro, que se habrá colocado en un lebrillo; se hace un fondo ó rodete con la misma pasta; se le extiende encima una ligera capa de mermelada de albaricoques ó de otras confituras, y se cubre el fondo ó rodete con la misma pasta de los mazapanes, que se corta en la forma que se quiera; se pone sobre la parrilla, se baña con azúcar bien blanca, y se deja escurrir; se enfilan los mazapanes sobre hojas de papel y se meten al horno, algo vivo para que tomen color.

MAZAPANES DE JERINGA. Se ponen á secar en la estufa una libra de almendras dulces mondadas, y se muelen, humedeciéndose al mismo tiempo que se van moliendo con cuatro ó cinco claras de huevo, para impedir que se aceiten; cuando estén bien molidas, se les añade libra y media de azúcar en polvo y raspadura de cáscara de limon; se maja bien todo, haciéndose una pasta manejable que se mete por partes en una jeringa de estrella; se alinean estos fracmentos sobre hojas de papel polvoreadas con azúcar, á fin de poderlos obtener bastante largos para formar con ellos anillos, que se colocan en hojas de lata cubiertas con papel blanco; se dejan secar, y se meten despues á cocer en un horno bien caliente.

MAZAPANES DE ALMENDRAS AMARGAS. Se hacen lo mismo que los de almendras dulces del primer artículo de mazapanes, con la diferencia que para seis onzas de almendras dulces, se pone otro tanto de almendras amargas, y una libra de azúcar.

MAZAPANES DE ALMENDRA Y CANELA. Se hace almíbar clarificado con cinco libras de azúcar y se deja hervir hasta que tenga el punto de conserva; se le echan entónces tres libras de almendras, mondadas en agua caliente, secas, tostadas y martajadas ó poco remolidas; se vuelve á dejar hervir el almíbar hasta que espese y se añaden dos onzas de pan tostado y molido, haciéndole tomar el punto de cajeta, que consiste en que al menearse se vea el fondo del cazo; entónces se aparta y se le mezcla una onza de canela molida, batiéndose hasta que esté próximo á cuajar, en cuyo caso se vacia en cajones de hoja de lata con oblea, ó en cajitas de papel, que pueden ser de colores y picadas las orillas.

MAZAPANES RELLENOS. Se hace una pasta con una libra de azúcar cernida, otra de almendras mondadas y martajadas y un poco de agua de azahar; se forman con ella piezas pequeñas huecas, como platitos, tacitas, cubos, &c. que puedan contener el relleno, dejándose de un grueso regular, para que no se deshagan ó rompan cuando se humedezcan con lo que se les ha de echar por dentro, poniéndose á orear hasta que se sequen; se llenan con cualquiera de las pastas que imitan frutas, &c. (véase PASTA), siendo muy buena para esto la de almendra, añadiéndole yemas de huevo batidas con vino, ó mezclada con natillas y canela; llenas las piecesitas de mazapan con las referidas pastas, se polvorean con azúcar cernida ó canela, ó con gragea, segun sea la pasta del relleno, y se meten al horno, poco caliente, teniéndose allí solo un rato.

MAZAPANES DE PEPITA DE CALABAZA Y COCO. Se mondan las pepitas de la calabaza quitándoles tambien la telita verde interior, y moliéndose en tanta cantidad que resulten diez onzas despues de molidas; se hace almíbar clarificado con una libra de azúcar, y se deja hervir hasta que toma el punto de juntar en el agua; se aparta entónces y fuera de la lumbre se le echa la pepita molida con cuatro onzas de coco tambien molido; se incorpora todo y se vuelve al fuego para que dé algunos hervores; se aparta segunda vez y se bate hasta que esté para cuajarse, y en seguida se vacia en cajitas con obleas, ó en obleas colocadas sobre una mesa para que se puedan cortar los mazapanes de la forma que se quieran. Si quedase la pasta dura, se rocía con agua y se vuelve á la lumbre para que suelte.

MECHA. La lonjilla de tocino gordo, ó tira de jamon mas ó ménos gruesa, con que se mechan las viandas, aves y otras cosas.

MECHAR. Introducir mechas ó tiras de tocino ó jamon gordo en la carne de las aves ú otras viandas que se han de asar, empapar ó guisar de otro modo.

MECHAR (Modo de cortar el lardo ó jamon para). Se cortará atravesado; esto es, á lo ancho, el lardo ó jamon en tiras ó lonjas de doce, catorce ó diez y seis líneas, segun el uso que se quiere hacer de ellas, cuidándose de que la tira quede por todas partes del mismo ancho. Hay dos clases de lardo ó jamon; el uno que es mas gordo y sin consistencia, y el otro que es el inmediato al pellejo y está separado por una pequeña vena; éste es mas firme y ménos expuesto á derretirse al tiempo de cocerse la pieza mechada, y se revienta ó rompe ménos tambien. Cuando se ha cortado ya la superficie del lardo y no queda nada del mas firme, se cortan las pequeñas mechas con un cuchillo muy delgado, ó con una navaja propia para esto, siendo necesario que el cuchillo entre hasta cerca de la piel, perpendicularmente y siempre á la misma distancia. Luego que el trozo de lardo esté cortado todo como se ha dicho, se igualarán las pequeñas tiras, y se meterá la navaja sesgada sobre el ángulo de una de ellas, pisándola con la virola ó regaton de la navaja y retirándola siempre hácia él que corta, con igualdad, de modo que al cortarse la mecha quede bien cuadrada é igual por todas partes; se pone la primera sobre una tapa de cacerola, y al cortarse las demás se cuida de que todas queden del mismo tamaño y del mismo grueso, y en una palabra, de que estén perfectamente uniformadas.

MECHAR (Manera de). Debe estar la vianda bien preparada, sin pellejo ni nervios, y si las piezas preparadas son enteras, como aves ó caza, es necesario despellejarlas ó desplumarlas, perdigándolas ligeramente á fin de que la carne no se parta. Si es una landrecilla de vaca, ya esté sola ó ya cubierta con su ubre, se prepara el lado de la carne á fin de que esté bien unida, y se hace entrar la mechera de modo que se le vean las dos extremidades de las mechas, y que la parte de estas que queda cubierta entre la carne no se señale ó se distinga por afuera. Luego que ha pasado la primera mecha, se hace con las otras lo mismo, guardándose entre ellas la misma distancia, y siguiéndose el mismo método al mechar el segundo órden, ó la segunda línea, á fin de que las mechas no se atraviesen al encontrarse; se coloca una entre las dos, de modo que crucen el primer órden, y para que no se reunan [illegible] parte interior, se hace una raya derecha sobre la carne apoyando en ella la mechera, que servirá de guia siguiéndola, sin desviarse á un lado ni á otro; concluido el segundo órden, deben quedar las mechas correctamente cruzadas, continuándose de este modo los otros órdenes hasta acabar.

MECHERA. La aguja que sirve para mechar.

MEDIANA. La carne del brazuelo que está inmediata á las agujas y pescuezo de la res; pero el comun de las cocineras, que no son gentes muy honradas, creyendo que esta medianía es de calidad y no de lugar, piden en las carnicerías *carne mediana*, suponiendo que no siendo de la superior, se les dará á ménos precio, y de este modo, llevando á las casas una cantidad regular, compran ménos que la que se les encarga, tomándose parte del dinero. Los carniceros no les hacen ningunas explicaciones y les dan á ménos precio carnes malas de oveja, de borregos sin castrar, de carneros flacos, y de chivo, de donde resultan unos guisados detestables, almizclados y hediondos, que á mas de ser desagradables al gusto, son perjudiciales á la salud.

MÉDULA (véase TUÉTANO).

MEJILLON. Marisco compuesto de dos piezas de figura de cuña, muy convexas, cubiertas exteriormente de una telilla negra, y por dentro de un hermoso color blanco. El animal que fabrica estas conchas se adhiere fuertemente á las peñas, mediante una especie de borra; es comestible aunque indigesto. Se prepara y condimenta lo mismo que las ostras (véase OSTRAS).

MEJORANA. Planta aromática, de la que se distinguen muchas especies, la grande, la pequeña, la almizclada y la de olor de torongil. Se emplea en la cocina en los guisados de habas, de chícharos, de garbanzos, de pescado, y para hacer mas realevante el gusto de algunos platos.

MELINDRE. Pasta hecha con azúcar, harina y huevos, de que se forman unos bocaditos en figura de rosquillas, corazones, &c. Hay otros que se hacen sin harina. Tambien suele darse el mismo nombre á unos buñuelos pequeños y delicados, hechos con alguna de las masas explicadas en su lugar (véase BUÑUELOS, pág. 100 y siguientes, y FRUTAS DE SARTEN, pág. 350).

MELINDRES SIN HARINA. Se baten tres claras de huevo y se mezclan con una libra de azúcar cernida, revolviéndose lo suficiente para que quede bien embebida, añadiéndose si se quiere, un poquito de anis molido. Se forman con esta pasta las rosquillas ó las figuritas que parezcan mejor, salpicándolas con ajonjolí; se ponen sobre papeles y se meten á cocer al horno, que deberá estar de punto ménos que para pan.

MELINDRES CON HARINA. Estos no se distinguen de los mamones sino en su tamaño y figura; destinándose siempre para hacerlos, las masas mas delicadas de mamon (véase MAMONES, pág. 495 y siguientes).

MELOCOTON. Es lo que entre nosotros se llama durazno, aunque aplicamos comunmente el nombre de melocoton al que tiene tanto la pulpa como la cáscara amarilla (véase DURAZNO, pág. 287). Tambien suelen llamar con este nombre á los membrillos, cuya cáscara es de verde mas oscuro, la pulpa ménos ácida y jugosa, mas dulce y de color amarillo mas subido (véase MEMBRILLO).

MELON. Fruta demasiado conocida, aunque no es muy comun saberse escoger los buenos, porque en esto no hay que fiarse de los meloneros, que procuran vender los que tienen, sean buenos ó malos, y muchas veces los de mejor aspecto en la parte exterior, son los peores. Las reglas mas seguras para escoger un buen melon son las siguientes. El color es la primera cosa á que debe atenderse, y no debe ser ni muy verde ni muy amarillo, aunque en caso de duda vale mas atenerse al que esté un poco mas verde de lo regular, porque el muy amarillo rarísima vez suele salir sabroso y dulce. El bueno tiene la cáscara granujosa, ó como se dice vulgarmente, sarnosa, principalmente en las partes inmediatas á la coronilla; los que la tienen demasiado lisa y suave no sirven. Su peso indica tambien su calidad. Si suena al menearse, es porque está hueco y debe deshecharse. Dándole un golpecito sobre el vientre con el dedo, si no resuena, es ya esta una buena señal, porque está lleno y jugoso. Tomando uno con las dos manos, se aparta un poco de la canasta en que están los demás y se va aproximando lentamente el melon á la nariz; se huele suavemente, y si no deja percibirse nada, es necesario dejarlo y tomar otro; pero si deja el olfato embalsamado, ese es buen melon. Es mala señal que tengan adherido el rabito de donde pendian de la planta, así como tambien lo es que sean muy grandes y aplastados, ó delgados y largos, porque los buenos tienen una forma ovalada, y bien marcadas y salientes las tajadas.

Despues de escogido un buen melon, debe cuidarse de refrescarlo, teniéndolo en agua de rio ó del pozo una hora por lo ménos.

MELON (Sopa de) CON MANTEQUILLA. Se corta el melon en tajadas, despues de mondado y vacío, por las mismas señales que naturalmente tiene, y se parten por la mitad; se ponen á hervir con agua en una cacerola y con buena mantequilla, y se sazonan con sal, pimienta y yerbas finas; se pasan por la estameña con su caldo y en éste se ponen á cocer á fuego lento las tostadas de pan:

se adereza en la sopera y se sirve con rebanadas fritas de melon por encima y granos de granada.

MELON (Sopa de) EN LECHE. Se pone á cocer el melon en leche despues de mondado, endulzándose al gusto, y mezclándose unas rajitas de canela; se pasa todo por la estameña y se echa sobre rebanadas de pan fritas en mantequilla, adornándose con macarrones dulces (véanse, pág. 492), almendras y flores garapiñadas y mamones de almendras amargas (véanse, pág. 496). Se sirve sin que hierva con el pan.

MELON CONFITADO. Se confita en algunos paises la carne ó pulpa del melon con azúcar y vinagre, despues de haberle quitado la cáscara, y de haberlo mechado con canela y clavo de especia, haciéndose de este modo una compota muy apreciada, muy sana y muy apetitosa, que se come con su caldillo y que se puede conservar muchos años.

En las tierras mas calientes hay una especie de melon de tanta consistencia, que sufren sus tajadas, despues de haberse hecho en conserva, las operaciones necesarias á los dulces cubiertos; pero esto no se puede hacer con los melones comunes.

MELON (Cajetas de). (Véase CAJETA DE MELON, pág. 116.)

MELON (Conserva de). (Véase CONSERVA DE MELON, pág. 214.)

MELON DE AGUA (véase SANDÍA).

MELSZPEIZ DE COL A LA POLACA. Se hace una masa espesa con dos puños de harina, agua, dos huevos, un poco de mantequilla derretida y sal, y se deja reposar. Se perdigan en agua hirviendo dos cogollos de col blanca, se pican muy delgados y se ponen á cocer con pimienta y sal; se dejan enfriar y se mezclan despues con cinco huevos y dos cucharadas de leche cuajada y un poco de nuez moscada. Se extiende la masa muy delgada y ancha, se aderezan en ella los pequeños montoncitos de col, y se dobla la masa cubriéndose el relleno con ella; se corta la masa al rededor de cada montoncito de picadillo de col, de modo que queden unas piecesitas como saquitos ó tostaditas francesas (véase TOSTADITAS A LA FRANCESA).

MEMBRILLO. Fruta muy conocida en todas partes. La variedad que suelen llamar melocoton (véase MELOCOTON), no es la que se emplea en las diferentes clases de dulces que se hacen con el membrillo, que para esto se escoge el mas ácido y jugoso, ó en una palabra, el de la clase comun. Con respecto á esta fruta, pueden consultarse los artículos

CAJETAS DE MEMBRILLO, págs. 117, 118 y 122.

COMPOTA DE MEMBRILLO, pág. 201.

CONSERVA DE MEMBRILLO, pág. 212.

MEMBRILLOS CUBIERTOS, pág. 285.

ENSALADA DE MEMBRILLO, pág. 307.

JARABE DE MEMBRILLO, pág. 444.

MERMELADA DE MEMBRILLO.

RATAFIA DE MEMBRILLO.

MEMBRILLO (Jalea de). Se escogen veinte membrillos maduros y de buen tamaño, y despues de limpios y divididos en trozos, se ponen á cocer en diez y ocho cuartillos de agua, que se dejará consumir hasta que quede reducida á seis cuartillos; se echan este jugo y los membrillos sobre un tamiz, debajo del cual se habrá cuidado de poner un lebrillo; se dejan escurrir allí los membrillos, se pasa el jugo por la manga y se pesa. Se pesa igual cantidad de almíbar clarificado y se deja cocer hasta el punto de quebrar (véase ALMÍBAR DE PUNTO QUEBRADO, pág. 26); se echa allí el jugo del membrillo y se deja hervir la mezcla hasta el mismo grado que para las jaleas de texocote ó de peron (véanse en las páginas 434 y 435). Si se quiere roja la jalea, se tiñe con una poca de grana preparada, se espuma y se vacia en los botes.

MEMBRILLO (Vino de). Se vende por lo comun en las vinaterias con el nombre de vino de membrillo, un brebaje ó licor detestable, hecho con panocha ó azúcar de polvo del tapanco, que dejan agriar, aunque algunas veces le añaden zumo de membrillo y un poco de aguardiente de caña, que solo el vicio de beber y la preocupacion de que es bueno para calmar las irritaciones del estómago, hacen que lo pueda pasar la gente mas infeliz, persuadida de que así se cura de los males producidos por la embriaguez del aguardiente, cuando es indispensable que en lugar de aliviarse bebiéndolo, contraiga por él nuevas enfermedades.

El método para hacer un buen vino de membrillo, es el siguiente. Despues de haber mondado y dividido en trozos los membrillos, se pesan diez ó doce libras de esta fruta y se echan en nueve ó diez jarras de buen mosto clarete; se dejan fermentar en un tonel por treinta dias, y al cabo de este tiempo se cuela el licor y se echa en un barril ú otra vasija, que se tapa exactamente.

La mezcla que se suele hacer, tambien con el nombre de vino de membrillo, del zumo de esta fruta con aguardiente y almíbar, puede con mas razon llamarse ratafia, que se prepara del modo que se explica en su lugar (véase RATAFIA DE MEMBRILLO).

MENA. Pequeña especie de arenque que tiene á cada lado una mancha negra, azulada ó amarilla y algunas veces variada por todo el cuerpo de muchos colores diferentes. Nace en el océano como la otra especie, y las mas grandes no pasan del largo de la mano. Se sala como los otros arenques á los cuales no cede nada en gusto, y se prepara y condimenta como éstos últimos (véase ARENQUE, pág. 41).

MENESTRA. Esta voz es poco usada entre nosotros, y en castellano significa la provision de legumbres secas, y un guisado ó potage hecho con legumbres y diferentes yerbas. De esta última acepcion ha venido que algunos denominen con el nombre de *menestras* á los potages ó sopas á la francesa, que hoy están en uso; pero como entre nosotros es mas comun llamarles *sopa*, en esta voz es donde se explican esos potages (véase SOPA). Otros entienden por menestra el conjunto de legumbres, yerbas y raices, cocidas y fritas que suelen acompañar al cocido, y nosotros llamamos verdura ó vitualla (véase VITUALLA).

MENTA (véase YERBABUENA).

MENUDENCIAS. }
MENUDILLOS. } Con este nombre se denominan comunmente los hígados, mollejas, sangre, madrecillas, yemas y todas las partes menudas de las aves, las crestas y riñoncillos de los gallos, &c. á distincion de la panza y tripas con las cabezas y los pies de los cuadrúpedos comestibles, que corrientemente se les llama *menudo*, y se trata de ellas en su lugar correspondiente. Hay un guisado particular de las menudencias de ave, que se llama *ropa-vieja*, y éste se explica bajo el mismo título (véase ROPA-VIEJA). Las crestas de gallo se hacen en fritura (véase CRESTAS Y RIÑONCILLOS DE GALLO EN SALSA RIZADA &c., pág. 366).

MENUDILLOS FRITOS EN SU PROPIO CALDO. Despues de limpios se ponen á cocer los menudillos en una sarten con agua fria, manteca, ajos y poca sal;

á pesar de qué estén ya cocidos, se dejan hervir hasta que se consuma el agua, y quedando solamente la manteca y friéndose con ella, se aderezan en un plato y se sirven ó se adornan con ellos otros guisados.

MENUDILLOS DE GALLO Y DE GALLINA. Estos no deben ser cocidos y guisados juntos, pues tienen que sufrir diversas preparaciones. Las crestas en suficiente cantidad se ponen á desangrar en agua tibia; estando desangradas, se echan en agua bien caliente; pero sin hervir, de modo que se pueda tener el dedo metido en ella; se menean, y cuando se les despegue el pellejito ó película, se sacan del agua y se ponen en un cotence con un puño de sal; se frotan bien hasta que con certeza se conozca que se le han despegado los pellejitos, y se ponen segunda vez á remojar en agua fria. Una hora despues se cuecen y guisan en caldillo blanco.

Los riñoncillos, despues de haberse desangrado, deben solo estrellarse en caldillo blanco; esto es, deben hacerse hervir en él media hora.

Los hígados deben desangrarse en agua fria, perdigarse en agua que estando próxima á hervir, no hierva todavía para que no se endurezcan. Cuando hayan adquirido alguna consistencia, se refrescan en agua fria, se preparan y dejan escurrir.

Estos menudillos así dispuestos, sirven para adornar sopas ú otros guisados.

MENUDO. Aunque esta voz comprende el vientre, manos, sangre y cabeza de las reses que se matan, en la cocina comunmente solo se entiende por *menudo* el vientre ó pancita y las tripas, exceptuándose el de cordero, que contiene ademas el hígado y todas las extremidades, como se dice adelante (véase MENUDO DE CORDERO).

MENUDO (Modo de limpiar el). Vaciado el menudo de la suciedad, se echa á remojar en una poca de agua, y ya bien lavado, se voltea la panza y todas las tripas; la primera se echa en agua hirviendo, y despues de un rato se saca y se limpia raspándola con un cuchillo. Así que ya está bien raspada, se deshace en una poca de agua un trozo de cal, se echa en ella la panza, y se mantiene allí por media hora; despues se enjuaga bien y se pasa á un perol en union de las tripas, tambien enjuagadas; se exprime en estas menudencias competente naranja agria, se machacan unos rabos de cebolla, y con las cáscaras de la naranja que se exprimió y ese caldo, se limpian todas las tripas y la panza, y cuando hayan blanqueado ya bien, se van pasando á agua limpia, dejándolas allí para formar de las tripas unas trencitas, y si fuere necesario, despedazar el resto de las menudencias.

MENUDO DE TERNERA Ó PANZA DE PASTORES EN BARBACOA. Se abre la panza de ternera lo muy necesario para poderse lavar bien, se lava con todas sus menudencias, como se dice en el artículo anterior, y se rellena de lo siguiente: trozos de gallina y de lomo de puerco con su gordo, de jamon, de todo el resto del menudo, pies de puerco, chorizos, chorizones, longaniza, cabezas de ajo y de cebolla, chiles anchos, sal fina competente, bastante manteca, trozos de cecina de puerco, y bien revuelto todo, se echa hasta llenar la panza; despues se cose bien con pita fuerte el agujero, y se le echa pespunte para que no se salga nada de la manteca que ha de llevar como caldo. Ya bien asegurada, se pondrá la panza en un tompiate mojado; despues se le cocerá bien la boca, se formará un hoyo suficientemente hondo, y se hará en él una lumbrada buena de leña seca, que arderá hasta ue la tierra tenga color de lumbre; en-)nces se vaciará; se echará en el hoyo l tompiate, se cubrirá con una poca de erra, encima el rescoldo y se comple-irá cubriéndose con la tierra que se acó; la lumbre se echará encima, y á s trece horas se sacará el tompiate, y)ierta la panza, se sirve con sal-pi-)enta, agregándole competentes tor-ichiles curados y aceitunas.

MENUDO DE TERNERA EN ADOBO. Des-ucs de lavado el menudo, se pone á co-er con sal, juntamente con las patas de ternera muy limpias tambien; cuan-) esté cocido, se deshuesan las patas se trozan con el menudo en pedazos gulares. Se ponen á cocer garbanzos mojados con un poquito de tequesite asentado; despues se tuestan unos ules anchos desvenados, y se muelen n pan dorado en manteca, dientes de), pimienta y sal, y se frie todo en u- cazuela con manteca; despues se a-ega un poco del caldo en que se co- el menudo, se parten cebollas y xi-oates en cuartos, se echan con taja-s de jamon y chorizones y los gar-nzos cocidos; despues se pone el me-do y las patas en el caldo, se añade eso rallado, se deja sazonar, y cuan-haya hervido, se le echa la sal que re necesaria.

MENUDO DE CARNERO EN AGRIDULCE ase en la pág. 149 en la voz CAR-:RO).

MENUDO DE CARNERO RELLENO (véa-)n la misma pág. PANCITA DE CARNE-RELLENA).

MENUDO DE CARNERO EN ESPECIA.)pues de bien lavado y limpio el me lo, se pone á cocer en agua con sal jos machacados, dividiéndose luego esté cocido en pedazos de un ta-ño regular, que se sancochan en bas-te manteca; estándolo, se sacan de azuela y se echan en ella con la misma manteca xitomates asados y molidos, ajos picados, rebanadas de cebolla y chiles verdes divididos á lo largo; así que se haya macerado un poco este recado, se añade mucho peregil picado y se sazona con sal, clavo, pimienta, cominos, azafran y culantro tostado, todo molido, espesándose con pan frito, molido tambien; se añaden alcaparras y un poquito de vinagre, y se echa allí el menudo con el caldo en que se coció, dejándose hervir mucho para que se sazone bien, y al apartarse se le echa bastante aceite y se adorna con chilitos y aceitunas.

Del mismo modo se dispone tambien el menudo de ternera ó vaca.

MENUDO Ó PANZA DE CARNERO RELLENA. Guisado el menudo lo mismo que el del artículo anterior y dejándole consumir el caldillo, se le añaden chorizos cocidos, pedacitos de jamon, de lengua y de manitas de puerco y alcaparras, mezclándose todo y cuidándose de que esté bien sazonado. Con este guisado se rellena otra pancita de carnero bien limpia, untada con manteca por la parte interior, con ajos molidos, sal y pimienta; se enrolla de modo que no se le salga el relleno, y que forme una especie de almohadilla ó bolillo, atándose con un hilo, y se pone á cocer en una olla proporcionada con agua, sal, manteca, ajos, tomillo y albahaca; cuando esté bien cocida, se aparta, se desata y se rebana, sirviéndose calientes las rebanadas, polvoreadas con pimienta.

MENUDO DE CARNERO EN CLEMOLE. Se frien en manteca chiles anchos remojados y molidos con tomates cocidos, cominos y pan frito en manteca, añadiéndose, si se quiere, algunos xoconoxcles mondados, ó algunas hojas de lengua-de-vaca; se vacian encima el menudo que se tendrá cocido en pedazos regulares en agua con sal, y su caldo, dejándose todo que se acabe de sazonar á dos fuegos, debiendo quedar caldoso, pero no aguado. Se sirve con ajonjolí tostado por encima.

Del mismo modo se guisa tambien el menudo de ternera ó de vaca, que se pone á recocer en agua con sal, añadiéndose la tripa gorda y las patas, todo muy bien lavado y limpio.

MENUDO DE CORDERO A LA FRANCESA. Se entiende por menudo de cordero la cabeza, el hígado, el corazon, la pancita y los pies. La manera mas comun de prepararlo, es, quitar á la cabeza las quijadas y el hocico, y dividir lo restante del menudo en trozos, perdigándose todo un momento y poniéndose despues á cocer á fuego manso con caldo, un poco de mantequilla buena, un manojito surtido, sal y pimienta. Se deja espesar el caldillo al fuego y se le añade en seguida un chorrito de agraz. Se adereza la cabeza en medio del plato en que se ha de servir, descubriendo los sesos, poniéndose al rededor lo restante del menudo y echándose encima su caldillo.

Se dispone tambien con el menudo del cordero un potage ó sopa lo mismo que los potages *á la doncella* (véase SOPA A LA DONCELLA), con la diferencia de que el menudo se pone á cocer aparte con caldo, y cuando esté cocido, se guarnece con él la orilla del plato y la sopa, poniéndose en medio la cabeza. Si no hubiese pechuga de gallina cocida al asador, para echarse en el caldo de sustancia, se pone en su lugar un poco de masa de almendras dulces.

Se hace tambien otro potage de menudo de cordero con sustancia verde de chícharos, guarnecido con tajaditas de jamon.

MERENGUES. (Repostería) Dulces que se hacen con claras de huevos frescos y azúcar.

MERENGUES DE ALMENDRA A LA FRANCESA. Se baten seis claras de huevo con cuatro onzas de polvo de azúcar, y se hacen evaporar sobre rescoldo, meneándolas continuamente; se añaden cuatro onzas de almendras dulces, reducidas á pasta; y mezclado todo, se forma el merengue redondo ú ovalado, del tamaño de una cuchara, dejándolo vacio por dentro. Se espolvorean de azúcar fina y se meten al horno: cuando hayan levantado, se sacan, se parten por la mitad, se rellenan con crema batida (véase CREMA BATIDA, pag. 233), ó con algunas confituras y se vuelven á cubrir.

MERENGUES DOBLES A LA ESPAÑOLA. Se baten bien seis claras de huevos frescos; se echan poco á poco en media libra de almíbar clarificado en punto de flor y algo tibio, con raspadura de limon ó naranja; se menea todo sin cesar hasta que la masa esté de punto, lo que se conoce si echada con una cuchara una poca de esta masa sobre ella misma, se queda encima sin incorporarse. Distribuidos despues los merengues, de la forma que se quieran, en papeles, y espolvoreados con azúcar tamizada, se pondrán á cocer con la cobertera del horno de campaña con fuego abajo y arriba, que ni sea muy fuerte ni muy lento. Despues de cocidos, lo que se conoce en que se ponen dorados, se dejan reposar y luego se juntan cada dos merengues, llenándolos con turron de espuma (véase).

MERENGUES COMUNES. Se baten mucho cuatro claras de huevo, hasta que hagan bastante espuma; se añaden unas raeduras de limon, y tres ó cuatro cucharadas de azúcar en polvo fino; se vuelve á batir la mezcla hasta que se incorpore bien, y se va colocando en papeles, siguiéndose en lo restante el método explicado en los artículos anteriores.

MERENGUES RELLENOS. Se baten seis claras de huevo hasta que endurezcan y se les añaden tres onzas de azúcar pulverizada y la raspadura de la cáscara de un limon: se menea muy bien hasta que la mezcla quede enteramente líquida y se echan cucharadas de ella, á distancia de media pulgada entre una y otra, sobre hojas de papel, acomodadas en hojas de lata, formándose los merengues de la forma que se quieran, dejándoles un hueco ó vacío en el medio; se polvorean con azúcar fina y se ponen á cocer á un calor suave. Cuando estén bien levantados y hayan tomado buen color, se apartan del fuego, se les pone en el medio alguna fruta cubierta ó confitada, y aun pasas solas y se cubre un merengue con otro.

MERENGUES A LA ITALIANA. Se hace almíbar con media libra de azúcar, de punto soplado (véase en la pág. 25), y se echan en él seis claras de huevo bien batidas, mezclándolas con una cuchara de palo; se le da el olor y el gusto que se quiera, ó si se hacen de marasquino, se añade medio vaso á la composicion, y se procede en lo demás como para los merengues ordinarios, con la sola diferencia de hacerlos mas pequeños, metiéndose al horno sobre una hoja de lata cubierta con papel.

Se varian poniéndose para el almíbar que debe estar de punto de turron, y que se empaniza, una libra de azúcar y cuatro claras de huevo batidas.

Tambien se hacen dejando subir el almíbar, hecho con una libra de azúcar, hasta un punto mas alto que el de turron; se aparta de la lumbre y se empaniza, echándose ocho claras de huevo batidas, y procediéndose en lo demás como para los otros merengues.

MERLA (véase MIRLO).

MERLO ó ZORZAL MARINO. Pez de mar que sube frecuentemente á los rios. Se mantiene de otros pescados y de todo lo que encuentra en la mar; aunque muy comun, es apreciado por su buen gusto: su carne es saludable porque no está cargada de sucos viscosos, es blanda, ligera y de fácil digestion. De todos los pescados conocidos es el ménos dañoso, si se exceptúa el blanco de nuestros lagos y lagunas. Se han visto personas que lo han comido con exceso sin haber tenido malos resultados, y de aquí es que se permita su uso hasta á los enfermos y convalecientes. El merlo nutre poco, y este poco es de corta duracion, porque se digiere con tanta prontitud, que hizo decir á un antiguo, que la naturaleza casi no ha tenido tiempo para disponerlo para alimentar nuestro cuerpo.

Se condimenta de innumerables maneras, siendo las mas usadas ó mejores las de los artículos siguientes.

MERLOS EN BUENA AGUA. Vaciados los merlos, raspados y limpios, se les corta la cabeza y la cola; se ponen á cocer dejándose hervir á fuego lento un cuarto de hora, en una cacerola con hojas ó raiz de peregil, dos ó tres cebollitas enteras, una hoja de laurel, sal y agua; despues de aderezarlos en un plato, se echa una poca de su buena agua en una cacerola, se le despedazan muchas hojas de peregil y se deja dar algunos hervores. Para servirse los merlos se les echa esta agua encima.

MERLOS A LA PARRILLA. Despues de haberlos vaciado y limpiado, se les hacen por ámbos lados unas cisuras y se les echa encima aceite, sal y pimienta gorda; media hora ántes de servirse, se ponen en la parrilla á un fuego algo vivo, y cuando estén bien asados, se cubren con salsa de mantequilla, ó mejor de xitomate.

MERLOS A LA BURGESA. Se pone á derretir una poca de mantequilla fresca en un plato, añadiéndose peregil, cebolla y hongos, todo picado, sal y pimienta; se ponen allí los merlos con las preparaciones necesarias y se sazonan con las mismas cosas que se pusieron debajo: se cubre bien el plato, se dejan cocer á fuego suave y se sirven con su caldillo, que no se deja espesar, añadiéndose un chorrito de agráz.

MERLOS FRITOS. Se escogen tres ó cuatro merlos de los mejores, se escaman, se les corta la extremidad de la cola y las agallas y se vacian; se lavan y se les vuelve á meter el hígado en el cuerpo; se les hacen unas cisuras por ámbos lados, y despues de haberlos cubierto con harina, se ponen á freir en mantequilla hasta que tomen buen color; se escurren en seguida y se polvorean con un poco de sal fina; sobre el plato en que se han de servir se pone una servilleta y encima se aderezan los pescados.

MERLOS A LA HOLANDESA. Se disponen cuatro merlos lo mismo que para freirse como se dice en el artículo precedente, y se ponen á cocer en agua con sal; se escurren, se componen y se sirven con mantequilla disuelta, aparte (véase MANTEQUILLA DISUELTA, página 506).

MERLOS CON YERBAS FINAS. Despues de haberlos preparado como se explica en los artículos anteriores, se ponen alineados en un plato hondo, en el que se habrá extendido mantequilla con peregil y cebolla picada, un poco de sal, nuez moscada y pimienta gorda; se rocian con mantequilla disuelta, se humedecen con vino blanco y se voltean del otro lado cuando estén medio cocidos; luego que se haya concluido su cocimiento, se vacia su caldillo en una cacerola, pero sin quitarlos de su plato; se añade al caldillo una poca de mantequilla amasada con harina, se deja cocer y espesar, exprimiéndole el jugo de un limon, y se echa esta salsa sobre los merlos para servirse.

MERLOS EN COSTRA. Se preparan tres merlos como los de los artículos anteriores, se ponen sobre un plato de plata con yerbas finas y mantequilla, se sazonan con sal, pimienta y nuez moscada, se polvorean con pan rallado ó molido, se rocian con mantequilla, se humedecen con vino blanco y se ponen á cocer en la hornilla cubiertos con el horno de campaña. Se sirven con salsa ó caldillo ligero.

MERLOS (Quenelles de). Se procede lo mismo que para los quenelles de ave (véase QUENELLES DE AVE), con la diferencia de mezclarse dos ó tres anchoas con las carnes de los merlos, siendo las proporciones iguales.

MERLOS EMPAPELADOS. Se les levantan las carnes y se preparan como para fritura; por la parte interior se les extiende con igualdad un poco de relleno de pescado (véase PICADILLO DE PESCADO PARA RELLENAR), y se enredan ó envuelven las tiras de merlo en forma de un barrilito; se pone del mismo relleno sobre un plato y se acomodan las tiras rellenas en el medio y al rededor; se cubren con lonjas de jamon, ó con papel doble untado con mantequilla y se meten al horno, o se ponen sobre una hornilla cubiertos con el horno de campaña. Media hora basta para que se cuezan, y al servirse se cubren con salsa italiana (véase ITALIANA, página 430).

MERLOS EN OTROS GUISADOS. Admiten todas las preparaciones explicadas para el lenguado (véase LENGUADO, pág. 473 y siguientes).

MERLUZA. Sos franceses llaman *merluche* ó *merlu* al bacalao seco, y esto ha dado lugar á equivocaciones en los libros de cocina traducidos del francés, donde se ponen como guisos propios de la merluza, los que corresponden al bacalao. En castellano se llama *merluza* un pez de cosa de dos pies de largo, cilíndrico, de color oscuro por el lomo y blanquisco por el vientre. Sobre el lomo tiene dos aletas y todo el cuerpo cubierto de pequeñas escamas. Su carne que es blanca, se estima como un manjar sano y delicado. Se apresta y condimenta lo mismo que el róbalo, y admite los caldillos y salsas comunes para pescado (véase PESCADO).

MERMELADA. Pasta confitada y blanda, ó medio líquida, hecha con la carne ó pulpa de las frutas que tiene alguna consistencia, como las ciruelas llamadas de España, los membrillos, los albericoques, las manzanas, perones, &c.

MERMELADA DE MEMBRILLO (véase CAJETAS DE MERMELADA DE MEMBRILLO, pág. 118).

MERMELADA SUPERIOR DE MEMBRILLO. Divididos los membrillos en cuartos y quitados los corazones, se ponen con su cáscara á cocer en agua; estando bien cocidos, se pasan por un cedazo ó midreñaque y se pesa la cantidad pasada. Se ponen á cocer aparte los corazones en una poca de agua, y de la jalea que resulte se mezcla una parte con el membrillo. Se hace almíbar con azúcar en proporcion de libra y media para cada libra del membrillo que para esto se pesó, se clarifica y se deja cocer hasta que tenga el punto de quebrar perfecto, separándose entónces con presteza de la lumbre á fin de que no pase el hervor; en seguida, mientras uno está echando el membrillo en el almíbar, otro lo está batiendo para impedir que se queme la miel, y que el membrillo se agrume ó haga bolas; aun despues de haberse echado todo el membrillo, se sigue batiendo largo rato, hasta que se sienta pesado el dulce, en cuyo caso se vacia en los cascos.

Es necesário cuidar de que el batido se haga constantemente á un lado solo, porque si se varia el rumbo, se corta la mermelada y no llega á cuajarse.

Se hace tambien para que quede muy blanca con el membrillo crudo, rallado dentro del agua para que no tome color, y luego que se haya escurrido, se echa en el almíbar, que se deja hervir hasta que esté de punto, mezclándole al apartarse una poca de agua de azahar.

MERMELADA DE AGRAZ. Se hace reverdecer la fruta como para la conserva (véase CONSERVA DE AGRAZ, página 214); se pasa por tamiz apretándola fuertemente, se deja secar, se echa en almíbar de punto de quebrar en el agua, y se hace calentar solamente sin que hierva, poniéndose tanta azúcar cuanta fué la fruta desecada.

MERMELADA DE GUAYABA. (Véase GUAYABATE, pág. 390.)

MERMELADA DE DURAZNO. Después de mondados los duraznos, se cortan en rebanadas delgadas y se ponen á cocer en un cazo con doce onzas de azúcar para cada libra de fruta; cuando esté la mermelada próxima á tomar su punto, se le mezclan majadas las almendras que tienen dentro de los huesos.

MERMELADA DE AZAHAR. Se deja que dé algunos hervores el azahar para perdigarse y se echa en otra agua caliente con zumo de limon, haciéndose que vuelva á hervir hasta que se rompa fácilmente entre los dedos; se aparta entónces y se echa en agua fria, tambien con zumo de limon; se deja despues escurrir, se exprime en una servilleta y se maja; se pone sobre el fuego sin que hierva, deshaciéndose en almíbar de punto soplado. Son necesarias dos libras y media de azúcar para cada libra de azahar limpio.

MERMELADA DE NARANJAS. Se cortan en trozos las naranjas dulces y se les quitan los gajos, poniéndose á cocer en agua hirviendo con un poco de zumo de limon, hasta que estén tiernas; se sacan entónces de allí y se echan en agua fria; se escurren y se exprimen en una servilleta; se majan y se pasan por la estameña; se echa esta mermelada en almíbar de punto alto de pluma (véase en la página 26), y se le deja dar algunos hervores. Para cada media libra de fruta se pone una libra de azúcar.

MERMELADA DE LIMAS, LIMONES REALES Ó LIMONCILLOS. Se hace lo mismo que la de naranjas del artículo anterior.

MERMELADA DE JAZMIN. Se hace almíbar de punto alto de pluma con libra y media de azúcar para cada libra de flores de jazmin; se aparta, y estando tibio, se deslie en él la flor de jazmin, majada y pasada por tamiz.

MERMELADA DE ALBERICOQUES VERDES Ó CHAVACANOS. Se estregan con un cotence los albericoques verdes para quitarles la peluza, y se ponen á cocer en agua hasta que estén bien tiernos; se sacan de allí y se echan en agua fria, poniéndose á escurrir en seguida; se machucan y se pasan por tamiz, poniéndose esta masa sobre el fuego para que se seque, sin dejarla de voltear hasta que esté para pegarse en el cazo; se pesa despues esta mermelada, para poner otro tanto de azúcar sobre el fuego con un cuartillo de agua; se hace hervir y se espuma, dejándose que hierva mas, hasta que tenga el punto perfecto de quebrar en el agua; se deslie entónces en el almíbar la mermelada sin que hierva y se vacia despues en los botes ó cascos.

MERMELADA DE PERAS BERGAMOTAS. Se escogen las peras maduras, se pelan y se ponen á cocer hasta que estén muy blandas; se pasan por tamiz apretándolas fuertemente y se deja secar al fuego esta mermelada. Cuando esté bien espesa, se deslie en almíbar de punto alto de pluma, que se pone á calentar sin que hierva, siendo necesaria una libra de azúcar para cada libra de fruta.

Todas las otras peras que son susceptibles de esta preparacion, se hacen en mermelada lo mismo que las bergamotas.

MERMELADA DE PERON Ó MANZANA. Se pelan los perones, se ponen á cocer en agua, se pasan por tamiz, se hace secar al fuego lo que se haya colado, hasta que adquiera alguna consistencia, y se deslie en seguida en almíbar de punto alto de pluma, que se pone á calentar sin que hierva. Para cada libra de fruta ya espesada, se necesitan veinte onzas de azúcar.

MERMELADA DE CIRUELAS CARNUDAS Ó DE ESPAÑA. Se escogen las mejores y se ponen á cocer en una poca de agua; se exprimen despues, se deja espesar la mermelada al fuego y se deslie en almíbar de punto de quebrar, hecho con tanta azúcar, cuanto fuese el peso de la mermelada ya espesa ó seca; se calienta despues dejándose crugir el almíbar; pero sin que hierva, y en enfriándose, se vacia en los botes, tazas ó cascos.

NOTA. Guardándose las debidas proporciones y las analogías, se pueden hacer mermeladas de todas las frutas, cuya pulpa tiene la debida consistentencia, como el mamey, la chirimoya, el camote, &c. poniéndose ménos azúcar mientras mas activo fuere su dulce, y de las flores comestibles como el cacaloxochil, &c.

MERO. Especie de carpa de nuestras costas, que en nada cede á la comun, siendo igual la delicadeza de su carne. Se prepara y dispone lo mismo que la carpa (véase CARPA, páginas 159 y 160).

MERO EN XITOMATE. Como al interior no llega el mero sino salado ó en salmuera, es necesario, si no se guisa en las costas, desalarlo primero, limpiarlo, y cocerlo con agua; en seguida se divide en trozos, que se revuelcan en harina; se ponen en una cazuela cantidades iguales de aceite y de manteca y se frien allí dientes de ajo partidos hasta que se doren; se sacan entónces de la fritura y se echan á freir en ella las raciones de mero enharinadas, sacándose de la fritura cuando estén fritas; se echan entónces en ella cebollas picadas, xitomates asados y molidos con el ajo frito, con clavo, pimienta y cominos; se sazona con la sal necesaria, si la hubiere menester, y en seguida se ponen las raciones fritas de mero con el agua en que se coció y un poco de vinagre, dejándose hervir hasta que el caldillo tome la consistencia regular y quede sazonado; al apartarse se le añaden chilitos y aceitunas.

MERO EN CALDILLO LIGERO. Preparado el mero como el del artículo anterior y enharinado, se frie en manteca sola; estándolo, se saca de la fritura y se echa en ella cebolla picada menuda, que se deja dorar, añadiéndose despues peregil picado, clavo y pimienta en polvo, sal, vinagre, orégano, tomillo y caldo del en que se coció el mero; habiendo esto hervido un poco, se espesa con harina dorada en manteca; se pone el pescado, se le dejan dar algunos hervores, y se aparta ántes de que espese mucho el caldillo, que debe quedar ligero, añadiéndosele entónces tornachiles y chilitos curados y aceitunas.

MERO EN MOLE DE ALMENDRA. Se tuestan almendras y chiles anchos y se muelen con pimienta, clavo y canela, friéndose despues en manteca con sal; se echan allí en seguida las raciones de mero, ya cocidas, y un poco del caldo en que se coció, dejándose hervir hasta que el mole quede en buena consistencia, esto es, ni muy aguado ni muy espeso.

MERO EN ESCABECHE Ó CUÑETE. Despues de sancochado y frito en aceite, se dispone lo mismo que el bagre (véase CUÑETE DE BAGRE, pág. 247).

MERO EN ADOBO. Se remojan los chiles anchos y se muelen con ajos, cominos, clavo, culantro tostado y pan frito en manteca; se frie lo molido en aceite con sal, echándose en seguida el agua que sea necesaria para que se cueza el pescado, añadiéndose las raciones de mero, bien desalado si no fuere fresco; se dejan cocer en el adobo, que deberá quedar de buen temple; y al apartarse de la lumbre, se le agregan chilitos y aceitunas.

MEYA. Cangrejo marino, cuyo carapacho y bocas están armados de aguijones. Es casi redondo y tiene la cola muy corta. Se prepara y guisa como los demás cangrejos (véase CANGREJO, página 136).

MEZCLAPIQUES. Voz de orígen mexicano que se aplica á los pescaditos menudos, que cocidos con sal de la tierra, se venden envueltos en hojas de maiz. Como son tan pequeños no se les pueden quitar las espinas, y aun despues de molidos, no dejan de molestar algo al paladar; por esto es que aun de este modo y revueltos con huevo batido, y en torta, solamente los come la gente pobre y jamas figuran en una buena mesa. Con ellos y el huevo batido se forma como todas una torta, que se guisa despues en clemole ó especia. Estando muy remolidos, de suerte que nada se perciban las espinas y revueltos siempre con huevos batidos, se forma un relleno para otros pescados, que no deja de ser sabroso, y aun se hacen tambien albóndigas, siguiéndose el método que para las comunes.

MEZCLILLA (véanse FRITADA DE MEZCLILLA y FRITADA REPUBLICANA, páginas 348 y 349).

MIEL. Se da este nombre al zumo extraido de la caña dulce, en sus distintas preparaciones para la fabricacion del azúcar. Se llama tambien así al almíbar hecho con azúcar disuelta, en todos sus grados de cocimiento (véase ALMÍBAR, página 25); pero rigorosamente y con propiedad la voz *miel* significa el licor espeso, trasparente, dulce y agradable que forman las abejas de la sustancia de las flores que chupan, y encierran para sustentarse durante el invierno en las celdillas de cera que con este objeto fabrican anticipadamente. Tres clases diferentes de miel se sacan de los panales. La primera es la miel vírgen, que sale por sí misma sin expresion y sin fuego, de los panales recientemente sacados, que se ponen todavía calientes, despues de haberlos roto ó cortado, sobre un pequeño zarzo de mimbre, ó sobre una red suspendida por sus cuatro puntas, debajo de la cual se coloca una vasija muy limpia para recibir la miel. Hay algunos que sin hacer uso del zarzo ni de la red para sacar la miel vírgen, colocan en un papel unos sobre otros los panales sin romperlos, sobre una sarten ó cazo en un lugar muy caliente, arañándolos un poco para que corra la miel mas prontamente. Despues que ha salido esta miel vírgen, que es incomparablemente la mejor y la mas delicada, se saca todavía otra miel de los panales, aprensándolos ligeramente; pero como siempre se le mezcla alguna cera, esta segunda miel aunque blanca, no es ni con mucho tan buena como la virgen, y huele á cera. Se saca por medio de la prensa sin fuego, y es mas espesa que la primera. Para esto se ponen los panales calientes y bien limpios en pequeños sacos de tela rala, redondos y puntiagudos como las mangas para hipocrás, haciéndose que se llenen, se colocan en la prensa y se les exprime la miel, que cae en una vasija puesta para esto por debajo. Se vacia despues en botas ú ollas, que se dejan descubiertas algun tiempo para que fermente la miel, que se purifica y aclara, arrojando para afuera una espuma que se le quita con una cuchara á propósito, y cuando la ha despedido toda, se cubren los botes con papel solamente. La tercera miel es la ménos estimada, y para sacarla se reunen todos los panales viejos y nuevos, aun aquellos de que se ha sacado la miel vírgen y los otros en que depositan las abejas sus huevitos; se echan todos en una caldera ó cazo con un jarro de agua que se deja entibiar, y se menean sin interrupcion; cuando están tibios los panales, se llenan con ellos los pequeños sacos y se aprensan del mismo modo que para sacar la segunda miel. Es necesario no calentar mucho ésta, porque se pondria negra y de mal gusto y se le mezclaria la cera; así como tambien lo es el poner poca agua para calentarlos, porque de lo contrario, seria la miel ménos buena.

Entre las mieles blancas es mejor y mas deliciosa la de los paises templados en que abunda el romero; y cuando es pura, se endurece tanto como la azúcar candé. Hay otras mieles blancas que se sacan sin fuego de los enjambres nuevos del mismo año. Entre ellas debe escogerse la espesa, granujienta, clara, reciente, trasparente, pesada, que haga hebras, que tenga un olor suave, agradable y un poco aromático, y un gusto dulce y activo. La que sobrenada es de ménos clase.

Como la miel amarilla ha pasado por el fuego, mezclándosele siempre alguna cera, y no es tan reciente como la blanca, que casi siempre es virgen, es mas acre y mas laxante que la blanca. De las mieles amarillas es la mejor, la que han fabricado las abejas en terrenos secos y provistos de yerbas finas y aromáticas.

La miel hecha en la primavera es mas estimada que la del estío, y ésta mas que la del otoño, á causa de la fuerza de las flores. Se prefiere la blanca ó la pálida y pajiza á la mas oscura; la que despide poca espuma al hervir á la que suelta mucha; la agridulce á la puramente dulce; y en fin, la de un olor moderado á la que huele mucho, estando esta última comunmente falsificada con el tomillo ú otras yerbas que se le suelen mezclar.

Muchas cosas contribuyen á que la miel sea buena, como el calor y la pureza del aire, la bondad de las abejas, la naturaleza de las flores que chupan y la habilidad de los obreros que se emplean en esto.

La miel se usa hoy en algunos alimentos; pero ántes de la invencion del azúcar se usaba mucho mas, sirviéndose de ella los antiguos para sus guisados, para sus confituras y para sus bebidas.

MIEL (Clarificacion de la). Para clarificar una arroba de miel, se pone ésta con diez y ocho cuartillos de agua en un perol que pueda contener dos arrobas: se hace disolver la miel al fuego y se le añaden cuando esté disuelta cinco libras de greda blanca de España, molida muy menuda, con las cáscaras de tres limones, y para que no se pegue en el fondo del perol, se menea cuidadosamente con una espumadera: algun tiempo despues se echan dos libras y media de carbon de clarificar y se sigue meneando; cuando la miel está á punto de hervir, se rocia con una mezcla de seis huevos batidos y diez y ocho cuartillos de agua hasta que quede como una esponja, y se pasa en seguida por la manga tantas veces, cuantas sean necesarias para darle la limpieza conveniente.

Se debe lavar y desangrar la manga uno ó dos dias ántes de clarificar otra miel, sirviéndose para esto de una mezcla de tres huevos y de agua hasta que esté ésta de diez grados; esta agua azucarada se emplea en clarificar otra y en ese caso no hay necesidad de echar sino seis huevos en dos cuartillos de agua comun, para hacer la misma operacion que se acaba de explicar.

MIEL (Clarificacion de la) EN CORTA CANTIDAD. Para clarificar una libra de miel es necesario mezclarla con un cuartillo de agua; se hace hervir á fuego manso y se le va quitando la espuma á proporcion que la suelte; si hierve mucho, se aplaca el hervor con una cucharada de agua, procurando echar la ménos posible; cuando no arroja ya ninguna espuma, se le echará un carbon bien encendido ó hecho ascua y un migajon de pan muy tostado á la parrilla, debiendo estas dos cosas permanecer solo cinco minutos dentro de la miel, sacándose despues con una espumadera y cuidándose de no dejar de ella ninguna partícula. Se deja entónces hervir la miel hasta que se pegue en los dedos.

Se hace esta clarificacion mas perfecta filtrando la miel por un papel de estraza en el momento en que se ha sacado el carbon, volviéndola despues al fuego para que adquiera su último grado de cocimiento.

Esta miel contiene mas ó ménos materia azucarada segun su calidad; pero por un término medio se puede tomar de ella libra y media para reemplazar á una libra de azúcar.

MIGAS. Guisado que se hace friéndose unos dientes de ajo en manteca ó aceite, y echándose despues pan desmenuzado y remojado, con una poca de agua, que se sazona con sal y unos granos de anis. Se hacen tambien con bizcocho desmoronado en lugar de pan, endulzándose al gusto y añadiéndose los granos de anis.

Suele tambien llamarse así la papilla que se hace para los niños (véase PAPILLA).

MIGAS DE OBISPO. Se remoja con una noche de anticipacion, una torta de pan frio, y despues de haber frito unos ajos en manteca, se sacan y se echa allí el migajon exprimido del pan, para que se fria bien hasta que despegue del cazo; se revuelve esto con cuatro bizcochos duros, bastante canela, un poco de clavo y el azúcar necesaria, todo molido, un poco de vino blanco, y otro poco de agua de azahar; mezclado bien todo, se echa en una cazuela con ajonjolí tostado por encima, y se tapa con una servilleta. Así se deja hasta el dia siguiente, en que se revolverá con huevos batidos, piñones y nueces limpias; incorporándose todo, se pone á dos fuegos y se sirve con azúcar y canela en polvo por encima.

MIJO. Semilla de la planta de este mismo nombre. Es ovalada ó casi redonda, de media línea de diámetro, lustrosa, amarillenta ó blanca y harinosa. En algunas partes se emplea en hacer pan, que caliente, es de muy buen gusto; pero es seco, fácil de desmoronarse y de poco sustento.

MINGUICHI. Composicion que se hace con el jocoqui mezclado con chile y queso, usada en Morelia y otros lugares del departamento de Michoacan; pero que no es apreciado generalmente y mas bien lo suele comer la gente del campo.

MIRLO. Ave muy conocida en todas partes por domesticarse con poco trabajo, y por la facilidad que tiene para imitar sonidos y aun la voz humana. Se prepara y guisa lo mismo que el tordo y el zorzal (véanse TORDO y ZORZAL).

MOCK-TURTLE. Este potage ó sopa inglesa es hoy muy de moda, y se hace poniéndose á medio cocer en agua con sal un trozo de la parte superior de la cabeza de vaca, ya perdigada y preparada; en seguida se corta en forma de dados pequeñitos y juntándose con peregil, tomillo, mejorana, albahaca, cebollas, laurel, hongos, jamon magro, clavos de especia, pimienta y raspadura de nuez moscada, se pone á macerar ó rendir todo en mantequilla; se sacan entónces éstas cosas de la cacerola y se hace en ella un caldillo rojo con harina que se dora allí mismo, y se vuelve á echar todo lo que se habia sacado y preparado, añadiéndose la cantidad de agua necesaria para el potage, que debe tener la consistencia de un caldo de sustancia ó colado. Se deja hervir y se espuma dos horas, pasándose luego por tamiz; se le añade, si se quiere, vino de Madera y caldo de sustancia, masa de pastel de ternera con sesos y alcachofas en bolitas pequeñas, yemas enteras de huevos duros, zumo de limon, pimienta de Tabasco y sal, si el jamon no estuviese muy salado. En este caldillo se sirven los pedacitos de cabeza de vaca, los hongos con las bolitas y las yemas, sin nada de pan, pudiendo omitirse alguna parte de los ingredientes, segun el gusto particular de cada uno.

Esta sopa es restaurante, y la pimienta de Tabasco que se emplea en ella le comunica un picante sabroso, que la hace muy solicitada en Inglaterra. Es necesario servirla hirviendo, y á cada persona en su taza, porque en ella se enfria ménos que en el plato.

MOJAMA. Cecina de atun (véase ATUN SALADO, pág. 50).

MOJARRA. Pez que por su forma exterior, parecida á la moharra de una lanza, es llamado mojarra ó rejoncillo, armas que tienen la misma figura. Se guisa de varios modos, pues admite cualquiera de los caldillos ó salsas para pescado explicadas en su lugar (véase PESCADO).

MOJARRAS FRITAS. Despues de vaciadas, escamadas y bien limpias, se enjugan ya lavadas, se impregnan bien por adentro de harina, y se revuelcan por afuera en la misma; se frien en seguida en aceite y manteca ó en manteca sola y se sirven.

MOJARRAS CON PEREGIL Y TOMATE. Despues de limpias y escamadas las mojarras se muelen ajos crudos, y se deshacen en aceite; se muele peregil fresco y se le exprime un limon; se le echa sal y una poca de pimienta, molido todo de manera que forme una salsa espesa: se untan las mojarras con ella por dentro y por fuera, se envuelven en papeles untados de acèite; se ponen á la parrilla y á fuego manso se dejan cocer; cuando lo estén, se les quita el papel. Se pone una cazuela á la lumbre; se echa aceite y se frie tomate cocido bien molido, bastante cebolla rebanada, chile verde sin pellejo muy picado, y cuando esté todo bien frito, se echan las mojarras y se ponen á un fuego muy suave; se agrega un poco de vinagre aguado, y cuando se haya consumido el caldillo, se les echa aceite y se dejan reposar al calor por largo tiempo, sirviéndose con peregil y cebolla picada por encima. Puede muy bien ponerse xitomate en lugar de tomate, ó hacerse una mezcla de las dos cosas.

MOJARRAS EN ESCABECHE. Despues de bien limpias las mojarras, se enjugan y se revuelcan en harina; se tuestan chiles anchos desvenados sin quemarse, de modo que queden muy secos y puedan hacerse polvo. Se forma una masa de aceite, ajos asados y cominos tostados, se desata con un poquito de vinagre, se untan con ella las mojarras por dentro y por fuera, y despues se les echa por todas partes el polvo de chile. Se forma una masa con una poca de harina, dos ó tres yemas de huevo, suficiente sal y un poquito de aceite; se revuelve bien todo meneándolo, hasta que tomado con una cuchara forma un hilo al vaciarla; se bañan en este caldo las mojarras y se frien en manteca hasta que se doran bien. Se ponen á escurrir y en la misma manteca se frien ajos limpios y picados, hasta que se queman; se sacan de la manteca y se echa en ella una poca de agua, se muelen los ajos con una rebanada de pan dorado en manteca y un poco de clavo, de canela y de azafran: se echa todo en el agua y se deja hervir. Así que haya dado dos ó tres hervores se le echa un trozo de panocha, rebanadas de lima, hojas de naranjo cocidas en agua, y una poquita de ésta; se echan las mojarras en el caldillo y se deja hervir hasta que se sazona y espesa un poco.

MOJARRAS (Cuñete de). (Véase CUÑETE DE MOJARRAS, pág. 247.)

MOJARRAS EN XITOMATE. Despues de limpias las mojarras, se pone una cazuela á la lumbre con iguales tantos de aceite y de manteca: se asan unos xitomates muy maduros, se rebanan bastantes cebollas chicas, y se pica competente ajo y peregil; se pone á freir primero la cebolla sola, se le agrega despues el xitomate asado y bien molido, el peregil y el ajo; cuando ya todo esté frito, se le echa caldo del pescado ó agua, se le agrega competente sal y pimienta molidas, y se pone á un fuego suave. Se echan las mojarras, y cuando ya el caldo haya consumido algo, se le echa bastante aceite y orégano; se les pone encima un comal con poco fuego, y cuando se consideren cocidas, se apartan y se dejan sazonar al calor hasta servirse.

MOLINERO. Pez de rio, que tiene diferentes nombres en los diversos lugares donde se pesca: se le llama *molinero*, porque se coge en las inmediaciones de los molinos y en estos lugares tiene la carne blanca; *cabezon* ó *cabezudo*, porque tiene la cabeza grande; *villano*, porque se regocija en el cieno. Este pescado es todo blanco, aunque lo es ménos sobre el lomo que en el vientre. Sus escamas son lustrosas. Se pesca con caña y se le ponen por cebo en el anzuelo los grillos que se cogen en el campo, ubas, ó una especie de moscas que se encuentran ocultas en invierno á lo largo de los rios, y no falta quien cebe sus anzuelos con sesos de buey. Como estos pescados nadan en compañía, siempre se cogen muchos, bien sea con la caña ó con la red.

Hay otra especie de molinero, cuyas escamas son mas trasparentes y un poco mas largas y delgadas, siendo su color muy aproximado al de la plata; es astuto y oye cuando los pescadores tienden sus redes, á ménos que el ruido del viento se lo impida, y por esto es dificil el pescarlo; se queda frecuentemente entre los bancos de arena que se forman en los rios y es por lo mismo muy raro el poder atraparlo con la red. En el mes de Mayo es cuando por lo comun comienza á ser buena esta pesca.

Las dos especies se disponen en estofado, y se asan á la parrilla como la carpa (véase CARPA EN ESTOFADO, pág. 159 y CARPAS A LA PARRILLA, página 160), y se come tambien en caldillo blanco (véase entre los guisos de PESCADO).

MOLINETE. Es un cilindro de madera, de dos pulgadas de grueso, atravesado por muchos agujeros y encajado de plano al extremo de un baston ó palo largo; los agujeros del cilindro sirven para dar salida á la leche de la mantequilla, al paso que ésta se va formando. Este instrumento, que se adapta á la mantequera para batir la leche cuando se hace la mantequilla, suele llamarse con distintos nombres, como *ingenio*, *molinillo* &c. en diversos lugares, y los toneleros son quienes los fabrican y los venden solos, ó juntamente con las mantequeras.

MOLLETE. Por supuesto que aquí no se habla del pan comun, que con nombre de mollete por su forma particular, se fabrica en las panaderías para surtir á los cafés; ese abunda en todas partes y se puede comprar á la hora que se quiera. En este y los dos artículos que siguen se trata del mollete fino, que es un bodigo de pan redondo y pequeño, blanco ú amarillo, segun los ingredientes que se mezclan á la masa, sabroso y de regalo, digno por lo mismo de presentarse en una mesa decente.

MOLLETES DE MANTEQUILLA Y HUEVO. Se baten separadamente las claras y las yemas de doce huevos, que se juntan despues y se mezclan con una libra de flor de harina y tres libras y media de azúcar cernida; se sigue batiendo todo y estando bien incorporado, se añade una libra de mantequilla derretida, quitando toda materia extraña y espumada; se vuelve todo á batir, y estándolo bien, se le echa una cucharada de aguardiente, batiéndose por última vez perfectamente, y echándose en seguida en cazuelitas pequeñas, untadas con mantequilla; se meten éstas al horno, que no debe estar muy caliente, y se les echan por encima, azúcar y canela en polvo.

MOLLETES DE LECHE Y HUEVO. Se amasan cuatro libras de flor de harina con doce yemas de huevo, seis claras, doce onzas de azúcar molida, media libra de manteca, una libra de levadura, la cuarta parte de un cuartillo de vino y la leche que sea necesaria para amasarla. Se hacen los molletes y se meten á cocer al horno.

MONDEJO. Relleno de panza de carnero ó de puerco, haciéndose este último lo mismo que el primero (véase MENUDO ó PANZA DE CARNERO RELLENA, pág. 529).

MONDONGO (véase MENUDO, pág. 526).

MONJIVELO DE PIES DE PUERCO (véase PIES DE CERDO EN MONJIVELO, pág. 173).

MONT-FRIGOUL ó SÉMOLA ITALIANA. (Sopa) Sobre una mesa bien limpia se mezclan cuatro huevos muy frescos con media libra de flor de harina de trigo y otro tanto de harina de maiz, cuatro onzas de queso superior rallado y un trozo de leche cocida; se hace con todo esto una masa muy consistente y se corta en pedazos, que se polvorean con un poco de harina; se divide con el cuchillo de picar hasta quedar tan fina como la sémola, y despues de haberla pasado al traves de una coladera, se pone á secar sobre hojas de papel. Al momento de servirse se echa en caldo hirviendo, y para impedir que se pegue, se menea con una cuchara: con dos minutos de cocimiento le basta, y se vacia en la sopera, llevándose á la mesa con queso rallado aparte.

MORA. Fruto del moral. Hay dos especies, la grande y la pequeña. Las moras grándes son siempre de color morado muy oscuro que tira á negro, y buenas de comer; las pequeñas tienen un suco viscoso y un dulce desagradable. Se hace jarabe de moras para las enfermedades de la garganta, y la fruta conviene en los grandes calores á los jóvenes biliosos y sanguineos.

Hay una mora silvestre que crece sobre zarzas, que se llama *zarzamora* y en algunas partes *mora de zorra* (véase ZARZAMORA). Con respecto á las moras véanse los artículos

CONSERVA DE MORAS, pág. 211.

JARABE DE MORAS, pág. 445.

RATAFIA DE MORAS.

MORAS CONFITADAS EN SECO. Es necesario tomarlas para esto un poco verdes y dejarles dar un hervor cerrado y fuerte en almíbar de punto soplado (véase en la página 26): se apartan del fuego, se espuman y se tienen veinte y cuatro horas dentro del almíbar para que lo absorvan en la estufa; pasado este tiempo se sacan, poniéndose á escurrir sobre un tamiz; se aderezan despues sobre pizarras y se polvorean con azúcar fina, volteándolas del otro lado y haciéndoles la misma operacion cuando queden secas del uno. Se guardan entónces para cuando se hayan menester, advirtiéndose que para confitarlas de este modo, es necesaria una libra de azúcar para cada libra da fruta.

MORCILLA. }
MORCON. } Son las tripas del puerco, carnero ú otro animal, rellenas de sangre, condimentada con especias y otras sustancias, que hacen mas ó ménos reelevante su gusto. No se distinguen entre sí sino en que para las morcillas se emplean las tripas delgadas del animal, y para el morcon la gruesa, que es el remate del órden de las tripas, y se llama intestino ciego. Aunque se hacen unas y otros, como se

ha dicho, con las tripas de varios animales, es lo mas comun no emplear para esto sino las del puerco, con las que son mas sabrosas estas preparaciones, que por otra parte no dejan de ser indigestas.

MORCILLAS DE EXTREMADURA. Se empieza la operacion por recoger la sangre, la que no se dejará de mover con un palo ínterin esté saliendo del cerdo, para que no se cuagule; se le quita todo lo fibroso que se encuentre, dejando solo lo que se mantenga líquido. En este estado se le añaden las mantecas del cerdo que se deshacen dentro de la misma sangre todo cuanto sea posible; se le echan como treinta cabezas de ajo bien mondadas y machacadas con un poco de sal, onza y media de anis, una de cominos, la sal y pimienta que necesite, ó segun el gusto de cada uno, y una onza de culantro; todo esto revuelto bien, forma la masa de las morcillas, las que se deben llenar inmediatamente, prefiriendo para ellas la tripa del mismo cerdo; advirtiendo, que si es para gastarla de fresco, podrá añadirse un poco de cebolla picada, que les daña si han de guardarse por algun tiempo, porque este género dura bien un par de años. Luego que estén hechas las morcillas, se tiene una caldera con agua hirviendo, en la que se meten sin soltarlas de los ataderos, ni dejarlas de mover de cuando en cuando; se sacan y pican con un alfiler, y se conoce que están buenas, cuando por la picadura sale clara la pringue: despues se cuelgan al aire y en sitio en que se puedan ahumar por espacio de un mes, pero cuidando de que el fuego no sea tan fuerte que las derrita.

MORCILLAS COMUNES. Se pica cebolla menuda, yerbabuena y peregil; se le agregan clavo, pimienta, canela, cominos y un poco de sal; con esto se rellenan las tripas del cerdo, se atan por los cabos para que no se vacien y se ponen én agua hirviendo á cocer, hasta que picadas, solo salga agua clara.

MORCONES BUENOS. Se meterán las tripas gordas del marrano con que se han de formar los morcones, en agua caliente. Se picará bastante cebolla muy menuda, se molerá la sal fina necesaria y uno y otro se le revolverá á la sangre de puerco; se harán trocitos de la gordura del mismo puerco en suficiente cantidad y se revolverá con la sangre; se molerá una nuez moscada, pimienta fina y clavo, y se cuidará de mezclarlo poco á poco en la sangre, para que todo quede bien revuelto; se llenarán entónces las tripas que se echaron en agua caliente, atándose los cabos para que no se vacien, y puestas en un palo se echarán en agua hirviendo hasta que se cuezan, lo que se conoce picándolos con un alfiler, si por las picaduras no sale mas que agua.

MORCONES (Otros) MEJORES. Despues de lavadas las tripas gordas del marrano, se echan en agua caliente; se tuestan unos chiles mulatos ó pasillas, desvenados, sin que se quemen; ya frios, se desquebrajan bien con los dedos, se revuelven en la sangre del marrano, se pica gordura cruda del mismo, y con la suficiente sal se revuelve todo con la sangre: se muele una poca de azúcar, y se revuelve de modo que sobresalga un poquito; se pican bastantes cebollas, nueces, almendras y acitron; se limpian piñones y pasas, y se revuelven tambien en la sangre; se muele un poco de ajengibre, y todo bien revuelto se echa en las tripas, atándoles los cabos y echándolas á hervir hasta que se cuezan.

MORCONES DE LECHE. Preparada una cazuela con una poca de agua con sal de la tierra, se recibe en ella la sangre del cerdo; se bate para que no se cuaje, y se le echa la tercera parte de leche cocida; se mezcla bien y se le añaden bastante cebolla, ajo, orégano, tomillo, mejorana y peregil, picado todo muy menudo; se le mezclan las gorduras del puerco tambien picadas, un trocillo de azúcar, almendras y pasas picadas, piñones y clavo, pimienta, canela, ajengibre y tantitos cominos, molidas las especias. Se revuelve todo muy bien, se cortan las tripas gordas del puerco del tamaño que se quieran formar los morcones, y se rellenan dejándoles tres ó cuatro dedos de vacío para que no revienten atadas por uno y otro lado, se ponen á cocer en agua con sal; hasta que cuajen bien, lo que se conoce picándolas y que no rindan sino agua.

MORCONES Ó MORCILLAS DULCES. Al degollar el marrano, se recibe la sangre en un cedazo ó cosa en que se cuele; se procura no moverla y se deja enfriar hasta que se cuaje; entónces se echa en agua hirviendo á que se cueza y quede dura. Se saca del agua, se envuelve en una servilleta y se le carga encima un peso regular para que escurra bien; ya que haya escurrido y enfriado, se ralla, se revuelve con porcion de pan rallado y azúcar molida y tamizada. Despues se despelleja un poco de unto del puerco, y bien limpio de venas y partes extrañas, se muele en un almirez, y cuando esté muy suave, se amasa con él la sangre rallada; se le mezclan en polvo pimienta, clavo, canela, anis, ajengibre y unos poquitos de cominos, y bien revuelto todo, se rellenan con ello las tripas y atadas se ponen á cocer.

Estas morcillas se corrompen en poco tiempo, y por esto es necesario comerlas desde luego.

MORCONES CON ARROZ MUY BUENOS. Se recibirá en una cazuela proporcionada con una poca de sal, la sangre del puerco, meneándose al mismo tiempo con la mano hasta que se enfrie, para que reste líquida y limpia sin colarse. Se lavan cuatro onzas de arroz, que se atan en una servilleta, colgándose dentro de una olla con agua, de modo que la muñequilla del arroz no toque al fondo, y se deja hervir hasta que el arroz quede medio cocido, en cuyo caso se saca y se pone á escurrir. Se desvenan y tuestan seis chiles anchos, moliéndose en seguida hasta dejarlos en polvo fino, y haciéndose otro tanto con un poco de ajengibre, de clavo de pimienta y de alcaravea. Se pica muy menuda bastante cebolla en crudo, desflemándose en seguida en un canastillo ó cedazo, en el que se echará agua hirviendo, para que pase del otro lado dejando desflemada la cebolla. Se pican tambien el redaño y los entrecijos del puerco, y estando todo dispuesto con la anticipacion necesaria, se mezclará con la sangre ya fria, sazonándose con la sal correspondiente. Con esta mezcla se rellenan las tripas gruesas del puerco, que se habrán limpiado bien, sin quitarles la gordura; se atan para dejar los morcones del tamaño que se quieran y se ponen á cocer en agua hirviendo.

Se comen fritos ó asados á la parrilla con una buena salsa de chile, ó con otra propia si ha de beberse vino encima de ellos.

MORCONES Ó MORCILLAS DE REGALO. Se dispondrá una cazuela con cebolla, ajo, xitomate, peregil, clavo, pimienta, canela y chiles anchos desvenados y tostados, todo molido; tomillo, en polvo si fuere seco, ó picado siendo fresco, redaño de puerco en pedacitos menudos, pasas, almendras partidas y piñones, sazonándose todo con la sal necesaria. Sobre este recado se recibe la sangre del puerco, que se revolverá bien con él ántes de que se enfrie, para que todo quede bien incorporado; se le echa mas sal si le faltare, y con esta mezcla se rellenan las tripas del puerco despues de bien lavadas, preparadas con sal y rebanadas de limon y enjuagadas despues; se atan á la distancia conveniente segun el tamaño de que se quieran los morcones ó morcillas, que en seguida se ponen á cocer en agua hirviendo.

MORCONES SENCILLOS CON ANIS, COMINOS Y CULANTRO. Se prepara la cazuela con sal, ajos, anis, cominos y culantro tostado, molido todo: se recibe en ella la sangre del puerco y en lo demás se procede como en el artículo anterior.

MORCONES CON XITOMATE, YERBABUENA Y CÁSCARA DE LIMA. Se previene la cazuela con ajos, cebollas, xitomates, tomates, peregil, yerbabuena, tomillo, orégano fresco y cáscara de lima, picado todo muy menudo; se sazona con sal y encima se recibe la sangre del puerco, para procederse en lo demás como en los artículos anteriores.

MORCONES Y MORCILLAS A LA FRANCESA (véase BUDIN NEGRO, página 88 y BUDIN DE JABALÍ, página 89).

MORCONES DE GUAXOLOTE. Se prepara una cazuela con el mismo recado que se dijo para los morcones de regalo (véanse poco ántes); pero en ménos cantidad, que debe ser proporcionada á la sangre de un guaxolote. A éste se arranca la cabeza del pescuezo de un tiron, para lo que se cuelga, si no hay bastánte fuerza ó habilidad en el que hace la operacion para verificarla, teniéndolo de los pies con la mano izquierda: si no estaba colgado el guaxolote, se cuelga inmediatamente que se le separa la cabeza, se despluma y pela un poco la parte inmediata á la misma cabeza, y se le quita ésta para que corra la sangre sobre la cazuela del recado, que se habrá tenido cuidado de colocarla en el punto conveniente, mezclándose con ella de manera que todo quede bien incorporado; cuando ya no salga sangre, se desplumará todo el pellejo del pescuezo, y separado del cuerpo, se rellenará con la sangre compuesta, atándose por los cabos y cociéndose en agua hirviendo.

MORENA. Pez comestible, que se llama tambien *murena*, con cuyo nombre es mas conocido en nuestras costas. Es cilíndrico, de dos tercias á siete sesmas de largo, de color rojo oscuro, con manchas vistosas de un color amarillo. Desde la mitad del lomo le nace una aleta estrecha que rodea la cola y se extiende hasta el ano, y al arranque de la cabeza tiene á un lado y otro dos agujeros redondos por donde arroja el agua para respirar. Tiene como la anguila el cuerpo cubierto de escamas invisibles y lleno de una sustancia viscosa.

Se prepara, limpia y condimenta lo mismo que el bagre (véase BAGRE, pág. 64 y siguientes) y admite los caldillos y salsas de pescado (véase PESCADO).

MORONES. Se toma una libra de unto fresco, se amasa con otra de azúcar molida y otro tanto de flor de harina, y se le agrega una poca de sal; esto se amasa con las manos hasta no dejar á la masa trocillo ni pellejo ninguno y cuando esté ya bien suave, se divide en iguales cantidades, de las que á una se le agrega una cuarta de canela molida, y bien revuelta se extiende sobre un papel, procurándose que quede del grueso de un dedo; se le espolvorea ajonjolí por encima, y sobre ella se pondrá la otra cantidad de la masa, á la que se le echará mas ajonjoli. Se pondrá entre dos comales á cocer, y cuando esté medio cocida, se le hacen unas partiduras con el cuchillo para que le penetre el calor y se cueza bien; estándolo, se parte en trocitos, que se envuelven en papel, y se sirven.

MORONÍA (véase ALMORONÍA). En algunas casas se llama moronía á la sopa de arroz en seco y sin guisarse ni teñirse con azafran (véase SOPA DE ARROZ).

MORRILLO. Parte redonda y gorda del cogote del carnero, dura, fuerte y muy sabrosa.

MORTERO. Instrumento redondo y hueco de piedra ó madera que sirve para machacar en él especias, semillas, ú otras cosas. Cuando es de cobre ú otro metal se llama almirez y tiene los mismos usos.

MORUECO. El carnero padre que ha servido para la propagacion. Como en nuestras carnicerías se vende cuanta carne se encuentra á poco precio, sin pararse en que sea buena ó mala, es indispensable que se cuide en las casas de no admitir la de morueco, que sobre ser hedionda y de mal sabor, descompone todos los guisados en que se hace entrar y perjudica á la salud.

MOSCADA (véase NUEZ MOSCADA).

MOSTACHONES. Variacion de los mazapanes cuya pasta se hace por lo comun de almendra, azúcar y especias, dándosele diferentes formas.

MOSTACHONES A LA ITALIANA. Se muelen tres libras de azúcar trigueña, dos de almendra con cáscara, onza y media de canela, con nuez moscada, pimienta y clavo al gusto, segun se quieran los mostachones mas ó ménos especiados; despues de bien molidos estos ingredientes se mezclan con cuatro libras de harina, se cierne por un cedazo, se amasan con agua fria en un perol proporcionado, y al tiempo de amasarlos se añadirá un poco de cáscara de limon confitada. Despues de bien trabajada la masa, de modo que quede manejable, se pondrá en un plato espolvoreado de harina, y se dejará reposar dos ó tres horas, y se cortarán de ella tres ó cuatro mostachones para probar en el horno si está en su debida consistencia, lo cual se conoce cuando se vé que se esponjan un poco con el calor; pero si en lugar de esponjarse, se viere que se extienden, se añadirá á la masa un poco mas de harina, y se amasará otra vez. Estando ya como se requiere, se cortarán los mostachones en forma ovalada, rematando en punta por los extremos, y dándoles cuatro ó cinco dedos de largo y tres de ancho. En esta forma se meten en el horno, y despues de cocidos se sacarán, y se les dará el baño hecho del modo siguiente.

Se mezclan tres libras de azúcar trigueña, con onza y media de canela, se pasan por el tamiz ó cedazo, se añade un poco de agua olorosa, y se procede de modo que no quede el baño claro, sino que al dejarlo caer con una cuchara, haga hilo; se irá tomando con un pincel este baño,y se bañarán los mostachones. Despues se pondrán en un papel sobre una mesa, y se cubrirán con la tapadera caliente del horno para que se asienten; y estándolo, se guardan en parage húmedo y fresco, porque naturalmente son duros.

Tambien se pueden bañar con chocolate desleido en agua y muy espeso.

MOSTACHONES A LA ESPAÑOLA. Se muelen dos libras de almendras con su pellejo, rociando la masa de cuando en cuando con un poco de agua para evitar que se convierta en aceite; se pondrá despues es un perol á fuego manso para que se seque, y se le añadirán media onza de canela pasada por el cedazo de tambor, un poco de agua olorosa y algunos pedazos de cidra ó limon confitado. Estando todo bien seco, se le irá echando y mezclando con una cuchara poco á poco, una libra de almíbar clarificado y cocido en punto de flor, meneando la pasta incesantemente para que no se pegue al perol. Cuando ya esté la masa manuable, esto es, que no se pegue á la mano, se aparta del fuego y se vacia en un plato para que se enfrie, y entónces se formarán los mostachones, como se dijo en el artículo anterior.

Estos mostachones se pueden bañar, aunque muchos ni los bañan ni los cuecen, pues de cualquiera modo son muy buenos; pero si se quieren bañados, se mezcla un poco de canela con almíbar, y se deja cocer hasta que tenga el punto de flor; despues se van bañando los mostachones uno por uno, se colocan en un papel, y se les sienta el baño con la tapadera del horno, á la cual se pondrá encima un poco de fuego.

MOSTACHONES A LA MEXICANA. A un cuartillo de almíbar se mezcla otro de miel vírgen, dejándose hervir hasta que estén de punto de melcocha, y se añaden entónces una libra de almendra cruda y con cáscara, veinte bizcochos duros, media onza de clavo y una de canela, todo molido, treinta yemas de huevo, cuatro onzas de mantequilla y un poco de vino. Se pone á la lumbre, y se menea hasta que despegue del cazo; se deja enfriar y se van haciendo las figuritas que se quieran, que se han de encanelar. Si se quieren bañados, se hace un betun blanco con claras de huevo batidas, bastante azúcar molida, y unas gotas de limon. Se untan con él las figuritas por un lado, y cuando haya cuajado, se voltean del otro y se untan tambien, poniéndose en seguida en el comal ó en el horno tibio.

MOSTACHONES DE HUEVO. Se baten seis claras de huevo hasta que levanten cuanto sea posible, y se les añaden sus yemas, una libra de flor de harina, cuarenta clavos molidos y una libra de azúcar blanca martajada; se bate todo con un carrizo ó paleta, hasta que la masa esté algo suelta y manejable; entónces se toman con una cuchara de plata ó de palo pequeñas cantidades, para formar unas pastillas como nueces aplastadas sobre un papel, echándoles ajonjolí por encima, y metiéndose á cocer en el horno tibio.

MOSTACHONES DE AVELLANAS. A dos libras de almíbar de medio punto, veinte bizcochos duros muy remolidos, cuatro onzas de avellana tostada, dos yemas de huevo, cuatro onzas de almendra y una libra de mantequilla.

MOSTACHONES BAÑADOS. Se hace almíbar bien clarificado con dos libras y cuarta de azúcar, que se aparta de la lumbre cuando esté de punto de hebra; se le echa despues una libra de almendra limpia martajada y se le dan tres hervores, volviéndose á quitar del fuego; se le mezclan entónces doce onzas de bizcocho molido, añadiéndose poco á poco diez claras y cuatro yemas de huevo y meneándose la pasta á una mano para que no se formen grumos ó bolas; se pone otra vez á la lumbre, echándole canela, clavo y una poquita de pimienta, todo molido, agua de azahar y una onza de mantequilla fresca; cocida la pasta de modo que no quede ni correosa ni seca, se polvorea con harina un tablero y se vacia encima la pasta para que se enfrie, y en este caso se cortan los mostachones al modo de jamoncillos; se polvorean con otra poca de harina para que no se peguen y se dejan en el tablero hasta el dia siguiente, en que batidas cinco claras de huevo y muy bien mezcladas con una libra de azúcar remolida, se pone este batido un rato á la lumbre, se le echan unas gotas de limon y se vuelve á batir perfectamente; con unas plumas se unta este betun á los mostachones por tres lados, y puestos sobre una pala se meten al horno, que debe estar suave, sacándose luego que se sequen; se untan entónces por los otros tres lados que restan sin bañarse y se vuelven al horno para que acaben de secarse y se puedan guardar en seguida. Si no hubiese horno se pondrán á secar á dos fuegos.

MOSTACHONES DE HARINA. Se tamiza una libra de azúcar muy blanca, molida, sobre una cazuela y se mezcla en ella con otra libra de flor de harina; se echan allí ocho claras y nueve yemas de huevo, media onza de canela y doce clavos de especia, molidas ámbas cosas; se revuelve todo y se bate hasta que la pasta quede muy suave, poniéndose con una cuchara porcioncitas en papeles que se meten al horno.

MOSTACHONES DE ALMENDRA Y YEMAS DE HUEVO. Se hace almíbar clarificado con tres libras de azúcar y cuando esté de punto de juntar en el agua, se aparta; se le mezcla una libra de almendra molida y tántas yemas de huevo, cuantas fuesen necesarias para que la masa quede amarilla; despues de bien incorporado todo, se vuelve al fuego, para que dando unos hervores quede el huevo cocido, volviéndose á apartar y batiéndose hasta que la pasta quede manejable; se vacía entónces en un plato, juntándose y tapándose con una servilleta para que no se reseque, y se van formando los mostachones á modo de tablillas redondas de chocolate, que se revuelcan en canela molida y se graban con molde de la labor que se quieran.

MOSTACHONES DE ALMENDRA Y LIMON. Se pela en agua caliente una libra de almendra y se muele rociándola con agua para que no se aceite; se mezcla fuera de la lumbre con almíbar clarificado y de punto de juntar en el agua, hecho con una libra de azúcar, añadiéndose media libra de limones en conserva (véase CONSERVA DE LIMON, pág. 216), sacados de su miel, escurridos y molidos, y una onza de canela en polvo; se vuelve la mezcla á la lumbre y estando de tal consistencia que no se pegue en las manos, se vuelve á apartar, vaciándose en un plato para que se enfrie; se forman con ella los mostachones de la figura que se quieran y se van colocando en papeles, bañándose con azúcar cernida, canela en polvo y agua de azahar, que se baten hasta que la palita al levantarse haga hilo, y untándose con una brocha los mostachones; se cubren con un comal con poca lumbre para que se sequen, y estando frios, se guardan en parage húmedo para que no se endurezcan, si no han de servir en seguida.

MOSTACHONES DE ALMENDRA Y NARANJA. Se mezclan con dos libras de azúcar cernida una de flor de harina y otra de almendras remojadas y bien molidas, media libra de naranja en conserva (véase CONSERVA DE NARANJAS DULCES, pág. 220), sacada de su almíbar, escurrida y molida, tres cuartas de onza de canela en polvo y una poca de raspadura de nuez moscada; se amasa todo rociándose con agua hasta que se ponga la pasta manejable, y se echa en un plato polvoreado con harina, dejándose reposar dos horas; al cabo de ellas se hace la prueba con un mostachon para ver si está la pasta de punto, metiéndolo al horno de buen temple; si se esponja, está buena la masa, y en ese caso, se hacen los demás mostachones de la forma que se quieran; pero si se extiende el de la prueba, es señal que le falta harina á la masa y se le añade; hechos los mostachones, se bañan como los del artículo anterior.

MOSTACHOS ó BIGOTES DULCES. Se muelen en un metate dos puños de pasas deshuesadas y limpias, dos bizcochos, un poco de tuétano de vaca, unas yemas de huevo cocido y medio acitron; se revuelve bien la pasta y se forman unos puritos, y con otras yemas de huevo mezcladas con bizcocho, se hacen unas bólitas. Se revuelca todo en bizcocho molido y se frie en manteca ó mantequilla. Se sirven con almíbar y vino.

MOSTAJO. }
MOSTAZA. } Planta de tallo liso y ramoso, que crece hasta la altura de tres pies y está poblado de hojas grandes, recortadas por sus bordes y algo ásperas. Sus flores son pequeñas y amarillas y nacen en la extremidad de los ramos. Su fruto es una vaina pequeña, que contiene la semilla, que tambien se llama *mostaza*, y es redonda, de media línea de diámetro, de color prieto y de gusto picante.

Con el mismo nombre de *mostaza* y el de *mostacilla* se designa tambien la simiente del nabo cimarron ó silvestre, que nace espontáneamente en los campos, y prospera tanto en las buenas tierras sembradas de maiz, que perjudica á éste mucho y es necesario arrancarlo con tiempo de raiz, si no se quiere perder la cosecha; pero ni la semilla ni la planta que la produce tienen uso alguno en la cocina; la planta, estando tierna, es buen alimento para los guaxolotes, que la comen con apetito, y la semilla molida produce el aceite de nabo, que solo se emplea en el alumbrado.

Con la mostaza fina, cultivada ú hortense, se hace una salsa, que á mas de ser grata al paladar, aunque picante, es sana, exita el apetito, fortifica el estómago, y ayuda á la digestion. Para esto se muele perfectamente la semilla y se mezcla con vinagre. En Italia se usa del vino en lugar del vinagre, y en España se le mezcla miel vírgen ó azúcar. Como se usa entre nosotros, se hace moliendo la mostaza y lavándola despues tantas veces, cuantas sea mayor ó menor la intensidad de picante que se apetezca, se mezcla con un migajon de pan remojado en vinagre y molido, endulzándose en seguida con azúcar; se le aumenta vinagre y azúcar á proporcion de lo desleida ó espesa que se quiera, escogiéndose siempre la mostaza de mejor clase.

De Inglaterra y de Francia nos vienen frasquitos de vidrio ó cajitas de madera tapadas, con mostaza ya preparada, sin cáscara y molida, que no necesita mas que mezclarle vinagre y azúcar para servirse en su vasija propia, que se llama *mostacera*, bien sea de oro, de plata, de estaño, de loza ó de cristal, que debe acompañar á la vianda que se ha de comer con esta salsa.

MOSTAZON DE CARNE DE PUERCO. Se muele la mostaza y se pasa por un tamiz, poniéndose á freir en seguida con especias de todas y meneándose hasta que salte; se echa entónces la carne de puerco ya cocida, que se frie tambien, y se le añade pan tostado y molido, vino blanco y una puntita de azúcar. Al apearse de la lumbre se le ponen aceitunas.

MUFTI (véase CABEZA DE CERDO, pág. 171).

MÚGIL. }
MÚJOL. } Pez de mar, escamoso, que crece hasta media vara ó poco mas de largo. Su cuerpo es casi redondo; el lomo, donde tiene dos aletas, es parduzco, la mitad superior de los costados del mismo color, con cinco ó seis rayas longitudinales mas oscuras, y lo restante del cuerpo es plateado. Se le encuentra tambien en los estanques formados por la mar, y suele subir á los rios. No se mantiene con otros pescados, y encuentra su alimento en el cie-

no, de cuyo olor suele resentirse su carne, principalmente en el estío. El de mar es el mejor y su carne es blanca, suave y muy estimada, y aunque los de estanque son mas gordos, son de ménos gusto.

El modo ordinariamente de servirlo, es cocido en agua de sal, ó asado á la parrilla; pero admite todos los otros guisos propios de pescado (véase PESCADO).

MUSELINA. Obra de pastillería, hecha con goma adragante, tragacanta, ó alquitira, que todo es lo mismo, disuelta y mezclada con zumo de limon, que se dispone en forma de rocas ó peñasco, de campanario, de cúpula ó cimborrio, ó de otro modo, haciéndose secar en la estufa. Esta pastillería se llama *muselina blanca*.

La amarilla se hace lo mismo tiñéndose con infusion de azafran ó con goma-guta; la roja se tiñe con grana; la azul con añil; la verde con jugo de espinacas (véase VERDE OFICINAL DE ESPINACAS, pág. 322), y la violeta con tintura de tornasol.

MUSELINA (Bastion ó Baluarte de). Se da este nombre á unos rollos de las muselinas de diferentes colores, explicadas en el artículo anterior, que se unen y juntan con azúcar en punto de caramelo en forma de baluarte. Estas diversas preparaciones se sirven con lo que se llama platillos de horno, como rosquillas, mamones, merengues, bizcochitos, turrones, &c.

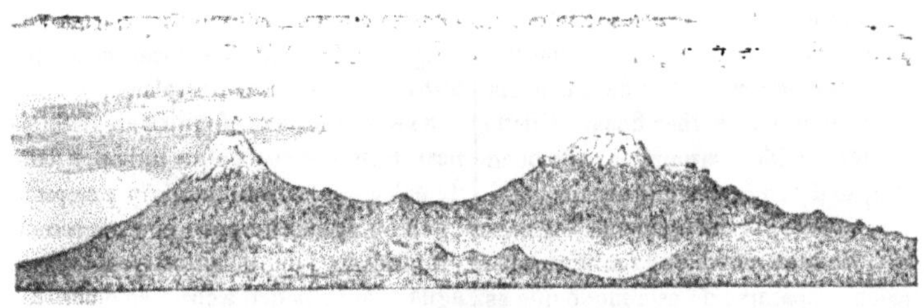

NABINA. Se llama así tambien la semilla del nabo cimarron, que mas comunmente se conoce con los nombres de *semilla de nabo, mostaza ó mostacilla* (véase MOSTAZA), por ser picante al gusto.

NABO. Planta de dos tercias de alta, con las hojas inferiores en forma de hierro de lanza y cortadas por su márgen, y las superiores en forma de corazon. Sus flores son pequeñas y amarillas, y la raiz, contada entre las legumbres ó raices comestibles, se llama tambien nabo; es blanca por adentro, con la cáscara blanca tambien, y tiene la forma de un uso mas ó ménos prolongado, habiendo algunos casi redondos. Hay unas especies de nabos amarillos ó pardúzcos; pero aquí no son comunmente conocidos, no distinguiéndose entre nosotros mas que las de chinampa y las de huerta, de las que es mejor la segunda.

La carne ó pulpa del nabo, tanto la

del largo como la del redondo, es dulce, tierna y de buen gusto, se digiere con alguna dificultad, es flatosa y comida con exceso, podria causar cólicos; pero cocido el nabo, pierde mucho de estas calidades y es nutritivo y emoliente.

Se comen los nabos fritos; pero son mas saludables cocidos simplemente en la olla ó en agua, y acompañados con mantequilla fresca, siendo muy sanos en sopa, á pesar de que no dejan de ser flatosos. Se disponen tambien de otras maneras, y pueden verse los artículos

CONSERVA DE GRANIZO, pág. 218.

CONSERVA DE NABOS, pág. 224.

ENSALADA DE NABOS SOLOS, Ó CON ZANAHORIAS, pág. 305.

SOPA DE NABOS.

SUSTANCIA DE NABOS.

NABOS GUISADOS A LA FRANCESA. Despues de haber mondado con exactitud y cortado los nabos, se les deja dar un hervor en agua y se ponen despues á cocer con caldo comun y de sustancia y un manojito de yerbas finas. Cuando estén cocidos, sazonados y de buen gusto, se desengrasa el guisado.

Se sirven frecuentemente los nabos con viandas cocidas á la brasa; pero pueden prepararse de este modo que es mas sencillo; cuando está la vianda á medio cocer, se ponen con ella los nabos, para que ámbas cosas acaben de cocerse juntamente, y estando bien sazonado y de buen gusto el guisado, se desengrasa ántes de servirse.

NABOS EN SALSA BLANCA. Cocidos los nabos y aderezados en un plato, se cubren con salsa blanca (véase SALSA BLANCA) y se sirven. En muchas casas se usa mezclar mostaza á esta salsa, cuya práctica hace mas apetitosos los nabos, y los vuelve ménos flatosos de lo que son naturalmente.

NABOS NEVADOS. Se escogen diez y seis ó diez y ocho nabos buenos y grandes, que despues de haberse limpiado se tornean á todo su grueso, dándoles la forma de una pera ó cualquiera otra agradable á la vista; se pone al fuego una cacerola con una poca de mantequilla y se acomodan allí los nabos para darles color; se escurren y ponen en otra cacerola, añadiéndoseles cuatro cucharadas, de cucharas de desengrasar, de salsa rizada (véase), otro tanto de caldo, pimienta gorda, un pedazo del tamaño de un huevo de azúcar y una cucharada de caldo de sustancia; se hacen cocer los nabos á fuego manso en este caldillo, y cuando lo estén, se deja consumir la salsa lo necesario; se aderezan en el plato en que se han de servir y se les echa la salsa por encima.

Se puede tambien nevarlos de otro modo, añadiéndoles, cuando se hayan dorado en la mantequilla, una cucharada, de cuchara comun, de harina, azúcar y caldo, dejándose cocer como los otros. Se sirven con su salsa.

NABOS VÍRGENES (Guiso de). Se tornean treinta ó cuarenta nabos en forma de bolas del mismo tamaño y se perdigan en agua hirviendo con un poco de sal; despues de haberlos refrescado en agua fria, se ponen á cocer en buen caldo concentrado (véase CALDO CONCENTRADO, pág. 131) con un poco de azúcar. Cuando estén cocidos, se les echa encima una buena cucharada de salsa alemana, concluyéndose su sazon en baño de María con un poco de mantequilla fina.

NABOS HELADOS CON CREMA. Despues de haberse cortado los nabos en pedazos mas ó ménos gruesos, se perdigan, se refrescan y se escurren, poniéndolos en seguida á freir en manteca; se les echan natas, un poco de azúcar y una cucharada de caldo y se deja reducir esta salsa; se sacan los nabos de la fritura al paso que se van dorando y se disponen en un plato, echándoles por encima la gelatina que se haya despegado y cuatro ó cinco cucharadas de caldo pasado por tamiz.

NABOS EN HARINADO. Se frien en mantequilla unos dientes de ajo partidos, y luego que estén dorados se sacan, poniéndose en la mantequilla para que tambien se frian unas lonjitas de jamon y papada de puerco ya cocida y cortada en forma de dados, añadiéndose en seguida sal, pimienta molida, tomillo, mejorana, caldo y harina dorada en manteca; luego que esté hirviendo este caldillo, se echan los nabos rebanacos para que se cuezan, y cuando lo estén y haya espesado el caldillo, se sirven.

NABOS EN PIPIAN. Hecho el pipian con ajonjolí ó de cualquiera de los otros modos explicados en su lugar (véase PIPIAN), se ponen á cocer en él los nabos, cortados en forma de dados, cuidándose de que no se corte el pipian, que estando de buena consistencia y cocidos los nabos, se sirven en seguida.

NALESNIKIS (véase ENCRESPADOS POLACOS, pág. 297).

NARANJA. Fruta redonda, amarilla y olorosa, que produce el árbol llamado naranjo y es conocida ya en todas partes. Hay dos especies de naranjas, las agrias que nacen en las tierras frias y templadas y las dulces que son producto de las tierras calientes. A los portugueses debe la Europa esta excelente fruta y por eso es que en muchas partes se le llama naranja de Portugal; pero ellos no tienen mas que una especie, habiendo muchas en la China, de donde nos vinieron á nosotros por las islas Filipinas, conociéndose aquí la dulce generalmente con el nombre de *naranja de China* para distinguirla de la agria. Se da en las tierras templadas otra naranja agridulce, que es agradable al gusto y llaman los franceses *bigarrade;* pero aquí no tiene estimacion alguna y se reputa como agria. D. José Zanone, italiano, fabricante de sombreros, que residió en México hasta su muerte, ingertó en su huerta de San Angel el naranjo con guindo, y resultó del ingerto una naranja, que en la parte exterior en nada se distinguia de las demás; pero en lo interior, tanto el jugo como las vejiguitas que lo contenian, eran de color rojo, que la hacia aparecer hermosísima á la vista, aunque era demasiado agria, áspera, y por esto poco agradable al gusto; despues de su muerte no se ha seguido cultivando esta especie, que pudiera haberse mejorado. Con mas suceso emprendió á principios de este siglo Don Mariano Rodriguez en Ozumba hacer producir en las tierras frias la naranja de China, pues habiendo mezclado, despues de varias experiencias, tres cuartas partes de estiercol de cabra con una de tierra para sembrar la semilla y cultivar el naranjo, logró en su pueblo, que es de los mas frios de la provincia de Chalco en el Departamento de México, unas naranjas dulces y agradables, que aunque inferiores á las de tierra caliente, tienen bastante consumo, pues de pocos años á esta parte se introducen á esta capital de varios puntos de la tierra fria, donde se han cultivado posteriormente; tienen estas naranjas la cáscara mas delgada que las otras, y son de un amarillo sin mezcla de rojo, que es lo que constituye el color, que por ser parecido al de la naranja se llama *anaranjado*, aunque sube su color segun pasa tiempo de haberse cortado.

Tanto las naranjas dulces como las agrias son muy usadas entre los alimentos, y de la cáscara de esta última saca mucho provecho la medicina; se confita lo mismo que la de la dulce; es estomacal y abre el apetito; pero no debe usarse con exceso porque es muy caliente. Las cáscaras de ámbas naranjas convienen en todo tiempo y en todas las edades á los que tienen el estómago débil y á los de temperamento melancólico. Los jugos de estas frutas son excelentes en el tiempo de calor para las personas biliosas y con ellos se hace una bebida muy agradable que se llama naranjate (véase adelante NARANJATE).

La flor del naranjo, que llamamos *azahar*, se emplea tanto en los alimentos como en la medicina. Se confita entera, se hacen con ella conservas y conservillas y pastillas muy agradables al gusto. Por destilacion se saca de ella una agua de muy buen olor y muy usada, que se conoce con el nombre de *agua de azahar*, debiéndose escoger para esto la mas blanca, bella, de un olor agradable y recientemente cogida. El uso inmoderado de esta flor puede causar diferentes enfermedades por ser ella muy caliente.

Con respecto á la fruta de las dos clases pueden consultarse los artículos

ANTE DE NARANJA, pág. 35.

ANTE DE ZUMO DE NARANJAS, pág. 38.

BIRCOCHOS DE NARANJA, pág. 80.

COMPOTA DE TAJADITAS DE NARANJA, página 199.

CONSERVA DE NARANJAS, pág. 216.

CONSERVA DE NARANJAS AGRIAS PARTIDAS, pág. 219.

CONSERVA DE NARANJAS AGRIAS RELLENAS, pág. 219.

CONSERVA DE NARANJAS DULCES, página 220.

DULCES CUBIERTOS, pág. 283.

CAZNATES DE NARANJA, pág. 376.

HELADOS DE NARANJA, pág. 397.

HELADOS DE NARANJA AGRIA, página 399.

HELADOS DE MANTECADO DE NARANJA, pág. 403.

JALEA DE NARANJA, páginas 433, 435 y 436.

JARABE DE CÁSCARA DE NARANJA, página 445.

JARABE DE HOJAS DE NARANJO, página 445.

LECHE DE NARANJA DULCE, pág. 463.

MERMELADA DE NARANJAS, pág. 532.

PASTILLAS DE NARANJA.

RATAFIA DE NARANJAS.

NARANJA (Buñuelos franceses de) Se quita á varias naranjas la parte colorada de su cáscara y se les deja la parte blanca; se dividen en cuartos y se perdigan en agua hirviendo cosa de un cuarto de hora; se escurren, se les quitan las pepitas y se ponen á cocer los cuartos así dispuestos, en almíbar de punto bajo, ó solo clarificado, dejándose hervir á fuego manso hasta que el almíbar suba casi al punto de caramelo; se apartan entonces del fuego, y cuando estén frios se empanan en alguna pasta de freir (véase PASTA PARA FREIR), ó masa de buñuelo para cubrir frutas (pág. 106), y se frien en mantequilla hasta que se doren y queden de un hermoso color; se sacan entónces, se polvorean con azúcar y se sirven.

NARANJO (Flor del). Es lo mismo que llamamos *azahar*, y con relacion á ella pueden verse los artículos

AZÚCAR CANDE DE AZAHAR, pág. 56.

CONSERVA DE AZAHAR, pág. 215.

HELADOS DE AZAHAR, pág. 400.

JARABE DE AZAHAR, pág. 445.

MERMELADA DE AZAHAR, pág. 531.

PASTILLAS DE AZAHAR.

NARANJATE. No es otra cosa que el zumo de la naranja agria ó de la dulce, mezclado con azúcar y agua, de cuya mezcla resulta una bebida muy agradable, principalmente si se hace con la naranja agria, que á mas de su buen gusto, prueba perfectamente en las fiebres estacionales.

Si se añade al naranjate hecho con la naranja agria, vino tinto, resulta una bebida excelente que se llama *sangría*, siendo tambien muy sabrosa la que en vez de vino tinto lleva vino blanco.

NARANJITAS FINGIDAS. Se baten unas yemas de huevo sin nada de miaja y se vacia el batido en tacitas cafeteras untadas con manteca. Se ponen á cocer en baño de María con fuego arriba, esto es, se ponen en un cazo grande con agua hirviendo, y se tapan con un comal con lumbre. Se prueba su cocimiento con el popote, y estando cocidas, se echan en almíbar de punto de conserva con una poca de agua de azahar y polvoreadas con grageа. Si se han de servir secas, se añade azúcar molída á las yemas cuando se baten.

NATA. La parte mas delicada y gorda de la leche que sobrenada luego que ha reposado por algun tiempo despues de haberse ordeñado. Con ella se hace la mantequilla y se disponen varios dulces sabrosos y saludables (véase CREMA, pág. 231 y siguientes).

NATAS SUELTAS DE LECHE. Se deslien diez y seis yemas de huevo en ocho cuartillos de leche con una libra de azúcar y dos onzas de almidon; se cuela todo y se pone al fuego hasta que tome el punto conveniente.

NATAS REALES. Se ponen á hervir cuatro cuartillos de leche con diez y seis yemas de huevo, dos puñados de arroz molido y el azúcar necesária. Así que vaya á tomar punto, se añaden las natillas cocidas de un lebrillo de leche, y se sirven con canela molida por encima.

NATAS REALES CON MAMON. Se mezclan y se ponen á la lumbre dos cuartillos de leche con cuatro onzas de mantequilla, ocho yemas de huevo, un puño de arroz remojado y molido, y azúcar segun el gusto de cada uno. Cuando está cerca de tomar el punto de manjar blanco, se les añadan natillas que se incorporarán bien, se pone todo en un platon y se cubre por encima con mamon molido.

NATAS (Espuma de) A LA FRANCESA. Se echan en una vasija de piedra arenisca cuatro cuartillos de nata doble y muy fresca con media libra de azúcar en polvo y lo que se pueda tomar con tres dedos de goma adragante ó alquitira en polvo tambien, é igual cantidad de azahar garapiñado y molido, con tres gotas de esencia de bergamota; cuando se haya disuelto el azúcar, se majan seis libras de nieve, que se echarán en un lebrillo con salitre; es necesario que el asiento de la vasija en que están las natas se ponga sobre la nieve para refrescarlas; y para volverlas espuma mas prontamente, se baten con el instrumento que sirve para batir las claras de huevo; al paso que la nata se vaya volviendo espuma, se apartará con una espumadera, peine ó rastrillo, y se pondrá en un tamiz colocado sobre un lebrillo; si la nata no se hace espuma como se necesita, será preciso añadirle dos claras de huevo para ayudarla, y cuando se haya puesto en el tamiz toda la que se ha batido, si ésta no es suficiente, se recoge la que haya pasado al traves del tamiz, se vuelve á batir y se pone con la otra. Por lo comun estas espumas se ponen en tazas doradas ó de plata hechas al intento; pero no habiéndolas, se hace uso de las de cristal ó de vidrio, que se colocan en una especie de cueva de hoja de lata, hecha tambien á propósito, en la que hay necesidad de poner una parrilla de la forma de las tazas para colocarlas en ella; se pone por debajo nieve majada con salitre y tambien encima de la tapa de la cueva, que debe estar al modo de la cubierta de un horno de campaña, con una especie de canal ó gotera para que escurra el agua. Esta precaucion es indispensable para mantener frescas las espumas, que pueden aguantar dos ó tres horas ántes de servirse.

De este modo se preparan otras espumas, de café, chocolate, &c. que pueden verse en los artículos de PONCHES DE ESPUMA FRIOS.

NATILLAS COMPUESTAS. Despues de cocida la leche se deja enfriar en lebrillos y se recogen despues las natas con una cuchara, echándose en un plato sobre mamon; se cubren con azúcar en polvo y se sirven. Puede añadírseles una poca de canela molida por encima.

NEGRILLA. Especie de congrio (véase CONGRIO).

NEVADO. Suele llamarse así al líquido helado y dispuesto para refrescar y en este sentido se dice *limon nevado*, *piña nevada*, *&c.* (véase HELADOS, pág. 395 y siguientes).

NEVADO ó BAÑO REAL. Se llaman nevados los dulces que se cubren ó se bañan con azúcar gruesa y trasparente y los hace parecer cubiertos de nieve. El almíbar dispuesto en el punto conveniente para ello se llama *baño real*, y se prepara lo mismo que para el baño abrillantado (véase BAÑO ABRILLANTADO DE AZÚCAR, página 67), con la diferencia de que no se le dan los cortes con el cuchillo que imiten las facetas del brillante, sino que se dejan de modo que formen copos desiguales y al acaso, para que parezca á la vista nieve natural.

NIEVE. Cuando se habla de nieve para la mesa no se trata de los vapores condensados en la atmósfera por el frio, que es lo que propiamente se llama nieve, sino de cualquier licor principalmente del agua, convertido artificialmente en un cuerpo sólido y algunas veces cristalino, por la intensidad de frio que se le comunica con la nieve majada y mezclada con salitre ó sal comun. En este sentido se dice *nieve de limon*, *nieve de piña*, *&c.*, aunque es mas propio llamar hielos ó helados á estos licores endurecidos por el frio. El uso del hielo ó de la nieve en esta significacion es comun en todas partes y útil en los lugares en que el calor excesivo y sofocante hace indispensable y apetitoso este refrigerio; pero es necesaria mucha precaucion para no usarlo de modo que en vez de ser saludable cause enfermedades terribles, como espasmos y dolores de costado, seguidos frecuentemente de la muerte.

NIOTO (véase CAZON, pág. 162).

NOCHEBUENO. En España se usa para hacer colacion la Noche Buena ó vigilia de la Natividad del Señor, una torta grande, amasándose la harina con aceite, almendras, piñones y pasas, que llaman por esto *nochebueno*. En algunas partes se hace con solo aceite, harina, huevo y miel. Entre nosótros, en lugar de esta torta, se comen ese dia buñuelos de diferentes masas; pero no para hacer colacion, pues lo comun es aguardar á las doce de la noche para poderse cenar con abundancia y de toda clase de manjares, cubriéndose las mesas con profusion (véanse BUÑUELOS, págs. 100 y siguientes).

NOGADA. Salsa hecha de nueces, de almendras, ó de ámbas cosas, con especias y aceite. Con ella se suelen guisar algunas aves, pescados y otras viandas, las calabacitas tiernas y otras legumbres. Como se varian las cantidades de los ingredientes, se explican los distintos procedimientos en los diversos artículos que siguen, pudiéndose además ver los de AVES EN NOGADA, pág. 53, y CALABACITAS EN NOGADA de las págs. 122 y 124.

NOGADA PARA CHILES RELLENOS. Todos los chiles rellenos pueden despues de fritos ponerse en el platon, cubriéndolos con nogada, con la que salen muy buenos. La salsa se hace, moliendo nueces frescas bien limpias y despellejadas, agregándoles un poquito de pimienta y un poco de pan remojado en vinagre; despues de bien molido todo, se sazona con vinagre bueno, echándole despues sal fina y aceite de comer, dejándose el caldillo bien espeso.

Se advierte que la nogada se pone negra echándole la sal con mucha anticipacion á servirse, por lo que será bueno sazonarla casi al llevarse á la mesa, ó dejarse sin sal para que cada uno la sazone á su gusto.

Hecha la salsa, se calentarán los chiles, y calientes se extenderán en un platon y se bañarán con la nogada ya sazonada, echándoles, si se quiere, por encima unos granos de granada para adornarla.

La nogada se hace de todas las sustancias aceitosas, como la pepita, la almendra y otras; pero ninguna es tan sabrosa como la de nuez.

NOGADA SIN NUEZ PARA CHILES RELLENOS. Se muelen unas pocas de almendras sin cáscara, cominos y la correspondiente sal; se baja del metate lo molido con poca agua y se le añade un poco de aceite; se revuelve todo, y se cubren con esta salsa los chiles, echándole un poco de aceite por encima.

NOGADA CON CHILE COLORADO PARA CHILES RELLENOS. Se molerán algunas nueces limpias con un poco de chile ancho desvenado y remojado, cominos y pan frio; se freirá todo, y cuando haya espesado bien, se podrán bañar los chiles con esta salsa, echándoles aceite por encima.

NOGADA PARA CARNE Ó PESCADO. Se muele un puñado de ajonjolí tostado, almendras limpias y nueces chiquitas y un poco de migajon mojado y exprimido; se le echan á esto el agua muy necesaria para que se haga el caldillo, y manteca hirviendo; se bate mucho y despues se pone á freir en una poca de manteca; así que haya hervido se le echa aceite de comer, un poco de vinagre y, si se quiere, un poco de mostaza muy lavada y molida y orégano en polvo; casi al apearse se le echa la sal y se revuelve bien para que no se corte. Con esta salsa se fondea el platon, se pone el ave asada ó el pescado, y se baña con la misma, agregándole aceite crudo y vinagre, aceitunas y demás adornos.

NOGADA PARA PULPAS DE CARNERO. Se ponen á cocer las pulpas en caldo de la olla con vinagre, una poca de agua, azafran molido, pimienta entera, sal y manteca: estando cocidas, se rebanan, se rebozan con huevo batido y se frien; se colocan en el platon y se cubren con una salsa hecha con nueces limpias, molidas con ajos, friéndose en aceite lo molido y añadiéndosele despues el caldillo en que se coció la carne.

NOGADA DE NUECES Y CACAHUATES. Se frien en manteca con aceite unos dientes de ajo partidos por la mitad y uno ó dos chiles anchos desvenados, que solo han de servir para dar color á la nogada; se muelen despues unos y otros con nueces y cacahuates limpios en partes iguales, friéndose en seguida todo en el mismo aceite con manteca en que se frieron el ajo y el chile. En esta fritura se ponen las carnes, aves ó pescados y el caldo en que se cocieron, dejándose espesar lo conveniente hasta que tenga la consistencia de nogada.

Con esta misma nogada se sirven las papas cocidas y rebanadas, siendo mejores si están fritas despues de revolcadas en harina ó pan rallado.

NOGADA DE ALMENDRA Y NUEZ PARA VIANDAS ADOBADAS. Se hace el adobo con ajos, cominos, pimienta, clavo y canela todo molido, desleido con vinagre y agua y sazonado con sal; en él se ponen las carnes, ó aves que se han de servir en nogada, dejándose encurtir ó adobar de un dia para otro; al siguiente se ponen á cocer en el mismo adobo, añadiéndose manteca, y cuando estén cocidas las viandas, se apartan sin sacarlas de su adobo. Se muelen cantidades iguales de nueces y almendras remojadas y limpias con pan remojado en vinagre; y se frie en manteca lo molido; en esta fritura se ponen las aves ó carnes adobadas con su caldo, dejándose hervir todo hasta que espese la nogada, á la que se añadirá, al apartarse del fuego, aceite crudo:

NOGADA DE NUEZ SOLA PARA TODO. Despues de limpias las nueces, se muelen con pan frito y un poco de chile ancho desvenado y tostado en manteca, solo para dar color; se frie en aceite lo molido y se sazona con sal, añadiéndose pimienta y clavo, molidas ámbas cosas, caldo y vinagre; se pone en esta salsa lo que se ha de servir y se deja hervir todo hasta que espese.

NOGADA DULCE DE NUEZ Y AJONJOLÍ. Se muelen las nueces limpias con ajonjolí tostado; se frie lo molido en manteca y se añaden agua, vinagre, un poco de azúcar y canela molida.

NOGADA DULCE PARA AGUACATES RELLENOS (véase AGUACATES RELLENOS EN NOGADA DULCE, pág. 12).

NOGADO ó ALMENDRADO A LA FRANCESA. (Repostería) Bien se haga esta pasta con almendra ó con nuez, siempre los fraceses la llaman *nougat*. Para esto se monda, lava y deja escurrir una libra de almendras dulces ó de nueces; las almendras se dividen en cinco tiritas cada una y las nueces en pedacitos; unas ú otras se meten á dorar en un horno muy suave; se ponen á fundir en un cazo sobre la hornilla doce onzas de azúcar pulverizada, y cuando lo esté, se echan las almendras ó nueces calientes, mezclándose perfectamente con el azúcar disuelta despues de haberse apartado el cazo de la lumbre; se pone la pasta sobre moldes enjugados y aceitados, levantándola al rededor del molde con la ayuda de un limon, con el que se irán apretando las almendras ó nueces; se dispone la pasta lo mas delgada que sea posible, y despues se quitan los moldes, se adereza la pieza y se sirve. Se le puede dar la forma de muchos edificios reunidos, tales como templos, palacios, casitas, &c.

NOPAL. Voz derivada de la mexicana *nopalli*, aunque tambien, se llamó el mismo arbusto por los antiguos mexicanos *nochtli*, de donde vino llamar *xoconochtli* al fruto que produce, como si dijéramos *fruta del nochtli ó del nopal*, que nosotros conocemos generalmente con el nombre de *tuna*, y en España con el de *higo chumbo*. Del huesito de la fruta, fecundado las mas veces en el cuerpo de los pájaros que la comen y depositado en lugares pedregosos nace una penca redonda y espinosa y sobre ella otra, agrupándose unas con otras despues y formando la especie de arbusto que llamamos nopal. No solo se come su fruto, sino tambien las pencas pequeñitas y tiernas que son muy saludables, habiéndoseles perdido ya el miedo que antiguamente se les tenia por los españoles creyéndolas insultivas, siendo raras las personas que las usaban como alimento, si no eran los indígenas del pais. Ya hoy se llevan á la mesa sin escrúpulo y se comen los nopalitos guisados de diferentes maneras, pues la experiencia ha enseñado que son de buena digestion y no dejan por otra parte de ser sabrosos.

NOPALITOS (Ensalada de). (Véase ENSALADA DE NOPALITOS, pág. 309.)

NOPALITOS EN ACEITE Y VINAGRE. Despues de quitadas al nopal todas las espinas, y dos ó tres dedos de su nacimiento, se cortan á lo largo ó se dejan así para ciertos guisos, ó se trozan en cuadritos chicos y se ponen á cocer en agua con la sal de la tierra necesaria, en un cacito ó cosa de cobre, porque así largan bien la baba, ó con un carbon fofo. Cuando ya estén bien cocidos, se dora en una poca de manteca ajo picado y despues se agrega cebolla tambien picada; se les echa el agua necesaria, sal fina y unos chiles anchos enteros; cuando el caldo se haya consumido y tomado un color regular, se apean y se les echa vinagre y aceite al paladar.

NOPALITOS EN CHILE. Cocidos los nopales como se dice en el artículo anterior, se pone una cazuela á la lumbre con manteca, se desvena la cantidad necesaria de chiles, de la que las tres cuartas partes será de ancho y una de pasilla, se frien en la manteca hasta que se tuesten sin quemarse, y se remuelen bien en un metate; se vuelven á freir en una poca de manteca, y despues se agregan los nopalitos cortados en cuadros pequeños; se les añaden papas cocidas rebanadas, romeritos tambien cocidos y unas ramitas de culantro verde; se sazonan con la sal necesaria y se dejan hervir hasta que quede el caldillo muy espeso.

NOPALITOS EN ADOBO. Remojados los chiles anchos, se muelen con dientes de ajo asados ó crudos, unos poquitos de cominos y un migajon de pan remojado en vinagre. Esto se pone á freir con manteca, y estándolo, se echa el agua suficiente, sal, un poco de vinagre, trocitos de queso añejo, y cebollas cocidas partidas en cuartos. Allí se ponen á hervir los nopalitos limpios, cocidos con carbon y picados como se ha dicho en los artículos anteriores.

Si se quiere, pueden polvorearse por encima con orégano seco, deshecho entre las manos.

NOPALITOS NAVEGANTES. Limpios los nopalitos y cortados á lo largo en tiras, se cuecen con sal de la tierra y en un trasto de cobre; puesta despues una cazuela á la lumbre, se frien en manteca con un poco de ajo picado, y en dorándose, se echan cabezas de cebolla partidas en cuarterones, el agua competente, los nopales y una rama de epazote, agregándose dos ó tres chiles pasillas enteros, y un poco de aceite de comer; se dejan hervir hasta que el caldillo se haya sazonado, y al apearse se les echa la sal necesaria y bastante aceite.

NOPALITOS PORTUGUESES. Despues de bien limpios los nopalitos se cortarán á lo largo del ancho de un dedo, y se pondrán á cocer en un trasto de cobre con sal de la tierra en suficiente cantidad; así que lo estén, se ponen á cocer unos tomates que se muelen en seguida, con dientes de ajo limpios y asados y un poquito de culantro tostado. Se pone una tortera con manteca á la lumbre, se frien allí los nopalitos y se les echa el tomate molido con el ajo y el culantro; así que todo esté bien frito, se aparta, se le echa aceite crudo y se sirven los nopales.

NOPALITOS EN XITOMATE. Se frien en manteca ajos y chiles verdes picados y xitomates molidos en crudo; se echan en esta fritura los nopalitos ya cocidos, haciéndose que se empapen bien, y se les ponen despues cebollas cocidas y deshojadas, clavo, pimienta, cominos y azafran, molido todo, con pan frito en manteca, orégano en polvo, ó picado si fuere fresco; se humedece todo con vinagre y aceite, se sazona con sal y se deja hervir para que tome el cuerpo conveniente.

Este guisado se varia de diferentes maneras, añadiéndosele huevos batidos ó cortados, camarones cocidos, ó papas cocidas y rebanadas.

NOSQUEADO. Se muelen nueces limpias y tostadas y xitomates asados; se frien ámbas cosas y se les añade caldo de la carne, ave ó pescado que se ha de guisar con el nosqueado, sazonándose con sal, azafran y demás especias; se pone en seguida la carne y se deja hervir hasta su completo sazon.

NOUILLES. Estas pastas, conocidas en Alemania con el nombre de *nufdels*, y en el comercio con el de *nouilles*, son una especie de fideos extremadamente delgados, sobre los que se sirve una ave cocida con salsa á la pollita, sin otra guarnicion.

NOUILLES (Manera de servir los). Despues de haberlos cocido en gran caldo, se dejan escurrir; se echa en una sopera un cucharon de caldo de sustancia ó mejor de caldo estofado (véase CALDO ESTOFADO, pág. 132); se pone encima una cama de los nouilles cocidos y otra del mejor queso rallado.

Del mismo modo se pueden servir para relevo; pero entónces se colocan en un plato, poniéndose encima de ellos una landrecilla de vaca bien cubierta con gelatina.

NOUILLES A LA ITALIANA. Se hacen con la misma pasta de los rabioles (véase RABIOLES), que estando bien aplanada y delgada, se deja secar un poco, puesta sobre una servilleta ó un lienzo limpio hasta que se pueda plegar sin correrse: estando un poco seca, se envuelve con la mayor finura que sea posible y se cortan los nouilles, levantándolos ligeramente con la punta del cuchillo; se extienden sobre una mesa y se dejan secar en ella hasta el momento de usarlos. Para servirse se ponen á hervir en el mismo caldo concentrado de la sopa de tortuga (véase SOPA DE TORTUGA entre las sopas, ó MOCK-TURTLE, pág. 536), dejándose en él diez minutos; así que suban á la superficie, es una prueba esta de que están cocidos y se echan entónces en la sopera, sirviéndose con queso rallado aparte.

NOVILLA }
NOVILLO } (Véase TERNERA).

NOVILLO (Criadillas de). Se preparan y disponen lo mismo que las de carnero (véase CRIADILLAS, página 239).

NUEZ. Fruto del nogal, árbol que todo el mundo ha visto y conoce. Hay varias especies de nueces, y la chiquita, que llaman *encarcelada*, es propia de nuestro suelo; es mas sabrosa que la grande; pero comida con exceso es mas dañosa que aquella, que despues de seca es de difícil digestion, daña al estómago, engendra bilis, causa dolores de cabeza y es perjudicial para la toz.

Se dice que las nueces, tomadas despues del pescado, apresuran su digestion.

Las nueces frescas son mas agradables al gusto y ménos dañosas, aunque tambien deben comerse con sobriedad. Son muy nutritivas cuando se digieren bien; pero su sustancia se resiste mucho á la digestion. Como son peores para la salud cuando están secas, no será inútil todo el cuidado que pueda emplearse para conservarles su frescura y se logra fácilmente este objeto, cogiéndolas ántes de que lleguen á su completa madurez y guardándolas cubiertas con arena en un lugar fresco. Cuando se ha omitido esta precaucion y se han secado, es necesario echarlas enteras á remojar en agua, en la que se dejan algunos dias, volviéndose por este medio casi semejantes á las frescas, aunque nunca tienen tan buen gusto.

Con las nueces verdes cogidas en Mayo y Junio, ántes de que se endurezcan, se hace una conserva excelente, que es muy provechosa para el estómago (véase CONSERVA DE NUECES, página 215).

Con las nueces molidas se disponen las salsas que se explican en los artículos relativos á NOGADA y NOSQUEADO (véanse).

Tambien entran en la composicion de varios dulces muy sabrosos, y con respecto á ellos pueden verse los artículos

ANTE DE NUECES, pág. 36.

BOCADILLOS DE NUEZ, pág. 86.

CONDUMIOS DE NUEZ, pág. 204.

LECHE DE NUEZ, pág. 462.

PASTA DE NUEZ.

POSTRES DE NUEZ.

NUECES EN AGUARDIENTE. Se preparan las nueces tiernas pelándolas, y se van echando conforme se les quita la cáscara, en agua fria; despues se ponen en agua que esté próxima á hervir, en la que se dejan crugir un poco, y finalmente en agua hirviendo, en la que se habrá hecho disolver un poquito de alumbre en polvo, dejándolas hervir en ella hasta que sufran fácilmente picarse con alfiler; se sacan entónces y se echan en agua fria de limon; se pone á cocer almíbar clarificado, hecho con dos libras de azúcar para cada tres libras de nuez, al punto de lizado bajo, y se echa sobre las nueces, ya escurridas, en un lebrillo, dejándose así de un dia para otro. Al siguiente se vuelve á cocer el almíbar al punto lizado alto, y se vuelve á echar sobre las nueces en el lebrillo, dejándolas en él un dia entero. El tercer dia se da al almíbar el punto aperlado bajo y se echa sobre las nueces, y el cuarto, que será el último de estas operaciones, se deja cocer hasta que tenga el grado de aperlado alto, y se echa sobre las nueces, mezclándose entónces con aguardiente refino de España en cantidades iguales; se pone á calentar todo para que cruja sin hervir, y despues de haberse enfriado un poco, se embotella, cuidándose de que la nuez quede bien bañada.

NUEZ MOSCADA. Fruto de un árbol que crece particularmente en Banda, isla de las Indias orientales. Es del grueso y de la figura de un duraznito pequeño, cuya cáscara exterior es blanda y llena de un suco semejante al de la nuez. Bajo esta cubierta es donde está la macis ó macias, fuertemente adherida á la cáscara ó corteza dura ó leñosa que contiene el fruto que llamamos *nuez moscada*. Este fruto es ovalado, pardo oscuro, por poco arrugado que sea en el exterior, áspero y sembrado de venas rojas, de un olor y de un gusto aromático y muy agradable. La mejor moscada es firme, pesada, y produce una sustancia aceitosa cuando se pica con un alfiler ó una aguja.

Este es el mas templado de todos los aromas y uno de los mas estomacales, que conviene particularmente en el pescado, cuya crudeza corrige raspándosele por encima. Es buena esta nuez para las debilidades de estómago y enardece cuando se toma con exceso. En los lugares donde nace se confita como entre nosotros la nuez comun. Tiene mucho uso entre los navegantes, y para el servicio deben escogerse las mas gruesas y recientes.

NUEZ MOSCADA (Agua espirituosa de). Se puede hacer comun, doble y fina, debiéndose proporcionar las cantidades ó dosis á estas calidades; para la comun basta la moscada del tamaño corriente;

para la doble se necesita una muy hermosa y para la fina y seca nuez y medla. En lugar de molerla es mejor rasparla. Se pone á destilar en catorce cuartillos de aguardiente refino de España con una poca de agua, á fuego moderado, dejándose destilar hasta que comience á caer la flema, ó las colas, como dicen nuestros destiladores. Se hace entónces el almíbar con libra y media de azúcar y diez cuartillos de agua para la comun; con ocho cuartillos de agua y dos libras de azúcar para la doble; el almíbar para la fina y seca se hace con doce ó diez y seis cuartillos de aguardiente y ocho cuartillos de agua con libra y media de azúcar. Mezclado el espíritu con el almíbar, se filtra en la manga como es costumbre y en quedando clara, se ha concluido la operacion.

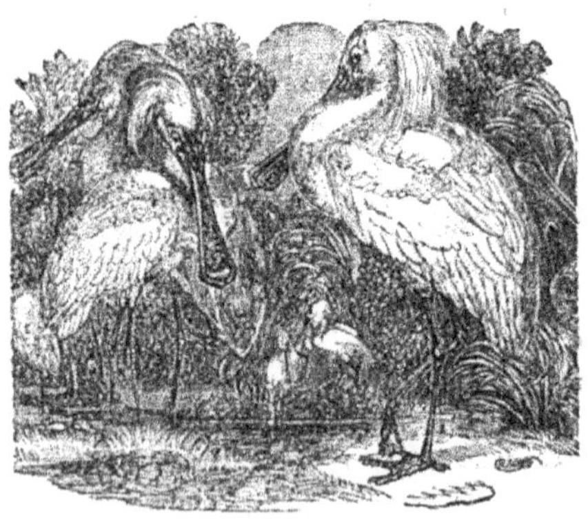

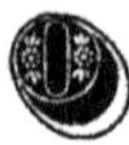

OBLEAS PARA BARQUILLOS, CORNETAS, SUPLICACIONES, &c. (Repostería) Segun la forma que se da á estas obleas para servirse, tienen diferentes nombres, como *cornetas*, *canutos*, *suplicaciones*, *pañuelos*, *barquillos*, y otros, siendo el último el mas comun y general, aunque es muy raro ya que se dispongan en forma de barcos por la dificultad que presentan al formarse, siendo lo corriente servirse como cornetas ó trompetillas. Estas obleas son una pasta delgada, hecha con harina sin levadura, con azúcar y otras cosas, que se cuece entre dos planchas calientes de hierro, grabadas y dispuestas de modo que, encerrando la masa entre las dos, se pone el instrumento al fuego, y se abre luego que están cocidas. Este instrumento, que es de hierro, se llama barquillero y es semejante al que se emplea en hacer las hostias.

OBLEAS COMUNES PARA CORNETAS, BARQUILLOS, &c. Se deslie en almíbar de punto bajo ó en miel virgen una cantidad proporcionada de harina al número de cornetillas que han de formarse, dejándose la masa líquida de modo que echándose en el medio del molde, se extienda al cerrarse las dos planchas *quedando* despues de cocida tan delgada como una oblea ordinaria, y grabadas en relieve las figuras que tenga el molde; estando cocida, se aparta el barquillero del fuego; se abre, se saca la oblea y se envuelve para darle la forma de corneta.

OBLEAS DE CREMA PARA LO MISMO. Se baten catorce onzas de harina con seis onzas de nata fresca, y cuandó ya no forme grumos, se le echa una libra de azúcar en polvo; se mezcla todo y se añade media onza de agua de azahar, batiéndose de modo que la mezcla quede tan líquida como leche cocida; se calienta entónces el barquillero y se engrasa con una brocha mojada en mantequilla *fresca*, derretida en una cazuela de barro; se echa en el molde cucharada *y media* de la masa para formar la oblea y se aprieta un poco el barquillero para hacerla mas delgada. Se pone el instrumento sobre lumbre de carbon en una hornilla, volteándose del otro lado cuando la oblea quede cocida por el primero. Para saberse su gradó de cocimiento se entreabre el barquillero, y si la obiea ha tomado buen color, se abre enteramente, se saca la oblea con a ayuda de un cuchillo que se le pasa or debájo, enredándose ó envolviéndose sobre sí misma al paso que se va despegando; se extiende todavía calien- dándole las formas que deba tener, y e mete en seguida á la estufa para que ueda mantenerse bien seca.

OBLEAS MAS FINAS PARA CORNETAS. e ponen á derretir tres onzas de man- quilla fresca, y se le echan doce on- s de harina y otro tanto de azúcar en lvo, tres yemas de huevo y cuatro artillos de agua; se aparta del fuego ndo está bien caliente la mezcla; se cen las obleas como se ha indicado el artículo anterior y se les da con olillo la forma de cornetas.

OBLEAS PARA BARQUILLOS A LA ALEMANA. Se monda una libra de almendras dulces y se corta en tiritas mucho mas delgadas que para el nogado (véase NOGADO, pág. 554): así cortadas las almendras, se echan en una vasija con doce onzas de azúcar en polvo y un poquito de azahar garapiñado, amasándose todo con claras de huevo; se previenen las hojas de lata, frotándolas con cera virgen y un poco de aceite, y se echa la pasta encima, lo mas delgada que sea posible y se meten las hojas al horno algo caliente; así que están las obleas medio cocidas, se sacan del horno, se cortan en cuadros muy iguales, se vuelven á meter un instante al horno y al sacarse se les da la forma de barquillos ó canutos sobre un bastoncillo que se habrá dispuesto para esto; luego que estén frios, se ponen sobre un tamiz y se guardan en la estufa hasta la hora de servirse.

OBLEAS PARA BARQUILLOS DE ALMENDRA. Se muele una libra de almendra y se mezcla con doce onzas de azúcar y un poco de azahar ó jazmin garapiñado; se echa todo en una vasija, se humedece con bastante clara de huevo, de manera que se pueda extender con la hoja del cuchillo sobre las de lata, preparadas lo mismo que las del artículo anterior; se extiende la pasta lo mas delgada que se pueda, echándole por encima otras almendras picadas muy finas y mezcladas con azúcar; se meten al horno como se indicó para los barquillos á la alemana del artículo precedente, procediéndose lo mismo.

OBLEAS PARA BARQUILLOS, &c. A LA FLAMENCA. Se pone en un lebrillo un cuartillo de harina y se separa la cuarta parte para hacer una levadura suave con ella, con dos dracmas de espuma de cerveza y una poca de agua tibia; se deja fermentar la levadura en el fondo del lebrillo, y estándolo bien, se le añaden dos dracmas ó la cuarta parte de una onza de sal, una onza de azúcar, cuatro onzas de mantequilla y seis huevos; se mezcla bien todo á la vez y se concluye esta operacion humedeciéndose con crema caliente, siendo necesario que la masa quede tan líquida como la de freir; se cubre entónces el lebrillo, se deja fermentar dos horas en un lugar caliente, añadiéndose cuando haya pasado hora y media dos vasitos de buen aguardiente; se amasa despues mucho para que se corte ó corrompa y se pone despues á calentar el barquillero, para cocer los barquillos á la hora de servirse, lo que se hace llevándolos á la mesa con azúcar en polvo por encima.

OBLEAS PARA BARQUILLOS, &c. A LA ITALIANA. Se baten bien ocho huevos con catorce onzas de azúcar en polvo y una libra de harina; se añaden seis onzas de crema, otro tanto de leche, una onza de azahar y la raspadura de la cáscara de un limon; se mezcla bien todo hasta que no forme ningun grumo absolutamente, se calienta el barquillero y se hacen los barquillos como los comunes.

OBLEAS CON ACEITE PARA BARQUILLOS, &c. Se pone en un lebrillo medio cuartillo de harina y se le hace un agujero en medio, echándose en él dos tomas de sal fina, una cucharada de aguardiente, otra de aceite de olivas y tres huevos; se deslie la harina echándola hácia el medio sin desmantelar las orillas, siendo necesario que toda no forme sino solo un grumo. Se va humedeciendo poco á poco con buena leche hasta que la masa quede como una papilla aguada, y se pone entónces á calentar el barquillero sobre lumbre que no haga humo; cuando se haya calentado sin enrojecerse, se engrasa su parte interior con una brocha mojada en aceite; se echa la masa con una cuchara de medida y se vuelve á calentar el barquillero dos minutos por cada lado. Los barquillos deben quedar amarillos y de un color igual y despegarse del molde por sí mismos, y al sacarse se polvorean con azúcar molida. Aunque se eche á perder el primero, un poco de hábito enseñará el grado conveniente de calor.

OBLEAS DE HUEVO BATIDO PARA BARQUILLOS, &c. Se baten separadamente y despues juntas las claras y las yemas de tres huevos; se les mezclan seis onzas de azúcar cernida y cuatro de flor de harina, y estando todo bien incorporado, se le añaden medio cuartillo de leche con natas y cuatro onzas de mantequilla derretida y fria; se revuelve todo, y estando bien incorporado, se procede en lo demás como para hacer las obleas de barquillos comunes de los artículos precedentes.

OCA (véase ANSAR, pág. 28).

OCA. Planta de orígen americano, cuya raiz, que en algunas partes llaman *caví*, se come cocida, y por esto se cultiva mucho en el Perú.

OJO DE CIERVO. Especie de pastinaca (véase PASTINACA).

OLIVA (véase ACEITUNA).

OLLA. Indistintamente se llama olla, puchero ó cocido, la carne con garbanzos y arroz, cocida en agua y sazonada con sal, azafran y otras especias, á la que suelen agregarse algunas raices y legumbres, jamon y otras cosas segun el gusto particular y las proporciones de cada casa (véase COCIDO, página 182). Se le llama así del nombre de la vasija redonda de barro ó metal que por lo comun forma barriga y tiene la boca ancha, en que se pone á cocer y se llama olla.

OLLA-PODRIDA. Es el mismo cocido pero mezclado con muchas carnes, legumbres y raices, especias y otras co sas, que forman el plato mas variado y apetitoso de la cocina española. Para prepararla convenientemente se procede del modo que se explica en los artículos que siguen.

OLLA-PODRIDA EN SECO. Un dia ántes de servirse la olla podrida, se lava muy temprano una porcion de arroz mudándole varias aguas y dejándolo despues remojar como una hora; ya remojado, se escurre bien y se pone al sol á secar en una servilleta; tambien se pone en agua fria á remojar el carnero y una porcion de garbanzos; en otra agua se echan á remojar cecina gorda de vaca ó de cerdo, unos trozos de jamon, una ó dos colas de marrano, un trozo de tocino, tres ó cuatro chorizones, otras tantas salchichas y unos pedazos de longaniza; al fin de la tarde se lava y se le quita el sebo al carnero, se divide en raciones regulares, dividiéndose tambien en cuartos una ó dos gallinas; se limpia con agua caliente el jamon ó tocino, y ya todo bien limpio, se previene hortaliza ó verdura de toda clase, que tambien se lava muy bien dejándose todo escurrir; se cubre el fondo de una olla proporcionada con bastantes hojas de col tiernas; sobre ellas se pone una cama de cecina gorda bien desalada, y sobre ella otra de rebanadas gruesas de col, lechugas y acelgas bien limpias, cuatro ó seis cabezas de ajo enteras, otras tantas de cebolla, cuatro ó seis chiles anchos, igual número de nabos mondados y bien limpios y de zanahorias, con una buena porcion de garbanzos y arroz de los que se han estado remojando; sobre esta cama se pone otra de raciones de carnero y cuartos de gallina, trozos de tocino y de jamon; sobre ésta se forma otra que tenga todas las sustancias que se pusieron con la col y demás verduras, repitiéndose encima la de carnero, gallina y jamon; se cubre ésta con hortaliza, y la última se forma con todas las carnes del cerdo, como son las colas, tocino, cecina, chorizones salchichas y longaniza. Estando ya habilitada así la olla, se muelen cominos, clavo, canela, agengibre, azafran, pimienta gorda y sal del mar en cantidad proporcionada y se deshace en una taza de agua, que se echa en la olla, sin agregarle mas agua; se cubre con una cazuela que ajuste bien á la boca; y se tapan las junturas al rededor con engrudo hecho de almidon.

A las oraciones de la noche, de la víspera en que se haya de hacer uso de la olla, se pone á un fuego muy manso cubierto con ceniza caliente, y se mantiene en aquel fuego hasta el medio dia siguiente, procurando conservarle igual el fuego.

Para evitar el que se queme, conviene echar en la cazuela con que está tapada la olla, un poquito de agua, sin que ésta pueda humedecer el engrudo con que está tapada.

Algunos, despues de acomodadas todas las capas en la olla podrida, desatan las especias en un cuartillo de vino blanco y otro tanto de vinagre de Castilla, repartiendo el caldo que produce en las capas de verdura, cubriendo despues la olla como se ha dicho.

OLLA-PODRIDA EN CALDO. Se limpian y dividen en raciones regulares las carnes de ternera, de carnero y de gallina, y se ponen á cocer en una olla proporcionada con sal y bastante agua para no estarse cebando cuando se consuma, lo que desazona al cocido; se le añaden garbanzos remojados y se pone al fuego, espumándose cuando hier[illegible]
pues de espumado el cal[illegible]
jamon gordo y m[illegible] [illegible]d; des.
vir todo ha[illegible] [illegible]o, se añade el
[illegible]ugro, dejándose her.
[illegible]a que las carnes estén me.

dio cocidas, en cuyo caso se echan en la olla chorizones, longaniza en pedazos, ajos y cebollas uno y otro asado y limpio, arroz, yerbabuena, calabacitas pequeñas ó de Castilla, nabos, colinabo, coles blancas, zanahorias, exotes tiernos deshebrados y atados en manojitos y peras bergamotas, pardas ó lecheras; en seguida se le añaden clavo, pimienta, azafran, cominos y culantro tostado, todo molido. Se cuidará de que no falte fuego para que las carnes queden bien cocidas, y en tal caso, se aparta la olla; se sacan de ella la vitualla y los garbanzos; se frien en una cazuela con manteca unos dientes de ajo partidos, que se sacan cuando se hayan dorado, y en la misma fritura se frie toda la vitualla separada de la olla y la demás que se habrá cocido aparte, con sal y manteca para no echar á perder el caldo, como los espárragos que lo ponen verde, y las frutas, que lo ponen excesivamente dulce, entre las que no debe olvidarse el chayote, si fuese propia la estacion. Estando todo dispuesto y preparado, se acomoda separadamente en el platon, poniéndose el plátano largo rebanado y frito; el camote cocido, pelado y rebanado, y los garbanzos sin hollejos, colocándose simétricamente las carnes con el chorizon, jamon y longaniza en lugares proporcionados para que fácilmente puedan hacerse y surtirse los platos en la mesa.

OLLA-PODRIDA A LA FRANCESA EN IMITACION DE LA ESPAÑOLA. Un plato tan costoso no se sirve en Francia sino en los mas suntuosos banquetes, y se prepara de este modo: se previenen diez libras de trasero de buey, que es la parte que comprende los dos lados entre los que nace la cola, que se tiene cuidado de preparar y atar con un hilo; un pecho de carnero, un tendon de vaca, que es la parte comprendida desde donde acaba el pecho hasta la union de la pierna, una cantidad proporcionada de jamon desalado, una gallina, dos pichones, dos codornices, dos perdices viejas cortadas á modo de pollo mechado, un pato, una libra de gordura de puerco de la que está inmediata á la carne, un salchichon crudo y ocho salchichas con chile colorado por dentro; despues de haber preparado y atado todas estas cosas se acomodan en una brasera, ó vasija propia para cocer á la brasa, con dos libras de garbanzos, que se habrán puesto á remojar desde la víspera en agua tibia; se humedece todo con gran caldo (véase GRAN CALDO, pag. 131) y se hace hervir, añadiéndose seis chilitos muy picantes, cuatro clavos de especia, un poco de nuez moscada y una poca de macías envuelta en un liencesito limpio. Se deja que siga hirviendo todo hasta su completo cocimiento, sacándose los garbanzos mas tiernos.

Se preparan cuatro coles, diez lechugas, treinta zanahorias, torneadas con la mayor igualdad posible, y otros tantos nabos; despues de haberlo perdigado todo, se acomodan en una cacerola, bien cubierta de tajadas de jamon, y se humedece con el desengrase de la brasera.

Se dispone tambien una docena de fondos de alcachofas, bien torneados y redondeados, que se ponen á cocer en caldillo blanco con veinte y cuatro cebollas nevadas ó rizadas (véanse CEBOLLAS HELADAS y CEBOLLAS RIZADAS, página 165): se tornean en forma de aceitunas tantas zanahorias y tantos nabos, cuantos basten para llenar un plato con cada una de estas raices, y despues de haber aperdigado ámbas cosas, se ponen á cocer en caldo concentrado con un poco de azúcar; se toma igual cantidad de exotes cortados en tiritas, de habas verdes, de cohombros ó pepinillos, de chícharos, todo perdigado y poniéndose aparte cada artículo.

Despues de haber escurrido las viandas y las legumbres, se cuela el caldo de la brasera, se desengrasa, se clarifica, se vuelve á colar por una servilleta y se mantiene hirviendo.

Se exprimen las coles y las lechugas, que se acomodan en un gran platon en el órden siguiente: un pedazo de col, una zanahoria, una lechuga y un nabo, hasta cubrir la circunferencia del platon formando un círculo, y poniéndose en los huecos los garbanzos. Se colocan las viandas ordenadamente en el medio del platon y los doce fondos de alcachofas en el bordo de las legumbres á igual distancia, poniéndose entre ellos las cebollas nevadas.

Las legumbres pequeñas bien calientes se saltan con gelatina y mantequilla y se disponen como ramilletes en los fondos de las alcachofas y finalmente se cubren con gelatina todas las viandas.

Se sirve todo muy caliente, y aparte su caldo concentrado, esto es, el mismo caldo que produjo la olla, dispuesto como se ha dicho.

OLLA-PODRIDA COMO PLATO DE RELEVO A LA FRANCESA. Estando cocidas las viandas como se dice en el artículo anterior, se cuela su caldo concentrado y se pone á sazonar con cuatro cucharones de gran salsa española (véase SALSA ESPAÑOLA). Se desengrasa y se deja consumir la salsa, añadiéndole una botella de vino de Madera; se pasa de la estameña al baño de María y al momento de servirse se le mezcla una poca de mantequilla amasada con chile colorado. Despues de dispuesta la olla podrida lo mismo que la del artículo precedente, se echa encima la salsa y se sirve lo mas caliente que se pueda.

ORÉGANO. Planta aromática, que echa muchos tallos de dos ó tres pies de largo, cuadrados, vellosos y nudosos; las hojas, que son pequeñas y ovaladas, nacen opuestas en los nudos, y en la cima de los tallos las flores, que son pequeñas y de color rojo. A mas de esta especie, que es la comun, se cultivan en nuestros jardines otras dos que llaman vulgarmente *orégano de España* y *orégano de China*, que no se distinguen de la otra sino en que sus tallos son mas chicos, lo mismo que sus hojas, y en que su aroma es mas fuerte, siendo blancas las flores del de China. Las tres especies se emplean indistintamente en la cocina, ora sea echando las ramitas frescas en los guisados, enteras ó molidas, ora secas y pulverizadas.

Tambien suele usarse el orégano hervido en agua á la manera del té para quitar los dolores ventosos ó los flatos.

OREJA DE ABAD. Se llama así cualquiera fruta de sarten ó buñuelo que se hace en forma de hojuela (véanse estas voces).

OREJON. Divididos los membrillos ó melocotones en mitades ó cuartos, se hacen unas rebanadas, que cubiertas con azúcar en polvo se dejan escurrir y curar al sol y al sereno. Estas rebanadas, que tienen la forma de una oreja, se llaman orejones, y se hacen tambien con perones ó manzanas, aunque tienen ménos gusto que los de membrillo.

ORTEGA. Ave, especie de gallina silvestre, de un pié de largo, que tiene las piernas cubiertas por delante de plumas, el cuerpo manchado de color ceniciento, rojo y pardo, y las plumas de la cola, á excepcion de las dos de en medio, manchadas en la extremidad de negro. El macho se distingue de la hembra en la garganta, que está en ésta manchada de blanco y en el macho de negro. Es ave solitaria, que vive en los bosques y especialmente las montañas cubiertas de sabinos son las que le agrada preferir, porque sus botones y retoños son su principal alimento. Su carne es un manjar delicado y tan estimada, ó mas, que la de la perdiz. Se prepára como ésta y como el faisan (véase FAISAN, pág. 330 y PERDIZ).

Se conoce tambien otra ortega de agua, que participa de la naturaleza de la gallina y del pato, y se dispone para la mesa como el pato silvestre (véase PATO).

ORUGA. Planta cuyos tallos llegan á la altura de cosa de dos pies y son algo vellosos. Sus hojas son semejantes á las de la mostaza blanca, aunque son mas pequeñas, tiernas y sin pelo. Sus flores tienen cuatro hojas dispuestas en cruz, de un color amarillo tan claro que tira á blanco, y rayadas de negro, sostenidas por cálices vellosos; les suceden unas vainas largas, que se dividen en dos órdenes de casillas llenas de simientes, que son casi redondas y amarillas. Su raiz es leñosa y blanca.

Se cultiva esta planta, que tiene un sabor acre, en los jardines y en las huertas para mezclarse en las ensaladas.

Hay varias especies de oruga y la cimarrona crece sobre las paredes en los lugares incultos y arenosos, siendo una especie de mastuerzo, aunque tiene el gusto mas fuerte que éste. Los jardineros ingleses distinguen dos clases de orugas de flores dobles, á saber: la de flores blancas y la de flores de color de carne, y las dos florecen en el mes de Mayo sobre tallos de cosa de media vara de altura. La de flores blancas es mas estimada que la otra y se encuentra mas comunmente en los jardines. Se multiplica y perpetúa trasplantando los retoños, que se arrancan de su raiz, en un terreno limpio, porque le aprovecha estar descubierta y espuesta al aire libre.

OSTION (véase OSTRON).

OSTRA. Marisco de dos piezas planas, escabrosas, casi redondas y con las orillas ó lados desiguales; por fuera son de color ceniciento mas ó ménos oscuro, y por dentro de un hermoso color de nacar. Viven asidos á las peñas, y el animal que las habita es de todos los mariscos comestibles el mas estimado. Pocos alimentos existen tan fáciles de digerir como este, que por lo mismo es conveniente por lo comun aun á los estómagos mas débiles y se permite su uso á los convalecientes. Las ostras son nutritivas y al mismo tiempo propias para excitar el apetito.

Los aficionados distinguen dos clases de ostras; las blancas y las verdes, prefiriendo estas segundas por ser mas delicadas.

El modo mas comun de comerlas es crudas con un poquito de pimienta en polvo y algunas gotas de limon. Tambien se preparan de otros modos que se explican en los artículos siguientes.

OSTRAS GUISADAS. Se echan de un dia para otro las ostras en agua caliente, y despues de sacarlas de ella, se les quita aquella mucosidad á modo de masa parada que tienen en el medio, y las extremidades pequeñitas del rededor. Se frie ajo picado en aceite, y allí se echa un puño de pan rallado hasta que se dore bien, con un poco de clavo y pimienta; se añaden agua y unas gotitas de zumo de limon, y se van poniendo allí las ostras para que se cuezan.

OSTRAS EN SUS CONCHAS. Despues de haberles hecho una abertura y despegádolas de la concha, se ponen á cocer por algunos minutos en el agua que ellas mismas contenian por dentro, dejándolas escurrir despues.

Se frien en mantequilla peregil, hongos, ó papas cocidas y ajos; se añade una cucharada de harina, caldo y vino, y se deja espesar.

Habiéndose escogido y limpiado las conchas mas grandes, se acomodan sobre cada una de ellas cuatro ó seis de las ostras cocidas, echándoles de la fritura que se ha dicho; se cubren con pan rallado, se rocian con mantequilla, se ponen sobre la parrilla á un fuego suave, y se les hace tomar color en un horno de campaña, ó con un comal con lumbre.

OSTRAS EN SUS CONCHAS CON YERBAS FINAS. Abiertas y despegadas las ostras, se echan en una cacerola con su misma agua y se dejan calentar sin que hiervan; se les añaden yerbas finas picadas muy menudas, hongos, jamon rallado, mantequilla, un poco de aceite y polvo de las dos pimientas, de clavo y de canela; se echa esta mistura en las conchas, se polvorean con pan rallado por encima y se ponen sobre la parrilla, cubiertas con el horno de campaña. En estando de buen color se sirven.

OSTRAS EN BROQUETAS. Se aperdigan las ostras en su agua y se echan en una salsa propia mezcladas con hongos; se ensartan en las broquetas, poniéndose alternativamente una ostra y un hongo; se cubren por dos veces con pan rallado, siendo la primera con mantequilla y la segunda con huevos batidos y sazonados. Se frien y se sirven.

OSTRAS DE LA BUENA MUGER. Se perdigan las ostras en su agua, se enjugan y se pican muy menudas; se mezcla migajon de pan remojado en leche con peregil, cebolla y anchoas, picado todo menudo, pimienta, sal y un poco de mantequilla fresca y se maja todo revuelto con las ostras, ligándose con algunas yemas de huevo; se echa esta salsa en las conchas, se polvorean con pan rallado ó se meten al horno; cuando estén de un hermoso color, se sirven.

OSTRAS AL SOL. Se preparan las ostras como las de broquetas, con la sola diferencia de que debe ser la salsa mas consistente; se incorpora dentro de las ostras, y cuando estén frias y apretadas, se ponen de dos en dos; se empanan en la tortilla con un poco de mantequilla derretida y sal; se les da la forma de una bola aplastada; se ponen á freir como croquetas (véase CROQUETAS, pág. 241), y se aderezan lo mismo con peregil frito en el medio.

OSTRAS GUISADAS A LA FRANCESA. Se aperdigan tres docenas de ostras y se apartan al primer hervor; despues de haberlas escurrido, se ponen en una cacerola con una poca de salsa de mantequilla y peregil picado y emperdigado. Esta salsa se prepara lo mismo que la española espesa (véase SALSA ESPAÑOLA ESPESA), añadiéndose á las ostras al momento de servirse cuatro onzas de mantequilla.

OSTRAS SOBRE LA PARRILLA. Se separan de las conchas dos docenas de ostras y se echan en una cacerola, donde se aperdigan en su misma agua; se les quita despues esta agua y se pone un trozo de mantequilla con chalotes picados y un poco de pimienta gorda; se hacen saltar sin que hiervan, se ponen en sus mismas conchas, se les echa zumo de limon, se empanan juntamente con la raspadura de la cacerola y se ponen sobre la parrilla; en el instante en que las ostras hiervan en sus conchas, se apartan y se sirven.

OSTRAS SALTADAS. Se ponen en sus conchas sobre la parrilla con fuego abajo y la pala hecha ascua por arriba. En cuanto se abran, se apartan porque ya están cocidas.

OSTRAS EN MARINADA. Se perdigan las ostras y se ponen entre dos lienzos muy limpios y muy secos, teniéndose allí media hora; se echan en seguida á marinar con zumo de limon, sal, pimienta y nuez moscada; se cubren ó mojan en masa ó pasta de freir y se frien.

OSTRAS A LA ESPAÑOLA. Desaladas y cocidas las ostras, se pica bastante cebolla, ajo y perejil, que se ponen en una cazuela con manteca á la lumbre, dejándose solo macerar sin que se frian ni se doren; se echan entónces las ostras con un poco del caldo en que se cocieron, que se espesa con pan tostado y molido en seco como para alfajor, y se sazona con pimienta y clavo, añadiéndose un poco de aceite.

OSTRAS GUISADAS A LA MEXICANA. Si son frescas, se cuecen con sal; pero si estuvieren en salmuera, se desalan ántes de cocerse; se frien en manteca ajos y cebollas picados, xitomates asados y molidos, y chiles verdes en rajas ó tiras; se sazona despues con sal, clavo, pimienta, azafran y cominos, todo molido, alcaparras, aceite, vinagre, un poco del agua en que se cocieron las ostras, que esté caliente, y harina dorada en manteca; se echan allí las ostras, que se dejan hervir hasta que el caldillo quede sazonado y algo espeso.

OSTRAS CON RÁBANO Y VINO. Despues de haberlas abierto y desprendido de sus conchas, se ponen á cocer algunos minutos en su misma agua, escurriéndolas en seguida y echándose en salsa picante (véase SALSA PICANTE A LA FRANCESA). Se pone á la lumbre una cazuela con manteca y se echan en ella perejil, setas y rábanos picados; se añade una cucharada de harina y se humedece todo con partes iguales de caldo y de vino, dejándose consumir lo necesario el caldillo; se eligen despues y se limpian las conchas mas grandes, se ponen en cada una de ellas cuatro ó seis ostras cocidas, añadiéndoles la salsa y cubriéndolas con pan rallado; se les echa manteca de vaca derretida y se ponen en la parrilla á fuego templado dándoles color con la pala hecha ascua.

OSTRO.
OSTRON. } No se distinguen de las ostras, sino en que son de mayor tamaño, aunque en latin tienen diferentes nombres.

OTO ó AVUTARDA. Ave grande, que se parece mucho al ansar. Su plumage es variado de diferentes colores como el blanco, el negro, el morado, el gris y el de rosa. Su pico es de tres pulgadas de largo; tiene las patas y la mitad de las ancas cubiertas de escamas pequeñas de figura exágona. Se encuentran otos ó avutardas que tienen una vara de altura desde el pico hasta las uñas, de suerte, que pueden considerarse como las aves mas grandes despues del avestruz. No puedan sostener mucho su vuelo porque tienen las alas muy cortas á proporcion de su cuerpo. Jamás se posan en los árboles sino en la tierra llana de los campos, que es lo que les gusta únicamente. Nunca se encuentran en el agua, á no ser que estén inundados los campos en que viven. Ponen y tapan sus huevos en los trigales, y si sucede por casualidad que llegue alguno á tocar sus huevos, los abandona al instante y va á poner otros de nuevo. Se mantiene con granos y frutas.

La carne del oto es tan nutritiva como la del ansar, pero mas dura; no deja de tener buen gusto y aun es delicada cuando tiene poca edad, siendo mejor en el otoño y en el invierno. Como es de dificil digestion es necesario dejarla manir largo tiempo, debiendo hacer poco uso de ella los que tengan el estómago débil.

Los otos se aprestan lo mismo que el ansar ó ansaron (véase ANSAR, pág.

28), y se hacen con su carne muy buenos pasteles.

oto (Pastel de). Despues de vaciado, se le golpea el vientre y se le quiebran los huesos de las ancas, se cubren con jamon flojo, del que está mas cercano á la carne que al pellejo, sazonado con sal y pimienta, añadiéndose clavo, raspadura de nuez moscada y laurel. Se ponen en el pastel mucho jamon majado y otras lonjas enteras porque esta ave tiene la carne muy seca. Se forma el pastel del modo comun (véase PASTEL) y se deja en el horno cuatro horas por lo ménos para que se cueza.

OVEJA. La hembra del carnero. Su carne no es sabrosa, y aun se dice que es perjudicial á la salud; pero en nuestras carnicerías, á pesar de estar prohibida su venta, no dejan de venderse ovejas muertas de enfermedad, porque los carniceros de nada cuidan sino de sus ganancias, y por esto es necesario mucho cuidado en las casas con la carne que se compra, siendo siempre sospechosa la flaca y de mal olor.

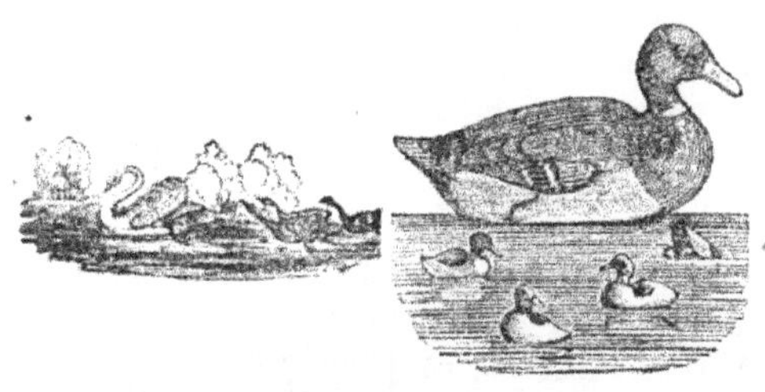

PAGEL ó BESUGUETE. Pez de mar, ovalado, comprimido, de color de carne que desde el lomo se aclara, hasta terminar en el vientre en plateado; las aletas del lomo y la de la cola son encarnadas, así como la cabeza, que tiene demasiado gruesa. A causa de este color le llaman en Paris *rouget*, aunque en otras partes de Francia le nombran *grelot*. Su carne es muy estimada por su buen gusto cuando es fresca y consistente; pero se corrompe muy breve.

Este pescado no se escama sino que se vacia y se lava guardándose los hígados. Se come por lo comun asado á la parrilla, como la araña ó dragon marino, sirviéndose con las mismas salsas (véase ARAÑA, pág. 40), cuidándose de mezclar sus hígados en la que se le echa por encima. Se come tambien cocido al horno en una tortera ó bien en caldillo ligero.

PAGELES ACOMPAÑADOS. Se ponen á hervir agua y vino en una cacerola con algunas rebanadas de cebollas, de zanahorias y nabos, un manojito de yerbas finas y un trozo de la mejor mantequilla; se echan en seguida los pageles, que se habrán vaciado con anticipacion y se dejan cocer, para lo que basta un cuarto de hora; se les quita despues el pellejo y se sirven con cualquiera de las salsas de pescado (véase PESCADO).

PAGELES A LA PARRILLA. Vaciados

estos peces á reserva del hígado, se les hacen unas cisuras y se ponen á marinar con mantequilla, sal, pimienta, peregil y cebollas, picadas estas dos cosas muy menudas; se asan por los dos lados en la parrilla, y estándolo, se les quitan los hígados, que se muelen con un poco de agua ó de caldillo ligero, haciéndose con ellos una salsa, mezclados con buena mantequilla, sal, pimienta, nuez moscada y alcaparras; para servirse como entrada, se les echa esta salsa bien caliente por encima.

PAGELES CON ALCAPARRAS. Se vacian y se les quitan las agallas, y despues de haberlos lavado, se echan en un caldillo aguado ó ligero, hecho con vino blanco, mantequilla, zanahorias, rebanadas de cebolla, un manojito surtido, ajo y clavo de especia, dejándose todo hervir un poco. Cuando este caldillo esté en su punto, se ponen á cocer en él los pageles, y estándolo, se aderezan en un plato echándoles salsa de alcaparras (véase ALCAPARRADO, página 20).

PAGELES EN CALDO DE SUSTANCIA CON COLAS DE CANGREJOS. Preparados y cocidos como los del artículo anterior, se previene la sustancia de cangrejos (véase SUSTANCIA DE CANGREJOS), y se ponen á cocer las colas en caldo con sal. Se escurren los pageles y se aderezan en un plato, poniendo sobre ellos las colas cocidas, y encima de todo la sustancia de cangrejos.

PAGURO. Cangrejo mas ancho que largo, con la cola muy corta y el carapacho recortado en puntas por sus bordes. Tiene las bocas muy recias y la extremidad de ellas es negra. Se prepara y dispone como los demás cangrejos (véase CANGREJO, pág. 136).

PAJARILLAS. Aunque por pajarilla solo se entiende el bazo del cuerpo de cualquier animal, es comun llamar *pajarillas* á las menudencias del cerdo que se frien con el chicharron y se comen con salsa de chile ó se emplean en adornar las sopas ú otros guisados.

PÁJARO. Nombre genérico que comprende toda especie de aves; pero comunmente y con especialidad en la cocina, se aplica solo á las pequeñas y comestibles. Estas en lo general se cuecen al asador y como las cogujadas (véase COGUJADA, pág. 190), ó bien se comen fritas con mantequilla y yerbas finas, ó con manteca, ajo y xitomate.

PALANQUETAS. Dulces ordinarios que se hacen con panocha, dándose á la miel un punto alto y mezclándose con ella nueces chiquitas sin cáscara ó cacahuates limpios y tostados, echándose porcioncitas, que se sacan con una cuchara, sobre obleas y dejándose secar en seguida. Se venden comunmente entre las golosinas de los muchachos.

PALETO. El gamo que tiene los ramos de las astas anchos y de hechura de palas (véase GAMO).

PALOMA. Ave demasiado conocida. Hay de ella dos especies; la silvestre y la doméstica. La primera es siempre de color morado ceniciento, como el de algunas tórtolas, y suele tener como ellas una lista negra en el cuello. Su carne es sabrosa y aromática, aunque algo dura, por lo que necesita cocerse mucho para poderse comer, disponiéndose como la demás caza de pluma, cuyas salsas ó caldillos pueden verse en la voz AVES, página 52 y siguientes, y en los guisados propios de pichon; pero dejándose cocer mas tiempo hasta que sus carnes queden blandas (véase PICHON). La doméstica, que proviene de la silvestre, es de innumerables colores; pero aunque pudiera, no se come, por reservarse en los palomares para la cria de pichones que son mucho mas sabrosos, tiernos y delicados.

PALOMINO. Lo mismo que pichon (véase PICHON).

PÁMPANO. Pez de mar, que tiene de diez á quince pulgadas de largo, aplanado por los costados y de color por el lomo verdoso ó negruzco y por los costados y el vientre blanco. Los veracruzanos lo adoban y lo mandan al interior en cuñetes, que son muy apreciados (véase ESCABECHE DE VERACRUZ, pág. 313). Se dispone tambien segun se explica en los artículos siguientes.

PÁMPANO ASADO. Se abre en lonjas, y entre ellas se ponen peregil picado, ajo molido y aceite untado con plumas. Así preparado, se asa á la parrilla, y colocado despues en una sarten ó cazuela, se frien echando tambien zumo de naranja, ajos y peregil picados. Allí mismo se frie el pámpano, y se sirve con un caldillo compuesto de agua, de zumo de naranja y polvo de pimienta, que es bueno para todo pescado asado.

Tambien se guisa como el bobo (véase BOBO, pág. 83 y siguientes).

PÁMPANO RELLENO. Despues de lavado el pámpano y desalado si fuere salpreso, se pica bastante peregil, ajo y cebolla; se mezclan tres ó cuatro huevos crudos y se agrega aceite, un trozo de requeson, y sal-pimienta, formándose una masa que no quede muy suelta; se le da un hervor al pescado para poderle quitar las espinas. Bien desespinado, se rellena con la masa preparada, se le echa sal-pimienta, se unta de aceite encima, se le echa un polvo de chile seco, molido y tamizado, se envuelve en un papel untado de aceite y se pone á freir en aceite con ajos; se sirve con alguna de las salsas para pescado (véase PESCADO).

PÁMPANO RELLENO DE OTRO MODO. Despues de desalado el pámpano, se pica xitomate crudo quitadas las pepitas; se pica cebolla menuda y ajo, se agregan papas y almendras picadas, peregil y alcaparras; se frie todo mucho en manteca, se echa un poco de vinagre aguado y un trozo de azúcar. Así que se ha sazonado formando una masa espesa, se rellena el pescado; se pone un papel en el fondo de una cazuela, se echa aceite, se unta el pescado tambien con aceite, se pone á dos fuegos hasta que está cocido, y quitándole el aceite en que se coció, se unta con limon y se vuelve á poner con el papel hasta que se dore por uno y otro lado. Despues se guisa en algun caldillo, ó se sirve con una de las salsas dichas en el artículo anterior.

PÁMPANOS RELLENOS DE CHÍCHAROS. Se frien en manteca chícharos y exotes cocidos, picados los segundos con cebollas, ajos y xitomates crudos, todo muy menudo, sazonándose con sal, clavo y pimienta molida; estando rendido el recado, se le echan huevos á medio batir, y estando todo cuajado, se rellenan con este picadillo los pámpanos despues de limpios y desalados; se atan con un hilo y se envuelven en papeles bien enmantecados, poniéndose en seguida á asar en la parrilla y cuidándose de voltearlos de uno y otro lado; estando cocidos, se les quitan los papeles, se desatan y se sirven de este modo, ó revolcados en harina y vueltos á freir, adornándose con alcaparras, chilitos y aceitunas.

PÁMPANOS RELLENOS CON ALCAPARRAS. En todo lo mismo que los del artículo anterior; pero rellenándose con un picadillo de cebolla y coliflor cocida, mezclándose con alcaparras, aceite, vinagre y sal.

PÁMPANOS RELLENOS DE PAPAS, ACEL-

GAS Ó ESPINACAS. Dispuestas las papas lo mismo que para torta (véase TORTA DE PAPAS), ó guisadas las acelgas ó espinacas como se dice en sus artículos respectivos (véanse ACELGAS, pág. 8, y ESPINACAS, pág. 320), se rellenan con ellas los pámpanos despues de limpios y desalados; no se atan con hilos, porque se han de servir en sus papeles, y se envuelven despues de untados con aceite y revolcados en pan rallado en papeles con mucho aceite; se ponen á cocer en la parrilla, y estándolo, se sirven envueltos en su papel.

PÁMPANOS ADOBADOS Y RELLENOS DE HABAS VERDES. Se muelen chiles anchos, desvenados y remojados, con ajos, pimienta y clavo; se deslie lo molido con vinagre y se sazona con sal, adobándose en este caldillo los pámpanos, ya limpios y desalados si no fueren frescos; se rellenan con habas verdes ligadas (véase HABAS VERDES LIGADAS CON HUEVO, pág. 395), se envuelven en papeles aceitados y se frien en manteca, ó se cuecen á la parrilla.

PÁMPANOS FRITOS. Despues de limpios, se frien los pámpanos en aceite con ajos y cebollas molidos y peregil picado; estando secos, se apartan, se revuelcan en harina y se vuelven á freir en manteca revuelta con aceite.

PÁMPANOS EMPANADOS. Se hace una pasta ó masa de freir, batiéndose harina con sal, vino y yemas de huevo, de manera que ésta quede un poco suelta; se cubren con ella los pámpanos ya cocidos y se frien en manteca.

PÁMPANOS EN CALDILLO DE XITOMATE. Despues de remojado y bien limpio el pescado, se enjuga, se revuelca en harina y se frie en aceite ó manteca; estándolo, se sacan de la cazuela y se frien en ella cebolla rebanada y xitomates asados, molidos con ajo y con pimienta; se le echa despues una poca de agua, con alcaparras y peregil picado, dejándose que suelte el hervor este caldillo, y entónces se pone el pámpano para que hierva un poco hasta que esté cocido, espesándose en seguida el caldillo con pan dorado en manteca y molido. Se sirven adornados con chilitos y aceitunas.

PÁMPANOS EN ENSALADA. Limpios y cocidos los pámpanos, se revuelcan en harina y se frien en manteca ó aceite; se aderezan en un platon sobre hojas de lechuga, rodeándose de cogollos y adornándose por todas partes con aceitunas, tornachiles curados y alcaparrones. Se sirven llevándose aparte á la mesa una salsa hecha con xitomates asados y molidos, chiles verdes asados y en pedacitos chicos, bastante aceite, y un poco de vinagre, sazonándose con sal y polvoreándose con orégano seco, deshecho y sin palitos.

PAN. Nada parece tan sencillo á primera vista como desgranar el trigo y molerlo, como separar la harina y hacer con ella y con el agua una masa, que dividida en trozos se meta á cocer al horno; y de consiguiente, nada hay mas sencillo que hacer el pan, que es la base de nuestro alimento, si se echa sobre él una ojeada rápida y sin meditacion. Los que están acostumbrados á gozar de las mas bellas invenciones sin haber pensado jamas lo que ellas han costado para llegar á su último grado de perfeccion, nada encuentran en esas operaciones que no sea muy comun y tribial; y sin embargo, han sido necesarios el trascurso de muchos siglos, la aplicacion constante de hombres experimentados y estudiosos y la cooperacion tal vez del acaso para llegarse á comer el pan que hoy se presenta en nuestras mesas bajo tan distintas formas, y que ha llegado á ser, á mas de nutrivo, tan sabroso como saludable.

Los primeros siglos eran muy sencillos para que se hubiesen podido variar los alimentos de muchos modos, y el trigo se comia en grano como los otros frutos de la tierra; y despues que los hombres encontraron el secreto de reducirlo á harina, se contentaron todavía por mucho tiempo con comerla disuelta en agua y posteriormente hervida como papilla, á resulta sin duda de las indigestiones que debió causar en los estómagos débiles la primera operacion, y para evitarlas en lo sucesivo: cuando esta mezcla los fué conduciendo poco á poco á conocer que el pan podia amasarse, no preparaban este alimento sino como los otros, en su casa y á la hora de comerlos, siendo uno de los cuidados principales de las madres de familia; y en unos tiempos en que el príncipe, gefe ó cabeza de ella mataba por su mano el cordero que habia de comer, las mugeres mas calificadas no se desdeñaban de meter la suya en la masa. Abraham, dice la Sagrada Escritura, entra prontamente á su tienda y dice á Sara: *Amasad tres medidas de harina, y poned á cocer los panes debajo de la ceniza.* Las matronas romanas hacian tambien el pan; y de Roma pasó este uso á España y á las Galias y de éstas se extendió, si ha de creerse á Borrichio, hasta las extremidades del Norte.

El pan de los primeros tiempos casi nada tenia de comun con el nuestro, ni en cuanto á la forma, ni en cuanto á la materia, y venia á ser poco mas ó ménos, lo que nosotros llamamos una tortilla ó galleta, mezclándose comunmente con la harina mantequilla, huevos, grasa, azafran y otros ingredientes. No se cocia en horno sino en la hornilla caliente, sobre una parrilla y bajo una especie de tortera. Pero esto ya fué en siglos mas ilustrados, pues ántes se cocia bajo rescoldo caliente ó en un aparato tan sencillo como en el que los naturales dél pais cocian sus tortillas de maiz. Aun para esta especie de pan fué necesario que el trigo y los otros granos fuesen convertidos en harina, y todas las naciones, como de comun acuerdo, empleaban sus esclavos en trabajo tan penoso, siendo este el castigo de las faltas ligeras que cometian.

Esta preparacion ó trituracion del trigo se hizo primero en morteros y despues en molinos á brazo. Los hornos y el uso de cocer en ellos el pan comenzaron en el Oriente, siendo los hebreos, los griegos y los asiáticos los que primero conocieron estas construcciones y tuvieron gentes dedicadas al cocimiento del pan, sobresaliendo en este oficio los capadocios y los lidios.

Pero no pasaron á Europa sino hasta el año 583 de la fundacion de Roma, siendo entónces empleados por los romanos. Tenian sus hornos al lado de sus molinos de brazo, y aunque usaban otras máquinas, se les conservó el nombre de *pistores*, que se les habia puesto antiguamente con relacion á su primer ejercicio de machacar ó moler el trigo en los morteros, y de este nombre se derivó el de *pistoriæ*, que dieron á los lugares donde trabajaban; en una palabra, *pistor* continuó significando un panadero y *pistoria* ó *pistrinum* la panadería.

Bajo el imperio de Augusto habia en Roma hasta trescientas veinte y nueve panaderías, distribuidas en diferentes cuarteles y casi todas estaban á cargo de griegos, que eran los únicos que sabian hacer buen pan, siendo despues instruidos por estos extrangeros algunos libertos que se dedicaron voluntariamente á una profesion tan útil, que de Roma pasó á España, á las Galias y al resto de la Europa, y de España á nuestro continente por los conquistadores, ya perfeccionado el arte del panadero en todas sus partes y accesorios.

Como en todos los lugares de la república en que se come pan de trigo hay panaderías ó se lleva de las poblaciones inmediatas, y como la gente pobre, principalmente la que trae su orígen de los antiguos pobladores del pais, se mantiene con la tortilla de maiz, pan tan sencillo como el de los primitivos tiempos, nutritivo, de fácil digestion, y agradable al paladar, tanto, que por gusto se come en algunas casas decentes y con mas frecuencia en las de medianas proporciones, seria inútil poner aquí la teoría del pan y explicar las diferentes manipulaciones, preparaciones y mezclas que se emplean en su fabricacion, bien sea empleándose solamente la harina del trigo, ó misturándose con otra, ó haciéndose el pan con la de otros granos.

Ya en sus lugares corespondientes se ha dicho como se fabrican los bizcochos, los mamones, los molletes, &c., que son tambien especies diferentes del pan, y en este lugar solo se trata de aquellas preparaciones, que conservando este nombre, son mas delicadas y sabrosas que el pan comun, y suelen hacerse en las casas para variar los alimentos agradables y cubrir con profusion las mesas servidas con finura y pertenecen mas bien al ramo de repostería.

PANES DE LA DUQUESA. Se forman con la masa real (véase MASA REAL, pág. 512), procurando que no quede muy suave; se les da una forma larga de seis á ocho pulgadas, se meten al horno, y estando cocidos se abren y se les pone en lo interior una cucharada de confituras.

PAN DE LA VIDA. Dos libras de masa del pan comun se mezclan con media libra de azúcar molida, siete yemas de huevo, cuatro claras, cuatro onzas de levadura y media libra de manteca. Se bate la masa hasta que haga ampollas y se pone en cajas de papel, mas altas que las de mamon; se untan con manteca, se asolean y se meten al horno, cuidándose de que no se quemen.

PAN DE LA VIDA HECHO CON ARROZ. Se mezclan cuatro onzas de harina de arroz, cernida, con otras cuatro de almendras sin cáscara y bien molidas, otras cuatro de azucar en polvo y siete claras de huevos muy batidas. Se revuelve todo con una poca de agua, y se echa en cazuelitas vidriadas, untadas con manteca, sin llenarlas mucho, porque la masa levanta al cocerse, y se meten al horno hasta que se doren.

PAN DEL CIELO. Se ponen cuatro puños de harina para hacer presa con las dos manos; se le echan doce huevos batidos con molinillo, taza y media de manteca derretida, otro tanto de leche, y el azúcar que fuere necesario; se extiende la masa sobre papeles y se mete al horno para su perfecto cocimiento.

PANES Ó BOLLITOS DE ALMIDON. Se baten bien cinco huevos con cinco onzas de azúcar en polvo hasta que queden hechos una pura espuma; entónces se mezcla media libra de almidon molido y cernido, y se bate otro poco con la mano. Se ponen moldes untados con manteca, se echa de la masa lo necesario y se ponen á dos fuegos ó se meten al horno.

PANES Ó BOLLITOS DE HARINA. Se revuelven con dos libras de flor de harina cinco de levadura, dos de manteca, una de azúcar molida, y lo que cabe en tres dedos de sal fina, disuelta en agua caliente; se amasa todo muy bien y se deja la masa leudar por dos ó tres horas; despues se forman de la masa lós panes y se cuecen en el horno á fuego regular para que no se quemen.

PAN DE VENECIA. Bien lavada una libra de arroz, se quebranta en un metate; se le añaden dos cuartillos de leche, una libra de azúcar muy blanca y tres claras de huevo bien batidas. En una cazuela untada con manteca y salpicado el fondo con un poco de bizcocho molido, se echa la pasta, y batiéndose muy bien, se mete al horno ó se pone á dos fuegos para que cuaje. Se sirve con azúcar y canela por encima.

PANES DE TURIN. Se hace una masa manuable pero firme con doce cucharadas de harina, seis cucharadas de azúcar en polvo, dos huevos, ó tal vez tres, si hubiere necesidad, la raspadura de un limon y dos onzas de mantequilla fina, batiéndose ó amasándose con una cuchara de palo en un lebrillo; se añade un poco de harina y de azúcar si quedare la masa muy blanda, se vacia sobre una mesa y se amasa hasta que se pueda rodar fácilmente con la mano; se forman de toda clase de dibujos pequeños los panecillos, que deberán quedar del largo de un dedo, y se doran muchas veces sobre las hojas de lata ántes de meterse al horno, que debe estar mas caliente que para el bizcocho ordinario.

PAN DE MANHEIM. Se amasan con dos huevos sobre una mesa muy limpia seis cucharadas de harína, tres cucharadas de azúcar, media onza de anís verde y un poco de sal; así que la masa quede firme, se divide en cuatro bandas ó tiras de una tercia de largo y del grueso de un dedo; se doran sobre una hoja de lata untada con mantequilla, haciéndose con el cuchillo una pequeña cortadura á lo largo de los panes; se meten al horno, que debe estar un poco caliente, y estando cocidos, se cortan para servirse segun se hayan menester.

PAN DE ESPECIA Ó DE AJENGIBRE. Con estos dos nombres se conoce este pan, que habiendo estado muy en boga en Francia hace dos siglos, se ha dejado hoy para los niños, haciéndose con él un comercio muy considerable, siendo comun en Paris mezclar en estos panes los remedios contra las lombrices, que ocultándose en ellos surten eficazmente sus efectos.

Se hace miel de panocha ó panela y se espuma; se le mezclan almendras divididas en cuartos, clavos de especia machacados, nuez moscada, pimienta, jengibre y cáscara de limon cubierta ó confitada, cortada en tiritas, y se amasa todo con tanta harina cuanta sea necesaria para que la masa quede espesa; se hacen los panecillos en moldes ó sin ellos y se meten á cocer al horno, dorándose con miel aguada.

PAN-PERDIDO (Intermedio azucarado). Se echan en una cazuela de barro ó en un plato hondo cinco ó seis huevos, que se baten bien; se añaden una cucharada, ó una y media, de agua de azahar, aguardiente bueno y raspadura de limon seco en cantidades suficientes para aromatizar convenientemente la mezcla, y se continúa meneando y batiendo todo juntamente.

Hecho esto, se cortan rebanadas de pan en forma de tostadas, de tres á cuatro líneas de grueso, debiéndose despues, para aderezar los platos, cortarse estas rebanadas en forma de estrellas, de flores, de discos, &c. Se pone en seguida el pan, así preparado, en la vasija que contiene la mezcla, dejándose allí el tiempo necesario para que pueda impregnarse bien; se frie despues el pan y se sirve caliente, acomodándose las rebanadas como si fuesen buñuelos y polvoreándose con suficiente azúcar. Este intermedio, á la vez que delicioso y fácil de ejecutar, es muy estimado en las partes donde se conoce.

PANAL. El pan de azúcar rosado, hecho en figura de panal, que tambien llaman algunos *marquesote de rosa* ó *azúcar rosada.*

PAÑALES Ó MARQUESOTES DE ROSA. El azúcar ha de ser muy blanca y se hace almíbar que se clarifica con una clara de huevo batida, y echada en él miéntras esté aguado, para que hierva bien y recoja la espuma prieta que irá soltando; se aparta, se cuela y se deja hasta otro dia; despues se echa la miel en otro cazo, separándose los asientos y se pone en la lumbre; así que esté el hervor espeso, se toma el punto metiendo primero el dedo en agua fria y sacándolo del cazo, se vuelve á meter en agua fria y estando de quebrar, se le echan las hojas de rosa despuntadas de lo amarillo, y zumo de limon, poco ó mucho segun el gusto, batiéndose todo junto y breve; en primera vez se alza, pero no se hace aprecio, y se continúa batiendo y á la vez segunda se vuelve á subir de punto, y se echa en un cajon que estará forrado con una servilleta y papel; luego en cuanto se enfrian un poquito, se apartan los panales, porque en estando bien frios se desmigajan. El betun se hace con una clara de huevo, para cada libra de azúcar, y si se quieren mas esponjados, se echan mas claras de huevo. Este betun se hace con azúcar molida y cernida, y se blanquea con un poco de limon.

PANALES DE ROSA (Método mas sencillo de hacer los). Esto suele llamarse tambien *marquesote* ó *azúcar de rosa* y se hace clarificando el almíbar para darle punto, y en estando muy espeso, se mete la cuchara y se coge un poco, y en hirviendo mas en la propia cuchara, tanto que se derrame, se le echan hojas de rosa despuntadas; se bate muy breve y se deja que vuelva á hervir, haciéndose que recobre el punto que tenia. Se vacia en una tabla húmeda, poniéndole papel abajo para que no se pegue, dividiéndolo en libras.

PANALES QUEMADOS. Se clarifica el almíbar del modo comun, con la sola distincion de que á una libra de azúcar se echan cuatro claras de huevo, ó mas si se quiere, batiéndolas en agua con unas varitas. Se pone á cocer á buen fuego, meneándose hasta que haya adquirido el punto alto de flor, ó poco ménos, pero sin espumar. Se cuela por un cedazo, se echa en un perol, y si se quiere mas tostado, se dejará cocer hasta que en las paredes del cazo aparezca el azúcar rojiza ó amarillenta. Despues se apartará del fuego, y puesto en un lugar firme, se añadirán cuatro gotas de zumo de limon por cada libra de azúcar; se batirá fuertemente y sin cesar, hasta que el azúcar haya esponjado y levantado en alto; se vuelve á dejar reposar, y con una sierrita dentro del propio perol se irá dividiendo en trozos largos de media cuarta y del grueso de una pulgada en cuadro, poco mas ó ménos; dividido todo en esta forma, se volverá á poner al fuego para que se despegue y para que se pueda sacar sin quebrarse, cuidando de no maltratarlo. Estando caliente por igual, se volverá la vasija con cuidado sobre un papel, puesto encima de una mesa, donde se acabarán de partir los panes.

Para este género de panal puede usarse del azúcar trigueña.

El perol ó cazo en que se haga, ha de ser ancho de boca, y que vaya en diminucion.

PANALES BLANCOS Ó DE COLOR DE ROSA. Se hacen lo mismo que los del artículo anterior, con la diferencia de que no se ha de dejar tostar el almíbar, que se hará de azúcar muy blanca, sino que cuando esté en el punto conveniente, se procederá á cortar los panales despues de batido el almíbar, como queda dicho, concluyéndose del mismo modo.

Se hacen de color de rosa, añadiendo al almibar cuando se empieza á cocer un poco de panecillo, segun la cantidad que sea.

Es de advertir que en unos y otros panales se tendrá cuidado de revolver el almíbar continuamente con una cuchara redonda, hasta que quede en el punto de medio caramelo, que es el que debe tener.

A todos estos panales se puede dar el gusto que se quiera, echando á la composicion cuando empieza á cocerse, algunas gotas de agua de azahar, ú otra olorosa, y aun canela y chocolate muy molido y tamizado; pero lo comun es mezclarle rosa seca despuntada.

PANALES (Otros). A dos cuartillos de agua media arroba de azúcar y doce claras de huevo bien batidas. El punto debido se conoce metiendo un popote y sacándolo embarrado, si se quiebra entre los dientes lo que saque. El zumo de limon que se le eche será medio cascaron de huevo, y en todo lo demás lo mismo que los de los artículos anteriores.

PANALES DE CANELA REBANADOS. Se escoge el azúcar blanca y fofa, ó poco compacta, y se hace con ella almíbar, regulándose un cuartillo de agua para cada libra de azúcar; pero separándose alguna cantidad del agua, tanto para batir las claras de huevo con que se ha de clarificar el almíbar, como para aplacar el hervor dos veces; cuando quede el azúcar disuelta sobre el fuego, habiéndose meneado con la cuchara, se le mezclarán dos claras de huevo batidas en agua para cada libra de azúcar y se seguirá moviendo hasta que ésta quede enteramente deshecha; se pone entónces el cazo á fueg vivo para que prontamente suelte el hervor y en empezando á subirse, se le echa una poca del agua separada para que se aplaque, aprovechándose esta ocasion para quitar la espuma, lo que se hará con mucha prontitud para no dar lugar á que suelte el segundo hervor y se suva de nuevo: cuando se vuelva á subir, se le echa lo restante del agua y se aparta el cazo de la lumbre; fuera de ella se vuelve á espumar el almíbar hasta que quede perfectamente limpio y se cuela en seguida por un lienzo tupido, dejándose reposar lo colado hasta el dia siguiente, canteándose el cazo para que pueda el almíbar decantarse ó separarse de los asientos.

Al otro dia ántes de comenzarse la operacion, se previenen dos ó tres cacitos ó sartenes pequeñas, del tamaño de un plato chico, otras tantas cucharas, un braserillo ó anafe con lumbre, una mesita con servilleta limpia, hojas de papel, una cazuela ó taza con agua fria, limones partidos, canela en polvo y popotes limpios, porque como las operaciones deben ejecutarse con suma presteza, seria exponerse á perder la obra si no se tienen á mano todas las cosas que se han de menester.

Prevenido todo, se echan en uno de los cacitos dos pozuelos de almíbar sin batirlo, colocándose sobre el anafe con fuego moderado, y segun comience el almibar á hervir, se espumará sin meter la cuchara y se le echan sesenta gotas de limon; no teniendo ya espuma por que suba el hervor y comenzando el almíbar á tomar su punto, se irá probando con el popote, que metido en el almíbar y despues prontamente en agua fria, el azúcar adherida á él debe tronar entre los dientes y quebrarse como vidrio; en este caso se aparta de la lumbre, se bate y cuando vaya á subirse, se vacia con presteza sobre el papel, rebanándose conforme se aplaque el fuego ántes de que se enfrie, pero sin separar las rebanadas, lo que se deja para cuando el panal se haya enfriado bien. Concluida esta operacion, se repite en otro cacito y con otra cuchara, porque no hay tiempo para fregar bien el primero y por esto se previenen varios, disminuyéndose la cantidad de limon si el panal tuviese mucho ó añadiéndosele si tuviere poco. Al tiempo de batirse los dos pozuelos de almíbar, mientras uno se emplea en ello, otro echará una cucharada de canela en polvo, que es la cantidad proporcionada á ese almíbar.

De este modo quedan muy tupidos los ojos del panal y éste maciso y de un gusto delicado.

PANALES DE ROSA, GRANADA Y BORRAJA. Se hace almíbar con tres libras de azúcar, que se clarifica con una clara de huevo y se deja asentar hasta el dia siguiente, en que decantándose y colándose por un lienzo limpio, se pone al fuego para que tome el punto de quebrar; en este caso se aparta, se bate con presteza y sin dejarse de batir, se le mezclan dos claras de huevo, tambien muy batidas, que se habrán tenido á prevencion, el zumo de medio limon, y un puño de hojas de rosa despuntadas y secas, vaciándose en seguida en las piezas en que se quieran amoldar los panales, sobre una servilleta, no sacándose sino cuando se hayan enfriado bien. Se adornan por la parte exterior pegándose en la servilleta con un poco de clara de huevo, hojas frescas de rosa, de flores de granada y de borraja, de modo, que secándose los panales, queden adornados con ellas, para lo que se habrán colocado simétricamente.

Se pueden tambien adornar estos panales con figuritas de alfeñique ó frutitas de pasta.

PANCAKES (véase ENCRESPADOS INGLESES, pág. 296).

PANECILLO. Pasta que se hace con carmin y almidon, que sirve para dar color á los dulces y á otros líquidos, aunque es mejor usar el carmin puro, ó la grana mezclada con limon.

PANELA (véase PANOCHA).

PANETELA. Especie de sopa como papilla, que se hace con caldo, pan rallado y azúcar, la cual mantiene mucho y es muy útil para los que padecen del pecho y para personas delicadas. Se hace tambien con otros ingredientes; pero por lo comun no deja de emplearse el pan rallado, tomando á veces distintos nombres (véanse HORMIGUILLO, pág. 413, MIGAS, pág. 536 y PAPILLA).

PANETELA CON MIGAJON DE PAN. Despues de remojado el migajon del pan, se muele, se cuela y se le deshacen algunas yemas de huevo, endulzándose con azúcar; se le echa una rajita de canela y se pone á cocer, dejándose hervir hasta que se ponga de la consistencia de atole.

PANETELA A LA FRANCESA. Se echa en una cacerola migajon de pan mollete con agua, pimienta, sal y un poco de mantequilla, y se deja hervir todo á fuego suave hasta que el pan quede bien deshecho; se hace entónces una liga de yemas de huevo, y de crema, que se mezcla con la panetela cuando ya no hierva y se sirve.

PANIZO. Planta tan semejante al mijo, que no se distingue sino en la disposicion de sus flores y granos, que nacen en las espigas, en lugar que las del mijo se producen en manojos y ramilletes. Hay muchas especies de panizo; pero el mas comun echa muchos tallos nudosos, con hojas semejantes á las de las cañas, mas ásperas y puntiagudas que las del mijo, y mas largas que las del trigo. Sus semillas son mas pequeñas y redondas que las del primero, relumbrosas, ora blancas, ora rojas y á veces amarillas. Se emplean en hacer un pan poco nutritivo y se comen cocidas en leche como el arroz. Es buen alimento, sin cocerse, para los pollos y los pichones.

Hay otro panizo cimarron que no es bueno para comerse.

PANOCHA. Azúcar no purificada que se vacia en moldes en forma de cazuelas, donde se deja endurecer. Cada una pesa cuando mas una libra, y se emplea en algunos guisados, y en las preparaciones que se quiere que saquen un dulce muy activo, como los alfajores, los chongos, la conserva de chilacayotes, y generalmente en todos los dulces ordinarios.

PANOCHITAS DE LECHE. Se disuelven cuatro libras de azúcar blanca en seis cuartillos de leche, que se cuela despues y se pone á hervir hasta que tenga el punto de juntar en el agua y forme en el dedo un perfecto dedal; se aparta entónces y se bate hasta que haga bola, formándose unas pastas como tablillas, que se labran y graban con moldes, dándoseles la forma que se quiera y se ponen sobre servilletas limpias para que se oreen.

PANOCHITAS DE LECHE Y ALMIDON. Se deshacen seis libras de azúcar en cinco cuartillos de leche, que se cuela en seguida y se le mezclan cuatro onzas de almidon desleido en una poca de la misma leche; se pone la mezcla á la lumbre y se deja hervir hasta que tenga el punto de cajeta ó que despegue del cazo al menearse; se aparta entónces y se bate hasta que se empanice, formándose las panochitas como las del artículo anterior.

Se hacen tambien con esta pasta unas bolitas con una almendra adentro, y se labran con pinzas.

PANOCHITAS DE LECHE Y ALMENDRA. Se endulzan dos cuartillos de leche con dos libras de azúcar, y se añaden seis onzas de almendra pelada y molida; se deja hervir todo hasta que al menearse se vea el fondo del cazo, ó lo que es lo mismo, hasta que tenga el punto de cajeta; se aparta entónces de la lumbre, se bate y se vacia en moldes ó se forman las panochitas como las de los artículos anteriores.

PANOCHITAS DE CACAHUATE. Se hace almíbar clarificado con tres libras de azúcar y se le deja tomar el punto de juntar en el agua; se aparta, y fuera de la lumbre se le mezclan dos libras de cacahuates molidos ó enteros: estando todo bien incorporado, se vuelve á la lumbre y se bate la mezcla, sacándose de ella con una cuchara las porcioncitas que, echadas sobre papeles, son las panochitas, que se dejan enfriar para servirse. Las de cacahuate molido se salpican, si se quiere, por encima con ajonjolí tostado.

PANOCHITAS DE PIÑON. Se hacen en todo lo mismo que las de cacahuate del artículo anterior, poniéndose piñones molidos ó enteros en lugar del cacahuate. Las de piñon molido no llevan ajonjolí.

PANQUÉ. Especie de mamones muy suaves y muy sabrosos, que los franceses llaman *panequets*, y se preparan de distintos modos.

PANQUÉ DE LICOR DE ALMENDRA. Se mezcla una libra de harina con otra de mantequilla buena, se baten doce yemas de huevo y se revuelven, batiéndose al mismo tiempo con una libra de azúcar muy remolida como polvo. De la misma suerte se baten despues las doce claras, y siguiendo el batido muy despacio, se van echando los huevos poco á poco en la mezcla de harina y mantequilla. Estando todo unido, se continúa batiendo por dos horas, añadiéndose á lo último una taza de licor de almendras amargas, y se bate con él otra media hora. Concluida esta larga y penosa operacion, se echa la masa batida en una ó muchas cazuelitas, que se meten á cocer al horno, preparado y templado como para bizcochos; en las orillas de las cazuelitas se echa mantequilla para que no se pegue el panqué.

PANQUÉ MÁS SENCILLO. A una libra de flor de harina otra de mantequilla fresca, catorce onzas de azúcar en polvo, doce yemas de huevo y doce claras batidas aparte. Todo esto se echa en una olla que no tenga grasa, se bate por espacio de hora y cuarto con una cuchara grande de palo; se le echa un poco de aguardiente refino, y se continúa batiendo otro cuarto de hora; se hacen unas cajas de papel, se untan de mantequilla y se va echando en ellas lo que se va batiendo, sin llenarlas; despues se meten al horno, que estará templado como para bizcochos.

PANQUÉ FRANCÉS. Se echan en un lebrillo dos cucharadas de las comunes de harina, cinco yemas y dos claras de huevo, un poco de azúcar, sal, algunas gotas de agua de azahar y dos macarrones dulces machacados; se deslie todo y se acaba de disolver con leche, siendo necesario que esta masa quede aguada; se pone á la lumbre un cacito hondo, se calienta y se enjuga; se echa mantequilla en una cacerola pequeña y se hace derretir; se engrasa ligeramente con ella el cacito por todas partes; se pone en el cacito una cucharada, de las de desengrasar, llena de la masa, y se voltea á todos lados á fin de extender el panqué, que debe ser delgado, é igual por todas partes; cuando está cocido, se voltea el cacito, vaciándolo sobre el plato en que se ha de servir, se extiende bien y se polvorea con azúcar. Se continúa del mismo modo para los demás hasta que se acabe la masa y entónces se bañan todos y se sirven.

Friéndose el panqué con la masa llamada *baba*, ó con la denominada *á la Magdalena* (véanse BABA, pág. 59 y MASA A LA MAGDALENA, página 516), se pueden formar buenos intermedios fritos.

PANQUÉ Ó MAMONES DE HARINA Y MANTEQUILLA. Se mezclan é incorporan bien diez onzas de mantequilla con doce de harina y cosa de medio cuartillo escaso de aguardiente refino de España, añadiéndose en seguida diez onzas de azúcar cernida, y cuando estén bien mezcladas con la harina y la mantequilla, se irán echando é incorporando poco á poco trece huevos, batidos como para los mamones comunes, y despues de haberse juntado las claras con las yemas, que deben batirse por separado; cuando se hayan acabado de revolver los huevos, se bate toda la masa cosa de una hora sin intermision, y entónces se vacia en moldes ó en cazuelitas, untadas con mantequilla y sin llenarse, que se meten á cocer al horno; el temple de éste debe ser el mismo que para los mamones corrientes y se le tapa la boca, cuidándose de que no se queme el panqué, que se conoce que está cocido si se le mete un popote y sale limpio.

Suele el panqué reventarse de en medio, y puede tenerse hasta una hora en las cazuelas sin meterse al horno, lo que no puede hacerse con los mamones comunes, cuya manipulacion debe ser muy pronta.

PAPA (véase PAPILLA).

PAPA ó PATATA. Planta originaria de la América meridional, que hoy se cultiva ya en toda la Europa, donde han aprendido de nosotros el uso de los bulbos de su raiz, comiéndolos preparados de diferentes maneras. Nosotros los llamamos generalmente *papas* y los españoles *patatas*, y aunque hay por lo ménos once variedades de ellas, que se distinguen por el color del pellejito ó cáscara que las cubre, por su forma y por el color de la pulpa, que en unas es mas amarillento que en otras, todas son comestibles y se preparan y condimentan de la misma suerte, aunque algunas, como la blanca, redonda y aplastada, son mas sabrosas y delicadas que las otras. Con ellas se hace tambien un pan agradable y sano, y se extrae de ellas la fécula alimenticia tan útil en innumerables casos (véase FÉCULA, pág. 334).

PAPAS FRITAS. Las papas se cuecen, ó echándolas en agua y poniéndolas al fuego hasta que hiervan bien, ó echándolas en una olla con poca agua, tapando la boca con un lienzo, y despues con una tapadera ó trasto bien ajustado; de este modo no pierden nada de sustancia al cocerse. Cocidas de cualquier modo, se mondan, se rebanan y se frien en manteca ó mantequilla, echándoles la correspondiente sal, y cuando estén ya para dorarse, se sirven solas, ó con sal-pimienta, ó acompañadas de alguna salsa, como las de chile ó de xitomate.

PAPAS EN ESPECIA. Cocidas las papas, se rebanan; despues se muele un poco de xitomate y pan remojado; se pone una cazuela con manteca á la lumbre, se frien en ella unos pocos de ajos picados y despues el xitomate molido. Se le agregan dos ó tres cebollas divididas en cuartos, chilitos verdes enteros y un poco de peregil picado, se le echa la sal fina necesaria, y en seguida se echan las papas picadas y unos camarones, ó retazos cocidos de carne de puerco con el agua en que se cocieron; deberán hervir á fuego fuerte, y cuando haya espesado un poco el caldo, se añaden clavo y pimienta con unos poquitos de cominos y azafran, todo molido; así que se haya sazonado bien el caldo y espesado, se podrán servir á la mesa.

PAPAS CON QUESO. Se mondan las papas crudas, se rebanan, y despues se muelen aparte xitomates maduros, ajos y un poco de todas especias; se pone en una tortera una cama de papas, otra de queso rallado, otra de las especias molidas, y se siguen alternando las camas hasta llenar la cazuela; cuando ya esté llena, se pondrá á dos fuegos suaves hasta que se cuezan las papas, que se sirven con peregil picado por encima.

PAPAS GUISADAS CON ACEITE. Se pican menudos xitomates, tomates, cebollas y chiles verdes poblanos sin venas, y se ponen á freir en bastante manteca; estándolo, se echa un poco de harina, y se revuelve para que no quede ni espesa ni aguada la salsa; despues se echan las papas grandes rebanadas, bastante aceite y un polvo de pimienta de Tabasco; así que hayan hervido un poco, se les agrega tantito vinagre bueno, se dejan sazonar y despues se ponen á reposar al vaho de una olla.

PAPAS (Tostadas de). Se ponen á cocer las papas en el rescoldo; ya cocidas, se mondan y se muelen con unas pocas de natillas, se pasan por un cedazo y se les añade mantequilla, peregil picado y unos huevos batidos; se forman de ellas unas bolas sobre pan molido, se frien despues y se les echa azúcar y agua de azahar.

PAPAS DE FONDA. Cocidas y mondadas, se rebanan, se les echa sal, pimienta y peregil picado, se ponen á freir en mantequilla y se les agrega un poco de caldo; cuando hayan espesado un poco se les echa el zumo de un limon, y en espesando bien, se apean.

PAPAS EN NATILLAS. Estas papas se hacen lo mismo que las anteriores, con la diferencia, de que en lugar de caldo se echan natillas y se suprime el limon.

PAPAS RELLENAS. Despues de cocidas y mondadas las papas grandes, se les corta un poco de la coronilla, se vacia con un instrumento á propósito y se rellenan con queso bueno rallado, mezclado con una tercera parte de pan tambien rallado y una poca de pimienta; se cubren con la coronilla que se les quitó, se les espolvorea harina y se bañan en huevo batido; se frien y despues de fritas se sirven secas ó se guisan en pipian, especia ú otro caldillo.

PAPAS (Sustancia de). Puesta una poca de agua en una olla, se le echa un poquito de zacate menudo y se hace un enrejadito de varitas de tejamanil; se echan las papas, se tapa la olla con un lienzo y encima un trasto que ajuste á la boca. Se pone en el fuego, y cuando ya estén cocidas, se mondan y se muelen en un metate echándoles caldo, y se pasan por tamiz; se echa la sustancia en una cazuela con mantequilla, agregándole mas caldo, y sazonándola con la sal necesaria; se pone al fuego, y así que haya espesado, se sirve con tostadas de pan frito en manteca, puestas al rededor del plato.

Se prepara para vigilia echándole en lugar de caldo, natillas y azúcar, y cuando han espesado bien, se le espolvorea por encima azúcar molida; despues se cuaja con una paleta de fierro hecha ascua, ó poniéndole un comal con lumbre.

PAPAS (Ensalada de). (Véase ENSALADA DE PAPAS, pág. 304).

PAPAS (Croquetas de). (Véase CROQUETAS DE PAPAS, pág. 244).

PAPAS (Frutas de sarten con pasta de). (Véase FRUTAS DE SARTEN CON PASTA DE PAPAS, pág. 351).

PAPAS FRITAS EN MANTEQUILLA PARA ADORNO DE OTROS GUISADOS. Despues de haber limpiado y lavado cierta cantidad de papas, se cortan unas ruedas á lo largo, aunque es mejor dejarlas enteras. Se ponen en una sarten y se les echa encima mantequilla fina, que se habrá derretido ántes. La proporcion es de una libra de mantequilla para cada tres docenas de papas de tamaño mediano. Se ponen sobre fuego muy vivo, con fuego tambien por arriba sobre la cubierta de la sarten. Despues de algunos minutos, no hay necesidad sino de fuego suave, tanto abajo como encima, y se dejan así las papas hasta que hayan tomado un hermoso amarillo, teniéndose cuidado de menearlas de tiempo en tiempo. Cuando estén bien tostadas, se ponen á escurrir y se saltan despues en mantequilla fresca, añadiéndoles un poco de gelatina de vaca.

PAPAS COCIDAS PARA ENSALADA A LA FRANCESA. Despues de haberlas lavado, se ponen á cocer debajo de ceniza en un horno, ó se echan sin agua en una olla, que se tapa herméticamente; se pone la olla sobre fuego muy suave y se menea con frecuencia sin destaparla. Cuando las papas estén cocidas, se pelan todavía calientes y se cortan en rebanadas delgadas. Se ponen y acomodan en la ensaladera, calientes ó frias, y se sazonan como la ensalada comun, observando sin embargo, que necesitan mucho mas aceite, vinagre y sal. Se les pueden añadir algunas rebanadas muy delgadas de betabeles blancos ó pepinillos encurtidos.

PAPAS EN CALDILLO BLANCO. Cocidas y cortadas las papas como las del artículo anterior, se mantienen lo mas calientes que sea posible. Se desleirá la fécula de otras papas con un trozo de mantequilla, caldo, sal y pimienta sobre un fuego suave, y tan luego como esta salsa se haya espesado suficientemente, se le añadirán, si se quiere, algunas anchoas picadas y alcaparras, y con ella se rocian las papas cocidas. Se sirven lo mas calientes que se pueda.

PAPAS BLANCAS. Cocidas y cortadas las papas como las de los artículos anteriores, se ponen en una cacerola con peregil y cebollas picadas; se dejan macerar y se humedecen con leche, teniéndose cuidado de voltearlas bien, y se sirven ántes de que hiervan.

PAPAS EN MARINESCA. Se rebanan las papas, ya cocidas como queda dicho en los otros artículos, y se ponen en una cacerola con mantequilla, sal, pimienta, peregil y cebolla bien picados; se polvorea todo con un poco de harina, se humedece con caldo y suficiente cantidad de vino bueno, y se deja hervir hasta que espese el caldillo.

PAPAS A LA PROVENZALA. Se cortan las papas, ya cocidas, en rebanadas algo gruesas y se ponen en una cacerola con buen aceite, peregil, cebollas y un poco de ajo, todo picado muy menudo; se les echa sal, pimienta y zumo de limon ó un chorrito de vinagre. Se dejan calentar y se sirven, pudiéndose preparar este plato con algunas anchoas desaladas.

PAPAS A LA ALEMANA. Se limpian doce papas grandes y se cortan en rebanadas muy delgadas; se ponen á cocer en agua á fuego fuerte, y cuando se eche de ver que están buenas para deshacerse en sustancia, se escurren; en seguida vuelven á ponerse en la misma cacerola sobre el fuego, meneando fuertemente esta preparacion con una cuchara de palo, añadiéndose cuatro onzas de mantequilla, sal, pimienta, nuez moscada y peregil picado; se les quiebran dentro tres huevos sin dejar de menear esta sustancia hasta que se vuelva sólida, y se deja entónces enfriar; se tiene prevenida en una sarten grande, mantequilla derretida y se van poniendo en ella las papas como si fuesen quenelles gruesos, se les hace tomar color á fuego ardiente y se voltean á fin de que se doren con igualdad por todas partes.

PAPAS A LA HOLANDESA. Reducidas á pasta las papas como las del artículo anterior, se cuelan y se sazonan con sal, pimienta y yerbas finas picadas; se humedecen con caldo de sustancia de buey y se forman unas bolitas, que se remojan de una en una en huevos bien batidos y se frien. Se sirven adornadas con peregil frito.

PAPAS A LA SYBARITA. Se procede en todo como para las del artículo anterior, con la diferencia, de que en lugar de humedecer la pasta con el caldo de sustancia, se hará esto con crema ó con leche, añadiéndose un poco de azúcar en polvo en vez de pimienta.

PAPAS A LA BARIGOULE. Se mondan crudas las papas medianas y se ponen á cocer en caldo gordo ó magro y agua, con un poco de buen aceite y otro poco de sal y pimienta, algunas zanahorias, nabos y cebollas y un manojito de peregil surtido; cuando estén cocidas y se les haya consumido el caldillo, se dejan freir un momento en el aceite y en tomando un bello color, se sirven desde luego con aceite crudo, vinagre, sal y pimienta.

PAPAS CON BACALAO. Se mondan las papas crudas y se ponen á cocer en agua con un poco de sal; cuando les falte solo una cuarta parte de su cocimiento, se les echa un trozo de bacalao, que se deja cocer perfectamente; en seguida se dejan escurrir ámbas cosas y se adereza el bacalao en un plato que pueda sufrir el fuego, poniéndose al rededor las papas y dividiéndose en dos mitades si fuesen muy gruesas: se les echa un trozo de mantequilla con peregil, cebollas y chalotes picados, un poco de agraz ó un chorrito de vinagre y pimienta gorda; se pone el plato en la hornilla á fuego suave y se menea con frecuencia, sirviéndose este guisado bien caliente tan luego como se haya sazonado.

PAPAS (Albóndigas de). Reducidas á pasta las papas, cocidas como las de los artículos precedentes *á la alemana, &c.*, se mezclan bien con igual canti dad de picadillo de restos ó desperdicios de viandas, sazonándose con mantequilla, sal, pimienta, peregil, cebollitas y chalotes picados; se liga todo con algunas yemas de huevo y se forman con esta pasta las albóndigas de un grueso regular; se rebozan con claras de huevo batidas; se revuelcan en harina y se frien. Se pueden servir adornadas con peregil, ó con salsa de chile ó xitomate.

PAPAS CON JAMON. Se deja enrojecer mantequilla en una cacerola sobre el fuego y se deslie en ella harina, y estando esta mezcla muy subida de color, se sazona con sal, pimienta y un manojito de peregil surtido; se echa en seguida jamon gordo y magro cortado en forma de dados gruesos, y se deja medio cocer en el caldillo; se añaden entónces las papas crudas, mondadas y cortadas, y cuando estén cocidas, se desengrasa el caldillo para servirse con él las papas y el jamon.

PAPAS CON MANTEQUILLA Y ZUMO DE LIMON. Se cortan en rebanadas las papas cocidas en una olla tapada herméticamente, como para ensalada á la francesa (véase poco ántes este artículo), y se echan en una cacerola con un buen trozo de mantequilla, peregil y chalotes picados muy menudos, sal, pimienta y zumo de limon, amasado todo juntamente y ligado en una cacerola á fuego suave. Se sirven lo mas pronto que sea posible.

PAPAS CON HONGOS. Se mondan y cortan en rebanadas las papas cocidas en agua con sal, ó mejor como queda indicado para las de ensalada á la francesa; se echan en una cacerola con cebollas y hongos, todo picado, y un buen trozo de mantequilla; se maceran al fuego y se les añade una poca de harina, se voltean bien por todos lados y se humedecen con caldo, sazonándose con sal y pimienta gorda; se dejan cocer entónces y luego que el caldillo se haya consumido suficientemente, se ligará con yemas de huevo, añadiéndose al momento de servirlas, zumo de limon ó de agraz, y á falta de uno y otro, unas gotas de vinagre.

PAPAS FRITAS A LA FRANCESA. Se mondan las papas crudas y se cortan en rebanadas delgadas ó en cuartos á lo largo; se empapan en una pasta de freir, prefiriéndose para ella la harina de papas, y se frien en mantequilla hasta que adquieran un hermoso color; antes de llevarlas á la mesa se polvorean con sal blanca.

PAPAS EN MANTEQUILLA NEGRA. Se mondan y cortan en pedazos las papas cocidas del modo ordinario; se ponen en un plato y se rodean de ramitas de peregil frito, rociándose con mantequilla negra (véase MANTEQUILLA NEGRA, pág. 507), y sirviéndose prontamente.

PAPAS EN AGRAZ. Se echan en una cacerola dos cucharadas de zumo de agraz y otro tanto de caldo de sustancia ó colado, con sal, pimienta, cebollas y chalotes picados muy menudos; se hace de modo que el caldillo esté muy aguado y se deja calentar, echándose en él las papas cocidas y cortadas en rebanadas muy finas; despues de haberlas hecho impregnarse del caldillo por algunos minutos, se apartan y se sirven.

PAPAS (Gató de). (Véase GATÓ DE PAPAS, pág. 369).

PAPAS (Fécula de). Despues de lavadas las papas, se rallan sobre un tamiz de cerda fina colocado sobre un lebrillo; se echará agua en bastante cantidad sobre las papas ralladas; se deja reposar el agua y al cabo de una hora se tira, encontrándose la fécula en el fondo del lebrillo, y se deja secar para guardarse, si no se ha de emplear desde luego.

PAPAS (Quenelles de). (Véase QUENELLES DE PAPAS).

PAPAS COCIDAS AL VAPOR. Se ponen en una olla con muy poca agua en el fondo y sobre una cama que se forma con tejamanil ó varitas de mimbre; se tapa la olla con un lienzo tupido, poniéndose encima una cazuela con agua, que ajuste á la boca de la olla de modo que se impida la evaporacion. De este modo se dejan cocer, con lo que se logra que resten enteras y queden mas suaves que cocidas de otro modo.

PAPAS (Torta de). (Véase TORTA DE PAPAS).

PAPAS CON CHÍCHAROS EN ADOBO. Se cuecen aparte chícharos, papas y cebollitas cabezonas, mondándose y picándose las segundas; se frien en manteca chiles anchos remojados y molidos con tomates cocidos, y se sazonan con sal, añadiéndose orégano, tomillo y vinagre y el agua en que se cocieron las cebollas, que tambien se echan en el caldillo con los chícharos y las papas picadas; despues de hervir todo junto y ya que se haya consumido el caldillo sin quedar muy espeso, se apartan y se sirven.

PAPAS EN REVOLTIJO. (Véase ROMERITOS).

PAPAS CON EXOTES. Se tuestan chiles pasillas y se muelen con pan frito, ajos y cominos y se frie lo molido en manteca con sal; se ponen en esta fritura los exotes cocidos, deshebrados y picados, pedazos de longaniza y de papada cocidas tambien y el caldo en que éstas se cocieron; se añaden las papas cocidas, peladas y rebanadas, y se deja hervir todo hasta que el caldillo quede sazonado y dé una consistencia regular.

PAPAS Y CALABACITAS. Se remojan chiles anchos y se muelen con pan tostado y cominos; se frie lo molido en manteca con sal y se añaden vinagre, el agua en que se habrán cocido cebollitas cabezonas, las mismas cebollitas, orégano, calabacitas chiquitas enteras y las papas peladas y rebanadas, todo cocido; así que se sazone el caldillo y hierva hasta quedar espeso, se aparta el guisado y se sirve.

PAPAFIGO.
PAPAHIGO. } Esta ave pequeñita es muy delicada y muy comun en los paises en que abundan las uvas y los higos, que son su principal alimento, siendo mas sabrosa en las estaciones en que éstas frutas tienen toda su madurez. No tiene un carácter distintivo, porque no tiene nada notable en sus colores, y por esto hay muchas clases de aves que tien el mismo nombre.

Hay un papafigo del tamaño de la pardilla comun y tiene la cabeza, el lomo, las alas y la cola de color de ceniza. Los tubos de las grandes plumas son negros y los bordes exteriores verduzcos. La parte superior del pico es negra y la inferior azulada. Vive este papafigo de nueve á diez años, y hay tan gran número de ellos en la isla de Chipre, que se marinan en vinagre y se embarrilan, consumiéndose muchos en Venecia.

Hay otro papafigo de cinco pulgadas de largo, que es por el lomo de color pardo ligeramente verdoso y por el vientre blanco. Tiene el pecho manchado de blanco, las alas negras con manchas blancas y la cola enteramente negra, y se alimenta tambien de insectos y de varias frutas, entre las que prefiere las uvas y los higos, de donde le viene su nombre.

Uno y otro se comen asados, cortándoles las cabezas y los pies sin vaciarlos, y ensartándose en seguida en broquetas con bardas de jamon; se polvorean mientras se cuecen, de raspadura de corteza de pan mezclada con sal y se comen con agráz en grano, ó con pimienta blanca.

Se preparan tambien como las cogujadas (véase COGUJADA, pág. 190).

PAPAYA. Fruta de tierra caliente, muy parecida al melon por la parte exterior y en la pulpa, que es amarilla; pero en vez de pepitas tiene en lo interior sus semillas casi semejantes á la pimienta negra. Es aromática y no deja de ser agradable al gusto; pero es mas sabrosa en conserva, que es el único modo de prepararla en la cocina (véase CONSERVA DE PAPAYA, pág. 221).

PAPELINAS. Se amasan ocho libras de harina con una de azúcar, media de manteca, un cuartillo de vino, veinte y cuatro yemas, ocho claras y tantito agua. Cuando quede suave la masa, se van extendiendo con el palote las papelinas del tamaño que se quiera, sobre una tabla lisa. Se ponen á orear sobre unos manteles, y se van acomodando sobre un comal, que se tendrá ya caliente á la lumbre. Estando á medio cocer, se envuelven en forma de gaznates y se vuelven á poner en el comal hasta que estén perfectamente cocidas.

PAPILLA. Alimento ligero hecho con harina, azúcar ó miel, que se da á los niños para irlos enseñando á comer antes ó despues de destetados.

PAPILLA COMUN. (Véase PANETELA, página 576).

PAPILLA DE CAMOTE Y ALMENDRAS. En un poco de almíbar de medio punto, se echa camote bien molido y se pone al fuego hasta que vuelva á tomar el medio punto; entónces se le echan unas almendras martajadas, yemas de huevo y canela molida, y se le deja tomar el punto de cajeta. Se pone sobre mamon martajado, rociado con vino y algo de olor.

PAPILLA DE LECHE. Se pone una olla á la lumbre con bastante manteca, un poco de anís, sal y un poco de leche á medio cocer y casi fria; se deslie una poca de harina como para poleadas y se añade á la leche, que despues de bien cocida y mezclada con una poca de agua de azahar, se sirve caliente.

Se puede hacer endulzada con azúcar, y en ese caso se suprime la sal, ó se le echa un solo grano.

PAPILLA FRANCESA. No es otra cosa mas que la harina hervida en leche y endulzada con azúcar. Así preparada, es un alimento nutritivo y de fácil digestion cuando está bien suelta y bien cocida; pero lo es mas y mas ligera para el estómago, si se tiene la precaucion de someter la harina por algun tiempo al calor de un horno medianamente caliente, de molerla en seguida y de pasarla por tamiz.

PAPIN. }
PAPINO. } Con estos dos nombres se designa una especie de papilla mas sólida que la comun, que suele servirse como ante, sobre rebanadas de

mamon y se hace con almidon, arroz ó almendra.

PAPINO DE ALMENDRA. Pelada y molida la almendra, se revuelve con almíbar de buen punto, y se pone en camas sobre otras de mamon, espolvoreando la última con gragea.

PAPINO DE ARROZ. Se lava una libra de arroz con agua fria, y otra vez con agua caliente, se extiende sobre un trasto ó servilleta para que se seque y en seguida se muele muy bien; se le echan seis cuartillos de leche y azúcar al gusto; se pone al fuego, se menea mucho, y en hirviendo, se le añadirán diez yemas de huevo, deshechas en leche cruda y coladas por un cedazo, una poca de agua de azahar y carmin ó panecillo para que le dé un color rosado. Cuando despegue de la cuchara, está de punto y se echa en un platon para servirlo frio.

PAPINO DE ARROZ Y ALMIDON. Se lava una libra de arroz en agua fria y despues con caliente; se pone á secar y despues se muele; estando molido, se pesa y se completa una libra con almidon cernido, reponiéndose lo que hubiere mermado el arroz; se mezcla todo con seis cuartillos de leche, que se endulza bien con azúcar, y deshecho todo en la leche, se cuela por un cedazo sin dejar de menearse por todas partes. Ya que esté hirviendo, se baten diez yemas de huevo y se echan en la leche con una poca de agua de azahar; se le da medio punto de manjar blanco y se añade un poco de carmin, cuanto baste á ponerlo de color rosado. Antes de endulzarse se le echan dos granitos de sal de la mar, y puede servirse como ante, sobre camas de mamon.

PARDAL (véase en seguida PARDILLO).

PARDILLA. La hembra del

PARDILLO. Ave de cosa de seis pulgadas de largo, que tiene el lomo ceniciento, la cabeza, las alas y la cola negras, con una mancha blanca en el arranque de ésta y otra en las remeras exteriores. El macho se distingue de la hembra en tener el pecho encarnado. Se alimenta principalmente de las yemas de los árboles; se domestica con facilidad y aprende á imitar el canto de los otros pájaros y aun la voz del hombre.

Se prepara y condimenta lo mismo que el papafigo y la cogujada (véanse estas voces).

PARGO. Pez que abunda en todos nuestros mares y aunque lo hay de tres especies, todas son comestibles y saludables.

PARGO ASADO. Se pone este pescado en una cazuela ancha y con una moneda de plata para que no se pegue; se va untando con aceite frito que se tendrá prevenido, con granos de pimienta majados y dientes de ajo limpios y majados tambien. Se asa á dos fuegos lentos, y se sirve con el mismo caldo que haya despedido, mezclado con unas gotas de zumo de limon ó de vinagre.

PARGO (Gigote de). Se asa el pargo á las brasas y se pone en remojo para cocerse despues y picarse; se frien unos ajos en aceite ó manteca, aunque es mejor el primero, y se echa allí el pargo ya picado, con canela, clavo y alcaparras, todo molido, vino y vinagre. Habiendo hervido el caldillo y estando sazonado, se le añaden especias, aceitunas, tornachiles, cogollos de lechuga, yemas de huevo fritas en manteca, pasas y almendras.

PARGO ASADO EN CALDILLO. Comunmente llaman pargo asado á este pescado desecado por el calor, que viene á México y sus alrededores, asido entre dos palos para que no se desquebraje, y por lo comun se guisa en el caldillo siguiente, que sale de buen gusto.

Quitado el palo que atraviesa el pargo, se divide en trozos, lo mas grandes que se pueda, y se le quitan las espinas y el pellejo; se echa en agua hirviendo y se lava bien, separando todo el moho que suele traer; se echa en otra agua muy caliente y se tiene en remojo por veinte ó treinta horas. Se pone á cocer con sal y cebollas, y despues de cocido se aparta; se pica mucho xitomate cocido, sin pepitas y se frie en manteca; despues se echan cebolla y ajos rebanados, peregil picado, tornachiles en vinagre en cuartos, aceitunas, alcaparras, un poquito de vinagre bueno y azúcar de modo que quede dulcecito; se le agrega agua de la misma en que se coció el pescado, y cuando haya espesado el caldillo lo regular, y cocídose el pescado, se deja reposar á fuego muy suave.

PARGO EN OTROS GUISADOS. Puede guisarse con el caldillo que mas acomode de los explicados para pescado (véase PESCADO).

PASA. La uva seca ó enjuta al sol, ó cocida con lejía. Segun las diferentes clases de uva que se prepara de este modo y segun los parages de donde es, se le dan diversos nombres que la distinguen en calidad; como pasa moscatel, de Corinto, de Damasco, de Ciézar, Málaga, Almería, Marsella, &c.

PASCUALINA. Se llama así una preparacion del cordero asado, con relacion al que comian los hebreos en la pascua (vase PASCUALINA DE CORDERO, pág. 226, y CORDERO PASCUAL, página 228).

PASTA. Masa trabajada con manteca ó aceite y otras cosas, que sirve para hacer pasteles, hojaldres, empanadas, bizcochos, &c. (Véanse todas estas voces, principalmente MASA, página 511 y siguientes).

PASTA DE FREIR. (Véanse MASA DE BUÑUELO PARA CUBRIR FRUTAS, &c., página 106, y MASA DE FREIR, página 514).

PASTA DULCE. Masa formada y unida de una ó diversas cosas machacadas con azúcar, ó mezcladas con almíbar al fuego, para preparar y trabajar diferentes dulces, pertenecientes á la repostería.

PASTA DE DAMAS. A cuatro libras de azúcar molida se echan treinta y dos huevos, una libra de almendra molida, una poca de agua con que se baja del metate y cuatro onzas de nuez; se pone á la lumbre y se le da el punto de cajeta.

PASTA DE ALMENDRA PARA IMITAR FRUTAS, &c. Se monda en agua caliente una libra de almendras, que se ponen á secar y se muelen, dejándoles grano menudo; se muelen tambien tres libras de azúcar, no remoliéndose mucho y sin tocarse para nada con la mano, sino despegándose del metate con un cuchillo; allí mismo se unen ambas cosas y se vuelven á moler para que se incorporen, se añade un poco de agua de azahar y se hacen las figuras que se quieran.

PASTA DE PEPITA. Una libra de pepitas verdes de calabaza, peladas y molidas se mezcla con dos libras de azúcar: con ella se hacen las figuras en blanco ó dándole color con panecillo, ó grana y limon, ó canela molida.

PASTA DE CALABACITAS DE CASTILLA PARA HACERLAS FINGIDAS. Se mezclan tres libras de azúcar blanca con libra y media de calabacita molida y sin hebra; se pone á la lumbre y se menea, dándole punto de cajeta; se le añade agua de azahar, se aparta, y enfriándose se hacen unas calabacitas, procurando imitarlas bien dándoles su forma, y empleando para esto azúcar cernida. En la cabeza se le pone un papelito de canela.

PASTA DE CALABAZA GRANDE. (Véase en la página 126).

PASTA DE CALABACITAS DE NEGRO. (Véase en la misma página).

PASTA DE ALMENDRA DE COLORES PARA IMITAR FRUTAS, &c. Se hace almíbar clarificado y de punto de juntar en el agua con dos libras de azúcar, y fuera de la lumbre se le mezclan doce onzas de almendra, remojada desde la víspera y molida; cuando se haya incorporado perfectamente, se vuelve la mezcla al fuego para que dé algunos hervores, sin dejarla de menear para que no se pegue, y despues se aparta y se bate hasta que se cuaje y enfrie; si despues de esta operacion quedase la pasta muy blanda, se vuelve al fuego para que hierva mas; y si muy dura, se rocia con agua para que suelte, de modo que esté en buena disposicion para poderse manejar y formarse con ella las frutas, flores ó figuritas que se quieran, las que se irán poniendo sobre una servilleta en una mesa.

Tanto esta pasta como la de pepita, se tiñen con los colores análogos á los de las cosas que se quieren imitar; pero es necesario abstenerse de usar los minerales de cualquiera clase que sean, porque todos son mas ó ménos venenosos, y es preciso atenerse á otros que, sin riesgo de la salud, surtan los mismos efectos; tales son la grana, sola ó mezclada con limon ó vinagre fuerte, el carmin, la canela en polvo, la vainilla, el añil, el zacatláxcale, el azafran, la orchilla; sola ó mezclada con un poquito de tequesquite blanco ó con el zacatlaxcale, el verde de espinacas y el de berros y el humo de ocote, dándose los colores que se hayan de menester con un pincel, misturándose unos con otros si fuere necesario, para que la imitacion sea tan perfecta cuanto sea posible.

PASTA DE LECHE. Se deslie medio pocillo de arroz molido en dos cuartillos de leche que se endulza con libra y media de azúcar; se cuela y se pone á la lumbre, dejándose hervir hasta que la pasta tenga la consistencia de la de almendra del artículo anterior; se aparta entónces y se bate, labrándose las frutas ó figuritas, que se dejan orear para darles el color conveniente.

PASTA DE ALMENDRA Y CANELA. Se hace almíbar clarificado y de punto de conserva con libra y media de azúcar, y fuera de la lumbre se le mezcla media libra de almendra remojada y molida; se vuelve al fuego y se está meneando sin cesar hasta que se vea el fondo del cazo y se aparta entónces, añadiéndosele media onza de canela en polvo, y vaciándose en los vasitos cuando esté bien incorporada y antes que se enfrie; si se ha de servir en papeles picados, se hace la bolita de pasta, se mete en los papeles y se pegan éstos con goma.

PASTA DE LECHE Y ALMENDRA. Se endulzan cuatro cuartillos de leche con cuatro libras de azúcar y se cuelan en seguida, añadiéndose despues media libra de almendra remojada y molida, incorporándose bien; se pone á la lumbre y sin dejarse de menear para que no se pegue, se hace que suba su punto hasta que se vea el fondo del cazo; se aparta entónces, se bate un poco y se vacía en los trastos en que se ha de servir.

PASTA DE COCO. (Véase CONSERVILLA ASADA DE COCO, página 225).

PASTA DE COCO SIN LECHE NI HUEVO. Se rallan dos cocos y despues se muelen, echándose en seguida en almíbar clarificado, hecho con tres libras de azúcar; se pone á hervir y se deja hasta que tenga el punto de cajeta, ó que al menearse se vea el fondo del cazo.

PASTA DE COCO CON HUEVO. Se hace como la del artículo anterior; pero antes de que tome punto la pasta, se le mezclan nueve yemas de huevo á medio batir, y se deja hervir hasta que se vea al menearse el fondo del cazo.

PASTA DE HUEVO. Con una libra de azúcar se hace almíbar que se clarifica y se le da el punto de juntar en el agua; se aparta entónces y se bate con suavidad para que no se cuaje, y luego que se haya enfriado un poco, se le mezclan seis claras de huevo muy batidas, habiéndosele dejado escurrir el aceite, y dos onzas de almendra muy remolida; estando todo bien incorporado, se vuelve á la lumbre para que se cueza el huevo, sin dejarse de mover; se vuelve á apartar y se bate hasta que tenga la consistencia debida.

PASTA DE AGRAZ. Se escoge el agraz casi maduro, se desgrana y se pone á reventar al fuego, meneándolo con una espátula; se añaden algunos perones ó manzanas mondados y divididas en trozos, y cuando todo esté bien deshecho, se pasa por un tamiz de cerda bien tupido, de modo que no quede otra cosa que las cáscaras y las pepitas ó huesitos; se pone esta mermelada en una sarten sobre el fuego para que se seque lo necesario para que adquiera consistencia, y se pesará en seguida para hacer almíbar con otro tanto de azúcar cuanto fuere el de la fruta; así que el almíbar esté de punto soplado alto, se le echa la mermelada, dejándose hervir hasta que se ponga de punto y meneándose sin cesar con la espátula, que no debe sacarse para nada; cuando la pasta se despegue perfectamente del fondo de la sarten ó del cazo, es señal que ya está hecha y se vacia entónces en moldes de hoja de lata ó en cajitas de papel, que se meten á secar en la estufa, polvoreándose allí con azúcar fina.

PASTA DE CHICOZAPOTE. Se escogen los chicoszapotes bien maduros, se muelen y se pasan por un tamiz de cerda bien tupido; se mezcla la mermelada con otro tanto de su peso de azúcar molida y se pone al fuego, meneándose hasta que tenga el punto de despegar del cazo y entónces se vacia en los vasitos ó cajas de papel.

PASTA DE MAMEY. Se hace almíbar clarificado y de punto de juntar en el agua con una libra de azúcar, y fuera de la lumbre se mezcla con libra y media de mamey molido y pasado por un cedazo muy tupido: se vuelve la mezcla al fuego y así que despegue perfectamente del cazo, se vacia para que ya quede formada la pasta.

PASTA DE CASTAÑAS. Se echa en un cazo almíbar clarificado, hecho con libra y media de azúcar, con cien castañas preparadas lo mismo que para la compota (véase COMPOTA DE CASTAÑAS, pág. 201), y se deja hervir todo mezclándose un poco de azahar, hasta que se despegue del cazo y meneándose continuamente.

PASTA DE GUAYABA. Se hace almíbar clarificado y de punto de juntar en el agua con veinte onzas de azúcar y fuera de la lumbre se mezcla con una libra de guayaba molida, sin cáscaras, y cuatro onzas de pepita de calabaza, limpia y molida tambien; se pone la mezcla al fuego y se le da punto mas alto que el de cajeta; se aparta entónces y se bate un poco antes de vaciarse.

PASTA DE CIRUELAS DE ESPAÑA. Entre nosotros se llaman indistintamente ciruelas de España todas las clases que no son la comun, cuyo verdadero nombre es *ciruela de dama* ó *cascabelillo;* pero no todas ellas son buenas para hacer la pasta, sino que solo se emplean para esto la ciruela verde que llaman *de corazoncillo*, la negra llamada *de pernigon*, la amarilla carnuda que en algunas partes conocen por *mirabel*, y la mirabolana, especies que son aquí muy raras, porque de poco tiempo á esta parte es cuando se han comenzado á cultivar.

Para hacer la pasta se pone á cocer cualquiera de estas cuatro clases, hasta quedar en mermelada, y se pasa ésta por tamiz; se hace desecar y se deslie en almíbar, hecho con otro tanto de su peso de azúcar, y de punto de quebrar. Se echa la pasta en los moldes á propósito y se dejan secar en la estufa.

PASTA DE CLAVO. En almíbar clarificado, hecho con libra y media de azúcar y de punto de juntar en el agua, se echa fuera de la lumbre una libra de almendra molida, pero granosa, una poca de canela y veinte y seis ó veinte y ocho clavos de especia en polvo; se vuelve la mezcla al fuego, y se está meneando sin cesar, hasta que se vea el fondo del cazo; se aparta entónces y se vacia en los moldes ó cajitas de papel.

PASTA DE CANELA. Se mezcla fuera de la lumbre canela en polvo, con almíbar de punto de juntar en el agua, en mayor ó menor cantidad, segun se quiera, de color mas ó menos subido, se vuelve al fuego y se deja hervir un poco, se aparta, se bate y se vacia.

PASTA DE NUEZ. Se endulzan dos cuartillos de leche con libra y media de azúcar, se cuelan y se les mezcla media libra de nueces molidas; se ponen al fuego y se les da punto mas alto que el de cajeta; se aparta la pasta, se bate y se vacia.

PASTA DE COCO Y PIÑA. Se cuece y se muele una piña grande y se mezcla con cuatro onzas de coco rallado y molido en almíbar clarificado, hecho con libra y media de azúcar; se pone al fuego y se le da punto mas alto que el de cajeta; se aparta entónces, se bate y se vacia.

PASTA TURRADA DE ALMENDRAS. Se mezcla una onza de almendras dulces molidas con un poco de clara de huevo y agua de azahar; se pone sobre un fuego suave y se le van mezclando poco á poco doce onzas de azúcar en polvo, meneándose continuamente hasta que todo se haya incorporado bien; se vacia sobre un cajoncito con papel y se corta con el cuchillo, dándole las formas que se quieran.

PASTEL. Composicion generalmente conocida, de la masa de harina preparada de diferentes maneras, dentro la cual se pone picadillo, pescado ú otra cosa, cubriéndola despues con otra masa mas delgada, que se cuece al horno, ó á dos fuegos, siendo pieza chica.

Las diferentes masas que se emplean en esto, se explican en esta voz (véase MASA, página 511 y siguientes), habiendo otras peculiares á cierta clase de pasteles, que son objeto de los artículos subsecuentes.

PASTELES (Reglas generales para la fabricacion de los). Las ruedas de vaca, las piernas de carnero, los cuartos de venado, las perdices, las becadas, los solomillos de liebre, las pollonas cebadas, los capones, los guajolotes deshuesados y guarnecidos de vaca, y varios pescados, hacen excelentes pasteles.

Cualquiera que sea la vianda que se emplée en todos ellos, si se quieren guarnecer con pulpa de vaca, quedarán mejores.

Cuando las aves estén vaciadas, se les atraviesan las patas en el cuerpo y se les quiebran un poco los huesos con el lomo del machete; se hacen medio asar sobre las brasas despues de haberse enjugado y limpiado, y en seguida se lardean por todas partes con jamon gordo amasado con sal fina, especias finas mezcladas, peregil y cebollas picadas. Se hace lo mismo con la vaca y el carnero, con la diferencia, de que no se ponen sobre las brasas, y estando la vianda bien preparada, se cubre suficientemente con tajadas de jamon para ocultarla toda.

Se divide la mitad de la masa necesaria para un pastel, y se redondea con las manos enrollándola sobre una mesa y esto es lo que se llama amoldar la masa, que en seguida se aplana con el palote ó bolillo hasta quedar del grueso de la mitad de un dedo: se pone esta masa sobre un papel untado con manteca ó mantequilla, y sobre ella la vianda bien apretada, que se sazona con sal y especias finas, y se cubre con tajadas de jamon con mucha mantequilla por encima; se corona la vianda con una hoja de masa tan gruesa como la de abajo; se humedecen con la escobilla propia para esto que tienen los pasteleros, las partes de la masa que deben juntarse á fin de que se peguen á la vez; se apoyan por todas estas partes los dedos para unirlas, y se vuelve á tomar despues la escobilla, que se moja en agua para humedecer toda la parte de encima del pastel; se levanta en seguida la masa que sobresale para hacerla subir á lo alto del pastel, y se une prontamente sin apretarla mucho para evitar el que se agujere la masa.

Estando ésta bien labrada y dispuesta, se le hace un agujero en el medio de la parte superior del tamaño de una pulgada y se forma una chimenea de masa ó se mete en el agujero una baraja enrollada para evitar que se cierre al cocerse el pastel; se dora en seguida por todas partes la masa por dos ó tres veces con huevo batido (clara y yema), y un momento antes de meterse al horno, se echarán por la chimenea del pastel dos cucharadas de aguardiente refino de España, lo que le dará muy buen gusto.

Es necesario dejar el pastel en el horno cuatro horas por lo ménos, lo que por otra parte se calcula por su tamaño y grueso; y estando cocido, se pone en un lugar fresco para que se enfrie y se tapa el agujero con masa cruda mientras se lleva á la mesa.

La masa de pasteles se puede variar de innumerables modos, agregándole esencias de plantas aromáticas, ó polvos de ellas muy finos, cuidando de echarles con prudencia unas cantidades que, ni hagan el sabor fastioso, ni quiten á la masa la correa que necesita para poder formar de ella las hojas de que se componen las partes exteriores del pastel.

Los pasteles hojaldrados se forman extendiendo la masa del grueso de medio dedo, doblándose una tercera parte sobre el centro, en donde se habrán puesto pedacillos de mantequilla ó manteca, endurecida de antemano en agua fria para que no se corra; despues se repartirán otros pedacillos de mantequilla sobre la hoja que se dobló, se doblará sobre ella la otra tercera parte y se le correrá por encima el palote. Despues se doblará del mismo modo el largo de la hoja, echándole los pedacillos de mantequilla de modo que se hagan otros tres dobleces como los que se hicieron á lo ancho. Se volverá á extender la masa con el palote, se volverán á dar los dobleces iguales á los que se hicieron, repartiendo siempre pedacitos de mantequilla, y así se podrá repetir esta operacion hasta cinco veces; pero lo corriente es darle tres vueltas.

Tambien se forman otros pasteles de masas que ni se pueden extender con el palote, ni pueden solas contener los rellenos, como los de maiz, garbanzos y otras semillas que no tienen la correa de la harina de trigo. Estos pasteles deberian llamarse mas bien tortas, ó grandes cubiletes, porque necesitan de un casco ó molde que las contenga. Se forman fondeando una cacerola con hojas de la masa, poniendo otras en las partes laterales y cubriéndolas del mismo modo con otras hojas, habiendo antes untado la tortera con alguna grasa para que no se pegue.

Como estas hojas no se pueden formar con el palote, se hacen bajándolas poco á poco del metate como quien hace totopos, y cuando han llegado á un ancho de cuatro dedos, se van quitando y acomodando en los lados del trasto poniéndose encima del relleno.

Hay otras masas que ni aun esto sufren, como la de polenta, y á éstas se les sacan las hojas con una ó mas hebras de hilo delgado ó alambre, sostenido fuertemente y con igualdad por las puntas, y pasándolo por la masa con igualdad, lo que podrá mejor conseguirse con un instrumento igual al que sirve para cortar el jabon.

Las empanadas por lo regular son nas cargadas de manteca y de huevo, orque no necesitan hojas tan delgadas, r se forman cortando círculos ú óvalos le las hojas de la masa, poniéndoles el elleno, doblándolas por la mitad y cuiando de pegar las orillas para que el elleno se contenga. De éstas, unas se uecen al horno poniéndoles un betun e huevo por encima y ajonjolí salpido; otras se frien en manteca y se esolvorean con azúcar, canela, ó pastilla rocurando darles la mejor vista.

Los cubiletes ó timbales se forman moldecitos hechos á modo de va os ó canastillas, que se untan de gra por dentro, se les pone en el fondo y erales hojas de masa, se les rellena de dulce ó guisado, que se cubre con una capa de la misma masa, y se meten al horno, polvoreándose por encima con azúcar ó dorándose con huevo. Se pueden formar de las mas de las masas de que se hacen los bizcochos.

PASTEL HUECO CALIENTE. Se forma la costra con la masa plegada de que se habla en el artículo anterior para los pasteles hojaldrados, se llena de harina seca, y se cuece al rescoldo ó á dos fuegos; cocido, se le saca la harina y se rellena.

PASTEL FRIO DE MASA DE ARMAR. Hecho el picadillo ó alguna salsa espesa, se deshuesan las carnes si fueren de animales grandes, despues de cocidas; asimismo se cuece el jamon, y ya en trozos ó ya mechadas las carnes, se preparan sazonándolas antes de formar el pastel. Los peces medio cocidos se desespinan bien, y preparado ya el relleno del pastel, se forma una bola, óvalo ú otra figura de la masa; se aplana hasta dejarla del grueso de un dedo poco ménos ó poco mas, se pone sobre un papel del tamaño del pastel que se va á hacer, y despues de darle la figura que se quiere que saque, se forma una tira de la masa de igual grueso á la del fondo y del ancho que se quiera que el pastel saque de alto. Ya formado ese círculo ó relieve, se pega bien en las orillas, haciéndole unos pliegueeitos ó repulgos. Despues se echa el relleno menudo, y se van acomodando las carnes ó pescado, llenándose despues los huecos que haya dejado el relleno grueso, con el mismo relleno menudo que se puso abajo. Despues se aplana y asienta bien para que macise. En seguida se crece, si es necesario, la tira que circunda el pastel, haciendo que salga de la orilla por la parte de arriba un relieve hácia afuera. Hecho esto, se forma la tapa de una plancha que cubra bien el pastel, y se pega con la orilla del borde formándole un pliegue ó cadenilla que lo haga de buena vista; se hace en el centro un agujero en que se pone un cartoncillo ó baraja enrollada, que se quita cuando ya el pastel esté medio cocido, cubriéndolo con alguna figurilla de masa que se pueda cocer en el poco tiempo que falta para cocerse todo.

A este pastel se le forman encima las figuras que se quiera, y se espolvorea con azúcar y canela.

PASTEL DE TIMBAL. Se fondea una tortera de la masa de timbales con planchas de ella del grueso de tres líneas, y se echa en el centro el relleno, que se cubre con una hoja de la misma masa; se pegan bien las orillas y se acomoda la cazuela en rescoldo con un comal con lumbre por encima; cuando la masa haya tomado color, se descubre quitándole la tapa que quedó arriba y añadiéndole la salsa.

PASTEL VOLADO AL AIRE. Se forma un suelo ó base de masa plegada de un regular grueso y del tamaño que parezca conveniente; se forma otra plancha de la masa de hojaldre, á que se le hayan dado cinco ó seis paloteadas ó vueltas, y humedeciendo el suelo de la masa plegada, se pondrá encima la hoja de masa de hojaldre; se pasará el palote para que asiente bien; despues se recortará para darle una forma vistosa, ya sea cuadrándola, ó haciéndola redonda ú ovalada. Despues con un molde de una bonita figura y de ocho ó diez líneas ménos que la masa, se cortará ésta encajando el molde de modo que no se interne ó corte mas que la masa de hojaldre que está arriba, quedando la plancha ó fondo de masa plegada entera, y la rueda que cortó el molde pegada en su lugar. Se mete al horno caliente, ó se pone á dos fuegos, y estando cocido el pastel, se saca; se le quita con cuidado la figura q[illegible] señaló el molde, echando en el hu[illegible] que deja, el relleno y cubriéndola ó n[illegible] con la tapa que se quitó.

PASTEL DE MANZANAS. Mondadas descorazonadas las manzanas, se les d[illegible] un hervor en agua; despues se sacan se escurren, y clarificado un poco de al míbar, se ponen á hervir en él hasta formar una pasta, á la que antes de es pesar completamente se le agregará suficiente clavo, canela y pimienta, de modo que sobresalga su sabor y se aparta de la lumbre. Se lavan bien unos tuétanos de vaca y se ponen á dar dos ó tres hervores; se sacan del agua y se muelen con suficiente pan y manteca, agregándoles unos huevos crudos, pasas deshuesadas y la sal competente; se remuele entónces bien todo, y embarrando una tortera con manteca, se irán sacando hojas de masa, bajadas en el metate como para pasteles de maiz, y fondeando con ellas toda la cazuela, se echará en el centro el relleno de manzanas, que se cubrirá con otras hojas de la misma masa; despues de bien cubierto, se le podrán formar figurillas de la misma masa, y puesto el pastel á dos fuegos, luego que se haya cocido, se espolvorea con gragea.

PASTEL NEVADO. Picada la carne en crudo y despues de cocida, se le echan dulce, especias de todas ménos azafran, acitron, pasas y almendras. Untada una cazuela con manteca, se le pone una cama de bizcocho molido, otra de natas de leche, otra de picadillo y la última de bizcocho molido. Así dispuesto el pastel, se pone á dos fuegos hasta que se dore.

PASTEL DE MANTEQUILLA. Se deshace en un cuartillo de agua una libra de azúcar, se pone á la lumbre, y cuando el almíbar esté de punto, se le añaden media libra de mantequilla fresca,

..s mamones bien desmoronados, un ..so de vino y otro poco de canela. Para la masa se echa á una libra de harina una taza de mantequilla derretida y sal, revolviéndose bien y amasándose hasta que esté muy suave. Con ella se cubre el fondo de un plato untado con mantequilla fresca, se le pone encima la pasta que se dijo al principio y se cubre con la masa. Se pone así á cocer á dos fuegos, y estándolo, se aparta y se sirve frio.

PASTELITOS DE ALMENDRA. Se muelen tres libras de azúcar con una de almendra, remoliéndose ámbas cosas hasta que formen una masa suave; con esta masa se forman las tapas y fondos de los pastelitos, ya sean formados con la mano, ó mejor con moldes, para que hagan una bonita figura, y se dejan secar por un dia; al siguiente se rellenan de alguna pasta de dulce, que bien podrá ser la siguiente. Dos cuartillos de leche gruesa, libra y cuarta de azúcar y ocho yemas de huevo: se pone todo á la lumbre, y cuando al menearlo con la cuchara despegue del cazo, se apea.

PASTELITOS DE LECHE. Se hace la masa con dos cuartillos de leche, dos libras de azúcar molida, tres yemas de huevo, cuatro libras de almendras y un puñado de piñones, todo bien molido; se pone á la lumbre hasta que tomando la masa una consistencia firme, se puedan formar los pastelillos; se apea, y luego que se enfria un poco, se forman como los anteriores, y se rellenan con cualquiera pasta y mejor con la siguiente.

Con seis libras de azúcar se forma almíbar muy bien clarificado, se mezclan dos de camote blanco que no tenga hebra ninguna, se ralla un coco grande, se muele una libra de almendra mondada, y bien revuelto todo, se pone al fuego; cuando ya quiera tomar punto de cajeta, se agrega una taza caldera de natillas y se le hace tomar punto alto de cajeta.

PASTELITOS DE MAZAPAN. Se muelen una libra de almendras y libra y media de azúcar; se revuelve esto con mazapan, yerbabuena, queso fresco y yemas de huevo. Despues de bien machacado todo, se forman los pastelitos á modo de quesadillas, y se ponen á cocer en una tabla sobre oblea á horno manso. Se les da lustre untándolos con una pluma del betun siguiente. Se baten unas claras de huevo con agua rosada, mezclando azúcar blanca muy bien cernida y molida y un poco de canela.

PASTELITOS FRITOS. Se baten yemas de huevo y se les echa un polvo de harina de almidon, se revuelve esto bien y en ello se moja el molde, que así untado se meterá en una ollita con bastante manteca para que se fria el pastelito. Despues de frio, se rellena con la pasta que se quiera, y por encima se le ponen huevos hilados, que se hacen echando por una espumadera yemas de huevo en almíbar muy bien clarificado que esté hirviendo. La espumadera debe tener pequeños los agujeritos, y el almíbar no ha de estar de punto muy alto y ha de tener agua de azahar.

PASTELITOS DE JAMON. Se muele bien una libra de jamon gordo crudo en el metate; se muele tambien media libra de almendra y uno y otro se echa en almíbar de azúcar que esté de punto alto. Habiendo hervido un poco, se añaden dos yemas de huevo y un poco de bizcocho molido. Estando de punto mas bajo que el de cajeta, pero que despegue del cazo, se aparta, se le hace tomar color con canela, se forman los pastelitos y se rellenan.

PASTEL DE GARBANZOS. Se cuecen los garbanzos en agua de tequesquite, en seguida se lavan con agua caliente y se muelen con un poco de pan frio, frito en manteca sin tostarlo, de modo que queden en granos menudos; se muelen unas yemas cocidas de huevo con mas pan frio, y de todo se hace una masa. Para el relleno se frien en manteca xitomates, tomates y cebollas, todo picado con peregil, orégano, clavo, canela, pimienta, azafran y cominos (molidas las especias), pasas, almendras, alcaparras, pedazos chicos de pescado y aceitunas. Estando todo bien frito y espeso, se unta una tortera con manteca y se le extiende en el fondo y por los lados parte de la masa de garbanzos, aplanada como tortilla; se tapa la tortera con un comal con lumbre y se deja cocer la masa sola; despues se pone la salsa ó picadillo y se cubre con otra capa de masa aplanada como se dijo antes, y se vuelve á tapar con el comal con lumbre. Estando todo cocido, se adorna por encima el pastel con figuritas de la misma masa, que se hace de la misma suerte que lo demás y se sirve espolvoreado por la tapa con azúcar y canela molidas.

PASTEL DE PESCADO. Mezclada la harina con sal, azafran molido y huevos, se amasa fuertemente hasta ponerla de punto; se divide en veinte partes, por ejemplo, de las que se van tendiendo diez bien delgadas en una tortera untada con manteca, hojaldrándolas con bastante manteca y harina; en seguida se pondrá el relleno, que se tendrá prevenido en esta forma. Despues de bien limpio el pescado róbalo ú otro, se espolvorea por encima con harina y se frie en aceite; se frien tambien xitomates, cebollas y peregil, todo picado, añadiéndose un poco de harina y otro poco de agua, vinagre, alcaparras, alcaparrones y aceitunas, clavo, canela, pimienta y pocos cominos, molido todo, huevos duros rebanados y la sal correspondiente. Todo esto despues de echado en la tortera se cubre con los otros diez trozos restantes de masa en los mismos términos que los primeros, y se mete el pastel al horno para que se cueza.

PASTEL DE PÁMPANO. De la masa de hojaldre se separan dos pedazos, uno para cubrir el fondo de la tortera untada con mantequilla y otro para cubrir el relleno que se dispondrá así; se frie el pámpano solo en manteca; en mantequilla se frien ajos, cebollas, peregil y orégano, todo picado menudito y alcaparras molidas con vino. Despues de frito todo se añade vinagre, el pámpano frito, alcaparras enteras, alcaparrones y aceitunas. Puesto este relleno en la tortera fondeada con la masa, se unta con unas plumas de huevo batido, se cubre con el otro pedazo de masa y se mete á cocer al horno.

PASTEL DE LECHE. Se muelen dos libras de tuétanos de vaca con bastantes piñones, almendras y avellanas, haciéndose que se forme una pasta, añadiendo cuatro docenas de huevos; se mezcla despues con una cuarta de arroba de flor de harina, dos libras de manteca, otras diez yemas de huevo y doce onzas de azúcar molida y se amasará todo con una poca de agua. Con esta masa se forma el pastel, que se rellenará con una pasta de huevos hilados hecha de este modo; se echan ocho libras de azúcar en ocho cuartillos de leche, y las yemas de cuatro docenas de huevos; despues de bien deshecho todo, se pasará por una hilera ó espumadera, haciéndolo caer en el almíbar hirviendo, bien clarificado.

Se cubre el pastel con la masa dicha antes, se espolvorea por encima con panecillo, azúcar y canela, todo molido y se cuece en el horno.

PASTEL DE REJILLA. Se revuelven con tres libras de flor de harina una libra y dos onzas de manteca, seis onzas de azúcar molida, cinco yemas de huevo, sal y un pozuelo de agua si se hubiese menester. Se amasa con los puños y se hace una tortilla de un grueso regular; se sacan de ella tiras con el cuchillo, y se forma un enrejado que sirve para cubrir el pastel. Se cubre en la parte interior con la misma masa una tortera, y se cuece antes de ponerse el relleno.

Este se hace hirviendo cuatro cuartillos de leche con una rajita de canela hasta que se cueza bien. Con dos libras de azúcar blanca se hace almíbar muy clarificado, y cuando hierva se le pondrán doce yemas de huevo en una servilleta limpia para que se hilen, y despues se echan en la leche cocida, con la que se revolverán tambien, pero sin que se deshagan, los huevos hilados y un cuartillo de piñones limpios y molidos con una poca de agua. Se le mezclan ademas diez huevos batidos como para freir; pero cuidándose siempre los hilados, y se pone á cocer todo esto á dos fuegos mansos en una sarten ó tortera para que se cuaje. Mientras se está cociendo, se le van echando poco á poco mas huevos batidos, segun vaya cuajando por los lados ó por el medio. Luego que lo esté perfectamente, se volcará en un plato ó cazuela, dejándolo reposar hasta el dia siguiente, en que se rellenará el pastel con esta torta y se le pondrá encima el enrejado que se dijo antes, que se hará cocer.

PASTEL DE FRIJOLES DULCES. Se muelen nixtamal limpio y pan frio, y se amasan con manteca, sin agua, con sal y azúcar al gusto, y con esta masa se forma el pastel. Para el relleno se echan en el almíbar frijoles cocidos y molidos y espesando lo conveniente, se les añade canela molida y se frien. Estando fritos, se apartan y se les echan pedacitos de acitron, pasas y almendras. Se cubre y cuece este pastel como los otros, y por encima lleva azúcar y canela molidas.

PASTELES DE ASADOR. Se bate harina de arroz, como media libra, con ocho ó diez yemas de huevo y media libra de azúcar; se humedece con el vino necesario para poderse untar, y se revuelve todo muy bien. Se toma un pichon ú otra ave igual, se le quita muy á raiz el pescuezo y los alones, se unta de sal y especias finas bien molidas, se envuelve en un papel untado con manteca y ensartado en el asador se pone al fuego á cocer; cuando esté ya cocido, se le quita el papel y se deja dorar; se le unta despues del batido de harina y huevo, se pone á la lumbre, y conforme vaya secando, se le van dando baños alternados de manteca y otros del batido, untando uno y otro con plumas hasta que quede el ave bien cubierta, dándole el último baño de manteca, y cuando ésta haya secado se le espolvorea azúcar tamizada, con canela, y se sirve.

PASTELITOS DE SESOS. Despues de bien cocidos los sesos y quitadas todas las piltrafas, se les echa suficiente sal y pimienta molidas; se van poniendo entre rebanadas de pan frio apretándolas para que peguen bien y despues se frien en manteca que esté muy caliente. Así que se doren, se sacan y se sirven.

PASTELES DE CALABACITAS. Se mondan las calabacitas y se pican; se pican tambien cebollas, xitomates, ajos y chile verde, y todo se pone á cocer con suficiente sal y mucha manteca. Cuando ya estén cocidas se les agrega un poco de canela, clavo, pimienta, azafran y culantro seco, todo molido y deshecho en un poquito de vinagre fuerte; se añaden pasas deshuesadas, almendras limpias tostadas, aceitunas y tornachiles en rajas. Despues que haya dado un hervor todo esto, se forma la masa de hojaldre (véase MASA DE HOJALDRE, página 513) y dándole dos ó tres vueltas á que quede con pocas hojas, se forman los pasteles, rellenándolos con el picadillo de calabacitas, ya estando este frio. Despues se frien en manteca ó se meten al horno envueltos en papeles.

PASTEL DE MASA TIERNA. Se cortan rebanadas delgadas de jamon que tenga bastante magro, y se ponen á freir en manteca hasta que se cuezan: ya que lo estén, se asan xitomates muy maduros, se muelen muy bien y se deshacen en medio cuartillo de vinagre bueno, echándose en la cazuela en que esté friéndose el jamon; se agrega un trozo de panocha del tamaño de un huevo y un pozuelo de agua con una poca de sal; se deja hervir todo hasta que se consuma el caldo sin quedar mas que la grasa y entónces se saca el jamon y se frien allí pechugas de pollo cocidas y menudencias de ave picadas, las carnes de las piernas y alones de las pollas deshuesadas. Así que todo se haya dorado, se saca la carne y se frie allí una salsa hecha de alcaparras desaladas y yemas de huevo molidas, agregándoles clavo, canela, pimienta y la sal necesaria, todo molido. Así que se haya frito la salsa, se pican la mitad de las tajadas de jamon que se frieron, todos los restos de carnes y menudencias de ave tambien fritas, ménos las pechugas; se revuelve el picadillo con la salsa, y se echa en un platon; despues se acomodan las pechugas y demás tajadas de jamon que no se picaron, y se cubre el platon con una hoja hecha de la masa tierna explicada antes; despues se forman tiras delgadas de la misma masa, que se tienden en la orilla del platon hasta poner cuatro ó seis, una encima de otra, las que, puesto el dedo gordo, se van cortando á la orilla por todo el derredor para que al cocerse levanten y tengan buena vista; en seguida se le pone fuego arriba hasta que se dore la masa, y cuando ya lo esté, se le echa polvo muy fino de hoja de naranjo ó de cáscara, y de azúcar tamizada; se le vuelve á poner el fuego arriba por dos ó tres minutos para que se derrita, y se retira.

Este mismo pastel, si se quiere, se hace con fondo de masa, en trasto que pueda resistir el fuego abajo ó en una hoja de lata.

Tambien se hace enrejado formando tiras de la masa, ó hecha ésta calabrotitos de puritos extendidos con la mano y enredados, poniéndoles al rededor las tiras cortadas de que se habló antes.

PASTEL EN CUBILETES DE PESCADO. Se cuecen unos xitomates y tomates, y se pican menudamente; se pica tambien cebolla menuda y chiles verdes mondados; se rebanan ajos, pasas, alcaparrones y almendras limpias; se frie todo junto, y cuando se haya frito muy bien, se le agregan trocitos de pescado cocido, alcaparras, peregil picado y un poco de vinagre aguado, de modo que la salsa quede espesa; entónces se baten claras de huevo muy bien hasta que espesen, con una poca de harina. Despues se revuelven las yemas, procurando que el huevo quede bien espeso, tanto con el batido como con la harina. Se untan con manteca los moldes por adentro, se les echa parte del huevo, y cuidándose de hacer en el centro un hoyito, se va echando el relleno de modo que no se peguen los laterales sino que queden éstos cubiertos con el huevo. Se podrá agregar entónces un trozo mayor de pescado, echándole encima otro poco de relleno, cuidando siempre de que lo circunde el huevo. Despues se cubrirá bien todo con el huevo, y se pondrán á cocer á dos fuegos muy mansos; cuando hayan cuajado bien, se espolvorean por encima con azúcar y canela.

PASTELON DE FLANDES. Para hacer un pastelon se revuelven doce yemas de huevo, media libra de azúcar molida, tres onzas de harina; se incorpora todo echándole poco á poco hasta dos cuartillos de leche, revolviéndose bien hasta que tome punto y agregándole la sal competente. Se untará un platon con manteca, y se echará la mayor parte del batido en él; en el centro se colocará la pasta ó cualquiera otro relleno, se cubrirá con el resto de la masa y se pondrá el platon á un fuego muy suave, cubriéndolo con un comal con lumbre y procurando que quede al aire para que se dore. Cuando ya esté dorado, se le echa azúcar por encima.

PASTELITOS DE ACELGAS. Escogidas de las acelgas las mejores hojas, se ponen á cocer en agua con sal de la tierra. Cuando estén cocidas, se sacan y se exprimen; en seguida se pican bien y se les revuelve pan rallado, azúcar y canela bien molida y huevos batidos como para freir; se revuelve todo bien, se forman tiritas ó huevos con ella, se baten otros huevos como para freir, y bañadas en ellos se frien en manteca ó aceite, se espolvorean con azúcar y canela, y se sirven.

PASTEL CALIENTE (Costra de). Se amoldan ó se disponen, dándoles una forma bien redonda, dos libras de masa de armar (véase MASA DE ARMAR, páginas 511 y 514) y se aplana con mucha igualdad con el palote; se toman tres pulgadas de masa sobre el borde, doblándola entre los dedos y evitando el que le queden pliegues ó arrugas; se levanta á la altura que se crea conveniente, y se dispone del tamaño de un plato de entradas, guarneciéndolo, si se quiere, de lo mismo que se ha de poner por dentro, ya sea gazapo, cogujadas, &c.; pero si no, se rellenará con solo harina lo interior del pastel y se cubrirá y adornará, dorándolo con un huevo quebrado y batido, untado con un pincel de pluma, y se mete en esta disposicion al horno ya caliente. Es necesario cuidar de que no se dore mucho, y en estando cocido, se vacia quitándole la masa que se encontrará en la parte interior, y poniéndose en su lugar algun guisado. Si se le quiere hacer una costra realzada para taparlo, se usa de los mismos procedimientos y se pone al pastel costrado su tapa de la misma clase.

PASTEL FRIO. Se dispone la masa lo mismo que la del artículo anterior, se cubre el fondo con tajadas de jamon, se extiende el relleno sobre las tajadas y se coloca la vianda encima del relleno, echándole sal, pimienta, aromas majados y un poco de especias molidas, cuidándose de llenar los vacios que dejare la vianda con un poco del mismo relleno ó salsa sobre que se puso aquella, y cubriéndose todo con tajadas de jamon, se levantará la masa dándole una forma agradable y adornándola; se cubre en seguida el pastel con la misma masa, adornándose tambien y dorándose la tapa; se mete así el pastel al horno, que debe estar bien dispuesto y un poco caliente, cuidándose de que no se dore ó tueste mucho. El relleno que se emplea para este pastel, se prepara así: se medio frie la vianda en una cacerola, se pica despues y se maja con jamon, sal, pimienta, especias y aromas machacados. Para cada libra de vianda es necesaria libra y media de jamon.

PASTEL DE MENUDILLOS DE PUERCO. Se pone en una sarten un buen hígado de puerco, cortado en rebanadas, con cuatro onzas de mantequilla y un puño de peregil y de chalotes picados; cuando esté medio cocido el hígado, se deja enfriar un cuarto de hora; se corta en forma de dados tanto jamon cuanto sea el hígado que haya, y se hace con ellos un buen relleno, majándolos juntamente, sazonándose con especias, nuez moscada, pimienta y sal, y añadiéndose lo que resta en la sarten en que se frió el hígado; se sazonan ligeramente los dos riñones, los sesos y solomillos, despues de haberlos cortado en ruedas en forma de chiqueadores; se dispone el pastel como se dijo para el pastel frio del artículo anterior; se embarra su parte interior con el relleno, y se ponen los sesos en el fondo, repartiéndose los chiqueadores; se añaden los riñones y se cubre lo demás con el relleno; se ponen en el centro del pastel tomillo y laurel envueltos en una tajada de jamon, y se termina todo como en el pastel frio, dejándose cocer tres horas dentro del horno.

PASTEL DE HÍGADOS GORDOS DE ESTRABURGO. Se pican juntamente y se majan una libra de jamon magro y otra de gordo, y se sazona este relleno con sal, pimienta, especias y aromas machacados; se adereza un pastel con dos libras de masa, y se le da una forma alta y estrecha; se extiende el relleno en el fondo y se guarnece todo con tajadas de jamon; se sazonan los hígados gordos con sal, pimienta y especias y se guarnecen con el relleno y con criadillas de tierra; se ponen estos hígados en el centro del pastel que se acaba de llenar con el relleno y criadillas de tierra, y se ponen encima un trozo de mantequilla, tajadas de jamon y una hoja de laurel, concluyéndose la operacion como queda dicho para el pastel frio en los artículos anteriores.

PASTEL Ó TORTA DE ENTRADA. Se extienden hojas de la masa plegada con el palote ó rodillo, se fondea con estas hojas una tortera ó sarten, se echa en el centro el relleno, se cubre con una capa de la misma masa; que se procura pegar bien por las orillas, se dora por encima con huevo y se cuece en horno caliente ó á dos fuegos. Se acostumbra despues de cocida abrirla, y echarle una buena salsa para servirse.

PASTELES INGLESES DE CONEJO Ó BUEY. Se pone harina sobre una mesa y se le hace un hoyo en medio; se quiebran allí dos huevos, ó si se quiere, se omite esta operacion; se echa un vaso de agua y un trozo de mantequilla y se va juntando la harina hasta formar la masa que se aplana por tres veces; concluido esto, se corta un pedazo de la masa que se aprieta y aplana hasta dejarla del grueso de tres líneas, y se cortan de ella una ó muchas bandas; se mojan los bordes de un plato hondo y se ajustan encima las bandas de masa, acomodándose en el plato un conejo, dividido en raciones, que se tendrá ya prevenido; se sazona con sal, pimienta, tomillo, laurel, peregil y cebollas picadas y añadiéndose un trozo de mantequilla ó de buena grasa, se forma una tapa con la masa restante; se mojan con una brocha los bordes que deben recibir la tapa, que se acomoda encima, apretando con los dedos las orillas para que se peguen y se dora con la brocha mojada en huevo; en esta disposicion se mete ó se manda al horno, bastando una hora para que se cueza. En lugar de conejo se pueden poner tajadas de buey, ó de vaca, &c.

PASTELILLOS A LO NATURAL. Se aplana la masa de hojaldre de manera que no quede sino con dos líneas de grueso cuando mas, y se cortan de ella unas ruedas con el corta-pasta ó instrumento á propósito á modo de sacabocados, redondo, y se pone en cada rueda tanto como una avellana de picadillo ó relleno, mezclado con peregil y cebolla, picados muy menudos; se cubren con otras ruedas de masa, de igual tamaño á las de abajo, se doran con un pincel de plumas mojado en huevo batido, se meten al horno y se sacan de él al cabo de media hora.

PASTELITOS DE CANGREJOS. Se perdigan los cangrejos y se ponen aparte las colas; se majan los cuerpos en un mortero y se quebrantan al fuego con doce onzas de mantequilla, dejándose hervir despues en ella cosa de media hora. Se exprime la sustancia por una servilleta y se echa en esta mantequilla de cangrejos medio puño de miga de pan, que se habrá desleido en crema, con sal, azafran y doce yemas de huevo. Se hacen unas cajitas de baraja redondas que se cosen ó se pegan con huevo batido, y se untan con mantequilla; se fondean con esta masa ó guisado, se les echa un picadillo de cebolla, ajo, xitomate y peregil, todo picado muy menudo y se cubre todo con la masa de cangrejos que se ha dicho, metiéndose en seguida al horno, que debe estar suavemente caliente. Estando cocidos, se sacan de las cajitas y se sirven en seco.

PASTELITOS DE LA REINA. Se dan seis vueltas á la masa de hojaldre, y se hace con ella un fondo de dos líneas de grueso; se sacan de él doce ruedas con el corta-pasta unido ó embreado, y se doran; se moja en agua hirviendo otro corta-pasta redondo, mucho mas pequeño que el primero, y se pone sobre los fondos, que se habrán colocado en una hoja de lata, haciéndose introducir hasta los dos tercios del grueso de la masa, á fin de que cuando estén cocidos los pastelillos, se les pueda quitar la parte interior señalada. Al momento de servirse se pondrá en ellos un picadillo de ave (véase PICADILLO DE AVE PARA RELLENO).

PASTELITOS DISPUESTOS EN BLANCO. Formados los pastelillos como los del artículo anterior, se rellenan con un picadillo de ave cocida, grasa, ubre de vaca, jamon perdigado, migajon de pan remojado en crema, cebollas, sal y pimienta, todo picado y mezclado, y ligado con cinco yemas de huevo. Despues de concluidos y dorados los pastelillos, se meten al horno, y estando cocidos, se les quita el picadillo, que se deslie en caldo-colado blanco, poniéndose á calentar sin que hierva; se vuelve entónces á poner en los pastelillos, pudiéndose hacer esta operacion con crema y yemas de huevo á falta de caldo-colado.

PASTELILLOS A LA ESPAÑOLA. Se pican jamon, vaca y una pechuga de gallina, todo perdigado, y se sazona y maja en un mortero con un poco de ajo. Dispuestos los pasteles, se les echa este relleno y se concluyen del modo comun.

PASTELILLOS DE OSTRAS. Se toma tanto como un puño de masa plegada (véase MASA PLEGADA PARA HOJALDRES, página 512) y se aplana con el palote ó bolillo hasta dejarla del grueso de una línea, sacándose de ella ruedas con un corta-pasta un poco grande; se acomodan estos fondos lo mejor que se pueda en timbalitos ó cubiletes de cobre, y se les echa el relleno, dispuesto de esta manera: estando cocidas las ostras, se quitan las bardas que tienen al rededor, y si aquellas son grandes, se dividen en dos mitades, ó se dejan enteras si son pequeñas; se echan en salsa bechamela (véase SALSA A LA BECHAMEL); pero si no la hubiere, se pone de mantequilla tanto como dos huevos, en una cacerola, y se le echan una cucharadita de harina y una poca de pimienta gorda, mezclándose todo juntamente; se pone esta mezcla al fuego y se le añade allí el agua de las ostras, volteándose á continuacion y añadiéndose mas agua de las mismas, si estuviese la salsa muy espesa; se echan en ella las ostras y se liga todo con dos ó tres huevos. Rellenos con esto los pasteles, se cubren con una tapa de masa, se doran y se meten al horno, sacándose de los timbales para servirse cuando estén cocidos.

PASTELILLOS DE ANGUILA Y DE CARPA. Se pican carne de anguila, lechecillas de carpa y hongos, medio cocido todo, cebollitas y yerbas finas, y se sazona; se medio frie en tanta mantequilla cuanto haya del picadillo, y hechos los pasteles de masa de hojaldre, se meten á cocer al horno, ó en torteras, añadiéndoles cuando estén cocidos, zumo de limon ó agráz en granos.

PASTELILLOS DE NARANJA. Se hace la masa con una libra de flor de harina, siete yemas y una clara de huevo, medio pocillo de aguardiente refino, otro medio pocillo de agua de anis, el zumo de naranja y media, tantita agua de tequesquite asentado, un pozuelo de manteca derretida y una poca de levadura; se amasa todo hasta que haga vejigas ó ampollas y se deja reposar; se hacen despues los pasteles, se frien y se rellenan con dulce ó leche crema y se polvorean con canela ó grageа.

PASTEL DE MASA PLEGADA CON LECHE CREMA. El pastel se hace como los comunes con la masa plegada (véase MASA PLEGADA, pág. 512) y se rellena con la siguiente composicion: se echan en un cuartillo y medio de leche veinte y cuatro almendras molidas, lo que se puede tomar con tres dedos de almidon cernido, poco mas de harina, una rajita de canela, ocho yemas de huevo y media libra de azúcar en polvo; se bate todo muy bien en un cacito y se pone á cocer á fuego lento, para lo que basta un cuarto de hora, cuidándose de echarle dos hojas de naranjo al soltar el primer hervor.

PASTELES PALOTEADOS. Se mezclan con libra y media de harina tres yemas de huevo, una libra de manteca, una poquita de sal y el agua que se necesite para que la masa quede suave; despues de amasada se deja reposar y se extiende despues en la masa, que se polvorea con harina; se dobla en cuatro dobleces, con harina tambien, y se vuelve á palotear, echándose el relleno y untándose en las orillas manteca derretida con unas plumas; despues de cubiertos los pasteles, se polvorean con azúcar molida y se meten al horno. Para no desperdiciarse los recortes, se van echando en una cazuela y se vuelven á amasar con agua, sal y manteca.

PASTELES DE MANTEQUILLA. Desde la víspera se lavan dos libras de mantequilla en agua y se dejan en otra limpia toda la noche al sereno; al dia siguiente, se saca la mantequilla del agua, se hacen pedacitos y se ponen sobre la masa plegada (véase, página 512), procediéndose en todo lo demás como para los pasteles comunes, y para cocerse se polvorean con azúcar.

PASTEL DE BESUGO. Limpio, destripado y escamado el besugo, se cuece en agua con la correspondiente sal; se le quitan las espinas y el pellejo y se pica muy menuda la carne; se añaden al picadillo pasas deshuesadas, y si se quiere, un poco de ajo y de pimienta; se incorpora todo con seis huevos batidos y unas pocas de almendras mondadas y machacadas. Con este picadillo se rellena el pastel, que se forma y se cuece del modo comun, ó en una tortera ó molde.

PASTEL DE HUEVOS. El número de huevos que se emplea en este pastel ha de ser proporcionado al de las personas que lo han de comer; la tercera parte de su peso será de queso y la sexta de manteca. Se rompen y baten los huevos en una cacerola, se añade la manteca y el queso, rallado ó cortado en menudos pedazos; se pone la mezcla al fuego, moviéndose con una cuchara hasta que se espese y se le añade sal. Si el queso fuere fresco, se pondrá en cantidad suficiente para que sobresalga su sabor, formándose el pastel del modo comun.

Con este mismo relleno, pero endulzado con azúcar y poniéndose mantequilla en lugar de manteca, se hace un pastel hojaldrado, que llaman GLORIA los españoles.

PASTEL DE QUESO. Se dispone con la masa real (véase MASA REAL, página 512); pero sin echarle azúcar, y cuando esté humedecida con los huevos se le mezcla el queso rallado, ó en pedazos, procediéndose en lo demás como para los otros pasteles.

PASTEL DE VINO. Se hace la masa con media libra de flor de harina, amontonada en la mesa y con un hoyo en el medio, en el que se echan tres yemas de huevo, azúcar cernida en cantidad suficiente para que la masa quede algo dulce, una poca de manteca derretida y fria y vino generoso cuanto fuese necesario para mojar la masa, que debe quedar tierna; se amasa todo, y estando suave, se extiende con el palote de modo que la masa quede muy delgada, en cuyo caso se cortan unas tortillas ó ruedas del tamaño del platon en que se ha de servir el pastel, y se acomodan tres ó cuatro, unas encima de otras, para que sirvan de fondo en el mismo plato despues de haberse untado con manteca, debiendo estar untadas lo mismo las hojas de masa que se ponen de fondo; se echa encima un relleno, compuesto fuera de la lumbre con almíbar de punto alto, vino generoso, clavo y canela en polvo, mamon molido, pasas, almendras, nueces, piñones y ajonjolí tostado; bien acomodado este relleno, se clavetea con mas pasas, nueces, almendras, piñones y rajitas de acitron, y se cubre todo con otras dos ó tres hojas muy delgadas de la misma masa; se mojan las orillas para que se pegue la cubierta y se repulgan por todas partes los bordes; se adorna por encima con figuritas de la misma masa y se unta de manteca con unas plumas; se mete al horno, y estando cocido y todavía caliente, se polvorea en la parte superior con azúcar molida y con gragea las figuritas ó labores con que se haya adornado.

Si al relleno se mezclan tuétanos de vaca cocidos, queda muy agradable y varia enteramente su sabor.

PASTEL DE CREMA CON ALMENDRA Y PIÑON. La masa se hace con una libra de harina, dos yemas y tres claras de huevo, una poquita de levadura deshecha en agua de tequesquite asentado, un pozuelo de mantequilla y otro de manteca, ámbas derretidas, medio pozuelo de vino de Málaga, el zumo de dos limas agrias, azúcar en polvo cuanta baste para que sobresalga y el agua que necesitare. Se procede como en el artículo anterior y se rellena el pastel con lo siguiente: se mezcla media libra de almendras, remojadas, peladas y molidas con otra media de piñones, una taza caldera de natas de leche, seis yemas de huevo, una libra de azúcar en polvo y una cuarta de onza de canela, todo bien incorporado. Se concluye lo mismo que el del artículo anterior, y se le puede tambien sustituir su masa.

PASTELITOS DE CREMA Y MANTEQUILLA. Se hace la masa con una libra de flor de harina, dos yemas y una clara de huevo y el agua necesaria para qué quede tierna; despues de amasada, se pone sobre la mesa polvoreada con harina, y se extiende con el palote, se le unta mantequilla fria y se enrolla como puro; se vuelve á extender y se repiten las demás operaciones tres ó cuatro veces, dejándose en la última la masa mas gruesa; se cortan los pastelitos y se les hace en el medio un hoyito con el dedo, que se rellenará con alguna de las cremas ó leches cocidas (véase CREMAS DULCES, página 231 y los artículos de LECHE, páginas 458 y siguientes); se tapa este relleno con una rueda pequeñita de masa y se meten á cocer á horno.

Se hacen tambien á la francesa sin taparse el relleno.

PASTEL DE REQUESON. Se forma el pastel con cualquiera de las masas que parezca mejor y se rellena con requeson de leche de vaca, batido con yemas de huevo para darle color, y mezclado con azúcar y canela en polvo para que esté de buen gusto, con pasas, almendras, nueces y piñones.

PASTELITOS Y EMPANADAS FINGIDOS DE PASTA DE ALMENDRA. Se forman con la pasta de almendra (véase PASTA DE ALMENDRA PARA IMITAR FRUTAS, &c., págs. 586 y 587) extendida con el palote sobre una mesa polvoreada con azúcar cernida; se rellenan con otra pasta dulce (véanse en la misma página y en las siguientes), y se cubren con otra hoja de la pasta de almendra, repulgándose las orillas. Los pasteles se cortan con el fondo de una taza ó pozuelo y las empanadas con el cuchillo; unos y otras se dejan blancos ó se salpican con gragea.

PASTELITOS Y EMPANADAS FINGIDOS CON PASTA DE PEPITA. Se hacen lo mismo que los del artículo anterior, empleándose para esto la pasta de pepita (página 586), y se rellenan con alfajor (véase ALFAJOR, págs. 21 y 22).

PASTILLAS. Se da el nombre de pastillas á una especie de pasta azucarada, en la que entran diferentes sustancias, de las que toman su nombre. Se hacen pastillas para comer y para perfumar; pero aquí solo se trata de las primeras.

Las pastillas se componen de azúcar purificada ó de Holanda, en polvo, y un poco de mucílago de goma tragacanta, para hacer una masa con ella, que se aromatiza con toda especie de olores. Se corta despues esta masa con unos sacabocados de hoja de lata, para darle las diferentes formas que se quieran.

Compuesta así la masa, se extiende con un cuchillo de madera sobre una mesa firme, y cuando tenga el grueso de media línea, se cortan las pastillas con diferentes sacabocados. Tambien se imprimen sobre cada una de ellas, mientras están aun frescas y blandas, diferentes figuras con moldes de madera, y luego se llevan á la estufa. Igualmente se les dan las figuras relativas al gusto y al olor que tienen; por ejemplo, las pastillas que saben y huelen á café, deben tener el color y la figura de unos granos de café tostados.

Para dar á las pastillas el olor de las frutas de corteza, se toma una de éstas, por ejemplo un limon; se raspa la primera corteza ó cáscara, frotándola con fuerza con un terron del azúcar que se ha de emplear en las pastillas, despues de dejarse secar y de reducirse á polvo, haciéndose lo mismo para las pastillas de naranja, lima, bergamota, &c.

Para las de olor con sustancias secas, como la canela, el clavo, la vainilla, el café &c., se muele muy fina cada una de estas tres cosas y se mezcla su polvo con suficiente cantidad del azúcar, segun se explica en los artículos respectivos.

PRINCIPIOS GENERALES.

Estos consisten en seis condiciones indispensables de que es preciso penetrarse bien, para obtener un buen resultado.

Primero. Se escoge buen azúcar blanca, y despues de haberla pulverizado y pasado por tamiz de cerda, se separará la parte mas fina por medio de otro de seda, porque esta parte demasiado fina hace la pastilla compacta y le quita su brillo.

Segundo. Se desleirá con el espíritu aromático que haya de emplearse y suficiente cantidad de agua, usándose con preferencia de un cazo pequeño de plata, que además de ser mas limpio y saludable, no comunica ningun mal gusto.

Tercero. Se tendrá mucho cuidado con el almíbar puesto al fuego, meneándolo por intervalos y cuando empiece á levantarse.

Cuarto. Se procurará que la pasta no salga demasiado líquida; y si esto sucediese, se meneará con una espátula fuera de la lumbre, hasta que haya adquirido la consistencia necesaria.

Quinto. Se debe tener firmemente el cazo con la mano izquierda y dirigirlo con tino á fin de que no caiga demasiada pasta y que las pastillas sean iguales.

Sexto. Se ha de observar si los aromas que han de emplearse, extraidos de jugos vegetales, están frescos y no huelen á rancio ú á otra cosa distinta de la esencia que debe serles propia.

PASTILLAS DE AZAHAR. Se majan en mortero de mármol tres ó cuatro libras de azúcar superfina blanca, separando del modo que se ha dicho la parte mas fina para otras composiciones..

Se deslie luego el azúcar que ha quedado sobre el tamiz en vasija de loza limpia, con doble cantidad de agua de azahar, usando para esta operacion de una espátula pequeña mientras se derrame suavemente y por intervalos el agua, hasta que la pasta se condense. Si se ha echado demasiada agua y estuviese líquida, se espesa con un poco de azúcar en polvo que debe tenerse de reserva. Se conocerá que está en su punto cuando, cogiendo una porcion con la espátula é inclinándola, se desprende por sí misma.

Entónces se ponen cuatro onzas de esta pasta en un cazo de pico prolongado que se acomoda en una hornilla caliente, y se calentará la pasta hasta que se liquide, meneándola con un palito plano en forma de espátula. Cuando la pasta vaya á hervir, se retirará el cazo, y meneándola aun dos ó tres veces, se derramará sobre planchas de hoja de lata del modo siguiente:

Se sostiene el cazo con la mano izquierda, é inclinando suavemente su pico, se hará correr la pasta, que se acerca al borde por medio de una aguja de hacer calceta, unida á un cabito de madera, por el que se tiene con la mano derecha, dirigiendo alternativamente el cazo ó la aguja de manera, que caiga la pasta sobre las planchas en figura de botoncillos del tamaño de un toston poco mas ó ménos, á los que se da el nombre de *pastillas.* Se debe procurar alinearlas al correrlas, y que todas tengan la misma cantidad de pasta, lo que solo se consigue teniendo firme la mano izquierda.

Pasada una hora se quitan de sobre las planchas y se ponen sobre papeles en la estufa, donde deberán estar un dia, porque mas tiempo disminuiria el perfume.

De estas pastillas se pueden fabricar veinte libras y mas al dia.

En este artículo se han puesto cuantas operaciones deben ejecutarse para toda especie de pastillas de gota. En cuanto á las demás, se indicarán solamente la cantidad y cualidad de los perfumes; pero siempre será la pastilla de gota mas deseada y preferida por su gusto, perfume y variedad de colores que se le da. Merece tambien esta estimacion, porque no se presta al fraude, y no puede elaborarse sino por este método, ú otro conforme á los mismos principios.

Hay quien hace la pastilla con moldes de hoja de lata; pero es preferible el modo indicado, si se considera que debiéndose calentar mas la pasta para echarla en moldes, se altera el aroma de la pastilla.

PASTILLAS DE ROSA. Se majarán tres ó cuatro libras de azúcar en un mortero de mármol; se pasarán por un cedazo de cerda, se desleirán en una vasija de loza con doble cantidad de agua de rosa, hasta que obtenga cierta consistencia, y se procederá como se ha dicho con el cazo y la aguja.

PASTILLAS DE CAFÉ. Despues de haberse preparado tres libras de azúcar superfina como se ha dicho, se darán unos hervores á tres onzas de buen café en polvo en un cuartillo de agua. Se colará el cocimiento por una manga, en la que se pondrá un pedacito de cola de pescado para hacer caer la casca. Cuando el licor esté frio y claro, se mezcla con el azúcar para formar las pastillas. Se ha de observar el no poner en el cazo sino lo que puede conservarse caliente mientras se corre, porque si se enfriase, perjudicaria á la operacion.

PASTILLAS DE JAZMIN. Majadas y pasadas por tamiz tres ó cuatro libras de azúcar, segun queda dicho, se ponen en una vasija de loza, con dos onzas de buen espíritu de jazmin: que sirve para desleirlas y hacerlas pasta; añadiendo agua natural, se cuela y se hacen las pastillas. Del mismo modo se hacen las de tuberosa, junquillo, &c., empleándose igual cantidad de espíritu de cada planta para cada libra de azúcar.

PASTILLAS DE VIOLETA. Se preparan cuatro libras de azúcar del modo dicho, y se pone en un alambique una libra de flores de violetas sin cálices ni cabos. Se echa un cuartillo de agua hirviendo y se cierra herméticamente el alambique. Despues se ponen á la estufa, y habiendo permanecido así por doce horas, se pasa la infusion por un lienzo que se estruja bien para extraer todo el jugo, con el cual se deslie el azúcar, y se hace la pasta, prosiguiendo lo restante de la elaboracion como va dicho.

Estas pastillas tienen la misma virtud que el jarabe de violeta; son pectorales y buenas para los constipados; se pueden tambien desleir en agua y tomarse como jarabe.

PASTILLAS FRIAS DE LICOR. Estas pastillas son exquisitas y apreciadas, así por la suavidad de su perfume, que no lo altera el fuego, como por su delicioso sabor. Es necesario ante todo elegir la goma arábiga mas trasparente, y el azúcar mas fino. Pueden tambien servirse estas pastillas empapeladas, y dicen muy bien en los postres.

PASTILLAS DE MARASQUINO DE ZARA.

Azúcar superfina...... 1 libra.
Goma arábiga muy blanca, en polvo .... 4 ochavas.

Se maja el azúcar, se pasa por tamiz de seda, y se pone en una vasija de porcelana. Se deslie aparte la goma con agua caliente, y luego que esté fria, se echa sobre el azúcar que se acabará de desleir con buen espíritu de marasquino de zara. Se polvorean con azúcar pasado por un tamiz de seda unas pizarras, sobre las cuales se echará la pasta en figura de palitos, que se cortarán en pedacitos redondos. Cuando estén llenas las pizarras, se sacuden dándoles contra la mesa para que se extiendan los pedacitos y darles la figura de pastillas. Despues se ponen en la estufa con un fuego moderado, y á la mañana siguiente se voltean con un cuchillo muy delgado para acabar de secarlas, y despues se guardan en cajas bien cerradas.

Estas pastillas son muy agradables y digestivas.

PASTILLAS DE ROSOLI.

Azúcar superfina....... 1 libra.
Goma arábiga en polvo. 4 ochavas.

Iguales operaciones que para las anteriores. Luego se deslie el azúcar en polvo con buen espíritu de rosoli y se añade un poco de carmin en polvo, para dar á las pastillas un color de rosa.

PASTILLAS CORDIALES.

Azúcar superfina....... 1 libra.
Goma arábiga en polvo. 4 ochavas.

Se preparan el azúcar y la goma del modo dicho, y se deslien en buen espíritu cordial.

PASTILLAS DE AGUA DE LAS BARDADAS.

Azúcar superfina....... 1 libra.
Goma arábiga......... 4 onzas.

La misma operacion, con la diferencia, de que se emplea buen espíritu de agua de las Bardadas.

PASTILLAS DE ESCUBAC.

Azúcar real............ 1 libra.
Goma arábiga......... 4 ochavas.

Se procede con las mismas operaciones indicadas, y despues de ellas se echa el azúcar, un poco de azafran en polvo, y se deslie con escubac.

Estas pastillas son cordiales y estomacales.

PASTILLAS CON ESPÍRITU DE VENUS.

Azúcar real............ 1 libra.
Goma arábiga.......... 4 ochavas.

Se pasa el azúcar por un tamiz de seda, y se deslie con buen espíritu de Venus.

PASTILLAS DE OBISPO.

Azúcar real............ 1 libra.
Gomá arábiga.......... 4 ochavas.

El azúcar y la goma se preparan como queda dicho. Se toma luego espíritu *episcopal*, (véase AGUA ARZOBISPAL, pág. 10) para desleir el azúcar, á la cual se añade un poco de carmin y añil para darle un color de violeta.

PASTILLAS DE ESPIRITU DE CANELA.

Azúcar superfina....... 1 libra.
Goma arábiga.......... 4 ochavas.

Se siguen en todo las preparaciones indicadas, desliendo luego el azúcar con buen espíritu de canela.

Con las mismas proporciones de azúcar y de goma se componen las pastillas de cinamomo, mirto, nuez moscada, melocoton, clavo, rosa, menta, naranja, jazmin, junquillo, tuberosa, &c.

Estas pastillas, llamadas tambien *bombones*, se venden en cajitas vistosas y de gusto, poniendo en la cubierta el letrero correspondiente, ó un dibujo análogo á las cualidades de las pastillas que contienen.

PASTILLAS FUNDIBLES EN FORMA DE BOTELLAS. Se clarifican tres ó cuatro libras de buen azúcar, á que se añade buena jalea de manzanas á fin de comunicarle pastosidad, ó impedir que se desmigaje. No se ha de poner á la vez mas que media libra, poco mas ó ménos, como para hacer pastillas, que debe cocerse hasta acaramelarse; y despues se va echando en pequeñas cantidades sobre una losa de mármol untada con buen aceite de olivas, formando con ella pedacitos como avellanas. Cuando está todavía caliente la masa, se forma una bola que se prolonga, y tomando luego un tubo de vidrio de medio pié de largo y del grueso de una pluma de ganso, untado en su extremidad con dicho aceite, se aplica á él la bola prolongada. Se sopla así poco á poco, presentando el azúcar al fuego y formando con el pulgar y el índice el cuello de la botella. Cuando se juzgue del grueso conveniente, se hace el fondo con un pedacito de madera que tenga su figura. Conforme se van haciendo las botellas, se van poniendo sobre papel blanco en tamices, y cuando hay ya bastantes, se llenan con un embudito de plata en forma de bomba, de marasquino de Zara, ó de otro cualquier licor, preparado como se dirá. Se cuidará de que al echarlo no caiga sobre la botella para no mancharla y quitarle su trasparencia. Cuando todas se han llenado, se enciende una vela, y presentando á su llama el cuello de la botella, se dilata éste, en cuyo instante se le aprieta suavemente con la punta de un cuchillo, y queda cerrada la botella.

Para que las botellas salgan iguales, se toma al soplar el azúcar un molde de hoja de lata, de la forma y tamaño de solo el cuerpo de la botella; se le unta con buen aceite de olivas y se aplica contra el azúcar que toma su forma.

Se prepara el licor, echando en él una tercera parte de azúcar, á medio almíbar, cuando ya no embebe; se menea despues esta mezcla, y cuando está no mas tibia, se llenan las botellas.

Estas botellas son primorosas en una mesa por la diversidad y trasparencia de los licores; y tanto mas agradables, cuanto pueden contener licores para facilitar la digestion. Sobre cada una se pega su correspondiente rótulo ó emblema.

PASTILLAS FUNDIBLES (Otro modo para hacer las) EN FORMA DE BOTELLAS. Se preparan los moldes hechos con pedazos de papel, que se enrollan en un cilindro de madera para que tomen su figura. El cilindro deberá ser de una pulgada de diámetro, sobre cuatro ó cinco líneas de largo; la extremidad inferior del papel debe sobresalir del molde lo bastante, para que doblando sus bordes uno sobre otro, cierren la abertura por aquella parte. Se colocan estos moldes y se clarifica el almíbar, hecho con dos libras de azúcar, y se deja cocer hasta el punto de caramelo, añadiéndose la cantidad suficiente de cualquiera ratafia, de elixir de Garus ú otro, para desleir el almíbar y ponerlo al soplillo. Se echa despues caliente en los moldes y se pone á la estufa por seis horas, endureciéndose de este modo el azúcar, que envolverá al licor que queda en medio. Se quita el papel humedeciéndolo ligeramente con agua y retirándolo prontamente. Puede dejarse solamente el papel cuando es muy blanco.

PASTILLERÍA (Obras de). Se lavan bien dos onzas de goma tragacanta, adragante ó alquitira, que todo significa lo mismo, y se dejan remojar veinte y cuatro horas en un lebrillo con agua muy clara, cubriéndose con un papel para que no caiga ningun polvo; estando bien remojada la goma, se pasa sobre un mármol limpio al traves de un estropajo nuevo ó cotence á fuerza de brazo; todo bien pasado, se hace embeber la goma en polvo de almidon y azúcar real; se maja y pasa por tamiz de seda la goma así dispuesta, á fin de que no le quede ningun grano ni cuerpo extraño; se echa en un lebrillo cubierto con un cotence húmedo y que no toque á la pasta, de la que se hace uso para hacer ó formar templos, castillos, baluartes, caseríos y todas las obras que se hayan de menester ó se quisiere. Es necesario tener para esto planchas grabadas, y en cuanto á los colores, se pueden emplear el azafran, el zacatlaxcale, la grana, el carmin, el añil, el azul de Prusia en muy pequeñas cantidades, la rosilla, el rojo vejetal y la goma guta.

PASTINACA. Planta hortense, especie de nabo, ó mas bien de chirivía. La hay cultivada y cimarrona, y la primera se divide en tres clases, la larga, la redonda y la de Siam. La pastinaca larga echa una raiz muy larga, casi de igual grueso en toda su extension; es blanca por dentro y por afuera, desigual, áspera y llena de filamentos, que son unas pequeñas raices, y con un nervio duro en el medio. Su tallo se eleva á la altura de tres ó cuatro pies; es grueso, acanalado, vacio y ramoso. Sus hojas san anchas y parecidas á las del fresno, largas, colocadas de dos en dos, de un gusto agradable y de color verde oscuro. Esta pastinaca es de buen gusto y su olor no es desagradable. La redonda tiene las hojas, el tallo, la flor y el fruto como la anterior; pero su raiz es mas gruesa y mas pequeña y casi no se distingue del nabo redondo. La de Siam se diferencia tambien de las otras por su raiz, que ni es tan larga como la primera, ni tan corta como la segunda, siendo mas ancha por la cabeza que en lo demás de su extension, siendo su carne algo amarillenta.

La pastinaca no se multiplica sino por su semilla, que es aplastada, redonda, algo ovalada y como bordada, rayada á lo largo, de color de paja algo subido. Se coge cuando está madura y se deja secar un poco al sol. Se siembra en la primavera en buena tierra, bien abonada, grasa y húmeda.

La cimarrona ó silvestre, que crece en los lugares incultos, se distingue de la cultivada en que sus hojas son mas pequeñas y su raiz mas dura, mas leñosa, ménos gruesa y ménos buena para comerse.

La pastinaca es ménos ventosa que el nabo y se come en sopa, ó dispuesta aparte con mantequilla; pero es necesario cuidar de no sazonarla mucho para no volverla perjudicial á la salud, y no conviene sino á los temperamentos frios.

PATA. La hembra del pato.

PATATA (véase PAPA).

PATO. En castellano, pato, ganso, ánsar, ansaron y oca, son sinónimos, y así es que, impropiamente, nosotros llamamos *pato* á lo que no es sino ánade, de las que hay varias especies, como cercetas, gallaretas, &c. &c., que se distinguen por sus tamaños, en los colores de sus plumas y en los de sus patas y picos, los cuales tienen tambien en ellas distinta conformacion; pero como todas se preparan en la cocina del mismo modo, y siguiendo tambien el uso general, se comprenden aquí bajo la denominacion de *pato*.

Pero es indispensable hacer distincion entre el pato silvestre y el doméstico, pues si bien el primero es mas estimado por ser mas sano y de mejor gusto, es mas fácil obtenerlo gordo y á la hora en que se ha de menester cuando se tiene domesticado en el corral, principalmente en algunos lugares en que lejos de los rios, lagos y lagunas no hay la facilidad que tienen México y sus contornos de proverse en abundancia de patos, no solo en el invierno, que es su tiempo, sino todo el año.

Para domesticarlos basta quemarles la punta de las alas, ponerlos con otros patos mansos y darles abundante comida y cebo, teniéndolos en lugares bien provistos de agua, en la que viven la mayor parte del tiempo y en la que les gusta comer. Se pueden tambien recoger sus huevos, que se encuentran en los islotes formados en los rios, lagos ó lagunas, para que los tapen las patas domésticas y aun las gallinas, que los suelen sacar entre sus pollos.

La carne del pato doméstico es nutritiva y generalmente de difícil digestion; la del pato silvestre es mas negra, mas sabrosa y mas buscada y estimada porque se cree mas fácil de digerirse. Ambas se preparan de muchas maneras, de las que se explican las principales en los artículos siguientes.

PATO DE SARTEN. Desplumado, vacio y pasado por la llama para chamuscarle el plumon, se le esconden las patas entre las ancas, atándose con un hilo; se le mete la rabadilla dentro del cuerpo, sujetándose con la aguja y otro hilo, dándosele una forma redonda y encogida; despues de haberle frotado la pechuga con zumo de limon, se fondea una cacerola con tajadas de jamon y se pone el pato encima, cubriéndolo con otras tajadas, y se echa todo en una sarten para que se cueza: una hora antes de servirse se pone al fuego y se deja cocer hasta el momento de llevarse á la mesa; se escurre entonces, se desata, se adereza sobre un plato y se le echa encima la salsa siguiente; se ponen en una cazuelita pequeña sobre el fuego tres cucharadas de salsa española, un poco de pimienta gorda y el zumo de una naranja agria ó de un limon, con un poco de su cáscara; al primer hervor se echa sobre el pato.

PATOS ASADOS. Despues de pelados y vaciados los patos se les quita con el cuchillo el orificio y la puntita que tienen entre la rabadilla y el espinazo; se pasan por la llama para quitarles todo el plumon y se echan en agua tibia de tequesquite asentado, con porcion de rabos de cebolla machacados, se dejan en esta infusion por diez ó doce horas, y despues se ponen á cocer con bastantes ajos, pimienta y sal. Cocidos, se muelen ajos con pimienta, se frien en manteca, se echa un poco del caldo en que se cocieron los patos, que se acomodan allí dejándolos al fuego hasta que consumido el caldo se doren en la grasa. Se sirven con un caldo formado de chiles anchos remojados, ajos y cominos, vinagre, aceite y cebolla picada cruda.

PATOS AL ASADOR. Despues de limpios los patos como se dice en el artículo anterior, se ponen al asador espolvoreados con una poca de sal y pimienta; luego que estén cocidos, se forma una salsa compuesta de aceite, zumo de limon, sal, pimienta y agua; se bañan los patos por dentro y fuera, y se sirven.

PATOS CON NABOS. Despues de dispuestos los patos como se ha dicho, se frien en mantequilla ó en manteca y se les agrega caldo de carne ó ave, sal y pimienta, un vaso de vino blanco y un manojo de yerbas aromáticas; cuando estén ya casi cocidos, se les añaden nabos dorados en manteca, y cuando se hayan cocido perfectamente, se sacan del caldo, se deja éste enfriar y se cuela. Desengrasado el caldillo se pone á espesar, y bañados con él los patos, se sirven.

PATO (Pechugas de) EN ACEITE Y VINAGRE. Lavados los patos, se echa en una cazuela un cuartillo de aceite para cada cinco patos, se doran en el aceite muchos dientes de ajo enteros, se añade bastante vinagre fuerte, tomillo, laurel y mejorana; cuando ya esté para hervir este adobo, se apea, porque hirviendo se echa á perder, se vacia en una olla y se echan las pechugas del pato, cocidas como se dice en los artículos anteriores. Se tapa muy bien la olla, y pasados tres dias, se sirven con cebolla picada muy menuda, pimienta, aceitunas y tornachiles rebanados, adornándolas con cogollos de lechuga.

PATOS EN CALDILLO. Despues de limpios los patos, se frien crudos en partes iguales de aceite y de manteca. Ya fritos, se les agrega cebolla, ajo y xitomates bien picados, pimienta negra entera, agua y sal suficientes; cuando ya estén acabándose de cocer, se les agregan nabos limpios rebanados; ya cocidos, se muele pan muy dorado en manteca, con dos dientes de ajo, en un poco de vinagre, se echa á los patos y se dejan á la lumbre hasta que espesa bien el caldillo.

PATOS ENVINADOS. Despues de limpios los patos, se les cortan las rabadillas. Se pone una cazuela á la lumbre con aceite, en que se freirán bastantes dientes de ajo enteros. Se frien allí despues los patos; se les agrega una botella de vino y otra de vinagre bueno, clavo, canela y pimienta molidas, laurel y tomillo, las menudencias del pato, ménos las tripas, el corazon y la rabadilla; se agrega agua y sal, se dejan consumir y se doran en la grasa que queda, sirviéndolos con sal, pimienta, rebanadas de limon y tostadas de pan fritas.

PATOS A LA ESPAÑOLA. Despues de limpios los patos, se dividen en cuartos, frien en manteca cabezas de ajo machacadas y despues se echa á freir la carne: se le agrega vinagre con un poco de agua, cebollas en cuartos, clavo y pimienta molidos. Así que estén cocidos, se apartan y se sirven.

PATOS EN PIPIAN. Se tuesta una buena porcion de pepitas de calabaza en un comal, que se muelen bien y se hace un bollo con esta masa como de chocolate, poniéndose á cocer en agua hirviendo. Se desvenan dos terceras partes de chile ancho y una de mulato ó pasilla; se doran en manteca, y despues se doran tambien pepitas del mismo chile, se muelen con él y esta masa se frie bien en manteca. Se deshace la pepita en una poca del agua en que se cocieron los patos, se frie con el chile y se le agrega mas caldo de los patos; cuando haya hervido un poco, se echan los cuartos de pato cocidos, y poco antes de apearse, se sazonan con la sal conveniente.

PATOS EN XITOMATE. Despues de cocido el pato, se echa una taza de aceite de comer con suficiente vinagre en una olla: se echa tambien xitomate, ajo, clavo, canela y pimienta, todo molido; se sazona con la sal correspondiente, y se echan los cuartos de pato cocidos con un poco de su caldillo. Se deja sazonar todo, y cuando haya espesado lo regular, se apartan.

PATOS EN PESADUMBRE. Se frie mucho xitomate molido, ajos y cebollas muy picados. Se le echa agua, clavo, canela y pimienta molidos, con un trozo de pan frito; se humedece bien con vinagre y se echa el pato en cuartos, y así que haya hervido, se agrega un trozo de azúcar, zanahorias, betabel y papas, todo picado. Se deja sazonar bien, y apeados, se les echan aceite de comer, aceitunas, alcaparras, chilitos en vinagre y ajonjolí.

PATOS EN ENSALADILLA. Se lavan con agua asentada de tequesquite y se están allí toda la noche. A otro dia se ponen á cocer con agua limpia y sal;

así que están cocidos, se dejan en este caldo y se muelen unos xitomates crudos, pimienta, clavo, canela, nuez moscada y todo esto se pone á freir, no en manteca, sino en tantito caldo del mismo pato; así que todo está bien frito, se le echa otro poco del mismo caldo y otro de vinagre; esto se queda así solo. Aparte se sazona una ensalada de zanahoria, betabel, cebolla, aceitunas, chiles, aceite y vinagre; ya que va á la mesa, se saca el pato de su caldo, se pone en el plato y se le echa encima la ensalada, y despues la salsa de xitomates, con lechugas y rábanos al rededor.

PATOS EN JARDIN. Despues de pelados y quitada la rabadilla á los patos, se ponen en infusion de agua de tequesquite y rabos de cebolla por ocho ó diez horas; se hacen despues cocer en agua con sal y dos cebollas enteras. Cocidos, se apartan y se muele un poco del relleno de morcilla con pan tostado y lechugas cocidas. Se pone una cazuela á la lumbre con tantos iguales de manteca y de aceite, se doran allí unos dientes de ajo limpios, se frie lo molido y se le agrega caldo del en que se coció el pato. Se muele y echa despues clavo y canela, poquita pimienta y la sal necesaria, y cuando haya hervido, se le agrega vinagre bueno, y en espesando el caldo se aparta. Se acomodan los patos en el platon y se les echa encima esta salsa que se adorna con rebanadas de zanahoria, de betabel, cebollas y papas cocidas y fritas, pasas, alcaparras y almendras.

PATOS EN VEJESTORIA. Despues de limpios los patos y cortada la rabadilla, se ponen en infusion de agua de tequesquite y rabos de cebolla por veinte y cuatro horas. Se ponen á cocer en agua de sal, cuidándose de no echarles mas agua que la necesaria. Ya cocidos, se echa un poquito de su caldo con la gordura y se frie allí competente xitomate maduro, molido con pimienta, clavo, canela y nuez moscada; estando esto bien frito, se agrega un poco de vinagre con otro tanto del caldo de los patos, y se deja hervir bien, sazonándolo con sal, y se aparta. Despues se sazona una ensalada compuesta de zanahoria, betabel, cebolla y tornachiles, todo cocido aparte; se le echa aceite y vinagre con la correspondiente sal y pimienta. A la hora de servirse se sacan los patos del caldo en que se cocieron, se les echa encima la ensalada, se mueve el platon para que se extienda bien y encima se agrega el caldillo formado de xitomates. Se adorna con aceitunas, tornachiles y alcaparras.

PATOS DEL P. DOUILLET. Despues de vaciado el pato, de pasado por la llama para quemarle el plumon y torcidas por delante las patas como si estuviera echado, se pone en una cacerola precisamente de su tamaño, con un manojito de peregil, cebolla, una cabeza de ajo, dos clavos de especia, tomillo, laurel, albahaca y un poco de culantro verde; se le echan tambien rebanadas de cebolla, una zanahoria, una pastinaca ó chirivía, un trozo de mantequilla, dos vasos ó tazas calderas grandes de caldo y otra de vino blanco; se deja cocer á fuego lento, y cuando esté la carne del pato suave al tacto; se pasa el caldillo por tamiz, se desengrasa y se deja consumir hasta quedar en la consistencia de salsa y se echa encima del pato para servirse. Si se quiere, puede el pato dividirse en cuartos antes de ponerlo á cocer.

PATOS CON COLES. Se prepara el pato como para el de sarten del primer artículo y se aperdigan las coles, poniéndose á cocer en seguida juntamente con el pato, con un pedazo de jamon gordo, un salchichon y algunas salchichas; cuando esté cocido, se escurre y se adereza en un plato; se escurren tambien las coles y se exprimen con la mano, haciéndose con ellas una especie de cordon, que se pone al rededor del pato, alineando sobre él las salchichas, el jamon y salchichon en rebanadas y raices cocidas que se habrá tenido el cuidado de tornear; se cuaja todo, se le echa encima salsa española espesa y se sirve.

PATOS EN ADOBO A LA FRANCESA. Se disponen lo mismo que el ánsar (véase ANSAR EN ADOBO Y JALETINA y ANSAR MECHADO Y ADOBADO, pág. 29).

PATOS EN SUSTANCIA VERDE. Se preparan unos patos de buen tamaño, encogiéndoles las patas hácia adelante, y se ponen á cocer á la brasa (véase BRASA, pág. 87); se cuecen aparte chícharos en caldo, se pasan por tamiz y se les añade esencia de sarten (véase en la página 318). Si la sustancia no quedase bastante verde, se le mezclan unas pocas de espinacas cocidas y molidas. Se sirve el pato sobre la sustancia.

PATOS CON LEGUMBRES. Se perdigan cosa de siete ú ocho minutos unos nabos, unos cuartos de col, chirivías ó pastinacas, zanahorias y cebollas, cortado todo y torneado con finura; se echan en seguida en una olla con un pato dividido en cuartos, buen caldo, un pedazo de jamon cortado en lonjas, que se dejan pendientes del pellejo y se atan con un hilo, un manojito surtido y un poco de sal. Cuando todo esté cocido, se adereza el pato poniéndole el jamon y las legumbres al rededor; se desengrasa el caldillo, se liga con un poco de caldo de sustancia y se echa sobre el pato y las legumbres, cuidándose de que esta salsa no quede muy espesa y de que esté de buen gusto.

PATOS RELLENOS. Despues de vaciados los patos por el buche, se deshuesan volteándose ó copinándose al paso que se les van quitando todos los huesos; se rellenan á medias con picadillo de ave y de carne de puerco (véase PICADILLO), se atan y se ponen á cocer *á la brasa;* estando cocidos, se les enjuga la grasa y se sirven con una buena salsa, ó con caldillo de castañas, cocidas con un vaso de vino blanco, una poca de salsa española y otro poco de mantequilla fresca.

PATOS EN SUSTANCIA DE LENTEJAS. Se prepara el pato lo mismo que el de sarten del primer artículo (página 608); se ponen unas tajadas de jamon en el fondo de una cacerola con el pato encima, otras tajadas de pulpa de vaca, dos zanahorias, tres cebollas, dos clavos de especia, una hoja de laurel, unas ramitas de tomillo y un manojito de peregil y cebollitas cabezonas; se cubre el pato con las tajadas, se le echa un cucharon lleno de caldo, y se pone á cocer, bastando tres cuartos de hora para su completo cocimiento, si el pato fuese tierno. Al momento de servirse se escurre, se desata, se adereza en un plato y se cubre con sustancia de lentejas.

PATOS CON SUSTANCIA DE NABOS. Se preparan como los del artículo anterior, sustituyendo solamente la sustancia de nabos á la de lentejas.

PATOS EN MACEDONIA. Se quitan á cuatro patos las pechugas y las piernas con su pellejo; se deshuesan, se ponen sobre un lienzo limpio y se sazonan con sal y pimienta gorda; se pone sobre las carnes un poco de relleno ó picadillo fino (véanse estas voces) y se cosen en forma de pelota ó globo; se cortan las patas abajo de la coyuntura y se cuecen á la sarten las piernas, que estando cocidas se dejan enfriar entre dos torteras ó tapas de cacerola; se desatan, se aderezan y se ponen á calentar en una media gelatina; se disponen en el plato en forma de corona, se cubren con gelatina y se pone en medio una macedonia (véase MACEDONIA, página 492).

PATOS EN NARANJA (Pechugas de). Se separan las pechugas de cuatro patos, dejándoles el pellejo encima; se echan á marinar en aceite con sal, pimienta gorda, una cebolla y ramitas de peregil; una hora antes de servirse se ensartan en broquetas que se acomodan al asador y se ponen á cocer, para lo que basta media hora; y estándolo, se sacan de las broquetas, se cortan en tajadas, dejándoles el pellejo y se van echando en gelatina, que se mantendrá caliente, sin dejarla hervir; al momento de servirse, se aderezan en un plato en forma de corona sobre salsa de naranja (véase SALSA DE NARANJA).

PATOS (Salmis ó salmorejo de). Este salmorejo se prepara lo mismo que el de perdiz (véase PERDICES EN SALMIS Ó SALMOREJO).

PATOS EN SALMOREJO DEL CAZADOR. Se quitan las pechugas y las piernas de los patos cocidos al asador, y se dividen en trozos los armazones ó esqueletos, echándose todo en una cacerola con sal, pimienta y un poco de aceite, un vaso de vino de Burdeos y el zumo de un limon; se frie todo haciéndose saltar juntamente y se sirve.

PATOS EN SALSA DE HÍGADOS. Lavados los patos con agua de tequesquite y cocidos con ajos machacados, rabos de cebolla, agua y sal, se frien en manteca, sacándose en seguida y poniéndose en la fritura xitomates, cebolla y ajo, todo picado; frito el recado se sazona con sal y se le echan hígado cocido de carnero, pimienta y clavo todo molido; despues se ponen en esta salsa los patos con bastante aceite, un poco de vinagre y caldo de la olla, dejándose hervir todo hasta que tenga el caldillo la consistencia debida.

PATOS EN CALDILLO DE HUEVO Y XITOMATE. Se frien en manteca ajos, cebollas y peregil, todo picado, con xitomates asados y molidos, sazonándose con sal, pimienta, clavo, molidas tambien estas especias con yemas de huevo cocidas y tostadas de pan fritas; se echan en esta fritura los patos cocidos como los del artículo anterior, y se les añaden caldo de la olla, vinagre y tajadas de jamon cocido; se deja hervir todo hasta que el caldillo quede algo espeso, y al apartarse se le echan aceite, aceitunas y chilitos.

PATOS EN CALDILLO DE XITOMATE SIN HUEVO. Cocidos los patos como los de los artículos anteriores, se frien en mantequilla; se sacan en seguida de la fritura y se echan en ella xitomates asados, ajo, culantro tostado, canela, pimienta, nuez moscada y tostadas de pan frito, molido todo; estando todo frito, se añaden cebollas cocidas y deshojadas, sal y caldo de la olla, poniéndose en seguida los patos, que se dejarán hervir hasta que el caldillo quede de buen sazon y no muy espeso.

PATOS EN CALDILLO DE XITOMATE CON ALCAPARRAS. Cocidos los patos como queda dicho y fritos en manteca, se les echan los xitomates asados, ajos, cominos, azafran, clavo y pimienta, todo molido; despues que se haya todo frito, se añaden peregil picado, unas ramitas de mejorana y de tomillo, alcaparras, vinagre y harina dorada en manteca, no debiendo quedar el caldillo muy espeso.

PATOS ASADOS OLOROSOS. Crudos los patos, se dividen en cuartos y se frien en manteca; así que están dorados, se les echa vinagre y agua con unas ramitas de mejorana y de tomillo, sal, pimienta, clavo y canela, molidas las especias; se dejan cocer hasta que se consuma todo el caldo, y estando secos, se sirven sobre hojas de lechuga, adornados con aceitunas, chilitos y apio rizado en agua.

PAVA. La hembra del

PAVO (véase GUAXOLOTE).

PAVO REAL. Ave hermosísima, cuyas plumas encantan la vista por su belleza, variedad y distribucion de colores. Su descripcion puede verse en cualquiera diccionario. Por lo tocante á la cocina, es de advertirse que el buen gusto ha excluido ya de las buenas mesas el pavo viejo, y solo se sirven en ella los de poca edad ó pavi-pollos, dispuestos y condimentados lo mismo que el guaxolote (véase GUAXOLOTE, página 382 y siguientes).

PAVON (véase PAVO REAL).

PAZOTE. Planta americana (véase EPAZOTE, página 312).

PEBRE. Lo mismo que pimienta (véase PIMIENTA).

PEBRE FRANCES (*Sauce poivrade*). Se echan en una cacerola un buen puño de hojas de peregil, algunas cebollas, dos hojas de laurel, un poco de tomillo, una cantidad regular de pimienta fina, un vaso lleno de vinagre y un poco de mantequilla; se deja consumir el vinagre hasta que no quede sino poco en la cacerola, y entonces se le echan dos cucharones llenos de la gran salsa española (véase GRAN SALSA ESPAÑOLA) y uno solo de caldo; se deja reducir ó consumir á su punto y se pasa por un tamiz sin exprimirlo para que salga.

La española, si no la hubiese, puede reemplazarse por el caldillo rojo (véase CALDO-COLADO ó SUSTANCIA ROJA, pág. 132); en este caso es necesario cortar rebanadas de cebollas y de zanahorias y añadirlas al caldillo rojo, echar todo el recado dicho para el pebre francés, dejándolo macerar ó quebrantar en él y humedecerlo con caldo y con vinagre, dejándose hervir todo junto hasta que las legumbres estén cocidas; en seguida se desengrasa y pasa por la estameña.

PEBRE COMUN. Guiso ó caldillo con el que se sazonan algunas viandas, compuesto con pimienta, azafran, clavo y otras especias. Los distintos modos de condimentarlo se explican en la voz relativa á las viandas que se sazonan con él (véase, por ejemplo; CARNERO EN PEBRE PRIETO, pág. 149).

PECHICOLORADO }
PECHIROJO } (véase PARDILLO).

PEJE (véase PESCADO).

PEJE ARAÑA (véase ARAÑA ó DRAGON MARINO).

PEJEREY. Pez de mar de unas tres pulgadas de largo. Su lomo es enteramente recto, el vientre convexo, la mandíbula inferior algo mas larga que la superior. Tiene dos aletas pequeñas sobre el lomo, la cola harpada, las escamas grandes, de color plateado, ligeramente salpicado de negro y el cuerpo trasparente. Se estima su carne como muy delicada. Se apresta y condimenta como el pescado blanco y la pescadilla (véanse PESCADO BLANCO y PESCADILLA).

PELADILLA. Almendra confitada, lisa y redonda (véase CHOCHITO, página 271).

PENEQUES. Se llaman así en la cocina los claclaoyitos rellenos, rebozados con huevo ó sin él y fritos en manteca.

Para esto se escogen los claclaoyitos tiernos; se abren por un lado, se les saca el frijol que tienen y se rellenan con cualquiera picadillo ó con los rellenos de envueltos (véase ENVUELTOS, pág. 311); y muy particularmente salen buenos, rellenándose con chicharron molido, ó con queso, ó morcon frito y unas hojitas de epazote; despues de rellenos se bate huevo y bañados en él, se frien y se echan ó en caldillo de xitomate bien frito, ó de chile verde, ó mole, ó pipian. Tambien se sirven secos.

PEPIAN (véase PIPIAN).

PEPINILLOS. Pepinos pequeños, que se cortan cuando están del tamaño poco mas ó ménos del dedo chiquito. Se encurten con sal y vinagre para servirse como plato supernumerario, en ensalada añadiéndoles algunas hojas de estragon, y se emplean tambien en algunos guisos, pero sobre todo en las salsas picantes.

Se limpian los pepinillos cortándoles el cabillo y quitándoles las partes de las flores que suelen quedarles adheridas, y cuando se ha preparado una corta cantidad de ellos, se frotan ó acepillan uno por uno con una varita algo áspera. Si se preparan muchos á la vez, como esta operacion seria muy larga, se echan en un saco de lienzo, y se sacuden, agitándolos vivamente durante algunos minutos. Se ponen entonces en lebrillos, se polvorean con sal y se sacuden fuertemente para que la misma sal se reparta sobre todos; se cubren en seguida los lebrillos con lienzos y se menean y agitan varias veces para que los pepinillos se penetren bien de la sal, formándose con ésta y el agua que despiden ellos una salmuera. A la mañana siguiente se tira esta salmuera, se dejan escurrir bien los pepinillos y se polvorean otra vez con nueva sal, con la que se dejan otras veinte y cuatro horas, sacudiendo los lebrillos muchas veces en el resto del dia. Esta sal les hace despedir nueva agua, dándoles un color verde y firmeza al mismo tiempo. Cuando las frutas son un poco crecidas, es necesario la segunda vez que se les echa la sal, dividirlas en mitades ó en cuartos, porque habiendo perdido así los pepinillos gran parte de su humedad, debilitan ménos el vinagre y se conservan mejor. Despues de haber escurrido la salmuera, se echa sobre los pepinillos buen vinagre de uba ó de vino, que solemos llamar vinagre de Castilla, y se dejan así nadar en él por ocho dias, cuidándose de poner con ellos entónces las plantas ó legumbres que se les quieran añadir, como saxifraga, exotes, &c. Al cabo de los ocho dias se quita el primer vinagre y se sustituye con otro nuevo, y despues de otra semana se quita el segundo vinagre, que se guarda con el primero que se quitó para los usos de la cocina, añadiéndosele aromas y especias, tales como estragon, yerbabuena, laurel, pimienta, &c.; se echa nuevo vinagre á los pepinillos y se guardan y se conservan en botes de vidrio ó botellas de cuello ancho, que se hacen á propósito de éste y semejantes encurtidos.

Muchas personas tienen la costumbre de poner á hervir el vinagre que se quita á los pepinillos, y de volver á echárselo cuando ha hervido, siendo frecuente hacer esta operacion en vasijas de cobre, del que siempre se disuelve alguna parte, mayor ó menor, y bastante siempre para volver venenosos los pepinillos. El procedimiento que antes se ha explicado para encurtirlos, es el mas cómodo, sale siempre bien y presenta una completa seguridad.

PEPINO. Fruto de la planta del mismo nombre, indígena de Egipto, de donde se trajo á Europa, debiéndola nosotros á los españoles. Es cilíndrico ú óvalado segun las distintas castas, de una sesma de largo, verde mas ó ménos claro por la parte exterior y lleno de pequeños tubérculos. Interiormente es blanco y contiene multitud de semillas ovaladas y puntiagudas por uno de sus extremos, chatas y pequeñas.

Se comen los pepinos crudos y cocidos; se adornan con ellos las sopas, se rellenan y se ponen sobre los asados despues de cocidos y escurridos; se frien á la sarten y se hacen con ellos guisos en gordo y en magro. Para comerlos crudos en ensalada, es necesario antes hacerles soltar el agua, ya sea polvoreándolos con sal gruesa entre dos platos y meneándolos de tiempo en tiempo, habiéndolos, por supuesto pelado y cortado en rebanadas; ó bien dejándolos una noche entre dos platos y apretándolos al dia siguiente entre las mamanos para que suelten su jugo.

Crudos, son frios é indigestos; cocidos se digieren mejor. Cuando han llegado á su madurez, se cortan de la rama y se depositan en una bodega fresca. Se pueden encurtir en vinagre como los pepinillos; pero es necesario cortarlos en rebanadas, y nunca ponerlos enteros; se pueden tambien someter al baño calórico, limpiándolos para esto de su cáscara y de sus semillas, y dividiéndolos en trozos que se revuelcan en sal; se dejan desflemar así veinte y cuatro horas y se echan en un matráz ó bocal, que se tapa bien y se mete en el baño.

PEPINOS (Ensalada de). (Véase ENSALADA DE PEPINOS, pág. 307). Para ésta no debe olvidarse la precaucion de que se acaba de hablar.

PEPINOS (Ensalada de) A LA INGLESA. Se limpian dos pepinos que no estén perfectamente maduros; si tienen la punta amarga, no valen nada y deben ser reemplazados con otros; pero si no está amarga, lo que se puede saber probándolos, se cortan ruedas á lo largo, lo mas delgadas que sea posible y se echan en una compotera con sal, pimienta, vinagre y una cebolla rebanada tambien; se dejan encurtir así dos horas, se les quita parte de su caldillo y se sirven con buey asado.

PEPINOS EN NATILLAS. Despues de mondados los pepinos, se dividen y se les quita todo lo de adentro, se pican en cuadros y se echan á hervir en agua con sal de la tierra; cuando estén casi cocidos, se sacan y escurren, se echan en agua fria y despues se enjugan con un lienzo; se echan en natas sazonadas con sal fina, y cuando éstas estén de buen gusto, se ponen á acabar de cocer á fuego manso, cuidándose de que no hiervan.

PEPINOS RELLENOS. Limpios los pepinos se les corta la coronilla, y se vacian para rellenarse con picadillo corriente ú otro cualquiera, tapando despues la abertura con un nabo cortado á la medida. Se cubre una cazuela con tajadas de jamon, se ponen encima los pepinos, se les echa ó caldo de la olla ó algun otro formado de xitomate, y sazonados con la sal fina necesaria, se ponen á cocer á fuego lento; cuando ya estén cocidos, si fuere mucho el caldo, se les quitará parte, procurando que á fuego muy manso espese el que quede para que al servirlos á la mesa se bañen con él.

PEPINOS HARINADOS. Despues de limpios y cortados en forma de dados los pepinos, se ponen á cocer con sal de la tierra; cuando hayan dado algunos hervores, se dejan escurrir, y enjugados en un lienzo se frien ligeramente en mantequilla. Se sacan despues de ella y se polvorean con harina, se les echa caldo, que se sazona con un poco de culantro seco, tostado y molido, y se dejan cocer á fuego lento hasta que estén de punto; cuando se haya consumido el caldo lo regular, se cuela y se echan encima los pepinos al servirse.

PEPINOS A LA ESPAÑOLA. Se dividen

á lo largo en cuatro partes, se limpian y se les da una forma agradable á la vista; se perdigan y se dejan despues escurrir sobre un lienzo; se acomodan en una cacerola y se les echan encima cinco cucharadas llenas de salsa española y dos de caldo concentrado, poniéndose al fuego los pepinos; media hora antes de servirse se hacen hervir y cocer; se aderezan en seguida echándoles encima el caldillo, que si estuviese muy suelto se deja consumir un poco.

PEPINOS FRITOS. Se hacen saltar en una cacerola con mantequilla, especias, cebollas y peregil picados.

PEPINOS A LA POLLITA. Se frien en una cacerola con mantequilla y se les echa una poca de harina, humedeciéndose con crema y caldo; se liga el caldillo fuera de la lumbre con yemas de huevo y se les echan unas gotas de vinagre para servirse.

PEPITORIA. Guisado que se hace con los despojos de las aves, como son alones, pescuezos, pies, mollejas é higadillos (véase ROPA VIEJA).

PEPITORIA (Dulce). Especie de gató que se hace con las pepitas de la calabaza tostadas y limpias, que se echan en miel de panocha de punto alto de melcocha; despues de bien revueltas, se sacan del cazo porcioncitas con una cuchara, que se echan sobre obleas y se ponen á secar al sol, ó en la estufa. Comunmente se venden entre las golosinas de los niños.

PEPON (véase SANDIA).

PERAS. Fueron llevadas á Italia por Pyrro, y su nombre tambien se atribuye á su forma piramidal. Las que llaman en Francia *del Buen Cristiano*, fueron nombradas de este modo porque las llevó de la Calabria S. Francisco de Paula, fundador de los Mínimos, á quien Luís XI llamó á Paris y lo hizo ir del centro de la Calabria, con la esperanza de recobrar su salud por la intercesion de este santo, al que se titulaba en la corte *el buen cristiano*, dándole este nombre á las peras de que la Francia le es deudora.

Hay mucha variedad de peras, y como se ingertan con facilidad, van resultando otras clases, cuyos nombres seria largo de referir. Todas son buenas de comer, y las que tienen mas consistencia se añaden á los guisados y se ponen cocidas entre la verdura que acompaña al cocido.

Tambien se hacen con ella varios dulces y pueden verse para esto los artículos.

CAJETAS DE PERA, página 122.

CAJETAS DE PERA Y OTRAS FRUTAS, página 122.

COMPOTAS DE PERAS, págs. 199, 200 y 201.

CONSERVA DE PERAS, páginas 216 y 221).

DULCES CUBIERTOS, página 283.

HELADOS DE PERAS, página 402.

MERMELADA DE PERAS BERGAMOTAS, página 532.

PERAS APRENSADAS. Se escogen las peras bergamotas maduras y se mondan; se pesan despues y se hace almíbar clarificado con nueve libras de azúcar para cada cuatro libras de peras, añadiéndole una cuarta de onza de clavo entero y otro tanto de canela en raja. Se echan las peras en este almíbar y se ponen á fuego lento, hasta que se hayan penetrado bien de dulce y hasta que el almíbar haya espesado tanto que tenga el punto de cubrir; entonces se sacan las peras y se acomodan en vergueras para que se asoleen y se escurran hasta que nada goteen. Se muelen despues juntamente azúcar y canela, y en este polvo se echan las peras, que se irán apretando con la mano al tiempo de revolcarse, hasta que estén bien aprensadas y cubiertas de la canela y azúcar. Entonces se envuelve cada una en un papel y se guardan en un tibor ó tazon de loza barnizada, para que no les haga daño la humedad, pues pueden conservarse hasta un año ó mas, siendo entonces tan sabrosas y agradables, como cuando se acaban de hacer.

Para hacerse en cantidad, se gradua una arroba de azúcar, una onza de canela y otra de clavo para cada tercio ó huacal de peras.

PERAS SECAS, TAN EXQUISITAS COMO LAS ANTERIORES. Se pelan de arriba á bajo las peras bergamotas, cortando la extremidad de los rabos, y se van echando en agua fresca; despues se ponen á cocer hasta que se manifiesten blandas al tacto, y se van sacando en esta sazon con una espumadera, poniéndolas de nuevo en agua fresca; se dejan despues escurrir bien, y para cada cincuenta peras se echa una libra de azúcar en cuatro cuartillos de agua; cuando el azúcar se haya disuelto, se pondrán las peras en ella y se dejarán así por espacio de dos horas; se sacan luego, se acomodan sobre unos zarzos ó vergueras con los cabillos para arriba y se meten por espacio de una noche dentro de un horno á un calor moderado, como el que queda despues de sacado el pan. Al dia siguiente se vuelven á bañar las peras en el agua de azúcar y se repite la operacion de meterlas en el horno en la propia forma, continuando esta manipulacion por cuatro dias, advirtiéndose que la última vez no se han de sacar del horno, sino hasta que estén bien secas. Así se conservan en parages secos todo el tiempo que se quiera.

PERAS (Jalea de). Se mondan las peras, se cortan en cuartos y se ponen á cocer como mermelada en agua; se pasa esta mermelada por tamiz, apretándose para que salga, y se echa en almíbar de punto de quebrar; se pone á que hierva mucho y se espuma; y cuando la jalea caiga en copo de la espumadera, se echa en los botes. Para esta confitura se necesita un cuartillo de almíbar para otro de sustancia de peras.

PERAS ASADAS Y ENCANELADAS. Se escogen las peras bergamotas mas grandes y en buen sazon y se asan en el horno; se pelan despues y se echan en almíbar clarificado, dejándose hervir ocho ó diez horas á fuego lento y repitiéndose esta operacion cuatro dias consecutivos; al quinto dia, que ya estarán bien penetradas del almíbar, se sacan de él y se ponen en zarzos ó vergueras al sol para que se sequen; estándolo perfectamente, se revuelcan en polvo de canela, se envuelve cada una en un papel y se guardan.

PERAS RELLENAS Y JALEADAS. Se sacan del almíbar las peras hechas en conserva (véase CONSERVA DE PERAS, página 221) y se escurren bien; se les saca el corazon y se rellenan con pasta de almendra (véase, página 587) ó con natillas ó requeson batido con azúcar y canela; se ponen en el platon y se cubren con jalea.

De la misma suerte se disponen los membrillos, las manzanas y los perones.

PERAS CUBIERTAS DE PASTA DE ALMENDRA. Se sacan las peras, bien sean bergamotas, rectoras, pardas ó lecheras, del almíbar en que se conservaron, y se dejan escurrir; en un poco del propio almíbar se echan almendras y bizcocho molido y canela en polvo, poniéndose al fuego y haciéndose con estas cosas una pasta, moviéndose continuamente para que no se queme y haciéndose que tome el punto de cajeta; puestas las peras en un platon se cubren con esta pasta y se polvorea con canela molida. Con media libra de almendra y dos onzas de bizcocho hay lo suficiente para una docena de peras.

PERA (Vino de). Con la pera machacada se hace una bebida que en nada se parece á la sidra, y se acerca mucho, tanto en el color como en el gusto al vino blanco. Se emplean para hacer esta bebida las peras amargas ó ásperas á la boca, y despues de machacadas en un molino ó en la prensa de la sidra, se deja fermentar en toneles el zumo que se extrajo. Algunos para excitar la fermentacion le añaden azúcar y aguardiente; pero es mejor sin duda cuando fermenta sin estos ingredientes, proporcionándole el calor conveniente. Esta bebida fortifica el estómago, y los que digieren con dificultad, se encuentran mejor con el uso de este vino que con la sidra. El vino que se hace con peras silvestres, se guarda algunas veces dos ó tres años, y aunque es mas sabroso que el otro, no es tan sano.

PERADA (véase CONSERVA DE PERA, Ó PERADA, pág. 216).

PERCA. Pescado de agua dulce, de colores diferentes bajo del vientre y ceniciento por lo restante del cuerpo, exceptuándose algunas fajas negruzcas que le bajan del lomo. Está cubierto de pequeñas escamas muy agudas y se mantiene en los rios. La perca de las ciénegas y de los estanques suele oler á cieno ó lama, y es fácil de conocerse por su color mas renegrido que la de rio, siendo la carne de esta última blanca y tan delicada que comunmente la llaman *perdiz de rio.*

Las percas se comen ordinariamente en salsa blanca ó en aceite, despues de haberse cocido en caldillo ligero, y se aprestan y disponen tambien de otras maneras.

Su hueva es muy buena y se come por lo comun asada á la parrilla, despues de haberse cocido en caldillo ligero.

Es necesario preferir las percas de rio por el mal olor de las de ciénegas ó estanques, escogiéndose las mas grandes y mas gordas, cuya carne aunque firme es de fácil digestion y por eso es tan estimada.

En general, el mejor modo de guisar la perca, es haciéndola cocer *á la Watterfitch*, comiéndose con una salsa de la mejor mantequilla, lo que se hace de la manera siguiente.

PERCAS A LA WATTERFITCH. Se vacian tres buenas percas por las agallas, y en lugar de las huevas, que se le quitarán, se les ponen lechecillas de carpa; se les atan las cabezas y se ponen en una cacerola con agua de sal ligera y raiz de peregil, tiras de cáscara de zanahoria, hojas de peregil y una de laurel; se dejan cocer, y estándolo, se les quitan el pellejo y las escamas; se les separan las aletas y se colocan de distancia en distancia sobre el cuerpo de las percas, que hecho esto se depositan en otra cacerola, echándoles encima su caldillo, colado y suprimido el laurel; se echan en la otra cacerola tres cucharadas de salsa rizada (véase) con cuatro onzas de mantequilla, cuartos de limon sin cáscara, sal y pimienta gorda; se añaden las tiras de zanahoria y el peregil y se deja todo calentar, cuidándose de que la salsa quede bien ligada. A la hora de servirse se escurren las percas, se aderezan y se les echa encima su caldillo.

Si no hubiere salsa rizada, se suplirá con la de mantequilla, ó simplemente con el agua de su cocimiento.

PERCAS (Modo comun de prepararlas). Escogidas las percas que se hayan de menester, se cogen con un lienzo en la mano izquierda y teniéndose un rallador de queso en la derecha, se pone en accion contra el hilo de las escamas, quedando por este medio y con facilidad limpia la superficie de los pescados; cuando estén limpios, se les hacen unas cisuras de trecho en trecho y se ponen á cocer en agua con sal; se sirven con alguno de los caldillos de pescado (véase PESCADO), adornándose el plato al rededor con papas cocidas y encima con peregil.

PERCAS (Asado de). Escogidas las mejores, se les quitan las agallas y parte de la hueva; se ponen al fuego á cocer con vino blanco, mantequilla, caldo magro (véase CALDO MAGRO, pág. 130), raices, cebollas mechadas con clavo de especia, un manojito surtido, la cáscara descarnada de una naranjá, ajo, sal y pimienta. Se sirven con las escamas sobre una servilleta con peregil frito.

Se sirven tambien como asado, cocidas en caldillo ligero (véase CALDO LIGERO, página 132).

PERCAS EN MANTEQUILLA. Despues de haber vaciado las percas y de haberles quitado las agallas, se lavan y se les atan las cabezas con un hilo; se echan en una cacerola con una cebolla rebanada, una zanahoria, una hoja de laurel, algunas ramitas de peregil, sal y el agua suficiente; se dejan cocer, y estándolo, se escurren; se les quitan el pellejo, las escamas y las aletas, clavándoles estas últimas en el medio del cuerpo de trecho en trecho; se mantienen calientes en su caldillo, y al momento de servirse, se escurren y se cubren con salsa de mantequilla (véase entre las SALSAS).

PERCAS EN AGUA DE PEREGIL. Se raspan como las chirivías unas gruesas raices de peregil y se pone á cocer un buen puño de ellas en cuatro cuartillos de agua poco salada. Preparadas las percas, se echan en esta agua, separándose las raices, que se guardan para ponerlas á su tiempo sobre los pescados; se hacen hervir éstos cosa de seis ú ocho minutos y se sirven en un plato hondo, con su caldillo por encima, añadiéndose las raices de peregil y una salsa de mantequilla tibia; se sirven aparte papas para acompañar á las percas.

PERCAS EN SUSTANCIA DE CANGREJOS. Despues de cocidas las percas en caldillo ligero (página 132), se dejan enfriar, preparándose en seguida y aderezándose en un plato con la precaucion de mantenerlas calientes. Se hace una salsa con una anchoa picada, mantequilla fresca, sal, pimienta, nuez moscada, un poco de harina, de agua y de vinagre; se liga esta salsa con sustancia de cangrejos (véase SUSTANCIA DE CANGREJOS) y echándose sobre las percas, se sirven.

PERCAS EN VINO. Despues de haber escaldado las percas, con agua hirviendo, se les quitan las agallas y se ponen en una cacerola con vino blanco y caldo en partes iguales, una hoja de laurel, una cabeza de ajo, un manojito de peregil, dos clavos de especia y sal; se dejan cocer, y estándolo, se pasa el caldillo por tamiz; se amasa en seguida en una cacerola un poco de mantequilla con otro de harina y se humedece con el caldillo de las percas, volteándose la salsa hasta que esté ligada y cocida; se le añaden pimienta gorda, un poco de raspadura de nuez moscada, y tanto como un huevo de paloma de mantequilla de anchoas; se escurren las percas, se echan en esta salsa y se sirven.

PERCAS FRITAS. Escaldadas las percas, se vacian, se les quitan las agallas, se lavan, se les hacen unas cisuras en los costados y se ponen en seguida á marinar con sal, un poco de aceite, cebollas, peregil y zumo de limon; se escurren despues, se revuelcan en harina y se ponen á freir hasta que se doren;

PERCAS EN MARINESCA. Preparadas convenientemente las percas, se dividen en trozos y se procede en todo como se explica en la voz MARINESCA (véase en la página 510).

PERCHA (véase PERCA).

PERDIGAR. En castellano son sinónimos aperdigar, emperdigar y perdigar, y significan en la cocina, disponer las viandas y cualquiera otra cosa á estilo de las perdices, de donde tomó orígen esta voz. Hay dos modos de perdigar: cuando se trata de guisar las diversas sustancias que se perdigan, se echan en agua caliente ó hirviendo, segun se ha menester para que se maceren ó quebranten y despues de medio cuarto de hora se sacan y se echan en agua fria. Este modo de perdigar, se llama tambien *rehogar* porque las viandas se ahogan dos veces, una en agua hirviendo y la otra en agua fria, aunque ya esta voz se ha hecho extensiva comunmente aplicándose hasta á las viandas que se sancochan ó medio frien en cualquiera grasa. Cuando se trata de asados, se entiende por perdigar, poner sobre las brasas la perdiz, ú otra ave ó vianda antes de asarla para que se conserve por algun tiempo sin dañarse, ó para que adquiera alguna consistencia y pueda sufrir despues otras manipulaciones, como el mecharse, por ejemplo.

Tambien se llama perdigar en sentido ménos rigoroso, preparar la vianda en una cazuela con grasa, para que esté mas sabrosa, lo que nosotros llamamos *sancochar*.

PERDIGON. El pollo de la perdiz ó la misma perdiz cuando es nueva. Como la carne de ésta es mas delicada, se prepara en otros guisos diferentes de los de la perdiz de mas edad, aunque algunos son generales para ámbas (véase PERDIZ).

PERDIGONES MECHADOS. Despues de limpios se mechan los perdigones con jamon delgado, se asan á un fuego muy suave, y cuando ya estén cocidos se sirven con limon.

Si fueren muy tiernos, se podrán asar cubiertos con unas tajadas de jamon y envueltos en hojas de parra.

PERDIGONES A LA INGLESA. Despues de limpios los perdigones y pasados por las llamas, se destripan, se dividen á lo largo y se recogen sus pies, se aplastan bien con el machete, y untados con aceite y sal-pimienta, se ponen á la parrilla á fuego vivo hasta que se asan: despues se sirven con salsa picante, ó fritos despues de asados, en mantequilla.

PERDIGONES EMPAPELADOS. Se dividen completamente por la mitad, se espolvorean con sal y se frien en mantequilla; cuando ya se consideren cocidos se sacan. Se echan á freir en la mantequilla restante ajos, papas, peregil y hongos, todo picado y espolvoreado con harina, agregándole un poquito de caldo y otro tanto de vino blanco; cuando este caldo haya espesado, se echa sobre los perdigones y cada mitad se cubre con una tajada de jamon, se envuelve en un papel aceitado y se pone á la parrilla á un fuego manso.

PERDIGONES Ó PERDICES AL RESCOLDO. Estando los perdigones bien limpios y vacios, se les retuercen las pastas como á los pollos; esto es, se meten los extremos de las piernas en el cuerpo, por una pequeña cortada que se les da con la punta del cuchillo por cada lado; se sancochan sobre el fuego en una cacerola con un poco de mantequilla, con ajo, peregil, cebolla y hongos, todo picado muy menudo y sazonado con sal y pimienta gorda; cuando hayan tomado las aves el gusto de la marinada, se envuelve cada una en una lonja de jamon y despues en un papel que se mojará un poco para que no se queme. Se entierran en rescoldo encendido, y cuando estén cocidos los perdigones, se sirven con caldo de sustancia (vease CALDO-COLADO, pág. 132) y zumo de limon, ó bien con la salsa que se apetezca mejor.

PERDIGONES CON TRUFAS Ó CRIADILLAS DE TIERRA. Se vacian tres perdigones por el buche y se pasan por la llama para chamuscarles el plumon; se lavan las criadillas de tierra que pesen media libra; se limpian y se cortan en pedacitos del tamaño de una avellana y se maceran en una cacerola con un poco de mantequilla, de sal y de especias, apartándose al cabo de cinco minutos. Se pican y majan cosa de cuatro onzas de jamon y de restos de aves, y los recortes que habrán quedado de las criadillas de tierra; se mezcla todo juntamente con las criadillas, y se rellenan con esto los perdigones; se disponen de modo que no se les pueda salir el relleno, se adornan con cebollas, zanahorias, un manojito surtido, sal y restos de aves; se cubren con jamon y una rueda de papel y se humedecen con dos cuartillos de caldo. Cuando estén cocidos, se desatan, se aderezan y se sirven con salsa de criadillas de tierra (véase entre las SALSAS).

LOS MISMOS A LA BURGESA. Si no hubiere de esta salsa, se frien las criadillas de tierra picadas, mezclándoles media cucharada de las comunes de harina; se pasa por un tamiz de seda el caldo en que se cocieron los perdigones, y se deja consumir hasta quedar en la mitad; en seguida se desengrasa y se sirve sobre los perdigones, que se pueden tambien cocer al asador.

PERDIGONES A LA ESPAÑOLA. Vaciados los perdigones y dispuestos como se ha dicho en los artículos anteriores, se ponen en una cacerola con jamon, mantequilla, el zumo de un limon y pimienta gorda; luego que se hayan sancochado en la mantequilla, se les echa media botella de vino blanco y otro tanto de salsa española, añadiéndose un manojito surtido y dejándose cocer todo cosa de una hora. Se sacan despues los perdigones y se desatan; se deja espesar el caldillo, se desengrasa, se cuela y se ponen encima los perdigones.

LOS MISMOS A LA BURGESA. Si no hubiere salsa española, se dejan los perdigones en su mantequilla; se hará una sustancia ligeramente roja con caldo y media botella de vino blanco, que se echa sobre los perdigones juntamente con su caldillo. Cuando éste se haya espesado, se desengrasa lo mejor posible, dejándose que tome la consistencia de salsa, que se cuidará de que tenga la sal necesaria para que esté de buen gusto.

PERDIGONES (Salmis ó salmorejo de). Despues de cocidos los perdigones al asador y estando frios, se destrozan, se ponen sus miembros en una cacerola; se quiebran los huesos del armazon y se echan en otra cacerola con un vaso de vino blanco, un poco de salsa española, chalotes y peregil picados, sal y pimienta; se hace espesar esta salsa á un fuego muy vivo, se pasa por la estameña y se echa sobre los miembros de los perdigones, que se ponen á calentar en ella sin que hiervan. Se adereza este salmorejo mezclándole tostadas de pan, fritas en mantequilla y majadas. Puede reemplazarse la salsa española, si no la hubiere, con sustancia roja (vease CALDO-COLADO, página 132), en la que se frien los restos de los perdigones, sazonándose como se dijo y humedeciéndose con caldo y vino blanco en iguales cantidades; se deja espesar el caldillo y se pasa por la estameña.

PERDIGONES (Salmorejo de) HECHO

SOBRE LA MESA CON ESPÍRITU DE VINO. Cuando se han servido á la mesa perdigones asados, se pueden hacer en salmorejo sobre la misma mesa á la vista de los convidados, para lo que se destrozan y se aderezan sus miembros sobre un plato, que se pone sobre el hornillo ó aparato de espíritu de vino; se sazonan con sal, pimienta, chalotes y peregil picados, cáscara rallada y zumo de limon; se humedece todo con un vaso de vino blanco y se deja hervir el salmorejo algunos minutos.

PERDIGONES (Salmorejo de) **FRIO.** Estando despedazados los perdigones y dispuesto el caldillo como se dijo antes en el primer artículo de **SALMOREJO DE PERDIGONES**, se deja enfriar la salsa; se echan en ella los miembros de las aves y se aderezan mezclados en un plato, cuyos bordes se guarnecen con gelatina.

PERDIGONES (Salmorejo de) **DEL CAZADOR.** Cocidos al asador los perdigones y despedazados como se ha dicho antes, se echan sus miembros en una cacerola con un poco de aceite y otro tanto de vino, con sal, pimienta y zumo de limon; se hacen saltar en esta salsa y se sirven.

PERDIGONES A LA PERIGORDINA. Despues de haber quitado la paletilla á los perdigones, se aplastan un poco sin quebrarles los huesos; se rellenan con sus hígados picados, criadillas de tierra tambien picadas, raspadura de jamon, sal, pimienta, peregil y cebollas; se ponen á sancochar con dos panes de mantequilla, seis trufas ó criadillas de tierra enteras y mondadas, un manojito de peregil, cebollas, media cabeza de ajo, dos clavos de especia, sal y pimienta gorda; se ponen con todo el recado sobre tajadas de ternera y se cubren con lonjas de jamon; se dejan sudar un cuarto de hora y se humedecen con un poco de caldo y un vaso de vino de Champaña; se dejan acabar de cocer y se acomodan los perdigones y las criadillas enteras en el mismo plato en que se han de servir, manteniéndose calientes; se añade sustancia roja (véase **CALDO-COLADO**) á su caldillo y se hace hervir para desangrarlo y dejarlo consumir hasta la consistencia de salsa, que se pasa por tamiz, se le exprime el jugo de un limon y se rocian con ella los perdigones y las criadillas de tierra, que despues se sirven calientes.

PERDIGONES (Picadillo de). Se hace y sirve lo mismo que el de conejo (véase **CONEJO EN PICADILLO A LA FRANCESA**, pág. 207).

PERDIGONES (Sustancia de). Se dispone como la **DE GAZAPO** (véase en la página 374).

PERDIGONES A LA SAN LORENZO. Se recogen hácia dentro las piernas del gazapo y se aplasta golpeándolo por el vientre; se polvorea por encima con sal y pimienta y se sancocha en una cacerola con un poco de aceite; se pone en seguida sobre la parrilla á un fuego muy vivo; se aparta y se adereza en un plato echándosele por encima salsa española, á la que se habrá añadido zumo de limon y raspadura de la cáscara del mismo.

PERDIGONES A LA TÁRTARA. Se vacian y se pasan por las llamas para quemarles el plumon; se les encogen las piernas, se golpean como los anteriores y se echan en una cacerola con mantequilla tibia, de modo que ésta los cubra por todas partes; se sacan y se polvorean con sal y pimienta; se revuelcan en pan rallado de manera que estén bien cubiertos, y poco mas de media hora antes de servirse, se ponen sobre la parrilla á fuego muy suave; y para llevarse á la mesa se echa salsa de mostaza en un plato (véase **SALSA DE MOSTA-**

ZA Á LA FRANCESA), y se acomodan encima los perdigones.

PERDIGONES EMPAPELADOS. Despues de vaciado el perdigon y pasado por las llamas se divide en dos mitades del cuello á la rabadilla, separándose los trozos; se sancochan en una cacerola con mantequilla y se dejan en ella cosa de siete ú ocho minutos, lo que bastará para que queden casi cocidos, se ponen á enfriar en un plato y se les echan por encima yerbas finas dispuestas para empapelar (véase YERBAS FINAS): cuando estén frios los trozos, se cortan unos papeles cuadrados del tamaño conveniente para que cada uno pueda contener una mitad del perdigon; se extiende aceite sobre el papel y se pone una lonja de jamon muy delgada, y encima la mitad del perdigon con sus yerbas y otra lonja de jamon para cubrirla; se dobla el papel, se pliega en forma de alcartaces, y media hora antes de servirlos, se ponen sobre la parrilla á fuego muy suave, y para llevarse á la mesa se aderezan en un plato en forma de corona con alguna sustancia aguada ó suelta por debajo.

PERDIGONES (Cartuja de). Se tornean zanahorias y nabos del tamaño del molde en que se ha de hacer la cartuja, cuidándose de que todos queden del mismo grueso; se perdigan en agua y se cuecen despues en caldo concentrado; se acomodan en seguida de modo que permanezcan rectos y se ponen á cocer cebollas de la misma suerte. Cocidos los perdigones como se explica en el artículo PERDICES CON COLES (véase adelante), se dispone el molde ó cazuela que ha de servir, untándose con mantequilla y se forma en el fondo un dibujo con los nabos y zanahorias que se cortan en tiras para que puedan acordonarse, así como tambien con cebollitas y chícharos aperdigados, y con exotes, segun el gusto. Decorado así el fondo se colocan alternativamente á los lados del molde zanahorias y nabos; despues se pone una cama ligera de coles cocidas y escurridas, por todo el molde y se acomodan en medio los perdigones sobre la pechuga, rodeándose de chorizones y salchichas de trecho en trecho y poniéndose mas coles encima hasta llenar el molde. Dos horas, ó mas, antes de servirse se pone á calentar la cartuja en baño de María con rescoldo encendido al rededor. Al llevarse á la mesa se aprieta con suavidad para que se escurra, oprimiéndola con una tapa y cuidándose de que no se descomponga, y se voltea con precaucion sobre el plato en que se ha de servir, echándole muy poca salsa. Si se hubiese descompuesto algo del dibujo, se repara lo mejor posible, pudiéndose mezclar con las coles algunas lechugas tambien cocidas.

PERDIGONES (Pan de). Se mezclan á la sustancia de perdigones (véase poco ántes) algunas yemas de huevo y se pasa todo por la estameña; se echa en un molde untado con mantequilla y se pone éste en baño de María, bastando una hora para que se cueza. Se vacia sobre un plato y se le echa salsa española mezclada con esencia de caza (véase ESENCIA DE CAZA, pág. 318).

PERDIGONES ENCARBONADOS. Se dividen los perdigones en dos mitades y se les doblan las patas por la parte interior, haciendo salir la extremidad por un agujero que se les abre cerca de los riñoncillos, de modo que cada mitad de perdigon tenga la apariencia de una costillita, figurándose el hueso con la pata; se mojan estas mitades en mantequilla derretida y se revuelcan y cubren con criadillas de tierra picadas á modo de pan rallado, sazonándose con sal y con pimienta. Se ponen á la parrilla y se sirven sobre gelatina medio cuajada.

PERDIGONES EN MAYONESA. Se disponen lo mismo que los gazapos (véase MAYONESA DE GAZAPOS, pág. 374).

PERDIGONES AL ASADOR. Se encajan en broquetas, se cubren con rebanadas de limon, quitadas las pepitas y las cáscaras, para que no les comuniquen su amargura, y se les ponen lonjitas de jamon por encima; se envuelven en un papel untado con mantequilla ó con aceite y se ponen al asador dándoles una hora de cocimiento.

Se desenvuelven despues los perdigones y se sirven sobre una sustancia suelta con zumo de limon.

PERDIGONES EMPANADOS A LA PARRILLA. Se preparan lo mismo que los perdigones encarbonados (véanse poco antes), reemplazándose las criadillas de tierra con pan rallado.

PERDIGONES A LA INGLESA. Se rellenan con un picadillo hecho con sus hígados, mantequilla, sal y pimienta; se ponen al asador sin albardas de jamon; pero sí, envueltos en papel y se dejan allí hasta que estén casi cocidos; se apartan entonces, se desenvuelven, y alzando cada una de sus partes sin cortarlas, se les pone bajo de cada miembro un poco de mantequilla amasada con pan rallado, chalotes, cebolla y peregil, todo picado, sal, pimienta gorda y un poco de nuez moscada; se les echa un buen vaso de vino de Champaña y dos cucharadas de caldo concentrado, y se dejan hervir suavemente hasta su perfecto cocimiento, sin cubrirlos para que pueda espesarse su caldillo; concluyéndoles la operacion con añadirles el zumo de dos naranjas agrias y un poco de raspadura de su cáscara.

PERDIZ. Ave muy conocida, de la que hay varias especies, siendo la principal la llamada *perdiz real* que es la comun y tiene cosa de diez pulgadas de largo. Su pico piernas y pies son encarnados y todo el cuerpo manchado de rojo, negro y blanco, ménos el pecho, que es ceniciento, con una faja circular de color negro. Es ave que vuela poco y sin elevarse mucho; se mantiene de semillas y su carne es muy sustanciosa, sana y agradable.

La perdiz blanca se diferencia de la comun principalmente en tener las piernas y los pies cenicientos y cubiertos de plumas muy pequeñas, y en ser de color ceniciento claro, con la cola blanca y las alas negras, manchadas en su extremidad de blanco. Es algo mayor que la perdiz comun. Su carne es excelente, restaurante y fortificante.

La perdiz blancal es de la misma especie que la pati-blanca, sino que en los paises frios toma en el invierno el color blanco, distinguiéndose entónces de la blanca solamente en los pies que no tienen pluma.

La pati-blanca se diferencia de la comun principalmente en tener las alas mas manchadas de negro, y el pico, las piernas y los pies de color blanco que tira á verde.

La que se llama pardilla, no es sino variedad de la perdiz comun, mas pequeña que ella, de color mas oscuro y ménos manchada. Habita mas comunmente en los paises montañosos y vuela mas y apeona ménos.

La carne de todas las especies es igualmente buena, aunque se hace mas aprecio de la real, quizá porque abunda ménos; es fortificante, restaura las fuerzas perdidas, nutre mucho y conviene á los convalecientes. Es necesario escoger las perdices nuevas, tiernas, bien nutridas y de un husmo agradable, porque siendo viejas, se vuelve su carne dura y correosa, de difícil digestion y poco agradable al gusto. No se deben comer las perdices luego que se matan, sino que es necesario dejarlas reposar uno, dos ó mas dias al aire, pues entonces su carne es mas tierna y mas blanda, á causa de la ligera fermentacion que se excita en ella.

Las perdices eran muy estimadas entre los atenienses, y René, rey de Nápoles, que vivia por los años de 1470, las llevó de la isla de Chio á la Provenza. Eran tan comunes en aquella isla y tan mansas, que sus habitantes tenian muchas y las conducian en bandadas al campo, como en Francia se conduce á los ánsares y aquí á los guaxolotes.

PERDICES EN COLES. Se parte medio á medio una col mediana, se aperdiga en agua hirviendo, y despues de haberla sacado y escurrido, se refresca en agua fria; se le exprime toda el agua que tenga y se ata cada mitad con una perdiz desplumada, destripada y pasada por la llama con las patas recogidas y atadas con un hilo. Se fondea una cacerola ó cazuela con rebanadas de jamon, y se pone allí la col con las perdices, dos chorizones, seis salchichas, dos zanahorias y dos cebollas. Se sazona todo con pimienta y sal, se cubre con mas jamon y se deja cocer á fuego lento. Estando todo bien cocido, se pone á escurrir la col sobre un lienzo, apretándola algo para que le salga todo el caldo. Se disponen las perdices rodeándolas con rebanadas de col, poniendo sobre cada una la mitad de una salchicha, un trocito de jamon y otro de chorizon; se cortan ruedas de zanahorias y se acomodan lo mismo; se cuela el caldillo, se le añade un poco de sustancia ó caldo-colado, se deja espesar y se echa sobre las coles ó perdices y así se sirven.

PERDIZ (Guiso de). Para una perdiz tres tantos iguales de agua, vinagre y aceite, una cebolla grande, dos ó tres hojas de laurel y seis granos de pimienta negra; se tapa la olla con una cazuela con agua, y se deja hervir á fuego lento hasta que esté cocida.

PERDIZ EN XITOMATE. Despues de limpias las perdices, se ponen á freir en una olla embarrada con manteca y aceite. Ya fritas, se les añaden cebollas en cuartos, dientes de ajo con cáscara, rebanadas de xitomate, clavo, canela y pimienta enteros, sal y agua suficientes. Se tapa la olla, se mantiene puesta á fuego manso hasta que se cuezan, y se sazona bien el caldo.

PERDICES ASADAS. Se cuecen las perdices enteras despues de limpias, y se frien en manteca; despues se les echa xitomate molido, ajos picados, culantro tostado y molido, pimienta lo mismo y un poco de vinagre; se ponen á dos fuegos mansos y se dejan consumir hasta que se doran en su grasa.

PERDICES EN VINO. Se cuecen enteras, habiéndolas destripado y limpiado, con jamon, sal y cebollas, añadiéndoles vino, vinagre, alcaparras, alcaparrones, clavo, canela, pimienta y peregil, todo molido, de modo que el caldo quede espeso. Se tapa la olla y se dejan cocer, sirviéndose con orégano por encima.

PERDICES ESTOFADAS A LA FRANCESA. Por lo comun no se guisan en estofado sino las perdices viejas, y despues de haberlas desplumado, vaciado y chamuscado á las llamas, se mechan con tiras ó mechas medianas de jamon, bien sazonadas con sal, pimienta y aromas majados; se recogen sus patas en seguida y se atan de manera que conserven una forma bonita, poniéndose á cocer en una cacerola con lonjas de jamon, tajadas de vaca, restos de viandas, algunas cebollas y zanahorias y un manojito surtido, humedecido todo con caldo y vino blanco y bien cubierto con una rueda de papel untada con mantequilla. Luego que estén cocidas las perdices, se sacan del estofado, se dejan escurrir, se desatan, se aderezan y se les echa salsa española espesa, mezclada con un poco de esencia de caza (véase ESENCIA DE CAZA, pág. 318).

LAS MISMAS A LA BURGESA. Si no hubiere salsa española, se hará una sustancia roja ligera que se sazonará con el mismo caldillo estofado en que se guisaron las perdices; se pasa por un tamiz de seda, se deja consumir hasta que se reduzca á la mitad para que tome buen gusto, se desengrasa, se pasa por la estameña y se echa sobre las perdices.

PERDICES A LA MEXICANA. Se frien en manteca ajos y peregil picados, rebanadas delgadas de cebolla y xitomates asados y molidos; estándolo, se añaden pimienta, clavo, cominos y tostadas de pan fritas en manteca, todo molido, orégano, sal, vinagre, caldo del mismo en que se cocieron las perdices y alcaparras; en este caldillo se ponen las perdices ya cocidas y fritas en manteca con ajo molido, y se dejan hervir hasta que el guiso quede sazonado y en buena consistencia. Al apartarse se le echan aceitunas, tornachiles curados y aceite crudo.

PERDICES ASADAS A LA PARRILLA. Despues de limpias se ponen crudas á la parrilla, rociándose con aceite; se revuelcan en pan rallado y se vuelven á la parrilla para que se doren; se sirven con ensalada de lechuga sin picar.

PEREGIL. Hay seis especies de peregil, á saber; el comun, el de hojas grandes, el de raices gruesas, el de Macedonia y el rizado y jaspeado; pues aunque hay tambien otras dos cl el de pantanos ó ciénegas y el ci ron, éstas no se admiten en las hu ó jardines de plantas comestibles, no tienen uso alguno en la cocina.

Entre el peregil comun y el de h grandes, solo hay la diferencia de las hojas del último son mas gra que las del otro; ámbos tienen las mas virtudes y propiedades y se c van lo mismo; pero como el segu aborta el corazon luego que ha ech sus primeras hojas, no se hace apr de él en las huertas.

El de raiz gruesa tampoco se dife cia del comun sino porque sus hojas mas gruesas por un lado y porque raiz es siempre tan gruesa como u zanahoria. De esta raiz se hace muc aprecio porque da un gusto perfecto caldo y tiene lugar en muchos gui dos. Los alemanes cultivan de pre rencia el peregil de raices gruesas d verde oscuro, con respecto á una cla que hay de verde claro, porque resis mejor á las heladas.

El de Macedonia se parece tambien al comun; pero sus hojas son mas a chas y mas recortadas. Su semilla es mucho mas menuda, mas prolongada, puntiaguda y mas aromática. Crece en Macedonia, de donde se lleva la semilla á Europa y de ésta se trae á México; se cultiva lo mismo que el perifollo; pero es necesario observar que no tarda tanto tiempo en nacer, y que no se come sino estofado ó cocido bajo de estiercol ó cajetes, como la chicoria. Este peregil sirve para las ensaladas de invierno capándolo como á la chicoria silvestre, esto es, cortándole todas las hojas y cubriendo en seguida con un petate y estiercol, ó con paja, el lugar en que está para que no pueda penetrar la helada, quedando por este medio blanco, amarillento y tierno.

El peregil rizado, como lo indica su vunbre, se distingue del comun en que dine rizadas sus hojas, y el veteado ó aspeado, en que sus hojas lo están con venas blancas que tiran á amarillo. Esa última es una planta muy delicada que produce poco, siendo esta la razon por qué apenas se cultiva, y eso, mas bien por curiosidad.

El peregil comun entra en todos los uisos y en todas las salsas, y deben scogerse las extremidades de las plantas, antes que hayan comenzado á florer ó tengan semilla, porque entónces on mas tiernas, mas olorosas y ménos ;res. Como sus raices se emplean tambien en las sopas y en algunos guisados, necesario escogerlas gruesas, largas, anquizcas y de buen gusto.

PEREGIL PICADO. Despues de bien mpio, lavado y escurrido, se pica muy 10, cuidando de que no se pele; pero ntes de concluir la operacion, se mete la esquina de un lienzo, se le echa na encima, se lava y se exprime á de que no le quede nada de jugo; se elve á poner entónces sobre la mesa se acaba de picar. De este mismo ocedimiento se usa para picar los chaes y los hongos.

PERFECTO AMOR (Licor aceito). (Véase ACEITE DE PERFECTO AMOR, gina 7).

PERIFOLLO. Planta hortense, de que hay dos especies, la comun, y la mizclada. La primera es anual, ó tieque sembrarse cada año; la otra es enne ó vivaz.

La raiz del perifollo comun es única, ca, fibrosa y un poco acre; el tallo ilíndrico, acanalado y hueco; tiene os de trecho en trecho y echa mu ramas; las hojas se parecen á las de icuta; pero son mas chicas, mas fi- teñidas de algunas sombras colo- s, y sostenidas por rabitos rojizos. Su olor y su gusto son aromáticos. En la extremidad de las ramas nacen las flores en forma de parasol, compuestas de cinco pétalos blancos, desiguales y de cinco pequeños estambres del mismo color de los pétalos. El cáliz se vuelve un fruto compuesto de dos granos largos, un poco convexos, lisos, negros y de un sabor aromático, lo mismo que las otras partes de la planta.

El perifollo almizclado tiene las hojas mas grandes, mas velludas y de un verde mas subido; pero con la misma forma y recortes que el comun; el olor aromático que exhala tira algo al del almizcle. El pie es grueso y brota muchas hojas que tienen mucho brillo; si echa tallo, lo que no sucede siempre, es grueso y acanalado. Las extremidades de las ramas de que está guarnecido, rematan con flores en forma de parasol. El grano es grueso, largo, de color de café, convexo por un lado y acanalado por el otro.

El perifollo comun se siembra todo el año; pero es necesario advertirse, que desde la primavera hasta el mes de Agosto se levanta en tres semanas. Es necesario sembrar poco á la vez y hacerlo cada quince dias para que no falte en ningun tiempo. Durante los grandes calores debe sembrarse á la sombra de una pared y regarlo todos los dias, pues por falta del agua suficiente se vuelve amarillo y correoso.

Desde fines de Agosto hasta principios de Octubre se siembra para el otoño y el invierno. El últimamente sembrado es el que dura mas tiempo pues que tarda mas en crecer.

Toda tierra es buena para el perifollo con tal que se prepare convenientemente; y aunque algunos lo siembran juntamente con el peregil, no debe imitarse esta práctica, porque en lo general la mezcla de plantas diferentes desustancia mucho y desmejora las tierras.

Se come el perifollo en ensalada y en sopa; pero es necesario cuidar de no ponerlo á cocer, sino un cuarto de hora antes de comerse, porque de lo contrario, perderia su gusto y sus cualidades; y aunque conviene á toda clase de personas, no debe usarse con exceso, pues entónces podria volverse ardiente é irritante.

Los que van á recogerlo en los jardines deben tener mucho cuidado de no tomar cicuta por perifollo, y para distinguir las dos plantas, no deben olvidarse de las pequeñas manchas rojas que tiene la cicuta en la parte inferior del tallo, así como de que es de un verde mas subido que el perifollo. Donde se usa mucho esta planta, á cada paso se encuentran personas envenenadas ó muy indispuestas por este fatal descuido, que se evita con seguridad, si se atiende á las señales que tan minuciosamente se indican en este artículo del perifollo y en el de peregil, para distinguirlos de la cicuta, que es un veneno, debiendo advertirse tambien que otro de los signos por los que no pueden confundirse estas plantas es, que tanto el peregil como el perifollo son aromáticos, al paso que las hojas de la cicuta tienen un olor desagradable.

Pero si por desgracia se presentare algun caso de envenenamiento ó enfermedad por haberse comido cicuta en vez de perifollo ó de peregil, será preciso recurrir al vinagre como vomitivo, que es su mejor antídoto, tomándolo en ojimiel tibio (que no es otra cosa, que el mismo vinagre blanco, mezclado en una tercera parte con dos de miel y cocido á punto de jarabe), en cantidad suficiente para que facilite la deposicion.

El perifollo tiene muchas virtudes, y se emplea como remedio en diferentes enfermedades. Las dos especies entran en todos los caldos refrigerantes y cocimientos aperitivos. Se exprime su jugo, que es bueno para la ictericia y los colores pálidos, en la dosis de tres ó cuatro onzas con igual cantidad de caldo de vaca. La hoja hervida en leche alivia las almorranas externas, recibiéndose sus vapores lo mas calientes que se pueda, y lavándose cuando ha pasado su calor mas fuerte; se sienten los buenos efectos de este remedio cuando se ha repetido tres ó cuatro veces la curacion; pero no es tan eficaz para las almorranas internas, aunque siempre se recibe con él algun alivio, y si se hiciesen jeringatorios con este cocimiento, acaso resultaria la completa curacion y la salud, de lo que no faltan ejemplares. Con el cocimiento de esta planta se hacen fomentos sobre las partes amenazadas de una inflamacion, y sobre el vientre para el cólico. Su orujo disuelve la sangre coagulada; se aplica tambien en las contusiones, é impide al mismo tiempo el derrame de la sangre. Chupándose ó fumándose sus hojas como tabaco, alivian á los asmáticos: puestas en infusion por algunas horas y bebidas, son diuréticas y ayudan á la digestion, siendo preferible el perifollo almizclado para los asmáticos. Finalmente, su jugo es un remedio eficaz contra la hidropesía, tomándose solo ó con nitro purificado y jarabe de cinco raices, siendo preciso gastar un vasito pequeño de cuatro en cuatro horas, en corta dosis cada vez.

El perifollo almizclado no se siembra sino en la primavera ó á pelo de tierra, no levantándose por lo comun sino al cabo de un mes; y para que no corra riesgo de perderse, es necesario regarlo en caso de necesidad y escardar las malas yerbas.

Se come en ensalada y en sopa, dándole su raiz muy buen gusto; pero, como éste es de almizcle, que no agrada á innumerables personas, el perifollo almizclado casi no tiene uso en la cocina.

PERNIL. El anca y muslo del puerco (véanse PERNIL DE CERDO COCIDO, página 179 y JAMON, página 438).

PERO. }
PERON. } Fruta bien conocida, que no es sino variedad de la manzana comun. Se come el peron crudo, ó cocido en ensalada, y se disponen con él diferentes dulces, para lo que pueden verse los artículos

CAJETAS DE PERON Y COCO, pág. 121.

CAJETAS DE PERON Y DURAZNO, página 121.

CAJETAS DE PERON.......... }
CAJETAS DE PERON Y PERA, } página 122.

COMPOTA DE PERONES, página 199.

COMPOTA DE PERONES ENCANTILLADOS, página 201.

CARLOTA DE MANZANAS Ó PERONES, página 144.

CONSERVA DE PERONES JALEADOS Y RELLENOS, página 221.

ENSALADA DE PERON, página 307.

ENSALADA DE PERONES DESFLEMADOS, pág. 307.

JALEA DE PERON, página 435.

MERMELADA DE PERON, página 532.

TORTA DE PERON.

PERONES FRITOS PARA ADORNO DE ASADOS Y OTROS GUISOS. Se quita el corazon á los perones por medio de un deshuesador, procurando pasarlos con un agujero redondo sin que se abran; en seguida se descoronan de uno y otro lado y se cortan en rebanadas delgadas; se bañan con la pasta siguiente y se ponen á freir en manteca hasta que queden de un color dorado.

Se forma la pasta de un buen puñado de harina, dos ó tres yemas crudas de huevos, un poquito de aceite de comer bueno y la sal suficiente; se suelta la masa con una poquita de agua y se bate hasta que tomada una cucharada, al vaciarla desde lo alto forma un hilo sin cortarse.

Del mismo modo se forman rosquillas para adorno, de plátano, camote, papas, raiz de chayote y otras sustancias, como criadillas, hongos, &c.

PERONES MECHADOS Y JALEADOS. En una sarten ó cazo que tenga el fondo casi plano, se van acomodando los perones mondados, y mechados con rajitas de canela y con clavo; se les echa almíbar clarificado y se dejan hervir á fuego suave al punto de conserva, cuidándose de que no se deshagan al voltearlos; cuando estén cocidos y el almíbar de punto de jalea, se colocan en un plato y se cubren con su jalea, que se habrá espumado bien para que quede limpia y tersa sobre los perones.

PERONES EN NATILLAS. Mondados los perones, se dividen en mitades, se les quitan los corazones y se mechan con clavo y rajitas de canela; se ponen á hervir en almíbar clarificado hasta que tenga el punto de conserva, volteándolos con cuidado para que no se deshagan; así que están cocidos y la jalea de punto bajo, se sacan y van colocando en platos para formar con ellos una cama, que se cubre con su jalea mezclada con almendra molida, natillas y yemas de huevo batidas, de modo que se haga una pasta suelta; se ponen cuantas camas quepan en los platos que deberán ser hondos, siendo la última de pasta. Se polvorea por encima con canela molida, formándose con ella flores ú otros dibujos.

PERONES EN LECHE. Despues de mondados los perones, se mechan con clavo y rajitas de canela y se hacen en conserva, sacándose del almíbar cuando esté de punto y dejándose escurrir. Se endulzan cuatro cuartillos de leche con tres libras de azúcar, y se cuelan y ponen al fuego, mezclándose una libra de almendra bien molida, una taza caldera de natas y tres onzas de mantequilla; así que la mezcla esté de medio punto, se quitan á los perones el clavo y la canela y se echan en la leche, de la que se vuelven á sacar cuando esté próxima á tomar el punto de cajeta; se ponen entónces en un platon hondo ó compotera, y cuando la leche al menearse deje ver el fondo del cazo, se vacía sobre los perones, que se adornan como mejor parezcan.

De la misma suerte se disponen las manzanas y las peras.

PERONES FINGIDOS. Se baten hasta que se pongan duras con un poquito de almidon cernido, tantas yemas de huevo, cuantas fueren necesarias para la cantidad de perones que se quieran fingir; se echa el batido en pocillos hasta la mitad de su altura, y se ponen á cocer en baño de María, esto es, en una sarten con agua hirviendo, de modo que el agua quede mas baja que los pozuelos, para que no les entre adentro, y tapándose con un comal con lumbre; cuando esté cocido el huevo, lo que se conoce metiendo un popote, si éste sale seco, se apartan los pocillos de la lumbre y se dejan enfriar; se redondean entónces con una navaja para figurar los perones, y se les pone como coronilla un clavo de especia sin la semilla ó globito que tienen en la parte superior cuando están enteros; se echan en seguida en almíbar clarificado, dándosele el punto de conserva subido; entónces se sacan los perones fingidos, se acomodan en un platon con la coronilla para arriba, y se adornan con canela en polvo, con piñones ó con pasta de almendra.

PERONATE. Se hace almíbar con media libra de azúcar, se clarifica, se cuela y se le da el punto de juntar en el agua; se echan en él ocho libras de perones cocidos, bien escurridos y cernidos, y se deja que la mezcla tome un punto mas alto que el de cajeta; se aparta entónces, se deja enfriar y se vacía en cajones forrados de papel, igualándose la superficie con la mano húmeda y dejándose reposar hasta el dia siguiente, en que se sacan los papeles del cajon y se ponen al sol para que críe el peronate costra; si se le quisieren quitar los papeles despues, se humedecerán por fuera para facilitar la operacion; si se quiere el peronate en trozos pequeños, se dividirá con el cuchillo mojado, poniéndose al sol un dia y despues en un lugar bien ventilado.

PERSICOT (véase ACEITE DE ALMENDRA ó PERSICOT, pág. 8).

PERUÉTANO. Pera silvestre, que solo sirve para hacer vino de pera, que es agradable al gusto; pero poco sano.

PESCADA (vease MERLUZA).

PESCADILLA. La merluza cuando es todavía jóven. La del Océano, que es mas pequeña que la del Mediterráneo, es mucho mas delicada.

PESCADILLA FRITA. Se le quitan las escamas, se lava y se vacia, dejándole el hígado; se enjuga, se polvorea con harina y se echa en aceite, mantequilla ó manteca muy caliente, dejándose en la fritura hasta que tenga un hermoso color ó quede bien dorada.

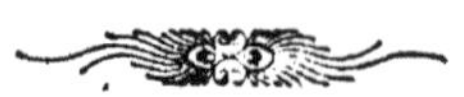

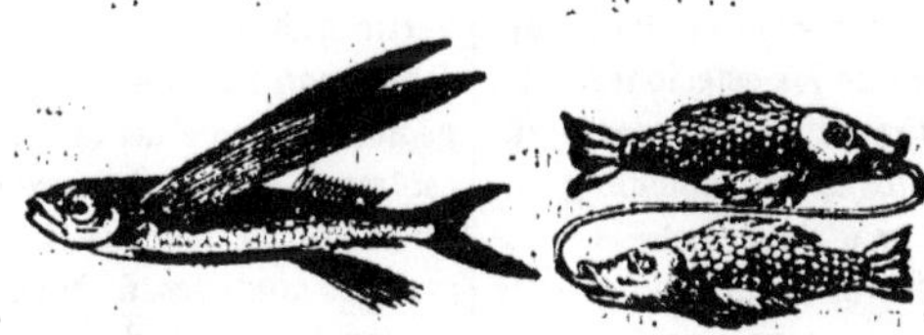

PESCADO. Solo se da este nombre al pez comestible y con respecto á que lo es, pues los demás se llaman peces ó pejes.

Los antiguos conservaban seis meses el pescado fresco, metiéndolo en la nieve en el fondo de una nevera ó vasija propia. Los egipcios no comian ningun pescado que no tuviese escamas. Los romanos tenian una ley que prohibia á los pescaderos el sentarse mientras no hubiesen vendido todas sus provisiones, con el objeto de que la incomodidad de estar en pie, los hiciese mas dóciles y dispuestos á vender su pescado á un precio razonable.

Montesquieu atribuye la grande poblacion de la China al uso frecuente del pescado; y parece que la naturaleza ha indicado esta propiedad, poniendo en cada uno de ellos tan grande cantidad de gérmen reproductor. Muchos sabios naturalistas se han divertido en contar los huevos de ciertas especies. Petit, Bloch, y Luwenhœk han publicado cálculos muy curiosos con respecto á esto, que seria largo reproducir aquí, bastando saber para formar una idea y juzgar en la materia, que una hembra de salmon de veinte libras de peso, contenia 27.850 huevos: la hembra de un sollo mediano, 148.000; una tenca de cuatro libras, 297.200; la hembra de un escombro, 546.681; una carpa de nueve libras, 621.600 y la hembra de un bacalao ú abadejo, 9.344.000.

En el siglo XII se reunieron en compañía los pescaderos de Francia para abastecer á Paris, y entónces se estableció la diferencia entre las *arenqueras* encargadas de la venta del pescado de mar, y las *pescaderas* que hacian el comercio del pescado de agua dulce. hasta ese siglo y bajo el reinado de Luis el jóven, no se conoció en Francia el arte de salar el pescado, y desde entónces diversas especies de pescados frescos surtian las mesas de los parisienses; pero los deliciosos pescados del Mediterráneo, que no podian soportar el trasporte, por acelerado que fuese, parecia que nunca podrian servirse en los banquetes de la capital de la Francia, á pesar de que Luis XV por un ordenamiento real concedió, á título de estímulo, una recompensa ó gratificacion de 9.000 francos al que pudiese hacer llegar fresca á Paris una dorada, pues no hubo quien la ganase, con grande desesperacion de los Lúculos del siglo pasado.

La química habia hecho ya muchos descubrimientos para la conservacion de las sustancias alimenticias, sin que el pescado fuese de su número. El célebre Mr. Appert comenzó por meter en botellas los vegetales, y á poco la vianda y el pescado llegaron en sus bodegas á hacer compañía al vino de Champaña, y el arte de cocina no distinguió ya la alternativa de las estaciones. Estos ensayos estimularon á buscar algunos medios análogos para obtener grandes resultados, y últimamente la compañía Rondy ha obtenido una patente de invencion para trasportar fresco el pescado de mar, por cuyo medio el Océano y el Mediterráneo surten los mercados de Francia de sus productos, palpitantes todavía, y dentro de breve tiempo nos alcanzarán tambien á nosotros los beneficios que se deben á la ciencia, al espíritu de empresa y al comercio.

Sacado en los mas fuertes calores de los puertos de Dunquerque, de Marsella y del lago de Génova el pescado, fué reconocido á su arribo en Paris en un estado de frescura perfecta, y seria de desear que el gobierno frances, á imitacion de Luis XV, animase y estimulase unos establecimientos tan eminentemente útiles, y que el nuestro á su ejemplo, cuando esté libre de mas altas atenciones, haga otro tanto, creando de este modo nuevos ramos de industria y de comercio, con que nos convidan los ricos mares que nos rodean, dando así ocupacion á muchos brazos, que al mismo tiempo de proveer á la subsistencia de sus familias, contribuirian al bienestar de toda la sociedad.

Hay pescado de mar y de agua dulce, y este último se subdivide en pescado de lago, de ciénega ó de estanque, y en pescado de rio. El de estanque ó lago es por lo comun dañoso, porque vive en agua cenagosa ó que no tiene corriente. El de rio es muy sano, con tal que el rio tenga un curso rápido, siendo de ménos clase el que se pesca en los que corren lentamente, pues aunque en estos se suelen coger pescados que se aprecian por su gordura, que los hace de buen gusto, es necesario advertir que por esa cualidad son ménos sanos, porque todas las grasas son indigestas y entre ellas la mas contraria al estómago es la del pescado. Es ménos bueno el de los rios inmediatos á las grandes ciudades, á causa de que se nutre con las inmundicias que desaguan en ellos. El pescado de mar es el mejor de todos, porque la sal marina corrige su humedad; es preferible el pedreguero, ó que se mantiene en los lugares llenos de rocas; tiene el segundo rango el que habita en el fondo del mar, y los de última clase son con razon los que viven en las orillas ó riberas. Hay pescados de mar que suben á los rios, y se nota que cuando han habitado en agua dulce por algun tiempo, son mas agradables al gusto; pero no está decidido que sean mas sanos.

Se dice como mácsima; *carne jóven y pescado viejo;* pero esto no es verdad, pues el pescado viejo es mas flecsible y correoso. Se conoce que es viejo, en la dureza y mayor tamaño de sus escamas. El macho es ordinariamente preferido á causa de sus lechecillas, principalmente entre las carpas; pero en cuanto á delicadeza de la carne, las hembras son mucho mejores, en especial entre las anguilas.

Algunos pescados se salan para conservarse, ó se hacen secar al humo; mas esta preparacion los vuelve de digestion muy difícil; el ahumado, sobre todo, es dañoso, y en general todo alimento que ha estado espuesto largo tiempo al humo, contrae una cualidad acre, poco conveniente al estómago.

El pescado se come de innumerables

maneras, y ademas de los guisos peculiares de cada especie, que se indican en sus lugares respectivos; hay otros que convienen á todos ó á muchos de ellos, y de eso tratan los artículos puestos á continuacion, debiéndose advertir por punto general, que el pescado frito, ya sea con mantequilla, ó ya con manteca ó aceite, es de difícil digestion; el asado á la parrilla ó al asador, conviene mejor al estómago, y el hervido, es mas propio para las personas de salud delicada, con tal que no esté muy cargado de especias. Es mas sano hervido en vino que en agua, pues el primero corrige sus humedades.

PESCADO EN CALDILLO BLANCO. Se usa este siempre que se guisan pescados chicos y aplastados, y se compone de agua, sal y suficiente cantidad de yerbas aromáticas, hervidas juntamente; se cuela y clarifica, y se le añade un tercio ó una mitad de leche, para ponerse en él á cocer el pescado por mas ó ménos tiempo, y siempre á fuego muy suave.

PESCADO EN CALDILLO MORENO. Al pescado cortado en trocitos se añaden rebanadas de zanahorias y cebollas, ajo, perégil, tomillo, albahaca, sal y partes iguales de agua y vino tinto. El caldillo ordinario no se diferencia de éste, sino en que se le echa vino blanco ó vinagre en lugar de vino tinto.

PESCADO EN CALDILLO SIMPLE. Se hace con vino blanco ó tinto, y mas frecuentemente con vinagre, añadiéndose mantequilla, sal, clavo, canela, pimienta gorda y fina, romero, tomillo, laurel y yerbas finas. En él se cuecen los pescados un poco voluminosos, y despues de dejarlos enfriar, se acuestan sobre una servilleta plegada en muchos dobleces para comerlos en seguida con aceite y vinagre ó con otras salsas.

Algunos aconsejan que se haga hervir por algunos minutos todo lo que sirve á componer el caldillo, para darle mas gusto y remojar allí el pescado para que debe servir, sobre todo, si es tierno y fácil de cocerse en poco tiempo.

PESCADO EN AGUA DE SAL. Se prepara, haciendo hervir sal de la mar ordinaria en agua, espumándose al separarla de la lumbre; se cuela y clarifica para servirse de ella cuando se necesite. El agua se satura suficientemente sin necesidad de cuidar de la cantidad de sal que se emplea, pues solo se mantiene suspensa la que puede disolver el agua, quedando asentada la sobrante en el fondo de la vasija.

PESCADO MARINADO Ó EN ADOBO COCIDO. Se hace de carne ó en gordo, como dicen los franceses, cuando con los mismos aromas espresados para los caldillos, se mezcla caldo preparado con vianda, añadiéndose vino blanco ó jerez. Al cabo de una hora de cocimiento, se aparta y cuela.

Se hace sin carne ó en magro, cuando en lugar del caldo, solo se echa agua, y se puede hacer tambien con agráz ó vinagre en lugar de vino.

PESCADO (Caldo de). Se pone al fuego una cacerola con un poco de mantequilla, zanahorias, cebollas, apio, nabos y cualquiera otra clase de legumbres, cortado todo en pedacitos muy delgados; se añaden restos de pescados, ó si no los hubiese, pescado cortado en pedacitos, con agua en pequeña cantidad. Cuando ya quiere cuajarse, se vuelve á echar agua, pero hirviendo; se le pone sal y un ramito de yerbas. Llegando al punto conveniente de cocimiento, se pasa por un tamiz de seda y se sirve de él para la salsa blanca, &c.

Dejándolo consumir mas, se obtiene una sustancia que sirve para los pescados en seco al uso español.

PESCADO (Fricasé de). Se pone mantequilla en una sarten ó cazuela al fuego, se echa un poco de peregil picado y una poca de harina, meneándose sin cesar, y al mismo tiempo se añaden clavo y canela molidos y vino. Estando ya cocido el pescado y cortado en pedazos, se le echa encima la fritura, adornándola con rebanadas ó mitades de huevos duros.

PESCADO EN AGUACAMOLE. Se asan unos xitomates y se machacan con la mano; se les mezcla cebolla cocida aparte, rajas de aguacate mondado y pimienta molida. Se revuelve todo y se echa en el platon que ha de llevarse á la mesa; encima se ponen raciones del pescado, que se habrá cocido en lonjas, y se cubre con tornachiles rajados, aceitunas, pimienta en polvo y orégano, añadiendo aceite y vinagre. Se sirve frio.

PESCADO EN CHILE. Se frien cuartos de cebolla y se echa agua, sal y un chile ancho desvenado, remojado y molido en crudo; en seguida se ponen las raciones del pescado con clavo, canela, pimienta y ajos, todo molido. Se deja hervir y se añaden despues chiles anchos tostados, desvenados y bien molidos, pedazos de zanahoria, alcaparras y orégano por encima. Cuando se aparta del fuego, se le agregan aceitunas y aceite.

PESCADO ESTOFADO. Se pone en una cazuela grande una cama de rebanadas delgadas de xitomate y cebolla; encima se colocan las raciones de bobo ú otro pescado, que se cubrirá con chiles anchos desvenados, medio tostados y despedazados, echándose sobre el chile canela, clavo y pimienta, todo molido, orégano, una taza de aceite y otra de vino bueno. (Algunos usan vinagre fuerte en vez de vino). Despues de sazonado, se entierra la cazuela en rescoldo caliente y se tapa con un comal con lumbre, dejándose así cocer.

PESCADO EN ADOBO FINO. Se compone este adobo de sal, vinagre, hisopillo menudo, mejorana, ajo, vino y especias de todas ménos azafran.

PESCADO EN AJO Y HARINA, CON LECHE. Se deja quemar la manteca, y estándolo, se frien en ella ajo y cebolla, picados muy menudos, mezclando aceite al tiempo de freirse; despues se echa la harina, y ántes de que tome color se le añade leche y se pone allí el pescado.

PESCADO GUISADO CON PAN Y VINO. Se pica de todo recado y bastante peregil, todo muy menudo, y despues de bien frito, se le echa pan tostado en manteca, pimienta y clavo molidos, hojas de laurel, bastante vino y poco aceite. Es muy bueno este guiso para el bagre.

PESCADO EN XITOMATE Y ACEITE. Un dia ántes de comerse el pescado, se pone á remojar para que esponje bien. El dia siguiente se lava y se sancocha en aceite con mucho ajo picado; se frie cebolla tambien picada, en partes iguales de aceite y manteca, se echa despues xitomate cocido y molido juntamente con ajos y pimienta. Estando frito todo, se añade agua, sal y el pescado sancochado. Se deja hervir, y al servirse se le agregan chilitos, aceitunas y cebolla cocida.

PESCADO EN PEREGIL Y ACEITE, Ó TAPADO. Se embarra una cazuela con manteca, y se pone una cama de xitomate, ajo, cebolla y peregil, todo picado, chilitos, aceitunas y alcaparras, pimienta, clavo y canela molidas en seco, y todo esto frito aparte; encima se pone el pescado, cualquiera que sea sancochado, y se cubre con otra capa del recado dicho, cargando la mano en el peregil. A la última capa se añade aceite y pan rallado, habiéndolo sazonado con la sal correspondiente, y se deja cocer á dos fuegos.

PESCADO CON XITOMATES Y [illegible]

VERDES. Despues de cocido el pescado, se frie en manteca con ajos, cominos y pimienta molidos, bastante xitomate, chile verde y cebolla en pedazos grandes, machacando el xitomate y chile con el reves de la cuchara. Despues de bien frito todo, y cuando el pescado va á la mesa, se le echa por encima la sal, cebolla cocida, orégano, aceite y vinagre.

PESCADO EN PEREGIL MOLIDO. Se muelen ajos, pimienta y cominos y se frien en manteca; se muele peregil con un pedazo de pan remojado, y colándose, se echa en lo frito, donde se pondrá hervir el pescado cocido ó sancocha o con la sal necesaria. Al apartarlo de la lumbre se le añade aceite y vinagre.

PESCADO EN CALDILLO DE EMPANADA. Se frien xitomates y cebollas picadas con un poco de azafran molido; se echa to sobre el pescado crudo, añadiéndo peregil picado, pimienta molida, aceisal y una poca de agua; se tapa y ne al fuego hasta que esté bien cociel pescado. Se varia este caldillo éndose tambien con el xitomate ajo ado, y añadiéndose despues un poco clavo y de pimienta.

ESCADO MARINADO. Se frien unos ntes de ajo en manteca, se apartan y chan dos tantos de vinagre y uno rino, añadiéndose pimienta fina y de asco, clavo y cominos, todo molihojas de laurel y orégano seco. Se allí el pescado en infusion por poempo, y estando frio, se le echa el llo y se sirve.

SCADO EN CALDILLO DE HARINA DA. Despues de asado ó cocido el do, se frien en manteca cebollas y nuy menuditos y pimienta; se doarte harina, y deshecha con una de agua, se añade á la cebolla y itos con un poco de vinagre. Al llevarse el pescado á la mesa, se le echa el caldillo por encima.

PESCADO EN CALDILLO DE HARINA Y CHILE VERDE. Se pican cebollas, xitomates, ajos, chiles verdes, peregil y yerbabuena, y se frien en manteca; se frie y dora tambien una poca de harina, y se revuelve con el recado frito. Se añade á todo un poco del caldo en que se coció el pescado, si ha de servirse cocido, y alcaparras picadas; pero si dicho pescado se ha de servir asado ó frito, no se le echa agua, y en uno y otro caso se le van echando poquitos de vinagre. Esta salsa ó caldillo se echa encima del pescado para llevarse á la mesa.

PESCADOS FRITOS (Salsa para). Se pone á dorar harina en manteca con poco ajo y bastante cebolla muy menuda; se exprimen allí unos xitomates crudos, y cuando todo está bien frito, se echa aceite y bastante agua, dejándola hervir hasta que el caldillo quede regularmente espeso. Entónces se aparta de la lumbre y se ponen en el caldillo los pescados ya fritos con harina en manteca, peregil picado y cebolla cocida.

PESCADOS EN CALDILLO DE XITOMATES CON TOMATES. Se frie xitomate con ajos picados; aparte se frie cebolla con tomates; se junta todo y se le echan especias sin olvidar el azafran, alcaparras, pasas deshuesadas, almendras, chilitos, caldo de pescado, aceite, vinagre, orégano y ajonjolí tostado.

PESCADO EN AJO-COMINO. Se muelen con cominos unos dientes de ajos tostados, se deslien en una poca de agua con sal, y se les echa aceite, vinagre, orégano y pimienta molida. Se pone allí el pescado fresco, y se deja cocer á dos fuegos, teniéndose cuidado de voltearlo de tiempo en tiempo para que se cueza por igual. Cuando se haya consumido toda el agua, se aparta y se le añaden aceitunas, tornachiles, y alcaparras, y se revuelve todo para servirse.

PESCADO FRITO. Se frien en manteca cebollas y ajos, picados menudos, con clavo, pimienta fina y de Tabasco; aparte se frie un pedazo de pan blanco y remojado en vinagre, se muele y se deslie despues en agua con bastante vinagre; se junta todo y se echa el pescado partido en pedazos; luego que haya hervido, se aparta, y si no es el pescado salado, se sazona con la sal necesaria.

PESCADO FRITO EN SALSA DE VINAGRE. Despues de limpio y cortado el pescado, se enjuga y revolcado en harina, se frie en manteca hasta que se dore. Se pone á hervir laurel, clavo, pimienta y tomillo en iguales tantos de agua y de vinagre con la sal correspondiente; cuando haya hervido bien, se le echa otro poco de vinagre fuerte, endulzado con un poco de azúcar; luego que dé un hervor, se aparta y se pone al rescoldo hasta servirlo con un poco de orégano por encima.

PESCADO DE LA BUENA MUGER. Despues de limpio y cortado el pescado, se cuece en manteca con cebollas partidas, y cuando ya esté cocido, se le echa sal y pimienta molidas, orégano y un poco de vinagre.

PESCADO EN NOGADA. Despues de quitada á la nuez la cáscara dura, se pone á dar un hervor y en seguida se le quita el pellejo delgado; se tuesta un poco y se muele con un pedazo de pan; se suelta un tanto con agua y se sazona con la sal necesaria. Se le echa aceite de comer, vinagre y orégano espolvoreado, y se cuece el pescado en agua con sal, dos ó tres cebollas en cuartos y una ó dos ramas de epazote buenas; se baña el pescado con la salsa y se adorna con aceitunas y tornachiles destrozados y aceite crudo.

PESCADO CON XITOMATE. Se asan xitomates maduros y tambien dientes de ajo; se muele uno y otro y se frie con un poco de orégano y la sal necesaria. Despues de bien frito, se le echa un poco de vinagre y el pescado en trozos; se le añade un poco del caldo en que se coció, procurándose que quede el caldillo espeso.

PESCADO FRIO CON SALSA DE PEREGIL. Despues de cocido el pescado con epazote, se muele peregil crudo con unos dientes de ajo asados, un pedazo de pan y vinagre bueno, se baña con este caldillo el pescado y se sirve frio.

PESCADO EN NOGADA SIN NUEZ. Despues de cocido el pescado con sal, epazote y cebolla, se tuesta un poco de ajonjolí y se muele con un pedazo de pan blanco remojado y una porcion de almendra limpia; se bate esto con una poquita de agua y manteca hirviendo, y en espesando bien, se frie en manteca; así que esté bien frito se le echa sal competente, aceite, vinagre y orégano; se apea, y puesto en el platon un poco de este caldo, se pone el pescado encima y se baña con la misma salsa, echándole mas aceite, vinagre y orégano, y se adorna con alcaparras desflemadas, aceitunas y tornachiles.

PESCADO CON SALSA DE PAN. Despues de frito el pescado en manteca, se frie aparte cebolla y peregil picado menudo, con un polvo de sal, pimienta y pan rallado; así que se dore, se echa bastante aceite y vinagre, y las raciones de pescado. Se apea y se sirve con cebollas rebanadas, chilitos en vinagre, aceitunas y alcaparras.

PESDADO EN PIPIAN DE ALMENDRA. Despues de limpias las almendras, se tuestan y muelen con un trozo de pan dorado en manteca y chiles colorados tostados en ella; se le agregan unas semillas de melon, y despues de bien remolido todo, se cuela, soltándolo con caldo del mismo en que se coció el pescado; se sazona con la sal competente, se vuelve á freir todo, agregándole un poco de clavo y de pimienta, y se echa allí el pescado cocido, adornándolo con rebanadas de cebolla cruda.

PESCADO ASADO, AHUMADO CON LAUREL. Despues de limpio el pescado, se enjuga bien; se unta con sal, pimienta, limon y aceite; se pone á la parrilla, y debajo de ella se echa á la lumbre laurel de cuando en cuando para que reciba el humo; se voltea con frecuencia y se le unta aceite, limon y un poco de pimienta hasta que ya está dorado. Se sirve con cebolla y peregil picado.

PESCADO EN GUISO DE HÍGADOS DE GALLINA. Se pican cebolla, chile verde asado y mondado, xitomate muy maduro, tomate y ajo, todo molido; se pone á freir en aceite y manteca en tantos iguales. Se muelen hígados de gallina con un pedazo de pan remojado en vinagre, y ya que está bien frito el recado, se le mezcla, se suelta todo con caldo del mismo en que se coció el pescado, se le añaden pimienta, clavo y canela molidos, y estando bien espeso, se le echa la sal competente y las raciones de pescado. Al apearlo se le echan un poco de vinagre y aceite, aceitunas y tornachiles.

PESCADO CON PEREGIL Y CHILE VERDE. Se pica bastante peregil menudo, chile verde, tomate y ajo; se pone á freir muy bien, se le agrega polvo de especias, ménos azafran, se le echa la sal competente, bastante aceite y un poco de vinagre; se baña el pescado y se sirve.

PESCADO FRITO EN CALDILLO DE AJONJOLÍ Y CULANTRO. Se pica chile verde, tomate, xitomate y ajo, todo muy menudo, y se frie todo bien; se muele un poco de ajonjolí y culantro con un pedazo de pan dorado en manteca, se deslie con caldo del en que se haya cocido el pescado, se le añaden clavo y canela, y se echa el pescado en el caldillo despues de frito en aceite.

PESCADO EN XITOMATE BATIDO CON ACEITE. Se muelen xitomates cocidos con pimienta, clavo y cominos, se les echa la sal competente y todo se bate con aceite de comer; se le agrega bastante orégano en polvo y cebollas chicas cocidas. Puesto el pescado cocido en un platon, sa baña con este caldillo y se pone al vaho de una olla. Al servirlo se adorna con chilitos y aceitunas, rebanadas de aguacate, aceite y peregil muy menudo.

PESCADO (Otro guiso para). Se frien en manteca rebanads de pan delgadas, y ya doradas, se muelen con pimienta y clavo; se deshacen en caldo del en que se coció el pescado; se le agrega aceite y suficiente sal; se revuelve bien, de modo que quede el caldo espeso, y se echa sobre el pescado cocido, poniéndose el platon al vaho de una olla. Al servirlo se le echa aceite y orégano en polvo, adornándose con chiles en vinagre y aceitunas.

PESCADO (Albóndigas de). Cocido el pescado en agua con sal, se deja escurrir muy bien, se le quitan las espinas y se pica. Se amasa con huevos crudos, un poco de pan y queso rallados, un poco de clavo, canela y pimienta en polvo, peregil y yerbabuena picados muy menudos; se amasa bien esto, se forman bolas de un regular tamaño, se frien en aceite y de ahí se echan á cocer en agua hirviendo con sal. Se freirán unos ajos en aceite, y se formará una salsa de avellanas molidas con un pedazo de pan remojado en vinagre; se deshacen en un poco del caldillo en que se cocieron las albóndigas, se echará en el aceite juntamente con ellas, y así que hayan dado unos cuantos hervores, se sirven.

PESCADO EN ADOBO. Despues de limpio el pescado y cortado en raciones, se enjuga, y revolcado en harina se frie en aceite. Se machacan ajos enteros y se echan con hojas de laurel, tomillo, hinojo, orégano y trocillos de naranja agria en suficiente vinagre fuerte, con el que se hará un cocimiento, y cuando todo esté frio, se echará el pescado, y cubierto se podrá usar pasados ocho dias.

PESCADO EN ESCABECHE. (Véase ESCABECHE, páginas 312 y siguientes).

PESCADO (Salsa de) Y EN ESPECIAL PARA BACALAO. Se asan unos xitomates maduros, y se les quita el pellejo; se les agrega una cabeza de ajo limpia, se muele todo bien, se frie este xitomate en una poca de manteca y se le echa una poca del agua en que se haya cocido el bacalao ó cualquiera otro pescado; cuando la salsa haya hervido bien, se asan unos chiles poblanos, se deshebran, se acaba de sazonar la salsa y se apea de la lumbre.

PESCADO EN SALSA DE APIO, PEREGIL, Y VINO. Se pican apio y peregil menudos y se ponen á freir en aceite; se les agregan pimienta y sal, alcaparras y un poco de vino jerez; se echa el pescado cocido cuando la salsa haya espesado algo y entónces se pasa á fuego manso; cuando se haya sazonado bien, se apea y se sirve.

PESCADO EN SALSA DE HÍGADOS DE AVE Ó DE CABRITO. Se pican cebollas, chiles verdes, ajos, un poco de xitomate, todo menudo, y se echan á freir en aceite ó manteca; se remoja un pedazo de pan en vinagre y se muele con hígados de aves ó cabrito cocidos; se frie este picadillo y se mezcla el recado ya dicho; se le echa un poco de caldo de pescado, y se le añaden pimienta, clavo y canela molida; ya sazonado, se le echa aceite bastante y vinagre, con la sal necesaria al paladar.

PESCADO EN SALSA DE PEREGIL Y ALMENDRA. Se pican menudos bastante peregil, chile verde y ajo; se muelen unas almendras con un trozo de pan tostado en manteca; se frie primero el ajo; así que esté dorado, se echa el demás recado, y ya frito, se le agrega el pan con las almendras, y se le echa un poco de caldo de pescado que no sea salado; se muele clavo, pimienta y canela, que se echan en el caldillo y se sazona con sal; cuando se haya espesado se le añaden aceite, vinagre, alcaparras, aceitunas y tornachiles y con este caldo se baña el pescado.

PESCADO EN SALSA DE HÍGADOS DE GALLINA Y ALCAPARRAS. Se pica cebolla muy menuda, tomate, xitomate, chiles verdes asados y mondados; se muele porcion de ajos limpios y se frie todo. Despues se muelen hígados de gallina cocidos y se deshacen en caldo de pescado fresco; se le agregan especias finas molidas con alcaparras, se le echa aceite, vinagre y aceitunas, y se baña con él el pescado.

PESCADO EN SALSA DE TOMATE. Se asan bastantes tomates y unos dientes de ajo, se muelen con un poco de orégano, se frie bien todo y se apaga con un poco de vinagre y sal. Esta salsa debe quedar espesa.

PESCADO EN NOGADA DE AJONJOLÍ, ALMENDRA Y NUEZ. Se muele un p[illegible] do de ajonjolí tostado, almendras [illegible] pias y nueces de Castilla, y un poco [de] migajon mojado y exprimido; se echan á esto el agua muy necesaria para que se haga el caldillo y [illegible] hirviendo; se bate mucho, y despues se pone á freir en una poca de ma[nteca]; así que haya hervido se le echa [al tiempo] de comer, un poco de vinagre y [illegible] quiere, un poco de mostaza muy lavada y molida y orégano en polvo: casi al apearse se le echa la sal y se revuelve bien para que no se corte. Con esta salsa se fondea el platon, se pone encima el pescado y se baña con la misma, agregándole aceite crudo y vinagre, aceitunas y demás adornos.

PESCADO FRITO EN SALSA DE XITOMATE. Se asan unos xitomates y se muelen con unos dientes de ajo asados; se frie esto bien, se humedece con una poca del agua en que se haya cocido el pescado, y se le agregan rajas de chile verde, asado y mondado; luego que se haya cocido el chile, se apea y se baña con esta salsa el pescado frito.

PESCADO EN CALDILLO LIGERO. (Véase CALDO LIGERO, pág. 132).

PESCADO (Cubiletes de). (Véase PASTEL EN CUBILETES DE PESCADO, página 96).

PESCADO EN SALSA DE AJO-COMINO. Se desvenan y ponen á remojar cuatro [illegible]zas de chiles pasillas; despues de muy bien lavados, se muelen con un [illegible]o limpio, un puño de cominos y un [illegible]dazo de pan remojado en vinagre; se [illegible]e esto en una poca de manteca y despues se le echa caldo del mismo en que [illegible] haya cocido pescado fresco y competente aceite; así que haya hervido bien, [illegible] apea y se deja reposar, bañándose el [pes]cado cocido ó asado con este caldillo.

[P]ESCADO EN ADOBO DE PIÑONES. Una [illegible] de piñones limpios, doce clavos, do[ce g]ranos de pimienta fina, otros tantos [de p]imienta de Tabasco y un trozo de [je]ngibre; se remuele todo bien y se [des]lace en vinagre; se cuela, se le echa [la sa]l necesaria, se le agrega un poquito [del] agua en que se hayan cocido rebana[da]s de lima dulce, y en este caldillo [se e]cha pescado frito con ajos, y se con[serv]a por muchos dias.

Al comerlo se le puede echar, si se quiere, aceite de comer crudo, con sal.

PESCADO EN ALCAPARRADO. Se muelen alcaparras con algunas almendras, pan frito en manteca, culantro tostado, clavo y canela y se frie en manteca todo lo molido; despues se le echa vino y se deja hervir, para ponerse entónces en este caldillo las raciones de pescado, ya cocido; se deja hervir otro poco y se aparta para que no quede el alcaparrado muy espeso.

PESCADO A LA LIGERA. Cocido el pescado, se frie en manteca espolvoreado con harina; se saca y se frie en la manteca cebolla y peregil picado muy menudo; despues se echa un polvo de pimienta, se polvorea pan rallado y se deja hasta que se dore; en seguida se vuelve á poner el pescado con un poco de vinagre y aceite, y en cuanto dé un hervor, se apea y se sirve.

PESCADO (Picadillo de). Quitadas las espinas al pescado de cualquiera especie, ya sea de mar ó de agua dulce, se hacé con su carne un picadillo que se amasa con peregil, cebolla, hongos si se quiere, mantequilla, yemas de huevo y migajon de pan remojado en leche. Bien sazonado, se hace cocer convenientemente para comerse así, ó en albóndigas, ó en torta, ó en relleno de otro pescado, de coles ó de pichones.

PESCADOS (Método para conservar los) VIVOS. Para conservar vivos los pescados grandes y hacerlos viajar, luego que salen de la red, se les introduce en la boca una porcion de pan tierno, remojado en aguardiente refino, capaz de llenar toda la capacidad de la boca, y además, luego que esté introducido el pan, se echa por ella medio vaso del mismo licor. El pez queda inmóvil y adormecido, y en este estado se pone entre paja fresca, que se sujeta á su cuerpo con unos cordones ó un hilo de bramante, y todo ello se envuelve en un paño. El adormecimiento les dura algunas veces hasta doce dias; pero sí, es seguro que sufran un viaje de ocho ó diez sin morirse. Luego que llega el pescado á su destino, es preciso sin perder tiempo, quitarle el paño, la paja y el migajon, y echarlo en una vasija proporcionada llena de agua; en un cuarto de hora ó mas no da señal alguna de vida; pero al fin se reanima y comienza á menearse.

Este medio proporciona á los que puedan hacer el gasto, comer los pescados tan frescos como en las costas, pues pocas ha de haber de las que no se pueda llegar en diez ó doce dias á cualquiera de los puntos bien poblados de la república.

PESCADOS (Metodo para conservar los) FRESCOS POR MUCHO TIEMPO. Esto se consigue si despues de sacarles las tripas y limpiarlos, se ponen en una vasija de barro llena de aceite de olivas y tapada exactamente. Así se conservan los pescados hasta un año entero.

PESCADO BLANCO. Á los que están en nuestras costas acostumbrados á comer los pescados de mar, parecen insípidos los pescados de nuestros lagos, que á la verdad son sabrosos, de carne muy blanca que les ha dado nombre, y tan sanos, que se permite comerlos á los valetudinarios y convalecientes, siendo de muy fácil digestion. En el lago de Chalco los hay de tres ó cuatro especies, siendo el mayor y mas apreciado el que se llama en mexicano *amiloll*, que tiene mas de una tercia de largo y cinco aletas, dos sobre el lomo, dos á los lados, y una debajo del vientre. Todos son escamosos ménos los de la especie conocida con el nombre mexicano de *xalmichin de Quauhnahuac*, que no tiene escamas y está cubierto de una piel blanca y tierna.

Los pescados blancos que llegan á México, curados con salmuera, de los lagos de Pátzcuaro y Chapala, no son tan sabrosos como los de Chalco y de Texcoco, que se comen aquí frescos enteramente, y tal vez será causa de esta variacion el modo que tienen de salarlos, pues los habitantes de Guadalaxara y de Morelia aprecian tanto y hallan tan buenos á los de aquellos lagos, como los mexicanos á los de estos.

Todos se guisan lo mismo; pero es necesario desalar primero á los que estuviesen conservados con salmuera.

PESCADOS BLANCOS FRITOS CON ALCAPARRAS. Se escaman, se vacian y se lavan muy bien los pescados; se bañan con una salsa espesa hecha con alcaparras, clavo, canela, pimienta y sal; estando bien embarrados, se cubren con harina y se frien en manteca; se sirven con aceite, vinagre, aceitunas y chilitos.

PESCADOS BLANCOS FRITOS CON SAL Y HARINA. Despues de limpios y lavados, se les unta sal gruesa, se revuelcan en harina y se frien en aceite ó manteca hasta quedar bien dorados. Se sirven con salsa de xitomates asados y molidos, sazonada con sal, aceite, vinagre, orégano, chiles verdes asados, pelados y en rajas y cebolla picada. Puede tambien sustituirse á esta salsa otra de cebolla sola picada, sazonada con sal, aceite y vinagre.

PESCADOS BLANCOS FRITOS CON HUEVO. Despues de limpios se untan con sal, se rebozan con huevo batido, se frien en manteca y se sirven sobre cogollos blancos de lechuga.

PESCADOS BLANCOS EN ESCABECHE. Se ponen á hervir en una poca de agua con sal mejorana, tomillo, orégano y laurel, y dejándose enfriar, se mezcla despues esta agua con un poco de vinagre fuerte; se frien en aceite unos ajos partidos y en el mismo se frien los pescados blan.

cos, ya limpios; despues de fritos, se echan en una olla con el agua en que hirvieron las yerbas aromáticas, las mismas yerbas los ajos fritos y unas cáscaras de lima; se tapa la olla y se deja reposar por tres ó cuatro dias, en que los pescados blancos estarán ya en buena disposicion para comerse. Se sirven con aceite, vinagre, cebolla picada y orégano en polvo, adornándose con aceitunas, tornachiles curados y alcaparras. Se pueden servir tambien despues de escurridos, sobre ensalada de lechuga ó escarola, compuesta con aceite, vinagre, sal, xitomates asados y molidos y cebolla picada, adornándose con chilitos y aceitunas.

PESCADOS BLANCOS, GUISADOS CON XITOMATE, ALCAPARRAS Y HARINA. Se frien en aceite unos xitomates asados y molidos con ajo, añadiéndose despues de fritos, peregil picado, alcaparras, cebollas cocidas, pimienta molida, sal y harina dorada, desleidas en agua de la misma en que se cocieron las cebollas; estando el caldillo bien sazonado y antes de que espese, se ponen en él los pescados blancos ya limpios para que se cuezan. Para servirse se les echa aceite y se adornan con alcaparrones, chilitos y aceitunas.

PESCADOS BLANCOS EN CALDILLO DE XITOMATE. Se machacan ajos y xitomates, y revolviéndose con pan remojado, bien remolido, se ponen á cocer allí los pescados con vinagre, pimienta, culantro, orégano, pedazos de cebolla y de chiles cocidos. A la hora de servirse se les añade aceite.

PESCADOS BLANCOS RELLENOS DE HUEVO. Se frien en manteca cebolla y xitomate picados; se echa una poquita de agua, especias molidas de todas y sal; se añade despues huevo batido y se menea todo para que quede al modo de huevos revueltos, y se frie juntamente; se agregan aceitunas, chilitos picados y pedacitos de huevo duro, y con esta mezcla se rellenarán los pescados, que se tendrán muy limpios y dispuestos. Se cierran, y cubiertos de huevo batido, se frien. Se sirven así, ó en caldillo, que se hace friendo ajos, cebolla y xitomate, todo picado; se espesa con pan frito en manteca y se le echan especias de todas.

PESCADOS BLANCOS RELLENOS Y EMPAPELADOS. Se cuecen huevos y se les quitan las yemas, que se revuelven con peregil picado y pimienta molida, picándose las claras; con esto se rellenan los pescados, que se tendrán ya destripados y muy lavados con agua fria. Se extienden sobre una mesa pliegos de papel, y en ellos se echa pan rallado, revuelto con peregil picado y pimienta molida; allí se colocan en hilera los pescados, cuantos quepan en cada pliego; se les echa encima del mismo pan rallado, peregil y pimienta; se rocian con bastante aceite, y se doblan los pliegos por los cuatro lados para que no escurran. De este modo se colocan en una parrilla á fuego mediano para que se cuezan, cuidando de que no se quemen. Se sirven así ó con sal-pimienta y limones rebanados, ó con aceite y vinagre por encima, ó con una salsera aparte con salsa de xitomate ú otra.

PESCADOS BLANCOS, RELLENOS CON HUEVOS REVUELTOS DE QUESO, Y EMPAPELADOS. Puesta una cazuela á la lumbre, se pica en ella mucha cebolla, ajo y peregil y se revuelven con huevos reventados; se muelen dos ó tres chiles anchos secos y tostados sin quemarse, y se espolvorean sobre el huevo con la sal competente; se revuelve bien todo y se pone á freir meneándolo para que se formen huevos revueltos. Casi al apearlos se les espolvorea un poquito de queso añejo rallado, y cuando ya empiecen á dorarse en la manteca los huevos, se apartan, y con ellos se rellenan los pescados blancos ya limpios y dispuestos. Se muelen unos ajos asados en manteca, se deslien en aceite para que formen una masa sueltecita, se les espolvorea un poco del chile tostado que se molió y se sazonan con sal y pimienta; se untan con este caldillo los pescados, se envuelven uno á uno en papeles enmantecados y se atan con un hilo para que no se desbaraten; se ponen en aceite á fuego manso y se dejan cocer bien. De la salsa con que se untaron se forma un caldillo con bastante peregil, yemas de huevo duras y un poquito de vinagre aguado; se frie esto y se sirven los pescados, ó bañados con esta salsa, ó lo que es mejor, se llevan á la mesa empapelados y la salsa en una salsera.

PESCADOS BLANCOS, RELLENOS DE AVELLANAS Y ALMENDRAS. Se tuestan las avellanas y las almendras y se muelen; se frien despues en mantequilla, polvoreándose con canela molida y con esto se rellenan los pescados blancos, ya limpios, vacios y sin escamas ni espinas; se envuelven en papeles enmantecados con pan rallado, pimienta y sal y se ponen á la parrilla ó se frien en manteca, cuidándose de voltearlos para que se asen por ámbos lados, sirviéndose en seguida.

PESCADOS BLANCOS, RELLENOS CON AJONJOLÍ, HUEVO Y VINO, Y EMPANADOS. Se muelen yemas cocidas y se sazonan con clavo, canela, pimienta, ajonjolí tostado y vino, dejándose de una consistencia proporcionada para que se puedan con ello rellenar los pescados, que para esto se habrán lavado y untado con sal; ya rellenos, se cubren con la masa de cubrir frutas (véanse MASA DE BUÑUELOS PARA CUBRIR FRUTAS, página 106 y MASA Ó PASTA PARA FREIR, página 514), se frien despues en manteca y se sirven.

PESCADOS BLANCOS, RELLENOS CON DISTINTAS SUSTANCIAS. Dispuestos como los de los artículos anteriores, pueden rellenarse con pan rallado, mezclado con aceite y sazonado con sal y pimienta: pueden rellenarse tambien con alcaparras desaladas, mezcladas con aceite y cebolla picada, ó con acelgas y espinacas guisadas, ó con chícharos, envolviéndose en papeles aceitados ó enmantecados, con pan rallado y pimienta, ó rociados con vinagre.

PÉSOL (véanse EXOTE y JUDÍA).

PESTIÑO. Fruta de sarten, que se hace con flor de harina amasada con huevos; se corta la masa en pedacitos, que se frien en aceite dejándose tostar, y despues se bañan con almíbar clarificado y subido de punto.

PETS DE NONNE (véase SUSPIROS DE MONJA).

PICADILLO. Guisado que se hace picando las carnes crudas ó cocidas, mezclándose con jámon, verduras, ajo y otras sustancias y sazonándose con sal, vinagre y especias; y aunque suele comerse de este modo, es lo mas comun rellenar con él aves, pescados ú otras cosas.

PICADILLO DE CARNERO. (Véase CARNERO EN PICADILLO, página 153).

PICADILLO DE VACA Ó GODIBEAU FRANCÉS. Se quitan á una libra de landrecilla de vaca todos los nervios y pellejos y se pica muy menuda, majándose en seguida en un mortero, ó moliéndose en un metate; se despellejan dos libras de gordura, tambien de vaca, se pican perfectamente, y despues se les echa adentro la vaca majada; se pican de nuevo juntamente ámbas cosas, hasta que todo quede bien mezclado y sazonado con sal y pimienta gorda, añadiéndose de tiempo en tiempo un huevo hasta que se completen tres; se pone entónces todo en el mortero y se maja mucho el picadillo, añadiéndose otros dos huevos sin dejarse de majar; así que no se distinga ya la carne de la grasa, se le echa un poco de agua, majándose sin intermision hasta que todo esté medio blando, y se toma entónces la cantidad necesaria para hacer una bolita, que se pone á cocer en agua para probar si tiene la sal suficiente y está el picadillo bien sazonado. En este caso puede emplearse ya como relleno ó servirse con las viandas que se disponga, añadiéndosele, si se quiere, algunas yerbas finas, como peregil y cebollitas; la gordura ó grasa de vaca es mejor mientras mas seca y harinosa; y si en el estío se le puede añadir un pedazo de hielo ó agua congelada en lugar de agua comun, queda mucho mejor el picadillo.

PICADILLO DE CARNE DE PUERCO PARA RELLENOS. Se toma carne de lomos ó de pulpa de puerco, y se pica cruda de modo que no quede muy menuda; despues se pone á cocer con sal fina, y cuando lo esté, se vuelve á picar muy bien; entónces se pone una cazuela á la lumbre con manteca y en ella se frien unos dientes de ajo limpios y picados; y cuando se hayan frito un poco, se echa en la fritura xitomate crudo y peregil picados menudos, dejándose que todo quede bien frito; despues se echa un poco del agua en que se coció la carne, y se deja hervir el recado hasta que se cueza bien, sazonándolo con sal fina; se echa entónces la carne picada y un poco de vinagre de Castilla, con clavo, pimienta, canela, azafran, unos poquitos de cominos y un cuarto de nuez moscada, todo molido; almendras mondadas, pasas, alcaparrones, acitron, aceitunas y un trozo de jamon gordo, todo picado, alcaparras y piñones mondados, y todo se hace hervir un poco, sazonándose al paladar con vinagre bueno y azúcar; cuando ya esté queriendo secar se aparta del fuego, y con este picadillo se rellena toda clase de aves, frutas y legumbres, bañadas con huevo batido y friéndose en manteca.

PICADILLO DE CARNE DE PUERCO CON CHORIZON. Despues de lavada la carne de lomo de puerco, se pica, y hecha bolas, se pone á cocer en agua con sal y chorizon; estándolo, se aparta y en una cazuela con manteca se frien ajos, cebollas, xitomates y chiles verdes, todo picado muy menudo; se echa despues en la misma fritura el lomo picado y el chorizon cocido, quitándole la tripa y deshaciéndolo para que se mezcle con el picadillo, que se sazona con pimienta, clavo, azafran y cominos, molido todo, añadiéndose peregil picado, un poco del caldo en que se coció la carne de puerco, almendras picadas, pasas, piñones y alcaparras; cuando todo esté cocido y se haya consumido el caldo, se le echan aceitunas partidas y deshuesadas, pedacitos cuadrados de jamon y de huevos cocidos y un poco de vinagre y de aceite, probándose para que haya una certeza de que está bien sazonado. En este caso se rellenan con él las piezas destinadas á ello.

PICADILLO A LA FRANCESA. Se hace segun se haya menester con toda clase de carnes, bien sean de las de carnicería, de aves de corral ó de caza de pluma y pelo; despues de cocidas las piezas al asador, se cortan en tiras muy delgadas y se ponen en una cacerola con peregil, cebolla, chalote y hongos, todo picado, con un poco de caldo, sal y pimienta gorda; se deja hervir todo á fuego suave cosa de un cuarto de hora, y en seguida se pone en un plato una cama de este picadillo con pan rallado y sobre el pan se coloca la vianda que se ha de servir con él, cubriéndose con otra capa del mismo picadillo por encima; se deja pegar á fuego suave hasta que se forme una costra delgada en el fondo del plato, y se echa el picadillo restante con un chorrito ó algunas gotas de zumo de agráz.

PICADILLO DE PESCADO (véase en la página 639).

PICAFIGO (véase PAPAFIGO, página 583).

PICATOSTE. Rebanada de pan frita y tostada con torreznos, manteca, aceite ó mantequilla.

PICAZA (véase URRACA).

PICAZA. Especie de bebida hecha con sidra y agua. Se machucan ó muelen las manzanas ó perones, antes ó en el tiempo de su madurez y se echan desde luego en un tonel por su agujero, llenándose en seguida con agua hasta la distancia de dos dedos del mismo agujero para que tenga lugar de hervir al fermentarse. A medida que se va bebiendo de esta picaza, se va reemplazando con agua, hasta que se debilita el licor de manera que ya no queda bueno para beberse.

PICHON. El pollo de la paloma. Su carne es de un gusto delicado, suculenta, nutritiva, de fácil digestion y se apresta y condimenta de innumerables maneras, de las que son las principales las que comprenden los artículos siguientes.

PICHONES EMPAPELADOS A LA MEXICANA. Se pone á hervir orégano en una poca de agua y al primer hervor se aparta. Se echa á freir en una cazuela bastante xitomate con cebollas y peregil, picado todo muy menudo, rebanadas de jamon y una rama de tomillo; estando bien frito, se le echa el agua de orégano, un poco de pan rallado, polvoreado, culantro tostado, azafran, clavo, canela y pimienta, todo molido; se revuelve bien con el caldillo de orégano, y se deja hervir hasta que espese mucho. Se untan con esta fritura los pichones crudos, y bien cubiertos, se revuelcan despues en pan rallado ó tostado y molido, y se van poniendo en papeles untados con manteca, con la sal suficiente; se envuelven bien sin dejarles mas que las patas de fuera. Despues se ponen en una cazuela con su salsa á dos fuegos, siendo mas fuerte el de arriba, y así se van cociendo suavemente, teniéndose cuidado de voltearlos; en caso de que seque mucho el caldo, se aumenta un poco de manteca y un poquito muy escaso del caldo de orégano. Cuando estén ya cocidos, se les quita el papel, y con solo el fuego de arriba se doran. Se sirven con alguna salsa de ave, ó con la siguiente.

Se tuestan unas cáscaras de almendra y se muelen con hígados de ave; se pica cebolla menudísima y se frie todo, agregándole un poquito de canela y de clavo molidos, la sal necesaria y una poquita de agua.

PICHONES RELLENOS. Despues de limpios los pichones sin romperles para nada el pellejo ni cortarles nada, se vacian por el lado de abajo, haciéndoles un agujero corto; se lavan por allí y con los dedos ó un palito redondo se les despega el pellejo y se untan por fuera y dentro con un poquito de sal y pimienta molidas. Despues se forma un relleno de lomo de puerco con su gordura, muy bien picado y mezclado con ajo, peregil, yerbabuena, migajon de pan remojado en vinagre, clavo, pimienta, canela y azafran molidos; todo esto muy bien picado, se revuelve con peregil, ajos dorados en manteca y alcaparras, todo molido. Cuando la masa esté bien revuelta, se le añaden cuatro huevos crudos, y se divide en dos partes mezclándose la una con chorizones, choricitos, longaniza y jamon, picados en trozos menudos; con este picadillo se rellenan en la parte interior, poniéndose lo restante entre cuero y carne; se cosen bien los agujeros para que no se vacien los pichones, y así se ponen á cocér en una olla con agua, dos ó tres cabezas de ajo enteras y otras tantas de cebolla, un poco de vinagre y la sal necesaria. Se tapa la olla bien y cuando estén cocidos, se untan de ajo molido con vinagre y aceite, poniéndolos á dorar á dos fuegos y repitiéndose la untura de cuando en cuando, hasta que ya esten dorados. Se sirven con alguna de las salsas de ave ó con la siguiente.

Se freirá en aceite una cebolla picada muy menuda y ya dorada, se echará una poca de harina á freir hasta que empiece á tomar color; se frien tambien allí mismo un puñado de peregil y otro tanto de alcaparras, molidas ámbas cosas, y se les echa el agua y la sal necesarias, un poquito de vinagre y bastante aceite: cuando haya espesado bien la salsa, se apea.

PICHONES CON XITOMATE Y VINO. Se cortará jamon en dados pequeños, que se frien hasta que se doren; se añade mas manteca y se frien allí xitomates, cebollas, peregil y ajos, picados muy finos, y despues de bien frito todo esto, se echa agua caliente, sal y los pichones crudos; se dejan hervir hasta que se cuezan, y entónces se sazonan con clavo, canela y pimienta, todo molido; se dejan consumir hasta que haya espesado el caldo y se sirven echándoles un poco de vino de Málaga.

PICHONES EN PIPIAN DE ALMENDRA Y PEPITA DE MELON. Despues de mondadas las almendras, se tuestan y se dora en manteca un pedazo de pan; se frien unos chiles anchos desvenados hasta que se tuesten sin quemarse, y se muelen bien; se muelen aparte pepitas de melon, se cuelan bien y despues se pone á freir el chile en manteca; bien frito, se echa la almendra y el caldo de pepitas de melon á freir tambien; se añaden agua ó caldo y los pichones cocidos en agua de sal, dejándose hervir hasta que haya espesado el pipian; se polvorea entónces con canela molida, y poco antes de apearse, se le echa la sal, porque antes se cortaria el pipian.

PICHONES EN SALSA DE ALMENDRA, PEREGIL Y ORÉGANO. Despues de bien cocidos los pichones en agua con sal, se doran en manteca unas cuantas almendras y unas rebanadas de pan, un puñado de peregil y otro de orégano fresco; se muele todo bien, se frie, se echan allí los pichones con cebollitas chiquitas cocidas aparte, se muelen unas poquitas de especias finas en que sobresalga el clavo, y se sazona todo con la sal competente; se agregan rebanaditas de jamon cocidas aparte, y cuando haya espesado el caldillo se sirven los pichones.

PICHONES EN CALDILLO DULCE. Ya cocidos los pichones, se frien en manteca ajos, cebollas, bastante peregil y jamon bien picados; se echan allí despues de frito esto, una poca de harina para que se dore, sal y caldo del mismo en que se cocieron los pichones. Se les añade clavo, canela y pimienta molida, un vaso de vino blanco, un chorrito de vinagre y un pedazo de azúcar, pasas, almendras picadas y alcaparras, dejándose espesar el caldillo para servirse.

PICHONES EN CALDILLO DE XITOMATE. Despues de limpios los pichones, se ponen á freir con tajadas de jamon y con bastante manteca; cuando ya estén dorados, se rebanan bastante cebolla y ajo, se les echa agua caliente y sal con un poquito de vinagre, dejándose hervir hasta que se cuezan: se dividen entónces unos tornachiles crudos y se echan con un pedacito de azúcar, dejándose consumir el caldillo para que se doren los pichones; entónces se les echa xitomate asado y molido, frito aparte con alcaparras y peregil picado, se refrie el xitomate con los pichones, se le agrega ya que esté casi seco, un vaso de vino de Málaga, y se polvorea con una poquita de canela molida.

PICHONES TAPADOS. Se unta una cazuela con manteca y se echa peregil, poleo y yerbabuena; se ponen encima los pichones en cuartos con trozos de jamon y lomo de puerco; se añaden piña, manzana, cebollas, xitomates y chiles verdes, todo rebanado, especias molidas, chilitos y aceitunas; se cuecen á dos fuegos y se sirven.

PICHONES BORRACHOS. Se asan unos xitomates bien colorados y se ponen á freir con un puño de almendras con cáscaras y un pedazo de pan. Se pelan los xitomates y se muele todo junto en un metate. Se frien aparte unos dientes de ajo chiquitos con un poco de peregil molido, y se añaden vino tinto, todo el caldo en que se cocieron los pichones, pasas, pedacitos de acitron, almendras, aceitunas, un poquito de azúcar, canela, póca pimienta y clavo. En este caldillo se ponen á hervir los pichones y se sirven.

PICHONES EMPAPELADOS CON HONGOS Ó PAPAS. Despues de haberles quitado los alones y divididos á lo largo en dos partes, se polvorean con sal molida, se frien en mantequilla, y se sacan cuando hayan tomado alguna consistencia. En la mantequilla sobrante en la cazuela se echan hongos ó papas cocidas, ajos y peregil todo picado; luego que haya consumido la salsa y tomado buen gusto, se echa sobre los pichones, dividiéndola para cada mitad, y poniéndoles una tajada de jamon por los lados; se envuelven en un papel aceitado y se dejan cocer sobre la parrilla.

PICHONES ASADOS. Despues de vaciados y pasados por las llamas, no solo para quemar el plumon, sino tambien para que la carne quede un poco firme, se limpian y se atan; se les pone una hoja de parra, si la hubiere, sin tajada de jamon, y se meten al horno, bastando media hora para su completo cocimiento.

PICHONES RELLENOS AL ASADOR. Preparados los pichones como los del artículo precedente, se les cubre el vientre con un relleno fino (véase RELLENO); se envuelven en tajadas de vaca, en lonjas de jamon muy delgadas y en hojas de papel, y estando cocidos, se sirven con caldo suelto de sustancia de vaca ó de jamon.

PICHONES A LA SAN-LORENZO. Despues de haberlos pasado ligeramente por las llamas, se les encogen las patas bajo del vientre, se abren por el lomo desde el cuello hasta la rabadilla, se vacian y se golpean por la pechuga. Estando aplastados, se sazonan con pimienta gorda y sal; se pone á entibiar un trozo de mantequilla en una cacerola; se mojan con ella los pichones, se revuelcan despues en pan rallado, y cuando estén bien empanados, media hora antes de servirse se ponen por el lado de la pechuga sobre la parrilla á un fuego suave; se voltean convenientemente y se aderezan en un plato sobre caldo suelto de sustancia ó sobre salsa de chalote; se les añaden medio vaso de caldo ó agua, sal, pimienta fina, dos cucharadas comunes de chalotes muy bien picados, tres cucharadas de buen vinagre y una cucharada de pan rallado; se les dan dos ó tres hervores y se echa la salsa sobre los pichones, probándola para cerciorarse de que está de buen gusto.

PICHONES AL SOL. Se preparan los pichones recien nacidos, escaldándolos, y despues de haberlos vaciado, dejándoles los alones, la cabeza y las patas, se atraviesa cada uno con una broqueta al traves de las piernas, para impedir que se aparten mucho al aperdigarlos un instante en agua hirviendo. Así que están bien limpios, se ponen á cocer en una cacerola con un vaso de vino blanco, un manojito de peregil, cebolla, una cabeza de ajo, dos clavos de especia, sal, pimienta gorda y un trocito pequeño de mantequilla. Concluido su cocimiento, se escurren los pichones y se dejan enfriar para cubrirlos ó empaparlos en seguida con pasta ó masa y hacerlos freir hasta que se pongan de buen color. Se sirven calientes con peregil frito como plato de entrada.

La masa ó pasta se hace echando en una cacerola dos puños de harina, sal fina y un poco de aceite, añadiéndose poco á poco vino blanco para desleir la pasta, hasta que se ponga de consistencia regular, ni muy aguada ni muy espesa; es decir, que necesita hacer hilo al vaciarla de la cuchara.

PICHONES EN CALDILLO DE PASAS. Despues de cocidos los pichones, se revuelcan en pan rallado y se frien en manteca; estando dorados, se sacan de la fritura y se echan en ella para que se frian tambien, pasas molidas con un poco de bizcocho duro y una puntita de sal; se añaden entónces clavo y canela en polvo, un pedazo de azúcar segun la cantidad del caldillo y el número de los pichones, rebanadas de plátano largo y de chorizon y tiras de Jamon cocido; estando este caldillo bien sazonado y espeso, se ponen en él los pichones fritos, separándose del fuego la cazuela, que se colocará al vaho de una olla para que los pichones se mantengan calientes sin hervir.

PICHONES EN CALDILLO DE PECHUGA. Se muelen despues de cocidas unas pechugas de gallina con tostadas fritas en manteca, clavo, canela y yemas de huevo cocidas; se frie todo lo molido, se sazona con sal, se le echa caldo del mismo en que se cocieron los pichones y vino en suficiente cantidad, poniéndose en seguida en este caldillo los pichones.

PICHONES EN CALDILLO DE XITOMATE Y VINO. Se frien en manteca unos xitomates asados y molidos con ajo y peregil y se sazonan con sal; se les añaden clavo, canela y pimienta, molido todo con pan frito, pasas, almendras, ajonjolí tostado, vino de Málaga ó de Parras, y un poco del caldo en que se cocieron los pichones; se ponen éstos en el caldillo y se dejan hervir hasta que estén bien sazonados.

PICHONES EN CALDILLO DE ALMENDRA. Se frien en manteca los pichones crudos y se les echan sal, vino blanco, un pedacito de azúcar, clavo, pimienta y canela y se dejan hervir hasta que se cuezan; se frien en una cazuela con manteca unos dientes de ajo partidos, que se sacan en cuanto se doren, y se ponen en la fritura almendras molidas, vaciándose encima la olla de los pichones con su caldo, al que se le añaden pasas y se deja espesar algo para servirse.

PICHONES CRUDOS EN EMPIÑADO. Se frien en crudo los pichones en manteca con chorizos, tiras de jamon y sal; se les echan despues piña, ajo, xitomate, clavo y canela, todo molido, un terron de azúcar, vino blanco y un poco de agua, y se dejan cocer en este caldillo, que se ha de consumir casi enteramente.

PICHONES COCIDOS EN EMPIÑADO. Se frien en manteca quemada unos dientes de ajo partidos, que se sacan de la fritura luego que se hayan dorado; se ponen en ella xitomates asados y molidos con piña, pan frito, canela y clavo, y estando todo frito, se añaden vino, caldo de los pichones, los pichones mismos y un pedacito de azúcar; luego que tenga el caldillo la debida consistencia, se apartan y se sirven.

PICHONES EN HARINADO. Despues de cocidos los pichones, se frien en manteca y se sacan; se echan en la fritura rebanadas delgadas de cebolla, ajos y peregil picados, una ramita de mejorana y la correspondiente sal; estando el recado frito, se añaden harina dorada en manteca, clavo y canela en polvo, los pichones y el caldo en que se cocieron; se dejan hervir hasta que estén algo secos y entónces se les echan vino de Parras ó de Málaga, pasas y alcaparras, apartándose del fuego luego que den tres ó cuatro hervores.

PICHONES EN SALSA DE NARANJA. Despues de cocidos los pichones, se revuelcan en polvo de bizcocho y se frien en manteca, se sacan de la fritura y se echa en ella mas bizcocho, molido con clavo y canela, y despues, zumo de naranja de China, vino blanco, un poquito de azúcar, pasas y piñones; se deja hervir el caldillo hasta que se sazone bien y quede algo espeso, poniéndose en él los pichones para servirse.

PICHONES EN CALDILLO DE PIÑONES. Los pichones cocidos se frien en manteca, de la que se sacan despues, echándose en ella, para que tambien se frian, piñones limpios y molidos con canela y un poco de vinagre; en seguida se ponen los pichones y el caldo en que se cocieron, un poco de pan dorado en manteca y molido, y vino dulce, dejándose hervir el caldillo para que no quede aguado.

PICHONES MECHADOS. Se mechan los pichones con mechas delgadas de papada, dientes de ajo y clavo, y se ponen á cocer así en agua con sal; despues de cocidos se frien en manteca, sacándose de ella y echándose á continuacion xitomates asados y molidos y peregil picado; despues de frito este recado, se le añaden sal, clavo, canela y pimienta, molido todo, alcaparras, los pichones ya fritos, el caldo en que se cocieron y un poco de vinagre; se dejan hervir hasta que el caldillo quede algo espeso, y al apartarlo se le echan aceitunas y aceite.

PICHONES MARINADOS Y ADOBADOS. Limpios y divididos en dos mitades ó en cuartos, se ponen á marinar los pichones en vinagre con ajos molidos, sal, laurel y orégano de un dia para otro; al siguiente se ponen á cocer en su misma marinada, añadiéndole un poco de agua; se sacan de ella despues de cocidos, y se revuelca en harina cada pieza para freirse en manteca, de la que se sacarán estando fritas, echándose en la fritura xitomates asados, ajos, un chile ancho desvenado y remojado, clavo, pimienta y pan tostado, todo molido; despues se añaden los pichones y su marinada, separándose el laurel, y se dejan hervir hasta que el adobo quede en buen sazon, adornándose para servirse, con chilitos, aceitunas y rebanadas muy delgadas de cebolla.

PICHONES EN PEBRE. Se frien en manteca con sal, chiles verdes crudos y desvenados, tomates cocidos, ajos, cominos y pimienta, molido todo; se echan en seguida los pichones con el caldo en que se cocieron, alcaparras y un poco de vinagre, añadiéndose al apartarlos aceite y aceitunas.

PICHONES CON CHÍCHAROS. Divididos los pichones en dos mitades, se frien en manteca con sal, chorizos y tiras de jamon; se echan despues cebollas en cuartos, ajos y xitomates asados y molidos, y estando todo frito, se añade el agua necesaria, chícharos, azafran, clavo, pimienta y cominos molidos, un poco de vinagre y pan frito y molido para espesar; cuando estén los pichones cocidos y el caldillo de buen sazon, se apartan, añadiéndose entónces aceite, aceitunas, alcáparrones y alcaparras.

PICHONES EN HORTALIZA. Se ponen á cocer los pichones en agua con sal, pedacitos de jamon, de longaniza y de salchicha; se frien después en manteca, y sacados de ella, se ponen á freir en la misma ajos, cebollas y poco peregil, picado todo, tomates cocidos y molidos, coliflor, zanahoria, betabel, calabacitas pequeñas y alcachofas, cocido todo y picado; se ponen en este recado los pichones con su caldo, clavo, pimienta y pan frito molido; al apartarse se les echa aceite y se adornan con alcaparras, alcaparrones, chilitos y aceitunas.

PICHONES EN SALSA DE HÍGADOS. Se frien en manteca con sal ajos picados y chiles verdes en rajas; se echan despues xitomates asados y molidos con higaditos de ave cocidos, azafran, clavo y pimienta; se ponen despues en la misma fritura aceite, vinagre, cebollitas cocidas, los pichones y el caldo en que se cocieron, dejándose todo hervir hasta que el caldillo quede de buena consistencia, ni muy espeso, ni muy suelto.

PICHONES EN CALDILLO DE HÍGADO CON PEREGIL. Se muelen los hígados cocidos, con pan frito, y se ponen á freir en manteca despues de haberse frito en ella cebolla picada; se sazona todo con sal y se añaden peregil picado, orégano, azafran, pimienta y clavo, molidas las especias; se ponen en esta fritura los pichones con el caldo en que se cocieron y despues de hervir y sazonarse, al apartarlos se les echa aceite crudo.

PICHONES EN SALSA DE HÍGADOS Y YEMAS DE HUEVO. Se muelen los hígados con las yemas de huevo, cocidas ámbas cosas, y se frien en manteca, despues de haberse frito en ella ajos y cebollas, picadas las dos cosas; se sazona la fritura con sal, y se le echan clavo y pimienta en polvo, peregil picado, aceite y vinagre; en este guiso se ponen los pichones con el caldo en que se cocieron y se dejan hervir para que se sazone el caldillo, al que se añaden al apartarse, chilitos y aceitunas.

PICHONES TAPADOS. Despues de cocidos los pichones, se revuelcan en harina y se frien; se sacan de la manteca y en ella se echan ajos, cebollas, xitomates y chiles verdes, picado todo, clavo, pimienta y cominos molidos; cuando se haya frito este recado, se añaden lechugas cocidas, escurridas y picadas, alcaparras, sal, aceite, vinagre y un poco del caldo en que se cocieron los pichones, dejándose hervir hasta que todo quede sazonado y casi seco; se divide entónces el recado en dos mitades, haciéndose con una de ellas una cama sobre la que se ponen los pichones con aceitunas y chilitos curados, y cubriéndose con la otra mitad restante, á la que despues de aplanarse un poco para que se iguale, se le unta aceite; se ponen así los pichones á dos fuegos suaves para que acabe de secar el recado y se medio dore por encima.

PICHONES EN CALDILLO DE XITOMATE CON MANZANAS. Se cuecen los pichones con jamon cortado en forma de dados, pedazos de longaniza, rebanadas de chorizon y de manzana y cebollitas cabezonas enteras; se frien en manteca unas tiras ó rajas de chiles ó tornachiles con ajos, xitomates asados, clavo y pimienta, molido todo; se añade en seguida peregil picado y se vacia encima la olla de los pichones con su caldo y las demás cosas que se cocieron juntamente, dejándose hervir un poco y espesándose el caldillo si quedase muy aguado, con pan frito y molido, y en ámbos casos se añade aceite para que hiervan los pichones.

PICHONES EN CALDILLO DE XITOMATE CON ALMENDRAS TOSTADAS. Despues de cocidos los pichones, se frien en manteca con sal; se sacan de la fritura y se echan en ella xitomates asados, almendras tostadas, pan frito en manteca, pimienta y clavo, todo molido; se añaden despues alcaparras, cebollas cocidas y deshojadas, aceite, vinagre y orégano; encima se ponen los pichones, y echándoles el caldo en que se cocieron, se dejan hervir hasta que el caldillo quede en buen sazon y de una consistencia regular.

PICHONES EN SALSA NEGRA. Se pasan los pichones por la llama para quemarles el plumon; se limpian y vacian, cuidándose de no desperdiciar la sangre, pues con ella, la espuma de la olla del caldo y el agua necesaria, se ponen á cocer, añadiéndoles ajo, peregil y xitomates, picado todo, rebanadas de manzana y de morcon, sal, clavo y pimienta en polvo, pasas y alcaparras; así que estén cocidos los pichones, se sacan de su caldo, se revuelcan en harina y se frien en manteca, echándoles despues su caldo y las cosas que se cocieron juntamente con ellos y espesándose el caldillo con pan frito en manteca y subido de color; se les añade aceite y se dejan hervir hasta que todo quede perfectamente sazonado.

PICHONES RELLENOS DE ACELGAS Y QUESO. Cocidas las acelgas en agua con sal, se escurren, se pican y se exprimen; se les mezcla queso rallado, clavo, canela, pimienta y nuez moscada en polvo, bizcocho duro molido, y una poca de mantequilla, incorporándose todo; con esto se rellenan los pichones despues de cocidos y se ponen en una cazuela untada con mantequilla y sal, á dos fuegos, cuidándose de untarlos de tiempo en tiempo con mantequilla hasta que estén bien dorados.

Del mismo modo se disponen para asarlos á la parrilla, sin otra diferencia, que envolverlos en papeles despues de untados con mantequilla y revolcados en pan rallado, estando tambien emantecados los papeles.

PICHONES ADOBADOS Y FRITOS. Despues de limpios los pichones, se dividen en cuartos, que se echan en un adobo compuesto con chile ancho remojado y molido con ajos y cominos, con sal, vinagre y orégano; se dejan marinar hasta el dia siguiente, en que añadiéndose á su adobo muy poca manteca, se ponen á cocer en él, sacándose cuando estén cocidos; se dejan escurrir, se revuelcan en harina, se rebozan con huevo batido y se frien en manteca: se deja consumir aparte su adobo, y cuando ya estén los pichones fritos y dispuestos en su plato, se les echa encima.

PICHONES ALCAPARRADOS EN PAPELES. Cocidos los pichones, se frien en aceite con sal; se untan bien y se cubren con una salsa espesa, hecha con alcaparras y almendras molidas, pan rallado y pimienta en polvo; se envuelven así en papeles aceitados y se ponen á la parrilla para que se doren.

PICHONES ESTOFADOS. Bien limpios los pichones, se echan en una olla con el agua puramente necesaria para que se cuezan, con xitomates picados muy menudos, sal, clavo, canela y pimienta, bastante manteca cruda y un poco de vino blanco; se tapa la olla y se dejan cocer los pichones hasta que se haya consumido todo el caldo, sirviéndose en seguida.

PICHONES A LO CARDENAL. Se frotan con zumo de limon para que se blanqueen, y se les hace colorear en manteca sin que se doren; se ponen despues en una cazuela preparada con jamon se les echa encima la manteca en que se colorearon, se cubren con otras lonjas de jamon y una rueda de papel y se dejan cocer á dos fuegos suaves. Se sirven mezclados con cangrejos y con salsa de cangrejos por encima (véase SUSTANCIA DE CANGREJOS).

PICHONES A LA MARINESCA. Se frien en manteca con pedacitos de jamon, se les echa caldo y vino blanco en partes iguales, se les añaden setas y se dejan cocer para servirse cuando estén de buen sazon.

PICHONES A LA CRAPAUDINA. Se escogen los pichones mas gordos y se les recogen las patas por debajo; si son grandes, se dividen en dos mitades, y si chicos, se dejan enteros y se abren por la espalda, aplastándolos sin quebrarles mucho los huesos; se ponen á marinar en buen aceite con pimienta gorda, peregil, cebollas y hongos, todo picado; se procura que se embeban lo mas posible de su adobo y se revuelcan en pan rallado; se ponen sobre la parrilla y se emplea el resto de su marinada en rociarlos, hasta que se doren perfectamente, en cuyo caso se apartan y se sirven con una salsa hecha de esta manera. Se pone una cebolla cortada en un mortero con agráz; se majan ámbas cosas, procurando sacar de ellas el mas jugo que sea posible, que se mezcla con caldo, sal y pimienta gorda; se pone á calentar y se echa en el plato debajo de los pichones.

PICHONES IMPROVISADOS. Se frien los pichones tiernos en jamon derretido al fuego, mantequilla, medio vaso de aceite, dos rebanadas de limon, un vaso de vino de Champaña, tres ó cuatro cabezas de ajo, un manojito surtido y una lonja de jamon, del que se habrán separado unos pedacitos, para cortarse en forma de dados y aperdigarse en agua hirviendo; se hacen cocer á fuego vivo, meneándolos continuamente durante medio cuarto de hora; se echan en seguida tajadas de jamon y se dejan hervir á fuego manso como si se cociesen á la brasa y se sirven con la salsa que parezca conveniente.

PICHONES EN SANGRE. Se echa en un platito un poco de zumo de limon ó un chorrito de vinagre, y al matarse los pichones se hace que caiga la sangre en él; se disponen éstos como para los en compota del artículo siguiente, y se usa como liga la sangre, añadiéndole dos ó tres yemas de huevo y dos ó tres cucharadas de leche, pasado todo por tamiz.

PICHONES (Compota de). Se escaldan los pichoncitos tiernos, se les recogen las patas bajo del cuerpo, se perdigan, se les quitan el pescuezo y las alas, y despues de bien limpios se echan en una cacerola con dos ó tres criadillas de tierra, si las hubiere, hongos, algunos hígados de ave, una landrecilla de vaca aperdigada y dividida en cuatro partes, un manojito de peregil, cebolla, una cabeza de ajo, dos clavos de especia, albahaca y un trozo de buena mantequilla; se pasa todo al fuego, se le echa un poquito de harina y se humedece con partes iguales de caldo comun y de sustancia y un vaso de vino blanco, sazonándose con sal y pimienta gorda; se dejan cocer los pichones y consumir el caldillo á la consistencia de salsa, cuidándose de desengrasarlo y de añadirle para servirse, zumo de limon ó un chorrito de vinagre blanco, y de que todo esté bien cocido y con la suficiente sal.

PICHONES EN AGUARDIENTE. Se dispone una cacerola como para cocerse á la brasa (véase BRASA, página 87); se le da al principio un fuego suave para hacerla sudar, y se agita despues para que crie costra. Habiéndosele quitado el jamon, se desengrasa; se ponen los pichones con las pechugas para abajo, se les echa medio cuartillo de aguardiente refino y tanto como una nuez de azúcar; se deja hervir al punto de caramelo y se añade caldo-colado de vaca; se echa un poco de esencia de surtimiento en un plato y el caldillo de los pichones, aderezándose éstos encima y sirviéndose calientes.

PICHONES EN TIMBALES. Despues de cocidos muchos pichones en agua con sal, se sancochan hongos y landrecillas de vaca, cortado todo en forma de dados; se hace el guiso como el de la compota de uno de los artículos anteriores, y se deja despues enfriar; se dispone una pasta con un poco de aceite, de manteca y cuatro yemas de huevo, haciéndose tantos fondos cuantos sean los pichones; se ponen estos fondos en los timbales, un poco del guiso, un pichon y encima otro poco del mismo guiso para cubrirlo todo con la pasta; se pegan las orillas y se meten á cocer al horno. Se sirven con alguna esencia suelta ó aguada.

PICHONES A LA CUCHARA. Despues de haberlos pasado por las llamas y limpiado, se ponen en una cacerola con un trozo de mantequilla, el zumo de un limon, un poco de sal y otro de pimienta gorda; se hacen crugir en este sazonamiento y se ponen en una cacerola entre bardas de jamon con la mantequilla en que se frieron, añadiéndose una sartenada (véase SARTENADA ó ESENCIA DE SARTEN, página 318). Poco mas de un cuarto de hora antes de servirse se ponen al fuego, y al momento de llevarse á la mesa se escurren y se aderezan en el plato; se acomoda un cangrejo entre cada pichon y se echa bajo de ellos salsa holandesa (véase SALSA HOLANDESA).

PICHONES A LA FINANCIERA. Se preparan los pichones y se cuecen como los del artículo anterior; se aderezan y se pone en el medio del plato un guisado de trufas ó criadillas de tierra que es lo mismo, mezclado con hígados gordos, crestas y riñoncillos de gallo.

PICHONES A LA AURORA. Preparados los pichones como los del artículo precedente, se sancochan en mantequilla con sal, pimienta y raspadura de nuez moscada, una hoja de laurel y el zumo de un limon. Cuando estén bien sancochados, se echa un poco de harina en la mantequilla y se añaden una cebolla, un clavo de especia y hongos picados, dejándose que todo hierva algunos minutos; se sacan entónces los pichones y se deja reducir la salsa; se le quita la cebolla y el laurel, y se echa sobre los pichones, dejándose enfriar todo. Untados con su salsa y frios los pichones, se revuelcan en pan rallado, se rebozan con huevo batido y sazonado con sal y pimienta, se cubren segunda vez con pan rallado y se frien hasta que se pongan de un hermoso color para servirse entónces con peregil frito.

PICHONES DE SORPRESA. Despues de haber hecho á los pichones las preparaciones necesarias, se ponen á cocer á la brasa (véase BRASA, pág, 87); se previenen tantas lechugas arrepolladas ó abotanadas cuantos sean los pichones, y se aperdigan, se escurren y se les quita el corazon; se pone en su lugar un pichon cubierto con picadillo de vaca (véase PICADILLO DE VACA, pág. 642), con caldo-colado frio, y se atan con un hilo las lechugas, poniéndose á cocer en la misma brasa en que se cocieron los pichones. Despues de cocidas y escurridas las lechugas, se empapan en esencia de sarten (véanse ESENCIA DE SARTEN, pág. 318, ó SARTENADA) y se sirven con zumo de naranja ó de limon.

PICHONES COMO HORTELANOS. Se chamuscan á la llama y se enalbardan con jamon los pichones; se ponen al asador y se sirven medio cocidos.

PICHONES A LO MONARCA. Se escogen los pichones tiernos que no tengan mas de ocho dias de nacidos, se pasan á la llama, se preparan y se sancochan en mantequilla con el zumo de un limon; se ponen despues en una cacerola fondeada con bardas de jamon, echándoles encima la mantequilla en que se sancocharon, y se humedecen con vino blanco y caldo concentrado, añadiéndose un manojito surtido; se cubren con un papel untado con mantequilla y se ponen á cocer á dos fuegos. Se dispone una salsa á la tolosana (véase), y se aderezan sobre ella los pichones con crestas de gallo y con cangrejos.

PICHONES EN MACEDONIA. Se ponen á cocer los pichones como se ha dicho antes en el artículo PICHONES CON CHÍCHAROS, y despues se dividen en dos mitades, aderezándose en un plato en forma de corona y poniéndose en medio una macedonia de legumbres, preparada como se explica en el artículo MACEDONIA DE LEGUMBRES, pág. 492).

PICHONES EN CAJAS. Se disponen lo mismo que las cogujadas (véase COGUJADAS EN CAJA, pág. 190).

PICHONES (Empanada de). Se hace un fondo de masa fina (véase MASA DE TORTA PARA EMPANADAS, pág. 292), se fondea con él una tortera y se acomodan encima los pichones, apretándose lo mismo que las perdices en torta; se cubren con tajadas de vaca, lonjas de jamon y mantequilla fresca; se pone encima otra hoja de la misma masa ó de la de hojaldre (pág. 407), concluyéndose la operacion como para las empanadas comunes, dorándose y metiéndose á cocer al horno. Estando cocida, se desengrasa se le quitan la vaca, el jamon y el recado, y se echa encima de los pichones caldo-colado suelto de vaca y de jamon, y se sirve caliente.

PICHONES (Pastel de). Se hace un fondo de masa fina (véase MASA PARA PASTELES, página 511 y siguientes) y se ponen encima los pichones, guarnecidos con landrecilla de vaca, hongos, tuétano de buey y jamon majado ó molido; se sazona todo convenientemente, se cubre, y se concluye del modo comun; se deja cocer en el horno por hora y media y se sirve el pastel caliente como entrada, con sustancia de vaca y limon.

PICHONES (Pastel de) A LA INGLESA. Se despluman bien tres pichones, se vacian y se pasan por la llama; se les cortan los pescuezos, las patas y las alas y se ponen en una cacerola con sus menudencias, tales como los hígados, las mollejas, las cabezas y las alas; pero no las patas; se les añaden un manojito surtido, un poquito de albahaca, jamon flojo cortado en láminas pequeñas y un trozo de mantequilla, sazonándose todo con sal y pimienta gorda; se les echa caldo y se dejan hervir hasta que casi estén cocidos y entónces se apartan de la lumbre, se hace que se enfrien y se ponen en una vasija honda con su guiso y seis yemas de huevo batidas hasta endurecerse; se cubre todo con una tapa de masa, que se pega por las orillas con el fondo, se dora y se mecha con las patas de los pichones. Se acaba de hacer el pastel y se sirve tal como está.

PIJOTA (véase MERLUZA).

PILÓ. La mayor parte de los orientales, y principalmente los turcos, usan mucho el arroz, siendo de todos modos la base y el fundamento de todas sus comidas, y acomodándolo de mil maneras diferentes; pero la mas usada y ciertamente la mejor es el *piló*, que se hace con carne ó sin ella.

PILÓ TURCO CON CALDO DE CARNE. Se lava muy bien en agua tibia una medida de arroz y se echa con tres medidas de buen caldo en una vasija, que se cierra herméticamente y se pone sobre un fuego muy vivo. Cuando comience á hervir, se deslie en una taza un poco de azafran con caldo y se echa en la olla ó vasija del arroz. Se hace entónces hervir á borbotones, cuidándose de tener siempre la olla tapada exactamente, para que reviente el arroz, se ponga compacto y tome todo consistencia. En este caso, se vacia y se sirve sobre un plato en forma de pirámide. Esta operacion bien ejecutada dura una hora, ó cuando mas hora y media.

PILÓ TURCO EN MAGRO. Se echa una medida de arroz en tres medidas de agua en que se habrá disuelto un poco de sal; se hace hervir á borbotones en una olla ó vasija bien tapada, sobre un fuego muy vivo y cuando el arroz haya reventado y esté cocido, se le hacen unos agujeros con el mango de una cuchara de madera, y se le introduce por ellos mantequilla fresca ó dorada en la sarten: ésta lo penetra y le sirve de sazonamiento, sirviéndose en seguida el piló despues de desengrasado.

PILÓ ÁRABE CON CARNE. Se hace lo mismo que el del primer artículo, sin mas diferencia, que al ponerse á cocer el arroz, se pone en la misma olla en que se habrá ya cocido carne de carnero, dividiéndose ésta en pequeñas raciones; se tapa la olla y se procede como en los artículos precedentes.

PILONCILLO. Lo mismo que panocha ó panela; pero se le da este nombre porque tiene en pequeño la forma de un pilon de azúcar. Se fabrica por lo comun en los trapiches del departamento de Michoacan.

PIMENTON. El chile colorado, molido con sal, que se guarda en Europa para sazonar con él algunos guisados, usándolo como pimienta molida.

PIMIENTA. El fruto del pimentero. Es una baya redonda, de cosa de tres líneas de diámetro, de color rojizo, y cuando seca, pardo-oscuro ó negro, y rugosa. Es aromática, acre, ardiente y de gusto picante, y se emplea principalmente en sazonar y condimentar los alimentos.

La pimienta es originaria de la isla de Java. Fué llevada de la Conchinchina á la isla de Francia en 1731, por Mr. Poivre, natural de Leon, al que se deben tambien muchas otras especias. Antes de esta conquista, la Francia compraba muy caro este género en las Indias. Su alto precio le habia hecho atribuir mas virtudes que si hubiera sido mas comun, y por esto era que se hacia entrar en todos los alimentos, y hasta el dia se conserva entre los franceses el proverbio de *caro como pimienta*, que tuvo orígen de su valor antes tan subido, y por lo mismo no sorprenderá afirmar que ésto era un presente de importancia y uno de los tributos que los señores tanto eclesiásticos como seculares, exigian muchas veces de sus vasallos ó de sus siervos. Geoffroy, prior de Vigeois, queriendo exaltar la magnificencia de Guillermo, conde de Limoges, dice, que tenia en su casa montones enormes de pimienta acumulados sin tasa, como si fuesen de bellotas para los puercos; y que habiendo ocurrido un dia el escanciador ó copero á pedir para las salsas del conde, el dependiente que guardaba este depósito tan precioso, tomó una pala, dice el historiador, y le dió una palada entera.

Cuando Clotario III fundó el monasterio de Corbie, entre los diferentes géneros que hizo que sus dominios pagasen anualmente á los religiosos, habia treinta libras de pimienta. Habiendo sido asesinado Rogerio, vizconde de Beziers, en una sedicion, por los habitantes de aquella ciudad en 1107, uno de los castigos que su hijo les impuso, despues que los sometió á su obediencia con las armas, fué un tributo anual de tres libras de pimienta por cada familia. Finalmente, en Aix estaban obligados los judíos á pagar tambien cada año al arzobispo dos libras; y segun dicen los *Anales de la Iglesia de Aix*, los arzobispos de aquella diócesis Bertrand y Rostang de Noves, el primero, en 1143, y el segundo, en 1283, fueron los que impusieron á los judíos esta servidumbre.

En esos tiempos, y posteriormente, hubo en Francia gastrónomos refinados que, no contentos con ser buenos conocedores de los guisados, se picaban de saber disponerlos y frecuentemente los sazonaban ellos mismos en la mesa durante la comida. En el siglo XVII llegaron estos doctores de comedor, segun la expresion de Regnard, á apurar el zelo de su talento, hasta llevar siempre consigo en pimenteros las especias necesarias para sazonar los guisados. Pero despues que M. Poivre enriqueció las colonias francesas con la pimienta, fué bajando diariamente su valor, volviéndose comunes las otras especias que fueron igualmente naturalizadas, y desde entónces cesó la moda de disponerse el sazon de los guisados por los gastrónomos de buen tono, dejando los pimenteros y especieros el campo libre á las tabaqueras ó cajas de polvos.

Entre las muchas especies que hay de pimienta, son tres las principales, que se designan con los nombres de negra, blanca y larga. La pimienta negra es el fruto de una planta rastrera y sarmentosa como la yedra, cuyas hojas son grandes, anchas y fibrosas, y se da en las Indias, en Java, en Malaca, en Sumatra y en todo el Malabar. Los granos de pimienta negra crecen sin rabito ni cabillo y están inmediatamente adheridos á un largo nervio y hacinados en forma de racimo. Se cosechan cuando están maduros y se hacen secar despues, con cuya operacion disminuyen en tamaño y se arrugan del modo que los vemos. Para usarse esta pimienta es necesario escogerla bien nutrida, pesada, compacta, igual y muy picante al gusto. La planta que la produce es, como se ha dicho; tan débil, que es necesario para cultivarla, plantarla al pie de un árbol grande que la sostenga, tal como el areque. Aunque sus hojas se parecen á la yedra por su figura, son ménos verdes y mas amarillentas, teniendo por otra parte un olor fuerte y un gusto picante. La pimienta nace en pequeños racimos al modo de las grosellas ó las moras. Los granos de que se componen estos racimos, parecen verdes al principio y se van enrojeciendo al paso que se maduran, poniéndose negros despues que se han dejado secar por algun tiempo al sol, y quedando finalmente tales como se conocen generalmente.

La pimienta blanca es igualmente un pequeño fruto largo, algo mas grueso que la pimienta negra; es compacto, de color de ceniza, y tiene el gusto algo ménos picante que la pimienta negra. Debe escogerse la mas gruesa, pesada, bien nutrida y que tenga la figura exterior de un grano de culantro; pero mucho mas duro que él.

La pimienta larga es un fruto tan largo y grueso como el dedo de un niño, redondo, compuesto de muchos granos pequeños, colocados y unidos tan estrechamente, que no forman sinó un solo cuerpo de color gris, que tira á rojo por afuera y á negro por adentro. Cada grano contiene una almendrita pequeñísima, que regularmente se reduce á polvo blanco al tiempo de secarse y tiene un gusto acre y picante. La planta que produce este fruto es mas baja que la de la pimienta negra; sus hojas son mas delgadas y mas verdes, y crece abundantemente en Bengala y en las Indias.

La pimienta que se consume en Europa y en esta república, se distingue en el comercio en tres clases, que llaman, pimienta de Malabar, pimienta de Jambi y pimienta de Bilipatan, siendo esta última la ménos estimada, á causa de su pequeñéz.

Hay todavía otros muchos frutos á los que se da el nombre de pimienta, como la de Ethiopia, la de Tabasco, que llaman en Europa de Jamaica ó Malagueta, la de Madagascar, la de Mascaren y la de China.

La de Ethiopia, que suele tambien llamarse *grano de Zelim*, es un fruto que crece en cabezas de tres á cuatro pulgadas de largo, del grueso de una pluma de ánsar, negruzcas, divididas en celdillas arrugadas y de una sustancia roja cenicienta; los granos son ovalados, del tamaño de una haba pequeña y cuyo gusto es parecido al de la pimienta negra. Este fruto crece en Ethiopia y sus habitantes lo usan para el dolor de dientes.

La pimienta de Tabasco, que, como se ha dicho, conocen en Europa con los nombres de pimienta de la Jamaica, Malagueta, y tambien con el de pimienta de Thevet y se llama en mexicano *xocoxochitl*, es un grano mayor que la pimienta de Malabar. El árbol que lo produce es corpulento; las hojas tienen el color y el lustre como las del naranjo; las flores son rojas, algo parecidas en la forma á las del granado, y exhalan un olor suavísimo, del que participan las ramas. El fruto es redondo y nace en racimos, verdes al principio y despues casi negros. Esta pimienta, de que hacian uso los mexicanos, aun antes de la conquista, puede reemplazar con ventajas á la comun, por ser ménos picante y acre, mas aromática y de un gusto parecido al del clavo. Los ingleses hacen mucho uso de ella y la reputan como uno de los mejores aromas. Se llama de Tabasco, no porque aquel departamento sea el único en la república que la produce, sino porque allí se da con mucha abundancia.

La pimienta de Mascaren es semejante á la pimienta negra, con la diferencia, de que es mas gruesa y tiene un rabito, por lo que suele llamarse tambien coluda ó de rabo. Se da en la isla de Java.

La de Madagascar es la pimienta blanca de que habla Flacour.

El padre Lecomte atribuye á la pimienta de la China las mismas propiedades que á la de las Indias, á excepcion de que no se hace uso sino de su cáscara, en atencion á que el huesito ó almendra que contiene es en extremo duro.

Se da tambien en Europa el nombre de pimienta de Guinea, y entre los españoles el de pimiento, al chile americano, porque parece que hay un empeño en desfigurar y confundir el orígen de los frutos de este pais, que se reputan como propios de otros suelos mas dignos, pues el nuestro que hace degenerar á la natutaleza, no es capáz de producir sino abrojos entre los vegetales y séres despreciables y monstruosos en los otros reinos.

PIMIENTA DE CAYENA. }
PIMIENTA DE KARI. } Chile seco, molido y mezclado con sal (véase PIMENTON). Para la segunda se muelen tambien y se pasan por tamiz dos onzas de azafran en raiz y dos onzas de raices de ruibarbo nuevo y pesado, y

se hace la mezcla con el polvo que hayan producido cuatro ónzas de chiltepiquin, ó como le llaman los franceses, de pimiento rabioso, media onza del polvo de las raices dichas.

PIMIENTO. Este es el nombre que dan los españoles al chile (véase CHILE).

PIMIENTO RABIOSO ó PIMIENTA DE GUINEA. Así llaman los franceses al mismo chile, con especialidad al chiltepiquin, y lo emplean en polvo en diferentes guisados, principalmente en los que llaman *á la Criolla.*

PIMIENTO (Mantequilla de). Se amasa el chile en polvo con un pedacito de mantequilla del tamaño de una nuez, y se emplea en diferentes guisos al tiempo de servirse.

PÍMPIDO. Pescado, especie de mielga y muy parecido á ella en la aspereza de su piel, aunque es de mejor gusto y de mas regalo. Despues de limpio, se apresta y condimenta con cualquiera de los caldillos ó salsas para pescado (véase PESCADO, pág. 631 y siguientes).

PIMPINELA. Planta que echa los tallos á la altura de una tercia ó de media vara, rojos y ramosos. Sus hojas son pequeñas casi redondas, dentadas en sus bordes, verdes por encima, azuladas por debajo y apareadas sobre un palito hoyoso, rojizo y velludo. En la extremidad de los tallos nacen unas cabezas redondas cubiertas de pequeñas flores, que son unas rositas de cuatro divisiones, purpureas por afuera y verdes por adentro, del medio de las cuales se eleba un copo de estambres, ya purpureos ó ya amarillos. Su fruto es cuadrado, puntiagudo y de color de ceniza, que contiene una ó dos semillas. Su raiz es larga, delgada y dividida en muchos ramales, entre los que se encuentran algunos granos rojos, que llaman *cochinilla silvestre.* Se come comunmente en ensalada y su cultivo es muy sencillo. Se siembra en surcos ó á granel en el mes de Marzo; se escarda y se riega en los calores. Mientras mas se corta, mas retoña, y sus hojas son mas amarillas, mas tiernas y mas buenas.

Hay dos clases de pimpinela, la grande y la pequeña; las hojas de la primera son grandes, y las de la segunda mas prolongadas. Las hojitas pequeñas del centro son siempre las que entran en las ensaladas.

PINOLE. Esta voz trae su orígen de la mexicana *pinolli,* que significa *harina de maiz,* y se aplica á un polvillo sabroso, que se hace, tostando el maiz cacahuatzentli y moliéndose despues hasta dejarlo muy fino; se cierne en seguida y se mezcla con azúcar en polvo, añadiéndose un poco de canela molida.

PINTADA. Ave, originaria de la América y que hoy es muy comun en Francia, donde se cria con las otras aves de corral. Es una especie de gallina, cuyo nombre le viene de la exactitud de las manchas ó figuras que parece haber sido pintadas sobre su plumage. Es del tamaño de la gallina comun y se parece á la perdiz en la cola, que lleva siempre caida; mas por los colgajos entre cartilaginosos y carnudos que le penden bajo del picó por ámbos lados, sin estar adheridos sino por la parte superior, tiene mas semejanza con la gallina. Todo su plumage es de dos colores, blanco y negro: sus huevos son tambien pintos ó manchados de los mismos colores y en el pescuezo tiene un collar negro de cosa de dos líneas, que parece mas bien de pelo que de plumas, volteado para arriba contra lo comun. Su cabeza está cubierta de una piel esponjosa que le forma una cresta á manera de casco, y sus pies están provistos de membranas, como los de las aves acuáticas. En la raiz ó nacimiento del pico suele tener á veces un ramillete y debajo las barbas ó riñoncillos pendientes, que son rojos en las hembras y azules en los machos. Se mantiene lo mismo que las otras aves de corral.

La pintada es susceptible de engordar mucho y de cargarse de grasa. Su carne es blanca, delicada y de un fino gusto, pasando los pollos domésticos por un buen manjar, aunque los conocedores inteligentes prefieren los silvestres, que dicen ser un bocado verdaderamente exquisito; sin embargo, otros creen que son muy inferiores á las pollonas cebadas.

Los pollos de las pintadas se sirven cocidos al asador, mechados ó albardados. Las pintadas cuando son de poca edad y tiernas, pueden tambien comerse asadas. Una pintada en adobo es un plato muy distinguido.

En general, se les pueden aplicar las mismas preparaciones y guisos de las pollonas cebadas (véase POLLONA CEBADA).

PIÑA. Esta fruta, á la que se da tambien el nombre de *anana* ó *ananas*, y á la que pusieron *piña* los españoles por su semejanza con la piña, se llama en mexicano *Matzatli*, y es demasiado conocida en todas partes para que se haga en este lugar su descripcion.

Aun á Europa se lleva á mucho costo y solo se presenta en las mesas de los ricos, que no reparan en su alto precio con tal de gustar una fruta tan sabrosa y excelente.

Se come cruda haciéndola rebanadas, que se polvorean con azúcar y canela; se disponen con ella muchos dulces, y entra tambien en diferentes guisados, ya en pedacitos pequeños, ó ya molida, como se indica en sus respectivos lugares.

Por lo demás, pueden verse los artículos

ANTE DE PIÑA.
ANTE DE PIÑA Y CANELA. } pág. 34.
ANTE DE CAMOTE Y PIÑA.
CAJETAS DE LECHE Y PIÑA, pág. 116.
CAJETAS DE LECHE APIÑADA, pág. 121.
CAJETAS DE AREQUIPA APIÑADA,
CAJETAS DE CAMOTE BATIDO CON PIÑA, véanse en la pág. 116.
CAJETAS DE CAMOTE Y PIÑA, pág. 122.
CONSERVA DE PIÑA, pág. 217.
CONSERVA DE PIÑA, CAMOTE Y JÍCAMA, pág. 218.
CHICHA, página 254.
PIÑA CUBIERTA, pág. 285.
EMPIÑADO, págs. 295 y 296.
HELADOS DE PIÑA, pág. 399.
JALEA DE PIÑA, pág. 435.
LECHE DE PIÑA, pág. 463.
POSTRE DE PIÑA.
PULQUE DE PIÑA.
TORTA DE PIÑA.

PIÑA (Agua de). Se muele la piña y se cierne por un cedazo, se mezcla con agua y se endulza, pasándose por un tamiz de seda. Para beberse se polvorea la superficie del agua con canela molida.

PIÑA ASADA. Se mezclan una libra de piña cocida y media de coco rallado con almíbar clarificado y de medio punto, hecho con tres libras de azúcar: se deja todo hervir hasta que espese, y entónces se aparta de la lumbre para que se dore la piña; estándolo, se adorna con canela molida por encima.

PIÑA ASADA SIN COCO. Se procede como en el artículo anterior, suprimiéndose el coco y haciéndose el almíbar con solo dos libras de azúcar.

Se pueden variar las cantidades de los ingredientes, haciéndose el almíbar con siete libras de azúcar y poniéndose tres libras de piña y veinte yemas de huevo, con lo que queda excelente.

PIÑA ASADA SIN HUEVO. Como la del artículo anterior, suprimiéndose las yemas de huevo.

PIÑON. La simiente del pino, ó cada uno de los huesos que contiene la piña. Es de cuatro á seis líneas de largo, ovalado y esquinado, y consta exteriormente de una cubierta leñosa, sumamente dura, é interiormente de una pulpa de color de carne, mas ó ménos subido, cubierta de una pielecilla blanquizca, de gusto agradable.

Hay en el departamento de Chihuahua y en otros puntos de la república unos piñones que llaman de cambray y no se distinguen del comun, sino en ser algo mas pequeños y en que su cáscara es muy blanda, y se quiebra fácilmente con los dientes.

Se comen crudos, y de la misma suerte se emplean mucho en adornar por encima las cajetas, alfajores, tortas dulces, antes y postres: entran en diferentes guisados, tanto de pescado como de ave y en la composicion de varios dulces. Pueden verse los artículos

ANTE DE PIÑON, pág. 36.

GALLINAS EN CALDILLO DE PIÑONES, página 362.

PANOCHITAS DE PIÑON, pág. 517.

PESCADO EN ADOBO DE PIÑONES, página, 639.

PICHONES EN CALDILLO DE PIÑONES, página 648.

POSTRES DE PIÑON.

POLLOS EN SALSA DE PIÑONES.

TORTAS DULCES DE PIÑON.

PIÑONES (Leche de) CON ALMENDRA. Se endulzan al gusto ocho cuartillos de leche, se cuela ésta despues de endulzada y se le mezclan veinte y cuatro yemas de huevo; estando bien desleidas, se pone la leche á la lumbre, añadiéndole unas rajitas de canela, y luego que espese, se le echan cuatro onzas de almendras remojadas y otras cuatro de piñones, molidas ámbas cosas; se prueba la mezcla para verse si tiene el dulce suficiente y endulzarla mas si le faltase azúcar, y se deja hervir hasta que tenga el punto de cajeta, en cuyo caso se vacia en los platos, poniéndole encima bizcocho molido con azúcar y canela, de modo que se cubra bien la superficie, que se baña con mantequilla derretida y se le pone un comal ó una hoja de lata con lumbre para que se dore. Puede tambien dorarse con mantequilla sola sin bizcocho.

Del mismo modo se hace la leche de almendra y nueces.

PIÑONES (Bocadillos de). Se hace almíbar clarificado y de punto de juntar en el agua, con dos libras de azúcar, y fuera de la lumbre se le mezclan cuatro onzas de almendra remojada y una libra de piñones, molido uno y otro, ajonjolí tostado y canela en polvo, haciéndose que todo se incorpore bien, y se le dá el punto de cajeta, que se conoce en que se ve el fondo del cazo al menearse; se aparta entónces, se bate un poco, y se vacia en cajitas de papel blanco ó de colores, cubiertas de oblea.

PIÑONADA Á LA ITALIANA. Se mezclan una cuarta de piñones frescos mondados y otra de cacahuates tostados y limpios, con una libra de almíbar preparado en punto de flor, y se separa del fuego, dejándolo todo reposar hasta que quede tibio; á medida que se advierta que se va blanqueando la piñonada, se espolvorea con canela molida y tamizada; en seguida se va sacando con un tenedor y extendiéndose en un pliego de papel limpio, donde se espolvorea segunda vez con canela de la misma clase, y últimamente, despues de media hora poco mas ó ménos, en cuyo tiempo se habrá congelado el azúcar sobre la piñonada, se cortará en pedazos de la figura que se quiera y se colocará del modo mas conveniente.

PIÑONATA. Se da este nombre en castellano, como en francés el de *nougat* ó nogado, á una pasta en que no suelen entrar ni los piñones ni las nueces, pues ordinariamente se hace con almendras solas, aunque pueden mezclarse las tres cosas, ó ponerse sola cualquiera de ellas Para todas se procede lo mismo (véase NOGADO ó ALMENDRADO, página 554).

PIÑONATE. Pasta de piñon y azúcar (véase poco antes PIÑONADA A LA ITALIANA).

PIPIAN. Guiso propio del pais, hecho con chile colorado ó verde y pepitas, almendras, ó semillas aceitosas, como las de calabaza, la almendra dulce, el ajonjolí, el cacahuate y aun la simiente del algodon. Como en cada casa varian las cantidades de los ingredientes de innumerables maneras, es indispensable poner aquí como de muestra los mejores métodos, que son el objeto de los artículos que siguen, á mas de los que se han explicado en los lugares correspondientes á las viandas, aves, caza y pescados, que suelen guisarse en pipian, para lo que pueden verse los artículos

AVES EN PIPIAN DE AJONJOLÍ, pág. 54.

AVES EN PIPIAN DE PEPITAS DE MELON Y ALMENDRA, página 55.

GUAXOLOTE EN PIPIAN COLORADO Ó VERDE, pág. 384.

PATOS EN PIPIAN, página 609.

PESCADO EN PIPIAN DE ALMENDRA, página 636.

PIPIAN DE PEPITAS DE CALABAZA. Se tostará la porcion necesaria de pepitas de calabaza, que despues se molerá mucho para que quede como chocolate, y se formará de ella un bollo, que se pondrá á hervir fuertemente en agua. Entretanto se habrán desvenado en seco los chiles anchos necesarios, y se freirán bien estos chiles en manteca; tambien se agregará una porcion de las pepitas del chile, que se freirán y se molerán bien juntamente con él; cuando se haya cocido el bollo de la pepita, se sacará del agua, se deshará en el chile, y puesta una cazuela al fuego con manteca, se volverá á freir el chile molido y la pepita deshecha en él, se le agregará agua y se le echarán las sustancias ó frutas y legumbres de que se quiera hacer el pipian, cuidándose de no sazonarlo con la sal hasta que esté ya para quitarse del fuego, porque se corta. Este pipian puede formarse de todas las pepitas que tengan una sustancia aceitosa, tostándolas siempre y refriéndolas, cuidando de no echarles la sal hasta lo último. Tambien se guisan con este caldillo todas las carnes, y especialmente la de cerdo, y las frutas fritas despues de rebozadas con huevo batido, ó sin este requisito. Así se disponen los chayotes, rábanos, papas, chilacayotitos, romeritos, nopales y toda clase de legumbres, añadiéndoles carnes, pescado ó camarones.

PIPIAN DE ALMENDRA. Una noche antes de comerse, se desvenan doce ó catorce chiles anchos grandes, se ponen éstos á desflemar en agua fria toda la noche, y las pepitas se guardan. Al dia siguiente se tuesta media libra de almendras sin mondarlas y las pepitas de los chiles, y se muele uno y otro como chocolate hasta que no quede hollejo alguno. Despues se molerán bien los chiles que estaban remojándose, y ámbas cosas se frien en manteca; cuando ya esté todo frito, se le echará agua y se dejará hervir hasta que espese un poco; entónces se le añaden especias, como pimienta, clavo, &c., excepto cominos, echándose las sustancias que se quieran guisar en el pipian, cocidas antes con la sal necesaria, y cuando ya se quiera quitar de la lumbre, se le echará la sal para sazonarlo.

PIPIAN DE PEPITAS DE MELON. Se tuestan en un comal las pepitas de melon, se muelen y se cuelan por un cedazo, se les añaden almendras y pechugas de gallina cocidas, remolidas ámbas cosas, y se frie todo en aceite mezclado con manteca; se sazona con sal y clavo molido y se echan en este pipian las aves ó carnes que se han de guisar en él, con un poco del caldo en que se cocieron, y se dejan hervir hasta que el caldillo quede espeso.

PIPIAN DE AJONJOLÍ. Despues de limpio, se tuesta el ajonjolí, se muele con tostadas fritas y se frie en manteca con sal; se le incorporan las frutas, raices, yerbas ó carnes que se han de guisar en él, y se procede en lo demás hasta concluir, como en los artículos anteriores.

PIPIAN DE NUECES Y PEPITAS DE CALABAZA. Se tuestan las pepitas y el chile ancho que solo sea necesario para dar color, y se muelen ámbas cosas con las nueces; se frie todo en manteca con sal y se concluye la operacion como en los artículos precedentes.

PIPIAN DE CACAHUATES Y PEPITAS DE CALABAZA. Como el del artículo anterior, con la diferencia, de ponerse cacahuates limpios y tostados en lugar de las nueces.

PIPIAN ACEITOSO DE PEPITAS DE CALABAZA. Se frien en manteca las pepitas con el chile ancho que sea necesario para dar color y pan, sin dejar que se pase el tueste, para que no quede amargo el pipian; se muele todo en un metate con un cajete de lumbre por debajo, como se hace con el cacao para chocolate, ó estando suave la masa, se baja y se deslie en agua caliente y se frie en manteca con sal; cuando haya hervido, se ponen en este pipian las carnes que se han de guisar en él, ya cocidas, y se concluye la operacion como en los otros artículos.

PIPIAN DE PEPITAS DE CALABAZA CON MAIZ PRIETO. Se tuestan las pepitas y el maiz y se muelen juntamente con el chile ancho suficiente para dar color; se cuela todo y se frie en manteca con sal, echándose en seguida el caldo de las carnes ó de las aves que se han de guisar en este pipian, ó los camarones, raices ó frutas que se quieran, picadas ó rebanadas, dejándose despues espesar el caldillo.

PIPIAN LLAMADO COMUNMENTE MOLE VERDE. Bien secas las pepitas de calabaza, se estregan con un ayate ó cotence áspero para que se les quite la pelucilla exterior; se remojan en agua de sal un rato y se asolean despues para que vuelvan á secarse; en ese caso se muelen con un cajete de lumbre bajo del metate, como el cacao, hasta que la masa quede muy suave; se frien entónces en manteca hasta que se formen unas como bolitas, y en seguida se añaden cominos, ajo, chilitos y tomates, todo crudo y molido; despues de frito esto y sazonado con sal, se echa el guaxolote, pollo &c. dividido en raciones regulares, con el caldo en que se coció, dejándose hervir hasta que el pipian ó mole quede espeso. La cantidad de chilitos varia segun el gusto, pues que unos quieren los guisos mas picantes que otros.

PIPIAN VERDE CON HUESITOS DE ALGODON. Lo mismo que el del artículo anterior, poniéndose algunas semillas de algodon, despues de limpias y despeluzadas como las pepitas de calabaza, con las que deben mezclarse.

PÍPILA. Esta voz viene de la mexicana *pipilpipil*, que significa reunion de muchachos, de niños, de pollos ó animales de poca edad; pero hoy se entiende generalmente entre nosotros por *pípila* la hembra del guaxolote, aunque ya sea grande ó ponedera. Cuando se ha cebado bien antes que la haya pisado el macho, es su carne muy delicada y mas sabrosa que la del guaxolote, preparándose lo mismo que las pollonas cebadas (véase POLLONA CEBADA); se guisa tambien de la misma suerte que el guaxolote (véase GUAXOLOTE, página 382 y siguientes) y en todos los caldillos y salsas de ave (véase AVES, página 52 y siguientes).

PÍPILAS EN CHILE. Se tuestan unos chiles anchos y se remojan otros, moliéndose todos con xitomates asados y nueces; se frie todo y se sazona con especias, añadiéndose pasas, almendras, y nuez moscada y ajonjolí por encima.

PÍPILAS EN ESPECIA. Se frien en manteca unos dientes de ajo y se dora allí mismo una poca de harina, poniéndose á freir tambien xitomates asados y molidos; se ponen en esta salsa las pípilas divididas en raciones regulares y el caldo en que se cocieron, sazonándose todo con azafran, clavo, canela, sal, orégano, chilitos, aceitunas y cuartos de cebolla.

PIQUETA. Esta es una bebida hecha con el orujo del lagar, sobre el que se echa agua y se deja fermentar con el poco espíritu de vino que ha quedado allí. Solo en el invierno se puede beber este licor, porque si se guardase hasta el estío, se torceria precisamente.

PISTO. El jugo ó sustancia que se saca de las viandas cociéndolas, especialmente de la gallina ó de la perdiz, el cual se ministra caliente al enfermo que no puede tragar cosa que no sea líquida, para que se alimente y cobre fuerzas. Es lo mismo que por otro nombre se llama caldo consumado ó concentrado; mas para administrarse á los enfermos es necesario consultar al médico las sustancias que deben entrar en composicion, procediéndose en lo demás como para el caldo concentrado (véase CALDO CONSUMADO Ó CONCENTRADO DE VOLATERÍA, pág. 131).

PITORRA (véase CHOCHA-PERDIZ).

PLÁTANO. Fruta generalmente conocida, de la que hay bosques enteros en nuestras tierras calientes. El plátano largo es sabroso, sano y del que se hace uso en la cocina; el guineo es mas pequeño, carnudo y mas delicioso, aunque ménos saludable, porque las fibras que cubren la pulpa son flatulentas, y aun sin ellas tarda mucho en digerirse; solo se come crudo y algunos lo mezclan rebanado con el caldo, echándose tambien del mismo modo en el pulque de tuna, mezclado con rebanadas de guayaba.

El plátano largo se come frito en manteca, rebanado á lo largo, solo ó acompañando á la verdura ó vitualla con el cocido. Tambien se reboza con huevo batido para freirse, haciéndose otro tanto con el pasado ó seco, al que preparado así se da el nombre de gollería ó gulloría (véanse GOLLORÍA, pág. 378 y FRUTAS DE SARTEN, página 350).

En el departamento de Michoacan se hace un buen comercio con el plátano seco ó pasado, que es muy sabroso, y el modo de prepararlo es, ponerlo mondado, cuando está maduro, sobre zarzos ó tapestles, dejándolo escurrir y secar al sol y al sereno; cuando ya lo está, se le echa la miel que ha escurrido y se recibe en trastos colocados bajo de los tapestles, se aprensa y se empaqueta en pantles cubiertos con hojas secas del mismo plátano, que suelen tener por lo regular el peso de una arroba, aunque tambien los hay de dos.

PLÁTANOS EN CONSERVA. (Véase CONSERVA DE PLÁTANOS LARGOS, pág. 223).

PLÁTANOS CUBIERTOS. (Véanse en la página 284).

PLATANITOS FINGIDOS. A doce yemas de huevo se echa la harina que aguanten y tantita manteca derretida; se revuelve todo muy bien y se azota bastante echándole mas harina hasta poner la masa de modo que no se pegue en la tabla. Se extiende despues con un palote y se cortan cocolitos delgados, que se pegarán por la mitad con clara de huevo, y se frien en manteca no muy caliente. Cuando se sacan, se les echa bastante azúcar cernida por encima para que queden azucarados.

PLATIJA. }
PLATUJA. } (Véase ACEDIA, página 6).

POLEADAS. Lo mismo que gachas ó puches, aunque por lo regular se mezclan con la harina cocida en agua, yemas de huevo y azúcar, de modo que su sabor sea agradable al paladar, porque si se cargan de dulce, se vuelven empalagosas (véase GACHAS, página 353).

POLENTA. Poleadas mas espesas ó trabadas que las comunes, y ligadas con yemas de huevo.

POLLO. La cria ó produccion que sacan las aves de sus huevos; pero regularmente se entiende de la de las gallinas y en este sentido, es como se habla en este y en los artículos siguientes de los pollos. La carne de las pollas es mas delicada, principalmente si se han cebado en el tiempo oportuno, pues entónces son mejores que los capones mismos. De éstas se trata mas adelante bajo el nombre de POLLONAS CEBADAS. Las pollas comunes y los pollos se guisan de una misma manera, y así es que en los artículos siguientes se comprenden unas y otros.

Deben escogerse los pollos muy tiernos ó de poca edad, porque al paso que van creciendo se vuelve su carne mas seca y ménos fácil de digerir. Son los pollos un alimento muy saludable, de que se hace uso en buena salud y en estado de enfermedad, pues siendo tiernos son de muy fácil digestion.

POLLO (Caldos de). (Véanse en la página 130.)

POLLO DE SARTEN. Se desplumа y se pasa por la llama el pollo; se vacía por el buche y se le quita el hueso de la pechuga. Se amasa un pedazo de mantequilla con sal, pimienta gorda y zumo de limon y se rellena el pollo con esta masa; se le corta el pescuezo y se ata atravesándole el hilo con una aguja de pierna á pierna, llenando el buche con el pellejo para que no se le salga la mantequilla; se pone despues el pollo en una cacerola entre bardas de jamon, y se le echa encima una sartenada (véase ESENCIA DE SARTEN, pág. 318), bastando una hora para su completo cocimiento. Para servirse se escurre, se desata y se le pone salsa de xitomate.

POLLO RELLENO EN ARROZ. Se vacia y se recoge el pollo como el del artículo anterior y se rellena con fritura de crestas y riñoncillos de gallo (véase en la página 366), ligada con huevo; se cubren las extremidades con bardas de jamon para que no se salga el relleno, y así preparado, se pone en una cacerola con zumo de limon, lonjas de jamon por debajo y por encima, algunas tajadas de pulpa de vaca, tres cebollas, dos zanahorias rebanadas, dos clavos de especia, una hoja de laurel, un poco de tomillo y dos cucharadas grandes de caldo concentrado; se pone la cacerola al fuego, bastando tres cuartos de hora para que se cueza si es chico; se pasa en seguida por un tamiz de seda el caldillo en que se coció el pollo, y se le añade una libra de arroz muy limpio y bien lavado, añadiéndole caldo bueno en caso de que le falte; se deja hervir el arroz un cuarto de hora y se pone á escurrir despues sobre un cedazo de cerda; se unta con mantequilla una cacerola donde quepa bien, se pone en el medio una rueda de masa con el arroz encima y se acomoda el pollo de manera que no se vea, llenando la cacerola con arroz. Una hora antes de servirse, se le hace tomar color como al gató de arroz (véase GATÓ DE ARROZ, pág. 370), poniéndole fuego sobre la tapa. Al momento de servirse, se volteará el pan de arroz, se le quita la rueda de masa y se vacia el interior del pan sin descomponer los bordes ni el fondo, echándose dentro una cucharada llena de salsa rizada, hongos, el resto del guiso del pollo, pimienta gorda y la liga de tres huevos y tanto como otro huevo de mantequilla fina.

POLLOS ASADOS A LA FRANCESA. Se hace un caldillo con vino y vinagre bueno, una poca de azúcar, sal, azafran y demás especias molidas y manteca: en él se ponen los pollos enteros y manidos, y se dejan cocer y asar á dos fuegos. Al servirse se adornan con aceitunas, tornachiles y cogollos de lechuga, divididos en mitades ó cuartos.

POLLOS RELLENOS. Se ponen éstos, despues de bien limpios, en una cazuela honda con rebanadas de jamon, pimienta, clavo, canela, ajo y poca agua, y allí se dejan cocer á dos fuegos. Se sacan y se escurren en una servilleta, y se rellenan con picadillo de carne de puerco (véase, pág. 643); se echan en una cazuela con manteca y ajo rebanado, y se frien hasta que se doren.

POLLOS DE LA BELLA MULATA. Para cuatro pollos se doran en manteca media libra de espaldilla de puerco, una cuarta de almendras, un pedacito de pan, cuatro xitomates bien colorados y se muele todo. Se frien cebollas picadas menudas, dos ó tres dientes de ajo y un poco de peregil. Allí mismo se echa todo lo molido y se frie tambien; se añaden los pollos con el caldo en que se cocieron, pimienta, clavo y canela molidas, y luego que hayan hervido, vino jerez.

POLLOS BORRACHOS. Despues de cocidos, se frien los pollos con huevo, y se echa en la misma cazuela vino, canela y azúcar. Por encima se adornan con almendras, pasas, acitron, piñones, ajonjolí tostado y pan. Para que estén calientes á la hora de comer, se tiene la cazuela al vaho de una olla hirviendo.

POLLOS EN GUARACHO. Se frien en manteca unos dientes de ajo, y se echa allí el caldo en que se hayan cocido los pollos, agregándole ajonjolí tostado, trocitos de calabaza de Castilla cruda, pasas mondadas, peregil picado menudo, clavo, canela y pimienta molidas, la sal suficiente y los cuartos del pollo cocidos; se pondrá á dos fuegos, y cuando el caldo esté bien sazonado, se le agregarán un pedazo de azúcar, un vaso de vino blanco, pasas y almendras limpias y picadas.

POLLOS EN VERDE. Se ponen á freir en una cazuela con manteca cebollas, ajos, peregil y yerbabuena; se echan despues tomates molidos, especias de todas y una lechuga cortada como para ensalada. Se echan allí los pollos con su caldo, rebanadas de betabel, zanahorias muy picadas, aceite y vinagre. Los platos ó platones se adornarán con alcachofas y coliflor cocidas, polvoreadas con pimienta, con chilitos, aceitunas y alcaparras.

POLLOS EN ENVINADO. Se pica jamon en trozos menudos y se frien bien en manteca: se sancochan allí los pollos en cuartos; y se echa un tanto de vino y otro de vinagre y la sal correspondiente; cuando ya estén cocidos, se les echa agua, canela, clavo, pimienta, azafran molidos, y un poco de azúcar: se agregan pasas, almendras y ajonjolí tostado entero; cuando hayan hervido, se prueba para ver si sobresale el dulce, para echarle vinagre; y si el vinagre, para echarle dulce.

POLLOS EN EMPEREGILADO. Despues de limpios los pollos se dejan secar hasta que no tengan humedad; se frien en manteca, y despues de haber hervido un poco, se les echa agua con sal para que se cuezan. En el entretanto se pican ajos y cebollas muy menudamente; despues se pican bastantes xitomates y peregil muy menudo, y ya frito el ajo y la cebolla, se echa el xitomate y el peregil á freir por mucho tiempo; despues se ponen los pollos con su caldo y se agregan cebolla, chícharos, calabacitas chiquitas y chilitos, todo cocido; se muele clavo, canela y pimienta y se sazonan con estas especias y la sal suficiente.

POLLOS GRANADINOS. Se escogen xitomates bien maduros, se les quitan las pepitas, se muelen bien y se frien; se echa el caldo en que se cocieron los pollos y un poquito de clavo, pimienta, canela y azafran molidos; se le agregan pasas y almendras; se echan entónces los pollos trozados, se sazona todo con la sal necesaria, y se deja hervir por largo tiempo á fuego manso hasta que espese bien. Al llevarse á la mesa se echan por encima ajonjolí tostado, granos de granada y un vaso de vino de Málaga.

POLLOS A LA FRANCESA. Se pelan en seco los pollos y se golpean bien con un palo, especialmente por la pechuga; despues se destripan y lavan muy bien, se untan por dentro y fuera con zumo de limon, sal, pimienta y manteca fria; se les mete dentro un trozo grande de jamon crudo y bien limpio, una cabeza de ajo mondada y medio cocida y un poco de vinagre bueno: se ponen en una cazuela y se meten al horno á fuego suave, volteándolos de cuando en cuando para que no se quemen, y untándolos alternativamente con manteca y zumo de limon, sal y pimienta, lo que se repite hasta que estén cocidos, dándoles la última untada con aceite, limon, sal y pimienta.

Se forma una salsa con almendras molidas y yemas de huevo duro; que se baten con un poco de vinagre, pimienta y sal; se les echa á los pollos, y por encima bastante aceite y peregil picado.

POLLOS (Platillo de). Se ponen á cocer tres pollos descuartizados en cuartillo y medio de vino, otro tanto de vinagre y dos de agua; se echan unas rebanadas de jamon, clavo y canela molidos con almendras tostadas y un poquito de pimienta y ajengibre; se sazona con la sal suficiente y se añade una cucharada de manteca; se tapa la olla como para estofado, y se pone á cocer á fuego manso; cuando se considere que ya están muy tiernos los pollos, se destapa la olla y se echan tornachiles, aceitunas, alcaparras y alcaparrones.

POLLOS EN SALSA DE HÍGADOS. Despues de cocidos los pollos, se untan con aceite, pimienta y zumo de limon, se ponen á asar á la parrilla y antes de que se doren se apartan. Se pica chile verde y xitomate maduro; se frie un hígado de carnero, y despues de bien frito se muele, se une el recado picado, y se frie todo muy bien; se le echa el caldo en que se cocieron los pollos y pan tostado en manteca y molido con un poco de clavo y canela y la sal suficiente;

despues se ponen tambien los pollos, y cuando hayan dado unos hervores, se echan Jamon cocido en trozos, vinagre, tornachiles y aceitunas. Así que todo se haya sazonado y espesado el caldillo, se aparta.

POLLOS EN GUISADO DE CULANTRO. Se tuestan dos tantos de culantro seco y uno de ajonjolí, se muele todo y se cuela; se frie bien lo molido en manteca hasta que ésta salga por encima y se apea; se frien aparte chile verde, xitomate, tomate y ajo, picado todo muy menudo, y cuando esté muy frito, se unen las dos frituras, se les echa el caldo de los pollos, la sal competente, clavo, canela, pimienta y pan tostado en manteca, todo molido. Se ponen entónces los pollos y despues de un hervor se les echa aceite y vinagre, alcaparras, alcaparrones, tajadas de jamon y cebollas cocidas aparte; cuando haya espesado el caldillo, se apean y se dejan reposar.

POLLOS EN EMBARRADO. Se desvenan y lavan bien unos chiles anchos, y se muelen con xitomates maduros; aparte se muelen cuatro tablillas de chocolate, y un poco de canela y clavo; se une esto al xitomate molido y se le agregan pasas, almendras y piñones, ajonjolí tostado y la sal suficiente; se aumenta este caldo con el agua necesaria y se echa todo en una cazuela untada con manteca. Se frien los pollos crudos en manteca, se echan en el caldo y se ponen á dos fuegos mansos hasta que se cuezan, cuidándose de menearlos con la misma cazuela de cuando en cuando.

POLLOS MULATOS. Despues de cocidos los pollos, se mechan con almendras tostadas, y se frien en aceite; se muelen avellanas, higaditos y un poco de bizcocho; se deslie esto en un tanto del caldo de los pollos y otro de vino, se sazona con clavo, canela y pimienta molidas y la sal necesaria y se ponen los pollos á hervir en este caldillo hasta que espese.

POLLOS SECOS. Se cortan cebollas en tajaditas largas; se pican tomates, ajos, pasas, almendras y jamon; se agrega á esto clavo, canela y pimienta molidas, un poco de sal y orégano seco; se unta una cazuela con manteca, se pone una cama de este recado y otra de cuartos de pollo, y así se van alternando las camas hasta concluir con una del recado. Se pone la cazuela á dos fuegos muy mansos, y conforme vaya secando, se le va echando caldo de carne, agregando algunas veces manteca si se ve que hay poca, añadiéndose caldo hasta que se cuecen los pollos; ya cocidos, se dejan secar, y al llevarlos á la mesa se les echa bastante aceite y vinagre, y se adornan con aceitunas, tornachíles, alcaparras y alcaparrones.

POLLOS CUAJADOS. Se limpian los pollos sin mojarse, y al dia siguiente se ponen á cocer con las mollejas é hígados, con clavo, canela, pimienta, cominos, sal y unos dientes de ajo, todo molido. Aparte se freirán xitomates molidos con chiles verdes y peregil picado; despues se añaden especias de todas molidas y la sal competente. Se baten doce yemas de huevo con el zumo de cuatro limones, se van echando meneándose y aplacándose la espuma con un poco de caldo; se dejará hervir todo hasta que ya no despida espuma y entónces se ponen los pollos en cuartos ó enteros; se pican las mollejas y los hígados y se dejan cocer á fuego manso hasta que cuaje el caldillo, que se adorna con pasas, almendras, alcaparrones y peregil y se aparta.

POLLOS REPUBLICANOS. Se muele un poco de mamon con bastantes pasas y almendras; se baja del metate con un poquito de agua, y se frie esto hasta que esté bien dorado; se echa entónces mas agua y la correspondiente sal. Se sancochan los pollos en manteca, se ponen en el caldillo y se dejan hervir hasta que estén blandos y haya espesado el caldillo.

POLLOS ENTOMATADOS. Se sancochan los pollos en manteca, se pasan á una olla con su agua y la sal suficiente, y se agregan un poco de vinagre, especias de todas molidas, cebolla, ajo y peregil picado, bastantes tomates cocidos y molidos y una poca de manteca; se tapa la olla y se engruda por las orillas; se ponen á hervir á fuego manso los pollos, meneándolos de cuando en cuando con la misma olla, y luego que se consideren cocidos, se destapan, y estándolo, se apean luego que el caldillo esté algo espeso.

POLLOS (Fritada de). (Véase FRITADA DE POLLOS, pág. 348).

POLLOS VENECIANOS. Se abren los pollos por la espalda, del pescuezo á la rabadilla, se aplastan bien con el machete y se frien luego en mantequilla; bien fritos, se les echan dos tantos de caldo y uno de vino blanco, un manojito de peregil, sal y pimienta molida; se dejan cocer á fuego manso, y ya cocidos, se cuela el caldillo, se le agrega una poca de mantequilla amasada con harina y se deja que espese bien. Se colocan los pollos en un platon que pueda resistir al fuego, se bañan con el caldillo y se les echa encima queso añejo rallado; se ponen á dos fuegos suaves, y cuando haya consumido el caldo y tomado color, se apartan y se sirven.

POLLOS OAXAQUEÑOS. Se asa lomo de puerco y se corta en pedazos muy menudos; se muelen chiles anchos desvenados y tostados, con unos cuantos dientes de ajo y unos poquitos de cominos; se muelen tambien canela, clavo y pimienta y se añade todo con la sal competente; se pican tomates crudos y se pone á freir todo esto en manteca, agregándole el lomo picado. Se deja sazonar bien, y con esto se rellenan los pollos crudos, que se cosen con un hilo; se embarran con manteca, se envuelven en un papel aceitado, y se meten al horno, volteándolos de un lado á otro hasta que estén muy cocidos; entónces, quitado el papel, se les espolvorea una poca de sal-pimienta, y se ponen á dorar.

POLLOS BLANCOS. Se frien los pollos en manteca con ajos y cebollas picados menudísimos; con toda brevedad se les espolvorea harina, meneándolos al mismo tiempo sin cesar, procurando que no se dore la harina; se les echa caldo del en que se cocieron y sal; se les agregan especias molidas de todas, ménos azafran y cominos, y se dejan sazonar hasta que espese el caldilo.

POLLOS SUSTANCIALES. Se ponen á cocer los pollos en agua con clavo, pimienta, canela, alcaravea, nuez moscada, culantro seco, doce yemas de huevo cocido y la sal necesaria, todo molido; ya cocidos, se frie bien este caldillo y se echan los pollos, y cuando quede la salsa muy espesa, se sirven, echándoles por encima zumo de limon, raspadura de nuez moscada y peregil picado,

POLLOS ADOBADOS. La víspera de guisarse, se echan los pollos en un caldillo compuesto de partes iguales de vino y vinagre y especias enteras. Al dia siguiente se cuecen en el mismo caldo, y cuando ya estén muy cocidos, se frien con huevo batido y se sirven con raspadura de nuez moscada, queso rallado y aceite.

POLLOS CARDENALES. Se muelen betabeles con un pedacito de pan y se cuelan; se frie medio diente de ajo, y molido, se añade el betabel colado, en el cual se pondrá el pollo cocido con tornachiles, chorizos, jamon, rebanadas de plátano largo y de camote, alcaparras, pasas, almendras y aceitunas, dejándose todo hervir al fuego. Al apartarse se le echa vino tinto y un poquito de azúcar.

POLLOS AMOSTAZADOS. Se lava bien una taza de mostaza y se muele con almendras y pan tostado; se frie en manteca bastante cebolla y peregil picados y cuando se haya empezado á dorar la cebolla, se echa la mostaza molida con la almendra; todo frito, se le echa bastante vino blanco y un chorrito de vinagre; se le añaden clavo, canela y pimienta molidos y la sal conveniente; se rebana lomo de puerco cocido, y se pone con los pollos en trozos, tambien cocidos, en el caldillo, dejándose hervir hasta que haya espesado lo conveniente, y al servirse se les echa aceite por encima.

POLLOS MORENOS. Cocidos los pollos, se fondea una cazuela con jamon; sobre él se pone la mitad de los pollos, y encima otra capa de jamon; despues los pollos restantes y despues jamon. Se echa para cuatro pollos una ochava de canela molida, clavo, nuez moscada y tantita pimienta, todo molido con bizcocho; se agrega el caldo en que se cocieron y la sal suficiente. Cuando todo haya hervido bastante y que estén para cocerse las carnes, se agrega un cuartillo de vino con pasas y almendras limpias picadas; se pone todo á dos fuegos y se deja hasta que casi se haya consumido el caldillo.

POLLOS EN ENSALADA. Se cuecen los pollos con lomo de puerco, sal y especias enteras. Se pican lechugas no muy menudas, tambien betabeles y zanahorias, todo cocido aparte; se pican xitomates, ajos, cebollas, chiles verdes y peregil; se echa el caldo en que se cocieron los pollos, se rebana el lomo de puerco, se descuartizan los pollos y se echan en el caldo con las lechugas, zanahorias y betabeles picados, y frutas rebanadas. Se deja todo hervir, y cerca de apearse, se añaden especias finas, molidas con un migajon de pan y una poca de sal. Al servirse se le echan bastante aceite y vinagre.

POLLOS EN YEMATE. Se frien en una cazuela con manteca unas cebollas picadas, y tres dientes de ajo picados tambien. Se ponen allí los pollos con el caldo en que se cocieron, y se muelen unas yemas cocidas con pedacitos de pan fritos y un poco de jamon cocido; se deslie en agua lo molido y se añade á los pollos con rebanadas de jamon y lomo de puerco, chorizos, las claras cocidos de los huevos, picadas menudamente, un poco de peregil picado, clavo, canela, pimienta y un poco de azafran, todo molido.

POLLOS EN FRICASÉ. Se frie cebolla picada menuda, y aparte se frie tambien peregil, dejándose subir de color; se mezcla uno y otro y se echan allí los pollos en cuartos y el caldo en que se cocieron, con rebanadas de jamon cocido, chorizones, canela, clavo y azafran molidos y yemas de huevo batidas con vinagre ó zumo de limon; se deja hervir todo, y se sirve con aceitunas y tornachiles.

POLLOS SIN HUESO. Cocidos los pollos, se deshuesan y parten en trozos de buen tamaño; se frien xitomates, tomates, ajos y chiles verdes, todo picado; se sazonan con sal, pimienta, clavo, canela y azafran, todo molido. Se unta una cazuela con manteca, se pone una cama del recado frito con pasas, almendras, aceitunas y tornachiles; encima se pone otra cama de la carne de los pollos, y así se van alternando éstas hasta concluir con una de recado; se ponen á cocer á dos fuegos mansos hasta que consuma gran parte del caldillo, y poco ántes de apearse, se les echa un cuartillo de vino tinto.

POLLOS (Señrichi de). Se cuecen los pollos con sal, unas tajadas de jamon y porcion de huevos; se rebana pan frio, se tuesta y se acomoda en una tortera ó platon que resista el fuego. Se frie chile verde y xitomate bien picado, sazonándose con clavo, canela, pimienta y culantro tostado, molido todo; ya frito, se echa el caldo en que se cocieron los pollos y el jamon, sin olvidarse de la sal correspondiente, y se pone una cama de pan tostado, otra de trozos de pollo cocido, otra de rebanadas de huevo duro, alcaparras, tornachiles y aceitunas, y otra de rebanadas de pan; así se van alternando y humedeciendo las camas con el caldo dispuesto como se ha dicho, hasta quedar el necesario, y se pone la sopera al vaho de una olla hirviendo, hasta que se cueza lo conveniente.

POLLOS EN SALSA DE MOSTAZA. Se ponen á cocer los pollos con una cabeza de ajo mondada, unos chiles verdes y un manojo de peregil. Se desquebraja una taza de mostaza, se lava bien para que no pique mucho, y se muele con xitomates maduros y una rebanada de pan dorada en manteca. Se pica cebolla menuda, se frie bien, y despues se echa todo lo molido con la sal conveniente; ya frito, se añaden caldo del en que se cocieron los pollos, y los pollos mismos, poniéndose á fuego manso para que espese bien el caldillo, y entónces se le echa un poco de clavo y pimienta molidos, dejándose otro rato sobre el fuego.

POLLOS ESTOFADOS. Se embarra una olla con manteca y se pone en ella una cama de peregil picado, cebolla rebanada, ajonjolí tostado, culantro seco, pimienta, canela, clavo y ajengibre, molidas todas las especias; se colocan encima los pollos divididos en cuartos y fritos sobre crudo, echándoles un cuartillo de vino, otro de vinagre, medio cuartillo de aceite, pasas, almendras en cuartos, alcaparras, aceitunas, tornachiles curados y la correspondiente sal; se tapa exactamente la olla y se deja hervir á fuego manso hasta que se cuezan los pollos.

POLLOS EN ESCABECHE. Despues de cocidos los pollos, se dividen en raciones regulares, se polvorean con harina ó se revuelcan en ella; se frien tambien en manteca unos dientes de ajo picados y se echa un tanto de agua y otro de vinagre con la sal necesaria; se añaden al caldillo un poco de azafran y el culantro seco molidos, un pedacito de panocha, unas hojas de naranjo y rebanadas de lima agria cocidas aparte; se ponen en este escabeche los cuartos de pollo fritos y se deja hervir todo hasta que espese un poco el caldillo.

POLLOS ESTOFADOS PARA SERVIRSE SECOS. Despues de desplumados, limpios y enjugados, se frien sobre crudo en manteca mezclada con aceite y la conveniente sal, en una olla, en la que se les echa vinagre en lugar de agua y pimienta, orégano y ajo, molido todo; despues que se haya esto bien refrito, se añade el agua purámente necesaria para que se cuezan los pollos y se tapa la olla, dejándose hervir á fuego manso hasta que consumido todo el caldo, queden los pollos con sola la manteca, en la que se dejarán secar. Al servirse, se lleva juntamente á la mesa en salseras salsa fina de xitomates.

POLLOS EBRIOS. Se asan unos xitomates bien colorados, se les quita el pellejo, se muelen y se frien en manteca; se les echa el caldo en que se cocieron los pollos y se sazona con clavo, canela, azafran, pasas y almendras, todo molido; se le añaden tornachiles y piña en pedacitos, un terron de azúcar, vino blanco y un poquito de vinagre; en este caldillo se ponen á hervir los pollos cocidos, y estando bien sazonados, se les echa ajonjolí tostado por encima.

POLLOS MECHADOS Y BORRACHOS. Se mechan los pollos con mechas delgadas de jamon, y se frien en crudo en una olla con manteca y sal, juntamente con pedazos de longaniza y de salchicha; se cubren despues todas las carnes con vino y muy poca agua y se les echan pasas, almendras, clavo y canela; se tapa la olla y se pone al fuego para que se cuezan los pollos, cuidándose de voltearlos; y en estando cocidos, si les queda mucho caldo, se espesará éste con harina dorada en manteca.

POLLOS EN CALDILLO DE PASAS. Se frien en manteca unos dientes de ajo rebanados, y luego que se doren, se sacan, echándose en la fritura xitomates asados y molidos; así que estén fritos éstos, se añaden pasas tambien molidas, y se sazona todo con sal; despues de un corto rato, se añade clavo, canela y pimienta, molido todo, un vaso de vino, un terroncito de azúcar y almendras partidas; en este guiso se ponen los pollos cocidos y divididos en cuartos, con el caldo en que se cocieron y lonjitas de jamon cocido, dejándose todo hervir hasta que tenga el caldillo la consistencia regular.

POLLOS EN CALDILLO DE ALMENDRA. Se frien en manteca unos dientes de ajo partidos, y luego que estén dorados, se sacan, echándose en la misma fritura almendras tostadas y molidas con pan tostado tambien; se sazona todo con sal, clavo, pimienta y canela, todo molido, y se añaden pasas, piñones y vino; en este caldillo se ponen los pollos cocidos ya, con un poco del caldo en que se cocieron, dejándose hervir hasta que se espese el caldillo.

POLLOS EN SALSA DE YEMAS CORTADAS. Se frien en manteca cebolla y peregil picados, que se sazonan con sal, friéndose en seguida allí mismo chorizos cocidos y echándose pimienta, clavo y canela en polvo, pasas, almendras, un poco del caldo en que se cocieron los pollos, vino, harina frita, y yemas de huevo cortadas con zumo de limon; en este caldillo se ponen los pollos y se dejan hervir en él hasta que tome la consistencia de salsa y quede bien sazonado.

POLLOS EN SALSA DE YEMAS COCIDAS. Se frien en manteca quemada, ajos, cebollas y xitomates, picado todo muy menudo, y se sazona con sal, echándose en seguida peregil, tambien picado, clavo, culantro tostado, pimienta y yemas de huevo cocidas, molido todo; vino y caldo del mismo en que se cocieron los pollos; éstos se ponen despues en esta salsa, dejándose hervir en ella hasta que espese lo regular y quede en buen sazon.

POLLOS EN CALDILLO DE PIÑA. Se frien en manteca con sal xitomates, piña y ajonjolí tostado; se echan despues un poco de vino jerez, el caldo de los pollos, harina dorada en manteca, clavo y pimienta en polvo y mas piña picada; se ponen allí los pollos, divididos en cuartos, con un terroncito de azúcar y se dejan hervir hasta que espese el caldillo.

POLLOS EN SALSA DE BETABEL. Se frien en manteca con sal, betabeles cocidos y molidos, y se ponen en esta fritura los pollos con pedacitos de jamon y chorizon rebanado, cocido todo, pasas, ajonjolí tostado, piñones, nueces, alcaparras, un terron de azúcar, un poco de vino y el caldo de los pollos, sazonándose todo con clavo, canela y pimienta, molido todo con un poco de panecillo para que suba el color. Se deja hervir el caldillo hasta que tome la consistencia de salsa y quede bien sazonado.

POLLOS EN SALSA DE BETABEL Y MANZANA. Se frien en manteca unas lonjitas de jamon con chorizon rebanado y se sacan de ella para freirse en la misma, dientes de ajo picados, betabel y manzana, cocidas ámbas cosas y molidas, con la sal correspondiente; estando todo frito, se sazona con clavo, pimienta y canela molidas, y se añaden alcaparras y cebollitas cocidas; se ponen allí los pollos con el caldo en que se cocieron, el jamon y chorizon fritos, un poco de vino, y al apartarse, despues de bien hervido y sazonado el caldillo, tornachiles curados y aceitunas.

POLLOS EN CALDILLO DE BETABEL Y LECHUGA. Como los del artículo anterior, con la diferencia, de que el betabel no estará molido sino picado y de que en lugar de manzana se pondrá lechuga, picada tambien como para ensalada. Para servirse se le echa por encima ajonjolí tostado.

POLLOS EN CALDILLO DE PIÑONES. Se muelen juntamente piñones y xitomates asados, y se frien en manteca con sal; se les echan despues clavos, canela, y pimienta, molido todo, vino, el caldo de los pollos y un poco de vinagre; en este caldilo se ponen los pollos cocidos y se dejan hervir hasta que todo quede en buen sazon.

POLLOS EN CALDILLO DE VINO Y DE NARANJA. Se frien crudos los pollos en manteca y se les echa despues vino y zumo de naranja, un terron de azúcar, pasas, almendras y piñones, clavo y canela molidos; se dejan cocer en este caldillo, que se espesa despues con tostadas fritas y molidas.

POLLOS EN SALSA DE TOMATES. Se frien en manteca quemada unos dientes de ajo picados y despues tomates cocidos y molidos con clavo, pimienta y canela; se ponen en esta fritura los pollos con su caldo, chorizon rebanado, pasas, almendras, betabel cocido y picado con peregil, pan frito y molido y vino blanco; se dejan hervir cuidándose de que no quede muy claro el caldillo.

POLLOS MECHADOS. Se mechan con tiras de jamon, ajos partidos, clavos de especia y rajitas de canela, y se frien en una olla con bastante manteca y la sal necesaria; se frien despues en la misma xitomates asados y molidos con clavo, culantro tostado y azafran, se echan bastante peregil picado, agua, vinagre, almendras y alcaparras y se ponen á cocer en este caldo los pollos, añadiéndoles cuando lo estén, aceitunas y chilitos curados.

POLLOS EN ENSALADA COCIDA Y REVUELTA. Se frien en manteca ajos y cebollas picados muy menudos, xitomates asados y molidos y tiras ó rajas de chile verde asado y pelado; estando este recado medio frito ó rendido, se sazona con sal, clavo, pimienta, azafran, cominos y peregil, todo molido, y se le añaden lechugas, coliflor, y alcachofas, todo cocido y picado, aceitunas y alcaparras; se ponen allí los pollos cocidos, divididos en cuartos y fritos, y se les echa vinagre y un poco de su caldo para que puedan hervir; se les deja consumir el caldillo, se apartan y se dejan reposar para servirse.

POLLOS CON LEGUMBRES. Se echan en manteca caliente ajos molidos y se ponen allí los pollos cocidos y divididos en cuartos, con coles, zanahorias, lechugas y exotes picados, chícharos, cebollitas, chorizos y tiras de jamon, cocido todo, alcaparras y aceitunas; se echa un poco del caldo de los pollos, y se sazona con clavo, pimienta y sal, dejándose hervir todo hasta que se haya consumido la mayor parte del caldillo

POLLOS EN LOCO. Se frien en manteca cebolla rebanada y xitomates asados y molidos; se ponen allí los pollos cocidos y en cuartos con sal, longaniza, chorizon rebanado, tiras de jamon y pedacitos de salchicha, cocido todo, trocitos de acitron, pasas, almendras, alcaparras y aceitunas; clavo, pimienta y canela molidas; rebanadas de plátano, de camote, de manzana ó peron y de pera y cuartos de durazno, piña, zanahoria y betabel, cocidas y picadas; se añade finalmente el caldo de los pollos y se deja hervir todo hasta que casi quede consumido el caldillo.

POLLOS EN CALDILLO PRIETO. Se cuecen los pollos, se dividen en cuartos y se frien en manteca; despues se les echan ajos molidos y cebolla picada muy menuda; estando todo frito, se añaden vinagre, un poco del caldo de los pollos, otro poco de sangre de puerco, fresca, si la hubiese; y si no, un pedazo de morcon molido con sal, nuez moscada, clavo, canela, pimienta y jengibre, pasas y almendras; se deja hervir todo hasta que esté sazonado el caldillo, que no debe quedar ni muy espeso ni muy suelto.

POLLOS EN CALDILLO MORENO DE SU MISMA SANGRE. Se matan los pollos de modo que solo la cabeza se les desprenda del pescuezo y doblándoles éste para atrás, se cuelgan para que se les junte toda la sangre; se les saca ésta y en un lienzo nuevo atado por las esquinas, ó en su mismo pellejo se pone á cocer, moliéndose despues con pan frito. Se pone á freir en manteca con sal cebolla menudamente picada, y se echa despues la sangre cocida y molida; se ponen allí los pollos cocidos aparte, con un poco de su caldo, aceitunas y alcaparras, y se dejan hervir hasta que el caldillo esté de buen sazon.

POLLOS EN CALDILLO NEGRO DE HARINA. Se frien en manteca xitomates, ajos y cebollas, todo picado fino, y se le ponen despues lonjitas de jamon cocido, sal, peregil picado, chícharos y alcachofas cocidas, pimienta, clavo y azafran molidos y harina muy dorada en mantequilla y renegrida sin quemarse, se ponen allí los pollos con su caldo y se dejan hervir hasta que el caldillo quede algo espeso; al servirse se les echa aceite y se adornan con chilitos y aceitunas.

POLLOS EN ALCAPARRADO. Se cuecen los pollos juntamente con chorizos, tajadas de lomo de puerco y lonjitas de jamon; estándolo, se dividen los pollos en cuartos y se frien en manteca, sacándose de ella para que en la misma se frian despues ajo y cebolla, picados muy menudos, alcaparras y xitomates asados, molidas ámbas cosas; se sazona la fritura con clavo, pimienta y sal y se ponen en ella los chorizos, jamon y lomo cocidos, los cuartos fritos de pollo con su caldo y un poco de vinagre; se dejan hervir hasta que el caldillo esté algo espeso y al apartarse se les echa aceite y se adornan con aceitunas, chilitos ó tornachiles curados.

POLLOS EN CALDILLO DE ALCAPARRAS É HÍGADOS. Se muelen juntamente las alcaparras con hígados cocidos y ajos dorados en manteca, friéndose despues en la misma todo lo molido, que se sazonará con sal, clavo, pimienta, orégano y vinagre; se ponen allí los pollos con su caldo, alcaparrones y aceite y se dejan hervir hasta que el caldillo esté de buen sazon; para servirse se adornan con chilitos y aceitunas.

POLLOS EN CALDILLO DE ALCAPARRAS Y CHORIZON. Se muelen las alcaparras juntamente con chorizon cocido y se frien en seguida; se les echan despues orégano, vinagre, aceite, peregil picado, clavo, pimienta y cominos molidos; se ponen allí los pollos con su caldo y se dejan hervir hasta que esté sazonado y algo espeso el caldillo, adornándose para servirse con aceitunas y chilitos.

POLLOS EN CALDILLO DE ALCAPARRAS Y PAN FRITO. Se echan en manteca caliente unos ajos molidos y se frien en ellas las alcaparras, molidas tambien, con clavo y pimienta; se sazona todo con sal, y se añade vinagre, poniéndose allí los pollos con su caldo y lonjitas de jamon cocido; habiendo todo hervido bien, de modo que no quede suelto el caldillo, se le echa aceite al apartarse de la lumbre, y se adorna con aceitunas y chilitos ó tornachiles curados.

POLLOS EN CALDILLO DE ALCAPARRAS Y PEREGIL. Se muelen juntamente ajos fritos, alcaparras y peregil, y se frie lo molido en manteca con sal; se ponen los pollos con su caldo en esta fritura y se les añaden vinagre, harina frita, clavo y pimienta molidos; se dejan hervir hasta su completo sazon, y al apartarse de la lumbre, se les echan aceite, chilitos y aceitunas.

POLLOS EN CALDILLO DE ACEITUNAS Y ALMENDRAS. Cocidos los pollos y descuartizados, se frien en aceite con sal, y sacándose de allí, se frien en el mismo aceite aceitunas deshuesadas y molidas con almendras tostadas; se vuelven á poner los pollos en la frittura, y se les echa el caldo en que se cocieron, añadiéndose lonjitas de jamon y chorizon rebanado, cocido uno y otro, y un poco de vinagre; se dejan hervir, y estando el caldillo algo espeso, se apartan y adornan con cuartos de tornachiles curados.

POLLOS EN CALDILLO DE ACEITUNAS Y ALCAPARRONES. Se frien en manteca aceitunas deshuesadas y molidas con alcaparrones y poco xitomate asado, despues de haberse frito en ella unos dientes de ajo, que en dorándose se sacan, se añaden despues á la fritura peregil picado, clavo y pimienta en polvo, aceite y un poquito de vinagre; se ponen allí los pollos con un poco del caldo en que se cocieron y unas lonjitas de jamon cocido, y se dejan hervir hasta que el caldillo quede un poco espeso.

POLLOS CON CALABACITAS Y FRUTAS. Se frien en manteca unas rebanadas de pan y ajos hasta que se doren; se sacan ambas cosas, y se muelen xitomates asados con las tostadas de pan, sazonándose con sal, azafran, clavo y pimienta, molido todo; se echan despues peregil picado, aceite, vinagre, rebanadas de calabacita pequeña y cruda, de pera y de durazno, cebollitas cocidas y tiras de membrillo; se ponen allí los pollos bien sanconchados y el caldo en que se cocieron, dejándose hervir hasta que estén bien cocidas las cosas que se pusieron crudas y quede todo sazonado.

POLLOS EN XITOMATE CON HUEVO SIN FRUTA. Se hacen como los del artículo anterior, omitiéndose las frutas y el pan frito, poniéndose cocidos los pollos, y espesándose el caldillo con yemas de huevo cocidas y molidas.

POLLOS EN CALDILLO DE ZANAHORIAS. Se frie en manteca cebolla, picada muy menuda, y despues se frien tambien en la misma, zanahorias cocidas y molidas, con almendras tostadas, pan frito, ajonjolí tostado, ajo, clavo, pimienta y canela; se echan allí mismo para que se frian tambien, tomates cocidos y molidos, y se ponen los pollos con un poco de su caldo, hasta que hiervan y haya espesado el caldillo lo conveniente.

POLLOS EN CALDILLO DE MANZANA. Despues de cocidas las manzanas, se les quitan los corazones y las cáscaras, y se muelen con bizcocho tostado, clavo, canela y pimienta; se frien despues en manteca con sal, y se les echa en seguida un poquito de vinagre y un terron de azúcar; se ponen allí los pollos con su caldo, se añaden pasas y almendras, y se espesa el caldillo con yemas de huevo cocidas y molidas, dejándose hervir hasta que esté bien sazonado.

POLLOS EN TAPADO. Se sancochan en manteca con sal, rebanadas de xitomate y de cebolla, ajos picados y tiras de chile verde; se unta una cazuela con manteca, y se pone en ella una cama del recado dicho, otra de rebanadas de calabacitas tiernas, sancochadas tambien, otra de pollos ya cocidos, deshuesados y despedazados, mezclados con lonjitas de jamon, salchicha, salchichon, chorizon, mollejas, hígados y huevo, todo cocido y en pedacitos; se acomodan bien todas estas cosas, se les echa sal, pimienta, clavo y canela en polvo, pasas, almendras, aceitnnas, cuartos de tornachiles curados, peregil deshojado y bastante aceite; se cubre todo con otra cama de recado medio frito, otra de calabacitas, y se van alternando las demas hasta llenar la cazuela, siendo la última de encima de recado; se echa con cuidado para que no se descompongan las camas, el caldo en que se cocieron los poqsuellos; se deja bajar y que se introduzca dejando seca la superficie, que entónas se baña con aceite; se pone la cazuela á dos fuegos, meneándose de tiempo en tiempo con ambas manos, para que no se queme el tapado, y dejándose hervir hasta que el caldillo quede enteramente consumido.

POLLOS EN ESTOFADO CON JAMON Y MANTEQUILLA. Se dividen los pollos en cuartos despues de limpios, y se echan en una olla con agua, poco vinagre, sal, ajos y xitomate picados, chiles verdes enteros, jamon cortado en forma de dados, un terron de azúcar, clavo, canela y pimienta en polvo, y mantequilla en vez de manteca; se tapa la olla engrudando las junturas, y se pone al fuego, dejándose hervir hasta que los pollos estén cocidos, y cuidándose de sacar los chiles antes que se revienten, y de espesar el caldillo con harina dorada en mantequilla.

POLLOS EN ESTOFADO Á DOS FUEGOS. Se muelen los xitomates crudos y se frien en manteca con ajos picados, cebollas rebanadas y rajas de chile verde; se sazonan en seguida con sal, clavo, azafran y pimieuta, molido todo, azúcar y vinagre; se ponen en este caldillo los pollos ya cocidos, con lonjitas de jamon, pedazos de salchicha y de longaniza, y el caldo en que se cocieron; se cubre la cazuela con una tortera, comal ú hoja de lata con lumbre, y se deja sazonar el estofado á dos fuegos; cuando lo esté, se le añaden aceitunas y chilitos ó tornachiles curados.

POLLOS VERDES CON PEREGIL Y XITOMATE. Se frien en manteca xitomates asados y molidos con ajo, bastante peregil, pan remojado en vinagre, clavo y cominos; se sazonan con sal, y se les echan alcaparras y lonjitas de jamon cocido, poniéndose allí los pollos con su caldo, dejándose hervir hasta que el caldillo quede bien sazonado, y añadiéndose al apartarse, aceitunas y chilitos.

POLLOS VERDES CON PEREGIL É HIGADITOS. Se frien en aceite unos dientes de ajo rebanados, que se sacan de la fritura cuando se hayan dorado; se muelen en seguida con bastante peregil, con higaditos cocidos, clavo, pimienta y cominos; se frie todo lo molido en el mismo aceite en que se frieron los ajos, y se ponen allí los pollos con su caldo, lonjas de jamon y rebanadas de chorizon, cocidos; se deja hervir todo, hasta que el caldillo se consuma lo regular y quede en buena consistencia.

POLLOS VERDES CON PEREGIL Y TOMATES. Despues de cocidos los pollos, se frien en manteca, de la que se sacan, para que tambien se frian en ella ajos, cebollas y xitomates, picado todo muy menudo; se sazona esto con sal, y estando frito, se añaden tomates cocidos y molidos con bastante peregil, con clavo, pimienta, cominos, culantro tostado y pan frito; se echa un poco de vinagre y se ponen allí los pollos con su caldo, dejándose hervir hasta su completo sazon, y al apartarse de la lumbre, se añaden aceite, aceitunas y chilitos.

POLLOS VERDES CON PEREGIL Y YEMAS DE HUEVO. Se frien en manteca cebollas picadas, y en seguida el peregil molido con tostadas fritas de pan, yemas cocidas de huevo y ajo; se sazona con sal, pimienta y clavo, y se echa aceite, vinagre y un poquito de orégano, poniéndose allí los pollos con su caldo, que se deja hervir hasta su completo sazon; al apartarse, se les echan aceitunas.

POLLOS VERDES CON PEREGIL Y PAN TOSTADO. Se frie en manteca cebolla picada y despues el peregil molido con tostadas de pan doradas en un comal ó á la parrilla, con clavo, pimienta, cominos y sal; despues que todo esté bien frito, se ponen los pollos con su caldo, vinagre, alcaparras, aceite y aceitunas.

POLLOS VERDES CON PEREGIL Y ALMENDRA. Se muelen unas almendras con bastante peregil, con clavo y pimienta, y se frie lo molido en manteca con sal; se ponen despues los pollos con su caldo, chorizos y jamon cocidos, aceite y alcaparras; así que haya hervido, y sazonádose el caldillo, se apartan, añadiéndose entónces aceitunas y chilitos.

POLLOS MECHADOS Y ADOBADOS CON CHILE ANCHO. Se mezclan los pollos despues de limpios, con mechas delgadas de jamon, y se ponen en una cazuela; se les echan chiles anchos tostados, desvenados, remojados y molidos con ajo, clavo, pimienta y canela; se echan tambien sal y vinagre, y se dejan reposar encerrados de un dia para otro; al siguiente se les añaden manteca, agua, y unas ramitas de mejorana, y se ponen á cocer á dos fuegos, cuidándose de no tocarlos, hasta que estando bien cocidos queden fritos y como asados en su misadobo; se aderezan en un plato sobre hojas de lechuga, rociándolos con aceite, y se sirven adornados con aceitunas, alcaparrones, y chilitos curados.

POLLOS MECHADOS Y ADOBADOS CON CHILE PASILLA. Se disponen como los del artículo anterior, con la diferencia de que en vez de chiles anchos, se pondrán pasillas, que se molerán con sus pepitas despues de tostadas; en lugar de culantro tostado, se echarán cominos entre las especias molidas, y orégano en vez de mejorana.

POLLOS Á LA PARRILLA. Despues de limpios, se frotan los pollos con sal por adentro y por afuera, y se untan con manteca y ajos molidos; se ponen á la parrilla á fuego moderado, cuidando de voltearlos y de untarles manteca frecuentemente, y luego que estén cocidos y dorados, se sirven.

POLLOS MECHADOS Y EMPAPELADOS. Se mechan los pollos con mechas delgadas, y se revuelcan en pan rallado, polvoreándose con sal y pimienta molida; se envuelven en papeles aceitados, y se ponen á la parrilla cuidándose de que no se quemen los papeles, porque en ellos se han de llevar los pollos á la mesa.

La operacion es mas fácil haciéndola con pollos cocidos de antemano; pero quedan mejores asados en crudo.

POLLOS EMPANADOS. Asados los pollos como los de los dos artículos precedentes, se cubren con la masa de freir (véanse MASAS DE BUÑUELOS PARA CUBRIR FRUTAS, pág. 106, y MASA Ó PASTA DE FREIR, pág. 514), ó con otra que se hará batiendo unas yemas de huevo hasta que se endurezcan, y mezclándose con unos poquitos de azafran, pimienta y clavo en polvo, y con la harina que fuese necesaria para hacer una masa espesa, pero que pueda untarse con plumas á los pollos, que en esta disposicion se ponen á cocer en el asador á fuego manso; cuando se seque la masa, que será breve, se cuidará de voltearlos y de bañarlos con manteca, untándoles en seguida de la masa de huevo, cuyas operaciones se repiten hasta que los pollos queden bien cocidos, cubiertos y dorados.

POLLOS FRITOS EN SU MISMO CALDO. Se dividen los pollos en cuartos y se ponen al fuego en una cazuela con agua, manteca, poca sal y ajos molidos; se cuida de voltearlos, y cuando estén cocidos, se les deja consumir todo el caldo para que se frian en su misma grasa. Se aderezan en un plato y se les echa encima lo que quede pegado en la cazuela, para llevarse á la mesa.

POLLOS CON JAMON, FRITOS EN SU MISMO CALDO. Se hacen como los anteriores, añadiéndoles vinagre, cominos molidos y lonjitas de jamon.

POLLOS RELLENOS Y FRITOS EN SU MISMO CALDO. Limpios los pollos, se rellenan con picadillo, (véase PICADILLO DE CARNE DE PUERCO PARA RELLENOS, pág. 643), y se ponen á cocer con agua, vino, sal, lonjitas de jamon, chorizon, salchichas y manteca; cuando lo estén, se cubre la cazuela con un comal, tortera, ú hoja de lata con lumbre, dejándose consumir el caldillo para que se frian en su grasa, y se sirven como los anteriores, con la fritura restante por encima.

POLLOS GORDOS EN VINO DE CHAMPAÑA. Se lardean dos pollos con jamon y gordura de puerco; (se entiende, despues de haberse pasado por la llama, vaciado y recogido sus patas sobre el cuerpo). Se sancochan en una cacerola con aceite puro, y se pasan despues á otra, fondeada con tajadas de vaca, echándoseles el aceite con que se sancocharon, un manojito de peregil, cebollitas, dos cabezas de ajo, dos clavos de especia, tomillo, laurel, albahaca, sal y pimienta entera; se cubren con bardas de jamon y medio limon en rebanadas, y se dejan sudar por media hora, humedeciéndose en seguida con un vaso de vino de Champaña; concluido su cocimiento, se pasa el caldillo por tamiz, se desengrasa, se mezcla con un trozo de mantequilla amasado con harina, y se deja espesar al fuego para servirse encima de los pollos.

POLLOS Á LA MONGLÁS. Se ponen á cocer dos pollos como los de sarten, (véase POLLO DE SARTEN, pág. 663), y se dejan enfriar despues; se les quitan las pechugas, haciendo un agujero ovalado á lo largo del pollo, y se cortan en forma de dados, mezclándoles hongos cortados lo mismo, y tanto como un huevo de ubre de vaca, cocida y preparada de la misma suerte; se echa todo en una cacerola, con cuatro cucharadas llenas de salsa bechamela (véase SALSA Á LA BECHAMEL) en que se habrá deshecho un poco de pimienta gorda, y se mantiene el guiso caliente en baño de María;

en seguida se ponen á calentar los pollos en una cacerola, con un poco de su caldo, y al momento de servirse se escurren, se aderezan en un plato y se pone en la parte interior de los pollos el guiso de sus pechugas, cuidando de que éste no quede muy aguado; se echa encima de los pollos una poca de salsa bechamela algo suelta, y se sirven. En caso de que no haya de esta salsa, se podrá usar de la rizada espesa (véase).

POLLOS EN ASADOR Á LA FRANCESA. Se escogen dos pollos gordos y de buen tamaño, se despluman, limpian y vacian; se rellenan con sus hígados picados y amasados con jamon rallado, sal, pimienta, peregil y cebollas, picadas ambas cosas; se les atraviesan las patas y se sancochan en mantequilla, poniéndose en seguida á cocer en el asador despues de ponerles unas rebanadas de limon ó de lima ágria en la pechuga para que se conserve blanca, y de haberlos envuelto en jamon y en papel; estando cocidos, se sirven con algun guisado de legumbres, como espinacas, setas, chícharos, cardos, cebollitas, raices, pepinos ó aceitunas, lo que absolutamente depende del gusto del dueño de la casa ó de los convidados.

POLLOS EN ASADOR Á LA RUSA. Despues de haber mechado los pollos con jamon delgado y anchoas bien sazonadas, se rellenan con un picadillo fino de trufas ó criadillas de tierra y se ponen á cocer en el asador. Estando casi cocidos, se derrite sobre ellos jamon prendido, cuidando de que no se pongan negros, y se sirven con salsa francesa de mostaza (véase), caliente,

POLLO Á LA TÁRTARA. Se le quitará á un pollo el pescuezo y las patas, se abre por el vientre, se aplasta con el machete y se pone primero á sancochar y despues á cocer en una cacerola con mantequilla, peregil y cebollas picadas sal y pimienta. Un cuarto de hora antes de servirse, se revuelca en pan rallado y se pone en la parrilla á dos fuegos; se voltea para que se dore por ambos lados, y se sirve con salsa á la tártara (véase) ó de pimienta, ó solamente con zumo de limon. D'Archambaut dice que se puede tambien servir con salsa fria del mayordomo.

POLLO CON TRUFAS.
POLLO Á LA INGLESA. } (Véanse POLLONA-CEBADA CON CRIADILLAS DE TIERRA y POLLONA-CEBADA Á LA INGLESA, págs. 680 y 681).

POLLOS Á LA PAISANA. Se despedaza un pollo como para fricasé, y se pone á sancochar en una mezcla de mantequilla y aceite de olivas sobre un fuego muy vivo, á fin de que todos los miembros del pollo se doren perfectamente; en seguida se les añaden pimienta, sal, ajo, laurel, peregil, zanahorias y cebollas rebanadas, y algunas cucharadas de salsa española (véase). Estando el pollo medio cocido, se cubre el fuego con rescoldo caliente, y se deja hervir con suavidad media hora.

POLLONA-CEBADA. Polla jóven que se ceba y engorda lo mismo que un capon, y es uno de los bocados mas finos y suculentos que pueden honrar al asador.

La pollona de siete á ocho meses es la mejor y la que se debe preferir, cebándose antes que la haya pisado el gallo, siendo su carne muy suculenta y sabrosa. Las demas de un año, que por lo comun han puesto ya ó se les está formando la huevera, se conocen en que tienen el trasero rojo y muy abierto, no siendo entonces propia su carne sino para quenelles ó para caldo.

POLLONA-CEBADA EN SAL GRUESA. Despues de pasada por la llama, vaciada y recogida, se perdiga un instante, se le pone una barda de jamon sobre el vientre para que se le conserve blanco, se ata con un hilo y se pone á cocer en una olla; cuando cede al dedo, tocándola en una pierna, se sirve con un poco de caldo y sal gruesa por encima.

POLLONA-CEBADA Á LA BURGESA. Se ponen en el fondo de una cacerola, un poco de buena mantequilla, dos cebollas rebanadas y la pollona, pasada por la llama, vacia y recogida, con el vientre para abajo; se cubre con otras dos cebollas rebanadas, dos zanahorias ó nabos cortados en tiritas, un manojito surtido de toda clase de yervas finas y un poco de sal, y se deja cocer así bajo de rescoldo caliente; estando medio cocida, se le echa medio cuartillo de vino blanco, y cuando se haya completado su cocimiento, se desengrasa su caldillo, se pasa por tamiz, se le mezcla un poco de caldo-colado ó de sustancia, y se sirve sobre la pollona.

POLLONA-CEBADA ENTRE DOS PLATOS. Pasada por la llama, vaciada y recogida la pollona, se sancocha en una cacerola con un trozo de mantequilla, sal, pimienta, peregil, cebollas, hongos y un poco de ajo, todo picado; se fondea otra cacerola con tajadas de vaca, se pone encima la pollona con su sazonamiento, y se cubre con bardas de jamon, dejándose cocer sobre rescoldo caliente; estando cocida, se desengrasa la salsa, se pasa por tamiz, se mezcla con una cucharada de caldo-colado y un chorrito de zumo de agráz, y asegurándose de estar de buen gusto esta mezcla, se echa sobre la pollona, que se cubre con otro plato para llevarse á la mesa.

POLLONA-CEBADA EMPEREGILADA. Se emplea para esto una pollona cruda ó asada al asador, y que haya servido ya en la mesa, esté ó no comenzada; se divide en raciones, y se pone á cocer en una cacerola con caldo comun y de sustancia, sal, y un poco de pimienta gorda; cuando esté cocida y bien reducida la salsa, se le echa un buen puño de peregil picado muy fino, que se habrá hecho cocer un momento en agua, y antes de picarlo es necesario apretarlo y enjugarlo bien. Al momento de servirse la pollona, se le echa un chorrito de zumo de agráz.

POLLONA-CEBADA CON CEBOLLAS. Se escoge la pollona muy tierna y se cuece al asador ó á la brasa como la de entre dos platos, y se echa su salsa en un guisado de cebollas para darle cuerpo.

El guisado de cebollas se dispone así: se cortan las cabezas y los rabos á unas cebollitas cabezonas blancas, y se dejan un cuarto de hora en agua hirviendo; despues de haberse refrescado, se les quita la primera piel y se ponen en seguida á cocer en caldo; se escurren despues y se echan en caldo de sustancia bien sazonado para que tomen buen gusto, dejándoles dar en él algunos hervores sobre una hornilla.

Si se quiere, se puede rellenar la pollona cuando se cuece al asador, con su hígado, peregil, cebolla y hongos, todo picado, sazonado con sal y pimienta, y mezclado con jamon rallado; se cose para que no se le salga el relleno, y se pone á cocer envuelta en jamon y en un papel.

POLLONA-CEBADA Á LA COCINERA. Rellena la pollona como la del artículo anterior, pero poniéndose mantequilla en lugar de jamon rallado, y añadiéndose una punta de ajo picado, se pondrá al asador; cuando esté cocida, se rocia par encima con un poco de mantequilla, en la que se habrá desleido una yema de huevo; se cubre con pan rallado y se hace dorar al fuego, sirviéndose con la salsa siguiente: se echa en una cacerola medio cuartillo de caldo, un poco de vinagre, tanto como la mitad de un huevo de mantequilla amasada con una buena toma de harina, sal, pimienta gorda y raspadura de nuez moscada, dejándose espesar al fuego.

POLLONA-CEBADA Á LA REINA. Despues de cocida la pollona en una sarten se deja enfriar; se le quitan las pechugas y se hace con ellas un picadillo cocido, con el que se rellena la pollona, dándole su forma primitiva; se cubre por todas partes con bardas de jamon, que se sujetan con astillitas pequeñas de palo, y se mete en una tortera al horno, ó se pone esta á un fuego suave con el horno de campaña un poco caliénte por encima, durante una hora. Al momento de servirse, se quitan las bardas que cubren á la pollona, y se adereza en el plato, poniéndose por salsa un poco de la rizada (véase SALSA RIZADA) clarificada y sazonada de buen gusto.

POLLONA-CEBADA Á LA MONTMORENCY. Despues de haberla pasado por la llama y vaciado, se mecha por encima y se rellena con hígados cortados en forma de dados, con gordura de puerco y huevo; se cose y se cuece como fricandó, cuajándose lo mismo.

POLLONA-CEBADA EN MANJAR BLANCO. Se ponen á hervir en una cacerola dos cuartillos de leche buena con tomillo, laurel, albahaca y culantro, hasta que se hayan reducido á la mitad; se pasa lo restante de la leche por tamiz, se le echa un poco de miga de pan, se pone al fuego y se deja hasta que el pan haya embebido la leche; se aparta entónces y se le muelen una cuarta de unto cortado en pedacitos pequeños, una docena de almendras dulces muy remolidas, sal, raspadura de nuez moscada y cinco yemas de huevo crudas; se echa todo dentro del cuerpo de la pollona, pasada por la llama, vaciada y perfectamente limpia, cosiéndose para que no se le salga nada; y se pone á cocer entre bardas de jamon, humedecida con leche y sancochada con sal y un poco de culantro; estando cocida y bien enjugada de su grasa, se sirve con salsa á la reina (véase).

POLLONA-CEBADA (Galantina de). Se procede lo mismo absolutamente que para la galantina de guaxolote (véase Galantina de GUAXOLOTE, pág. 387).

POLLONAS-CEBADAS (Croquetas de). (Véase CROQUETAS DE POLLONAS-CEBADAS, pág. 243).

POLLONA-CEBADA (Picadillo de) Á LA TURCA. Estando la pollona cocida al asador y despues se frie, se le quitan las carnes y se pican muy menudas; se echan en una cacerola algunas cucharadas de salsa bechamela (véase SALSA Á LA BECHAMEL) y un poco de crema y de mantequilla con sal, pimienta y raspadura de nuez moscada; se deja hervir esta salsa y se mezcla despues con el picadillo, poniéndose todo á calentar sin hervir; se adereza en un plato y se le ponen huevos estrellados por encima, interpolados con tostadas fritas en mantequilla y nevadas.

POLLONA-CEBADA AL ASADOR Y ACOMPAÑADA. Despues de haberse preparado y dispuesto la pollona, se abre por el lomo sin quitarle otro hueso que los de la pechuga. Se hace un relleno con pechugas de ave, jamon cocido, gordura de puerco, ubre de vaca, hongos, yerbas finas, especias, yemas de huevo y migajon de pan remojado en crema ó leche, picado todo y majado, y se extiende este relleno sobre la pollona. Se hace un guiso de hortelanos, cogujadas ó pichones, con los ingredientes necesarios y caldo, y se deja hervir á fuego manso, desengrasándose en seguida y ligándose con caldo de sustancia de vaca ó de jamon (véase CALDO-COLADO ó SUSTANCIA ROJA, pág. 132). Despues de haberse enfriado este guiso, se echa sobre el relleno extendido en la pollona, cubriéndose ligeramente con el mismo relleno; se cierra la pollona y se cose; se envuelve en tajadas de vaca, de jamon y bardas de gordura de puerco con yerbas finas, pimienta y sal; concluida esta operacion, se envuelve la pollona en hojas de papel, se ata, se pone en el asador y se deja cocer á fuego manso; en seguida se sirve, desatándola para esto, con esencia de jamon ó guiso de pepinos si fuese su tiempo.

POLLONA-CEBADA EN ESTOFADO, Á LA FRANCESA. Despues de pasada por la llama y vaciada la pollona, se mecha con tiras gruesas de jamon; se sazona con sal, pimienta y especias, se le recogen las patas para adelante, se ata y se le mete la rabadilla dentro del cuerpo, dándole una forma graciosa; se pone en seguida una cacerola con bardas de gordura de puerco, recortes ó restos de vaca, dos lonjas de jamon, algunas zanahorias rebanadas, dos cebollas, dos clavos de especia y un manojito de peregil sazonado; se frota la pollona con zumo de limon; se cubre con bardas de lardo y se pone sobre el recado en la cacerola con una rueda de papel; se humedece con un vaso de vino de Madera y dos cucharadas grandes de caldo concentrado (véase), y se pone al fuego, dejándola hervir suavemente por una hora; estando cocida, se cuela su caldillo por una servilleta, se desengrasa y se deja reducir con tres cucharadas de salsa española espesa (véase SALSA ESPAÑOLA); se escurre la pollona, se desata sobre el plato y se cubre con su salsa.

POLLONA CEBADA Á LA MARENGO. Se vacia y pasa por la llama una pollona, y se divide en raciones como para fricasé; se echa aceite en una cacerola, y se ponen allí las raciones sancochándose con sal, pimienta gorda, nuez moscada, un poco de ajo y quince hongos crudos; se frie la pollona hasta que cada racion se ponga amarilla y bien dorada, y estando todas bien cocidas, se les escurre el aceite y se echa en él un poco de peregil picado, una cucharada de salsa de xitomate, dos de española espesa y un pedazo como una nuez de jaletina; se deja hervir todo á fuego lento, juntamente con unas tajaditas de criadillas de tierra, y se adereza la pollona en su plato, se le echa zumo de limon y la salsa por encima.

POLLONA-CEBADA Á LA INGLESA. Se recoge la pollona colocándole las patas para afuera y sujetándole las alas con un hilo atravesado, y se pone á cocer en agua con una poca de sal sin otro sazonamiento; cuando esté cocida, se adereza en un plato echándole encima salsa á la inglesa (véase salsa INGLESA, pág. 429).

POLLONA-CEBADA Á FUEGO DE INFIERNO. Se divide en raciones una pollona asada, y se echan á marinar en aceite con sal, pimienta y zumo de limon, se ponen en seguida en la parrilla sobre un fuego muy ardiente, y se sirve con caldo espeso de sustancia por encima.

POLLONA-CEBADA EMPANADA, Á LA PARRILLA. Se abre la pollona por el lomo y se le pasan las patas para adentro atándolas con un hilo; se aplasta, se unta con aceite y se cubre con pan rallado, poniéndose en seguida á la parrilla, donde necesita una hora para cocerse. Se sirve con salsa de aceite.

POLLONA—CEBADA (Piernas de) CON CRIADILLAS DE TIERRA. Se deshuesan las piernas de la pollona, cuidándose de no romper el pellejo; se extienden las carnes sobre un lienzo limpio, y se rellenan los huecos con picadillo de carne de puerco ó con salpicon (véanse), prevenidos desde antes; se extiende el pellejo y se cose de manera que cada pierna forme una bola ó pelota, metiéndose las patas para adentro cosa de dos tercios de su tamaño. Se ponen á cocer en seguida en una cacerola entre lonjas de jamon y rebanadas de limon ó lima ágria, humedeciéndose todo con esencia de sarten ó sartenada (véase ESENCIA DE SARTEN, pág. 318); basta una hora para que queden bien cocidas y al cabo de este tiempo se apartan, se dejan enfriar, se les quita el hilo con que se cosieron y se adornan con pedazos de criadillas de tierra, cortados en forma de clavos ó introducidos en la carne; despues se ponen á calentar en un plato de freir con un poco de sustancia, y se aderezan en forma de corona, echándose en el medio un guisado de setas ó criadillas de tierra. (Véase CRIADILLAS DE TIERRA, pág. 239 y siguientes).

POLLONA—CEBADA (Piernas de) EN BOLAS. En todo lo mismo que las del párrafo anterior, con la única diferencia de servirse con salsa á la financiera (véase FINANCIERA, pág. 336), en el medio del plato, en lugar del guisado de criadillas de tierra.

PONCHE. Entre nosotros se da este nombre á muchas preparaciones de diferentes especies, y así es que no solo tenemos el ponche comun, sino varios de espuma, entre los que se cuentan tambien los huevos espirituales, y aun llamamos con el mismo nombre á un manjar dulce, hecho con maiz; pero lo que generalmente se entiende por ponche, es una bebida compuesta con aguardiente, rom, kirch ó vino, azúcar, rebanadas ó zumo de limon, nuez moscada ó canela. Hecha la composicion se pone al fuego, y de este modo queda preparada una excelente bebida. Los ingleses tienen un gusto particular por los ponches y se formará una idea de él, por el que dió sir Eduardo Russel, comandante en gefe de las fuerzas británicas, el 2 de Octubre de 1694; ese ponche, el mas extraordinario de que haya memoria, fué preparado en la grande fuente de mármol del jardin de su casa, echándose en ella cuatro barricas de aguardiente, ocho de agua clarificada, veinticinco mil limones, trescientos y veinte cuartillos de zumo del mismo, cinco libras de nuez moscada, trescientos bizcochos, y finalmente, una pipa de vino de Málaga; se clavó un pabellon sobre la fuente, para defender al ponche de la lluvia, y bogaba en el mismo ponche un grumete perteneciente á la flota, elegantemente vestido, en un barquichuelo de palo de rosa que se habia construido con anticipacion, para servir á la concurrencia que se componia de mas de seis mil personas.

Por lo comun se bebe el ponche caliente, es un licor muy fortificante, muy agradable, y muy conveniente despues de grandes fatigas, para facilitar la traspiracion que pudiera haberse entorpecido á causa de la humedad, del frio, ó de la lluvia. Se pueden beber muchos vasos sin miedo de que haga daño.

PONCHE DE TÉ. Se escogen tres limones de los mejores y se les quitan las cáscaras muy ligeramente, dejándolas lo mas delgadas que sea posible; se les separa en seguida todo el pellejo blanco, que es inútil, y se tira, y se corta la parte jugosa en rebanadas, quitándose las pepitas; se echan estas rebanadas y las cáscaras de los limones, en dos cuartillos de agua hirviendo con una buena toma de té, y se dejan cinco minutos en infusion; se cuela esto despues por una servilleta, y se le añaden dos cuartillos de aguardiente y doce onzas de azúcar, poniéndose al fuego, del que se aparta cuando vaya á hervir y se echa en la ponchera para llevarse á la mesa.

PONCHE DE TÉ MAS FÁCIL Y ECONÓMICO. Se hacen dos cuartillos de infusion de té, y se le añaden ocho ó diez onzas de azúcar; se cuela y se mezcla con dos cuartillos de aguardiente ó de rom, ó con uno de cada cosa, y se le echan de doce á quince gotas de aceite esencial de limon, que se tendrá cuidado de incorporar en una cucharada de las de café, de azúcar en polvo; se hace filtrar por un papel colocado en un embudo, no siendo demasiado tiempo un dia ó dos para filtrar alguna botella, porque esta operacion se verifica muy paulatinamente. Se echa este ponche en dos botellas que se conservan bien tapadas, para ponerlo á calentar en baño de María cuando se quiera beber.

Este ponche tiene la ventaja de evitar el embarazo de hacer uso de los limones, la de necesitar menos azúcar, y la de poderse hacer con anticipacion.

Si se quiere disponer en mayor cantidad, por ejemplo para seis botellas, se pesa para que haya mas exactitud, el aceite esencial de limon; se ponen en este caso dos dracmas ó una cuarta parte de onza, despues de haberlo mezclado con un poco de azúcar.

El ácido en el ponche, necesita mayor cantidad de azúcar, que cuando no se emplea el zumo ágrio en esta composicion.

PONCHE (Jarabe de). Con este jarabe que puede tenerse guardado para cuando se haya menester, se dispone con facilidad y en el momento, un ponche agradable (véase JARABE DE PONCHE, ó DE RACK, ó DE TÉ, pág. 446).

PONCHE DE HUEVO. Lo mismo que huevos espirituales, que para tomarse se aromatizan con canela en polvo ó raspadura de nuez moscada (véase HUEVOS ESPIRITUALES, pág. 425).

PONCHE NEVADO. Cuando los helados se hacen con vino tinto, se llaman de sangria; pero se les suele tambien dar el nombre de ponches helados ó nevados cuando se preparan con vino blanco. Para prepararse, se siguen los procedimientos explicados en su lugar (véanse HELADOS DE SANGRIA, DE VINO DE CHAMPAÑA, Y DE MARASQUINO DE ZARA, pág. 401).

PONCHE DE LECHE. Se hierve bien la leche con unas rajitas de canela y se endulza mas de lo regular; se cuela, y se vuelve á poner al fuego, apartándose luego que suelte el hervor, y prontamente se le echa el aguardiente refino, que la cortaria si se mezclase cuando todavía la leche está sobre la lumbre.

PONCHE DE CERVEZA. Se hace como el comun; pero poniéndose cerveza colorada ó blanca en lugar de aguardiente, aunque en menos cantidad, pues esta solo debe ser proporcionada á que la bebida quede de buen gusto.

PONCHE DE TAMARINDO. Se hace lo mismo que el comun, con la diferencia de que en vez de agua de limon se pondrá de tamarindo, bien sea por cocimiento ó por infusion.

PONCHE DE ESPUMA NEVADA DE CREMA. Se echan en una vasija de piedra arenisca ó de greda, cuatro cuartillos de nata doble de leche, media libra de azúcar en polvo, y una toma de goma adragante ó tragacanta, en polvo tambien, añadiéndose un poco de azahar garapiñado y tres gotas de esencia de bergamota; cuando se haya disuelto el azúcar, se majan seis libras de nieve que se echarán en otra vasija de la misma materia con salpiedra; es necesario poner el fondo be la vasija que contiene la nata sobre la nieve para que se refresque; y para hacerla espumar con mas prontitud, se azota ó bate con el mismo instrumento con que se baten las claras de huevo, y al paso que la crema se vaya volviendo espuma, se apartará ésta con una espumadera, rastrillo ó peine, y se irá echando en un tamiz colocado sobre un lebrillo; si la crema no espuma tanto como se ha de menester, será preciso ayudarle con dos claras de huevo, y cuando esté sobre el tamiz toda la que se haya batido, si esta no fuere suficiente, se tomará la que ha pasado al traves del tamiz, que se volverá á batir ó azotar, mezclándola despues con la otra. Por lo comun estas espumas se ponen en grandes cubiletes de estaño ó de plata, hechos expresamente para esto; pero cuando no los hay, se suplen con unos de vidrio que se ponen en cantinas de hoja de lata hechas á propósito, con una parrilla de la forma de los cubiletes para que puedan colocarse en ella; se pone debajo nieve bien majada con salitre y de la misma se echa tambien sobre la tapa de las cantinas, que debe ser hecha como la parte superior de un horno de campaña, con una canal ó caño para que escurra el agua. Esta precaucion es indispensable para mantener frescas las espumas, que pueden conservarse dos ó tres horas antes de servirse.

PONCHE DE ESPUMA NEVADA DE CAFÉ. Se hace café con cuatro onzas, de modo que quede lo mas cargado que sea posible, y se filtra por la montera ó en un embudo; se deslien seis yemas de huevos muy frescos en cuatro cuartillos de nata doble de leche, con doce onzas de azúcar en polvo, y se echa en esta composicion el café, del que bastan tres tazas, que hacen poco mas ó menos un cuartillo, con tal que esté bien cargado; si le faltase dulce, se le añade azúcar y se procede en lo demas como se esplicó en el artículo anterior.

PONCHE DE ESPUMA NEVADA DE CHOCOLATE. Se disuelve media libra de chocolate en un vaso de agua á fuego manso, y se bate con un molinillo hasta que se haya deshecho bien y consumido un poco; se aparta de la lumbre y se le mezclan seis yemas de huevo que se le incorporan juntamente con cuatro cuartillos de crema doble y doce onzas de azúcar en polvo; se echa todo en un jarro, y cuando se haya enfriado, se concluye la operacion como en los artículos anteriores.

PONCHE DE ESPUMA NEVADA DE MARASQUINO. Se echan en cuatro cuartillos de crema doble doce onzas de azúcar en polvo, y se añade un buen vaso de marasquino; estando todo bien disuelto y mezclado, se bate para que se forme la espuma, y se hace lo demás como en los artículos precedentes.

PONCHE DE MAIZ CACAHUATZENTLI. (Dulce) Algunos suelen llamar á este manjar *ponche de muertos*, porque en el dia de la Conmemoracion de los fieles difuntos es cuando suele hacerse para las ofrendas. Su manipulacion es muy fácil, pues se reduce á disponer y preparar el maiz cacahuatzentli negro, aunque tambien se hace con blanco, del mismo modo que se prepara en nixtamal el maiz comun para hacer el atole (véase ATOLE, pág. 49), moliéndose y colándose lo mismo, y poniéndose á hervir con azúcar al gusto hasta que tenga tanta consistencia, que despues de frio se puede cortar con un cuchillo; antes de vaciarse en los platos ó cazuelas cuya forma se quiere que conserve, se le mezcla una poca de tintura, hecha con panecillo, carmin ó grana, de modo que no tiña todo el ponche, sino que forme vetas, para que despues de cortado con el cuchillo, haga una especie de jaspe.

PONCHE DE LECHE Y MAIZ CACAHUATZENTLI. Se hace como el anterior, con la diferencia de que la masa despues de molida no se deslie con agua, sino con leche, de que no se le mezcla panecillo ni grana, y de que no se hace uso de otro maiz que del negro ó azul oscuro dejándose que tome un punto mas alto, para que no se pegue y pueda sacarse de los platos en que se amolda.

POSTRES. Con este nombre se designa entre nosotros una innumerable variedad de dulces, que solo se distinguen de los *antes*, en que la pasta no se echa sobre mamon, y en que llevan menos cantidad de azúcar, decorando las mesas en el último servicio, ó á la postre, de donde les vino el nombre.

A mas de los contenidos en los artículos siguientes, pueden variarse de otras muchas maneras y hacerse otros nuevos, siguiéndose los mismos procedimientos.

POSTRE DE TORRIJAS DE CREMA. Se revuelven natas puras de leche con yemas de huevo, y el azúcar molida que fuese necesaria, para que quede de buen dulce; se bate juntamente todo, hasta que se ponga ralo el batido, y se echa en una tortera untada con manteca, para que no se pegue, dejándose de un dedo de alto; se pone en la hornilla con poca lumbre y se deja cuajar, cortándose despues de frio con un cuchillo y formándose las torrijas cuadradas, que se cuidará que no se quiebren; se rebozan con huevo batido y se frien; se echan despues en almíbar y se polvorea con canela molida.

POSTRE DE TORTA DE NUEZ. Se remojan las nueces chiquitas, se mondan y se muelen con otro tanto de su peso, de bizcocho tostado; se baten huevos, primero las claras y despues las yemas como para freir, y en este batido se echan la nuez y el bizcocho molido, añadiéndose canela en polvo, pasas y almendras, de modo que se haga una pasta espesa, que se echa en una cazuela untada con manteca y se pone á cuajar á dos fuegos; se sirve con almíbar y canela por encima.

POSTRE DE ALMENDRA Y YEMAS DE HUEVO. Se hace almíbar clarificado con una libra de azúcar, y fuera de la lumbre se revuelve con otra libra de almendra muy remolida, hasta que todo quede bien mezclado; en seguida se echan diez y seis yemas de huevo, batidas como para huevos reales, que se habrán tenido prevenidas con anticipacion y se revuelven tambien, poniéndose despues el cazo á la lumbre, y haciéndose que el postre tome el punto de despegarse de la orilla del cazo.

POSTRE DE LECHE, ALMENDRA, HUEVO Y MANTEQUILLA. Despues de echarse en la leche un poco de arroz molido y algunas yemas de huevo, se endulza con azúcar en polvo, se cuela y se pone á la lumbre; cuando esté de medio punto, se le mezcla una poca de almendra molida, y se deja hervir hasta que ya esté próxima la leche á tomar su punto, añadiéndose entonces una poca de mantequilla; se untan con la misma los platos en que se ha de servir el postre, que se vacía en ellos y se les pone encima un poco de bizcocho, ó de mamon desmoronado, con mantequilla derretida y unos comales ú hojas de lata con poca lumbre para que se dore.

Postre de leche y de frijol con vino. Se endulzan dos cuartillos de leche con dos libras de azúcar, y se mezclan con una taza de frijoles cocidos solamente con agua y molidos, y una poquita de harina; estando bien incorporado todo se cuela, y añadiéndose una rajita de canela, se pone al fuego; cuando esté de punto, se le echa medio cuartillo de vino jerez, y se deja hervir otra vez hasta que vuelva á tomar el punto, para vaciarse en los platos en que se ha de servir.

Postre de chicozapote, almendra y huevo. Se hace almíbar clarificado y de punto de quebrar, con dos libras de azúcar, y estando fuera de la lumbre y frio, se le echan seis chicozapotes grandes, pelados y molidos, una libra de almendra molida tambien, y doce yemas de huevo batidas, añadiéndose una raja de canela; se pone á la lumbre y se deja hervir hasta que tome el punto conveniente. Al siguiente dia se dora la superficie con un comal, ó con hojas de lata con lumbre por encima.

Postre de damas. A un plato de natillas se le echan una docena de yemas de huevo crudas, media libra de azúcar molida y un poco de pan rallado: todo se bate frio, y vuelto torta se echa en almíbar.

Postre de almendra á manera de torta. Se disuelve al fuego en el agua proporcionada una arroba de azúcar, se clarifica el almíbar con huevo y limon y despues se le quita la espuma; se echan en ella ocho libras de almendra martajada, no muy molida ni muy entera, y se estarán meneando para que no se quemen; se toma el punto en la cuchara, y así que se pone espeso el almíbar ya está. Se guarda para otro dia, y cuando está para echarse en las torteras, se le mezcla un poco de bizcocho molido, una poca de miel blanca, y unas yemas de huevos, las que se quieran; se queman las torteras dos ó tres dias antes, y vaciado en ellas el postre se enciende el horno; cuando está hecho brasa, se extiende y van poniendo encima las torteras con bastante manteca fria. Se extiende la masa de modo que no esté el fondo muy gordo ni muy delgado, y así que está un poco frio, se pone el borde de manera que se una el fondo con él porque no se desfunden las tortas. El horno ha de arder dos ó tres horas, y ha de reposar otras tantas; ha de estar bien caliente y muy reposado. Ya que está en brasa el horno, se echa la pasta en las torteras, que no deben quedar llenas sino de buena manera para que no se derramen: despues se cortan con la carretilla unas tiras de masa como para los suelos, un poco mas delgada, de poco menos del ancho de un dedo, y luego se moja el borde y se pone como enrollado, echándole por encima ajonjolí. Se van metiendo en el horno barrido sin agua, haciendo con una la prueba, y si hierve muy breve, aun no deben meterse las demás, porque no se derramen, sino hasta que el horno esté de buen temperamento.

POSTRE DE MANTEQUILLA. A cuatro cuartillos de leche, se echan tres onzas de almidon y tres libras de azúcar. Estando cocida pero no muy espesa, se baten cuatro claras de huevo, se deja que se cueza todo bien, se echa encima del marquesote rebanado, y se adorna con canela arriba.

POSTRE DE HUEVOS RELLENOS. Se vacian unos huevos frescos haciéndoles un agujero del tamaño de una avellana y con yemas cocidas, caldo del puchero, azúcar, canela y almendras picadas, se hace una masa ó pasta con que se rellenarán los cascarones con un embudo pequeño, sin ensuciarlos; se tapan los agujeros con cáscaras de huevo, y cocidos en un cazo, se sirven como cosa muy fina y regalada.

POSTRE DE YEMAS DE HUEVO, BIZCOCHO Y MANTEQUILLA. En la leche cocida con azúcar, se baten yemas de huevo, se coge una torta fria del mejor bizcocho que hubiere, y se hace rebanadas bien delgadas: en un platon se pone una cama de rebanadas, y encima de cada rebanada se van poniendo otras de mantequilla, echándole á cada una canela y ajonjolí tostado, hasta completar el platon. Estando bien alto de las camas, se le echa por encima la leche con las yemas hasta que quede bien mojado, y poniéndosele fuego arriba y abajo, ambos no muy violentos, se deja hasta que cuaje como torta, que se adorna con ajonjolí tostado y canela molida por encima.

POSTRE EN TORTA. Se aprieta la cuajada como para hacer queso; luego se pasa en un metate, y se le echa tantita sal, azúcar, canela y clavo; se unta una cazuela con mantequilla, se pone una cama de dicha cuajada y otra de bizcotela mojada en leche, cocida con azúcar y canela, y se siguen poniendo camas hasta llenar el platon.

POSTRE DE CUAJADA. A la leche pura sin agua se le echa competente dulce, culantro y una raja de canela; se pone á hervir hasta que esté bien cocida y espesa; se añaden entonces mollejas de gallina molidas, en razon de ocho para dos cuartillos de leche, y se cuelan, vaciándose en el mismo platon en que se han de servir; se menea todo, y para que cuaje bien, se pone al vaho de una olla, tapándose con un poco de rescoldo por encima.

POSTRE DE HABAS BLANCAS. Se tuesta bien en un comal un puño de habas y se echan despues á remojar en agua caliente; se mondan y se muelen en un metate y se cuelan con cuatro cuartillos de leche; se remuelen las granzas, y se cuelan tambien endulzándose en seguida, de modo que la leche quede un poco cargada de azúcar; se le deslien ocho yemas de huevo, y se pone á la lumbre hasta que tenga el punto conveniente; pues á unos gusta bajo y á otros alto, entonces se vacia en un platon, espolvoreándose con canela molida por encima.

POSTRE DE ARROZ MOLIDO. Se lava primero con agua fria, y despues con caliente, una libra de arroz; se cuece, se muele y se echa en seis cuartillos de leche, endulzándose convenientemente; se pone á la lumbre, y sin dejarse de menear, se le añaden diez yemas de huevo batidas, teniéndose allí hasta que tome el punto mas bajo que el de manjar blanco.

POSTRE DE LECHE Y ARROZ. A cuatro cuartillos de leche se echará un poco de arroz limpio, bien molido, y el almíbar correspondiente; se cuela por un cedazo, y añadiéndole diez y ocho yemas y seis claras de huevo con una poca de almendra limpia y martajada, se menea mucho para que todo se incorpore bien, poniéndose en seguida al fuego hasta que tome punto de pasta. Se vacia en un platon sencillamente ó sobre rebanadas de mamon mojado en almíbar.

POSTRE DE LECHE, ALMENDRA Y PIÑON. Se cuece bien una poca de leche y se deja enfriar; se le mezclan almendras, piñones molidos y yemas de huevo hasta que quede amarilla. Se unta una cazuela con manteca y se pone una capa de marquesote rebanado, quitándole lo negro: encima se echa el batido, y espolvoreándose con pastilla ó canela molida, se deja cuajar á dos fuegos mansos.

POSTRE DE CREMA CON HUEVO. A cuatro cuartillos de leche se echan diez y seis yemas de huevo, dos puños de arroz molido, y dulce al gusto. Se pone á hervir todo junto, y estando cerca del punto debido, se le añaden dos cuartillos de natas, se le deja tomar consistencia y se sirve con canela por encima.

POSTRE DE LECHE Y ALMIDON. Se desbaratan dos cucharadas de almidon en cinco cuartillos de leche, y se endulzan con azúcar de modo que quede cargada; se le echan unas hojas de naranjo y algunas rajas de canela, poniéndose en seguida á la lumbre hasta que tenga punto mas alto que el de la leche crema. Despues de quitado el postre de la lumbre, se le echan y revuelven ocho claras de huevo, poniéndose por encima un comal con lumbre.

POSTRE DE LECHE Y MANTEQUILLA. A cuatro cuartillos de leche se echan cuatro yemas de huevo, una poca de azúcar y canela, y se pone á la lumbre para que hierva mucho; cuando esté de punto muy subido, se unta un platon con mantequilla fresca y se le pone una cama de bizcocho molido encima, se vacia la leche, que se espolvorea con mas bizcocho y canela, y se deja cocer y cuajar á dos fuegos.

POSTRE DE MANTEQUILLA COMPUESTO. Se hace almíbar clarificado con dos libras de azúcar, y estando de punto, se aparta y se le echan dos libras de mantequilla, componiéndose con un poquito de clavo, canela, ajonjolí, pasas, almendras y piñones. Se ponen en un platon rebanadas de marquesote, y se les va echando el almíbar compuesto; encima se ponen claras de huevo batidas con azúcar muy blanca, remolida y cernida, y cuando hayan engruesado de manera que esta capa cubra bien todo el mamon y llene el plato, se guarnece con ajonjolí, pasas, almendras y piñones, y se cubre con un comal con rescoldo para que se dore.

POSTRE DE BIZCOCHO. Se mezclan tantos iguales de harina y de bizcocho molido, se revuelven bien, y se les añaden ajonjolí tostado y molido, pasas y almendras en pedacitos, mantequilla fresca derretida y huevos batidos. Se unta una sarten ó cazuela con manteca, se echa la mezcla y se deja cocer y cuajar á dos fuegos, pasándose despues por almíbar de punto alto y muy clarificado.

POSTRE DE MAMEY. Se hace una masa ó pasta con mamey bien desecho con las manos, bizcocho molido, canela y huevos batidos; se echa esto en almíbar y se deja cocer á dos fuegos, adornándose despues como el de calabaza (véase adelante).

POSTRE DE MAMEY Y REQUESON. Se

hace almíbar de punto alto con dos libras de azúcar, se le echan tres mameyes sacados por cedazo, y así que está hirviendo se le añade la mitad de su peso de requeson molido, dejándose en la lumbre hasta que tenga punto de espesar. Se aparta entonces, y estando tibio, se pone en un platon en camas alternadas con otras de mamon ó marquesote, rociándolas con almíbar, y canela molida, y adornándose la última con mas canela, piñones y almendras tostadas.

POSTRE DE CAMOTE BLANCO Y NATILLAS. Con seis libras de azúcar se hace almíbar clarificado, y se echan en él media libra de camote blanco molido y otra media de almendras, tambien molidas; cuando vaya tomando punto la pasta, se le añade un cuartillo de natillas y se le deja adquirir la debida consistencia. Se pone la pasta en un platon con mamon desmoronado y canela molida por encima.

POSTRE DE HUEVO. Se echan á la leche yemas de huevo, mamones frios desmigajados y el azúcar necesaria, de modo que quede aguada. Se pone esto á dos fuegos para que cuaje, en una tortera ó cazuela untada con manteca, y despues se le echa encima almíbar y grageа molida.

POSTRE DE CARNE DE PUERCO. Se pica una libra de lomo de puerco, cocido, y se mezcla con bizcocho duro molido, y un poco de canela y ajonjolí tostado; se echa todo en huevos batidos, y revolviéndose bien, se sacan porciones con una cuchara, que se van friendo en mantequilla ó manteca, y despues se ponen en almíbar de punto alto, con pasas, almendras, piñones y ajonjolí tostado.

POSTRE DE PIÑON. Se muele un cuartillo de piñones, una taza de avellanas, dos onzas de almendras, y cuarenta ó cincuenta nueces grandes; bien remolido todo; se revuelve con cuatro cuartillos de leche y el almíbar necesario, poniéndose á la lumbre hasta que tome el punto de manjar blanco; se vacia en un platon y se le echa canela molida por encima.

POSTRE DE LIMON. Se vacian los limones, se cuecen como para conserva, se desfleman el tiempo necesario y se rallan, rallándose tambien una jícama. Se echan en almíbar hecho con dos libras de azúcar, añadiéndose dos onzas de almendra molida, y cuando haya tomado el punto de pasta, un poco de agua de azahar. Se pone sobre capas de mamon, y despues de adornado y claveteado como es costumbre, se rocia con almíbar y agua de azahar.

POSTRE DE CALABACITA DE CASTILLA Y NUEZ. Se cuece una calabacita mediana, y se muele con ochenta nueces grandes limpas, ó doble cantidad de las pequeñas; se echan en el almíbar que hayan producido tres libras de azúcar, y se pone todo á la lumbre hasta darle el punto de pasta. Se echa esta sobre camas de mamon rociado con vino blanco, y se clavetea la última como en los demas postres.

POSTRE DE CALABAZA GRANDE Ó DE CALABACITA DE CASTILLA Y LECHE. Se agujera una calabaza por el medio y se le sacan por allí las tripas y pepitas, se rellena de azúcar martajada, y tapándose bien, se mete á cocer al horno; al dia siguiente, se le quita la cáscara y se muele; se echa en una poca de leche, y se pone á la lumbre para que tome el punto de pasta. Se dispone sobre camas de mamon, rociado con vino blanco, alternándose con otras capas de manjar blanco de almendra (véase

MANJAR BLANCO DE ALMENDRA, págs. 500 y 502), y echando entre ellas canela molida.

POSTRE SUAVÍSIMO. Se muele media libra de arroz de la costa, y se deslie en ocho cuartillos de leche; se cuela, se endulza al gusto, se le añaden diez y seis yemas de huevo bien batidas y unas rajitas de canela, y se deja hervir hasta que tenga el punto comun á los postres.

POSTRE DE PERONES. Clarificado el almíbar hecho con ocho libras de azúcar, se aparta de él un poco, y en el restante, cuando haya subido de punto, se echan doce perones mondados, que se sacarán luego que estén calados ó penetrados del dulce, y se dejan escurrir. En el almíbar que dejaron, se pone un cuartillo de natillas, medio cuartillo de leche y media libra de almendras limpias y molidas, con lo que se hace la pasta, dejándosele tomar el punto conveniente. Ya escurridos los perones se acomodan en un platon con el almíbar apartado, se cubren con la pasta y se dejan enfriar. Se les echa despues polvo de azúcar por encima, y se tapan con un comal con lumbre hasta que crien costra.

POSTRE DE TODO. Hecho el almíbar con ocho libras de azúcar, se le echan una libra de almendra, otra de camote, molido todo, y otra de coco rallado: se deja hervir bien, y se le añaden despues un cuartillo de natillas y doce yemas de huevo, meneándose la pasta miéntras se echan, para que no se cuajen. Así que tiene punto de cajeta se vacia en un platon solo, ó sobre rebanadas de mamon.

POSTRE DE COCO. Se mezclan un coco bien molido y un puño de almendras tambien molidas, con mas ó menos azúcar segun el gusto de cada uno. Se pone todo á la lumbre hasta que tome el punto de manjar blanco; si se quiere de color amarillo, se le añaden yemas de huevo, ó un pedacito de panecillo si ha de tener color de rosa, y se vacia en un platon.

POSTRE DE CLÉRIGO. Se mezclan con cuatro cuartillos de leche, seis camotes morados, tres onzas de almendras y azúcar al gusto, molido todo; estando bien deshecho, se pone á la lumbre para que tome el punto de manjar blanco, y en ese caso se le añade agua de azahar. Se pone solo en el plato ó sobre mamon.

POSTRE DE FRAILE. Se hace almíbar con una cuarta de arroba de azúcar y un cuartillo de miel virgen; se clarifica, se cuela, se hierve y se aparta de la lumbre, cuando echada una gota en agua fria se cuaje. Al mismo tiempo que se le va mezclando media libra de arroz molido y tamizado, se está batiendo sin cesar, y concluido el arroz, siguen cuatro onzas de almendras limpias en pedacitos y ajonjolí tostado. En una cazuela ó tortera se pone una cama de rebanadas de jamon cocido, otra de mamon, la pasta en seguida, y encima pechugas de gallina cocidas, ni enteras ni muy molidas; sobre cada cama se pone una cubierta de claras de huevo batidas en una olla con leche, con azúcar, bastante pastilla de olor y un pedacito de queso añejo molido.

POSTRE DE ALBÓNDIGAS. Se amasa una libra de flor de harina con media libra de manteca y ocho yemas de huevo; de esta masa se hacen unas bolitas del tamaño de nueces grandes, con una abertura en el medio para rellenarlas de pasta de almendra, que se tendrá prevenida de antemano; despues de cerradas se envuelve cada una en un papel, y de este modo se frien en manteca bien caliente, no quitándoles el papel sino hasta despues de frias. Se sirven así, ó en almíbar de punto alto, bien clarificado, y con gragea ó ajonjolí tostado por encima.

POSTRE DE PIÑA. Se hace cajeta de leche subida de punto, y se le echa una piña molida: se le da una ó dos meneadas sobre la lumbre y se vacia en un platon, adornándose con canela.

POSTRE DE REQUESON. Se mezcla el requeson con azúcar y canela molida, y se hacen de él con la mano unas tortillitas que se envuelven con pasta de coco subida de punto, por dentro: se revuelcan en huevo cortado, se frien y se echan en almíbar clarificado y que tenga agua de azahar, adornándose con pasas, almendras y canela.

POSTRE DE COCO Y LECHE. Se hace conserva subida de punto con dos cocos: se baten diez yemas hasta que estén como para colacion, y se cuecen dos cuartillos de leche como para atole, sin dulce ó con muy poco, hasta que hayà consumido una tercera parte ó poco mas. Se guardan por separado estas tres cosas hasta el dia siguiente, en que se revuelven las yemas con la conserva, y despues esta con la leche, vaciándose todo en seguida en un platon de plata que se pondrá á dos fuegos, y se adornará con gragea y canela.

POSTRE DE QUESO. Se pone á remojar el queso fresco, se muele despues muy repasado, se pone sobre una mesa, se le echan tres yemas de huevo y un puño de harina. Se revuelve, se amasa y se hacen algunas figuritas curiosas ó rosquetitos que se frien en manteca, se rocian despues con miel y se acomodan en un platon, adornándose con gragea y canela.

POSTRE FRITO. Se hace el postre comun de leche, pero muy subido de punto, y se vacia en un trasto tendido, guardándose para otro dia. En él se cortan rebanadas del postre, se revuelcan en harina, se frien en manteca ó mantequilla, se acomodan en el platon y se espolvorean con azúcar y canela.

POSTRE DE BARQUILLOS. Se amasa muy bien un poco de reqneson con azúcar, bastante pastilla encarnada ó panecillo, canela, almendras y avellanas tostadas, todo molido; se le añaden pasas, pedacitos de acitron y agua de azahar, y bien revuelto todo, se rellenan con ello los barquillos, que cubiertos con huevo batido se frien en manteca. Se revuelcan despues en canela y se echan en almíbar con pasas, almendras, piñones, pedacitos de acitron y ajonjolí tostado.

POSTRE DE JÍCAMA Y ZANAHORIA. Se descorazonan las zanahorias, y picadas muy menudas se revuelven con otro tanto de jícama rallada: se echa todo en almíbar con bizcocho molido, y se le deja tomar el punto conveniente; se vacia en un platon y se adorna con canela y ajonjolí tostado por encima.

POSTRE DE CHICHARRON Y DE MOLLETES RELLENOS. (Véanse los artículos CHICHARRONES FINGIDOS, págs. 259 y 260, Y BIZCOCHOS RELLENOS, pág. 82.)

POSTRE DE COCO, ALMENDRA, CAMOTE, NATILLAS Y HUEVO. Se hace almíbar con tres libras de azúcar, que se clarifica y se cuela; se le echan en seguida, fuera de la lumbre, media libra de almendras remojadas en agua fria y molidas, media libra de coco rallado, y otra media de camote cocido y cernido; se pone al fuego; y cuando vaya á tomar punto, se añaden dos tazas calderas de natillas y ocho yemas de huevo; se hace que se incorpore todo y se le da el punto de cajeta, ó de despegar del cazo que es lo mismo, y se vacia en un platon untado con mantequilla, dorándose con un comal con lumbre suave, ó se le hace criar costra con bizcocho molido, azúcar y canela.

POSTRE DE COCO, ALMENDRA, HUEVO, REQUESON Y MIEL VÍRGEN. Se hace almíbar clarificado y de medio punto con tres libras de azúcar, y fuera de la lumbre se le mezclan media libra de almendra y un coco, molidas las dos cosas; se pone al fuego, y en cuanto espese un poco se le añaden doce yemas de huevo, dejándose hervir hasta que tenga el punto de verse el fondo del cazo; entonces se aparta y se le echan tres cucharadas regulares de miel vírgen y dos tazas calderas de requeson, batiéndose mucho en seguida; se vacia en los platos, que untados con mantequilla se doran con una hoja de lata ó comal con lumbre encima, y se adornan con gragea y canela.

POSTRE DE HUEVO, ALMENDRA, COCO Y NUEZ. Se hace almíbar clarificado y de medio punto con tres libras de azúcar, y fuera de la lumbre se le mezclan seis onzas de almendras, cuatro de nueces y tres de coco, todo molido; se pone al fuego, y cuando haya espesado un poco, se aparta; se le añaden cuarenta yemas de huevo, y despues de bien incorporadas, se vuelve al fuego dejándole tomar el punto de cajeta; se vacia en el platon, se dora con lumbre arriba y despues de frio se adorna con canela molida.

POSTRE DE HUEVO, ALMENDRA Y NUEZ. Se hace el almíbar clarificado y de medio punto con dos libras de azúcar, y fuera de la lumbre se le mezclan una libra de nueces y media de almendras, limpias y molidas unas y otras; se pone al fuego, y antes de que tome punto se le añaden ocho yemas de huevo, que se incorporan bien, y se le deja tomar despues el punto de cajeta; vaciado en el platon se dora y adorna con canela, lo mismo que los de los artículos anteriores.

POSTRE DE NUEZ Y HUEVO. Se hace almíbar clarificado y de medio punto con dos libras de azúcar, y fuera de la lumbre se le mezcla una libra de nueces limpias y molidas; se vuelve al fuego, y antes de que tome su punto se vuelve á separar de la lumbre y se le echan diez yemas de huevo, que se revolverán para que se incorporen bien; se sube otra vez á la hornilla y se le deja tomar el punto de cajeta, dorándose despues de vaciado en el platon, con fuego por encima, y adornándose despues de frio con canela molida.

POSTRE DE NUEZ Y HUEVO, COMPUESTO. Hecho el almíbar con una libra de azúcar, se le mezcla fuera de la lumbre otra libra de nueces molidas, y así que vuelto al fuego se forme la pasta bastante espesa, pero sin dejarle tomar el punto, se aparta y se baten diez yemas de huevo hasta que se endurezcan, mezclándoles azúcar cernida al gusto; en un platon bien untado con mantequilla se pone una cama con la mitad de las yemas batidas; se le pone encima otra de la pasta de nuez, que se adorna con pasas, almendras, piñones, pedacitos de acitron, ajonjolí tostado y canela en polvo; se cubre esta cama con lo restante de la pasta de nuez, y encima de todo se echa la mitad de las yemas batidas que sobró de la primera cama, salpicándole por encima ajonjóll crudo, despues de bien aplanado todo; se pone á dos fuegos suaves para que se dore, y así que se enfrie, se polvorea con canela.

POSTRE COMPUESTO DE NUEZ Y BIZCOCHO. Se hace el almíbar clarificado con dos libras de azúcar y se mezcla con una libra de nuez molida, haciéndose al fuego una pasta como la de los artículos anteriores; antes que esté de punto se aparta y se le echan diez yemas de huevo, pasas, almendras, piñones, clavo y canela en polvo, y bizcocho tostado y molido, cuanto necesite para espesarse, lo mismo que si se le hubiese dado punto sobre el fuego; se echa en un platon bien untado con mantequilla, que se menea en todos sentidos para que se aplane el dulce, se baña con mas mantequilla por encima y se pone á dos fuegos para que se dore; en enfriándose se polvorea con canela molida.

POSLRE ENCOSTRADO DE ALMENDRA, HUEVO Y CANELA. Se hace almíbar clarificado y de medio punto con cuatro libras de azúcar, y fuera de la lumbre se le echa una libra de almendras remojadas, limpias y molidas; se pone al fnego, y luego que haya espesado un poco, se aparta y se le mezclan cuarenta yemas de huevo; se vuelve á la lumbre, y así que esté de punto de despegar del cazo, se aparta otra vez y se le revuelve media onza de canela molida; se vacia en un platon untado con mantequilla, se cubre con bizcocho, azúcar y canela, todo molido, se baña con mantequilla derretida, y se le pone fuego suave por encima para que se forme la costra.

POSTRE DE ALMENDRA Y HUEVO CON VINO Y CANELA. Se hace almíbar clarificado y de punto alto con tres y media libras de azúcar, y fuera de la lumbre se le echan veinte yemas de huevo y una libra de almendras remojadas y martajadas, de modo que queden como arroz quebrado; se vuelve al fuego sin dejarse de menear hasta que tenga el punto de cajeta, y se aparta entónces echándole medio cuartillo de vino y media onza de canela en polvo: así que todo esté bien incorporado, se vacia en los platos cubriéndose con comales ú hojas de lata con lumbre para que se dore.

POSTRE DE ALMENDRA CON MENOS DULCE Y MAS HUEVO. Se hace en todo lo mismo que el del artículo anterior, con la única diferencia de ponerse quince yemas de huevo y media libra de almendra para cada libra de azúcar; la canela y el vino en las mismas cantidaces del artículo precedente.

POSTRE DE ALMENDRA Y HUEVO CON SOLETAS Ó MAMONES. Se hace almíbar clarificado y de medio punto con tres libras de azúcar, y fuera de la lumbre se le mezclan una libra de almendra remojada y molida y un poquito de clavo y de canela en polvo solo para darle gusto; se pone al fuego, y cuando ya esté espesando se añaden doce yemas de huevo, que se menean para que se incorporen bien, dejándose hervir hasta que esté próximo á tomar el punto, y echándose entonces media libra de soletas frias ó de mamon; se aparta de la lumbre, y todo bien incorpotado se vacia en los platos que se cubren con comales ú hojas de lata con lumbre encima para que se dore el postre, que despues de frio se polvorea con canela.

POSTRE DE REQUESON COMPUESTO. Se bate el requeson con azúcar cernida al gusto y se le mezclan pasas, almendras, pedacitos de nuez, piñones y ajonjolí tostado, pesándose la pasta que resulte para añadirle nueve yemas de huevo bien batidas para cada libra de requeson compuesto; se le añaden tambien soletas molidas en la cantidad necesaria para que tome cuerpo, y se vacia en un platon untado con mantequilla; se menea en todos sentidos para que se aplane é iguale el postre, se unta con mantequilla por encima y se pone á cuajar y dorar á dos fuegos suaves, polvoreándose despues de frio con canela molida.

POSTRE DE REQUESON CON ALMÍBAR Y YEMAS DE HUEVO COCIDAS. Se hace almíbar clarificado y de punto de juntar en el agua con libra y media de azúcar, y fuera de la lumbre se le mezclan una libra de requeson molido, siete yemas de huevo cocidas y molidas tambien, una taza de piñones limpios y canela y clavo al gusto; se bate para que espese un poco y se vacia en un platon, untándose en seguida con mantequilla y poniéndose á dos fuegos para que se cuaje y dore; despues de frio, se polvorea con canela molida.

POSTRE DE NATAS CON HUEVO. Se hace almíbar clarificado y de punto de juntar en el agua, con veinte onzas de azúcar, y fuera de la lumbre se le mezclan diez yemas de huevo, volviéndose á la hornilla con fuego suave para que se cueza el huevo; estándolo, se aparta y se le añade una taza llena de natillas, batiéndose todo para que se incorporen bien; se vacia en los platos, se unta con mantequilla y se dora con fuego encima, polvoreándose despues con canela.

POSTRE DE HUEVO COMPUESTO. Se hace almíbar clarificado y de punto de conserva con dos libras de azúcar, y fuera de la lumbre se le mezclan veinticuatro yemas de huevo batidas, un poco de clavo y de canela en polvo, pasas, almendras, pedacitos de nuez, piñones y ajonjolí tostado; se pone al fuego y se deja hervir hasta que tenga el punto de cajeta, vaciándose en seguida en el platon, que se cubre con comal ú hoja de lata con lumbre encima, para que se dore; despues de frio se polvorea con canela.

Puede mezclarse para variarlo, antes de que tome punto, un pozuelo de miel vírgen, quedando así muy sabroso.

POSTRE DE MAMEY COMPUESTO. Se escogen dos mameyes bien maduros y colorados y se les quitan las cáscaras, los huesos y toda la parte fibrosa inmediata á ellos; se muelen y se mezclan con cinco huevos batidos, azúcar cernida al gusto, ajonjolí tostado, piñones y bizcocho molido, en la cantidad necesaria para que la pasta no quede muy dura y pueda cuajarse; se echa en un platon untado con mantequilla y se pone á dos fuegos suaves; cuando esté cuajado se aparta y se adorna con pasas y canela molida.

POSTRE DE CALABACITA DE CASTILLA Y LECHE. Se hace almíbar clarificado y de punto de juntar en el agua, y fuera de la lumbre se le mezcla calabacita de castilla cocida y molida, en proporcion de veinte onzas de calabaza para cada libra de azúcar; se pone al fuego y se le deja tomar el punto de cajeta; en este estado se vacia en tazas y se guarda para cuando quiera hacerse el postre; se suelta entonces este dulce, proporcionando dos cuartillos de leche para cada taza caldera de dulce de calabacita y se deja hervir hasta que vuelva á recobrar su punto, vaciándose en seguida en un platon untado con mantequilla y con bizcocho, azúcar y canela, todo molido; se le pone encima mas bizcocho, se baña con mantequilla éretida y se pone sobre rescoldo caliente con fuego por arriba para que se dore; estando frio, se polvorea con canela molida.

POSTRE ENSOLETADO DE LECHE, HUEVO Y ALMENDRA. Se endulzan, cargándolos de azúcar, cuatro cuartillos de leche y se echan las yemas de huevo que sean necesarias para que quede muy amarilla; estando bien desleidas las yemas, se cuela la leche, se pone á la lumbre, y cuando esté hirviendo se le mezclan dos onzas de almendras remojadas y limpias, y otras dos de piñones, molidas ambas cosas; se cuidará de estarse meneando para que no se pegue, y cuando esté próxima á tomar el punto, se pone en los platos una cama de esta leche cocida, otra de soletas ó rebanadas de mamon y encima otra de la misma leche, que despues de fria se adorna con canela en polvo.

POSTRE ENSOLETADO DE LECHE, HUEVO Y NATILLAS. Se endulzan cuatro cuartillos de leche y se le mezclan doce yemas de huevo; despues de que estas queden bien desleidas, se cuela la leche y se pone á la lumbre añadiéndole unas rajitas de canela y algunas hojas de naranjo, dejándose hervir hasta que vaya á tomar punto, en cuyo caso, se pone en los platos una cama de esta leche cocida, otra de soletas, otra de natillas bien batidas con azúcar cernida y canela en polvo, siguiéndose en este órden hasta llenar los platos y cuidándose de que la última capa sea de leche, que despues de fria se polvorea con canela.

POSTRE ENSOLETADO DE NATILLAS. Se baten las natillas con leche, azúcar cernida y canela en polvo, y se pone en camas alternadas con otras de soletas.

POSTRE ENSOLETADO DE HUEVO Y DE NATILLAS. Se hace almíbar clarificado y de punto de juntar en el agua, con libra y media de azúcar, y fuera de la lumbre se le mezclan diez y ocho yemas de huevo, que estando bien desleidas, se ponen con el almíbar al fuego, dándole punto algo mas bajo que el de cajeta: se aparta entonces y se van poniendo en los platos una cama de este huevo, otra de soletas ó de rebanadas de mamon, y otra de natillas batidas con azúcar cernida y polvo de canela, siguiéndose por este órden hasta llenarse los platos, y cuidándose de que la última cama sea de huevo, que se adorna con canela molida, almendras partidas y piñones.

POSTRE ENSOLETADO DE HUEVO Y VINO. Se hace almíbar clarificado y de punto alto con una libra de azúcar, y fuera de la lumbre se le echan doce yemas de huevo batidas y un pozuelo de vino bueno de Málaga ú otro generoso; se vuelve la mezcla al fuego y cuando tenga el punto de despegar del cazo, se aparta y vacía una mitad en el platon; se pone encima una cama de soletas que se rocian con vino y almíbar, y sobre ellas se echa la mitad restante del huevo, adornándose con gragea, pasas y canela.

POSTRE DE LECHE COMPUESTO. Se hierve la leche con azúcar y unas rajitas de canela, se cuela y se le mezclan yemas de huevo en razon de tres para cada cuartillo; se vuelve al fuego, cuidándose de estarse meneando hasta que se ponga tan espesa como atole frio y entonces se aparta; en un platon bien untado con mantequilla, se pone una cama de huevos batidos con azúcar cernida, hasta endurecerse; encima se pone otra de mamon frio, otra de pasas, piñones y pedacitos de almendra y de nuez, y sobre esta una de leche cocida, alternándose en este órden hasta llenar el platon; pero sin ponerse en el medio ninguna de huevos batidos, que solo se echarán por las orillas para que se unan con la primera cama y con la última que será tambien de huevo batido, para que despues de cocido el postre quede como rebozado con huevo y frito; cubierto esto, como acaba de explicarse, con el huevo batido, se pone el platon á dos fuegos suaves para que se cuaje; cuando lo esté, se le echan por encima azúcar cernida y canela en polvo.

POSTRE ENSOLETADO DE ALMENDRA. Se hace almíbar clarificado y de punto de conserva con una libra de azúcar, y fuera de la lumbre se le echan media libra de mantequilla fresca y seis yemas de huevo batidas: se vuelve al fuego, y poco á poco se irán mezclando cuatro onzas de almendras remojadas y molidas; cuando tenga el punto de cajeta, ó que al menearse se vea el fondo del cazo, se aparta y se echa un poco en un plato hondo, untado con mantequilla, poniéndose encima una cama de soletas y otra de la pasta dicha hasta llenarse el plato, y siendo la última capa de pasta, que se unta con mantequilla; se pone el plato á dos fuegos suaves para que cuaje el postre, que despues de frio se polvorea con canela.

POSTRE ENSOLETADO DE REQUESON. Se procede en todo como en el artículo anterior, con la única diferencia de ponerse requeson de leche de vaca, en lugar de la almendra.

POSTRE ENSOLETADO DE NUECES CON LECHE Y VINO. Se previene una pasta de nuez con leche (véase PASTA DE NUEZ, pág. 589), pero sin dejarla hervir mucho para que esté de punto bajo; se pone en un platon una cama de yemas de huevo batidas con azúcar cernida hasta endurecerse, y otra de la pasta de nuez; encima se pone otra de soletas rociadas con vino y otra de pasta de nuez, alternándose una y otra hasta llenarse el plato y cubriéndose la última con una capa de yemas batidas de las que se pusieron en el fondo; se pone á dos fuegos suaves, y cuando esté cuajado el postre, se aparta y adorna oon pasas, piñones, almendras enteras y canela.

POTAJE. Aunque por esta voz se han entendido toda clase de guisados, en cuyo sentido suele decirse: *en tal mesa se sirven tantos potajes*, en su rigorosa significacion, como deribada de la palabra latina *potus*, no puede aplicarse sino al caldo de la olla ú otros guisados líquidos, como las sopas francesas que son hoy de última moda, y así las llaman los franceses; pero como entre nosotros son conocidas generalmente con el nombre de *sopa*, en esta voz deberán buscarse los potajes franceses en sus artículos respectivos; y cuantas veces en esta obra se dice: *Véase potaje de tal cosa*, por ejemplo, *de espinacas*, recúrrase al artículo SOPA DE ESPINACAS, &c. &c.

POZOS DE AMOR. (Pastelería). Cuando á la masa de hojaldre se han dado todas sus vueltas y dobleces, se hace con ella un fondo del grueso de dos líneas y se corta con un molde embreado (esto es) con el corta-pasta de feston; se pone esta primera parte sobre la hoja de lata ó plata-forma, y despues se corta con otro corta-pasta de la misma clase pero mas pequeño, otro fondito que se coloca sobre el primero; con otro corta-pasta mas chico todavia y redondo, remojado en agua hirviendo, se corta otra hoja que se pone encima, sumiéndola ó hundiéndola un poco; se doran despues los pozos y se meten al horno; y cuando estén casi cocidos, se polvorean con azúcar fina y se ponen á nevar, esto es, se hace que el azúcar se funda ó derrita y los bañe; se sacan entonces, se vacian y se les echan las confituras ó pastas que agradaren mas.

PUCHAS. Bizcochos en forma de rosquillas, de poco peso y poco dulce, propios para tomar con ellos vino ó chocolate. Hay puchas bañadas de azúcar y sin bañar.

PUCHAS COMUNES. Se baten sesenta y cuatro yemas de huevo lo mismo que para mamon y se echan en un lebrillo polvoreado con flor muy fina de harina; se les añaden cinco onzas de azúcar cernida, otras cinco de manteca derretida y fria, un cuartillo de aguardiente refino de España, ó medio cuartillo del de caña y otro medio de mescal, uno y otro refino y no rebajado, y una cuarta de onza corrida de tequesquite muy blanco de costra, en polvo, revolviéndose todo con mucha presteza para que no se cueza la masa, y echándose la harina que sea necesaria, para que la misma masa quede suave y no se pegue en las manos; estando todo bien incorporado, se golpea un poco y se deja extendida sobre una mesa para que se orée lo suficiente, para podersq formar las puchas del tamaño que se quiera, cortándose los pedazos de masa proporcionados; se van colocando en hojas de lata, separadas unas de las otras, y se meten á cocer al horno, que debe estar algo mas caliente que para mamones, tapándose en seguida la boca; cuando revienten las puchas se sacan, se voltean con presteza y se vuelven á meter al horno para que se cuezan del otro lado; estándolo, se vuelven á sacar y se van echando en un canasto que se tendrá prevenido con un mantel, con el que se abrigarán hasta que se pongan perfectamente frias, para guardarse entonces para el uso.

Si se quieren bañar, se hacen para esto diferentes betunes, siendo los siguientes los mas usados: se echa en un cazo una libra de azúcar cernida, y se le mezclan cinco claras de huevo [illegible] batidas hasta que se pongan [illegible], y una poquita de agua; se pone sobre rescoldo y se menea mucho para que el azúcar quede bien desleida; se vacia despues en una cazuela ó lebrillo, y se bate mucho mezclàndole algunas gotas de limon, mas ó menos, segun el gusto de cada uno; en poniéndose el betun ó baño muy blanco; se untan las puchas con unas plumas limpias por un lado y se meten al horno tibio para que se sequen, y despues se bañan por el otro lado y se vuelven á meter al horno. Este betun se varia, mezclándole canela en polvo al tiempo de batirse con el zumo de limon. Otro baño se hace batiendo seis claras de huevo hasta que se pongan duras y mezclándolas con doce onzas de azúcar cérnida; se vuelven á batir hasta que se ponga blanco y lustroso el betun, que se unta con plumas como los anteriores.

PUCHAS DE HUAMANTLA. Se baten treinta claras de huevo dejándolas reposar hasta que les quede asiento espeso. Por separado y sin mezclarlas con ellas, se baten bien las treinta yemas con siete onzas de azúcar remolida, y un vasito de vino blanco, y despues se añaden siete onzas de manteca y una poca de sal molida. Esto, y no las claras, se echa en cuatro libras de flor de harina, batiéndose todo de modo que la masa quede suelta; pero si lo está mucho, se añadirá otra poca de harina y se soba hasta que haga ojos. Con ella se forman las puchas que se echarán inmediatamente en un cazo prevenido con agua hirviendo, y se dejan allí hasta que suban y sobrenaden en el agua: entonces se sacan y se acomodan entre dos manteles para que se sequen y se meten despues al horno, donde se mantienen hasta que se perciba su olor, que es la señal de que están cocidas. Al sacarlas se untan con los asientos de las claras batidas, mezclados con tres libras de azúcar molida.

PUCHAS CON SOLO YEMAS DE HUEVO SIN MANTECA. Se baten cincuenta yemas de huevo hasta que se pongan duras y se les mezclan cuatro onzas de azúcar cernida, una cuarta de onza de tequesquiste blanco en polvo y medio cuartillo de mescal de Tequila ó de aguardiente de España, incorporándose todo con la mayor ligereza; en seguida se va echando la harina que puedan embeber los huevos para que la masa quede suave, pero no pegajosa, y en lo demás se siguen los mismos procedimientos de los artículos anteriores.

PUCHAS DE CLARAS Y YEMAS DE HUEVO CON MANTECA. Se baten como para mamon, primero las claras y despues las yemas de treinta y dos huevos, se juntan despues y se echan en una artesa ó batea sobre cuatro onzas de manteca derrerida y fria, con unas gotas de zumo de limon; se añaden cuatro onzas de azúcar cernida, un cuartillo de mescal refino y un poco de tequesquite blanco en polvo; se bate todo juntamente hasta que se haga como betun y se le va mezclando flor de harina cuanta necesite para juntarse, y para que la masa quede muy tierna, siguiéndose para lo restante los procedimientos de los artículos precedentes.

PUCHAS DE MASA SOBADA. Se pone en una artesa un monton de flor de harina con un agujero en medio, y se echan en él veinticinco yemas de huevo, batidas hasta endurecerse, dos onzas de azúcar cernida, lo que se puede tomar con tres dedos de sal, otro tanto de tequesquite blanco en polvo, un pozuelo de aguardiente refino de España y otro de manteca derretida y fria; se mezcla todo bien con la harina del derredor, tanteando solamente la que pueda embeber el huevo, para que la masa quede suave, y separándose la restante si sobrare; se meten para esto las manos en harina y se soba con las palmas la masa hasta que no se pegue en ellas; se cortan y forman entonces las puchas, que se cuecen y bañan como las de los otros artículos.

PUCHAS ENCANELADAS. Se mezclan con una libra de flor de harina treinta y cuatro yemas y tres claras de huevo, batidas separadamente hasta ponerse duras, y juntándose despues; en seguida se echa una onza de azúcar cernida, otra de manteca derretida y fria y un pozuelo de vino bueno de Málaga; se incorpora todo y se le añade harina en caso de que falte, sobándose la masa de modo que no quede muy dura ni muy blanda; se cortan y forman las puchas, se dejan orear un poco y se van echando en seguida en agua hirviendo, sacándose de ella luego que se suban á la superficie; conforme se sacan del agua, se irán abrigando con servilletas ó manteles, cuidándose de que no se peguen, y así que se les haya secado el agua, se enjugan, se colocan en hojas de lata y se meten á cocer al horno; sacadas del horno despues de cocidas, se vuelven á tapar con servilletas, y en estando frias, se les unta almíbar de punto muy subido, mezclado con bastante canela en polvo; así betunadas las puchas, se vuelven á meter al horno tibio para que se sequen.

PUCHERO. Lo mismo que olla ó cocido (véanse COCIDO, pág. 182, y OLLA PODRIDA, pág. 560).

PUCHES. Lo mismo que gachas (véase GACHAS, pág. 353).

PUCHES DE JAMON (véase puches de JAMON Á LA ESPAÑOLA, pág. 440).

PUDIN. Esta voz cuya verdadera ortografía es *pudding*, es inglesa, y los franceses acomodándola á la suya escriben *poudding*. Entre nosotros vulgarmente se equívoca con *budin*, como se dijo en esta voz; pero son distintas y significan diferentes cosas. En las preparaciones á la inglesa se ha conservado su ortografía propia en este diccionario; pero se usa de la voz *púdin* en las composiciones dispuestas al estilo nuestro.

INDIAN-PUDDINGS. Se echa en un saco ó bolsa de lienzo harina de maiz, manteca, sal y pimienta, desleido todo; se pone el saco en una caldera de agua hirviendo y se deja allí cuatro horas consecutivas.

RICI-PUDDING. Se hace con arroz desquebrajado la misma mezcla que para la anterior, y se cuece de la misma manera. Este se come con mantequilla derretida y melado ó almíbar.

APPLES-PUDDING. Se mezclan con harina comun rebanadas muy delgadas de manzana, y se cuece como los anteriores. Tambien se come con mantequilla derretida y almíbar.

BREAD-PUDDING. Se mezcla pan desmoronado con huevos y la leche que sea necesaria para solo humedecerlo: añade canela en polvo, clavo y dem especias, y un poco de mantequilla. echa en un vaso ó tazon y se deja c cer bajo el horno de campaña.

MEAL-PUDDING. Se deslie la hari con leche y huevos, añadiéndose can la. Se echa en un saco de lienzo y hace cocer por tres ó cuatro horas agua hirviendo.

PLUMBS-PUDDINGS Ó ALL OTHER KINDS OF PUDDINGS. Se hacen com el anterior, pero añadiendo frutas de to da especie en rebanadas. Se come co azúcar deshecha en mantequilla y me lado, al que se añaden especias de todas.

SPOON MILK Ó EAST-PUDDING. Se hace con la harina de maiz desleida en agua, puesta en un saco para hacerla hervir y comerse despues con leche.

EGGS-PUDDING. Se deslien yemas de huevo con azúcar, se mezclan las claras con harina y leche, se revuelve todo en seguida y se deja cocer en el horno de campaña ó á dos fuegos.

PUDIN DE MAMON AL ESTILO MEXICANO. Segun la cantidad que se ha de hacer de pudin, se pone á cocer la leche necesaria con bastante canela y el azúcar correspondiente. Se deja enfriar y en un platon se pone una cama de rebanadas de mamon y con una cuchara se bañan con la leche cocida. Se clavetea cada cama con bastantes pasas, almendras piñones y nuez. Se siguen poniendo las camas por el mismo órden hasta llenar el platon, que se mete al horno para que se cueza el pudin perfectamente y se sirve frio.

PUDIN DE JERICALLA. Segun el tamaño del platon es la cantidad de leche que se ha de revolver con yemas de huevo y azúcar, hasta que quede tan espesa como para jericalla. Se unta un platon con mantequilla y se pone una cama de marquesote con pasas, almendras, piñones y canela; encima otra capa de leche; y de este modo se llenará el platon que se pondrá á fuego manso, hasta que se reconozca que la leche ha penetrado bien al marquesote. Se espolvorea por encima con azúcar y canela molidas.

PUDIN DE ALMENDRA. Se hace almíbar con seis libras de azúcar, que se clarificará con una paja, el zumo de un limon y una clara de huevo: estando de medio punto, se baten sesenta y cuatro yemas de huevo como para huevos reales, y se revuelven con cuatro cuartillos de leche, echándose en seguida en el almíbar. Si no se quiere hacer este aparte, se pone el azúcar en la leche y se deja hervir al fuego; luego que se enfria, se le añaden las yemas y se mezcla una libra de almendras peladas y molidas con dos libras de mantequilla. Se ponen en el platon una capa de mamon rebanado, otra de leche y otra de almendra con mantequilla, que se polvorea bien con canela molida; despues de lleno el platon en esta forma, se cubre con yemas de huevo batidas, y se pone á cocer á dos fuegos lentos, probándose con un popote si está bien cocido el pudin, que para que no se pegue se estará untando de mantequilla con una pluma. Si se quiere, se clavetea con almendras peladas, secadas al sol.

PUDIN DE TUÉTANOS DE VACA. En dos cuartillos de leche cruda se desbaratan dos cajas grandes de marquesote ó mamon frio, doce onzas de mantequilla, azúcar al gusto, pasas, almendras, piñones, acitron y canela. Se pone todo á cocer, y estando frio, se le echan veinte yemas y diez claras de huevo, batidas altas, y despues se vacia en un platon untado con manteca, metiéndole una libra de tuétanos de vaca, cocidos apatte y en pedazos chicos. Se deja cuajar á dos fuegos, y se sirve con azúcar y canela por encima.

PUDIN DE NARANJA. Se hierven seis cuartillos de leche con una libra de azúcar y un poco de canela, y estando fria, se revuelve con seis onzas de mantequilla, doce yemas de huevo, pasas, almendras, piñoues y una torta de bizcocho de á real raspada y desmoronada. Se echa todo esto con una cáscara de naranja de China rallada, en un platon embarrado con otras seis onzas de mantequilla. Se deja cuajar á dos fuegos, y despues se clavetea.

PUDIN DE PAN Y BIZCOCHO. Se mezclan con cuatro cuartillos de leche bien endulzada, seis tortas de pan de sopa frio, doce bizcochos duros, un pozuelo de requeson, media libra de mantequilla, tres yemas de huevo y una clara; remojado todo en la leche y bien deshecho con una cuchara, se echa en los moldes embarrados con mantequilla fresca, y en ellos se cuece y se enfria despues para servirse el pudin.

PUDIN DE ARROZ CON LECHE. Hecho el arroz de leche como es costumbre (véase ARROZ DE LECHE, pág. 46), pero espeso, antes que deje el último hervor se le echará media libra de mantequilla, meneándolo bien hasta que se incorpore; se deja enfriar y se le mezclan yemas de huevo para que se ponga muy amarillo, y entre las yemas se echarán dos ó tres claras, segun la cantidad que sea: se le añade una poca de almendra picada muy menuda y se vacia en un platon, no muy hondo, untado con mantequilla y con un papel tambien enmantequillado: encima se le ponen otros trocitos de mantequilla, y se deja cuajar á dos fuegos para servirlo caliente.

PUDIN (Otro) DE ARROZ CON LECHE. El arroz de leche comun es la base de este, echándole cuando esté á medio cocer, clavo, canela y azafran, todo molido; y habiendo separado un poco sin las especias, se dejará enfriar y se revolverá despues con yemas de huevo, reuniéndolo en seguidaa con el otro, para que hiervan juntamente con una poca de mantequilla lavada, hasta que esté cocido todo; pero cuidando que no se deshaga. Se aparta entonces de la lumbre, y se le añaden almendras limpias despedazadas, pasas, piñones y nueces. Se untará con mantequilla una cazuela ó tortera, y se pondrá una cama del arroz, otra encima de bizcocho duro molido, y otra de natillas sin componer que se cubrirá con polvo de azúcar y canela, siguiéndose por este órden hasta llenar el trasto, y cuidándose de que la última capa sea de arroz, á la que se pondrá una poca de mantequilla lavada tambien. Se deja dorar á dos fuegos mansos, y si se quiere que el pudin sea cubierto, se batirán bien unas yemas de huevo, y se mezclarán con una poca de leche, almendras molidas y azúcar, y se le pondrá encima esta pasta que se hará cuajar con un comal con rescoldo. Se adorna por último con ajonjolí tostado, pasas, almendras y piñones.

PUDIN DE LECHE Y ALMENDRA EN MOLDES. Se mezclan cinco cuartillos de leche con cuatro onzas de almendras limpias y molidas, azúcar, canela y clavo en polvo, segun el gusto de cada uno pasas, piñones, pedacitos de nuez, diez huevos batidos hasta que se pongan duros, y mamon tostado y molido en la cantidad necesaria para que se forme una pasta que no quede dura; se incorpora todo y se bate con una palita, y se echa en el molde untado con manteca, solo hasta la mitad de su altura; se mete al horno, y se pone á cócer á dos fuegos, cuidándose de que no le de el aire: cuando esté cuajado, lo que se reconoce con un popote si sale limpio, se aparta y deja enfriar para vaciarse del molde y servirse.

PUDIN DE BIZCOCHO EN MOLDE. Se endulzan dos cuartillos de leche con media libra de azúcar y se cuela despues, mezclándosele en seguida pasas, piñones, pedacitos de almendra y de nuez, canela molida, ocho huevos batidos y el bizcocho que fuere necesario para hacer la pasta; bien incorporado todo, se echa en el molde untado con manteca y se cuece como el del artículo anterior.

PUDIN DE ALMENDRA Y MANTEQUILLA. Se endulzan tres cuartillos de leche con una libra de azúcar y despues de colada, se le mezclan seis onzas de mantequilla, media libra de almendras peladas y molidas, media onza de canela en polvo, diez y ocho huevos batidos, pasas, piñones, pedacitos de nuez y el bizcocho molido que fuere necesario para formar la pasta; bien mezclado todo, se echa en el molde untado con mantequilla, sin llenarse, y se cuece como los de los artículos anteriores.

PUDIN DE REQUESON. Se baten veinticinco yemas de huevo hasta que se pongan duras, y se mezclan con libra y media de azúcar cernida, igual cantidad de requeson molido, pasas, piñones, pedacitos de almendra y de nuez, y el bizcocho tostado y molido que fuere necesario para formar la pasta; se echa sin que se llene en el molde untado con mantequilla, y se cuece en el horno como los anteriores, cuidándose de que no se ventée dándole el aire.

PUDIN DE NATILLAS Y REQUESON. Se endulza la leche al fuego con bastante azúcar, se le echan unas rajitas de canela y se deja hervir hasta que espese; se aparta, se cuela y pone á enfriar, mezclándose en seguida cada tres tazas de leche con diez y seis yemas de huevo batidas, dos tazas calderas bien llenas de natillas, diez onzas de requeson de leche de vaca, doce bizcochos duros y cuatro onzas de almendras limpias, todo molido; se le echan tambien pasas, piñones, pedacitos de almendra, de nuez y de acitron, y mas azúcar si la necesitase; se revuelve todo con una cuchara, y si estuviese muy suelto se le añade bizcocho, así como si quedase muy duro se le echarán unas yemas batidas: se tiene prevenida una hornilla con mucha lumbre y bien encendida con un comal encima, que deberá estar ya caliente cuando se haya hecho la pasta, y dándole á ésta una vuelta, se vacia en una sarten bien untada con mantequilla, de modo que no se llene y que solo quede la pasta hasta la mitad de su altura; con mucha prontitud se quitarán las brasas á la hornilla, se acomoda la sarten, que se cubre con el comal caliente y suficiente lumbre, y se deja cocer el pudin, cuidándose de que no se queme; así que con un popote, que sale limpio, se reconoce que está cocido, se aparta y se deja hasta el dia siguiente, en que arrimándose al calor de una hornilla, se le hará derretir la grasa cuajada para que despegue el pudin de la sarten, y se pone en un plato para llevarse á la mesa. Si no tuviere grasa cuajada no necesita de arrimarse al fuego para que se despegue, sino que se vacia la sarten sencillamente.

PUDIN DE FRUTAS Á LA INGLESA. Se pone sobre una mesa una libra de harina con un poco de sal, otro poco de agua, cuatro huevos y media libra de manteca; se moja la masa de modo que quede un poco firme ó apretada y se amasa y extiende con el palote, acomodándola sobre una servilleta untada con mantequilla; se ponen en el medio de la masa cincuenta ciruelas de las llamadas de España, con media libra de panocha bien majada, un poco de canela y una cáscara descarnada de limon; se envuelve la masa en forma de bola ó pelota y se ata con hilos lo mas apretado que sea posible, para impedir que le penetre el agua; se pone á hervir el pudin en una caldera ó marmita con agua hirviendo, dejándose en este estado cosa de hora y media ó poco mas; al momento de servirse se escurre, se cortan los hilos, se despega la servilleta de la pasta, y se vacia sobre un plato hondo, cuidándose mucho de no destrozarlo ó descomponerlo al quitarse la servilleta.

De la misma suerte se hacen los pudines de albaricoque ó chavacanos, de duraznos, de manzanas, de perones, de peras &c.

PUERCO (Vease Cerdo, pág. 169 y siguientes).

PUERRO. Planta hortense de la que hay dos especies, la grande y la pequeña, que no se diferencian sino en su tamaño. Sus hojas son anchas y largas aplastadas ó acanaladas, de un verde pálido y de un gusto semejante al de la cebolla; entre ellas se eleva un tallo á cuatro ó cinco piés de altura, tan grueso como un dedo, consistente y sólido, que produce en su extremidad un grueso ramillete de flores blancas que tiran á purpurinas, compuesta cada una de seis hojas. Al secarse estas flores les suceden los frutos casi redondos, provistos de tres rincones redondos, divididos en tres celditas llenas de semillas algo largas. Su raiz es larga, cilíndrica, compuesta de túnicas blancas, embutidas unas en otras y guarnecidas por fuera con muchas fibras. Se emplea esta planta en las sopas, en las sustancias de chícharos, y de garbanzos y en los estofados. Se digiere con alguna dificultad y es algunas veces flatosa, por lo que no se come sino es que esté bien cocida.

PULPETAS. Lo mismo que chuletas. (Véase CHULETAS pág. 277.)

PULPO. Pescado de mar que tiene ocho brazos ó piernas gruesas que acaban en punta, con una especie de bocas repartidas por ellas con que se agarran á las peñas, y con ellas anda y nada y lleva á la boca lo que ha de comer. Tiene en el lomo una especie de canal por donde arroja el agua. Su carne es esponjosa y dura de digerir, por lo cual ha menester estar muy manida y golpeada para poderse comer. En este estado, se limpia, se lava y se guisa con cualquiera de los caldillos ó salsas para pescado. (Véase PESCADO, págs. 631 y siguientes).

PULQUE. Jugo ó licor que se extrae de la planta llamada generalmente entre nosotros *maguey* que los mexicanos conocian con el nombre de *metl* y llaman los españoles *pita*. Los extrangeros la suelen nombrar *aloe americano*, por la grande semejanza que tiene con el verdadero aloe, y los botánicos la designan bajo el nombre de *ágabe americana*. El pulque es la bebida regional de estos paises y un excelente vino que no tiene mas defecto que el de no poderse conservar largo tiempo, por la brevedad con que pasa de su fermentacion vinosa á la asetosa, sin que hasta ahora ni la casualidad, á la que se deben los descubrimientos mas importantes, ni la química hayan proporcionado un medio para poderlo conservar largo tiempo en su primer estado, é impedir que se avinagre al cabo de tres ó cuatro dias.

En mexicano se llama este vino del maguey *octli*, y la voz *pulque* es tomada de la lemgua araucana, en la que se aplica generalmente á toda bebida embriagante.

Es el pulque una bebida sana y apreciabilísima, pues á mas del gusto que proporciona al beberse á los que se acostumbran á ella, es menos embriagante que el vino de uba, estomacal, facilita la digestion, es buena contra el histérico, es un excelente diurético, y remedio eficaz para la diarrea; es ademas el único licor que sienta perfectamente sobre los guisados de chile, principalmente si están cargados de grasa y de cebolla cruda, como es costumbre, y parece que la naturaleza siempre próvida lo proporcionó á los mexicanos que usan el chile en tantas y tan sabrosas preparaciones, sobre las cuales serian dañosísimos el vino de uba y el aguardiente, y aun el agua sobre la que se eleva la grasa mezclada con el chile, y causa acedías, indigestiones é incomodidades que se evitan enteramente con el pulque.

PULQUE (Modo de hacer el). Cuando el maguey llega á cierto tamaño y madurez, se le corta el tallo, ó por mejor decir las hojas tiernas de que sale el tallo, que están en el centro de la planta, y se deja allí una cavidad proporcionada. Se raspa despues la superficie interior de las pencas gruesas que circundan aquella cavidad, y de ella se saca un jugo dulce, que generalmente se conoce por *aguamiel* en tanta cantidad, que una sola planta suele dar en seis meses mas de seiscientas libras, y en todo el tiempo de la cosecha mas de dos mil. Se saca el aguamiel con una caña ó con una calabaza seca, larga y estrecha, que se llama acocote de la palabra mexicana *acocotli*, que quiere decir *avencucia de aguamiel ó de pulque*, y despues se echa en barriles ó tinas hasta que fermenta, lo cual sucede antes de las veinticuatro horas. Para facilitar la fermentacion y dar mas fuerza al pulque, le suelen poner una yerba que se llama en mexicano *ocpatli*, ó remedio del pulque. El color del agua miel es algo amarillento; pero al paso que se fermenta, se va poniendo blanco, que es el color del pulque ya en estado de beberse.

Hay pulque fino y ordinario, llamado comunmente *clachique*, y es mas espeso, flemoso y de mas ó menos mal sabor; pero esta diferencia no depende en manera alguna del modo de hacerlo, sino de las diversas clases de magueyes, de no haberlos capado con anticipacion, ó de rasparlos antes de su sazon y madurez, y principalmente de la clase de la tierra en que están plantados y del clima de aquel lugar. Así es que de los pulques que llegan á esta capital, el mejor y mas fino es el que se cosecha en los Llanos de Apam, y entre los ordinarios el que mas se acerca al fino, es el de Tomacoco en las inmediaciones de Amecamecan, y generalmente el de los lugares frios y de mas altura sobre el nivel del mar; así como el peor de todos es el de Totolapan y el de los lugares mas inmediatos á la tierra caliente, donde es muy espeso, demasiado flemoso y áspero, que ni puede ser grato al paladar ni conveniente á la salud.

En la tierra caliente donde no hay magueyes, llaman pulque á un brebage detestable que hacen de agua, panocha y otros ingredientes, que es un purgante tan activo para los que van de tierra fria y lo beben, que sin ponderacion produce todos sus efectos al instante mismo que se acaba de tomar.

PULQUES CURADOS Ó COMPUESTOS. Como para cada paladar son distintas las cantidades de los ingredientes que se mezclan, únicamente se indicarán las materias de que se componen los pulques curados, para que cada uno lo haga á su gusto.

PULQUE DE GUAYABA. Se toman solo las cáscaras de las guayabas, se muelen bien, se deshace esta masa en el pulque y se endulza; se le agrega una poca de canela hecha polvo muy fino, y se deja fermentar por tres ó cuatro horas. Despues se cuela y se sirve.

PULQUE DE HUEVO. Se baten con el pulque yemas de huevo, mas ó menos segun el gusto, y se endulza lo mismo. Sobre el pulque en los vasos se echa canela molida.

PULQUE DE PIÑA. Se mondan y muelen las piñas, y despues se muelen tambien con las cáscaras; se cuelan con el pulque en un cedazo, y se endulza, añadiéndose unos poquitos de canela, pimienta y clavo. Mientras mayor es la cantidad de piña, sale mejor el pulque.

PULQUE DE TUNA Ó SANGRE DE CONEJO. Se deshacen las tunas moradas que llaman de teñir, en un poco de pulque, despues de mondadas; se cuelan por un cedazo y se endulza todo. Se le echan rebanadas de guayaba y de plátano guineo y los poquitos de clavo y de canela.

PULQUE DE ALMENDRA. Se muele la almendra despellejada, y se mezcla con el pulque, que se endulza en seguida. Este solo lleva canela molida.

PULQUE DE ATOLE. El mismo sabor y la misma vista que el pulque de almendra, tiene el que se hace mezclando una taza caldera de atole frio con ocho cuartillos de pulque, endulzándose en seguida.

PULQUE DE ARROZ Y MAIZ CACAHUATZENTLI. Otro tanto sucede con el que en vez de almendra se mezcla con arroz ó maiz cacahuatzentli, molidos en seco; pero el del último es necesario colarlo para quitar los hollejos del maiz.

PULQUE DE AGUA DE AZAHAR. Se mezcla esta con el pulque en la cantidad que sea grata al paladar de cada uno, y se endulza.

PULQUE DE CHIRIMOYA. Mondada y deshuesada la chirimoya, se muele y se mezcla con el pulque que se endulza en seguida, y se polvorea con canela.

PULQUE DE LIMON. Con uno de los terrones que han de servir para endulzar el pulque, se raspan una ó dos cáscaras de limon, segun la cantidad que sea, exprimiéndose el zumo en proporcion de un limon para dos cuartillos de pulque, y se endulza en seguida.

Algunos echan menos cantidad de limon.

PULQUE DE NARANJA. Se exprimen las naranjas que se quieran dentro del pulque, que se colará en seguida, endulzándose con el azúcar con que se habrán raspado las cáscaras para aprovechar su aroma; se polvorea con canela.

PULQUE DE CACAHUATE. Se remoja el cacahuate crudo, se pela, se muele y se mezcla con el pulque que se endulza al gusto de cada uno.

Suele tambien hacerse con el cacahuate tostado; pero es mas sabroso al paladar el primero, y dura mas tiempo sin descomponerse.

PULQUE EMBOTELLADO. El modo mas seguro de curar el pulque, hacerlo gustoso al paladar y útil á la salud, es embotellarlo fresco como viene echándole medio pozuelo de aguamiel, tapándolo con un tapon bien ajustado, y cubriendo la boca de la botella con un pedazo de badana bien atado; á las veinticuatro horas se logra un pulque tan fuerte y sabroso como un vino.

Cuando no hay aguamiel, se suple bien con un pedacito de azúcar, que se echa dentro de la botella, para que fermente, y lo mismo puede hacerse con todos los pulques pasados.

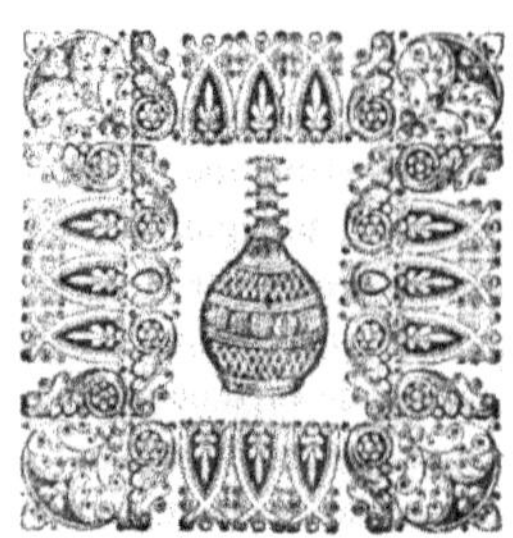

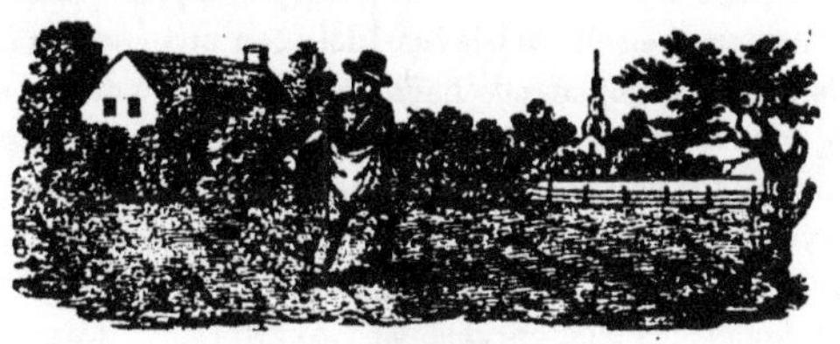

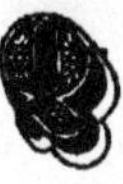

QUANTAL. Se suele algunas veces hallar escrito de esta manera el nombre de un queso grande, al que igualmente se llama tambien *cabeza de fraile* que tomó su nombre de una montaña de la alta Auvernia, donde se hacen estas clases de quesos. (Véase QUESO).

QUAS. El quas es un licor usado generalmente en Rúsia y particularmente es útil á las flotas y armadas de aquel imperio; es un medio entre la cerveza floja [*small-berr*] y el *wonder* ingles, y menos agradable. Se obtiene segun dice el Dr. M. G. haciendo disolver en agua unas galletas, formadas con partes iguales del orujo ó hez de la cebada, que ha servido para hacer la cerbeza, y de harina de arroz ó de centeno; con una parte de galleta y seis de agua se obtiene en veinticuatro horas un brevaje ligero, picante y acidulado, que es al mismo tiempo nutritivo, y un excelente preservativo y remedio para el escorbuto.

QUELITE. Esta voz viene de la mexicana *quilitl* que significa *yerba comestible* en general; pero ya es comun designar con ella la yerba que llaman los mexicanos *quilhuaqui* ó *yerba enjuta* ó *seca*, á causa de un polvillo seco que tiene en el nacimiento de las hojas, que es colorado, y conocemos con el nombre de quelite. De la misma palabra se deriva la otra compuesta *quilmulli*, que significa *guisado de yerbas*, y viene la otra *clemole* que usamos malamente para designar los guisados con chile colorado. Los quelites admiten todos los guisos de las espinacas ó acelgas (véanse en las págs. 8, 320 y siguientes); y salen mas sabrosos si despues de cocidos y fritos los quelites, se les añaden pedazos de chile ancho. Sirven tambien los quelites para rellenar pescados, aves, quesadillas, peneques, envueltos, &c.

QUELITES FRITOS. Despues de quitadas las raices y lavados los quelites, se ponen á cocer con un poquito de agua de tequesquite asentado; en seguida se pone una cazuela á la lumbre con manteca y se frien en ella xitomates maduros, picados groseramente, cebolla y ajos: se echan allí los quelites despues de lavados en una poca de agua, y unas rajas de chile ancho; se sazonan con un poquito de sal fina, y cuando estén bien fritos se sirven con rebanadas de pan frito en manteca.

QUELITES BLANCOS. Despues de cocidos los quelites como se dijo en el artículo anterior, se lavan en una poca de agua fria. Se pone una cazuela en la lumbre con manteca y en ella se frie bastante cebolla picada y ajo; cuando haya frito bien, se echa agua, se ponen allí los quelites cocidos y despues se muelen unos clavos, pimienta y cominos, y se les añaden papas cocidas y rebanadas, garbanzos deshollejados bien cocidos, y unos camarones ó algun otro pescado, y se deja todo sazonar, para servirse con rebanadas de pan tostadas en manteca.

QUELOMEGALO. Guiso muy usado en algunos lugares del Departamento ó Estado de Michoacan, y se reduce á freirse en manteca unas lonjitas de jamon y en seguida ajo, cebolla y xitomate, picado todo; se añade harina dorada con manteca, y el caldo en que se haya cocido la carne de puerco, ó cualquiera otra que se haya de guisar de este modo; se sazona todo con clavo, pimienta y azafran molido; se le echa perejil y yerbabuena, picada ó molida tambien, se ponen las carnes que se han de guisar, y se deja hervir todo hasta que el caldillo tenga la debida consistencia.

QUENEFES. Pasta italiana del género de los macarrones que sirve para sopa (véase *sopa de quenefes*).

QUENELLES. Especie de relleno, salsa, adorno ó guarnicion, echa con las carnes ó tajadas de viandas de carnicería, de volatería, de caza de pelo, de pescado y aun de otras sustancias como papas &c., y son un recurso importante en la alta cocina. Se hacen en gordo y en magro.

QUENELLES (Preparacion del pan para los). (Rellenos finos) Se saca el migajon de un mollete, teniéndose cuidado que no le quede nada de corteza y se le echa caldo en corta cantidad; se pone al fuego la cacerola en que se está remojando para que se seque, meneándolo con una cuchara de palo; es necesario que tenga mucha consistencia, porque de lo contrario, no daria bastante cuerpo á los quenelles. Se vacia en un plato, y frio, se emplea segun las indicaciones de los artículos siguientes.

QUENELLES (Modo de estrellar los). Teniéndose el relleno de quenelles en un lebrillo ó en una cazuela, se toman dos cucharas de las comunes ó de las de café, segun el grueso que se les quiera dar; se llena una olla, y con un cuchillo, cuya hoja se moja en agua tibia, se une y se le hace tomar por encima la forma que pueda tener por abajo; se coje la otra cuchara, que tambien se remoja en agua tibia y sirve para quitar los quenelles de la primera en que se formaron. Cuando quedan todos hechos ó así formados, se echa agua ó caldo en una cacerola grande y se tienen á mano los quenelles para cojerlos con oportunidad y sin demora; si es agua la que se puso en la cacerola, es preciso echarle sal y un pedacito de mantequilla; y si es caldo, se entiende que debe estar sazonado; en hirviendo uno ú otro se hace resbalar ó introducir suavemente en la cacerola el papel con los quenelles, sacándose luego que estos se hayan despegado. Es necesario dejarlos cocer diez minutos sobre el bordo de la hornilla para que se conserven enteros, y estando cocidos se echan en una cazuela para emplearse en lo que se hayan de menester.

QUENELLES COMUNES. Se hacen de aves domésticas, de pescado ó de vaca. Se pica menudamente media libra, á lo menos, de cualquiera de estas carnes, se pasa por un tamiz de quenelles, añadiéndole migajon de pan dispuesto como queda dicho; se muele todo junto en un metate con mantequilla, sal y pimienta, y cuando esté perfectamente hecha la mezcla, se parten dos ó tres huevos, de los que no se tomarán mas que las yemas, y despues se revuelven é incorporan allí las claras, pero batidas con un cuchillo de palo.

Concluido esto, se pone á calentar caldo ó agua, á la que se añade mantequilla y sal, y cuando hierva se ponen dentro los quenelles procediéndose de la manera siguiente. Se toma una cucharada llena del relleno preparado, uniéndola con un cuchillo remojado en agua caliente. Se acomoda la cuchara sobre el agua tibia y se vacia sobre un papel blanco: cuando éste se haya llenado ,se hace hervir el caldo y se acomoda en él con toda suaviadd y tiento el papel cargado, quitándose los quenelles que se despeguen. Se retira la cacerola ó cazuela al borde de la hornilla, y diez minutos despues se sacan los quenelles.

Su proporcion consiste en partes iguales de pan y vianda, y un poco mas de mantequilla. Cada uno de ellos debe estar molido aparte, y en seguida todos juntos. Se hace la prueba con una cantidad pequeña de la mezcla, y si están muy duros, se les añade mantequilla; y si ligeros ó aguados, migajon de pan, porque exijen los mayores cuidados para estar bien hechos.

QUENELLES EN CALDO CONSENTRADO DE CAZA. Se forman los quenelles en cucharas como los de ave (véanse á delante QUENELLES DE AVE), y no se dejan estrellar sino al momento de servirse; se clarifica con un huevo el caldo concentrado de caza, que se hace lo mismo que el de volatería (véanse CALDO CONSUMADO DE VOLATERÍA, pág. 131 y ESENCIA DE CAZA, pág. 318), y despues de clarificado el que fuere necesario, se cuela por una servilleta; se echa este caldo hirviendo en una cacerola de plata en que se ponen los quenelles, sacándolos del caldo en que se estrellaron.

QUENELLES. (Fritura de) Con los quenelles que se han servido á la mesa y no se hayan tocado, y con los que hayan quedado en la cocina sin emplearse, se puede disponer una entrada, haciéndose para esto consumir un poco la cantidad de salsa torneada (véase), á la que se echan dos huevos; se mojan los quenelles en esta salsa y se revuelcan en pan rallado, se rebozan despues con huevos batidos, se vuelven á cubrir con pan rallado y se frien en mantequilla, sirviéndose con perejil tambien frito.

QUENELLES GUISADOS. Despues de estrellados se pueden servir con una salsa de criadillas de tierra, á la financiera en blanco ó en rojo, ó de otro modo; y de todas maneras, ya sea como bases, ó bien como accesorios, son los quenelles en lo general de una grande utilidad en la cocina.

QUENELLES DE GAZAPO Ó DE CONEJO. Se levantan las tajadas de los conejos y se cojen las piernas, separándose las carnes de los nérvios con la punta del cuchillo; se majan bien las primeras, se pasan por un tamiz de quenelles y se juntan haciéndose con ellos un monton; se remoja migajon de pan en leche, caldo y agua caliente, y cuando está bien remojado se echa en un lienzo limpio y nuevo con el que se aprieta lo mas que sea posible, para que no le quede nada de los líquidos con que se remojó; se maja despues perfectamente y se pasa por el mismo tamiz de quenelles como la vianda; haciéndose con él otro monton aparte; si la mantequilla que hubiese estubiese muy dura, se majará tambien, haciéndose con ella un tercer monton, procurándose que las tres porciones queden iguales, esto es, que haya tanto pan como carne y mantequilla; se unen despues los tres montones y se majan juntamente, echándose en seguida sal, pimienta gorda, un poco de raspadura de nuez moscada y una cucharada de salsa rizada (véase); se vuelve á majar la mezcla, añadiéndole de tiempo en tiempo una yema de huevo hasta que se completen tres, y entonces se ponen dos huevos enteros (claras y yemas); cuando la masa ó pasta esté de punto, se hará de ella una bolita que se echará en la olla ó caldera con agua hirviendo, para ver si está muy consistente, y en este caso se añadirá á la masa un pedacito pequeño de mantequilla; pero si estuviese muy blanda ó muy delicada, se le añadirá una yema de huevo. Si se quisieren los quenelles de mas cuerpo y mejores, se pondrá ubre de vaca en lugar de mantequilla, cociéndose para esto en la marmita y pasándola por el tamiz de quenelles despues de fria; se pone á la masa mas cantidad de ubre que la que se hubiera puesto de mantequilla. Despues de mezclado todo, se concluye la operacion como en los quenelles comunes.

QUENELLES DE FAISAN. Se siguen los mismos procedimientos que para los quenelles de volatería (véase quenelles de AVES, pág. 54).

QUENELLES DE MERLO Ó PESCADILLA (véase quenelles de MERLOS, pág. 530).

QUENELLES DE CARPA (véanse pág. 160).

QUENELLES DE SOLLO. Se hacen lo mismo que los de carpa.

QUENELLES DE VOLATERÍA (véase quenelles de AVES pág. 54).

QUENELLES DE PAPAS. Se ponen á cocer papas en rescoldo bien encendido, se limpian y se majan ó mezclan con un pedazo de mantequilla, sal, pimienta cebollita picada y yemas de huevo en proporcion á la cantidad de papas. Se baten claras de huevo hasta que se endurezcan, se mezclan con lo demás y para el resto se siguen los mismos procedimientos que para los quenelles de volatería (véase quenelles de AVES, pág. 54).

QUESADILLAS. Aunque este nombre indicá una preparacion dispuesta con queso, se llaman quesadillas á muchas en que para nada entra el queso, y solo en la forma ó en los dobleces se parecen á las que se hacen con tortilla de maiz. Hay quesadillas de vianda y de dulce, y la manipulacion de todas se indica en los artículos siguientes. En España llaman quesadillas á una especie de pastel que se hace por carnestolendas, y está comprendido entre los pasteles explicados en su lugar (véanse PASTELES y EMPANADAS).

QUESADILLAS DE PRISA. En tortillas chicas y delgadas se desmorona queso añejo ó fresco, y doblándose, se les pasan por las orillas, ó popotes finos y limpios, ó alguna hebra para que el queso no se salga; se ponen á la lumbre hasta que éste se derrita, y cuando lo esté, se comen calientes, por que frias pierden todo el gusto.

QUESADILLAS CERNIDAS. Se pone á cocer maiz con poca agua, y cuando esté cocido se saca y se pone á secar: despues se muele y se cierne, y el polvo cernido se mezcla con una poca de manteca derretida; se le echa sal y una poca de agua de tequesquite asentado, y se bate de modo que quede la masa de buena consistencia. Se forman con ella unas tortillas pequeñas, se les polvorea una poca de harina, y se les pone en el centro queso fresco ó añejo desmoronado y un polvito de epazote seco, ó se rellenan con cualquiera otra sustancia, como gordo del chicharron, molido con chile, sesos, &c. y se dobla despues la tortilla oprimiéndole las orillas para que pegue; y polvoreándolas con otra poquita de harina, se echan á freir en manteca muy caliente bañándolas por encima para que esponjen; cuando estén doradas se sacan, y bien escurridas de la manteca, se comen calientes.

QUESADILLAS DE CHICHARRON, SESOS Y OTRAS VARIAS SUSTANCIAS. Con tortillas delgadas ó con la masa de ellas se forman y se rellenan con el gordo del chicharron molido, un poco de chile pasilla tostado, otro poco de epazote picado y la sal necesaria: dobladas, y bien pegadas cuando son de masa, se frien en manteca ó se ponen al comal procurando que se coman recien hechas. Estas quesadillas se rellenan de varias sustancias, como sesos, ahuautle, flor de calabaza bien picada, y pueden servir de almuerzo ligero.

QUESADILLAS DE MAIZ CACAHUATZENTLI. Se prepara el maiz lo mismo que para hacer tamales (véase TAMALES), se refriega y despues de bien limpio se pone á escurrir al sol; se muele en seco y se cierne, se le mezclan yemas de huevo y manteca con proporcion á la cantidad de masa, y batiéndose bien se forman las quesadillas, á las que se pone queso en el medio, y se frien despues en manteca.

QUESADILLAS CON MASA DE HOJUELA Y QUESO DULCE. (Véase otra masa para HOJUELAS, pág. 410). Se extiende la masa explicada en este artículo con un palote, de modo que no quede muy delgada ni muy gorda y con una taza mediana se cortan unas ruedas; sobre cada una se pone una pasta hecha con queso fresco molido, azúcar en polvo, clavo y canela lo mismo, y ajonjolí tostado; se cubre la rueda con otra de masa, se aplanan las orillas, que se doblan ó se repulgan y se les pone encima alguna figurita de la propia masa; se meten á cocer al horno, que estará de un temple regular y al sacarse se polvorean con azúcar.

QUESADILLAS DE REGALO. Se amasan cuatro libras de harina con taza y media de manteca derretida, un trozo de levadura del tamaño de un huevo, deshecha en una poca de agua tibia, una taza de almíbar, un pozuelo de vino blanco, cuatro huevos y tantito aceite; despues de bien amasada se polvorea con una poca de harina, se extiende con el palote, y cortadas las hojas con un molde redondo se forman unas empanadillas que se rellenan con una pasta compuesta de queso añejo, canela, azúcar, azafran, clavo, pimienta y un poco de culantro tostado, todo muy bien remolido y revuelto con dos ó tres huevos bien batidos como para freir; hechas las quesadillas se meten al horno hasta que se cuezan.

QUESADILLAS DE GUATEMALA. Se mezclarán una libra de arróz cernido por tamiz como para hacer tamales, otra de azúcar en polvo, otra de mantequilla, ocho huevos batidos, uno sin batir, una poquita de sal y una cucharada de manteca; se bate la masa lo mismo que la que se prepara para los tamales cernidos (véase TAMALES CERNIDOS), dejándola de punto que sobrenade en el agua; se vacia en cajitas de papel untadas con mantequilla ó manteca, y se meten á cocer al horno, que debe estar del mismo temple que para los mamones.

QUESO. Es la leche cuajada, sepa

rada de su parte serosa ó del suero; es un alimento sólido, pero dificil de digerir. Se hace el queso ó con la leche de la que antes se ha separado la parte mantecosa ó mantequilla, ó con la leche cargada todavia con esta parte. El de esta clase que suele llamarse *amantequillado* es de mucho mejor gusto á causa de la crema que contiene. Se hace queso con la leche de muchos animales y se dice que el de Flandes, debe su gusto relevante á la mezcla de varias leches; pero el que se saca de la de vaca es del que se hace un uso mas general, aunque se coma con gusto el de cabra, cuando está fresco y sin habérsele mezclado sal, ó que se le haya echado ésta en muy pequeña cantidad. El queso mas saludable no debe ser ni muy nuevo ni muy añejo, porque el primero se digiere dificilmente, pesa sobre el estómago y causa flatos y ventosidades, así como el muy viejo es muy ardiente, tiene un olor desagradable y pone al estómago tardo ó pesado para hacer la digestion. El queso blando es preferible al duro y aquel cuya sustancia es floja y suelta, al que está mas apretado y mas compacto. No debe ser ni muy viscoso, ni muy quebradizo, ni muy salado, ni causar eructos ó regüeldos. Es conveniente á los jóvenes que hacen mucho ejercicio y cuyo estómago es bueno; pero los viejos, las personas delicadas y las que padecen piedra en la orina, deben abstenerse de él ó usarlo con mucha moderacion. No son todos los quesos igualmente agradables al gusto y entre los nuestros son preferibles el de la Barca, cuando no es muy añejo, el del Jobo, y sobre todo en las inmediaciones de México, el del Astillero por ser amantequillado y tener la competente sal. De los que nos vienen del extrangero, el de Roquefort, el de Parma y los del Delfinado son servidos en las mesas mas delicadas, así como son tambien muy estimados el de Flàndes, el de Livaro en Normandia, los de Maroles, de Brie, de Holanda y de Gruyeres.

Sucede algunas veces que para aumentar el peso y el volúmen del queso comun, se le mezcla harina de papas cocidas y machacadas, harina de garbanzo ó alberjon ó féculas. En el caso de que contenga una ó muchas de estas sustancias, el medio mas fácil de descubrir el fraude, seria triturar un pedazo del queso con una poca de agua y de iodo que daria á la mezcla un hermoso color azul; y en el caso de que el queso fuese puro y sin mezcla, el color que le daria el iodo seria muy parecido al del tabaco.

En Italia se usan diversas clases de quesos; pero en la cocina no se emplea sino el sólido, debiéndose advertir que para esto á mas de los nuestros que se conocen con los nombres de *frescal* y de *añejo*, pueden emplearse muy bien del extrangero los de Suiza ó de Savoya, que vienen con diferentes nombres. El que se dice de Parma [*parmesan*] aunque se fabrica en todo el norte de Italia y particularmente en la Lombardia, en Lodi, y el de Gruyeres, son los mas á propósito para los distintos usos en que los emplea la cocina, aunque el de Parma, que es el mejor, es aquí muy caro; pero por fortuna no debe usarse nunca solo, porque daria mucho sabor á los guisados, y mezclándolo con alguno de los nuestros ó con el de Gruyeres, satisfará mejor todos los gustos.

Con la mayor parte de las sopas se sirve en Italia un plato de queso rallado, del que cada uno toma segun su gusto, y lo mezcla en su mismo plato.

QUESO DE PUERCO (véase Queso de CERDO, págs. 170 y 171).

QUESO DE GUAXOLOTE (véase GUAXOLOTE EN PELOTA, pág. 387).

QUESO LLAMADO DE ITALIA. Se pican juntamente tres libras de hígado de vaca ó de puerco, dos libras de lardo y media libra de unto, que se sazonan con sal, pimienta, especias, y se mezcla todo con peregil, cebolla, tomillo, laurel, sálvia y ajo, picado esto aparte; se cubre el fondo de una cacerola ó el molde, con unas tajadas delgadas de jamon y se ponen encima una cama de tres dedos de altura del picadillo, que se cubre con tajadas de jamon y se siguen poniendo en este órden camas de relleno ó picadillo hasta que el molde quedé lleno; se cubre últimamente con tajadas de jamon, y se mete al horno donde se dejará tres horas para que se cueza; se pone despues á enfriar, y se vuelve á calentar un poco para que se pueda sacar el queso entero. Se adereza y se adorna, si se quiere, con manteca, jaletina, yerbas finas, yemas de huevo picadas, &c. sirviéndose como plato de relevo.

QUESO NEVADO. Se prevendrán cuatro clases de helados, dos de crema y dos de frutas; se llena un molde de los de quesos nevados poniéndose una cuarta parte de cada uno de los helados prevenidos, y se mete el molde en un garrafon con nieve majada y salitre. Cuando se quiera aderezar este queso, se remoja el molde en agua tibia, se enjuga, se le quita la tapa, se le pone un plato por encima y despues se voltea con el molde, que sacándose en seguida, queda colocado el queso sobre el plato.

QUESO Á LA CREMA. Se entibian tres cuartillos de nata en un cuartillo de leche, se echa un poco de cuajo, se pasa todo por tamiz y se deja cuajar sobre rescoldo. Estándolo, se deja escurrir y se sirve con crema y azúcar fina, como el de Conti, del artículo inmediato al siguiente.

QUESO Á LA BURGESA. Se echa media libra de azúcar molida en cuatro cuartillos de nata con raspadura de cáscara de limon y agua de azahar; se pone á hervir y se deja que consuma una mitad; se liga despues con unas yemas de huevo sin que hierva, se hace cuajar sobre rescoldo, y se pone á escurrir en un tanate ó esportilla con un lienzo delgado. Se sirve con azúcar.

QUESO Á LA CONTI. Se pone á hervir y se deja consumir la misma cantidad de nata del artículo anterior, con los mismos ingredientes y azúcar en polvo; se liga en seguida con algunas yemas de huevo y se hace cuajar sobre rescoldo; despues se pone á escurrir en una coladera de queso y se sirve con crema al rededor y azúcar.

QUESO Á LA DELFINA. Se pone á hervir la nata con azúcar y agua de azahar, se deja enfriar en seguida y se bate hasta que se haya elevado muy bien, se pone á escurrir en una coladera con un lienzo, ó en una esportilla de varas de mimbre, ó tanate de la forma que se le quiera dar al queso, y cuando esté bien escurrido, se echa en la compotera en que se ha de servir.

QUESO Á LA DUQUESA. Se majan en un mortero algunos albaricoques secos, cáscaras de limon verde, pulpa y mermelada de naranjas en partes iguales; se pasa esta mezcla por tamiz y se deslie en nata mediada con leche; se hace entibiar y se le echa el cuajo; estando cuajado el queso, se pone á escurrir como es comun, y se sirve con crema al rededor y azúcar fina.

QUESO Á LA SAN-CLOUD. Se hace

primero un queso á la crema) véase en los artículos anteriores), y despues se maja un limon confitado ó cubierto, que se deslie en crema doble; se echa esta mezcla con el primer queso y se deja escurrir otra vez en un tanate ó esportilla para servirse con la crema y azúcar fina.

QUILTONILES. Voz que parece traer su orígen de la mexicana *quiltic-tliltic*, que significa *verdinegro*, á causa de que la planta comestible que se designa con este nombre y es bastante conocida aquí, tiene las hojas verdes y negras, siendo la mitad de un color y la mitad del otro. Los quiltoniles se preparan y guisan lo mismo que los quelites (véase QUELITE, pág. 705).

QUINA (Licor de). Despues de molida en polvo sutil la quina superior, se pone en infusion en aguardiente refino, y separándose una poca de tintura para dar despues color al licor, se destila en baño de María. Se le mezclan al producto dos gotas de esencia de naranja para cada cuartillo y despues de un dia de reposo, se endulza con almíbar clarificado, mas ó menos subido de punto, según se quiera el licor de aceitoso y dulce; lo comun es poner un cuartillo de almíbar para cada cuartillo de aguardiente resacado. Se decanta despues en botellones tapados, y se embotella en seguida para el uso.

QUINTAESENCIA. Es el extracto mas sutil y mas depurado, que se saca por medio del fuego, de las sustancias tanto minerales como vegetales; así como de las frutas de cáscara; de ciertas flores, particularmente del azahar; de ciertas plantas como el romero, la lavanda y el espliego ó aluzema; de los granos olorosos como el anis &c.; y de las especias como la canela, el clavo y la nuez moscada. Las quintaesencias de las frutas de cáscara, de granos olorosos y de especias, sirven para hacer licores sin recurrir á la destilacion. Las quintaesencias de las flores como el junquillo, el jazmin, el azahar, las tuberosas y otras, pueden emplearse en el mismo uso ó en la composicion de ciertos perfumes, lo mismo que las de las plantas olorosas como el romero, el toronjil y la lavanda; se componen tambien con ellas aguas de olor que sirven para el recreo del olfato y para la limpieza del cuerpo.

QUINTAESENCIA DE VIANDAS. Se ponen en una cacerola tres ó cuatro libras de vaca, segun la cantidad de caldo que se quiera sacar, cuatro onzas de jamon en tajadas, rebanadas de cebolla, de zanahorias y de chirivia, otra cebolla mechada con clavo, un pollo dividido en cuartos, algunos hongos, una cabeza de ajo y la demás verdura que se quiera. Se echa allí un poco de caldo, se cubre bien la cacerola, se hace resudar á un fuego al principio muy vivo, y despues sobre rescoldo, aumentándose en seguida el fuego poco á poco. Cuando ya todo se quiera pegar, se humedece con caldo muy bueno y se deja cocer suavemente, cuidándose de que todo quede blando y tenga cuerpo sin estar salado.

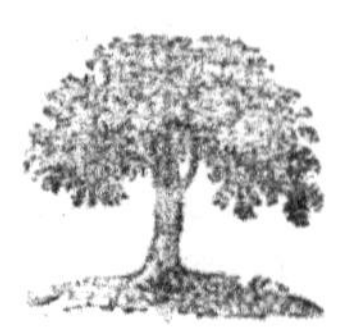

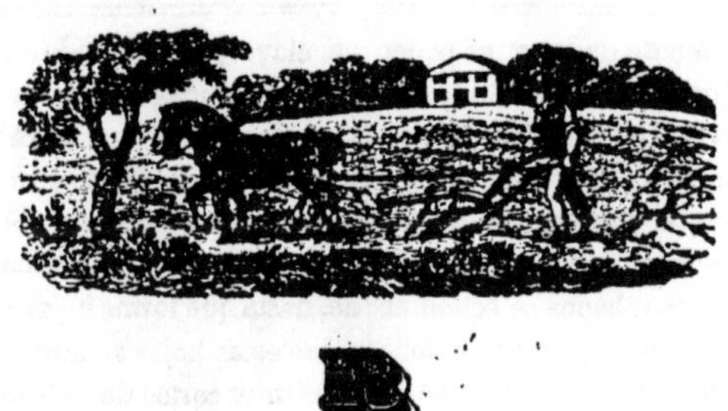

R

RÁBANO. Planta y raiz demasiado conocidas. Hay dos especies de rábano, la comun y otra cuyas raices son blancas, parecidas al nabo, y llaman los franceses *raifort*, y *rapo* en algunas provincias de España: esta se divide en cultivada y silvestre. La cultivada es un planta que nace en las hortalizas y se saca de la tierra en la primavera, mientras que está tierna, suculenta, fácil de romperse y buena para comer. La silvestre, que segun Tournefort, debe colocarse entre las especies de *Cochlearia*, tiene la raiz gruesa, larga, blanca y de un gusto muy acre y picante, por lo que y por el uso que se hace de ella en Alemania, la llaman algunos *mostaza de los alemanes*. Crece sin cultivo en los lugares húmedos de las huertas, y se raspa ó ralla su raiz para sazonar las viandas.

Con esta especie de rábano se hace un adorno ó guarnicion para las viandas cocidas ó asadas, que se explica adelante en el artículo RÁBANO BLANCO, para distinguirlo del colorado que es el conocido generalmente.

De este se distinguen tres clases: la primera que es la mas pequeña y se suele llamar precoz ó temprana y rábano de cuatro hojas, es menuda, de un hermoso encarnado, muy tierna, muy dulce y de pocas hojas; es la mas estimada porque es la primera que se presenta, como gloriosa por haber vencido todos los obstáculos é injurias de la mala estacion; pero se saca menos provecho de ella. La segunda clase que se llama la comun, es colorada como la primera, de doble grueso y menos tierna; antes de producir su raiz echa muchas hojas. La tercera que suele llamarse la gruesa, es en parte roja y en parte blanca, del grueso de una pulgada y hasta de dos; su gusto es mas picante que el del rábano de las dos primeras clases, y no tiene su delicadeza, ni su dulzura. Las tres se parecen en el follage, en el tallo, en la flor y en el grano, y no se diferencian sino por la forma del nabo, el gusto y el color, y por que tiene cada una su estacion propia. La primera se come en Febrero y en Marzo; la segunda en la primavera y en el otoño y la tercera en el estío, aunque con poco cultivo y esmero, por la feracidad de nuestras tierras, solemos tener de las tres clases en todas las estaciones.

Los rábanos se comen con sal, en ensalada y guisados en pipian.

RÁBANOS (Ensalada de). (Véase ENSALADA DE RÁBANOS, pág. 305.)

RÁBANOS SOLOS Ó CON CHILACAYOTITOS EN PIPIAN. Se cortan los rábanos en ruedas ó en forma de dados y se ponen á cocer en agua con sal, cociéndose aparte los chilacayotitos si son algo recios, pues siendo muy tiernos, que son los mas sabrosos, se cuecen en el mismo pipian en el que se echan crudos y picados. Cocidos los rábanos se echan en el mismo pipian, que se guisa y sazona del modo comun (véase PIPIAN, págs. 660 y 661). Así tambien se guisan los rábanos solos y los chilacayotitos, sin acompañarse unos con otros.

RÁBANO BLANCO (Adorno de) PARA LAS VIANDAS COCIDAS Ó ASADAS. Se quita á estos rábanos la primera piel y despues de haberlos lavado en muchas aguas, se raspan en forma de fideos y se ponen al rededor de las viandas cocidas ó asadas.

Puede hacerse lo mismo con los rábanos comunes, lavándolos en menos aguas, segun la menor cantidad que tengan de picante.

RABIOLES. Segun los distintos gustos, se hacen entrar diversos ingredientes tanto en la masa de las empanadillas como en el relleno, y aun en el caldillo en que deben servirse los rabioles: por esto ha sido necesario poner distintos artículos de esta misma preparacion, habiendo escogido los mejores métodos entre una multitud de recetas que se han tenido á la vista, y de este modo se podrá variar esta sopa en las mesas, y hacerse en cada casa segun el paladar y gusto de los que la han de tomar.

RABIOLES CON SESOS. Cocida una porcion de espinacas con un poquito de agua de tequesquite asentado, se formará con ellas un relleno revolviéndolas con un poco de jamon gordo, otro tanto de tuétanos de vaca y otro de sesos, todo cocido aparte y echándole la sal fina necesaria; se le añaden pimienta chica, clavo y canela, todo en polvo, y queso de Flandes rallado, y cuando todo esté bien revuelto, se hará una masa con flor de harina, dos ó tres huevos y sal fina; se extenderá esta sobre una mesa untada con un poco de manteca derretida, hasta que forme hojas muy delgadas; sobre estas hojas se irán poniendo tantitos muy cortos de relleno de espinacas separadamente hasta llenar la hoja; despues con otra hoja formada de la masa de harina, se cubrirán suavemente los trocillos de relleno, y se cortarán al derredor con una rodela ó cuchillo, de modo que formen unas empanaditas pequeñas; se polvorean despues con una poquita de harina para que no se peguen, y se guardarán para otro dia.

Al siguiente, se pondrán á cocer las empanadillas á fuego suave, para que no se desbaraten, en una poca de agua con manteca y competente sal fina; cuando estén cocidas se sacarán, y bien escurridas se echarán en el caldo siguiente.

Puesto en una cazuela un poco de caldo de vaca, se le echará pan tostado bien molido, se pondrá á hervir bien con la sal necesaria, y cuando se haya sazonado, se le echará canela, clavo y bastantita pimienta para que sobresalga, bien molido todo; se le añadirá tambien una cuarta de mantequilla fresca, y así que haya dado un buen hervor, se echan las empanaditas y se ponen á fuego manso hasta que engruese un poco el caldo; entonces se aparta y se sirve con un poco de perejil picado por encima.

RABIOLES CON CARNE DE PUERCO Y REQUESON. Se pica en crudo lomo de puerco de cabeza, y despues se muele con tuétanos de vaca, un trozo de requeson y unas pocas de espinacas medio cocidas. Se quitan á la carne todos los pellejos y tendones, y se mezcla con tres ó cuatro huevos crudos, queso bueno rallado, sal y pimienta suficiente, molidas, y un poquito de aceite de comer bueno; ya bien revuelto y formada la pasta para el relleno, se humedece suficiente harina con agua tibia y se revuelven en la masa dos ó tres huevos segun la cantidad, y se le echa un poquito de sal. Se mezcla todo bien, procurando que la masa quede suave, y dividida en tres ó cuatro porciones; se cubren con una servilleta húmeda, y espolvoreando sobre la mesa una poca de harina en seco, se van extendiendo una á una con un palote las porciones de la masa, y cuando ya se haya formado una hoja tan delgada como papel, se van poniendo en iguales y competentes distancias unas bolitas del relleno sobre la hoja de masa; se dobla un tanto de ellas para cubrirlas, y con los tres dedos se van apretando las circunferencias de las bolitas de masa cubiertas, y despues con la carretilla se van cortando en forma de empanaditas ó cuadros; así se van formando los rabioles hasta concluir con la masa y el relleno.

Hechas las empanaditas, se pondrá á hervir agua con sal en un cazo, y cuando esté hirviendo fuertemente, se irán echando en porciones las empanadillas, y luego que den la vuelta, en lo que se conoce que están cocidas, se irán sacando con una espumadera y poniéndose á escurrir sin que se peguen.

El caldo para esta sopa se hará del modo siguiente: se cortará pulpa de ternera ó de vaca en trozos regulares, se echará á freir con manteca en una olla hasta que se doren; entonces se echará un par de cabezas de ajo y cebollas enteras, pimienta molida y sal suficiente; se humedecerá con un cuartillo de vino jerez y unas pocas de hojas de laurel, y cuando haya dado un hervor la olla, se le aumentará el caldo echándole agua ó caldo de carne; se tapará con una cazuela ajustada y engrudo por las orillas, y se pondrá á un fuego manso hasta que el caldo se condimente bien, meneándolo con la misma olla para que no se queme.

Despues se pondrán en un platon una cama de las empanadillas de la sopa, se cubrirán bien con otro de queso rallado, y se bañarán con un poco del caldo estofado; así se irán multiplicando las camas de rabioles y queso, remojándolas con el caldo estofado y poniendo la sopa al vaho de una olla hasta que se vaya á servir.

RABIOLES DE PECHUGA CON BORRAJA Y REQUESON. Se hará un estofado de pierna de vaca mechada con jamon gordo, dientes de ajo y clavos de especia; se echará en una cazuela con seis cebollas grandes, otros tantos chiles pasillas y un poco de nuez moscada rallada, una botella de vino de Madera ó de Jerez, y suficiente caldo de la olla sazonándolo todo con sal fina. Se hervirá á fuego fuerte hasta que espese bien; de ahí se pondrá á dos fuegos muy mansos hasta que ennegrezca sin quemarse; despues se le echará otro poco de caldo, y dando un par de hervores se aparta del fuego; cuando haya enfriado se pasará por una servilleta para desengrasarlo.

Se formará un relleno de pechugas de ave picadas, queso de Flandes ó de la Barca rallado, unos manojos de borraja cocida y bien picada, otro poco de requeson, ó leche cocida muy espesa, nuez moscada rallada y canela molida, dos ó tres yemas de huevo y un poquito de pimienta quebrantada, reuniendo bien todas estas sustancias hasta que quede formada una masa que se sazonará con sal fina.

A una libra de harina se echarán tres huevos frescos, y se revolverá hasta formar una masa que se sazona con sal fina; despues se formarà de ella con un palote una hoja tan delgada como un papel, espolvoreándole una poca de harina seca; se pondrán sobre la mitad de la hoja partes cortas y en igual distancia del relleno ya dispuesto; se remojará la otra hoja de la harina rociándola con vino, y se cubrirá apretándola para que pegue por las orillas del relleno; despues se cortarán cuadros iguales y pequeños, los que se pondrán un poco de tiempo á fuego no muy fuerte hasta que se cuezan, lo que se conocerá cuando sobrenaden, pues entonces se separarán del fuego y se pondrán, escurrido el caldo, en otro trasto; se tomará la sopera, y echando un poco del caldo del estofado, se pondrá una cama de los rabioles; encima se le echará suficiente queso de Flandes ó de la Barca rallado; despues una poca de mantequilla derretida, echando encima mas estofado, que deberà estar hirviendo; y asi se multiplicarán las camas de rabioles, queso, mantequilla y estofado hasta llenar el platon que se servirá luego.

RABIOLES CON SESOS, XITOMATE Y CHILE VERDE. Se mezcla una libra de flor de harina con dos yemas y con una clara de huevo, manteca derretida y agua de sal, y se amasa bien hasta que haga vejiguitas. El relleno se hace con xitomate, cebolla y chile verde desvenado, picado todo muy fino; se pone á freir con acelgas cocidas y sesos cocidos tambien, añadiéndose dos granos de pimienta y dos clavos de especia molidos, un poquito de aceite y otro de vinagre. Para formar y cocer los rabioles, se siguen los mismos procedimientos de los anteriores artículos, y se echan despues en el caldillo, que se hace de la manera siguiente: se asan unos xitomates y se exprimen para quitarles toda la pepita; se pelan y se muelen juntamente con medio chile ancho, tostado y desvenado; se frie lo molido, añadiéndole un pedacito de azúcar molido tambien, con dos granos de pimienta fina y dos clavos, agua ó caldo de la olla, tantito aceite, vinagre y una poquita de mantequilla.

RABIOLES FRITOS. La masa se hace con catorce onzas de flor de harina, un huevo, una cucharada de las comunes, de manteca derretida y fria, y el agua que se necesite para que se embeba la harina. El relleno se hace de acelgas cocidas, picadas solo en la parte verde, exprimidas y sazonadas con sal y pimienta en polvo y mezcladas con queso rallado. Se forman los rabioles lo mismo que los de los artículos precedentes, y se dejan en una tabla ó batea para que se oréen hasta el dia siguiente, en que se frien en manteca ó mantequilla, de modo que no queden muy dorados, y se cuecen en caldo de gallina ó de la olla, sazonado ya; despues de cocidos se apartan, y en la sopera ó platon en que se han de servir, se pone una cama de queso rallado con polvo de pimienta por encima y otra cama de rabioles, echándoles un poco del mismo caldo en que se cocieron, y en este órden se irán poniendo camas hasta llenarse la sopera; sobre la última á mas del queso y la pimienta se pondrán unos trocitos de tuétano de vaca que se habrá cocido en el mismo caldo de los rabioles, y otros trocitos pequeños de mantequilla; se colocará el platon al vaho de una olla ó la sopera sobre rescoldo, para que se mantengan calientes sin hervir, y sin que se consuma el caldo mientras se llevan á la mesa, para lo que se les pondrán algunas hojitas de perejil.

RABIOLES CON NABOS Y JAMON. Se hace la masa con una libra de harina, tres onzas de mantequilla, una de manteca, dos huevos, sal y el agua necesaria. El relleno se hace con nabos y jamon cocidos, picados muy menudos, sazonados con sal y pimienta y mezclados con queso rallado, todo al gusto. Para el caldillo se frie en mantequilla una poca de cebolla picada menuda y se le echa agua, sal, azafran para darle color, clavo y pimienta, molido todo, y harina dorada en mantequilla dejándose hervir hasta que esté bien sazonado. En lo demas se siguen los mismos procedimientos de los artículos anteriores.

RABIOLES (Diversos rellenos para). A mas de los indicados en los artículos que preceden, se pueden variar los rellenos de rabioles de innumerables maneras, segun el gusto de cada uno; pero entre ellos parecen mas adecuados los de sesos de carnero cocidos y sazonados con sal y pimienta y mezclados con queso rallado; los de chorizon y jamon cocidos, mezclados con perejil, todo picado, y sazonado con sal y pimienta en polvo; y finalmente, los de pechuga de gallina, que se disponen friéndose en manteca quemada ajo y cebolla, picados muy finos, y xitomate molido; en esta fritura se echa la pechuga de gallina, cocida y picada, para que se fria tambien, sazonándose con sal y añadiéndose azafran, clavo y pimienta, molido todo, y un poco de caldo de la olla; así que éste se ha consumido y quede la fritura seca, se le echa un poco de aceite y se deja enfriar.

RABIOLES DE QUENELLES DE AVE Á LA FRANCESA. Se pone en una mesa de mármol ó de madera bien unida y limpia, una libra de harina que se remoja con tres huevos frescos, puestos en el medio de la harina, amasándola seguido hasta que se obtenga una masa consistente y ligada; se extiende entonces con el palote dejándola lo mas ancha que sea posible y formándose una hoja ó tortilla tan delgada como papel, que se polvorea con harina en la menor cantidad que se pueda; se distribuirá sobre ella el relleno en porcioncitas pequeñas é iguales, se humedecerá la masa y se doblará para que una parte sirva de cubierta á la otra en que se puso el relleno, apretándose la masa al rededor para que se pegue, y recortándose despues de tapado el relleno en cuadritos de una pulgada; conforme se van cortando se irán colocando en platos ó en tapas de cacerolas, donde se tendrán hasta la hora de servirse la sopa; entónces se perdigan los rabioles en bastante caldo, y cuando suban á la superficie y que hayan hervido cinco minutos, se escurren y se echa en la sopera un cucharon de caldo estofado (véase CALDO ESTOFADO, pág. 132); se pone encima una cama de rabioles y otra de queso de Parma, ú otro bueno rallado con mantequilla fina derretida; se vuelve á echar caldo estofado á fin de que los rabioles queden algo bañados y se sirven lo mas calientes que sea posible.

El relleno se hace con quenelles de ave (véase quenelles de AVES, pág. 54), á los que se añaden un poco del mismo queso rallado, otro poco de borraja aperdigada y picada, y un poco de leche cocida ó de queso à la crema (véase QUESO Á LA CREMA, pág. 711); se revuelve todo con un poco de nuez moscada y de canela, dos yemas de huevo y pimienta gorda ó miñoneta.

Se pueden tambien perdigar los rabioles y cocerse en el mismo concentrado de la sopa de tortuga (véase SOPA DE TORTUGA), y se sirven con el mismo caldo y queso rallado aparte.

RABO DE MESTIZA. (Véase HUEVOS EN RABO DE MESTIZA, pág. 418.)

RABOS DE CEBOLLA (Caldillo de). (Véase AVES EN CALDILLO DE RABOS DE CEBOLLA, pág. 53.)

RAICES. Se llama así á las plantas cuya raiz ó parte oculta bajo de la tierra, es buena para comer, tales son las zanahorias, los nabos, las chirivias, los betabeles, los rábanos &c., y de ellas se habla en sus respectivos artículos.

RAMILLETE. Se suele llamar así tambien el manojito de yerbas de una misma especie ó surtidas, que se echa en los guisados para darles sabor y aromatizarlos (véase MANOJITO ó RAMILLETE, pág. 504).

RANAS. Estos reptiles cuya carne se reputa un manjar sano y delicado, no tienen otra cosa que se pueda comer mas que las piernas, de suerte que es necesario cortarlas absolutamente y separarlas del cuerpo. Se preparan pasándolas por agua hirviendo y echándolas despues en agua fria.

RANAS (Fritada de). Despues de preparadas como se dijo en el artículo anterior, se enjugan, se revuelcan en harina y se frien. Se pueden tambien freir de un modo tan delicado, que serian buscadísimos estos animales del cieno, si no fuera por el horror y disgusto con que suelen verse. Se hace la fritura de este modo: se toman solo las patas traseras, y despues de haberlas limpiado bien y tenido en agua fria, se remojan en claras de huevo, se espolvorean con harina buena ó de flor, y se ponen á freir en aceite, mantequilla ó manteca, dejándolas dorar bien. Se sirven muy calientes y rociadas con zumo de limon.

RANAS (Torta de). A la tortilla de huevos comun (véase Tortilla de HUEVOS, pág. 419), se mezclan las piernas de las ranas, preparadas como se ha dicho antes, y se sirve la torta con salsa de chile ó de xitomate aparte.

RANAS EN FRICASÉ DE POLLOS. Preparadas como se ha dicho, se ponen en una cacerola con hongos, un manojito de perejil, cebolla, una cabeza de ajo, dos clavos de especia y un trozo de mantequilla; se les dan sobre el fuego dos ó tres vueltas y se les echa una poca de harina; se humedecen con un vaso de vino blanco y un poco de caldo y se sazonan con sal y pimienta gorda; se dejan cocer por un cuarto de hora y que se consuma el caldo hasta que esté reducido á salsa, que se liga con tres yemas de huevo que se le echan con un pedazo de mantequilla y perejil picado.

RANAS FRITAS. Se echan á marinar por una hora las ranas crudas en partes iguales de vinagre y agua, con perejil, rebanadas de cebolla, dos cabezas de ajo, dos cebollas enteras, dos clavos de especia, una hoja de laurel, tomillo y albahaca: despues se ponen á escurrir, se revuelcan en harina y se frien, sirviéndose adornadas con perejil frito.

Algunas veces en vez de enharinarlas, se empapan en una masa hecha con harina desleida con una cucharada de aceite y un vaso de vino blanco, sazonándose con sal, y procurándose que no quede la masa muy aguada; se conoce que está de punto, si forma un hilo grueso al echarla de lo alto con la cuchara.

RANAS (Caldo de) para sopa. Se

lavan las piernas y espinazos de cincuenta ranas, y se echan en una olla con el agua suficiente para hacer la sopa, añadiéndose zanahorias, puerros, nabos, chirivias, un poco de apio, una cebolla tostada y un buen trozo de mantequilla; se dejan cocer á fuego lento cosa de cuatro ó cinco horas, y con este caldo, que se diferencia muy poco del caldo gordo, se hace la sopa.

RANAS EN OTROS GUISADOS. Se guisan las ranas al estilo del pais, en clemole con epazote, en adobo y en caldillo de xitomate, ó de tomate con chile verde, preparándose aquellas como se dice en su primer artículo, y los guisos como se explica en sus respectivos lugares (véanse entre los guisos de aves y pescado, CALDILLO DE XITOMATE, y CALDILLO DE TOMATE CON CHILE VERDE, págs. 53 y 634. CHICHAROS EN ADOBO, pág. 258, y TLEMOLE).

RASCON. Ave de paco del tamaño de una paloma; los hay de dos clases: el rascon de hiniesta ó retama, y el de agua.

El rascon de retama llega con las codornices en el mes de Mayo y se va con ellas en Septiembre, y por esto se ha creido que era su conductor, lo que ha hecho que se le llame *rey de las codornices*. Se alimenta de diferentes granos y principalmente de las semillas de la retama, de donde le viene su nombre, se considera como una excelente caza, y si ha de darse crédito á muchos gastrónomos, hay en su gusto alguna cosa mas delicada y agradable que en el de las perdices. Sin duda es por esto por lo que muchos naturalistas han considerado al rascon como una especie de perdiz campestre. *perdix rusticula*.

El rascon de agua es generalmente ave viajera, pero no habita sino en los lagos ó estanques. Su carne es mucho menos estimada que la del rascon de retama.

Las dos especies se aprestan y se sirven como los patos (véase PATO, págs. 607 y siguientes); mas aunque por consiguiente se pueden hacer con ellas distintas entradas y diferentes guisados, el rascon de retama se sirve con mas frecuencia asado al asador, que de otro cualquiera modo.

RATAFIA. Licor compuesto de aguardiente y zumo de frutas, principalmente de las rojas, y de diferentes flores olorosas, que se endulza con azúcar y se aromatiza con especias ú otros ingredientes.

Las ratafias son de un uso tanto mas comun, cuanto que en la mayor parte no exigen operaciones complicadas: como los licores que se hacen por destilacion. Casi todo el mundo las hace y por lo comun casi todo el mundo cree que sabe hacerlas, sobre todo las de frutas rojas ó encarnadas; pero verdaderamente son pocos los que saben hacerlas de gusto, y para lograrlo es preciso seguirse los procedimientos que aquí se indican en los diferentes artículos que siguen.

RATAFIA BLANCA. Se machacan groseramente cien huesos de albaricoques ó chavacanos (almendras y huesos) en un mortero, y se echan en un botellon de ratafias con ocho cuartillos de aguardiente refino, dos cuartillos de agua, una libra de azúcar, diez granos de pimienta blanca, ocho ó diez clavos de especia y dos rollitos de canela del tamaño de un dedo; se tapa bien el botellon y se está poniendo por quince ó veinte dias al sol, para que el calor desarrolle el perfume de los ingredientes; pasado este tiempo se clarifica el licor filtrandose por la manga y se echa en botellas, que se cuidará de tapar bien.

RTAFIA DE CORTEZAS DE NUEZ. Cuando las nueces han llegado á los dos tercios de su tamaño, se cortan, escogiendo ciento de las mas bellas: se enjugan, se atraviesan con alfiler bastante grueso, pues no hay necesidad de coger los meollos enteros; se aplastan, se machacan en un mortero de mármol y se dejan en infusion por dos meses en veinte y cuatro cuartillos de buen aguardiente, que se aromatiza con media dragma de nuez moscada y otra media de clavo. Despues de haber colado por una manga ó tamiz todo el aguardiente cargado de la substancia amarga y aromática, sin exprimir el orujo, se disuelve el azúcar necesaria para endulzarlo y se deja continuar la infusion otros dos meses; al cabo de este tiempo se vuelve á filtrar el licor y se guarda en botellas bien tapadas.

La corteza de nuez preparada de este modo, se considera como un licor propio para acelerar la digestion, para impedir los flatos y eructos, y finalmente, es tenida como un cordial tónico y estimulante.

RATAFIA DE ANIS Se ponen en infusion por treinta dias en diez y seis cuartillos de aguardiente, cuatro onzas de anis verde y una cuarta de onza de anís seco machacado; se decanta el licor, se cuela, se disuelven dos libras de azúcar en suficiente cantidad de agua, y se mezcla exactamente este jarabe con el aguardiente cargado de anís; se deja reposar de nuevo algunos dias, se cuela ó se filtra por la manga y se guarda en botellas bien tapadas.

RATAFIA DE ALMENDRAS AMARGAS. Se martajan en un mortero de mármol una libra de almendras de chabacano y cuatro onzas de las de durazno, despues de haberlas remojado pot algun tiempo en agua fria (y no caliente como se acostumbra) para pelarlas, y se echan en infusion en diez y seis cuartillos de aguardiente refino, resguardándolas de la luz y dándoles una temperatura suave. Se pone dentro una muñequilla con tres clavos, diez granos de pimienta blanca y dos rajitas de canela del tamaño de un dedo, advirtiéndose que la infusion se ha de hacer en un gran botellon de cuello angosto, ó en un cántaro de piedra arenisca sin barnizar. Al cabo de catorce ó veinte dias cuando mas, se cuela el aguardiente y se mezcla con dos libras de azúcar disuelta en un cuartillo de agua á un fuego suave, despues de haberla dejado enfriar, y se guarda en botellas bien tapadas.

RATAFIA DE AZAHAR. Se hace almíbar de la consistencia del jarabe con dos libras de azúcar, y antes de quitarse del fuego, se le echan doce onzas de azahar recientemente cogido; se deja enfriar y se le añaden diez y seis cuartillos de aguardiente; se pone en un cántaro de piedra arenisca sin barnizar para dejarlo por veinte dias en infusion al calor de la atmósfera y en un lugar templado. Despues de este tiempo se filtra y se guarda.

RATAFIA DE NEBRINA. Se dejan en infusion por treinta ó cuarenta dias en diez y seis cuartillos de aguardiente, ocho onzas de nebrina (bayas de enebro), con una dragma de canela, otra de culantro, otra de angélica y otra de clavo, despues de haberse desquebrajado todo; se pasa el licor por un tamiz, se le añaden dos libras de azúcar, se filtra de nuevo y se guarda en botellas bien tapadas.

RATAFIA DE GRENOBLE. Se machacan en un cedazo comprimiéndolas con la espumadera, unas guindas escogidas en cantidad suficiente, habiéndoles quitado los palitos, de manera que se separen enteramente la pulpa y los huesos; se quiebran estos en seguida, y reunido todo se pone en una vasija de barro á un fuego suave y continuado, meneándolo con una espátula de madera. Despues de algunos instantes de hervor, se vacia en un lebrillo, se deja enfriar, se mete en la prensa y se exprimen ó extraen veinte cuartillos de zumo, en el que se disolverán dos libras de azúcar. Se rectifican en seguida veinte cuartillos de aguardiente comun con una dragma de canela, veinticuatro clavos machacados, ocho onzas de hojas de durazno y media libra de almendritas de hueso de capulin machacadas y limpias de sus cáscaras; se mezcla todo exáctamente, se filtra por la manga y se guarda en botellas bien tapadas.

RATAFIA DE DURAZNOS. Despues de haber escogido una cantidad suficiente de buenos duraznos bien llenos y maduros, y despues de haberles quitado los huesos se machacan, y envolviéndose en un lienzo se meten en la prensa y se extraen cuatro cuartillos de zumo, al cual se añaden las almendras desquebrajadas y limpias de sus cáscaras. Se deja esto en infusion por cuarenta ó sesenta dias al calor de la atmósfera, en un cántaro de piedra arenisca, ó en un balon ó botellon de cuello angosto, habiéndose mezclado con doce cuartillos de aguardiente comun, y disuelto dos libras de azúcar. Al cabo de este tiempo se decanta el licor, y estando bien disuelta el azúcar, se filtra de nuevo y se embotella.

RATAFIA DE ANGÉLICA Ó DE APIO. Se quitan las hojas á unas ramas de angélica y se dividen en trozos mas ó menos grandes. Para cuatro onzas de angélica se le ponen cuatro cuartillos de aguardiente, una libra de azúcar y un cuartillo de agua, un poco de canela y otro de clavo; se deja en infusion por dos meses en un cántaro, y al cabo de este tiempo se clarifica y se embotella.

RATAFIA DE HIPERICON. Se tiene en infusion por espacio de treinta ó cuarenta dias al calor de la atmósfera y en diez y seis cuartillos de aguardiente comun, una libra de flor de hipericon; pasado este tiempo se pasa todo por un tamiz de seda, añadiéndole dos libras de azúcar muy blanca, que se harán disolver, se filtra el licor por la manga y se guarda en botellas bien tapadas.

RATAFIA DE CAFÉ. Se mantiene en infusion por ocho dias una libra de café de Moka ó del mejor nuestro, tostado y sin moler, en ocho ó diez cuartillos de aguardiente refinado; se cuela, se le añaden veinte onzas de azúcar blanca molida, y estando bien disuelta, se filtra el licor y se embotella.

RATAFIA DE VIOLETA. Se pone en infusion por doce horas, media onza de raiz de lirio de Florencia en cuatro cuartillos de espíritu de vino; se añaden despues dos onzas de tornasol en pan, y se vuelve á dejar el licor en reposo hasta que haya adquirido un hermoso color de púrpura; se cuela, se mezcla con igual cantidad de almíbar bien clarificado y se filtra.

RATAFIA DE CLAVEL. Se llena un balon de cristal ó una jarra de loza con claveles encarnados, quitados sus cálices ó todo lo que tienen verde, añadiéndose media dragma de clavo y otra media de canela para cada dos cuartillos de aguardiente, y echándose de este tanto cuanto pueda contener la vasija;

se deja en infusion por ocho ó quince dias y despues se cuela con expresion, echándose tres onzas de azúcar blanca para cada tres cuartillos de aguardiente. Se filtra y se guarda.

RATAFIA DE CÁSCARAS DE NARANJA. Se ponen en infusion en ocho cuartillos de aguardiento refinado, seis onzas de cutículas de cáscara de naranja, ó lo que es lo mismo, la costra amarilla de la naranja, separada de la pulpa blanca de la cáscara. La infusion no debe pasar de seis á ocho horas, y al cabo de ellas se cuela el licor por un lienzo y se le añaden tres onzas de azúcar blanca para cada dos cuartillos de licor. Se ha notado que mientras mas tiempo dura la infusion, contrae el espíritu de vino un sabor mas amargo y desagradable.

RATAFIA DE CIDRA. } Se preparan lo
RATAFIA DE LIMON. } mismo que la de naranja del artículo precedente.

RATAFIA DE LOS DIOSES. Se mezcla un cuartillo de aguardiente catalan refino con otro de agua comun y la cuarta parte de un cuartillo de zumo de limon; en esta mezcla se ponen en infusion cuarenta clavos de comer y dos adarmes de canela fina; se echa todo en un frasco bien tapado y se mantiene por nueve dias: pasados estos, se clarifica una libra de azúcar muy blanca formando jarabe de punto alto, y se mezcla con el licor teniéndose bien tapado el frasco. Despues de cuatro ó seis dias se cuela por la manga y se embotella.

RATAFIA QUIDITATIVA. En una olla vidriada y usada, que no haya tenido manteca, se echan seis onzas de agua de canela espirituosa, se bate el agua con un molinillo limpio, y al mismo tiempo se ván echando poco á poco y sin cesar de batir, cuatro yemas de huevo y otros tantos clavos de comer hechos polvo. Batido bien esto, se añade medio cuartillo de aguardiente catalan refino, batiéndolo hasta que esté hecha bien la mezcla. Entonces se echa en un frasco bien tapado, y á los tres dias se endulza con jarabe de corteza de cidra y se cuela para embotellarse.

RATAFIA DE MEMBRILLO. Quitada la cáscara y el corazon á los membrillos bien maduros, se machacarán en un mortero, y despues se meterán en la prensa para extraerles el jugo. A dos cuartillos de este se agregarán cuatro de aguardiente catalan refino, cuatro clavos de comer y cuatro adarmes de canela hecha polvo. Se pondrá esto en un frasco bien tapado por un mes; pasado éste, se endulzará al gusto con jarabe comun bien clarificado, y se pondrá á filtrar en la manga para embotellarlo.

RATAFIA DE GUAYABA. Se les quitará el corazon á las guayabas maduras y se molerán las cáscaras; se meterán á la prensa en una bolsa de género cerrada, y se extraerá el jugo. A dos cuartillos de éste se agregarán cuatro de aguardiente refino, quince ó veinte hojas de guayabo, y seis clavos de comer hechos polvo; se echará este licor en un frasco, y á los quince dias se colará por la manga, y se endulzará al gusto con jarabe de corteza de cidra espirituso; entonces se embotellará.

RATAFIA DE ALBARICOQUES Ó CHABACANOS. Se cortan en pedacitos pequeños una cuarta de arroba de albaricoques, y se parten los huesos para sacarles sus almendras, que se pelan y se desquebrajan; se echa todo en un botellon proporcionado, con ocho cuartillos de aguardiente, media libra de azúcar, un poco de canela, ocho clavos de especia y muy poca macis; se tapa bien el botellon y se deja hacer la infusion en quince ó veinte dias, teniéndose cuidado de menearlo con frecuencia, y despues de ese tiempo se filtra por la manga y se embotella, guardándose en la bodega ó en otro lugar fresco.

RATAFIA DE MORAS. Se machacan cuatro libras y media de moras y se pone en infusion el zumo con media dragma de macis, en diez y seis cuartillos de aguardiente, por quince ó diez y ocho dias; entonces se echan á disolver tres y media libras de azúcar en dos cuartillos y medio de agua de rio, se decanta esta miel y se mezcla con el aguardiente, filtrándose el licor despues para embotellarse.

RATAFIA DE UVA MOSCATEL. Se escoge la uva buena y sana, se exprime, se machaca y se aprieta ó aprensa el jugo en un lienzo tupido y muy limpio; se filtra este zumo por la manga y se disuelve en él la azúcar á razon de cuatro onzas para cada dos cuartillos de licor; se mezcla con tanto aguardiente cuanto sea el zumo de la uva, y para aromatizarlo se le echa un poco de espíritu de macias y de nuez moscada destilada con otro poco de canela. Se deja la mezcla reposar por mucho tiempo antes de clarificarla, y si se la quiere dar mas perfume, se le añade un grano de moscada.

RATAFIA DE ROSA. Se ponen en infusion veintiseis rosas blancas ó coloradas, ó cuatro onzas de sus hojas en dos cuartillos de agua caliente, y se dejan dos dias en este estado; despues se pasará la infusion por un lienzo apretándose, y se mezclará con tanto aguardiente cuanto fuere el cocimiento, añadiéndose media libra de almíbar clarificado para cada cuatro cuartillos de licor; se le echa un poco de culantro, de macis y de canela, y se deja reposar por doce ó quince dias, al cabo de los cuales se filtra por la manga para que se clarifique.

RATAFIA DE JAZMIN. Se hace lo mismo que la de rosa del artículo anterior poniéndose jazmin en lugar de rosa.

RAYA. Pescado de mar, aplastado, de una figura horrible, viscoso, de difícil digestion, y sin embargo de un gusto bastante bueno para ser solicitado. Es casi el solo pescado que en los grandes calores sufre la elevacion del termómetro. Se distinguen diferentes clases, de rayas mas ó menos estimadas, pero hay dos especies que se prefieren á las demás porque son igualmente buenas la rizada y la gruesa, ó raya de rombo. Verdaderamente no hay mas que dos maneras muy usadas de presentarlas á la mesa; conviene á saber, en salsa blanca cuando son frescas, y en mantequilla negra rodeada de perejil, cuando son sospechosas.

La raya no se podria comer acabada de pescar, y por eso se dice vulgarmente que tiene necesidad de viajar, pues entonces es muy nutritiva y de fácil digestion.

RAYA EN SALSA BLANCA. Despues de haberle quitado la hiel y de muy bien lavada, se pone á cocer en caldillo ligero (véase CALDILLO LIGERO, pág. 132), al que se añade un vaso de vinagre. Despues de cocida se le quita el limo, lama ó pellejo de los dos lados, y bien dispuesto se pone en un plato, se cubre con salsa blanca (véase SALSA BLANCA) y se adorna por encima con alcaparras y pepinillos curados, cortados en forma de dados.

RAYA FRITA. Se le quita el pellejo, se corta en lonjas sin separar las agallas, y se ponen á marinar con sal, pimienta, clavo de especia, ajo, rebanadas de cebolla grande, perejil, cebollitas, mantequilla amasada con una poca de harina, vinagre y yerbas finas; se calienta esta marinada para que se derrita la mantequilla y se dejan en ella las lonjas de raya cosa de cuatro horas; se enjugan despues y se frien hasta que se pongan de un hermoso color, y se sirven con perejil frito.

RAYA EN MANTEQUILLA NEGRA. Se prepara y cuece la raya como la de salsa blanca y se limpia y dispone de la misma suerte; se frien hojas de perejil, que se ponen al rededor de la raya y se baña esta en seguida con mantequilla negra (véase MANTEQUILLA NEGRA, pág. 507).

RAYA EN SALSA DE ALCAPARRAS. Se le quita la hiel, se lava y se pone á cocer la raya con sal, pimienta y cebollas; se limpia despues y se pone á calentar en seguida con un poco del caldo en que se coció y se sirve con salsa de alcaparras (véase SALSA DE ALCAPARRAS).

RAYA Á LA SANTA-MENEHOULD. Se echan en una cacerola un cuartillo de leche, sal y pimienta, mantequilla amasada con harina, dos cebollas rebanadas, una raiz de perejil, un manojito del mismo, algunos clavos de especia, una cabeza de ajo y una hoja de laurel; se menea todo hasta que hierva y se ponen allí las lonjas de raya, que se dejan cocer á fuego lento; se sacan en seguida, se revuelcan en pan rallado, se bañan con mantequilla derretida, se vuelven á empanar y se asan á la parrilla, sirviéndose con salsa de mostaza á la francesa (véase entre las salsas).

RAYAS (Canapés de hígados de). Se cortan en forma de tostadas unos pedazos de pan raspados de una pulgada de ancho y de largo, ó un poco mas; se pasan en buen aceite, y se ponen á derretir en una cacerola dos panes de excelente mantequilla; se echan en ella los hígados de las rayas, algunas tiras de anchoas bien desaladas, un poco de aceite, perejil, cebolla, una cabeza chica de ajo, y alcaparras, picado todo muy menudo, sal, pimienta y un poquito de especias finas; se menea y revuelve todo muy bien y se forman los canapés. Para conseguirlo, se pone desde luego una cama de estas yerbas finas cuando se hayan enfriado, y en seguida otra de hígados de raya, cortados de la misma suerte y de las tiras de anchoa; se hacen todos lo mismo y se concluye con otra cama de las yerbas finas. Se echa encima un poco de miga de pan muy fina, y se les hace tomar color bajo de una tapa de cacerola, comal ú hoja de lata con lumbre y rescoldo encima. Se sirven como intermedio exprimiéndoles zumo de limon.

RECADO. Entre nosotros es general usar de la voz anticuada *recaudo*, y de su derivada *recaudera*, como lo comprueba el adagio comun *recaudo hace cocina y no Catalina*, que diariamente se oye al reclamar las cocineras la abundancia de provisiones, para aprovecharse de ellas con mas facilidad y menos riesgo de ser descubiertas, ó del dinero que se les da para comprarlas, con perjuicio de sus amos y gravámen de su conciencia; y aunque por recado ó recaudo se entiende en la cocina toda clase de provisiones, principalmente se aplica á la verdura en que se comprenden legumbres, raices, yerbas, &c. y por esto se llama indistintamente recauderas ó verduleras á las que venden las verduras y hortaliza.

REFORZADA (Salsa). (Véase SALSA REFORZADA.)

REGALITOS. Suelen llamarse así algunas preparaciones de distintas clases, pequeñas y sabrosas, con las que algunas personas ó familias obsequian en ciertas épocas ó festividades del año, á otras con quienes tienen relaciones de parentesco ó amistad.

REGALITOS DE CARIÑO. Los franceses les llaman *couqués* y se hacen partiendo en una cacerola diez y seis yemas de huevo, dos cáscaras descarnadas de limon, media onza de sal y dos onzas de azúcar; se ponen á hervir dos cuartillos de nata de leche, é hirviendo se echan sobre las yemas, meneándose todo con fuerza; se le hace tomar punto sobre el fuego sin dejarse hervir y se pasa por la estameña ó tamiz, dejándose enfriar en seguida; se hace levadura con cuatro onzas de harina, media onza de espuma de cerveza y un poco de agua tibia, mojándola de modo que quede un poco blanda; se mete á fermentar en un lugar caliente; se remojan otras doce onzas de harina con la crema revuelta con las yemas, añadiéndole cuatro onzas de mantequilla; se arruga ó alechuga la masa cuatro ó cinco veces, se le pone la levadura y se vuelve á rizar ó arrugar otras dos veces mas; se envuelve despues la masa en un lienzo enharinado, se ata fuertemente y se deja venir ó fermentar en un lugar caliente, siendo necesarias cuatro horas poco mas ó menos, para que se ponga en buen estado; entonces, y despues de haber cortado las piezas ó regalitos del tamaño de un huevo, se les dá amoldándolos, la forma que se quiera; se dejan orear ó fermentar mas, cosa de media hora, sobre una hoja de lata, y despues de dorados se meten al horno; cuando estén cocidos, se abrirán por un lado, se les saca un poco de migajon, se les pone en su lugar mantequilla amasada con sal, y se sirven.

REGALITOS EN TIMBALES. A estos les llaman los franceses *darioles*. Se echan en una vasija proporcionada dos cucharadas de harina, tres cucharadas de azúcar en polvo, tanto como la mitad de un huevo de buena mantequilla, que se hará derretir, y la mitad de una cáscara descarnada de limon, picada, ó igual cantidad de azahar; se revuelve todo juntamente, añadiéndole cuatro yemas de huevo, que se irán echando de una en una, mezclándose bien é incorporándose todo; se echa una poquita de sal y un buen vaso lleno de nata, vaciándose todo en pequeños timbales, que se habrán preparado con anticipacion, lo mismo que para los pastelitos de masa de hojaldre en timbales (véase MASA PLEGADA PARA HOJALDRE, pág. 512).

REGALITO HOJALDRADO PARA DARDÍAS. A esta especie de pastel llaman los franceses *feuillantine*. Para hacerlo se ponen en una escudilla ú hortera; tanto como dos huevos de leche cocida de pasteleros, cuatro onzas de azúcar en polvo, una yema de huevo cruda, unas cuantas pasas de Corinto, otro tanto de piñones y de cáscara de limon confitada ó cubierta, en pedacitos muy menudos, un poco de canela en polvo, y agua rosada doble; desleido todo, se añaden unas gotas de agua de azahar ó de zumo de limon, poco de uno ó de otro; se hacen dos fondos de masa hojaldrada (véase MASA PLEGADA DE HOJALDRE, pág. 512), del grueso y del tamaño de un plato, y sobre uno de ellos se pone la mezcla dicha, que se cubre con el otro fondo, haciéndose que los bordes queden bien pegados. Se mete en seguida al horno, donde se deja cosa de media hora; y estando á medio cocer, se polvorea con azúcar y se rocia con algunas gotas de agua natural, ó mejor de azahar; se vuelve á meter al horno un poco de tiempo para que lo bañe el azúcar, y cuando se saque se polvorea otra vez con azúcar y se sirve.

REGALITOS DE MASA DE QUESO. Se amasa con las manos sobre una mesa hasta que quede reducido á masa sin grumos, cosa de libra y media de queso amantequillado, un poco salado y que tenga de diez á doce dias de hecho: se le añaden entonces libra y media de buena mantequilla fresca, sal y ocho ó nueve huevos; se extiende esto sobre una mesa y se le echa un vaso de agua ó de leche; estando mojado y tan líquido como huevo batido, se le incorporan primero dos libras y doce onzas de harina, y despues otra libra y cuatro onzas, separándose de ésta dos puños que se reservan para su tiempo; estando la masa bien ligada, se polvorea con una poca de la harina separada, y se amasa dos ó tres veces, pero suavemente y en el espacio de media hora; despues se extiende y se deja reposar en este estado cuando mas un cuarto de hora; en seguida se enrollará á lo largo y se van cortando los regalitos del tamaño que se quieran y del grueso de dos dedos; se ponen sobre papel untado con mantequilla fresca, se les componen y levantan los bordes, y se meten a cocer al horno, que estando bien tapado, basta media hora para que se cuezan; es necesario cuidar y ver de tiempo en tiempo, para que no se quemen, estos regalitos que llaman los franceses *flammiches*.

REGALITOS DE CHOCOLATE. Los franceses les llaman *prosistroles au chocolat* y para hacerse se previenen quince coles amerengadas que se hacen con la masa explicada en su lugar (véase MASA DE COLES, pág. 510); se les echa media libra de chocolate, disuelto en agua en lugar de echarles crema; se pone otro poco de chocolate en el plato en que se han de servir y se colocan en él los regalitos del lado en que se rellenaron; se ponen al fuego despues de polvoreados con azúcar fina y se dejan cocer suavemente cosa de media hora: cuando estén bañados con el azúcar, se apartan y se sirven.

REGALIZ. } REGALIZA. } Esta planta que también es conocida con el nombre de orozús, se da sin cultivo en Italia, en Langüedoc, y en España. Su raiz rojiza por la parte exterior y de un amarillo limon por adentro, es mucilaginosa y de un sabor dulce. Se emplea esta planta en un extrácto que se llama jugo de regaliza, y en una pasta y pastillas del mismo nombre.

REGALIZA (Jugo de). Se pone á hervir la cantidad que se quiera de raiz de regaliza de España y se exprime el cocimiento; se hacen disolver en él las gomas de ciruelo, de chavacano y de cerezo, ó de texocote, para darle una consistencia mas mucilaginosa, y se pone al fuego para que se consuma hasta quedar reducida á la consistencia de extrácto; se forman con él unos bastoncitos que se envuelven en hojas de laurel y se guardan para el uso.

REGALIZA (Pastillas de). Se pone á disolver el estrácto de regaliza del artículo anterior, y se le añade un poquito de esencia de anis, solamente para [illegible] matizar la pasta con la que se fo[...] las pastillas.

REGALIZA (Pasta de). Se se pica muy menuda, media libr[...] galiza verde; se pone á hervir vasija con dos manzanas ó pero[...] dos en cuartos y un puño de cuando el cocimiento se hay[...] á un cuartillo, se cuela por apretando fuertemente las sustancias, y se hace disolver en él una onza de goma bien limpia, añadiéndole media libra de azúcar clarificada; se pone á consumir al fuego sin dejar de menear la pasta, hasta que nó se pegue ni en los dedos ni en el cazo, y entonces se adereza sobre pizarras, ligeramente untadas con aceite de avellana, cortándose las tablillas de un dedo de largo, y se ponen á secar en la estufa.

REGALIZA (Tablillas de). Se hace un cocimiento algo fuerte de la raiz de esta planta, y se endulza con bastante azúcar, toda cuanta pueda disolver; se pone á cocer el almíbar que resulta al punto de pluma, haciéndose disolver en él al clarificarse, goma muy limpia, echándose regaliza en polvo para formar la pasta de que se hacen las tablillas, que entonces se hacen poner á secar en la estufa.

REHOGAR. Á mas de la significacion propia de este verbo, que es sazonar alguna vianda á fuego lento sin agua y muy tapado, para que se penetre de la manteca &c., tambien suele usarse en la cocina como sinónimo de aperdigar, porque en esta operacion, como que se ahogan las viandas dos veces, primero en agua hirviendo y despues en agua fria para refrescarlas.

RELEVO. Se llaman así las piezas que se ponen en lugar de las que ya han servido como el buey cocido ú otra vianda que reemplaza á la sopa, tan luego como esta se ha puesto en los platos. Debe ser el relevo una pieza tan notable por su importancia en medio de las entradas, como en un congreso su presidente.

RELLENO. Así se llama en la cocina á las viandas y otras cosas que se usan para rellenar con ellas algunas aves, pescados ú otras viandas, algunas legumbres, &c., tanto en magro como en gordo. Se hacen los rellenos de muchos modos que se explican en los artículos respectivos á las cosas que se han de rellenar; otros son comunes para muchas cosas, y de estos se trata en la palabra picadillo (véase PICADILLO, págs. 642 y 643), á mas de los que se indican en los artículos que siguen.

Se llaman tambien rellenos unas tripas llenas de picadillo á modo de chorizos ó salchichones (véase adelante RELLENO DE EXTREMADURA).

RELLENO COCIDO DE AVE. Se cortan sobre crudo y en forma de dados, las pechugas de ave, y se ponen en una cacerola con un poco de mantequilla, sal, pimienta gorda y nuez moscada. Se sancocha todo á fuego muy suave diez minutos, y se sacan despues las pechugas, que se escurren y se dejan enfriar; se echa en la misma cacerola un pedazo de migajon de pan con caldo, y un poco de perejil picado, muy fino; se menea todo con una cuchara de palo, apretándolo y reduciéndolo á papilla, y cuando se haya consumido el caldo y esté bien cocida la miga, se aparta y deja enfriar; se tendrá prevenida una ubre de vaca, cocida y fria, y en su defecto se usará de mantequilla; se majan las pechugas de ave, y cuando estén bien molidas se pasan por un tamiz de quenelles, y se apartan á un lado; se maja lo mismo la miga de pan y se pasa por el tamiz, poniéndose tambien aparte; se maja en seguida la ubre, se pasa por el tamiz y se tiene separada; entonces se hacen tres porciones iguales de pechuga, de pan y ubre, y se majan en el mortero juntamente. Cuando se hayan estado moliendo tres cuartos de hora, se les añaden cinco ó seis yemas de huevo, segun la cantidad del relleno, y se majarán las yemas juntamente con todo lo demás al paso que se van echando. Este relleno puede emplearse igualmente en costras con toda clase de viandas.

RELLENO DE PESCADO. Se habilitan y deshuesan sollos, carpas, anguilas, barbos y otros pescados que juntamente se pican bien y muy menudos. Se mezcla á este picadillo una tortilla de huevos no muy cocida, hongos, trufas ó criadillas de tierra, perejil, cebollas, un migajon de pan remojado en leche, un poco de mantequilla y yemas de huevo, picado todo antes de mezclarse con el pescado picado ya; despues de revueltos ambos picadillos, se hace con ellos un relleno, que se sazona con sal, pimienta y especias, y se pone á cocer para servirse solo, ó para rellenar con él otros pescados, como lenguados y carpas, sobre el espinazo, ó se hacen con él salchichas pequeñas, ó se rellenan coles, pichones, croquetas y todas las cosas que son susceptibles de ello.

RELLENO COCIDO DE VACA. Se corta jamon gordo y carne de vaca sin fibras ni tendones, en trozos cortos, y rociados con sal y pimienta se pasan por manteca ó mantequilla; cuando ya estén cocidas ambas cosas se dejan enfriar, se pican, y muy menudas se les añade al picarse, un poco de migajon mojado en caldo; se les agregan hongos picados menudamente y fritos en manteca, y se amasan con yemas de huevo, de lo que podrán formarse albondiguillas ó cuadros pequeños, que revolcados en harina se freirán y servirán para adorno. Con este relleno podrán rellenarse las aves de caza ó pescados.

RELLENO DE CARNE DE PUERCO Y CHORIZON. Se lava y se pica lomo de puerco, y echo bolas, se pone á cocer en agua con sal, echándose allí mismo chorizones para que tambien se cuezan, y despues se sacan del agua; en una cazuela con manteca se frien ajos, cebollas, xitomates y chile verde; todo picado muy menudo; y despues de frito este recado se le echa el lomo picado y los chorizones, á los que se quitarán las tripas desmoronándose la carne; se sazona todo con pimienta, clavo, azafran y cominos molidos, y se añaden perejil picado, un poco de caldo, almendras cortadas en cuartos, pasas, piñones y alcaparras; cuando se haya consumido el caldo y quede el relleno seco, se le echan aceitunas partidas y deshuesadas, pedacitos de jamon y de huevo, cocidas ambas cosas, y un poco de vinagre y de aceite, haciéndose que tenga la sal suficiente y quede bien sazonado y de buen gusto. Sirve este relleno para las tortas cuajadas y para rellenar lomo de puerco, costillares de ternera y otras viandas, legumbres, &c.

RELLENO DULCE PARA AVES. Se muele bizcocho con un poco de queso y se le echa bastante canela y pimienta, poco culantro tostado, azafran y azúcar, todo molido; se bate revuelto con huevos, se pone en la lumbre un cazo con manteca, y así que esté bien caliente se echa allí la pasta para que se cueza; luego que cria grano se baja y se echa en un lebrillo para que se enfrie; se le añaden pasas, piñones, y se rellenan con esto las aves; en un perol con agua hirviendo, se meten estas despues de rellenas para que se sancochen, y estándolo bien, se sacan y se asan en un horno, ó á dos fuegos.

RELLENO DE EXTREMADURA. Se partirá un cuajar en trozos para que cada uno se rellene con un pedacito de jamon, chorizo, perejil, cebo las verdes y ajos, todo bien picado. Se ata el relleno con las tripas de puerco mas delgadas, para que no se deshaga al cocerlo, lo que se ejecutará en una olla con trózos de jamon, chorizos, agua, vinagre suficiente y chile colorado, teniéndose tapada la olla y á fuego lento, hasta que se ponga tierno el relleno.

REMOLACHA. Lo mismo que betabel (véase BETABEL, pág. 71).

REO. Pescado de agua dulce, especie de trucha salmonada que en algunas partes crece hasta la longitud de cinco piés; pero en los mares de España y en otros apenas llega hasta la mitad. Tiene el cuerpo comprimido, la mándibula superior mas larga que la inferior, y entrambas así como la lengua y el paladar, armádas de dientes menudos; el lomo obscuro con manchas redondas y negras; los costados tinturados de rojo; el vientre blanco; ocho aletas amarillas, y de ellas la del lomo mas inmediata à la cola membranosa y sin espinas, y la de la cola arpada. Su carne es comestible y en algunas partes tan estimada como la del Salmon. Se prepara y dispone como ésta (véase SALMON), y puede guisarse con las salsas y caldillos de pescado (véase PESCADO, pág. 631 y siguientes).

REPOLLO. Se llama así á la col cuando sus hojas están apretadas y apiñadas de modo que forman como una cabeza; pero esto que mas se debe al arte que á la naturaleza, no constituye una especie distinta de col (véase COL, pág. 191 y siguientes).

Tambien se suelen llamar repollos las lechugas abotonadas ó acogolladas cuya hojas están apretadas y dispuestas lo mismo que las del repollo (véase LECHUGA, pág. 464).

REQUESON. Coagulacion de las partes mantecosas y caseosas de la leche, que se hace cociéndola con un poco de cuajo, y separando despues el suero por un colador. Tambien se llama requeson la segunda cuajada que se saca del resíduo de la leche, despues de hecho el queso. A mas de comerse el requeson solo ó mezclado con azúcar ó miel, entra en la composicion de muchos dulces que con él quedan muy sabrosos. Véanse los artículos

ANTE DE REQUESON.
ANTE DE REQUESON YEMAS Y PIÑONES.
ANTE DE REQUESON Y AGUA DE AZAHAR.
ANTE DE PASTELES DE REQUESON.
} págs. 31, 38 y 39.

CAJETAS DE REQUESON, págs. 119 y 121.

CONDUMIOS DE REQUESON, pág. 203

CUBILETES DE REQUESON, pág. 245.

CHONGOS DE LECHE Y REQUESON, pág. 273.

PASTEL DE REQUESON, pág. 602.

POSTRE DE MAMEY Y REQUESON, pág. 687.

POSTRE DE COCO, REQUESON Y ALMENDRA, pág. 691.

POSTRE DE REQUESON, pág. 690.

POSTRE DE REQUESON COMPUESTO, pág. 692.

POSTRE DE REQUESON CON ALMÍBAR Y YEMAS DE HUEVO, pág. 693.

POSTRE ENSOLETADO DE REQUESON, pág. 695.

PUDIN DE REQUESON pág. 700.

PUDIN DE NATILLAS Y REQUESON, pág. 701.

TORRIJAS DE REQUESON.

TORRIJAS DE REQUESON Y ALMENDRA.

TORTA DE REQUESON.

TORTA DE REQUESON, ALMENDRA Y CANELA.

TORTA DE REQUESON Y FRUTAS CONSERVADAS.

REQUESON Y COCO (Dulce de). Se hace conservilla de coco (véase CONSERVILLA ASADA DE COCO, pág. 225), y siguiéndose los mismos procedimientos, se hace una pasta de requeson, regulándose veinte onzas de este para cada libra de azúcar; se dejan reposar ambas cosas, y al dia siguiente se mezclan en cantidades iguales, se echa el postre en un platon untado con mantequilla, salpicándose por encima con ajonjolí crudo, y se mete al horno muy suave para que se dore un poquito; se adorna despues con pasas, almendras y juguetillos de alfeñique.

Si se quiere servir este dulce como ante, se pondrá en el platon untado con mantequilla, una cama de rebanadas de mamon de harina frio, mojadas en leche hervida con azúcar y canela, y algo exprimidas entre las dos manos, encima otra de las conservillas mezcladas y luego otra de mamon mojado en mantequilla; se pone otra encima de conservillas, y en este órden se irán poniendo las que se necesiten para llenar el platon, siendo la última de conservillas, y haciéndose en lo demás lo mismo que antes se dijo.

REQUESON Y ALMENDRA (Dulce de). Se hace la pasta de requeson como la del artículo anterior, con la diferencia de ponerse solo una libra de requeson, y añadirse cuatro onzas de yemas de huevo cocidas y una onza de piñones, todo molido aparte; se hará otra pasta de almendra que debe quedar algo suelta, regulándose para cada libra de almendra dos de almíbar clarificada y de punto de juntar en el agua; se pone en un platon una cama de mamon mojado en leche cocida con azúcar y canela, y algo exprimido con las manos, otra de pasta de requeson, otra de mamon, otra de pasta de almendra, otra de pasta de yemas, otra de piñones y de este modo hasta llenarse el plato, siendo la última cama de requeson, y concluyéndose todo como se dice en el artículo precedente. Se sirve este dulce como ante.

REQUESON (Dulce de), CUAJADO Á DOS FUEGOS. Con una libra de almíbar clarificado y de punto se mezclan otra libra de requeson molido, ocho huevos batidos con separacion de las claras y las yemas, pasas, piñones y pedacitos de almendra y de nuez; se ponen en el platon untado con mantequilla, una cama de mamon mojado en leche cocida con azúcar y canela, otra de la mezcla, otra de mamon, y en este órden hasta llenarse el plato, siendo la última cama de pasta; se pone á cuajar á dos fuegos, se adorna como los anteriores y se sirve tambien como ante.

REQUESON Y MANTEQUILLA (Dulce de). Se hace almíbar clarificado y de punto alto con libra y media de azúcar, y se le mezclan media libra de mantequilla y otra media de natillas, se deja hervir todo juntamente y estando de punto, se aparta de la lumbre, y se le añade tanto requeson molido, cuanto sea necesario para que se forme una pasta que pueda untarse sobre el mamon, éste se moja en leche hervida con azúcar y canela, y en todo lo demás se procede como en los artículos anteriores, pero sin fuego; se adorna el dulce con grajea ó canela y se sirve como ante.

REQUESON (Dulce sencillo de). Se hace la pasta con una libra de almíbar y veinte onzas de requeson molido; se pone sobre camas de mamon, mojado en almíbar hervido con canela y clavo, y mezclado con vino blanco, se adorna por encima y se sirve como ante.

REQUESON (Bocadillos de) DE TRES COLORES. Se baten por separado las claras y las yemas de ocho huevos y cuando queden duras se juntan y se les va mezclando requeson y leche de vaca, cuanto sea necesario para que se forme la pasta, que se endulza con azúcar molida; se divide la pasta en tres partes dejándose una en su color natural, y tiñéndose las otras dos, una con panecillo y la otra con canela molida; se unta de manteca una cazuela extendida, se pone en ella la pasta blanca, sobre ella la colorada y encima la de canela, que se salpica con ajanjolí crudo; se pone á dos fuegos mansos, y cuando haya cuajado todo, lo que se reconoce con un popote si este sale limpio, se aparta y se guarda para el dia siguiente, en el que se pone la cazuela á la lumbre para que despegue la torta sin que se caliente; se saca esta y se corta en pedacitos de la forma que se quieran, colocándose en el platon, bañándose con almíbar de punto y adornándose con piñones.

REQUESON (Bocadillos de), YEMAS DE HUEVO Y ALMENDRA. Se hace almíbar clarificado y de punto de juntar en el agua con libra y media de azúcar, y fuera de la lumbre se le mezclan doce yemas de huevo cocidas, molidas é incorporadas con una libra de requeson y dos onzas de almendras remojadas: se pone la mezcla al fuego hasta que tome el punto de verse el fondo del cazo, y entonces se aparta y se bate mezclándose una cuarta de onza de canela en polvo; se vacia en cajitas, ó en un cajon forrado con papel yobleas, y así que esté fria la pasta se saca del cajon, se quita el papel y se cortan los bocadillos de la forma y tamaño que se quieran.

REQUESON BATIDO. Se lava el requeson en una poca de agua de azahar, y se le echa azúcar molida y miel vírgen, alternando una y otra al tiempo de batirse, lo que se hará continuamente. Dejándolo dulce al gusto de cada uno, se vacia en un platon y se le ponen por encima pastilla y canela molidas.

REQUESON BATIDO (Otro). Se pone el requeson en un lebrillo con almíbar, y se soba y menea para que se incorpore bien: se le echa despues miel vírgen en cantidad igual á la del almíbar y se continúa batiendo hasta que se ponga muy blanco.

Para servirse como ante este y el del artículo anterior, no hay mas que hacer que ponerlo en camas sobre otras de mamon.

REQUESON INGLÉS. Se mezclan con seis cuartillos de leche seis yemas de huevo, se endulza y se pone á la lumbre; cuando esté hirviendo se le exprime un limon y luego que se corte la leche se aparta, se echa en una servilleta que se ata, dejándose colar todo el suero, y reservándose el requeson en la misma servilleta hasta el dia siguiente; entonces se desata la servilleta, se rebana el requeson, y se echarán al suero colado nueve yemas de huevo; se pone este á la lumbre y se deja espesar; se acomodan las rebanadas de requeson en un plato y se les echa encima el suero espesado y un poco de vino blanco.

REVENIR (Hacer). En términos de cocina es pasar la vianda por manteca, mantequilla ó aceite, muy caliente cualquiera de estas cosas.

REVOLTILLO, Ó REVOLTIJO (véase ROMERITOS).

RIÑONADA. Guiso de riñones.

RIÑONES. Partes de los animales en que se filtran y pasan continuamente las serosidades de la sangre. Son por lo comun de una sustancia sólida y compacta que los hace indigestos; hay sin embargo algunos animales de corta edad, cuyos riñones son tiernos y de buen gusto, por ejemplo los del cordero, de la ternera y del lechon ó cochinito.

RIÑONES DE BUEY EN VINO BLANCO (Véanse bajo la palabra BUEY, pág. 100).

RIÑONES DE BUEY Á LA BURGESA. Se cortan los riñones en tiras delgadas, se revienen al fuego con un pedazo de mantequilla, sal, pimienta, cebolla y un poco de ajo, todo picado muy menudo; estando cocidos, se les añade un chorrito de vinagre ó de agráz, y un poco de caldo-colado (véase CALDO-COLADO, pág. 132), teniéndose cuidado de no dejarlos hervir, para que no se encojan y endurezcan.

Pueden tambien servirse los riñones á la brasa con salsa picante de chalote.

RIÑONES DE BUEY Á LA CHAPSAL. Se unta con mantequilla una sarten y se ponen en ella los riñones cortados en ruedas, de modo que todos queden de un mismo grueso, é iguales por todas partes; se sazonan con sal, pimienta y nuez moscada, y se dejan que se comienzen á freir á fuego moderado; se voltean las ruedas á fin de que se calienten por ambos lados y se les incorpora una cucharada de harina de igual volumen á la mantequilla con que se untó la sarten; dividiéndose esta salsa ó guiso en muchas partes, se ponen sobre el riñon, agitándose todo juntamente; se echa un vasito de vino blanco y otro de aguardiente; se añade un poco de perejil picado, se vacia la cacerola y se sirven los riñones.

RIÑONES DE BUEY SALTADOS. Se preparan los riñones limpiándolos y cortándolos en tajadas; se pone un trozo de mantequilla en la sarten con los riñones ya cortados, perejil picado, chalotes, hongos, sal, pimienta y un poco de nuez moscada; se harán saltar los riñones á fuego fuerte, á fin de que no despidan su jugo, y se ligan con un poco de harina, humedeciéndolos con un vasito de vino blanco y dos cucharadas de salsa española (véase); se apartan del fuego sin haberlos dejado hervir; se ligan con un pedazo de mantequilla fina y zumo de limon, y se sirven calientes con tostadas fritas de pan al rededor.

RIÑONES DE CARNERO Á LA PARRILLA: EN BROQUETAS. Se previenen doce riñones de carnero, que despues de haberlos mojado se abren ligeramente por la parte opuesta al nervio; se quitan los pellejos que los cubren y se acaban de abrir sin que sus partes queden separadas; se ensartan al traves de cuatro en cuatro en una broqueta de madera, ó á falta de ella en un popote gordo, de modo que no puedan juntarse ó agruparse; se mojan en mantequilla derretida, se cubren con pan rallado y se ponen á la parrilla, cuidándose de voltearlos convenientemente. Estando cocidos se sacan de las broquetas y se aderezan en un plato; se pone sobre cada uno tanto como la mitad de una nuez de salsa del mayordomo fria (véase pág. 518); se pone á calentar el plato y se exprime por encima el zumo de un limon.

RIÑONES DE CARNERO EN VINO DE CHAMPAÑA. Se quitan los pellejos á doce riñones y se cortan en tajadas. Se pone en una cacerola un trozo de mantequilla del tamaño de un huevo, con los riñones sazonados con sal, pimienta, nuez moscada, perejil picado y hongos;

se frien saltándolos á gran fuego, y cuando estén fritos, se les echa una cucharada, de las de boca, de harina, y un vaso de vino de Champaña, que se habrá hervido con dos cucharadas de salsa española espesa (véase); se menean sobre el fuego sin dejarlos hervir, y al tiempo de servirse se les añaden tanto como una nuez de mantequilla fina y zumo de *limon*; se sirven entonces rodeados de coscorrones fritos.

RIÑONES DE CARNERO SALTADOS. Se disponen doce riñones quitándoles el pellejo, y se dividen en dos partes; se ponen en una sarten con mantequilla derretida, sal y pimienta, y se frien á fuego fuerte; estando fritos de un lado, se voltean y se dejan freir por el otro, aderezándose en seguida sobre un plato con igual número de tostadas fritas en mantequilla; se echa en la sarten un poco de grasa y dos cucharadas de española espesa (véase), y se deja hervir esta salsa; añadiéndole tanto como un huevo de mantequilla fina y el zumo de *un limon*, se bañan con ella los riñones y se sirven.

RIÑONES DE CARNERO CON CHICHAROS Y EXOTES. Se ponen á cocer los riñones en agua con sal, ajos y cominos molidos; allí mismo se ponen á cocer juntamente con ellos exotes picados y chícharos; así que estén cocidos los riñones se rebanan; se frien en manteca con sal iguales cantidades de chiles anchos y pasillas, remojados y molidos con ajo, cominos y pan frito, y despues se echan las rebanadas de riñon, los chícharos, exotes y caldo; así que se hayan sazonado sin quedar muy espesos, se polvorean con orégano.

Se pueden hacer tambien con solos chícharos sin exotes.

RIÑONES DE CORDERO. Se preparan y guisan lo mismo que los de carnero de los artículos anteriores.

RIÑONES DE PUERCO. (Véase Riñones de CERDO, pág. 171).

RIÑONES DE VACA Ó TERNERA FRITOS. Se rebanan los riñones de vaca despues de haberles quitado los pellejos y la grasa, y se ponen en una sarten con mantequilla, sal, pimienta, nuez moscada, chalotes y perejil picados, y hongos cocidos; se frien haciéndolos saltar sobre un fuego muy ardiente, y se les añaden un poco de harina, vino blanco y algunas cucharadas de salsa española espesa (véase); al momento de servirse se les echa una poca de mantequilla muy fresca y zumo de limon.

Los riñones de ternera ó de vaca se hacen tambien cocer al asador ó en el horno y entónces es necesario dejarles la gordura. Por lo comun no se emplean estos riñones sino como guarnicion ó adorno de tortas, de tortillas de huevos, &c.

RISOTTO ITALIANO Á LA MILANESA. Se pica media cebolla grande y se frie suavemente en una cacerola con mantequilla hasta que se dore; se echan allí una libra de arroz y el caldo que vaya habiendo menester, para hacerlo reventar y servirlo de cierta consistencia, mas fuerte que para la sopa ordinaria y se le añade un poco de azafran, cuidándose de que no se pegue. Cuando haya reventado el arroz segun el gusto particular de cada uno (los milaneses lo comen á medio cocer), se le mezcla queso de Parma ó otro bueno rallado, y un poco de mantequilla; se aparta del fuego, se revuelve bien y se sirve, estando de buen gusto, con pimienta blanca y un poco de nuez moscada.

ROAST-BEFF. (Véase ROSBIF).

ROBALIZA. Pez de un pié de largo: tiene el cuerpo comprimido, el lomo azulado, los costados y el vientre blanquinosos, sobre el lomo dos aletas casi juntas y la cola redonda. Es pez que se estima poco y entre nosotros se llama generalmente liza, que por su bajo precio la suelen comer los pobres (Véase LIZÁ, pág. 487).

RÓBALO. Entre nosotros se pronuncia generalmente robálo haciendo larga la penúltima sílaba, y el pescado que conocemos con este nombre, es distinto del que llaman los españoles róbalo; este tiene manchas negras en el lomo y el nuestro carece de ellas, teniendo por los dos costados una lista negra muy obscura de tres á cuatro líneas de ancho, que le nace bajo las agallas y le llega hasta la cola; aquel nunca pasa de dos piés de largo y el nuestro pasa muchas veces de tres, subiendo á los rios, donde se hace por lo comun la pesca, y su carne es mas sabrosa y delicada, aunque la del róbalo de España no es tampoco despreciable. Ambos se preparan y condimentan de la misma manera.

ROBALO FRESCO. El robalo fresco es susceptible de todos los guisos del bobo y aun del bagre, y el que gustare pue de acomodárselos. (Véanse BAGRE y BOBO, págs. 64 y 83).

ROBALO SALPRESO. Este es el pescado mas abundante en México y en todos sus contornos; lo usan en las vigilias pobres y ricos, ó frito en aceite para adorno de ensaladas y guisos de yerbas, ó con aceite y vinagre, ó en especia, mole, ó caldillo de empanada. Para cocerlo, se pone á remojar y se lava en muchas aguas hasta que enteramente quede sin sal.

ROBALO EN CALDILLO DE VINO. Despues de limpio y desalado, se echa en raciones en el caldillo que se hace friendo en manteca ajos y bastante xitomate, todo picado; se le añaden clavo, canela y azafran molidos, alcaparras, pasas, almendras, bastante vino tinto, una taza de vinagre, sal y azúcar. Despues de sazonado se le agregan aceitunas y tornachiles.

ROBALO FRITO. Se cuece en agua con sal si es fresco, ó sin sal si no lo fuere, despues de bien lavado y limpio; se corta en raciones proporcionadas, y revolcado en harina se reboza con huevo batido y se frie en manteca; se sirve con la sopa de vigilia, ó como es mas general sobre ensalada de lechuga.

ROBALO EN ESPECIA. Despues de frito como el del artículo anterior, se pone á hervir en un caldillo de xitomate que se hace lo mismo que el de los chiles rellenos (véase CHILES RELLENOS, pág. 263).

ROBALO EN ACEITE Y VINAGRE. Se pone á cocer entero, y acomodándose en una pescadera de su mismo tamaño sobre hojas de lechuga, se baña con aceite cuando está caliente todavia, y al llevarse á la mesa, para que no se endurezca; se le echan encima, cebolla y perejil, picados menudos, la sal conveniente, un polvito de orégano, mas aceite y unos chorritos de vinagre, adornándose con chilitos y aceitunas.

ROBALO EN NOGADA. Despues de cocido el pescado se extiende en una pescadera proporcionada, se rocia con aceite y se cubre con nogada (véase NOGADA, pág. 552 y siguientes), adornándose con cogollitos de lechugas en cuartos, aceitunas, y alcaparras si se quiere.

ROBALO EN SALSA DE HARINA Y VINO. Despues de cocido el pescado se divide en trozos de un tamaño regular, que revolcándose en harina, se frien en manteca, sacándose de ella y escurriéndose en seguida; en la misma manteca despues de sacarse el pescado, se frie cebolla, picada muy menuda, y en dorándose se le echan vino, clavo, pimienta y canela, molido todo, y harina dorada en manteca; luego que suelte el hervor esta salsa, se pondrán en ella las raciones de robalo, dejándose hervir un poco para que la salsa quede algo suelta.

ROBALO EN CALDILLO DE EMPANADA. Se ponen á freir en aceite, ajos, cebollas, xitomates, tomates, y chiles verdes, picado todo muy menudo; se sazona la fritura con sal, clavo, pimienta y azafran molidos, y en una cazuela se pone una cama de este recado, otra de raciones de robalo cocido, que se cubre con otra de recado frito, y en este órden se llena la cazuela, siendo de pescado la última cama; se le echan una poca del agua en que se coció, vinagre, aceite y orégano, haciéndose que á dos fuegos se acabe de sazonar. Para servirse se adorna con aceitunas y chilitos.

ROBALO RELLENO CON CHÍCHAROS Y EXOTES, Á LA PARRILLA. Despues de limpio y desalado el robalo, se rellena con el revoltillo de chícharos que se explica para rellenar chiles (véase CHILES RELLENOS DE CHÍCHAROS, pág. 264); se ata con un hilo, se envuelve en papel bien untado con manteca y se pone á la parrilla, cuidándose de voltearlo, cuando ya esté bien asado por un lado; estándolo por los dos, se desata y se sirve así, ó se revuelca en harina y se frie en manteca, adornándose despues con aceitunas, chilitos y alcaparrones.

ROBALO RELLENO CON ALCAPARRAS Y COLIFLOR, Á LA PARRILLA. Se procede en todo como en el artículo precedente, con la diferencia de rellenarse el pescado en vez del revoltillo de chícharos, con alcaparras y coliflor cocida y picada, que se sazonan con aceite, vinagre, sal y cebolla picada.

ROBALO RELLENO DE PAPAS. Dispuesto como el del artículo anterior, se rellena con papas cocidas, peladas y picadas, sazonadas con sal y pimienta en polvo y mezcladas con queso rallado, pan tostado en un comal y molido, y huevo batido; se aceitan bien unos papeles y se cubren con pan rallado, rociado con aceite; se baña el pescado de mas aceite y se revuelca en pan rallado, envolviéndose en seguida en los papeles y atándose con un hilo; se asa á la parrilla y despues se desata y sirve en su papel. Si los pescados fuesen muy grandes, podrán dividirse en trozos proporcionados para rellenarse.

ROBALO RELLENO DE ESPINACAS. Se hace lo mismo que el del artículo anterior; pero en lugar de ponérsele papas, se rellena con espinacas cocidas, exprimidas y picadas, revueltas con pan tostado molido y huevos batidos, sazonándose con sal y pimienta en polvo. Puede tambien añadirse á este relleno queso rallado y papas cocidas y picadas.

ROBALO ADOBADO Y RELLENO DE HABAS VERDES. Se hace un adobo con chiles anchos, remojados y molidos con ajo, pimienta, clavo, sal y un poco de vinagre; se untan con este adobo los pescados despues de cocidos, y se rellenan con habas verdes ligadas con huevo (véase HABAS VERDES LIGADAS CON HUEVO, pág. 395); se envuelven en papeles aceitados y se frien en manteca.

ROBALO REFRITO SIN HUEVO. Despues de cocido el robalo, se divide en raciones regulares y se frien en aceite con ajo y cebolla, molidas ambas cosas, y perejil picado; consumido el aceite y quedando secas las raciones de pescado, se revuelcan en harina y se vuelven á freir en aceite ó manteca.

ROBALO EMPANADO Y FRITO. Se hace una masa algo suelta con harina, vino, yemas de huevo y sal, y con ella se cubre el robalo, entero si es chico, ó en raciones si fuese grande, y se frie en manteca.

RODABALLO (Véase ROMBO).

RODEOS. Bizcochitos de harina de trigo ó de maiz cacahuatzentli, de distintas formas, con que solian rodearse antiguamente las tazas de chocolate, ó los vasitos de vino, y de ahí provino el nombre de rodeos con que generalmente son conocidos entre nosotros.

RODEOS DE HARINA SIN LEVADURA. Se pone un monton de harina sobre una mesa limpia, se le hace en el centro un hoyo, y meneándose continuamente con la mano, se van echando ocho yemas y una clara de huevo, una libra de azúcar bien remolida y tamizada, y otra de manteca, tomando poco á poco de la harina del rededor la que embebiere la masa, y humedeciéndola con una taza de agua tibia hasta que queda suave. Entonces se labran los rodeos, que puestos en papeles se meten á cocer al horno.

RODEOS DE HARINA CON LEVADURA. Se echa una libra de levadura á cinco y cuarta libras de flor de harina, libra y media de azúcar bien molida, poco mas de dos de manteca, veintidos yemas de huevo, la sal suficiente bien molida, y una poca de agua; se amasa bien todo esto, se palotea y se van sacando con un molde los rodeos, que puestos en papeles se cuecen en el horno.

RODEOS DE COLOR SIN LEVADURA. A una libra de harina se echan libra y dos onzas de manteca, seis onzas de azúcar molida, cinco yemas de huevo, una poca de sal y tres pocillos de agua. Se amasa todo y se palotea, y con moldes de hoja de lata se sacan los rodeos, que puestos en papeles y con azúcar, panecillo ó canela, todo molido, por encima, se meten á cocer al horno.

RODEOS DE COLOR CON LEVADURA. Cinco libras de flor de harina, una de levadura, una y media de azúcar, tres de manteca, ocho yemas y cuatro claras de huevo, el agua y la sal necesarias. Esto no se amasa mucho, y en lo demás, los mismos procedimientos del artículo anterior.

RODEOS DE MAIZ CACAHUATZENTLI. A seis libras y cuatro onzas de este maiz hecho harina y pasado por tamiz, se echan veinte yemas y cuatro claras de huevo, dos libras de azúcar y dos y media de manteca. Se amasa todo, y lo demás como en los artículos anteriores.

RODEOS DE MAIZ Á LA FRANCESA. Los franceces llaman á estos bizcochitos *Croquetes de mais* y se hacen mezclando cuatro onzas de azúcar molida, con dos onzas de harina de maiz, otras dos de harina comun, cuatro onzas de mantequilla muy fresca y un poco de cáscara de limon rallada, ó de agua de azahar; se maja todo en un mortero hasta darle la consistencia de masa, y se aplana esta con un palote sobre la mesa hasta dejarla muy delgada; se corta en pedacitos de la forma y tamaño que se quieran, y se ponen en seco en una tortera; se hacen cocer á dos fuegos suaves y se sirven con azúcar en polvo por encima.

RODEOS FINGIDOS. Se hacen unos con pasta de almendra (véase PASTA DE ALMENDRA PARA IMITAR FRUTAS, págs. 586 y 587), imitándose los rodeos comunes con moldes ó cortándose con una navaja; conforme se van haciendo, se coloran unos con grajea, otros con canela y otros con azúcar, todo molido. Para imitar los que se venden sin color, se hacen otros de pasta de huevo (véase PASTA DE HUEVO, pág. 588), dejándose una parte del mismo color de la pasta, y goteándose otros con el betun de las puchas (véase PUCHAS, COMUNES pág. 696), quedando muy graciosos si se figuran con ellos flores de muchas hojas.

RODOMIEL. El zumo de las rosas mezclado con miel virgen ó con almíbar.

ROL PINCE, PLATO HOLANDÉS. Se toman seis libras de vianda de buey, siendo mejor la de las costillas descubiertas y cuidándose de que esté bien jazpeada y procurando que tenga tanto de gordo como de magro; se pica todo juntamente como para relleno de pasteles, y se sazona con sal, pimienta, especias y nuez moscada.

Se prevendrá con anticipacion una panza de buey muy limpia que se corta en pedazos cuadrados de ocho pulgadas, poco mas ó menos, y se rellenan en la parte interior con el picadillo; se juntan las extremidades de los envueltos y se cosen con una aguja gorda.

Preparados así los rollos, se pone á hervir agua con un buen puño de sal y un cuartillo de vinagre en una caldera muy bien estañada, ó mejor en una olla grande donde quepan con holgura todos los rollos, que se echan en el agua hirviendo y se dejan hervir tambien por espacio de una hora; se ponen á escurrir despues en un lienzo limpio, y se echan en un boté de piedra arenisca ó en una olla sin vidriar, con el vinagre necesario para cubrirlos; no se cubre el bote sino hasta que todo esté perfectamente frio, y podrá hacerse uso de estos rollos al cabo de quince dias; si entonces no se emplean todos, se dejan los restantes en el vinagre, y solo despues de aquel tiempo será cuando se puedan tener una hora en agua tibia para que el vinagre sea absorbido.

ROL PINCE (Cocimiento de los). Se toman los rollos que se hayan de menester y se rebanan como los bifteks; se ponen las rebanadas en una sarten con mantequilla, y se les dan cinco minutos de cocimiento á fuego vivo, teniéndose cuidado de voltearlos de cuando en cuando; se habrán preparado con anticipacion rebanadas de buenos perones ó manzanas, que se frien lo mismo que los rollos y se adereza este plato supernumerario en forma de corona, poniendo alternativamente una rebanada de cada cosa. Se sirve lo mas caliente que sea posible.

ROMANITA. Especie de lechuga (véase LECHUGA).

ROMBO Ó RODABALLO. Pez de mar casi redondo, de unos dos pies de largo y sumamente chato. Por la parte inferior es de color blanco, y por la superior manchado de azul y amarillo, y lleno de tubérculos ó pequeñas puas duras y semejantes á huesos: en este lado tiene los dos ojos, que son grandes; la cabeza pequeña; el labio superior mas largo que el inferior; las aletas del lomo y del vientre tan largas como todo el cuerpo y la de la cola redonda. Se encuentra en todo tiempo y en todas partes, principalmente en la embocadura de los ríos. El nombre del este pescado recuerda el de Domiciano, que convocó á los senadores de Roma para deliberar sobre la salsa en que convendria guisarse un magnífico rodaballo que le habian regalado. Este hecho contado por Juvenal, pasaria por apócrifo, si no hubieramos visto en nuestros dias á los hombres de estado deliberar seriamente sobre el color de una cinta. En tiempo de Caton se vendió en Roma un rombo en doscientos cincuenta escudos. Algunos autores han llamado tambien á este pez, *Phasianus aquáticus* (faisan de agua), á causa de la delicadeza de su carne que se parece á la del faisan. Es uno de los mejores pescados de mar, de los mas nutritivos y mas sanos, siendo su carne propensa á desmoronarse y de fácil digestion, y conviniendo por lo mismo á toda clase de temperamentos y edades.

Este pescado era muy estimado en Paris en el siglo XIV, y los monges de aquel tiempo lo creian un plato indispensable cuando se trataba de celebrar una gran festividad. Se lee en la vida de san Arnoldo, Obispo de Soisons en el siglo XI, un milagro obrado en favor de este santo con semejante motivo, cuando no era todavia sino Abad del monasterio de san Medardo en la misma ciudad.

ROMBO (Preparacion del). El rombo se sirve ordinariamente en caldillo corto, y este es el modo mas noble de comerlo sin que pierda nada de su gusto y sustancia. Un cordon de perejil al rededor y una salsa de mantequilla servida aparte, he aquí todo su acompañamiento; sin embargo, los que quieren variar los servicios, lo preparan á la holandesa, en costra, en croquetas, á la Santa-Menehould, en sustancia de cangrejos, &c. Se puede tambien guisar poniéndolo en bechamela la mañana misma en que se encuentra.

Este pescado de mar, no debe comerse sino muy fresco, debiendo ser un buen rombo, grueso, blanco y sin mancha.

ROMBO EN CALDILLO LIGERO. Se escogen los mas grandes, que deben ser gruesos en proporcion y de una carne muy blanca. Antes de cocerlos se les quitan las huevas y las tripas haciéndoles una abertura cerca de la cabeza; se lavan muchas veces mudando las aguas, se les quitan dos ó tres vértebras (nudos del espinazo,) abriéndolos un poco por el lado negro, y se ata la quijada al hueso de la abertura. Se les frota toda la superficie con zumo de limon, y se ponen á cocer en agua de sal, á la que se pueden añadir tres ó cuatro cuartillos de leche. Se pone fuego fuerte en la hornilla, y cuando vayan á hervir, se disminuye la lumbre para que se acaben de cocer sin hervir. Se mantienen calientes y diez minutos antes de servirse, se escurren; se sirven en pescaderas sobre servilletas adornadas de perejil verde y acompañados de una salsera con salsa de mantequilla, ó con una aceitera.

ROMBO Á LA CREMA. Se ponen cuatro onzas de mantequilla en una cacerola, una cucharada de las comunes llena de harina, sal, pimienta gorda y medio cuartillo de buena leche; se está meneando esta salsa sobre el fuego, y si está muy espesa, se le añade leche hasta dejarla en buen estado; se dividirá el rombo cocido, en pedazos que se ponen en una cacerola y se les echa la salsa encima; se freirán todos haciéndolos saltar, y se mantendrán calientes hasta la hora de servirse.

ROMBO EN AGUA DE SAL. Despues de haberse preparado el rombo como se indicó en el primer artículo, se echa en el fondo de una caldera cosa de una libra de sal, y se llena de agua haciéndole dar dos ó tres hervores; se aparta en seguida de la lumbre, se deja reposar, y cuando se hayn entibiado, se echa sobre el rombo, teniéndose la indispensable precaucion de no revolver ni echar los asientos. Se acomoda en seguida la pescadera sobre una hornilla, y se deja cocer el rombo á fuego lento durante una hora, sin que hierva; se sirve despues caliente por si acaso se quisiere comer así con aceite, ó con salsa de mantequilla y frio.

Se sirve al mismo tiempo con una llana de plata sobredorada, ó sin dorar, porque el hierro no debe tocar jamas al rombo.

ROMBO EN ENSALADA. Estando el rombo cocido y frio, se corta en rebanadas pequeñas, que se acomodan una sobre otra en un plato, de modo que formen un pequeño montecillo, poniéndoles despues cogollos de lechuga al rededor, y huevos cocidos en cuartos ó picados, aparte las yemas de las claras; se adorna la ensalada con alcaparras, anchoas, pepinillos, ó elote, si fuese esto conveniente al gusto; al echarse el aceite compuesto con vinagre y sal, se cuidará de no descomponer el plato, perdiéndose la simetría.

ROMBO CON SALSA HOLANDESA. Se cuece el rombo en caldillo ligero (véase este artículo entre los anteriores), se divide en trozos y se le echa encima una salsa holandesa (véase entre las salsas).

ROMBO EN MARINESCA. Se escoge un rombo pequeño, se vacia, se lava, se deja escurrir, se abre por el lomo, se le separan las carnes del espinazo, y se pone entre éste y la carne una buena salsa del Mayordomo, cruda (véase salsa del MAYORDOMO, pág. 518); se pican dos cebollas grandes, y se ponen en un plato de plata del tamaño del rombito, con un trozo de mantequilla; se sazonan con sal, pimienta gorda, tomillo, laurel en polvo, perejil picado y una poca de raspadura de nuez moscada; se acomoda el rombito sobre las cebollas, se polvorea con sal, se le añaden limon y mantequilla derretida, y se humedece con media botella de vino blanco; se pone el plato en una hornilla pequeña, y se cubre con el horno de campaña, dejándose cocer á fuego muy suave; mientras se cuece, se estará rociando con frecuencia.

ROMBO EN SUSTANCIA DE CANGREJOS. Se ponen á cocer en una cacerola dos ó tres libras de tajadas de vaca, enalbardadas de jamon con sal y pimienta, un manojito de perejil, yerbas finas, cebollas claveteadas con clavos de especia, y dos hojas de laurel; se hacen sudar al fuego, y estando todo pegado, se le echa mantequilla fresca con una poca de harina. Hecha así la sustancia roja, se humedecen con caldo y se despega el fondo con la cuchara; se envuelve el rombo en tajadas de jamon y se pone á cocer con una botella de vino de Champaña, ú otro; y con la sustancia de vaca, poniéndose la misma vaca por encima; estando cocido el rombo, se deja sazonar sobre el rescoldo, se adereza despues en la pescadera y se sirve con guiso de cangrejos por encima, ligado con sustancia de los mismos cangrejos (véanse CANGREJOS guisados de distintos modos, pág. 136, y SUSTANCIA DE CANGREJOS.)

ROMBOS EN MAYONESA. Se toman las tajadas de rombos que hayan sobrado en la mesa y se les quitan los pellejos; se componen, se cortan en ruedas ó en forma de corazones, y se ponen en una cazuela; se sazonan con sal, pimienta gorda, salsa reforzada de yerbas (véase), aceite y vinagre de estragon; se disponen las tajadas de rombo en forma de coronas sobre el plato con un cordon de huevos duros, decorándose con tiras de anchoas, con pepinillos, hojas de estragon, criad llas de tierra, betabeles y alcaparras; se ponen unas tostaditas bonitas de jaletina al rededor del plato, y en el centro de las tajadas de rombo, una mayonesa ó provenzala blanca ó verde (véanse MAYONESA, pág. 517 y SALSA PROVENZALA).

ROMBO Á LA BECHAMEL. Se pone á cocer el rombo en agua con sal, y estando cocido se escurre; despues de haberle quitado las carnes y de haberles dado una forma agradable, se aderezan en un plato y se cubren con salsa bechamela. Este platillo se dispone muy frecuentemente con los restos de rombo que han quedado en la mesa (véase SALSA DE BECHAMELL).

ROMBO Á LA SANTA-MENEHOULD. Despues de haberse preparado el rombo como se explicó en el artículo ROMBO EN CALDILLO LIGERO (véase poco antes), se pone á cocer en vino blanco mediado con leche, añadiéndose sal, yerbas finas, mantequilla y culantro; se adorna en seguida el rombo, se le echa pan rallado cubriéndolo bien, se hace que tome color en el horno y se sirve con salsa de anchoas (véase).

ROMBO EN COSTRA. Cocido el rombo en caldillo ligero y dejándose enfriar, se le quitan los pellejos y las agallas, y se echan sus carnes en salsa bechamela en magro (véase SALSA BECHAMELA MAGRA). Se pone á calentar todo sin que hierva, se adereza en un plato que pueda sufrir el fuego, se polvorea con miga de pan revuelta con queso rallado, se rocia con mantequilla derretida, y se pone á fuego suave, haciendo que tome color bajo un horno de campaña.

ROMBO (Tajadas de). Se levantan las tajadas de un rombillo, se cortan en tiritas delgadas, y se ponen á marinar con zumo de limon, sal, pimienta gorda, y un poco de ajo; al momento de servirse, se escurren y enjugan en un lienzo limpio, se enharinan y se frien hasta que se pongan de buen color; se aderezan entonces en un plato y se sirven sobre salsa de xitomate.

ROMBO. (Tajadas de) Á LA INGLESA. Se levantan las tajadas de un rombillo quitándoles el pellejo y se cortan en forma de corazon; se sazonan con sal y pimienta gorda, se bañan en mantequilla derretida, se cubren con pan rallado y se vuelven á empanar con muchas yemas de huevo batidas con mantequilla derretida. Al momento de servirse, se asan a la parrilla de modo que se pongan de un color muy igual, y se sirven sobre la gran salsa, llamada *aspic*, muy espesa (véase Gran SALSA).

ROMBITO Á LA PARRILLA CON [illegible] DE ACEITE. Se dispone en todo lo mismo que el barbo (véase BARBO [illegible]NO Á LA PARRILLA CON SALSA DE [illegible]TE, pág. 70).

ROMBO (Conchas de). (Véase CONCHAS DE ROMBO Ó RODABALLO, pág. 203.)

ROMBO (Croquetas de). (Véase CROQUETAS DE ROMBO Ó RODABALLO, pág. 241.)

NOTA. Cuando el primer día que se sirve á la mesa el rombo se come entero, se puede hacer con sus restos una mayonesa, un guisado á la bechamela, á la crema, &c.

ROMERITOS. Se llama así la planta que se produce sin ningun cultivo, por la semejanza que tiene con el romero, y no se come sino en revoltijo de pipian con papas, nopalitos, camarones y torta de aguahuitle.

ROMERITOS (Revoltijo de). Se limpian los romeritos de todas sus hojas y de la tierra con que suelen venir lavan y se ponen á cocer en agua con un poquito de tequesquite blanco; despues de cocidos se exprimen apretándolos entre las manos, y se ponen en una tortera miéntras se dispone el pipian de ajonjolí en que se han de guisar (véase PIPIAN DE AJONJOLÍ, pág. 661); hecho este, se ponen en él los romeritos con papas cocidas y rebanadas, nopalitos cocidos y picados, camarones enteros con un poco del caldo en que se cocieron y pedazos de torta de aguahutle (véase torta de aguahutle), dejándose hervir todo junto hasta que el pipian quede en la debida consistencia, cuidándose de no echarle nuevo caldo para que no se corte.

Algunas veces, aunque no es lo comun, se hace este revoltijo en clemole, y para esto se muele chile ancho remojado, con tomates cocidos y pan tostado; se frie lo molido en manteca con sal, y se echan allí los romeritos con los demas ingredientes y el caldo que fuere necesario del mismo en que se cocieron los camarones, dejándose hervir hasta su perfecto sazon.

ROMPOPE. Con este nombre y el de *hopelpope* venden en las vinaterias una composicion, especie de ponche compuesto con leche, yemas de huevo, azúcar y aguardiente, y aromatizado con canela ó nuez moscada. Se hace lo mismo que la composicion de marasquino para nevarse (véanse HELADOS DE MARAQUINO DE ZARA CON LECHE, pág. 401), con la diferencia de ponerse yemas en vez de las claras de huevo, y aguardiente en lugar de marasquino. Se le echa una gota de esencia de canela para cada cuartillo, ó lo equivalente de raspadura de nuez moscada.

ROMPOPE (Helados de). Dispuesta la composicion como se dice en el artículo anterior, se procede para helarse lo mismo que para los helados de marasquino (véase, pág. 401).

RONCADOR. Pez de mar que tiene pié y medio, ó media vara de largo, el cuerpo comprimido, el color negrusco, lleno de veinte ó mas líneas amarillas, que corren desde las agallas á la cola, el labio inferior mas corto que el superior, y entrambos armados de dientes agudos; una aleta sobre el lomo, y la de la cola arpada.

RONCADOR CON SALSA DE XITOMATE Y PEREJIL. Despues de limpio y cocido se pone en una pescadera, y se le echa encima una salsa compuesta de dos puñados de perejil, una rebanada de pan remojado, molido con medio xitomate grande, dos clavos, diez granos de pimienta, una poca de nuez moscada y sal. Se frie todo esto y se afloja un poco con caldo de gallina ó de carnero sin azafran, ó una poca de agua muy caliente.

ROPA VIEJA. Guisado de la carne que ha sobrado de la olla, ó que fué antes cocida para llevarse á la mesa en otra forma. Tambien se llama así á otro guiso de las mollejas, hígados, entrañas, cabezas y otras partes de las aves que sin ellas fueron dispuestas de otra manera (véase MENUDENCIAS ó MENUDILLOS, págs. 525 y 526).

En los artículos respectivos á cada vianda de las que pueden aprobecharse los restos, se dice como se deben disponer para volverse á llevar decorosamente á la mesa, ya en mayonesa, ó á la bechamel, &c. (véase por ejemplo, ropa vieja de BUEY, pág. 92); pero como el capricho y fantasia del hombre son insaciables, sucede muchas veces que se apetezca ropa vieja cuando no hay reliquias de viandas de que pueda echarse maño, y entonces se recurre á la ficcion. Para estos casos, serán útiles las indicaciones del artículo siguiente.

ROPA VIEJA FINGIDA. Se previene de un dia para otro un lomo ó pulpa de ternera, que se pone á cocer con agua y sal. Se echan en una cazuela aceite y abundante manteca, y se frien en ella bastantes ajos picados, que se sacan cuando se hayan dorado; se ponen á freir allí mismo muchas cebollas delgadas, cortadas en rueditas menudas, que se dejan dorar tambien y entonces se echa xitomate bien picado y en abundancia; antes de que este se acabe de freir, se sazona con sal, pimienta, canela y clavo en cantidades proporcionadas, y cuando se haya consumido el jugo del xitomate, se le añade una poca de agua caliente, ó caldo de la olla, poniéndose en seguida la carne en rebanadas grandes, ó los lomos enteros, dejándose hervir un poco á fuego lento.

ROQUEFORT. Queso que viene de Francia y se fabrica en Languedoc. Es muy solicitado por su bondad.

ROSA. Esta flor tan comun, es por su color, su forma y su perfume el ornamento y las delicias de los jardines, por lo que algunos la enzalsan con el nombre de *reina de las flores*. A mas de su belleza y del olor agradable que exhala, tiene la ventaja de que su perfume por delicado que sea, se conserva en el agua que se destila con ella y en las composiciones en que se hace entrar.

ROSAS (Conservilla de). Se escogen las rosas blancas muy frescas, se deshojan y se pican muy menudas, poniéndose media onza de estas para cada libra de azúcar. Se hace almíbar clarificado que estando de punto de pluma, se aparta de la lumbre y se deja enfriar un poco; se echan en él las rosas y se menean dándose algunas vueltas al cazo, y concluyéndose la operacion como es comun en todas las conservillas (véa. CONSERVILLAS FRANCESAS, (véa. pág. 224).

ROSA (Jalea de). No es otra cosa mas que la jalea de peron, teñida con un poco de tintura de grana, hecha con agua doble de rosas, que se añade al cocimiento de peron (véase JALEA DE PERON, pág. 435); se hacen pues, las dos jaleas de la misma manera, pero cuando la de rosa, ó el almíbar esté de punto, se le añade medio vaso de agua doble de rosas, y despues de haberle dejado dar un hervor se aparta del fuego, y se vacia en los botecillos, tazas ó trastos en que se ha de servir.

ROSA (Helados de). Entre los helados se pone uno de rosas (pág. 398) en cuya composicion no entra sino una poca de agua rosada; pero si se le quiere dar mejor sabor al helado, se procederá de la manera siguiente: se majan las hojas de rosa limpias y se deslien en agua; se vacian muchas veces de una vasija en otra, para que el agua se impregne mejor del perfume, y despues se pasa por un tamiz; se le echa azúcar en proporcion, por lo menos, de media libra para cada cuatro cuartillos de agua, porque el frio concentra los sabores; se echa la mezcla en la garrafa y se procede en lo demás como para los otros helados.

Mezclándose este con leche en partes iguales, por su color se suele llamar *Aurora* á la mezcla de los dos helados.

ROSAS (Ratafia de). (Véase RATAFIA DE ROSAS, pág. 724.)

ROSAS GARAPIÑADAS. Se pican las rosas deshojadas, y se echan en almíbar de punto soplado. Se aparta el almíbar de la lumbre y para cada cuatro onzas de rosa se añade media libra de almendra garapiñada; se revuelve todo, se pone en vergueras y se mete á secar en la estufa.

ROSAS (Aceite de): Licor. (Véase ACEITE DE ROSAS, pág. 7.)

ROSAS (Agua simple de) ó AGUA ROSADA COMUN. la rosa sencilla es la de mejor calidad que se puede emplear, tanto para el licor como para el agua rosada, pues tiene mucho mas perfume y de mejor clase que la doble, y principalmente que la que se llama rosa de cien hojas; se tomará la cantidad conveniente de rosas, según la que se quiere hacer de agua rosada: no guardándose sino las hojas y teniéndose la precaucion de que estas no estén mojadas y de cogerse las rosas en tiempo seco, porque de lo contrario perderian mucho de su perfume; es necesario poner una libra de hojas limpias para cada cuartillo de agua, y echarlas en un cántaro ó cualquiera otra vasija que se pueda tapar; se les añadirán allí algunos puñados de sal comun, se remueven bien en la vasija y se dejan en ella tres dias, meneándolas diariamente con una cuchara de palo; despues de ese tiempo se hará la destilacion á fuego desnudo, guarneciendo el fondo del alambique con paja nueva y muy limpia, para evitar que se queme la rosa en el mismo fondo, pues en ese caso quedaria perdida la destilacion; es necesario cuidar de que no se llene el alambique, sino á dos tercios de su altura, para dejar espacio á la rosa, que el hervor hará subir muy alto, y esto perjudicaria mucho á la calidad de lo que se hubiese destilado; para doce libras de hojas de rosa limpia, se echarán doce cuartillos de agua, y cuando se hayan sacado seis se hará cesar la destilacion; se podrian sin embargo sacar otros dos cuartillos, para aprovecharlos en una segunda destilacion, echándolos con flores nuevas.

ROSA (Agua doble de). Para hacer el agua doble de rosas, se echa en el alambique la misma cantidad de hojas limpias que para la precedente; pero en vez de agua comun se pone para mojarlas, agua rosada simple, y se destilará lo mismo, teniéndose cuidado de refrescar con frecuencia la montera del alambique; si el agua rosada simple que se echa no es suficiente para mojar bien las rosas, se podrán añadir dos ó cuatro cuartillos de agua natural, porque es indispensable que la flor se encuentre siempre con bastante humedad en el fondo para que no se pueda pegar, y seria tambien prudente, si tiene el alambique baño de María, hacer uso de este y conducir la destilacion á fuego vivo, sin temor de accidente alguno; en este caso seria inútil guarnecer el fondo con paja, como se dice en el artículo anterior, pues nada puede pegarse ni quemarse en el baño de María; es indispensable tanto para esta destilacion, como para la del agua simple, enlodar, ó engrudar bien las junturas del alambique para que no se escape nada del vapor de la destilacion, de la que se sacará igual cantidad de agua doble que la que se hubiere puesto de agua simple, teniéndose por este medio una agua de rosas bien cargada de aroma y de primera calidad.

ROSA (Agua ardiente, ó quintaesencia de): Se cortan las rosas antes de salir el sol, se deshojan y se majan treinta libras de hojas limpias, que se echarán en un cántaro con cuatro libras de sal comun, acomodándolas en camas y poniéndo entre cama y cama la sal; se apretarán ó aprensarán bien y se tapan para que no pierdan nada de su perfume; se dejan macerar por doce dias y se destilan á fuego muy vivo en baño de María como las otras, poniéndose alkool ó espíritu de vino en lugar de agua, pero en menos cantidad. No hay que aguardar que se saque mucho espíritu ardiente de rosas; pero el poco que produzca la destilacion, valdrá al menos por su fortaleza y su perfume, tanto ó mas que lo que produjese la destilacion llevándose hasta el fin; ocho ó diez gotas en un vaso de agua, le darán tanto perfume como pudiera darle un vaso de la otra agua rosada destilada en agua.

ROSA (Jarabe de), MIEL ROSADA y JARABE ROSADO. (Véanse estos artículos págs. 446 y 447.)

ROSBIF. Esta palabra, ó mas bien, estas dos palabras inglesas cuya ortografía es *Roast-Beef*, significan *buey asado;* pero tanto al cordero como al carnero, asados del modo que se asa el buey á la inglesa, se les llama tambien rosbif.

ROSBIF Á LA INGLESA. Este rosbif no es lo que muchos quieren que sea. Para hacerlo, se descarna la extremidad del hueso á cuatro ó seis costillas cubiertas, y despues de haberse puesto la pieza al asador, se le hace dar vueltas tres horas á buen fuego é igual, cuidándose de que la vianda no se seque. Se sirve con papas enteras cocidas en agua, ó fritas.

ROSBIF DE CORDERO. Véase CORDERO (rosbif de), pag. 227).

ROSBIF DE CARNERO. Se prepara la parte trasera de un carnero, quebrándole los huesos de las piernas y de las costillas; y se golpean las primeras de modo que se les pueda dar una forma conveniente; se redondean los flancos, fijándolos con una broqueta y se acomoda el rosbif sobre el asador, fijándolo tambien con otras broquetas; se envuelve en un papel untado con mantequilla, y se deja cocer dos horas y media. Algunos momentos antes que esté concluido su cocimiento, se le quita el papel á fin de que tome un hermoso color, y se sirve con alguna sustancia clara.

ROSOLI. Esta voz viene de la italiana *Rossoglio*, y se llama con ella á la siguiente composicion, aunque vulgarmente se dá el mismo nombre á otra multitud de licores muy agradables de sobre-mesa, que se beben ordinariamente despues de la comida. Se hacen de muchas clases, y adelante se indican las principales.

ROSOLI VERDADERO. Se dejan macerar por veinticuatro horas en diez y seis cuartillos de agua, comun al calor de la atmósfera, cinco onzas de hojas de rosa de Castilla, cuatro de flores de jazmin y cuatro de azahar, media onza de canela machacada y media dragma de clavo machacado tambien. Se pone todo juntamente á destilar para sacarse ocho cuartillos de licor, en el que se disuelven cuatro libras de azúcar, añadiendo en seguida ocho cuartillos de espíritu de vino; se le da color carmesí, se pasa por la manga y se embotella.

ROSOLI SABROSO. Se mezclan dos cuartillos de espíritu de vino ó de aguardiente muy resacado, con un cuartillo de agua tibia, y libra y media de almíbar clarificado, de punto bajo de pluma; se le añaden medio limon, anis, canela, culantro y macias, y se deja todo en infusion solamente cuatro dias; al cabo de ellos se filtra por la manga; y estando clarificado queda en disposicion de beberse.

ROSOLI DE TURIN. Se mezclan juntamente vino bueno de color subido ó cubierto, canela, macis, clavo y azúcar disuelta en agua destilada de azahar, de junquillo, de rosa ó de jazmin, la que se apetezca mejor; se echa la mezcla en un alambique, se engrudan bien las junturas, y se hace la destilacion á fuego suave. Si se le quiere dar al rosoli gusto de ambar, se pueden desleir en él algunos granos segun la cantidad que haya de licor; pero no se echan sino despues de la destilacion.

ROSOLI Ó LICOR PERFUMADO. Se ponen á hervir dos libras de azúcar en seis cuartillos de agua hasta que todo quede reducido á tres cuartas partes, y se le mezclan dos cucharadas de agua de azahar, dejándose hervir un solo instante; se quiebra un huevo fresco, al que se quita la yema, y se echan la clara y el cáscaron; luego que comience á hervir el almíbar, se aparta de la lumbre y se filtra varias veces por la manga; cuando esté bien clarificado se le mezcla de buen aguardiente la cantidad proporcionada á la fortaleza que se le quiera dar, con algunas gotas de ambar ó de la esencia de hipocrás. (Véase HIPOCRÁS, pág. 407).

ROSOLI MUY LIGERO LLAMADO PÓPULO. Es esta especie de licor muy delicado, dulce y agradable al beberse. Para hacerlo se ponen á hervir nueve cuartillos de agua y cuando se haya enfriado, se le echan tres cuartillos de espíritu de vino, tres cuartillos de almíbar clarificado, medio vaso de esencia destilada de anis, otro tanto de esencia de canela, muy poquito almiscle y ambar en polvo, preparado. Se observa para este como para los demás rosolis, no cocer el almíbar para clarificarlo, porque se endurece en los rosolis y forma en ellos como nublados. El pópulo de Marsella es propenso á corromperse, por que lo hacen allá con agua fria.

ROSQUETES. Bizcochitos finos, delicados y sabrosos, que se hacen con ingredientes diversos, pero siempre con la forma de una rosca pequeña. Se llaman indistintamente con los nombres de rosquetes, rosquetitos y rosquillas; pero los dos primeros se aplican con mas generalidad á los de masa, y el de rosquitas á los de dulce.

ROSQUETES DE CANELA. Se baten como para huevos reales las yemas que se quieran, y se mezclan con la harina que puedan mojar; se amasa todo, y conforme se van formando los rosquetes, se van echando en manteca bien caliente para que se frian; se sacan y dejan escurrir; se mojan en el almíbar y se cubren con azúcar y canela en polvo.

ROSQUETES DE CANELA SIN BATIRSE LAS YEMAS. Se mezclan con una libra de harina doce yemas de huevo, tantita sal, una poca de manteca, y el agua fria que se necesite para juntar la harina; se amasa todo y se hacen los rosquetes, que se frien en manteca, se mojan en almíbar hirviendo y se revuelcan en azúcar cernido, mezclada con canela en polvo.

ROSQUETES DE VINO. Se mezcla una libra de manteca derretida con la harina que pueda mojar, añadiéndose la tercera parte de un cuartillo de vino blanco, tantita miel de panocha, sal disuelta en agua tibia, azúcar en polvo al gusto, y cuatro yemas de huevo; se amasa todo y se forman los rosquetes, que se cuecen en el horno que no estará muy caliente.

ROSQUETES DE MASA DE NARANJA. Se mezclan con treinta huevos el zumo de tres naranjas agrias, dos tazas calderas de manteca derretida, una libra de aúcar remolida, un pozuelo de agua de tequesquite asentado, tres tazas de levadura, y la harina que embebiere para que la masa quede suave. Hechos con ella los rosquetes, se les unta con una pluma muy poca clara de huevo, tan solo para que pegue el ajonjolí que se les ha de echar por encima; se ponen en papeles y se meten á cocer al horno.

ROSQUETES DE HUEVO, MANTEQUILLA Y VINO. En medio cuartillo de vino se echan tres onzas de mantequilla y se ponen á calentar; se baten cuarenta y dos yemas de huevo, se les agrega una poquita de sal y la octava parte de un cuartillo de aguardiente; se mezcla todo y se le va echando harina hasta tres libras; se apuña mucho esta masa, hasta que partiéndola con el cuchillo sè le encuentren ojitos en el centro. Entonces se formarán los rosquetes que se meterán á cocer al horno acabados de hacer, y cocidos se cubrirán con almíbar de punto de cubierto, espolvoréandoles por encima canela.

ROSQUETES DE AGUARDIENTE. Tres libras de flor de harina, tres claras de huevo batidas y bien espesas, treinta yemas, cuatro onzas de manteca, otras cuatro de azúcar molida y un vasito de aguardiente de España; se amasa todo hasta que truene; se hacen los rosquetes chicos, y acomodados sobre el papel enmantecado ú hojás de lata, se cuecen en el horno.

ROSQUETES (Otros) DE AGUARDIENTE. Libra y media de harina, veinte y cuatro yemas de huevo y dos claras, que se batirán primero hasta que levanten bien y espesen; cuatro onzas y media de azúcar molida, cuatro de manteca, la cuarta parte de un cuartillo de aguardiente de España y una poquita de sal. Se hacen en lo demás como los anteriores.

ROSQUETES DE AGUA. Seis libras de flor de harina, seis onzas de manteca, cinco de azúcar y los huevos que sufriere la masa, apartando seis claras para el betun. Se amasa todo y se forman los rosquetes que se van echando en un cazo de agua hirviendo, y se dejan allí hasta que suban del fondo y sobrenaden. Entónces se sacan y se ponen á enfriar mientras se enciende el horno, y en estando templado, se meten los rosquetes, que se sacan luego que se cuezan; se les unta el betun, compuesto de las seis claras de huevo, el azúcar que resistan, media lima ó naranja agria y un poco de agua de azahar; se espolvorean con gragea y se vuelven á meter al horno para que se sequen.

Quedan tambien buenos sin betun.

ROSQUETES DE VINO EN AGUA. Se baten treinta huevos con una libra de azúcar blanca, y se revuelven con seis libras de harina sin levadura ni sal, medio cuartillo de vino blanco y una libra de manteca derretida. De cada libra de masa se sacan cinco rosquetes, que despues de formados se van colando en un tablero, tapándose con manteles. Se echan todos juntos en un cazo de agua hirviendo á borbollones y cuando suban del fondo se sacan con un cedazo para que escurran el agua. Templando el horno como para los anteriores se meten en él, destapándose el respiradero y la boca; y despues de cocidos se sacan, se dejan reposar cosa de un cuarto de hora y se vuelven á meter, pero tapados entonces el respiradero y la boca. Cuando estén duros se sacan, y despues de untados con betun, se vuelven á meter al horno, estando este casi frio.

ROSQUETES DE MESCAL ENCANELA-

DOS. A cada taza de harina-flor se echan seis yemas de huevo, y se revuelve esto mezclando poco á poco un pozuelo de mescal ó aguardiente refino y lo que se toma con tres dedos de polvo de tequesquite blanco; se amasa todo muy bien, y se golpea la masa á que tome un punto que no quede ni muy dura ni demasiado suave; se forman entonces los rosquetes, y dejándose orear un poco, se frien en manteca ó mantequilla hasta que se doran; entonces se escurren y se revuelcan en azúcar y canela.

ROSQUETES DE LA GOLETA. Se baten diez y ocho huevos, separadas las claras de las yemas, y despues se juntan y se mezclan con una libra de azúcar, otra de manteca derretida y tibia, tres puños de levadura blanca, una poca de agua tibia de tequesquite asentado y la harina que se pueda mojar con esto; se amasa todo y se forman los rosquetes, que se ponen por un rato al sol para que se oréen; se les unta clara de huevo por encima, salpicándose con azúcar no remolida, sino pasada por un harnero de agujeritos menudos; en esta disposicion se meten al horno del que se sacan luego que estén cocidos.

ROSQUETES Y PUCHAS. Se echan en una cazuela cuarenta yemas de huevo y cuatro onzas de azúcar molida, y se baten con la mano tanto, que poniéndose á escurrir de la misma mano que se levantará para esto un poco, forme el batido al caer una especie de pezon; en este estado se le añaden cuatro onzas de manteca derretida bien caliente, revolviéndose pronto con la mano tambien, para que no se cueza el huevo. Desde la víspera se habrá prevenido una cuarta parte de cuartillo de mescal refino, echándole media onza de tequesquite blanco y tantita sal, blanca tambien, dejándose asentar; este mescal así dispuesto se agrega al batido, sin mezclar los asientos, y despues de bien revueltas todas las cosas referidas, se va añadiendo flor de harina, cuanta se necesite para que la masa quede bastante blanda; se pasa ésta de la cazuela á una mesa ó tabla limpia para amasarla un poco, y en seguida se cortan los rosquetes ó puchas del tamaño que se quieran, pero cuidándose de no manosearlos mucho, y de poner para abajo el lado por donde se hacen; en esta disposicion se meten á cocer al horno.

ROSQUETES DE MANTEQUILLA Y VINO PASADOS POR AGUA. Se mezclan tres libras de flor de harina con cuarenta yemas de huevo, libra y media de mantequilla derretida y la cuarta parte de un cuartillo de vino blanco; se bate la mezcla y se apuña bien, formándose los rosquetes, que se irán echando en un cazo con agua hirviendo; se sacan de allí y se meten al horno bien caliente para que se cuezan. Al salir del horno se untan con almíbar clarificado y de punto, hecho con cinco libras de azúcar, ó se doran con huevo por encima.

ROSQUETES DE QUESO. Se escoge el queso fresco y no amantequillado, que se conoce en que no hace hebras al cocerlo, se desmorona y se echa en agua para que se le quite la sal; se cuela despues en un cedazo y se deja escurrir hasta que esté seco para molerse; ya molido, se mezclan siete yemas de huevo á cada libra de queso y una poca de harina, de modo que no quede dura la masa. Para probarse si esta tiene la consistencia debida, se unta la palma de la mano con una poca de manteca, se toma una poquita de masa y se le hace con el dedo un agujero en medio; se pone á freir y si no se extiende, ni se alza, ni revienta, está en buena disposicion; de lo contrario, necesita mas harina, y se le añadirá hasta que se ponga buena. En tal caso, se hacen los rosquetes como el de la prueba, ó se sacan por jeringa y se frien; se ponen despues á hervir en almíbar clarificado, hecho con dos libras de azucar, hervido con canela y de medio punto; cuando queden los rosquetes bien penetrados del dulce y secos, se aderezan en platos y se adornan con grajea, canela en polvo y anisitos. Pueden dejarse cubiertos con el almíbar, haciendo que hiervan mas en él, y entonces solo se adornan con canela.

ROSQUETES DE REQUESON. Se hacen lo mismo que los del artículo precedente, con la sola diferencia de ponerse mas cantidad de harina.

ROSQUETES HOJALDRADOS. (Véase otra masa para HOJUELAS, pág. 410). Se toma la cantidad que se quiera de esta masa, se extiende bien sobre una mesa y se unta con mantequilla; se dobla en varios dobleces, untados todos con mantequilla, y se hacen con ella unos bastoncitos, que se dividen en pedazos pequeños, y se extienden con el palote de modo que no queden muy delgados; con una taza chica se sacan unas ruedas, y con su fondo se les saca el bocado de en medio, con lo que resultan formados los rosquetes; así dispuestos se frien en manteca, que no debe estar excesivamente caliente, porque entonces se tostarian por encima quedando crudos por dentro, ni tan fria que no esponjasen ni reventasen; despues se echan en almíbar caliente, hervido con canela, y luego que los penetre se sacan, se escurren y se aderezan en un plato, adornándose con grajea y canela molida.

ROSQUETES HOJALDRADOS DE QUESO. Se hace un monton sobre una mesa con una libra de flor de harina y se le hace un hueco en el medio, donde se echan dos huevos, una cucharada de manteca derretida y fria, media libra de queso fresco desalado y molido, una poca de agua de tequesquite blanco asentado, y el agua necesaria para juntar la harina, que debe quedar suave; se polvorea con harina la mesa y encima se extiende la masa con el palote y cuanto sea posible. Se unta con mantequilla, se dobla y se vuelve á untar, se extiende segunda vez con el palote, y se repite esta operacion dos ó tres veces, dejándose en la última del grueso del canto de un peso; entonces se cortan ó sacan los rosquetes del mismo modo que los del artículo anterior. Cortados solamente con un pozuelo ó con el fondo de una taza, se forman unas bolas al freirse, pudiéndose con ellos servir otro plato que podria llamarse de *pelotillas hojaldradas.*

ROSQUETITOS DE YEMA. A una libra de harina se agregan cuarenta yemas de huevo bien batidas, con la cuarta parte de un cuartillo de aguardiente, echándose despues cuatro claras tambien batidas, y cuatro onzas de azúcar molida; cuando estén bien batidos los huevos, se les va mezclando una libra de harina-flor, y sobada la masa hasta que quede durita, se forman los rosquetes y se meten al horno caliente, teniéndose allí hasta que se doren.

ROSQUETITOS FRIOS. Se baten treinta y dos yemas de huevo con cuatro onzas de azúcar muy molida y un trozo de levadura del tamaño de un huevo, deshecho en tantita agua tibia. Despues de bien batidas las yemas con el azúcar y la levadura, se les agregan una poquita de sal, un pozuelo de vino blanco y cuatro onzas de manteca bien caliente, cuidándose de mezclar todo esto bien, y añadiéndose hasta embeberse, la harina que sufra la masa para quedar ni suelta ni dura. Despues se extiende la masa con un palote procurando que la hoja no quede ni muy delgada ni gruesa; se cortan tiras de dos dedos de ancho, y se trozan del tamaño que se quiera dar á los rosquetes; se les pegan las puntas, y formadas las rosquitas, se frien en manteca ó mantequilla hasta que se doren; se sacan, y se revuelcan en azúcar y canela.

ROSQUILLAS DE ALMENDRA. Se echarán á remojar las almendras en agua caliente para poderlas mondar bien; despues de mondadas se pasarán al agua fria, lavándolas en varias aguas: despues se enjugarán bien en un lienzo y se molerán, bajándolas del metate con claras de huevo batidas para evitar que formen aceite; ya molidas, se tendrá prevenido almíbar bien clarificado que esté de punto de hoja. A cada libra de azúcar de las que se hayan clarificado se le echará una libra de almendra molida, se revolverá muy bien, y cuando esté bien incorporada, se pondrá á la lumbre meneándola sin cesar para que no se pegue; cuando sacudiendo la cuchara con prontitud no se pegue la masa, estará de punto, se apartará de la lumbre y se vaciará en un platon rociado de azúcar tamizada hasta que se haya enfriado bien. Entonces se formarán de ella trozos que se echarán en un tubo ó jeringa que tenga en el fondo un agujero en forma de estrella, ó como se quiera, para que oprimida la masa salga por allí y se corten las rosquillas del tamaño que se apetezca uniéndose las dos puntas; despues de formadas las rosquillas, se pondrán en papeles que se meterán al horno á fuego manso, procurando que no se doren mucho, y sacándolas del horno luego que despeguen del papel.

Si se quiere darles algun otro sabor, se podrá agregar á la masa de almendra, antes de mezclarla con la harina, zumo ó corteza de naranja, de limon ó de cidra.

ROSQUILLAS REVOLCADAS. Se baten mucho diez yemas de huevo con molinillo, y al mismo tiempo se les van revolviendo una cucharada de manteca y otra de azúcar cernida; despues se les agrega libra y media de harina, aumentándola si fuere necesario, hasta que la masa quede del temple conveniente para formar con ella las rosquillas, que hechas, se freirán en manteca muy caliente, y se revolcarán en azúcar y canela molidas.

ROSQUILLAS DE MANTEQUILLA. Se amasa media libra de harina con una de mantequilla, con sal, ocho yemas de huevo, y azúcar cernida cuanta sea necesaria para que la masa quede de un regular dulce: despues de amasada, se forman las rosquillas que se aplastan sobre papel, y se ponen entre dos comales á dos fuegos mansos; luego que se conocen cocidas, se apartan del fuego.

ROSQUITAS DE ALMENDRA DULCE. Se muele una libra de almendra con un poco de agua de azahar, añadiéndose diez y seis yemas de huevo, y seis libras de azúcar molida y cernida; se hacen las rosquitas, y se cuecen en el horno sobre hojas de lata.

ROSQUITAS DE ALMENDRA CON AGUA DE AZAHAR Y CANELA. Remojada una libra de almendras en agua fria, se muelen, y se remuele una libra de azúcar; se incorporan ambas, mezclándoles un poco de agua de azahar y canela molida, hasta que se haga una masita suave, de la que se formarán las rosquitas que sobre papeles se cocerán en el horno templado, no muy caliente, hasta que se doren y pongan pardas.

ROSQUITAS DE ALMENDRAS AMARGAS. Se mezcla un puño de almendra amarga molida con dos claras de huevo y azúcar, haciéndose una masita de la que se forman las rosquitas ó bolas, que puestas en un papel, se cuecen en el horno de campaña ó á dos fuegos.

ROSQUITAS DE PASTA DE ALMENDRA. Se dejan remojar las almendras de un dia para otro, y despues se remuelen, echándose en almíbar clarificado y de punto de espejo, en razon de libra y media de azúcar para cada libra de almendra; se revuelven ambas cosas sobre el fuego, hasta que no se pegue la pasta en la mano, y se aparta entonces y se tapa con una servilleta, dejándola así reposar un rato; en seguida se forman con ella las rosquitas, que si se quiere se pueden dorar con oro volador.

ROSQUITAS DE QUESO, PASADAS POR AGUA, EN ALMÍBAR. Se desmorona cosa de media libra de queso fresco, que se echa en agua para que se desale, y despues de escurrido se muele; se le mezclan dos puños de flor de harina y dos huevos, y con esta masa se forman las rosquitas, que en seguida se frien en manteca caliente, haciéndose que tomen el color que se quiera, subido ó bajo; se escurren y se echan en agua caliente, enjugándose con la mano al sacarse de ella, para ponerse en almíbar clarificado que se tendrá prevenido, y se deja hervir con ellas hasta que tenga la consistencia ó el punto de conserva; se aparta entonces de la lumbre, se echan en el platon las rosquitas y se sirven polvoreadas con canela.

ROSQUITAS DE LECHE. Se endulzan once cuartillos de leche con dos libras y media de azúcar, se cuela y se pone á la lumbre hasta que tome el punto de bocadillo; se aparta entonces y se saca por jeringa, formándose en seguida las rosquitas.

ROSQUITAS DE CACAHUATE. Se mezcla una libra de azúcar cernida con otra de cacahuate crudo ó tostado segun los gustos y molido; se dá á las dos cosas juntas una pasada por el metate y sacándose por jeringa se forman las rosquitas.

ROSQUITAS DE CANELA FRITAS. Se mezclan tres libras de flor de harina con cuarenta yemas de huevo, la cuarta parte de un cuartillo de mescal y una poquita de manteca fria; se revuelve todo, se hacen las rosquitas y se frien en manteca bien caliente; al sacarse de la fritura se revuelcan en azúcar cernida, mezclada con clavo y canela en polvo.

ROSQUITAS DE MANTEQUILLA. Se lava muy bien la mantequilla con agua fria, y mezclándose despues con canela en polvo, se amasa con azúcar, mojándose la mano en agua fria si se calienta; así que esté buena la masa se saca por jeringa y se vá echando en agua fria, de la que se saca despues para formarse las rosquitas, que se ponen en papeles ó en hojas, con azúcar molida por encima.

ROSQUITAS DE MANTEQUILLA Y HARINA. Se incorporan con dos libras de harina media libra de manteca, media de mantequilla, otro tanto de azúcar remolida, ocho yemas de huevo y un pozuelo de agua tibia. Estando todo bien mezclado y amasado, se forman las rosquitas, se les echa azúcar desquebrajada por encima, y puestas en papeles, se meten al horno para que se tuesten.

ROSQUILLAS DE ALMENDRA DE JERINGA. Se remojan las almendras, se pelan, se abren y se ponen á secar al sol; al dia siguiente se remuelen bien en un metate rociándolas con claras de huevo á medio batir; en seguida se muele azúcar y se le echan dos claras de huevo sin batir, y se va esto mezclando con la almendra al tiempo de amasarla, lo que se hace hasta que la pasta quede en disposicion de salir por la jeringa; se divide á lo largo el producto y se forman las rosquitas, que se ponen sobre papel, se polvorean con azúcar y se meten al horno, donde se mantendrán hasta quedar doradas.

ROSQUITAS DE ALMENDRA Y COCO. Se hace almíbar con libra y media de azúcar, y despues de colado, clarificado y de punto bajo, se le mezcla un coco grande rallado y bien molido, se deja hervir, y cuando haya espesado, se le añaden un cuartillo de leche, cuatro yemas de huevo y cuatro onzas de almendra molida: se revuelve todo sin dejar de moverse para que no se pegue, y cuando se vea el fondo del caso y que la pasta no salte ni suene, se aparta de la lumbre, se bate un poco, y en cuanto cuaje antes de que se reseque, se saca por jeringa sobre una servilleta y se hacen las rosquillas.

RUBIA. Pescado que apenas llega á la longitud de tres pulgadas, y tiene las escamas tan pequeñas que son imperceptibles. Varia infinito en su color, que es en algunos enteramente encarnado, y en otros rayado de verde ó de amarillo; pero se distingue de todos los de su género en una mancha negra que tiene al arranque de la cola, y en ser todo él trasparente. Se apresta y se guisa como los pescados blancos, cargándolo un poco mas de especias (véase PESCADO BLANCO, pág. 640 y siguientes).

RUBIO. Pez de mar que tiene el cuerpo de un pié de largo en forma de cuña, muy delgado por la parte posterior, lo que hace que parezca de cabeza desproporcionadamente grande. Le viene el nombre de su color que es por el lomo encarnado con manchas negras, y es muy buscado por su buen gusto cuando está muy fresco, y tiene la carne firme, porque es muy propenso á corromperse.

Este pescado se prepara y se dispone enteramente lo mismo que el pagel (veáse PAGEL Ó BESUGUETE, pág. 567).

RUIPONCE. Planta conocida tambien con los nombres de *rapónchigo* y *ruipóntico*, y es una especie de campánula que se come en ensalada por la primavera. Hay cuatro especies, de las que tres no entran absolutamente en los alimentos. Las hojas y las raices de la que se come van mezclados con valerianilla. Es sana y de un gusto que medio se parece al de la nuez chiquita. Es refrigerante y su cocimiento se emplea con buen éxito en los principios de las enfermedades de garganta. Se dá naturalmente en el campo; pero cuando se cultiva en los jardines ó huertas es mucho mas tierna. Para esto se le destina un terreno fresco, suave y algo sombrio y se siembra en el mes de Junio. Su grano es tan menudo que necesita mezclarse con aserrin de madera y sembrarse muy ralo, bastando un dedal lleno para una grande tabla de sembradura. Necesita estar estercolada mientras no se há elevado mucho, regarse frecuentemente, y cardarla en seguida.

RUPICABRA. (Véase GAMUZA).

RUQUETA ó JARAMAGO. Planta que crece de suyo en varias partes; pero que es mas tierna cultivada: echa desde la raiz hojas aovadas parecidas á las de la mostaza blanca, pero mas pequeñas, tiernas y sin vello. Es de un gusto acre y se mezcla en las ensaladas.

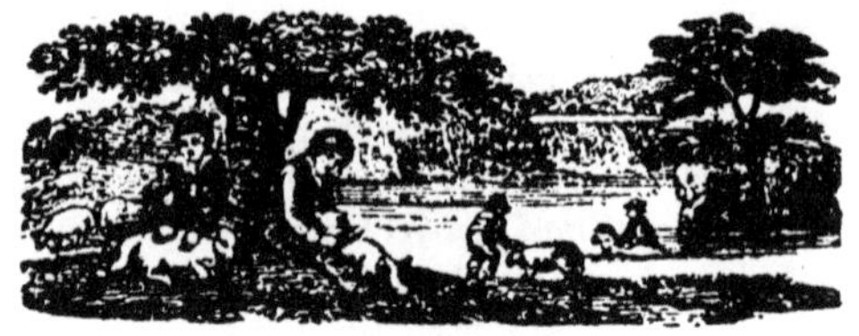

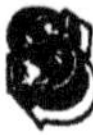

SÁBALO. Pescado de mar que sube por la primavera y el estío á los rios, donde desova, se interna algunas leguas y engorda; en Burdeos y en Bayona es conocido con el nombre de *coalac*. No se diferencia de la sardina sino en que es mucho mas grande, pues en algunas partes crece hasta una vara; pero en lo demás se le parece en la forma de la cabeza, en la abertura de la boca, las escamas y el número y situacion de las aletas.

Es necesario que el sábalo esté muy gordo para que sea bueno, y los que se cogen en la mar tienen siempre la carne seca, salada y poco jugosa; hasta despues de algun tiempo que han vivido estos pescados en el agua dulce de los rios, es cuando se ponen excelentes para comerse, siendo entonces su carne de muy buen gusto y de fácil digestion.

SÁBALO (Modo ordinario de servir el). Se sirve entero ó en mitades; si se ha de asar, se vacia y no se escama. Se pone á cocer en caldillo ligero como el Salmon, y en estando cocido se sirve sobre una servilleta guarnecida con perejil verde.

Si ha de servir de entrada, se escama y se sirve con diferentes salsas, como de alcaparras, de aceite ó italiana (véanse).

SÁBALO Á LA PARRILLA. Despues de vaciado y lavado el sábalo, se escama, se enjuga y se deja escurrir entre dos lienzos; se pone en un plato con sal, pimienta y un vaso de aceite; se voltea varias veces en esta salsa durante una hora antes de servirse, se coloca en seguida sobre la parrilla á fuego suave, y al momento de llevarse á la mesa se cubre con salsa de mantequilla, sembrado de alcaparras por encima, ó con sustancia de acedera (véase).

SÁBALO Á LA ACEDERA. Se escoge un sábalo gordo y muy fresco, se vacia por las agallas, se escama y se pone á marinar en un poco de aceite con sal fina, una hoja de laurel divida en cuatro partes, unas ramitas de perejil y algunas cebollas partidas por la mitad; se voltea en su marinada, y tres cuartos de hora, ó una hora antes de servirse segun su tamaño, se pone sobre la parrilla; se rocia con su marinada, se voltea por ambos lados, y se sirve sobre una buena sustancia de acedera (véase SUSTANCIA DE ACEDERA).

SÁBALO Á LO MARINERO. Se prepara y se pone á cocer el sábalo en caldillo ligero (véase CALDILLO LIGERO, pág. 132), y se pasa este caldillo por un tamiz de seda; se amasan cuatro onzas de mantequilla con un poquito de harina, y se humedecen con el caldillo; se pone á cocer esta salsa, teniéndose cuidado de menearla, y se le añade una poca de mantequilla de anchoas (véase MANTEQUILLA DE ANCHOAS, pág. 507); se aparta de la lumbre el sábalo, se escurre y se sirve con esta salsa aparte en una salsera.

SÁBALO (Lonjas de) SALTADAS. Se levantan las lonjas y se cortan en forma de corazones pequeños y delgados; se echan en una sarten con mantequilla disuelta (véase pág. 506), se polvorean con sal y se hace crugir le mantequilla á fuego fuerte; se voltean los trozos de sábalo, no dejándolos sino un instante sobre la lumbre, se escurren, se aderezan sobre un plato en forma de corona, y se sirven con salsa italiana (véase ITALIANA, pág. 430), ó con cualquiera otra que guste mas.

SÁBALO Á LA HOLANDESA. Se vacia el sábalo por las agallas sin escamarlo, se pone en una pescadera con agua salada y se le dejan dos ó tres hervores; se parte y se tiene media hora sobre fuego manso, manteniéndolo bien caliente sin dejarlo hervir, y se sirve sobre una servilleta con papas al rededor, poniéndose aparte en una salsera la salsa holandesa (véase).

SABOCA. } SABOGA. } Pez, especie de sábalo pequeño. Se prepara y dispone lo mismo que el sábalo de los artículos anteriores.

SAGOU. El sagou es una pasta preparada con la fécula de cierta especie de palmeros, ó una especie de goma que se recoge en Asia, y viene de las Indias orientales en granos del tamaño del mijo. por su alto precio está sugeto á muchas falsificaciones y con dificultad se obtiene legítimo en el comercio (véase SOPAS DE SAGOU Y DE SALEP).

SAGOU EN VINO Á LA ALEMANA. Despues de lavado el sagou, se pone á cocer en agua con la cáscara de un limon y canela; cuando el agua quede reducida á la mitad, se reemplaza la que falta con igual cantidad de buen vino tinto, añadiéndose algunas rebanadas de limon y azúcar, y dejándose acabar su cocimiento. Se sirve este potage polvoreado con azúcar y canela.

SAIN. La gordura de cualquier animal; pero se aplica comunmente á la del puerco.

SAINETE. Se llama así en la cocina cualquier bocadito delicado y gustoso al paladar, ó el condimento con que se vuelve mas reelevante el gusto de cualquiera vianda ó guisado.

SAINETE DULCE. Se mezcla una libra de camote con libra y doce onzas de azúcar y una libra de almendra, todo molido; se pone á la lumbre y luego que adquiere la consistencia de mermelada, se aparta, se deja enfriar y se sirve.

SAL. La sal marina cuyo uso ha llegado á ser indispensable para el sazon de los alimentos y la conservacion de muchas viandas, puede estar mezclada, particularmente cuando está en el estado de sal blanca con sulfato de sosa (sal de Glauber). En este caso si se expone esta sal á un aire muy seco, se vé desde luego su eflorescencia parcial. Si se pone á disolver en agua, consumiéndose la disolucion por una fuerte evaporacion al fuego, se forman cristales de sal marina y de sulfato de sosa, que son diferentes unos de otros tanto en su aspecto como en su sabor, teniendo la sal de Glauber un gusto amargo bastante pronunciado, que ha hecho darle el nombre de sal catártica amarga.

Se debe siempre emplear la sal vieja con preferencia á la nueva, porque la extraida recientemente de las salinas es amarga y propensa á la licuacion, siendo muy raro que no contenga algunas sales extrañas predispuestas á licuarse por su misma naturaleza. La sal que se ha cogido en camellones ó montones, tiene un sabor vivo y picante, una consistencia sólida y no se humedece sino por el aire húmedo. La sal reciente no debe emplearse en las salazones, porque podria dar mal gusto á las viandas, alterar su color y no les dejaria tomar la consistencia necesaria para su conservacion. Sin embargo, segun Chaptal, la sal nueva es mas conveniente que la vieja y purificada, para darse al ganado mayor y al lanar.

La sal que aquí llaman de la tierra, mal purificada y que contiene mucho tequesquite, no debe emplearse en la cocina, si no es para cocer algunas plantas y legumbres, que necesitan suavizarse ó que se quiere que mantengan su color.

SALADILLO. Tocino fresco á media sal, aunque se llama tambien así toda carne de puerco que ha sido salada. Se salan todas las partes del puerco menos los piés; pero el solomo, que los franceses llaman *filet*, es la mejor. Se divide el puerco en pedazos y para quince libras de carne se emplea una libra de sal majada, con la que se frotan los trozos de puerco por todas partes, y se echan en una vasija que se pueda tapar herméticamente. Bastan siete ú ocho dias para que la carne quede bien penetrada de la sal; pero si se quiere guardar mas tiempo, es necesario salarla mas. Mientras es mas reciente el saladillo es mejor, y si hubiese tomado mucha sal, será preciso ponerlo á remojar en agua caliente hasta que esté en el grado de saladura que se apetezca.

SALADILLO DE PECHO DE PUERCO. Se divide el pecho de puerco en trozos medianos que se frotan con sal fina; se añade un poco de salitre y se colocan los pedazos unos sobre otros en un bote ú olla, cuidándose de apretarlos bien para evitar que el aire que pueda quedar entre ellos les haga contraer un gusto arranciado. Para prevenir este inconveniente, se llenan los huecos con sal, se cubre la vasija con un lienzo doble y limpio, y se tapa lo mas herméticamente que sea posible. Al cabo de ocho ó diez dias se puede comer el saladillo, bien seco, con sustancia de garbanzos, chícharos ó lentejas, ó con nabos, ó bien con algun guisado de coles ú otras legumbres.

SALAZON. No se debe emplear para la salazon sino la sal mas pura y la mas pesada, porque la ligera es terrosa. La dosis es de una sexta parte de sal, del peso de la vianda que se ha de salar, y solo frotándola con mucha fuerza, es como se insinúa la sal, debiéndose arrancar en cuanto sea posible los vasos sanguíneos que la atraviesan. Estando salados los pedazos de vianda, se acomodan en un tonel ó vasija, donde se dejan de ocho á diez dias que se penetren de la sal en este tiempo, convirtiéndose la sobrante en salmuera; se debe tener la precaucion de asegurarse de que la vasija queda perfectamente llena, y si se encuentra algun vacio, de llenarlo con sal.

Este modo de salar es propio para todas las viandas, y solo deberá aumentarse un poco la sal, cuando sea lardo ó jamon lo que se sala.

Igualmente se aplica este mismo procedimiento para salar toda clase de pescados.

SALCOCHAR. Cocer la vianda dejándola medio cruda y sin sazonar.

SALCHICHA. Pedazo de tripa delgada y angosta, rellena por lo comun de carne de puerco, magra y gorda, ó de otras viandas picadas muy bien, y sazonadas con sal, especias y yerbas aromáticas. Las de Bolonia son las mas estimadas de todas y se hace de ellas un consumo considerable en Italia, y sobre todo en Venecia, de donde se trasportan á otros muchos lugares.

SALCHICHAS Ó EMBUCHADOS. (Véase EMBUCHADOS, pág. 289 y siguientes).

SALCHICHAS COMUNES. Se pican en iguales cantidades carne de puerco magra y gotda, que quede muy bien picada, y se echa en vinagre que, si estuviere muy fuerte, podrá templarse con un poquito de agua; se le agregan pimienta, ajengibre, hinojo molido y sal suficiente; se rellenan las tripas delgadas del cerdo y se atan á distancias de una cuarta. Se pone á hervir agua con una poca de sal, y cuando haya soltado el hervor se echan las salchichas; estando la tripa cocida, se sacan y se cuelgan al aire.

SALCHICHAS DE CARNE Y DE JAMON. Se pican partes iguales de carne de puerco y de jamon gordo, y se les añaden sal y especias, rellenándose despues con esto unas tripas de carnero, que se van atando á la distancia que proporcione el tamaño que se quiera. Antes de ponerlas sobre la parrilla, para comerse, se pican con un alfiler y pueden freirse en sarten. Se hacen tambien aplastadas con las mismas carnes envueltas en redaño.

SALCHICHAS LIGERAS CON HUEVO. Se pican tres lomos de puerco con su gordura, añadiéndose tres yemas y una clara de huevo y especias de todas; con esta mezcla se rellenan las tripas, y es necesario comerlas luego, por que estas no pueden guardarse.

SALCHICHAS CON VINO TORCIDO. Se pica muy bien la carne de puerco y se le mezclan ajo molido segun la cantidad de carne, pimienta molida, algunos granos enteros de la misma y vino, que si fuere torcido será mejor; se revuelve todo y se deja en infusion hasta el dia siguiente en que se rellenan las tripas, atándose á cortas distancias, ó dejándose del tamaño que se quieran las salchichas.

SALCHICHAS CON VINO BUENO. Se cortan en pedacitos muy menudos lomos de cerdo, jamon gordo y magro en iguales cantidades; se echa todo en una olla y se sazona con sal, humedeciéndose con vino de Málaga ú otro cualquiera generoso, de modo que la carne quede bien empapada y cubierta, incorporándose todo; se tapa la olla y se mantiene en esta disposicion uno ó dos dias, segun fuere la temperatura del lugar donde se hacen y la estacion; se rellenan despues las tripas delgadas del cerdo, se atan á la distancia que se quiera y se pican con un alfiler para que se les salga el aire que puedan tener y no se corrompan tan pronto, colgándose para que se oréen en un lugar donde no dé el sol.

SALCHICHAS DE PUERCO Á LA FRAN-

CESA. Se previene la carne de puerco de los mejores lugares como el solomo, y gordura ó papada del mismo, en cantidades iguales; para volver mas delicado el picadillo, se pueden mezclar pechugas de capones ó de pollos grandes, y aun carne de vaca. Se pica todo añadiéndose chalotes, sal, pimienta, especias y yerbas finas, y un poco de miga de pan muy menuda; se rellenan con este picadillo las tripas delgadas de puerco ó de carnero, que se habrán prevenido, limpiado y lavado bien, y se pican de trecho en trecho con un alfiler para hacer salir el aire que se pueda haber introducido al hacerlas; cuando estén llenas, se unen las carnes con la mano y se anudan segun el tamaño que se les quiera dar. Para comerse se ponen con papel ó sin él á la parrilla para que se cuezan, y se sirven fritas en la sarten con jamon y vino, como plato supernumerario ó como guarnicion de otras piezas grandes.

SALCHICHAS DE VACA. Se hacen lo mismo que las precedentes, poniéndose pulpa de vaca en lugar de carne de puerco. Se sirven lo mismo ó si se quiere, con salsa de mostaza.

SALCHICHAS TRUFADAS. Se pican juntamente y muy menudas pulpa de vaca y carne fresca de puerco, segun el número de salchichas que se quieran hacer; se corta en forma de dados otro tanto de tuétano de buey, y se pican lo mismo cinco criadillas de tierra cocidas en vino de Champaña; se mezcla todo y se sazona con sal fina y especias de la misma clase. Se forman estas salchichas de pedazos de encrespados (véase ENCRESPADOS FRANCESES, pág. 296), ó en tripas, y se ponen á la parrilla á fuego manso, sirviéndose con zumo de limon.

SALCHICHAS DE PERDIZ. Se hacen con la carne de perdices asadas, que se pica muy menuda con papada de puerco, y se sazonan como el budin (véase BUDIN BLANCO, pág. 89).

SALCHICHAS CON QUESO. Se aperdigan unas salchichas pequeñas en agua hirviendo y se tira la grasa que suelten. Se ponen á cocer á fuego lento en esencia de jamon, y se hace despues con esta esencia, consumida en el plato en que se han de servir las salchichas, una pequeña costra sobre la pue se acomodan, polvoreándose con queso rallado y humedeciéndose con su salsa; se les hace tomar color en el horno y se sirven en seco.

SALCHICHAS SOBRE COLES. Se divide una col en cuatro partes, y despues de haberse lavado y perdigado, se echan en agua fria, se escurren despues y se cortan en tiras; se hace sudar y que se pegue en una cacerola una tajada de jamon, y se echan allí las coles y lardo derretido, humedeciéndose con caldo de sustancia y del comun; se sazonan con sal y pimienta y se dejan cocer; se desengrasa el caldillo, se deja consumir algo, se le quita el jamon, y se adereza con las coles en un plato, poniéndose encima las salchichas asadas á la parrilla.

SALCHICHAS DE CORZO Ó CABRA MONTÉS. Se quitan los pellejos y los nervios á dos libras de carne de corzo, se añade una libra de jamon gordo, y se pica todo juntamente y muy menudo; se sazona con sal, pimienta, especias, nuez moscada y un poco de aromas machados y se envuelve este picadillo en encrespados (véase ENCRESPADOS, pág. 296), haciéndose quedar del grueso y del tamaño de un huevo; se aplastan, se hacen cocer á la parrilla, y al momento de servirse, se aderezan en un plato con una salsa picante.

SALCHICHAS DE GAZAPOS. Se hacen lo mismo que las de corzo del artículo anterior.

SALCHICHON. Salchicha grande que se hace en muchas partes, y particularmente en Italia, con la carne cruda del puerco, bien golpeada y molida en un mortero, donde se le mezcla bastante ajo, pimienta entera y otras especias. Los mejores salchichones son los de Bolonia. Se hacen tambien con las carnes mezcladas de puerco y buey, ó de vaca picadas.

SALCHICHONES COMUNES. Se pica muy bien la carne de lomo de puerco quitándole todos los tendones y nervios, se le echa una poca de sal y se deja hasta otro dia en parte donde corra la sanguaza; se le mezcla abundante canela, pimienta, clavo y nuez moscada molida, ajonjolí sin tostar, anis tostado y un poco de ajengibre; se humedece con vino generoso, se revuelve muy bien y se llenan las tripas atándolas á trechos cortos, y despues se ponen colgadas á la chimenea.

SALCHICHONES CON JAMON. Se pican tantos iguales de carne de pierna y de carne gorda de puerco, se les echa la tercera parte de jamon y todo, bien picado; se mezcla con toda clase de especias molidas y zumo de limon, echándole la sal suficiente y vino blanco; revuelto bien todo, se rellenan las tripas, dividiéndolas á trechos cortos con hilos que se atan fuertemente. Despues se ponen á cocer en agua con una poca de sal, y cocidos, se cuelgan al aire para comerse asados á la parrilla ó fritos.

SALCHICHONES DE CARNES DE PUERCO Y DE BUEY. Se coge la carne magra y corta del cochino, y se une con otro tanto de su peso de pierna de buey, y se pican. Se toma otro tanto de jamon que se cortará en pedacitos cuadrados, y se mezclará con el picadillo, sazonándose en esta proporcion; para seis libras de carne preparada, se echan cinco onzas de sal, una dragma ú ochava de onza de pimienta en polvo, otro tanto de la misma quebrantada y en grano, y tres ochavas ó dragmas de salitre, y se revuelve todo exactamente. Al otro dia se rellenan con esta mezcla unas tripas de buey ú otros intestinos gruesos que se tengan á mano, se aprieta bien la carne con un palo liso y se ata al modo de un manojo de tabaco. Estando las tripas bien rellenas, se echan en el saladero y se dejan por ocho dias encurtirse bien en la sal, mezclada con igual cantidad de salitre. Se hacen secar despues en la chimenea ó al humo, embarrándolas con heces de vino, en las que se habrán puesto á hervir salvia, tomillo, laurel y albahaca. Cuando estén secas se envuelven en un papel para conservarlas en ceniza.

SALCHICHON DEL MOMENTO. Se pica la carne de puerco y se cuece: se vuelve á picar y se le echa clavo, canela, azafran, cominos, vino, vinagre y manteca; se pone á sazonar á la lumbre, se envuelve en papeles enmantecados y con una poca de manteca por fuera se asan á dos fuegos.

SALCHICHONES DE CHICHARRON. (Véase Salchichones de CERDO EN CHICHARRON, pág. 171).

SALCHICHONES DE BOLONIA. Se separa de dos jamones la parte magra, y junta esta con dos espaldillas de puerco, se raspan con un cuchillo y se quitan con mucho cuidado todos los nervios. Despues de haber preparado estas carnes con sal, pimienta entera, culantro, clavo, canela, nuez moscada y laurel, se escoge el lardo gordo, fresco y sano, y se corta en forma de gruesos dados; se mezcla todo juntamente, y con ello se rellenan unas tripas de buey, que se atan por los dos cabos; se ponen en seguida en una vasija con salitre, cubriéndose bien y dejándose así por ocho dias; pasado este tiempo se sacan, se ponen á escurrir y atándose entre dos palos como manojo de tabaco, se ponen á secar y ahumar; estando secos se desatan, se frotan con aceite y ceniza de sarmientos, mezcladas ambas cosas, y se cuelgan en un lugar proporcionado para servirse cuando se apetezcan.

SALCHICHON Ó MORTADELLA DE POLLOS Á LA BOLOÑESA. Tambien se hace en Bolonia otra especie de salchichon que corre en el comercio con el nombre de mortadella, y es de alto gusto predominando en él la pimienta. Por este estilo se hace el de pollos, para lo cual se quita el pellejo á un par de ellos que estén bien gordos, sin romperlo, ó como se dice vulgarmente *copinándolo*, cuya voz trae su orígen del verbo mexicano *copina-nilla*, que significa *sacar una cosa de otra* &c. Se pican las carnes de los pollos con otro tanto de solomo de carnero, criadillas de tierra, jamon y lardo; se incorpora todo, se le echan un poco de nata de leche, cuatro yemas de huevo crudas, yerbas finas, especias, sal y pimienta. Si el pellejo de los pollos se sacó entero, se rellena con la composicion referida; pero si estuviere dividido, se envuelve con él la composicion, atándose convenientementte y poniéndose á cocer á la brasa blanca (véase BRASA, pág. 87). Si este salchichon ó mortadella se ha de servir como entrada, se pone en el cocimiento una buena esencia ligada; y si ha de servirse como plato de intermedio, se sazona mas la brasa y se pone en la mesa la mortadella fria.

SALCHICHONES REALES. Se pican muy menudas las carnes crudas de perdiz, pollona cebada y de capon, un poco de jamon crudo tambien, pierna de vaca y lardo, perejil, cebollas, hongos y criadillas de tierra, sazonándose todo con sal, pimienta, especias finas y una punta de ajo, y añadiéndose dos claras y cinco ó seis yemas de huevo y un poco de nata; picado todo menudo y bien incorporado, se enrolla este picadillo en trozos grandes segun la cantidad que sea, y para cocerlo sin que se descomponga, se envuelve en tajadas muy delgadas de pulpa de vaca, despues de haberlas aplastado sobre la mesa y haciéndose que cada uno quede tan grueso como un brazo por lo menos, y de un tamaño proporcionado. Se fondea una cacerola con tajadas de jamon, se ponen allí los salchichones bien envueltos y se cubren con tajadas de buey y otras lonjas de jamon, dejándose cocer á la brasa á fuego lento de ocho á diez horas. Estando cocidos, se dejan enfriar en la misma cacerola; se desengrasan, se les quita la vianda en que estaban envueltos sin romperlos, y se cortan en rebanadas para servirse frios.

SALCHICHONES DE AJO. Se pican juntamente dos libras de carne de puerco fresca y una libra de jamon gordo; se sazona el picadillo con sal, pimienta, especias, nuez moscada y un poco de ajo; se rellenan con él las tripas muy limpias y se atan para dejarlos del tamaño que se quieran; se ponen á ahumar de seis á siete dias, y al cabo de este tiempo se cuecen en una marmita con agua, sazonada con sal, zanahorias, cebollas, tomillo, laurel, albahaca y culantro verde, bastando dos horas para su cocimiento; se dejan enfriar en su caldo y se sirven.

SALCHICHONES DE JAVALÍ. Segun la cantidad que se quiera hacer de salchichones, se pica la carne de javalí juntamente con media libra de unto para cada libra de vianda; se sazona con una onza de sal para la misma cantidad de vianda y especias en proporcion; se añade un poco de salitre majado para que la carne se ponga colorada, y todo ya bien sazonado se echa en un lebrillo con un poco de vino moscatel, dejándose marinar veinte y cuatro horas. Se previenen las tripas del grueso que se quieran hacer los salchichones y se ponen á remojar, para que pierdan el gusto de pancita, en vino blanco con tomillo, laurel, albahaca, ajo, chalotes y sal; despues de haberlas escurrido bien, se echa en ellas con un embudo la carne del javalí, se atan los cabos y se ponen en la chimenea para que se ahumen hasta que estén bien secos los salchichones; entonces se ponen á cocer á la brasa durante una hora, aunque hay personas que los comen crudos.

SALCHICHON ó COU-DE-GIN DE MÓDENA. Al cogerse el jamon para hacer otras salchichas, se tiene cuidado de no romper ó lastimar el pellejo ó cubierta; se deshuesan los pies y se llena el hueco con todos los otros pellejos y nervios, que se han separado para hacerse los otros salchichones, cortándolos en forma de gruesos dados, y sazonándose como estos mismos salchichones (veáse mas arriba SALCHICHON DE BOLONIA); se envuelve todo en el pellejo de jamon que se cose por los cabos y se tienen en sal por ocho dias; se hacen despues ahumar y secar, y cuando se quiera hacer uso de ellos inmediatamente, se dejan desecar veinte y cuatro horas y en seguida se cuecen teniéndose al fuego seis horas; se sirven de relevo sobre una servilleta.

SALCHICHONES PEQUEÑOS ó CERVELAS. Se rellenan las tripas con carne de puerco dividida en trozos y sazonada con especias. Es necesario tener un buen estómago para poderse comer estos salchichones, y solamente las personas acostumbradas á ejercicios violentos como la gente del campo, pueden digerirlos y la pasan mejor con ellos que nuestros pobres estómagos de ciudad. Los mejores son los de Milan.

SALCHICHONES PEQUEÑOS ó CERVELAS DE MILAN. Se pican juntamente carne de puerco fresca y lardo, sazonándose con sal y con pimienta. Se rocía este picadillo con vino blanco y con sangre de puerco, y se le añade media onza de canela y de clavo molidos juntamente. Se sacan del puerco unas tiras gruesas que se polvorean bien con especias, y se reparten entre el picadillo, echándose todo en la tripa de puerco, que estando llena se ata por los dos cabos, y se pone á cocer tres horas con caldo, poca sal, un manojito de perejil, cebollas, una cabeza de ajo, tomillo, laurel y albahaca. Estando cocido el salchichon, se ahuma en la chimenea, dejándose colgado hasta que esté apretado y duro en extremo.

SALCHICHON PEQUEÑO ó CERVELA DE ANGUILAS. Se limpian las anguilas, se destrozan y se pica bien menuda la carne con una poca de carne de carpa; se les añade mantequilla fresca, un poco de perejil y cebollas, picadas ambas cosas, algunos chalotes y una cabeza de ajo: se sazona todo con sal y especias finas, se revuelve con algunos huevos, y se rellenan con él las tripas de puerco ó de buey, atándose á la distancia proporcionada segun el tamaño de que se quieran los salchichones; se ponen á ahumar en la chimenea por tres dias y se cuecen despues en vino blanco y una poca de agua, con cebollas, raices y un buen sazon. Se sirven como intermedio.

SALCHICHONES PEQUEÑOS Ó CERVELAS DE MUCHOS MODOS. Se procede para su composicion como en los artículos anteriores, y se añaden ademas criadillas de tierra, chalotes picados, &c. segun lo que se quiera de que sean los salchichones. Si han de ser de cebollas, se pican estas y se sancochan á fuego ardiente en una cacerola, con un poco de mantequilla que se habrá hecho derretir antes de echar las cebollas; cuando estas estén casi cocidas, se incorporan en el picadillo y se procede por lo restante como se ha indicado para las cervelas ó salchichones de esta clase.

SALEP. El salep es una raiz desecada y pulverizada, que por lo comun corre falsificada y contrahecha en el comercio. Con la legítima se prepara una sopa muy buena (véase SOPAS DE SAGOU Y DE SALEP).

SALMON. Pez de mar que sube á los rios. Está cubierto de pequeñas escamas: tiene el cuerpo casi cilíndrico y adelgazado por la cabeza y por la cola; el lomo parduzco con manchas negras; el vientre y los costados rojizos; la cabeza pequeña; la mandíbula inferior mas corta que la superior; sobre el lomo dos aletas, de las cuales la mas immediata á la cabeza es parduzca, manchada de negro y la otra negra; las de los costados amarillas ribeteadas de azul; las del vientre y del ano enteramente amarillas, y la de la cola, que es de hechura de media luna, azul. Tiene la carne de color encarnado y es sumamente delicada, aunque muy hartona.

En el comercio se distinguen tres clases de salmones á saber los propiamente tales ó que han llegado á todo su tamaño que suele pasar de una vara hasta cuatro piés; los mas chicos, nuevos ó salmonados que son los mas jóvenes, ó á lo menos que tienen un volúmen poco considerable, y finalmente los medianos ó hembras que tienen la mándibula inferior de una forma particular.

El salmon nace en la mar, y al principio de la primavera sube á los rios remontándose hasta sus manantiales; pero si vive en ellos mas de un año, se enflaquece y pierde su sabor.

Su carne es nutritiva, pero de una digestion muy penosa, sobre todo el vientre y la cabeza, que son las partes que tiene el salmon mas gordas. Cuando es jóven su carne es tierna, nutritiva y mas fácil de digerirse.

SALMON EN DIVERSOS CALDILLOS. Despues de vaciarlo por las agallas, se le quita la hueva, se lava en muchas aguas, se le ata la cabeza con un hilo, y se pone á cocer en una cazuela ó pescadera con uno de los caldillos propios para pescado (véase PESCADO, pág. 631 y siguientes). Se puede cocer tambien en caldillo ligero (véase CALDILLO LIGERO, pág 132), y estándolo, se saca, se hace escurrir y se acomoda en un platon ó pescadera cubierta con una servilleta, rodeándose de perejil.

SALMON CON HONGOS. Se cuece el salmon en partes iguales de vino tinto y caldo, y se le añaden hongos, ajos y perejil picados, sal, especias y nuez moscada raspada. Estando bien cocido se saca de la cazuela el salmon, y se echa á lo que quedó en ella un poco de mantequilla amasada con harina: se deja espesar despues de haberlo colado, y sazonándose de buen gusto, se sirve encima del salmon.

SALMON Á LA PARRILLA. Despues de haberlo hecho freir una hora en aceite con pedazos de cebolla y perejil, se asa en la parrilla rociándolo con el aceite que quedó. Se sirve con alguna de las salsas ya dichas (véase PESCADO).

SALMON AMORATADO. Se vacia el salmon sin cortar el vientre, y despues de haberlo lavado y enjugado bien, se pone en una pescadera ó vasija proporcionada con ocho botellas de vino, siete ú ocho zanahorias, cebollas rebanadas, cuatro clavos de especia, seis hojas de laurel, un poco de tomillo, sal y un puño de ramitas de perejil; es necesario que el salmon se bañe en su caldillo y se deje cocer á fuego lento por dos horas; cuando se vaya á servir, se escurre, se pone una servilleta sobre la pescadera con el salmon encima rodeado de perejil. Si se ha de llevar á la mesa como relevo, se echará en una cacerola un buen trozo de mantequilla y se mezclarán tres cucharadas llenas de harina y una grande de sustancia rubia de pescado ó de vaca (véase SUSTANCIA RUBIA); se pone en seguida la salsa al fuego, volteándola hasta que hierva, y en ese momento se le echa pimienta gorda y se deja consumir hasta quedar reducida á una mitad; se pasa por la estameña sobre una cacerola; se cortan en forma de dados unos pepinillos y se echan en la salsa con ocho ó diez anchoas, alcaparras y mastuerzos mexicanos encurtidos; se mantiene caliente sin que hierva y se cubre con ella el salmon, pudiéndose poner en lugar de pepinillos mantequilla de anchoas (véase MANTEQUILLA DE ANCHOAS, pág. 507).

SALMON Á LA GENOVESA. Se pone á cocer el salmon como el del artículo anterior, se humedece con vino tinto cubierto, y se le añade el mismo sazon que al anterior sin salarlo mucho; se pondrá en una cacerola un buen trozo de mantequilla con dos cucharadas, de las cucharas de desengrasar, llenas de harina que se mezclan bien, se pasará el caldillo del salmon por tamiz de seda, y se echará en la cacerola de la mantequilla revolviéndose; se pondrá al fuego y se estará volteando la salsa hasta que hierva, y se dejará reducir á una mitad; se espuma y desengrasa, se pasa en seguida por la estameña, se mantiene caliente sin que hierva, y al momento de servirse el pescado, escurrido este, y aderezado en una pescadera, se cubre con la salsa.

SALMON MARINADO. Se cortan las lonjas del salmon en tiras y se ponen en una marinada, hecha con sal, pimienta, laurel, albahaca, rebanadas de cebolla, cebollitas enteras, perejil en rama, cinco ó seis clavos de especia y el zumo de dos limones ó un poco de vinagre. Se revuelve todo y se deja marinar el pescado por dos horas, pudiéndose tambien calentar la marinada, á la que en ese caso se añaden una poca de mantequilla amasada con harina, vinagre y agua. Estando bien marinadas las tiras de salmon, se enjugan entre dos lienzos, se revuelcan en harina y se frien en mantequilla fina ó en aceite, sirviéndose guarnecidas con perejil frito.

SALMON Á LA GINEBRINA. Se escoge una buena lonja de salmon, de cosa de dos ó tres libras, y se pone en una cacerola despues de haberla limpiado y escamado; se moja con vino tinto y se le echan dos zanahorias, tres cebollas rebanadas, dos clavos de especia, una hoja de laurel, sal, pimienta, perejil en rama y algunas cebollitas cabezonas enteras; se deja cocer el salmon hora y media á fuego lento, y diez minutos antes de servirse, se pasa el caldillo por tamiz, y se echa en una cacerola con un buen trozo de mantequilla amasada con harina; se pone al fuego y se menea fuertemente hasta que hierva, dejándose consumir hasta que no quede sino la salsa necesaria para cubrir la lonja de salmon, y cuidándose al consumirla, de espumarla y desengrasarla; se escurre el pescado, se pone en la pescadera y se cubre con la salsa, que se habrá pasado por la estameña, y concluido con dos pequeños panes de mantequilla.

SALMON EN MAYONESA. Se dispone lo mismo que el rodaballo ó rombo (véase ROMBO EN MAYOMESA, pág. 739).

SALMON EN ENSALADA. Lo mismo que el rombo (véase ROMBO EN ENSALADA, pág. 739).

SALMON Á LA HOLANDESA. Se cuece el salmon en agua de sal, se pone á escurrir, se guarnece con papas cocidas en agua, y se le echa encima salsa holandesa (véase entre las salsas), ó se sirve sin salsa con mantequilla disuelta (véase MANTEQUILLA DISUELTA, pág. 506), en una salsera aparte.

SALMON AHUMADO. Se corta en lonjas el salmon ahumado, se frie haciéndose saltar en aceite á un fuego muy ardiente, se le escurre despues el aceite, se adereza en un plato ó pescadera, y se le exprime encima un limon.

SALMON SALADO. Se pone á remojar y desalar en agua fria el salmon salado, se pone despues á cocer en una cacerola con agua limpia, y cuando vaya á hervir se espuma; se aparta la cacerola de la lumbre, se cubre con un lienzo limpio, y despues de cinco minutos se escurre y se sirve con ensalada.

De este modo puede servirse tambien el robalo.

SALMON EN MANTEQUILLA DE MOMPELLER. Se pone á cocer el salmon en caldillo ligero (véase pág. 132), se deja enfriar allí mismo, se saca despues, se escurre, se le quita el pellejo, se cubre con gelatina y se adorna con mantequilla de Mompeller, y coscorrones con gelatina tambien (véase MANTEQUILLA DE MOMPELLER, pág. 507).

SALMON (Pastel grande de). Se quita á una lonja de salmon el pellejo y la agalla, se mezcla con tiras de anguilas y de anchoas, se frie en mantequilla con yerbas finas, como se indica para las costillitas de esturion (véase costillitas de ESTURION, pág. 327), y se sazona con sal, pimienta gorda y especias; se deja enfriar, se mezclan esas mismas yerbas con quenelles de pescado (véase QUENELLES DE PESCADO, pág. 308), se echa todo en una costra de pastel y se concluye como es comun, sirviéndose el pastel con salsa italiana (véase ITALIANA, pág. 430).

SALMON (Pastel frio de). Se prepara lo mismo que el caliente, con la diferencia de que no se le pone salsa.

SALMON (Chiquiadores de). Se lava una libra de salmon crudo, se le quita el pellejo y se corta en ruedas del tamaño de un peso ó de un toston; se ponen estos chiqueadores en una sarten con mantequilla derretida, se sazonan con sal y pimienta gorda, y se les echan perejil picado y medio vaso de vino; al momento de servirse se hacen cocer á gran fuego. Se les escurre despues la mantequilla, se les echa una cucharada de salsa alemana (véase entre las salsas) con un trozo de mantequilla fresca, y el zumo de un limon; se aderezan en un plato guarnecido con tostadas fritas y se sirven.

SALMON (Conchas de). (Véase CONCHAS DE SALMON, pág. 203.)

SALMON (Croquetas de). (Véase CROQUETAS DE SALMON, pág. 244.)

SALMON (Galantina de). Se escoge un salmon de los mas grandes ó que tenga á lo menos de pié y medio á dos piés de largo; se abre por el vientre, se le quita el espinazo, se extiende sobre un lienzo limpio y se mecha con tiras gruesas de anchoas y de atun marinado, con pepinillos encurtidos y criadillas de tierra; se le extienden sobre toda la superficie de las carnes, quenelles de cualquiera pescado y se cierra el salmon para darle su figura natural; se envuelve en una servilleta, se pone á cocer en caldillo ligero (véase en la pág. 132), y se deja enfriar; se desenvuelve, se cubre con jaletina, se guarnece con mantequilla y tostadas fritas de jaletina y se sirve.

SALMONADO. Se dice de algunos pescados cuya carne se parece á la del salmon, y principalmente de las truchas.

SALMONETE. Pez de diez á doce pulgadas de largo. Tiene el cuerpo recto por el vientre y ligeramente arqueado por el lomo; la cabeza mediana; el hocico redondeado; y debajo de la mandíbula inferior dos barbillas cilíndricas y carnosas. El color de su cuerpo es encarnado, y las aletas tienen ademas algunas manchas ó visos amarillos. Se tiene su carne como una de las mas delicadas, y se prepara y se guisa como el salmon, menos en aquellas preparaciones que suponen un pescado grande.

SALMONETES Á LA ITALIANA. Despues de haberlos limpiado, se les ata la cabeza y se ponen en una cacerola con algunas rebanadas de cebolla, perejil, dos hojas de laurel, dos clavos de especia, sal, pimienta gorda y una ó dos botellas de vino blanco, porque es necesario que queden bien bañados, se dejarán cocer á fuego lento poco mas de un cuarto de hora, se escurren despues y se aderezan en un plato sobre salsa italiana (véase ITALIANA, pág. 430).

SALMOREJO. Los franceses llaman *salmis* á esta especie de guisado que se hace con viandas cocidas al asador, para las que se hace esta salsa despues de haberlas despedazado.

SALMOREJO (Modo de hacer el) DE TODAS CLASES. Se pone una tajada de jamon en una cacerola y se hace resudar y que se pegue; se humedece con un cuartillo de vino blanco y un poco de caldo de sustancia, echándose un manojito surtido y unas ramitas de clavo; se deja hervir una hora, se pasa esta salsa por tamiz, y se destrozan los gazapos, lebratos, perdigones, becadas ó cualesquiera otras viandas cocidas al asador; se echan estas en la salsa dicha con chalote ó ajo picado, sal y pimienta gorda; se pone todo á calentar sin dejarlo hervir, y se sirve con tostadas fritas. Por lo comun se cortan los lebratos en tiras: en cuanto á las becadas, se deshace todo lo que tienen en el cuerpo y se deslie con la salsa; y se pueden tambien majar los hígados de los gazapos.

En los artículos respectivos á cada una de las viandas que suelen guisarse de este modo, se indican los procedimientos especiales para cada una de ellas.

SALMUERA. Se llena de agua una marmita de bronce ú olla de cualquiera clase y del tamaño proporcionado á la vianda que se quiera salar; se pone al fuego y cuando hierva se le va echando poco á poco sal blanca, que se deja disolver. Para saberse la cantidad necesaria, se pone antes un huevo en el agua hirviendo; cuando este sube á la superficie y se sostiene en ella por sí solo, es señal de que el agua está bien salada y hecha la salmuera, que se aparta entonces de la lumbre y se deja enfriar en la olla, ó en la marmita si fuese de estaño ó bronce, y se vacia en lebrillos si es la marmita de cobre, porque el cardenillo que se formaria en ella es muy dañoso. No debe echarse en el saladero sino cuando esté fria, porque de lo contrario daria mal gusto á las viandas que se han de salar.

Si no se ha de usar desde luego la salmuera sino que ha de guardarse para cuando se haya menester, se espuma, se aparta de la lumbre, se deja enfriar y asentar, se cuela, sin remover los asientos, y se guarda para el uso.

SALPA (véase PÁMPANO, pág. 569).

SALPICON. Se dá este nombre á diferentes guisados compuestos de una ó muchas carnes picadas, sazonadas con pimienta, sal, cebollas y vinagre.

SALPICON Á LA ESPAÑOLA. Se cuece la carne, que por lo comun es de vaca, se pica y se sazona con pimienta, sal, vinagre y cebollas rebanadas; se revuelve todo y se come frio. Se usa mucho este fiambre en el campo.

SALPICON Á LA FRANCESA. Los franceses llaman con este nombre á un guisado compuesto de muchas especies de viandas y legumbres. Para esto se disponen iguales cantidades de jamon, de landrecilla de vaca, hígados gordos, criadillas de tierra, hongos y fondos de alcachofas; se cuecen aparte las viandas y las legumbres, y se pican en forma de pequeños dados, y para servirse se echa todo en salsa española á medio consumir (véase SALSA ESPAÑOLA).

SALPICON Á LA MEXICANA (véase salpicon de VACA Ó TERNERA).

SALPICON DE BUEY (véase BUEY EN SALPICON, pág. 91).

SALPICON DE CONEJO (véase CONEJO EN SALPICON Á LA FRANCESA pág. 207).

SALSA. No solo se entiende por salsa la preparacion ligera y sabrosa que suele acompañarse al cocido, sino una multitud de caldillos, que dispuestos y guisados separadamente de las viandas y legumbres, se cubren con ellos ó se les ponen debajo para llevarse á la mesa, ó tal vez se sirven aparte en una salsera, segun se indica en los lugares respectivos, de suerte que solo se distinguen de muchos guisos, en que no se cuecen en ellas las sustancias que se han de sazonar.

Ellas forman el sazon de la mayor parte de los platos que figuran en una mesa, porque si se exceptúan los asados de aves de corral, algunos de carnicería, y los conocidos con el nombre de *pitipies*, que son los de caza menor de pluma, se encuentran en casi todas las preparaciones alimenticias, pues sirven para ligar las diversas partes y para variar sus sabores.

Hay salsas grandes y ligeras, siendo de la primera clase las de que se trata en los ocho artículos inmediatos.

SALSA ROMANA. Se cortan en pedacitos pequeños en forma de dados, jamon, carne de vaca y piernas de gallina, en la proporcion de una libra de vaca y media de jamon para dos piernas; se añaden zanahorias, cebollas, laurel, clavo, albahaca, sal y pimienta, y tanta mantequilla cuanto se puso de jamon. Se hace todo revenir á un fuego suave, se aparta en seguida y se le echan entonces doce yemas de huevo cocidas y majadas ó molidas para cada libra de vaca; se revuelve todo bien para que se incorpore lo mejor posible, se humedece con tres cuartillos de leche, que se van echando poco á poco á fin de que se deshagan bien las yemas de huevo, y se vuelve á poner la cacerola á la lumbre, haciéndose hervir la salsa y meneándose sin cesar; finalmente, se pasa por la estameña y queda ya en disposicion de servirse.

SALSA MORENA. Se ponen con dos libras de buey, otro tanto de vaca, una gallina vieja, algunas cebollas y zanahorias, y se humedece todo con dos cuartillos de agua; se deja consumir á gran fuego hasta que se comience á formar la gelatina, y se pone en seguida la cacerola á fuego moderado; cuando empieza la gelatina á ponerse negra, se le echa un poco de caldo y se le añaden hongos, cebollitas, un manojito de perejil, clavo de especia y laurel; se espuma, se sazona con sal y se deja hervir todo tres horas consecutivas; se cuela esta sustancia y se le añade otra roja que se habrá hecho por separado (véase SUSTANCIA ROJA); se deja hervir de nuevo por una hora, y no queda entonces otra cosa que hacer sino desengrasar la salsa y pasarla por la estameña.

SALSA (Gran) ó ASPIC. Se ponen en una marmita uno ó dos jarretes de vaca, una perdiz vieja, una gallina, las patas de ave que haya en la cocina y dos ó tres tajadas de jamon; se ata todo y se añaden dos zanahorias, dos cebollas grandes y un manojito bien sazonado; se humedece con un poco de caldo consumado (véase CALDO CONCENTRADO, pág. 131), se deja todo sudar un poco al fuego, y cuando la salsa vaya quedando en gelatina y poniéndose amarilla, se humedece con caldo ó con agua y se deja consumir mas que antes, espumándose al soltar el hervor y echándose la sal necesaria; se deja cocer tres horas consecutivas y entonces se desengrasa, se cuela por una servilleta mojada y retorcida y se deja enfriar; se quiebran dos huevos con claras, yemas y cascarones; se baten, se humedecen con un poco del caldillo y se les echa una cucharada, de las de boca, de vinagre de estragon con un buen vaso de vino blanco; se mezcla todo esto á la gran salsa, que se pone à la lumbre, se agita con una escobilla de box ó boje, y cuando quiera soltar el hervor, se aparta sobre el borde de la hornilla, á fin de que solo cruja sin hervir; se cubre la cacerola poniéndose fuego sobre su tapa, y cuando se vea que está líquido el aspic, se cuela por una servilleta mojada y retorcida, que se atará ó prenderá á los cuatro piés de un bastidor ó de un taburete; se vacia en la cacerola que se cubre de nuevo con su tapa, poniéndose encima una poca de lumbre, y acabándose ésta, queda la gran salsa concluida, pudiéndose ya hacer uso de ella.

SALSA ITALIANA (véase ITALIANA pág. 430).

SALSA ESPAÑOLA. Se ponen en una cacerola dos landrecillas de vaca, un faisan ó cuatro perdices, tanto como la mitad de una landrecilla, de jamon, cuatro ó cinco zanahorias grandes y cinco cebollas, de las que una irá mechada con cinco clavos de especia; se humedecen las viandas con una botella de vino de Madera seco, y un cucharon lleno de gelatina; se pone la cacerola á gran fuego, y cuando se haya casi consumido el caldo se deja á fuego manso; luego que la gelatina esté de un amarillo subido, se aparta la cacerola de la lumbre y se deja fuera de ella diez minutos, para que pueda la gelatina despegarse bien; se ponen á sudar los pedazos de carne de la parte inferior de las landrecillas, lo mismo que se hizo con estas para la salsa principal, y con su caldo se humedece aquella, que estando bien espumada, se desleirá con ella un poco de sustancia roja (véase) y se echará sobre la vianda. Se le añaden hongos, un manojito de perejil y cebolla, algunos chalotes, tomillo y laurel; en hirviendo la salsa, se pondrá en una esquina de la hornilla, para que solo hierva suavemente hasta que las viandas estén cocidas.

Esta salsa debe tener un hermoso color, esto es, ni muy bajo ni muy subido; debe estar bien ligada, pero no muy espesa.

SALSA ESPAÑOLA ESPESA Ó ESMERADA. Se ponen en una cacerola iguales cantidades de caldo concentrado (véase en la pág. 131) y de la salsa española del artículo anterior; se procede como allí se ha dicho y se añaden doce hongos para cada cuartillo de salsa, dejándose hervir juntamente; se espuma y se desengrasa con cuidado y se deja consumir hasta quedar muy espesa; se pasa entonces por tamiz y cuando se haya menester, se calienta en baño de María.

Se le puede tambien añadir vino blanco, y en tal caso se le echa la misma cantidad de vino que se puso de caldo concentrado.

Estas salsas españolas pueden suplirse cuando no se han prevenido oportunamente, con sustancia roja, á la que se echan los desperdicios que haya de carnes, humedeciéndose con iguales cantidades de caldo y de vino blanco, haciéndose consumir lo suficiente y pasándose por la estameña.

SALSA RIZADA, ATERCIOPELADA Ó AFELPADA. Con todos estos nombres se conoce esta gran salsa, que tiene tanto uso en las buenas cocinas y cuya falta se consideraria como una verdadera calamidad, porque es uno de sus agentes principales empleados en dar sabor á los platos que son menos susceptibles de ello.

Se ponen en una cacerola sobre tres landrecillas de pierna de vaca, dos gallinas, cuatro zanahorias, otras tantas cebollas, de las que una irá mechada con dos clavos de especia, y un manojo grueso de perejil y cebollitas; se añade una cucharada de caldo concentrado (véase en la pág. 131), se coloca la cacerola sobre fuego vivo teniéndose cuidado de espumar las viandas, y cuando se haya disminuido el caldo, lo que se conoce en las grandes ampollas al tiempo de hervir, se le añade caldo concentrado, haciéndose de modo que quede bien líquido y no se ponga de color subido; se llena pues la cacerola con el caldo concentrado cuidándose de espumarlo bien, y cuando hierva se pasa á un rincon ó ángulo de la hornilla. Se hace una sustancia blanca (véase SUSTANCIA BLANCA), en la que se echan veinte hongos saltados en frio en agua con limon, que se mezclan bien con la sustancia blanca caliente; se deslie despues dicha sustancia blanca con el caldillo de la salsa, que en seguida se echa sobre las viandas; se deja hervir la salsa en la esquina de la hornilla cuidándose de espumarla bien, y al cabo de hora y media se desengrasa; luego que las viandas estén cocidas, se pasa la salsa por la estameña; se hace de manera que esta salsa quede lo mas blanca que sea posible, y se usa de ella conforme se necesite. Puede esta salsa reemplazarse en todas ocasiones con sustancia blanca (véase).

SALSA RIZADA ECÓNOMICA. Se toman todos los desperdicios ó sobrantes de viandas que haya en la cocina, como recortes de vaca, bien sean de pescuezo, de pecho, lomos, pierna, jarretes ó costillas, como reliquias de aves, &c. y se echan tres libras de estos despojos en una cacerola con algunas zanahorias y cebollas, un manojito de perejil y cebollitas, tres hojas de laurel y tres clavos de especia; se le echa un cucharon de agua á falta de caldo, y se pone la cacerola á un fuego algo fuerte; se espuma bien el caldillo, evitándose que se pegue la vianda cuando se le haya consumido aquel, y entonces se llena casi enteramente la cacerola de agua, si no hubiese caldo, echándose la conveniente sal, y se hará hervir la salsa espumándose en seguida; se pone despues la cacerola en el borde de la hornilla para que hierva poco á poco la salsa cosa de dos horas, y cuando la vianda esté cocida, se cuela el caldillo por un tamiz de seda. Se hace una sustancia blanca derritiendo mantequilla en una cacerola y echándole harina de trigo cuanta pueda embeber; se está meneando al fuego sin cesar, hasta que esté bien caliente sin dejarla tomar color; se añaden á esta sustancia blanca hongos que se estarán meneando diez minutos, echándose el caldillo en que se coció la vianda, y cuidándose de que la sustancia se deslie poco á poco para que no forme grumos; así dispuesta la salsa se pone á hervir, se espuma y se pone en una esquina de la hornilla para que siga hirviendo suavemente hora y media; se desengrasa y se pasa por la estameña, procurando que no saque color, porque es mejor mientras mas blanca.

SALSA RIZADA ESMERADA Ó ESPESA. Se hace lo mismo que la española, dejándose espesar, desengrasándose y espumándose. Es necesario cuidar mucho de que esta se conserve muy blanca; se le echan tambien los hongos, se pasa por la estameña y se mantiene caliente en baño de María.

NOTA. A mas de las grandes salsas de que tratan los precedentes artículos, hay una multitud de otras, como la esencia de caza, de legumbres, de surtimiento &c. (Véanse en las págs. 317 y 318; las jaletinas de vaca, de raices &c. (Véanse en las págs. 433 y 436 JALEAS y JALETINAS); las sustancias (véanse en esta voz); el caldo consumado ó concentrado, el caldo-colado &c. (Véanse en las págs. 130 y siguientes).

Las salsas mas ó menos ligeras se explican en los artículos que siguen.

SALSAS PARA AVE (véase AVES, pág. 52 y siguientes).

SALSAS PARA PESCADO (véase PESCADO, págs. 631 y signientes).

SALSA DE ACEITE. Se cortan rebanadas de limones de los que se habrá separado la pasta blanca y se echan en una vasija con aceite, vinagre, sal y pimienta, ajo, perejil y estragon picados, y un poco de chile en polvo. Se mezcla bien todo y puede servir esta salsa para pescado á la parrilla.

SALSA DE MOSTAZA. Se martaja la mostaza despues de limpia de toda sustancia extraña, se echa en agua, y despues de lavada se muele con un poquito de agua; cuando esté bien molida se le agregará un pedacillo de migajon de pan remojado y unos granitos de sal fina; se vuelve á mojar bajándola con vinagre, y echándole todo el que necesite para que no quede ni espesa ni aguada; despues se le añade un trocito de azúcar hasta que al paladar se conozca que ha mitigado la acritud del vinagre.

Si se quisiere minorar el picante de la mostaza, se martaja segunda vez y se lava en dos ó mas aguas. Esta salsa se pone en una salsera para que de ella tomen la necesaria los que hayan de comer el cocido.

SALSA DE TOMILLO. Puesta la cazuela á la lumbre con un trozo de manteca, se echa en ella un poco de pan rallado y unos pedazos de jamon gordo; cuando ya esté dorado, se echan en la misma manteca ajos y cebolla picados finamente; despues se añade caldo y se le echa un poco de pechugas picadas, dejándose hervir á fuego manso con la sal necesaria, y agregándole al separarla de la lumbre perejil y tomillo picado grueso, pimienta y clavo molidos en corta cantidad; pero antes se deja espesar lo necesario, y estando en buena disposicion se echará en la salsera.

SALSA DE TOMATE. Se cuecen los tomates y se muelen; se les echa sal, pimienta, cebolla picada, vinagre, aceite y orégano en polvo.

Se le pueden añadir chiles verdes molidos para los que gusten de picante.

SALSA DE PEREJIL. Se juntan un puñado de hojas de perejil, tres ó cuatro dientes de ajo mondados y un trozo de migajon de pan frio, remojado en vinagre y se muele todo; se baja del metate con vinagre, y se le echa el necesario para que no quede muy espesa; despues se sazona con sal y azúcar, procurando con esta quitar la fuerza al vinagre, y tambien con una poca de agua fria.

SALSA DE CHILE PASILLA CON VINAGRE. Se desvenan unos chiles negros, se tuestan y se muelen con unos dientes de ajo; se baja con buen vinagre y se sazona con sal. Se muelen cuatro pimientas y un poquito de canela, y bien revuelto todo se pica cebolla menuda y mezclándose con la salsa, se pone esta en la salsera.

SALSA DE XITOMATE CRUDO. Sacadas las pepitas á cuatro ó seis xitomates crudos, se pican muy menudamente, se echan en vinagre fino, y se sazonan con sal de la mar: se le suaviza el ácido con un trozo de azúcar y con alguna agua; despues se le echa perejil fresco bien picado, polvoreándose con poco orégano y cebolla picada, y echándose competente aceite de comer.

SALSA DE XITOMATES CON CHILES POBLANOS. Se asan cuatro ó seis xitomates, se les quitan las pepitas y se muelen. Se pone á la lumbre una cazuela con manteca y se frien; aparte se frien tres ó cuatro chiles poblanos asados y mondados, y cuando ya estén cocidos se apea la cazuela; se echa caldo de la olla desengrasado en él xitomate frito, y se le añaden los chiles rajados sin las pepitas y dos yemas de huevos duros deshechas tambien en caldo; se deja todo sazonar con la sal necesaria, y cuando haya espesado lo regular se apea.

SALSA DE HIGADILLAS. Se majan los hígados de puerco ó de ave con unos ajos limpios y perejil y se muelen con un migajon de pan remojado en vinagre. Se pone á freir cebolla picada en una cazuela, y en dorándose se echa la masa de higadillas deshecha en vinagre bueno, aumentándole un poco de caldo, y hervirá todo á fuego suave hásta que adquiera una regular consistedcia.

SALSA DE HÍGADOS FRITOS. Despues de bien cocidos los hígados, se frien con un pedazo de pan, ajos y cebolla picada; sacándose lo frito de la cazuela, se molerá bien con las yemas de dos huevos cocidos, unos clavos de especia, pimienta y perejil; esta masa bien molida se deslie en caldo de la olla, sazonándose con sal y echándole un poco de vinagre, y si se quiere, algun aceite; en espesando lo regular, queda hecha la salsa.

SALSA DORADA. Dorado el pan en manteca, se molerá con dos ó tres yemas de huevos cocidos, con perejil fresco, con pimienta, clavo y alcaparras; se le echarán un poco de aceite y de vinagre, y desleida bien esta masa en caldo de la olla, y sazonada con sal, se pondrá á hervir hasta que espese.

SALSA DE CHILES POBLANOS. Se asan, se pelan y se desvenan los chiles poblanos; se machacan despues sin remolerse y se les añaden aceite, sal y cebolla picada.

SALSA DE CHILPOCLE. Se hace lo mismo que la anterior.

SALSA DE ALCAPARRONES. Puesta al fuego una tortera con manteca y aceite, se frien en ella rebanadas de pan frio, dientes de ajo y dos ó tres yemas crudas de huevo; se muele todo y se deslie en caldo de la olla; se frien despues ajos y cebolla picados, y se echa allí el caldo sazonado con la sal necesaria y pimienta, un poco de vinagre y alcaparrones rebanados; se deja espesar á fuego suave, y estándolo, se pasa á la salsera.

SALSA DE NABOS. Despues de asados algunos ajos, se limpian bien todos los dientes de ellos, y machacados se freirán en manteca; se les echará pan rallado, cebolla picada y trozos de nabo cocido; se añade en seguida caldo de la olla, que se sazona con clavo y pimienta, y cuando haya espesado, se le podrán agregar unos trocitos de jamon gordo dorados en manteca.

SALSA DE CANELA. Bien dorado en la lumbre un pedazo de pan, se le añadirán unas rajas de canela, y molido uno y otro se sazonará con una poquita de sal, se le echará agua para que no quede muy espesa, y despues se endulzará con azúcar.

SALSA DE YEMAS DE HUEVO. Se ponen en una cazuela perejil picado, la mitad de una nuez moscada molida, zumo de limon ó naranja agria, y se van echando allí yemas de huevo una á una, meneándose inmediatamente para que no se corten; cuando se hayan puesto á razon de tres yemas por racion, se pondrá la salsa á un fuego suave, echándole inmediatamente caldo sazonado, sin dejarse de mover hasta que haya espesado; entonces se aparta y se echa en la salsera.

SALSA DE XITOMATE, CHILE VERDE Y AGUACATE. Se asan los xitomates, y despellejados se les quitan las pepitas, se machacan bien con la mano, y se les mezcla chile verde y cebollas bien picadas; se sazonan con sal y pimienta, y despues se agrega el vinagre necesario, echándole aguacate mondado bien picado, un poco de aceite por encima y orégano en polvo.

SALSA DE AJO-COMINO. Desvenados unos chiles anchos, se remojan y despues se muelen con unos pocos de cominos y un migajon de pan; se deslie esta masa en vinagre bueno, y se le añade cebolla picada muy menuda.

SALSA DE ALMENDRA. Se frie la almendra con cáscara hasta que se dore;

se muele despues y se deslie en una poca de agua, echándose la sal necesaria.

SALSA DE CÁSCARAS DE ALMENDRA. Se rebanan unos dientes de ajo y se doran en manteca con un pedazo de pan frio y las cáscaras de la almendra; se muele todo con un poco de xitomate asado y pelado, se suelta en una poca de agua sazonándola con sal y pimienta, y cuando haya espesado se apartan; al servirse á la mesa se le echa un poco de vino blanco.

SALSA DE CHILE MACHO. Se tuesta una parte de chile ancho despues de desvenado y dos terceras partes de pasilla; se deshacen con la mano en un poco de pulque y se le añaden unas pepitas del mismo chile doradas en manteca, ajo y cebolla cruda, picadas muy menudas las dos cosas; echándose todo el pulque necesario, se polvorea con queso añejo rallado, y si se quiere, se rocia con un poco de aceite de comer.

SALSA RÉGIA. En una cazuela se acomodan repartidas en todo su fondo, rebanadas delgadas de jamon gordo polvoreadas con salpimienta; despues se hacen rebanadas de zanahoria y de cebolla, se acomodan tambien encima del jamon, y en seguida se echan tomillo, laurel y algunos clavos de especia; se pone allí carne que esté para cocerse, se añade un buen vaso de vino blanco, y se bañan las carnes con caldo hasta que se cubran en la cazuela; esta se pondrá á un fuego suave por largo tiempo, y se tapará lo posible para impedir la evaporacion. Si tal vez cuando ya esté consumiéndose el caldillo aun no se ha cocido bien la vianda, se le podrá echar caldo ó agua hirviendo, y para hacerse uso de esta salsa, se quitará del fuego la cazuela cuando el caldillo tenga una regular consistencia. Si se quiere que el ave ó cualquiera carne que se haya puesto quede frita y aun dorada, podrá dejarse consumir la salsa meneándola para que no se pegue.

SALSA DE LA REINA. Se majan en un mortero de marmol pechugas de aves caseras, asadas, con una cantidad suficiente de arroz, cocido en agua hirviendo y bien escurrido; se hace con las dos cosas una sustancia clara, añadiéndoles caldo, y se pasa por un tamiz de cerda; lo que no cuele por él, se reune con todos los huesos, que se machacarán tambien en el mortero, y esta segunda mezcla se pone á un fuego templado, dejándose sobre él una hora; se aparta despues de la lumbre, se cuela y se maja con pan ú otras pastas, no añadiéndose la primera sustancia de pechugas, sino al momento de servirse.

SALSA DE LA BUENA MUGER. Se pican en grueso hongos, zanahorias, cebollas grandes, nabos, perejil, y todo se frie en un poco de mantequilla fresca, añadiéndole despues de frito, caldo desengrasado suficiente; se sazona con sal y cuando haya hervido una hora, se aparta de la lumbre, se pasa por un tamiz, y al servirla se le añade caldo hecho con miga de pan que haya hervido en leche, moliéndose y pasándose tambien por tamiz.

SALSA Ó CALDILLO PARA TODO. En una cazuela se echa un trozo de mantequilla fresca ó manteca, y puesta á la lumbre, luego que haya derretido la manteca, se le echará una cucharada de harina; despues de meneada bien por un rato, se añadirá un cuartillo de crema hirviendo y se dejará consumir, teniéndose cuidado de voltearla y menearla muy seguido para que no se pegue; despues se le irán agregando poco á poco otras porciones de crema hasta dos cuartillos, y, cuando esté de punto, se apeará y se sazonará con sal ó azúcar, sirviendo despues para toda clase de pescados y legumbres.

SALSA DE ADOBO. Se desvenan unos chiles pasillas, se echan á remojar, se lavan en distintas aguas y se muelen con una cabeza de ajo mondada, un puñito de cominos y un trozo de pan remojado en vinagre; se frie todo en una poca de manteca, se le echa despues agua, un poco de aceite de comer, y se deja que hierva todo hasta sazonarse bien.

En este caldillo se puede guisar el bacalao, echándose en lugar de agua natural, la misma en que se coció el pescado.

SALSA DE VINAGRE, LLAMADA DE UN POBRE HOMBRE. Se echan en una cazuela caldo y vinagre en suficiente cantidad, se agregan un puñado de perejil picado con ocho ó diez dientes de ajo, sal y pimienta, y se pone al fuego hasta que el ajo esté perfectamente cocido; en esta salsa ó caldillo se podrán hervir los restos de cualquiera carne ó pescado.

SALSA DE VINO Y AJO. Se mezcla un cuartillo de caldo con otro de vino blanco, se ponen al fuego hasta que se consuma la mitad, y despues se sazonará con sal y se le agregan perejil y ajo bien picados; así que haya hervido por algun tiempo, se aparta y se le exprime un limon al momento de servirla, echándole un poco de aceite de comer.

SALSA PORTUGUESA. Sobre una hornilla con poco fuego se pone una cazuela con cuatro ó seis onzas de mantequilla fresca, dos yemas de huevo crudas, una cucharada de jugo de limon, seis ú ocho pimientas gordas desquebrajadas y un poco de sal fina; se meneа continuamente procurando agitarla mucho para que no se cuaje el huevo, y cuando haya espesado mucho, se le añadirá un poco de agua caliente.

SALSA DE PEREJIL Y ALMENDRA PARA PIEZAS FRIAS. Se hierve un manojo de perejil, y despues se saca y se muele con unas pocas de almendras, ajos limpios, xitomates y dos ó tres yemas de huevo duro; se deshace esta masa en aceite y vinagre, se sazona con sal y se le agregan alcaparras, aceitunas y chiles en vinagre.

SALSA DE HÍGADOS DE GALLINA. Se mezcla un porcion de hígados de gallina con cebollas y ajos mondados, xitomates cocidos sin el pellejo, apio y pimienta; se muele todo y se le echa caldo de carne, se deshace la masa bien, se pasa por un tamiz y se le echa la sal necesaria. Se frie todo, y con mas caldo puede servir esta salsa para guisarse con ella aves de corral, dejándose sazonar á fuego manso.

SALSA DE SALMÉN. Mondados unos piñones, se tuestan y se muelen con un diente de ajo, pimienta, salvia real y menudencias de ave; se deshace la masa con aceite y se le agrega vino jerez; despues se le echa el caldo suficiente de aves ó agua, y se pueden guisar con esta salsa aves de corral, despues de cocidas y fritas en manteca.

SALSA DE XITOMATE FRITO. Se asan unos xitomates y unos cuantos dientes de ajo, se muele uno y otro, y se frien en manteca, se le echa un poco de vinagre y se sirve.

SALSA DE HÍGADOS DE AVE. Se muelen hígados de ave cocidos, con unos chiles mulatos desvenados y un escrúlo de cominos; se deshace esto en vinagre y se frie bien en manteca; despues se le echa aceite crudo y orégano en polvo.

SALSA DE TOMATE Y VINO. Se pican muy menudos los tomates y se frien en manteca; se les echan despues clavo y pimienta molidos con tomillo y vino blanco, dejándose sazonar para que espese lo conveniente y quede de buen gusto.

Esta salsa es buena para lomo de puerco y para pichones.

SALSA INGLESA DE PEREJIL Y HUEVO PARA PIEZAS FRIAS. Se muele bastante perejil con un poco de vinagre, de azúcar y de pimienta; se frie lo molido y se le mezclan despues cuatro yemas de huevo, cocidas y molidas, y cebolla picada muy menuda; se sazona con la sal puramente necesaria y se le añade aceite. Se sirve con los fiambres bien sean en tajadas ó en pieza grande.

SALSA DE HABA. Se pone á la lumbre una cacerola con mantequilla y un diente de ajo machacado; se le echa un cuartillo de leche y se vá añadiendo poco á poco harina de haba cuanta se necesite para espesarse; se sazona con sal y pimienta, sirviéndose blanca, ó dándole color con dos yemas de huevo.

SALSA ALEMANA. Se echa en una cacerola un poco de caldo-colado (véase, pág. 132) con otro tanto de caldo de la olla, un poco de perejil aperdigado y picado, dos hígados de ave cocidos, una anchoa y alcaparras, picado todo muy menudo, tanto como la mitad de un huevo de buena mantequilla, sal y pimienta; se deja ligar la salsa al fuego y se hace uso de ello en lo que se hubiere menester.

SALSA INGLESA. (Véase INGLESA, pág. 429).

SALSA BECHAMELA Ó DE BECHAMELL. Se llama así esta salsa del nombre de su autor, y se hace poniendo en una cacerola ocho cucharadas de salsa rizada (véase al principio de las salsas), añadiéndose tres cucharadas de caldo consumado (véase en la pág. 131); se deja reducir todo á gran fuego á cinco cucharadas, meneándose y volteándose la salsa sin cesar; se ponen á hervir en otra hornilla ocho cuartillos de crema dejándose reducir á una mitad, raspándose el fondo con la cuchara al menearse para que no se pegue, sacando el gusto de costra; se juntan las dos salsas ya consumidas, y se ponen á hervir á gran fuego, meneándose siempre para que no se pegue; despues de haberla estado volteando cosa de una hora y estando bien ligada, se pasa por la estameña.

SALSA BECHAMELA MAGRA. Con doce cuartillos de crema que se pondrán á hervir, se deslien cuatro cucharadas (de las comunes) de harina de trigo; se pone la cacerola á un fuego ardiente á fin de que no tome color la salsa, y se está meneando sin cesar hasta quedar bien espesa para el uso que se quiera hacer de ella. Se hará por separado otra preparacion que deberá incorporarse despues con la nata, poniéndose en una cacerola dos ó tres chalotes, una zanahoria cortada en tiritas, raspadura de nuez moscada, una buena toma de pimienta gorda, sal, un manojito surtido y hongos, ó recortes de ellos si los hubiere; se hace hervir todo con dos vasos de agua, mientras se está consumiendo la leche. Estando esta reducida á su punto, se le vá incorporando poco á poco la otra preparacion, pues si se echara de un golpe la cortaria; se añade un pedacito de azúcar pero muy pequeño, porque es necesario que no se perciba su gusto, y se pasa la salsa por tamiz; se mantiene caliente en baño de María un poco de mantequilla que se ha de mezclar á la salsa al tiempo de servirse, y si estubiere esta muy espesa, se le añade un poco de crema.

SALSA RUBIA. Se hace lo mismo que la sustancia magra (véase), con la diferencia de que la salsa no debe tener mucho color.

SALSA BRETONA. Se quitan las barbas y los rabos á algunas cebollas grandes cabezonas, y se rebanan delgadas; se echan en una cacerola con un buen trozo de mantequilla, sal, pimienta, ajo, tomillo y laurel, y se frie todo á fuego algo fuerte hasta que se haya dorado la cebolla. Se pasa entonces la cacerola á un fuego manso, se cubre y se le pone en la tapa una poca de lumbre ó de rescoldo. Estando cocida la cebolla, se vuelve á poner sobre fuego mas ardiente, y se le añade un poco de azúcar y de vinagre, dejándose todo consumir hasta que se vaya cuajando la cebolla; se le añaden entonces un poco de salsa de xitomate y una taza de frijoles blancos bien cocidos y deshechos; se pasa todo por la estameña y se deja hervir á fuego lento con un buen trozo de mantequilla muy fresca. Esta salsa se sirve por lo comun con los frijoles ó exotes.

SALSA DURCELA ó DURCELLE. Se estregan con una servillleta algunos hongos que se habrán lavado y picado; se lavan tambien y se estregan chalotes, perejil y criadillas de tierra si las hubiere; se ponen en una cacerola al fuego, cuatro onzas de mantequilla y otro tanto de lardo raspado; se echan despues las cosas estregadas y picadas, se frien con una botella de vino blanco, y añadiéndose sal, pimienta, un poco de ajo, una hoja de laurel, nuez moscada y especias, se está meneando la salsa hasta que se reduzca á gelatina; entonces se le echan cuatro cucharadas de salsa alemana espesa (véase poco antes), y se vacia en una cazuela para servirse con las piezas pequeñas empapeladas.

SALSA TURQUESA (véase AVES EN SALSA TURQUESA, pág. 54).

SALSA LIGERA, (véase CALDO LIGERO, pág. 132).

SALSA PARA DAR AL PESCADO UN SABOR REELEVANTE (véase SOYAC ó KET-CHOP).

SALSA DE MACEDONIA (véase MACEDONIA DE LEGUMBRES y MACEDONIA Á LA BECHAMEL, pags. 492 y 493).

SALSA MAYONESA (véase MAYONESA, pág. 517).

SALSA DEL MAYORDOMO (véase MAYORDOMO, pág. 518).

SALSA NIVERNESA. Se tornean unas zanahorias en forma de aceitunas, se perdigan, se refrescan y se escurren; se echan en seguida en caldo concentrado y se dejan hervir hasta que el caldo se ponga tan espeso como un jarabe.

SALSA PROVENZALA CALIENTE. Se ponen en una cacerola pequeña dos yemas de huevo crudas con una cucharada (de las de café) de salsa alemana, un poco de ajo majado, chiltepiquin en polvo y el zumo de dos limones; se deja tomar punto á esta salsa en baño de María sobre rescoldo, teniéndose cuidado de menearla hasta que tome algun cuerpo; se aparta de la lumbre y se le añade aceite de olivas meneándolo suavemente para que no se corte. Se puede entonces servir esta salsa así dispuesta, ó añadiéndole salsa de yerbas, ó verde de estas ó de espinacas, ó perejil aperdigado. Por lo comun se hace uso de esta salsa para las entradas de ave, ó de pescado.

SALSA REFORZADA Ó DE YERBAS PICADA. Los franceses llaman á la salsa reforzada *ravigote* y se prepara de varios modos. Para la picada, se pican en cantidades iguales perifollo, pimpinela y cebollino, y algo mas de estragon. Se pone á calentar salsa rizada (véase en la pág. 766), añadiéndole vinagre y pimienta gorda, y al momento de servirse se le echan las yerbas picadas con un pequeño trozo de mantequilla fresca, meneándose para que todo quede mezclado.

Para esta como para casi todas las preparaciones puede suplirse la salsa rizada con sustancia blanca.

SALSA REFORZADA DE ACEITE. Se echan picadas en salsa rizada fria las mismas yerbas del artículo anterior con sal, pimienta gorda, algunas cucharadas de vinagre y otro tanto de buen aceite, meneándose mucho tiempo para que la salsa quede bien ligada.

SALSA REFORZADA VERDE. Se perdigan en mucha agua, á fuego muy vivo, y en cantidades iguales, perifollo, pimpinela y estragon, un poco de cebollino, de perejil, de mastuerzo de España y del mexicano ó capuchina (se entiende de la planta y no de la flor); se ponen despues estas yerbas á refrescar en mucha agua y se exprimen despues y se majan en un mortero, añadiéndose un poco de salsa alemana fria (véase en la pág. 772). Cuando se forme con todo una especie de pasta, se pasa por un tamiz, apretándola con una cuchara de palo.

Esta salsa solo sirve para dar color á otras y á diferentes guisados.

SALSA REFORZADA (Yerbas en). (Véase YERBAS EN SALSA REFORZADA.)

SALSA DE MOSTAZA Á LA FRANCESA. Los franceses la llaman *remolade*. Se echan en la cantidad que se quiera de mostaza, un poco de chalote ó de las yerbas de la salsa reforzada de los artículos anteriores, sal y pimienta; se deslie todo con aceite y vinagre que se irán echando poco á poco, y se añaden en seguida algunas yemas de huevo crudas, meneándose todo hasta que la mezcla sea perfecta y quede la salsa bien ligada.

SALSA DE MOSTAZA VERDE. Se reunen un pequeño puño de perifollo, la mitad de pimpinela, de estragon y de cebollino chico; se perdigan todas estas yerbas y exprimiéndolas bien se majan; en seguida se les echan sal, pimienta gorda, y un vaso lleno de mostaza, y se vuelve á moler todo junto; despues se añade medio vaso de aceite que se mezclará exactamente con lo demás, y estando todo bien desleido, se le echan dos ó tres yemas de huevos crudos y cuatro ó cinco cucharadas de vinagre; se revuelve todo y se pasa por la estameña. Si no quedase bien pronunciado el color verde, se puede hacer subir con verde de espinacas (véase VERDE DE ESPINACAS, pág. 322).

SALSA DE MOSTAZA INDIANA Á LA FRANCESA. Despues de haber molido una docena de yemas de huevo duras, se humedecen con buen aceite, echándose poco á poco tanta cantidad, cuanta fuese la de las yemas, para que se vaya mezclando con estas, sin cesar de majarse; se añade, sin dejar de molerse una cucharada de azafran, tantos chilitos pequeños cuantas fueron las cucharadas de aceite, un vaso de vinagre, pimienta gorda y sal. Estando todo bien majado ó molido y mezclado, se pasa por la estameña esta salsa, que debe tener la apariencia de una sustancia y estar muy espesa.

SALSA TRIGUEÑA. } (Véanse SUSTAN-
SALSA BLANCA. }
CIAS RUBIA Y BLANCA.)

SALSA AL HUSMO DE CAZA (véase HUSMO DE CAZA, pág. 428).

SALSA CLARA AL HUSMO DE CAZA. Se procede lo mismo que para hacer la esencia de caza (véase ESENCIA DE CAZA, pág. 318), pudiéndose hacer la salsa con los desperdicios ó sobrantes de gazapos y perdigones; cuando se haya colado la esencia, se echa en una cacerola y se pone á hervir; se coloca en una esquina de la hornilla añadiéndole medio vaso de agua fria para espumarla y desengrasarla, lo que se ejecuta quitando cuidadosamente todos los granos y espumándola con una cuchara; se deja consumir la esencia hasta reducirla á semigelatina, es decir, hasta que tenga la consistencia de jarabe. Se hace uso de esta salsa para todas las entradas de caza, empanadas y á la parrilla, y para las entradas de asador.

SALSA ROBERT. Se cortan ocho ó diez cebollas grandes cabezonas en forma de gruesos dados, y se ponen en una cacerola sobre cuatro onzas de mantequilla, y á buen fuego, á fin de que no desmaye; cuando se hayan dorado las cebollas se echarán tres cucharadas, de las de desengrasar, llenas de salsa española (véase en la pág. 765), y dos de caldo; se deja reducir y se desengrasa la salsa, y en estando un poco espesa, se aparta de la lumbre; cuando se vaya á hacer uso de ella, se le añade una cucharada de mostaza y no se deja hervir.

En esto como en todas las cosas en que se pide salsa española, puede esta suplirse con una poca de harina que se echa sobre la cebolla cuando está bien deshecha, añadiéndose un vaso de caldo ó de agua, sal y pimienta; luego que está la salsa cocida y al irse á usar, se le echa la mostaza.

SALSA DE CEBOLLAS CON CREMA. Se preparan y se frien las cebollas en mantequilla como en el artículo precedente, pero sin dejarla tomar color, y en estando bien deshechas se añaden algunas cucharadas de salsa rizada (véase en la pág. 766), crema en la proporcion de tres cuartillos para treinta cebollas grandes, y un poco de azúcar; se deja todo reducir á un fuego muy ardiente, meneándose sin cesar, y se pasa por la estameña cuando está bien espesa.

La salsa rizada puede suplirse con una poca de harina que se echa sobre las cebollas antes de humedecerlas con la crema; pero en ese caso es necesario añadir pimienta gorda y sal.

SALSA llamada QUEMA SALSA. Se moja en la leche el mijajon de un pan mollete de media libra, ó el de un pan blanco de igual peso y se deja secar con la leche; se pone despues á cocer hasta que tenga la consistencia de una papilla espesa y se le echan veinte granos de pimienta negra y sal en suficiente cantidad, añadiéndose para concluir la operacion, tanto como un huevo de mantequilla fina. Se sirve en una salsera al lado de las viandas ó de las perdices.

SALSA llamada Á FALTA DE SALSA. Se hará una sustancia obscura ó blanca que se humedece con caldo de pescado; se deja reducir y se pasa por la estameña; si el caldillo del pescado no está muy salado, ni es de alto gusto, se hará por este medio una salsa ligada, ó verde, ó de mantequilla de cangrejos, ó reforzada de yerbas, &c.

SALSA GENOVESA. Se echan en un cuartillo de vinagre, perejil, chalotes y pepinillos picados, alcaparras, uvas ó pasas de Corinto, pimienta, chile en polvo, nuez moscada y un poco de gelatina de vianda; se deja hervir todo hasta que se reduzca á gelatina, y se humedece entonces con dos cucharadas de salsa de mantequilla (véase), otro tanto de caldo concentrado (pág. 131) y una poca de mantequilla de anchoas (pág. 507).

Se puede reemplazar la salsa de mantequilla con la española (pág. 765); pero en este caso no se le mezcla la mantequilla de anchoas, y se le echa un poco de azúcar. Esta salsa es muy buena con las aves asadas.

SALSA BLANCA DE MANTEQUILLA. Se echan en una cacerola cuatro onzas de mantequilla, media cucharada, de las comunes, de harina, sal y pimienta gorda; se amasa todo juntamente con una cuchara de palo y un poco de agua, y se pone la cacerola á la lumbre meneándose la salsa hasta que esté ligada, no dejándola hervir para que no sepa á engrudo ó á cola.

SALSA BLANCA SIN MANTEQUILLA. Se echa sal á una yema de huevo y se deslie con una cuchara de palo; al echarla en chorrito y meneándola, se le mezclan cuatro ó cinco onzas de aceite, y se rocian con esta salsa los pescados ó legumbres, añadiéndose otra yema de huevo, vinagre, y nuez moscada ó pimienta al gusto. Esta salsa no se hace cocer á la lumbre, pues le basta que el plato en que se hace esté un poco caliente.

SALSA Á LA DIABLA. Se pican muy menudos seis chalotes grandes, se lavan y se exprimen en la esquina de una servilleta; se ponen en una cacerola con un buen vaso de vinagre, una cabeza de ajo, una hoja de laurel y unos trozos de gelatina de vaca (véase adelante SALSA JALEADA Ó GELATINA DE VACA); se deja todo reducir juntamente hasta la consistencia de semijaletina, se humedece con un poco de sustancia y se concluye echándose mantequilla de chile y una cucharada de aceite de comer (véase mantequilla de PIMIENTO, pág. 657).

SALSA JALEADA Ó GELATINA DE VACA. Se corta una pierna de vaca en cuatro pedazos, que se ponen á cocer con tres gallinas y una cantidad regular de legumbres enteras en una cacerola, que se llena de caldo consumado (véase en la pág. 131), espumándose en seguida. Hecho esto se pone la cacerola á fuego manso para que hierva lentamente la vianda por tres ó cuatro horas, hasta que esté cocida; entonces se cuela el caldo por una servilleta fina para que quede claro.

Se puede tambien hacer esta jaletina con los desperdicios y sobras de vianda, que se ponen en una cacerola con bastantes legunbres y caldo ú agua, y se espume con la vianda. Se deja todo hervir lentamente hasta que las viandas estén cocidas, y colándose el caldo se echa la gelatina en una cacerola sobre una hornilla con buen fuego, hasta que se consuma quedando tan espesa como una salsa. No se le echa nada de sal porque la misma reduccion la sazona perfectamente, y es necesario no emplear viandas negras, como caza, carnero ó buey, para que no se ponga prieta la gelatina.

Tanto esta como la de los artículos siguientes, sirve para formar sobre los guisados una especie de costra ó cubierta transparente.

SALSA JALEADA Ó GELATINA DE RAICES. Se ponen legumbres como zanahorias, nabos, y cebollas, en una cacerola sin llenarla, sino á las tres cuartas artes de su altura; se añaden cinco ó oas clavos de especia segun la cantiad que se quiera hacer de jaletina, teiéndose cuidado de emplear mas naos y cebollas que zanahorias; se pone ncima la vaca y se humedece todo con ıldo ó agua; se dejan cocer las lembres á fuego manso, usándose de s mismos procedimientos del artículo nterior.

SALSA JALEADA Ó GELATINA DE GUI-DOS. El fondo de cocimiento, esto , el caldillo que hayan producido las ındas al cocerse, se cuela por una rvilleta fina ó por un tamiz de seda, idándose de que quede muy claro; se ja reducir en seguida en una grande cerola á gran fuego, y cuando quede ı espeso como una salsa, ó que la jeina se adhiera á la cuchara, se va-en otra cacerola mas chica, que se ocará en baño de María ó sobre res-do, para que se mantenga caliente ıta el momento de servirse, en que se añadirá un trocito de mantequilla ca para corregir lo salado.

ALSA Á LA FINANCIERA. Se echa en cacerola media botella de vino de lera seco con veinte gruesos hongos, s tantas criadillas de tierra redonlas y dos chiltepiquines, un poco de mate y una onza de gelatina de va-véase poco antes); se deja todo re-cir á la consistencia de jaletina y ımedece en seguida con cuatro cu-ones de salsa española (véase en la-765); despues de haberse dejado ar dos cucharadas de sustancia a de vaca, se hace hervir la salsa, e desengrasa y se deja consumir de de la hornilla; se ponen en se-los hongos y las criadillas de y se les echa la salsa por encima. le pueden añadir á esta salsa veinte crestas y riñoncillos de gallo, otros tantos quenelles humedecidos en la cuchara, y doce lechecillas ó mollejas de ternera ó de cordero, enteras ó rebanadas, segun parecieren mejor.

SALSA Á LA PROVIDENCIA Ó DE LAS DELICIAS. Se ponen en una cacerola veinte pedacitos de gordura floja de puerco, igual número de salchichas á la chipolata (véase CHIPOLATA, pág. 266) que se cuecen como se dice adelante, y veinte hongos, torneándose otras tantas castañas y quenelles que se cortan del grueso de las salchichas, y doce criadillas de tierra redondeadas; se pone todo á cocer con un vaso de vino de Madera y un poco de gelatina, de crestas y riñoncillos de gallo. Se echa sobre estas cosas una sustancia estofada (véase CALDO ESTOFADO, pág. 132); clarificado y reducido ó semigelatina, ó el caldillo de la entrada ó de las piezas grandes, bien desengrasado y clarificado. Se pone á calentar esta salsa para servirse con las cosas que la piden, segun se indica en los lugares respectivos, pudiéndose añadir treinta aceitunas torneadas y aperdigadas.

SALSA Á LA TOLOSANA. Se emplean los mismos ingredientes de los dos artículos anteriores y se ponen en una cacerola con una semigelatina de aves, dejándose hervir juntamente á excepcion de los quenelles que se pondrán aparte. Despues de haberse echado encima de todo un cucharon de salsa alemana, se pone la tolosana en baño de María sin hacerla hervir. Si estuviese la salsa muy espesa, se le añadirá para liquidarla, un poco de consumado de ave (véase CALDO CONSUMADO Ó CONCENTRADO de volateria, pág. 131).

SALSA HOLANDESA. Se amasan juntamente media libra de mantequilla, dos cucharadas de harina y cinco ó seis yemas de huevo, y se pone esta especie de pasta en una cacerola con sal, pimienta gorda, el zumo de tres limones y medio vaso de agua; se deja todo calentar meneándose sin interrupcion, hasta que haya adquirido bastante consistencia, para cubrir las legumbres ó pescado, sobre los que debe echarse para servirse.

HOLANDESA (otra). Se echan á la salsa rizada espesa (véase SALSA RIZADA, pág. 766) un poco de vinagre de estragon, y pimienta gorda, y al momento de servirse, estando esta salsa bien caliente, se le añade una poca de mantequilla fresca y se le da color con verde de espinacas (véase verde do ESPINACAS, pág. 322).

SALSA HOLANDESA DE VINAGRE. Se echan en una cacerola con un vaso de buen vinagre doce yemas de huevo crudas, cuatro onzas de mantequilla, pimienta gorda, sal, chile en polvo y nuez moscada; se pone todo á calentar en baño de María sin dejarse de menear, y cuando comience á espesarse, se le añade libra y media de mantequilla muy fresca, continuándose á menear hasta que la mantequilla quede bien disuelta y todo bien ligado; se pasa por último la salsa por la estameña.

SALSA DE BIGARRADA. Se echan en agua hirviendo las cáscaras descarnadas de dós naranjas agrias, es decir, sacando la parte verde ó amarilla de la cáscara, y separándola de la parte blanca que se deja pegada á la naranja; se sacan en seguida del agua, se ponen á escurrir y se echan en husmo de caza (véase SALSA AL HUSMO DE CAZA, págs. 775 y 428).

SALSA DE HINOJO. Se pican lo mas menudo que sea posible algunas ramas de hinojo verde, se aperdigan, se refrescan y se escurren; se ponen á calentar unas cucharadas de salsa de mantequilla (véase adelante) y otro tanto de salsa rizada (véase en la pág. 766) mezcladas las dos; se les echa sal, pimienta gorda y nuez moscada, y se pone en esta salsa el hinojo picado, que se habrá amasado con un poco de mantequilla; se revuelve todo bien y se sirve.

SALSA SUPREMA. Se junta un poco de salsa rizada con cierta cantidad de esencia de aves, en la proporcion de cuatro cucharadas de esencia para una de salsa (véase SALSA RIZADA, pág. 766y CALDO CONSUMADO DE VOLATERIA, pág. 131); se pone la mezcla á un fuego vivo, y cuando se haya reducido á la mitad y al hacerse uso de ella, se le echa una cucharada, de las de café, de perejil picado muy menudo, que se habrá perdigado antes, un poco de mantequilla bieu fresca, otro poco de pimienta gorda y medio limon; se bate espumando la salsa con una cuchara, y se deja caer otro vez en la cacerola sin permitirse que hierva, echándose en seguida sobre la cosa en que se ha de servir.

SALSA DE NARANJA Ó DE LIMON. Se corta en tiras pequeñas y delgadas, la cáscara bien descarnada de una naranja ó de un limon; se aperdiga y refresca despues en agua fria, y se hace uso de ella mezclándola con husmo de caza como la de bigarrada.

SALSA DE XITOMATE Á LA FRANCESA. Se ponen á cocer los xitomates en una cacerola con un poco de caldo, sal y pimienta gorda y se dejan consumir hasta que el caldillo quede espeso; se pasan por la estameña como una sustancia y si despues de esto quedase la salsa muy aguada, se echará en la cacerola y se dejará consumir otro poco; se le mezclan cuatro ó cinco cucharadas, de las comunes, de salsa rizada, y al momento de servirse, se le añade tanto como un huevo de mantequilla, que se hará derretir en la misma salsa.

Se hace tambien de una manera mas sencilla, bastando dividir en trozos algunos xitomates y ponerlos á cocer con un poco de mantequilla, dos cebollas rebanadas, perejil, clavo, tomillo, sal y pimienta; estando todo cocido, se cuela por un cedazo de cerda.

SALSA Á LA CREMA. Despues de haberse picado un poco de perejil y de haberse picado y lavado en seguida igual cantidad de cebollitas, se ponen estas dos cosas en una cacerola con dos cucharadas de harina, media libra de mantequilla, sal, pimienta y nuez moscada; se humedece todo con dos vasos de leche y se deja hervir cosa de quince ó veinte minutos, meneándose sin descansar. Esta salsa se pone sobre ciertos pescados, tales como el bacalao, el rombo, &c.

SALSA Á LA PORTUGUESA. Se ponen en una cacerola cuatro onzas de mantequilla, dos yemas de huevo crudas, una cucharada, de las comunes, de zumo de limon, pimienta gorda y sal. Se coloca la cacerola sobre fuego moderado, teniéndose cuidado de voltear la salsa, sin suspender esta operacion, porque de lo contrario, se cuajaria; y en estando un poco caliente se echa, esto es, se toma de la salsa con una cuchara y se deja caer desde cierta altura en la misma cacerola. Se revuelve y menea con fuerza á fin de que la mantequilla se ligue con las yemas, teniéndose cuidado de no hacerse esta salsa, sino á la hora de servirse. En caso de quedar muy ligada, se le echa una poca de agua.

SALSA Á LA GRIMOD. No es otra cosa que la misma salsa á la portuguesa del artículo anterior, añadiéndole azafran, nuez moscada y chiltepiquin en polvo.

SALSA DE TOMATE Á LA BURGESA. Se ponen en una cacerola diez ó doce tomates cortados en cuartos, cinco cebollas rebanadas, un poco de perejil y otro de tomillo, un clavo de especia y cuatro onzas de mantequilla; se deja hervir todo junto, cuidándose de que no se pegue, y habiendo hervido tres cuartos de hora, se pasa por un cedazo de cerda y se prueba para ver si tiene suficiente sal. Esta salsa sirve igualmente para vianda, legumbres y pescado.

SALSA DE XITOMATE CON CHILE Á LA ITALIANA. Se rebanan cinco ó seis cebollas en una cacerola, en la que se ponen tambien un poco de tomillo y de laurel con doce xitomates, rociándose todo con caldo del fondo de la olla, ó con una cantidad regular de mantequilla, y sazonándose con sal, cinco chiltepiquines molidos y un poco de azafran en polvo. Se pone todo á calentar, cuidándose de menearlo de cuando en cuando, porque esta salsa es propensa á pegarse; y cuando esté un poco espesa, se pasa como sustancia por la estameña. No debe quedar muy aguada.

SALSA DE MANTEQUILLA DE ANCHOAS. Se deja consumir un poco la salsa española, y al momento de servirse se le añade tanto como medio huevo de mantequilla de anchoas, y zumo de limon para quitar lo salado que podrá producir la mantequilla (véase SALSA ESPAÑOLA, pág. 765), y MANTEQUILLA DE ANCHOAS, pág. 507; se tendrá cuidado al echarse esta mantequilla en la salsa, que debe estar mas caliente, de removerla bien con una cuchara, á fin de que se liguen bien ambas cosas.

Puede hacerse en magro esta salsa,

y entonces se reemplaza la española con sustancia roja, ó salsa morena (véanse).

SALSA DE MANTEQUILLA DE AJO. Se echan en salsa rizada espesa (véase en la pág. 766) tanto como un huevo de paloma de mantequilla de ajo (pág. 507); se menea bien y al momento de servirse, se hace derretir en la salsa un trozo de mantequilla fresca.

Para esta salsa puede sustituirse la rizada con la sustancia explicada para la alemána (véase SALSA ALEMANA, pág. 772), y puede tambien hacerse en magro.

SALSA DE MANTEQUILLA DE CANGREJOS. Se hace absolutamente lo mismo que la del artículo anterior, poniéndose en lugar de la mantequilla de ajo, mantequilla de cangrejos (véase en la pág. 507).

SALSA DE PIMIENTA Ó PEBRE FRANCÉS (véase PEBRE FRANCÉS, pág. 613).

SALSA PICANTE. Se echan en la cacerola medio cuartillo de vinagre, dos chiltepiquines molidos, un poquito de pimienta fina, una hoja de laurel y un poco de tomillo; se deja consumir una mitad y se le mezclan entonces tres cucharadas, de las de desengrasar, llenas de salsa española y otras dos de caldo, dejándose consumir mucho, hasta que se ponga como una papilla aguada. Debe ser de un gusto relevante, y puede suplirse la española con snstancia roja.

SALSA Á LA ORLEANESA. Se echan en una cacerola tres ó cuatro cucharadas pequeñas de vinagre, un poco de pimienta fina, otro poco de chalote y tanto como la mitad de un huevo de mantequilla; se deja todo consumir un poco y se añaden cuatro ó cinco cucharadas, de las de desengrasar, de salsa morena esmerada (véase SALSA MORENA pág. 765). Al momento de servirse, se ponen en la salsa cuatro ó cinco pepinillos cortados en forma de dados, tres claras de huevo cocidas y cortadas lo mismo, cuatro ó cinco anchoas, divididas en mitàdes para quitarles el espinazo, recortadas despues en pedacitos cuadrados, una zanahoria cocida, cortada lo mismo y del mismo tamaño que los pepinillos, y una cucharada de alcaparras enteras, poniéndose un instante al fuego, sin que haya necesidad de que hierva.

Se puede tambien hacer esta salsa cou una sustancia ligera roja, que se humedece con algun caldillo, en que se haya cocido vianda, ó con caldo de la olla; se sazona como queda dicho y se le echan las mismas cosas.

SALSA Á LA AURORA. En una cacerola con salsa rizada espesa, se echan dos cucharadas de las comunes, llenas de zumo de limon, pimienta gorda y un poco de raspadura de nuez moscada; marcando así la salsa, se pasan por una coladera ó espumadera cuatro yemas de huevo cocidas, que formarán una especie de fideos, y y al moménto de servirse la salsa que estará muy caliente, se echan en ella estas yemas, cuidándose entences de que no hierva y de que tenga la sal necesaria.

SALSA DE VINO DE MADERA. Esta salsa que no se emplea sino en el plum-pudding, se hace desliendo una cucharada de harina en un vaso de vino de Madera seco, y añadiéndose algunas cucharadas de caldo concentrado (pág. 131), un poco de mantequilla, sal, nuez moscada y limon verde confitado ó cubierto, dividido en trocitos; se hace hervir todo á fuego vivo cosa de veinte minutos, y despues se le añade un buen trozo de mantequilla fina, cuidándose de menear la salsa para que esta mantequilla no se vuelva aceite.

SALSA DE ACEITUNAS RELLENAS. Se echa en agua hirviendo media libra de aceitunas rellenas (véase ACEITUNAS RELLENAS, pág. 8) y se sacan inmediatamente; despues de haberlas escurrido, se echan en salsa española espesa y se ponen en baño de María. Al momento de servirse sobre los guisados que la piden se le añaden dos cucharadas de aceite.

SALSA DE ALMEJAS. Se raspan y se laban bien las almejas y se echan en una cacerola con una cabeza de ajo y un poco de perejil; se ponen sobre fuego fuerte, haciéndolas saltar de cuando en cuando hasta que estén abiertas, y se les quitan entonces las conchas; despues de haberse reservado y clarificado el agua que habrán despedido, se hace con ella una salsa de mantequilla (véase adelante SALSA DE MANTEQUILLA); se echarán en seguida las almejas en esta salsa, y se mantiene bien caliente hasta la hora de servirse.

SALSA MORENA MAGRA. Se ponen en el fondo de una cacerola con un trozo de mantequilla, cinco zanahorias grandes, rebanadas á lo largo, seis cebollas cabezonas rebanadas tambien, tres raices de perejil, dos ojas de laurel, una ramita de tomillo, tres clavos de especia, dos carpas medianas, divididas en trozos, dos sollos tambien medianos y en pedazos, sal y pimienta; se humedece todo con media botella de vino blanco y un poco de caldo magro, y se deja hervir y pegar, despues de consumirse, al fondo de la cacerola, hasta que tome un color renegrido; se humedece en seguida con caldo magro, y en su defecto con media botella de vino blanco, para que se despegue de la cacerola, que se llena de agua; se añade un manojo grueso de perejil y de cebollas y tres puñados de hongos. Se deja hervir todo lo que contiene la cacerola por hora y media y se pasa despues el caldillo por tamiz. Concluido esto, se hace una sustancia rubia ó bermeja y en estando de punto se le echa encima la de los pescados, cuidándose de liquidar bien la de abajo para evitar los grumos; se deja hervir una hora la salsa, que se espuma, se desengrasa y se pasa por tamiz.

SALSA DE MANTEQUILLA. Se sazona con sal, pimienta gorda, dos clavos de especia y nuez moscada, una cucharada de harina, que se deslie con agua y un pedazo de mantequilla del tamaño de una nuez; se deja formar la salsa al fuego, cuidándose de voltearla y de mantenerla mas aguada que espesa; y despues de haberla dejado hervir poco mas de un cuatto de hora, se aparta de la lumbre y se le mezcla una libra de mantequilla, deslizándola poco á poco y volteándola siempre para que no se convierta en aceite; despues de haberle echado un poco de vinagre, se pasa por la estameña al baño de María.

Esta salsa sirve para dar un sabor reelevante al pescado, y á las legumbres que se han cocido en agua.

SALSA Á LA TÁRTARA. Se ponen en una cazuela dos ó tres chalotes, perifollo y estragon, todo picado muy menudo, con mostaza, sal, pimienta, y un chorrito de vinagre; se añade aceite y se está meneando sin descansar. Si la salsa se liga muy breve, se le echa otro poco de vinagre, y si está muy salada, se le añaden mas mostaza y aceite.

Esta salsa se hace en frio y puede hacerse mas suave que la comun, incorporándose mostaza á la mayonesa.

SALSA DE AGRÁS. Se echan en una cacerola dos ó tres cucharadas de agráz, otro tanto de caldo-colado (véase CAL. DO-COLADO pág. 132), ó de la olla, sal, pimienta y chalote picado, debiendo quedar clara; se pone á calentar y sirve para los asados á la parrilla.

SALSA DEL CAZADOR. Se pone á cocer en leche un buen puño de miga de pan y cuando tenga la consistencia de papilla, se le añade tanto como medio huevo de paloma, de mantequilla, quince granos de pimienta fina y sal. Se pone en una salsera con las piezas asadas de caza.

SALTAR. Se llama *saltar* en la cocina, menear de modo la cacerola, sarten, ó la vasija que hay propia para esto, que las piezas que se están friendo en ella salten por el movimiento del brazo, para que queden bien ligadas; y en este sentido se dice, por ejemplo, pollos *saltados*, costillitas de cordero *saltadas*, &c.

SALVIA. Planta olorosa de un gusto fuerte y aromático. Las dos especies pincipales de que se hace uso en la cocina, son la grande que suele tambien llamarse salvia real, y la pequeña, siendo esta última mas estimada que la primera. Se hace uso de esta planta en las sopas y en las salsas, y suele tambien tomarse á modo de té, su cocimiento con azúcar, por ser muy estomacal y bueno para prevenir la enfermedad llamada vulgarmente *insulto*.

SAMBAIONA ITALIANA. Para este ponche ó huevos espirituales á la italiana, se echan en una cacerola doce yemas de huevos frescos, cuatro vasos de vino de Madera ó de excelente vino blanco, seis onzas de azúcar y una poca de canela en polvo. Se pone la cacerola á fuego vivo y se bate lo que contiene con un molillino, hasta que la espuma haya llenado la cacerola. Se sirve sin perderse instante en los botecillos para crema ó en tacitas de café.

SANCOCHAR. Lo mismo que salcochar (véase SALCOCHAR).

SANDIA. Esta fruta se llama tambien en algunas partes melon de agua á causa de la mucha que contiene, y en la que se convierte la pulpa que se come, por poco que se haya dejado pasar de sazon la fruta, que es muy comun en las tierras calientes y muy refrigerante. Se come cruda, y en la cocina no se prepara de otro modo que en conserva, para la que se aprovechan solamente las cáscaras. Con sus pepitas se hace horchata muy refrigerante; pero no es comun usarlas solas, sino mezcladas con las del melon y algunas veces con estas y las de calabaza y pepino. Véanse los artículos

CONSERVA DE SANDIA, pág. 223.

HORCHATA DE LAS CUATRO SIMIENTES FRIAS, pág. 413.

Se puede hacer tambien la sandia cubierta, como las otras frutas que se hacen en conserva, y para ello se siguen los mismos procedimientos que para los otros dulces cubiertos (véase DULCES CUBIERTOS, pág. 283).

SANDWICHS. Este juguetillo de la cocina inglesa en imitacion de los usos de las islas de Sandwich. Se sirve como colacion ó merienda en las reuniones nocturnas, donde hay convidados, á quienes puede convenir esta vianda.

Se hacen unas pequeñas y muy delgadas rebanadas de pan frio, y se untan ligeramente con mantequilla. Sobre unas se acomoda una tajada muy delgada de solomo de buey, jamon cocido, lengua, ave, ó caza, y aun relleno fino, sustancia de volateria y queso excelente de Italia; se cubren estas rebanadas con las otras, se aprietan para disminuir su volúmen y se sirven.

SANGRIA. Se mezclan en partes iguales naranjate de naranja agria y vino tinto cubierto, ó Carlon, (véase NARANJATE, pág. 550), y al mezclarse se levanta la mano lo mas alto que se pueda, para que al caer el licor forme espuma con la que se bebe la sangria. Puede echársele menos cantida de vino, segun el gusto particular de los que la beben. Puede tambien suplirse el naranjate con limonada (véase LIMONADA, pág. 487), y si fuere nevada, será mejor la sangria.

SANGRIA (Helados de). (Véase HELADOS DE SANGRIA, pág. 401.)

SARDA (Véase CABALLA).

SARDINA. Pez de mar mas pequeño que el arenque, y mas grande que la anchoa, y es un bocado muy delicado cuando se come fresca.

Las sardinas son peces de paso como los arenques con los que tienen, por la forma solamente, mucha afinidad. Nadan en grandes bandadas tanto en alta mar como en las costas y entre las rocas. Se pescan en el Mediterráneo, en el golfo Adriático, en las costas de la Provenza, de Langüidoc y de España, y en las nuestras del Sur en el Pacífico, siendo excelentes las de las aguas de Sonora; pero principalmente en las del Occeano, y sobre todo, desde la Bretaña hasta Portugal, es donde se cogen con mas abundancia.

La sardina se corrompe con mucha facilidad, y por esto los pescadores cuando están lejos del puerto, tienen la precaucion de espolvorearlas con una poca de sal, que es lo que llaman *salar en verde*, sin que obste esta operacion á su venta, pues que se comen así como frescas. Pero cuando se quiere conservarlas para el comercio, se enfilan por camas en barriles, interponiéndose capas de sal, y á esto llaman *apriscar*. Así dispuestas y embarriladas pueden conservarse buenas de siete á ocho meses y nada mas, principalmente en los paises calientes.

Se prepara tambien una cantidad inmensa de sardinas á manera de anchoas y se les suele llamar *sardinas anchovadas;* pero los aficionados saben distinguirlas muy bien, siendo la sardina fresca tan superior á la anchoa, como le es inferior la salada ó en salmuera.

Sin embargo, se ha llegado á lograr que se conserve á las sardinas una parte de su delicadeza y de su sabor confitándolas, pues en la Bretaña se da el nombre de *confitura* á las diversas preparaciones inventadas para mantener á las sardinas en toda su frescura por un espacio considerable de tiempo.

Estas confituras son de tres clases, á saber: en mantequilla, en vinagre y en aceite, pudiendo las sardinas, preparadas así, viajar sin riesgo y llegar á paises remotos casi tan buenas como cuando salieron del mar. Las confitadas en mantequilla deben consumirse prontamente; las en vinagre pueden guardarse un año sin alteracion; y finalmente, las de aceite que son las mejores, pueden conservarse mas tiempo y hacer un platillo supernumerario muy distinguido, tanto en un desayuno á la extrangera, como en un almuerzo.

Las mejores sardinas confitadas son las que se confeccionan en Nantes.

SARDINAS FRITAS. Se toman las sardinas adobadas en aceite, y untadas de limon y con perejil picado, se envuelven una á una en papeles enmantecados; se ponen á freir en aceite, y despues de bien fritas, se les quitan los papeles, y puestas en un platon, se bañan con la siguiente salsa. Se cuecen un manojo de perejil y dos huevos, se tuesta un buen puñado de piñones mondados, y todo se muele unido; se frien dientes de ajo en manteca hasta que se doren, se sacan y se frie allí el perejil con todo lo demás; se le echa despues una poca de agua, y el ajo frito picado muy menudo; luego que haya espesado bien y poco antes de apearse, se le exprime un limon, se echa la salsa sobre las sardinas y se adornan con alcaparras, alcaparrones en cuartos huevos duros y chilitos en vinagre, picados unos y otros muy menudos.

SARDINAS FRESCAS. Se enjugan bien dos docenas de sardinas frescas y bien enharinadas se frien en mantequilla clarificada, se escurren y se sirven.

SARDINAS SALADAS. Se lavan bien seis ó doce sardinas, se dividen en dos tiras y estas se subdividen en cuatro, que se adornan en un plato con salsa de yerbas picadas (véase SALSA DE YERBAS, pág. 774), y con claras y yemas de huevos duros picadas tambien; se rocian con aceite y se sirven.

SARDINAS DE CAJA. Se quitan á las sardinas frescas las cabezas y extremidades de la cola; se pone en el fondo de una caja relleno de pescado (véase RELLENO DE PESCADO, pág. 728) y encima las sardinas, cubriéndose con el mismo relleno; se unen con huevo batido, se polvorean con pan rallado, se cubren con un papel y se meten á cocer al horno. Terminado su cocimiento, se les escurre la grasa y se les echa encima caldo-colado magro (véase CALDO-COLADO, pág. 132).

SARDINAS EE CALDILLO. Despues de limpias y sin espinas, se revuelcan en harina y se frien en aceite, del que se sacan despues de fritas; en el mismo aceite se frien despues ajo y cebolla picados muy menudos, y xitomates asados y molidos, sazonándose todo despues de frito con sal; se añaden perejil deshojado, harina dorada en manteca, clavo, pimienta molida, una poquita de agua y vinagre, y se deja hervir, poniéndose en seguida las sardinas.

SARDINAS FRITAS CON SALSA DE XITOMATE. Fritas las sardinas como las del artículo anterior, se cubren en el plato en que se han de servir con salsa de xitomates asados y molidos, y compuestos con sal, aceite, vinagre, orégano en polvo, chiles poblanos asados y deshebrados, tiras de aguacate, alcaparras, aceitunas y chilitos curados.

SARGO. Pez llano por los costados, de figura oval, dientes obtusos é iguales, color plateado, rayado de amarillo á lo largo, y albardado trasversalmente de negro. Se parece mucho á la carpa en la forma del cuerpo, pero se distingue en ser mas aplastado y mas largo, y su carne es mucho menos agradable y se digiere mal.

Despues de haberlo vaciado y limpiado perfectamente, se le hacen unas incisiones por cada lado y se pone á marinar en aceite con sal y pimienta gorda, una hora antes de ponerse á la parrilla; se pone en ella y se rocia de tiempo en tiempo con su marinada hasta que esté perfectamente cocido, y se sirve con salsa picada (véase SALSA REFORZADA PICADA, pág. 774).

SARTENADA (véase ESENCIA DE SARTEN, pág. 318).

SASENAGE. Así se llama un excelente queso, que toma su nombre del lugar en que se fabrica en el Delfinado.

SCHATTO. Esta bebida caliente alemana, es una especie de ponche de huevo, ó huevos espirituales. Se deslien poco á poco en una botella de vino viejo, cuatro huevos enteros, claras y yemas, y otras cuatro yemas mas; se añade media libra de azúcar y una poca de canela en polvo, y se echa todo en una cazuela honda ó en un jarro de barro y se pone á la lumbre; se bate con un molinillo, y en cuanto se suba, se echa la mezcla en tacitas de café ó chocolate y se sirve muy caliente.

SECADILLO. Con almendras mondadas y machacadas, cáscara descarnada de limon y almíbar de punto de juntar en el agua, ó azúcar en polvo, se hace una masa que se rocia con clara de huevo; se pone todo á secar á fuego lento, y se divide esta pasta en dos partes, haciéndose con la mayor una torta, y con la otra unas figurillas como corazones, palmitas, flores &c., con que se adorna la torta, y se llaman *secadillos.*

SECADILLOS Á LA ALEMANA. Se monda una libra de almendras dulces y se cortan estas en tiritas mas delgadas que para el nogado; se echan en una vasija con doce onzas de azúcar en polvo y un poco de azahar garapiñado, y se amasan con claras de huevo; se frotan con cera virgen y un poco de aceite las hojas de lata, se pone encima la pasta lo mas delgado que sea posible, y se meten al horno un poco caliente; cuando estén medio cocidos los secadillos, se sacan del horno y se cortan en pedazos cuadrados muy iguales, que se vuelven á meter al horno un instante, y al sacarse se les dá la forma graciosa que se quiera; luego que estén frios, se ponen en un tamiz y se meten á secar en la estufa, donde se tienen hasta la hora de servirse.

SECADILLOS DE PRIMAVERA Á LA FRANCESA. Se cortan las almendras dulces como las del artículo anterior, y frotándolas con verde de espinacas (véase VERDE OFICINAL DE ESPINACAS, pág. 322) y azúcar, se ponen á secar. Se preparan los secadillos como se dice en el artículo siguiente, y se van mojando de uno en uno en almíbar de punto de quebrar, y en seguida en las almendras para que se les adhieran; se componen despues y se sirven.

SECADILLOS Ó ZAMPABOCAS FRANCESES. Se pone menos mantequilla y se refuerza con harina la masa de coles (véase MASA DE COLES, pág. 516), y cuando se haya secado bien, se humedece con huevo y se ponen sobre la plataforma unos pedacitos de ella, del tamaño de la mitad de un huevo; se doran, y mojándose la punta del dedo en la doradura (véase DORADO, pág. 281), se les hace un agujerito en medio para poner en él la figurilla; se ponen á cocer y despues de cocidos se bañan uno por uno con almíbar de punto de quebrar, se aprietan y se sirven.

SECADILLOS DE AZAHAR GARAPIÑADO. Se hacen lo mismo que los del artículo anterior y despues de bañados con el almíbar, se pasan sobre azahar garapiñado que se habrá extendido sobre un papel con anticipacion.

SECADILLOS DE LA REINA. Dispuesta la masa de coles como para los zampabocas, poco antes explicados, se dividen en tres hojas perfectamente iguales, y en tanto que se va habiendo menester para guarnecer los moldes, se vá dorando, y se meten á cocer al horno los secadillos que deben quedar de buen color y muy secos; se aceita el molde que se quiere emplear, se cogen los secadillos de uno en uno con la punta de la broqueta, se enfilan por abajo, se mojan en almíbar de punto de quebrar, que se habrá prevenido, y se comienza por meter uno en el medio del molde; se continúan colocando los demás al rededor hasta llegar al borde, haciéndose que toquen los unos á los otros, y concluida esta operacion se voltea el molde de arriba á bajo, quedando así al derecho los soplillos, que se adornan sobre una servilleta y se sirven.

SEFIRICHI (véase sefirichi de POLLOS, pág. 669).

SELTZ (Agua de). El agua de Seltz es una agua mineral que debe á cierta cantidad de áccido carbónico, que tiene en disolucion, la doble propiedad de dar á las bebidas con que se mezcla un gusto picante y muy agradable, y de favorecer á la digestion. Las personas que digieren con dificultad, no pueden hacer uso de un medio mejor para dar á su estómago la actividad que le falta. Pero como para tener el agua legítima de Seltz, venida de su mismo manantial, se erogarian gastos cuantiosos, seria esta bebida tan cara, que solamente los ricos podrian gozar de ella; mas el dia de hoy que se ha encontrado el modo de hacerla, todo el mundo puede aprovecharse de sus buenas calidades.

SELTZ (Método para hacer el agua de). Para hacerla artificial, se echa en una botella agua natural, y primero media dracma de bi-carbonato de sosa, y despues media dracma de áccido tartárico. Es necesario que el tapon se ate muy bien, porque sin esta precaucion el gas que se desprende en el instante por la reaccion de las dos sales, lo haria saltar.

Cuando se quiere prevenir para vaciarse una botella de agua de Seltz, es necesario cuidar de taparla bien y de ponerla con el cuello para abajo en una vasija llena de agua. De este modo el gas que subirá al asiento de la botella, no tiene por donde escaparse.

SELVIAS DE PORTUGAL. Son una especie de secadillos, y para hacerse se pelan avellanas y almendras en igual cantidad, se tuestan con harina y se estregan con un paño para que desechen la cascarilla: se muelen con una poca de azúcar, se echan en un cacito con un poco de almíbar subido de punto, y se dejan cocer hasta que adquieran consistencia; se les añaden entonces doce yemas de huevo batidas, poca pimienta, clavo y canela, dejándo que se cueza todo otro poco, pero sin que quede duro. Con esto se hace una masa mas durita que para hojuelas; se extiende y corta en forma de guion, y se van poniendo unos encima de otros, de dos en dos, juntándose con los dedos; se cortan con carretilla, se frien y se echan despues en almíbar subido de punto; se ponen un poco al fuego, y se sacan de uno en uno con cuchara agujerada ó con una espumadera, y antes que se enfrien se espolvorean con azúcar y canela molida.

SELVIAS DE PORTUGAL DE ALMENDRA Y DURAZNO EN MASA DE HOJUELA. Se mezcla una poca de pasta de almendra con cajeta de durazno, y se le agrega un poco de canela, clavo y pimienta molidos. Se extiende con el palote cualquiera de las masas de hojuela (véase HOJUELAS, pág. 408), haciendo la hoja no muy delgada; se corta en triángulos ó en figura de banderita, se le pone encima una poca de la pasta, se cubre co ta con otra hoja de la masa y se pega por las orillas. Se frien en manteca, se echan despues en almíbar de punto alto, se sacan con una espumadera, se revuelcan en polvo de azúcar y de canela, y se comen frias las selvias.

SEMILLAS (Cocimiento de las). Por mas tiempo que se tengan hirviendo muchas de las semillas, quedan duras y sin el gusto que algunas veces les advertimos, por falta de preparacion y por el modo de cocerlas; así es que no serán inútiles algunas advertencias generales sobre el modo de prepararlas y de cocerlas despues.

El arroz necesita antes de cocerse, lavarse en varias aguas y remojarse para disponerlo á rebentar con facilidad, y para que despues de cocido quede crecido y entero; despues de lavado se debe secar bien al sol, y luego cocerse.

El garbanzo necesita echarse diez ó doce horas en agua fria para que quede blando.

Las habas secas necesitan echarse en remojo de agua fria por diez ó doce horas, y remojadas mondarse sin echarlas en agua caliente porque se ponen negras. Tambien pueden mondarse en seco y ponerse despues á cocer.

Las lentejas secas necesitan otro tanto tiempo de remojo en agua fria.

Todas las semillas, y muy particularmente las de hollejo grueso, necesitan ó la sal de la tierra, ó una poca de agua de tequesquite asentado; y aunque para algunos pueda ser fastidioso el sabor del tequesquite, este se evita lavando en una ó dos aguas las semillas cocidas con él, echándoles sal fina al sazonarlas.

En los artículos peculiares de cada una de ellas, se dice como deben disponerse para llevarse á la mesa de modo que sean agradables á la vista y al gusto á un mismo tiempo.

SÉMOLA. Nombre que se dá á una pasta ó masa hecha con harina de arroz, ó con la flor de la de trigo y agua, que se hace pasar en hilitos delgados por unos moldes cóncavos de cobre ó otro metal, llenos como una criba de multitud de agujeritos. Estando secos estos hilos, se cortan en trocitos pequeños que se parecen al mijo mondado. Si se hacen solamente con las harinas de arroz y de trigo, salen blancos; pero si se quieren amarillos, se pone en la masa un poco de azafran y algunas yemas de huevo. Algunas veces se les añade un poquito de azúcar para hacerlos mas agradables y sabrosos.

Esta composicion se debe á los italianos, entre quienes se usan mucho estas clases de masas.

La mejor sémola se trae de Arabia, á la que la debe la Italia, como nosotros la debemos á esta. Es necesario escogerla de un amarillo claro, bien seca y que no sea muy vieja; despues de los fideos es la mas usada de las sopas harinosas, y se sazona lo mismo.

SÉMOLA (Sopa de). (Véase entre las SOPAS.)

SÉMOLA EN LECHE. Se pone la leche sobre el fuego, y cuando hierva, se esparce adentro la sémola meneándose de vez en cuando para que no se pegue, ni se haga pelotas, no debiendo quedar esta sopa muy espesa, ni falta de azúcar, pues se le debe echar la conveniente con muy poca sal.

SÉMOLA ITALIANA véase MONT-FRIGOUL, pág. 539).

SEQUILLOS. Se llaman así los bizcochitos y dulces hechos con masa y azúcar, como rosquetes, rosquillas, &c. y suele tambien darse el mismo nombre á los secadillos poco antes explicados.

SERVICIO DE MESA. Aunque en algunas obras de la clase de este Diccionario, se encuentre este artículo inserto en el cuerpo de ellas, ha parecido mas conveniente tratar este asunto por separado en un apéndice al fin de la obra, para no interrumpir el órden de las preparaciones que se disponen en la cocina, y para que las explicaciones relativas al servicio estén inmediatas á las estampas que deben acompañarlas, sin tenerse que hojear mucho para ver las que allí se citan.

SESADA. Se llama así á la fritada ó fritura de sesos, y á la cantidad de estos que se encuentra en la cabeza de una res.

SESOS. Son en lo general una sustancia blanda, fea é insípida, y con todo son un alimento suave y delicado. Hay sin embargo personas, principalmente aquellas á quienes repugnan los cuerpos grasosos, que digieren mal los sesos; pero sazonándolos con sustancias activas y picantes, que reelevan su gusto, se convierten en un alimento que no tiene carácter alguno dañoso. Los convalecientes deben abstenerse de comerlos.

SESOS DE CORDERO. Por lo comun se preparan y sirven los sesos de cordero como los de ternera ó vaca, y tambien se sirven frios en mayonesa. Para esto se ponen á cocer romo los de ternéra (véanse adelante), se dejan enfriar y se aderezan poniéndose entre cada uno de ellos un pedazo de lengua en escarlata (véase LENGUA DE TERNERA EN ESCARLATA, pág. 468); se echa en medio una mayonesa (véase MAYONESA, pág. 517), que se adorna con pepinillos, alcaparras, &c., y se rodea todo con gelatina de vianda, tallada en trozos de una figura agradable.

SESOS DE BUEY EN MANTEQUILLA NEGRA. Se les quitan la sangre cuajada, el pellejito y las fibras que los cubren, se ponen á remojar dos horas en agua tibia, y se cuecen en seguida entre dos tajadas de lardo ó de jamon, con hojas de laurel, rebanadas de cebolla y de zanahoria, un manojito de perejil y cebollitas, un vaso do vino blanco y caldo de la olla. Se dejan hervir media hora á fuego lento y se escurren despues; se les echa mantequilla negra por abajo y se sirven (véase MANTEQUILLA NEGRA, pág. 507).

SESOS DE BUEY EN MARINESCA. Se preparan y se cuecen los sesos lo mismo que los del artículo anterior, pudiéndose, si se quiere reemplazar el vino blanco con tinto. Despues de cocidos se pasa el caldillo por un tamiz; se limpian unas cebollas, se hacen saltar en mantequilla caliente hasta que se doren; se polvorean entonces con harina, se mojan con vino de la misma clase del que sirvió para cocer los sesos, se añaden unos hongos y se pone á cocer todo junto; en estándalo, se aderezan los sesos en un plato despues de haberlos escurrido, se prueba el guisado para ver si está de buena sal, y se echa sobre los sesos.

SESOS DE BUEY Á LA MAYONESA. Se aperdigan en agua hirviendo con vinagre y sal, cuatro sesadas que se habrán limpiado y remojado en agua fria; se ponen á refrescar y á cocer en una marinada con vino blanco (véase MARINADA, pág. 510) en la que se echan los sesos; cuando estén estos cocidos, se dejan enfriar, se cortan en mitades, dándose á todos la misma forma, y despues de haberlos dispuesto en corona sobre el plato, se bañan con mayonesa verde ó blanca (véase MAYONESA, pág. 517), y se ponen sobre el borde del plato dos buenas tostadas de jaletina.

SESOS DE BUEY (Amorcillos de). Se pone á reducir la cantidad necesaria de salsa alemana (véase pág. 772) y se le mezclan despues hongos y criadillas de tierra, cortado uno y otro en forma de dados; se vuelve á poner á que se consuma hasta quedar reducida á una especie de pasta, y se echan entonces en esta salsa los sesos y mollejas de vaca cortadas lo mismo que los hongos y las criadillas de tierra; se añade nuez mosmoscada y un poco de mantequilla fresca y se amasa todo juntamente dejándose enfriar, y amoldándose en bastoncitos pequeños de dos pulgadas de largo. Se cortan unas pequeñas y muy delgadas rebanadas de ubre de vaca cocida y fria, y se envuelven en ella los bastoncitos de los sesos compuestos; se bañan ó cubren con alguna de las pastas de freir (véase MASA DE BUÑUELOS PARA CUBRIR FRUTAS, pág. 106, y MASA Ó PASTA PARA FREIR, pág. 514), y se frien, aderezándose para servirse con perejil frito.

SESOS DE BUEY MARINADOS Y FRITOS. Se limpian los sesos como para los de mantequilla negra de los artículos anteriores, se aperdígan, poniéndose despues á cocer en una marinada (véase MARINADA, pág. 510), y cuando estén cocidos se dividen en trozos, se sazonan con sal y pimienta, y se echan en bastante vinagre para que se bañen; se escurren y en seguida se envuelven en una pasta de freir (págs. 106 y 514), y se frien cuidándose de que no esté muy caliente la fritura. Para servirse se rodean de perejil frito.

SESOS DE BUEY Á LA POLLA. Se limpian cuatro sesadas, se perdigan y se ponen á cocer en una marinada de vino blanco. Se dividen entonces en diez y seis partes, sacándose dos de cada mitad, y se aderezan en forma de corona sobre un plato. Al momento de servirse se ponen á hervir unos hongos en salsa alemana (véase pág. 772) ya espesada, y se añaden un manojito de perejil, cuatro onzas de mantequilla fina, que se meneará bien en la alemana para que no se vuelva aceite, una buena cantidad de zumo de limon y pimienta gorda. Se sirven muy calientes.

SESOS DE BUEY EN SALSA Á LA AURORA. Se cuecen y se aderezan como los del artículo anterior, sirviéndose con salsa á la aurora (véase en la pág. 780).

SESOS DE BUEY AL SOL. Se ponen los sesos sobre una plataforma, ya cocidos como en los artículos anteriores, y divididos en mitades; se añaden á una salsa alemana espesa que se tendrá prevenida, un poco de la marinada de los sesos y algunas yerbas finas, dispuestas como para empapelados, y se bañan y cubren los sesos con esta salsa. Así que se hayan enfriado, se rebozan dos veces con huevo batido y se frien, aderezándose al momento de servirse en forma de corona y se les echa encima la gran salsa, no muy espesa (véase Gran SALSA, pág. 765).

SESOS DE BUEY EN SALSA PICANTE. Despues de cocidos los sesos lo mismo que los de mantequilla negra de los artículos anteriores, se escurren, se ponen sobre un plato y se rocian con salsa picante (véase SALSA PICANTE, pág.780).

SESOS DE RES FRITOS Y EN CALDILLO Á LA MEXICANA. Se echan los sesos en agua tibia para limpiarlos de las venas y el pellejito que los cubre;

despues se ponen en agua hirviendo, y al cabo de algunos minutos se sacan y se echan en agua fria, añadiéndose el zumo de un limon grande ó de dos chicos, un par de cebollas en cuartos, un manojito de perejil, un poco de laurel y la sal fina competente; se ponen al fuego, y cuando estén cocidos se sacan, y frios se rebanan; se rebozan las rebanadas con huevos batidos, se frien y se sirven así con sal-pimienta y rebanadas de limon, ó se guisan con el caldillo de xitomate de los chiles rellenos, aumentándose un poco la cantidad de cominos y del perejil frito y picado (véase CHILES RELLENOS, pág. 262).

SESOS DE CORZO Ó DE CABRA MONTÉS. Lo mismo que los de vaca (véanse adelante).

SESOS DE PUERCO EN ENCRESPADOS. Despues de limpios los sesos, se pican revueltos con gordura de puerco, y se sazonan con sal, pimienta, especias y aromas en polvo; se envuelve este picadillo en encrespadillos de puerco, y aplastándose, se ponen á cocer á un fuego moderado.

SESOS DE CARNERO. Como los de vaca de los artículos siguientes.

SESOS DE VACA Á LA MAYORDOMA. Se preparan las dos partes de la sesada, quitando la tercera que se llama *nudo;* se echan en agua caliente, se les quita el pellejo con dos dedos sin romper los sesos y se ponen á remojar en agua; cuando no tengan nada de sangre, se echan en agua hirviendo donde se tendrán cinco minutos; despues se refrescan y se ponen á cocer en blanco por tres cuartos de hora; estando cocidos se escurren y se aderezan sobre el plato en que se han de servir. Entonces se echan cuatro onzas de mantequilla fina en una cacerola y se añaden una cucharada escasa, de las comunes, de harina, y una cantidad regular de las yerbas que se añaden á las ensaladas (véase YERBAS EN SALSA), se amasa todo junto con una cuchara de palo, mezclándosele sal, pimienta, un chorrito de vinagre de estragon y un poco de agua; se pone la cacerola al fuego, se menea la salsa volteándola para ligarla bien, y se cubren con ella los sesos.

SESOS DE VACA EN SARTENADA. Se ponen á cocer los sesos como los del artículo anterior, y estando cocidos se les echa encima una sartenada (véase ESENCIA DE SARTEN, pág. 318), se dejan hervir suavemente en ella cosa de diez minutos y se sirven.

SESOS DE VACA EN MANTEQUILLA NEGRA. Se quitan los pellejos y fibras á cuatro sesadas, se limpian bien y se tienen remojando muchas horas. En una cacerola con agua hirviendo se echan un puño de sal y medio vaso de vinagre, y en esta agua se aperdigan los sesos cosa de cinco minutos; se apartan de la lumbre y se dejan en la misma agua para que queden firmes ó apretados y se dejan cocer tres cuartos de hora en una buena marinada (véase MARINADA, pág. 510); al momento de servirse, se les echa mantequilla negra por encima y se rodean de perejil frito.

SESOS DE VACA FRITOS EN CRUDO. Se ponen á remojar cuatro sesadas, se divide cada una en dos mitades, y sin aperdigarlas se sazonan con sal, pimienta y nuez moscada; se remojan en mantequilla derretida, se cubren con miga de pan, se rebozan con huevos batidos sazonados, y se vuelven á empanar; se frien en una sarten á fuego moderado, de manera que tengan los sesos el tiempo necesario para cocerse, y cuando lo estén y hayan adquirido buen color, se escurren sobre un cotence limpio y se aderezan en un plato con un puño de perejil frito por encima.

SESOS DE VACA COCIDOS Y FRITOS. Se preparan como los del mayordomo de los artículos anteriores, se cuecen, se dividen en dos mitades y se echan en una cazuela con sal fina, un poco de pimienta y vinagre; al momento de servirse, se escurren, se cubren con una masa de freir (véanse en las págs. 106 y 514), y se frien en manteca ó mantequilla que no esté muy caliente; despues de fritos se escurren sobre un lienzo limpio, y se aderezan en un plato con un ramillete de perejil frito, disponiéndose en forma de pirámide.

SESOS DE VACA EN MARINESCA. Se ponen á remojar en agua dos sesadas y despues de haberlas cocido con caldo, vino blanco, sal, pimienta, y un manojito surtido, se sirven, poniéndoles al rededor una salsa ó adorno echo con raices, cebollitas cabezonas cocidas y un manojito surtido; se sazona convenientemente este adorno y se liga con salsa española (véase SALSA ESPAÑOLA, pág. 765). Se puede sustituir otro guiso ó salsa cualquiera al que se acaba de indicar.

SESOS DE VACA EN SALSA DE TOMATE ó XITOMATE. Se cuecen los sesos como se dijo para los con sartenada, se escurren al momento de servirse, y se les echa encima salsa de tomate ó xitomate (véanse en las págs. 768 y siguientes).

SESOS DE VACA Á LA PROVENZALA. Se preparan como los de buey en mayonesa (véanse poco antes), añadiéndose solamente unas aceitunas deshuesadas y un poco de ajo.

SESOS DE VACA (Amorcillos de). Lo mismo que los de sesos de buey (véanse antes).

SESOS DE VACA EN MANTEQUILLA DE CANGREJOS. Cocidos los sesos como los del mayordomo, se escurren y se aderezan en un plato al instante de servirse; se echa tanto como un huevo de paloma, de mantequilla de cangrejos (véase en la pág. 507) en cuatro cucharadas (de las de desengrasar) de salsa rizada espesa (véase en la pág. 766), cuidándose de que la mantequilla se derrita bien y se ligue con la salsa; para esto se menea y revuelve bien sin hacerla hervir, se le añade un poco de pimienta gorda y se echa sobre los sesos.

SESOS DE VACA Á LA HOLANDESA. Estando cocidos los sesos como los del mayordomo, se aderezan poniéndose un cangrejo entre cada uno de ellos. Se echa una poca de salsa rizada sobre otra de yerbas picadas (véanse en las págs. 766 y 774) y se hace subir el color con verde de espinacas (véase VERDE DE ESPINACAS, pág. 322); con esta salsa se cubren los sesos y puede reemplazarse la rizada con sustancia blanca (véase).

SESOS NEVADOS EN ASPIC. Se ponen á cocer como los á la mayordoma; se echan en el fondo de un molde siete ú ocho líneas de gruesa salsa (véase Gran SALSA, pág. 765) que se deja congelar allí, y sobre la jaletina se disponen en seguida los sesos cortados en pedazos, de manera que queden traspatantes y formen bien el dibujo; se echa encima de los sesos una poca de la misma gran salsa casi fria, y se mete el molde en la nieve para que todo se congele; al momento de servirse, se frota el molde con un estropajo ó cotence caliente, para que se despegue la jaletina, y se voltea sobre un plato, sacándose con suavidad, teniéndose cuidado de no descomponer la jaletina, y poniéndose al instante el plato sobre nieve.

Sucede algunas veces que en el plato queda alguna gelatina disuelta, y en ese caso se chupa con un popote hueco ó con un cañoncito de paja, de pluma, &c.

SESOS DE VACA EN ENCRESPADOS. Se limpian los sesos y se ponen á cocer en caldillo ligero (véase CALDO LIGERO, pág. 132); para cada sesada se cortan en pequeños dados seis cebollas grandes cabezonas, se aperdigan y se cuecen en mantequilla con un poco de ajo, sal, pimienta, nuez moscada y laurel, sin dejarse que tomen color ó se doren: se echa salsa rizada sobre ellas (véase pág. 776) y se deja todo consumir hasta que forme una especie de pasta, que se liga entonces con yemas de huevo; se divide en dos mitades cada sesada, y se envuelve cada una en la pasta dicha, cubriéndose despues con encrespadillos de puerco; se ponen á la parrilla y se sirven con gran salsa clara por abajo.

SETAS. Se llaman así todas las especies de hongos comestibles (véase HONGOS).

SIDRA. Así es como se escribe en castellano el nombre del licor fermentado hecho con el zumo de manzanas ó perones, que tambien suele llamarse *vino de peron;* pero hallándose algunas veces escrito *cidra,* quizá por que en frances se escribe *cidre,* se habló de este licor en aquella letra (véase CIDRA).

SNIT-MICH, ó REBANADAS DE PAN Á LA INGLESA. Son estas una variacion de los Sandwichs, ó por mejor decir, una misma cosa con distintos nombres (véase SANDWICHS, pág. 782). Las rebanadas de que aquí se trata, solo se distinguen de aquellas en que sobre la vianda puesta encima de ellas no se pone queso rallado, sino que se polvorean con sal blanca, antes de cubrirse con las otras rebanadas, debiendo ser todas tan pequeñas, que cada una sea un bocado regular.

SOL DORADO. Se echan ocho yemas de huevo en cuatro cuartillos de leche, con el azúcar necesaria y un puñado de almidon. Se pone á cocer todo hasta que tenga la consistencia de atole, y se echa en un platon sobre capas de mamon, alternándolas hasta llenarlo, y por encima se salpica con ajonjolí tostado. Se sirve como ante.

SOL DORADO DE ALMENDRA. A dos cuartillos de leche se echan doce yemas de huevo, azúcar al gusto, un poco de agua de azahar y un puño de almendras molidas. Despues de revuelto, se pone á cocer hasta que esté como atole, y se vacia entonces en un platon sobre capas de mamon humedecido con leche. Por encima se adorna con pasas, almendras, piñones y canela entera ó molida. Se sirve como el anterior.

SOLETAS. Suelen tambien llamarse bizcotelas, y son unos mamoncitos muy delgados, ligeros y sabrosos que se sirven con los helados y sorbetes, y tambien con copas de licor ó vasitos de vino. Entre los artículos relativos á mamones pueden escogerse algunas masas para hacer soletas que salen muy buenas, á mas de las que se explican en los siguientes. Véanse para esto los artículos

MAMONES FINOS Ó ENCANELADOS, } pág. 495.
MAMONES DE HARINA DE TRIGO, }

Otros MAMONES, pág. 496.

SOLETAS MUY BUENAS. Se baten veintidos claras de huevo, y así que hayan alzado bien, se les agregan otras tantas yemas; despues de bien batidas se les revuelve una libra de azúcar molida y tamizada, y cuando se haya incorporado perfectamente, se añade una libra de almidon tambien molido y cernido, echándolo poco á poco para que no haga bodoques; así que está bien mezclado todo, se van echando sobre un papel porciones iguales con una cuchara chica, y puestos los papeles sobre hojas de lata, se meten al horno que debe estar de un mediano temple; se tienen allí un corto rato, se vuelven á sacar, se polvorean con gragea molida muy fina y se vuelven á meter al horno para que cuajen bien.

SOLETAS EXCELENTES. Se baten diez y ocho huevos, aparte las claras de las yemas, y al batirse estas últimas se les van mezclando doce onzas de azúcar molida y cernida; así que están espesas se revuelven con las claras, y al batirse juntas se van polvoreando con una libra de almidon molido y cernido, por medio de una escobeta, hasta que quede embebido todo, y estando bien incorporadas todas las cosas, se van poniendo sobre papeles ú hojas de lata unas porcioncitas que se sacan con una cuchara; se emplean cuatro onzas de azúcar cernida para polvorearlas por encima, lo que se hace con mucha prontitud, y se meten al horno, que no debe estar muy caliente.

SOLETAS SUPERIORES. Se baten doce claras de huevo hasta que levanten bien, y se les mezclan veintiocho onzas de azúcar cernida y despues treinta y dos yemas batidas tambien, de modo que se hayan puesto espesas y duras. Se incorpora todo á las inmediaciones del horno que debe estar menos caliente que para mamones, y allí con una escobeta limpia y apretada para que no suelte hebras ni basura de cualquiera clase, mientras uno está batiendo, otro va polvoreando almidon seco y cernido raspándolo con la escobeta hasta completar dos libras; cuando todo quede bien incorporado, se van poniendo las porcioncitas con una cuchara en papel, separadas las unas de las otras, haciéndose del tamaño y de la forma que se quieran, y aun figurándose con ellas algunas letras para obsequiar á alguna persona con su nombre: despues se polvorean con azúcar cernida, ó si los papeles son medianos, se voltean con prontitud sobre una vasija proporcionada con azúcar molida, y se colocan sobre hojas de lata, que se meten al horno para que se cuezan las soletas.

SOLETAS DE ALMIDON Y HARINA. Se hacen de la misma manera que las de los artículos anteriores, poniéndose para treinta huevos, una libra de azúcar, cuatro onzas de almidon y doce de flor de harina.

SOLETAS MAS CONSISTENTES DE HARINA SOLA. Para veinte huevos doce onzas de azúcar y una libra de flor de harina. Se hacen siguiéndose en todo los procedimientos de los artículos anteriores.

SOLLO. Lo mismo que esturion (véase ESTURION). Tambien suele llamarse sollo otro pescado de agua dulce que es muy comun en los rios, los lagos y los estanques.

SOLLOS EN CALDILLO. El de rio es preferible al de estanque ó laguna, y se distinguen en que el primero tiene las escamas blancas y plateadas, y el segundo es de un color moreno mas ó menos oscuro.

Se le quita la hueva con el mango de una cuchara, con la que se mantiene en una abertura suficiente para vaciarlo ó destriparlo por allí mismo; se le cortan tambien, lo mejor posible, las aletas y la cola, y se ata con un hilo la cabeza, porque si no, se separaria.

Se cuece en caldillo blanco, moreno ó simple (véanse en la pág. 633), y se sirve sobre una servilleta guarnecido de perejil.

SOLLOS CHICOS EMPAPELADOS. Se lavan, se les quitan las escamas, se vacian y se envuelven en una hoja de papel enmantecada: se asan en la parrilla, y estando cocidos se abren para sacarles las lechecillas y huevas que puedan tener y que harian daño si se comiesen, reemplazándolas con un poco de mantequilla amasada con perejil, pimienta y sal. Se sirven así, ó espolvoreados despues con harina y fritos.

SOMBRA. Especie de trucha llamada en latin *thymallus*, por que huele á tomillo. Su carne es deliciosa y de fácil digestion, de buen suco y tan apreciable, que se permite su uso aun á los enfermos. Se parece mucho por su figura á las truchas comunes, habita como ellas en las aguas puras y limpias, y se mantiene con los mismos alimentos; pero se estima mucho mas que á las otras por su buen gusto.

Se prepara y condimenta como las demás (véase TRUCHA).

SOMBREROS DE TRES PICOS ó TALMUSES. Pastelería.

SOMBREROS DE TRES PICOS SIN QUESO. Se hace una masa de coles del modo comun (véase MASA DE COLES, pág. 516), se moja con huevos de modo que no quede muy líquida, y se le añade un poco de franpipan estofado ó sazonado; ya se abrán extendido ó bajado con el palote algunos recortes de hojaldra hasta dejarlos del grueso de un peso ó pocomas; se cortan unas ruedas con un corta-pasta de tres pulgadas y media, y se pone sobre estos fondos la masa preparada con huevo, formándose con todo unos sombreros de tres picos, que ligeramente dorados por encima se meten al horno; estando cocidos, se componen y se sirven.

SOMBREROS DE TRES PICOS CON QUESO. Se amasan con las manos libra y doce onzas de queso fresco, bien limpio y desalado si lo estuviere mucho, ó con una poca de sal si el queso no fuere salado; se le añade un puño de buena harina pasada por un tamiz, y se amasan de nuevo las dos cosas juntas; se añaden cuatro onzas de mantequilla derretida y se amasa todo por tercera vez con huevos; entonces se acuesta la masa y se disponen los sombreros de tres picos, poniéndolos á cocer en el horno algo vivo.

SOPA. Esta voz en su primitivo y rigoroso significado, no es otra cosa que la rebanada de pan mojado en algun licor, y por antonomasia se llamó así al pan rebanado ó desmoronado, humedecido con caldo de la olla y sazonado con grasa y especias, con que se dá principio á las comidas. Despues se hizo extensivo este nombre á todas las preparaciones de sustancias harinosas, que sustituyen al pan para variar este primer platillo, y ya se aplica á todos los potages aun de legumbres y de viandas, con que se obsequia primeramente á los convidados en una mesa. La mayor ó menor consistencia de las sopas varia segun el gusto particular de cada casa; pero á imitacion de los usos franceses están hoy en boga entre nosotros unas sopas tan caldosas, que con dificultad se encuentran en ellas las otras sustancias que les dan su nombre.

El caldo en que nadan estas materias es muy especiado y de alto gusto, que se explica en sus lugares respectivos y al tratarse de las sopas, en cada una de ellas se cita el que deberá usarse y el lugar y la página en que se ha de encontrar.

En los dias de abstinencia de carnes se estilan unas sopas en magro, con pescado ó sin el, de las que unas se llaman capirotadas que se explican bajo esta voz (véase CAPIROTADA), y las otras se encuentran indistintamente entre los artículos que siguen, explicándose en ellos el modo con que deben confeccionarse.

SOPA DE PAN Á LO NATURAL. Despues de haber puesto en una sopera la cantidad suficiente de tostadas de pan, bien recortadas y de buen color, se les echa encima un poco de caldo hirviendo y se dejan remojar hasta que llegue el momento de bañar la sopa; entonces se añade el caldo necesario para que nade el pan con facilidad. Se usa para esta sopa con ventaja de las cortezas de pan de café, secadas al horno, ó de pequeñas rebanadas que hayan sufrido doble cocimiento, que suelen llamarse tostadas.

SOPA COMUN DE PAN. Rebanado el pan y tostado sin que se queme, se irá colocando en una tortera, y despues de puesto el suficiente, se echará caldo de la olla poniendo la tortera á dos fuegos mansos; luego que haya hervido lo conveniente se aparta de la lumbre, se le echa un poco de culantro seco, tostado y molido, y se adorna con algunas hojitas de perejil, menudencias picadas de ave, trocitos de jamon gordo, ó hebras de magro y garbanzos.

Se advierte que hirviendo mucho esta sopa, se pone como engrudo, lo que debe evitarse cuidadosamente.

SOPA DE PAN CON CALDO DE CULANTRO. Se doran en un comal las rebanadas de pan frio y se acomodan en una cazuela untada con manteca; se le echa encima caldo de la olla ya sazonado y hervido despues con culantro tostado y molido, en la cantidad que sea necesaria para que sobresalga su sabor y se pone la cazuela sobre rescoldo y con fuego arriba; habiendo hervido lo suficiente para que el pan no quede ni crudo ni deshecho, se aparta del fuego y se adorna con sesos cocidos, sazonados con sal y pimienta en polvo, revolcados en pan rallado, rebozados con huevo batido y fritos; ó con rebanadas de riñones cocidos, revolcados en pan rallado, sazonadas con sal y pimienta en polvo y fritas en manteca.

SOPA DE PAN CON AJO Y CEBOLLA. Se frien en manteca unos dientes de ajo hasta que se doren, se sacan y se muelen juntamente con pimienta; en la misma manteca se frie cebolla picada, echándose cuando esta se haya frito, el ajo molido con la pimienta, caldo de la olla sazonado ya, y hojas de perejil y mejorana; luego que haya hervido este caldillo, se unta una cazuela con manteca, se ponen en ella camas de rebanadas de pan doradas en un comal, se les echa el caldillo y se pone la sopa á fuego suave hasta que esté cocida; se aparta de la lumbre, se le echa encima manteca quemada y se dora con un comal con lumbre; se adorna con hojitas de perejil y sesos fritos como los del artículo anterior.

SOPA DE EPAZOTE. Se frien en manteca unos dientes de ajo, y se echa despues caldo de la olla, pan despedazado, no rebanado, y unas ramas de epazote; cuando se haya cocido, se sirve, en la inteligencia que ha de quedar caldosa.

SOPA DE AJO. Puesta á la lumbre una sarten con manteca, ó mejor con aceite, se pican los dientes de ajo de una cabeza grande, y así que se han dorado se echa agua ó caldo suficiente, acomodándose las tostadas de pan gruesas que sean necesarias; habiendo hervido un poco, se añade aceite de comer si el ajo se frie en manteca, y luego que ha consumido algo, se aparta y se sirve.

SOPA DE POLENTA. Se muele maiz cacahuatzentli hasta quedar en harina muy fina, que se pasa por un tamiz; se echa en una olla con una poca de agua ó leche, con suficiente sal, y se pone á la lumbre, meneándose con un palo redondo continuamente, hasta que se haya consumido toda humedad y pierda el gusto de harina; entonces la bola que resulta de masa se pone sobre una servilleta limpia, y formándose con ella una torta, luego que haya enfriado, se cortará en rebanadas, pasándose un hilo para cortarse. Con estas rebanadas se hará la sopa, disponiéndose en el platon una cama de queso de Flándes ú otro bueno rallado y una poca de mantequilla derretida, encima otra cama de las rebanadas de polenta, despues otra de queso y mantequilla, y así alternativamente hasta colocar toda la cantidad que se necesite; se baña la sopa con caldo estofado (véase CALDO ESTOFADO, pág. 132), ó con el de los rabioles; (véase RABIOLES, pág. 714), echándolo muy caliente y poniendo despues la sopera al vaho de una olla. Tambien se le pondrá un comal con poco fuego encima, procurando que no quede ni espesa ni aguada.

SOPA DE PAN Y ARROZ. Se lava muy bien el arroz en dos ó tres aguas, y se deja remojar por un par de horas; se saca y bien escurrido, se pone al sol; al dia siguiente se ata en una servilleta, dejándose flojo para que pueda esponjar, y en una olla con una poca de agua á la lumbre, se pone el arroz en la servilleta, pendiente de la boca de la olla con las puntas, para que no le llegue el agua; se cubre esta con una cazuela del tamaño de la boca; se tiene el tiempo necesario hasta que se cueza el arroz y se aparta; se desata la servilleta se saca el arroz, y en una cazuela untada con manteca, se pone una cama de tostadas de pan, otra de arroz, otra de queso añejo molido, y así alternativamente hasta llenarla; se bañan bien con caldo de la olla solo, ó si se quiere mezclado con caldo estofado; se pone la sopa á dos fuegos, y despues se adorna por encima con polvo de culantro seco, hebras de jamon magro, rebanadas de chorizon, de morcon y trozos de longaniza, todo trito.

SOPA DE TORTILLA. Envueltas las tortillas se rebanarán en ruedas muy delgadas, y se guardan para el dia siguiente, en que se pondrá al fuego una tortera con manteca, se frien en ella tres ó cuatro dientes de ajo picados, y en seguida las tiritas de tortilla; estando bien fritas, se echará caldo suficiente con unas hojas de epazote, y cuando haya consumido de modo que no quede seca, se servirá adornándola lo mismo que la de pan.

SOPA DE ARROZ. Lavado el arroz, escurrido, y extendido, se pondrá á secar al sol; en una tortera con manteca sobre la lumbre, se frien los dientes de un ajo picados, y así que se hayan dorado bien, se echará el arroz para que se fria tambien y se dore; despues se le echará el caldo necesario hasta que esté bien cocido, y entonces se dejará secar poniéndole encima un comal con lumbre suave.

SOPA DE ARROZ Á LA VALENCIANA. Se cuecen los pollos segun el número de convidados en agua, poca sal y el recado conveniente como para la olla, y despues de cocido se dividen en raciones de un tamaño regular. Limpio y lavado el arroz, se echa en un poco de agua de azafran á que tome color, y en una tortera al fuego con manteca, se frien tres ó cuatro xitomates maduros y bien picados, otras tantas cebollas rebanadas y los dientes de un ajo picados; frito todo esto, se echa el arroz bien escurrido para que se fria tambien, añadiéndose despues el caldo en que se cocieron los pollos y dejándose hervir en él; cuando haya consumido algo el caldo, se echan unos chiles poblanos ó tornachiles asados y pelados que estén enteros y que queden encima; luego que esté cocido el arroz se le mezclan raciones de pollo, y se dejará á fuego manso que acabe de consumir, hasta que apenas le quede caldillo, y para servirse se adorna con rebanadas de chorizon y de huevos duros.

SOPA DE ARROZ CON BAGRE. Se pone una cazuela á la lumbre con manteca, y en quemándose esta, se frien en ella cebolla, xitomate picado y rajas de chile verde mondado; así que todo esté bien frito se echa el arroz, despues de muy lavado y seco al sol; se deja dorar en la manteca, y en seguida se le echan agua y muchos pedacitos chicos de bagre, sazonándose con sal; cuando esté medio cocido al arroz, se le agregará un polvo de pimienta fina, de modo que sobresalga, y despues de bien cocido, se le pondrá un comal para que se consuma el agua, adornándose con frituras de yerbas para servirse.

SOPA DE FIDEOS. Picada una poca de cebolla, se frie en manteca y se echa caldo del puchero, un poco de perejil picado, clavo y pimienta molida; ya que todo esté hirviendo se echan los fideos, y luego que se conozca que están cocidos, se apearán y pondrán al vaho de una olla, cuidando de que no se espesen demasiado. Esta sopa se puede adornar como las demás, agregándole al tiempo de servirla un poco de queso molido ó rallado, polvoreado por encima.

SOPA DE FIDEOS CON CHILE. Desvenado un poco de chile ancho y echado á remojar para disminuirle el picante, se muele con los dientes de un ajo, pimienta, clavo y lo que quepa en dos dedos de comino; molido todo, se freirán los dientes de un ajo picado, y las demás cosas molidas, el caldo suficiente, y cuando se hayan cocido los fideos se pondrán al vaho de una olla adornándolos y echándoles el queso en polvo.

SOPA DE PAN Y VINO. Se freirán en manteca, perejil y cebollas picadas, y allí se echará el caldo de puchero necesario; empezando á hervir, se irán acomodando tostadas de pan frio frances, añadiéndose caldo conforme se acomoden las tostadas, y despues un poco de tomillo y vino blanco suficiente. Esta sopa se sirve suelta.

SOPA FRANCESA DE PAN. Picados unos dientes de ajo y dorados en manteca, se molerán con una poca de pimienta, y agregándose cebolla picada se freirá todo; se echa el caldo suficiente y estando hirviendo se le añaden unas ojas de orégano, mejorana y tomillo, y poniéndose las rebanadas de pan bien tostadas, se dejará hervir un poco debiendo quedar esta sopa muy caldosa; fuera de la lumbre se le echará un poco de perejil picado, tomillo y mejorana y un poco de aceite y manteca quemada. Para servirse se adorna con rebanadas de huevos duros, de limon y hojas de romanita.

SOPA DE PAN CON XITOMATE Y ACEITE. Se frien en manteca revuelta con aceite xitomates asados mondados y molidos y cebolla picada; se sazona todo con sal, y se le echa el agua necesaria; así que esté hirviendo este caldillo se le agregará tomillo, orégano y perejil picado, dos yemas de huevo duro deshechas y un poco mas de aceite; se irán acomodando las tostadas de pan en una tortera y se bañarán con el caldillo; y habiendo consumido de modo que quede suelta la sopa, se adornará con alcaparras y rebanadas de huevo duro, echándole al servirla otro poco de aceite.

SOPA DE FRIJOLES GORDOS. Se muelen los frijoles gordos, cocidos como para el uso comun, y deshechos en agua se cuelan despues: se pone una tortera al fuego con manteca y aceite, friéndose allí tres ó cuatro cebollas picadas menudas, y estando doradas se echa el caldo sazonado, dejándolo hervir hasta que espese algo; entonces se echan las rebanadas de pan doradas en manteca, otro poco de aceite y orégano en polvo; se deja cocer á dos fuegos la sopa y cuando ya esté para separarse de la lumbre, se le polvorea queso rallado, volviéndole á poner el comal hasta que deba servirse; para llevarse á la mesa, se le echa otro poco de aceite por encima y se adorna con huevos estrellados en manteca. Esta sopa servirá para las vigilias, si no fuere caldo de la olla en el que se echó para hacerse.

SOPA BLANCA. Se frien cebolla y ajo picados hasta que se doren y se les echará despues agua y unos pocos de comines, clavos, canela, y pimienta, molido todo, orégano y perejil picado, alcaparras y mas manteca, dejándose hervir; se acomodarán las tostadas de pan en una tortera, y se les irá echando este caldo haciéndose que se cueza la sopa á dos fuegos; se adereza con huevos estrellados por encima, tajadas de queso, y mas aceite. Puede servir en los dias de vigilia.

SOPA DE APIO. Se tuestan las rebanadas de pan de un dia para otro y al siguiente se ponen entre cada dos tostadas, apio y perejil picados y revueltos; se acomodan en un plato hondo, se polvorean con poca pimienta, nuez moscada, clavo y canela y se les echa encima el caldo, sazonado con sal; se pone la sopa á dos fuegos, y luego que esté consumido el caldo de modo que no quede muy espesa, se aparta y se adorna como la sopa comun.

SOPA ESTOPADA. Se pone á freir manteca segun la cantidad de sopa, y se le echan cebollas rebanadas, ajos enteros, carnero ó vaca en pedazos menudos, algunos huevos y jamon picado; cuando haya tomado color de asado se le echan caldo de la olla, chícharos tiernos bien cocidos y algunos trozos de ave, sazonándose con sal; se deja cocer todo á fuego manso, y se le añadirá poco antes de apearse un poco de canela y clavo molidos, pasándose en seguida por la estameña. Se ponen las rebanadas de pan bien tostado en una tortera, y echándole el caldo colado, luego que hierva un poco, se podrá servir la sopa adornada con pedacitos de jamon magro, de pechuga, menudencias de aves y de longaniza, chorizos enteros y culantro seco en polvo.

SOPA DE PESCADO. Rebanado el pan frances, se tostará en manteca y aceite; dos rebanadas del pan frito se muelen con dos dientes de ajo, unos pocos de cominos tostados y un pedacito de pescado salado, lo que se desleirá en un poco de caldo de pescado fresco, cocido con cebolla y sal; puestas en una tortera las rebanadas, se bañarán con ese caldo, y dando unos hervores á fuego fuerte, se pondrá la sopa á secar á dos fuegos mansos, aderezándose con huevos estrellados, un poco de pimienta y aceite.

SOPA DE AVELLANAS. Se rebana el pan muy delgado y se dora al comal: se hacen tajadas de jámon, hígados y mollejas de gallina, cocido todo: se tuesta un puñado de avellanas que se limpian, se muelen y se echan en una cazuela con caldo de gallina que se hará hervir. En otra cazuela se van poniendo una cama de pan, otra de hígados, otra de pan, otra de jamon, otra de pan, y otra de mollejas, y de este modo se llena la cazuela: habiéndose echado el caldo suficiente de avellanas á cada cama de pan, se tapa la cazuela y se deja hervir; para llevarse à la mesa, se adorna por encima con huevos duros rebanados, sesos fritos, chorizon, polvo de culantro tostado y unas ramitas de perejil.

SOPA DE ARROZ CON SALSA DE XITOMATE. Lavado en dos ó trés aguas el arroz, se escurre y pone á secar; se forma una salsa en una poca de manteca con xitomate, clavo y canela bien molidos y se cuece echándose el agua caliente. Ya seco el arroz se revuelve con uno ó dos huevos, se echa en una tortera embarrada de manteca, y se le agrega la salsa ya hecha; se pone á hervir hasta cocerse, con fuego por encima y se deja espesar bien. Esta sopa podrá servir los dias de abstinencia de carnes.

SOPA DE SALUD. Se pican una cebolla, una cabeza de ajo limpia, un poco de perejil y una lechuga, y todo se frie en manteca ó mantequilla; despues de frito, se echa allí caldo de la olla y un poco de pimienta molida; se colocan en una tortera rebanadas de pan francés frito en mantequilla ó manteca, y cuando el caldo esté sazonado, se bañan con él las tostadas puestas en la tortera, que se tapa con un comal con lumbre encima, y poniendo la tortera á la lumbre se adorna la sopa despues de sazonada, con sesos fritos &c. y polvo de culantro seco y tostado.

SOPA DE ARROZ EN CANUTO. Despues de bien remojado y desflemado el arroz, se pone una cazuela á la lumbre con tuétano de vaca, se frie allí cebolla y ajo bien picados, y cuando ya se haya dorado se echa el arroz, suficiente mantequilla y sal; se está moviendo el arroz, y en dorando se le echa un poco de caldo ó agua; cuando haya consumido, se le añade otro poco de líquido, y así que lo consuma se le echará otro, hasta que se cueza bien; entonces se le añaden dos yemas de huevo batidas, y se pone á dos fuegos mansos, meneándose bien para que no se cuaje el huevo, y se mantiene así hasta la hora de servirse.

SOPA DE PAN PARA VIGILIA. Frito un poco de ajo en manteca, se saca y se echan en ella despues de quemada, cebolla picada, y xitomates buenos asados y molidos con el ajo; se aparta la cazuela ó tortera de la lumbre, y en otra se ponen rebanadas de pan frances delgadas, y bien tostadas, se bañan con el caldo del xitomate y de pone al fuego hasta que espese la sopa lo necesario; sin menarla para nada, se podrá servir á lamesa.

SOPA DE PASAS Y ALMENDRAS. Se frien en manteca veinticinco ó treinta almendras, y otras tantas pasas grandes, se sacan y se muelen con tres xitomates crudos; despues se frie una poca de cebolla picada muy menuda, y se echa para que se fria tambien lo molido; despues se añade le agua suficiente, y acomodadas en una tortera las tostadas de pan delgadas, se bañan con el caldo de almendra, y se ponen á hervir hasta que espese lo conveniente la sopa, cuidando de no menearla.

SOPA DE PAN CON QUESO Y CHILE. Medio chile seco remojado y molido con ajo, colado por cedazo, y no muy aguado, se pone á freir. Cuando lo esté, se añade bastante agua, las rebanadas de pan como en las anteriores, y cuando la sopa haya espesado lo necesario, se polvorea con queso rallado de Flándes ó de la Barca, apartándola del fuego y poniéndole un comal con rescoldo por un rato; se aparta despues y se sirve.

SOPA DE CHILE. Se pone al fuego una cazuela con manteca, que se deja quemar, y se frien en ella rebanadas de cebolla tierna; se echan en seguida trozos de pan casi duro, despedazados á la mano, y se humedecen con un caldillo hecho de tres ó cuatro chiles anchos desvenados, lavados y molidos que se deslien en suficiente agua; se sazona con sal y luego que dé un hervor la sopa se apea, se deja reposar cubierta la cazuela, y se sirve caliente.

SOPA DE PAN CON LECHUGAS. Hecha la sopa comun de pan, se limpian bien las lechugas y sin descoronarlas se a perdigan en agua hirviendo y se refrescan despues en agua fria; se sacan en seguida, se exprimen, se atan con un hilo para que no se deshojen, y se ponen á cocer con unos trozos de jamon, algunas cebollas enteras y otras tantas zanahorias; se vuelven á sacar y á exprimir, cuidando siempre de que no se deshojen; se pone un poco de manteca y de aceite de comer en una cazuela donde sefreirá un ajo limpio y picado, y luego se echan á freir las lechugas humedeciéndolas con un poco de caldo gordo (véase CALDO GORDO PARA SOPA, pág. 129) al que se echará un poquito de vinagre bueno; apartadas del fuego antes que se deshagan, se acomodan en manojitos sobre el plato de la sopa, adornándola con las cebollas cocidas, las cortezas de las zanahorias y la parte magra del jamon.

SOPA JULIANA (véase JULIANA, pág. 449).

SOPA FAUBONA (véase FAUBONA, pág. 334).

SOPA DE SUSTANCIA DE ZANAHORIA. Se pican treinta ó cuarenta zanahorias, se frien en una cuarta de manteca, y se humedecen con caldo de la olla, echándose un trocito de azúcar como la mitad de un huevo: se dejan cocer á fuego lento por dos horas lo ménos, cuidándose de echarles caldo, y separadas de la lumbre, se emplea esta sustancia en hacer la sopa, y si no fuere suficiente se aumentará con caldo del puchero; se colocan las tostadas de pan en una tortera, y echando allí el caldo de las zanahorias, se pondrá á hervir cuidándose de quitar á la sopa la espuma que despida y de que no quede espesa.

SOPA DE FRIJOLES BAYOS. Se ponen á cocer estos frijoles en caldo, con dos zanahorias, dos cebollas, dos clavos de especia y un poco de gordo de la olla; cuando esté todo bien cocido, se disponen en otra tortera las rebanadas de pan doradas en manteca, se cuela sobre ellas el caldo de los frijoles, y se deja hasta que hierva un poco, echándole, cuando quiera secarse un poco de queso de Flandes ú otro bueno rallado, y un poco de aceite de comer, separándola de la lumbre y poniéndole un comal por un rato con poco fuego.

SOPA DE SUSTANCIA DE LENTEJAS. Puesto á cocer un cuartillo de lentejas en caldo, se le agregarán dos zanahorias, dos cebollas y dos clavos de especia; cuando estén bien cocidas se desharán y colarán: con el caldo que de ellas resultare, se bañarán las rebanadas de pan tostado, puestas en una tortera que se pondrá á la lumbre, quitándose luego que quiera hervir.

SOPA DE SUSTANCIA DE FRIJOLES BLANCOS. Esta se hace lo mismo que la de lentejas, con la diferencia de que despues de sazonada con sal, se le echará una poca de mantequilla, meneándola mucho; ya sazonada, se pondrá sobre las tostadas de pan.

SOPA Á LA ARAGONESA. Se cuece bien un hígado de ternera, se deja enfriar y se ralla de modo que quede muy menudo; se le echa otro tanto de queso de Flándes, ú otro bueno tambien rallado, se le espolvorea de cuando en cuando una poca de pimienta al revolverlo y todo se deslie en caldo de la olla delgado; se pone á cocer, y cuando haya dado algunos hervores, se disponen en una cazuela las rebanadas de pan tostadas en manteca, se bañarán bien las tostadas empapándolas con aquel caldo, y se pone la sopa á dos fuegos hasta que se dore; despues se adorna como las demás sopas, y se sirve.

SOPA Á LA ARTESIANA. Hechas las tostadas, se doran en mantequilla, y con una sustancia de caldo de la olla sin especias y desengrasado, se humedecerá un poco y encima se les pone una poca de buena mantequilla; despues se bañan las tostadas con una sustancia de chícharos, cocidos con un puñado pequeño de perejil, y los rabos de tres ó cuatro cebollas; cuando hayan hervido á fuego manso, se machacan en un mortero, colándose la sustancia sobre las tostadas, mezclándole bien caliente un poco de mantequilla, y haciendo que dé un suave hervor; se sazona la sopa con la sal necesaria y se sirve.

SOPA DE SUSTANCIA DE CASTAÑAS. Se pondrán á cocer cinco ó seis docenas de castañas con un poco de sal y cuatro onzas de azúcar, y estando bien cocidas se separan dos docenas, y el resto quitadas las cáscaras y bien limpias, se molerán con un trozo de migajon de pan que tenga cosa de cuatro onzas, deshecho bien en el caldo; se colará por una servilleta, se volverá á poner al fuego este caldo, sazonándolo al gusto con sal fina; y habiendo hervido de modo que no quede muy espeso, se echará sobre las tostadas de pan, fritas en mantequilla; habiendo dado la sopa un corto hervor, se apartará del fuego poniendo encima las veinticuatro castañas apartadas, despues de bien limpias.

SOPA DE TALLARINES. Se hace lo mismo que la de fideos (véase).

Se pueden tambien perdigar en agua con sal, y despues de haber hervido un poco de tiempo en ella, se echan en el caldo. Al momento de servirse, se les echa en la sopera un poco de pimienta gorda.

SOPA DE YEMAS DE HUEVO, Ó Á LA DESCLIÑAC. Se deslien quince yemas de huevo en cuatro cuartillos de caldo de la olla, que se cuelan por una servilleta ta; se echa todo en una vasija y se pone á cocer metiendo el trasto en agua caliente, y cuando haya cuajado bien, se toma con nna cuchara chica de aquella sustancia, y se acomodan los bocados en la sopera, echándose despues caldo bueno, y polvoreándose por encima con un poco de culantro seco y de pimienta.

SOPA DE CAMOTE. Se asan entre rescoldo doce camotes morados, y cuando estén bien cocidos, se pelan quitándoles todas las durezas; despues se muelen y se les quitan todas las hebras, y se remuelen con cuatro pechugas de gallina; se mezclan á lo molido un trozo de manteca del tamaño de dos huevos, ocho yemas de éstos crudas, un poco de nuez moscada y seis pimientas gruesas, sazonándose la masa con sal; se extiende ésta en planas no muy delgadas que se cortarán en tiras anchas, enrollándolas despues y cociéndolas en agua hirviendo por media hora; se sacan y se escurren, y puestas en la sopera se le echa suficiente caldo de la olla que esté bien sazonado, y se sirve la sopa polvoreada con pimienta y culantro molidos.

SOPA DE SUSTANCIA DE CALABAZA. Cortada la calabaza en cuadros despues de mondada, se pone á cocer en agua y en seguida se deja escurrir bien y se muele; se deslie lo molido en leche, y con esta sustaucia se bañan las tostadas de pan doradas en manteca; se pone la sopa á la lumbre, y así que hierva un poco, se sirve cuidándose de que no quede muy espesa.

SOPA DE CALABAZA. Cortada la calabaza en trozos, se pone á cocer en agua con sal de la tierra; á medio cocer se saca, se deja escurrir y se corta en rebanadas; se frien en mantequilla, y se van poniendo en camas alternadas con otras de queso fresco, polvoreándose todas con azúcar y canela; cuando se hayan puesto las camas suficientes, se baten cuatro huevos, se deshacen despues en un cuartillo de leche, y bien mezcladas ambas cosas, se baña la sopa con este caldillo; se le echa una poca de mantequilla fresca derretida, y se pone á dos fuegos mansos hasta que se consuma el caldo, pero que no quede muy seca: despues se apea y se espolvorea con azúcar y canela por encima.

SOPA DE LECHE LIGADA. Despues de hervida la leche, se endulza y se le echa un popuito de sal; y ya para servirse la sopa, se añade un huevo batido para cada cuartillo de leche, y se vuelve esta á poner al fuego, meneándola mucho con una cuchara de palo; cuando ya se pegue en la cuchara, se aparta echándola sobre rebanadas de mollete ó de migajon de pan frio.

SOPA DE SUSTANCIA DE RANAS. Se quitan los pellejos y las cabezas á cincuenta ranas, y se ponen á cocer en agua con un poco de sal, una cucharada de manteca, ocho ó diez pimientas gordas, y lo que cabe en tres dedos de nuez moscada rallada; cuando estén bien cocidas se echan en un mortero con el migajon de una torta de pan corriente, y se muelen hasta formarse una masa que se deslie en caldo colado del mismo en que se cocieron, y en mayor cantidad del de la olla; se cuela todo por una servilleta, poniéndose despues á fuego manso sin que hierva; se ponen las tostadas de pan en la sopera, se remojarán con un poco de caldo de la olla, y al servirse la sopa se baña bien con la sustancia de ranas, procurando que no esté el caldo ni aguado ni espeso.

SOPA DE COLIFLOR. Se corta el pan

frances frio en rebanadas muy delgadas y se pone despues á la lumbre una tortera con manteca, cuanta se necesite con arreglo á la cantidad de la sopa, y estando caliente, se frien en ella los dientes de una cabeza de ajo limpios y picados; cuando estén dorados, se sacan de la manteca y se frien en ella xitomates y perejil picados muy finos; y luego que todo esté muy frito se echa caldo sazonado de la olla, y se le deja dar un hervor; se acomodan en la tortera camas alternadas de las tostadas de pan, y rebanadas de coliflor cocida con sal, bañándolas despues con el caldo preparado de xitomate, y poniéndose la tortera á dos fuegos mansos hasta que consumiendo el caldo, no quede la sopa muy aguada ni demasiado espesa. Se pasa á la sopera para servirse, polvoreándola por encima con pimienta, y adornándola con jamon y frituras.

SOPA DE LENGUA. Bien limpia la lengua de carnero ó de vaca, se pone á cocer con la sal necesaria, y cuando esté ya para acabarse de cocer, se echa en cantidades iguales de agua hirviendo y de vinagre de Castilla, despues de haberse despellejado la lengua y cortado en trocitos de una pulgada, y agregándose cuatro ó seis cabezas de ajo mondadas, otras tantas cebollas limpias en cuarterones, un chile ancho desvenado, una toma con tres dedos de pimienta molida y otra de canela, unas hojas de laurel y una poca de sal, y añadiéndose un trozo de manteca del tamaño de un huevo; se tapa la olla y se deja hervir todo hasta que esté casi consumido el líquido, y entonces se le echa un cuartillo de aceite de comer, apartándose de la lumbre cuando haya hervido fuertemente; se sacan de su caldo los trozos de lengua, y despues de frios y rebozados con huevo batido, se frien, procurando que no se mezclen unos con otros; se disponen las rebanadas de pan tostado necesarias en manteca, y se bañan con partes iguales de caldo de la olla, y del otro en que se coció la lengua, mezclado con las demás sustancias que se cocieron tambien, molidas y coladas por un cedazo; cuando haya consumido casi todo el caldo de la sopa, se aparta y adorna con los pedacitos de lengua fritos.

SOPA DE CHÍCHAROS CON CALDILLO DE ALMENDRA. Se pican tres cebollas y tres dientes de ajo, y mientras se frien en manteca se asa un xitomate grande; este se molerá con especias de todas, menos azafran, y se echa junto con un puñado de almendras peladas y otro de chícharos verdes, en la manteca, donde se frió el ajo, que se sacará de ella, y se molerá con las almendras; se echa lo molido en la cazuela de la fritura y se deja hervir todo hasta que se cuezan los chícharos. Rebanado el pan de sopa y puesto en la cazuela, se le echa el caldo con los chícharos para que hierva, y se deja á fuego manso hasta la hora de servirla; se adorna para esto con un poco de perejil picado, tomillo, y mejorana, rociándose por encima con manteca quemada y aceite, y se ponen rebanadas de huevos duros, de limon y romanitas deshojadas, no debiendo quedar espesa esta sopa.

SOPA DE LECHUGAS PICADAS. Se picarán las hojas de lechuga hasta donde comienza lo blanco, y se freirán despues en manteca; cuando se hayan revenido, se les echa caldo de la olla con todas sus especias, y se dejan hervir hasta cocerse completamente las lechugas; con ese mismo caldo se remojarán las tostadas de pan intercalándose la lechuga, y se pone la sopa á fuego manso hasta que el caldo espese un poco; se aparta para que repose, y se sirve.

SOPA DE COLES. Se pondrán á hervir dos ó tres coles que estén apretadas, y cuando estén á medio cocer se sacarán del agua y se colgarán á escurrir bien; despues se rebanan al traves, se espolvorean con sal y pimienta, y puesta en una cazuela una cama de rebanadas de pan, tostado en comal, encima se pone otra de tajadas de jamon gordo muy delgadas, otra de rebanadas muy delgadas de zanahorias y de cebollas, y sobre esta, otra gruesa de las rebanadas de la col; se repiten las mismas camas por este órden hasta concluir con la última que será de jamon, que se cubre con tostadas fritas, humedeciéndose con caldo de la olla, sazonado con toda clase de especias. Se pone la sopa á dos fuegos lentos hasta que acaba de cocerse la col, y por encima se le echa polvo de culantro tostado; poco antes de apearse, se cubre con el magro del jamon deshebrado y perejil picado muy menudo.

SOPAS DE SAGOU Y DE SALEP. Con el sagou y el salep se confeccionan tambien buenas sopas para los enfermos; pero como en el comercio todas estas sustancias están adulteradas de modo que sea imposible reconocerlas, se prefiere, y con razon, la fécula de la papa que es casi la misma cosa. Seria bueno que tuvieran esto presente nuestros médicos, que suelen recetar la harina de sagou, sin que produzca los efectos que desean, y ocasionando gastos insoportables á los pobres, por venderse muy cara en las boticas (véase SAGOU, pág. 753).

La sopa de sagou se hace lavándose este en agua hirviendo, y poniéndose al fuego en una corta cantidad de caldo, y añadiéndose despues mas y poco á poco, hasta que el sagou, quedando disuelto, tenga la apariencia de una jaletina; se le echan entonces algunas yemas de huevo y se sirve.

Para la de salep, se echa una pequeña cantidad de este polvo (véase SALEP, pág. 760) en muy pequeña cantidad de caldo hirviendo, no siendo necesaria para una persona, sino una cucharada, de las de café, de dicho polvo.

SOPA DE BUENEPES. Se hará la misma pasta que para la sopa á la Xavier del artículo siguiente, exceptuándose el perejil, en la cantidad que sea necesaria segun la de la sopa que se ha de prevenir, cuidándose de que esté muy espesa, para que llenándose casi una cuchara de las comunes, se pueda escurrir la pasta con el dedo, y que al caer en el caldo hirviendo, forme una bola redonda, larga ú ovalda; se deja cocer media hora la sopa y se cuida de desengrasarla y de que esté en buena sal. Puede hacerse en magro para los dias de abstinencia, haciéndose con caldo de esta clase (véase CALDO MAGRO, pág. 130).

SOPA Á LA XAVIER. Se deslien tres cuartas partes de un cuartillo de harina (medida de sólidos) con seis yemas de huevo y dos huevos completos, una poca de sal y caldo en suficiente cantidad para que la masa quede muy líquida y se pueda hacer pasar al traves de una cuchara agujerada ó de una coladera de agujeros menudos; se le añade una cucharada de perejil picado muy fino, que se mezcla bien con la masa, y despues la cuarta parte de una nuez moscada raspada, y un poquito de pimienta gorda; cuando todo quede bien incorporado, se llena una cacerola, hasta las tres cuartas partes de su altura, con buen caldo, y cuando esté hirviendo se hará pasar sobre él por la cuchara agujerada la masa ya explicada, cuidándose de que el caldo siga hirviendo para que se cuaje la masa, y de espumarlo para que la sopa quede limpia.

Esta se puede hacer en magro, usándose en lugar de caldo de carne, del magro (véase CALDO MAGRO, pág. 130), y entonces no tiene necesidad de hervir mas que un cuarto de hora.

SOPA DE MELON (véase en la palabra MELON, págs. 523 y 524).

SOPA DE ESPINACAS (véase Potage de ESPINACAS, pág. 320).

SOPA DE CARBANZOS EN CALDO DE BACALAO. (Véase Potage de GARBANZOS EN CALDO DE BACALAO, pág. 369).

SOPA Ó MENESTRA DE LA VÍRGEN. Se hacen hervir por algunos minutos dos onzas de migajon de pan en caldo de carne, y se machacan en un mortero dos ó tres pechugas de aves asadas, seis almendras dulces mondadas y otras tantas yemas de huevo cocidas; se mezcla todo y se cuela por un cedazo ó por una servilleta limpia; se le añade un vaso de crema, se sazona convenientemente y se mantiene caliente en baño de María; se empapan unas cortezas de pan en caldo de carne y poco antes de servirse la sopa, se echa sobre ellas la sustancia de las pechugas y se dejan hervir un poco.

SOPA DE CORTEZAS DE PAN CON GORDO DE LA OLLA Á LA FRANCESA. Se sacan las cortezas del pan poco cargadas de migajon, y se ponen en un plato hondo, echándoles encima caldo y grasa de la olla; se ponen al fuego y se tienen en él hasta que se encostren; se previenen tres camas de pan, quitado el migajon y dejándose solamente la corteza, que se mojan en la grasa del caldo y despues de sazonarlas con un poco de sal y de pimienta gorda, se ponen rectos los coscorrones sobre el encostrado; al momento de servirse la sopa, se le escurre la grasa porque debe estar seca, y entonces se echa caldo en un trasto aparte para que cada convidado eche á su gusto en el plato en que habrá puesto el pan y la costra.

SOPA DE ZANAHORIAS NUEVAS. Despues de haber cortado y torneado las zanahorias recientes, de manera que formen unos bastoncitos pequeños de una pulgada de largo y del mismo tamaño todos, se perdigan en agua hirviendo, se escurren despues y se ponen á cocer en caldo; estando preparadas las tostadas de pan, se les ponen encima las zanahorias.

SOPA DE NABOS Á LA FRANCESA. Se procede lo mismo que para la de zanahorias del artículo anterior, con la sola diferencia de que despues de torneados los nabos, es necesario freirlos en mantequilla para que se doren y queden de buen color.

SOPA DE CEBOLLITAS CABEZONAS. Se limpian cuidádosamente las cebollitas pequeñas cabezonas en la cantidad que se haya de menester, se perdigan y se cuecen en seguida en caldo, añadiéndose un poco de azúcar; cuando estén suficientemente cocidas, se pondrán sobre una sopa de pan que se tendrá prevenida.

SOPA DE PUERROS. Se cortan los puerros en tiras del largo de una pulgada, se hacen revenir en mantequilla hasta que se doren, y se ponen á cocer á fuego manso en una corta cantidad de caldo; se echán sobre la sopa de pan.

SOPA DE PEPINOS. Se cortan los pepinos en óvalos pequeños y se perdígan diez minutos; se dejan enfriar y escurrir, y en el fondo de una cacerola se ponen tajadas de jamon, echándose encima los pepinos, que se cubren con mas jamon y añadiéndose zanahorias, cebollas, pimienta gorda y dos clavos de especia; se dejan cocer media hora y se dispone una sopa de pan, sobre la que se ponen los pepinos; se pasa por un tamiz de seda el caldillo en que se cocieron, se desengrasa y se echa tambien sobre la sopa.

Se hace tambien mas sencillamente esta sopa cociéndose los pepinos en caldo despues de aperdigarse por tres cuartos de hora, y se ponen en seguida sobre el pan de la sopa.

SOPA SÁBIA. Se asa una perdiz vieja recientemente matada, y se ponen á cocer en buen caldillo cincuenta castañas superiores, que se tendrán prevenidas bien asadas y limpias. Se quita el pellejo á la perdiz y se deshuesa, moliéndose perfectamente su carne en un mortero; se escurren en seguida las castañas y se echan en el mortero con la carne ya molida de la perdiz; se muelen y mezclan juntamente las dos cosas y se pasan por un tamiz apretándose para que se cuelen; se hace hervir el pan de la sopa á fuego manso y se mezcla con el residuo, procediéndose en lo demás como para la de sustancia de lentejas.

SOPA DE ARROZ PASTOSA Á LA FRANCESA. Despues de haberse limpiado perfectamente el arroz que suele tener algunos hollejos pequeños y otros cuerpos extraños, se lava primero muchas veces en agua caliente frotándolo con las manos; despues se lava por la última vez en agua fria, y se pone á hervir en seguida en una corta cantidad de caldo, estándolo humedeciendo á proporcion que vaya engordando ó reventando, y es necesario que rebiente bien, sin que por esto quede como papillas, conociéndose que ha engordado suficientemente, si los granos se deshacen entre los dedos sin hacerse mayor esfuerzo. Entonces se añade tal cantidad de caldo, que la sopa no quede ni muy aguada ni muy espesa, calculándose el arroz necesario en razon de una onza para cada persona.

SOPA DE FIDEOS QUEBRADOS Á LA FRANCESA. Es indispensable que los fideos sean recientemente fabricados y que no tengan mal olor ó gusto de rancios. Se quiebran entre los dedos y se echan en caldo hirviendo, meneándose con una cuchara de palo á fin de que no se reunan unos con otros; se dejan hervir media hora y se sirven en seguida.

SOPA Á LA CONDÉ. Se ponen á cocer frijoles morados en caldo, echándose juntamente dos zanahorias, dos cebollas, un poco de grasa ó gordo de la olla y dos clavos de especia; cuando estén cocidos los frijoles hasta deshacerse, se pasan por tamiz y se hace una sustancia clara que se echa sobre cortezas de pan, fritas en mantequilla.

SOPA DE SUSTANCIA DE LENTEJAS. Un cuartillo de lentejas buenas basta para hacerse una sopa; pero si fuesen de mal cocimiento ó duras, es necesaria mayor cantidad. Se ponen á cocer en caldo con dos zanahorias, dos cebollas y dos clavos de especia, y estando cocidas, se pasan por el tamiz; se hace con ellas una sustancia clara que se pone á hervir para desengrasarla, y se echa sobre cortezas fritas de pan antes de servirse la sopa, para que tengan tiempo de remojarse.

Tanto esta sopa como la del artículo precedente, y en general todas las de pastas ó sustancias estando ordinariamente muy descoloridas; es indispensable para que sean agradables á la vista colorarlas con un poco de caldo de sustancia, ó con un cocimiento de cebolla quemada, ó un poco de caramelo, esto es, azúcar quemada en cazo, ó cacerola sin estañar.

SOPA DE LA REINA. Se quitan las carnes á tres ó cuatro pollos cocidos al asador y frios, y se machacan con dos grandes cucharadas de arroz, que no se habrá cocido sino un cuarto de hora antes en agua hirviendo. Estando las pechugas de los pollos y el arroz bien machacados juntamente, se deslíe la sustancia en buen caldo concentrado (véase en la pág. 131), y se pasa por la estameña; se humedece la sustancia pasada con caldo concentrado tambien, de modo que no quede ni muy espesa ni muy aguada; se preparan las cortezas de pan como para la sopa comun y un cuarto de hora antes de servirse, se humedecen con caldo concentrado hirviendo; se ponen en el mismo los restos de los pollos y se dejan hervir á fuego manso por dos horas; se cuela el caldo por una servilleta fina ó por un tamiz de seda, y se echa la sustancia al momento de servirse la sopa, que debe estar muy caliente y de buena sal.

Se hace tambien esta sopa con arroz que se deja reventar en caldillo ligero, á fin de poderse mezclar con la sustancia (véase CALDO LIGERO, pág. 132).

SOPA DE SÉMOLA, DE PUNTETA, PETIRINES, LAZAÑAS, &c. La sémola es una pasta que se parece á los fideos quebrados, y debe, como éstos, estar recientemente hecha y sin sabor de rancia. Se llama lazañas á otra especie de fideos que no se diferencia de ellos sino en la forma, pues que están dispuestos como cintas, lo mismo que sucede con las puntetas, petirines, estrellitas y otros mil nombres que se dán á la misma pasta, segun las distintas formas que se le dá con el cuchillo ó con moldes.

Todas estas sopas se hacen de la misma manera quo los fideos, echándose en caldo hirviendo y meneándose con una cuchara de palo, á fin de que no se coagule la pasta de la sémola, ó se peguen y se hagan masa las otras. Un cuarto de hora basta para el cocimiento de todas, menos las lazañas que necesitan media hora de cocimiento.

SOPA DE NOUILLES. En la palabra NOUILLES (pág. 556) se explicó la manera de servirse tanto las pastas que con este nombre corren en el comercio y vienen de Alemania, donde se llaman *nufdels*, como las italianas que se hacen con la misma masa de los rabioles. Pero hay otra á la que se le dá el mismo nombre, y se prepara en el momento de servirse la sopa. Para esto se quiebran cinco ó seis huevos muy frescos en medio cuartillo de harina, y se añaden un poco de agua, de sal y de pimienta gorda, haciéndose de todo una masa muy consistente, que se extiende con el palote, hasta que quede reducida al grueso de una línea; se cortan entonces de ella, rueditas, tiras, festones &c. que se polvorean con harina para que no se peguen unos con otros, y se echan en caldo hirviendo para que se cuezan en él.

Se hace tambien esta sopa de otra manera, que se llama *á la alemana*, ó *á la xavier*, y para esto ha de estar la masa muy líquida, pues debe pasar al traves de los agujeritos de una coladera que se tiene suspendida sobre el caldo hirviendo á fuego muy vivo, para que no se interrumpa el hervor por la adicion de la pasta. Le basta á esta sopa un cuarto de hora de cocimiento.

SOPA DE COLES CON QUESO. Se corta en trozos una col y se perdigau media hora en agua hirviendo; se echan en seguida en agua fria y se dejan escurrir; cuando no tengan nada de agua se ponen en una cacerola, guarnecida en el fondo y los lados con rebanadas de jamon ó mejor de lardo, añadiéndose una cebolla y algunas zanahorias; se pone á un fuego suave y se humedece de tiempo en tiempo con caldo. Estando cocida la col, se echa un trozo de mantequilla en otra cacerola y se pone encima una cama de rebanadas de pan que se polvorea con queso bueno rallado, colocándose despues alternativamente otras camas de pan y de coles, y cuidándose de polvorearlas todas con queso: se rocian en seguida todas con caldo, y se pone la cacerola sobre fuego manso, á fin de que pueda la sopa crugir sin hervir cosa de media hora. Se vacia entonces en la sopera y se le añade el caldo necesario, porque debe quedar caldosa.

SOPA Á LA POLACRA. Se cuecen papas en agua, y despues de cocidas se cortan en rebanadas redondas é iguales; se pone á hervir en caldo un cuarto de hora, un puño de hinojo picado y se echa este caldo sobre las papas que se habrán puesto en la sopera, haciendo de modo que sean bastantes las papas para que suplan el pan.

SOPA DE YERBAS Á LA ITALIANA. Se echan en una cacerola acedera, espinacas, lechuga, acelgas, perifollo, mantequilla, lonja de jamon ó papada, sal pimienta y especias; se deja todo cocer suavemente, añadiéndose una poquita de harina y bañándose con agua ó caldo de legumbres; se baten seis ú ocho huevos que se mezclan con las yerbas, se pone todo á calentar sin que hierva, y se moja con ello la sopa de pan.

SOPA DE SUSTANCIA DE CHÍCHAROS, LENTEJAS, FRIJOLES, EXOTES, HABAS VERDES, &c. Despues de haberse hecho cocer los chícharos en buen caldo con algunas zanahorias y cebollas, es necesario machacarlos en un mortero y pasarlos por la estameña. Se hace entonces con ellos una sustancia que se echa sobre coscorrones, esto es, sobre trozos de migajon de pan frió, cortados en forma de dados que se habrán frito en mantequilla para ponerlos amarillos. Será conveniente, para conservar á la sustancia de chícharos el color verde, añadirle el jugo que se habrá sacado exprimiendo un puño de espinacas aperdigadas y picadas.

Lo mismo absolutamente se hacen las sopas de sustancia de lentejas, de exotes, frijoles, habas verdes &c. exceptuándose el jugo de espinacas que no se les mezcla.

Las sopas llamadas *á la de Artois*, ó artesiana, *y á la Viennet*, no son otra cosa que las mismas de sustancia de chícharos, lentejas, &c. explicadas en este artículo.

SOPA DE SUSTANCIA DE CANGREJOS. Despues de haber lavado bien cincuenta cangrejos, se quitan á cada uno de ellos las dos uñas del medio de la cola, á fin de extraerles un intestino que se prolonga hasta allí; despues se ponen á cocer á gran fuego con sal, pimienta gorda y vinagre, y se abren en seguida para extraerles la parte interior del vientre; se maja migajon de pan frito en mantequilla; se echa luego á calentar esta sustancia á fuego manso, cuidándose de que no hierva, para echarse sobre coscorrones fritos en mantequilla, que se habrán preparado con anticipacion.

SOPA DE SUSTANCIA DE OSTRAS Ó OSTIONES. Despues de haber majado en un mortero dos docenas de ostras, ó mas, segun su tamaño, y la cantidad de sopa que se ha de hacer, se echan en caldo, y se pone todo á fuego manso por treinta ó cuarenta minutos, removiéndose despues con este caldo los coscorrones fritos en mantequilla.

SOPA Á LA BORGOÑONA. Despues de haberse limpiado y cortado seis zanahorias grandes, otras tantas cebollas cabezonas, cuatro nabos gruesos y un número igual de puerros con tres piés de apio, se ponen en una cacerola con la mantequilla suficiente, y tanto como la mitad de un huevo de azúcar; se frien las legumbres en blanco, esto es, no se dejan dorar, ni que tomen ningun color al freirse, y al observarse que se quieren colorar, se humedecen con caldo y se dejan hervir á fuego lento; se pasa en seguida la sustancia por la estameña y se clarifica despues, no dejándose muy espesa; se remoja el pan de la sopa en buen caldo, y se le echa encima la sustancia.

SOPA DE QUENELLES DE PAPAS. Cocidas al vapor las papas, se pelan, majan en un mortero, y en seguida se majan tambien unas pechugas de aves cocidas al asador. Se pone junto lo molido y se le añaden un trozo de mantequilla, yemas de huevo, y un poco de pimienta, de sal y de nuez moscada, haciéndose de todo, majándose de nuevo, una pasta bastante firme para que puedan formarse con ella unas bolitas; se echan en seguida estas bolitas ó quenelles en suficiente cantidad de caldo hirviendo, y se dejan cocer una hora.

Para cocer las papas al vapor, el mejor método es poner en una cacerola honda un zarzo de mimbres, ó en una olla unas varitas ó tiras de tejamanil á cortas distancias y atravesadas, con un poco de zacate encima, lo mismo que se practica para cocer los tamales; sobre este aparato, ó sobre el zarzo se ponen las papas, habiéndose echado en el fondo de la cacerola ó de la olla muy poca agua, y tapándose una ú otra con un lienzo limpio en cuatro dobleces, y encima la cubierta de la cacerola ó una cazuelita del mismo tamaño de la boca de la olla, para que no se escape el vapor por ninguna parte.

SOPA DE MACARRONES. Los macarrones comunes que no están fabricados con queso y mantequilla, son de la misma pasta que los fideos, de los que no se diferencian sino en la forma. La sopa se hace lo mismo que la de fideos, con la sola diferencia de servirse aparte y al mismo tiempo que ella, queso bueno rallado, para que cada uno pueda poner en su plato la cantidad que le parezca bien.

SOPA LANGUEDOCIANA. Esta sopa no se distingue de la Juliana con pan, sino en que se hace uso pora ella de aceite en lugar de mantequilla (véase JULIANA, pág. 449).

SOPA DE TORTUGA. Se corta en pedacitos del tamaño de una nuez la cantidad suficiente de carne de tortuga, y despues de haberlos hecho remojar, se echan en buen caldo consumado (véase en la pág. 131), con pimienta, clavo, cebollas, zanahorias, tomillo y laurel; se deja todo cocer á fuego manso por tres ó cuatro horas, y entretanto se cuecen, se preparan quenelles de ave (véase quenelles de AVES, pág. 54), que se sazonan con perejil y anchoas guisadas en aceite y vinagre (véanse pág. 27), se estrellan estos quenelles en caldo consumado, se escurren y se echan encima de la sopa de tortuga, á la que se habrán mezclado, algunos momentos antes, tres ó cuatro vasos de vino de Madera seco.

Se hace una sopa casi semejante sustituyendo la cabeza de vaca á la carne de tortuga, y procediéndose en lo demás como ántes se ha explicado, con la sola diferencia de añadirse hongos, landrecilla de vaca, cebollas y crestas de gallo, dos ó tres huevos fritos y criadillas de tierra; pero este último accesorio no es indispensable.

SOPA DE TORTUGA Á LA INGLESA, (véase MOCK TURTLE, pág. 536).

SOPA Á LA RUSA. Se cortan en pequeños trocitos cuadrados, iguales cantidades de jamon, de gordura y de solomo de buey y de landrecilla de vaca; se echa todo en una olla con vino de Madera, mantequilla muy fresca, nuez moscada, sal y pimienta, y se deja cocer hasta que habiéndose agotado el vino, la vianda se vaya reduciendo á gelatina; entonces se humedece esta preparacion con caldo de la olla, ó mejor con caldo consumado ó concentrado, y se deja cocer por cuatro horas cuando menos. Se preparan aparte, zanahorias pequeñas y cebollitas cabezonas en igual cantidad, friéndose en mantequilla; se dejan acabar de cocer en caldo de sustancia (véase en la pág. 132), y se aderezan sobre la sopa cuando esté cocida, habiéndole puesto entonces un poco de perejil picado.

SOPA ALEMANA. Se pone á hervir un cuartillo, ó poco mas, de caldo en una cacerola y se preparan en una cazuela tres yemas de huevo, con cucharada y media, de las de boca, de fécula de papas (véase fécula de PAPAS, pág. 583), una cucharada (de las de boca tambien) de queso rallado y un poco de pimienta gorda; se mezcla todo y se le añade un huevo y un poco de crema ó nata doble. Debe dejarse esta preparacion suficientemente líquida, para que pueda pasar al través de una espumadera, lo que se verifica con prontitud, haciéndola pasar rápidamente sobre el caldo hirviendo, bastando cinco minutos para que se cueza en él; se echa la sopa en la sopera y se sirve, aparte al mismo tiempo que ella queso rallado.

SOPA DE RABIOLES (véase RABIOLES, págs. 714 y siguientes).

SOPA DE QUENELLES DE AVE. Se hace una papilla con pan mollete, mantequilla muy fresca y yemas de huevo, y se deja secar y despues enfriar; se muele en seguida con pechugas de ave, mantequilla fresca, queso bueno, dos huevos, sal, pimienta y nuez moscada. Se hace en seguida hervir en buen caldo concentrado (véase en la pág. 131), y se echan en él los quenelles que se habrán amoldado en una cuchara pequeña. Se sirve esta sopa, poniéndose aparte queso bueno rallado.

SOPA DE FÉCULA DE PAPAS, QUE PUEDE SUSTITUIR AL SAGOU Y SALEP. Se deslie en caldo frio la cantidad suficiente de fécula de papas (véase en la pág. 583), en razon de dos cucharadas para cada persona; se echa en seguida en caldo hirviendo, y meneándose con una cuchara, se deja cocer cinco minutos.

SOPA DE CEBADA ALJOFARADA Ó MONDADA. Despues de habérse remojado la cebada veinte y cuatro horas, se deja escurrir bien y se hace reventar en una pequeña cantidad de caldo; se le añade mas caldo cuando haya reventado y se deja hervir otra media hora todavía.

Para los enfermos se hace con caldo de vaca y de pollo; pero estos no pueden considerarse como medicamentos.

SOPA DEL CAZADOR. Se echan en una olla con agua un conejo dividido en pedazos, un trozo de lardo, una col, algunas zanahorias, cebollas, perejil, tomillo, sal y pimienta; se deja hervir hasta que todo esté cocido y se mojan con este caldo las cortezas de pan, dispuestas como para la sopa al natural.

SOPA DE LECHE. Despues de haber hecho hervir la leche, se endulza, ó se sazona con sal, y se echa sobre el pan preparado para la sopa.

Puede tambien ponerse en la leche una liga de yemas de huevo, y en este caso se vuelve á poner la leche á la lumbre; cuando se le echan las yemas se menea suavemente, y se aparta cuando se haya puesto tan espesa que pueda cubrir el envés de la cuchara.

SOPA Á LA MÓNACO. Se cortan los migajones de pan frio en pequeños cuadrados muy delgados, se les echa encima azúcar en polvo y se ponen á la parrilla, ó lo que es mejor, bajo de un horno de campaña hasta que se hayan dorado un poco. Se hierve la leche y se liga con yemas de huevo, como se dice en el artículo anterior, y se echa sobre el pan.

SOPA Á LA DETILLER. Esta sopa es lo mismo que la de leche ligada, con la diferencia de que en lugar de cortezas de pan, se ponen tostadas muy delgadas, cuadradas y fritas en mantequilla.

SOPA DE OSTRAS, ALMEJAS, &c. Despues de haberse hecho hervir en su misma agua las ostras ó las almejas, dos ó tres minutos, se ponen á cocer cebollas limpias y picadas en mantequilla muy fresca; en seguida se añade un poco de harina y se humedece todo con el agua que hayan despedido las ostras ó las almejas. Hecho este caldo, se echan en él las ostras ó las almejas y tostadas fritas en mantequilla, añadiéndose una liga de yemas de huevo.

De la misma suerte se procede para las sopas de cualquiera clase de mariscos.

SOPA DE TÉ PARA DESAYUNO. Se untan con mantequilla las rebanadas de pan con las que se fondea una sopera, se polvorean con azúcar y se les echa encima un vaso de infusion muy cargada de té, y doble cantidad de leche.

SOPA Á LA FLAMENCA. Se echan en agua iguales cantidades de rebanadas de nabos y de papas, las cortezas de dos tortas de pan, pimienta y sal; se dejan hervir y cocerse, se pasan por la coladera, se les hace un caldillo al que se añade un buen puño de perifollo picado, y se aparta la sopa de la lumbre, echándole por encima para servirse, mantequilla quemada de color muy subido.

SOPA ALEMANA DE HARINA. Se dora en una sarten la harina en seco y sin mantequilla, y todavía caliente se deslie en leche suficiente para una sopa; se echan azúcar y canela en polvo y se pone á cocer la mezcla sin dejarse de menear. Al momento de servirse, se espesa con algunas yemas de huevo y se echa todo sobre coscorrones fritos, rebanadas de pan tostadas á la parrilla, ó galleta de mar machacada.

SOPA ALEMANA DE ALBERICOQUES. Para seis personas se abren treinta albericoques, se quiebran los huesos y se echa todo en una cazuela de barro sobre el fuego, hasta que la fruta quede reducida á mermelada. Se acomoda un colador sobre la sopera y se hacen pasar los albericoques con la ayuda de una cuchara, hasta que no quede otra çosa que los huesos quebrados y las cáscaras ó pellejitos, y se echa tanto vino tinto cuanto pueda contener la sopera, añadiéndose entonces azúcar y canela en cantidad suficiente. Si la mezcla quedase un poco aguada, se espesa con algunas cucharadas de fécula (véase FÉCULA DE PAPAS, pág. 583), y se echan en la sopa coscorrones fritos en mantequilla.

SOPA ALEMANA DE CERVEZA. Se pone á dorar en mantequilla fresca media libra de pan blanco desmigajado, se le añaden un cuartillo de cerveza fuerte, otro tanto de vino tinto, cáscara de limon picada, canela, clavo y azúcar; se le deja dar un ligero hervor y se echa todo sobre rebanadas de pan fritas en mantequilla.

SOPA POLACA DE ALMENDRAS EN MONTAÑAS. Se pelan y se majan en un mortero dos puños de almendras, añadiéndoles leche poco á poco hasta completar cuartillo y medio; se dejan hervir en esta leche y se pasan por tamiz. Se vuelve á hervir todo con azúcar sobre la que se habrá raspado la cáscara de un limon, y se echa la mitad de este caldo sobre rebanadas de pan tostadas á la parrilla; se baten ocho yemas de huevo y se les mezcla polvo de chocolate, siguiéndose batiendo hasta que levanten bien y se endurezcan, para formar con ellas una pirámide ó montaña sobre la sopa.

SOPA DORADA. Se baten unos huevos sazonados lo mismo que para una tortilla comun, y se echan en ellos rebanadas de pan con corteza, del grueso de la mitad de un dedo; se dejan estas remojar en el huevo poco mas de un cuarto de hora, y se ponen á freir en cualquiera fritura como buñuelos; en cuanto se doren, se sirven calientes polvoreadas con sal.

SOPAS DE JESUS-MARIA. En una ollita con agua, se echa para que le dé sabor una cebolla cortada por la coronilla en cruz y se le dejan dar dos hervores; se saca la cebolla y se añaden al agua hirviendo media onza de manteca y bizcocho tostado y martajado, echándose poco á poco; así que esté disuelto, se agregan un poquito de azafran y otro de culantro seco y tostado, molidas ambas cosas separadamente y azúcar. Para tomarse se polvorea por encima con canela molida.

SOPA DE GUSANILLOS Á LA MEXICANA. Se moja la harina con un huevo, se le echa sal y se amasa con leche, mojándose la mano con manteca para suavizar la masa; se extiende esta con un bolillo formándose tiras de dos ó tres dedos de ancho, y con una carretilla ó con el cuchillo se cortan muy menudos los gusanillos. Se frien en manteca acelgas, cebollas y xitomates, picado todo muy menudo, y se sazona despues de frito, con sal, azafran, pimienta y clavo; se le echan caldo de la olla, queso rallado, un poquito de vinagre y una poca de mantequilla, y se deja hervir el caldillo para que se ligue; se ponen en él los gusanillos, se tapa la cazuela y se acomoda en la boca de una olla á que reciba el vaho para que esponjen los gusanillos. Se sirve esta sopa con rebanadas de huevos cocidos, chilitos y aceitunas.

SOPA DE ARROZ SIN REMOJAR, CON XITOMATE. Se queman en manteca dos ó tres dientes de ajo y se frien despues en ella xitomates y bastante cebolla con proporcion al arroz, picadas ambas cosas, sazonándose con sal; se echa en seguida el arroz crudo y sin mojar, se deja que se dore y entonces se le añade caldo de la olla, ó si fuere la sopa para dia de vigilia, el agua en que se haya remojado algun pescado, dejándose espesar en ambos casos sin menearse.

SOPA DE ARROZ DORADO, CON XITOMATE. Se lava el arroz en dos ó tres aguas con prontitud para que no se remoje, y en una cazuela con manteca se frien los dientes de una ó dos cabezas de ajo, segun la cantidad del arroz, sacándose despues de fritos, y echándose en seguida el arroz, que se deja freir hasta que se haya medio dorado; se hace á un lado entonces en la misma cazuela, y por el otro se echa un poco de xitomate y una cabeza completa de cebolla, picadas ambas cosas; frito el recado, se revuelve con el arroz y se menea hasta que quede bien dorado, añadiéndose despues caldo ya sazonado de la olla y dejándose cocer á fuego manso sin volverse á tocar. En caso de temerse que se pegue, se coge la cazuela con las dos manos y un lienzo, se menea así, y puesta la sopa al fuego se deja consumir el caldo y se aparta.

SOPA CUAJADA DE PAN PARA ALMUERZO. Se ponen en una cazuela rebanadas de pan fritas en manteca, se polvorean con canela y se les echa caldo ya sazonado de la olla, cuanto sea necesario, para que el pan quede bien esponjado; se cubren despues con yemas batidas de huevo, se les echa encima azúcar en polvo y se pone la cazuela al vaho de una olla, tapándose con un comal con rescoldo por encima.

SOPA DE MENUDO. Se limpia primeramente muy bien el menudo, ya sea de carnero ó de vaca, y se cuece perfectamente en agua con sal; se frien en manteca quemada cebollas y chiles verdes picados muy menudos, y ajos y xitomates asados y molidos; se echan allí despues el menudo cortado en pedacitos pequeños, azafran, cominos, culantro tostado, clavo y pimienta, molido todo, y un poco del caldo en que se coció el menudo; se deja hervir, y estando un poco seco, se aparta, y en otra cazuela untada con manteca, se pone una cama de rebanadas de pan fritas y doradas, y otra de pedacitos de menudo ya dispuesto como queda dicho, polvoreándose con queso rallado y un poco de pimienta, y alternándose así las camas hasta concluir con una de pan; se echa entonces el caldo restante del menudo, ó la cantidad que se necesite para hacerse la sopa, que en estando cocida se aparta, se cubre con pan rallado, se baña con manteca quemada, cubriéndose con un comal con lumbre para que se dore, y sirviéndose con perejil deshojado por encima.

SOPA CON CALDO DE CHILE Y CAMARONES. Se muelen en seco los camarones y despues unos chiles anchos desvenados y remojados; se frien en aceite ajos molidos, y despues se añaden el camaron y el chile, y cuando estos se hayan frito, agua y la sal correspondiente; al soltar el hervor, se echa lechuga cocida y picada con ajos y sazonada con sal, dejándose todo hervir un poco; se ponen en otra cazuela rebanadas de pan fritas en manteca, humedeciéndose con el caldo de los camarones, y encima una cama de lechuga, alternándose las camas; se dejará cocer la sopa á dos fuegos, no debiendo quedar muy reseca.

SOPA DE CAMARONES ENTEROS SIN CHILE COLORADO. Se frien en manteca quemada ajos, cebollas, xitomate y chiles poblanos ó tornachiles, picado todo menudamente, y despues se echan en la fritura camarones cocidos y limpios, parte enteros y parte picados, con el agua en que se cocieron, azafran, cominos, pimienta y clavo, molidos, perejil picado y alcaparras; en una cazuela untada con manteca se pone una cama de rebanadas de pan fritas y doradas, y otra de los camarones guisados, humedeciéndose cada cama con caldo, y siguiéndose de este modo hasta la última que será de pan, mojado con caldo sin camarones; se pone la sopa á dos fuegos, cuidándose de que no se queme ni quede muy seca.

SOPA DE GARBANZOS CON XITOMATE MOLIDO. Se frien en manteca unos dientes de ajo y se muelen despues con xitomates asados, garbanzos cocidos y deshollejados, clavo, pimimenta, y cominos; en la manteca en que se frieron los ajos, se frie cebolla picada y en seguida se echa lo molido, que se freirá tambien; se le añaden agua caliente, sal y aceite, y habiendo hervido este caldillo, se remojan con él las tostadas fritas que se habrán colocado en una cazuela untada con manteca, dejándose cocer la sopa á dos fuegos suaves.

SOPA DE GARBANZOS CON RECADO PICADO. Remojados los garbanzos en agua de ceniza, se pelan y despues de bien lavados se cuecen en agua con sal; en estando cocidos se deshacen con agua suficiente, y se frien en manteca ajos, cebollas, xitomates, chiles poblanos ó ternachiles y perejil, todo picado; se echan en seguida el caldillo de los garbanzos, azafran molido para dar color, cominos, pimienta y clavo. Con este caldillo se hace la sopa lo mismo que la del artículo anterior.

SOPA Ó MENESTRA Á LA BEARNESA. Se aperdigan cuatro coles y doce lechugas. Se hacen unas ciscuras á un buen trozo de papada de puerco que lleguen hasta el pellejo, pero sin cortarlo, y se pone con las coles y las lechugas en una vasija de las en que se cuecen viandas á la brasa (véase BRASA), añadiéndose un salchichon sin ajo, dos piernas de anzar marinadas, y un pedazo de jamon bien desalado. Se pone á cocer todo juntamente y se humedece con buen caldo sin sal, poniéndose despues en la misma vasija dos cebollas mechadas con dos clavos de especia, algunas raices y un manojito de perejil. Concluido su cocimiento, se escurren las legumbres y las viandas separadamente, y despues de haber pasado el caldillo por tamiz, se desengrasa y se clarifica; se cortan rebanadas muy delgadas de migajon de pan (el de centeno ó de avena es el mejor para esto); se aderezan en forma de corona las coles, las lechugas, la papada y las rebanadas de pan que se habrán mojado en la grasa que se quitó al caldillo, en un plato hondo que pueda soportar el fuego; se echa en los huecos restantes del plato, sustancia verde de chícharos, y en los bordes se acomoda el salchichon cortado en rebanadas, poniéndose en el medio el jamon con las piernas de anzar; se le hace criar costra sobre una hornilla con fuego manso y se sirve, poniéndose aparte el caldillo hirviendo ya clarificado

SOPA Ó MENESTRA DE CALABAZA GRANDE. La calabaza de tierra caliente es la mejor, tanto por su gusto como por su consistencia. Despues de haber mondado y limpiado por dentro una calabaza bien madura al sol, se corta en láminas iguales; se hace hervir agua ligeramente salada y se perdigan en ella las rebanadas de calabaza cosa de un cuarto de hora; se escurren en un colador ó verguera y se recortan para que todas queden de un mismo tamaño, echándose los recortes en una cacerola con mantequilla, sal, nuez moscada y un poco de miga de pan; se humedece esto con un poco de crema ó de leche, y se pone la cacerola al fuego, meneándose continuamente para que no se pegue; se echa la mitad de esta composicion en un plato hondo, y se colocan en forma de corona las láminas ó rebanadas de calabaza y otras de pan en las que se abrá empleado una libra de migajon, y se cubre la corona con el resto de la composicion de la cacerola, y poniéndose el plato sobre rescoldo, se le deja criar costra, se rocia con leche hirviendo y mantequilla fresca, y se sirve con leche caliente aparte.

SOPA Ó MENESTRA DE CHILACAYOTE. Se hace lo mismo que la de calabaza del artículo anterior.

SOPA Ó MENESTRA Á LA VILLAREAL. Se cortan en forma de dados, iguales cantidades de nabos y de zanahorias, algo menos de cebollas, de apio y de puerros, y se pican toscamente algunas lechugas y un poco de perifollo. Hecho esto, se ponen á freir en mantequilla primero las zanahorias, á las que estando medio fritas, se añaden los nabos, y algunos instantes despues las cebollas, puerros y apio; cuando todo esté bien revenido y de buen color, se echan las yerbas, que se frien tambien despues de haberse revuelto con las legumbres, se humedece todo con caldo con un poquito de azúcar, y se deja cocer á fuego manso. Cuando estén bien cocidas las legumbres, se aderezan por camas, poniéndose una de legumbres y otra de rebanadas de pan muy delgadas, con un poco de pimienta gorda sobre cada una de ellas; se humedecen todas con el caldo en que se cocieron las legumbres y se les deja criar costra. Se sirve en seguida la sopa con caldo aparte.

SOPA Ó MENESTRA DE QUESO. Despues de haber hecho aperdigar, refrescar y escurrir las coles, se echan en una olla con un pedazo de carne de buey mas ó menos grande en proporcion, otro de jamon, una perdiz ó dos pichones, zanahorias, cebolla, perejil, sal, pimienta, nuez moscada y clavo, dejándose hervir todo dos horas por lo menos. Se sacan entonces las coles y se aderezan por camas en un plato hondo, poniéndose sucesivamente una de rebanadas de queso, otra de coles y otra de rebanadas de pan, rociándose todas, despues de haberse llenado el plato por este órden, con caldo; se pone la sopa sobre rescoldo para que crie costra, y se sirve con caldo en una sopera aparte.

SOPAS DULCES.

SOPA EN VINO DORADA. Despues de clarificado un almíbar de medio punto, se le echa clavo, canela, y culantro tostado, molido todo, y un poco de vino, apartándose de la lumbre. Se ponen en un traste rebanadas muy delgadas de pan frio, doradas, en mantequilla ó manteca, añadiéndose almíbar, pasas, almendras y tajadas fritas de jamon por encima. Se deja sazonar á dos fuegos, y se sirve con mas almíbar.

SOPA DORADA SIN VINO. Se embarra una cazuela ó tortera con mantequilla, y se ponen camas de rebanadas delgadas de pan frio tostadas, y de pasas, almendras, pedacitos de acitron y de naranja cubierta, hasta llenar el trasto, humedeciéndose todo con caldo endulzado con azúcar blanca, y compuesto con mantequilla, azafran, canela, pimienta, culantro tostado, sal y dos yemas de huevo cocidas, todo molido. Estando bien empapadas las tostadas de pan, se pone la sopa á cuajar entre dos fuegos. Pueden tambien añadirse entre las camas, chorizos, pechugas y pedazos de jamon, todo cocido, y si se quiere frito.

SOPA DORADA CON CALDO Y VINO. Se varia la anterior, mezclando con el caldo bastante vino, y salpicando las camas con ajonjolí tostado.

SOPA DE LECHE Á LA FRANCESA. Se dejan dar á la leche dos hervores de modo que no quede espesa; con el azúcar suficiente para que se endulce. Se echa despues de fria en un plato ó cazuela sobre rebanadas muy delgadas de pan frio, de suerte que quede bastante caldosa la sopa, que se pone al vaho de una olla para que repose. En otra poca de leche con dulce se estrellan huevos, que se ponen encima de la sopa, espolvoreándose con azúcar, gragea y canela, todo molido, y se pone un poco á la lumbre solo para que esponje el pan, sin dejarla hervir.

SOPA DE GARBANZOS Á LA MEXICANA. Se cuecen unos garbanzos, se muelen bien, se cuelan por un cedazo, se mezclan y se deshacen en leche que quede como atole, y se pone á cocer esta hasta que tome cuerpo. Se ponen en un platon rebanadas de pan frio muy delgadas y tostadas, y apartando una poca de la leche, se les echa la restante, añadiéndose pasas, acitron, almendras y piñones, tostadas las dos últimas cosas y partidas las tres primeras, azúcar y canela molidas. Se pone sobre rescoldo y con fuego por encima, añadiéndole de la leche apartada conforme se vaya cociendo.

SOPA DE PAN CON NATAS. Se revuelve y bate una libra de natillas con ocho yemas de huevo y una poquita de leche: se unta un platon con mantequilla y se acomodan en él rebanadas tostadas de pan con azúcar molida por encima: en seguida se echan las natillas con mas azúcar por encima, y se mete el platon al horno, que no esté muy caliente, hasta que se cuajen las natas.

SOPA DE MAMON CON NATAS. Se baten las natas con mas de un cuartillo de leche, ocho yemas de huevo, y el azúcar necesaria. Se tiene ya una cazuela untada de manteca y se va poniendo en ella mamon rebanado, hasta que se llene; luego se echa el batido, y por encima bastantes natas de leche solas; se pone á dos fuegos mansos la sopa, y estando cocida se le hecha por encima canela.

SOPA DE MANTEQUILLA Y HUEVO. Se hace almíbar con una libra de azúcar en un cacito y allí se echan seis ú ocho yemas de huevo bien cocidas con olores. Ya que está de punto, se va echando el marquesote rebanado, con pasas y almendras.

SOPAS ESPIRITUALES (véase LLETES, pág. 490).

SOPA DORADA DE POLLO CON VINO. Despues de asados unos pollos tiernos, se descuartizan, se deshuesan las pechugas y cuadriles y se rebanan las primeras; se ponen en una cazuela una cama de rebanadas de pan y otra de pedazos de pollo con tiras de jamon, rebanadas de chorizon, pasas, almendras, piñones y ajonjolí tostado, siendo de pan la última cama; se humedecen todas con almíbar de menos de medio punto, hervido con clavo, canela y suficiente vino, y se deja cocer la sopa á dos fuegos, debiendo quedar tierna.

SOPA DE LECHE Y ALMENDRA. Se hierve la leche con azúcar, canela y una poquita de harina; se cuela y se vuelve á poner á la lumbre para que hierva un poco mas con almendras molidas; se echa despues sobre rebanadas tostadas de pan ó de bizcocho, y se pone á cocer la sopa, dejándose hervir de modo que quede algo suelta. Se sirve polvoreada con canela.

Pueden omitirse, si se quiere, la harina y la almendra.

SOPA DE LECHE Y ALMENDRA (Otra). Se echa á remojar la almendra y al dia siguiente se muele, se deslie en leche, se cuela, y se vuelve á remoler hasta que no le quede grano; se mezcla con leche endulzada con azúcar y colada, y se pone á hervir con una poca de canela hasta que comience á espesarse; se echa sobre rebananadas tostadas de bizcocho y se pone á cocer la sopa, que no se deja hervir mucho porque no se deshaga el bizcocho. Se sirve con canela por encima.

SOPA DE NATILLAS SIN HUEVO. Se unta bien con mantequilla una cazuela y se ponen en ella una cama de rebanadas de mamon frio, que se rocia con leche hervida con azúcar y canela, y otra de natillas, siguiéndose en este órden hasta la última que debe ser de natillas; se les echa mas leche endulzada y se deja cocer la sopa sobre rescoldo, sirviéndose polvoreada con canela.

SOPA DE LECHE CON HUEVOS ESTRELLADOS EN LA MISMA. Se endulza la leche, se cuela y se pone á hervir con unas rajitas de canela; estando hirviendo se quiebran en ella los huevos, que se estrellan echándoles de la misma leche con una cuchara, para que se cuaje la clara sobre la yema y quede ésta cubierta; se sacan los huevos y se echa la leche sobre el pan dispuesto para la sopa, que se pone á hervir hasta que se ponga de buen temple. Se sirve polvoreada con canela y adornada con los huevos estrellados.

SOPA DE FIDEOS EN LECHE. Despues de hervirse la leche con azúcar y canela, se cuela y vuelve á ponerse á la lumbre, echándose en ella los fideos, que antes se habrán frito en mantequilla; se dejan hervir hasta que estén bien cocidos, y se cuida de que no se espese la sopa.

SOPAIPA. Con cualquiera de las masas de hojuelas (véase HOJUELAS, págs. 408 y siguientes) se hacen unas tortillas mas gruesas que las hojuelas, se frien en manteca y se sirven con almíbar de punto muy alto por encima.

SOPLILLO. Composicion ligera, delicada y dulce, que se hace de varias maneras.

SOPLILLOS DE ALMENDRA (véase ALMENDRAS SOPLADAS, pág. 25).

SOPLILLO DE PAN CON VAINILLA. Se ponen á hervir dos cuartillos de crema, ó mas si el soplillo fuese crecido, y se echan en ella un bastoncito de vainilla y seis onzas de azúcar; despues de tres ó cuatro hervores, se aparta, se quita el migajon á una libra de pan mollete y se echa á mojar en la crema mientras está bien caliente todavia; se deja en ella hasta que todo se haya enfriado, y echándose entonces el pan en un lienzo limpio, se apretará y exprimirá para extraerle la crema, echándose en un mortero con la vainilla; se maja bien y se añaden tanto como dos huevos de mantequilla, dos huevos completos y además cuatro yemas; cuando todo esté bien amalgamado, se pasa por la estameña, ó si se quiere por el tamiz de quenelles, apretándose por la parte superior con una cuchara de palo; se pondrá esta sustancia de pan en una cacerola, y batiéndose cuatro claras de huevo como para bizcochos, se mezclan con el migajon de pan; se pone el soplillo en una cacerola de plata y se mete al horno que debe estar suave; puede tambien ponerse sobre rescoldo encendido con el horno de campaña por encima; cocido el. soplillo, se sirve inmediatamente.

SOPLILLO DE PAN CON CAFÉ VÍRGEN. Se ponen á hervir tres cuartillos de leche con seis onzas de azúcar, y se tuestan cuatro onzas de café algo desquebrajado; al sacarse de la sarten en que se tostó se echa inmediatamente en la leche, poniéndose encima la tapa de la cacerola; se cuela en seguida por una coladera sobre miga de pan, se deja enfriar y se procede en lo demás como se explica en el artículo anterior.

SOPLILLO DE FRANGIPAN. Se echan en una cacerola seis cucharadas, de las de boca, llenas de agua, con la que se deslie un huevo completo y otras cuatro yemas; se añaden dos cuartillos de crema ó de leche y tanto como un huevo de mantequilla; se pone todo al fuego, meneándose y volteándose sin cesar y cuando esté cocida esta composicion, se deja que se enfrie, echándole seis cucharadas, de las comunes, de azúcar en polvo, dos macarrones amargos y tres dulces, y un bizcocho tostado, que se habrán machacado, dejándose muy menudos; se añade una cucharada de la misma clase, de azahar garapiñado y se mezcla todo, agregándose despues cuatro yemas de huevo, ó mas si estubiere muy espesa la mezcla; se baten cinco claras de huevo como para bizcochos, y se añaden á la composicion; se pone despues el soplillo en una cacerola de plata, y se concluye la operacion como en los artículos precedentes, siendo iguales los procedimientos explicados para toda clase de soplillos.

SOPLILLO DE PAPAS. Se ponen á hervir dos cuartillos de crema con seis onzas de azúcar, seis cucharadas, de las de boca, de fécula de papas (véase FÉCULA DE PAPAS, pág. 583), cuatro yemas de huevo, desliéndose la fécula con ellas y la crema, tanto como un huevo de mantequilla y un poco de cáscara picada de limon; se pone esta mezcla al fuego, volteándola hasta que haya soltado algunos hervores y se deja enfriar; se añaden en seguida seis yemas de huevo que se mezclarán con todo lo demás, y en caso que el soplillo haya quedado muy espeso se le echan uno ó dos huevos completos; se baten cuatro claras como para bizcocho, y se mezclan suavemente con el soplillo, que se adereza en una pequeña cacerola de plata, poniéndose á cocer como los otros.

SOPLILLO DE CASTAÑAS. Se mondan simplemente las castañas en agua, y en seguida se ponen á cocer en agua tambien, añadiéndoles el aroma que se quiera; así que están cocidas, se escurren sobre un lienzo limpio, se enjugan bien y se echan en un mortero, donde se majan mucho y se pasan despues por un tamiz de quenelles; se vuelven á poner en el mortero con la mitad de su volúmen de mantequilla, añadiéndose azúcar en polvo: despues de haberse majado bien todo juntamente, se le echan seis yemas de huevo ó mas, segun la cantidad de castañas, con las cuales se muelen tambien. Si estuviese la masa muy líquida, se vaciará del mortero en una cacerola; poco mas de media hora antes de servirse se baten seis claras de huevo, y cuando se alcen como para bizcochos, se mezclarán suavemente con todo lo molido, que en seguida se echará en una cacerola de plata, y se pone á cocer el soplillo como los otros.

SOPLILLO DE CHOCOLATE. Se ponen en una cacerola dos onzas de chocolate que se deshace con una poca de agua, y se añaden media cucharada de fécula de papas (véase en la pág. 583), cuatro onzas de azúcar en polvo y cuatro yemas de huevo; se baten seis claras y se mezclan con la composicion, vaciándose el soplillo en una cacerola de plata, y se mete á cocer al horno, ó bajo uno de campaña; se baña con azúcar y se sirve.

SOPLILLO DE ARROZ. Se toman dos onzas de arroz reventado y cocido como para gató (véase GATÓ DE ARROZ, pág. 370), y se echa en una cacerola con azúcar, azahar, dos macarrones amargos, cuatro yemas de huevo y seis claras batidas, siguiéndose para cocerse los mismos procedimientos indicados para los otros soplillos.

La fécula de papas es la que debe preferirse para los soplillos de cualquiera olor ó aroma que sean.

SORA. Bebida que se usa en el Perú. Se hace remojándose el maiz hasta que brota, y molido despues se pone á cocer en agua y se deja en infusion.

SORBETE. Confeccion de algun zumo de fruta sabrosa ú otras composiciones, mas suave al paladar que los helados comunes, helándose en sorbeteras de estaño y no en garrafas comunes de hoja de lata (véase HELADOS, pág. 395 y siguientes).

SOSA (Agua de). Es lo mismo que el agua de Seltz, aunque para excitar mayor efervescencia suele ponerse el bicarbonato de sosa y el acido tartárico en mas cantidad (véase agua de SELTZ, pág. 786). Tambien suele sustituirse al acido tartárico el cítrico, en dulzándose para beberse con algun jarabe y principalmente con el de limon.

SOYAC Ó KET-CHOP. Salsa con que suele acompañarse el pescado para darle sabor y un gusto reelevante, y se hace del modo siguiente.

Se limpian y lavan bastantes hongos y se cortan en tiritas, lo mas delgadas que sea posible, en una cazuela nueva en la que se acomoda por camas del grueso de un dedo, polvoreándose cada una ligeramente con sal, y empleados todos, se les añade un puño de cortezas verdes de nuez. Hecho esto, se cubre la cazuela con un lienzo limpio que se ata con un hilo y se pone encima un plato. Se dejan así los hongos cuatro ó cinco dias para que se deshagan, y despues de haber colado ó clarificado su jugo, se exprime el orujo á fuerza de brazos al través de un cotence nuevo; se echa este jugo en una cacerola, se deja reducir y se le añaden dos hojas de laurel; se le echan una libra de jaletina de vaca, cuatro ó cinco anchoas machacadas, y una cucharada, de las de café, de pimienta de Tabasco; despues de haberse dejado todo consumir hasta el punto de semijaletina, se quitan las hojas de laurel y se deja enfriar, echándose en seguida en una botella nueva de barro bien tapada, para servirse con esta salsa el pescado.

STOKC-FISH. Nombre alemán del bacalao seco; pero ya se ha hecho comun llamar así tambien á ciertos platillos dispuestos con este bacalao de la manera que se indica en las artículos siguientes.

De cualquiera modo que se piense guisar el stokc-fish, es necesario tenerse cuidado de golpearlo la víspera del dia en que se ha de servir, cortándose lonjas de seis pulgadas de largo y cuatro de ancho, que se atan y se ponen á remojar por veinte y cuatro horas, mudándoles en este tiempo el agua tres ó cuatro veces; una hora antes de servirse se pone el stokc-fish en una cacerola con agua fria, en la que se deja soltar el hervor á buen fuego; al primer hervor se retira la cacerola sobre la esquina de la hornilla para que no siga hirviendo, y al momento de servirse se rodea con perejil y se ponen papas aparte.

Se puede llevar á la mesa con una de las dos salsas siguientes: 1.ª Se doran en mantequilla dos cebollas picadas con una cucharada de harina y se humedece con crema ó leche buena. 2.ª Se pone á derretir la mantequilla sin dejarla volverse aceite. En Alemania se cuecen seis buenas zanahorias en agua, se pican ocho yemas de huevo cocidas, y se muelen dos onzas de jengibre hasta quedar en polvo fino, sirviéndose con el stokc-fish, estas tres cosas separadamente.

STOKC-FISH Á LA MEXICANA (véanse todos los artículos de bacalao guisado con chile ó xitomate, de la pág. 60 á la 64).

STOKC-FISH Á LA PROVENZALA. (Véase BACALAO Á LA PROVENZALA, pág. 60.)

STOKC-FISH EN MANTEQUILLA NEGRA. Preparado como para la bola al viento del artículo siguiente, y bien escurrido sobre un lienzo, se pone en un plato y se le echa encima mantequilla negra (véase MANTEQUILLA NEGRA, pág. 507).

STOKC-FISH (Bola al viento de). Se limpian como el bacalao los desperdicios, recortes ó sobrantes que hayan podido quedar de stock-fish, y se frien en mantequilla sin dejarse dorar mucho, cuatro cebollas cortadas en forma de pequeños dados, que se ligarán con cucharadas de flor de harina; se ec encima dos cuartillos corridos de cre doble, y se hace que la salsa adqui una consistencia capaz de dejar cub ta la cuchara; se incorpora en ell stock-fish y se guarnece con este g la bola al viento (véase BOLA VIENTO, pág. 86).

STOKC-FISH EN COSTRA. Se proc como se indica en el artículo ante con la diferencia de darse á la salsa m consistencia; se incorpora lo mismo pescado sazonado con sal, pimient nuez moscada, y se pone esta compo cion en el plato, igualándose bien p todos lados con el cuchillo, y dánd la forma de una media naranja; se i corporan tres yemas de huevo crud con igual volúmen ó cantidad de ma tequilla derretida, batiéndose con u tenedor, y con una brocha se unta es betun en toda la superficie del pescad que se polvorea despues con miga d pan, quitándose los sobrantes que ha yan caido sobre la orilla del plato; se ha cen unos coscorrones con nabos ó zana horias crudas, y se ponen al rededor á fin de sostener la media naranja que se mete al horno, bastando media hora para que la costra quede hecha; se quitan entonces las raices y se reemplazan con tostadas muy bien doradas en mantequilla; antes de haberse puesto á cocer se le habrá escurrido un poco de la mantequilla derretida, para que la costra adquiera buen color.

STOKC-FISH Á LA LEONESA. Cocido el pescado como el de los artículos anteriores, se escurre sobre un lienzo limpio; se ponen á freir en aceite los anillos de seis cebollas medianas, que se habrán preparado con anticipacion cortándose al traves en rebanadas, para porse sacar los anillos; cuando se ha-n estos afirmado en el aceite, se sa-n y se escurren; se pone á calentar li-ramente medio cuartillo de buen acei-se le añaden sal, pimienta, ajo, nuez scada y el zumo de dos limones, y mezcla todo; con esta salsa se cubre pescado, y al momento de servirse se orna con los anillos fritos de las ce-llas que se habrá cuidado de mante-r calientes.

SUAVE (véase ACEITE SUAVE, g. 7).

SUELA (véase LENGUADO, pág. 3).

SUERO. El suero es la parte acuo-de la leche, separada de lo que se lla-parte ó materia caseosa, y de la cre-ó nata propiamente dicha. El sue-mantiene en disolucion una materia ucarada (azúcar de leche) y diferen-sales con la base de potasa, y cuan-está bien preparado, debe ser claro trasparente. Para obtenerlo es nece-io desleir en un poco de agua una queña cantidad de cuajo, que es la le-e cuagulada y alterada por un prin-io de digestion, ó por la digestion co-nzada, que se saca del estomago de vacas, del cabrito, &c.; se echa este jo así desleido en la leche, y se de-la mezcla á un calor suave por dos ó s horas; en seguida se le dá calor s fuerte sin que hierva y estando mada la cuajada, se cuela todo por lienzo, se recoge el suero en un jar-ó vasija proporcionada, y se vuelve oner á la lumbre; luego que hierva íquido, se le echa adentro una clara huevo batida en la cuarta parte de cuartillo de agua, con dos ó tres go-de vinagre, ó algo mas, de zumo de on, y se cuela el suero por un lienzo , ó mejor por un filtro de papel.

Podria suceder que en lugar de ven-derse un suero preparado de este modo, se vendiese un líquido dispuesto con a-gua, y cierta cantidad de azúcar de le-che que se haria disolver en ella, aña-diéndose alguna de las sales que con-tiene el suero puro; pero este suero arti-ficial seria siempre menos agradable al gusto y menos ventajoso que el natural.

SULTANAS. Se toman las yemas y claras de cuatro huevos frescos, otro tanto de su peso de azúcar molida y ta-mizada, y la mitad del peso de los cua-tro huevos de harina; se deslie todo bien y se le añade un poco de agua olorosa; estando todo bien incorporado, se distri-buirá sobre papeles en varias figuras, espolvoreándolas con azúcar molida y tamizada. Es de advertir que se ex-tienden demasiado á lo largo, y por lo mismo conviene que entre una y otra haya una distancia suficiente, para que no se toquen ni se peguen. Hecho esto, se ponen á cocer en una hornilla con fuego encima, y estando ya cocidas se apartan del fuego, humedeciéndo pri-mero el papel y pasándolo prontamen-te por el fuego para quitarlo.

SULTANA Á LA CHANTILLY. (Repos-tería) Se pone media libra de azúcar real en un cacito pequeño, con un poco de agua clara y tanto como una nuez de miel virgen; se hace hervir el almí-bar, se espuma y se le deja tomar el punto de quebrar; en el momento que llegue á este grado de cocimiento, se le echa un poco de zumo de limon y se menea bien el almíbar; se habrá preve-nido un molde y la aceitera, como tam-bien dos tenedores de plata unidos, y se moja el cabo de estos tenedores en el almíbar y se hace hebra este almí-bar en el molde; se pone el asiento del cacito sobre rescoldo y se vá formando con la hebra la sultana, hasta que tenga bastante consistencia para que pueda despegarse del molde; cuando se haya despegado, se le ponen mas hebras de almíbar para darle mas fuerza, y habiéndose prevenido sobre un fondo de pasta oficinal (véase MASA OFICINAL, pág. 516) un sócalo calado con pequeños gatós, de diferentes maneras; en el medio se pone un queso á la Chantilly, sazonado con azúcar de azahar en polvo (véase AZÚCAR CANDE DE AZAHAR, pág. 56); se pone la sultana sobre el borde de los gatós pequeños, y se sirve.

SUPLICACIONES. Segun el modo con que se doblan las obleas de repostería, se llaman barquillos, suplicaciones, pañuelos &c. sin que haya variedad alguna ni al prepararse la masa, ni al hacerse las obleas (véase OBLEAS PARA BARQUILLOS &c., pág. 558).

Las suplicaciones tienen la forma de canutos delgados y estrechos.

SUSAMIELES Á LA ITALIANA. Despues de haber molido dos libras de almendras con su pellejo, rociándolas con agua para que no suelten el aceite, se pondrá á secar la masa en un cazo á fuego lento, de modo que no le quede humedad alguna; despues se tomará una libra de azúcar y otra de miel vírgen buena, que incorporadas, se clarificarán y cocerán en punto de flor; se mezclará este almíbar con la masa de almendras, añadiendo una onza de canela molida, un poco de nuez moscada y de clavo, tambien molido y pasado por el tambor; se pone todo á fuego lento, y se revuelve blandamente con una cuchara ó cucharon, para que no se pegue. Se conoce que está en su punto, si tocándola con el dedo no se pega, y entonces se sacará á un plato espolvoreado de harina, donde se mantendrá hasta que se haya enfriado; despues se irán formando los susamieles de figura ovalada como los mostachones, pero sin punta. Estos susamieles no se bañan.

Debe advertirse que para darles un gusto mas exquisito, se ha de mezclar á la miel y azúcar, cuando se une con la masa de almendra, algun poco de agua olorosa, de limon confitado y picado, ú otra sustancia semejante.

SUSPIROS. Se dá este nombre á varias composiciones dulces, con tal que ellas sean delicadas y sabrosas, y de que su tamaño despues de cocidas, no pase de una á dos pulgadas.

SUSPIROS DE YEMAS DE HUEVO (véanse bajo la voz HUEVOS, pág. 425).

SUSPIROS DE MONJA Á LA FRANCESA. En Francia se les llama *pets de nonne;* pero este nombre no es muy decoroso, ni adecuado para cosas que se han de comer.

Se extiende sobre una tapa de cacerola la masa de la duquesa (véase MASA DE LA DUQUESA, pág. 514), se corta y se hacen con ella unas bolitas, que se frien hasta quedar bien doradas, en manteca, mantequilla ó aceite; se dejan escurrir, se polvorean con azúcar y se sirven.

SUSPIROS DE YEMAS BATIDAS. Se baten las yemas de huevo hasta que se pongan duras, y al batirse se les vá mezclando azúcar cernida, en la cantidad que se necesite, para que se ponga la masa consistente, de modo que se pueda echar con cuchara en papeles sobre azúcar cernida, sin correrse; se meten al horno suave los suspiros, y se dejan cocer y dorar.

SUSTANCIA. Con este nombre se designan diversas preparaciones indispensables en las buenas cocinas, pues con ellas se sazonan la mayor parte de los guisados de alto y exquisito gusto, y casi todas las salsas, sirviendo además para cocer las viandas que deben disponerse de ciertas maneras. De esta clase son los caldos de sustancia, concentrados ó consumados, colados &c., que pueden verse en sus lugares respectivos; lo son tambien las esencias de surtimiento, de sarten, de caza, de legumbres &c., y las quintas esencias de vianda, que tambien se explican en su lugar; y lo son por último las de que se trata en los artículos siguientes, llamándose por algunos con el nombre de *sucos* las de legumbres, que se comprenden aquí bajo el genérico de sustancias.

Estas sirven para untar y dar mas cuerpo á las sopas, y sirven tambien de cama á una multitud de platillos, pudiendo asimilarse á las salsas, de las que no se distinguen sino en ser menos líquidas ó mas espesas que ellas.

SUSTANCIA ROJA. Estas sustancias que llaman los franceses *roux*, á pesar de que las dividen en rubia, bermeja y blanca, son de un uso demasiado extenso en la cocina, y aunque los elementos de que se componen se reduzcan á mantequilla y harina, demandan sin embargo tal aptitud y tacto para hacerse, que no están al alcance de los artistas vulgares. Destinadas á ligar un gran número de salsas, sus defectos ocasionarian gravísimos inconvenientes, que seria muy dificil remediar, y que no podria advertir sin refunfuñar un hábil cocinero.

Tambien se llama sustancia roja al caldo-colado (véase pág. 132).

SUSTANCIA RUBIA, BERMEJA Ó TRIGUEÑA. Con estos tres nombres es citada indistintamente esta sustancia, para la que se pone á derretir en una cacerola una libra de mantequilla; se echa en ella un cuartillo (medida de líquidos) de harina, y aun mas si la mantequilla puede embeber mas, esto es, que por la mezcla, la harina ligada con la mantequilla quede mas espesa que si fuese una papilla bien pastosa; en caso que la sustancia quede muy clara ó líquida, se le añade harina; se pone la cacerola á un fuego algo vivo, y se está meneando hasta que se ponga la sustancia un poco amarilla ó trigueña, y entonces se pone la cacerola á un fuego suave, cubierto con una poca de ceniza, y se deja que lentamente adquiera la sustancia un hermoso color rubio ó bermejo.

Solamente debe hacerse uso de la harina de trigo, porque las demás no son susceptibles de ligar bien.

SUSTANCIA BLANCA. Se preparan la mantequilla y la harina como se dice en el artículo anterior, y se pone la cacerola en una hornilla con fuego no muy ardiente; se menea sin quitarla hasta que se haya calentado bien, y no se le deja tomar color, porque esta sustancia mientras mas blanca es mas hermosa. Sirve para ligar la salsa rizada y otras.

SUSTANCIA DE ACEDERA EN GORDO. La cantidad de acedera será proporcionada á la que se quiere hacer de sustancia, y juntándose con tres ó cuatro cogollos de lechuga y un puño de perifollo muy limpio, se pica todo y se exprime para extraerle el jugo; se echa un buen trozo de mantequilla en una cacerola con hongos picados, chalotes y perejil que se frien en ella y se pone entonces la acedera encima de las yerbas finas, dejándose cocer. Estándolo á punto los ingredientes todos, se echan cuatro cucharadas, de las de desengrasar, de salsa rizada, (véase SALSA RI-

ZADA, pág. 766), mas ó menos, segun la cantidad que ha de ser de sustancia.

A falta de salsa rizada, y sobre todo por economía, se echa una cucharada, de las de boca, de harina, y se humedece la sustancia con caldo de la olla, añadiéndose pimienta y sal; cuando haya consumido lo conveniente, se fortifica con cinco ó seis yemas de huevo, se pasa por la estameña, y se dispone en una cacerola para emplearla en lo que se ha de menester.

SUSTANCIA DE ACEDERA EN MAGRO. Se prepara y sazona la acedera como la del artículo precedente, y se pone á cocer lo mismo; despues de haberse frito bien en la mantequilla, se echan sobre seis yemas de huevo dos cucharadas, de las de boca, llenas de harina, que se mezclan con crema ó tres vasos de leche, y se echa esta composicion sobre la acedera: deshecha esta, se deja consumir en una hornilla un poco ardiente, meneándola sin cesar con una cuchara de palo; estando de punto, se pasa por la estameña y se mantiene caliente para servirse de ella con oportunidad.

SUSTANCIA DE CEBOLLAS. Despues de haber partido en dos mitades la cantidad de cebollas, proporcionado á la que se ha de hacer de sustancia, y despues de quitadas las barbas y los rabos, se rebanan y se frien en mantequilla hasta que se hayan dorado bien sin quemarse. Se añaden entonces algunas cucharadas de salsa española (véase en la pág. 765), y un poco de caldo, y se deja reducir todo á la mitad, pasándose entonces por la estameña. Cuando se quiera hacer uso de esta sustancia, es necesario calentarla en baño de María.

SUSTANCIA DE HONGOS. Se lavan los hongos despues de haberles cortado la extremidad del cabo, y se hacen saltar en un poco de agua con zumo de limon; se pican en seguida, se exprimen en un lienzo limpio y se frien despues en mantequilla con zumo de limon, hasta que la mantequilla se convierta en aceite, se echan entonces algunas cucharadas de salsa rizada y otro tanto de caldo consumado (véanse en las págs. 766 y 131), dejándose consumir y añadiéndose un poco de pimienta gorda.

En lugar de salsa rizada, se puede poner una poca de harina, humedeciéndose con caldo consumado ó concentrado.

SUSTANCIA DE NABOS. Se echan en una cacerola cuatro onzas de mantequilla y una docena de nabos grandes rebanados; se pone la cacerola sobre un fuego algo fuerte, cuidándose de voltear los nabos con una cuchara de palo, y cuando se hayan dorado, se añade un cucharon de salsa rizada (pág. 766) y otro lleno de sustancia rubia de vaca (véase); se deja todo consumir hasta que quede bien ligado, cuidándose de desengrasarlo, se pasa por la estameña y se guarda la sustancia en una cacerola esperando el instante en que se ha de hacer uso de ella.

Cuando se quiera hacer esta sustancia de una manera menos costosa, despues de haberse dorado los nabos en la mantequilla, se les echa una buena cucharada, de las de boca, de harina que se revuelve con ellos, y dos cucharones de caldo de la olla; se deja hervir todo juntamente hasta que se ponga espeso, se añade un terron de azúcar, y en seguida se pasa la sustancia por la estameña ó por un tamiz; se vuelve al fuego en una cacerola, se deja hervir, se espuma y se aparta para el uso á que se destina.

SUSTANCIA DE CHÍCHAROS. Se baña en agua un cuartillo ó cuartillo y medio de chícharos, y se añaden cuatro onzas de mantequilla con la que se manosean y amasan los mismos chícharos; despues de haberles tirado el agua, se escurren en una coladera y se echan en seguida en la cacerola que se pone en la hornilla que no tenga un fuego muy ardiente, con un puño de hojas de perejil y un poco de verde de rabos de cebolla; se frie todo juntamente con los chícharos, haciéndolos saltar un cuarto de hora; en seguida se les echan sal y medio cucharon de caldo concentrado (véase CALDO CONSUMADO, pág. 131), ó de la olla á falta del otro, y se dejan hervir á menos fuego, cuidándose de cubrir la cacerola con su tapa. Pasados tres cuartos de hora, se apartan de la lumbre y se echan en un mortero para machacarlos; estándolo, se pasan por la estameña, sirviéndose para esto de caldo de la olla, ó concentrado frio si lo hubiere, y guardándose la sustancia en una cacerola. Si no estuviese de color subido, se le añade verde de espinacas (véase verde de ESPINACAS, pág. 322) y se pone á calentar á la hora de servirse para que no se ponga amarilla.

SUSTANCIAS DE GARBANZOS Ó ALVERJONES. Estas dos sustancias se hacen absolutamente lo mismo, y así es que lo que se dice en este artículo de los garbanzos, se practicará para la de alverjones. Se lava un cuartillo de garbanzos, que se ponen en una olla mediana con una libra de jamon ó gordura de puerco, libra y media de pulpa de buey, dos ó tres zanahorias y otras tantas cebollas, de las que una irá mechada con dos clavos de especia; se llena la olla casi enteramente de caldo, y se dejan cocer los garbanzos; estándolo, se echan en una estameña dejándolos escurrir y secar y quitándose el jamon, el buey y las legumbres. Se pasan los garbanzos por la dicha estameña, humedeciéndolos poco á poco con caldo del mismo en que se cocieron, y haciéndose de modo que la sustancia quede espesa, porque despues es mas fácil liquidarla que espesarla; se echa en una cacerola con cuatro cucharadas, de las de desengrasar, de salsa rizada (véase en la pág. 766), y despues de haberla hervido y espumado, se desengrasa; cuando está bastante espesa, se vacia en otra cacerola, y al momento de servirse, se le mezcla verde de espinacas (véase en la pág. 322).

SUSTANCIA DE LENTEJAS. Despues de haber lavado cuartillo y medio de lentejas, se echan estas en una olla con una libra de gordura de puerco aperdigada, libra y media de pulpa de buey, dos zanahorias y tres cebollas, de las que una se mecha con dos clavos de especia; se llena la olla de caldo y se dejan cocer las lentejas; estándolo, se les quitan las legumbres, la gordura y el buey, y se pasan por la estameña; cuando se les haya exprimido el caldo, se echa la sustancia en una cacerola con cuatro cucharadas, de las de desengrasar, de salsa española (véase en la pág. 765), poniéndose en esta sustancia mas caldo que en la de garbanzos, porque es necesario que hierva mucho tiempo para que tome color, teniéndose cuidado de espumarla y desengrasarla. Es indispensable sobre todo cuidar de que no esté muy salada, pues al consumirse quedaria amarga y acre. Despues de consumida suficientemente, se reserva en otra cacerola para los usos á que se destine.

SUSTANCIA DE FRIJOLES. Se hace lo mismo que la de garbanzos.

SUSTANCIA DE HABAS VERDES. Se mondan las habas grandes, y se pone á hervir agua con suficiente sal en una cacerola; se echan en ella las habas y se tienen allí un cuarto de hora; se escurren despues y se echan en agua fria para que permanezcan verdes; se escurren otra vez y se pone un trozo de mantequilla en una cacerola, con sal, pimienta y una cucharada de harina; se echan allí las habas y se humedecen con caldo ó agua, se añade un manojito de perejil y cebollitas, y se dejan acabar de cocer las habas; se pasa la sustancia por la estameña y se le añade un pedazo de mantequilla para servirse.

SUSTANCIA Á LA GASTALDI. Se prepara la cebolla como para la sustancia de cebollas y se pasa sobre el fuego en mantequilla para que no tome color. Cuando esté bien disuelta, se añaden cuatro cucharadas, de las de desengrasar, llenas de salsa rizada (véase en la pág. 766), tres cuartillos de crema con leche, y un pedazo de azúcar del tamaño de una nuez; se deja reducir la sustancia á gran fuego, meneándola continuamente, y cuando haya espesado se pasa por la estameña.

A falta de salsa rizada, se echan una cucharada de harina, la crema, sal y pimienta, se concluye la operacion como se ha dicho, y se pone á fuego suave ó en baño de María para evitarse que hierva.

SUSTANCIA DE CAZA. Se ponen en una olla ó en una marmita mediana tres libras de pulpa de buey, tres ó cuatro perdices viejas, dos libras de jarrete de vaca, un faisan, zanahorias, cebollas, tres ó cuatro piés de apio, tres clavos de especia y un manojito pequeño de hinojo, dejándose cocer todo juntamente. Se hacen cocer tres perdigones al asador y despues de frios, se majan en un mortero con migajon de pan tres veces mas grandes que un huevo, remojado en el caldo; se humedece lo molido con el mismo caldo, y remoliéndose bien, se pasa por la estameña. Se mezcla con esta sustancia el caldo del buey y las perdices, de modo que no quede ni muy espesa ni muy líquida, y se pone á fuego manso, no dejándola hervir.

SUSTANCIA ROJA Ó RUBIA DE VACA. Lo mismo que caldo-colado (véase CALDO-COLADO Ó SUSTANCIA ROJA, pág. 132).

SUSTANCIA RUBIA EN MAGRO (véase CALDO MAGRO Ó SIN CARNE, pág. 130).

SUSTANCIA DE CAMARONES. Se procuran muy frescos los camarones, y despues de haberlos partido se apartan las carnes blancas de la cola y de las patas, se pican estas y se ponen en plato aparte. Hecho esto, se majan las demás partes que no fueron reservadas, comprendiéndose en estas los recortes, carnes y huevos que suelen encontrarse en sus costras, con un trozo de mantequilla fina; se pasan por un tamiz y se ponen á calentar en una cacerola en baño de María, añaniéndose las carnes picadas que se habian apartado. Esta sustancia sirve para bolas al viento, pastelitos, cazuelas de arroz y conchas.

SUSTANCIA DE CANGREJOS. Despues de haberse lavado en muchas aguas treinta cangrejos, se cuecen en agua sola y se limpian de sus costras, que se ponen por separado para machacarlas y mezclarlas con doce almendras y la carne de los mismos cangrejos. Se rebana en seguida media libra de pulpa de vaca y un pedazo de jamon, haciéndose lo mismo con una cebolla, algunas zanahorias y nabos grandes. Se pone esto al fuego en una olla, y cuando esté espeso, se añade un poco de harina y de manteca; se le dá algunas vueltas meneándose continuamente y se le echa caldo, sal, pimienta, clavo, albahaca, perejil, cebollas y cortezas de pan, pudéndose añadir tambien hongos y criadillas de tierra. Se deja cocer lentamente la sustancia, y se saca la vaca, que se deshará con lo que estaba molido de los cangrejos, y se colará, ó pasará por un cedazo ó estameña.

Para hacerse sin carne, se sustituye mantequilla á la vaca y al jamon, y se humedece con caldo de pescado.

Mezclándose esta sustancia con las sopas de pan, arroz ú otras, se vuelven estas deliciosas. Otro tanto sucede con varios guisos de semillas, como garbanzos, lentejas, frijoles, arroz &c. y con muchas salsas y ensaladas, como la de cardo, coliflor &c.

Lo esencial de estas sustancias es que tengan la consistencia debida y que estén bien desengrasadas.

SUSTANCIA DE ZANAHORIAS. Se cortan á lo largo en rebanadas treinta zanahorias bien limpias, y se pone en una cacerola con media libra de mantequilla y siete ú ocho cebollas partidas en cuartos, despues de habérseles quitado los rabos y las barbas. Cuando se haya derretido la mantequilla, se hechan las zanahorias que se tendrá cuidado de menear para que no se peguen; y estando algo fritas, se humedecen con caldo, añadiéndose un pedacito de azúcar del tamaño de una nuez; despues de haberse dejado cocer á fuego lento el espacio de tres horas, se verá si se deshacen con facilidad al apretarlas suavemente entre los dedos, y entonces se aparta la sustancia de la lumbre para echarla en la estamenña por la que se pasará, habiéndose quitado el caldillo y majado las raices; para colarla fácilmente, se humedece de cuando en cuando con el mismo caldo en que se cocieron las zanahorias, siendo necesario que quede bien líquida y que no hierva mucho tiempo, si se quiere que no resulte amarga. Estando ya la sustancia en la cacerola, se le echan cuatro cuharadas, de las de desengrasar, de salsa rizada (pág. 766), y en caso de que reste algun caldillo de las zanahorias, se añade á la sustancia, dejándola en seguida consumir lo suficiente, espumándola y desengrasándola, hasta quedar tan espesa que pueda cubrir las entradas para que se ha prevenido.

SUSTANCIA DE RAICES PARA ENTRADAS. Es la misma que la de zanahorias del artículo anterior, que tambien suele llamarse con este nombre.

SUSTANCIA DE CASTAÑAS. Se quita la cáscara á treinta ó cuarenta castañas y se echan en una sarten con un poco de mantequilla, haciéndose freir y saltar sobre el fuego, hasta que la segunda cáscara ó pielecita que las cubre se caiga por sí misma. Despues de haberlas limpiado, se cubren con caldo consumado (véase en la pág. 131) en una olla, y se dejan cocer hora y media; estando bien cocidas, se pasan por una estameña cuidándose de que la sustancia quede un poco espesa, y en caso de estarlo mucho, se liquida con un poco de crema. Al momento de servirse, se le añade una poca de mantequilla.

SUSTANCIA DE PAPAS. Se pelan doce ó quince papas crudas, y despues de haberlas lavado y rebanado, se echan e n una cacerola con un vsaso de agua, una poca de mantequilla, sal, y nuez moscada; se dejan hervir y cocer sobre una hornilla á dos fuegos por media hora, y estando cocidas se amasan con una cuchara de palo fuera de la lumbre; volviéndose despues al fuego, se dejan reducir lo conveniente y se añaden por conclusion un buen trozo de mantequilla y otro mas pequeño de azúcar.

SUSTANCIA DE PAPAS CON LECHE. Se ponen á cocer las papas debajo de rescoldo, se pelan y se pasan por el colador; se echan en una caceerola con dos onzas de mantequilla muy fresca, pimienta y sal; se menean y humedecen con leche hasta que esté en el grado conveniente la sustancia, que se pone á hervir un instante sin dejarla pegar. Se le puede añadir azúcar, supriméndose la pimienta. Se sirve como intermedio.

SUSTANCIA DE APIO. Se pelan y lavan las raices gruesas del ápio, se cuecen y pasan por la coladera. Se pone mantequilla fresca en una cacerola y se echa en ella la sustancia con sal, una cucharada de harina, crema, ó bien caldo de sustancia, ó de la olla y un terroncito de azúcar.

SUSTANCIA DE ACHICORIA. Se hace lo mismo que la de ápio del artículo anterior.

SUSTANCIA DE AALABAZA GRANDE. Se divide en trozos la calabaza, se cuece en agua con sal, se le tira despues el agua y se pasa por la coladera; se ponen en una cacerola un pedazo de mantequilla y una cucharada de harina, que no se deja dorar; se echa allí la sustancia, añadiéndose pimienta blanca y un poco de azúcar, y se deja cocer cinco minutos; se liga con dos yemas de huevo y una cucharada de crema si la hubiere, y se sirve en un plato rodeado de tostadas fritas.

SUSTANCIA DE PERDIGONES Á LA BECHAMELA. Se toma la carne de dos perdigones asados, quitándose el pellejo y los nérvios, y se pica y maja añadiéndole una cucharada, de las de boca, de salsa bechamela (véase en la pág. 772). Estando molida se deslie con la misma salsa, se pasa por la estameña y no se pone á calentar sino un momento. Se sirve con huevos estrellados por encima y rodeada de tostadas fritas.

SUSTANCIA DE OTRAS AVES. Se hace lo mismo que la de perdigones del artículo anterior, sustituyendo á su carne la de otras aves asadas. Si despues de pasarse por la estameña quedase muy espesa, se le puede añadir una poca de crema hervida. Se sirve tambien con huevos estrellados por encima y tostadas fritas al rededor. Puede hacerse con caldo en lugar de crema; pero entonces queda menos blanca.

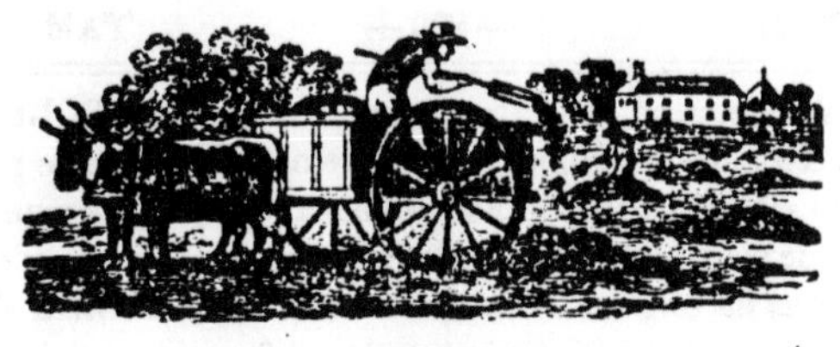

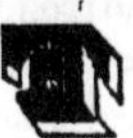

TABLILLA. Se llama asi una de las porciones ó partes en que se divide una libra de chocolate, sea de cualquiera peso, tamaño y forma; pero cuando para algunos guisados ó dulces se dice aquí que se pondrá una tablilla de chocolate, se entiende que debe ser de una onza ó lo que es lo mismo, de las de á diez y seis en libra.

TALMUSES (véanse SOMBREROS DE TRES PICOS, pág. 794).

TALLARINES. Son unas tiras mas ó menos anchas, hechas con la misma pasta que los fideos, de los que no se distinguen sino en su forma: esto se entiende de los tallarines comunes, pues se hacen tambien mas finos y de mejor gusto, siendo estos los que se sirven en las buenas mesas.

TALLARINES Á LA ITALIANA. No son otra cosa que los nouilles(véase NOUILLES Á LA ITALIANA, pág. 556).

TALLARINES Ó TAGLIATELLI Á LA NAPOLITANA. Se hace una masa con harina, sal y agua, que se extiende lo mas delgado que sea posible y del tamaño de una servilleta doblada en cuatro dobleces; se corta en tiras de medio dedo de anchas y se echan en agua hirviendo, dejándoles dar algunos hervores; se sacan de allí y se echan en agua fria, poniéndose á escurrir en un tamiz. Estando bien escurridos los tallarines, se guisan como los macarrones (véase MACARRONES Á LA NAPOLITANA, pág. 491), y del modo siguiente.

Se ponen en el fondo de un plato mantequilla y queso rallado, y encima una cama de tallarines sazonada con pimienta; se pone otra de mantequilla y queso, y se siguen alternando las camas hasta emplearlos todos, y entonces se echa en cima un vaso de crema; se concluye con otra cama de queso, y se ponen á cocer á dos fuegos.

TALLARINES Á LA MEXICANA. Se amasan con la harina que puedan embeber, cuatro yemas de huevo y una taza de agua tibia, revolviéndose bien todo y sazonándose con sal fina al tiempo de amasarse, y añadiéndose un pedacito de levadura; estando la masa correosa, se extiende con el bolillo en hojas muy delgadas, que se polvorean con harina para que no se peguen, y se cortan en tiras delgadas; se ponen estas sobre una servilleta al sol, y cuando se hayan secado, se echan en caldo de la olla que haya hervido bien; despues de media hora de cocimiento, se vacian en la sopera con queso bueno rallado por encima.

TAMAL. Voz que trae su orígen de la mexicana *Tamalli*, y significa una especie de pan sabroso y delicado, hecho con la masa de maiz, que usaban los antiguos pobladores de este continente á mas de las tortillas que eran su pan comun, como lo son hasta el dia no solo de sus descendientes, sino de muchos otros que descienden de los españoles, que las comen por gusto. Otro tanto sucede con los tamales, que no se toman en lugar de pan, sino mas bien con él y por apetito, pues son muy gratos al paladar, al mismo tiempo que nutritivos y de buena digestion.

El modo de hacerlos todos no se diferencia de muchas maneras, aunque se rellenan y sazónan de innumerables modos, pues se hacen de dulce con anis ó sin él, rellenos de arroz con leche, de mole, de especia, de aves, de carne de puerco y aun de picadillo y de pescado. Otros se mezclan con capulines, y otros con frijoles que suelen comer los naturales en sus fiestas con el mole de guaxolote; pero estas dos clases no son del mejor gusto, ni suelen servirse en las mesas decentes, si no es muy rara vez, por capricho, y de los mismos que hacen los indígenas, sin que nuestras señoritas los dispongan por sí mismas, como acostumbran hacerlo con los de las otras clases.

Sobre el relleno bastará advertir que de cualquiera guisado que se disponga, es necesario que estén bien cocidas las carnes y sazonadas con buena sal, porque de lo contrario sabrian mal los tamales, por mas que estuviesen bien hechos.

TAMALES COMUNES, Ó CERNIDOS DE MAIZ COMUN. Se prepara el maiz en nixtamal, se desholleja, se lava y se muele enteramente lo mismo que para hacer atole (véase ATOLE, pág. 49) Bien remolida la masa se pasa por una servilleta ó ayate, y despues de cernida se mezclan nueve onzas y media de azúcar blanca y una libra de manteca con la sal fina correspondiente y un poquito de anis, humedeciéndose la masa lo necesario con agua tibia: se bate despues bien, y en hojas de maiz lavadas, remojadas, escurridas y enjugadas se van echando las cantidades que puedan contener de la masa, envolviéndose y cubriéndose con ellas, y doblándose por la mitad, se han formado los tamales Despues se pondrá una olla de suficiente capacidad á la lumbre, echándole muy poca agua, pudiéndose poner dentro de esta agua un poco de zacate para que mate el hervor; mas arriba se formará un tapestle ó enrejadito de varitas de tejamanil, y se acomodarán encima los tamales de modo que no les llegue el agua, y solo se cuezan al vapor, tapándose la boca de la olla con una cazuela de su tamaño y un lienzo que se ata bien; cuando la masa se despegue de la hoja, es señal de que está cocida, y entonces quedan hechos los tamales, que se apartan de la lumbre y se sirven calientes, solos ó con atole de leche.

De este modo se hacen los de chile, de especia y de otras cosas, rellenándolos con los guisos que se quieran, bien sazonados y de la consistencia regular, con la sola diferencia de que no rellenándose de cosa de dulce, no se echa azúcar sino sal á la masa antes de cocerse.

TAMALES CERNIDOS DE MAIZ CACAHUATZENTLI. Se hace el nixtamal ó se cuecen tres libras de maiz cacahuatzentli lo mismo que para los corrientes, despues se lava bien, se enjuga y se pone á secar al sol; cuando esté bien seco se muele, y despues se cierne por un ayate delgado; á lo cernido se agregan tres libras, ó poco mas de manteca y un poco de agua tibia, se bate esta masa con la sal necesaria, ó si se quisiere hacer de dulce, con azúcar, batiéndose hasta que haga ojos y esté de punto, lo que se conocerá formando de ella una bolita, que echada en la agua sobrenade: en seguida se formarán los tamales en las hojas de maiz, cuidándose que estas hayan escurrido bien el agua en que se remojaron, y ya hechos se ponen á cocer lo mismo que los del artículo anterior.

Si no se quieren hacer de dulce, no se echa azúcar á la masa, sino que se sazona bien con sal, y se rellenan los tamales con los guisados que se quieran de carne ó de pescado, de chile ó de especia. Si fueren de dulce se pueden rellenar con yemas de huevo cocidas, azúcar molida, piñones, acitron, canela y ajonjolí.

TAMALES CERNIDOS DE MAIZ CACAHUAZENTLI Y HUEVO. Se mezclan para hacerse la masa, tres libras de maiz cacahuatzentli, cocido y cernido como se indica en los artículos anteriores, media libra de manteca derretida, ocho yemas de huevo, el azúcar necesaria, segun se quieran mas ó menos dulces, y una poca de agua tibia: no debe quedar esta masa ni aguada ni espesa, y se bate hasta que haga espuma; se ponen adentro á los tamales bastante canela, pasas, almendras, piñones, pedacitos de nuez y ajonjolí; se forman y cuecen lo mismo que los demás.

TAMALES CERNIDOS DE LUTO CON ARROZ DE LECHE. Se disponen lo mismo que los de los artículos precedentes, con la diferencia de que el maiz cacahuatzentli ha de ser negro, y de que se rellenan con arroz con leche, dispuesto del modo ordinario, aunque algo mas cargado de dulce (véase ARROZ CON LECHE, pág. 46).

TAMALES SIN CERNIR Ó CHUCHULUCOS. La palabra chuchulucos viene de la mexicana *chocholoqui*, y esta de *chochol* que significa hombre bozal, montaras, ó salvage, ó *chocholoqui*, hombre tonto, atolondrado, ó cosa tosca, grosera y ordinaria; pero aunque los tamales chuchulucos no son tan delicados como los cernidos, no por eso dejan de ser sabrosos y buen alimento.

Se hacen lo mismo que los de los artículos anteriores, con la sola diferencia de no cernirse la masa.

TAMALES EN HOJAS DE PLATANO. Bien remolida la masa, dispuesta como la de los demás tamales, se pone á cocer con mucha manteca y despues se aparte para que se enfrie; si se quieren los tamales de cuchara, se deja la masa mas suelta que para el caso contrario, en que debe estar mas espesa, y al formarse, se les pone el mole bien frito y suave, con carne y papada de puerco; las hojas se pasan por agua corriente á la que se habrá echado un poco de acuyo, hechos los tamales, se ponen á cocer con poca agua caliente con sal, tapándose bien la olla.

TAMALES DE ARROZ. Se lava el arroz en dos ó tres aguas, y despues se deja escurrir y se pone á secar al sol; cuando esté bien seco, se remolerá muy bien, se pesará y se le echará media libra de mantequilla derretida pará cada libra de arroz; se batirá bastante, humedeciendo la masa si fuere necesario, con agua tibia, y no cesará de batirse hasta que esté de punto, lo que se conoce en que una bolita formada de la masa sobrenada en el agua; entonces se echa media libra de azúcar en polvo á cada libra de arroz, y se revuelve bien, formando con ella los tamales, que podrán rellenarse con bienmesabe, manjar-blanco ó cualquiera pasta (véanse los artículos respectivos), y se cuecen al vapor como los otros.

TAMALES DE ARROZ Y HUEVO. Despues de muy lavado el arroz se pone al sol en una servilleta, y cuando haya secado bien, se remuele, y á cada libra de ese polvo se agregan cuatro yemas de huevos crudos, y seis onzas de mantequilla derretida y fria; se bate humedeciéndose la masa con leche cocida, y echándose la sal fina necesaria molida; se continua batiendo, y cuando quiera tomar punto, se le añade el azúcar en polvo, tanteándola al paladar; se bate mas todavía hasta que esté de punto, lo que se conoce cuando sobrenade un pedacillo de la masa sobre el agua: entonces se formarán los tamales en las hojas de maiz bien escurridas, y se podran rellenar con cualquier postre de leche ó fruta; se pondrán á cocer con la abertura hácia ariba para que no se escurran, y cuidándose de que el agua al hervir no les alcance, sino que se cuezan solo al vapor.

TAMAL DE BOBOS CHICOS (véase en la pág. 85).

TAMARINDO Fruto del árbol de este nombre, y es una vaina bastante corta que contiene una pulpa negruzca, ágria y agradable al gusto. Solo se husa en las mesas en las siguientes preparaciones.

TAMARINDO. (Agua de). Se pone á cocer la pulpa en agua y despues se deja enfriar, se cuela y se endulza con azúcar. Se hace esta agua mas suave si solo se echa en infusion el tamarindo, sin cocerse. Es bebida agradable y refrigerante.

TAMARINDO (Helados de). Dispuesta el agua como la del artículo anterior, se endulza mas de lo regular, y se procede en lo demás como para los otros helados (véase HELADOS, pág. 395).

TAMARINDO (Ponche de). (Véase PONCHE DE TAMARINDO, pág. 682).

TAPABOCA. Bizcocho ordinario, hecho por lo comun con mala harina, muy poca manteca y mas azúcar, de cuya masa se forman unas rosquillas mas ó menos grandes que se meten á cocer al horno sobre hojas de lata. Su bajo precio hace que se consuman muchas cantidades en esta forma ó en la de cochinitos por los muchachos.

TAPADO. Guisado hecho con rebanadas de xitomate, y con otras verduras y legumbres, con las que se tapan las carnes de toda clase y se ponen á cocer á dos fuegos. En los artículos respectivos á cada una de las carnes ó legumbres, se explica el modo de disponer el tapado, pudiendo por ejemplo verse los siguientes.

Tapado de carne de CERDO pág. 175.

Tapado de GALLINA, pág. 357.

GALLINAS TAPADAS CON BETABEL Y ZANAHORIA, pág. 362.

Tapado de HABAS VERDES, pág. 394.

POLLOS EN TAPADO, pág. 674.

TAPAR HERMETICAMENTE. Se entiende en la cocina por esta expresion, tapar una olla ó vasija cualquiera con un lienzo y un plato ó cazuela encima, ó con sola una cazuela, engrudando las junturas, de modo que al hervir lo que contiene, no pueda escaparse el vapor.

TAPESCLE. En varios artículos se usa de esta voz, que viene de la mexicana *tlapechtli* y significa tablado andamio, cama de tablas, &c. para designar del modo conocido en este pais y que lo entienden todos, el aparato de tablitas ó tejamanil que se usa poner dentro de la olla, para cocer al vapor las papas, los tamales, &c.

TARAGONTIA. Algunas veces aunque pocas, se usa de esta voz como sinónimo de estragon, segun la version que se ha encontrado en los diccionarios franceses-españoles de la palabra *estragon*; pero es necesario advertir que si en castellano se llama taragontia al estragon, no es la taragoutia ó dragontea que describe el Diccionario de la Academia española; sino otra planta aromática que echa un gran número de tallos redondos, llenos de ramas guarnecidas de hojas largas, unidas, lustrosas y muy semejantes á las del hisopo, pero mas puntiagudas en la extremidad. Es el estragon de un gusto acre, y aromático, acompañado de una dulzura agradable, y el mejor y mas saludable es el cultivado en los jardines, y que se ha dado de tierra gruesa y pantanosa. Se hacen entrar en las ensaladas las extremidades de esta planta, con tal que sean tiernas, recientes y de buen gusto; pero como ella es muy ardiente, las personas de temperamento caliente y bilioso deben abstenerse de comerla, ó usarla con mucha moderacion. Una toma regular de estragon puesta en infusion en medio cuartillo de agua, tomada como té, es muy buena para las debilidades de estómago, las indigestiones y las vascas.

TASAJO (véase CECINA, pág. 166).

TÉ. El té, cuyo uso se ha generalizado tanto en todas partes, es la hoja de un arbusto que crece en la China y en el Japon, que despues de haber sufrido cierto tueste, y de haberse enrollado sobre si mismo, se ha repartido en el comercio. Aunque se distinguen varias especies y diversas calidades de té, que las unas tengan mas precio que las otras, y que unas sean buscadas con preferencia á las demás, todas son producidas por la misma especie vegetal *thea chinemsis*. Algunos autores sin embargo admiten dos, *thea viridis* (té verde), y *thea bohea* (té obscuro ó negro); y otros botánicos encuentran cuatro especies del género *thea*, bien distintas las unas de las otras. Pero sea de esto lo que fuere, lo que parece mas cierto es, que todas las clases de té del comercio vienen de una sola especie.

Este se divide en dos clases principales; tés verdes y tés negros. Se distinguen hasta siete ú ocho especies de tés verdes, de las que no llegan á Europa ni aquí sino las que desprecian los chinos, y por esto las llaman ellos con un nombre que equivale á *té desechado*. Sus hojas son de color desigual, mal enredadas y de un sabor fuerte sin ser agradable. Dos clases de té verde son las que principalmente se consumen; el té perla, cuyas hojas están perfectamente enrolladas, al que se dá este nombre á causa de su forma que es casi redonda y de su color que debe ser de un verde plateado ó que tira al de la perla. La otra especie (*thé hyswen ó his' son*) mas generalizada que la precedente, tiene sus hojas de un verde sombrio ú obscuro, un poco negrus co bien enredadas y enteras: su olor es agradable, herbaceo y aromático á un mismo tiempo; y si es viejo, tiene un olor fuerte y gradable y un sabor acre y astringente. Es de mucha importancia conservarlo, de la misma suerte que cualquiera otra de las clases de té, en cajas de madera, guarnecidas de hojas de estaño, ó mejor todavía en botes de porcelana, y no en botellas de vidrio ó de cristal, para que estén al abrigo dela luz.

Se distinguen tambien siete ú ocho especies de té negro, entre las cuales el *Bou* ó *Boui* es el mas comun y mas usado, aunque no es el mejor, pues sus hojas están mal enrolladas, quebradas por lo comun, llenas de polvo, y algunas de ellas amarillentas. Hay otra especie de té negro llamado *camphou*, esto es, de hojas enteras, y está compuesto de las mejores hojas del té *bou*, enteras, tiernas y de mediano tamaño, que aunque es mucho mas preferible que el otro, es muy raro.

El mejor té es el que se cosecha á fines de Febrero ó á principios de Marzo, que en China se reserva casi exclusivamente para los ricos del pais, y no llega á Europa sino en pequeñas cantidades y casi siempre revuelto con otro, y de consiguiente es aquí sumamente raro: se le llama té imperial. El que se vende en el comercio se cocecha mas tarde cuando las hojas han tenido todo ó casi todo su desarrollo. Y finalmente el que se coge á lo último, esto es en el mes de Junio, es el menos estimado y solamente lo usan los pobres y el populacho.

Cuando se han recogido las hojas se remojan en agua hirviendo por medio minuto ó mas, para quitarles una parte de su amargura, y despues se echan en grandes cazos ya algo calientes, y se menean con la mano, dejándose calentar mas el cazo hasta que el calor se comunique á las hojas en tanto grado, que ya no pueda la mano soportarlas; entonces se vacian en esteras ó petates, y los obreros las enredan frotándolas con las manos siempre á la misma direccion, mientras que otros las avientan para hacerlas enfriar con prontitud, porque solo enfriándose rápidamente es como pueden conservarse enrolladas mas tiempo. Estos procedimientos se repiten dos ó tres veces y aun mas, hasta que han perdido toda su humedad las hojas.

El té verde tiene un ligero olor á heno, y una calidad embriagante que se manifiesta frecuentemente por su accion sobre los nervios, cuando se toma muy cargado ó en muy grande cantidad. El negro adquiere este color, á causa de que en su primera preparacion se deja por mucho mas tiempo en el agua hirviendo, y es por este motivo menos acre y menos aromático que el verde.

El uso del té se propagó en Europa el año de 1666, y de algun tiempo á esta parte han llegado á ser las hojas de este arbusto de un uso tan habitual, y aun tan necesario en algunos paises húmedos como la Holanda y la Inglaterra, que solo en Europa se consumen al año mas de veinte millones de libras de ella. En Francia se toma por lo general mas bien por tono y por moda que por necesidad, mientras que en los paises húmedos el uso habitual del té se explica por las condiciones atmosféricas en que se encuentran sus habitantes. Entre nosotros no deja de tener algun consumo, aunque generalmente mas bien se toma como medicina en las descomposiciones del estómago por el uso inmoderado del agua, principalmente en el tiempo de calor, que por gusto ó por moda, á pesar de que no faltan imitadores de los usos extrangeros, que sin otro motivo han abandonado el uso del chocolate, al que prefieren el té.

Se han propuesto para reemplazar al té en los paises templados de Europa, las hojas de un pequeño arbusto, originario del Canadá, llamado *Gaultiera procumbens*, de la familia de los brezos: se dá en los terrenos áridos y arenosos sin que le perjudique el frio del invierno, y se aclimata fácilmente. Cels, uno de los botánicos mas distinguidos del último siglo, ensayó su uso en lugar del té, y segun él, la infusion preparada con las hojas de este arbusto, tiene enteramente el gusto de té, sin las cualidades excitantes y embriagantes de este último, y en especial del verde. Hallé ha repetido los mismos ensayos y reconocido que dichas hojas ofrecen un sabor agradable, sin tener los inconvenientes del té. Se podria por lo mismo propagar tanto en Europa como en nuestro continente el cultivo de este arbusto y ensayarse mas el uso de sus hojas, que podrian tambien mezclarse en el servicio con el té.

Nosotros tenemos varios arbustos aromáticos que si no son el mismo té, sus hojas le son muy parecidas, y su infusion tiene el mismo gusto, aunque está mas pronunciado el sabor herbaceo, quizá por la falta de cultivo, pues crecen naturalmente en todas partes, hasta en las macetas y azoteas, y son conocidas con el nombre de *té criollo*. En 1820, un sugeto empreendedor de esta capital, sabiendo que en la sierra y en otros puntos, principalmente en el pueblo de Xacala y en sus inmediaciones, crecia este arbusto, siendo allí notable por su aroma, hizo traer á México una buena cantidad, que entre mil obstáculos y tropiezos que tuvo en su conduccion, no fué el menos que se atascasen las mulas en medio de la calzada de Guadalupe, inundada entonces, habiéndose por fin sacado las cargas del agua con mucho trabajo y costo. Las hojas por esto mojadas, y en parte descalentádas ó podridas, habian perdido ya mucho de su buena calidad, y como para enrollarlas fué necesario mojarlas otra vez, sufrieron otra nueva alteracion. Como era muy costoso fabricar las cajitas del mismo metal que las de China, se hiciéron de hoja de lata, y proporcionadas á contener cada una dos libras de las hojas mal enrolladas, y aunque en la parte exterior se forraron con papeles blanco y pintado de China, y se imitó la cubierta calada, con sus caracteres y marcas, para vencer la preocupacion, pues nadie lo hubiera comprado ni usado si corriese como cosa del pais, así era necesario ser muy lerdos para no conocer que aquel efecto no habia venido de China. Sin embargo de todo, estas hojas así dispuestas, corrieron en el comercio y se consumieron con el nombre que le pusieron los comerciantes de *té de los Estados-Unidos*, habiendo sacado el empresario la mayor parte de los crecidos gastos que erogó en la empresa. Todo esto indica que debian repetirse los ensayos y cultivarse la planta ó arbusto de que se trata, pues no seria perdido el trabajo y se lograria quizás, reemplazar este renglon con otro nacional, disminuyéndose en parte de este modo la extraccion de numerario para el extrangero.

El té puede alterarse, 1. ° por su mala preparacion; 2. ° porque ha sido mal conservado, y en estos dos casos se encuentran en las cajas algunas hojas manchadas de moho, y entre los tés verdes otras amarillas por haberse desecado en el mismo arbusto; 3. ° por el agua del mar y por el aire, y entonces se calienta, se corrompe y pierde todas sus calidades. La vejez, la accion de la luz, y la exposicion al aire son otras causas mas que alteran el té y lo deterioran mas ó menos completamente.

Se falsifica de innumerables maneras, y los Chinos cuyo talento para el fraude es demasiado conocido, se valen de varios procedimientos para falsificar las diversas clases de té que venden tan caro á las demás naciones; pero aunque se saben los arbitrios que para esto se toman, es inútil referirlos en este lugar, pues no está en mano de los lectores remediar estos abusos.

Algunos creen que el té que venden los chinos, ya les ha servido á ellos para sus usos; pero este es un error, á lo menos en la mayor parte de los casos, que se ha propagado pór personas que habiendo visto echar en agua las hojas de té en el Japon y en la China, no han comprendido sin duda el objeto de esta preparacion, que es quitarle parte de su acrimonia ó amargura, aunque no deja de ser cierto que los vendedores mezclan algunas veces el té que les ha servido con el bueno. Este fraude no puede conocerse sino en la debilidad de la infusion con cierta cantidad determinada, pues á pesar de que estas hojas se pongan mas descoloridas, los que las mezclan tienen buen cuidado de colocarlas entre las buenas del mismo color.

TÉ (Infusion de). El mejor modo de prepararlo no es, como se acostumbra en algunas partes, hirviendo las hojas en agua, sino dejando hervir el agua sola y echar el té cuando esté hirviendo aquella. Sobre la cantidad, nada puede decirse, porque á unos gusta mas cargado que á otros, y suelen algunos mezclarlo con aguardiente ó vino, pudiendo tambien mezclarse con leche.

TÉ (Ponche de). (Véase PONCHE DE TÉ, pág. 682).

TELLINA (véase ALMEJAS, pág. 23).

TENCA. Pez que tiene la figura de la carpa, pero sus escamas son mas pequeñas y mas amarillas. Hay dos especies de tencas; una de mar, de la que no se hace ningun uso entre los alimentos, y la otra de agua dulce muy conocida en las pescaderías, donde se encuentra de diferentes tamaños, habiendo unas tan gruesas como las carpas. Este pescado es muy viscoso y tiene por lo mismo necesidad de un buen sazon, y no conviene á los de temperamento pituitoso, porque produce sucos groseros, debiendo siempre escogerse tierna y bien nutrida la tenca. Es de sabor mas ó menos agradable, segun son mas claras y limpias las aguas en que habita, resintiéndose su carne del fango ó lama de los estanques; es poco nutritiva y se digiere con dificultad. Se come asada á la parrilla, frita, en fricasé de pollos, rellena &c.

TENCA Á LA POLLA. Se mete un instante la tenca en una caldera llena de agua casi hirviendo, y se saca; se le quitan con un cuchillo el limo y las escamas, se divide en trozos y se ponen á remojar y desengrasar en agua; en seguida se echan en una cacerola con mantequilla, que haciéndose calentar se freirán y saltarán en ella las raciones de tenca, añadiéndose una cucharada (de las de boca) llena de harina, que se mezclará con lo demás; se humedece todo con una botella de vino blanco y se le echan sal, pimienta gorda, una hoja de laurel, un manojito de perejil y cebollitas, otras cebollitas cabezonas sueltas, y hongos; se dejará el guisado sazonarse á fuego algo vivo, y cuando todo esté cocido, se le añadirá una liga de tres yemas de huevo; se le quita para servirse la hoja de laurel y se prueba para ver si está de buena sal.

TENCA (Marinesca de). (Véase MARINESCA, pág. 510.)

TENCA FRITA. Lo mismo que la carpa (véase CARPA FRITA, pág. 160).

TENCAS Á LA PROVENZALA. Se echan en agua puesta á hervir, se sacan al instante y se limpian; se sazonan con sal y pimienta, nuez moscada y perejil picado; se ponen en un plato con buen aceite de olivas y medio cuartillo de vino blanco, y se meten á cocer en el horno; se cortan en anillos seis cebollas grandes y se frien en aceite; así que estén cocidas y bien doradas, se escurren y se forma con ellas un cordon al rededor de las tencas, que se sirven con zumo de limon.

De este modo se disponen tambien los lenguados enteros ó en lonjas, despues de haberse limpiado y abierto por el lomo, sin necesidad de echarlos en agua caliente para quitarles el limo ó cieno que no tienen.

TENCAS EN SALSA ROBERT. Se limpian como se ha dicho y se vacian; se les hacen unas incisiones, se asan á la parrilla y se sirven con salsa Robert (véase en la pág. 775). Se pueden servir tambien con salsa de alcaparras (véase ALCAPARRADO, pág. 21).

TENCAS RELLENAS EN CACERÓLA. Se ponen á remojar en agua, se limpian, se abren por el lomo, se deshuesan y se rellenan con un buen picadillo de pescado (véase PICADILLO DE PESCADO, pág. 639). Se unta un plato con mantequilla, se le ponen yerbas finas, cebollas, sal y pimienta gorda, y se acomodan, enfiladas encima las tencas; se sazonan con el mismo recado y las mismas especias que se pusieron abajo, se rocian con mantequilla derretida, se cubren con pan rallado, y se meten á cocer al horno, hasta que se pongan de buen color. Se sirven secas, ó con algun guiso de legumbres, ó con sustancia de cangrejos.

TENCAS EN FRICASÉ DE SUSTANCIA ROJA. Se dora harina en mantequilla caliente y se frien allí los trozos de tenca con hongos, sal, pimienta y un manojito de cebollas mechadas con clavos de especia; se humedece todo con partes iguales de caldo y de vino blanco hervido, ligándose con un poco de sustancia roja (véase CALDO-COLADO, pág. 132). Pueden mezclarse en el sazon espárragos y alcachofas, habiéndose antes perdigado.

TENCAS EN FRICASÉ DE POLLO. Se les quitan las cabezas, se cortan en pedazos y se frien en mantequilla con un manojito surtido; se humedecen con caldo y vino blanco, y se sazonan con sal y pimienta, se hacen cocer á fuego vivo y se liga el caldillo con crema y yemas de huevo.

TENCAS FRITAS. Despues de preparadas como se dice en los artículos anteriores, se abren por el lomo, se polvorean con sal y harina, se les echa el zumo de algunos limones, y se frien en mantequilla hasta que se pongan de buen color. Se sirven en seco.

TENCAS Á LA PARRILLA. Se echan en agua hirviendo, se sacan de ella despues de un minuto, se escaman y se les rellena el cuerpo de mantequilla amasada con yerbas finas; se asan á la parrilla y se sirven con alguna salsa de sabor picante y agradable.

TEQUESQUITE. Voz cuyo orígen es la mexicana *tequixquitl*, que significa el salitre sin purificar ó la potasa impura que se coge á pelo de tierra en forma de costra, mas ó menos blanca. La usan los naturales pobres en lugar de sal, para cocer las yerbas y legumbres con que se alimentan. En algunas casas se usa para cocer los frijoles, que por este medio se suavizan y se cuecen con mas facilidad, aunque despues de cocidos se lavan para quitarles el mal sabor que pudiera comunicarles el tequesquite. Tambien se emplea en cocer los vegetales que se quiere no pierdan su color y las frutas y raices como la calabaza grande, el betabel, &c., con cuya operacion se realza mas su dulce despues de cocidas. En las masas para bizcochos, pasteles, hojaldres &c. se pone una poca de agua de tequesquite asentado, con lo que se logra que se alce ó esponje bien al tiempo de cocerse.

TERNERA. La carne de la cria de la vaca sea macho ó hembra. Como es tierna y sabrosa, se guisa de innumerables maneras; pero es necesario mucho cuidado al comprarle en las carnicerías, pues rara vez se vende en ellas ternera legítima sino que dan pulpa de buey, toro ó vaca por ternera, llamando indistintamente de vaca ó res á la carne que despachan con hueso.

TERNERA (Cecina de). La carne salada de la ternera que generalmente se llama cecina, es una de las mas gustosas cuando se ha hecho bien.

Al hacerse tasajo la carne, se cuidará de que en lo posible vayan mezcladas con igualdad la carne y la gordura, y como la sal fina es una de las cosas que mas gusto dan á la cecina, deberá salarse con ella, y nunca con la que llaman de la tierra; despues de salada convendrá oprimirla en parte que no se rebalse la sanguaza en la misma carne, sino que corra fuera de ella; se pondrá al sol un dia entero y nada mas, procurando que el aire sea el que la deseque, y si se quisiere darle un gusto exquisito, se ahumará con ramas de guayabo y de aguacate secas.

Se come asada con salsa de chile macho, ó en clemole, que se hace lo mismo que el de la cecina comun (véase mole de CECINA, pág. 167).

TERNERA MECHADA EN ESTOFADO. Despues de bien desangrada la carne de lomo ó pulpa de ternera, se mecha con tiras de jamon, pimienta gorda y clavos; se muelen clavo, pimienta, los dientes de una cabeza de ajo, canela y agengibre, y se deslien estas especias en vinagre bueno con una poca de agua; se echa allí la carne y se deja en infusion hasta el dia siguiente, cuidándose de que la olla quede bien tapada. Al otro dia temprano se le echan agua suficiente y sal, dos ó tres cebollas en cuartos y los dientes de una cabeza de ajo picados; se cubre la olla con una cazuela, tapándole las orillas con engrudo y papel gordo, y se pone á un fuego regular meneando toda la olla de cuando en cuando para que no se queme. Despues de seis horas de cocimiento se destapa la olla, se voltea en una cazuela y se le echa mas vinagre bueno, agregándole canela, clavo y pimienta en granos enteros; se espesa con pan tostado y molido, y se añaden choricitos y trocitos de jamon, todo cocido, aceitunas, tornachiles curados, almendras mondadas y pasas; se mitigará el vinagre con un trozo de azúcar al paladar, y cuando haya espesado el caldillo, se soltará un poco echándole un vaso de vino blanco y apartándose en seguida de la lumbre.

TERNERA EN ESTOFADO DE XITOMATE. Se unta con manteca una olla; se rebanan lomos de ternera y se clavetean con trozos de jamon gordo y rebanadas de ajo; se rebanan ajos limpios, bastantes xitomates, tomates y cebollas, y se muelen en seco clavo, canela, pimienta y unos pocos de cominos. Se pone en la olla untada con bastante manteca, una cama de xitomate y demás recado, polvoreándose con un poco de las especias molidas, y despues se pone otra cama de rebanadas en la carne, y se le echa un poco de sal; sobre esta cama se pone otra del recado, que se polvorea con las especias, agregándole tomillo, laurel y una poquita de sal, y de este modo se van alternando las camas hasta concluir en una de recado; encima se echa aceite de comer y como la mitad menos de manteca, y se tapa la olla con una cazuela nueva, cubriéndole las junturas con engrudo y papel. Se entierra la olla en rescoldo hasta el cuello, y se le echa tambien dentro de la cazuela, metiéndole de cuando en cuando brasas para mantener el fuego; se deja allí la olla hasta la noche, en que se pone al vapor de otra olla que esté hirviendo, y así se mantiene hasta el dia siguiente en que se sirve.

TERNERA EN OTRO ESTOFADO CON OTRAS CARNES SIN MECHAR. Se ponen en una olla tres libras de pulpa de ternera en trozos grandecitos, otras tres de carnero, media libra de costillas de puerco y otra media de papada, tres cabezas de ajo enteras, cuatro cebollas, cuatro xitomates buenos rebanados, una libra de jamon, (que la mayor parte sea magro) en rebanadas gruesas, tres chorizones, una docena de choricitos, dos botellas de vino Jerez, una de agua, medio cuartillo de aceite, una cucharada de manteca, medio pocillo de vinagre, especias de todas, menos cominos y azafran, un poco de laurel, de tomillo, de mejorana; de raspadura de nuez moscada y de orégano y la sal necesaria. Se tapa la olla y se pone á cocer á fuego regular, meneándose con ella misma para que no se queme, y solo destapándola al cabo de seis ú ocho horas para ver si se han cocido las carnes; cuando lo estén, se pone la olla tapada al vaho de otra olla hasta la hora de servirse, y entonces se adorna el platon con aceitunas, tornachiles, perejil picado y rebanadas de papas fritas en mantequilla.

TERNERA EN ESTOFADO, DISPUESTO DE OTRO MODO. Se cortan las pulpas de ternera de un tamaño proporcionado, y separadamente se mechan con tiras de jamon, dientes de ajo y clavos de especia, debiendo quedar todo muy tupido; se echan en una olla con manteca, sal, vino en suficiente cantidad, poco vinagre, agua, un terron de azúcar segun la cantidad del caldillo, pedazos de salchicha, tajaditas de jamon, chorizon rebanado, bastante canela molida, xitomates asados y exprimidos, almendras en cuartos y pasas; se tapa la olla con una cazuelita proporcionada, cubriéndose con masa las junturas, y se pone al fuego, meneándose de cuando en cuando con las manos en el aire, para que no se pegue la carne; cuando se reconozca que ésta se ha cocido, se aparta; pero si no se hubiese cocido todavia y le faltase caldo, se le añade vino y se vuelve á poner á la lumbre hasta que se cueza.

TERNERA MECHADA CON PAPADA DE PUERCO EN OTRO ESTOFADO. Se desangran las pulpas de ternera, se dividen en trozos proporcionados y se mechan con papada de puerco; se echan en una olla con manteca, sal, cebollitas cabezonas enteras, perejil y ajos picados, clavo, pimienta y canela molidas, ma-

padura de nuez moscada, laurel, tomillo, vino y agua en suficiente cantidad; se pone la olla bien tapada á la lumbre y se deja cocer la ternera, espesándose el caldillo con tostadas fritas y molidas, si quedase mucho despues de cocida la carne.

TERNERA MECHADA Y APRENSADA. Se despelleja la pulpa de ternera, y despues de bien golpeada se mecha con jamon, pimienta de Tabasco, pimienta fina y clavo; se aprieta en la prensa y se deja en ella veinticuatro horas. Al siguiente dia se pone á cocer en vinagre mediado con agua, añadiéndose agengibre, orégano en rama y un poco de tomillo, de mejorana, de laurel, de pimienta y clavo molido todo junto; puesta la olla á la lumbre, se tapa herméticamente para que no se escape el vapor, y así que se considere cocida la carne se destapa, se saca la ternera y se vuelve á prensar, haciéndose despues de fria el uso que se quiera de ella.

TERNERA APRENSADA, SAZONADA DE OTRO MODO. Estando la pulpa de ternera despellejada y golpeada como la del artículo precedente, se mecha con lonjitas de jamon, acompañándolo en algunos agujeros con un grano de pimienta, en otro con clavo, con canela en otros, y en los demás con dientes de ajo partidos por la mitad; quedando bien surtida de estas mechas acompañadas, se pone en un barrilito ó cuñete con vinagre y una cosa pesada encima para que se aprense; al cabo de dos dias se pone á hervir ese mismo vinagre en una cazuela con una poca de manteca, y se echa allí la ternera, que despues de cocida se tapa para rebanarse fria.

TERNERA MARINADA Y FRITA CON SALSA DE TOMATES. Desde la víspera se rebana la pulpa ó lomo de ternera, y se echa en una olla con suficiente vinagre bueno, dos ó tres cabezas de ajo machacadas, un poco de orégano, mas pimienta que clavo, un poco de laurel y hojas de aguacate; al dia siguiente se le echa agua y la sal necesaria, y se pone á cocer, tapada bien la olla; estando cocida se aparta de la lumbre; se le escurre bien el caldo, se revuelca en harina y se frie en aceite con una poca de manteca hasta que se dore; se acomodan las tajadas en el platon y se bañan con la siguiente salsa. Se pican bien unos tomates y se frien en aceite, cuidándose de no deshacerlos con la cuchara, con chiles anchos desvenados, muy remojados y picados tambien; se humedecen con un poco del caldo en que se coció la ternera, y caliente la salsa se echa sobre las rebanadas fritas, polvoreándose con orégano seco y rociándose con aceite crudo. Se adorna por encima con rebanadas de huevo cocido, chilitos y aceitunas.

TERNERA EN FRICANDÓ (véase FRICANDÓ DE TERNERA, pág. 341).

TERNERA EN CUÑETE (véase CUÑETE DE VACA Ó TERNERA, pág. 247).

TERNERA ADOBADA. Se desvenan ocho ó diez chiles anchos, se lavan mudándoles distintas aguas, y se muelen con dos ó tres clavos de comer y culantro seco tostado: se deslie esta masa en vinagre bueno, y se echa allí la carne de ternera, agregando rebanadas de limon y de lima agria, un puño de orégano y bastante sal: al dia siguiente se sacan las pulpas de este adobo y se ponen á cocer despues de mechadas con jamon, ajo, clavo y canela, en vinagre bueno y con todas especias molidas, menos azafran; cuando ya esté para cocerse la carne, se ligará el caldillo con bizcocho duro molido y un poco de vino, apartándose luego que esté cocida.

TERNERA EN ADOBO FRIO. Despues de bien desangrada la pulpa de ternera, se pone á cocer en agua con sal, unas ramas de tomillo y unas hojas de laurel; cuando esté muy cocida se aparta, y envuelta en un lienzo limpio se aprensa para que se escurra bien. Se muelen bastantes chiles anchos bien desvenados y lavados, con ajos limpios, un poco de orégano, de cominos y agengibre, y se suelta todo con buen vinagre, sazonándose con la sal necesaria; en unos barrilitos ó cuñetes se pone una cama de rebanadas de la carne cocida, y otra de la salsa del adobo algo espesa, con unas hojas de laurel y un poco de tomillo en polvo, y encima rebanadas de lima agria y hojas de naranjo y aguacate: sobre ella se pone otra cama de carne, despues otra de adobo con los agregados que la anterior, y así se van alternando, hasta dejar encurtida la carne que se quiera. Á los ocho dias estará bueno el adobo, que se adorna en los platos con cebolla cruda rebanada, aceitunas, chilitos y tornachiles en vinagre, rebanadas de huevo duro y orégano en polvo.

TERNERA EN ADOBO CALIENTE. Desangrada y limpia la ternera, se dividirá en raciones regulares, se pondrá á cocer en agua con sal, y despues de cocida se apartará del fuego. Se muelen entonces chiles anchos lavados y desvenados, con dos cabezas de ajo limpias, un poco de orégano, cominos y un pedazo de pan remojado en vinagre; se frie todo esto y despues se deslie con un poco de vinagre, sazonándose con la sal necesaria: se puede mitigar la acritud del vinagre con agua, y se echan allí los trozos de carne, dejándose hasta que haya espesado el caldillo lo regular. Tambien se adorna con aceitunas y chilitos curados.

TERNERA EN ADOBO SECO. Desangrada y limpia la ternera, se cuece en agua con sal; despues se desvenan y remojan dos terceras partes de chiles anchos y una de pasilla, y se muelen con dos cabezas de ajo limpias, pocos cominos y orégano; se frie esta salsa en poca manteca, se deslie con vinagre bueno y se le echa la sal necesaria; se pone allí la carne y se deja hervir hasta consumirse el caldo, de modo que quede hecho una masa, y se adorna con aceitunas, chiles en vinagre y rebanadas de cebolla cruda, separados los anillos.

TERNERA (Costillas de) Á LA MILANESA. Tomados los lomos de ternera chica se cortan tajadas delgadas de la carne que está al traves de la costilla hasta llegar á ella, procurando que saquen las rebanadas todo el tamaño posible: ya cortadas, se desencajan del hueso del espinazo, de modo que no queden mas que las costillas que despues se ponen sobre una mesa y se aplastan con una paleta de hierro, machacando la carne sin romperla; en seguida se les unta sal y bastante pimienta, exprimiéndoles limon por todas partes y dejándolas en infusion de aceite de comer crudo hasta el dia siguiente, en que puesta la sarten á la lumbre se frien en un poco de aceite: así que se hayan frito un poco, se sacan, se les exprime un poco de limon, se les espolvorea pimienta, y revolcadas en bizcocho molido, se ponen á la parrilla hasta que crien costra. Se sirven calientes.

TERNERA (Costillas de) Á LA FRANCESA. Se ponen las costillas de ternera á freir una ó dos horas en aceite, con toda clase de yerbas finas picadas y el jugo de un limon ó un poco de vinagre, sal y pimienta; despues se sacan mojándolas bien en el aceite, se revuelcan en pan rallado y se pasan á la parrilla á cocerse á fuego muy suave, y cuando estén bien cocidas se sirven con salsa.

TERNERA (Costillas de) EMPAPELADAS. Se frien las costillas de ternera como las anteriores, se sacan mojadas del aceite y se cubren con un picadillo hecho de yerbas finas y jamon, mezclado con pan rallado; despues se rocian con el aceite en que se frieron, se envuelven en un papel aceitado y se cuecen á la parrilla á fuego suave.

TERNERA (Costillas de) EN VINO. Se ponen á cocer las costillas en un tanto de caldo de carne y otro de vino de Málaga con sal; cuando estén cocidas se apean del fuego, se vuelve á poner el caldo á la lumbre, y cuando haya espesado se le echa un poco de vino de Madera ó de Málaga: se apea, y desengrasado se vuelve á poner á la lumbre, y luego que dé un hervor se echa sobre las costillas cocidas que se sirven calientes.

TERNERA (Cuajar de). Despues de haberlo limpiado bien, se pone á cocer con cebollas, zanahorias, perejil, tomillo, laurel, clavo, sal, pimienta gorda y la suficiente cantidad de agua. Ya cocido se deja escurrir y se corta en pedazos de cuatro dedos de largo: se cubren en seguida con mantequilla amasada con perejil, cebolla, un poco de ajo menudamente picado, sal y pimienta, y se sirven con una salsa picante.

TERNERA (Espaldilla de) ESTOFADA. Se cubre el fondo de una cazuela ó sarten con rebanadas de jamon gordo, se deshuesa la espaldilla de ternera y se pone sobre las tajadas de jamon; despues se echa sal y pimienta competente, y encima se ponen rebanadas de limon mondado y sin pepitas; se cubre con trozos de zanahoria, cabezas de cebolla, y ramitas de yerbas finas, y se echa suficiente caldo de carne, agregándole un poco de vinagre bueno; se pone á cocer á dos fuegos suaves, y cuando esté cocida se aparta, se cuela el caldillo, y frio se desengrasa: se vuelve á poner la carne sola á dos fuegos echándole el caldillo, y cuidándose de voltearla de un lado á otro; cuando se haya consumido el caldo, se quita de la lumbre y se sirve.

TERNERA (Lenguas de) EN DIVERSOS GUISADOS. (Véase LENGUAS DE TERNERA, págs. 468 y siguientes.)

TERNERA (Salpicon de). Se cuece bien la pulpa de ternera con jamon entreverado en trozos grandes, y sal; despues de bien cocidas ambas cosas, se deshebran misturándolas; se ponen en el plato, se les echan cebolla picada, sal, pimienta, alcaparras, perejil picado, cebolla y aguacate en rebanadas, aceite y vinagre como para ensalada, y se adorna por encima con aceitunas y chilitos en vinagre.

TERNERA (Salpicon de) EN SALSA DE XITOMATE. Bien cocida la pulpa de ternera, se deshebra y se sazona con la siguiente salsa: se muelen xitomates asados en suficiente cantidad, y se les añaden cebollas picadas muy menudas, orégano, vinagre, bastante aceite, aceitunas deshuesadas en mitades, chilitos en vinagre picados, rajas de chiles poblanos ó cuaresmeños asados, y alcaparras; se incorpora todo con la carne deshebrada y se pone en un plato, adornándose por encima con otras aceitunas enteras, tornachiles curados y alcaparras.

TERNERA (Hígado de) FRITO. Se derrite mantequilla ó manteca en una sarten, y se frie allí el hígado cortado en pedazos, polvoreados con harina; ya fritos se humedecen con un tanto de caldo de carnero y otro de vino blanco, se les agregan sal, pimienta gorda y yerbas finas picadas, y se dejan cocer; cuando lo estén se sirven.

TERNERA (Asadura de). Se pone á desangrar la asadura en agua tibia, se pasa despues á agua hirviendo, y cuando ya esté fria se corta en trozos pequeños y se deja escurrir bien: depues se pone á cocer con unas cuantas cebollas divididas en cuartos y la sal necesaria; cuando esté cocida, se aparta de la lumbre, se deja escurrir bien, se le espolvorea harina y se revuelve todo poniéndose á freir en manteca ó mantequilla, volteándose y meneádose con frecuencia; despues se humedece con caldo ó agua y se sazona con especias, sal y yerbas finas picadas; cuando ya haya espesado el caldo un poco, se apea, se deja enfriar y se liga con unas yemas de huevo batidas y un poco de vinagre bueno; se vuelve á poner á fuego muy manso sin que hierva, sino solo para que se cueza el huevo un poco, meneádolo continuamente para que no se cuaje.

TERNERA (Piés de vaca ó). Despues de muy limpios los piés de ternera, se ponen á cocer con sal, y cuando estén bien cocidos, se deshuesan y se trozan en pedazos regulares. Se pone una cazuela á la lumbre con manteca, se machacan bastantes tomates en el metate, se echan en agua y se lavan bien; despues se muelen chiles verdes, unas ramas de culantro y unos poquitos de cominos; se frie todo esto en la manteca y se humedece con agua: se le echa sal, se deja sazonar y que se espese el caldillo y se sirven.

TERNERA (Mole de cecina ó costillar de). Desde la víspera se pone á desalar la carne, y el dia en que se ha de guisar se cuece á fuego violento: cuando se haya cocido bien, se apea; se desvena un tanto de chile pasilla y otro de mulato, se tuestan muy bien sin quemarse, y se muelen despues con unos pocos de tomates cocidos y unos cuantos clavos de comer; se frie en manteca lo molido y se humedece con caldo de la cecina; se le echa sal, se troza en pedazos regulares la carne, se pone en el clemole agregándose unas ramitas de epazote, y se deja hervir hasta que haya espesado lo regular el caldillo. Lo mismo se dispone y guisa la cecina, que queda muy gustosa en este clemole, y particularmente la ubre y el pecho de ternera ó vaca.

TERNERA (Colas de). Se disponen lo mismo que las de vaca (vaénse en VACA.)

TERNERA (Sesos de). Se disponen lo mismo que los de vaca, (véanse SESOS DE VACA págs. 790, y siguientes).

TERNERA (Menudo de). (Véase MENUDO DE TERNERA pág. 526.)

TERNERO (Criadillas de). Cocidas las criadillas con sus cubiertas naturales y bastante sal, se les quitan los primeros tegumentos, y las pomas rebanadas y fritas con huevo batido ó sin él, se sirven con zumo de limon, sal, pimienta y rebanadas de cebolla cruda.

Tambien cortadas en tiras de una pulgada, revolcadas en pan rallado y fritas en aceite ó manteca, sirven para adorno de otros guisados.

TERNERA (Pulpetas de). Se tasejea la carne de lomo ó pulpa de ternera, se frota con clavo, pimienta, canela y sal, tode molido, y se rocia con vino y con vinagre. Con anticipacion se previenen chorizones cocidos y destripados, jamon cocido tambien, huevos duros rebanados y bastante perejil picado, y revueltas estas cosas, se rellenan con ellas las pulpetas, que al tiempo de acomodarse se rocian otra vez con el vino y vinagre, y se polvorean con las especias dichas; se atan muy bien con un hilo las pulpetas, de modo que queden apretadas, y al dia siguiente se ponen á cocer en agua de sal con vino, vinagre y una cucharada de manteca. Despues de cocidas se sacan de su caldo si les hubiere quedado, se escurren y se comen calientes ó se guardan para comerse frias, pudiendo durar una semana en buen estado.

TERNERA (Pulpetas de) Á LA ITALIANA. Se corta la carne en pedacitos y se golpean mucho hasta que se adelgacen; se pican otras pulpas de ternera con jamon gordo y magro, y se revuelve este picadillo con perejil picado, sal molida, pan remojado y muy exprimido, hasta no quedarle nada de agua, dos ó tres huevos, segun la cantidad de picadillo y queso rallado; en cada una de las pulpetas se extiende un poco de este relleno, y se envuelven ó enrollan en seguida; se pone á la lumbre una cazuela untada con manteca y se fondea con rebanadas muy delgadas de cebolla y de zanahoria, y poniéndose encima las pulpetas ya envueltas, se dejan cocer á fuego lento, tapándose la cacerola ó cazuela, y poniéndose arriba mas lumbre que abajo; cuando se quieran pegar se les echa un poquito de caldo pues deben irse cociendo poco á poco; y así que estén cocidas se les echan unas yemas de huevo con zumo de naranja agria, dejándose cocer otro poco y meneándose sin cesar para que no se corte el huevo.

TERNERA (Pulpetas de lomo de). Se cortan las pulpetas de carne de lomo, se rocian con vinagre, se polvorean pimienta y sal molidas, y se untan ajo molido y polvo de hojas de la se extienden sobre las pulpetas, s nadas como se ha dicho, unas tira gordura de puerco, ó si no la hubier nas tajaditas muy delgadas de ja gordo, se les echa otra poquita de se envuelven las pulpetas y se atan un hilo fuerte; se tiene prevenida al f go una cazuela de agua hirviendo c un poco de ajo, una hoja de laurel y poquito de tomillo y de manteca; se chan allí á cocer las pulpetas, tapán se la cazuela; cuando estén cocidas, haya consumido el caldillo y queden sadas, se apartan de la lumbre y se s ven untadas con una salsa hecha c harina medio frita en mantequilla manteca.

TERNERA (Chuletas de pulpa de) M CHADA Y ADOBADA. Estando bien d sangradas, lavadas y enjugadas l pulpas, se mechan con tiras de jamo revolcadas en polvo de sal y de pimien ta, con dientes de ajos, clavos de esp cia y rajas de canela; se adoban en un cazuela con chiles anchos tostados, des venados, y molidos con ajo, clavo, pi mienta, canela, cominos y culantro tos tado, desleido y liquidado todo lo moli do con vino y con vinagre, y sazonad con sal; se le echa orégano y rebana das de lima, y se deja la carne marina en este adobo de un dia para otro: e el siguiente se dividen en trozos regu lares, se ponen á cocer en una olla con el poco caldillo que les haya quedado y consumiéndose éste, se frien en su mismo adobo, cuidándose de que no se quemen; despues de fritas se echan en un caldo hecho con huesos de vaca, jamon, choricitos, una ó dos hojas de laurel, nabos, cebollas enteras, sal, y el aa correspondiente; estando perfecta- nte cocidas las chuletas, se quema- manteca en una cazuela, se vaciará ella la olla y se añaden pedazos del non del caldo, los choricitos, las cebo- s, deshojándose para esto, los tué- los ya cocidos, y un poco de pan frito molido; se ponen á secar á dos fuegos se sirven calientes.

TERNERA (Chuletas de) SIN MECHAR. lvadas y cortadas las pulpas de terne- se echan en una olla con agua, vina- , sal, rebanadas de chorizon, pedazos longaniza, tiras de jamón, chiles an- os desvenados y molidos con ajo, cla- y cominos; se ponen á cocer y están- lo, se concluye la operacion como en artículo precedente, adornándose las uletas para servirse con el jamon, cho- on y longaniza que se cocieron con as y con rebanadas de cebolla.

TERNERA (Chuletas de) ADOBADAS. ponen á adobar en una olla las chu- as cortadas de la pulpa de ternera, con iles anchos remojados y molidos con égano, ajo, clavo y pimienta; se aña- n zumo de naranja agria y sal, y se an marinar de un dia para otro; en el uiente se les echa agua, vinagre y nteca, y se ponen á la lumbre; cuan- estén cocidas se vacia la olla en es- cazuela que se pone al fuego para se acabe de consumir el caldo, e- indoles encima al llevarse á la mesa, o el adobo que reste, con chilitos, a- unas, y si se quiere rebanadas de olla.

TERNERA (Lenguas de) EN FIAM- E. Medio cocidas las lenguas en nto sea necesario para poderles qui- el pellejo, se les quita, se rebanan y ponen á que se acaben de cocer con o, sal, pimienta, clavo y canela en polvo; despues de cocidas se dejan en- friar y se sirven polvoreadas con pi- mienta sobre hojas de lechuga.

TERNERA. (Pulpas de) MECHADAS, SOBRE ESPINACAS. Se mechan las pul- pas con tiras de jamon, ajos y clavos de especia, y se ponen á cocer en agua con sal, ajos machacados, tomillo y mante- ca, hasta que consumido el caldo se frian en esta misma; se frien aparte acelgas cocidas, esprimidas y picadas, en man- teca en que primero se hayan frito ajos, xitomates molidos y cebollas rebanadas, mezclándose todo y añadiéndose des- pues de frito, sal, pimienta y clavo mo- lido y un poco de vinagre; estando las acelgas sazonadas, se ponen en un pla- ton y encima las pulpas con anillos sa- cados de cebolla rebanada.

TERNERA (Lomo de) MECHADO. Se mecha el lomo con tiras de jamon, pa- sas, almendras, granos de pimienta y clavo y, rajas de canela; se acomoda en una cazuela honda y recogida, y se le echa sal, vinagre, agua, orégano, sufi- ciente manteca y un poco de chile an- cho desvenado, remojado y molido; se pone á la lumbre y cuando esté cocido, se dejará freir en su misma manteca consumido el caldo, cuidándose de vol- tearlo; se pone en el platon, se le unta su adobo y se adorna con rebanadas de cebolla, aceitunas y chilitos.

Del mismo modo se disponen tam- bien las pulpas de carnero con la dife- rencia de añadirse antes que se consu- ma el caldillo, xitomates asados y mo- lidos.

TERNERA (Lomo de) ESTOFADO. Se ha- rán unas cisuras al lomo á trechos cor- tos, pero de modo que no lo traspasen ó dividan; se adoban estas cortadas ó cisu- ras por todos lados con sal, cominos, cla- vo, pimienta y ajo, todo molido, y un poco de vinagre, y se deja reposar el lomo hasta el dia siguiente, en que poniéndose en unn cazuela con manteca, se frie sin abrirse sino quedando recogido, para lo que se hará uso de una cazuela honda y recogida tambien; juntamente con el lomo se freirán lonjitas de jamon, un chorizon rebanado y salchicha despedazada; despues de frito se le echan ajos picados, xitomates asados y molidos, rebanadas de cebolla y chiles poblanos ó cuaresmeños rajados; se le añaden el agua suficiente, zumo de naranja agria, tomillo, dos ó tres hojas de laurel, especias de las mismas con que se adobaron las cortaduras, y harina dorada en manteca; se pone á cocer á dos fuegos cuidándose de menearlo, y cuando esté cocido y haya quedado el caldillo espeso, se adereza en el platon y se adorna con aceitunas y tornachiles encurtidos.

TERNERA (Lomos de) SEPARADOS EN SALSA DE XITOMATE Y ALCAPARRAS. Cortados los lomos, se ponen en una olla con manteca, sal, chiles verdes enteros, cebollas rebanadas, ajos picados, xitomates molidos juntamente con alcaparras, y un chile ancho desvenado, que solo se muele para dar color, clavo, pimienta y canela; se echan el agua necesaria y vinagre, y se pone la olla á la lumbre; cuando estén cocidos los lomos, se espesará el caldillo con tostadas fritas en manteca y molidas.

TERNERA (Lomo de) EN CALDILLO DE XITOMATE. Despues de cocido el lomo, se frie en manteca con ajos molidos y sal; en seguida se le echan xitomates asados y molidos que se freirán juntamente con el lomo, y cuando esté casi seco, se añade caldo de la olla con clavo, pimienta y cominos molidos, tomillo, laurel, vinagre y azúcar, dejándose cocer un poco mas á dos fuegos.

TERNERA (Lomo de) CON MECHAS EMBUTIDAS Y TAPADAS. Limpio el lomo, se le hacen unas aberturas con la punta del cuchillo y se mechan con pedacitos de jamon, dientes de ajo y clavos de especia, tapándose despues las mechas y apretándose con perejil picado, sazonado con sal y polvo de pimienta; así dispuesto, se cuece en agua con sal, suficiente vinagre, cebollitas cabezonas enteras, una rama de apio y manteca; despues de cocido y con poco caldo, se vacia la olla en una cazuela capaz de contenerlo todo, con manteca quemada, quitándose entonces la rama de apio; se añade harina dorada en manteca y se pone la cazuela á dos fuegos, cuidándose de voltear el lomo para que no se queme, y se deja consumir el caldillo hasta quedar tan espeso, que se pueda untar al lomo con una pluma al llevarse á la mesa.

TERNERA (Lomo de) CON MECHAS SAZONADAS. Se hace una masita con sal, ajos, clavo, y pimienta molidos y vinagre, y se cubren con ella las tiras de jamon con que se mecha el lomo, que se pone á marinar de un dia para otro en una olla con agua, vinagre, sal, ajos, pimienta, clavo, canela, culantro tostado, un poco de chile pasilla tostado tambien y molido todo, orégano, tomillo, laurel, y manteca; el dia siguiente se pone á cocer el lomo en este mismo adobo, y estándolo, se vacia en una cazuela, para que consumiéndose el caldillo á dos fuegos, quede el lomo asado.

TERNERA (Lomo de) FRITO EN SU MISMO CALDILLO. Se harán al lomo con el cuchillo unas cortaduras que pasen al lado opuesto, y se pone á cocer en una olla con agua, sal, suficientes ajos molidos, manteca, tomillo y laurel;

se quema manteca en una cazuela, y estando cocido el lomo, se vacia en ella la olla, quitándose el tomillo y el laurel, y se deja consumir el caldillo á dos fuegos, hasta que quede enteramente seco y frito. Se sirve así ó sobre hojas de lechuga.

TERNERA (Lomo de) **FRITO EN SU MISMO ALCAPARRADO.** Dispuesto el lomo como el del artículo anterior, se pone á cocer añadiéndose cebolla rebanada, orégano y poca cáscara de naranja de China; al vaciarse de la olla en la cazuela, y separados el tomillo, el laurel y la cáscara de naranja, se añaden alcaparras molidas con pan frito y un poco de aceite y de vinagre, dejándose secar y freir á dos fuegos en su misma salsa.

TERNERA (Lomo de) **FRITO EN CALDILLO DE ACEITUNAS.** Lo mismo que el del artículo precedente, poniéndose aceitunas en lugar de las alcaparras.

TERNERA (Lomos de) **MECHADOS, QUE SE COMEN FRIOS.** Se mechan muy tupidos los lomos con tiras de jamon, dientes de ajo partidos á lo largo, rajas de canela y granos de pimienta y clavo; se ponen en una cazuela y se cubren con vinagre, añadiéndose sal, tomillo y orégano, y dejándose en esta marinada hasta el dia siguiente; en este se les echa agua y se ponen á cocer hasta que consumido el caldillo queden secos enteramente, cuidándose de voltearlos para que no se peguen ni se quemen.

TERNERA (Lomo de) **FRIO.** En la mañana se prepara el lomo despues de limpio, echándose sal, pimienta y vinagre, y se tiene así todo el resto del dia; en la noche se saca y se pone en prensa dejándolo en ella hasta el dia siguiente, en que se echa en una sarten con aceite al fuego para sancocharlo allí; despues se pone á cocer con vinagre, tomillo, laurel, y mejorana, y ya cocido se enjuga, se le unta aceite, se polvorea con pimienta molida y se deja enfriar. Se come frio con salsa de xitomate ó de perejil, y puede disponerse de la misma manera el lomo de buey ó de vaca.

TERNERA (Lomos de) **Á LA NAVARRA.** Se apalea media orroba de carne de ternera y se clavetea con canela, pimienta, clavo, ajos y jamon, y se echa en una olla proporcionada con una taza caldera de zumo de naranja agria, otra de vinagre de castilla y otra de vino carlon; se remojan en vinagre cuatro chiles anchos, que se mezclan despues con una cabeza de ajo, un puño de culantro tostado, y especias de todas en cantidad moderada, y se añade al lomo todo lo molido con la sal y agua suficientes, de modo que la carne quede cubierta con el caldillo; se tiene así en infusion de un dia para otro, y á la noche siguiente se pone á cocer á fuego lento, dejándose sobre la lumbre toda la noche; por la mañana se vacia la olla sobre una cazuela, haciéndose que el lomo se acabe be cocer á dos fuegos, y cuando se vaya consumiendo el caldillo, se le echa un poco de xitomate y perejil picado por encima sin menearse. Al llevarse á la mesa se adorna con lechugas y tostadas fritas.

TERNERA (Lomo de) **EMBARRADO CON XITOMATE FRITO.** Dos dias despues de matada la ternera, se corta el lomo y se golpea para que esté bien manido; se unta por todas partes con una masilla formada de cominos, ajo y un chile ancho tostado, todo molido, y se pone en una olla con vinagre y sal, dejándose un dia en esta infusion; al siguiente se pone á cocer, y en estando blanda la carne, se aparta de la lumbre;

se pican unos xitomates gordos y se frien sazonándose con sal; en esta fritura se pone el lomo, y embarràndose bien con el xitomate, se sirve polvoreado con pimienta y clavo. De la misma suerte se preparan tambien los lomos de buey ó vaca.

TERNERA (Lomo de) CLAVETEADO EN SALSA DE JAMON. Se golpea el lomo, se le dan unos piquetes con la punta del cuchillo y se le echan sal y pimienta fina y de Tabasco molidas; se rocía con vinagre ó zumo de naranja agria, se clavetea con pimienta entera de Tabasco, pasas, almendras, ajos y jamon, y se deja marinar dos dias de esta manera; se envuelve despues en un cotence, se ata y se pone á cocer en agua con sal, vinagre y laurel; al dia siguiente se desata y desenvuelve, y se sirve con una salsa hecha con jamon magro molido, xitomate asado y molido tambien, ruedas fritas de cebolla, de xitomate y de ajo; se frie todo junto y se le echan vino tinto, vinagre y poco aceite.

TERNERA (Lomos de) RELLENOS DE YERBAS. Se hacen unas postas de carne de lomo de rebanar y se rellenan con acelgas ó lechugas cocidas y muy fritas, sazonadas con especias y mezcladas con pasas, almendras, piñones, huevos duros picados, y si se quiere pedacitos de acitron; despues de rellenos los lomos, se aseguran con hilos muy limpios y se ponen á cocer en una olla hasta que se pongan muy suaves; entonces se ponen en una salsa hecha con xitomate asado, molido y refrito en manteca, con pan dorado en la misma para que se ponga de color de canela, cebolla picada muy menuda y peregil; al llevarse á la mesa, se añade á la salsa una cucharada de aceite, y se adorna el plato de los lomos con chilitos, aceitunas y huevos cocidos en pedacitos menudos. Pueden disponerse de la misma suerte con carne de puerco, de buey ó de vaca.

TERNERA (Lomos de) RELLENOS DE CARNE. Se rebanan los lomos chicos de adentro, que llaman de asar, de la ternera, y extendidos se frotan con limon y sal, dejándose así el resto del dia; á la noche se ponen en agua, y á la mañana siguiente, se sacan de ella, se escurren, se enjugan y se untan de manteca; para el relleno se frien en manteca con sal, ajos, cebollas, xitomates y chilitos verdes, todo picado, y se sazona con clavo, pimienta, canela y ajengibre, molido todo; se le echan perejil picado, un poco de caldo, rebanadas de chorizon, longaniza, salchicha, jamon, huevo cocido picado, alcaparras, alcaparrones, aceitunas, tornachiles encurtidos picados, pasas y almendras; despues de fritas todas estas cosas, bien sazonadas y secas, se extienden y acomodan sobre los lomos que se envolverán, procurando les quede su primitiva forma y se atan con pita ó hilo, se acomodan en una cazuela, y si fuere todo en una sola pieza, que es lo mejor, deberá ser la cazuela honda y recogida para conservarle su forma; se les añaden allí sal, agua, vino, vinagre y manteca, y se ponen á cocer á dos fuegos, cuidándose de voltearlos y de que no les falte el agua para que queden bien cocidos; despues de consumido el caldo, se dejan freir en su misma grasa, apartándose de la lumbre cuando lo estén; se dejan enfriar, bien sea que se coman el mismo dia ó al siguiente, y desatándose y quitándose los hilos, se rebanan echándoles para servirse la siguiente salsa: se frien en manteca ajos y cebollas picados muy menudos y se echan en seguida xitomates cocidos y molidos juntamente con almendras; se sazona todo con sal, clavo, pimienta y canela en polvo, y se añaden un poco de caldo, vinagre, pasas y aceite, y al apartarse de la lumbre aceitunas y tornachiles curados.

TERNERA (Lomo de) ENROLLADO Y ASADO. Hecha la cecina del lomo, se frota con sal, ajos, clavo y pimienta, molido todo, poniéndosele en una orilla bastante jamon magro cocido y del tamaño que tenga la cecina á lo largo; se enrolla muy apretado, y se ata con hilo ó pita, poniéndose á cocer lo mismo que el LOMO CON MECHAS EMBUTIDAS (véase poco antes), y concluyéndose la operacion de la misma suerte; estando asado, se sirve entero ó en rebanadas compuestas con cuartos de aguacate, aceitunas y chilitos curados.

TERNERA (Lomo de) ADOBADO Y ENROLLADO. Extendida la cecina cortada del lomo de ternera, se untará con adobo que se hace con chiles anchos remojados y molidos con ajos, pimienta, clavo y canela, sazonado lo molido con sal, y desleido con vinagre; se le ponen encima bastantes pasas, almendras peladas y picadas, alcaparras, perejil picado y orégano, y se enrolla apretado atándolo con un hilo; se pone á cocer en una cazuela honda y recogida, con vino, agua, sal, manteca, tomillo y laurel, cuidándose de que no lefalte agua para que no se queme; así que se haya cocido se aparta de la lumbre, sedesata y se deja á dos fuegos hasta que se le acabe de consumir elcaldo. Se sirve entero ó en rebanadas, echándose encima el adobo que haya quedado en la cazuela, y adornándose con chilitos, aceitunas y alcaparrones.

TERNERA (Buté de). (Véase BUTÉ Á LA MODA, pág. 108.)

TERNERA (Postas de) EN SALSA DE HARINA. Se corta en rebanadas el lomo de ternera y se ponen á cocer en una cazuela honda con agua, sal, pimienta, clavo, canela, xitomate y cebolla cruda, molido todo, rebanadas de chorizon, lonjitas de jamon, tomillo, laurel, mejorana y manteca; estando cocidas y consumido el caldillo, se añade harina frita y dorada en manteca, y se deja todo sazonar á dos fuegos, de modo que las postas queden con una salsa frita y espesa.

TERNERA (Postas de) CON MUCHOS AROMAS. Hechas las postas ó rebanadas del lomo, se frien crudas en manteca con sal y ajos molidos; despues de fritas se les echa xitomate asado y molido con clavo y pimienta, y cuando se vaya encostrando, se añade el agua necesaria para que se cuezan, dejándose despues consumir el caldillo á dos fuegos.

TERNERA (Postas de) FRITAS. Sacadas las postas del lomo, se ponen á cocer en agua con vinagre, cominos y ajos molidos, manteca, y una ramita de tomillo; estando cocidas y consumido el caldo, se sacan de la cuzuela, se revuelcan en pan rallado, mezclado con sal y pimienta molidasy se frien en manteca; se adornan para servirse, con rebanadas de papas cocidas y fritas, y hojas de perejil.

TERNERA (Postas de) MECHADAS. Hechas las postas, se mechan con jamon, y se van echando en unacazuela deagua hirviendo con ajo, pimienta y manteca; cuando estén cocidas y tiernas se aderezan en un plato y se cubren con almendras y pan, molidas ambas cosas y pasadas por la manteca.

TERNERA (Postas de) ASADAS EN SU

MISMO CALDO. Se pone á remojar al carne de ternera desde la víspera en vinagre, y al dia siguiente se pone á cocer con hojas de aguacate y la sal necesaria, dejándose consumir su caldo y asarse; cuando lo esté sa rebana y se sirve con cebolla picada muy menuda, aceite y aceitunas por encima.

TERNERA (Postas de) MARINADAS Y FRITAS. Se hacen las rebanadas del lomo, se machacan un poco en el molcajete, y se ponen á marinar en vinagre con pocos cominos, ajos molidos y sal; el siguiento dia se cuecen en suficiente agua con xitomate molido, cebolla y hojas de laurel; estando cocidas se sacan y se frien en otra cazuela con manteca. Se hacen lo mismo de lomos de buey ó vaca.

TERNERA (Asado de). Despues de golpeada la pulpa de ternera, se pone á cocer de un dia para otro con vinagre, unos dientes de ajo machacados, el agua y la sal suficientes; á otro dia se frien en manteca unos dientes de ajo picados, y cuando se hayan dorado, se les añaden xitomates y mayor cantidad de tomates cocidos y molidos, dejándose hasta quedar muy refritos; entonces se sazonan con sal, canela, clavo, pimienta y pocos cominos, molido todo, y se añaden unas hojitas de laurel, tomillo, mejorana y un poco de caldo. Se rebana la ternera ya fria y se echa en la salsa dicha, dejándose casi secar á fuego demasiado lento, y para servirse se adorna el asado con rebanadas de pan doradas en manteca, huevos cocidos, y si se quiere, aceitunas y hojas blancas de lechugas, ó tallos delgados de ápio rizados en agua.

TERNERA (Costillar de) RELLENO Quebrándose simétricamente los huesos de un costillar, se hará de él una rueda del tamaño que se quiera, y bien lavado se pone á cocer en una cazuela honda de modo que quede bien extendido, con manteca, sal, vino, tomillo, laurel, mejorana, lonjitas de jamon, choricitos, papada de puerco cortada en forma de dados, ajos, clavo, canela y pimienta, molido todo; así que esté el costillar cocido, se saca de la cazuela, se pone en una mesa, se le quitan los huesos con cuidado, y se rellena con el mismo picadillo de los rabioles (véase diversos rellenos para RABIOLES, pág. 717), añadiéndose alcaparras, aceitunas, pedacitos de jamon, choricitos, papada, longaniza, huevo cocido y chilitos en vinagre, picado todo; se vuelve á poner en la cazuela y al fuego, cuidándose de voltearlo para que no se queme, no debiendo quedar enteramente seco, y se adorna para servirse con todas las cosas que se cocieron con él, menos las yerbas, añadiéndose pasas y almendras. Mientras se lleva á la mesa se mantendrá caliente al vaho de una olla.

TERNERA (Babillas de). (Véase BABILLAS, pág. 59.)

TERNERA (Asadura de) MECHADA. Despues de bien limpia la asadura y quitado el cañon ó gargüero, se unta por todas partes con ajos molidos, mezclados con vinagre y sal, y se mecha toda con tiras de jamon cocido, revolcadas en sal, pimienta, clavo, tomillo y orégano, todo en polvo; en una cazuela untada con manteca, se extiende un redaño de puerco, mantecado tambien, y polvoreado con las mismas especias y aromas en que se revolcaron las mechas de jamon; se acomoda encima la asadura separados los bofes, los riñones, el hígado y el corazon, de modo que queden bien envueltas todas sus partes en el redaño y que no se salgan aunque se voltée, se le echan poco vino, manteca, sal, especias de las mismas que se le pusieron adentro, y se mete á cocer al horno, cuidándose de voltearla para que se cueza por igual; y consumido el caldo, se deja freir en su misma grasa.

TERNERA (Asadura de) PICADA. preparada como la del artículo anterior, se divide en trocitos pequeños, que mezclados con lonjitas de jamon y rebanadas de chorizon, cocidas ambas cosas, y con pasas, almendras en cuartos, sal y las mismas especias de la asadura mechada, se envolverán en el redaño de puerco ya untado con mucho aceite, y polvoreado con pan rallado; se pone en la cazuela con ajos molidos y suficiente manteca, y se mete á cocer al horno, concluyéndose la operacion como en el artículo precedente.

TERNERA (Asadura de) PICADA Y FRITA. Despues de cocida la asadura se pica y se frie en aceite con ajos molidos, clavo, pimienta y la sal puramente necesaria; se le mezcla despues pan rallado incorporándose bien, y se sirve enteramente seca.

Toda clase de asaduras comestibles, se disponen de los tres modos explicados para la de ternera.

TERRON DE AZÚCAR. Se llama así el pedacito cuadrado, en que se divide el azúcar, y suelen entrar de dos á tres en onza, aunque se pueden hacer mas chicos ó mas grandes; pero cuando en diferentes guisados se dice que se mezcle un terron, se entiende de los comunes.

TEXOCOTE. Fruta bastante conocida del árbol de este nombre, propio de nuestras tierras frias y templadas, que en mexicano se llama *texocotl* de donde trae su orígen la voz texocote con que la conocemos. La raiz de este árbol cocida en agua ó en infusion, se dice ser medicamento contra la hidropesía, asegurándose haber sanado con ella muchos hidrópicos; el cocimiento de la fruta es pectoral.

Hay dos clases de texocotes, dulces y agrios: los primeros solo se comen crudos y con los segundos se hacen jaleas y conservas muy buenas.

TEXOCOTES (Conserva de). (Véase CONSERVA DE TEXOCOTES, pág. 219.)

TEXOCOTES CUBIERTOS (véase DULCES CUBIERTOS, pág. 283).

TEXOCOTE (Jalea de). (Véase JALEA DE TEXOCOTES, pág. 434 y 435.)

TEXOCOTES RELLENOS Y JALEADOS. Se escojen los texocotes mas grandes, y quitándoles la coronilla se echan en agua hirviendo y se dejan cocer en ella; así que lo estén se apartan, se dejan enfriar, se mondan, se les quitan los huesos con una cucharita á propósito, que se hace de hoja de lata ó de hierro, se enjugan y se echan en almíbar clarificado, que se tendrá prevenido: se dejan allí hervir hasta que se forme la jalea, y antes que ésta se enfrie y se cuaje, se sacan sin manosearlos, con mucho cuidado y con unos palitos puntiagudos en forma de tenedor; conforme se vayan escurriendo, se irán rellenando con una palita ó cucharita, de conservilla de coco (véase pág. 225), ó de pasta de almendra ú otra (véase PASTA DULCE, pág. 586); despues de rellenos se adornan en un platon, y se les echa encima su almíbar ó jalea, habiéndose dejado mas de punto.

Se hacen tambien sin rellenar.

TIMBAL. Nombre que se da á toda clase de guiso cubierto con masa y cocido al horno. Se hacen muchas clases de timbales, ya de manitas de carnero, y ya de otros guisos en que van mezcladas cogujadas ú otras aves de caza menor, anchoas ú otros pescados, tuétanos de vaca, &c. &c. pudiéndose en una palabra, hacer é imaginar tantas variedades de timbales, cuantos guisos hay capaces de ponerse en un pastel (véase en la palabra MASA, el modo de hacer la propia para timbales, pág, 512).

TIMBALES DE BIZCOCHO. Para hacer seis timbales del tamaño de un vaso grande cada uno, con los que hay para un buen plato de intermedio, se necesitan seis huevos, otro tanto de su peso de azúcar fina y la mitad de su peso de harina; se echa el azúcar en un lebrillo con las yemas de huevo y se ponen aparte las claras en un cacito; se baten las yemas y el azúcar con dos espátulas, incorporándose al mismo tiempo el aroma que se quiera, y se les junta despues la harina con las claras batidas, meneándose todo ligeramente y debiendo quedar la masa no muy amasada, pero sí, lo suficiente. Se previene un molde muy limpio, untado con mantequilla clarificada, y bañado al fuego con harina mezclada con azúcar, y se llena con la masa dicha; se pone á cocer al horno poco menos que moderadamente caliente, y aunque se ponga moreno por encima, no debe haber cuidado por lo que resta en la parte interior, y en estando cocido se saca.

Con esta masa, pero en distintas proporciones, á saber: una libra de azúcar, seis onzas de fécula de papas (véase en la pág. 583), dos onzas de harina de trigo y dos huevos, se hacen bizcochos en moldes de diferentes tamaños. La fécula se muele juntamente con la harina y las claras de huevo.

TIMBALES DE GAZAPO. Se ponen á medio cocer dos gazapos, divididos en trozos, en una cazuela con mantequilla, sal, pimienta, especias, criadillas de tierra, hongos, chalotes y perejil picados y unos pocos de aromas molidos ó majados, dejándose enfriar despues este guiso; se unta con mantequilla un molde ó una cacerola cubriéndose en la parte interior con masa de armar (véase MASA DE ARMAR págs. 511 y 514), y se extiende con el palote otra poca de la misma masa; se humedece la puesta en el molde y se fondea éste con la que se extendió; se toman unos quenelles ú otra preparacion de gazapo, y se hacen con ellos unas bolitas pequeñas, revolcándose en harina, y con ellas se cubre el fondo del timbal, poniéndose encima y llenándose los huecos con los miembros cocidos del gazapo, mezclándose con carne de pichon y algunas criadillas de tierra enteras; se mojan las orillas de la masa, se cubre el timbal con otra hoja de la masa extendida y se mete á cocer en el horno, donde se dejará hora y media; estando cocido y de buen color, se saca, se voltea sobre un plato, se cubre con una tapa del tamaño conveniente y se le echa salsa española espesa (véase pág. 765.)

TIMBALES DE AVES PEQEÑAS COMO COGUJADAS, &c. (véase pastel de COGUJADAS, pag. 191). Los timbales se hacen de la misma suerte, con la diferencia de prepararse en molde, ó en una cacerola como los del artículo anterior.

TIMBALES DE MACARRONES [véanse en la palabra MACARRONES, pag. 492.]

TIMBALES [Pichones en], pág. 652.

TIMBALITA DE POLLOS Ó PICHONES Á LA MEXICANA. Se unta una cazuela de manteca y se le ponen encima bien acomodadas unas hojas de masa de timbales (véase MASA PARA TIMBALES pág. 512) bien extendida, y dejándose muy delgada; se le echa un relleno que se hace poniéndose á freir juntamente en manteca, cebollas picadas muy menudas, dientes de ajos rebanados, xitomates picados y cuartos de pichones ó pollos; así que todo haya tomado color, ó se vaya dorando como suele decirse, se le echan pimienta y clavo molidos, unas hojas de laurel y la sal correspondiente; estando ya bien dorado, se aparta de la lumbre, se le añade un buen puño de harina que se mezcla muy bien, con una poca de agua para que se cueza el guisado, y se vuelve al fuego, dejándose consumir el caldillo hasta que solo quede la grasa; en este estado, se pone el relleno en la cazuela preparada, que se cubre despues con otra hoja de la mis ma masa; se deja cocer en seguida á dos fuegos suaves y luego que lo esté y quede bien dorada, se aparta y se sirve.

TITO. Legumbre de la especie y naturaleza del chícharo, casi cuadrada.

TLALAYOTE (véase CLALAYOTE).

TLATLAOYO. Suele escribirse así esta voz, por conservarse mas la ortografía de su orígen mexicano en las voces *tlatlaelolli*, *tlatlailolli*, ó *tlatlalilli*, de las que las dos primeras significan *cosa estregada*, y la tercera *relleno* (véanse CLACLAOYO, pág. 180 y PENEQUES, pág. 613).

TLEMOLE. Sin razon suele escribirse así esta voz, pues las mexicanas que han podido darle orígen no se escriben así: tales son *etlmulli* ó *yetlmulli*, *y quilmulli*, de las que las primeras significan *guisado de frijoles*, y la otra *guisado de yerbas*. La que rigorosamente significa lo que nosotros entendemos con el nombre de clemole es *chilmulli* ó *guisado de chile;* pero siguiéndose aquí el uso comun en esta parte, se ha colocado esta voz tal como suele escribirse, en el lugar que le corresponde por el órden alfabético, y aquí es á donde debe ocurrirse las veces que en otros artículos se dice: *Véase* MOLE.

Es pues, el tlemole un guiso que se hace con chile seco, ancho ó pasilla, remojado, molido y mezclado con tomates, ó con xitomates, y especias, ó con algunas semillas aceitosas como ajonjolí, pepitas de calabaza, almendra, cacahuate &c. aunque en este caso, se llama mas propiamente pipian. En los artículos respectivos á las viandas de todas clases que se guisan de este modo, se indican muchos procedimientos para hacer un buen tlemole, pudiendo para esto verse los siguientes:

AVES EN PIPIAN DE AJONJOLÍ, pág. 54.

AVES ASADAS EN PIPIAN DE PEPITAS DE MELON Y ALMENDRA, pág. 55.

BABILLAS (Clemole de). } pág. 60.
BABILLAS (Mole tapatío de). }

CECINA (Clemole de), pàg. 167.

CERDO (Costillas de) EN GUATSMOLE, pàg 173.

CHÍCHAROS CON EXOTES EN MOLE DE ALMENDRAS. }
CHÍCHAROS CON PAPAS EN CLEMOLE ADOBADO. } pág. 258.
CHÍCHAROS CON PAPADA EN CHILE. }

CHÍCHAROS EN CLEMOLE CON LONGANIZA, pág. 259.

ESPINAZO Ó LOMOS DE CERDO EN CLEMOLE, pág. 322.

GALLINAS EN CLEMOLE, pág. 357.

GUAXOLOTE EN DIFERENTES MOLES, de la pág. 382 á la 385.

MENUDO DE CARNERO EN CLEMOLE, pág. 527.

NOPALITOS EN CHILE, pág. 555.

PAPAS CON EXOTES. } pág. 583.
PAPAS Y CALABACITAS. }

PATOS EN PIPIAN, pág. 609.

PESCADO EN PIPIAN DE ALMENDRA, pág. 636.

PICHONES EN PIPIAN DE ALMENDRA Y PEPITAS DE MELON, pág. 645.

PIPIAN, págs. 660 y 661.

PÍPILAS EN CHILE, pág. 662.

MOLE DE CECINA Ó COSTILLAR DE TERNERA, pág. 843.

TLEMOLE, Ó MOLE POBLANO. Segun la cantidad de carne que se ha de guisar, será mayor ó menor la de chile y demás ingredientes, pero pueden graduarse en esta proporcion: se tuestan en manteca media libra de chiles anchos y otra media de pasillas, cuidándose de que no se quemen, y se tuesta tambien en la manteca cosa de un pouzelo ó poco menos de culantro; se muelen ambas cosas con medio cuartillo de tomates cocidos, media cabeza de ajo asada y un poco de pimienta, de clavo y de ajonjolí tostado. La carne que se ha de guisar se frie sobre crudo y se echa despues en el clemole, que se sazona con sal y se deja hervir á fuego regular hasta que estén las carnes cocidas.

MOLE VERDE. Se calientan en manteca ó se tuestan en un comal las pepitas de calabaza, que se muelen en seguida y se frien solas para que no se corte el mole; se frien aparte tomates, chiles verdes cocidos y molidos con un poco de epazote, clavo, pimienta y canela; estando todo frito se mezclan estas cosas con la pepita y se vuelve á freir todo junto, sin echarse agua fria para nada. La cantidad de tomates será la suficiente para que se ponga verde el mole, y la pepita de calabaza debe ser de la peludá.

TLEMOLE Ó MOLE CASTELLANO. Se tuestan piñones, avellanas, nueces, ajonjolí, chiles anchos y hojas de aguacate, y se muele todo con bizcocho duro; se frie lo molido en bastante manteca y se suelta con el caldo de la carne que se ha de guisar en este mole; se pone en él la carne cocida y dividida en raciones regulares con pedacitos de carne de puerco, tambien cocida, y se deja hervir hasta que todo quede bien sazonado. Para servirse, se le echa por encima ajonjolí tostado ó crudo, segun agrade mas.

TLEMOLE Ó MOLE OAXAQUEÑO. Se muelen separadamente un plato de tomates crudos, otro de cáscara tostada de cacao, una tortilla tostada tambien, cuatro ó seis clavos de especia y una raja de canela; se frie primero el tomate molido, y en seguida se van colocando las demás cosas para que se frian tambien; despues se añaden treinta y dos chiles anchos, tostados en manteca y molidos, con el caldo del guaxolote ó de la carne que se ha de guisar en este mole y la misma carne dividida en trozos regulares; se deja al fuego sazonar y espesar el caldillo, echándose la sal conveniente.

TLEMOLE CON PEPITAS DEL MISMO CHILE. Se desvenan chiles anchos y pasillas en cantidades iguales, segun el gusto particular de cada uno, se tuestan y se echan á remojar; se tuestan y se muelen unas poquitas de pepitas del chile de ambas clases, y en seguida se muelen los chiles con ajos, poco clavo y ajonjolí tostado; sazonándose con sal, se echan en este adobo las raciones del guaxolote, gallina, ó carne que se ha de guisar en el clemole, y se dejan en una olla hasta el dia siguiente, en que añadiéndose el agua y la manteca necesarias, se pone al fuego hasta que estén las carnes cocidas; entonces se espesa el clemole con tortillas tostadas á la lumbre y muy remolidas, y estando bien sazonado, se sirve con ajonjolí, tambien tostado, por encima.

TLEMOLE CON ALMENDRA, AJONJOLÍ Y VINAGRE. Se tuestan los chiles anchos, las almendras y el ajonjolí, y se muelen juntamente con canela y clavo; se frie lo molido en manteca, sazonándose con sal, y se echan despues las carnes con el caldo en que se cocieron y un poco de vinagre y azúcar; se deja todo hervir hasta quedar en buena consistencia y se sirve con ajonjolí tostado por encima.

TLEMOLE CON CACAHUATE. Despues de haberse desvenado y tostado chiles anchos y pasillas, se muelen juntamente con cacahuates limpios, clavo y canela; se frie lo molido en manteca y se sazona con sal, se le echan las carnes que se han de guisar con el caldo en que se cocieron, y se deja hervir hasta que esté de buena consistencia, de modo que no quede ni muy aguado ni muy espeso.

TLEMOLE BUENO PARA GALLINAS Ó POLLOS. Se desvenan, se tuestan y remojan los chiles anchos y se muelen juntamente con tortilla tostada y ajos fritos en manteca, ajonjí y culantro tostados, tomates cocidos, clavo, pimienta y ajengibre; se frie lo molido y se sazona con sal, añadiéndose despues las gallinas ó pollos en cuartos con el caldo en que se cocieron, y papada y costillitas de puerco, tambien cocidas, y dejándose hervir hasta su debida consistencia.

Pueden guisarse en este clemole las carnes que se quieran, y se varia poniendo cacahuates en lugar de tomates.

TLEMOLE DE CHILE NEGRO Ó MULATO. Se desvenan los chiles negros, se tuestan en manteca y se muelen con sus pepitas tostadas en comal, tortillas tostadas á las brasas, clavo y canela; se frie en manteca lo molido y se sazona con sal, echándose en seguida las carnes que se han de guisar con el caldo en que se cocieron, y dejándose hervir hasta quedar de buena consistencia.

Las gallinas quedan muy buenas en este clemole.

TLEMOLE DE EPAZOTE PARA CECINA, CHICHARRON Ó CHITO. Remojada y bien labada la cecina, se pone á medio cocer en agua con sal, manteca y epazote; estándolo, se frien en manteca chiles anchos y pasillas y ajonjolí, todo tostado y molido juntamente con tomates cocidos; luego que todo esté bien frito, se vacia allí la olla de la cecina, que se deja acabar de cocer al mismo tiempo que se espesa el caldillo.

El chicharron y el chito se echan en este clemole sin ponerse á cocer aparte.

Se puede tambien hacer con carne de puerco, siguiéndose los mismos procedimientos que para la cocina, y se puede finalmente omitir el ajonjolí, y añadirse calabacitas pequeñas.

TOCINO. La carne salada del puerco, que se guarda para echar en la olla y otros guisados. Se aplica especialmente á la crasa, ó gorda (véanse CERDO SALADO, pág. 169, JAMON Ó TOCINO SALADO, pág. 439, y SALADILLO, pág. 754).

TODO DE PRISA. Se mezclan huevos con harina, de modo que se forme una masa espesa que se deslie con leche, hasta dejarla en la consistencia de papilla, añadiéndose azúcar, agua de azahar, vainilla, cáscara descarnada de limon, ú otro perfume cualquiera que se tenga á mano. Se unta con mantequilla una tortera y se echa en ella la papilla, que se hará cocer prontamente sobre fuego vivo y con lumbre encima de la tapa. Se elevará esta masa como úna tortilla de huevos soplada, y se sirve caliente al acabarse de hacer.

TOMATE. Que los otros europeos confundan al tomate con el xitomate, no tiene nada de extraño, si se atiende á la escaces de relaciones ó noticias antes de que frecuentaran estos paises, y al desden con que afectan ver nuestras cosas; pero que los españoles que dominaron trescientos años en estas regiones, donde vivieron con sus familias y se acostumbraron á los usos de la tierra, alimentándose con sus frutos, los desconozcan y confundan, es cosa que no tiene disculpa. Pues lo cierto es que así sucede, y á fé que no tienen razon, pues aunque el tomate y el xitomate, que ellos llaman tomatera, sean plantas del mismo género y muy parecidas, sus frutos se distinguen en su forma, tamaño, color y gusto, y no se emplean indistintamente en los mismos guisados, sino que los unos se usan de un modo, y los otros de otro, siendo mas general en la cocina el uso del xitomate, que el del tomate.

Este, cuyo nombre viene de la voz mexicana *tomatl*, es mas pequeño que el primero, de color verde, morado obscuro, ó amarillo, y mas agrio. Se emplea comunmente cocido ó asado, y molido, en los guisos de chile que se llaman mole ó clemole, se hacen muy buenas salsas con él, y el caldillo que se llama entomatado, con el que se guisan la carne de puerco, las aves de corral y otras viandas, como puede verse en sus artículos respectivos, principalmente en las voces TLEMOLE, pág. 853, ENTOMATADO, pág. 310, y SALSA DE TOMATE, pág. 768 y 772.

Se hacen tambien los tomates en conserva (véase CONSERVA DE TOMATES, pág. 222).

TOMILLO. Mata olorosa demasiado conocida, de la que se echan algunas ramitas en muchos guisados, y en las marinadas de las viandas que se han de asar. Hay una especie de tomillo que se le llama salsero, porque suele emplearse en adobar las aceitunas, y no se distingue del comun sino en que sus hojas son mucho mas estrechas y pestañosas por la base.

TOMILLO (Salsa de). (Véase SALSA DE TOMILLO, pág. 768.)

TONINA } Atun fresco (véase ATUN).
TOÑINA }

TORDELLA. Especie de tordo mas grande que el ordinario (véase Urraca).

TORDO. El tordo no es bueno sino desde los principios del Otoño hasta el fin del Invierno, en que ha podido engordar con grano. Es del tamaño del mirlo, y cuando crece mas, si no es otra especie distinta, se llama tordella ó urraca. El modo mas comun de comerlo es asado, aunque tambien se pueden disponer con él algunas entradas y otros guisos que se indican en los artículos siguientes.

TORDOS FRITOS. Despues de limpios los tordos, se echan á cocer en una cazuela con suficiente sal y agua, una cebolla ó dos hechas cuartos, dos ó tres dientes de ajo y dos chiles enteros; cuando estén cocidos se rocian con un poco de aceite y de vinagre, y se dejan consumir para dorarse en la grasa que quede.

TORDOS EN CALDILLO DE CASTAÑAS. Despues de limpios los tordos se cuecen con sal, agua y rabos de cebolla; estando cocidos se pone una cazuela con manteca á la lumbre, se frie en ella bastante cebolla picada y se le agrega una poca de harina hasta que se dore; se le muelen unas castañas tostadas y se echan con un poco del caldo en que se cocieron los tordos, un puñado de culantro tostado y molido, un poco de canela y de clavo en polvo, y la sal suficiente. Cuando el caldo haya espesado, se apea y se sirven en él los tordos.

TORDOS EN CALDILLO MEXICANO. TORDOS FRITOS CON SALSA DE XITOMATE. Se disponen lo mismo que las codornices (véase CODORNICES en estos guisos, pág. 189).

TORDOS Á LA FLAMENCA. Se despluman y pasan por las llamas para chamuscarles el plumon, y se echan en una cacerola sin vaciarlos con mantequilla, sal, pimienta y nebrina ó bayas de enebro; se hacen cocer á dos fuegos, se aderezan despues en un plato, y se les echa encima el mismo caldo ó salsa en que se cocieron.

TORDOS Á LA INGLESA. Estando los tordos desplumados y con las patas recogidas, se ensartan en una broqueta, y se fijan en el asador envolviéndose en un papel; se pone un trozo de lardo ó de jamon á la extremidad de otra broqueta envuelto en un pedazo de papel, y se le prende fuego, haciéndolo escurrir sobre los tordos, á los que para esto se quita su papel; se polvorean con sal y miga de pan, se les deja tomar buen color, se aderezan y se sirven con salsa á la diabla (véase SALSA Á LA DIABLA, pág. 776).

TORDOS ASADOS AL ASADOR. Se despluman, se pasan por las llamas, se les quita la molleja, se enalbardan con lardo ó con jamon, se atraviesan en una broqueta por el costado y se ponen al asador.

TORDOS EN OTROS GUISADOS. Se envuelven en hojas de vid ó parra, y se disponen lo mismo que las becadas (véase BECACADA, ó CHOCHAPERDIZ, pág. 97).

TORDOS ADOBADOS PARA COMERSE FRIOS. Despues de habérseles quitado las cabezas y las patas, se ponen á la parrilla ó al asador, dejándolos á medio cocer, y se echan despues en vinagre sazonado con hojas de laurel y especias en suficiente cantidad. Se colocan en seguida en una vasija ó barril, echándoles encima salmuera caliente y cubriéndolos con una capa de grasa, y se tapa herméticamente la vasija con una vegiga ó pergamino, guardándose en un lugar fresco y á la sombra. Preparados de esta manera los tordos, se pueden comer todo el año, sin que se echen á perder, pues duran muy bien ese tiempo ó mas.

TORNACHILE. Esta voz trae su orígen de la mexicana *tonalchilli* que significa *chile de estío* ó de riego, porque se cultiva regándose antes del tiempo de aguas y se cosecha en el estío. Son los tornachiles muy sabrosos y se hacen con ellos varios guisados que suelen comerse en el almuerzo, siendo superiores los rellenos, y todos se explican en la palabra CHILE (pág. 261 y siguientes). Entran como sazon ó adorno en otros guisos, lo que se indica en sus artículos respectivos, se hacen en conserva y se curan ó encurten como los chilitos ó chilaca.

TORNACHILES EN CONSERVA (véase CONSERVA DE CHILES, pág. 212).

TORNACHILES CURADOS Ó ENCURTIDOS. Se hacen lo mismo que los chilitos (véase CHILITOS ENCURTIDOS pág 265), debiéndose advertir para procederse con mas seguridad, y para evitar las dudas que pueden suscitarse con respecto al tamaño del barril y a la cantidad de la sal, que el caldillo se hace con partes iguales de vinagre, agua limpia del pozo y salmuera hecha sobre frio (véase SALMUERA, pág. 763). Para saber si el agua está bien impregnada de sal, se echa en ella un huevo, que en ese caso debe sobrenadar en la superficie.

TORNEAR. En términos de cocina y de repostería, con esta voz se espresan diferentes procedimientos; se tornean los fondos de las alcachofas, los nabos, las zanahorias, &c. y esto quiere decir que se redondean de diferentes maneras para darles una forma elegante. Tornear las frutas olorosas, tales como las limas, los limones, las naranjas, &c. es quitarles ligeramente con el cuchillo la cáscara con color de la superficie. Tornear las aceitunas, no es otra cosa que despegar con la punta del cuchillo la carne ó pulpa del hueso, despues de lo cual se echan en agua fria para que así recobren su forma primitiva.

TORO. Segun sus edades se condimenta como se explica en las voces, BUEY, TERNERA ó VACA, que pueden verse en sus lugares respectivos.

TORO MEXICANO. Así llaman en Europa al bisonte ó cíbolo [véase CÍBOLO, pág. 180].

TORONJA. Casta de naranja ó lima, mas grande que la comun y que tiene la cáscara mas gruesa y llena de tubérculos. Se hacen con ella helados, se conserva en almíbar, y se cubre con azúcar. Para estas dos últimas preparaciones se procede lo mismo que con la naranja [véase NARANJA].

TORONJA [Helados de]. [Véase HELADOS DE TORONJA, pág. 402.]

TORONJIL. } Yerba fina y olo-
TORONJINA. } rosa, que tambien suele llamarse Melisa. Su olor es semejante al de la toronja, de la que toma su nombre. De sus flores que son tambien aromáticas se extrae un aceite esencial, que en gotas se mezcla con otros ingredientes en los licores de sobremesa, haciéndose uno, que lleva el nombre de toronjil, con este aceite solo.

TORONJIL [Licor de]. Se echan seis ú ocho gotas de esencia de toronjil para cada cuartillo de alcohol ó espíritu de vino rectificado, dejándose en seguida reposar uno ó dos dias; pasados estos, se endulza con almíbar muy clarificado y de punto mas ó menos alto segun se quiere de aceitoso, y se colora con grana para imitar el color de la flor del toronjil, aunque las hay tambien enteramente blancas. Se filtra despues el licor y se embotella, dándosele el nombre de *beso de Melisa*.

TORREJAS. Generalmente se llama así entre nosotros á las torrijas, y en este Diccionario se hubiera en esta parte seguido el uso comun como se ha hecho con otras voces, si *torreja* no tuviese un significado muy diverso como diminutivo que es de *torre*, porque no debe contribuirse á que se formen conceptos errados de las cosas (véase TORRIJA).

TORREZNADA. Fritada grande y abundante de torreznos.

TORREZNO. Pedazo de tocino cortado, frito ó para freir. Pocos guisados hay tan sencillos como este, que por otra parte es muy sabroso y nutritivo, principalmente si se acompaña con un buen vaso de vino. Toda la operacion consiste en cortar lonjitas de jamon gordo, de dos á tres pulgadas de largo, y echarse en una cazuela puesta al fuego, para que se frian con la misma manteca que despiden; cuando quedan como chicharrones blandos, se ponen en la misma manteca unas rebanaditas de pan frio, para que se frian tambien en ella, dejándose tostar para servirse encima de ellas los torreznos.

Pueden estos mezclarse con huevos batidos ó sin batir, formándose en el primer caso una tortilla de huevos con jamon, ó unos huevos revueltos en el segundo (véanse HUEVOS REVUELTOS, pág. 417, y TORTILLA DE HUEVOS, pág. 419).

TORRIJA. Rebanada de pan ó de bizcocho, empapada en vino ú otro licor, rebozada con huevos batidos, y frita en manteca ó aceite. Se hace tambien con otros ingredientes, tomando nombre del principal, y entre nosotros es lo comun echarse despues de frita y servirse en almíbar.

TORRIJAS COMUNES. Se hacen rebanadas de pan frio ó de bizcocho, y untadas con una poca de mantequilla ó manteca, ó remojadas en vino, se rebozan con huevo batido, se frien en mantequilla ó manteca, y se echan en almíbar clarificado.

TORRIJAS DE ALMIDON. Se baten cuatro huevos y se les echa medio pocillo de almidon, dos clavos y una poca de canela, todo molido; se ponen á freir como torta en mantequilla ó manteca, de donde se sacan cuando estén cocidas: se cortan las torrijas y se echan en almíbar con agua de azahar y ajonjolí tostado por encima.

TORRIJAS DE FRIJOLES. Se cuece media taza de frijoles con agua de tequesquite, se lavan bien y se muelen: se les echan tres clavos, cinco granos de pimienta y un bizcocho duro, molido tambien, y se mezcla todo con cinco huevos batidos. Se van cogiendo con una cuchara de esta pasta las torrijas, que se echarán á freir en manteca, haciendo con la misma cuchara que queden larguitas. Se sacan, se rocian con agua de azahar y se echan en almíbar.

TORRIJAS REALES. Se baten diez yemas de huevo hasta que estén crecidas, y se echan en una taza grande untada con manteca: se tapa esta con un comal con lumbre y se coloca al vaho de una olla hirviendo. Si metiendo un popote sale seco, es señal que las yemas están cocidas, y entonces se voltea la taza sobre una servilleta cortándose rebanadas que se echarán en almíbar puesto á la lumbre, para que den allí un hervor. Se rocian con agua de azahar y se adornan con pasas, almendras, piñones, ajonjolí tostado y canela molida.

Se hacen tambien mezclando á las yemas almidon cernido.

TORRIJAS RELLENAS DE REQUESON. Entre dos rebanadas de pan ó bizcocho, se pone un poco de requeson compuesto con azúcar ó gragea y canela molida: se rebozan con huevo batido, se frien en mantequilla y se ponen en almíbar. Si se quiere, se les pone el adorno comun de pasas &c.

TORRIJAS RELLENAS DE PASTA DE CAMOTE, ALMENDRA, LECHE Y HUEVO. Se muele camote y se revuelve con azúcar á razon de libra de esta por libra de camote, y dos jícaras de leche, que no tenga agua, para cada libra de azúcar. Se pone esto á cocer, y estando hirviendo antes que llegue á medio punto, se añadirán seis yemas de huevo bien batidas para cada libra de azúcar, echándolas uno, mientras otro menea la pasta muy aprisa para que no se pegue en el cazo; se añadirán tambien cuatro onzas de almendra molida para cada libra de camote, deshecha en una poca de agua de azahar, y se deja que todo tome un punto algo mas bajo que el de cajeta, apartándose entónces el cazo de la lumbre y vaciándose en un plato, donde se dejará reposar la pasta hasta el dia siguiente, en que se rellenan las torrijas.

Luego que se acaba de hacer la pasta, se ponen á hervir con agua dos ó tres libras de azúcar, segun la cantidad que fuere de torrijas: se clarifica, y así que esté el almíbar de medio punto, se aparta y se le echan canela, un poquito de clavo, un cuartillo ó menos de vino blanco, pasas, almendras, piñones, ajonjolí tostado y agua de azahar, guardándose tambien para el dia siguiente.

En él se hacen las rebanadas de mamon cuidando de que no se desorillen, para que no se descompongan al tiempo de freirse: se revuelven con la pasta hecha el dia anterior, pasas, almendras, piñones y ajonjolí; así compuesta, se irá poniendo una poca sobre cada rebanada, tapándose en seguida con su compañera. Luego pue estén todas las torrijas rellenas y cubiertas, se cojerán de una en una con ligereza en la mano, y rebozándose violentamente con huevo batido, que se tendrá preparado de antemano, con el requisito de haberse batido aparte las yemas y las claras, se irán echando para que se frian en manteca de un temple regular, porque estando fria se engrasan las torrijas, y muy caliente se sollaman. Sacadas de la manteca, se ponen en parte donde se escurran, y al llevarlas á la mesa, se les echa almíbar con grajea y canela molida.

Pueden tambien desengrasarse en agua caliente, se echan despues en almíbar para que den unos hervores, y luego se dejan enfriar.

TORRIJAS DE TORTILLA DE HUEVOS CON PAN Y LECHE. Se hecha á remojar en leche una torta de pan la noche antes de hacerse las torrijas, y al dia siguiente se escurre en una servilleta, se mezcla con bastantes huevos batidos, y añadiéndose una poca de mantequilla se hace una torta; estando esta fria, se corta en rebanadas que se frien rebozadas con huevo batido, y se echan en almíbar.

TORRIJAS DE ALMENDRA Y YEMAS DE HUEVO. Despues de remojadas las almendras, se muelen con igual volúmen de yemas de huevo cocidas, y se les mezcla azúcar, canela y clavo, todo en polvo y al gusto; se forman de esta pasta las torrijas que rebozadas con huevo batido se frien, y se echan en almíbar de buen punto, adornándose con piñones y polvoreándose con canela.

TORRIJAS DE TORTA DE ALMENDRA. Se corta en rebanadas la torta de almendra (véase TORTA DE ALMENDRA) ya en conserva, se rebozan estas con yemas de huevo batidas y se frien en mantequilla; puestas despues en los platos, se bañan con almíbar de punto y se adornan como las del artículo anterior.

TORRIJAS DE HUEVOS MOLES. Se muelen unas yemas de huevo cocidas y se mezclan con azúcar, canela, y clavo en polvo, y con bizcocho tostado y molido, haciéndose con todo una pasta que se pueda rebanar; se rebozan las rebanadas con huevo batido, se frien en manteca y se ponen á hervir en almíbar de medio punto, hasta que esté alto ó de conserva; despues de puestas en los platos se polvorean con canela.

TORRIJAS DE HUEVOS MOLES (Otras). Se mezclan fuera de la lumbre con almíbar clarificado y de punto de conserva, hecho con libra y media de azúcar, diez yemas de huevo á medio batir y un poco de clavo molido; se vuelve todo al fuego para que tome la consistencia de cajeta, y se vuelve á apartar entonces para mezclarse con bizcocho molido, lo que se hace batiéndose con frecuencia, á fin de que todo quede bien incorporado, y de tal consistencia, que puedan formarse con la pasta unas gorditas del grueso de un cigarro ó poco mas; éstas se rebozan con huevos batidos, se frien en mantequilla y se hierven en almíbar clarificado hasta que éste adquiera el punto de conserva; despues de puestas en los platos para servirse, se adornan con pasas y se polvorean con canela.

TORRIJAS DE PUDIN. Mezclados todos los ingredientes del pudin (véase PUDIN DE LECHE Y ALMENDRA EN MOLDE, pag. 700), se envuelven en una servilleta que se ata muy apretada, y se cuelga en una olla con poca agua, para que sin tocarla se cuezan al vapor luego que esté cuajado el pudin, lo que se conoce en que suena al tocarse, se aparta y se deja enfriar; se le quita despues la costra de la superficie con un cuchillo, y se rebana ó corta en pedacitos proporcionados, que se rebozan con huevo batido y se frien en manteca; se les dá un hervor en almíbar clarificado y cuando éste tenga punto de conserva, se ponen las torrijas con almíbar en platos, se adornan con piñones y se polvorean con canela.

TORRIJAS DE PUDIN DE PAN CON PASAS Y ALMENDRAS. Se remojan en leche seis onzas de pan frio, que se escurre despues y se mezcla con tres huevos batidos, azúcar y canela en polvo, pasas y almendras divididas en mitades; haciéndose con todo una pasta espesa, y añadiéndose bizcocho ó pan, si no lo estuviese; estando todo bien incorporado, se envuelve en una servilleta untada con mantequilla, y se procede lo mismo que para las torrijas del artículo anterior en todo lo demás.

TORRIJAS DE REQUESON, ALMENDRA Y HUEVO. Se mezclan juntamente cuatro onzas de almendras molidas, media libra de requeson batido, azúcar cernida y clavo en polvo al gusto, siete yemas de huevo batidas, y el mamon molido que fuere necesario para que la pasta adquiera la consistencia que necesita para poderse formar las torrijas; éstas se frien en manteca, se ponen á hervir en almíbar, y se adornan para servirse con rajitas de almendra.

TORRIJAS DE COCO. Entre dos rebanadas de mamon frio se pone una poca de conservilla espesa de coco (véase CONSERVILLA ASADA DE COCO, pág. 225), se rebozan con huevo batido, se frien en manteca y se hierven en almíbar mezclado con aguardiente de España y canela; se sirven adornadas con almendras y pasas.

TORRIJAS EN ALMÍBAR CON LECHE. Se hace el almíbar con leche en lugar de agua, y en él se hierven las torrijas hechas con rebanadas de bizcocho frio, rebozadas con huevo batido, y fritas en manteca; se sirven salpicadas con ajonjolí tostado y polvoreadas con canela.

TORRIJAS DE MAMEY Y ALMENDRA. Se muelen tres mameyes grandes quitándoles todas las hebras, y se mezclan con cuatro onzas de almendras tostadas y molidas tambien, azúcar cernida al gusto y el mamon tostado y molido que se necesite para que la pasta tenga la debida consistencia; se forman las torrijas, se rebozan con huevo batido, se frien en manteca y se hierven en almíbar con canela y clavo; para servirse se adornan con ajonjolí tostado.

TORRIJAS DE CALABACITA DE CASTILLA. Despues de cocida la calabacita, se muele, se pasa por un cedazo ó servilleta y se mezcla con huevo bien batido, en proporcion de dos huevos para cada taza caldera de calabaza; se añaden bizcocho molido, cuanto fuere necesario para dar consistencia á la pasta, azúcar cernida y un poco de pimienta en polvo para activar su gusto; se forman las torrijas y se frien en manteca, hirviéndose despues en almíbar, y adornándose con ajonjolí tostado.

TORRIJAS DE GOLLORÍAS. Se rebanan á lo largo los platanos maduros, y se reboza cada rebanada con huevo muy batido; se frien en manteca, se hierven en almíbar, se adornan con ajonjolí tostado, y se polvorean con canela.

TORTA. Esta voz es de un amplísimo significado; pero contrayéndose á las preparaciones que con su nombre se disponen en la cocina, pueden éstas dividirse en tres clases, que se distinguen en este Diccionario con los nombres de *tortas guisadas, tortas dulces con masa ó sin ella, y tortas de masa sin dulce*, que mas propiamente se llaman en castellano *tortadas*, cuya voz no es usada entre nosotros.

TORTAS GUISADAS.

TORTA DE ARROZ CON PICADILLO. Lavado y remojado el arroz en dos ó tres aguas, se pone a secar; despues de seco se humedece con agua y se pone á cocer, ó al vapor atado en una servilleta, ó en poca agua, sazonado con la sal correspondiente; así que se ha cocido se guarda, y al dia siguiente se escurre bien y se revuelve con una poca de sal, ó si se quiere sin ella; se humedece con caldo ó se le mezclan unos poquitos de azafran, clavo y pimienta molidos y desleidos en agua; se baten bien unas claras de huevo, y cuando hayan espesado se añaden las yemas; despues se echa el arroz humedecido con caldo ó con las especias ya dichas, y untada una tortera con manteca, se pone una cama de arroz y otra de picadillo, y así se van alternando hasta llenar la tortera, concluyendo con echar los restos del huevo batido; cuando se haya cuajado por abajo, se pone un comal con poca lumbre por encima, para que cuaje por una y otra parte la torta, que despues de cuajada se puede polvorear con un póco de azúcar.

TORTA DE ARROZ CON XITOMATE Y RECADO. Despues de lavado y remojado el arroz, se pondrá á secar y á cocer con muy poca agua y la sal necesaria; poco antes de que se acabe de cocer, se le echará una poca de manteca, con pimienta, clavo, canela y cominos, todo en corta cantidad y molido; cuando se haya cocido, se le añade un poquito de azafran molido, se deja hervir para que no le quede caldo alguno, se apea y se guarda para el dia siguiente en parte fresca. Se pican muy menudos xitomates crudos, ajos, cebollas, perejil, yerbabuena, tornachiles y aceitunas, y se pone á freir en bastante manteca; bien frito el recado, se le agregan azafran y cominos, molidos con un migajon de pan remojado en vinagre; se echa en la fritura, y se aparta; se cortan en pedacillos cortos jamon magro y un poquito de gordo, y se mezclan con trozos chicos de longaniza y el relleno de algunos chorizones y salchichas; se volverá la cazuela á la lumbre, y se echará allí el jamon con las salchichas y los chorizones, con un poco de vinagre bueno. Cuando todo quede frito y bien revuelto, se quita de la lumbre, se unta con manteca todo el fondo de una tortera y se echan en ella huevos bien batidos, separadas para batirse las claras de las yemas, y reunidas despues; se echa tambien el arroz y se revuelve de modo que no lleve mucho huevo; se pone una cama de este arroz en la cazuela, otra del picadillo, y así se alternan las camas hasta concluir en una de arroz; se pone la torta á cocer á un fuego manso, y encima se cubre con un comal que tenga un poco de mas fuego. De cuando en cuando se le unta por encima manteca con una pluma y se deja á la lumbre, hasta que se cuaje la torta, que se retira despues dejándole fuego suave en el comal; con la pluma se le unta yema de huevo, y cuando esta se haya secado, se polvorea con azúcar por encima.

TORTA DE ARROZ CON LECHE. Se procura arroz entero, y despues de muy lavado y remojado, se seca bien al sol; despues de seco se echa á cocer en suficiente leche con la sal necesaria; si al cocerse se consumiere ó espesare mucho la leche, se humedece con otra poca, y se deja hervir hasta que se vea que el arroz está cocido; así que lo esté, se le añade azúcar en polvo y se revuelve echando la bastante para que sobresalga el dulce; se apea, se guarda, y el dia siguiente se baten unas claras de huevo, hasta que hayan espesado bien, y entonces se les agregan las yemas revolviéndose despues con el arroz de leche, que se polvorea con un poco de canela; se unta una tortera con bastante manteca, y se echa una porcion del arroz con huevo en ella, de modo que forme una cama gruesecita; en seguida se pone otra cama de picadillo, hecho como para rellenar chiles (véase PICADILLO DE CARNE DE PUERCO PARA RELLENOS, pág. 642), adornándose con rebanadas de huevo duro, aceitunas, tornachiles, alcaparrones y la cabeza de una cebolla en rebanadas delgadas; se pone encima otra cama muy delgada del arroz con huevo, y otra gruesa de picadillo, acabando de llenar la tortera con una gruesa cama de los restos del arroz y huevo; se pondrá la torta á cuajar á dos fuegos suaves, echándole de cuando en cuando manteca por los lados, y untándole tantita por encima con una pluma; cuando se haya cuajado bien, se polvorea con grajea ó azúcar.

TORTA DE ARROZ CON LECHE Y NATILLAS. Guisado el arroz con leche, como el del artículo anrerior, hasta que haya espesado bien, se revuelve con una docena de huevos batidos como para freir, se le echa bastante azúcar molida de modo que sobresalga el dulce, y se le agrega un cuartillo de natillas bien espesas, revolviéndolo todo bien. Se unta una tortera con manteca, se polvorea con bizcocho duro, molido, de suerte que coja por todos los lados de la cazuela, se echa en seguida el arroz con el huevo y se pone á dos fuegos mansos; despues de un rato, se le echa por encima una capita de un par de huevos batidos con bastante bizcocho rallado, y se le vuelve á poner el comal para que forme costra, procurando que tanto el fuego de arriba como el de abajo sean suaves, para que no se queme; cuando haya cuajado bien la torta, se adorna con piñones, pasas y almendras tostadas, y se polvorea con azúcar y canela.

TORTA DE ARROZ CON CAMARONES. Puesto á cocer el arroz en agua despues de lavado y asoleado, cuando esté cocido se le añaden clavo, canela, pimienta, azafran y dos ó tres dientes de ajo asados, todo molido; se le echa una poca de manteca, se sazona con sal, y habiendo consumido todo el caldo, se guarda para el dia siguiente; en él se muelen camarones crudos y se frien en una cazuela con manteca, xitomates, cebollas, ajos, perejil y chiltos curados, todo bien picado y abundante; se le agrega un poco de vinagre, se saca la mitad de este recado y se pone á hervir con los camarones y el arroz; cuando esté casi seco, se mezcla con huevo batido como para freir, se unta una cazuela con manteca, se echa allí el arroz á cuajar á dos fuegos mansos, cuando haya cuajado la torta se aparta, y despues de fria se corta en trozos; se muelen unos xitomates cocidos, con un poco de pimienta, clavo y cominos; se echan á acabar de freir con la mitad del recado que quedó, y sazonándolo con la sal competente, se le echan agua, cebollas rebanadas, chilitos verdes, un poco de perejil picado y los trozos de torta; cuando se haya sazonado bien, se le añade una puntita de vinagre.

TORTA DE PIES DE PUERCO. Luego que estén á medio cocer unos piés de puerco, se añade una gallina para que todo junto se acabe de cocer; se espuma el caldo y se le echa sal con especias de todas, un ajo molido y chorizos. Esto se hace la víspera de comerse la torta, y el dia en que se ha de servir, se hará un picadillo con todos sus requisitos, (véase PICADILLO, pág. 642), añadiéndole cuatro ó seis huevos batidos, que se revolverán para que queden cuajados, y un poco de azafran. Al caldo en que se coció la gallina que estará bien sazonado con todas especias, se le añadirá un poquito de vinagre, y se baten diez ó doce huevos, haciéndolo aparte con las claras, á las que despues se unirán las yemas.

Puesto el picadillo en una cazuela á la lumbre, se le irán añadiendo rebanadas de lengua, pedacitos de piés de puerco sin huesos, de gallina, de chorizos, rebanadas de huevo cocido, pasas, almendras, aceitunas y alcaparras; se echa esto sobre una mitad del huevo en una cazuela con manteca bien caliente para que se cuaje, haciéndolo con mucho tiento, porque las piezas del picadillo no se revuelvan con el huevo; acabado de echar dicho picadillo, se le pone por encima, de suerte que lo cubra bien, la otra mitad del huevo batido; luego que con un cuchillo se reconozca que la torta está cuajada, se baja al suelo poniéndole un comal encima para que se cueza sin manteca, y cuando esté bien dorada, si no estuviere llena dicha cazuela, se añadirán mas huevos batidos muy esponjados, y se volverá á poner el comal encima; pero en caso de sospecharse que la torta no está bien cocida, se volverá á poner á fuego manso hasta que lo esté.

Para la salsa, se frien desde por la mañana doce xitomates molidos con ajos, chiles y perejil, echándoles despues un poco de caldo, ocho yemas de huevo y el jugo de dos limones, meneándose con mucha prisa para que se deshagan las yemas, dejándose hervir por un rato y echándole despues de todas especias y mas alcaparras bien lavadas, ó en su lugar molleja ó higaditos, ó unos pedacitos de lomo, chorizos, jamon, perejil y azafran. Al llevarse á la mesa, se añadirán aceitunas y los demás adornos que se quieran.

TORTA DE PITOS Ó GASPARITOS. Así suelen llamarse las flores del frijol colorado (véase COLORIN, pág. 198), y constan de una base y un pétalo encarnado, doblado hácia fuera con una membranita en el centro. Se les quita esta y se cuecen con sal, procurando que las flores estén tiernas; cuando se han cocido bien, se sacan del agua en que se cocieron y se enjuagan en agua fresca; se sacan del agua, y escurridas se pican lo mismo que la carne. Se muele un poco de queso añejo y se revuelve con el picadillo de los pitos; despues uno y otro se revuelve con huevos batidos como para freir; se pone á quemar una poca de manteca en una sarten, se echa allí el huevo y se pone á dos fuegos hasta que se cuaja bien; se apea de la lumbre, se pone otra cazuela con manteca, y en ella se frien ajo picado y cebolla en cuarterones; en seguida se frie xitomate molido crudo y se añade una poca de agua, se le echa la sal necesaria, pimienta, clavos, cominos y azafran, todo bien molido, y se ponen en este caldillo los trozos de la torta, agregándole unos chilitos verdes enteros y rebanadas de camote, manzanas y plátano; cuando todo quede sazonado, se aparta de la lumbre y se sirve.

TORTA DE PAN. Se corta el pan en rebanadas un poco gorditas, segun la cantidad que quiera hacerse de torta, se frien en manteca por un lado solo, y se colocan despues en una tortera, poniendo lo tostado del pan hácia abajo: encima de esta capa de rebanadas de pan, se pondrá otra de picadillo, añadiéndole por encima chorizones rebanados y fritos, rebanadas de huevo, y algunas pasas y almendras limpias; se les echa un poquito de vinagre, y se vuelve á poner otra cama de tostadas y otra de picadillo con sus agregados, alternándose de este modo hasta concluir en una de pan poniéndose lo tostado hácia arriba. Entonces se pondrá la cazuela en la boca de una olla que esté hirviendo, y se mantendrá allí hasta el medio dia en que se batirán unas claras de huevo, y cuando hayan alzado bien, se agregan las yemas: se echa el huevo batido sobre la torta y se le pone un comal con lumbre encima: en cuanto haya secado un poquito el huevo se unta la torta con manteca, se le pone otro rato el comal, y vuelto á quitar se polvorea con azúcar y canela; se le vuelve á poner el comal hasta que se cuaje la torta y se le forme una costra por encima.

TORTA DE CARNE Y PIÉS DE PUERCO CON JAMON Y LEGUMBRES. Se pica una pulpa ó lomo de puerco, y se pone á cocer hecha bola esta carne con piés de puerco, chorizos, jamon gordo é hígados de gallina; cuando esté cocido se pica todo y se sazona con clavo, canela, pimienta y sal revolviéndose bien. Despues se mezcla con camote, lechuga, betabeles, zanahorias, huevos duros, todo picado, y bastantes huevos batidos como para freir, añadiéndose por último un poco de bizcocho molido; se unta la tortera de manteca y se echa allí todo el picadillo, preparado, poniéndose á dos fuegos hasta que cuaje la torta. Esta se sirve adornada con aceitunas y chiles en vinagre.

TORTA DE CARNES DE CARNERO Y DE PUERCO. Se cuecen juntamente pulpa de carnero con lomo de puerco de cabeza, y un trozo de jamon, y se pican con bastantes ajos y cebollas; se sazona todo con sal, pimienta y cominos molidos, se rocia bien con vinagre, y se frie en una poca de manteca; se le añade huevo batido como para freir, y se revuelve todo deshaciéndose el picadillo en el huevo; se le echa un poco de pan rallado, y se pone á cuajar á dos fuegos mansos, sirviéndose la torta entera y seca, ó en trozos medianos, guisados en especia ó caldillo de chile.

TORTA DE SESOS. Se ponen à cocer los sesos con suficiente sal, y quitándoles el pellejo y las venas, se pican con ajo, cebolla, xitomate y perejil; se les echa pimienta molida y sal, se revuelve todo y se mezcla con huevo batido; se echa en una cazuela untada con manteca y se pone á cuajar, sirviéndose la torta seca y polvoreada con sal y pimienta, ó guisada en algun caldillo.

TORTA DE SESOS CON LECHE, ARROZ Y YEMAS DE HUEVO. Se cuecen los sesos de carnero en agua con sal, y despues de cocidos se limpian bien. Para cada sesada se ponen á cocer tres cuartillos de leche con azúcar blanca, y mezclada con un puñado de arroz entero bien lavado y asoleado, con dos yemas de huevo desleidas en la misma leche, una raja de canela y unos cuantos clavos de especia; así que se haya cocido el arroz, se deslien en él los sesos; se baten doce huevos para cada sesada, primero las claras y despues las yemas, y habiéndose revuelto, se deshace en ellos la masa formada de los sesos, el arroz y la leche. Se unta de manteca una tortera, se echa en ella la composicion dicha, y se pone á dos fuegos mansos, cuidando de añadirse manteca de cuando en cuando por las orillas; así que se haya cuajado la torta, se sirve polvoreada con canela molida.

TORTA DE LONGANIZA. Se saca la carne de la longaniza de la tripa en que está, y se frie en manteca; se quita de la manteca, y se frien en ella cebobollas y xitomates picados, y trozos de jamon magro y gordo; cuando ya esté dorado el jamon, se le añaden pimienta, clavo, sal y un poco de vino blanco; en seguida se vuelve á poner la longaniza en la cazuela, se revuelve todo junto, se aparta de la lumbre y se mezcla con huevos batidos como para freir; untada una tortera con manteca, se echa todo, y se pone la torta á cuajar á fuego manso; cuando haya cuajado por abajo un poco, se le pone fuego en un comal por encima; estando la torta bien cuajada, se sirve poniéndose en el plato chile en polvo, que se dispone del modo siguiente.

Se desvenan tantos chiles anchos como pasillas, despues se lavan en dos ó tres aguas, y escurridos se ponen á secar bien al sol, se tuestan despues sin que se quemen nada, y cuando estén ya tan secos que se quiebren al tentarlos, se muelen en un metate muy seco con un poquito de sal; formado el polvo, se guarda en parte muy seca, y se sirve con todas las tortillas de huevos y tortas que no llevaren dulce alguno, y no se quieran servir con caldillo.

TORTA DE PIÉS DE PUERCO CON SESOS Y CRIADILLAS. Despues de bien limpios se ponen á cocer los piés de puerco con sal; se cuecen aparte criadillas y sesos de carnero, y se les quitan los pellejos. Despues se pican ajos muy finos, xitomates y cebollas, que se frien en manteca y se apartan de la lumbre; se deshuesan los piés de puerco, se pican gruesos, se polvorean con sal y pimienta, y se ponen á freir aparte; despues se les echa el xitomate frito, se sazonan con un poquito de clavo, pimienta y canela molidos, y se humedecen con un poquito del caldo en que se cocieron las manitas, añadiéndose un poco de vinagre; cuando todo se haya sazonado y secado el caldillo, se quitan del fuego, se baten claras de huevo, y cuando hayan espesado bien, se revuelven las yemas con un poquito de harina; se echa en el huevo el picadillo de los piés de puerco y se revuelue; se pone todo en una tortera untada con manteca en el órden siguiente: primero se pone una cama de rebanadas de sesos, y encima un poquito del huevo que forme otra cama muy delgada; despues otra de criadillas rebanadas, y sobre ella otra cama gruesa del picadillo de los piés de puerco; se alternan de este modo las camas, cubriéndose por último con uno ó dos huevos batidos, y se pone la torta á dos fuegos mansos para que se cuaje; cuando lo esté, se sirve con una salsa que se hace del modo siguiente.

Se pica grueso un poco de xitomate, se rebanan ajos limpios y cabezas de cebollas, y se pone todo á freir en una poca de manteca; cuando esté bien frito, se sazona con clavo, pimienta y canela molidas en buen vinagre; se añade un poco de orégano seco, otro poquito de agua y un terron de azúcar blanca, para que quede agridulce; se le echan aceitunas, trozos de tornachile y chilitos en vinagre, se deja hervir hasta que quede espesa, y se sirve con esta salsa la torta.

TORTA DE LOMO Y PIÉS DE PUERCO. Se pican dos trozos de carne de puerco, uno de lomo comun y el otro del que llaman de cabeza, y juntos se ponen á cocer, como tambien seis ú ocho piés de puerco bien limpios; cocido uno y otro, se deshuesan los piés y se cortan en trozos gruesos; se vuelve á picar la carne cocida, y se revuelve con los pedazos de las manitas; se pican ajos, cebollas y un poco de xitomate, se ponen á freir y se echa allí la carne picada, con un poco de vinagre y sal; se añaden clavo y pimienta molidos, ajonjolí y perejil picado muy menudo, y se deja todo sazonar á la lumbre hasta que casi quede seco, y entonces se revuelve el picadillo sazonado ya, con huevos batidos; se echa en una tortera untada con manteca, y se pone á dos fuegos hasta que cuaje la torta, que se sirve con la salsa del artículo anterior.

TORTA DE CAMARONES ENTEROS. Se pican ajos y xitomates, se frien en manteca, y se les echan clavo, azafran, canela y pimienta, molido todo; estando sazonada esta salsa, se le añaden despues alcaparras, pasas, almendras, sal, vinagre, un terron de azúcar, perejil deshojado y los camarones limpios y cocidos; cuando esté de buen punto, se aparta del fuego y se revuelve la pasta con huevos batidos, echándose todo en una cazuela con manteca; encima se ponen rueditas de betabeles cocidos, y en seguida xitomates y cebollas rebanadas, cubriéndose todo con el resto de los huevos y pasta, y dejándose cocer á dos fuegos. Se puede servir con salsa de chile.

TORTA DE CAMARONES MOLIDOS. Esta se hace moliendo los camarones en seco despues de bien limpios, revolviéndolos con bizcocho molido, y ligándolos con huevo batido como para freir; despues se echa en una cazuela untada con manteca, y se deja cuajar la torta, que dividida en trozos, se guisa en clemole (véase TLEMOLE, pág. 853).

Lo mas comun es hacer tortitas chicas de la misma pasta, friéndose cada una por separado, para echarse despues en el clemole.

TORTA DE PAPAS. Despues cocidas y mondadas las papas, se pican unas, y otras se muelen en el metate con bizcocho y queso añejo; todo se revuelve con huevo batido como para freir, y se pone á cuajar en una tortera untada con manteca.

Tambien se hacen tortitas pequeñas con la misma pasta y se guisan en especia ó en clemole.

TORTA DE COLIFLOR. En todo se siguen los procedimientos del artículo precedente, con la sola diferencia de que en lugar de papas, se ponen coliflores cocidas.

Estas tortas por lo regular se sirven ó en caldillo de especia, aunque tambien suelen guisarse en chile.

TORTA DE HUEVA. Se tuesta la hueva á la lumbre, se muele con bizcocho ó pan tostado y un poquito de queso añejo, se revuelve con huevo batido, como para freir, y se hace cuajar la torta en la tortera untada de manteca.

Esta torta se sirve seca ó en caldillo de especia, de chile, ó de escabeche formado con pan molido, vinagre, clavo, pimienta, y cominos, echándole unas rebanadas de lima, hojas de naranjo y un poquito de azúcar.

TORTA DE AUAUHTLE. Se tuesta y se muele el auauhtle segun la cantidad de torta que quiera hacerse, y se revuelve con cosa de una cuarta parte de bizcocho molido; se sazona con la sal conveniente y se mezcla bien con huevos batidos como para freir; se guisa en mole corriente, ó se sirve en seco con rebanadas de cebolla y un poco de zumo de limon. Se mezcla etambse en trozos chicos con el revoltillo de romeritos.

TORTA DE AUAUHTLE CON CAMARONES. Despues de tostarse mucho una corta cantidad de auauhtle, se muele con camarones limpios y culantro seco tostado, pepitas de chile sin las venas, pan tostado, unos dientes de ajo asados, y un poco de clavo, de canela y de pimienta, todo hecho polvo; se mezcla con huevo batido dispuesto como para freir, y bien revuelto, se echa enuna tortera untada con manteca, poniéndose á cocer á dos fuegos mansos; cuando se haya cuajado la torta, se divide dentro de la misma tortera en trozos, y agregándole otra poca de manteca, se frie bien y se guisa en clemole corriente bien frito (véase TLEMOLE, pág. 853).

TORTA DE HUESITOS. Se pica carne de puerco de lomo comun y de cabeza, y despues de bien cocida con sal, se volverá á picar; se pican tambien xitomates maduros, ajos y cebollas, que se frien en manteca, y se echa allí la carne para que se fria juntamente con el xitomate, añadiéndose de todas especias molidas, un poco de vinagre y un terron de azúcar; cuando se haya sazonado el picadillo, se parten en pedazos cortos seis ú ocho piés de puerco bien cocidos, se revuelven con él, y despues todo se desata en huevos batidos como para freir; se echa toda la masa en una tortera untada con manteca y se pone á dos fuegos; así que esté cuajada la torta, se sirve con salsa de chilote (véase SALSA DE CHILE MACHO pág. 770).

TORTA DE PESCADO EN ESCABECHE. Se frien en una cazuela con aceite unos dientes limpios de ajo, que en estando dorados, se sacan y se echan en el aceite pedazos chicos de pescado escabechado; así que se haya frito se escurre bien, se echa en un poquito de aceite crudo con otros poquitos de clavo, canela, y pimienta en polvo, alcaparrones y alcaparras picadas muy menudas, un poco de tomillo tambien en polvo, la correspondiente sal y un chorrito de vinagre; se vuelve á la lumbre, se medio sancocha y se aparta despues; se baten unas claras de huevo, y así que hayan espesado bien, se les agregarán dobles yemas que se revuelven y se baten con un poco de harina: en seguida se mezcla el escabeche con el huevo y se pone á dos fuegos mansos, echándose todo en una tortera untada con manteca. Esta torta se sirve seca con la salsa de chilote, ó cortada en pedazos en caldo de escabeche.

TORTA DEL DOCTOR TORNELO. Se hace con cualquiera carne cortándose en pedazos chicos, que se pondrán á cocer en una olla con un poco de vino blanco, otro poco de vinagre y como la mitad de uno de estos de agua, y especias molidas de todas, pasas, almendras, alcaparrones, alcaparras, aceitunas y jamon, todo en pedacitos, agregándose si se quiere, todo lo que suele llevar el picadillo, sin olvidar la sal sobre todo; se hace hervir, y luego se deja acabar de cocer á fuego manso, tapada la olla, que se meneará con ella misma para que no se queme; estando bien cocido todo se aparta del fuego, echándole un poco de perejil deshojado medio molido, y un polvito de azúcar; en una cazuela con manteca se voltea la olla del guisado, y se revuelve con los huevos batidos que sean suficientes, dejándose cuajar á dos fuegos iguales. Al servirla, se espolvorea por encima con canela y azúcar molida, adornándose al rededor con cogollos de lechuga. Se le da el nombre de la carne que se le haya echado.

TORTA DE CARNE DE PUERCO CON ARROZ. Se pica la carne de puerco y se cuece lo necesario como para rellenar; se ata flojo un poco de arroz en una servilleta, de modo que éste quede holgado, y se pone à cocer hasta que haya hinchado y llenado el vacío de dicha servilleta: se saca entonces, se exprime y se deja enfriar. Se muelen azúcar, clavo, canela y azafran, y se mezclan con huevos batidos en la cantidad necesaria, revolviéndose con el arroz; se echa todo en seguida en una tortera untada con manteca sobre camas de carne, separándose de antemano un poco al revoltijo, para ponerlo encima de todo con ajonjolí tostado. Se cuece la torta á dos fuegos y se sirve con una salsa compuesta de xitomates, cebollas, chorizos, jamon frito, aceitunas y tornachiles en rajas.

TORTA DE ARROZ CON PICADILLO Y VERDURA. Se pica y cuece la carne, y despues de cocido el arroz y sazonado con sal, cominos y azafran, y que salga bien seco, se embarra de manteca con la mano una cazuela, poniéndose en ella una cama de arroz, otra de ajos, cebollas, tomillo, perejil, yerbabuena, ajengibre, cominos, tornachiles y aceitunas, todo frito, y otra encima de picadillo de carne, cubriéndose todo con arroz. Se cuece con poco fuego por abajo y mucho por encima.

TORTA CUAJADA. Se previenen sesos, manitas, chorizos, tajadas de lomos de puerco, gallina, chícharos, betabel y espinacas finas, lo que se revolverá muy bien con huevos batidos, y se cuece á dos fuegos la torta como las anteriores.

Para la salsa se mezclarán unos xitomates con ajos y especias finas, todo molido, y se freirán con cebollas; se añaden piñones, pasas, almendras, cebollas cocidas, chilitos, aceitunas, la sal correspondiente y una puntita de dulce.

TORTA DE CARNE DE PUERCO CON CHORIZOS Y JAMON. Se sancochan chorizos y carne de puerco, y echándoles despues un poquito de caldo, se dejan en la lumbre hasta que estén cocidos, y se frien separadamente ajos, cebollas, xitomates, pedacitos de jamon, sal, clavo, canela, pimienta y nuez; se pone todo con la carne en la tortera en que se ha de cuajar la torta, y allí se añaden alcaparras, pasas, alcaparrones y almendras; se tienen prontos los huevos bien batidos y se echan dentro; y poniéndose encima de todo azúcar, canela y pan rallado, se cuece la torta á dos fuegos con mas lumbre por arriba que por abajo.

TORTA MEDIA. Se baten seis huevos y se revuelven con una libra de flor de harina, media libra de azúcar molida, cuatro onzas de tuétano de vaca cocido y una mantequilla; se unta una sarten ó cazuela con mantequilla, y en ella se pone á cocer la torta, que se adornará por encima con piñones, pasas y almendras, tostadas despues de limpias.

TORTA DE DAMAS. Se cuecen y pican no muy menudos, piés y lomo de puerco, lenguas de carnero y pichones; esto se sazona con todas especias molidas, sal, xitomate y ajos fritos; se revuelve con huevos batidos y manteca en trocitos por adentro; se unta tambiem con manteca una tortera ó cazuela, se echa todo en ella y se pone á cocer la torta á dos fuegos. Para llevarla á la mesa se pone en un platon con ajonjolí por encima, y la salsa [illegible] gusto en una salsera.

TORTA FRITA DE CAMARONES. Des-pues de limpios los camarones, se mu- len en seco con bizcocho duro, que [illegible] les mezclará en poca cantidad para qu[illegible] sobresalga bien el sabor de los caman- nes; se hacen de esta masa unos troz[illegible] del tamaño que se quiera, y rebozad[illegible] con huevo batido se frien en mantec[illegible] Se escurren despues y se sirven sec[illegible] sobre la sopa de vigilia, ó se guisan [illegible] caldo de especias con xitomates, ó [illegible] clemole con chile y tomates cocidos.

TORTA DE NADA. Se desvena y [illegible] remoja un poco de chile ancho, se mu- le con ajos y cominos y se frie [illegible] manteca; luego se muele un poco [illegible] pan frio remojado, al que se echa [illegible] chile y se pone á hervir; estando bie[illegible] espeso, se mezcla con huevos batid[illegible] en una sarten ó cazuela con mantec[illegible] dejándose cuajar à dos fuegos. Se si[illegible] ve seca esta torta ó con salsa de xi- tomates ó de chile (véanse).

TORTA DE BERENGENAS Y CHICA-ROS. Se cuecen ambas cosas y uno[illegible] trozos de pescado: se hace con ello un picadillo, añadiéndose huevos duros rebanados y xitomates fritos, todo lo cual se revuelve con huevos batidos, un poco de queso añejo rallado ó molido y pan de la misma clase. Se sirve co- mo la anterior, seca ó con alguna sals[illegible]

TORTA DE GARBANZOS REMOJADOS. Se ponen los garbanzos desde la vis- [illegible] ra en agua tibia con una poca de [illegible] za; al otro dia se cuecen en agua de [illegible] quesquite, se lavan, se deshollejan y [illegible] muelen con un poco de bizcocho, [illegible] tostado y queso añejo, y revueltos [illegible] huevos batidos, se echan en una [illegible] la con manteca para formar la [illegible] que se servirá en algun caldillo.

TORTA DE OSTIONES, HABAS VERDES Y PAPAS. Se cuecen los ostiones y aparte se cuecen tambien habas verdes, camotes y papas, picándose todo y revolviéndose con huevos batidos; se pone á dos fuegos con una poca de sal, y en cuajando la torta, se sirve seca ó con alguna salsa.

TORTA SUPERIOR DE OSTIONES. Se ponen desde la víspera los ostiones en agua muy caliente, en la que se conservarán hasta el siguiente dia, en que se limpian de todo lo que tienen en el medio, que es una masa negruzca con una orla al rededor, y se pican muy menudos con xitomates, ajos, chiles verdes y perejil; frito el recado, se echan los ostiones en forma de picadillo, en una cazuela con alcaparras, clavo, pimienta y un poco de vinagre; y estando á medio sazonar, se revuelven con tres ó cuatro huevos, segun la cantidad de ostiones, añadiéndose un poco de azafran, y cuidándose de que no quede caldo para rajar la torta; se abren los huevos suficientes, segun el tanto del picadillo, separándose las claras de las yemas, y se pone á calentar la manteca que baste para cuajar la torta por abajo; mientras se calienta, se echa el picadillo en la mitad de los huevos, cuidando de que no se revuelva; luego se echan pasas, almendras, perejil y un poco de huevo para que quede la torta cubierta por encima; estando ya bien caliente la manteca, se echa la torta, observando con un cuchillo si se cuaja por abajo; así que lo esté, se aparta de la lumbre sin voltearla, pues no ha de llevar grasa por arriba; entonces se le pone un comal con lumbre, y al momento en que empiece á levantar el huevo, se le echa el otro que hubiere quedado sin manteca ninguna; luego que esté cocida la torta por arriba, se acaba de cocer sobre rescoldo.

Para la salsa se muelen doce xitomates que se frien con ajos rebanados, chile verde, perejil y sal, y se echan allí tres ó cuatro yemas de huevo batidas, un poco de limon y otro poco de agua para formar el caldillo; comenzando á hervir se menea con una cuchara muy aprisa, no dejándose de batir hasta que se hayan deshecho las yemas; se le añaden alcaparras, clavo, canela, y pimienta, dejándose despues hervir hasta que haya perdido la espuma y tome un color naranjado; cuando esté de sazon, se le echa azafran, perejil, pasas, almendras y uno ó dos tornachiles rebanados, sin vinagre, y al llevarla á la mesa se adorna con aceitunas y yemas de huevos cocidas y rebanadas.

TORTA DE MANZANAS, NUECES Y GARBANZOS. Se cuecen y muelen manzanas y nueces: se cuecen aparte garbanzos y se remuelen tambien, mezclándose despues todo y añadiéndose azúcar y tantita sal; se revuelve despues con huevos batidos y se pone á dos fuegos en una cazuela untada con manteca, echándole por último grajea por encima.

TORTA DE LA UNION. Se hace picadillo de pulpa de carnero ó de lomo de puerco, echándole todas especias, pasas picadas, chorizos rebanados, pollos divididos en pedazos, papas partidas, betabeles picados menudamente, alcaparras, aceitunas, tornachiles, almendras enteras y bastante perejil; se revuelve todo con huevos batidos en suficiente cantidad, y se echa en una cazuela con manteca caliente, poniéndose sobre rescoldo y tapada con un comal con lumbre encima. Estando cocida la torta, se levanta con un cuchillo, poniéndole pimienta por encima para llevarse á la mesa.

LORTA DE HARINA DE GARBANZOS. Se muele el garbanzo y se tamiza, y á cada libra de polvo se echan dos cuartillos de agua fria y se sazona con la sal correspondiente: se deshace bien de modo que no quede ningun globito, añadiéndose agua ó polvo segun se necesite para que no quede ni muy espesa, ni aguada; se deja en infusion toda la noche, y al dia siguiente se pone una cazuela al fuego con medio cuartillo de aceite; se mueve bien el garbanzo, se echa á freir, y se pone la torta á cuajar á fuego violento; cuando se haya cuajado se apea y se sirve con pimienta molida por encima.

TORTA DE ARROZ CON GALLINA. Despues que se haya cocido y secado una libra de arroz, se pone este á enfriar en una cazuela; se polvorea con azúcar de modo que no quede muy dulce, y se guisa la gallina, que tambien estará cocida y seca, con ajos, cebollas, xitomates y perejil, todo picado, poca pimienta y cominos molidos, y un terroncito de azúcar, humedeciéndose un poco con vinagre y añadiéndose sal, chilitos y aceitunas; se deja secar este guiso, y estando frio, en una sarten que se tendrá prevenida con manteca y seis huevos bien batidos, se echa el arroz y se revuelve con ellos; se pone una cama de esto y otra del guisado de gallina, cubriéndose con otra de arroz y el huevo que haya sobrado, y se deja cuajar la torta á dos fuegos.

TORTA DE CALABACITAS. Cocidas las calabacitas, se sacan del agua, se pican bien y se mezclan con un poco de queso añejo, pan molido, azúcar y pimienta en polvo; se baten seis ó siete huevos de modo que alcen bien, echándose estos y las calabacitas en una sarten con manteca caliente, y dejándose cocer y cuajar la torta con cuidado para que no se queme.

TORTA DE PAPAS CON LECHE. Se pican las papas cocidas y se pican tambien cebolla, xitomate y perejil; se pone el recado á freir y se baten ocho huevos, revueltas las claras con las yemas, añadiéndose un pozuelo de leche y un poco de salpimienta bien molida; se mezclan despues las papas con los huevos, y se echa todo en la sarten del recado frito, dejándose cuajar la torta que debe quedar bien dorada.

TORTA DE CALABAZA. Se exprime un poco la calabaza cocida, y se muele con un pedazo de panocha, canela y un poquito de clavo; se le añade algun pan rallado, una poquita de sal y queso desmoronado, y mezclándose todo con huevos bien batidos y crecidos, se echa en una cazuela untada con manteca, y se deja cocer y cuajar la torta á dos fuegos. Se sirve con azúcar en polvo por encima.

TORTA DE CALABAZA CON NATILLAS. Se cuece la calabaza con tequesquite, y se muele una mitad de ella con un plato de natas de leche cocida; se muelen aparte diez ó doce bizcochos duros y una poca de azúcar, y se mezcla todo con cinco huevos batidos; se unta una cazuela con manteca, se le echa bastante pan rallado y se baten otros cinco huevos, de los que se echa la mitad en la cazuela; se pone encima la calabaza mezclada con los otros huevos y el bizcocho, echándose sobre todo esto el huevo batido restaute; se mete la cazuela al horno, de un temple regular, y despues de cocida la torta, se sirve polvoreada con azúcar.

TORTA LOCA. Se cuecen piés de puerco y lengua con dientes de ajo, y aparte cada cosa se cuecen tambien zanahorias, betabeles, lechugas, coles blancas, habas verdes y papas. Se hace un picadillo de lomo de puerco, y carne de carnero, sazonándolo como el que se hace para rellenar (véase PICADILLO DE LOMO DE PUERCO PARA RELLENOS, pág. 643), y en seguida se pican tambien todas las cosas cocidas que se dijeron antes; se unta de manteca una cazuela, se echa en ella un poco de huevo batido, y se pone una cama de picadillo y otra de las legumbres picadas con las manitas y la lengua, cubriéndose con piñones, pasas y almendras; se vuelve á empezar con otra de picadillo, y se alternan en el órden indicado hasta colmar la cazuela, que se cubre con mas huevo batido, y se pone á cocer la torta á dos fuegos suaves. Se sirve con la salsa de xitomate frito, que llaman de Ángeles, echándole chilitos, aceitunas y huevos duros rebanados.

TORTA DE PERAS. Se pican las peras ó se rebanan; se frien un poco en manteca y se apartan; untada una cazuela de manteca, se echa en ella un poco de huevo batido, y se pone una cama de la pera medio frita, otra de xitomates y cebollas en rebanadas delgadas y otra de cuartos de pollo cocidos, con chorizones cocidos tambien, cubriéndose los huecos con pasas, almendras, pedacitos de jamon, tornachiles curados y aceitunas; se vuelve á comenzar con otra cama de pera, y se alternan las otras en el órden indicado, hasta dar á la torta la altura que se quiera; se cubre todo con mas huevos batidos, que se polvorean con azúcar y canela, y se pone á cuajar la torta á dos fuegos. Se sirve con azúcar y canela en polvo por encima.

TORTA DE CAPON RELLENO. Cocido el capon en agua con sal, se rellena con un revoltijo hecho de la manera siguiente: se despedaza ó rebana longaniza ó salchicha despues de cocida, y se frie en manteca con sal, ajos, cebollas y xitomates picados, y chiles poblanos ó tornachiles en rajas, echándose la longaniza ó la salchicha despues de haberse revenido el recado en la manteca, y añadiéndole huevos batidos para que cuajándose y secándose se forme el revoltijo, al que se añaden pasas, almendras, aceitunas, alcaparras y pedacitos de jamon. Se componen al capon las piernas para que no se le salgan, y se le enderezan los alones que deberán quedar á lo natural; así dispuesto, se frie en manteca con ajos molidos, sacándose de la fritura cuando se haya dorado; en una sarten, ó cazuela proporcionada, bien untada con manteca, se echan unos pocos de huevos batidos, poniéndose en seguida una cama de tostadas fritas sobre las que se acomoda el capon cubriéndose los huevos con picadillo compuesto (véase PICADILLO DE CARNE DE PUERCO CON CHORIZON, pág. 643), sin tocar á la cazuela, pues entre ella y el picadillo se irán echando con una cuchara huevos batidos, para que cuajando, quede todo cubierto con el huevo. Estando todo así dispuesto, se pone la torta á cuajar con fuego suave por arriba, y cuando esté dorado se aparta y se sirve con azúcar molida por encima.

TORTA DE GALLINA. Despues de cocida la gallina con lomo de puerco, longaniza y chorizos, se divide en pe dazos chicos lo mismo que lás otras carnes que se cocieron con ella; se frien en manteca, ajos, cebollas, xitomates y chiles verdes picados, sazonándose despues de revenido el recado, con sal, azafran, clavo y pimienta en polvo y perejil picado; se pone entonces la gallina con las otras carnes, añadiéndose un poco de vino de Parras ó de Málaga y del caldo en que se cocieron, y se deja hervir todo hasta que se consuma el líquido, cuidándose de que no se queme el guiso; se aparta entonces y se pone á enfriar, para incorporarse esta carne con huevos batidos; en una cazuela untada con manteca se echa un poco de huevo batido, y se pone una cama de rebanadas de pan doradas en el comal y rociadas con vino, y encima otra de gallina dispuesta como se ha dicho, añadiéndose pasas, almendras, alcaparras, rebanadas de huevo cocido, aceitunas y tornachiles curados; se cubre esta cama con otra de pan y huevo al rededor y siguen alternándose en esta disposicion hasta llenarse la cazuela, siendo la última cama de pan, que se rocia con vino y se cubre con huevo batido. Se deja cuajar y dorar la torta á dos fuegos suaves, y se sirve polvoreada con azúcar.

TORTA DE ROPA VIEJA. Se prepara un picadillo de lomo de puerco con chorizon (véase en la pág. 643), y se le añaden lenguas de carnero, mollejas, madrecillas é hígados de gallina, todo picado, trocitos de longaniza y de jamon, huevitos enteros de huevera, todo cocido y un poco de orégano; estando todo incorporado, se le echa un poco de caldo para que hierva por algun tiempo, y se sazona agregándose pasas, almendras, y aceitunas; así que haya secado se deja enfriar, se mezcla con huevos batidos, se echa en una cazuela untada con manteca, se cubre con mas huevo y se deja cuajar á dos fuegos la torta, que se sirve con azúcar molida por encima.

TORTA DE HUEVOS REVUELTOS. Se revuelven y cuecen los huevos (véase HUEVOS REVUELTOS CON XITOMATE pág. 417), añadiéndoles un poco de chile verde picado, y untada una cazuela con manteca, se le echan unos pocos de huevos batidos, se pone encima una cama de tostadas fritas y otra de los huevos revueltos, añadiéndose, si no los tuvieren ya, trocitos de jamon y de longaniza, chorizos y huevos, todo cocido, perejil picado, pasas, almendras, alcaparras y aceitunas; se pone otra cama de pan frito y otra de huevos revueltos con sus adornos, alternándose de este modo hasta llenar la cazuela y poniéndose entre ellas un poco de huevo batido y un polvito de pimienta; se cubre todo con huevo batido y se dejará cuajar á dos fuegos suaves la torta, que se sirve con azúcar en polvo por encima.

TORTA DE PICHONES. Se hace absolutamente lo mismo que la del artículo anterior, añadiéndose sobre los huevos revueltos, pichones cocidos, en cuartos.

TORTA DE ARROZ CON POLLO, PESCADO, Ó TORTITAS DE CAMARON Ó DE HUEVA. Se cuece el arroz con sal, de modo que quede entero, y despues de seco y frio, se mezcla con huevos batidos; en una cazuela untada con bastante manteca, se echa la mitad del arroz así preparado, y encima una cama de ajos, cebollas, xitomates y chiles verdes, todo picado muy menudo, frito y sazonado con sal, azafran, pimienta y clavo, todo molido; sobre ella se pone otra de cuartos de pollos, cocidos siendo grandes, ó crudos si fueren pequeños y tiernos, ó de raciones de pescado cocido, ó de tortitas de camaron ó hueva; dispuestas como queda dicho en los artículos anteriores (págs. 867 y 868); encima del pollo, pescado ó tortitas, se ponen pasas, almendras, alcaparras, alcaparrones, aceitunas y cuartos de tornachiles curados, acomodándose todo perfectamente de modo que no queden huecos, y se echa entonces el arroz preparado restante, cubriéndose con huevos batidos; se unta de manteca y se pone á cuajar la torta á dos fuegos suaves, sirviéndose cuando esté dorada, con azúcar molida por encima.

Se hace tambien mezclando el arroz con azúcar y canela, antes de prepararse la torta.

TORTA DE LEGUMBRES. Se cuecen en agua con sal y chorizon, exotes, zanahorias picadas, habas verdes y chícharos; se escurren despues, y en seco se les mezcla la carne del chorizon cocido, con chayotes y papas cocidas separadamente, y picadas ambas cosas muy menudas, y calabacitas guisadas con manteca, xitomate, cebolla, ajo y perejil picado, debiendo componer estas una tercera parte de todos los demás ingredientes; se revuelve todo con suficientes huevos batidos, y se procede en lo demás como para las otras tortas.

Se puede hacer esta para vigilia, suprimiendo el chorizon y añadiendo un poco de queso á las calabacitas.

TORTA DE COLES. Se frien en manteca ajos, cebollas y xitomates picados, y estándolo, se echa la col blanca ya cocida, para que se revenga, añadiéndose azúcar molida en la cantidad suficiente para que sobresalga el dulce, y queso rallado, ó fresco molido; se deja todo enfriar y se le mezclan huevos batidos, incorporándose bien; despues se echa en una cazuela untada con manteca, se cubre con mas huevos batidos, y se pone á cuajar la torta á dos fuegos. Se sirve con azúcar molida por encima.

TORTA DE COLIFLOR CON MANTEQUILLA. Se cuece la coliflor con sal, se pica y se mezcla con queso rallado y huevos batidos; se echa en una cazuela untada con mantequilla, se cubre con mas huevo, se vuelve á untar con mantequilla y se deja cuajar la torta á dos fuegos, sirviéndose con azúcar y canela en polvo por encima.

TORTA DE CHAYOTES. Se pican los chayotes cocidos, se revuelven con pan y queso rallados, y huevos batidos, de modo que tenga bastante consistencia para separarse con cuchara unas porciones, que rebozadas con mas huevo batido se frien en manteca, y se sirven secas ó guisadas en pipian (véase PIPIAN, pág. 660).

TORTA DE LENGUA DE TERNERA. Se cuece la lengua con agua, sal y chorizon, y despues se despelleja y se pica; se mezcla con la carne del chorizon, se sazona como el picadillo (véase PICADILLO PARA RELLENOS, pág. 643), se mezcla con pan rallado y huevos batidos, y se toman con cuchara unas porciones que se frien en manteca y se sirven secas ó guisadas en el caldillo siguiente: se frien en manteca unos dientes de ajo partidos, y en dorándose se sacan de ella y se muelen con xitomates asados, clavo y pimienta; se echa despues lo molido en la manteca en que se frió el ajo, y despues de frito se sazona con sal y se añaden vinagre, aceite, alcaparras, cebollitas cocidas harina dorada en manteca y caldo de la olla; cuando haya hervido bien, se echan las tortitrs que se dejan hervir otro poco en el caldillo; al apartarse de la lumbre se añaden chilitos y aceitunas.

Este caldillo sirve para todas las tortas guisadas en especia, las que tambien pueden guisarse con chile.

TORTA DE CHICHARRON ESPONJADO. Se muele éste, se mezcla con pan rallado y huevos batidos, y se frien las porciones sacadas con una cuchara. Se sirve por lo comun en clemole (véase TLEMOLE, pág. 853).

TORTA DE BACALAO Ó ROBALO. Cocido cualquiera de estos pescados, se pica y se mezcla con ajos, cebollas y xitomates, picados tambien y fritos en manteca; se añade perejil picado, clavo y pimienta en polvo, y se revuelve todo con huevos batidos, incorporándose bien; se hacen las tortitas como las anteriores y se sirven secas ó en adobo.

TORTA DE ZANAHORIAS. Cocidas las zanahorias, se muelen, se exprimen y se mezclan con queso añejo molido, en la cantidad suficiente para darles gusto, y con huevos batidos; se frien las porciones sacadas con una cuchara y se sirven secas ó en especia.

Tambien se hacen estas tortas añadiéndoles un poco de harina, que las hace variar de gusto y de aspecto.

TORTA DE CHÍCHAROS. Se emplean para esto los chícharos menudos y tiernos, que suelen llamarse *de Cambray*, y se cuecen con sal; se escurren y se mezclan con pan duro molido, queso rallado y huevos batidos, de modo que no quede aguada la pasta y se desgrane al freirse las porciones, que se toman para esto con una cuchara. Estas tortitas pueden servirse en especia, en clemole ó en adobo.

TORTAS DULCES.

TORTA DE POSTRE (véase POSTRE EN TORTA, pág. 686).

TORTA DE BIZCOCHO Y MANTEQUILLA. Derretida la mantequilla, se aparta de la lumbre y se le mezcla tanto bizcocho tostado y molido, cuanto fuere necesario para formar una pasta, que si ha de ponerse tan espesa que se pueda juntar, no por eso quede tan dura y compacta que no se pueda comer; se le mezclan huevos, batidas separadamente las claras de las yemas y despues reunidas ambas, en proporcion de doce huevos para cada libra de pasta; estando todo bien incorporado, se echa en un cazo untado con mantequilla puesto á fuego manso, tapándose inmediatamente con un comal ú hoja de lata bien avenida, para que no se ventée la torta, con brasas encendidas por encima, y cuidándose de que no se queme aquella, sino que solo se dore. Se conoce que está de buen punto, en que comience á oler; mas para no equivocarse, es lo mas seguro atenerse á la prueba del popote, que se mete en la torta, y si sale untado es señal que aun no ha cuajado bien; pero si sale seco, la torta está de punto, haciéndose esta operacion con curiosidad, porque es muy fácil que se ventée la torta, lo que debe evitarse en el último caso; se aparta del fuego, se le escurre la grasa que le haya quedado, se clavetea con rajas de canela que la atraviesen hasta el fondo, y con clavo de especia. Se tendrá prevenido almíbar clarificado de punto bajo, en la cantidad necesaria, segun el tamaño de la torta; pero por regla general se hará con dos libras y media de azúcar, que es lo bastante para las tortas comunes de un tamaño regular. Se echa la torta en este almíbar, que se vuelve al fuego para que hierva un rato con la torta, y ésta se penetre del dulce; se aparta en seguida y se deja reposar hasta el dia siguiente, en que se vuelve á poner al fuego, dejándose consumir y bañándose con él la torta; cuando esté de punto muy alto, que casi se quiera secar, se aparta, se quitan á la torta las rajas de canela y los clavos, se le pone un plato encima y se voltea para que el fondo quede para arriba; se repite esta operacion con el plato ó tortera en que se ha de servir la torta, y de este modo queda ya la parte superior en su lugar; se hierve un poco mas el almíbar que haya quedado y con él se baña la torta, que así quedará como cubierta, sirviéndose para esto de una pluma; antes de que se enfrie el almíbar del baño, se adorna la torta con pasas ó piñones, ó con las dos cosas, porque despues de frio se quiebra al clavetearse. Si la parte superior de la torta se hubiese quemado un poco y tuviese el fondo mejor vista, se dejará este para arriba, aunque esto no deja de conocerse.

NOTA. Despues de echada la torta en el caso untado con mantequilla, para que se cueza, se siguen los mismos procedimientos explicados aquí, sea la torta de la clase que se quiera, lo que se advierte para no repetirse en cada artículo las mismas indicaciones, pues en todos los casos se procede lo mismo.

TORTA DE ALMENDRA EN GRANDE Ó PARA CASAS DE COMUNIDAD. Para ocho libras de almendra mondada y molida, se hace almíbar con una arroba de azúcar que se clarifica con huevo y limon, y despues se espuma; se echa en él la almendra martajada y no muy entera, y dejándose hervir hasta que tenga punto de espejo, se estará meneando para que no se queme; se guarda para otro dia, y ya que esté para vaciarse en las torteras se le echan un poco de bizcocho molido, una poca de miel blanca, y las yemas de huevo que se quisieren; antes de hacerse las tortas, se queman las torteras con dos ó tres dias de anticipacion, se enciende el horno, y así que está hecho brasa, se extienden y van poniendo encima las torteras con manteca bastante y fria; se les pone un fondo de masa como las del artículo siguiente, de modo que no quede muy gordo ni muy delgado, y así que está el suelo un poco frio, se pone el borde que se pegará con el fondo para que no se desunan. El horno ha de arder dos ó tres horas, y ha de reposar otras tantas; ha de estar bien caliente, y muy reposado; cuando esté en brasa, se echa la pasta en las torteras, sin llenarlas para que no se derramen; despues se extiende la masa de la misma de los fondos, aunque mas delgada, y con la carretilla se cortan tiras de menos del ancho de un dedo; luego se moja el borde, y se pone en unas rejitas como enrolladas, echándole por encima ajonjolí; se van metiendo en el horno, barrido sin agua, las torteras, haciéndose con una la prueba; y si hierve muy breve, aun no deben meterse las otras para que no se derramen, y se deja reposar otro poco hasta que esté de buen temperamento.

TORTA MONJERA DE ALMENDRA Y YEMAS DE HUEVO. Con dos libras de azúcar blanca se hace almíbar clarificado y de medio punto, y se le mezcla una libra de almendra bien molida que se habrá prevenido desde antes; así que esté de punto alto, se baja y deja enfriar; se baten doce claras de huevo hasta que levanten mucho, y se les echa la pasta que se revuelve muy bien, dejándolas reposar mientras se dispone la masa, que se hace del modo siguiente.

A una libra de azúcar se echan tres tazas de agua y tres de manteca tibias, una de vino blanco, doce huevos bien batidos, una poca de sal y un poco de levadura deshecha en el agua tibia; se le añade harina en proporcion, de modo que la masa ni quede espesa ni dura ni muy blanda. Despues de amasada se fondean las torteras, se embarran de manteca, y se les echa la pasta; se les pone por encima enrejaditos de la propia masa, se meten en el horno, y así que están doradas se sacan.

TORTA DE ALMENDRA, BIZCOCHO Y YEMAS DE HUEVO. Se baten veinte yemas de huevo hasta que estén duras, y se mezclan con cuatro claras, tambien batidas como para turron; se revuelven con una libra de almendra muy remolida, y añadiéndose un poco de bizcocho é incorporándose bien, se echa en una sarten enmantecada, que se pondrá sobre rescoldo, cubriéndose con un comal y mas rescoldo por encima. Se corta la torta en pedacitos, á los que se deja dar un hervor en almíbar; se les echa vino blanco y se adornan con canela, pasas y piñones por encima.

Con esta misma pasta se hacen tambien cubiletes.

TORTA DE JERICALLA. Se hierve la leche hasta que esté muy recocida y bien dulce, y despues se mide en tazas: para cada taza se medio baten tres yemas de huevo, que se revuelven con la leche, y en una cazuela untada con mantequilla, se va poniendo marquesote en rebanadas, mojándose cada cama con la leche dispuesta y llenándose de este modo la cazuela; despues de bien mojada la última cama, se pone el cazo de la leche á la lumbre para que cuaje mas y quede con tez, como la jericalla, y se vacia sobre el marquesote en la cazuela, poniéndose á cocer á dos fuegos ó en el horno; se prueba con el cuchillo ó con un popote si la torta está cocida, y estándolo se deja para otro dia, en que se clarifica almíbar que se hace poner de medio punto, se cuela por una servilleta y se pone otra vez á la lumbre; se divide la torta en rebanadas del tamaño que se quieran, se pican con un popote y se echan en la miel á que hiervan á fuego manso; ya que esté de punto el almíbar, se aparta de la lumbre, se echa la torta en los platos y se adorna con pasas, almendras, piñones, y canela en polvo.

TORTA DORADA DE ARROZ CON LECHE Y MANTEQUILLA, ALMENDRA Y NUEZ. Se toma un poco de arroz cocido en leche, bien dulce y tan espeso que haga grumo ó bola; se muelen iguales tantos de almendras y de nueces, y segun la cantidad que se quiera de torta, se baten separadamente las claras y yemas de los huevos necesarios. Ya que está todo prevenido, se mezcla al arroz una libra de mantequilla ó menos segun fuere la cantidad de torta, la almendra y la nuez con la mitad del huevo batido, dejándose la otra mitad para echar un poco en la sarten que ya estará bien untada con mantequilla; se echa en ella el arroz y el huevo restante encima, se cuece la torta á dos fuegos ó en el horno, y ya fria, se hierve en el almíbar y se compone con pasas y piñones.

TORTA MESTIZA. Se baten unos huevos segun la cantidad que se quiera de torta, poniéndose mas yemas que claras y se muelen con separacion almendras, piñones, nueces, y avellanas, con una poquita de leche para que se puedan moler; cada una de estas cosas se mezcla por separado con un poco de huevo batido. Se unta una sarten con mantequilla y se le echa otro poco de huevo batido, y despues se va poniendo una cama de cada compuesto, y encima el otro huevo en corta cantidad; se mete la torta en el horno, y ya cocida, se echa en almíbar clarificado partida en trocitos, dejándose hervir hasta que esté de punto.

TORTA DE ARROZ Y COCO. Se clarifican dos libras de azúcar, y cuando esté de punto el almíbar, se quita de la lumbre, y se pone á hervir media libra de arroz bien lavado; se le quita despues aquella agua y se le están mudando hasta que ya no tenga almidon; luego se cuela por un cedazo, y se echa en tres cuartillos de leche con suficiente azúcar, dejándose cocer hasta que esté muy espeso, y reservándose para otro dia; en el siguiente se baten doce huevos como para freir, se les revuelve el arroz con canela y muy poco clavo; se unta una cazuela ó sarten con mantequilla, se pone en ella una cama con la mitad del arroz con el huevo y encima otra de coco; se le añaden pasas, almendras, piñones, nueces, pedacitos de cubierto, y luego se echa otra mitad del arroz; se mete al horno cuando salga el pan, y despues de cocida la torta se ahoga en el almíbar, adornándose como las otras.

TORTA DE NATAS. Despues de cocida la leche se deja enfriar y se bate con las natillas, con yemas y claras de huevo, y una poca de azúcar; en seguida se le echa marquesote hasta que tome consistencia, y entónces se añaden pasas, almendras y canela; se pone todo en un platon untado con mantequilla, que se hará cuajar á dos fuegos, y estándolo, se divide la torta en cuartos y se echan en almíbar bien clarificado y de buen punto.

TORTA DE NATAS Y DE YEMAS DE HUEVO. Se unta un platon con mantequilla y se le pone una cama de mamon, que se humedece con dos cuartillos de leche bien cocida y endulzada con azúcar; se revuelven tres tazas llenas de natillas con ocho yemas de huevo, y compuestas con azúcar y canela, se echa un poco sobre el mamon; se pone otra cama de mamon encima y otra de natillas, siendo siempre de estas la última cama, que se espolvorea con azúcar y canela molidas; se coloca el platon sobre rescoldo, y tapado con un comal ú hoja de lata, se le pone mas rescoldo y se deja cuajar la torta.

TORTA DE NUECES. Se parten las nueces, se echan à remojar, se mondan y se tuestan sin quemarlas; se muelen, y se echan en almíbar de punto que se tendrá prevenido, deshaciéndose en él, de modo que se forme una pasta; en un plato ó cazuela untado de manteca, se pone una cama de nuez con almíbar sobre una hoja de papel; encima se pone otra cama de piñones, pasas, almendras, acitron y ajonjolí tostado, canela y clavo, y se cubren con yemas de huevo batidas, y un poco de bizcocho en polvo; en este órden se alternan las camas que se quieran siendo la última de yemas de huevo, y se cuece la torta en el horno ó entre dos fuegos.

Se pueden hacer de esta torta cubiertos, metiendo los trozos en almíbar y revolcándolos en canela.

TORTA DE MANTEQUILLA COMPUESTA. Se baten seis claras de huevo como para marquesote, y doce yemas aparte; despues de bien batido todo, se junta uno y otro, y se vuelve á batir; se tuestan cuatro bizcochos finos grandes y se muelen, moliéndose tambien media libra de azúcar; así que todo está molido se revuelve con el huevo, añadiéndose libra y media de mantequilla que se tendrá lavada, separándose una parte con la que se unta una cazuela ó sarten; se pone en ella una cama de la pasta dicha y encima otra de ajonjolí tostado, pasas, almendras, avellanas y canela en pedacitos, cubriéndose con otra de la pasta, sal picada con ajonjolí tostado; se pone en el horno á dos fuegos, y cuando esté cocida la torta, se van haciendo trocitos, que se echan en miel clarificada, con pasas, almendras y canela.

TORTA DE LECHE PARA POSTRE. Cuajada la leche como para queso, se aprieta, se pasa por el metate, y se le echan las yemas de huevo que basten para mojar la masa, con la correspondiente azúcar y una poca de canela, se tiene untada una sarten con mantequilla, en la que se echa dicha masa, y se cuece la torta á dos fuegos.

TORTA DE REQUESON Y COCO. Para doce huevos batidos, libra y media de requeson, otro tanto de pasta de coco, dos bizcochos finos desmoronados y media libra de mantequilla; se mezcla todo con claras y yemas de huevos, batidas separadamente y mezcladas despues, añadiéndose pasas y almendras, y se echa todo en una sarten untada con mantequilla que se mete al horno; despues de cocida, se hierve en almíbar clarificado, y se adorna con pasas y piñones para servirse.

TORTA DE JERICALLA, CUAJADA SEPARADAMENTE. Se hace la jericalla poniéndose para cada taza de leche tres yemas de huevo en cada cazuela; se pone á dos fuegos, y ya que está de mas de medio punto se aparta; se rebana marquesote gruesecito, y se pone en un platon en camas interpoladas con otras de jericalla hasta llenarse; se mete á cocer al horno, y despues se divide en trozos y se les echa miel de punto en un platon, adonándose con canela, pasas y almendras.

TORTA DE PIÑA, ALMENDRA Y NUEZ. Se hace en todo lo mismo que la del artículo siguiente, poniéndose piña en lugar de coco.

TORTA DE COCO, ALMENDRA Y NUEZ. A un coco se le echan dos libras de azúcar, doce yemas de huevo, dos docenas de nueces, y cuatro onzas de almendras; el modo de hacerse esta torta y la de piña del artículo anterior, es este.

Se limpia un coco y se muele; se deslie en almíbar clarificado y de punto, juntamente con cuatro onzas de almendra, que ya estará tambien molida; se pone á hervir hasta que está un poco espeso y entonces se aparta, se deja enfriar, y se revuelven con la pasta dos docenas de nueces limpias y molidas, y doce yemas de huevo batidas; despues de bien incorporado todo, se pone á la lumbre hasta que espese un poco mas; se quita, se deja enfriar, se vacia en un platon, y se le pone fuego arriba hasta que se dore bien la torta.

TORTA DE LECHE, MANTEQUILLA Y YEMAS DE HUEVO. Se ponen á hervir seis cuartillos de leche con suficiente azúcar y rajas de canela, y despues se deja enfriar; se unta bien una cazuela que no sea nueva, con mantequilla, y en ella se desmorona poco mas de medio bizcocho grande que sea frio; se vacia la leche en la cazuela, se miga con aquel bizcocho y se le van echando trozos de mantequilla hasta completar una libra, metiendo en cuenta la que se untó á la cazuela; antes de vaciarse la leche en ella, se le deshacen veinte y cinco yemas de huevo; se cuela por un cedazo y entonces endulzada un poco mas de lo regular, se echa en la cazuela; en seguida se mete la torta al horno para que se dore, ó se pone á cocer sobre rescoldo, y despues que haya cuajado, se cubre con un comal con lumbre encima. Si se quiere con miel, se clarifica el almíbar, se parte la torta en trocitos y se ponen en el platon, echándoles el almíbar cuando esté bien espeso, adornándose con pasas, almendras y canela.

TORTA DE CANELA, ALMENDRA Y MANTEQUILLA. Para una libra de almendra, otra de azúcar y otra de mantequilla, catorce huevos, tres onzas de canela y un poco de pastilla; todo se bate bien, habiéndose molido la almendra y la azúcar; se hace una masa muy fina de rosquetes y con ella se fondea la tortera, se pone encima la torta, y se adorna con tiritas de la masa; se mete á cocer al horno, y cuando queden dorados los adornos se saca.

TORTITAS Ó FRUTAS DE SARTEN. Se mezclan una taza caldera de agua una libra de azúcar, otra de manteca tres yemas de huevo, lo que cabe en tres dedos de sal, y la harina suficiente para hacer una masa como la de bizcocho; se forman con ella unas tortillitas redondas, que puestas en papeles, se meten á cocer en el horno muy templado.

TORTA DE DAMAS. Se incorporan en una taza caldera de natas de leche, molidas despues de frias, una libra de almendras y media onza de canela tambien molida, una puntita de clavo, una poquita de agua de azahar, seis huevos bien batidos, y bastante azúcar en polvo; se hace una masita de gaznate (véase GAZNATES, pág. 375) y con ella se forra el plato ó cazuela; se echa la mezcla dicha y se mete al horno templado; luego que cuaje la torta, se unta con un betun que se compone de una poca de azúcar con canela molida y cernida, y un poquito de atole.

TORTA DE PIÑONES. Se pelan piñones de buen color y pesada una libra despues de molidos, se mezclan con seis onzas de azúcar; se pone á cocer una poca de leche hasta que quede algo espesa despues de hervida, y se deshace el piñon en ella de modo que no quede aguada, mezclándose despues con seis huevos batidos; se unta una cazuela con manteca, y se pone una hoja de masa abajo; se echa allí la pasta, y se añaden dentro de la cazuela repartidos, unos pedacitos de tuétano de vaca, muy bien lavados y desangrados, debiendo quedar sumidos dentro de la pasta; se le pone otra hoja de masa encima, se rocia con manteca derretida y se pone entre dos fuegos; reconociéndose con un popote que está cocida la torta, se hace pedazos y se le echa almíbar por encima. Para adornarla, se le ponen huevos hilados, pasas, almendras y canela molida.

TORTA DE MANTEQUILLA COMPUESTA. Se baten separadamente doce claras y doce yemas de huevo como para marquesote, y reunidas despues, se vuelven á batir, revolviéndose cuatro bizcochos tostados y molidos con media libra de azúcar; se unta una cazuela con bastante mantequilla lavada, reservándose un pedacito para mezclarse con el huevo, y añadiéndose ajonjolí tostado, pasas, almendras, avellanas y rajitas de canela. Se echa ajonjolí por encima de la torta y se pone á cocer entre dos fuegos mansos; así que está cocida se parte en pedacitos y se les echa miel clarificada, con pasas, almendras, nueces, avellanas, canela y ajonjolí.

TORTA DE ALMENDRA SOBRE MASA DE HOJUELAS. Se pesa una libra de almendra y se muele de modo que le quede grano; se echa en agua de azahar, y se mezcla con once claras de huevo muy batidas, á las que se añade una libra de azúcar molida, revolviéndose todo muy bien así que es tiempo de echarlo en las cazuelas. Se dispone y se bate una poca de masa como para hojuelas, (véase masa para HOJUELAS, pág. 409), se pone una hoja de esta masa en la cazuela ya untada con manteca, y se echa la pasta encima; se cubre con otra hoja de masa delgada, y se rocia con manteca; se pone á cocer la torta entre dos fuegos, y estándolo, se añaden pasas, almendras, canela molida, gragea, piñones, nueces y avellanas.

TORTA DE CALABAZA DE CASTILLA. Se corta en pedazos una calabaza mediana de Castilla en sazon, pelada y sin tripas ni pepitas, y se cuece en muy poca agua, con azúcar á discrecion, unos clavos de especia y algunas rajitas de canela, meneándola mucho para que se deshaga; cuando esté cocida, se aparta, se cuela por un ayate fino y se bate con seis yemas de huevo; se unta una tortera con mantequilla fria, y se pone bien extendida en el fondo una cama delgada de calabaza, rociándola con vino blanco, echándole polvo de canela, y cubriéndola con huevo batido; sobre esta cama se coloca otra de rebanadas delgadas de mamon, que se rociará con vino y almíbar de medio punto, echándose polvo de canela y poniendo una telita de mantequilla; así se alternan las camas hasta concluir con una de calabaza: Se tapa la tortera con un comal, y se cuece la torta á dos fuegos moderados. Se sirve caliente con polvo de canela, almendras y ajonjolí tostado por encima.

TORTA DE CALABAZA CON LECHE. Se pone á cocer una calabaza dispuesta como la del artículo anterior, con azúcar, canela y leche, dejándola hervir á fuego suave hasta que se deshaga é incorpore con la leche, para lo que no cesará de menearse; cuando se haya cocido, se pasa por un ayatito; y aparte se cuecen dos cuartillos de leche con azúcar, rajas de canela, azahar, y un puñado de almendras bien molidas; se aparta, se cuela y en una tortera untada con mantequilla, se pone una cama delgada de calabaza, cubriéndola con leche y huevo batido; luego otra de rebanadas de mamon, mojándolas tambien con leche, y cubriéndola con una telita de mantequilla, alternándose así las camas hasta rematar con una de calabaza. Se cuece á dos fuegos, y se sirve caliente con almendras y canela por encima.

TORTA DE CUAJADA. Se ponen dos ó tres libras de cuajada en un cedazo para que se escurra el suero, se bate mucho con un molinillo hasta que se deshaga, y se endulza con polvo de azúcar; se embarra una tortera con mantequilla, se le pone una cama de cuajada, y se rocia con almíbar de punto de conserva y polvo de canela; luego se acomoda otra delgada de mamon hecho con almidon molido, rociada con almíbar y canela, cubriéndose con una telita de mantequilla y alternándose así, hasta concluir con una de cuajada; se cuece á dos fuegos, y se sirve caliente con polvo de canela y pastilla de olor.

TORTA DE TODAS CONSERVAS. Se mojan revanadas de marquesote en miel aguada, con un poquito de vino y hervida con dos ó tres clavos de especia, y se va poniendo en camas alternándose con conservas, especialmente de almendra, cidra y camote, todo molido, siendo cada cama de distinto dulce; despues de llena la sarten ó cazuela se echan encima yemas de huevo batidas y se mete al horno; en cuanto cuaje la torta se le pondrá betun de puchas (vease PUCHAS COMUNES, pág. 696), para cubrirla con labores de pastilla, y se vuelve á tener en el horno un poco de tiempo.

TORTA DE NATILLAS COMPUESTAS. Se unta un platon con mantequilla, se le pone una cama de mamon, y se humedece con dos cuartillos de leche bien cocida y endulzada con azúcar; se revuelven cuatro tazas calderas de natillas con ocho yemas de huevo, y compuestas con azúcar y canela, se echa un poco de ella sobre el mamon; se pone mas mamon encima y otra cama de natillas, siendo siempre de éstas la última cama, que se polvorea con azúcar y canela molidas; se pone el platon sobre rescoldo, y tapado con un comal ú otra cosa semejante, se le echa mas rescoldo encima.

TORTA DE NATILLAS, COMPUESTAS CON PASAS Y ALMENDRAS. Se pone una cama de mamon mojado en leche, otra de natillas endulzadas, otra de pasas y almendras despedazadas, y la última de natas; se cuece la torta, y estándolo, se aparta del fuego para echarle unas yemas de huevo, en las que se moja el mamon y en seguida se mete á cuajar al horno, ó se pone á dos fuegos.

TORTA DE NATILLAS COMPUESTAS CON YEMAS DE HUEVO. Despues de bien molido sobre frio el mamon, se revuelve con natillas bien endulzadas, doce yemas de huevo, pastilla de olor y agua de azahar; se pone en un platon untado con manteca ó mantequilla y se deja cocer á fuego lento, untándole manteca con unas plumas, y echando á la torta despues de cocida, azúcar y canela molidas por encima.

TORTA DE LECHE CON HUEVO. Se hierven dos cuartillos de leche con unas rajitas de canela y el azúcar necesaria, y revuelta con cuatro huevos batidos, se echan sobre camas de mamon, que se habrán puesto en un platon ó tortera untado con manteca; Se deja cocer á dos fuegos, y cuando despues de meterle un popote salga éste limpio, está bien cocida la torta, que entonces se apartará de la lumbre. Se sirve seca con azúcar y canela molidas, por encima, ó en almíbar.

TORTA DE LECHE CON MAS HUEVO. Se hace lo mismo que la del artículo anterior, con la diferencia de echar ocho huevos en lugar de cuatro.

TORTA DE LECHE Y YEMAS DE HUEVO. Se echa un cuartillo de leche con doce yemas de huevo y el azúcar necesaria, á una caja de mamon rebanado, puesta en una tortera untada con manteca, y se cuece á dos fuegos.

TORTA DE LECHE CON YEMAS COCIDAS DE HUEVO. Se remuelen con dos cuartillos de leche doce yemas de huevo, azúcar y canela al gusto; se cuela todo, y se pone á hervir hasta que tenga la consistencia de pasta; entonces se aparta de la lumbre y se echa sobre camas de mamon rebanado, para que se cuaje al vaho de una olla, y se dore con un comal con lumbre por encima.

TORTA DE LECHE CON YEMAS CRUDAS DE HUEVO. Se ponen á cocer en una olla doce cuartillos de leche, con libra y media de azúcar, hasta que tenga la consistencia de atole; se deja enfriar, y se le mezclan despues veinte yemas de huevo, una poquita de canela molida, dos clavos de especia, un marquesote de huevo desmigajado y frio, y tantito ajonjolí tostado, revolviéndose todo; se echa en una cazuela untada con manteca, y se pone sobre rescoldo, tapándose con un comal, con mas rescoldo y brasas por encima, hasta que se dore; en caliente se divide en trocitos que se echan en almíbar, polvoreándose con canela molida y grajea, y adornándose con ajonjolí tostado, pasas y almendras.

TORTA DE LECHE Y YEMAS (Otra). Se dán tres hervores á cuatro cuartillos de leche, quitada la gordura; se aparta medio cuartillo y se deja hervir la demás á fuego manso con una raja de canela hasta que espese; cuando esté fria, se revuelve con diez y ocho yemas de huevo y el azúcar necesaria, habiéndose colado las yemas con la leche antes de endulzarse, y se revuelve todo con mamon desmigajado, al que se habrán quitado las cortezas de arriba y de abajo; se echa todo en una sarten untada con manteca, y se deja cocer á dos fuegos.

TORTA DE LECHE, HUEVO Y ARROZ MOLIDO. Se lava y se muele un pozuelo de arroz, y se mezcla deshaciéndose en tres cuartillos de leche, que se pondrá á cocer con libra y media de azúcar; así que espese, se aparta de la lumbre, y mientras se enfria, se baten bien ocho claras de huevo, que se mezclan despues con veinte y cuatro yemas; se vuelven á batir, y desmoronados dos marquesotes, se revuelve todo y se bate con la mano; se echa en una sarten ó cazuela untada con manteca, y se deja cocer á dos fuegos; cuando esté cocida la torta, lo que se conoce si sale limpio un popote que se le mete, para esto, se quita de la lumbre, y partida en trocitos, se echan estos en almíbar de medio punto, haciéndose que dén allí algunos hervores; puestos despues en un platon, se claveteau con pasas, almendras y piñones, y se espolvorean con grajea y canela molida.

TORTA DE HUEVO CON ALMENDRA. Se baten veinte yemas de huevo hasta que estén duras, y se mezclan con cuatro claras tambien batidas como para turron; se revuelven con una libra de almendra muy remolida, y añadiéndose un poco de bizcocho é incorporándose bien, se echa la pasta en una sarten enmantecada, que se pondrá sobre rescoldo, cubriéndose con un comal y mas rescoldo por encima. Se corta la torta en pedacitos, á los que se deja dar un hervor en almíbar, y se les echan vino blanco, canela, pasas y piñones por encima.

Con esta misma pasta se hacen tambien cubiletes.

TORTA DE HUEVO Y ALMENDRA (Otra). Se hace almíbar con libra y media de azúcar, y estando clarificado y de punto de espejo, se le incorpora una libra de almendra molida, y sin quitarla de la lumbre, se está meneando hasta que se vea el fondo del cazo; entonces se aparta, y se le echan diez huevos, un poco de canela molida y cinco bizcochos tostados; se revuelve todo bien, y se vacia en una sarten untada con mantequilla, poniéndose á cocer á dos fuegos.

TORTA DE HUEVO CON ALMENDRA Y NATILLAS. Se muele una cuarta de almendra buena y limpia, dejandosele grano, y rociándola con una poquita de agua de azahar; se mezcla con seis huevos batidos como para guisar, incorporándose al mismo tiempo una taza caldera de natillas, un poco de bizcocho fino molido, y azúcar molida al gusto de cada uno; se unta con poca manteca una cazuela, y espolvoreándola con un poquito de bizcocho molido, se echa allí la pasta, que se deja cocer á dos fuegos mansos; despues de apartarla y estando tibia, se espolvorea con azúcar y canela molidas, adornándose con piñones, almendras y pasas. Se hace su salsa con almíbar, canela molida y dos hojitas de azahar, cuidándose de que esté espesa.

En lugar de las hojitas de azahar, pueden echarse al almíbar dos clavos de especia, y entonces se sirve la torta en rebanadas.

TORTA DE YEMAS DE HUEVO CON ALMENDRA. Se martajan cuatro onzas de almendra y se echan en un poco de almíbar con veinte yemas y diez claras de huevo batidas, un poco de canela y los olores que gusten; se pone á cocer, meneándose en el entretanto con una cuchara, y así que vaya cuajando la torta, se aprieta con la misma cuchara para que tome su forma, adornándose por encima con grajea y ajonjolí tostado.

TORTA DE ALMENDRA Y HUEVO SOBRE HOJAS DE MASA. Se muelen doce onzas de almendra con media libra de azúcar, y se mezclan con seis huevos batidos. Se unta una cazuela con manteca, se le pone una hoja gordita de masa, y encima se echa la pasta de almendra que se polvorea por arriba con azúcar molida; se le unta manteca y se deja cuajar á dos fuegos.

TORTA DE MANZANAS. Las ágrias son las mejores, que se muelen despues de quitadas las cáscaras y corazones, y se mezclan con un poco de bizcocho, almendra, azúcar, sal, pimienta y clavo, todo molido; se baten unas yemas de huevo y el duplo de su número de claras, las que se echan á la pasta hasta que quede rala, y entonces se vacia en cazuelas untadas con mantequilla ó manteca, las que se pondrán á dos fuegos para que cuaje la torta.

Cuando se aparta de la lumbre, se clavetea con almendras tostadas, y se pica toda con la punta de un cuchillo, echándose en estas cortaduras almíbar muy espeso, y polvoreándola con azúcar molida y canela.

TORTA DE MANZANAS DULCES Y GARBANZOS. Se mondan y cuecen las manzanas, y se hace lo mismo con igual porcion de garbanzos; se reunen despues las dos cosas, y se les echa almíbar, canela, una poca de pimienta, sal y azafran, todo molido; se revuelve todo con huevos bien batidos, y se pone en una cazuela ó tortera untada con manteca; se deja cocer la torta á dos fuegos, y se sirve con azúcar y canela molidas por encima.

TORTA DE MANZANAS DULCES Y GARBANZOS (Otra). Se mondan las manzanas y se muelen crudas con unos garbanzos cocidos; se les añade sal y una puntita de azúcar y canela, se revuelve la pasta con huevos batidos crecidos, y se echa en la cazuela untada con manteca, que se pone á dos fuegos hasta que se cueza la torta. Cuando se sirve en seco, se polvorea con azúcar molida por encima.

TORTA DE COCO, ALMENDRA, NUEZ, PEPITAS DE CALABAZA Y YEMAS DE HUEVO. Se disponen dos cocos como para cajeta (véase COCADA SIN LECHE NI HUEVO, pág. 182), y estando de punto, se revuelve con cuatro onzas de almendra, cuatro de pepitas de calabaza y cuatro de nuez, todo molido; se pone esto á la lumbre, y estando subido de punto, se mezcla con veinte ye. yemas de huevo bien batidas, y se vacia en una sarten untada con mantequilla, y polvoreada con bizcocho tostado y molido, echándole del mismo bizcocho por encima; se pone á dos fuegos, y estando medio cocida la torta, se adorna con piñones, tiritas de almendra, grajea y ajonjolí, y se vuelve á tapar para que acabe de cocerse.

TORTA DE PIÑA. Se rebana la piña y se pone á desflemar en agua de sal; se lava despues, se muele y se revuelve con mamon desmigajado, azúcar, pastilla de olor y canela, molido todo; se echa en los huevos batidos que bastaren, y todo bien incorporado, se vacia en una tortera ó cazuela untada con manteca, para cocer la torta á dos fuegos, y despues de todo se polvorea con azúcar y canela molidas.

TORTA DE PIÑA (Otra). Mondadas las piñas, se dejan enteras desflemar una noche en agua de sal, se lavan bien y se cuecen, habiéndoles quitado los corazones; se muelen y se mezclan con una libra de azúcar, una poca de canela, molidas una y otra, y los olores que gusten; se revuelve la pasta con once huevos batidos, y se echa todo en una sarten ó cazuela con manteca caliente, tapándose con un comal con lumbre, para que se cuaje la torta que se cubrirá por encima con otro huevo, batido con olores.

TORTA DE PIÑA Y ALMENDRA. Se mezcla una libra de piña cocida y molida con otra de azúcar molida tambien; se hace otra pasta moliendo dos onzas de almendra con dos yemas de huevo, que se mezclarán con dos libras de azúcar; se pone una cama de bizcotelas, otra de piña, otra de almendra, y la última de huevos, como se ha dicho, y sale mejor si fuere tambien de huevos la primera cama.

TORTA DE PASAS, ALMENDRAS, PIÑONES Y NUECES. Clarificadas dos libras de azúcar, se les dá punto y se echan en el almíbar ajonjolí tostado, pasas, almendras, piñones, nueces y mamon molido; todo lo cual se vacia en una cazuela untada con manteca, que se pondrá á dos fuegos.

TORTA DE LECHE, MANTEQUILLA Y NATAS. Se cuece leche con rajas de canela y azúcar que le sobresalga; se aparta de la lumbre y se le añade un pedazo de mantequilla fresca y tres yemas de huevo para cada taza de leche, las que se desharán bien y se colarán; en una sarten ó tortera untada con manteca, se pone una cama de rebanadas de mamon, que se empapará bien con la leche dispuesta como se ha dicho, y otra cama de natillas; se pone á cocer á dos fuegos mansos, y por encima se cubrirá la torta con huevos batidos, que se dorarán con un comal con lumbre.

TORTA DE MAMON CON MASA DE BOJALDRE. Despues de haber vuelto almíbar una libra de azúcar, se pone al fuego y se le van echando polvos que se habrán hecho de mamon duro modo, cuanto quepa en un pozuelo, y dos dedales de carmin, hasta que se haga pasta, lo que se conseguirá á los dos ó tres hervores; se deja luego enfriar, se hace la hojaldre en un platon, y se vá entreverando con la pasta metiéndose despues al horno ó cociéndose á dos fuegos.

TORTA DE YEMAS DE HUEVO Y ALMENDRA. Se hace almíbar clarificado y suelto con dos libras de azúcar, y cuando haya enfriado, se desbaratan en él treinta yemas de huevo y una libra de almendras martajadas, mezclándose bien todo para ponerlo á la lumbre, donde se mantendrá hasta que tenga el punto de despegarse del cazo; se aparta entonces, se deja enfriar y se echa despues en una tortera ó cazuela untada con manteca, polvoreando la torta por encima con canela molida; se pone la tortera en la hornilla y se cubre con un comal con lumbre, hasta que cuaje la torta y cria costra, cuidando de que no se queme.

TORTA DE ALMENDRA, NATAS Y PECHUGAS DE GALLINA. Se mezcla una libra de almendras limpias y martajadas con una y media de azúcar molida, dos pechugas de gallina asadas, tres tazas calderas de natillas, una poca de canela molida, una mantequilla, un pedazo de mamon desmigajado, y los huevos necesarios para que esponje todo; se echa en una sarten ó cazuela con manteca, y se deja cuajar á dos fuegos.

TORTA DE MAMON. Se van echando cuatro cajas de mamon frio y molido en una libra de almíbar de punto subido, y se le deja dar dos ó tres hervores hasta que se haga pasta, que se echa en la tortera y se hace cuajar á dos fuegos ó en el horno.

TORTA DE NUECES COMPUESTA. Se mondan las nueces, se ponen á remojar, se tuestan sin que se quemen, se muelen y se echan en almíbar de punto alto; en un platon untado con manteca se pone un papel y encima una cama de las nueces con almíbar, otra de piñones, pasas, almendras, ajonjolí tostado, canela y los demás olores que agraden, y la última de yemas de huevo batidas, pudiéndose repetir por el mismo órden, con tal que la última sea siempre de yemas batidas; se cuece en el horno ó á dos fuegos, y si se quieren los cuarterones de la torta cubiertos, se meten en almíbar muy espeso y se revuelcan despues en canela molida.

TORTA DE POLVO DE NUECES. Se muelen bien las nueces en seco y se forma la torta de este modo: se pone una cama de mamon con bastante canela, otra gruesa del polvo de la nuez con canela tambien, se echa entonces almíbar hasta que se empape bien el mamon, y se cubre todo con claras de huevo batidas con azúcar, echándose encima unas gotas de limon y ajonjolí; despues que se haya cocido la torta á dos fuegos, se adorna con mas ajonjolí tostado, pasas, almendras y pedacitos de acitron.

TORTA DE NUECES Y PAN. Despues de limpias las nueces y molidas, se mezclan con azúcar, pimienta, clavo, pan frio rallado, sal, pedacitos de acitron, pasas y almendras; se incorpora todo con huevos batidos y se echa en una sarten ó cazuela untada con manteca, dejándose cuajar á dos fuegos, y espolvoreando la torta por encima con azúcar y canela molidas.

TORTA DE ARROZ CON LECHE. Se echa en una cazuela con agua hirviendo, con un dedo de manteca y un poquito de sal, una libra de arroz bien limpio y lavado en agua fria: cuando esté próximo á cocerse, se le añade cerca de media onza de canela y dos cuartillos de leche con el azúcar necesaria; luego que consuma, se cuelan otros dos cuartillos de leche y se le echan; estando la pasta de punto, lo que se conoce en que no se cae al voltear la cazuela, se aparta de la lumbre y se vacia en un platon para que se enfrie, cuidando de menearla para que no crie nata, y despues se le echan seis huevos batidos cuando esten bien crecidos; se pone la torta en una sarten ó tortera para que se cuaje á dos fuegos, y se sirve con almíbar hecho de azúcar, con canela por encima.

TORTA DE ARROZ CON CARNE DE PUERCO Y CHORIZOS. Se revuelve media libra de arroz cocido con otra media de lomo de puerco, cocido con dulce y picado como para pastel, con diez huevos batidos, primero las claras y despues las yemas, con azúcar, clavo, canela y azafran, todo molido, y finalmente, con jamon y chorizos cocidos; se echa en una cazuela untada con manteca y se deja cocer á dos fuegos, echándole despues por encima una poca de clara de huevo batida. Se sirve seca.

TORTA DE ARROZ CON JAMONCILLO DE PEPITA, PASAS, ALMENDRAS, PIÑONES Y ACITRON. Se baten doce huevos, primero las claras y despues las yemas, y se les mezcla una taza caldera de arroz cernido, unos jamoncillos bien desmoronados, almendras, pasas, acitron y piñones; todo junto se frie en una tortera con bastante manteca, y estando cocida la torta, se le echa almíbar de medio punto, hecho con tres libras de azúcar muy blanca, y se deja hervir hásta que la torta quede seca; se adornará para servirse con pasas, almendras y piñones por encima.

TORTA DE ARROZ COMPUESTA Ó CON NATILLAS. Se lava muy bien el arroz y se asolea, se cuece con leche, una poca de mantequilla fresca y el azúcar necesaria; estando bien cocido y espeso, se aparta de la lumbre y se deja en el mismo trasto hasta el dia siguiente, en que, si se quiere, se revolverá con natillas, lo que es muy bueno, aunque no necesario, y con huevos batidos, con mas yemas que claras, con pasas, piñones, almendras, pedacitos de acitron y ajonjolí; se echa todo en la tortera ó sarten untada con manteca, y se deja cocer á dos fuegos.

TORTA DE REQUESON. Se revuelve un requeson pequeño con doce yemas de huevo, tres claras y una caja de mamon con un poco mas, desleido; se pone todo á freir en manteca ó mantequilla, y estando cocido se saca, se exprime y se echa en el almíbar con pasas, almendras y piñones.

TORTA DE REQUESON DE UN COLOR, Ó LISTADA. Se baten doce huevos como para freir, y se mezclan con un requeson mediano desmoronado, media caja de mamon, pasas, almendras, canela, y agua de azahar; se echa todo en una tortera bien untada con manteca, y se deja cocer á dos fuegos; para servirse se le espolvorea canela molida. Se llama listada esta torta, cuando antes de echarse en la tortera se tiñe una parte de la pasta con canela, otra con grajea ó panecillo, y se deja la otra blanca; con cuidado se van poniendo las camas aparte, para que cortada forme listas de diversos colores.

TORTA DE MANTEQUILLA. En una tortera ó cazuela nueva, ó que no haya servido con grasa, se ponen rebanadas de mamon, y en otro trasto se derrite mantequilla con azúcar molida, que se echará sobre el mamon de la tortera, procurando que se empape bien; se pone á dos fuegos suaves para que cuaje, y estando algo dura la torta, se aparta de la lumbre porque está ya cocida; se baten unas claras de huevo con azúcar molida y cernida, hasta que se pongan *bien* blancas y espesas, y se echan entonces sobre la torta, de modo que la cubran; se espolvorea con grajea y se le pone un comal con lumbre para que cuaje el huevo.

TORTA DE ARROZ CON LECHE Y PICADILLO. Se muele una libra de arroz limpio y remojado, y se cuece con seis cuartillos de leche, colada por un cedazo con el azúcar necesaria, hasta el punto de manjar blanco; se cuece libra y media de lomo de puerco picado, y despues se vuelve á picar, echándose en seguida en manteca en que se hayan frito unos dientes de ajo, con una poca de agua, canela y clavo molidos, vino tinto cubierto, piñones, pasas deshuesadas, almendras y el bizcocho duro molido que se necesite para formar pasta; se unta una tortera con manteca, se espolvorea con bizcocho molido, se pone una cama de la leche con arroz que se dijo al principio, se espolvorea tambien con bizcocho molido, se pone otra cama de picadillo, que se espolvorea lo mismo, y en este órden se va poniendo mas hasta que haya tres de picadillo y cuatro de leche, siendo de estas la última, que se cubrirá con bizcocho; se pone la torta á cocer á dos fuegos mansos ó en el horno, y luego que haya cuajado, se le echan por encima azúcar y canela molidas.

TORTA Á LA CHAMBERY. Bien sazonado el picadillo con especias de todas, se pone una cama de él y bizcocho martajado sobre otra de huevos batidos, en una cazuela untada con manteca; se acomodan las otras que necesite la cazuela para llenarse, y se guarnecen con pasas, almendras, pedacitos de acitron, nueces, avellanas, jamon y chorizos cocidos; se rocia con vino blanco y se pone á cocer á dos fuegos, espolvoreándose cuando esté oreada, con azúcar y canela molidas. Se le puede hacer un caldillo, friendo un diente de ajo en manteca y despues xitomates molidos, añadiéndosele pasas, almendras, aceitunas, chilitos, jamon, chorizos, clavo, canela, pimienta y dulce.

TORTA DE DAMAS DESCONSOLADAS. Se clarifican dos libras y media de azúcar blanca sin limon, y colada la miel por cotence, se pone á la lumbre hasta que esté de medio punto; entonces se baja al suelo y cuando entibie, se le echa una libra de almendra martajada, despues de haber molido una poca de azúcar, para que no se pegue dicha almendra en el metate al molerse, teniéndose cuidado de rociarla con agua de azahar; en seguida se echan veinticuatro yemas de huevo batidas, sin dejarse de menear el almíbar, que se pondrá entonces en la lumbre hasta que tenga el punto de despegar del cazo, sin dejarlo de la mano; se espolvorea un platon con grajea molida y encima se echa la pasta, que se cubre con la misma grajea, claveteándola con tiritas de almendra.

TORTA DE DAMAS ALEGRES. Despues de haberse puesto en agua caliente una libra de almendra, se limpia y se muele con otra libra de azúcar, rociándola con agua de azahar; se mezcla con siete huevos batidos y se echa en una sarten ó cazuela untada con mantequilla ó manteca; se deja cuajar á dos fuegos ó en el horno, y se sirve adornada con pasas y piñones.

TORTA GACHUPINA. A veinticuatro yemas de huevo bien batidas se echa una libra de almendra muy remolida y otra de azúcar blanca; se vuelve á batir todo y se echa en una cazuela con manteca, espolvoreándose por encima con azúcar molida, y dejándose cocer á dos fuegos.

TORTA TRIGUEÑA. A cinco cuartillos de leche se echan tres onzas de almidon, que se revuelven bien hasta que se deshaga; entonces se le añade un puño de trigo y otro de almendra, molidas ambas cosas, y una onza de canela, y se cuela todo; se pone despues á hervir hasta que tome punto de manjar blanco, y se aparta, procediéndose en lo demas como para las otras tortas de leche.

TORTA DE MAMEY. Se muelen cuatro mameyes grandes, se amasan con un poco de pan frio, y se revuelven con doce huevos bien batidos; se vuelve á amasar todo junto, y añadiéndose azúcar, pasas almendras y piñones, se echa en una sarten untada con manteca. Se deja cuajar á dos fuegos, y se divide despues en pedazos, que se irán echando en almíbar.

TORTA DE QUESO. Se pone pan frio en un comal á la lumbre para que se abizcoche, y se remuele hasta dejarlo muy menudo; entonces se vá echando en seis huevos batidos, primero las claras y despues las yemas como para freir, mezclándose tambien queso desmigajado y canela, de modo que no quede muy espesa la mezcla; se echa todo en una sarten con manteca para que se cueza á dos fuegos, y despues se rebana la torta y se echa en almíbar.

TORTA DE QUESO (Otra). Se muele queso y se revuelve con pan rallado; se endulza y se le añaden pasas, almendras y piñones; se bate con huevos y se echa en una cazuela untada con manteca, que se pondrá á dos fuegos; cuando está cuajada la torta, se espolvorea con azúcar y canela molidas por encima.

TORTA DE QUESO AL HORNO. Se muelen dos libras de queso añejo, que se envolverán en una servilleta limpia y se pondráu en agua hasta que se les quite lo salado; se revuelven despues con quince claras de huevo batidas y una libra de azúcar blanca; se echa la mezcla en cajas de papel, se les pone encima grajea y se meten á cocer al horno.

TORTA DE PIÑONES, ALMENDRAS, NATAS Y YEMAS DE HUEVO. Se muele una libra de piñones limpios y otra de almendras sin cáscara que se hayan remojado seis horas por lo menos, y se mezclan con dos libras de azúcar, media libra de natillas, seis yemas de huevo cocidas, media onza de canela, un poco de clavo y otro de nuez moscada, todo molido; se echa en una sarten ó cazuela con manteca y una poca de harina, y se le forma encima un enrejado de cualquiera masa, (véase MASA), metiéndose en seguida al horno para que se cueza.

TORTA DE ZAPOTE BLANCO. Se mondan unos zapotes blancos maduros y se muelen; se revuelven con bizcochos duros molidos, piñones, canela, ajonjolí tostado y huevos batidos, y todo se echa en una sarten untada con mantequilla, y haciéndose cuajar la torta á dos fuegos, se divide en cuartos ó rebanadas, que se echarán en almíbar.

se adornan con pasas, almendras y canela molida.

TORTA DE CAMOTE. Se muele el camote con bizcochos duros, se le echa agua de azahar, el azúcar necesaria y huevos batidos. Se revuelve todo y se pone en la cazuela ó tortera con manteca, haciéndose cuajar la torta á dos fuegos.

TORTA REAL. Se pasa en el metate la cantidad que se quiera de requeson y se mezcla con el azúcar necesaria y huevos batidos; se amasa con canela molida hasta que todo tenga el color de la canela, y untada una tortera ó cazuela con manteca, se le pone un fondo de masa de rosquetes, (véase ROSQUETES, pág. 745), y sobre ella se pone la pasta que se adornará por encima con un enrejado de la misma masa que se puso en el fondo; se cuece en el horno, que no debe estar muy caliente.

TORTA DE TORRIJAS. Se derrite media libra de tuétano de vaca con media mantequilla, y se revuelve con una libra de flor de harina: se baten diez huevos con una libra de azúcar molida, y se juntan con la masa dicha; se echa todo en una tortera untada con mantequilla y se deja cocer bien á dos fuegos.

Cortándose esta torta en pedazos proporcionados, se echan estos en almíbar y son unas torrijas muy sabrosas, que pueden hacerse mas exquisitas, friendo las rebanadas en mantequilla, despues de haberlas rebozado con huevo batido, y poniéndolas en seguida en almíbar.

TORTA DE GUINDAS. Se ponen en un cazo con una libra de azúcar y un poquito de vino, cuatro libras de guindas deshuesadas, hasta que produzcan mucho zumo y esten bien conservadas, para lo que se dejan hervir á fuego lento. Se forma la torta, poniendo en el fondo de una cazuela con manteca tres hojas de masa de hojaldre, (véase HOJALDRE, pág. 407), sobre las que se acomoda la conserva y se cubre con otra cama de masa, cociéndose en el horno.

TORTA DE COCO EN VINO. Se baten por separado diez y ocho yemas y ocho claras de huevo, que se juntan despues de bien batidas, y se mezclan con un coco rallado y dos onzas de bizcocho molido; se echa todo en una cazuela untada con manteca, que se pone dentro de otra con agua hirviendo, y se tapa con un comal ú hoja de lata con lumbre encima; despues que por medio del popote que sale limpio, se conoce que la torta está cocida, se saca de la cazuela y se envuelve en una servilleta; cuando está fria se echa en almíbar clarificado de punto bajo, hecho con cuatro libras de azúcar, se deja hervir en él, y al apartarse se le añade la cuarta parte de un cuartillo de vino de Jerez.

TORTAS DE LECHE EN MOLDES. Se endulzan diez y ocho cuartillos de leche con dos libras de azúcar, se cuela, y echándole una raja de canela, se pone á hervir hasta que esté tan espesa, que al menearla se descubra el fondo del cazo; entonces se aparta, y despues de fria, se le mezclan veinticuatro huevos, batidos como para freir, se deshacen estos en ella y se añade un poco de mamon frio desmoronado; se echa esta composicion en los moldes ya untados con mantequilla y polvoreados con mamon, y se meten al horno que no debe estar muy caliente; estando cocidas las tortas se sacan del horno y se vacian los moldes en los platos en que se han de servir.

TORTA DE LECHE Y COCO. Se hace

almíbar clarificado y de punto de espejo con dos libras de azúcar, se le mezcla un coco rallado.y se deja hervir hasta que al menearse se descubra el fondo del cazo; se tendrán cocidos por separado, solo con unas rajitas de canela, ocho cuartillos de leche, que deberá quedar tan espesa como para jericalla, y se mezcla ésta leche con la conservilla de coco, poniéndose todo á la lumbre hasta que adquiera el punto de cajeta; se aparta entonces y se le echan diez y seis yemas y seis claras de huevo, batidas separadamente y bien crecidas, y dos mamones desmoronados; se mete la torta á cocer al horno y despues de cocida, se baña con almíbar de punto alto y se clavetea con pasas, almendras y piñones.

TORTA AMARILLA. Se mezclan yemas de huevo batidas con almendra muy remolida y otras almendras picadas, con pasas, nueces y piñones; despues de cuajada la torta como es comun, se adereza en un plato y se baña con almíbar de punto y agua de azahar.

TORTA DE CHIRIMOYA CON AVELLANAS, NUECES Y PIÑONES. Se escogen dos chirimoyas grandes y macisas, y se mondan de manera, que no les quede nada de lo amargo de la cáscara; se muelen en un metate muy limpio y separadamente se muelen tambien ochenta nueces bien peladas, otro tanto de su peso de avellanas, igual cantidad de piñones y veinte bizcochos duros ó de cambray, poniéndose aparte cada una de estas cosas; se unta una cazuela nueva y vidriada con mantequilla, y en derritiéndose ésta, se acomoda un papel en la cazuela, y sobre él se reparten en camas separadas todas las cosas molidas, revueltas con huevos batidos; se pone á cuajar la torta á dos fuegos mansos, y estando cocida se rebana; se echan las rebanadas en almíbar clarificado y de medio punto, y se deja hervir con ellas á fuego lento, hasta que se ponga de punto de conserva; entonces se aparta y se clavetean las rebanadas de la torta con pasas, almendras y acitron.

TORTA DE ALMENDRA, REQUESON Y CANELA. Se mezclan bien cuatro onzas de almendras remojadas y no muy remolidas, cuatro de azúcar cernida, media libra de mantequilla derretida y fria, otra media de requeson molido, doce huevos batidos y bien crecidos, separadas las claras de las yemas, y tanta canela en polvo, cuanta sea necesaria, para dar á la torta el color que se apetezca; despues de bien incorporado todo y no quedando ninguna bola ó grumo de la almendra, se echa la pasta sobre uno ó dos pliegos de papel untados con mantequilla que se tendrán preparados, en un cazo untado tambien, y se pone á dos fuegos suaves á cuajar la torta; cuando lo esté se saca del cazo con los mismos papeles, se escurre la mantequilla que haya quedado en el cazo, y se vuelve á colocar con mucho cuidado la torta quitándole los papeles; se pica con un popote traspasándola hasta el fondo; y se le echa almíbar clarificado y de medio punto, hecho con libra y media de azúcar; se deja hervir suavemente hasta que se consuma y quede seca la torta, que se sirve así, claveteada con pasas, almendras, piñones y acitron.

Se hace tambien sin almíbar, poniéndose en su lugar azúcar cernida y dos onzas de mamon tostado y molido. Una y otra pueden llevar costra formada con bizcocho, azúcar, canela y mantequilla.

TORTA DE REQUESON Y FRUTAS EN CONSERVA. Se mezcla libra y media de requeson con cualquiera fruta en conserva, menos membrillo, escurrida y molida, y si despues de revolverse no quedase la pasta con el dulce suficiente, se le añade azúcar cernida hasta que se ponga grata al paladar; se le mezclan tambien cuatro onzas de mamon tostado, canela y clavo, molidas las tres cosas; se revuelve todo con huevos bien batidos y crecidos, separadas las claras de las yemas y reunidas despues, y se echa en un cacito ó sarten untada con manteca, dejándose cuajar la torta á dos fuegos suaves; se pone despues en almíbar y se adorna como las otras tortas.

TORTA DE NATILLAS COCIDAS Y BIZCOCHO. Se mezclan cuatro onzas de natas cocidas y frias, con todo el mamon tostado y martajado que se necesite para formar una pasta muy espesa; se le añaden doce yemas y seis claras de huevo, batidas separadamente hasta ponerse duras, y se echa todo en una sarten untada con mantequilla, dejándose cuajar á dos fuegos; estándolo, se pica hasta el fondo con un popote y se le echa almíbar clarificado, hervido con canela y hojas de naranja, hecho con libra y media de azúcar; cuando se haya consumido éste y quede la torta seca y bien penetrada, se adereza en un plato, se polvorea con canela y se adorna con piñones.

TORTA DE PERON. Se cuecen los perones, se les quitan los corazones y las cáscaras, y se muelen; se ponen á escurrir y cuando no les quede nada de agua, se les mezcla otro tanto de su volúmen de mamon medio tostado y martajado, y el azúcar cernida necesaria para que la pasta quede sabrosa; se regulan seis huevos para cada libra de esta pasta, y batiéndose aparte las claras y las yemas hasta ponerse duras, se incorporan con la pasta, que echada en una sarten untada con manteca ó mantequilla, se deja cuajar á dos fuegos. En lo demás se procede como en los artículos anteriores.

TORTAS DE MANZANAS ÁGRIAS Y DE PERAS. Se hacen lo mismo en todo que la de peron del artículo precedente.

TORTA DE CALABAZA DE CASTILLA CON QUESO Y AJONJOLÍ. Despues de cocida la calabaza, mondada y destripada se muele, y estando bien escurrida, se miden dos tazas calderas de ella, que se mezclan con un poco de ajonjolí tostado, clavo, canela, y pimienta en polvo, queso rallado y azúcar cernida, poniéndose de estas cosas la cantidad suficiente segun el gusto de cada uno; se añade el bizcocho tostado y molido que fuese necesario, para que la pasta quede muy espesa, y se revuelve despues con doce huevos, batidas separadamente las claras de las yemas y dejándose bien crecidas; incorporado todo, se echa en la sarten ó cazuela untada con manteca, y se deja cuajar á dos fuegos, cuidando de que no se queme; despues de fria, se adereza en un plato con azúcar y canela molidas.

TORTA DE NUEZ (véase POSTRE DE TORTA DE NUEZ, pág. 684).

TORTAS DE MASA GUISADAS, ó NO DULCES.

TORTA DE YERBAS Ó DE CEBOLLAS COCIDAS Y REQUESON. Se cortan menudamente acelgas ó se rebanan cebollas cocidas, se frien con bastante aceite y sal-pimienta.

Se forma una masa con un puñado de harina, dos huevos, sal suficiente y agua; despues de amasada, con un palote se extiende y se forma una tela; se unta una tortera con manteca, se fondea la cazuela con la tela de masa hasta cubrirla, se unta de manteca y sobre ella se pone una capa bien tendida de requeson; sobre ésta otra del picadillo de acelgas ó cebollas, y sobre este picadillo se echan catorce ó diez y seis huevos reventados: despues se pone otra capa de la tela de masa que se untará bien con manteca, y se multiplicarán las camas hasta concluir, cubriéndose todo con una ó dos capas de la misma masa bien untadas de aceite ó manteca, y se meterá la torta al horno ó se pondrá á dos fuegos hasta que se cuaje.

TORTA DE VERDOLAGAS. Guisadas las verdolagas como las que se hacen con jocoqui (véase VERDOLAGAS CON JOCOQUI), pero sin él, algo secas y mezclándose con chorizon, jamon y longaniza, todo cocido y en pedacitos, se hace una masa con garbanzos cocidos y pelados, y yemas de huevo cocidas tambien, moliéndose ambas cosas é incorporándose con azúcar, canela y clavo, todo molido y al gusto; en una cazuela untada con mantequilla se pone una cama de esta masa, otra de verdolagas y la última de masa, la que se untará bien con mantequilla; se pone la torta á cuajar á dos fuegos, y despues de dorada se le echa azúcar y canela en polvo por encima.

Se hace tambien poniéndose la primera cama de huevo batido, la segunda de masa, la tercera de verdolagas, la cuarta de masa y la última de huevo, que junte con la primera para que toda la torta quede rebozada; estando cuajada la torta, se polvorea con azúcar molida.

TORTA DE POLLOS EMBUTIDOS. Untada una cazuela con manteca, se le pone una hoja no muy delgada de masa hecha como la de los rabioles, (véase RABIOLES FRITOS, pág. 716), empleándose otras dos onzas mas de harina en polvorear la mesa, y en añadir á la masa para que se ponga cerosa, y añadiéndole vino y azúcar; sobre esta hoja se pone una cama gruesa de picadillo compuesto (véase PICADILLO DE CARNE DE PUERCO CON CHORIZON, pág. 643), y encima se acomodan los pollos, cocidos en cuartos si son grandes, ó enteros siendo chicos, revolcados en harina y fritos, interpolándose entre ellos fondos de alcachofas y coliflores cocidas; se cubren con otra cama gruesa del mismo picadillo y otra hoja de la masa, que juntándose con la que sobresale de la cazuela, se pegan y repulgan, quedando el repulgo para arriba; se adorna la parte superior con figuritas ó flores de la misma masa, y se mete la cazuela al horno para que se cueza la torta, cuidando de que no se queme; cocidas las hojas de la masa, se saca la cazuela del horno y antes que se enfrie, se polvorea por encima con azúcar mezclada con canela.

Se hace tambien esta torta sin masa, poniéndose huevos batidos en lugar de las hojas de masa.

TORTA DE CIRUELAS DE ESPAÑA. Se mondan las ciruelas y se les quitan los huesos; se fondea una cacerola con masa de hojaldre (véanse MASA DE HOJALDRE, pág. 408, y MASA PLEGADA, pág. 512), y se ponen encima las ciruelas, mezcladas con rebanadas de limon cubierto; se cubren con otra hoja de la masa, que se dora con huevo batido, y se mete la torta á cocer al horno; cuando lo esté, se baña del modo ordinario con azúcar, se adorna y se sirve caliente.

TORTA DE ESPINACAS. Despues de limpias las espinacas y lavadas en muchas aguas, se ponen á perdigar en una cacerola con agua en la hornilla; se apartan en seguida, se dejan escurrir, se esprimen y aprietan entre las manos y se majan en un mortero con cáscara verde de limon cubierto, el azúcar que fuere necesaria, un trozo de mantequilla fresca y una poca de sal; cuando todo este bien majado, se fondea una tortera con masa de hojaldre (véase MASA DE HOJALDRE, pág. 512), y se extienden encima las espinacas con la mayor igualdad que sea posible, haciéndose al rededor un cordon de la misma masa; se mete á cocer al horno, y estando cocida, se polvorea con azúcar raspada, se le pasa una pala hecha ascua por encima para que se bañe, y en seguida se sirve.

TORTAS DE ENTRADA (Masa propia para las). Para una cuarta de harina, se emplean veinte onzas de buena mantequilla y cosa de una onza de sal. Se pone la harina sobre una mesa muy limpia y se le hace un hoyo en medio para echarse allí la sal, la mantequilla en trocitos pequeños y el agua que fuere necesaria; se amasa bien la mantequilla con el agua y poco á poco y en pequeñas cantidades con la harina; cuando esta haya absorvido toda el agua, se amasa á fuerza de brazo no siendo necesario que la masa quede muy dura con tal que esté bien ligada; se cuidará de hacerla por lo menos dos horas antes de emplearse, para que tenga tiempo de fermentar ó venirse. Con ella se hacen las tortas de entrada de toda clase, bien sean de viandas de carniceria, de caza, de aves, ó de pescado.

TORTAS DE AVES PARA ENTRADA. Estas se hacen con pollonas cebadas en cuartos, con pichones enteros, ó en mitades si son grandes, y con alones de guaxolote. Cualquiera de estas cosas que se elija, se perdiga y se sancocha en mantequilla con yerbas finas que se zazonan de buen gusto, añadiéndose un manojito surtido. Se pone sobre la tortera un trozo de masa del grueso de un peso que se habrá golpeado con el palote, y se acomoda encima de la masa la vianda que se haya preparado y ya esté fria, llenándose los huecos con bolitas de picadillo de vaca (véase PICADILLO DE VACA Ó GODIVEAU FRANCÉS, pág. 642); se cubre la vianda con lonjas de jamon y se pone encima otra hoja de masa que se moja con agua con la brocha ó escobilla de dorar, en las orillas ó lugares en que deben unirse las dos hojas, repulgándose al rededor para que queden juntas y pegadas; se pone en seguida un borde en redondo asentándose con el dedo, y se frota ó unta toda la parte superior de la torta con huevo batido, juntamente la clara con la yema, valiéndose para esto de la brocha ó escobilla de dorar, ó de una pluma. Se mete la torta á cocer al horno, y despues de haber estado en él un cuarto de hora, es preciso sacarla y hacerle un agujero en medio para dejar evaporar el humo que haria saltar la tapa, volviéndola en seguida á meter al horno. Cuando esté cocida, se saca, se le quita la parte superior ó tapa de masa, cortándola al rededor cerca del borde, se le sacan tanto la grasa que tenga adentro la torta, como las lonjas de jamon, y se le echa en su lugar una salsa de buen gusto que se tiene preparada para esto en una cacerola, y si hubiese un guisado de landrecilla de vaca y de hongos, bien sazonados, se pondrá en la torta en vez de la salsa, lo que será mucho mejor; en seguida se vuelve á cubrir con su tapa de masa cocida y se sirve.

Este es el método que debe seguirse para todas las tortas de entrada, ya sean en gordo ó magro, no habiendo entre ellas otras diferencias, que las de las viandas que llevan adentro, las de su sazon, el tiempo que debe emplearse en cocerlas y las diversas salsas con que se varian, sin variacion de ninguna clase en cuanto á la masa, que es siempre la misma.

TORTAS DE CAZA. Como las diferentes piezas de caza necesitan diversas preparaciones, será bueno advertir ante todas cosas, lo que con cada una debe hacerse.

Conejo: es necesario dividir sus miembros y quebrarle un poco los huesos con el lomo del machete.

Liebre: se le quitan todos los huesos que pueden reservarse para un *civet*, como dicen los franceses, y en la torta no se echan mas que las carnes (véase Civet de LIEBRE, págs. 481 y 482).

Becada: para una torta se emplean dos que se dividen en cuartos; se pica la parte interior y se incorpora con el picadillo ó relleno que se le destina.

Cogujadas ó chochas perdices: es necesario quitarles las patas y el pescuezo y vaciarlas; con los intestinos se hace un relleno ó se mezcla con el picadillo, lo mismo que se hace con las becadas.

Observadas estas prevenciones para cada pieza de caza en lo particular, lo que resta que hacer es igual para todas las tortas de esta clase. Se ponen en la tortera sobre el fondo de masa, con un manojito de yerbas finas, sal, especias, tajadas de jamon y mantequilla, y se tapan non otra hoja de masa como queda explicado en el articulo anterior. Cuando están cocidas y desangradas, se les echa una buena salsa, hecha con buena sustancia ó caldo-colado (véase en la pág. 132); para servirse se exprime en la salsa el zumo de dos naranjas, y si en lugar de salsa hay un buen guisado, bien sea de landreilla de vaca y hongos, ó de trufas cortadas en rebanadas, tanto mejor para la torta que será así mas estimeda, añadiéndose siempre al servirse el zumo de un limon con respecto á la caza, que exige un poco de picante ó activo.

TORTA DE TRUFAS Á LA INGLESA. Se lavan y se acepillan dos libras de buenas criadillas de tierra, se limpian y se echan en una cacerola con seis tajadas de jamon, un poco de cáscara de zanahoria, una cebolla grande en rebanadas, una hoja de laurel y un poco de aromas en polvo, con la suficiente cantidad de sal; se humedece todo con media botella de vino de Champaña y se cubren las criadillas con lonjas de jamon; se dejan cocer hasta que el caldillo quede en punto de gelatina, y que se enfrien despues para echarlas con su guiso en la torta, que se hace lo mismo que la de picadillo frances (vease adelante), procediéndose lo mismo en todo y sirviéndose sin abrirse.

TORTAS DE TODAS CLASES DE RELLENO. Se hace de la carne que se quiere, como pulpa de vaca, y caza de pelo ó pluma, no empleándose á la vez sino de una misma clase, para lo que bastan media libra ó doce onzas, cuando mas, de carne, que no debe llevar nada de huesos ni fibras; se pica bien y se muele con otro tanto de buena grasa de buey, perejil, cebolla y hongos, todo picado muy menudo, y se sazona con sal fina y un poco de especias revueltas. Estando todo bien mezclado, se le añaden dos huevos, y se moja en un mortero echándole de cuando en cuando algunas gotas de agua; se fondea una tortera con una hoja de masa y se guarnece con bolitas del relleno, haciéndolas para esto rodar sobre una mesa con una poca de harina; se cubren con tajadas de jamon y con otra hoja de masa encima, como se indica en los artículos anteriores, y se le echa tambien una buena sustancia roja, ó algun guisado de crestas, de hongos, de landrecilla de vaca, &c.

TORTA DE FRANGIPAN CON ESPINACAS. Se hace una bola de espinacas aperdigadas y muy verdes, y se sancocha en mantequilla con una poca de sal y nuez moscada; se mezclan con el frangipan y se termina la operacion como se explica en el artículo de torta de frangipan (véase adelante).

TORTAS DE COSTILLAS DE CARNERO Á LA PERIGORD. Se toma un costillar de carnero, que se divide en costillas pequeñas, no dejando á cada una mas que el hueso que la señala; despues de haber fondeado con masa la tortera, como se ha explicado en los artículos precedentes, se enfilan encima las costillas, interpolándolas con otras tantas criadillas de tierra medianas, ya limpias, y se sazona todo por encima con sal fina y un poco de especias mezcladas; se cubren ambas cosas con tajadas de jamon y se extiende sobre todo una capa de mantequilla del grueso de un peso; en seguida se concluye la torta como todas las demás y se deja cocer en el horno tres horas por lo menos; cuando lo esté, se le echa una buena sustancia roja (véase CALDO-COLADO, pág. 132), à la que se habrá mezclado un buen vaso de vino de Champaña, y en su defecto de buen vino blanco.

Se pueden hacer otras tortas de costillas de carnero sin acompañarlas con trufas y entonces no se mezcla vino blanco con la sustancia roja,

TORTAS DE TENDONES DE VACA. Se hacen lo mismo que las del artículo anterior, con la sola diferencia de poner á hervir un momento en agua los tendones, sacarlos de ella en seguida y echarlos en agua fria; cuando estén bien escurridos, se pondrán en la torta de la misma suerte que las costillas.

TORTA DE RIÑON DE VACA. Se pica una parte ó todo un riñon de vaca cocido al asador, con parte de la gordura que lo cubre, segun el tamaño de la torta que se ha ha de hacer; se incorpora este picadillo con el frangipan y se procede en todo como se indica adelante en el artículo de torta de frangipan.

TORTA DE PICADILLO FRANCES (*godiveau*). Se amolda un poco de masa, se extiende hasta dejarla del tamaño de un plato de entrada, y se pone este fondo sobre una tortera del mismo tamaño; se extiende un poco de picadillo (véase PICADILLO DE VACA Ó GODIVEAU FRANCES, pág. 642), en medio de la hoja de masa, y se ponen encima unos pocos de hongos fritos y escurridos; se echan algunos fondos de alcachofas divididos en cuatro ó seis partes, y se enrolla el demás picadillo á modo de salchichas, del grueso que parezca conveniente, poniéndose encima de las otras guarniciones y al rededor de ellas; de modo que todo forme una especie de cúpula ó simborrio algo aplastado; se hace una hoja de masa, algo mas grande que la primeta, y se moja el bordo de ésta; se pone encima la segunda para que forme la tapa y se pega en las orillas con la primera; se vacian los bordes y se humemece la torta, se le pone una cubierta falsa de masa de hojaldre recortada, se dora, y se mete á cocer al horno; cuando lo esté, se le quita la cubierta, se adereza, se le echa una buena salsa española espesa, y se sirve (vease SALSA ESPAÑOLA ESPESA, pág. 766).

TORTA DE TODA CLASE DE PESCADOS EN GORDO. Se prepara el pescado y se corta segun su tamaño y su clase; se extiende sobre lardo ó jamon rallado, y se siguen los mismos procedimientos que para las otras tortas; cuando estas se han cocido, se les echa la salsa ó guisado que se quiera.

TORTAS MAGRAS DE PESCADO. Despues de haberse elegido el pescado, se escama y se divide en trozos; se fondeá una tortera con la masa dicha en los artículos anteriores, y se pone el pescado encima con un manojito de yerbas finas, sal molida y especias en polvo; se cubre todo el pescado con mantequilla, se pone la otra hoja de masa que sirve de cubierta ó tapa, y se concluye como las otras tortas, bastando hora y media para su completo cocimiento; estando cocidas éstas, se desengrasan como las demás y se les echa un guisado de lechecillas de carpa ó de hueva de otros pescados.

TORTA DE FRANGIPAN. Se toma una pequeña plataforma del tamaño que se quiera y se fondea con recortes de hojaldre, ó masa de fondear; se dan cinco vueltas y media á un trozo de la misma masa, formándose con ella una banda prolongada, cortada de pulgada y media de largo, se moja el fondo y se pone la banda encima, apretándola bien y pegando las dos extremidades juntamente, de manera que la dicha banda se perciba lo menos posible; se le ponen en el medio uno ó muchos florones recortados de masa de hojaldre; se dora ligeramente el bordo de la torta y se mete á cocer al horno que debe estar un poco caliente; concluido su cocimiento, se baña con azúcar y se sirve caliente ó fria.

TORTAS FINAS. Se hace una mamasa durita con diez y seis libras de flor de harina, tres libras de manteca, treinta yemas y quince claras de huevo, tres libras de azúcar, una taza caldera de agua de azahar, una poca de levadura y el agua que embebiere la harina. Se echa en cajas de papel hechas con anticipacion y se meten á cocer al horno.

TORTAS FINAS CON ALMIDON. Se amasan tres libras de harina con una de manteca, otra de azúcar molida, cuatro huevos bien batidos, tres onzas de almidon cernido y el agua fria necesaria para el amasijo. Se hacen las tortitas y se meten á cocer al horno.

TORTADA. Torta grande de masa delicada, rellena de carne, huevos, dulce, y algunas veces de aves. Esta voz es poco usada entre nosotros, que comunmente llamamos á la tortada, simplemente torta ó pastel.

TORTILLAS. Con este nombre se designa el pan de maiz conque se alimentaban los antiguos pobladores de este continente, y usan hasta la fecha sus descendientes todos y las gentes pobres del pais, comiéndose tambien en algunas cosas mejor acomodadas por gusto, principalmente en el campo y fuera de la capital. Es tan comun, conocido y sencillo el modo de hacerse, que si este libro no pudiese circular sino entre nosotros, debiera omitirse este artículo por inútil, como el del atole y otros, que tratan de cosas tan sabidas, que no hay aquí casa donde se ignoren los métodos de hacerlas; pero pudiéndo acaso llegar à paises donde hoy se cultiva ya el maiz con empeño, y es la base del alimento de la gente pobre, será un servicio á la humanidad el dar á conocer el método tan sencillo y fácil de fabricar un pan tan barato, como saludable y sabroso, así como se han explicado en sus respectivos artículos las otras preparaciones del mismo grano.

Dispuesto el nixtamal lo mismo que para el atole (véase ATOLE, pág. 49), y sin lavarse, á no ser que haya quedado el maiz muy cargado de cal, ó muy *nexo*, como le llaman los indígenas, en cuyo caso se lava en agua fria sin estregarlo, sino solo poniéndolo holgado entre las manos dentro de ella y sacándolo en seguida, se muele en el metate ó molino de mano destinado á este fin; mientras mas remolida queda la masa, las tortillas se hacen mas delgadas y suaves, y así es que debe remolerse hasta dejarla sin grano alguno, recibiéndose la que va cayendo del metate en una batea á propósito que llaman *tepextate;* de la masa molida se van cogiendo porcioncitas del tamaño proporcionado, segun el que se quiere dar á la tortilla, y se azota con las palmas de ambas manos, redondeándola al mismo tiempo y dejándose la tortilla del grueso que se apetezca. Se tiene prevenido sobre una hornilla ancha y baja, con bastante lumbre, un comal, que es una vasija extendida casi plana y algo cóncava, de barro poroso y cocido, bruñida por la parte superior y áspera por abajo, que fabrican los naturales á este intento, y se cura frotándose con agua espesa de cal: sobre ella se ponen las tortillas al acabarse de hacer entre las manos, y despues de un rato corto se voltean del otro lado, para que por ambos queden bien cocidas sin quemarse, y se van echando en un cesto con una servilleta para cubrirse y llevarse calientesá la mesa, que es como saben bien, pues enfriándose, se endurecen y ponen correosas. La gente miserable en vez de hornilla, coloca tres piedras del mismo tamaño á distancias proporcionadas, y dejando en medio un hueco para la leña ó carbon, á cuyo aparato se llama *clecuil* de la voz mexicana *tlecuilli* que significa *hogar* ó *fogon.*

TORTILLAS DE METATE. Para estas se lava el *nixtamal* y se remuele mucho mas que para las tortillas comunes; se toman las porcioncitas de la masa, y en un metate limpio, se van formando con el meclapil ó mano del metate, dejándoles al caer unas arrugas ó escaloncitos horizontales à iguales distancias, y conforme se orean un poco, se echan á freir y tostar en manteca caliente, en cuyo estado se llaman totoposcles de la voz mexina *totopochtic.*

TORTILLAS CON CHILE (véase ENCHILADAS y ENVUELTOS, págs. 297 y 311).

TORTILLAS DE HUEVOS DE VARIAS CLASES (véase tortilla de HUEVOS, pág. 419).

TORTILLAS DULCES DE HUEVOS (véanse las páginas 425 y 427).

TORTILLAS DE HARINA DE TRIGO. Se hace la masa con una libra de harina, cuatro onzas de manteca, tres yemas y dos claras de huevo y tres onzas de azúcar, deshaciéndose con agua tibia; se forman las tortillas y se cuecen en un comal ó en el horno.

TORTILLITAS DE REGALO. Se amasa una libra de harina de maiz bien cernida, con seis onzas y media de manteca, seis yemas de huevo cocidas, uno entero crudo, cinco onzas de azúcar molida, medio pocillo de agua de azahar y una poca de sal molida; despues de bien revuelto todo, se hacen las tortillitas y al dia siguiente se les vuelven á dar dos ó tres pasadas por el metate; se forman segunda vez, y se meten al horno luego que haya salido el pan blanco, lo que es necesario para que saquen buen gusto y buen cocimiento, cuidándose de que no se quemen y de que todas se doren igualmente.

TORTILLITAS DE MAIZ CON QUESO FRESCO EN CAJAS. Dispuesto el *nixtamal* como para las tortillas comunes (véase TORTILLAS), se refriega muy bien, se descabeza y se pone à secar; se muele despues perfectamente, se cierne por tamiz y se mezclan con una libra de esta masa doce huevos, media libra de mantequilla, un queso fresco mediano rallado, que no sea de los muy amantequillados, y una libra de azúcar bien remolida; se bate mucho como turron hasta que haga ojos la masa, y se echa en unas cajitas de papel untadas con mantequilla sin llenarse, porque las tortillas se esponjan al cocerse, lo que se hace en un horno templado. A falta de horno se calienta una hornilla, se coloca en ella una cazuela extendida donde se acomadan las cajitas, y se tapa con un comal con lumbre encima.

TORTILLITAS DE MAIZ CACAHUATZENTLI CON QUESO AÑEJO. Se hace nixtamal con un cuartillo de maiz cacahuatzentli lo mismo que con el comun para atole (véase ATOLE, pág. 49), y despues de cocido se lava bien hasta que se ponga muy blanco; se pone á secar, se muele despues, se cierne por tamiz y se echa en una batea ó cazu muy limpia; se mezcla con doce on ó de mantequilla derretida, una drac algo mas de canela, segun el gusto cada uno, cinco onzas de queso añ y cuatro huevos, y se bate mucho masa hasta que al amasarse ó bati quede la cazuela limpia; entonces se ñaden dos libras ó mas de azúcar polvo, y en estando bien incorporad se van haciendo las tortillitas que se p nen á cocer sobre un comal calien con piedritas muy limpias de hormig ro encima, para que no se peguen la tortillitas, que se voltean y se levanta cuando están cocidas. con unas palita para que no se despedacen.

TORTILITAS DE MAIZ CACAHUATZENTLI Y MANTECA. Dispuesto un cuartillo y medio de maiz como el del artículo anterior, se muele y se mezcla con una libra de manteca, otra de azúcar en polvo, ocho huevos y tantita agua de tequesquite asentado; se amasa todo, se forman las tortillitas y se cuecen como las de los artículos precedentes.

TORTILLITAS DE CUAJADA (véase GORDITAS DE CUAJADA pág. 378 y 379).

TORTILLITAS DE HORNO (véase GORDITAS DE HORNO, pág. 378).

TORTITAS DULCES Y BATIDAS DE HARINA DE TRIGO. Se mezclan en una artesa ó lebrillo veinticinco huevos, media libra de manteca, otra media de azúcar cernida, un pedazo de levadura como del tamaño de un huevo de pípila, un puño de ajonjolí tostado, y una poca de sal; al incorporarse con la mase, se va echando poco á pocq flor de harina, sin sobarse, sino levantándose de la artesa y golpeándose; estando la masa aguada que es como debe quedar, se va echando en sartenes pequeñas ó en ldes á propósito sin llenarse, porque se esponjan estas tortitas al cocerse, y se les pone bastante ajonjolí crudo por encima; se meten á cocer al horno de buen temple, cuidando de que no se quemen ni queden crudas, para lo que se reconocen con un popote.

TORTITAS DULCES DE NATILLAS. Se mezclan dos tazas calderas de natillas con azúcar cernida al gusto, y mamon tostado y molido, y se baten hasta formarse una pasta, á la que se echan almendras partidas, pasas, piñones y ocho yemas de huevo batidas y endurecidas; cuando todo quede bien incorporado y la pasta no muy reseca, se echa en moldes pequeños, ó en cazuelitas untadas con manteca y se meten á cocer al horno.

TORTITAS DULCES DE PIÑA. Se cuece una piña, se monda, se muele, y se mezcla con azúcar, clavo y canela en polvo al gusto, y bizcocho ó mamon tostado y molido, en la cantidad que fuere necesaria para formar la pasta; se revuelve esta con cuatro huevos bien batidos, de modo que no quede dura, y vaciada en los moldes ó cazuelitas untadas con manteca, se meten á cocer al horno.

TORTITAS DULCES DE LECHE Y ALMENDRA. Se endulzan ocho cuartillos de leche mas de lo regular y se les mezcla media taza de arroz sancochado; se pone la leche al fuego, y al ir espesando se le añaden cuatro onzas de almendras martajadas y una poca de cáscara raspada de limon; se le deja tomar punto muy alto y estando fria despues de apartada, se le añaden seis yemas de huevo bien batidas, y se echa en los moldecitos ó cazuelitas untadas con manteca sin llenarse, porque estas tortitas se esponjan; se meten á cocer al horno y estando cuajadas se sacan, se acomodan en platones, se bañan con almíbar de punto y se adornan con piñones y almendras partidas, polvoreándose con canela.

TORTITAS COMPUESTAS DE TIENDA. Se hacen de muchos modos, y con diversos ingredientes, como chilpocle ó chile pasilla, cebolla picada, aguacate y queso; pero las mas comunes y sabrosas se disponen abriéndose por la mitad una torta de pan comun y colocándose en ellas chilitos encurtidos, quitados los rabos, y aceitunas; se cubre todo con queso añejo desmoronado, se empapan con aceite y se polvorean con sal, y orégano seco; se unen las dos mitades y se les da el apreton que llaman del tendero, con el que se ponen mas sabrosas por quedar todo bien incorporado.

TORTITAS COMPUESTAS CON SARDINAS. Se abre una telera y se procede como se dice en el artículo anterior. con la diferencia de que no se echa queso, que las aceitunas y chilitos se pican con curiosidad, y de que se añaden sardinas deshechas con un trinchador, ¡tres ó cuatro aguacates en pedacitos mondados, pedacitos de chile pasilla, cebolla picada, y un poquito de vinagre si se quiere.

TÓRTOLA. Especie de paloma aunque mas chica y delicada que ella. Las hay de dos colores, unas que tiran á morado ,y otras cenicientas de blanco mezclado con pardo; unas y otras tienen una lista negra al rededor del cuello: se encuentran tambien blancas en los paises frios. Les gusta habitar en lugares arenosos, solitarios y entre montañas, posándose en lo alto de los árboles donde suelen hacer sus nidos. Su carne es menos seca que la del pichon comun, es de mejor gusto y produce buenos jugos; siendo gorda y de poca edad, es un manjar delicioso, y se prepara y guisa lo mismo que los pichones (véase PICHONES, pág. 644 y siguientes).

TORTUGA. Animal anfibio que nace entre dos conchas. Hay tortugas de tierra y de mar y por lo comun no se hace uso de su carne en la cocina si no es para guarnecer algunos guisados, aunque tambien se disponen á la polla y se hace sopa de ella. Bien sea que se quiera comer la tortuga sola ó acompañando algun guisado, es necesario desde luego quitarle la cabeza y las patas, ponerla á cocer un momento en agua con sal, cebollas, perejil, cebollitas pequeñas, raices y medio limon ó granos de agraz; despues de esto se saca para quitarle la concha y lo amargo, y se divide en trozos la carne para guisarse ó acompañar al guisado que se quiera.

TORTUGA (Sopa de). (Véase SOPA DE TORTUGA pág. 809.)

TOSTADA. Rebanada de pan que se tuesta para mojarla en vino ó pringarla en alguna gordura. Se llama lo mismo despues de pringada ó frita, y con este nombre se designan muchas y diversas preparaciones de sustancias harinosas y aun de viandas fritas y doradas, ó tostadas en manteca, mantequilla aceite ú otra grasa cualquiera, que se sirven sobre las tostadas de pan ó solas.

TOSTADAS DE MAIZ Ó TOTOPOSCLES (véase TORTILLAS DE METATE, pág. 899).

TOSTADAS DE TUÉTANO Se hacen unos fondos de pasta de almendra en forma de tostadas de pan, con un pequeño borde al rededor; se meten á cocer al horno, se cubren con un poco [illegible] crema con tuétano muy delicada, [illegible] untan con huevo batido, se bañan c[illegible] azúcar y se sirven calientes.

TOSTADAS Á LA PROVENZALA. Se frien en buen aceite las tostadas de mi[illegible]gajon de pan y se acomodan en un plato; se abren y se echa sobre cada una de ellas una anchoa desalada, con pimienta machacada por encima; se rocia[illegible] con aceite fino y se sirven de intermedio con un poco de zumo de naranja.

TOSTADAS Á LA INGLESA. Se dividen en dos mitadee las lechecillas [illegible] mollejulas de ternera aperdigadas, co[illegible] hongos y jamon; se frien en mantequilla con un manojito surtido, se humedecen con sustancia y caldo, y cuando es[illegible]tén medio cocidas, se ligan con sustan[illegible]cia roja, (véase CALDO-COLADO [illegible] 132); se deja consumir el caldillo hasta que todo quede seco, y se revuelve en[illegible]tonces con tres yemas de huevo; se pone sobre cada tostada lo que pueda contener del guiso, con huevitos pe[illegible]queños por encima, y se rebozan co[illegible] huevos batidos; se frien y se sirven se[illegible]cas, ó con alguna esencia (véase ESENCIA).

TOSTADAS DE JAMON. Se cortan iguales rebanadas de jamon, se deja[illegible] desalar en agua dos horas, y se pone[illegible] á freir con la misma grasa que desp[illegible]den, como para hacer torreznos; cuan[illegible]do se peguen, se humedecen con sustancia de vaca y de jamon, se deja hervir un poco esta salsa, se desengrasa y se pasa por tamiz; se le añade un chorrito de vinagre y un poqu[illegible] de pimienta gorda, y cortando las tostadas del tamaño de las rebanadas [illegible] jamon, se frien en mantequilla ha[illegible] quedar bien doradas, y se aderezan [illegible] tonces con el jamon, rociándolas con la salsa por encima.

TOSTADAS DE BECADAS. Se pican muy menudas la carne y las entrañas de las becadas, y se mezclan con sal, pimienta, y lardo, incorporándose todo; se hacen las tostádas del modo ordinario y se ponen á cocer á fuego manso en la tortera. Se sirven con zumo de limon.

TOSTADAS DE CAPON. Se hace un relleno ó picadillo con carne de capon, salsa y limon verde, se cuajan las tostadas y se ponen á freir como las de los artículos anteriores.

TOSTADAS DE HÍGADOS GORDOS. Se frien los hígados en la sarten, se pican en seguida con lardo, algunos hongos, yerbas finas, sal y pimienta, y se aderezan las tostadas del modo comun.

TOSTADAS DE PESCADO. Se pica carne de carpa con perejil y cáscara de limon verde; se maja todo con bizcocho de almendras amargas, un poco de mantequilla y sal, algunas yemas de huevo y migajon de pan, remojado en crema; se pone de este relleno sobre las tostadas que se meten al horno ó se ponen en una tortera para que tomen color; se cubren con azúcar y se bañan pasando por encima la pala hecha ascua. Se sirven como intermedios ó guarniciones de otros guisados.

TOSTADAS EN CANAPÉ. Se hace un salpicon de landrecilla ó mollejuela de ternera, crestas de gallo y fondos de alcachofas, cortados en forma de dados; cortados unos hongos de la misma forma, se frien y se humedecen con sustancia; se les echa el salpicon y se pone todo á cocer con una pulpa de vaca; se sazona, y despues se liga con yemas de huevo y poca salsa; se deja enfriar, se guarnecen en seguida las tostadas, se rebozan con huevos batidos y se frien. Se sirven con la misma pulpa de ternera ó vaca.

TOSTADAS DE PAPAS (véanse en la pág. 579).

TOSTADAS ó COSCORRONES (véase COSCORRONES FRITOS, pág. 230).

TOSTADAS GÓTICAS (véase TOURIFAS).

TOSTADAS DE CARNE DE PUERCO ó CHICHARRONES DE TOURS. Entre nosotros se llama vulgarmente á estos chicharrones *carnitas*, y suelen venderse en las carnicerías en que hay efectos de tocinería, ó en las casas de matanza de los barrios, porque en las tocinerías de primer órden no se hacen ni se venden.

Se divide en trozos la carne fresca de puerco cubierta de gordura, que llaman los inteligentes *llena de repelo, ó con bastante repelo*, y se echan todos estos trozos con una corta cantidad de agua en un cazo sobre fuego muy ardiente. Se derrite la grasa y se evapora el agua; entonces se sala la fritura manteniéndola al fuego, meneándola continuamente y apretando cuanto sea posible los trozos de carne con la espumadera, hasta la completa evaporacion del agua y que los chicharrones ó carnitas queden bien cocidas y de color oscuro. En este caso se sacan, se escurren y se sirven. La manteca restante se purifica y se guarda para el uso.

TOSTON. Se llama así al garbanzo, alverjon, pepita de calabaza, &c. que se rocia con agua de sal y se tuesta, y suele venderse á los muchachos. Tambien se llama toston á una clase de pastelería, que los franceses conocen con el nombre de *rissóle*, y se hace como se indica en los artículos siguientes.

TOTSONES DE ALBARICOQUES Ó CHAVACANOS. Se hace una especie de masa plegada con flor de harina, mantequilla, agua de azahar, raspadura de cáscara de limon y un poco de sal y de agua; se forman con ella unas pequeñas hojitas, poniéndose entre dos de estas una poca de mermelada de albaricoques (véase en la pág. 532); se dora el toston, se frie en manteca y se baña con azúcar, pasándole por encima la pala hecha ascua.

TOSTONES DE HONGOS. Se hace un guisado de hongos, cortados en forma de dados, se desengrasa y se liga; se le echa zumo de limon y se deja enfriar; se hacen unas pequeñas hojas de la masa plegada que se dijo en el artículo anterior ó de la comun, (véase en la pág. 512), y entre dos de ellas se pone el guisado; se pegan por las orillas y se ponen á freir los tostones en manteca, bañándose como los anteriores.

TOSTONES DE CHOCOLATE. Entre dos hojitas de la masa dicha en los artículos anteriores, se pone un poco de crema de pastelería, mezclada con raspadura de chocolate, en la cantidad suficiente para que tome su gusto; se echa á freir el toston y se baña como los anteriores.

De este modo se hacen tambien los tostones de café, de azafran, de crema, de arroz, de almendras, de cacahuate, de avellanas y de toda clase de frutas.

TOSTONES DE UBRES DE VACA. Se perdigan las ubres, se dividen en trocitos y entre dos de ellos se pone un relleno fino; se pegan los trozos con huevo mezclado con alguna masa ligera y se frien.

TOSTONES DE AVE. Se emplean para esto los recortes de hojaldre, extendiéndose con el palote hasta dejar las hojas del grueso de una peseta, ó mas delgadas si es posible; se remojan los bordes con la escobilla ó brocha de dorar, mojada en agua, y se colocan en ellas porcioncitas del tamaño de una uva, de picadillo cocido de ave, (véase RELLENO COCIDO DE AVE, pág. 727); se les da la forma de pequeños escarpines, cortándose para esto como medias lunas con un corta pasta ó con el cuchillo, y teniéndose cuidado de que las orillas queden bien pegadas; se polvorea con harina una tapa de cacerola y se colocan en ella los tostones, reservándose en este estado hasta que se sepa con certeza la hora de servirse, en cuyo momento se ponen á freir; en cuanto adquieran buen color ó estén bien dorados, se aderezan con un manojito de perejil frito y se sirven en seguida.

TOSTONES Á LA ITALIANA. Para un cuartillo de harina (media de líquidos) una poca de sal, cuatro yemas de huevo, cuatro onzas de mantequilla; y un poco de agua; se hace con todo una masa que no quede muy apretada, y se baja con el palote hasta hacer las hojas como se ha dicho en los otros artículos; se les echa adentro un poco de relleno cocido y queso bueno rallado, otros pocos de pimienta gorda y nuez moscada y dos yemas de huevo, procediéndose en lo demás como para los de los artículos precedentes.

TOSTONES DE ESPINACAS. Se majan en un mortero las espinacas cocidas con mantequilla fresca, cáscara de limon, algunos bizcochos de almendras amargas, azúcar y agua de azahar; se rellenan con esto los tostones y se hacen como los demás.

TOSTONES EN GORDO. Se hace un picadillo de aves (véase en la pág. 727), frito, bien sazonado, espesado con migajon de pan remojado en crema, y dos yemas de huevo crudas, bien majado todo en un mortero; se pone en cada toston un pedacito del tamaño de una nuez de este relleno, y se concluye la operacion como en los otros artículos.

TOSTONES EN MAGRO. No se diferencian de los anteriores sino en que el picadillo ha de ser de pescado, y en que no han de freirse en manteca sino en aceite fino.

TOSTONES DE CONFITURAS. Se extienden con el palote ó bolillo hasta dejarse muy delgadas las hojas, algunos recortes de hojaldre, humedeciéndose la masa; se les pone adentro y á ciertas distancias, pedacitos de las confituras que se quieran, y se doblan las hojas, formándose con ellas una especie de escarpin ó montera; se aprietan bien los bordes y se acomodan los tostones en una tapa de cacerola hasta un momento antes de servirse, en que se frien de modo que adquieran buen color ó queden bien dorados; se escurren entonces, se colocan en una plataforma, se polvorean con azúcar y se dejan bañar bajo el horno de campaña. Se aderezan despues y se sirven.

TOSTONES DE FRANGIPAN. Se procede lo mismo que en el artículo anterior, guarneciéndose los tostones con frangipan (véase FRANGIPAN).

TOSTONES DE FRUTAS FRESCAS. Se hacen con frutas en compota (véase COMPOTA), escurriéndose bien y procediéndose como queda explicado en los artículos anteriores.

TOSTONES DE CORDERO. Se corta en forma de pequeños dados la carne de cordero asada, de la que se habrán separado cuidadosamente todos los pellejos y nervios; se cortan lo mismo criadillas de tierra y hongos, y se echa todo en un caldillo espeso de xitomate estando fria esta composicion se divide en pequeñas porciones, cada una del tamaño de una nuez y se envuelve cada una de ellas en masa de hojaldre; se pica un poco la masa con la punta del cuchillo y se ponen á freir los tostones, que se sirven con perejil frito.

TOSTONES DE TUÉTANO, BAÑADOS. Con tanto como dos huevos de crema de pastelería, cuatro onzas de tuétano, algunas hojas de azahar, azúcar quemada y bizcochos de almendras amargas, se hace una pasta majándose todo en un mortero; con ella se rellenan los tostones, que en lo demas se hacen como todos los otros, y queda dicho en los artículos anteriores.

TOTOVIA (véase COGUJADA).

TOURIFAS, ó **TOSTADAS GÓTICAS.** Se pone á medio cocer en agua, gordura de puerco cortada en forma de dados pequeños, y se dejan escurrir; se echa en una cacerola lardo derretido ó mantequilla con un puño de pequeños dados de jamon magro, dejándose que despidan su grasa á fuego suave; se añaden hongos, y si se quiere trufas, perejil y cebolla, todo picado, y una poca de harina; se humedece todo con sustancia (véase CALDO-COLADO, pág. 132), se echan los pedacitos ó dados de gordura y se sazonan con pimienta y demás especias; se deja consumir á fuego lento hasta que la salsa quede espesa se aparta entonces de la lumbre, se le echa zumo de limon y se deja enfriar. Se hacen unas tostadas muy delgadas de migajon de pan de cuatro dedos de largo y tres de ancho, se cubren con el guisado dicho, se rebozan con huevo batido, se revuelcan en pan rallado y se ponen á freir en mnateca hasta que se doren. So aderezan y se sirven muy calientes.

TRAGACANTA. Sə llama así de. nombre de la mata ó árbol que la produce, la goma que es tambien conocida con los de adragante ó alquitira. Escurre por si misma naturalmente ó por incision, tanto del tronco como de las ramas, y el comercio la trasporta de la isla de Creta, de toda la Grecia y de otros puntos del Asia, á Europa de donde nos viene á nosotros. No tiene siempre la misma figura ni el mismo color; pero la que está en hilitos delgados, largos y enrollados, y tan blanca como la cola de pescado, es la mejor. No tiene olor ni gusto particular y puesta en agua se disuelve, tomando la forma de un muslago denso, espeso y pegajoso. Se usa principalmente en la medicina, entrando en una multitud de preparaciones, y tambien se emplea en las artes. Los confiteros componen con ellas muchas de sus pastillas y pastas, no siendo de otra cosa la que ellos y los droguistas venden con el nombre de pasta de malvavisco. Finalmente, se hace uso de ella en la imitacion de templos, edificios &c. para el último servicio de las mesas (véase Obras de PASTILLERIA, pág. 606).

TRES CASQUETES. Con el nombre de *trois calottes*, se usa en Francia disponer un plato para el último servicio, y se hace de esta manera: se deslien dos onzas de harina en un poco de agua y se le echan otras dos onzas de azúcar, añadiéndose un huevo y una poca de cáscara de limon picada muy fina; se deshace y revuelve todo juntamente, poniéndose en seguida á calentar un poco de mantequilla en una tortera; y estándolo, se echa la masa y se deja cocer á dos fuegos suaves; mientras se cuece este casquete, se aceita ligeramente una vasija cóncava de forma redonda, y estando ya cocido el casquete, se quita de la tortera con un lienzo para no quemarse, y se pone en la vasija aceitada para que tome su forma; se deja enfriar, se saca entonces de la vasija, y se hacen otros dos del mismo peso y con la misma composicion. Cuando el primero se ha quitado de la tortera, se le echa nueva mantequilla y se hace el segundo procediéndose así para los demás. Se dejan todos enfriar en la misma vasija en que se amoldaron para que todos tengan la misma forma, sirviéndose los unos al lado de los otros, y componiéndose con tres cada plato. Se pueden colorar con jalea de grosellas ú otra colorada (véase JALEA), y salpicarse con grajea ó anisillo, pudiéndose tambien bañar. Se pueden guardar un mes ó mas en lugares frescos y secos.

TRES PICOS (véase SOMBREROS DE TRES PICOS, ó TALMUSES).

TRIGO, Planta bien conocida de la clase de las gramíneas, que se cultiva con fruto en la mayor parte de las tierras de nuestro continente, despues que los españoles trajeron la primera semilla, y echa una espiga llena de granos, que molidos y reducidos á harina, de que se hace el pan, sirve para alimento del hombre. Tambien se llama trigo el mismo grano ya separado de la espiga.

TRIGO MONDADO (Sopa de). Se lava media libra de trigo mondado y se deja remojar de un dia para otro; en el siguiente se perdiga y se deja reventar en un buen caldo concentrado, durante una hora (véase CALDO CONCENTRADO pág. 131).

TRIGO DE TURQUIA. } Así lla-
TRIGO DE INDIAS. } man en
Europa al maiz (véase MAIZ).

TRINCHAR. El arte de trinchar con que antes se completaba la educacion de un jóven bien nacido, es tan importante en la buena sociedad, que á mas de los tratados que corren separadamente, no se publica hoy en los paises cultos una obra de la clase de este Diccionario, sin que en ella se prescriban las reglas convenientes para desempeñar con aseo, limpieza y expedicion unas operaciones, que como dijo otro, si no es glorioso saberlas, es mu chas veces bochornoso ignorarlas. Y aunque parecia mas obvio y natural que al tratarse de cada vianda se explicase el modo de trincharla, considerándose que no son las mismas personas las que deben desempeñar ambas operaciones: que es por lo mismo mas conveniente que todos los preceptos de este arte estén reunidos para que puedan separarse, si se quiere, de la obra principal: y qu es mejor y mas claro que estén junta las estampas necesarias para esclarecer la materia, se tratará este asunto en un apéndice por separado al fin de este Diccionario despues del otro en que se explican los pormenores del servicio de una mesa.

TRISA (véase SÁBALO).

TRITURAR. Moler ó reducir á polvos gruesos una materia sólida.

TRUCHA. Pescado de agua dulce que gusta mucho de las aguas vivas y sobre todo de las corrientes mas rápidas. Es de una agilidad sorprendente pues no solo se remonta á los rios mas impetuosos, sino que se lanza y eleva á las cascadas mas altas y difíciles. Este movimiento extraordinario contribuye en gran manera á que la trucha sea tan delicada, de un sabor tan agradable, y de un uso tan sano.

TRUCHA Á LA BURGESA. Se deja salar una hora y se pone despues á cocer con una botella de vino blanco, tres cebollas, un manojito surtido, clavo, dos cabezas de ajo, laurel, tomillo, albahaca y mantequilla, amasada con harina; se hace hervir á fuego vivo, se le quitan las cebollas y el manojito surtido y se sirve con su caldillo; un cuarto de hora basta para su completo cocimiento, y al servirse, se le echa por encima un poco de perejil aperdigado.

TRUCHAS Á LA HUSARINA. Se les quita el pellejo y se les echa en el cuerpo mantequilla amasada con yerbas finas; se sazonan de buen gusto, se dejan marinar y se asan en seguida á la parrilla. Se sirven con salsa de mostaza á la francesa (véase en la pág. 774).

TRUCHAS COMO LAGARTOS. Se escogen las mejores que se encuentren, se escaman, se vacian y se les echa en el cuerpo mantequilla amasada con yerbas finas, sal y pimienta. Se ponen en una pescadera con dos ó tres botellas de vino blanco, de modo que éste sobre nade cosa de un dedo despues de cubiertas; se les echa sal y pimienta, cebollas, clavo, nuez moscada, un manojito surtido y una corteza de pan; se hacen cocer á fuego claro, de modo que se inflame el vino, y cuando la llama comience á disminuirse, se añade mantequilla.

TRUCHAS DE ANCHOAS. Se escaman se vacian y se les hace una incision en el costado. Se ponen á marinar con sal y pimienta gorda, ajo, perejil, cebollitas y hongos picados, tomillo, laurel y albahaca en polvo, y aceite fino; se ponen en una tortera con su marinada, se cubren con pan rallado y se meten á cocer al horno. Se sirven con salsa de anchoas, (véase SALSA DE MANTEQUILLA DE ANCHOAS pág. 779)

TRUCHAS Á LA PARRILLA CON SALSA BLANCA. Despues de asadas á la parrilla como se ha dicho en los artículos anteriores, se sirven con salsa blanca (véase en la pág. 776).

TRUCHAS DE CANGREJOS Á LA PARRILLA. Se asan á la parrilla como se ha dicho y se les echa encima guisado de colas de cangrejos, ó sustancia de los mismos (véase SUSTANCIA DE CANGREJOS, pág. 826).

De la misma suerte se sirven con toda clase de guisos en magro ó sin carne.

TRUCHA EN CALDILLO LIGERO. Se vácia la trucha sin abrirle el vientre, se lava, se enjuga muy bien, se le ata la cabeza con un hilo y se pone en una pescadera; se le echan rebanadas de cebolla, cuatro clavos de especia, cuatro hojas de laurel, algunas ramitas de tomillo, un puño de perejil en ramas, sal y seis botellas de vino blanco, dejándose cocer á fuego lento una hora, ó algo mas si fuere grande y gorda. Cocida la trucha se puede servir de varios modos, como asada en una servilleta, doblada sobre un plato; rodeada de perejil á la genovesa; humedecida con vino tinto; con una poca de sal, en el mismo caldillo en que se coció, que para esto se pasa por un tamiz de seda; lo mismo que el salmon á la genovesa (véase en la pág. 761); y en una palabra, puede servirse cocida de este modo, de las maneras con que se sirve el salmon, principalmente si fuese de las truchas salmonadas.

TRUCHAS Á LA GENOVESA. Despues de vaciada y limpia, se le ata la caveza y se acomoda en una cacerola ovalada ó en una pescadera; se le ponen encima dos zanahorias y cuatro cebollas rebanadas, perejil y cebollitas cabezonas, dos hojas de laurel, un poco de tomillo, dos clavos de especia, sal y pimienta; se le echan tres ó cuatro botellas de vino tinto, y se deja hervir tres cuartos de hora; se pasa por tamiz su caldillo y despues se mezclan en una cacerola cuatro onzas de mantequilla con una cucharada (de las cucharas de boca) de harina, echándose el caldillo tamizado; se menea mucho para que se liguen la mantequilla y la harina, se deja consumir la salsa á gran fuego, y cuando se pegue á la cuchara, se apartará de la lumbre, y se escurrirá sobre la trucha, que debe cubrirse con esta salsa, probándose antes para ver si está de buena sal.

TRUCHA A LA SAN-FLORENTIN (Agujetas de). Se levantan las lonjitas de la trucha, cortándose un poco mas largas que el dedo y poco mas ó menos de su grueso; se ponen en una cazuela con sal, pimienta gorda, ramitas de perejil, cuatro cebollas medianas rebanadas, dos hojas de laurel, un poco de tomillo y el zumo de dos limones, cuidándose de menear las tiras ó agujetas en su guiso; cuando llegue el momento de servirse, se escurren sobre un lienzo limpio, se pone mantequilla en una cacerola, y estando bien caliente la fritura, se echa la harina sobre las tiras de trucha, se menean bien en el mismo lienzo, se sacuden y se echan en la fritura; sacándose de ella despues de fritas, se aderezan en un plato sobre alguna salsa picante.

TRUCHAS (Pastel de). Se mechan estas con tiras de anguilas y de anchoas. Se dispone con ellas el pastel y se unta con mantequilla fresca; se hace un guisado con carne de trucha, hongos, criadillas de tierra, perejil, cebollitas, mantequilla fresca, yerbas finas, especias, sal y pimienta, se echa sobre las truchas y se cubre con mas mantequilla, concluyéndose la operacion del modo comun; se pone á cocer el pastel, que se desengrasa despues de cocido, se le echa un guiso de cangrejos y se sirve caliente.

TRUCHA (Pastelitos de). Estando cocida la trucha, se prepara su carne lo mismo que la de rodaballo para croquetas, (véase CROQUETAS DE ROMBO Ó RODABALLO, pág. 244), aumentando la salsa para que esté un poco mas líquida; se hacen los timbales de masa y se echa en ellos el guiso.

TRUCHA (Tiras saltadas de). Se sacan las tiras de las truchas, se preparan, se les quita en seguida el pellejo del lado de las escamas y se cortan las tiras en pequeñas piezas, del tamaño de una peseta ó mas chicas, disponiéndose de modo que todas queden del mismo largo y del mismo grueso; se acomodan en una cacerola de saltar, y se siembran de perejil picado muy fino y bien lavado, de sal, pimienta gorda y raspadura de nuez moscada; se derrite un trozo de mantequilla que se echa sobre las tiras de trucha, y al momento de servirse, se frien saltándose á fuego ardiente; estando doradas ó crespas de un lado, se voltean, no dejándolas mas que un instante sobre el fuego; se aderezan amontonadas al rededor de un plato, poniéndose las restantes en medio y echándoles salsa italiana gorda ó magra. (Véase ITALIANA, pág. 430).

TRUCHAS RELLENAS A LA FRANCESA. Se vacian y lavan cuatro truchas pequeñas de igual tamaño, se dejan escurrir y se rellenan con un compuesto de quenelles de carpa, trufas cortadas en forma de grandes dados, y hongos; se les atan las cabezas y se ponen á cocer en caldillo ligero, como se ha dicho en uno de los artículos anteriores; concluido su cocimiento, se dejan enfriar, se escurren, se revuelcan dos veces en pan rallado, rebozándose en cada una con huevos batidos, y al momento de servirlas se frien, haciéndose que se pongan de un hermoso color; se aderezan en un plato sobre salsa de xitomate á la francesa. (Véase en la pág. 778.)

TRUCHA A LA CHAMBORD. Estando ya vacia, se calienta metiéndose en agua hirviendo; se le quitan perfectamente todos los pellejos, se lava muy bien en muchas aguas, se deja escurrir y se mecha con clavos gruesos de trufas en forma de dominó; se pone á cocer en una buena marinada de vino, y al momento de servirse, se escurre y se adereza en un plato ovalado ó pescadera, guarneciéndola con cuatro mollejuelas de ternera mechadas, cuatro pichones cocidos, ocho quenelles con zumo de naranja ágria, y ocho buenos cangrejos; se le echa finalmente en lugar de salsa un buen guisado á la financiera (véase FINANCIERA).

TRUCHA FRITA. Se siguen los mismos procedimientos indicados para la carpa (véase carpa frita, pág. 160).

TRUCHA ESTOFADA. Escamada y limpia la trucha, se divide en trozos que se ponen en una cazuela al fuego con sal, vino tinto, pimienta, ajengibre y nuez moscada, molido todo, cebollitas cocidas, pasas, una rama de tomillo, otra de mejorana, manteca y una poca de agua de la misma en que se cocieron las cebollas, no echándose de ésta sino la muy necesaria; se deja cocer la trucha en esta salsa, cuidándose de voltearla, hasta que quede enteramente seca, y se sirve sobre rebanadas fritas de pan, adornada con aceitunas y alcaparrones.

TRUCHAS GUISADAS CON YERBABUENA Y CULANTRO VERDE. Perfectamente limpias las truchas, se dividen en raciones que se frien en manteca con sal, y estándolo, se sacan; se echan en la misma fritura cebolla picada muy menuda y yerbabuena, culantro verde y perejil, todo molido; cuando este recado esté frito, se añaden pan remojado y molido con clavo, pimienta y canela, vinagre y agua; cuando hierva el caldillo, se echan las raciones de trucha, á las que se dejará dar un solo hervor, y al apartarse, se les ponen chilitos, aceitunas y aceite.

TRUCHAS GUISADAS CON LECHUGA. Ya limpias se dividen las truchas en raciones, que se sancochan en agua con sal, se sacan, se revuelcan en harina y se frien en aceite; sacándose de la fritura, se echan en ella cebolla picada muy menuda, perejil molido y lechuga cocida y picada; así que este recado esté frito, se le añade pan tostado y molido con clavo y pimienta, agua caliente y un poco de vinagre, dejándose hervir y sazonar el caldillo; entonces se echan las raciones de trucha para que den un solo hervor en él.

TRUCHAS GUISADAS CON ALCAPARRAS Y YEMAS DE HUEVO. Se frien dientes de ajo partidos, en buen aceite, y así que se hayan dorado se sacan y se muelen juntamente con clavo, pimienta y cominos; se echa lo molido en el mismo aceite, añadiéndole sal y una poca de agua; cuando esta salsa suelte el hervor, se echan los trozos de la trucha limpia, con alcaparras, y se dejan cocer en ella, ligándose despues el caldillo con yemas de huevo batidas, y cortadas con limon ó vinagre.

TRUCHAS SOBRE ENSALADA COCIDA. Despues de limpias las truchas y divididas en raciones, se revuelcan en harina y se frien en manteca con sal, friendose tambien en ella rebanadas de pan frio; sacadas de la fritura ambas cosas, se ponen á freir en ella cogollos de lechuga cocidos y picados, que se sacan tambien despues de fritos; entonces se pone en el platon una cama de rebanadas de pan fritas, otra encima de lechuga picada, y sobre ella otra de las raciones de trucha, cuidándose de que cada trozo quede sobre una rebanada, para que no se descompongan al repartirse en la mesa, sazonándose cada una con pimienta en polvo y zumo de naranja, y adornándose con chilitos, aceitunas y alcaparrones.

TRUCHAS RELLENAS Y EMPAPELADAS Á LA MEXICANA. Despues de limpias y escamadas las truchas, se rellenan con almendras mondadas y partidas, aceitunas, tornachiles curados, cebolla y perejil, picado todo y sazonado con sal, pimienta, orégano, alcaparras, aceite y vinagre; ya rellenas, se cubren con pan rallado, pimienta y sal, se rocian con aceite, y se envuelven en papeles untados con manteca; se ponen á asar á la parrilla, cuidándose de voltearlas, ó se frien en manteca, sirviéndose en ambos casos en sus mismo papeles.

TRUCHA SALMONADA. Se llama así por tener el mismo gusto que el salmon, y se encuentran de esta clase en los rios de nuestras tierras calientes. Estas se preparan y condimentan lo mismo que el salmon (véase SALMON).

TRUCHUELA. Especie de abadejo mas delgado, que se dispone de una manera diferente, como se indica en los artículos que siguen, aunque por lo general se sirven preparadas, cocidas y con las mismas salsas del rodaballo (véase ROMBO ó RODABALLO).

TRUCHUELA COMO DELFIN. Despues de haberse escamado una truchuala de buen tamaño, se vacia por las agallas, se le retuerce la cola, pasándole al traves un hilo que viene á atarse de una broqueta que le atraviese los dos ojos; se pone á cocer en agua con sal, se escurre, y se adereza sobre una servilleta con papas cocidas al natural, al rededor, echándosele encima salsa holandesa (véase en las pág. 777 y 778).

TRUCHUELA CON OSTRAS. Se pone á cocer la truchuela como se explica adelante en el artículo de TRUCHUELA Á LA CREMA, y se adereza sobre una salsa de ostras, que se hace lo mismo que la de almejas (véase SALSA DE ALMEJAS, pág. 781).

TRUCHUELA CON YERBAS FINAS. Se vacia, se lava y se preprra; se pone sobre un plato con yerbas finas cocidas y mantequilla, y se le echan sal, pimienta, nuez moscada y aromas en polvo; se humedece con una botella de vino la truchuela, despues de polvoreada con raspadura de pan, se rocia con mantequilla derretida y se mete á cocer al horno; mientras se está cociendo, se cuida de rociarla con su caldillo, y estando cocida se sirve con dos limones.

TRUCHUELA Á LA HOLANDESA. Se limpia bien la truchuela, se corta en rebanadas del grueso de tres dedos y se sancocha saltándose dos horas en una cazuela con dos buenos puñados de sal blanca y un vaso de agua; en una caldera bien estañada y prevenida con agua, que se cuidará no hierva sino hasta el momento de servirse la truchuela, se echan otros dos puños buenos de la misma sal, siendo indispensable que el agua quede muy salada. Se ponen á cocer los trozos sobre una parrilla, de cinco á siete minutos, siempre á gran fuego, y despues se hacen resbalar ó deslizarse en un plato de rejilla; se rodean de perejil y se dejan cocer al vapor con sal y con papas chicas redondeadas, que se sirven aparte; al mismo tiempo se sirve en una salsera mantequilla derretida y mezclada con agua.

TRUCHUELA Á LA CREMA. Despues de vaciada y lavada la truchuela, se hace una agua bien salada que se echa en una pescadera; despues de haberse puesto el pescado se deja cocer á fuego lento, se adereza y se sirve con salsa á la crema (véase en la pág. 779).

TRUCHUELA RELLENA. Se vacia, se lava y se prepara una buena truchuela, que se rellena con carne de merlos y de anchoas, majada en un mortero; se adereza en un plato hondo con perejil picado y mantequilla, y se humedece todo con una botella de vino blanco; se mete á cocer al horno, despues se cubre con miga de pan mezclada con queso bueno rallado, se rocia con mantequilla derretida, y se le hace tomar color bajo un horno de campaña. Se sirve con salsa italiana (véase ITALIANA).

TRUFA. Solo en algunos pueblos

de Castilla, se llamaba antes así á la criadilla de tierra; pero hoy se vá generalizando mas este nombre por imitacion á los franceses, que en su idioma la conocen por *truffe* (véase CRIADILLA DE TIERRA).

TRULLO. Gamo chico (véase GAMO).

TUÉTANO. Sustancia delicada y blanda, contenida dentro de los huesos. A los tuétanos prolongados de los cuadrúpedos, suele llamarse amorcillos, y los de vaca son los mas sabrosos y estimados.

TUÉTANO DE BUEY (Amorcillos de) EN MARINADA. Se preparan como los sesos, y se cuecen lo mismo (véase SESOS DE BUEY, pág. 788); despues de cocidos se dejan escurrir, se cortan todos del mismo tamaño, y cubiertos de masa, se frien (véanse MASA DE BUÑUELOS PARA CUBRIR FRUTAS, pág. 106, y MASA DE FREIR, pág. 514).

TUÉTANOS DE TERNERA Y DE CARNERO (Amorcillos de). Se sirven marinados y fritos como intermedio (véase SESOS DE VACA, pág. 790).

TUNA. Fruta sabrosa y refrigerante que produce el nopal. La hay de diferentes clases, tamaños y colores; pero la mejor es la blanca grande que llaman de Alfacayucan, aunque se produce en distintos puntos. Se come cruda y se hace con el zumo de una chiquita, dulce y colorada un vino delicioso, mezclándose el zumo con nna tercera parte de aguardiente ó espíritu de vino y un poco de azúcar, y dejándose fermentar. Hay otra tunita agria que llaman xoconoxtle, de la voz mexicana *xoconoctli*, que significa el fruto del nopal, que se mezcla en algunos guisados y se hace en conserva.

TUNAS MANSAS (Conserva de). (Véase CONSERVA DE TUNAS MANSAS, pág. 222.)

TURCO. Especie de timbal de maiz que se hace de diferentes maneras y con distintos rellenos. Se hace tambien de otras masas.

TURCO DE LECHE Y ALMENDRA. Se cierne por un ayate el nixtamal lavado, se muele en seco, se tiñe con un poco de carmin, y se mezcla con tres yemas de huevo y la manteca necesaria. Con esta masa se arma dentro de una cazuela untada con manteca, la caja, que se llenará de una pasta dispuesta del modo siguiente.

Se ponen á cocer cuatro cuartillos de leche, y antes de que hierva se le echan cuatro onzas de almidon, revolviéndose bien y colándose en seguida; se añaden entonces dos libras de camote molido, y en hirviendo, una libra de azúcar machacada; cuando falte poco para estar de medio punto, se echan cuatro onzas de almendra molida y un poco de carmin molido tambien, y disuelto en agua de azahar, cuanto baste para que la pasta quede nácar; así que esté de medio punto, se aparta y rellena con ella la caja de masa, formada dentro de la cazuela, añadiéndose pasas, almendras, piñones y ajonjolí; se cubre todo con capas de masa, procurando que salgan delgadas, y untándose con manteca, se pondrá otra capa por encima para que crie costra; se adorna despues con los juguetes y figuritas de masa que se quieran, y se pone á cocer al horno ó á dos fuegos; estando bien dorado el turco, se unta por último de manteca y se espolvorea con azúcar y canela.

TURCO DE MAIZ CACAHUATZENTLI, RELLENO DE DIVERSAS PASTAS. Se hace nixtamal con maiz cacahuatzentli, se lava y se despunta; se pone á secar, se muele, se ciérne y se le echan unas yemas de huevo cocidas, un poco de azafran molido, manteca derretida, azúcar y canela en polvo; se amasa de modo que no quede muy aguado, y se sacan en el metate las tortillas, que despues de tostadas en manteca llaman *totoposcles* (véase TORTILLITAS DE METATE, pág. 899); con ellas, pero sin tostarse, se cubrirá la tortera ó cazuela ya untada con manteca; se pone allí una pasta de dulce como la del artículo anterior, ó de camote y piña, ó de coco, ó de almendra &c. (véase PASTA DULCE, pág. 586), con pasas, almendras, piñones y acitron; se tapa con las mismas tortillas ó memelas de masa, haciéndole encima los adornos ó dibujos que se quieran con la misma masa; se deja cocer á dos fuegos y se espolvorea despues por encima con azúcar molida.

TURCO DE MASA DE MAIZ COMUN CON DULCE. Se refriega y despunta el nixtamal, se pone á secar al sol, se muele despues y se cierne por un cedazo floreador; se mezclan dos platos medianos de esta harina con doce yemas crudas de huevo, una poquita de agua de anis, azúcar al gusto y la manteca necesaria, para que la masa quede en buena disposicion; se bate esta de modo que se pueda moler, y se ván sacando de ella en el metate unas tortillitas (véase TORTILLITAS DE METATE, pág. 899), con las que se forma el turco lo mismo que los anteriores, rellenándose con picadillo, como el del artículo siguiente.

TURCO DE HARINA DE TRIGO. Se echa flor de harina en agua, se mezcla bien y se deja asentar; se decanta despues el agua, ó se quita con cuidado, sin revolver la harina asentada, que se echa en una servilleta, se ata y se cuelga para que salga toda el agua; cuando deja de gotear, se pone á secar bien al sol, se muele despues y se cierne en un cedazo de florear; se amasa con manteca, yemas cocidas de huevo y azúcar al gusto, de modo que la masilla quede suave y pueda molerse, sacándose de ella en el metate las tortillitas, con las que se cubre un platon untado con poca manteca, pudiéndose poner dos ó tres camas de tortillitas, sobre las que se extenderá otra de picadillo de carne de puerco con chorizon (véase en la pág. 643), poniéndose encima despues de emparejarse esta cama, pedacitos de chorizo, de longaniza, de huevo y de jamon, todo cocido, pasas, almendras, aceitunas, alcaparras y cuartos de tornachiles curados; se cubre todo con otras dos ó tres capas de las mismas tortillitas, untándose manteca por encima con unas plumas limpias; se mete á cocer al horno suave, cuidándose de que no se queme hasta que se esponje la masa, que es la señal de quedar cocido el turco, que se saca entonces, y antes que se enfrie se polvorea con azúcar.

TURCO DE BIZCOCHO. Se muelen bizcochos frios de huevo, y se mezclan con huevos batidos en la cantidad necesaria para formar una masa, que se pueda moler, añadiéndole canela, y azúcar al gusto, y manteca para suavizarla; se amasa hasta que no se pegue y se remuele, sacándose en el metate las tortillitas con que se forma el turco lo mismo pue el de los artículos anteriores.

TURCO DE ARROZ. Se lava el arroz, se pone á secar al sol, se muele y se cierne por tamiz; se le mezcla manteca y azúcar para hacerse una masa suave que se pueda moler, haciéndose el turco lo mismo que los anteriores.

TURCO DE GARBANZO. Se echan á remojar los garbanzos en agua de ceniza, se pelan, se lavan bien, y se ponen á cocer en agua con sal; despues de cocidos se muelen con una tercera parte desu volúmen, de yemas de huevo cocidas, y clavo y pimienta al gusto; se mezcla á lo molido manteca para hacerse una masa que se pueda moler, y se hacen en el metate las tortillitas, para concluirse la operacion como en los artículos anteriores.

Tanto este turco como los de arroz y bizcocho, de los dos artículos precedentes, pueden rellenarse con pastas ó leche, como los de los primeros artículos, y en ese caso en lugar de manteca se echa á la masa mantequilla, y se añade de azúcar mezclada con canela, adornándose por encima con figuritas de masa.

TURCO DE MASA DE TAMALES CERNIDOS. Hechos los tamales cernidos sin ningun relleno (véase TAMALES CERNIDOS, pág. 830), se dejan reposar un dia, y al siguiente se muelen con yemas cocidas de huevo, azúcar, clavo y canela al gusto; se hacen en el metate las tortillitas y se procede en lo demás como en los artículos precedentes.

TURCO DE PAN. Se muele el pan de agua ó frances frio, con yemas de huevo, sal, clavo y pimienta, y se le mezcla la manteca necesaria para que se haga la masa, con la que se hacen las tortillitas, concluyéndose como los demás.

TURMA DE TIERRA (véase CRIADILLA DE TIERRA).

TURRON. Masa que se hace de almendras, piñones, avellanas, nueces y cacahuates, ó con sola una de estas cosas, tostado todo y mezclado con almíbar y miel puesta en punto, de lo cual resulta una materia sólida y dura muy sabrosa. Suele tambien hacerse con terroncitos de azúcar en lugar de las almendras, &c. ó mezclados con ellas.

Tambien se hace blando el turron con almendra ó pepitas de calabaza, molidas, y se dá el mismo nombre á varias especies de mazapanes, que se hacen de diversas maneras.

TURRON DE ESPUMA. Una libra de azúcar bien clarificada, se pone á hervir hasta que esté de punto de conserva algo espesita; se quita de la lumbre, se deja enfriar un poco, se le echan como cinco ó seis cucharadas de miel vírgen, se vuelve á poner el cazo á la lumbre y se deja de punto de quebrar; entonces se le echan, estando tibio, nueve claras de huevo bien batidas, que se habrán prevenido desde antes; se bate y se vuelve á la lumbre sin dejarlo de menear; luego se baja, se le echa un poco de limon exprimido, y se está meneando hasta que haga bolas; se vacia en en el platon, y por encima se adorna con gragea y ajonjolí tostado.

TURRON BLANDO Ó DE ESPUMA CON ALMENDRA. Se hace el almíbar con dos libras de azúcar y una de miel vírgen, que se clarifica, y estando de punto de bolita, se deja entibiar y se le mezclan poco á poco cinco claras de huevo bien batidas, que se habrán prevenido con una prudente anticipacion; al mismo tiempo de mezclarse el huevo con el almíbar, se bate todo perfectamente hasta que blanquee; y se le vuelve á dar el punto de bolita; se le echa entonces una libra de almendra martajada, y se deja otra vez subir de punto hasta que se puedan hacer las bolitas.

TURRON BLANCO DE CUCHARA, CON ALMENDRAS, PIÑONES, NUECES Y AJONJOLÍ. Se hace almíbar con libra y media de azúcar, que se clarifica, se cuela y se le dá el punto de juntar en agua fria; se aparta entonces de la lumbre, se le echa cerca de un pozuelo de miel vírgen, y se bate hasta que se empanice; se le añaden despues de haberles escurrido el aceite, nueve claras de huevo batidas hasta quedar duras, y estando bien incorporanas, se pone el cazo sobre lumbre cubierta con rescoldo para que hierva, y se sigue batiendo suavemente hasta que el huevo quede cocido, lo que se conoce si al probarlo no sabe á crudo; se aparta en este caso del fuego, y se le mezclan media libra de almendras peladas y martajadas, nueces partidas, piñones limpios y ajonjolí tostado; se vuelve á batir hasta que adquiera tal consistencia, que echándose en un plato no se corra, pero no tanta que se ponga duro; se vacia en un platon y se adorna con unos botoncitos de lo mismo, colocándose una pasa en el medio, y polvoreándose con grajea.

Se hace tambien sin mezclarse las almendras, nueces y piñones, con solo ajonjolí, y se hace tambien añadiendo avellanas á las cosas dichas.

TURRON DE CANELA. Se hace lo mismo que el del artículo anterior, con la diferencia de que no se le echa ajonjolí, y de que al tiempo de mezclarse las almendras, nueces y piñones, se añade canela en polvo en la cantidad necesaria para que tenga olor, color y sabor de canela. No se bate tanto como el otro, se le pueden añadir avellanas, y se adorna con pasas y almendras.

TURRON DE AGUA DE AZAHAR. Se hace lo mismo que el blanco de cuchara ó de espuma de los artículos anteriores, suprimiéndose las almendras, nueces, piñones y ajonjolí, y añadiéndose una poca de agua de azahar al batirse.

TURRON DE PASA, ALMENDRA Y CANELA. Se hace lo mismo, añadiéndole pasas, almendras partidas y unas rajitas de canela.

TURRON DE GUAYABA. Se hace almíbar clarificado y de punto de juntar en el agua, con cinco libras de azúcar, y se le mezclan tres libras y media de guayaba cocida y cernida, meneándose y dejàndosele tomar el punto de cajeta, que es cuando al batirse se vé el fondo del cazo; se aparta entonces, se vacia en cajones con obleas ó papel, se empareja con las manos mojadas, y se deja orear hasta el dia siguiente en que se asolea, se deja enfriar y se envuelve en papeles.

TURRON DE ALMENDRA Y AJONJOLÍ (Otro). Se echan seis libras de azúcar muy blanca y fofa en un perol con un cuartillo de miel vírgen; uno y otro se clarifica juntamente, y despues de colado este almíbar, se vuelve á poner en la lumbre hasta que suba de punto, lo que se conoce sacando un poquito, y echándolo en agua fria para ver si quiebra, y examinar si el punto es el de las melcochas, que es el que debe tener; si está así, se baja de la lumbre y se está meneando hasta que se enfrie. Para este caso estarán ya batidas y muy esponjadas unas claras de huevo, á razon de diez para cada libra de azúcar, y se le echan unas pocas; se baten con fuerza en el almíbar, y estando estas consumidas se echan mas, aumentándose de esta suerte hasta meterla tosdas; luego se pone á la lumbre siempre meneándose el turron para que no se pegue en el cazo, y en el fondo se ha de ver al menearse, para apartarlo de la lumbre y vaciarlo en las obleas ya dispuestas del tamaño que se quiera; con unas cucharas pequeñas se echa en ellas, tapándolas con otra sin violencia para que no se bajen; se le echan las almendras tostadas y el ajonjolí cuando ya está de punto.

TURRON DE ALICANTE. Despues de clarificada una arroba de azúcar, se mezcla con otra arroba y dos cuartillos mas de miel vírgen, escogiéndose la mas clara; se cuela por un lienzo tupido y se pone á la lumbre para que tome el punto de bolita, cuidándose de quitar con una escobeta la que se pega al rededor del cazo; despues que haya tomado el punto, se aparta y se enfria con la pala, echándole seis claras de huevo bien batidas, y batiéndose todo con la pala á fuerza de brazos hasta que se ponga blanco, habiendo repetido cuatro veces la operacion de echar seis claras; así que está blanco y espeso, se saca con el dedo un dedal de turron, que metiéndose inmediatamente en agua fria, debe quebrar. Si el fuego estuviere muy vivo, se disminuye algo tapándose con unos ladrillos ó tepalcates, y se añade cuanta almendra pueda sufrir.

Unos echan la almendra pelada y cruda: otros pelada y tostada: á unos gusta sin pelar y tostada, y no falta á quien agrade cruda y sin pelar, y por esto se hará lo que á cada uno pareciere bien. Se hace tambien con la almendra pelada y molida, ó con avellanas ó cacahuates enteros y tostados; y se vacia en un cajon cubierto de obleas blancas y se deja entero ó se parte en trozos de media libra, que se envuelven en papeles. Pueden tambien añadirse nueces y ajonjolí tostado.

TURRON DE ALMENDRA (Otro). Para dos libras de azúcar blanca un cuartillo de miel vírgen, y se clarifican juntas con claras de huevo: el punto será de alfeñique, que es cuando quiebra el azúcar dentro del agua: una clara de huevo batida y dos libras de almendra pelada y medio tostada. Todo lo demás como en el artículo anterior.

TURRON MEJOR QUE EL DE ALICANTE. Despues de clarificada media libra de azúcar y otra media de miel vírgen, se mezclan ambas y se incorporan con ellas cuando tengan el punto de flor, cinco claras de huevo batidas con fuerza; se continúa batiendo y revolviendo todo hasta que tenga el punto de caramelo, echándose entonces una libra de almendra mondada, en pedacitos menudos, y bien seca en la estufa, ó sobre un comal caliente, pero sin tostarse, y una cuarta de azúcar purificada ó de Holanda en terroncitos, los cuales se humedecerán con alguna agua olorosa, ó bien se restregarán dichos terrones uno por uno, en la cáscara de alguna fruta olorosa, como de cidra, de lima, de naranja, de limon, &c.: se incorpora todo con el cucharon, meneándolo fuertemente, y se apartará del fuego con prontitud, para que no se pase el punto de caramelo. Se echará de pronto sobre unas obleas blancas, que se tendrán extendidas en una mesa sobre papel, y se extenderá la pasta con el palote hasta dejarlo de dos ó tres dedos de grueso, mas ó menos segun se quiera. Finalmente, se cortará en pedazos, dejando caer á plomo sobre la pasta así dispuesta, una cuchilla de buen filo, y se guardará en un lugar seco, ó se servirá inmediatamente.

TURRON DE ALMENDRAS Y AVELLANAS A LA FRANCESA. Se remojan en agua caliente para mondarse, cuatro onzas de almendras y otras cuatro de avellanas; despues se pondrán en agua fria y se trasladarán bien escurridas á dos libras de almíbar, preparado en punto de flor fuerte: se echarán tambien tres ó cuatro pedazos de cáscara de limon, y se revolverá todo con una cuchara, añadiéndose una clara de huevo bien batida: se revuelve segunda vez, y se echa en cajas de madera guarnecidas de papel. Si el turron no estuviere bien esponjado, se pondrá al fuego por un breve rato.

TURRON DE ALMENDRA Y AVELLANAS COCIDO AL HORNO. Se prepara una cuarta de almendra y otra de avellana, como se dijo en el artículo anterior; se dividen en pequeñas partes, juntamente con una corteza de limon verde, y se pone todo á secar bien en un perol al fuego, con suficiente cantidad de azúcar en polvo, y dos ó tres claras de huevo muy bien batidas: se hace con todos estos ingredientes una pasta manejable, se distribuye en hojas de papel, y últimamente se cuece en el horno hasta que esté de sazon.

TURRON DE CHIRIMOYA. Se hace lo mismo que el de guayaba (véase poco ántes), con la diferencia de que la chirimoya se echa cruda y molida, poniéndose cuatro libras para cada cinco de azúcar.

TURRON DE ESPUMA (Otro). Se hace almíbar clarificado con dos libras de azúcar, y estando de medio punto, se le echa un cuartillo de miel vírgen buena, se le deja tomar el punto de melcocha, se aparta entonces y se deja entibiar; estándolo, se van añadiendo claras de huevo bien batidas, en razon de cinco para cada libra de azúcar, y batiéndose todo con una cuchara, se vacia en un platon, que se adornará con grajea, y ajonjolí tostado por encima, y almendras tostadas en pedacitos y piñones si se quiere.

TURRONES (Otros). Siguiendo los mismos procedimientos se varian las cantidades de los ingredientes del turron en esta forma.

A seis libras de azúcar un cuartillo de miel vírgen y veintiuna claras de huevo batidas, no echadas de un golpe, sino poco á poco. Despues de echado el huevo se vuelve el perol á la lumbre, meneándolo sin cesar para que no se queme, y se apartará cuando tomado un poco con el cuchillo, no pega en enfriando.

A una libra de azúcar una taza caldera de miel vírgen y dos huevos bien batidos.

A cuatro libras de azúcar un cuartillo de miel vírgen y cuarenta claras de huevo, variándose las cantidades hasta lo infinito, segun el gusto de cada uno.

TURRON DE OAXACA. Se hace almíbar con dos libras de azúcar y menos de medio cuartillo de miel vírgen, que se clarifica con limon y huevo; se cuela, se pone á la lumbre, se le da el punto de que cuaje en el agua y se aparta del fuego: se bate hasta que se vaya empanizando, se le echan unas gotas de limon, y despues diez y seis claras de huevo bien batidas, batiéndose todo hasta que espese ó suene á hueco: se pone el cazo á fuego manso, meneándose ó batiéndose con cuidado, para que no se pegue, hasta que tenga el punto conveniente, que se conoce llegándose un poco á la lengua sin que se pegue.

Se varian las cantidades, echando un cuartillo de miel virgen y catorce claras de huevo, para cada cuatro libras de azúcar, ó segun el gusto, pues en esto no hay regla fija; estando concluida la operacion, como se ha explicado, se ponen almendras, piñones, avellanas, nueces y ajonjolí, todo tostado y en pedacitos pequeños, y rajitas de canela, vaciándose en seguida en cajitas ó platones.

TURRON DE ALMENDRA MOLIDA. Es el mismo de Alicante (véase poco antes) con la diferencia de ponerse la almendra cruda, pelada y molida, en lugar de la tostada y entera.

TURRON DE PEPITA DE CALABAZA. Como el del artículo anterior, poniéndose pepita pelada y molida en lugar de almendra. Este lo venden los confiteros con el nombre de almendra molida.

TURRONES DE DIFERENTES COLORES Y OLORES Á LA FRANCESA. Se prepara un nevado ó baño real de cuatro claras de huevo muy frescas, cuidándose de que se mantenga bastante firme, y se divide en tantas partes, cuantos sean los colores que se hayan prvenido, haciéndose uso de los mismos, y de los olores que se quieran; si al mezclarse estos se ablanda el batido, se le añade un poco de azúcar en polvo, á fin de que se pueda la pasta rodar entre las manos, haciéndose unas bolitas del tamaño de una avellana, que se colocan en hojas de lata cubiertas con papel blanco, y se meten á cocer en el horno á un calor muy suave, para que no se alteren los colores.

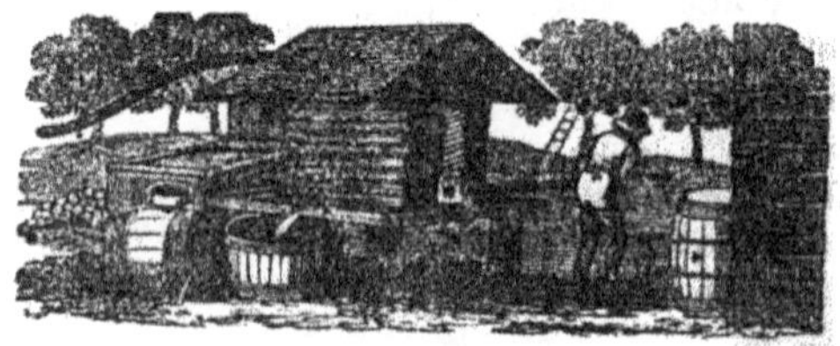

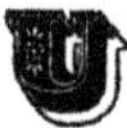

UBRES DE VACA (véase VACA).

UBRES DE LECHONA AJAMONADAS. Cortadas las ubres y redondeadas, se preparan y disponen lo mismo que los jamones comunes; pero son de mucho mejor gusto si se hace la operacion al estilo de Wesfalia (véase JAMON AL ESTILO DE WESFALIA, pág. 438).

UNTO. Se llama así la gordura ó grasa de los animales, particularmente la del puerco, siendo esta última, despues de golpeada y derretida, la que produce la manteca. Se emplea el unto cortado en pequeños trozos, y preparado como se dice en sus lugares respectivos, en las salchichas y salchichones, en el budin, en los pasteles, y generalmente en todos los guisados en que se necesita grasa sin sal, y por lo mismo no puede usarse la manteca, si en ellos tampoco debe entrar la mantequilla ni el aceite.

UROGALLO. Ave semejante al gallo, pero mayor, pues los hay del tamaño de un guaxolote, y de doce á catorce libras; su cabeza es negra, el pico corto, el cuello de pluma negra pintada de manchas cenicientas, la cola muy larga de color negro con pintas blancas. Se encuentra en las altas montañas en que hay bosques, y siendo una especie de faisan de muy buen gusto, se dispone lo mismo, aunque su carne se reputa como indigesta (véase FAISAN).

URRACA. Ave de la especie del tordo, aunque mas grande que él, de color negro oscuro, y tan luciente como el del cuervo; el macho suele tener una mancha colorada en la cabeza. Es vocinglera y glotona, é imita los silvos y gorgeos de otras aves, y aun la voz humana como el papagayo. Su carne es tan sabrosa como la del tordo, y se aprecia lo mismo (véase TORDO).

UTENSILIOS DE COCINA. Ya es una verdad reconocida hace mucho tiempo, y ámpliamente demostrada por muchos médicos hábiles, que los utensilios tanto de cobre comun ó puro, como los de laton, de bronce, ó de cualquiera otro metal en cuya composicion entra el cobre, de que se hace uso en la cocina, son extremadamente insalubres y dañosos.

El cardenillo que á pesar de las mas cuidadosas precauciones es imposible evitar en ellos, es un veneno fuerte y seguro, que si no dá la muerte en el momento, la causa sin embargo poco á poco, y á consecuencia de las indisposiciones y enfermedades que abrevian la vida del hombre.

Por esta razon se ha pensado maduramente sobre los medios de precaver consecuencias tan fatales ó inseparables siempre del uso de los utensilios de cobre, y en muchas partes se ha resuelto como indispensable abolirlos enteramente.

Para reemplazarlos tenemos cantidad suficiente de hierro, que no solo es un metal igualmente propio para este uso, sino que muchas naciones han comenzado ya á servirse de él con ventajas. Y si por ahora no es dado á nuestras fábricas el surtir de él á toda la República, ni el proporcionarlo á precios tan cómodos que esté al alcance de la gente pobre, que solo se sirve de utensilios de barro, á lo menos, puede reemplazar al cobre, pues se vende labrado al mismo precio, no solamente el trabajado aquí, sino el que nos viene de Alemania, que se ha vendido á cinco reales libra, precio igual enteramente al que constantemente ha tenido el cobre elavorado.

El hierro tiene además las ventajas de ser en gran manera saludable al cuerpo humano, de que su orin ó herrumbre no causa ningun mal, y de que los utensilios fabricados con él pueden ser estañados tan fácilmente como los de cobre; además de que en su uso no hay necesidad de tanta cantidad de carbon como es preciso para los de cobre, lo que es bastante importante y merece la consideracion de los que procuran la economía y ahorro de gastos en su casa, y de los que tienen á su cargo hospitales, hospicios, casas de comunidad ú otros establecimientos pobres, para los que este ahorro seria de mucha y conocida utilidad.

M. Wex, secretario del duque de Saxe-Gotha, ha encontrado y dado á conocer el medio de estañar los utensilios de cocina de hierro, siendo lo siguiente la sustancia de lo que ha publicado sobre la materia.

Comienza por probar, lo que no se ha contestado hasta ahora, que los utensilios de cobre son dañosos á la salud, á causa del cardenillo que ordinariamente se desprende de ellos; y nota al mismo tiempo, que el modo comun de estañarlos no es menos dañoso que el cobre mismo, puesto que se mezcla plomo con el estaño. Para remediar este inconveniente ha ideado una sal álcali, con la que se puede fijar el estaño mas fino de Inglaterra sobre los utensilios de hierro batido ó martillado, sin pez, sin colofonia, sin sal amoniaco y aun sin que sea necesario pasarlos por el fuego ó rasparlos, de manera que todas las veces que se quiera estañar dichos utensilios de hierro, se puede hacer con la misma sal álcali. El autor insiste en que estos utensilios así como los de cobre, no pueden dejarse de estañar, porque segun dice, luego que se ha cocido en ellos alguna cosa ácida, y aun el agua pura, se les pega un tártaro que cambia un poco el color de los guisados. Prueba que las diversas maneras de estañar que se han imaginado para impedir los inconvenientes del método comun, y del que usan los turcos, son muy dañosos.

Añade que su álcali no solo no daña al estómago, sino pue es bueno contra ciertas fiebres, y que el estañado que se hace con él, es menos costoso y mas durable que el comun. Todos los caldereros pueden estañar con esta sal sin tener que recurrir á sus herramientas y sin raspar ni pasar por el fuego los utensilios, no habiendo necesidad de otra preparacion, que lavar dichos utensilios con arena y agua. Se puede tambien hacer uso de esta sal para estañar los utensilios de hierro colado. No se ha menester mas pue media onza de ella para estañar una cacerola muy grande con el estaño mas fino de Inglaterra.

UVA. Fruto de la vid que nace apiñado con otros, formando racimos, bueno para comer y para hacer el vino. Las uvas varian por su color, su tamaño y su gusto, y de estas diferencias resulta una multitud innumerable de especies ó castas, que se multiplican diariamente; pero como entre nosotros se ha descuidado su cultivo á pesar de la bondad de nuestras tierras, de sus diversas clases y distintos temperamentos, son aquí poco conocidas.

Hay tambien uvas secas ó pasas, como les llamamos comunmente, de muchas especies que nos vienen de diferentes paises. La moscatel se saca principalmente de Frontiñan en Languedoc, debiéndose de ésta escoger los racimos mas gruesos y cuyos granos esten bien nutridos. De Langüidoc tambien y de Provenza nos vienen otras pasas mas pequeñas, pero bien llenas, que llaman los franceses *picardans*, en racimos y en cajas. Hay otras, parecidas á estas, que suelen llamarse *pasas de caja*, que tambien salen de Provenza, principalmente de Beaucaire, de Ouriole y de sus inmediaciones: estas se cosechan en racimos, se remojan en lejía, y despues de haberse hecho secar al sol, se meten en las cajas: son de un gusto azucarado y delicado á la vez: deben escogerse las mas recientes y los mejores racimos. Las pasas al sol nos vienen de España desgranadas; son de un color como de violeta y muy agradables al gusto. Las verdaderamente de España son pequeñas, un poco mas gruesas y menos secas que las de Corinto, con cuyo nombre se venden en el comercio; pero es necesario no dejarse engañar. Las de Corinto tienen el grano pequeño, seco, de color blanco, negro ó rojo; se llevan á Europa de muchas islas del Archipiélago, pero principalmente del Istmo de Corinto, y de Europa vienen aquí en cortas cantidades: se venden desgranadas y es necesario escogerlas pequeñas, lo mas frescas que se pueda y revueltas de diversos colores ó en monton; se conservan muchos años cuando han sido bien empacadas y han estado á cubierto del contacto del aire, entran en muchos guisados, y en medicina sustituyen algunas veces á las de Damasco. Estas últimas van á Europa de las inmediaciones de la capital de la Siria, y tanto el grano como los racimos son extremadamente gruesos, cosechándose algunos de estos en aquel pais, segun se asegura, que pesan hasta veinte libras ó una arroba. Se conducen desgranadas y aplastadas en botes de sabino medio redondos, y tienen mucho uso en las tisanas pectorales, en que se emplean como los dátiles, las yúyubas y otras frutas de esta naturaleza. Las verdaderas ubas ó pasas de Damasco tienen un gusto feo y desagradable. Finalmente, las uvas pasas de Calabria son un poco gruesas, pero de muy buen gusto.

Todas las diferentes especies de uba contienen mas ó menos azúcar, sobre todo, las conocidas con el nombre de Frontiñan, de Damasco, de Málaga, de Parras, &c. Las de viña contienen tambien en grande cantidad tartrite ácido de potasa y de cal, que las vuelve laxantes. El hollejo que cubre á la uva no se digiere, ó es de digestion muy difícil, y por esto es necesario tirarlo; pero la uva en general es una fruta muy sana, de fácil digestion cuando está bien madura, y que se come en grande cantidad. Las pasas son siempre mas azucaradas, pero mas difíciles de digerirse que cuando están frescas, y son pectorales. El agráz es una especie de uva, llamada por Plinio *labrusca* ó lambrusca, que no madura sino con mucha dificultad, y produce un zumo ácido semejante al del limon; es refrigerante y sirve de condimento. Las personas cuyo estómago repugna lo áspero y ácido, deben abstenerse de su uso.

UVAS (Conserva de). (Véase conserva de uvas, pág. 214.)

UVAS EN CAMISA Ó EN BLANCO. Se cortan las uvas en pequeños racimos y se mojan en claras de huevo batidas; se revuelcan en azúcar fina y se les sopla por encima para que no les quede sino la cantidad de azúcar que se habrá pegado al huevo. Se enfilan en un papel colocado sobre un tamiz, ó sobre un zarzo de mimbres, ó sobre una verguera, y se hacen secar á un calor suave.

UVATE. Conserva hecha de uvas regularmente cocidas con el mosto hasta que tiene el punto de arrope ó jarabe espeso. Tambien se llama uvate á la conserva comun de uvas, y en este sentido, véanse CONSERVA DE UVAS y CONSERVA DE AGRAZ Ó UVATE DE AGUAS CALIENTES Ó TIERRA CALIENTE, pág. 214.

UVATE DE VINO CRUDO Ó MOSTO. Suele hacerse este uvate en la vendimia; pero habiendo uvas en sazon, se puede preparar en cualquiera tiempo. Para ello se exprime el zumo de las uvas desgranadas, se echa en una caldera y se deja hervir suavemente espumándolo y meneándolo con alguna frecuencia para que no se pegue al fondo, y saque el uvate el gusto de quemado. A medida que el zumo se cuece y se espesa, se va disminuyendo el fuego, y cuando aquel queda reducido á un tercio, se pasa por la estameña, se deja acabarse de cocer, y en seguida se echa en botes muy limpios.

Para dar á esta confitera mas cansistencia y un gusto particular, se escogen las mejores peras de la estacion, se pelan, y partidas en cuartos se echan en el uvate, mezclándose con él.

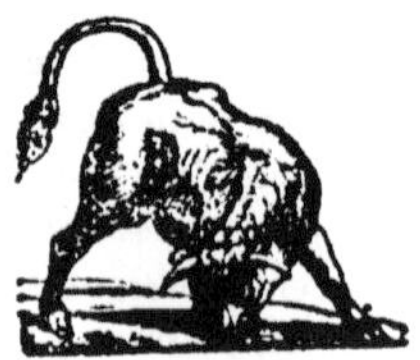

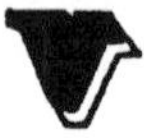

VACA. La hembra del toro. Su carne es menos estimada que la del buey y se prepara lo mismo (véase buey); pero sin disputa es inferior á la de ternera ó becerro, y aunque se hacen con ambas los mismos guisados, son preferibles como mas excelentes los que se disponen con la ternera.

VACA (Ubres de). Se lava y se echa á remojar una ubre de vaca, se perdiga y despues se pone á cocer en una brasera ó vasija propia para cocer á la brasa (véase BRASA) con buen caldo, algunas zanahorias, cebollas, tomillo, laurel, clavo en rama y pimienta gorda. Cocida así la ubre, se prepara como el cuajar de la misma vaca (véase adelante).

VACA (Ubres de) COCIDAS AL ESTILO DEL CAMPO. Se lava la ubre, se deja remojar y desangrar dos horas, y se apardiga un cuarto de hora en agua hirviendo, se deja enfriar, se sancocha, se pone á cocer y se sazona como el cuajar.

VACA (Cuajar de). Se llama así al vientre, del que se sacan los callos, tan sabrosos cuando están bien condimentados.

VACA (Cuajar de) Á LA PROVENZALA. Despues de haber limpiado, raspado, lavado en muchas aguas y perdigado las partes mas gruesas del cuajar, se ponen á cocer con lardo ó con jamon rallado, zanahorias, cebollas, laurel, tomillo, perejil, ajo, clavo en rama, chile, sal y pimienta gorda, humedeciéndose todo con algunas cucharadas de caldo concentrado (véase en la pág. 131) sin desengrasar, y una botella de vino blanco, y dejándose hervir todo suavemente siete ú ocho horas consecutivas; en seguida se pone á enfriar el caldillo sin sacarse el cuajar; y entonces se cortan en tiritas unas cebollas, que se frien en aceite con ajo y perejil picados; se echa despues el cuajar con su caldillo y se adereza en seguida con cortezas de pan, mojadas en aceite, polvoreadas con sal y pimienta, y tostadas á la parrilla.

VACA (Cuajar de) Á LA LEONESA. Se pone á cocer como se dice en el artículo anterior, y se cortan las cebollas en tiritas, que se frien. En seguida se echan las cebollas en una cacerola con el cuajar, dividido en pequeños trozos, se deja hervir á fuego suave algunos instantes y se sirve.

VACA (Cuajar de) Á LA POLLA. Cocido el cuajar como se ha dicho para el de Á LA PROVENZALA, se corta en ruedas pequeñas y se echa en una cacerola con mantequilla, hongos, perejil picado, sal, pimienta y nuez moscada; se deja hervir todo y despues se liga con yemas de huevo; se le echa zumo de limon y se adereza con coscorrones fritos sobre el borde del plato.

VACA (Cuajar de) Á LA MILANESA. Cocido el cuajar lo mismo que el del artículo precedente, se corta en tiras y se dispone por camas en un plato hondo, poniéndose sucesivamente una de coscorrones de pan, otra de cuajar y otra de queso rallado; se deja encostrar todo á fuego suave y se sirve.

VACA (Cuajar de) EN CAJA. Se pone á freír en aceite una caja de migajon de pan. cuyo fondo se guarneae con picadillo y yerbas finas cocidas, y se llena con camas alternadas de cuajar y de yerbas finas; se cubre la última de yerbas con miga ó pan rallado, y se le echa encima una poca de mantequilla derretida; se pone la caja en un plato de plata á fuego suave, y se cubre con el horno de campaña. Cuando comience à formarse la costra, y que haya tomado la caja buen color, se le echa encima un poco de salsa española y se sirve (véase SALSA ESPAÑOLA, pág. 765).

VACA (Cuajar de) EN FRICASÉ DE POLLO PARA ENTRADA. Se raspan, se limpian con mucho cuidado y se lavan en muchas aguas hirviendo, los trozos de cuajar, gordo y muy grueso; se echan en seguida á remojar en agua fria y se ponen á cocer en agua con rebanadas de cebolla, ajo y clavo de especia; se frie todo en mantequilla con un puño de harina, se humedece con poco caldo, se liga la salsa con yemás de huevo, y se sirve.

VACA (Cuajar de) RELLENO PARA ENTRADA. Se sancochan en mantequilla enrojecida al fuego, dos libras de cuajar, preparado como el del artículo anterior, y se saca; se pican juntamente un trozo del mismo cuajar sin sancochar, tan grueso como el puño de la mano, dos cabezas de ajo, perejil, mantequilla, pimienta y sal gruesa, y se rellena con este picadillo la pieza principal, cosiéndose toda al rededor. Se hace una sustancia con una buena cucharada de harina, tres vasos de agua, tres cucharadas de vinagre y una cabeza de ajo, y habiendo hervido un cuarto de hora, se pone á cocer en ella por mucho tiempo y á fuego suave el cuajar relleno, cuidándose de que no se desate.

VACA (Cabeza de) Á LA TORTUGA. Cocida la cabeza á lo natural, como se indica en el artículo siguiente, se divide en trozos que se guarnecen con tajadas de lardo ó de jamon, y se envuelven todos despues de guarnecidos, en un lienzo limpio, echándose en la vasija propia para cocer á la brasa con una sartenada (véase ESENCIA DE SARTEN, pág. 318) y una botella de vino de Madera; se pone á cocer á dos fuegos y se deja hervir tres horas. A parte se pone al fuego cosa de cuartillo y medio de salsa española (véase en la pág. 765) con una botella de vino de Madera seco, y un poco de caldo consumado (véase en la pág. 131), y de pimienta en polvo, y se deja consumir hasta quedar reducido á una mitad; se echan entonces en esta salsa quenelles de vaca, la lengua rebanada, crestas y riñoncillos de gallo, landrecillas pequeñas y pedazos de mollejuela de ternera, con los demás agregados cocidos que se quieran, como ocho ocho ó diez yemas de huevo cocidas y doce fondos de claras, esto es, las claras cocidas, quitada la parte superior, de modo que las inferiores queden en forma de pequeñas cubetas; bastoncitos torneados de pepinos, hongos torneados, cangrejos, y granos de capuchina ó mastuerzo mexicano, encurtidos en vinagre; se cuidará de que este guiso esté bien caliente, pero que no hierva, y de buena sal, y se echará sobre la cabeza, aderezándose en forma de pirámide.

Si no hubiese salsa española, se hará nna sustancia algo fuerte, á fin de que la salsa quede en buena disposicion, con algun caldillo y vino de Madera; para el caldillo podrá aprovecharse el mismo en que se coció la cabeza, y á falta de otra cosa, se echará en ella lo que haya de pepinos, de huevos duros, de quenelles y de chile. Si tampoco hubiere la sartenada para freir la cabeza, se echará un trozo de mantequilla en una cacerola con lardo rallado, rebanadas de limon sin cáscara, sin pulpa y sin pepitas, tres zanahorias, cuatro cebollas, tres clavos de especia, tres hojas de laurel y tomillo; se frie todo en la mantequilla, y estando ya algo frito, se echa la botella de vino de Madera seco con un poco de caldo; se deja hervir, se espuma y se le echa sal y pimienta gorda. Se sacan entonces los trozos de cabeza de la vasija, se dejan escurrir, se aderezan y se les echa encima el guisado.

VACA (Cabeza de) Á LO NATURAL. Se pone al fuego una caldera llena de agua, de tal tamaño, que pueda dentro de ella voltearse la cabeza con facilidad; estando el agua caliente, se menea y voltea la cabeza en todos sentidos, y se observa si se le puede quitar el pelo; en este caso se aparta la caldera del fuego, se saca de ella la cabeza, se frota con la mano, y al caerse el pelo, se remoja en agua hasta que no le quede ninguno. Es necesario cuidar de no calentar mucho el agua, para que no se endurezca el pellejo, y terminada esta operacion, se echa á remojar la cabeza en agua fria veinticuatro horas, se deshuesa despues y se cuece del modo siguiente.

Estando la cabeza bien escaldada y quitadas las quijadas, se deslie en una marmita ú olla, un puño de harina con agua, que se pone á hervir y se sazona con sal, pimienta, un manojito surtido, dos cebollas, zanahorias y chirivias; despues se echa allí la cabeza, y se deja cocer tres horas ó menos, segun hubiere menester; estando cocida se pone á escurrir, se descubren los sesos y se sirve con alguna salsa picante, ó solamente con aceite y vinagre.

VACA (Cabeza de) FRITA. Cocida una cabeza de vaca al natural ó de otro modo, se corta en pedazos medianos, que se ponen en una cazuela y se les echa una marinada encima (véase MARINADA), cuidando de que todos los trozos queden bien remojados en el caldillo. Hecha una masa de freir (véase en las págs. 106 y 514), se cubren con ella los trozos despues de escurridos, y se frien, no siendo necesario que esté la fritura muy caliente.

VACA (Cabeza de) RELLENA Á LA FRANCESA. Se quita el pellejo de escima á una cabeza bien limpia y escaldada, cuidando de no cortarla, y se deshuesa en seguida para separar los sesos, la lengua, los ojos, y los carrillos. Con estos sesos, pulpa de ternera y grasa de buey, se hace un picadillo fino, que se sazona con sal, pimienta gorda, perejil, cebolla picada, media hoja de laurel, tomillo y albahaca, tan picados que queden como polvo; se añaden dos cucharadas (de las de boca) de aguardiente, y se liga el relleno con tres yemas de huevo sin batir y las tres claras batidas. Se limpian muy bien despues de perdigarse en agua hirviendo, la lengua, los carrillos y los ojos, á los que se quita todo lo negro, y se cortan en tiritas ó en forma de dados, mezclándose con el relleno. Se pone el pellejo sin perdigarse en una cacerola, dejando las orejas encima, y se rellena con el picadillo dicho; en seguida se cose doblándolo ó plegándolo como una bolsa y se ata por todas partes, dándole su forma natural de cabeza de ternera; se pone á cocer en una vasija ú olla de su mismo tamaño, con un cuartillo de vino blanco, dos cuartillos de caldo, un manojito de perejil, cebollitas, una cabeza de ajo, tres clavos de especia, cebolla grande, sal y pimienta, dejándose hervir á fuego manso por tres horas; cuando esté cocida, se le escurre su grasa y se enjuga bien con un lienzo; se le quita el hilo con que se ató, y se pasa por tamiz una parte de su caldillo, añadiéndosele una poca de salsa, española (véase en la pág. 765), y un chorrito de vinagre; se deja consumir al fuego hasta la consistencia de salsa y se sirve sobre la cabeza.

Si se quiere servir esta como intermedio frio, será menester añadir al caldillo de su cocimiento un poco mas de vino blanco, de sal y de pimienta, echándose menos cantidad de caldo; se deja enfriar en su mismo caldillo y se sirve sobre una servilleta.

VACA (Cabeza de) MECHADA Y ADOBADA, EN BARBACOA. Ante todas cosas, se previene en la mañana temprano, un hoyo en la tierra de dos tercias cuadradas, ó lo que es lo mismo, de dos piés de ancho, de largo y de hondo, dejándose amontonada al rededor la tierra que se saque al cavarlo, para que se caliente al mismo tiempo que la parte interior, en la que se acomodan unas piedras unidas que sirvan de cama ó de fondo, y encima se enciende bastante leña que debe estar ardiendo todo el dia, cebándose para esto con troncos nuevos, segun se hayan de menester; al caer la tarde se apartan las brasas, separándose la mayor parte con algunas de las piedras, que se han de volver á colocar despues de acomodada la cabeza. Esta se dispone quitándole el pellejo sin destrozarlo, abriéndola por la mitad, y limpiando bien y sajando la lengua, que se mecha con jamon cocido, dientes de ajo y clavos de especia, untándose con sal, chiles anchos desvenados, remojados y molidos, pimienta en polvo, vinagre, orégano y tomillo; estando mechada y adobada la lengua, se une la cabeza para darle su forma natural, y se mecha por fuera y se adoba de la misma manera que la lengua; se envuelve en papeles untados con manteca de modo que quede bien cubierta, se le pone el pellejo, y se envuelve otra vez en un pedazo de costal de mecate ó de malva, muy empapado en agua, acomodándose en seguida en el hoyo, caliente ya como se ha dicho al principio, y retirándose á un lado para ponerse en el otro las brasas separadas, con bastante rescoldo que se tendrá tambien prevenido; se colocan encima las piedras que se apartaron con las brasas y la tierra que debe haberse calentado á los bordes del hoyo, llenándose este hasta el nivel del suelo, ó lo que es mejor, un poco menos para formar una especie de hornilla, en la que se mantendrá fuego de leña toda la noche, dejándose enterrada la cabeza hasta la hora de servirse.

Puede tambien rellenarse con picadillo de carne de puerco (véase en la pág. 643), sin mecharse ni adobarse; cocerse al horno solamente con los papeles sin el cuero, ó freirse de este modo en una cazuela con manteca, aunque de cada una de estas maneras saca un gusto distinto.

VACA (Cabeza de) MECHADA, ADOBADA, ASADA Y RECOCIDA EN VINO GENEROSO. Asada ó frita la cabeza como se dice en el artículo anterior, se parte y divide en trozos, que se acomodan bien en una cazuela untada con manteca, poniéndose entre cada cama de la carne y partes de la cabeza, ajos molidos, sal, pimienta, clavo y canela en polvo; colocado todo, se cubre con vino generoso, como el de Málaga, de Parras, &c., y se deja hervir á dos fuegos hasta que esté frita y seca, sirviéndose entonces sobre hojas de lechuga, adornada con otros cogollitos de la misma en cuartos, apio pelado y rizado en agua, aceitunas, chilitos, alcaparras y alcaparrones.

VACA (Sesos de). (Véase SESOS DE VACA, pág. 790.)

VACA (Lenguas de). Se disponen y guisan lo mismo que las de buey, ó las de ternera (véanse en las págs. 98 y 468).

VACA (Lenguas de) MECHADAS, EN VINO. Se golpea la lengua contra una piedra, se lava muy bien y se pone á cocer con sal; ya cocida se despelleja, se divide en raciones regulares, calculándose una ó dos de estas para cada plato, se mechan con jamon cocido ó lardo crudo, y se acomodan en una cazuela con cebollitas cabezonas, cocidas aparte, lonjitas de jamon, rebanadas de salchicha, chorizos cocidos, clavo, pimienta y canela molidas, perejil deshojado, un poco de orégano, harina dorada en manteca, alcaparras, pasas, almendras, vino de Málaga ó de Parras legítimo, y poco del caldo en que se coció la lengua; quedando esta cubierta con todo lo dicho, se deja consumir el caldillo hasta quedar algo espeso, y se sirve la lengua con él.

VACA (Lengua de) MECHADA Y FRITA, EN VINO. Mechada la lengua como la del artículo anterior, se sancocha en manteca y se echan allí pan frito y molido con ajos; estando el recado frito, se añade vino, clavo y pimienta molida y cebollitas cocidas, dejándose consumir el caldillo hasta ponerse mas espeso que el del artículo precedente.

VACA (Lengua de) MECHADA, EN XITOMATE. Se frien en manteca tiras de jamon, rebanadas de chorizon y dientes de ajo mondados; estándolo, se sacan y se muelen los ajos fritos con xitomates asados, echándose á freir lo molido y añadiéndose el jamon y chorizon fritos, con clavo, pimienta y canela molidas, pasas, almendras, sal y vino blanco; se pone en este caldillo la lengua, ya mechada y cocida como la de los artículos anteriores, y se deja espesar mucho el caldillo para servirse todo junto.

VACA (Lengua de) TAPADA. En una cazuela con manteca fria á la lumbre se echan rebanadas delgadas de cebolla, ajos y xitomates picados y tiras de chiles verdes, con la sal correspondiente, y se deja todo calentar y freir, sin que el recado quede muy refrito; en otra cazuela untada con manteca, se pone una cama del recado dicho, otra de rebanadas delgadas de la lengua ya cocida y despellejada, polvoreándose con clavo, pimienta y canela, y adornándose con pasas, almendras, aceitunas y alcaparras; se sigue en este órden alternándose las camas hasta llenarse la cazuela, y entonces con cuidado para no descomponerla, se echa por encima vino de Málaga ó de Parras, de modo que todas las camas queden bien empapadas, y se mete la cazuela al horno, ó se pone á dos fuegos hasta que se consuma el caldillo, cuidándose de que no se queme.

VACA (Lengua de) APRENSADA PARA COMERSE FRIA. Despues de bien golpeada la lengua, se abre por enmedio y se le echa el gargüero, tambien muy apaleado, despues de habérsele quitado los nervios, con sal, bastante pimienta fina y de Tabasco, y orégano en polvo; se rocía con vinagre ó zumo de limon, se envuelve muy apretada sobre sí misma, se acomoda en una vejiga de toro, que tambien se aprieta, y se ata con un hilo fuerte; se pone bajo de unas lozas pesadas y se deja allí cinco dias, volteándose diariamente de un lado á otro; despues de este tiempo se pone á cocer envuelta en un cotence limpio, con vinagre, laurel, tomillo y mejorana; despues de cocida se vuelve á poner bajo de las lozas, dejándose allí veinticuatro horas, y cortándose pasado ese tiempo, en rebanadas gordas ó delgadas, como pareciere mejor. Se sirve sobre una ensalada á la francesa, cubierta con perejil, rociada con aceite, polvoreada con pimienta molida, y adornada con chilitos y aceitunas.

VACA (Orejas de) Á LA ITALIANA. Se remojan y escaldan siete ú ocho orejas de vaca, se aperdigan, se refrescan, se pasan por las llamas, y despues de haberles hecho algunas cisuras, se les corta la parte superior hasta la mitad; en el fondo de una cacerola se ponen lonjas de jamon sobre las que se colocan las orejas, que se cubren con otras lonjas de jamon; se les echa encima una sartenada (véase ESENCIA DE SARTEN, pág. 318), y se cubre todo dentro de la cacerola con una rueda de papel untada con mantequilla; se dejan cocer las orejas á fuego manso dos horas y media, se escurren despues de cocidas y se aderezan en un plato, echándoles por encima salsa italiana (véase ITALIANA).

VACA (Orejas de) RELLENAS. Se preparan las orejas y se ponen á cocer lo mismo que las de el artículo anterior, y se les echa por dentro algun relleno cocido, que se tendrá cuidado de unir y apretar bien; se revuelcan en pan rallado, se rebozan con huevo batido y se frien, sirviéndose con una sustancia aguada por encima.

VACA (Orejas de) EN MARINADA. Se preparan las orejas como las de los artículos anteriores, se ponen á cocer en blanco, se escurren despues de cocidas, y se dividen á lo largo en dos, tres ó cuatro tiras, segun pareciere mejor; un cuarto de hora antes de servirse, se les echa encima una marinada (véase MARINADA), se escurren, se cubren con alguna masa de freir (véanse en las págs. 106 y 514), y se echan en alguna fritura que no esté muy caliente; así que tomen buen color, se sacan, se dejan escurrir sobre un lienzo limpio, y se aderezan en el plato, poniéndoles encima en forma de pirámide, un puño de perejil, frito á ese mismo tiempo.

VACA (Orejas de) Á LA TÁRTARA. Despues de haberse perdigado en agua hirviendo cuatro orejas, se abren por la parte gruesa sin partirlas, sino solo para que se mantengan abiertas; se atraviesa cada una con una broqueta, se mojan en mantequilla y se cubren con pan rallado, se asan á la parrilla, rociándolas ligeramente con el resto de la mantequilla en que se remojaron, y cuando estén de buen color, se sirven con una salsa bien ligada, hecha con un poco de caldo, agráz, chalotes picados, sal y pimienta gorda.

VACA (Riñones de). (Véase RIÑONES DE VACA Ó TERNERA, pág. 733.)

VACA (Menudo de). Se dispone lo mismo que el de ternera ó carnero (véanse en la pág. 526 y siguientes).

VACA GUISADA Á LA BURGESA. Se pone un trozo de mantequilla en una cacerola, se hace derretir al fuego, y se le echan dos cucharadas de harina, que se deja freir y enrojecer en ella; despues se pone allí el trozo de vaca que se ha de guisar y se está meneando y revolviendo con la sustancia roja, hasta que ésta quede firme, y entonces se echa agua caliente en el guisado meneándose hasta que hierva; en este caso se sazona con sal, pimienta, una hoja de laurel y un poco de tomillo, y despues de haber hervido una hora, se añade lo que se quiera de las cosas siguientes ya cocidas chícharos, cebollas, hongos y zanahorias. Si el guiso quedase blanco, se liga con yemas de huevo.

VACA EN CUÑETE (véase CUÑETE DE VACA Ó TERNERA, pág. 247).

VACA APRENSADA PARA COMI[illegible] FRIA. Lavada y escurrida la carn[illegible] lomos ó de pulpa de vaca, se le h[illegible] unas sajadas contra el hilo sin qu[illegible] traspasen al otro lado, y frotán[illegible] bien con sal, pimienta en polvo y[illegible] molidos, se cubren las cisuras con [illegible]tas mismas cosas y perejil picado, [illegible] acomoda la carne en una cazuela [illegible] las sajadas para arriba; se cubre [illegible] vinagre fuerte y se añaden tom[illegible] laurel y mejorana; se tapa bien la [illegible]zuela, dejándose marinar la carne [illegible]tro dias, y al cabo de ellos se pon[illegible] cocer echándole el agua necesaria; [illegible]cida la carne y consumido el caldi[illegible] se aparta, se divide en raciones regu[illegible]res que se dejan escurrir, y entre [illegible]tences limpios y tablas, se aprens[illegible] poniéndoles encima alguna losa ú o[illegible] cosa bien pesada y dejándose así [illegible] un dia para otro; al siguiente se pue[illegible] comer ya la carne, compuesta con ac[illegible]te, vinagre, pimienta molida, cebol[illegible] rebanada, aceitunas, y cuartos de t[illegible]nachiles curados, ó sobre ensalada [illegible] lechuga.

VACA. (Cecina frita de). Se pone á d[illegible]salar en agua esta cecina y despues d[illegible] enjuagarse bien, se vuelve á echar e[illegible] agua de sal con vinagre un corto rato, [illegible] se saca despues, se enjuga con un lien[illegible]zo limpio, se unta con aceite, se polvo[illegible]rea con clavo, pimienta y cominos mo[illegible]lidos, y se adorna por un lado con una hilera de alcaparras, otra de tiras de ja[illegible]mon cocido y otra de carne de chori[illegible]zon, cocido tambien, y desmoronado; se enrolla muy apretada, se ata con hilo y se pone á cocer en agua con sal, vi[illegible]nagre, cebollitas cabezonas, una rama de apio y manteca; despues de cocida se rebana, se revuelcan en harina estas rebanadas y se frien en manteca, sir[illegible] el caldillo que dejaron se echa una liga de tres yemas de huevo, caldo, perejil, y un chalote picados, y se despega lo lo que haya podido pegarse á la cacerola, dejándose espesar al fuego; se echa un chorrito de vinagre, un poco de pimienta gorda y sal, si el lardo no tuviere salado suficientemente, ó si en su lugar no se hubiere puesto jamon, se echa esta salas sobre las costillas.

VACA (Costillas de) EN ANTEOJOS. Se mechan las costillas con muchas medianas bien especiadas y se ponen á sancochar en mantequilla. Se cortan en ruedas unos trozos de lengua en escarlata (véase LENGUAS DE BUEY Y DE TERNERA EN ESCARLATA, págs. 98 y 468), y de la misma suerte se hacen unas ruedas de cebolla grande cabezona, quitándoles la parte interior, que se reemplaza con las de lengua. Se cubren entonces las costillas con estas ruedas de lengua embutidas en las de cebolla, y se ponen á cocer como las costillas á la drué de los artículos anteriores; se escurren en seguida, se cubre con gelatina todo lo visible de las costillas y la rueda de lengua, sin tocar á la de cebolla, y se aderezan en un plato con el caldillo en que se cocieron, que se deja espesar añadiéndole un poco de salsa española (pág. 765), y en su defecto una sustancia ligera de mantequilla y harina, humedecida con el caldillo de las costillas, y dejándose espesar.

VACA (Costillas de) EMPAPELADAS. Estando bien aplanadas las costillas, se cubren con pan rallado, se polvorean con sal, y se ponen con un trozo de mantequilla en un plato de saltar, haciéndolas cocer poco á poco á fuego lento. Cuando estén casi cocidas, se envuelven en hojas de papel cubiertas con lonjas muy delgadas de lardo ó de jamon y con su salsa, que para esto se habrá dejado espesar; se les añaden yerbas finas picadas, algun relleno (véase RELLENO) y hongos, y se ponen en seguida á la parrilla sobre fuego muy suave, para que no se queme el papel, ni quede de color muy subido.

VACA (Costillas de) Á LA MILANESA. Bien preparadas las costillas, se hacen saltar con una poca de mantequilla, una cabeza de ajo y algunos chalotes hasta que estén bien fritas por ambos lados; se modera entonces el fuego, se cubre el plato de saltar, se le pone fuego encima y se dejan hervir suavemente las costillas un cuarto de hora; se sacan despues las costillas y se echa en el plato de saltar un poco de gelatina de vianda y de salsa de xitomate, y se dejan espesar; se ponen las costillas en esta jaletina, se hacen hervir suavemente por algunos minutos y se aderezan sobre macarrones á la napolitana (véanse en la pág. 491.)

VACA (Cuadrado de) ASADA. En el artículo Blaquete de VACA A LA BURGUESA, pág. 929, puede verse lo que se entiende por cuadrado de vaca, y estando éste bien preparado, se atraviesa con una broqueta gruesa y se acuesta sobre el asador para no agujerar el solomo.

VACA (Cuadrado de) MECHADA Y JALEADA. Estando esta pieza convenientemente preparada, y desembarazado el solomo de los pellejos y nervios que lo cubren, se mecha con lardo fino ó delgado; despues se ata para que no pierda su forma, y se echa entonces en una brasera, ó vasija propia para cocer á la brasa (véase BRASA), con trozos de lardo ó de jamon, restos de viandas, zanahorias, cebollas y un manojito surtido; se humedece con caldo concentrado (pág. 131), y se deja hervir tres horas á dos fuegos; entonces se escurre, se desata, se cubre con gelatina y se adereza sobre salsa de xitomate á la francesa, ó española (véanse en las págs. 765 y 778), ó sobre pepinos, achicoria ó espinacas, (véanse).

VACA Á LA CREMA (Cuadrado de). Cortada la pieza y quitados los huesos, pellejos y nervios que están sobre el solomo, se echa á remojar en leche por veinticuatro horas; al momento de ensartarla en la broqueta se saca de la leche, se enjuga, se polvorea con sal fina que se habrá mezclado con un poco de raspadura de nuez moscada, y se ensarta en un grueso tenedor ó broqueta que se acuesta sobre el asador. Dos horas y media antes de servirse, se pone al fuego, y en lugar de rociarse con la grasa que despide, se hace esto con salsa Bechamell (véase SALSA Á LA BECHAMELA, pág. 772). Al momento de servirse se quita del asador, y en la bechamela que haya quedado, se echa tanto como una nuez de gelatina, un poco de pimienta gorda y otro de nuez moscada; se pone sobre ella el cuadrado de vaca y se sirve, no siendo necesario que la salsa quede muy espesa.

VACA (Cuadrado de) EMPAPELADO. Despues de haberse preparado un cuadrado de vaca lo mismo que para ponerse al asador, se mecha con tiras medianas de lengua en escarlata (véase en las págs. 98 y 468), y se pone en una cacerola con un trozo grande de mantequilla, con perejil, chalotes, hongos y criadillas de tierra picadas, ajo, tomillo, laurel, sal, pimienta y nuez moscada, dejándose cocer una hora. Se saca el cuadrado y se echa sobre las yerbas la mantequilla restante en la cacerola, un poco de aguardiente y una botella de vino blanco, dejándose reducir esta mezcla á gelatina; se le añaden á ésta dos cucharadas de salsa alemana (véase en la pág. 772) y una poca de mantequilla muy fresca, y se echa todo sobre el cuadrado de vaca, que entonces se deja enfriar. Estando bien guarnecido de yerbas finas y de lonjitas delgadas de jamon, se envuelve en hojas de papel aceitado que se sostienen con un hilo, y se pone á la parrilla sobre fuego ardiente. Cuando se ponga el papel de buen color, se sirve en él la pieza de vaca, quitado el hilo. Se puede servir aparte y al mismo tiempo salsa española espesa (véase en la pág. 766).

VACA (Pierna de). La pierna de vaca que comprende la rueda ó pulpa y el jarrete, es por decirlo así, el fundamento de la cocina, pues que de ella se sacan los caldos de sustancia, los restaurantes, los colados y toda clase de salsas, sirviendo al mismo tiempo para dar cuerpo á todos los guisados á la brasa, y empleándose en rellenos ó picadillos, en pasteles grandes y chicos, y en muchas entradas de diferentes clases.

VACA (Pierna de) MECHADA, EN CUAJADA Á LA POLACA. Se golpea y limpia la pierna de vaca, quitándole todos los pellejos y los nervios; se mecha con lardo ó jamon gordo, se acomoda en una cazuela ó lebrillo grande, y se le echa encima un buen vaso de buen vinagre, que se habrá hecho hervir un cuarto de hora con sal, pimienta, clavo en rama, laurel, rebanadas de limon y estragon, dejándose así marinar una hora. Se pone despues en una marmita en que se le hará tomar color con mantequilla, y despues se le añade la mitad del jugo de la marinada, un poco de caldo, un cuartillo de leche cuajada, una sustancia blanca hecha aparte (véa-

viéndose polvoreadas con pimienta. sobre hojas blancas de lechuga con aceitunas y chilitos.

VACA (Salpicon de). (Véase SALPICON DE TERNERA, pág. 842.)

VACA. (Blanquete de) Á LA BURGESA. Se entiende por cuadrado de vaca toda la parte que media desde la primera costilla hasta la cadera, cortadas las costillas y dejándose sin ellas los lomos; y por lonja se entiende toda la parte que está desde las costillas hasta la cola, dejándose el riñon pegado á ella. Se pone pues á cocer en el asador un cuadrado ó una lonja de vaca; y estándolo y dejándose enfriar en seguida, se levanta diestramente el solomo que se pone en pequeños trozos del tamaño de una peseta, en una cacerola entre bardas de lardo, y se deja calentar media hora en una estufa en baño de María. Se clarifican y dejan consumir dos cucharones de sustancia blanca (véase en la pág. 823) con un poco de caldo consumado (pág. 131), y se ligan con tres yemas dd huevo, añadiéndose cuatro onzas corridas de mantequilla fresca, el zumo de un limon, y un poco de perejil perdigado; se echa el blanquete de vaca en esta salsa y se sirve con coscorrones fritos (pág. 230), al rededor. Se puede tambien, si se quiere, servirse en un pastel volado al aire (véase BOLA AL VIENTO, pág. 86).

VACA (Pulpas de) PARA MUCHOS DIAS. (Véase BUEY FRIO PARA MUCHOS DIAS, pág. 92). Se disponen lo mismo las pulpas.

VACA (Costillas de) SALTADAS. Estando bien preparadas las cotillas, esto es, redondeadas por la parte gruesa de la carne y adelgazadas por la extremidad del hueso, se echan en una vasija de saltar con sal y pimienta, perejil y chalotes picados muy menudos; se rocia todo con mantequilla derretida y se pone el plato ó vasija sobre fuego muy ardiente; cuando estén las costillas cocidas por un lado, se voltean del otro, y quedándolo enteramente por ambas partes, lo que se conoce al apretarlas un poco con el dedo, se aderezan. Se les quita entonces la mantequilla que sirvió para cocerlas, reemplazándola con algunas cucharadas de salsa española (véase en la pág. 765), y un poco de gelatina; se calienta esta salsa y se echa sobre las costillas. Si no hubiese salsa española, será indispensable dejar la mantequilla, añadirle una poca de harina, y humedeciéndola con caldo, dejarse hervir todo para echarse sobre las costillas.

VACA (Costillas de) EN CAMPO VERDE. Se ponen las costillas en una cacerola con un trozo de mantequilla y un manojito surtido, y se sancochan ó medio frien al fuego; se añade una poca de harina, se humedecen con caldo y un vaso de vino blanco, y se sazonan con sal y pimienta gorda; se hacen cocer á fuego lento, se desengrasan, y dejándose reducir la salsa, se añaden tanto como una nuez de mantequilla buena, amasada con harina, y una buena toma de perifollo, perdigado y picado; se liga la salsa y se añade zumo de limon, ó un chorrito de vinagre.

VACA (Costillas de) Á LA DRUE. Preparadas las costillas como se ha dicho en el artículo de costillas saltadas, se mechan con lardo fino, bien sazonado de pimienta, sal y especias, y con jamon; se ponen en seguida al fuego sobre un plato de saltar con mantequilla, y cuando estén algo sancochadas, se pasan á una cacerola, cuyo fondo se habrá guarnecido con bardas de lardo, algunas tajadas de ternera, raices rebanadas á lo largo, dos clavos de especia, una hoja de laurel, y un manoijito de perejil y cebollitas; se cubren con otras bardas de lardo y una rueda de papel untada con mantequilla, echándoles una cucharada bien llena de caldo concentrado (véase en la pág. 131), y dejàndolas cocer á fuego manso por hora y media. Al momento de servirse, se escurren y se jalean con una buena gelatina, bien aderezadas en un plato, pudiéndose poner abajo salsa española (pág. 765), ó pepinillos, sustancia de cebollas blancas, salsa de xitomate, &c. Se pueden tambien cocer estas costillas con dos ó tres zanahorias, tres ó cuatro cebollas y una hoja de laurel, untándose para esto con mantequilla el fondo de la cacerola, y poniéndose en ella el recado con las costillas; se les echa un cucharon de gelatina, ó de caldo consumado ó de la olla y se dejan cocer á fuego manso. Un cuarto de hora ántes que las costillas acaben de cocerse, se aumenta el fuego poniéndolo muy vivo, para reducirlas á gelatina, ó lo que es lo mismo, para que su caldillo se espese y se cuajen por sí mismas; se ponen sobre rescoldo y al momento de servirse, se sacan de la cacerola para aderezarse en el plato.

A falta de salsa, se echa una poca de harina sobre la gelatina, se humedece con caldo y se deja hervir todo diez minutos.

VACA (Costillas de) MECHADAS Y JALEADAS. Se preparan como las anteriores, con la diferencia de que no se hacen saltar ántes de echarse en la cacerola.

VACA (Costillas de) EMPANADAS Á LA PARRILLA. Se preparan las costillas y se sazonan con un poco de sal y de pimienta gorda; se derrite despues un poco de mantequilla y se van mojando en ella una por una las costillas; al sacarlas de la mantequilla se van poniendo en una cacerola en que habrá miga de pan, se voltean allí mismo, y se sacan para cubrirlas enteramente con mas miga. Media hora antes de servirse se ponen en la parrilla á fuego suave, á fin de que la miga no tome mucho color, y estando cocidas se aderezan con una sustancia clara por abajo.

VACA (Costillas de) MARINADAS Y EMPANADAS Á LA PARRILLA. Se corta un cuadrado de vaca (en el artículo Blanquete de VACA Á LA BURGESA, pág. 929, se explica lo que se entiende por cuadrado) dividiendo las costillas sin dejarlas muy largas, y se ponen estas, á marinar una hora con sal, pimienta gorda, hongos, perejil, cebollitas; una puntita de ajo y mantequilla tibia; despues se tiene la marinada á mano y cerca de las costillas, que se cubren con miga de pan, y se ponen en la parrilla á fuego suave, rociándolas con el resto de la marinada; cuando estén cocidas y de buen color, se sirven sobre una salsa compuesta de sustancia clara ó aguada, dos cucharadas de agráz, sal y pimienta gorda. Se pueden tambien servir sin salsa.

VACA (Costillas de) Á LA COCINERA. Bien dispuestas las costillas, se ponen en el fondo de una cacerola, cuatro onzas de carne gorda de puerco, que llaman con repelo, divididas en tajadas, un poco de mantequilla y encima las costillas; se dejan cocer á fuego manso en su misma sustancia, meneándose continuamente, y en estando cocidas, se aderezan en un plato poniéndoles encima los trozos de carne de puerco.

GESA. Despues de haber lavado una landrecilla, te pone en un lienzo limpio y se golpea en seguida, y se mecha con mechones gruesos bien sazonados con especias, perejil, cebollitas, tomillo y laurel, todo picado muy menudo; se ata la landrecilla y se pone en una cacerola con algunas zanahorias, otras tantas cebollas, dos hojas de laurel, y dos cuartillos de caldo; se cubre con una rueda de papel untado con mantequilla, y cuando hierva se deja dos horas á fuego suave, poniéndole algunas brasas sobre la tapa de la cacerola. Al momento de servirse, se escurre, se desata, y se pone sobre su caldillo, que se habrá dejado reducir á la mitad, y sobre las legumbres que se cocieron con ella, cubriéndola con gelatina. Se puede tambien servir sobre salsa española (pág. 765), ó sobre alguna sustancia, acederas, ó salsa de xitomate.

VACA (Landrecilla de) Á LA CONTI. Preparada como la del artículo precedente, se mecha por encima con jamon delgado y con grueso por abajo; se pone en seguida en una cacerola con los mismos ingredientes que la del artículo anterior, y cuando esté casi cocida se le quitan las legumbres, y se deja hervir su caldillo con ella á fuego muy ardiente, hasta que se reduzca á gelatina; se quita entonces la carne, se despega la gelatina con algunas cucharadas de salsa española, se desengrasa y se echa debajo de la landrecilla, que se habrá jaleado, poniéndose las legumbres al rededor.

VACA. (Landrecilla de) MECHADA Y JALEADA. Se prepara como la de el artículo anterior á la Conti, jaleándola con cuidado para servirse con toda clase de salsas ó adornos.

VACA (Landrecillas pequeñas de espaldilla de). Se preparan algunas de estas landrecillas, y se les quitan los nervios y pellejos; se atraviesan con broquetas y se ponen á marinar en aceite con una cebolla rebanada, perejil, sal y pimienta; se acuestan sobre el asador y se hacen asar media hora á gran fuego; se jalean y se aderezan sobre cualquiera sustancia.

VACA (Landrecillas de) Á LA GENDARMA. Se mecha una landrecilla con mechas gruesas de jamon y de lengua en escarlata (págs. 98, 468) y se deja doce horas en una marinada dispuesta como la del artículo anterior; se envuelve despues de pasado ese tiempo en papel untado con mantequilla, que se le quitará un poco ántes que esté completamente cocida, á fin de que pueda tomar color: se jalea en seguida y se sirve con salsa de pimienta (véase en la pág. 613 y 780).

VACA (Godiveau de). (Véase PICADILLO FRANCES ó GODIVEAU, pág. 642.)

VACA (Mollejuelas de) PARA ADORNO DE OTROS GUISADOS. Se ponen á remojar en agua tibia las mollejuelas, se perdigan en seguida, se refrescan, se escurren, y se acomodan en una cacerola entre tajadas de jamon: se derrite aparte mantequilla y se echa sobre la mollejuela, añadiéndole cebollas, zanahorias, sal, pimienta, y un manojito surtido, humedeciéndose con caldo. Cocidas de esta manera, se emplean en adornar una multitud de guisados.

VACA (Mollejuelas de) EN CAJA. Remojadas y perdigadas las mollejuelas, se les quita el cañon, y cortadas en rebanadas poco gruesas, se echan en una marinada de aceite ó lardo derretido, con perejil, cebollitas, hongos y chalotes picados, sal y pimienta gorda: se hacen siete ú ocho cajitas de papel de tres dedos de largo y se untan por abajo con aceite; se les echan las mollejuelas con su marinada, se ponen en la parrilla sobre un papel aceitado, y se cuecen á fuego de rescoldo por media hora, cuidándose de que no se prenda el papel, lo que se logra esparciendo la lumbre con la pala si estuviese el fuego mas fuerte que lo que se ha menester; estando cocidas las mollejuelas, se les echan unas gotas de zumo de limon ó de vinagre.

VACA (Mollejuelas de) JALEADAS. Perdigadas y refrescadas las mollejuelas como queda dicho en los artículos anteriores, se mechan con jamon delgado, y se ponen en una cacerola fondeada con tajadas de jamon, otras de pulpa de ternera, algunas zanahorias, dos cebollas, dos clavos de especia y dos hojas de laurel; se humedecen con media cucharada de caldo, de modo que no tengan más líquido que una cantidad igual á media mollejuela, y se cubren con una rueda de papel untado con mantequilla, dejándose cocer á dos fuegos, para lo que bastan tres cuartos de hora, y cuidándose de que no tomen color. Se sirven sobre sustancia de achicoria, de cardos ó de xitomate, &c. escogiéndose la que pareciere mejor.

VACA (Mollejuelas de) MECHADAS. Despues de mechadas las mollejuelas del modo ordinario, se meten á cocer al horno, para lo que bastan tres cuartos de hora; se bañan dejándose de buen color, y se sirven sobre acedera ó chicoria á la crema.

VACA (Mollejuelas de) FRITAS. Se hace una marinada con tanto como la mitad de un huevo de mantequilla amasada con harina, medio vaso de vinagre, un vaso grande de agua, clavos de especia, una cabeza de ajo, chalotes, cebollitas, perejil, laurel, tomillo, alvahaca, sal y pimienta; se pone á entibiar esta marinada, meneando la mantequilla hasta que se derrita, y se echan en seguida las mollejuelas, apartándolas del fuego para dejarlas marinar hora y media ó dos horas; se escurren despues, se enjugan con un lienzo, se revuelcan en harina y se frien, dejándoles tomar buen color ó dorarse. Se sirven con perejil frito al rededor.

VACA (Mollejuelas de) Á LA ALEMANA. Perdigadas las mollejuelas despues de haberse remojado, y refrescadas en seguida en agua fria, se cortan en pequeños trozos redondos y delgados, y se ponen á cocer en una semigelatina de vianda con una poca de mantequilla; cuando estén cocidas se echarán en salsa alemana bien caliente (véase SALSA ALEMANA, pág, 772), con criadillas de tierra y hongos cocidos, y fritos de la misma manera. Al momento de servirse, se les añade una poca de mantequilla fresca y zumo de limon.

VACA (Mollejuelas de) Á LA ESPAÑOLA. Se preparan lo mismo que las del artículo anterior, poniéndose en lugar de la alemana salsa española (véase en la pág. 765). Las mollejuelas dispuestas de este modo, se emplean por lo comun en guarniciones de otros guisados.

VACA (Mollejuelas de) Á LA INGLESA. Se echan á remojar, se perdigan y se ponen á cocer en una semigelatina; se dejan enfriar y se escurren. Se baten yemas de huevo con mantequilla derretida, y se rebozan con este huevo las mollejuelas dos veces, cubriéndose sucesivamente con pan rallado; se asan á la parrilla y se aderezan sobre una semigelatina.

VACA (Mollejuelas de) EMPAPELADAS. Cocidas lo mismo que las jalea-

se SUSTANCIA BLANCA, pág. 823), chalotes picados finos, y las rebanadas del limon. y el laurel de la marinada; se deja acabar de cocer, y se cuela el caldillo que le ha de servir de salsa, añadiéndose un poco de almibar en punto de caramelo.

VACA MARINADA Y MECHADA, AL ASADOR. Se pone la pierna en una cazuela ó lebrillo grande y se le echan encima tres ó cuatro cuartillos de buen vinagre, sal, pimienta, tomillo, laurel y chalotes, dejándose marinar así tres ó cuatro dias, y volteándola diariamente. Se mecha en seguida toda la superficie opuesta á la mollejuela ó landrecilla, y así preparada se pone sobre el asador, dejándola cocer cuatro horas despues de haberla envuelto en papeles. Se adereza y se sirve asada de este modo, sobre salsa española (véase en la pág. 765).

VACA (Rueda de pierna de) Á LA HOLANDESA. Esta pieza que ha de tener por lo menos seis pulgadas de altura, debe cortarse de la parte mas gruesa de la pierna; se le quita el hueso de enmedio, y se mecha con lengua en escarlata (véase en las págs. 98 y 468) cortada en tiras ó mechas largas; se fija con tenedodres ó broquetas á fin de que conserve su forma, se ata con un hilo y se pone á cocer cuatro horas en una vasija propia para cocer á la brasa (véase BRASA) con algunas zanahorias, cebollas, un manojito surtido, nuez moscada, sal y pimienta, humedeciéndose todo con caldo concentrado (página 131); despues de cocida la pierna, se desengrasa su caldillo, se le mezclan algunas cucharadas de salsa española, se deja espesar, se pasa por la estameña y se le mezcla zumo de limon, echándose esta salsa á la rueda que ya se habrá jaleado.

VACA (Rueda ó tapa de) Á LA CORTEZA. Se divide en tajadas la rueda de vaca que se mechan con lardo ó con jamon, y se sazonan con sal, pimienta, perejil, cebolla, chalote, y un poco de ajo, todo picado; se divide tambien en trozos la corteza de tocino ó jamon fresco, y se ponen en una cazuela una cama de tajadas de vaca mechadas y otra de pellejo ó corteza de tocino, alternándose así hasta concluir, y humedeciéndose todo con un vaso de agua y otro de aguardiente refino; se deja cocer cuatro ó cinco horas sobre rescoldo encendido, y se sirve como el buey á la moda (véase en la pag. 92).

VACA (Rueda ó tapa de) Á LA CREMA. Cortada la pulpa ó rueda en trozos del tamaño de un huevo, se mecha cada uno atravesándole una tira gruesa de jamon, sazonándose con sal, especias, perejil, cebollitas y hongos picados; se ponen en una cacerola con una poca de mantequilla y se sancochan al fuego; se echa entonces una poca de harina humedecida con caldo y vino blanco, y se deja cocer la vaca: estándolo, y quedando el caldillo bien espeso, se le añade una liga de tres yemas de huevo desleidas en crema, y se deja todo incorporarse al fuego.

VACA (Lonja de) AL ASADOR. Se llama en la cocina lonja de vaca ó de ternera, á toda la parte que se comprende de las costillas á la cola, á la que está pegado el riñon; pero para esta pieza se cortará desde la segunda costilla hasta el jarrete: se le quitan la landrecilla y la cadera ó caja, para que por todas partes tenga, á poco mas ó menos, el miscocimiento, y se sujeta con pequeños tenedores ó broquetas que la traspason desde el flanco hasta los solomos y se le atraviesa el asador por un lado hasta la extremidad gruesa, cerca del jarrete. De este modo se deja asar del modo ordinario, hasta que estén bien cocidas todas las carnes.

VACA (Lonja de) ESTOFADA. Se deshuesa una lonja y se le echan por la parte interior pimienta y sal; se ata de modo que conserve una buena forma, y se pone en una brasera con mantequilla solamente; se deja cocer de este modo por tres horas volteándola de cuando en cuando, y despues se jalea y se sirve sobre gelatina de vianda. Esta pieza se sirve tambien fria con gelatina.

VACA (Fricandó de). Se mecha una tajada de pulpa ó rueda de vaca del grueso de dos dedos con gordura de puerco, se perdiga un momento en agua hirviendo, y se pone despues á cocer con caldo y un manojito surtido. Estando cocida, se saca de la cacerola para desengrasar el caldillo que se cuela por un tamiz sobre otra cacerola; se deja espesar al fuego hasta que se consuma tanto, que no quede casi nada, y se echa allí la carne cocida para que se alée; cuando lo esté por el lado de la gordura con que se mechó, se adereza en el plato en que se ha de servir, se despega al fuego lo que quedó en la cacerola, echándole un poco de caldo colado (pág. 132), y un poco de caldo de la olla, y estando de buen gusto, se sirve sobre sobre el fricandó.

Este se sirve igualmente sobre achicoria, acederas ó espinacas, &c.

VACA (Venason de) PARA COMERSE FRIA. Véase en el artículo Venason de BUEY, pág. 93, la advertencia sobre la palabra *Venason.* Se divide en tres piezas la pulpa de una pierna de vaca, y se magullan con la parte plana del machete sin moler la carne, que se limpia sin agua, de modo que no le quede ningun pellejo; se ponen á sancochar en una cazuela con mantequilla y aceite, con tres hojas de laurel, ajos, machacados y granos enteros de pimienta y clavo; despues se añaden mas aceite, unas hojas de naranjo, un limon rebanado, un poco de vinagre de Castilla, otro de vino tinto y otro de agua caliente, hasta que el líquido cubra la carne que se pone á cocer á fuego manso, cuidándose de que no se deshaga, hasta que se consuma el caldillo; se sacan despues las piezas cocidas de vaca, y se deja acabar de consumir el fondo de su cocimiento, al que se echa un poco de aceite y vino tinto para freirse allí las piezas cocidas, una por una, y volteándose por ambos lados; se colocan en un platon sobre hojas de naranjo y se les echan encima los asientos de la cazuela con unas tiras de jamon cocidas.

VACA ó TERNERA. (Arbitrio para dar á la carne de) EL GUSTO DE ATUN. Se cortan unas tajadas de rueda de pulpa de vaca ó ternera (esta última es la mejor) y se echan en agua hirviendo, en la que se habrán puesto hojas de laurel y sal de pescado. Cuando la vianda se haya remojado en ella dos horas, se saca y se pone á escurrir, se polvorea otra vez con sal molida de la misma, y se golpea con un palo redondo hasta que la carne se haya penetrado bien de la sal; en el fondo de la vasija en que se ha de echar la carne, se ponen algunas anchoas saladas, se coloca encima la vaca ó ternera preparada, como se ha dicho, y se llena la vasija de buen aceite. Esta carne se sirve como platillo supernumerario.

VACA (Landrecillas de) A' LA BURdas (véanse poco ántes), se les echa encima salsa durcela (pág. 773); se dejan enfriar y se ponen rebanadas muy delgadas de jamon cocido sobre las yérbas finas que cubrirán las mollejuelas, y así preparadas se envuelven en papel aceitado, y se ponen á la parrilla para que tomen color.

VACA (Espaldilla de). La espaldilla de vaca se sirve ordinariamente asada, con su misma sustancia ó jugo, ó con salsa de pimienta (véase PEBRE FRANCES pág. 613).

VACA (Espaldilla de) EN GALANTINA. Despues de haberse deshuesado enteramente una espaldilla de vaca, se hace con parte de la carne un picadillo, añadiéndole para cada libra, otra de lardo que se picará tambien; estando todo bien picado, se extenderá dejándose del grueso de un dedo sobre la espaldilla, poniéndose encima tiras de jamon, de lengua en escarlota (véase en las págs. 98 y 468), y de criadillas de tierra, añadiéndose tambien si se quiere, otras tiras de zanahoria. Para jaspear la galantina, se cubren todos estos ingredientes con picadillo, y se vuelven á colocar encima las tiras de jamon, de trufas, &c. cubriéndose otra vez con picadillo y empleándose así todo el restante. Se enrolla entónces la espaldilla á lo largo, reuniéndose y apretándose bien las carnes, se ata con un hilo fuerte y se cubre con lardo; se envuelve muy apretada en canavà, cotence ú otro lienzo muy limpio, y se vuelve á liar para que al cocerse conserve su forma; se pone en una brasera fondeada con algunas tajadas de lardo, otras de ternera, dos piés de vaca perdigados, los huesos de la espaldilla, seis zanahorias, ocho ó diez cebollas, de las que una irá mechada con cuatro clavos de especia, cuatro hojas de laurel, un poco de tomillo, y un buen manojo de perejil y cebollitas; se humedece con caldo, y á falta de éste, con agua y sal, haciéndose hervir todo por tres horas, y examinándose si la espaldilla está cocida para apartarse del fuego; se aprieta entonces para que se le salga todo el líquido ó caldillo, y se deja enfriar; se cuela la gelatina por una servilleta fina y tupida, y se ponen en una cacerola huevos (claras y yemas), batiéndose bien, echándose encima la gelatina, y haciéndose que ambas cosas queden perfectamente mezcladas; se añaden una poca de pimienta gorda y de las cuatro espesias, una hoja de laurel, un poco de tomillo, y un puño escaso de perejil deshojado, incorporándose todo y dejándose hervir. Al soltar el hervor se coloca la cacerola al borde de la hornilla, se cubre con su tapa y se le pone fuego encima, dejándose media hora en esta disposicion, para que todo hierva suavemente en ese tiempo; esta gelatina se cuela despues por una servilleta tupida sin apretarla, sí no meneándose solamente adentro la jaletina para que pase al otro lado; se deja enfriar, y cuando se haya cuajado, se rodea con ella la galantina despues de aderezada en un plato. Es necesario que no se olvide sazonar el picadillo con sal, pimienta gorda, un poco de las cuatro especias y perejil picado muy menudo, y cuando ya se vaya á emplear, se le mezclan yemas de huevo amalgamándose bien.

VACA (Gaita de espaldilla de). Se deshuesa una espaldilla y se mecha con repelo ó lardo menudo, y con lengua en escarlata; se le echa sal y pimienta por la parte interior, y se dobla en forma de bola atándose con hilos

Así preparada, se coloca en una brasera (véase BRASA), con tajadas de jamon, zanahorias, cebollas, un manojito surtido, y se humedece con caldo consumado (pág. 131). Estando cocida, se deja escurrir; se cuela y se desengrasa su caldillo, se hace reducir á semigelatina, y se pone despues allí la espaldilla, rociándola con él y haciéndola hervir suavemente con fuego arriba y abajo. Se sirve guarnecida á la flamenca, esto es, rodeándose con zanahorias y cebollas cortadas en forma de bastoncitos y cocidas en caldo concentrado con un poco de azúcar, y lechugas y coles cocidas á la brasa, interpolándose todo en forma de corona; encima se adorna la espaldilla con cebollas cabezonas fritas y doradas.

VACA (Pecho de) Á LA ALEMANA. Despues de haberse perdigado el pecho, se pone á cocer entero con un poco de caldo, medio vaso de vino blanco, un manojito surtido, sal y pimienta; cuando lo esté, se adereza en un plato, volteándose el pellejo sobre las costillas para dejar descubiertos los tendones, y se le pone por encima salsa alemana (véase en la pág. 772); se hace hervir un instante mas, y se le echa una poca de pimienta gorda.

VACA. (Pecho de) CON SUSTANCIA DE LENTEJAS Ó CHÍCAROS. Se corta el pecho en pedazos del tamaño de un dedo, que se perdigan y se ponen despues á cocer en caldo con media libra de lardo ó jamon en rebanadas, un manojito surtido y poca sal; mientras se cuece, se prepara la sustancia de lentejas, de chícharos, alberjones ó garbanzos (véase SUSTANCIA de estas legumbres, pág. 825), que se teñirá de verde con un puño de espinacas cocidas en agua y majadas ó molidas; se frie la sustancia con el caldillo de los tendones para darle cuerpo, echándole éstos y el jamon. Si quedase muy aguada, se dejará espesar al fuego.

VACA (pecho de) Á LA BRASA. Se cuece en una brasa bien sazonada (véase BRASA), y se sirve con la salsa ó guisado que se quiera.

VACA (Pecho de) RELLENO. Es necesario quitarle el hueso saliente y las extremidades de los otros, hacerle una incision para separar la carne de los huesos y echarle un relleno adentro; se cose la abertura para que no se le pueda salir el relleno, se ata y se pone á cocer en una cacerola con dos cebollas, dos zanahorias, y un manojito surtido; se humedece con agua ó caldo, se le añaden los recortes, los huesot y los desperdicios que haya de vianda, cuidándose de quitar las legumbres conforme se vayan cociendo; cuando esté á medio cocer, se saca de la cacerola, se cuela el caldillo y se desengrasa; se deja consumir hasta el punto de jaletina y se vuelve á poner en ella el pecho, cuidándose de que se acomode por la parte ó lado que se ha de servir; se desata, se le extiende la gelatina con una brocha por las partes que no la tengan, y se sirve con salsa española espesa (véase en la pág. 766).

En cuanto al relleno, si no hubiere ó no se quisiere que sea de picadillo á la francesa ó de quenelles (véanse en las págs. 642 y 706), se hará otro de esta manera. Se pican juntamente una libra ó media de pulpa de vaca y otro tanto de lardo, lo mas fino que sea posible, y se sazona con sal y unas pocas de especias, pudiéndose tanto en éste como en cualquiera otro picadillo, añadirse hongos y perejil picado, y si las hubiere, criadillas de tierra. Es necerario que se fria un poco el picadillo en mantequilla, y estando todo bien incorporado se mete en el pecho que se cuece como queda dicho.

VACA (Pecho de) JALEADO. Se deshuesa, se ata y sin rellenarse, se cuece y se sirve lo mismo que el del artículo anterior.

VACA (Pecho de) MARINADO. Se divide en trozos del tamaño de un dedo y se acomoda como las mollejuelas de vaca fritas (véanse entre los artículos anteriores.

VACA (Pecho de) EN TLEMOLE (véase TLEMOLE, páginas 854 y siguientes).

VACA (Pecho de) Á LA INGLESA. Despues de haberse preparado, se le hace una incision entre cada costilla; se pican entonces una libra de gordura de riñon de ternera, otro tanto de migajon de pan, un puño de perejil y algunas hojas de salvia real; se le añaden sin dejarse de picar, yemas de huevo, sal, pimienta y nuez moscada, y se pone este relleno en las incisiones ó aberturas que se hicieron al pecho, que se cose y se asa al asador. Estando cocido, se aderesa sobre sustancia de vianda, sirviéndose aparte mermelada de peron ó manzana (véase en la pág. 532).

VACA (Tendones de) Á LA SARTEN. Se levanta la carne de los tendones de un pecho de vaca, y estando descubiertos, se cortan muy cerca de los huesos de las costillas; despues se cortan los huesos tiernos de que penden los tendones, y entonces se cortan éstos en pedacitos cuadrados; se echan á remojar; se perdigan, y en seguida se componen para que todos queden iguales y de buena forma; se fondea una cacerola con bardas de lardo, se ponen encima los tendones, y se cubren con otras bardas; se echa sobre ellos una sartenada (véase ECENCIA DE SARTEN, pág. 318), y se dejan cocer cuatro horas, observando si la aguja de mecha entra fácilmente en ellos, que es la señal de que están bien cocidos.

VACA (Tendones de) Á LA JARDINERA. Preparados y cocidos los tendones como los del artículo precedente, se aderezan en forma de corona, se jalean, se les pone al rededor un cordon de lechugas, y en el medio se colocan unas raices torneadas en forma de bastoncitos ó de aceitunas, que se disponen ó amontonan haciéndose con ellas una pirámide.

VACA (Tendones de) CON XITOMATE. Se preparan como los del artículo anterior, con la diferencia de que despues de colocados en corona, se les echa en medio salsa de xitomate. De este modo se preparan con diferentes salsas de las que toman su nombre los guisados como *tendones de puntas de espárragos, de sustancia de lentejas,* &c.

VACA (Tendones de) MARINADOS Y FRITOS. Se cortan los tendones de modo que imiten unas ostras, se ponen en una cacerola fondeada con tajadas de jamon ó de lardo, se cubren con otras tajadas, se humedecen con una marinada (véase en la página 510), y se dejan cocer hora y media; al momento de servirse, se escurren y se cubren con alguna masa de freir (véanse en las páginas 106 y 514), y se echan en alguna fritura que no debe estar muy caliente; se sirven con un puño de perejil, frito tambien, por encima.

VACA (Tendones de) Á LA MILANESA. Se cortan en pedazos pequeños cuadrados ó redondos, y se cuecen en blanco, ó lo que es lo mismo, en agua con sal; se escurren y se ponen en un plato de saltar con jaletina de vianda, haciéndose calentar de modo que los tendones queden bien cubiertos con ella. Se preparan aparte macarrones á la napolitana (véanse en la pág. 491), y se colocan sobre ellos los tendones para servirse.

VACA (Tendones de) EN MAYONESA. Preparados como los del artículo anterior, se dejan enfriar en su gelatina, se colocan despues en forma de corona, y se cubren con mayonesa (véase en las pág. 517 y siguientes), adornada con pepinillos cortados de diferentes maneras, con anchoas, con alcaparras, haciéndose con ellas unos cordones como hilos de perlas, con betabel, ó con jaletina de vianda, &c.

VACA (Tendones de) A LA PROVENZALA. Se preparan lo mismo que *á la milanesa* y se ponen á cocer en aceite cebollas cortadas en tiras con unos dientes de ajo; despues se escurren y se hacen hervir á fuego manso en un vaso de vinagre con una poca de salsa española (pág. 765) y un poquito de chile seco en polvo; en seguida se aderezan los tendones en forma de corona, y se cubren con la cebolla así dispuesta.

VACA (Tendones de) CON ARROZ. Se pone á rebentar el arróz en agua con sal, mantequilla y un poco de caldo sin desengrasar, y cuando esté casi cocido, se machuca con una cuchara de palo dejándolo entibiar; se pone entonces la mitad de este arróz en un plato, se colocan encima los tendones cocidos á la brasa (véase BRASA), y se cubren con la otra mitad del arróz; se amolda todo en forma de pastel, y se mete á dorar al horno. Se levanta la parte superior de esta especie de pastel, se le echa dentro un guisado ó salsa tolosana (véase en la pág. 777) y se vuelve á cubrir con su costra para servirse.

VACA (Cadera de). La cadera no se emplea en las grandes cocinas sino para disponer los caldos concentrados, la sustancia roja ó rubia, ó para caldos de sopa; pero con respecto á las cocinas de ménos gerarquía, se puede poner mantequilla en una cacerola y cocerse la cadera con zanahorias, cebollas, una hoja de laurel y dos cuartillos de caldo; se deja hervir á fuego manso hora y media ó dos horas, y se sirve con las legumbres.

Se hace tambien jaleada, y para esto se mecha con lardo menudo ó repelo, y se cuece lo mismo que el fricandó de vaca (véase entre los artículos anteriores).

Se hace en adobo lo mismo que el guaxolote (véase guaxolote en adobo á la francesa, pàg. 385).

Y se guisa en estofado lo mismo que la ternera (véase en las págs. 838 y siguientes).

VACA (Jarretes de) JALEADOS. Despues de haber redondeado las carnes al rededor del hueso de los jarretes, y de haberlos atado con unos hilos, se ponen en una cacerola con algunas cebollas, otros tantos nabos, igual número de zanahorias, sal, pimienta, clavo y un manojito surtido, humedeciéndose todo con caldo concentrado, (pag. 131); estando cocidos, se aderezan rodeándolos con las raices que se cocieron con ellos, y se cuela y se deja espesar el caldillo hasta quedar reducido á semi-jaletina, echándose sobre los jarretes que se dejan cuajar en seguida.

VACA (Broquetas de) Á LA ITALIANA. Se corta en trocitos pequeños el hígado de vaca, y se ensartan en broquetas, poniéndose alternados un pedacito de jamon y otro de hígado; se polvorean con pimienta y sal, se cubren con pan rallado mojándolos en aceite, y se ponen á cocer en la parrilla. Así que estén de buen color, se sirven.

VACA (Amorcillos de tuétanos de) Se preparan y sirven lo mismo que los sesos (véase SESOS DE VACA, pág. 790).

VACA (Piés de). Despues de escaldados y limpios, se preparan absolutamente lo mismo que la cabeza, bien sea á lo natural, guisados, ó fritos, &c. (véase cabeza de VACA en los primeros artículos de esta voz). Se hacen tambien rellenos y fritos, y *á la Santa-Ménehould* como los de buey ó carnero (véanse).

VACA (Piés de) Á LA CAMARGO. Se cuecen en agua cuatro piés de vaca, se escurren despues y se ponen en una cacerola con dos cucharadas de agráz, un trozo de mantequilla amasada con harina, sal, pimienta gorda, chalote picado y un cuartillo de caldo; se dejan hervir á fuego manso media hora, y ántes de servirse se les añade una anchoa picada, desleida bien en su caldillo, y un puño de perejil picado; si la salsa no tuviese el ácido suficiente, se le echa un poco mas de agráz, dejándose bien espesa.

VACA (Colas de) CON COLES Á LA BURGUESA. Se dividen en dos mitades dos ó tres colas, que se perdigan un instante con media libra de repelo de puerco, cortado en tiras; despues se perdiga tambien la mitad de una col grande partida en pedazos, dejándose en el agua hirviendo un cuarto de hora; en seguida se saca, se echa en agua fria, se exprime bien, se le quitan los troncos y se atan los pedazos; se ponen las colas en una olla con el repelo atado y las coles, un manojito de perejil, cebollitas y nuez moscada, humedeciéndose todo con caldo y echándose sal y pimienta gorda; se deja hervir á fuego manso hasta que estén cocidas las colas, y entonces se sacan éstas de la olla para escurrirlas y enjugarles la grasa; se aderezan interpoladas con las coles y con el repelo por encima, rociándose bien con salsa española espesa (pág. 766) y de buen gusto.

VACA (Colas de) Á LA BRASA. Cocidas á la brasa las colas (véase BRASA), se ponen sobre diferentes guisados y se sirven con ellos.

VACA (Hígado de) Á LA ITALIANA. Se corta el hígado en tiras muy delgadas y se pone una cama de ellas en el fondo de una cacerola mediana, sazonándose con sal, pimienta gorda, buen aceite y unas pocas de yerbas finas que se componen de perejil, cebollitas, hongos, media cabeza de ajo y dos chalotes, picado todo muy menudo, y añadiéndose media hoja de laurel, tomillo y albahaca en polvo; sobre este recado se pone otra camá de tiras de hígado que se sazona lo mismo y se continúa de este modo hasta ponerse todo, siendo la última capa de recado; se deja cocer entonces una hora á fuego manso y se saca en seguida de la cacerola con una espumadera; se desengrasa el caldillo y se le echa un trocito pequeño de mantequilla amasada con harina, con media cucharada (de las de boca) de agráz, ó un chorrito de vinagre; se liga la salsa sobre la lumbre meneándola con una cuchara, añadiéndole si quedase muy espesa, un poco de caldo de sustancia, y se pone á calentar en ella el hígado, para servirse despues de aderezado en un plato.

VACA (Hígado de) MECHADO AL A-

SADOR. Se puede mechar en la parte interior con lardo grueso, y en la exterior con repelo, y se pone despues á marinar en aceite con sal, una ó dos hojas de laurel, rebanadas de cebolla y perejil, dejándose en este adobo seis ó mas horas. Al momento de ponerlo en el asador, se registra por todas partes á fin de que no le quede nada de las diferentes cosas con que se marinó, se le atraviesa por en medio y á lo largo una broqueta de hierro, ó una mediana de palo, y despues se le introducen otras mas pequeñas para sujetarlo á la mas gruesa con un hilo. Estando asegurado de modo que no se juegue, se envuelve en un papel untado con mantequilla, que se le quita ántes que acabe de cocerse, para que tome buen color; se necesita para quedar bien cocido dos horas; pero puede retirarse luego que ya no escurra nada de sangre, lo que es buena señal de quedar perfectamente cocido, y entonces se le quitan las broquetas y se sirve con salsa italiana ó pebre frances (véanse en las págs. 430 y 613).

VACA (Hígado de) FRITO Á LA ITALIANA. Se polvorean con sal y pimienta las rebanadas muy delgadas de hígado, y se rebozan con huevos, batidos con un poco de aceite; se meten en seguida en harina para que se cubran con ella y se frien en aceite. Se colocan en forma de corona y se les pone en medio salsa de xitomate (véase).

VACA (Salchichas de hígado de). Se pican juntamente iguales cantidades de hígado, y de lardo y la mitad de una de estas cantidades de migajon de pan, se mezclan al picadillo, revolviéndose bien, pimienta, sal, nuez moscada, unas pocas de las cuatro especias, y se hacen con él las salchichas, que aplastadas se envuelven en encrespados de puerco. Se sirven asadas á la parrilla con alguna salsa picante.

VACA (Asadura de). (Véase CHANFAINA).

VACA EN OTROS DIVERSOS GUISADOS. Se puede guisar lo mismo que el buey y la ternera (véanse estas voces).

VENADO. Se aplica por los cazadores este nombre así al ciervo como mas comunmente al gamo, y por esto pueden verse estas palabras para sus guisados propios, siendo los que se explican en los artículos siguientes los comunes para los dos, dispuestos al estilo del pais.

VENADO EN VENASON. Se hace lo mismo que la de vaca (véase en la pág. 934), con la sola diferencia de que por mas reseca necesita antes de cocerse estar en infusion de vinagre, sal y ajos hasta dos dias, mechándola despues con jamon y especias enteras, hojas de aguacate y perejil, y friéndola antes de echarla al cocimiento: se siguen en todo lo demás los mismos procedimientos que para la venasón de vaca.

VENADO EN ESTOFADO. Tambien este guiso acomoda al venado, mechándolo y friéndolo crudo en aceite ó manteca hasta que se dore; en lo demás se siguen los mismos procedimientos que para el estofado de ternera (véase TERNERA EN ESTOFADO, páginas 838 y siguientes).

VENADO EN ADOBO SECO. Este guisado dice perfectamente á los lomos del venado, y en todo se hace lo mismo que el de ternera (véase en la pág. 841), con sola la diferencia de que la infusion preparatoria se hace por dos ó tres dias.

VENADO EN BARBACOA. Molido chile ancho, desvenado y remojado con porcion de ajos limpios, un puñado de cominos, sal; y un poquito de vinagre ó jugo de limon, se unta con este adobo la carne del venado y despues con manteca fria ó tajadas de jamon gordo. Asi preparada, se siguen los mismos procedimientos que para las otras barbacoas (véase BARBACOA).

VENADO (Costillas de) RELLENAS. Se cortan y con el lomo del machete ó la mano del almiréz se majan por la parte gorda, echándose en seguida en vinagre con sal; se dejan despues escurrir y se sancochan con cebolla, pimienta, agua y sal; se rellenan con un picadillo compuesto de carnes de puerco y carnero picadas, ajos, cebollas, xitomate crudo, perejil, yerba buena, un migajon de pan remojado en caldo, huevos crudos, clavo, pimienta, sal, alcaparras, alcaparrones y acitron; ya rellenas se van colocando en una tortera ó cazuela prevenida de antemano, untada con manteca y fondeada con ajos, pimienta, cebollas, perejil y hojas de laurel, poniéndose una cama de este recado y otra de costillas hasta llenar la cazuela, que se pondrá á dos fuegos en seco mientras se doran las costillas, y estándolo, se añade vinagre y caldo, y se dejan cocer con mas fuego arriba que abajo.

VENADO (Pierna de) MECHADA. Se deshuesa la pierna del venado, se rebana y se mecha con perejil y jamon sazonado con pimienta y clavo en polvo, echándose de estas mismas especias en otras aberturas que se harán al intento con la punta del cuchillo; se unta una cazuela con manteca, se ponen las rebanadas mechadas y se les echan encima algunas hojas de laurel, xitomates rebanados, y una cabeza entera de ajo; cuando esté á medio cocerse la carne, se añade una taza caldera de vino jerez, y se cubre la cazuela con un comal con lumbre encima, para que acabe de cocerse la carne á dos fuegos.

VENADO (Pulpas de) MECHADAS EN ADOBO. Se ponen á desangrar en agua, y despues de bien limpias, se mechan con tiras de jamon sazonadas de pimienta y sal, con dientes de ajo, con clavos de especia y rajas de canela; se echan en una cazuela con chiles anchos tostados, desvenados, remojados, y molidos juntamente con ajos, pimienta, clavo, canela, cominos y culantro tostado; se deslie lo molido con vino y vinagre y se sazona con sal, orégano y rebanadas de lima, haciéndose que se bañen con este adobo las pulpas, que se dejan en él hasta el dia siguiente, en que se vacia la cazuela en una olla y se ponen á cocer las pulpas en su mismo adobo, añadiéndose el agua necesaria y manteca; estando cocidas, se quema mas manteca en una cazuela, vaciándose en ella la olla del adobo con las pulpas, que se dejan secar á dos fuegos. Se sirven adornadas con rebanadas de cebolla, chilitos y aceitunas.

VERDAULA (véase HORTELANO).

VERDE. Se da este nombre á las dos pequeñas salsas que se conocen en la cocina por

VERDE DE ESPINACAS. } (Véanse en la
VERDE OFICINAL. } pág. 322).

VERDOLAGA. Planta de la que hay dos clases, una silvestre y la otra cultivada, y ambas son demasiado conocidas, no diferenciándose una de otra sino en que la silvestre tiene las hojas mas pequeñas y crece sin cultivo. La cultivada se subdivide en dorada y en verde: esta es la que se siembra primero, porque le es menos dañoso el frio que á la dorada, que se siembra en Abril y Mayo.

Tanto la cultivada como la silvestre, tienen un gusto viscoso que se acerca mucho al ácido. Sus hojas se comen en ensalada y son refrigerantes, siendo conveniente su uso en tiempo de calor á los jóvenes de temperamento caliente y bilioso. Es de difícil digestion y ventosa. Para que dure mas tiempo se encurte con vinagre y sal, como los chilitos, y se come en diferentes guisados.

VERDOLAGAS EN BLANCO. Despues de quitadas á las verdolagas sus hojas y separadas bien de sus troncos, se ponen á cocer con sal de la tierra, y estando bien cocidas, lo que se conocerá cuando se deshagan frotándolas con los dedos, se apartan; se pone una cazuela con manteca á la lumbre, se pican tomate crudo muy fino y ajo, y se parten unas cabezas de cebolla en cuartos; todo esto se pone á freir en la manteca, y cuando esté muy frito, de modo que se hayan enrollado las cáscaras interiores del tomate, se sacan las verdolagas de la olla y se lavan bien en agua fria; se escurren, se exprimen bien y se echan á freir con el tomate; cuando estén bien fritas, se les echa caldo de carne de puerco, sazonado con sal fina, y unos poquitos de cominos molidos con un migajon de pan remojado: se echa todo en la cazuela, se agrega entonces la carne de puerco cocida con unos chilitos verdes enteros, y se deja todo sazonar, y que le quede el suficiente caldillo.

VERDOLAGAS EN XITOMATE. Cocidas y lavadas en agua limpia las verdolagas, como las del artículo anterior, se pican unos xitomates maduros, una cabeza de ajo mondada, y dos ó tres cabezas de cebolla; se frie bien esto recado en manteca, y cuando lo esté, se le echa caldo de carne de puerco; se frie un pedacito de pan en manteca y se muele con clavo, pimienta y cominos, echándose todo en la cazuela y sazonándose con sal fina; se añade entonces la carne de puerco cocida y se dejan sazonar las verdolagas.

VERDOLAGAS EN CHILE. Cocidas las verdolagas como se dice en los artículos anteriores y lavadas, se guisan tambien en chile-ajo ó en clemole corriente con chiles anchos y tomates (véase TLEMOLE).

VERDOLAGAS Á LA LANGUEDOCIANA. Se aperdigan y despues se cuecen en agua de sal, se escurren y se ponen en una cacerola, con aceite, mantequilla, manteca ó grasa, sal, pimienta, especias, una anchoa, perejil y un poquito de ajo, picados; se les mezcla en seguida migajon de pan hervido en leche, ó caldo de carne, dejándose que se acaben de cocer, para añadirles queso rallado; se ligan con yemas de huevo, se aderezan en un plato ó tortera y se cubren con pan y queso rallados, revueltas ambas cosas, dejándose encostrar á dos fuegos.

VERDOLAGAS EN CALDILLO GORDO. Se hacen en todo como las lechugas (véase LECHUGAS EN GORDO, pág. 466).

VERDOLAGAS CON QUESO FRESCO Y JOCOQUI. Despues de limpias se cuecen las verdolagas en agua con sal; se ponen en seguida á escurrir en un cedazo, y en el entretanto, se frien en una cazuela con manteca, ajo, cebolla, xitomate y chile verde, todo picado; cuando este recado esté medio frito, se echan las verdolagas escurridas, sazonándose todo con sal y dejándose acabar de freir juntamente con ellas el recado; se les añaden clavo y pimienta en polvo, queso fresco desmoronado y una poca del agua en que se cocieron; estando sazonadas y al apartarse de la lumbre, se les echa un poco de jocoqui ó mantequilla, advirtiéndose que con ninguna de estas dos cosas deben hervir.

VERDOLAGAS CON CARNE DE PUERCO Y LONGANIZA. Cocidas juntamente la carne de lomo de puerco y la longaniza, se mezclan con el recado frito y las verdolagas como se dice en el artículo anterior, y se sazona todo con clavo, pimienta, azafran y comínos molidos, humedeciéndose con un poco del caldo en que se coció la carne de puerco y otro poco del en que se cocieron las verdolagas.

VERDOLAGAS EN TORTA. (Véase TORTA DE VARDOLÁGAS, pág. 894).

VERDURAS. Con este nombre, ó el de vitualla, suelen designarse las legumbres, raices, yerbas y frutas cocidas y fritas, ó sin freir, con que de ordinario se acompaña al cocido en las mesas españolas, y se acostumbra generalmente entre nosotros (véase VITUALLA.)

VERGUERA. Este es el nombre que dan los confiteros á los armazones de aros de madera ó canastos desfundados con una red ó barcina de hilo en su lugar, y les sirven para secar los dulces cubiertos ó frutas confitadas. Se usan tambien para el mismo efecto unos zarzos ó tejidos de mimbres delgados.

VESPETRO. (Licor) Se ponen en infusión por ocho dias al calor de la atmósfera en veinticuatro cuartillos de aguardiente comun, granos de anís verde, de hinojo, de angélica, de culantro y de ápio (granos ó semillas, no plantas), en cantidad de cinco dracmas de cada cosa; se añaden las cáscaras descarnadas de dos limones y de dos naranjas, y se procede, pasado el tiempo de la infusion, á destilarse el licor en baño de María para sacarse doce cuartillos solamente de licor destilado. Se disuelven cuatro libras de azúcar en ocho cuartillos de agua, y con ello se endulza el licor, que se pasa despues por la manga para clarificarlo, guardándose en seguida en botellas bien tapadas.

VESPETRO. (Ratafía) Se toman partes iguales de anís, hinojo, angélica, culantro, semilla de zanahoria, de eneldo y alcarabea, y se ponen á macerar en aguardiente en una vasija muy limpia y tapada lo mejor que sea posible; se dejan estos granos en infusion seis semanas, meneándose la vasija todos los dias, y alcabo de ese tiempo, se dejan escurrir sobre un tamiz; se deshace azúcar en otro aguardiente, y cuando esté bien disuelta, se mezcla este aguardiente con el otro de la infusion, que se habrá guardado en botellas bien tapadas para que no se evapore, y en seguida se filtra la mezcla por la manga, añadiéndole si se le quiere dar color, tintura de amapola, ó de grana.

VIANDA. Aunque por vianda se entienda en castellano todo lo que es sustento y comida de los racionales, para evitar circunloquios y hacer mas claras las explicaciones, de modo que estén al alcance de todos los que puedan leer esta obra, se usa de esta voz en ella contraida puramente á toda clase de carnes crudas, cocidas ó preparadas para comerse, adoptándose en esto su significacion francesa.

Las viandas, pues, en este sentido, se corrompen generalmente con mas ó ménos prontitud, segun la mayor ó menor cantidad de agua que contienen resultando de aquí que las de animales de poca edad se oliscan y pudren mas breve que las de los viejos. Esto debe tenerse presente para modificar la siguiente *Tabla de la duracion de las diversas viandas*, en la que se ha ensayado fijar aproximativamente el tiempo, que las carnes de diversos animales, expuestas al aire, se conservan en buen estado, sin contraer mal olor.

	Dias en estío.	Dias en invierno.
Urogallo ó gallo silvestre. . . .	6	14
Javalí	6	10
Faisan. . . . . . Pollona cebada.	4	10
Corzo . . . . . . Venado.	4	8
Guaxolote . . . . Ansar.	4	8
Buey ó toro. . . . Puerco.	4	8
Liebre. . . . . . Capon. . . . . . Gallina.	3	6
Perdiz	2	8
Carnero	2	5
Ternera. . . . . Cordero . . . . . Pollo. . . . . . . Pichon.	2	4

Tal es la duracion de estas viandas en los climas templados, cuando se cuelgan al aire libre ó se empaquetan, evitándose siempre el contacto de los metales, de las piedras y de las maderas, pues entonces se corrompen mas breve, como tambien cuando se mezclan y se amontonan las unas sobre las otras. Pueden sin embargo conservarse mas largo tiempo cuando se ponen al abrigo del calor, del agua y del aire, que son las causas principales de su corrupcion.

Parece que si el contacto inmediato de las viandas, de las saladas por ejemplo, acelera su corrupcion, esta circunstancia se debe al fluido galvánico que desarrollan entonces: y como es esencial ponerlas á cubierto, en cuanto sea posible, de esta perniciosa influencia, se toman varias precauciones cuando se empaquetan; pero esto solo tiene relacion con las viandas saladas para las que se dan las instrucciones convenientes en su lugar respectivo (véase SALAZON).

La experiencia ha enseñado que las viandas frescas se conservan mas largo tiempo, cuando se les quitan los huesos que cubren.

SECRECION DEL AGUA.

Esta operacion concierne principalmente á la desecacion y fumigacion de las viandas, de las que se habla en otros lugares, y aquí solo se indican los medios mas convenientes que para esto deben emplearse con las frescas.

Se puede hacer uso del vinagre, aunque este no conserve la vianda sino muy poco tiempo, sucediendo lo mismo con las especias y los aceites volátiles conque se frota; pero si se emplea el cilantro ó culantro majado con el vinagre, se mantiene la carne en buen estado durante todo el estío, y no es atacada por los gusanos.

Se puede tambien lograr la secrecion del agua de la manera siguiente: se pica, se maja y se polvorea la vianda con sal calcinada, nitro, un poco de alumbre, y muriate de talco ó de cal; se abandona así misma el tiempo necesario á la secracion del agua, y se exprime fuertemente de modo que no le quede nada de sal. Hecho esto, se mezcla con almidon muy seco, ó con flor de harina de trigo, y se forman con esta especie de masa unos gatós que se conservan mucho tiempo. Si se destinan á la provision de la marina ó de las plazas fuertes, puede dárseles una mano ó capa de yeso ó de argamasa, que los preservará del aire y prolongará por mucho tiempo su duracion, pudiéndose emplear igualmente este procedimiento para los pescados.

MODIFICACION DEL CALOR.

Todo el mundo sabe que el frio es siempre favorable á la vianda, y así es que muchos pueblos del Norte de Europa la conservan durante todo el invierno en la nieve. En los paises calientes se preserva mucho tiempo de la putrefaccion, metiéndola en las neveras, en bodegas muy frescas, ó en pozos profundos, con las precauciones necesarias para que no pueda penetrar el agua en las vasijas donde se guarda, principalmente si se rodea al mismo tiempo de cuerpos que la defiendan del aire, y si con anticipacion se ha frotado con algunas especias.

Se puede tambien conservar mucho tiempo en algun lugar bien fresco y rodeado de cuerpos poco conductores, como el salvado, el mijo, &c.

La vianda puesta en salvado inmediatamente despues de matado el animal, se conserva ocho dias, acomodàndose para esto en un tonel ó barril, donde se aprieta el salvado tan fuertemente como sea posible, y se guarda en la bodega. Los tordos y zorzales se conservan mas de una semana en buen estado, si se les rellena el vientre sin desplumarlos con trigo, ó metidos dentro de un monton del mismo trigo ó de mijo.

SEPARACION DEL AIRE.

Compresion. Polvoreada la vianda con un poco de sal y de aromas, y omprimida fuertemente en vasij as inaccesibles al aire, se conserva largo tiempo.

Rarefaccion del aire. Si se lograse enrarecerlo en las vasijas con una máquina neumática, se conservaria la vianda mucho tiempo; pero este medio casi no es practicable á causa de las numerables dificultades que presenta, principalmente cuando se trata de ponerlo en práctica para la conservacion de la vianda en grande ó en mucha cantidad.

MEJORAMIENTO DEL AIRE. De dos modos se puede neutralizar la accion del aire.

1.° Despues de haber frotado la vianda con una cantidad de sal y de especias, igual á la que se emplearia en disponerla para la mesa, se polvorea con almidon seco ó con aserrin de madera secado al fuego, para que el polvo de carbon que se le echa por encima no la ponga negra, y despues se mete en una vasija con pequeños carboncitos encendidos, tapándose en seguida de manera que no pueda penetrar el aire. Los carbones se apagan despues de haber absorbido todo el oxígeno que contenia la vasija, y al mismo tiempo los miasmas pútridos que se exhalan de la vianda.

2.° Habiéndose procedido como acaba de decirse hasta haberse cubierto la vianda con el carbon pulverizado, se hace introducir en la vasija humo ó vapor de azufre, y se tapa herméticamente.

El carbon por sí solo y sin la neutralizacion del aire, no es capaz de preservar á la vianda de la putrfcaccion; mas sin embargo, puede embonar la que ya ha contraido mal olor, y puede emplearse tambien como preservativo contra el calor, para la vianda que on se trata de conservar sino algunos dias.

Experiencias. Muchos experimentos que se han hecho con el agua fria y adicion de materias propias para impedir la accion del oxígeno del aire ó absorverlo, han producido los resultados siguientes.

1. El agua fria, sobre la que se vierte aceite, no impide que la vianda se corrompa al cabo de algunos dias; pero su descomposicion es mas lenta que si no se emplease el aceite.

2. Si al agua y al aceite se añade carbon nuevo, ó que no se haya encendido, majado toscamente, la vianda se conserva mucho tiempo, aunque siempre acabe por corromperse.

3. Si se echan carbones encendidos en el agua en que sobrenade un póco de aceite, dura la vianda dos tantos mas que tratada de la manera precedente.

4. Echándose al agua limadura de hierro y aceite, se preserva la vianda de la corrupcion, tanto tiempo por lo ménos, como en el último caso.

5. Si en lugar de limadura de hierro se emplea manganesa metálica, se conserva la vianda mucho mas tiempo, al paso que el óxido de manganesa acelera su corrupcion.

6. Finalmente el azufre la conserva mucho mas que la limalla de hierro.

La ternera cocida en agua fria con limadura de hierro y aceite, se corrompe á los veinte dias, mientras que con la limadura y el azufre se conserva mas de dos meses, sin dar la menor señal de corrupcion.

Estos experimentos se han hecho con agua cruda que favorece á la corrupcion en razon del oxígeno que contiene, y se ha empleado tambien con el objeto de reconocer la mayor ó menor virtud absorbente de las materias añadidas. Las mismas experiencias hechas con agua hervida, de la que por lo mismo se ha expelido el oxígeno, deben dar resultados mas satisfactorios, y de ello es una prueba el hecho siguiente.

El inglés Mac Sweny ha echado el agua hirviendo sobre limaduras de hierro, y sumergido en este líquido, sobre el que ha vertido una capa de aceite, un trozo de vianda, que se encuentra aun perfectamente buena al cabo de siete semanas.

Por consecuencia de los principios que se han expuesto, resulta: que el mejor método para conservar la vianda, por la expulsion del oxígeno, es el siguiente. Despues de haberse hecho hervir el agua, se le echan azufre y limaduras de hierro, y depositándose en ella la vianda, se vierte por encima de media á dos pulgadas de aceite, ó bien se tapa la vasija de manera que quede inaccesible al aire, dejándose despues en un lugar fresco.

Para impedir que el agua penetre en la vianda, se puede ésta frotar con su grasa, y la adicion de especias ó de aromas contribuiria tambien á su conservacion. El agua que en los experimentos referidos fué preparada con limalla de hierro ó con azufre, comunicó á la vianda un sabor particular, que hará perder sin duda su cocimiento.

Fumigacion. La vianda que simplemente se quiere conservar fresca sin acesinarla enteramente, luego que se ha deshuesado y depositado en seguida en un lugar fresco, se conserva de siete á quince dias en buen estado, en especial, si los pedazos fuesen pequeños.

Los tordos, los zorzales, las chochas-perdices, &c, pueden guardarse muchos meses suspendidas en un bocal y perfumadas con una pipa cargada de plantas aromáticas. Se dice tambien que las aves pequeñas de pico fino se conservan bien, cuando se cuelgan sin que se toquen entre sí, en un barril de los de vino, que se tapa cuidadosamente, y se deposita en un lugar fresco.

Aceite y grasa. La vianda mas fresca se mete en aceite en una vasija de barro barnizada, pudiéndose tambien, y es lo mejor, emplear para esto la mantequilla derretida ó la manteca. En cuanto al aceite, es necesario que sea de buena calidad, y se puede embonar en todo caso, apagándose en él carbones encendidos. Cuando se quiere hacer uso de las piezas conservadas de este modo, se aprietan para exprimirles el aceite, contribuyendo á prolongar la duracion de la vianda una ligera adicion de sal y de especias ó de aromas.

En el aceite se puede conservar la vianda años enteros, ya sea en la bodega, ó ya en cualquiera otro lugar constantemente fresco: la una conserva su sabor, y el otro su limpieza. Este medio sencillo puede emplearse en la mar y en el campo, donde no hay siempre facilidad de encontrarse carne fresca.

En Holanda se usa del siguiente procedimiento para los gansos, las gallinas y otras aves. Se hacen casi asar y se echan en botes que se llenan con manteca derretida, enviándose preparadas de esta manera al Cabo de Buena Esperanza, á donde llegan en muy buen estado; y cuando se trata de comerlas, se calientan, se vacian en una sarten, y se acaba de asarlas en ella.

En cuanto á la caza, despues de haberla frotado con sal mezclada con especias, se echa en un bote preparado con una buena dósis de sal, y se endocla ó se engruda con masa de la tapa de la vasija, que se deja en un horno de seis á siete horas; se destapa en seguida, se comprime ó aprieta bien la pieza contra el fondo del bote, y se llena este con mantequilla ó manteca. Preparada así la pieza de caza se conserva seis meses.

Jalea. Se puede reemplazar el aceite con jaletina espesa, y por lo comun se conserva de este modo la carne de ganso, habiéndola remojado ántes en vinagre. De este modo pueden meterse la vianda y otros objetos en jaletina hirviendo, que forma al fijarse en ellos una especie de barniz, siendo este método á la vez sencillo y útil. Será bueno añadir para espesar la jalea, una décima ó quinta parte de su peso de goma arábiga.

Heces. La vianda enteramente fresca, encima de la que se echan la heces del vino hasta dos pulgadas sobre la superficie, no solo se conserva mucho tiempo en la bodega, sino que al mismo tiempo contrae un gusto muy agradable.

Leche. Se conserva la vianda por lo ménos quince dias en la leche, si se tiene cuidado de renovarla diariamente en el tiempo de calor y cada tres ó cuatro dias en el de frio; pero este medio es muy costoso. Con la leche agria se obtendria el mismo resultado, si se renovase dos veces el primer dia, y una diariamente.

Arena. Ceniza. Puede tambien la vianda conservarse mucho tiempo al fresco cuando se mete entre arena muy fina, &c., mezclada con polvo de plantas aromáticas, pudiéndose, si se quiere, humedecerla un poco con una pequeña cantidad de espíritu de vino. Con esto se pone manida, pero no dlisca.

La vianda ahumada, se conserva mucho tiempo jugosa en un lugar seco bien ventilado, y entre ceniza de haya tamizada. Se enmohese un poco en la superficie, pero no se altera su sabor, aunque se puede evitar el contacto de la arena ó de la ceniza, envolviendo la vianda en papel de estraza.

Los límites de esta obra no perniten explicarse aquí, como fuera de desear-se, el procedimiento de Appert para conservar por muchos años todas las sustancias animales y vegetales; quizá mas adelante se hará otra edicion de esta obra en caracteres mas pequeños de letra, y entonces podrá añadirse este artículo importante, sin hacer extraordinariamente grande su volúmen.

VINAGRATE. Bebida refrigerante que se hace mezclando con agua un poco de vinagre y endulzándose con azúcar; ó bien endulzándose el agua con jarabe de vinagre (véase adelante).

VINAGRE. El verdadero vinagre, como lo inedica su nombre, es el vino que se agria y se vuelve ácido. En muchas despensas, principalmente en el campo, se prepara el vinagre echando en un barril vino y heces de vino, cuidando de no llenarlo nunca enteramente y de hacerle un pequeño agujero ó abertura para dar paso al aire. Cuando una vez el primer vino se ha convertido en vinagre, se va reemplazando el que se saca con vino nuevo. Este vinagre es siempre puro.

Desde un principio se ha dado el nombre de vinagre, no solamente al vino agrio, sino tambien á todos los licores fermentados que se agrian, y así es que hay vinagres de vino, de sidra, de perada, de cerveza, de pulque, &c. habiéndose tambien dado este nombre al ácido acético, extraido de las maderas. El color del vinagre es blanco ó rojo, segun el color del vino de que se ha hecho, y debe tener un ácido suave sin aspereza ni amargura, y además, un olor penetrante, ácido, y un poco alcohólico. Su fuerza y acidez dependen de la calidad de los vinos empleados en su fabricacion, siendo los mejores los que producen el mejor vinagre. Se puede aumentar su ácido exponiéndolo á un calor de sesenta grados, aunque este calor que concentra su ácido, tiene el inconveniente de privarlo de sus partes alcohólicas. El mejor medio para tener buen vinagre concentrado, es el de exponerlo un poco al hielo ó la helada, pues su parte acuosa se hiela, y el vinagre que resta líquido, conserva todo su ácido y su alcohol.

Falsificaciones. Los vinagres del comercio están comunmente falsificados, mezclándose con el vino que se quiere convertir en vinagre, cerveza, sidra, perada ó hidromiel; y para encubrir su debilidad, se les ponen en infusion chile, un poco de ajengibre, de pimienta ú otras especias, mostaza, rábano, &c., con algun aguardiente para poderse conservar. Estos vinagres adulterados se reconocen en que tienen un sabor acre, amargo y mordiente, sobre todo, cuando se han dejado consumir haciéndolos evaporar al fuego. Finalmente, algunos fabricantes añaden á su vinagre un poco de ácido sulfúrico, reconociéndose este último fraude en que el vinagre adulterado así, causa una sensacion muy desagradable en los dientes, ó una fuerte dentera, y en caso de duda, cualquier químico podria probarlo fácilmente. Por fortuna el vinagre no se emplea sino en pequeñas cantidades en los guisados, y estos fraudes no son muy dañosos á la salud, si no es en los casos de anginas ú otras enfermedades de la garganta y de la boca, en que hay que hacer gárgaras ó enjuagatorios de vinagre aguado, pues si éste contuviese chile ú otras sustancias acres, aumentaria el mal en vez de aliviarlo ó de refrescar la parte enferma.

Algunas veces se substituye al vinagre de vino el sacado por destilacion de la madera, añadiéndole para esto un poco de aguardiente y de tártaro blanco. Este vinagre no es dañoso, se conserva muy bien, y bajo esta consideracion es preferido para el uso de la marina, pues que puede soportar los largos viajes sin alterarse; y, por otra parte su uso no presenta ningun riesgo, pues en él está casi puro el ácido acético.

Hay varios métodos para obtener un vinagre excelente de vino; pero como este nos viene de Europa y es aquí muy caro, dificilmente habrá quien quiera convertirlo en vinagre, y entre tanto permanezca entre nosotros descuidado el cultivo de la viña, no hay mas recurso que seguir pasando con los brebajes que se venden en las tiendas con el nombre de vinagre. Solo por curiosidad se indicará aquí un modo sencillo para hacerlo en muy poco tiempo y convertirlo despues en vino, cuyo procedimiento emplearon los vinagreros frecuentemente, para defraudar los derechos cuando en París pagaba menos el vinagre que el vino.

Un dia ó dos ántes de introducir el vino á París, echaban en cada barril un puño de raices de acelgas, con lo que muy breve se avinagraba, y despues de haberlo introducido como vinagre y teniéndolo ya seguro en sus bodegas, le sacaban las raices de acelga, sustituyéndolas con igual cantidad de raices de col, que hacia recobrar al vino su anterior calidad, sin que hubiese perdido nada por esta manipulacion.

VINAGRE DE ESTRAGON. Se echan en un botellon doce cuartillos de buen vinagre blanco de Castilla, y libra y media de hojas de estragon, que se habrán dejado marchitar á la sombra, cuidándose mucho de extenderlas para que no se escalden, y cuando se hayan puesto lacias, se echan en el botellon con el vinagre, añadiéndose una pequeña muñequilla de clavos de especia y las cáscaras descarnadas de dos limones; se tapa despues muy bien el botellon poniéndose diariamente al sol por quince dias, ó metiéndose dos ó tres veces en el horno despues de haberse sacado el pan. Pasado el tiempo dicho, se puede hacer uso del vinagre, siendo inútil echarle sal como se acostumbra generalmente. Se decanta este vinagre, y el sedimento ó las hojas que restan en el fondo de la vasija se exprimen, filtrándose el vinagre que puedan producir por un papel de estraza, ó por una manga de fustàn ó bombasí, como se hace con el agráz; ó bien se pone sobre un cedazo grande de cerda una rueda de papel de estraza, formada de dos hojas extendidas la una sobre la otra, de manera que se cubra todo el fondo del cedazo, sobresaliendo de los bordes cosa de dos ó tres pulgadas, y se echa encima suavemente el vinagre hasta haberlo obtenido perfectamente clarificado; concluida esta operacion, se embotella tapándolo muy bien.

VINAGRE DE SAUCO. Se hace lo mismo que el de estragon del artículo anterior, poniénse una tercera parte menos de flor de sauco que de hojas de estragon.

VINAGRE DE ROSA PARA EL TOCADOR Ó PARA LAS ENSALADAS. Se procede lo mismo que para la de estragon marchitado á la sombra, poniéndose en su lugar la misma cantidad de rosas limpias y secas. En vez de la muñequilla de clavo se pone una sarta de raices bien secas de lirio de Florencia, que pueden volver á servir, haciéndolas secar despues que se hayan sacado del vinagre, cuando se haya concluido la operacion.

VINAGRE DE YERBAS PARA ENSALADAS Ó SALSAS. Se echan en un botellon hojas de estragon marchitado á la sombra, hojas de pimpinela, cebollino y chalotes limpios, dos onzas de cada cosa, de ajo fresco y flor de saúco onza y media, las cáscaras descarnadas de dos limones y doce clavos de especia machacados, con doce cuartillos de buen vinagre blanco de Castilla, lo mas fuerte que se encuentre; como todos estos ingredientes son muy viscosos y disminuyen mucho la fuerza del vinagre, se añadirán dos onzas y media de espíritu de vino, con lo que se obtendrá un vinagre excelente que se conserva mucho tiempo. Se dejan los ingredientes en infusion un mes, y se decanta el vinagre como el de estragon.

VINAGRE DE SIDRA. Para un barril mediano lleno de sidra ó de perada, se prepara libra y media de levadura, hecha con harina de centeno. Si no se quisiese emplear el vinagre para hacer la lavadura, se deja agriar por sí misma, y estándolo, se deslie con agua tibia y se introduce así por el agujero del barril; se menea bien todo con un palo, y se pone el barril en un lugar ó pieza tan caliente como una cocina, pudiéndose hacer uso del vinagre al cabo de diez ó doce dias. Luego que esté de buen gusto, se trasiega y se embotella, porque de lo contrario se picaria y echaria á perder, poniéndose de mal gusto, lo que es necesario evitar. Si se emplease para esto el vino de pera ó perada, se obtendrá mejor vinagre, pues será mas fuerte y mas agradable á la vista.

VINAGRE DE CERVEZA. Se hace lo mismo que el de sidra ó perada del artículo anterior.

VINAGRE (Jarabe de) MOSCADO. Se hace almíbar clarificado y de punto soplado (véase ALMÍBAR DE PUNTO SOPLADO, pág. 25), con cuatro libras de azúcar, y se echan en él dos cuartillos de vinagre blanco de Castilla; al primer hervor se aparta de la lumbre y se vacía en un lebrillo, se deja enfriar y se embotella en seguida.

VINO. El vino, segun algunos, es ligeramente nutritivo, y el tinto debe ser preferido para el uso ordinario de las mesas al blanco, habiendo personas que no pueden soportar sino este último mezclado con agua. El blanco puro provoca la orina y vuelve temblorosos á los que lo usan con exceso; en lo general no conviene á las personas nerviosas ó irritables. Un buen vino viejo es necesario á los que tienen el estómago frio y perezoso y á los que habitan en paises húmedos. En los grandes calores es muy útil el uso moderado del vino, que en el invierno es menos necesario. Ninguno de los vinos que son conocidos con el nombre de vinos de los postres, es necesario á las personas que gozan de buena salud, y antes por el contrario les suelen ser dañosos.

Al tratarse del servicio de mesa en el apéndice destinado á este objeto, se hará una ligera reseña de todos los vinos conocidos, especificándose de cada uno para cuál de los servicios es propio, y bastando por ahora el indicar que los nuestros ó los que produce nuestro territorio, son de los mejores del mundo, siendo excelente el de Parras, celebrado con razon el del Paso del Norte, y desconocido aquí enteramente el riquísimo de Californias, de que tienen mejor noticia los altos personages de Inglaterra que saben apreciarlo como es debido, no restándonos otra cosa que lamentar el descuido y abandono conque hasta aquí hemos visto el cultivo de la viña, que en los feraces terrenos de la República nos proporcionaria un ramo importante de exportacion, despues de surtirnos de un artículo que nos es tan costoso y por el que va tanta plata al extrangero, disminuyéndose en proporcion la circulacion de la moneda, que hace la riqueza de las naciones.

En cuanto á los vinos facticios, artificiales, compuestos ó de imitacion, se omiten aquí los métodos de obtenerlos excelentes, por no aumentar el volúmen, ya demasiado grueso de la obra.

VIOLETA. Planta rastrera y baja, que al principio de la primavera da una flor de color morado pálido, y es de un olor dulce y suave. Se confita esta de diversas maneras y se hacen con ella aguas, helados, jarabes, &c.

VIOLETA (Helados de). (Véase HELADOS DE VIOLETA, pág. 403.)

VIOLETA (Conservilla de). Se majan en un mortero las violetas muy limpias y se cuela su jugo por un lienzo, exprimiéndose bien: se echa en almíbar de punto soplado (véase en la pág. 25) despues de haberlo apartado de la lumbre, y se mezcla todo perfectamente; se añade un poco de zumo de limon y se echa en los moldes, cortándose de la figura que se quiera.

VIOLETAS (Agua de). Se cogen las violetas en la madrugada ántes de salir el sol, porque el fresco de la noche habrá concentrado su perfúme, bastando dos puños para cuatro cuartillos de agua, y no empleándose mas que las flores; se añade media libra de azúcar y se dejan en infusion seis horas; despues de este tiempo, se cuela el agua por un lienzo, y para beberla mas agradable se mete el vaso dentro de nieve.

VIOLETAS (Mermelada de). Se hace almíbar en punto de grande pluma (véase en la pág. 26), y despues de apartado de la lumbre y estando medio caliente, se deslien en él las violetas majadas en un mortero y pasadas por tamiz, siendo necesaria libra y media de azúcar para media libra de violetas.

VIOLELAS (Jarabe de), ó VIOLADO. Se limpian media libra de violetas (son mejores las de los bosques que las de los jardines) y se ponen en un jarro ú otra vasija de barro que se pueda tapar; se ponen á hervir tres cuartillos de agua, que se apartan de la lumbre, y diez minutos despues se echa sobre las violetas; porque debiendo ser la infusion de un hermoso color violado, se pondria verde si se echase sobre las flores el agua hirviendo todavía; se mete la infusion en la estufa para que se mantenga caliente hasta la siguiente mañana, en la que se sacará la flor, exprimiéndola bien toda en una servilleta para extraer la tintura, que se echará en un lebrillo ó cazuela con tres libras de azúcar en polvo, haciéndose disolver; se vuelve á meter el lebrillo en la estufa, dejándose allí veinticuatro horas y meneándose de cuando en cuando; se mantiene caliente la estufa todo este tiempo, como para el azúcar cande, y estas operaciones producirán dos botellas de jarabe. Antes de embotellarlo, se cuidará que tenga el punto de cocimiento que se llama lizado alto (véase ALMÍBAR DE PUNTO LIZADO ALTO, pág. 25), para que se conserve y no se fermente para nada, siendo éste el único jarabe que se hace sin hervir á la lumbre.

VITUALLA. Indistintamente con este nombre ó el de verduras, se llaman las legumbres, raices, yerbas y frutas cocidas y fritas, ó solo cocidas, que acompañan al cocido, cuyo uso aprendimos de los españoles. No siempre se compone de las mismas cosas, pues que esto depende de la variedad de frutos en las diversas estaciones del año y del mejor surtimiento de los mercados de cada ciudad ó lugar; pero es fácil omitir lo que no haya, ó añadir lo que se presente, al ponerse en ejecucion los procedimeintos que siguen.

Se pone á cocer una buena col, tres ó cuatro papas grandes, una calabacita de castilla, dos zanahorias, dos lechugas, un par de chirivías, cuatro ó seis nabos, otros tantos colinabos y dos camotes, un puñado de chícharos muy tiernos, otro de habas verdes, y otro tanto de exotes despuntados y deshebrados, echándose la sal necesaria; cuando todo esté ya bien cocido, se refresca en agua limpia; la mitad de las papas y de las zanahorias, de los nabos y colinabos, las hojas mayores de la col, con todas las lechugas se pican groseramente, y unido lo picado á los exotes, chícharos y habas, se frie en una cazuela que tenga iguales partes de manteca y de aceite en que se hayan dorado los dientes limpios de dos cabezas de ajo, echándose un poco de vinagre y pimienta en polvo; cuando haya secado bien, se aparta esta verdura del fuego, se pone otra cazuela á la lumbre con manteca, y en ella se frien chorizones, longaniza y salchichas, todo entero; cuando estén bien fritas estas cosas, se sacan de la manteca y se frien en ella unos plátanos largos rebanados al hilo; estando todo así dispuesto, se pone en el fondo de un platon toda la verdura picada, y encima toda la entera, mondando los camotes, papas y todo lo que tenga una corteza que no agrade á la vista: tambien se colocan sobre la verdura frita los garbanzos, el jamon, los chorizones, longaniza y salchichas fritas, la cecina y el plátano, poniendo en el de la carne solo el carnero, la ternera y la gallina.

VIZCACHA. Especie de liebre mayor que las comunes. Se apresta y guisa lo mismo que las otras (véase LIEBRE).

VOLADORES DE LECHE (véase EMBARRADILLAS DE LECHE).

VOTOALANTE! (véase CALABACITAS DE VOTOALANTE! pág. 122).

VUELO AL VIENTO (véase BOLA DE VIENTO, pág. 86).

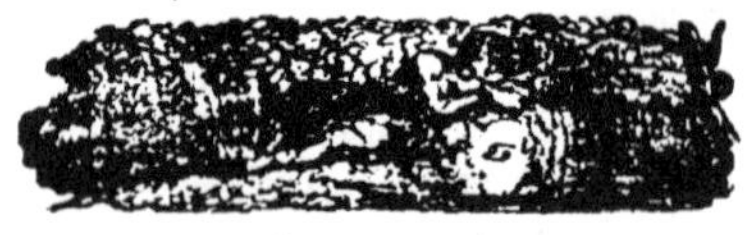

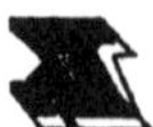

XÍCAMA. Raiz dulce, jugosa y refrigerante que se come cruda, y llaman los naturales *ximaca* ó *xicamatl* de donde le vino el nombre por el que la conocemos. Se pone en rebanadas sobre la ensalada de lechuga de la Noche-buena, y se mezcla en algunas conservas y dulces con el camote y otras frutas. Véanse los artículos.

ANTE DE XÍCAMA Y ZANAHORIA, página 36.

CAJETAS DE XÍCAMA Y ALMENDRA. CAJETAS DE XÍCAMA Y COCO. } pág. 119.

CONSERVA DE PIÑA, CAMOTE Y XÍCAMA, pág. 218.

POSTRE DE XÍCAMA Y ZANAHORIA, pág. 690.

XICOTZAPOTL. Nombre mexicano de la fruta que por una corrupcion de la voz conocemos por *chicozapote*. Es redonda, de color pardo, mas obscuro en la cáscara que en la pulpa, con huesos que producen el chicle virgen. Es sabrosa y aromática, aunque su mucho dulce la vuelve empalagoso, de modo que no se puede comer en grande cantidad. Se come cruda y se preparan con ella varios dulces. Véanse los artículos.

PASTA DE CHICOZAPOTE, pág. 588.

POSTRE DE CHICOZAPOTE, ALMENDRA Y HUEVO, pág. 685.

XITOMATE. Este fruto de la planta del mismo nombre, originaria de nuestro suelo, y que en España llaman *tomatera*, fué empleado por los antiguos pobladores del pais en todos ó la mayor parte de sus guisados, á los que comunica un ácido agradable y sabroso, que no pueden reemplazar el agráz, el vinagre, ni el limon. Antes de su completo sazon es verde, y despues de madurarse adquiere diversos colores, como el blanco ó el amarillo, mas por lo general se pone de un bello rojo. Hásta el dia ha continuado su uso en nuestras mesas y apenas hay plato que se haya sazonado sin él, llegando á ser el ingrediente característico de los guisados del pais, aunque ya tambien en Europa se cultiva, y los españoles y franceses lo aprecian en sus cocinas y en sus mesas. Se hacen con él excelentes salsas y caldillos que convienen perfectamente á toda clase de viandas, aun á las asadas, y se usa como caldo-colado ó de sustancia en las sopas de arróz, á las que comunica un sabor agradable extremadamente fino y apetitoso. Puede encurtirse como los pepinillos en vinagre, con el que se acompaña muy bien y aun se corrige su acrimonia, cuando se emplea sin estar en completo sazon, ó crudo.

XITOMATES RELLENOS Á LA GRIMOD. Despues de haberles quitado las pepitas, se rellenan con sopa sábia (véase en la pág. 806), ó simplemente con carne de salchichas, con la que se mezclan una cabeza de ajo, perejil, cebollitas, y estragon, todo picado; se ponen á cocer á la parrilla, ó lo que es mejor en una tortera bajo el horno de campaña, con bastante raspadura de corteza de pan. Al momento de servirse en la misma tortera en que se cocieron, se les exprime zumo de limon, y hacen un intermedio excelente.

XITOMATES RELLENOS DE PICADILLO. Despues de cocidos ó asados los xitomates, se les quita el pellejito que los cubre, se les sacan las pepitas con una cucharita pequeña, y se rellenan con cualquiera picadillo, (véanse PICADILLO y RELLENO), concluyéndose la operacion como para los del artículo precedente.

XITOMATES RELLENOS DE PEPINOS, HUEVOS Y ALCAPARRAS. Se preparan los xitomates como los de los artículos anteriores, y se exprimen suavemente con los dedos para que salga el agua que suelen contener cuando están muy maduros; se rellenan con perejil, pepinos, huevos cocidos duros, alcaporras y pepinillos, todo picado muy fino, pedacitos de anchoa, sal y aceite; se cubren con raspadura de pan y se cuecen bajo el horno de campaña.

XITOMATES (Conserva de). (Véase CONSERVA DE XITOMATES, pag. 222.)

XOCONOXCLES. Con esta voz que trae su orígen de la mexicana *xoconochtli*, que significa *fruta del nopal*, se designan unas tunitas pequeñas, agrias, y que no han llegado á su perfecto sazon, que se comen picadas y guisadas juntamente con los nopalitos (véase NOPALITOS, pág. 555).

XOCONOXCLES (Conserva de). (Véase CONSERVA DE XOCONOXCLES, pág. 217.)

XOCONOXTLES CUBIERTOS. Despues de hechos en conserva, se cubren lo mismo que las otras frutas (véase DULCES CUBIERTOS).

XOCOXOCHITL. Nombre mexicano, que tiene algun uso entre nosotros y en el extrangero, del fruto que llamamos *pimienta de Tabasco* (véase en la pág. 656).

XOCOYOLI. Voz originada de la mexicana *xocoyolli*, *xoxocoyolli*, ó *xucoyulli*, por la que conocemos la acedera comun (véase ACEDERA), á distincion de la mas grande, que solemos llamar *lengua de vaca*, y se nombra en mexicano *xocoyolpapatli*.

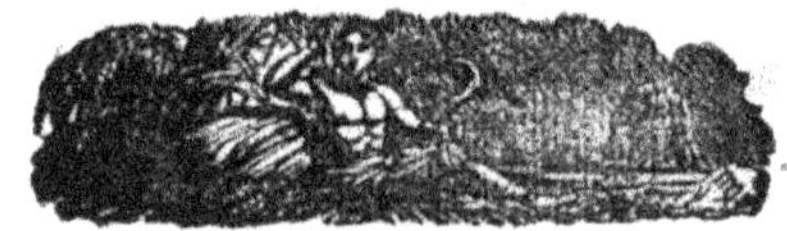

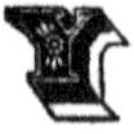

YEMAS DE HUEVO EN LECHE.
YEMAS DE HUEVO (Suspiros de).
YEMAS ENCARAMELADAS.
(Véanse en la pág. 425).

YEMATE HABANERO. Se hace almíbar clarificado y de punto alto con dos libras y media de azúcar, y fuera de la lumbre se le echan media libra de almendra molida, veinte yemas de huevo, ocho cucharadas de natillas y una ochava ó dracma de canela molida. Se incorpora todo, se pone al fuego y se hace hervir sin dejarse de menear hasta que tenga el punto de despegar del cazo, vaciándose entonces en un platon ó en cajas. Cortándose en pedazos cuadrados y envuelto en papeles, suele tambien llamarse este dulce *turron de la Reina*.

Se puede variar poniéndose requezon en lugar de las natillas.

YERBABUENA. Planta aromática de un olor fuerte y agradable. Se emplea en sazonar varios guisados y el caldo de la olla, y suele acompañar á las yerbas de provision para las ensaladas. Hervida en agua, que se endulza ligeramente, se bebe como té para corregir las indigestiones del estómago. Se hace tambien con ella un licor de la manera siguiente.

YERBABUENA (Licor de). Se ponen en infusion por algunos dias dos puñados de yerbabuena recientemente cogida y cultivada en los jardines, en doce cuartillos de aguardiente con dos de agua; se destila del modo comun, se endulza con tres libras y media de azúcar, disueltas en siete cuartillos de agua, y se filtra por la manga. Si se quiere aceitoso, se endulza con almíbar cocido al fuego.

YERBAS COCIDAS. Este término podia aplicarse á toda clase de yerbas sometidas al cocimiento; pero está especialmente consegrado á designar la acedera cocida, que ordinariamente se hace con otras plantas, de las que unas se destinan á correjir su acrimonia y acidéz, como la acelga y diferentes especies de armuelle, y otras para servirle de condimento, como el perejil, el perifollo, la cebollita, &c. pudiendo cada uno variar tanto la mezcla como la cantidad ó proporciones de cada planta. Despues de haberse limpiado, lavado y escurrido bien en una canasta las yerbas, se pican y se llena una caldera con ellas; y aunque generalmente se hace uso para esta preparacion de cazos de cobre, sería mas prudente no emplear sino calderas estañadas, ó mejor, de hierro colado. Cuando se advierte que las yerbas se pegan un poco al fondo de la caldera, es necesario menearlas con viveza; y si à pesar de esto se aumenta la costra ó lo pegado, se hace indispensable apartar la caldera de la lumbre, vaciar las yerbas en un lebrillo, y lavar mucho y bien la caldera antes de continuar la operacion. Puestas otra vez á la lumbre y apretándose, se tiene cuidado de menearlas y revolverlas con una cuchara de palo ó espátula de madera, inpidiéndo que la composicion se pegue al fondo, para que no saque un gusto á cochambre, acre y desagradable, dejándose sobre el fuego hasta que la mezcla esté tan espesa, que puesta á enfriar en corta cantidad en un plato, é inclinándose este, no deje correr líquido alguno, y antes por el contrario permanezca compacta y sin dividirse; entonces se sazona con sal y las especias necesarias, y se echa en botes de greda bien secos, dejándose sin llenar cosa de una pulgada, para que se pueda echar sobre las yerbas grasa ó mantequilla derretida, que enfriándose, intercepta todo acceso del aire. Se puede igualmente emplear en este uso el aceite de olivas, y aun es preferible á la manteca ó mantequilla.

YERBAS CRUDAS PARA PROVISION DE ENSALADAS, &c. Se llaman yerbas de provision las menudas que acompañan á las que hacen el cuerpo principal de la ensalada, como el perifollo, las cebollitas, el estragon, la saxifraga, algunas especies de yerbabuena ó menta como la pimentada, la balsamina jardinera cuando es reciente, el cuerno de ciervo, la pimpinela, el apio, la capuchina ó mastuerzo mexicano, &c.

Cuando se quieren conservar para el invierno estas yerbas de provision, se limpian y lavan todas las plantas que se quieren hacer entrar, y despues de haberlas escurrido bien, se ponen en un lienzo muy seco y se cubren con otro lienzo ralo; se aprietan ligeramente de modo que pueda absorberse un poco de su humedad y se dejan reposar una hora; entonces se pican muy menudas y se extienden sobre un zarzo de mimbres, se cubren con hojas de papel blanco, se ponen á secar al sol, y estando todas bien secas, se guardan en sacos ó bolsas de papel. Cuando se quiera hacer uso de estas provisiones, se colocan sobre un tamiz que se expone algunos minutos al vapor del agua caliente, pero sin hervir; el vapor penetra en las plantas y les vuelve su color y su frescura.

De esta manera se puede tambien secar el perejil para tenerlo siempre á mano.

YERBAS FINAS. Por yerbas finas se entiende una mezcla de perejil, cebollitas, hongos, ajo y chalotes, pudiéndose omitir los hongos y añadirse otras yerbas aromáticas como el tomillo, la albahaca, la yerbabuena, &c, segun requieren los guisados en que se hacen entrar.

YERBAS PARA SALSA REFORZADA Ó RAVIGOTE FRANCES. Son las mismas de provision para las ensaladas, como perifollo, estragon, pimpinela, mastuerzo, capuchina, y las cebollitas. Se pone de cada una segun su fuerza, tomándose poco mas ó menos medio puño, y se hacen hervir en agua siete ú ocho minutos, sacándose en seguida de ella para echarse en agua fria; se exprimen bien entre las manos, y se majan mucho ó se remuelen hasta quedar muy finas antes de echarse en las ligas, salsas ó guisados.

YÚYUBA Ó AZUFAIFA. El fruto del azufaifo, que es de figura de huevo, de media pulgada de largo, encarnado por fuera y amarillo por dentro. Se coge á fines de Septiembre cuando está maduro y se conserva en un lugar seco por algun tiempo.

Las yúyubas nuevas, gordas, bien nutridas, carnudas y perfectamenie desecadas son las mejores y las que deben escogerse. Es esta una mercancía que no puede guardarse, porque cuando mucho se conserva dos años estando bien acondicionada; pero si están mal desecadas, ó se han mojado despues, ó se han guardado en un lugar húmedo, ó finalmente, se han picado en los paquetes, lo mas seguro es deshacerse de ellas cuanto antes.

Entran como los dátiles y las pasas de Corinto en los caldos pectorales y en las tisanas.

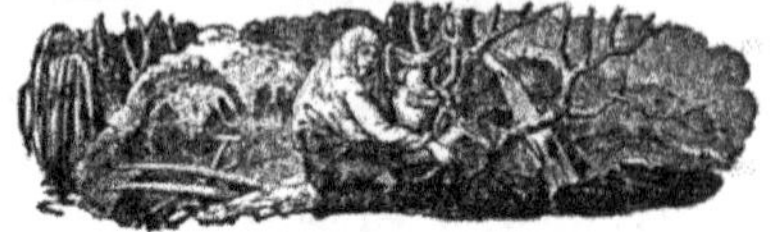

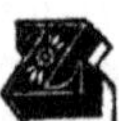

ZAMBOA. Casta de membrillo ingerto, mas crecido, mas blando, jugoso y suave que los comunes, que vulgarmente llaman melocoton. Con él se disponen los mismos dulces que con el ordinario y salen mas delicados y de gusto mas exquisito.

ZANAHORIA. Raiz comestible de la yerba medicinal del mismo nombre. Aunque hay diversas especies jardineras de zanahorias, que se distinguen en el color amarillo mas ó menos encendido, en su tamaño y en su grueso, todas se emplean indistintamente en la cocina, donde son de mucho uso despues que han venido á este pais los cocineros franceses, porque ántes se usaban muy poco.

Se comen ahora en sopa, con el carnero dispuesto con exotes, en lugar de nabos siendo recientes y tiernas, rellenas, y guisadas de diferentes maneras, disponiéndose tambien con ellas un relleno para aves. Se hacen en conserva y cubiertas, que se venden por camotes.

Revueltas con chirivías, cortadas y medio cocidas en agua, se dejan acabar de cocer en vino de Champaña con caldo-colado y consentrado (véanse en las págs 131 y 132) y un manojito surtido, siendo este un platillo tan decente como sabroso.

Cocidas en agua, caldo, ó sustancia de vianda, son un alimento dulce, nutritivo, de fácil digestion y nada flatoso.

ZANAHORIAS EN MANTEQUILLA. Se cortan las zanahorias que tengan el grueso de un toston ó moneda de á cuatro, y se perdigan cinco minutos; se mezclan en una cacerola con un poco de mantequilla, un cuartillo de caldo, sal y una puntita de azúcar, y se dejan hervir; cuando se observe que están casi cocidas, se dejan reducir á gelatina, y se añaden entonces otro poco de mantequilla, yerbas finas, y una cucharada de salsa rizada (véase en la pág. 765); se les deja dar un hervor para que todo quede bien incorporado, y se sirven adornadas con coscorrones fritos.

ZANAHORIAS CON NABOS PARA ADORNOS Ó GUARNICIONES Á LA FLAMENCA. Se tornean en forma de bastones treinta zanahorias gruesas y otros tantos nabos, se perdigan, y se cuecen en caldo concentrado (pág. 131) con un poco de azúcar; se tendrán á prevencion treita lechugas cocidas á la brasa con coles (véase BRASA), que se escurren, se aprietan y se componen; se adereza todo en el plato en forma de corona, interpolando una zanahoria y un nabo entre cada lechuga, y dejando libre el centro del plato para colocar allí la vianda que se tenga preparada, rodándose todo con treinta cebollas cabezonas fritas y nevadas. Estando así dispuesto este plato de relevo ó de entrada, se baña todo con salsa nivernesa (véase en la pág. 773) bien reducida á gelatina y aumentada con un poco de la española espesa (pág. 766).

ZANAHORIAS CON BETABELES EN ADOBO Á LA MEXICANA. Cocidas ambas cosas, se pican menudas y se adoban con chiles anchos desvenados, remojados, y molidos con poco ajo, pimienta, clavo y cominos, y bastante canela; se sazonan con sal y orégano en polvo, incorporándose bien todo, y se deja así hasta el dia siguiente, en que se sacan del adobo las zanahorias y betabeles sin exprimirse, y se ponen en un plato componiéndose con aceite, vinagre, rebanadas mondadas de aguacate, cebollas cocidas y deshojadas, aceitunas, chilitos, pasas, almendras y ajonjolí tostado.

ZANAHORIAS RELLENAS. Bien limpias las zanahorias, se cuecen con sal de la tierra, y ya cocidas se parten por la mitad y se les saca el corazon; se muele un poco de queso añejo con un tanto de la carne de las zanahorias cocidas, y con esta mezcla se rellenan, cubriéndose el relleno con la misma pulpa de las zanahorias, que se rebozan con huevo batido y se frien; despues se sirven secas con sal y pimienta en polvo por encima, ó se guisan en especia ó chile con tomate.

ZANAHORIA (Sopa de sustancia de). (Véase en la pág. 800.)

ZANAHORIAS FRESCAS (Sopa de). (Véase en la pág. 805.)

ZANAHORIAS (Torta de), pág. 876.

ZANAHORIA (Ante de) y XÍCAMA pág. 36.

ZANAHORIA (Conservas de), págs. 217 y 218.

ZANAHORIAS CUBIERTAS QUE SE VENDEN POR CAMOTES. (véase DULCES CUBIERTOS, pág. 283).

ZANAHORIA Y XÍCAMA (Postre de). pág. 690.

ZANAHORIATE Ó AZANAHORIATE. Se llama así á la zanahoria confitada ó en conserva (véase CONSERVA DE ZANAHORIAS, págs. 217 y 218).

ZANDÍA (véase ZANDÍA.)

ZAPOTE. Nombre genérico, derivado de la voz mexicana *Zapotl*, de varias frutas de diverso color, figura y gusto, propias del suelo mexicano, que son todas muy sabrosas y se comen crudas.

ZAPOTE BLANCO (conserva de). (Véase en la pág. 210.)

ZAPOTE PRIETO (Helados de). (Véase en la pág 403.)

ZAPOTE PRIETO (Postre de). Se quitan las cáscaras á estos zapotes y se deshuesan; se mezclan y se baten con vino blanco, azúcar y canela molidas, y vaciándose en un platon, se adorna por encima con mas canela en polvo.

ZARA (véase Maiz).

ZARCETA (véase ZERCETA.)

ZARZAMORA. El fruto de la zarza, semejante á la mora. Es menos dulce y tiene un ácido agradable cuando se confita ó se hace en conserva (véase CONSERVA DE ZARZAMORA, pág. 211.)

ZARZO. El tejido de varas, cañas ó mimbres que forman una figura plana, sobre aros de madera ó canastos, á los que sirven de fondos. Se ponen á secar en ellos al sol, al aire ó en la estufa los dulces que lo han menester. En su lugar usan algunos confiteros la verguear.

ZEE-COOL, ZEECOOL, ó COL MARINA (véase COL).

ZORZAL. Ave de paso que tambien suele llamarse *primavera*, porque en esta estacion del año es cuando se presenta en nuestros campos. Tiene el pico y el lomo negros, y el pecho de color de café claro, siendo por lo mismo distinta de la que con este nombre conocen los españoles, que se presenta en España en el otoño y es de otros colores. Su carne es buena, aunque poco jugosa y se dispone lo mismo que la de las agachonas, gangas y tordos (vénase estas voces).

ZORZAL MARINO (véase MERLO).

ZUMO DE AGRAZ. Es el jugo de una uva gruesa que crece sobre los emparrados y se saca por expresion. La uva que se emplea en esto, se conoce en Europa con distintos nombres, y aquí se llama simplemante agráz.

Se saca tambien este zumo de la uva comun cuando no está enteramente madura.

El zumo de agraz se guarda en toneles ó barriles bien tapados, para que se conserven en buen estado, y se puede embonar echándose un poco de sal.

La uva que se emplea en hacerlo puede confitarse de diversas maneras y sufrir otras manipulaciones.

ZUMO DE AGRAZ (Manera de hacer el). Se coje el agraz antes de que comience á madurar, se separan los granos de los racimos, se les quitan los cabillos ó rabos, y se echan los granos en un mortero de mármol con un poco de sal; se majan, se les exprime el jugo al travez de un lienzo á fuerza de brazo ó en una prensa, y en una ó dos mangas de fustan ó bombasí, segun lo exija la cantidad de zumo que se ha de sacar, mojadas y untadas con harina del lado felpudo del fustan, y colgadas de modo que queden abiertas, se echa el zumo de agraz repetidas veces, para que filtrándose, quede tan limpio y claro como el agua destilada ó filtrada por una piedra. Con anticipacion se habrán fregado bien las botellas, ó se habrán prevenido nuevas, lo que es mejor, para que no huelan mal, ó comuniquen mal gusto al zumo de agráz, y se azufran de este modo: se escoge un tapon que pueda entrar en todas ellas, se atraviesa con un alambre de hierro, se afianza en lo alto del tapon y se le hace un broche ó garfio en la otra extremidad; es indispensable que este alambre no pase por el medio de la botella, y se pone en el broche ó garfio un pedazo de pajuela, como la que se emplea en azufrar los toneles ó barriles; se enciende y se va metiendo en las botellas una por una, y cuando se hayan llenado de vapor ó de humo, se les quita la pajuela, y se ponen paradas en la cantina ó frasquera; despues de un instante se les echa el zumo de agráz y se tapan bien. Cuando se quiera usar del zumo, se le quita la película ó tela que se habrá formado en el cuello de las botellas, pudiéndose emplear este agráz en lugar de limon en todas las composiciones en que se usa este último, y aun para las bebidas frescas y ponches, añadiéndole un poco de espíritu de vino, y es bueno para evitar los inconvenientes de las caidas, tomando para esto un vaso, cuando acabe de suceder el accidente.

FIN.

APÉNDICE PRIMERO

AL

DICCIONARIO DEL COCINERO MEXICANO,

SOBRE

EL SERVICIO DE LA MESA

EN LAS DISTINTAS COMIDAS QUE SUELEN HACERSE AL DIA.

Es opinion de médicos respetables, que en los paises calientes debe comerse en cortas cantidades y repetidas veces, para que el estómago pueda hacer sus funciones con desembarazo y facilidad, empleando así convenientemente sus fuerzas que debilita constantemente el clima: y esto parece fundado en razon é indicado por la misma naturaleza, cuyas producciones animales y vegetales que sirven para sustento del hombre en los lugares de alta temperatura, son menos sólidas y consistentes que en los paises frios; lo que es muy fácil demostrarse á la simple vista del frijol y del maiz, por ejemplo, comparando los de la provincia de Chalco y los de Toluca, con los de Chilapa, Tecpaltzingo y de todo lo que llaman tierra caliente; y si esto sucede en lugares que apenas distan entre sí muy pocas leguas, ¿qué seria si la comparacion se entablase entre los productos de nuestras costas de Veracruz y Acapulco y los de la Rusia y la Noruega? Esto parece tener cierta analogía ó relacion con las facultades digestivas del hombre, que á mas de ser mas robusto en las regiones frias, si se examina la série de las enfermedades que padece en los climas calientes, y en los templados en la estacion del calor, se hallará que muchas ó las mas de ellas han provenido de indigestiones, ó de que su estómago no ha podido soportar en esos lugares y en aquellas épocas la cantidad ó la calidad del alimento que se le ha destinado.

Si esto es una verdad, bien y sabiamente nuestros padres, á quienes suele citarse por modelos de sobriedad, establecieron aquí subdividir de tal modo sus comidas, que puede asegurarse que despues de levantados de la cama, á cada intervalo de dos horas ó dos y media, tomaban alguna refaccion. De las seis á las siete y media de la mañana se tomaba el desayuno; de las nueve á las diez el almuerzo; de las doce á la una y media la sopa ó la comida; á las tres ó tres y media de la tarde el chocolate; el refresco á la oracion, la merienda á los ocho de la noche, y la cena entre diez y once: de modo que tenian distribuido y alternado su tiempo en que no dormian, entre sus peculiares ocupaciones ó trabajos sociales, y la reparacion de sus fuerzas con el alimento, que siendo tan repetido no podia menos que ser muy moderado. Ni es esto tan antiguo, que muchos de los que ahora vivimos no hubiésemos visto ésta distribucion del tiempo y la comida; sino que positivamente en nuestras mocedades estuvimos sujetos á este método, bueno ó malo.

Hoy, que el espíritu de imitacion, á la que somos naturalmente inclinados, ha reducido el número de nuestras comidas, tal vez con perjuicio de la salud y del bien estar individual, haciéndolas mas sólidas y sustanciosas, se come por lo regular tres veces ó dos solamente al dia, y hay casas donde no se pone la mesa si no una vez cada veinticuatro horas, como en los paises mas helados del Norte. Quizá esto sea mas económico; pero sin duda nos aleja de nuestras primitivas costumbres, y perdemos en nacionalidad lo que avanzamos en cultura, si por cultura se ha de entender la ciega imitacion de los usos extrangeros'

Se nos repite con frecuencia que los primeros hombres, mas sobrios que su posteridad, se contentaban con una sola comida al dia: y que la institucion del ayuno á nombre de la Divinidad, nos recuerda aquella antigua frugalidad de nuestros antepasados, tan celebrada por los filósofos y los médicos. *Si el hombre come y bebe poco, no por esto se enfermará*, dice Hipócrates. Segun asegura Aristóles, es necesario comer poco y trabajar mucho para hallarse bien. Platon considera como muy dañoso á la salud y á la serenidad del alma, el saciarse dos veces al dia. El gran Cyro que estaba habituado á no comer sino solo una vez cada dia, estableció lo mismo entre los persas, como refiere Xenofonte. Y los griegos de las primeras edades, dice Ateneo, tenian tambien la costumbre de no hacer sino una sola comida cada veinticuatro horas.

Pero son tantas las excepciones que inconcusamente tienen estos principios, que ellas podrian hacer la regla general; y como en cada casa son mas los exceptuados que los que están en la edad del vigor y de la robustez, que disfrutan completa salud y tienen las fuerzas necesarias para pasarse con una sola comida al dia, es indispensable acudir á la mesa varias veces, lo que confirma la utilidad, conveniencia y aun necesidad de seguir nuestros usos patrios en esta parte.

Es necesario tener consideracion á la edad, al sexo, al género de vida de cada uno, á la estacion y á los hábitos, para fijar el número y la cantidad de las comidas, y contar siempre con las fuerzas y la constitucion de de cada individuo.

Los niños tienen necesidad de reparar sus fuerzas con frecuencia á causa de su crecimiento y de la rapidez de su movimiento vital, y deben por lo mismo hacer varias comidas al dia.

Los viejos en razon de su debilidad y de la pequeña cantidad de alimento que su estómago puede digerir en cada comida, están precisados á hacer igualmente muchas pequeñas y de sustancias mas delicadas que los hombres robustos.

Las mugeres, mas sedentarias y menos fuertes que los hombres, toman menos cantidad de alimentos que éstos, y prefieren las sustancias ligeras como vegetales, frutas y leche á la carne, y por esta razon deben comer muchas veces al dia, pues su alimento es poco sustancial y ellas tienen pocas fuerzas.

Los enfermos y convalecientes, principalmente los últimos, se hallan en el mismo caso, y así es que no habrá casa en que no deban extenderse los manteles varias veces cada dia, y en que pueda abolirse enteramente nuestra costumbre de hacer varias comidas.

Sobre su número y la hora á que deban hacerse, no se puede establacer una regla fija. Hay médicos que opinan porque invariablemente se siga en esto un método constante; y otros defiende por el contrario, que no se debe habituar ninguno á reglas fijas, de modo que no pueda quebrantarlas sin incomodidad. *El hombre sano, bien acondicionado, y que es dueño de su libertad, no debe sujetarse á ningunas reglas*, dice Celso.

Pero sobre todo es lo mejor en esta materia dejar á cada uno que haga lo que mas le acomode, ó como se dice comunmente, que el rico coma cuando quiera, y el pobre cuando pueda.

DESAYUNO. Esta es la comida mas ligera en las casas, y cuando no lo hace cada uno separadamente en su recámara, re reduce á ponerse en la mesa chocolate, café, leche, té, molletes, mantequilla, pastelitos de cuchara, bizcochos de distintas clases, algunas frutas de sarten, huevos duros, vinos blancos generosos, y una que otra botella de aguardiente para los que quisieren mezclarlo con el café, lo que por lo comun no es bien visto entre las gentes del buen tono.

Si se quisiere presentar un desayuno suntuoso, lo que es muy raro, no hay que hacer otra cosa que disponer un ambigú, exceptuándose las ensaladas y los platillos de cosas encurtidas en vinagre, como los pepinillos, las aceitunas, &c. (véase adelante, AMBIGÚ).

Los franceses llaman desayuno *déjeuner*, á lo que nosotros almuerzo; pero no hay que confundirse ambas cosas, pues esto podria ocasionar equivocaciones vergonzosas al dueño de la casa.

ALMUERZO. Lo hay de dos clases: a-estilo del pais y para amigos de confianza, y de etiqueta ó á la extrangera. De los primel ros poco tiene que hablarse; pues que los chiles rellenos, el mole de guaxolote, el pipian verde, los huevos revueltos ó en tortilla, una ó mas cabezas de carnero asadas al horno, segun el número de concurrentes, los pescados blancos, las enchiladitas, envueltos ó tamales, y los frijoles fritos ó compuestos, con algunas botellas de vino y de cerveza y unos vasos de rico pulque de Apam, bastan para aguardar sin impaciencia la hora de comer. En las casas donde no se acostumbra el chile, que son pocas, los guisados en caldillo de xitomate y los asados, entre los que suelen presentarse el bistec con papas ó unas costillas á la milanesa, reemplazan á los platos antes referidos, pero sin omitir los frijoles, que son el signo característico de la mesa mexicana.

Los segundos á los que llaman los franceses *déjeuner*, son cosa de mayor consecuencia y mas alta gerarquía; y como usados en las casas en que jamas se come antes de las seis de la tarde ó de la oracion, han llegado á ser una refaccion importante, pues una taza de té, de agua de flor de tilia ó de hojas de naranjo, y aun de café con leche, tal como se hace comunmente, ó de chocolate, no bastan para aguardar una comida tan tardía, teniendo el estómago necesidad de alimentos mas sustanciales y de bebidas mas generosas para no murmurar durante una prueba tan larga. Así es que los almuerzos de tenedor, tan desdeñados otras veces por la gente bulliciosa y delicada de los salones dorados, y abandonados como usos groseros á los viajeros y al populacho, han logrado hace mucho tiempo una extremada aceptacion aun entre los personages mas notables. Los negocios no suelen comenzar antes de las diez, y á las doce una mesa de caoba se cubre con diez clases de viandas frias y frascos de diferentes vinos, dando en ella los afortunados en los negocios del dia, un curso inmoderado á su rechinante apetito. Si en estos almuerzos se admiten como por favor algunos platos calientes, son solo de miembros de ave empapelados, de pollos á la tártara y cuando mucho de pastelitos de sustancia, de riñones y salsichas: las piezas de resistencia, las ensaladas de ave, y los pasteles de caza son las que gozan preferencia en esta comida preparatoria, de las que en Paris son el prefacio obligado las ostras de la célebre roca de Caucale, durante casi todo el invierno.

Confortados así nuestros ilustres y modernos *Midas*, vuelven á los negocios y se entregan á la sed del oro con un ardor tanto mas vehemente, cuanto que sienten y conocen la necesidad que tienen de él, para sostener por largo tiempo la suntuosa mesa á que están acostumbrados.

Pero este régimen opulento no puede convenir al humilde censualista ni al modesto alumno de las musas; porque la renta de un año del primero, no seria bastante para el gasto de esta mesa en ocho dias, y la imaginacion del otro se encontraria muy pronto aprisionada por un alimento grosero y demasiado sólido. Estos y el comun de nuestras gentes la pasan bien con nuestros alimentos nacionales, coronados con un vaso de buen pulque; pero en paises donde no son conocidos nuestros envueltos, tamales y chiles rellenos, como la hora de la comida es casi la misma para los sugetos de que se ha hecho mencion y los ricos, ha sido necesario excogitar un medio para aguardarla sin sufrir, y lograr un intermedio razonable entre la taza de té y los pasteles de jamon; encontrar algun alimento que sea á la vez ligero y sustancioso, amigo del estómago y de la imaginacion, agradable al gusto y de poco precio, fácil de preparar, y que en un pequeño volúmen contenga principios bastante nutritivos, para que se pueda esperar sin impaciencia una comida tardía, y que al mismo tiempo no sea tan sólido que impida hacer honor á la otra, era el problema que habia que resolver; y nuestro chocolate lo ha resuelto en opinion de los franceses, que lo han adoptado como almuerzo entre el desayuno y la comida, para las casas que no siendo bastante opulentas, no pueden sostener los almuerzos de que vamos hablando.

El siguiente servicio ó lista pormenorizada de un almuerzo á la extrangera ó de etiqueta, no es para los almuerzos comunes que se hacen en todas las casas cerca del medio dia; sino para los de etiqueta ó para los almuerzos-comidas, que suelen dar algunos sugetos, que siendo solos y no teniendo casa formada, gozan de buenas comodidades sey complacen en reunir de tiempo en tiempo á sus amigos para pasar con ellos una parte del dia. La misma lista podrá aplicarse tambien, aunque con algunas modificaciones, á los almuerzos de las casas ricas del campo, donde se hacen reuniones numerosas.

SERVICIO DE MESA EN EL ALMUERZO.

Lista ó pormenores de un almuerzo de veinte cubiertos.

EN MEDIO DE LA MESA.

Una cabeza de ternera rellena.
Cuatro gruesas piezas frias.
Un jamon en vino.
Un pastel de pollonas cebadas.
Una lengua de buey forrada.
Una galantina de caza.

OCHO ENTRADAS.

Un banquillo de carnero con nabos.
Piernas de pollona empapeladas.
Un fricandó de cardos de España.
Un pato con aceitunas.
Una landrecilla de ternera á la burgesa.
Pichones á la crapaudina.
Un pecho de cordero relleno.
Una marinada á la alemana.

OCHO PLATILLOS SUPERNUMERARIOS.

Budin de salchichas.
Pastelitos á lo natural.
Riñones en vino de Champaña.
Dos embuchados á la parrilla.
Piés de puerco rellenos con criadillas de tierra, ó á la Santa-Ménehould.
Conchas encostradas.
Ostras saltadas á la sarten.
Una anguila gruesa á la tártara.

OCHO PLATILLOS CORRIENTES.

Pepinillos en vinagre.
Mantequilla fresca pasada por geringa, ó amoldada (*)
Anchoas en canapés.
Atun marinado en aceite.
Cerezas gordales marinadas, ó un equivalente.

(*) *Los moldes para la mantequilla deben ser de una figura graciosa, y en la última estampa hay delineado uno en forma de pato ó cisne para que sirva de modelo.*

Rabanitos redondos y largos.
Ostras marinadas.
Aceitunas rellenas con alcaparras y anchoas.

Á LAS DOS EXTREMIDADES DE LA MESA.

Un melon superior de la costa.
Otro redondo y mediano.

DOCE PLATILLOS DE ÚLTIMO SERVICIO Ó POSTRE.

Un bollo ó torta de buen tamaño.
Un plato de peras.
Otro de uvas.
Otro de tunas de Alfajayucan.
Otro con bizcochos grandes.
Una compota de peras á la parrilla.
Otro de masa de queso á la borgoñona.
Otro de perones ó buenas manzanas.
Otro de nueces verdes.
Otro de fruta del tiempo.
Otro de bizcochos de cuchara.
Una compota de manzanas ó perones á la portuguesa.

VINOS.

Doce botellas de vino de Mácon.
Cuatro de Burdeos.
Cuatro de Baune.
Cuatro de Chipre.
Cuatro de Lunel.
Doce de Chablis.
Cuatro de Clos-Vougeot.
Cuatro de San-Peray.
Dos de Málaga.
Una de Rivasalto.

Esta lista puede con algunas variaciones, fáciles de hacerse, servir para todas las estaciones del año, siendo este el motivo por que nos limitamos á este solo ejemplo. Ella como se echa de ver desde luego, no presenta sino solo un servicio que debe disponerse como ambigú, y por otra parte puede ampliarse ó disminuirse á voluntad y segun el número de los convidados.

Un almuerzo-comida, tal como el que se ha descrito, comienza entre la una y las dos de la tarde y suele prolongarse hasta la noche: se toma en él café con leche y no es raro que termine con helados. El café y los licores se ponen siempre á la mesa.

Los platos del postre pueden variarse con *las frutas* de la estacion, supuesto que la lista ha de servir para todas, pudiéndose al mismo tiempo servirse quesos de los mejores.

Las cabezas de ternera rellenas forman un *centro* tan vistoso como sólido, y convienen perfectamente á un almuerzo nutritivo; pero en el campo se puede reemplazar con una lonja de ternera fria y montada con jaletina bien clarificada y trasparente, lo que hace un centro sólido y que agrada generalmente. En ese caso se añaden dos abundantes ensaladas, la una de ave en mayonesa y la otra de hortaliza, que le hacen muy buena compañía.

COMIDA. La comida es la cosa importante de cada dia y la que se desempeña con el mayor celo, placer y apetito; solamente los necios y los enfermos no le dan todo el interes que se merece. El momento en que el mayordomo se presenta con la servilleta al brazo, anunciando que la mesa queda ya dispuesta, vuelve con estas palabras mágicas á cada uno de los convidados la serenidad, el espíritu y buen humor que desfallecian entre conversaciones inútiles é insignificantes, se vé pintado en todos los ojos el apetito, y recuperan su alegría todos los corazones; la tumultuosa impaciencia con que cada uno vá á tomar posesion de su asiento, es una señal manifiesta y cierta de la unanimidad de los votos y de las sensaciones; la naturaleza recobra entonces sus derechos, y solo en este instante del dia, aun el mas disimulado deja leer su pensamiento en todos los rasgos de su semblante.

Despues de algunas ceremonias que las personas avisadas tienen la atencion de abreviar, poniendo con anticipacion sobre cada cubierto el nombre de cada convidado, segun el órden en que se presume su apetito, se sientan todos, y el silencio general anuncia el poder y universalidad de las sensaciones. Una sopa hirviendo (tal como debe estar) no interrumpe ni disminuye la accion general, y parece que los paladares están enlozados con mosaico ó que gozan de todos los privilegios del hombre incombustible.

Entretanto el Anfitrion ó dueño de la casa, que debe ocuparse menos de razonar sus trozos que de guarnecer bien los platos, divide con arte el trasero tembloroso de un buey gordo, rodeado solamente de un cordon vegetal, interrumpido por pilastras de jamon, ó reparte en cada plato las raciones de carnero con su correspondiente vitualla, surtiéndose de todo lo que acompaña al cocido, sirviendo de estimulante una salsa de xitomates ó de mostaza á este primer plato, que es el fundamento sólido de toda comida, y el solo que á nadie cansa, aunque se reproduzca diariamente.

Durante este tiempo, desaparecen los estimulantes supernumerarios, que llaman los franceses *hors-d' œuvre* y se comen las entradas ó principios guisados, dando tiempo para trinchar los relevos que han reemplazado á las sopas. En Alemania, en Suiza y en casi todo el Norte de Europa, está confiada esta diseccion á un oficial *ad hoc*, que la desempeña con una destreza nada comun: uso precioso que concede al dueño de la casa y á los convidados un tiempo que puede emplearse de mejores maneras, y que redunda en provecho de las gruesas piezas, que cortadas segun las reglas del arte, se presentarian en todo su esplendor. Él corta sin ceremonias inútiles y se anticipa á la timidez, pues circulando á la redonda los platos ya dispuestos, cada uno se sirve á su gusto y conforme á su apetito. Hacemos votos porque este método sea adoptado en México, como los franceses los hacen con respecto á Francia, principalmente para los banquetes suntuosos.

En seguida aparece el asado y su humo delicioso aguijona todos los apetitos preparándolos á nuevos goces. Entonces comienzan á presentarse los vinos, se desatan las lenguas, y el Burdeos, el Borgoña, y sobre todo el centellante de Champaña, hacen circular los temas graciosos, las buenas palabras y los rasgos delicados; este es el momento de las declaraciones y de las confianzas á medias. En los banquetes ó festines de etiqueta, y aun en los almuerzos suntuosos, los intermedios en vez de hacer parte del segundo servicio, forman por sí mismos un servicio aparte. Un enorme pastel ocupa gravemente el centro de la mesa, y los intermedios, en que el genio del cocinero ha agotado todos sus recursos para hacer reelevante el sabor de los vegetales, le sirven de ministros inmediatos, quedando reservadas las extremidades de la mesa á las pequeñas masas de horno, á las cremas y á las golosinas que atraen entonces la principal atencion de los niños y las damas. Los gastrónomos les abandonan gustosos estos agradables juguetes, por que el buen comedor ha concluido su refaccion con el asado, y si toma algo despues, es puramente por complacencia ó por política.

Mas precisamente porque en lo general está el apetito satisfecho en el momento que el tercer servicio se presenta en la escena, es porque un hábil artista no debe perdonar nada para hacerlo renacer: este es su triunfo, pero triunfo raro y dificil, siendo ordinariamente los intermedios el escollo en que vienen á naufragar los mayores talentos. El que ha brillado en las entradas, en los relevos y aun en el asado mismo, vé eclipsarse en los intermedios toda su gloria. Se pone pálido ante un plato de cardos ó un tazon de manjar blanco, y no es entonces mas que un hombre ordinario: los intermedios azucarados ofrecen menor gloria sin duda, pero tambien menos dificultades; las masas y las cremas podrian mejor que los intermedios sufrir la medianía.

¿Qué ofrenda puede hacerse al apetito despues de tres servicios tan variados? El postre es la parte brillante de una comida y la que demanda la reunion de muchos talentos á la vez. Un buen oficial debe ser al mismo tiempo confitero, decorador, pintor, arquitecto, escultor y florero, y en un banquete de aparato principalmente, es donde se ven desarrollarse estos talentos de una manera sorprendente. Se han visto festines en que el costo del último servicio ha montado á mas de diez miel escudos. Pero como este servivicio habla mas bien á los ojos que á los otros sentidos, el verdadero y fiel gastrónomo se contenta con admirarlo, y un pedazo de queso alterante ó aperitivo, es para él de mas precio que todas estas brillantes y pomposas decoraciones. Los helados son parte de este servicio, y pertenecen á otro arte, siendo los neveros hábiles tan raros, casi como los buenos asadores. Una sabia y perfecta destilacion del café supone tambien un mérito eminente ¿pero quién es capaz de conservarle todo su aroma, y de no dejarle perder nada de su aceite esencial? Este licor está ordinariamente mal preparado aun en las casas mas opulentas (véase CAFÉ).

SERVICIO DE MESA EN LA COMIDA.

Por servicio se entiende el número de platos servidos á la vez.

La mesa de un servicio comprende todo lo que debe servirse desde la sopa si la hubiere, hasta el Postre, á lo que se llama comida de campo, porque en él no puede ser posible hallan todas las cosas, que se necesitan para la mesa de diferentes servicios. De esta clase tambien es el ambigú (véase AMBIGÚ).

El almuerzo es por lo comun mesa de un servicio.

En las comidas de dos servicios, se cubre la mesa juntamente con las entradas ó intermedios, y el segundo servicio es el postre, que llaman los franceses *dessert.*

En las comidas de tres servicios, el primero de estos se compone de la sopa, el relevo de la sopa ó cocido, de las entradas ó principios, y de los platillos supernumerarios.

Sirven de *relevo* de las sopas, si no es el buey cocido ó la ternera, una pieza grande de carnero ó una fuente con raciones de esta carne á la española, con su correspondiente vitualla.

Las *entradas* son platos mas ó menos sólidos de viandas, caza, aves y pescados con salsa ó caldillo.

Los *supernumerarios*, que llaman los franceses *hors d' oeuvre* son apetitosos y ligeros, tales como las frituras, los sesos, los pastelillos, rabanitos, mantequilla, anchoas &c. y se llaman asi, porque podria pasarse sin ellos, pues que su falta no descompleta un servicio.

Segun la importancia del banquete y de la ceremonia, se puede dar mas ó menos consideracion á la division de entradas y supernumerarios, pudiendo estos servir por entradas en una mesa pequeña ú ordinaria, eligiéndose para esto los bistefs, las costillas, los riñones, &c.

El segundo servicio se compone de los asados, las ensaladas y los intermedios, formando estos un servicio aparte en los banquetes suntuosos, qne son de cuatro servicios.

Se quitan los rellenos, las entradas y los supernumerarios. Se quitan las estufillas tambien que estan en el lugar de los platos de intermedios frios y las botellas de vino ordinario, para reemplazarlas con las de vino que llaman de intermedio.

El servicio tercero, ó postre, que llaman los franceses *dessert*, se compone todo de golosinas mas ó menos delicadas y de vinos superiores y generosos.

Luego que se da la señal, se debe quitar de la mesa todo lo que haya quedado en ella, hasta los vasos ordinarios y los de vino de Burdeos y aun los manteles; se ponen los platos de postres mas pequeños que los otros, así como cuchillos chicos y cucharitas, con vasos para vinos de licores y de Champaña.

Este servicio en las mesas de aparato se adorna con decoraciones de templos, palacios, cazerias, jardines, bosques &c. y aun con fuegos artificiales, inocentes y olorosos, que dejan como encantados á los concurrentes, que perfumados de aromas, gozan de un espectáculo vistoso y sorprendente.

Debemos aconsejar aquí á los anfitriones ó dueños del festin, que jamas den una comida de doce cubiertos para arriba, sin hacer uso del ramillete que llaman *dormant* los franceses, pues con él se encuentra adornada parte de la mesa, que por lo mismo exige menor número de platos, y aunque suelen componerse estos ramilletes de un fondo ó mirador rodeado de balaustres de cobre plateado, es económico sin embargo. Se coloca en el centro desde el primer servicio y se cubre con figuras de porcelana, con adornos de carton, pastillería y juguetes de dulce, ó muñequitos de palillera. Apesar del gasto que importan estas cosas, decimos que es económico, porque es gasto que se hace una vez, y porque puede emplearse la madera en lugar del cobre, haciéndose con tal arte, que pueda aumentarse ó disminuirse segun el tamaño de la mesa, que debe ser proporcionada al número de convidados, y que guardando las debidas proporciones agrada á las personas inteligentes y de buen gusto.

A fin de poner á nuestros lectores en estado de poder por sí mismos ordenar convenietemente una mesa ó banquete, damos las siguientes listas pormenorizadas de una comida, que sirviendo de ejemplo, pueden variarse fácilmente, sustituyéndose entradas por entradas, platos supernumerarios por otros de su clase, relevos, intermedios &c. y para complemento á esta instruccion, las estampas I, II, y III que están al fin de la obra, manifiestan claramente el órden y simetria con que han de colocarse todos los platos en la mesa.

Pormenores de una mesa de cuarenta cubiertos en la primera.

Ramillete que permanece en todos los servicios.

Cuatro sopas,

1 de primavera.
1 de coles recientes.
1 de trigo verde.
1 de pastas ó masas de Italia.

Cuatro relevos.

1 de cabeza de ternera en tortuga.
1 de pieza de buey en escarlata.
1 de rosbif de cordero mechado.
1 de rodaballo.

Diez y seis entradas.

1 de pollona cebada en salsa reforzada ó caldillo de yerbas. 3
1 de un pastel caliente de legumbres. 2
1 de dos cuadrados de carnero á la sirvienta. 6
1 de tiras de escombro á la mayordoma. 4
1 de quenelles de aves en salsa rizada. 9
1 de piés de cordero, rellenos á la villareal. 4
1 de guisos variados. 7
1 de id. de prisa á la borgoñona. 8
1 de un fricasé de pollos con chícharos. 3
1 de una landrecilla de ternera á la delfina.
1 de pichones erizados. 8
1 de pierna de ánsar con sustancia de garbanzos.
1 un soplillo de caza. 5
1 de pastelitos de salpicon. 7
1 de pechuga de pato á la provenzala. 5
1 de paladar de buey en costra. 6

SEGUNDO SERVICIO.

Cuatro intermedios gruesos.

1 de un pastel de perdices rojas. 1
1 de un jamon nevado. 1
1 de un bizcocho de Saboya. 1
1 de un monton de cangrejos. 1

Ocho platos de asado.

1 de pollos á la reina. 4
1 de un par de gazapos. 3
1 de una lengua de buey ahumada. 5
1 de lenguados fritos. 2
1 de lebratos. 3
1 de pichones ó palomas silvestres. 5
1 de codornices. 4
1 de broquetas de menas ó esperinques. 2

Diez y seis intermedios.

1 de pepinos rellenos. 5
1 de chícharos á la francesa. 6
1 de lechugas á la española. 11
1 de exotes ó habas verdes á la inglesa. 9
1 de coliflores en mantequilla. 5
1 de artaletes fajados. 7
1 de espinacas en costrada. 9
1 de buñuelos franceses de frutas. 8
1 de habas á la ajedrea. 6
1 de huevos estrellados en sustancia. 11
1 de jaletina de naranjas en corteza. 10
1 de manjar-blanco de chícharos. 10
1 de celocias. 12
1 de espárragos en mantequilla. 11
1 de hundidos en caja. 7
1 de buñuelos de arroz. 8

Cuatro ensaladas.

2 de yerbas.
1 de aceitunas.
1 de limones.

Pormenores de una mesa de 25 á 30 cubiertos (con ramillete).

PRIMER SERVICIO.

Cuatro sopas.

1 de menestra ó verduras. 1
1 de lechugas. 2
1 de arróz con sustancia de garbanzos. 1
1 de bisqué de cangrejos. 2

Cuatro relevos.

1 de marinesca.
1 de bacalao fresco en delfin á la Santa-Menehould.
1 de un cuarto de corzo.
1 de carnero con exotes á la bretona.

Doce entradas.

1 de alones de pollonas cebadas á la mariscala. 5
1 de escombros á la inglesa. 3
1 de pollonas cebadas en cisne.
1 de trozo de salmon á la genovesa. 3
1 de costillas de carnero con lechugas. 6
1 de tajadas de gazapos en gran salsa (*aspic*). 8
1 de pollos de pato doméstico en limon. 7
1 de bacalao encostrado á la bechamela.
1 de tendones de ternera á la polla. 4
1 de pastel caliente de codornices. 8
1 de pulpetas de ternera. 6
1 de alónes de guaxolotes en marinada. 7

SEGUNDO SERVICIO.

Cuatro intermedios gruesos.

1 un gató de Compiegne. 1
1 una cabeza de javalí de Troyes. 2
1 una cazuela de Nérac. 1
1 un monton de masas con queso. 2

Cuatro platos de asado

1 de capon al asador. 7
1 de lenguados fritos. 8
1 de dos faisanes. 7
1 de gobios fritos. 8

Ocho intermedios.

1 de crema á la inglesa. 5
1 de tortas de frutas. 6
1 de nogado ó almendrado á la francesa. 6
1 de huevos en café. 5
1 de chícharos. 3
1 de habas verdes. 3
1 de alcachofas á la francesa. 4
de espárragos á la española. 4
Dos fiambres. 9
1 Aceitera. 10

Cuatro ensaladas.

2 de yerbas.
1 de limones.
1 de aceitunas.

Pormenores de una mesa de á 16 á 20 cubiertos.

PRIMER SERVICIO.

Dos sopas.

1 de cebollitas.
1 de sagou y de sustancia de nabos.

Dos relevos.

1 un rosbif de carnero.

1 guaxolote en adobo.

Ocho ó diez entradas.

1 de costillas á la Soubisa.
1 de piernas de pollonas con pepinillos.
1 de mollejuela de ternera mechada sobre sustancia de acedera.
1 de landrecilla de ternera en bedel.
1 de dos pollos como lagartos.
1 de un timbal de lazañas.
1 de gibelote ó fricasé de gazapos y anguila.
1 de tiras de buey en serpenton.
1 de id. de lenguados á la Horly.
1 Una cazuela de arróz y tendones de ternera.

SEGUNDO SERVICIO.

Dos grandes intermedios.

1 de un gató de mil hojas.
1 carpa albina ó chica en caldillo amorado.

Cuatro platos de asado.

1 de codornices.
1 un cuarto tracero de cordero mechado.
1 de pichones.
1 de capon con pan rallado á la inglesa.

Dos ensaladas.

Ocho ó diez intermedios.

1 un bizcocho de Saboya ú otro.
un gató de fideos.
1 crema de cacahuates vaciada.
1 buñuelo de chabacanos.
1 chícharos á la francesa.
1 lechugas á la española.
1 coliflores en mantequilla.
1 alcachofas á la italiana.

Pormenores de una mesa de 8 á 12 cubiertos.

Dos sopas.

1 una de tortuga.
1 un relevo de truchas á la genovesa.

Seis entradas.

1 de pollona cebada en salsa suprema.
1 de gazapos saltados con pepinos.
1 un pastel caliente á la financiera.
1 de costillas ó pichones.
1 de costillas de cordero en sustancia de hongos.

1 pollona cebada á la San-Cloud.

Dos platos de asado.

1 un mechado de dos pollos.
1 de tórtolas.

Seis intermedios.

1 de buñuelos ó frutas de sarten de manjar blanco.
1 de gató á la italiana.
1 de jalea de limones.
1 de chícharos.
1 de espárragos en mantequilla.
1 de espinacas en caldo concentrado.

Ensalada.

De chicoria menuda verde.

MESA Á LA INGLESA DE 12 Á 16 CUBIERTOS.

Lista pormenorizada.

PRIMER SERVICIO.

1 sopa de tortuga (fingida).

A los dos extremos de la mesa.

1 un guaxolote cocido y su salsa de ostras ó de apio.
1 rosbif con papas.

Seis entradas.

1 un trozo de salmon cocido; salsa de alcaparras, sustancia de nabos.
1 dos gazapos, salsa de cebollas, coliflores sin salsa.
1 cuatro chiqueadores de ternera.
1 de sollos cocidos, salsa de hinojo, espinacas guisadas á la inglesa.
1 de dos pollos, salsa de perejil, sustancia de papas.
1 de perdigones, salsa ligera.

SEGUNDO SERVICIO.

En el centro de la mesa.

1 un cuarto trasero de gamo al asador, salsa, jalea de frutas.
1 una pollona cebada asada.
1 un lebrato relleno á la inglesa.

Dos ensaladas.

1 de yerbas.
1 de limones.

Seis intermedios.

1 de jaletina de vino Madera. de

1 un plum-pudding, salsa de vino de Málaga.

1 torta de coufitura.

1 de conejos galeses [*Welch rabbit*]. (Pastelería.)

1 un pudin de arróz.

1 de jaletina de vianda.

De trece á quince platillos de postre.

4 compotas.

4 platos de frutas crudas.

2 de diferentes bizcochos.

2 de frailes y castañas.

3 de quesos.

1 un plato montado.

Pormenores de una mesa de cuarenta cubiertos en INVIERNO (un ramillete).

PRIMER SERVICIO.

Cuatro sopas.

1 de bisqué de cangrejos.

1 á la reina.

1 de coles á la aldeana.

1 de arróz en salsa bermeja de ternera.

Cuatro relevos.

1 un rodaballo ó rombo; salsa de mantequilla.

1 un saladillo sobre exotes á la bretona.

1 lomo á la Godard.

1 cazuela de arróz, adornada con kari de pollo.

Doce supernumerarios de cocina.

1 de tiras saltadas de alondras ó chochas-perdices al husmo de caza, con criadillas de tierra.

1 de lonjas fritas de salmon con salsa á la mayordoma.

1 de pastelitos de un bocado con picadillo á la reina.

1 de pechugas de pollos de pato con naranja.

1 de artaletes de landrecilla de ternera.

1 de orejas de puerco en menudillo real.

1 de fritura de aves con criadillas de tierra.

1 de lonjas de lengua en mayonesa.

1 de budin á la Richelieu con salsa italiana blanca.

1 de costillas de carnero de un minuto.

1 de croquetas de costillitas con criadilla de tierra.

1 de lonjas de merlo á la Horly.

Doce entradas.

1 de pollona cebada á la mariscala.

1 de manguito á la Gerard.

1 de solomillos de buey, salsa de vino de Madera.

1 de pollos á la reina, salsa de xitomrte.

1 de perdigones á la Périgueux.

1 de manguito de bacalao fresco á la crema.

1 de cajitas de hígados gordos con criadillas de tierra.

1 de costillas de ternera.

1 de codornices en costra.

1 de lechecillas de carpa á la marinesca.

1 de alones de guaxolote con exotes.

1 de tiras de gazapos en gran salsa [*aspic*].

SEGUNDO SERVICIO.

Cuatro grandes intermedios.

1 de baba.

1 de jamon en vino encostrado.

1 de lonja de ternera.

1 de crujiñuelas.

Ocho platos de asado.

1 pípila ó guaxolote tierno.

1 de cercetas.

1 de merlos.

1 de carpa blanca ó chica, en salsa morena.

1 de lebratos.

1 de pichones á la hortalena.

1 de lenguados fritos.

1 de cabeza de salmon.

Diez y seis intermedios.

1 de cardos en esencia.

1 de escorzonera en mantequilla.

1 de espinacas en costrada.

1 de criadillas de tierra bajo la servilleta y en vino de Champaña.

1 de apio á la española.

1 de criadillas de tierra á la italiana.

1 de colifrores con queso de Parma.

1 de jaletina de vino de Málaga.

1 de regalillos de mazapan.

1 de buñuelos de arróz.

1 de tortillitas á la Celestina.

1 de costras de hongos.

1 de manjar blanco en botecitos pequeños.
1 de artaletes listados con confituras.
1 de buñuelos franceses ó frutas de sarten de manzanas ó perones en cuartos.
1 de huevos estrellados en esencia.

Cuatro ensaladas.

2 de yerbas.
1 de aceitunas.
1 de limones.

Pormenores de una mesa de 25 á 30 cubiertos (un ramillete).

PRIMER SERVICIO.

Doce supernumerarios de cocina.

4 de mantequilla compuesta y amoldada.
2 de ensaladas de anchoas. (*)
2 de rabanitos redondos.
2 de pepinillos.
2 de canapés.

Cuatro sopas.

1 á la Conti.
1 de leche de almendra.
1 de fideos en salsa bermeja de ternera.
1 á la brunesa.

Cuatro piezas grandes.

1 un ansaron á la Chipolata.
1 un bacalao fresco á la holandesa.
1 una carpa á la Chambord.
1 un trasero de buey á la brasa con cebollas nevadas.

Diez y ocho supernumerarios de entrada.

1 de pastelitos encostrados con un salpicon.
1 de aves en salsa suprema con criadillas de tierra.
1 de tiras de perdigones á la portuguesa.
1 de solomillo de carnero en chiqueadores.
1 de tiras de lebratos como serpiente.
1 de alones de pollos á la Buenavista.
1 de artaletes de merlos, salsa italiana.
1 de quenelles de salmon á la española.

Ocho entradas.

1 un vuelo al viento de chochas-perdices.
1 un timbal de macarrones.
1 una gallina á la Périgueux.
1 de dos pollos de pato á la cocinera.
1 de costillas de sorpresa.
1 de tendones de ternera en cola de pavo á la jardinera.
1 de perdigones, salsa de naranja.
1 de landrecilla de ternera á la delfina.

SEGUNDO SERVICIO.

Cuatro grandes intermedios.

1 un monton de cangrejos.
1 una cabeza de puerco al uso de Troyes.
1 un monton de masas hechas con queso.
1 un gató de mil-hojas.

Seis platos de asado, de los que dos deben de ser grandes.

1 de tres pollos (uno mechado).
1 de un par de gazapos abrazados.
1 un cuarto de corzo mechado.
1 de dos faisanes (uno mechado).
1 de codornices de viña.
1 un sollo á la alemana.

Diez y seis intermedios.

1 de bizcochitos.
1 de rosquillas bañadas.
1 de crema vaciada.
1 de crema de chocolate.
1 de frutas de sarten de manjar blanco.
1 de apio frito y nevado.
1 una carlota de manzanas con confituras.
1 de amorcillos de tuétano fritos.
1 de coliflores á la española.
1 de exotes á la inglesa.
1 de criadillas de tierra encostradas.
1 de huevos revueltos con cardos.
1 de navos cortados como peras.
1 una macedonia.
1 de criadillas de tierra á la piamontesa.
1 de alcachofas á la italiana.

Cuatro ensaladas.

2 de yerbas.
1 de limones.
1 de aceitunas.

(*) *La figura 31 de la estampa VI, es un plato supernumerario de anchoas, cortadas en tiras, cruzándose unas con otras, rodeadas de perejil, adornadas con mitades de huevos duros, y sazonada con una ó dos cucharadas de aceite.*

Pormenores de una mesa de 15 á 20 cubiertos (un ramillete).

PRIMER SERVICIO.

Dos sopas.

1 de rabioles.
1 de cortezas de pan.

Dos relevos.

1 una cabeza de ternera en tortuga.
1 una pípila con criadillas de tierra.

Cuatro supernumerarios de entrada.

1 de landrecillas de espaldilla de ternera en sustancia de hongos.
1 de lebratos en sangre.
1 de chiqueadores de solomillo de buey con papas.
1 de orejas de ternera con salsa de yerbas.

Cuatro entradas.

1 de dos grandes pollos, salsa de marfil.
1 de dos cuadrados de carnero, uno mechado con perejil y otro con jamon.
1 de pato silvestre, salsa de naranjas.
1 de una cartuja de tendendos de ternera en forma de ostras.

A los dos lados.

1 un pastel caliente de carpas, de anguilas.
1 un solomillo, ó falda de buey al asador, salsa picada.

SEGUNDO SERVICIO.

Dos grandes intermedios.

1 uua roca.
1 un cochinito en galantina.

Cuatro platos de asados.

1 de perdices rojas:
1 de esperinques ó menas.
1 de pollona cebada.
1 de lenguados fritos.

Ocho intermedios.

1 de manzanas en arróz.
1 de jaletina de marasquino.
1 de frutas de sarten de chocolate.
1 de artaletes de Chantilly.
1 de cardos con tuétano.
1 de coliflores en mantequilla.
1 de criadillas de tierra á la servilleta: escorzonera frita.

Dos ensaladas.

1 de yerbas.
1 de limones.

Pormenores de una mesa de 8 á 12 cubiertos.

Una sopa—á la juliana.
Un relevo.—Una pieza de buey de Hamburgo, guarnecida con costrada.

Seis entradas.

1 un capon de medio luto. 3
1 de becadas en salmorejo (*salmi*). 2
1 de costillas de carnero saltadas, con achicoria en los huecos. 4
1 un pastel caliente de lazañas. 3
1 de pichones á la Gautier, en mantequilla de cangrejos. 2
1 de paladares de buey en costra. 4

Relevo.

1 Torta de queso, ó un pastel caliente de hígados gordos de Estraburgo.

Dos platos de asado.

1 de pollos.
1 de perdigones.

Cuatro intermedios.

1 de cardos con tuétano. 3
1 de exotes. 3
1 *una ensalada.* 5
1 de huevos en café.
1 de criadillas de tierra al rescoldo. 4

Pormenores de una mesa de vigilia de cuarenta cubiertos (un ramillete.)

PRIMER SERVICIO.

Cuatro sopas.

1 de sustancia de chícharos y de tostadas fritas.
1 de quenelles de merlos.
1 de sustancia de lentejas á la reina.
1 de pan á la brunesa.

Cuatro relevos.

1 de bacalao fresco á la Santa-Ménehould.
1 de rodaballo, salsa de camarones.
1 de trucha á la genovesa.
1 de un manguito de esturion al asador.

Diez y seis entradas.

1 de una lonja de salmon á la española.
1 de platijas al plato.

1 de percas á la valesfiche.

1 de arañas á la parrilla, salsa de alcaparras.

1 de marinesca de hígados de lotas.

1 de pastelitos sin carne.

1 de huevos á la polaca.

1 una cazuela de arróz con lenguas de carpas.

1 una carpa rellena, salsa española.

1 de alas de rayas chicas fritas, en pebre francés.

1 de lonjas de merlos en turbante.

1 de cajitas de lechecillas de arenque á la italiana rosada.

1 un pastel caliente de anguilas.

1 de lonjas de sollo, salsa de xitomate.

1 una tortilla de huevos con criadillas de tierra.

1 de bacalao en costra.

SEGUNDO SERVICIO.

Cuatro grandes intermedios.

1 gató de Compiegne.

1 monton de cangrejos.

1 cabeza de salmon, salsa morena.

1 sollo á la alemana.

Ocho platos de asado.

1 de lenguados fritos.

1 de menas ó esperinques.

1 de pescados blancos rellenos y fritos.

1 de aves acuáticas.

1 una carpa frita.

1 de gallinas de agua.

1 de barbadas ó barbos de mar.

1 de gobios.

Diez y seis intermedios.

1 de jalea de piña.

1 de pastelillos con crema [*darioles*].

1 de huevos en té.

1 de panes de la duquesa.

1 de nouilles soplados y amerengados.

1 de espinacas á la crema.

1 de nabos en cuadrilla.

1 de escorzoneras fritas.

1 de jaletina de uva.

1 de frituras.

1 de frutas de sarten de peras.

1 de costillas de sorpresa.

1 de flan á la suiza.

1 de cardos á la española.

1 de colecitas en mantequilla.

1 de criadillas de tierra en vino de Champaña.

Cuatro ensaladas.

2 de yerbas.

1 de limones.

1 de acietunas.

Lista pormenorizada para una mesa de 24 á 30 cubiertos en dia de vigilia (un ramillete).

PRIMER SERVICIO.

Cuatro sopas, dos grandes y dos medianas.

1 á la juliana.

1 á la Crécy.

1 á la Conty.

1 de leche de almendras.

Cuatro piezas, dos grandes y dos medianas.

1 carpa blanquilla ó pequeña á la Chambord.

1 rombo á la holandeza.

1 doradilla.

1 robalo al sol.

Doce entradas.

1 de pastel caliente de legumbres.

1 de crestas de bacalao á la mayordoma.

1 de lonjas de merlos á la Horly.

1 de huevos á la tripa.

1 de tiras de lenguados en costra.

1 de salmonetes, salsa de alcaparras.

1 de manguito de esturion al asador.

1 de sargo, salsa de yerbas.

1 de caballa á la mayordoma.

1 de tortillas de huevo con acederas.

1 de pastelitos de tiras de sollo á la bechamela.

1 de tostones á la Choisy.

SEGUNDO SERVICIO.

Dos grandes y dos medianos intermedios.

1 un bizcocho de Saboya.

1 un monton de cangrejos.

1 un monton de talmuses ó sombreros de tres picos.

1 de una barbada ó barbo de mar.

Cuatro platos de asado.

1 de merlos fritos.

1 de acedias fritas.

1 de sollo en salsa morena.
1 de somormujos al asador.

Ocho intermedios.

1 de macarrones á la italiana.
1 de gatós á la paisana.
1 de huevos estrellados.
1 de alcachofas en mantequilla.
1 de jaletina de naranja.
1 de cremas vaciadas.
1 de frijoles blancos á la mayordoma.
1 de coliflores con queso.

Dos ensaladas.

1 de yerbas.
1 de limones.

Pormenores de una mesa de vigilia de 16 á 20 cubiertos (un ramillete).

PRIMER SERVICIO.

Dos sopas.

1 de pastas á la italiana.
1 de coles.

Dos relevos.

1 trucha á la italiana.
1 una flota chica á la flamenca.

Diez entradas.

1 de salmon empapelado.
1 de anguilas al asador.
1 de artaletes de esturion, pobre francés.
1 un timbal de macarrones.
1 de ranas á la polla.
1 de carpas en marinesca.
1 de fricandó de sollo en sustancia de hongos.
1 pástel caliente de quenelles de merlos en salsa rizada.
1 de ensalada de tiras de rombo.
1 de huevos á la aurora.

SEGUNDO SERVICIO.

Dos grandes intermedios.

1 nogado.
1 monton de bollitos ó panecillos.

Cuatro platos de asados.

1 de aves acuáticas.
1 de percas amoratadas.
1 de lotas fritas.
1 de lenguados fritos.

Ocho intermedios.

1 de coles á la parrilla.
1 de huevos revueltos con criadillas de tierra.
1 de coliflores con queso.
1 de recortes de criadillas de tierra en mantequilla.
1 de celocías ó rejillas de masa.
1 de crema de chocolate.
1 de nabos en conchas.
1 de espinacas á la inglesa.

Lista para una mesa de vigilia de 8 á 12 cubiertos.

1 sopa de cebollitas cabezonas á la mínima.
1 relevo de un trozo de esturion al asador.

Seis entradas.

1 de tiras de lenguados saltadas á la mayordoma.
1 de anguilas á la tártara.
1 de huevos estrellados con pepinos.
1 vuelo al viento de rombo en bechamela.
1 de bobo, salsa de alcaparras.
1 de tiras de platijas en anillos.

Dos platos de asado.

1 de gobios fritos.
1 una carpa en caldillo ligero.

Seis intermedios.

1 de huevos nevados.
1 de betabeles blancos saltados en mantequilla.
1 de una jaletina de vino de Madera.
1 de frutas de sarten de crema de azahar.
1 de lentejas á la reina á la mayordoma.
1 de fondos de alcachofas en salsa de yerbas.
1 *ensalada*—de apio en salsa de mostaza á la francesa.

LISTA ALFABÉTICA

de los vinos que se pueden presentar mejor en una mesa, con expresion del servicio en que deben usarse.

Ai, Champaña. El no espumoso, el espumoso y el rosado, tercer servicio.
Alicante, España. Tercer servicio.
Anjou.

Arbois, Franco-Condado.
Auxerre, Francia. Primer servicio.
Avallon, Borgoña.
Barsac, Burdeos. Segundo servicio.
Beaugeney, Orleans.
Beaune, Borgoña. Primer servicio.
Bellay.
Bini-Cárlos, España.
Bogy, Champaña.
Brue.
Bucella, Portugal.
Burdeos, Francia.
Cabello, Portugal.
Cahors, Burdeos.
Calabria, Italia. Tercer servicio.
Californias (de las), México. Tercer servicio.
Calon-Segur.
Canarias (de las) Africa. Tercer servicio.
Cabo de Buena-Esperanza (del). Tinto y blanco, tercer servicio.
Carboneux, Burdeos. Segundo servicio.
Carlon, España.
Chablis, Champaña. Primer servicio.
Chambertin, Borgoña. Segundo servicio.
Chambolle. Segundo servicio.
Champaña rojo.
—Blanco-Tisana.
Chasañe, Borgoña. Primer servicio.
Chateau-Grillé. Segundo servicio.
Chateau-Margaux, Burdeos. Idem.
Chateau-Neuf du Pape, Aviñon. Segundo servicio.
Chio, Grecia.
Chipre, idem.
Clos-Vougeot, Borgoña. Segundo servicio.
Constanza, Africa. Tercer servicio.
Cortona. Segnudo servicio.
Coteaux de Saumur.
Cote-Rotie, tinto y blanco, Delfinado. Segundo servicio.
Cote Saint-Jacques. Primer servicio.
Coulange, Auxerre. Idem.
Falerno, Italia.
Fley, Borgoña.
Florencia, Italia.
Frontiñan, Languedoc. Tercer servicio.
Grave du Lomon, Burdeos. Segundo servicio.
Grenache, Rosellon. Tercer servicio.
Guigne, Borgoña.
Hautbrion, Burdeos. Segundo servicio.
Hautvillers, Campaña.
Hermitage (l'), Delfinado. Segundo servicio.
Iranci, Borgoña.
Jerez, España. El seco y dulce, tercer servicio.
Joigny Auxerre.
Julna.
Juranzon, tinto y blanco, Bearne. Segundo servicio.
Lachainette, Auxerre. Primer servicio.
Lácrima-Cristi, Italia. Tercer servicio.
La Ciotat, junto á Tolon.
Laffite-Mouton, Burdeos. Segundo servicio.
Laffite-Ségur, idem. Idem.
Lagaude.
Lamalgue, Tolon.
La Neithe. Segundo servicio.
Latour, Burdeos. Idem.
Langon, idem.
Lunel, Languedoc. Tercer servicio.
Macon, Borgoña. Primer servicio.
Madera (de), Africa. Tercer servicio.
Málaga, España. Tercer servicio.
Malvasia de Chipre, Grecia. Idem.
Malvasia de Madera, Africa. Tercer servicio.
——De Tenerife, idem. Idem.
Médoc, Burdeos. Primer servicio.
Mercurey, Borgoña. Idem.
Meursanlt, idem. Idem y segundo.
Miés, Provenza.
Monte-Fiascone, Italia.
Monte-Pulciano, idem.
Montilla, España.
Montrachet, Borgoña. Segundo servicio.
Molino de Viento. Primer servicio.
Nuits, Borgoña. Segundo servicio.
O Eras, Portugal.
Ojo de perdiz, Champaña.
O Porto, Portugal. Segundo servicio.
Orleans, Francia.
Pacaret. El seco y dulce, tercer servicio.
Paille, Colmar. Tercer servicio.
Pafos, Grecia. Idem.
Paso del Norte (del) México. Idem.
Parras, idem. Idem.
Pedro Jimenez, España.

Picoli, Italia. Tercer servicio.
Pierry, Champaña.
Pomard, Borgoña. Segundo servicio.
Porto (del), Portugal. Idem.
Pouilly-Fuissé, Borgoña. Primero y segundo servicio.
——Sancerre, idem.
Rancio, España. Tercer servicio.
Reuilly, Champaña.
Richebourg, Borgoña. Segundo servicio.
Rhin. Segundo servicio.
Rivesaltes, Rosellon. Tercer servicio.
Romanée-Conti, Borgoña. Segundo servivicio. El espumoso para el tercero.
Rosées, ó rosados.
Rota (Tintilla de), España. Tercer servicio.
Rosellon, Francia. Segundo servicio.
Samos, Grecia. Tercer servicio.
Saint-Amour, Francia.
Saint-Emilion, Burdeos. Primer servicio.
Saint-Estephe, idem. Idem.
Saint-Georges, Borgoña. Segundo servicio
San-Jorge, España.
Saint-Julien-du-Sault, Champaña. Idem.
Saint-Martin, Francia.
Saint-Perray, idem. Segundo servicio.
Sauterne, idem.
Savigny, idem.
Schiras, Persia. Tercer servicio.
Segur, Léoville y Laroze. Segundo servicio.
Sercial. Tercer servicio.
Setuval. Tercer servicio.
Sillery, Costa de Reims. Tercer servicio.
Siracusa, Sicilia. Idem.
Stancho, Grecia.
Tavel, Languedoc. Segundo servicio.
Thorins, Borgoña. Primer servicio.
Tintilla de Rota, España. Tercer servicio
Tokai, Ungria. Idem.
Tonerre, Champaña. Primer servicio.
Tormilla, España.
Vauvert, Languedoc.
Vermonth.
Verzi-Verzenay, Champaña. Segundo servicio.
Volnay, Borgoña. Idem. El espumoso para el tercer servicio.
Vosne, idem. Idem.
Voutgeot, idem. Idem.
Vouvray blanco, Turena.

ANTES DE LAS SOPAS.

Agenjos.
Vermouth.

DESPUES DE LAS SOPAS.

Madera.
Jeréz seco.

PARA LAS OSTRAS.

Arbois.
Chablis.
Pouilly.
Meursault.
Montrachet.
Chateau-Grillé.

Burdeos (blancos). { Barsac. Sauternes. Carbonieux. Grave. Langon.

Tisana de Champaña y generalmente todos los vinos blancos secos.

Vinos dulces ó de licores, son los anotados para el tercer servicio, fuera de los espumosos, sirviendo de regla general, que todos los de esta clase, aunque no estén anotados en la lista, solo se presentan en la mesa en el postre ó último servicio.

CENA. Si el almuerzo es la mesa de los amigos y la comida la de etiqueta, la cena es, ó por lo menos era en otro tiempo, la del amor. Su hora que es el tiempo del reposo, y de la cesacion de los negocios y deberes, y la suave claridad que recibe de las luces, son circunstancias que concurren á hacerla favorable á los amantes. Las mugeres son mas amables en la cena que en cualquiera otra época del dia, y parece que mientras mas se acerca el momento de ejercer su dulce imperio, se vuelven mas tiernas y seductoras: la noche es para ellas el tiempo de la soberanía y de la irresistible seduccion, y lo saben tan bien, que muchas se han divorciado del sol.

Pero no es la cena solamente la mesa del amor, sino la reunion amistosa y agradable donde circulan las palabras comedidas, donde abundan las sales, donde se presentan y suceden las réplicas amables y las respuestas agudas; y donde cada uno se esfuerza por mostrar el talento propio, el que ha recogido de prestado en el resto del dia, y aun el que le falta. Los literatos son entonces mas agudos, la necesidad de agradar anima á cada convidado, y mil rasgos ingeniosos que parten de cada punto de la mesa, hacen parecerse esta comida á unos fuegos artificiales, brillantes y bien desempeñados.

En estas mesas deliciosas se encontraba reunido todo lo que hay de mas amable en el mundo; en ellas reinaba esa igualdad sin la que todos los placeres son nulos, y el rango, el nacimiento, el talento y la fortuna no se manifestaban sino para competir en amenidad, en gusto y en gracia; en ellas ninguna superioridad se dejaba sentir porque el uso de mundo habia enseñado á deponer en homenage todo amor propio; y en ellas finalmente la bella de turno, el poeta del dia y el ministro poderoso parecian confundidos bajo las banderas de la verdadera libertad.

Tales eran en otro tiempo las cenas; pero ya no existen sino en la memoria de los que tuvieron la felicidad de encontrarse en ellas; ni volverán á estar en uso mientras no tomen otra direccion nuestras costumbres. ¿Cómo se ha de cenar donde se come á las seis de la tarde, y donde los espectáculos acaban despues de media noche? A las dos de la mañana no siente el hombre mas que la necesidad de dormir, y puntualmente se le dá prisa con esos tristes ambigús, inventados para despertarlo.

Pero como habrá ocasiones en que sea preciso ó conveniente disponer una cena, diremos en dos palabras su composicion, no entendiéndose que se trata de las mesas familiares en que hace el papel principal el mole de guaxolote, sino de las de moda al uso extrangero.

Una cena de esta clase no se diferencia de la comida sino en la falta de la sopa y del cocido. Este se reemplaza con una grande pieza de carne, que por lo comun es una lonja de ternera de veinte á veinticinco libras, ó con un ramillete económico, que adorna el centro de la mesa con perjuicio del apetito de los que la rodean. Dos fuertes entradas ocupan respectivamente los dos lados de la mesa; ocho entradas comunes y seis supernumerarios completan este primer servicio. El asado y los intermedios son absolutamente lo mismo que en la comida, como tambien el último servicio ó postre; pero los helados son aquí de estricta obligacion. Lo mismo que en la comida se sirven en la cena los licores y el café; pero éste debe estar mas cargado con respecto á la hora, pues siendo el caso tener en vela á los convidados, es mas fácil lograrlo con buen café que con una buena conversacion.

AMBIGÚ. El ambigú es una mesa en que no presentándose nunca la sopa, están confundidos todos los servicios en uno solo, y en la que no se releva ningun plato. Entradas, centros, extremos de la mesa, piezas grandes, intermedios calientes y frios, asados, postre, todo está reunido y casi confundido en ella, necesitándose por esto una mesa inmensa, pues que es necesario que reuna de una sola vez, todo lo que ordinariamente se divide en tres servicios y algunas veces en cuatro.

De esta confusion nacen muchos inconvenientes notables, siendo el mayor sin duda, que se coman los asados frios y los intermedios helados. Los medios inventados para mantenerlos calientes y en su punto, no lo han logrado; y el calor artificial que proporcionan, pone secos los intermedios en lugar de mantenerlos, y hay algunos de ellos que necesitan llevarse de la hornilla ó del horno á la mesa para comerse inmediatamente, por que solo así son buenos, y es evidente por lo mismo que estando sobre la mesa dos horas, se desnaturalizan enteramente y se hace de un plato delicado un manjar detestable.

Otro inconveniente del ambigú es el ofrecer á la vista una confusion, una mezcla que harta con anticipacion y causa hastío en lugar de excitar el apetito. Las emanaciones de cada servicio, respiradas separadamente, estimulan agradablemente el órgano del olfato é introduciéndose por su canal hasta el del gusto, excitan sobre las membranas nerviosas que entapizan el paladar, esas titilaciones voluptuosas, tan dulces al sentirse y tan difíciles de describir, que son el mas suave preludio del mas inefable de los goces. Cuando todas estas sensaciones están reunidas, resulta de esta confusion un olor equívoco, una mezcla nauseabunda, mas propia para indignar al corazon, que para recrear el cerebro: así como los colores de la paleta de un pintor hábil que distribuidos sábiamente sobre el lienzo forman cuadros encantadores, confundidos y mezclados solo ofrecen la imágen del caos.

La confusion que constituye los ambigús, produce otros mil inconvenientes. Todo el mundo quiere que se le sirva á la vez y de lo que desea. Mientras uno come costillas, otro sorbe una compota; se ven lado á lado un plato de landrecilla de ternera y otro de confituras; los rellenos y las mermeladas, los pastelitos y los macarrones, los picadillos y las cremas, los cangrejos y los masapanes están al mismo tiempo entre los dientes, con fastidio de la vista, sufrimiento del olfato y afliccion de la limpieza.

Las ventajas que podian contrapesar tantos inconvenientes, son muy pocas y se limitan á cierta economía, porque reuniéndose cuatro servicios en uno solo, se pone menor número de platos, simplificándose al mismo tiempo, pues que todo está dispuesto sobre la mesa cuando se acude á ella. Se ahorra tiempo porque no hay intervalo entre los servicios, y porque en la realidad se come menos como queda dicho, por la abundancia y la confusion de los platos. El sentido del gusto, que es el primero para los hombres sensatos, quiere ser estimulado por el cambio y apetece las sorpresas, pudiéndose decir que la capacidad del estómago se aumenta á cada nueva aparicion.

De todo lo dicho se deduce que el anfitrion que quiere que se coma bien, largo tiempo y con propiedad, jamas debe dar ambigú. Si esta especie de comida es tolerable, lo es solo para los bailes y festines en que comer largo tiempo y delicadamente no es el principal negocio, y por esto es que los verdaderos gastrónomos no asisten á ellos, sino cuando absolutamente no pueden escusarse.

Para que nada falte en este apéndice, se pone aquí la siguiente lista de los diversos platos, clasificados por el órden del servicio, pudiéndose por este medio variar los pormenores de una mesa, reemplazando una entrada por otra, &c. &c., segun el gusto del dueño del banquete ó de los convidados, segun la estacion del año y segun tambien las diversas producciones de cada pais.

RELEVOS DE SOPA.

BUEY.

Los calzones ó trasero.
La pieza de lomo.
Las costillas cubiertas.
La espaldilla.
La landrecilla.
La parte que está bajo la landrecilla.
El pecho.
Buey á la moda.
Buey al estilo de Hamburgo.
Rosbif á la inglesa.
Lomo á la bretona.
Cola de buey á la flamenca.

TERNERA Ó VACA.

La cabeza á lo natural, en tortuga, rellena, á la Détiller, de Puitcerdan, en barbacoa.
Pecho relleno.
Pecho á la inglesa.
Cuadrado de vaca ó ternera, exceptuando el empapelado.
Pierna de ternera marinada.
Rueda de pierna de ternera á la holandesa.

CARNERO.

Silla de carnero de relevo.
Idem á la inglesa.
Pierna de siete horas.
Pierna en agua á la inglesa.
Pierna á la burgesa.
Rosbif de carnero al asador.
Idem á la flamenca.
Cuarto de carnero en corzo.
Cascos de carnero.
Pierna á la gascona.

CORDERO.

Rosbif de cordero.
Cordero entero asado.

PUERCO.

La cabeza.
Cuadrado de puerco fresco en corona.
Pieza gruesa.
Jamon.
Cochinito ó lechon á la inglesa.
Cou-de-gin ó salchichon de Módena.
Cochinito en forma de Cochastro ó jabato.

JAVALÍ.

La cabeza.
Piernas.
Jamon.

CORZO Ó CABRA MONTÉS.

Cuadrado al asador.

GAMO.

Parte trasera en venazon.

GUAXOLOTE.

Guaxolote en adobo.
Guaxolote á la providencia.
Guaxolote á la flamenca.
Guaxolote de sorpresa.
Guaxolotillo en forma de tortuga.
Pípila á la godard.

ANSAR.

Ansar á la alemana.
Ansar en adobo.
Ansar á la inglesa.
Ansar á la providencia.
Ansar á la chipolata.
Ansar á la flamenca.

PESCADOS.

Rombo ó rodaballo en caldillo ligero.
Rombo, salsa holandesa.
Rombo en marinesca normanda.
Barbo á la parrilla, salsa de aceite.
Rombito á la parrilla, idem.
Todas las preparaciones del bacalao fresco que llaman los franceses *cabillaud*, se sirven como relevo.
Sábalo á la parrilla.
Salmon amoratado.
Salmon á la genovesa.
Trucha en caldillo ligero.
Trucha á la genovesa.
Trucha á la Chambord.
Sollo á la arlequina.
Sollo, salsa á la portuguesa.
Sollo á la alemana.
Sollo en caldillo ligero.
Sollo á la chambord.
Sollo con salsa de rábano.
Merlos.
Barbo.
Eglefin.
Róbalo.
Bobo en aceite.
Sargo.
Barbuda ó barbo marino.
Bagre.
Carpa en caldillo ligero.
Carpa rellena.
Carpa frita.

ENTRADAS.

BUEY.

Todas las variaciones de buey cocido.

El paladar á la bechamela, á la alemana, &c.

Los sesos en todas sus preparaciones, menos los hechos en marinada al sol.

Las lenguas, exceptuándose las en escarlata, en cartuchos, empapeladas, y en broquetas, la forrada y la con queso.

Las colas en todas sus preparaciones.
La carne de entre las costillas.
Las costillas.
El lomo.
El solomo, exceptuando el asado al asador.
Las diferentes clases de bistécs.
Picadillo de solomo de buey.
Tiras de paladar de buey á la cebolla.
Tiras de paladares de buey con hongos.
Plum-fink.
Los riñones.
Cuajar á la milanesa.
——á la polla.
——á la leonesa.

VACA Ó TERNERA.

Landrecilla en tortuga.
Cabeza á la polla.
Fresada en marinesca.
Lengua, salsa picante.
Orejas, salsa de yerbas.
——á la italiana.
——guisadas con hongos.

Sesos en todas sus preparaciones, menos los fritos.

Mollejuela de ternera jaleada.

Mollejuela saltada.

Colas de ternera.

El pecho en todas sus preparaciones, menos el relleno.

Tendones en todos sus guisos, menos en marinada y al sol.

Costillas, exceptuándose las empapeladas, las á la parrilla, las empanadas y las en encrespados.

Cadera ó caja.

Fricandó.

Landrecilla en todas sus preparaciones.

El blanquete.

El hígado en sus diversos guisados, menos el frito á la italiana.

La mollejuela, menos en cajas, en costra, y empapelada.

El solomo mechado.

Quenelles de landrecilla.

Jarretes jaleados.

Los riñones.

Gaitas de espaldillá.

Lomos pintarrajados.

Chiqueadores de idem.

CARNERO.

Las lenguas de carnero, exceptuándose las de se que habla adelante entre los platillos supernumerarios.

Los pescuezos, menos los á la Santa-Menehould.

Espaldilla de carnero con cebollas nevadas.

Pecho de carnero con exotes.

Pecho de carnero con raices pequeñas.

Banquillo de carnero á la brasa.

Las diversas tajadas de piernas de carnero.

Sus picadillos.

Las colas, menos las empanadas á la inglesa, y las empanadas y fritas.

Las costillas menos las dispuestas en encrespados.

Los encarbonados, menos los con pan á la inglesa.

Los piés, menos los rellenos y los en marinada.

Lenguas de carnero á la nivernesa.

Lenguas de carnero en yerbas finas.

Tiras de lenguas de carnero.

Gaita de espaldilla de carnero.

Solomillos y faldas de carnero.

Riñones en vino de Champaña.

Riñones saltados.

Cuadrado de carnero mechado.

Cuadrado de carnero en fricandó.

CORDERO.

Cabeza de cordero.

Piés de cordero á la pollita.

Piés rellenos.

Las costillitas, menos las con salsa en broquetas.

Epigrama de cordero.

Sesos en mayonesa.

Lenguas en marinesca.

Piés, salsa Robert.

Piés en salsa ó caldillo de yerbas.

Orejas en idem.

Vuelo al viento á la Perigueux.

Blanquete.

Hígado ó asaduras.

Pascualina.

Tendones con puntas de espárragos.

Cuarto delantero al asador.

CERDO.

Las orejas.

Hígado con queso.

Cadera.

Tiras pequeñas.

Colas.

Riñones.

Tiras con cebollas.

——Pebre francés.

Costillas á la milanesa.

Hígado saltado.

JAVALÍ.

Costillas saltadas.

Solomo mechado.

CORZO Ó CABRA MONTÉS.

Costillas.

Solomos.

Espaldilla.

Civet de corzo.

Tajadas ó tiras.

Chiqueadores de corzo.

Picadillo.

LIEBRE.

Civet.

Solomillos en todos sus guisos.

Liebre á la San-Dionisio.

Lebrato en adobo del minuto.
Pan de liebre.
Chiqueadores de lebrato.
Piernas de liebre sin pebre.
Tiras con hongos.

CONEJO.

Conejo en gibelote.
Conejo en blanco.
Gazapo de un minuto.
Gazapo saltado en vino de Champaña.
Piernas de conejos, sustancia de lentejas.
Piernas de gazapos en chipolata.
——á la chicoria.
Solomillos en todos sus guisados, menos en cartuchos.
Quenelles de conejo con esencia de caza.
Cazuela de quenelles de conejo á la Reyniere.
Picadillo de gazapo.
Chipolata de un minuto.
Karí de gazapo.
Gazapo á la borgoñona.
Gazapo á la inglesa.
Chiqueadores dh gazapo.
Gazapo á la Marengo.
Mayonesa de gazapo.
Ensalada de gazapo.
Sustancia de gazapo.
Salpicon de gazapo.
Timbales de gazapo.

FAISAN.

Todas las preparaciones del faisan se sirven como entrada, exceptuándose las pechugas á la Santa-Menehould, las croquetas, las piernas empapeladas, y las salchichas, que son platillos supernumerarios.

PERDIZ.

Todos los guisos de perdiz se sirven de entrada, menos seis que se encuentran adelante entre los supernumerarios.

CODORNIZ.

Todas sus preparaciones se sirven como entrada, menos los pastelitos en cajas que son platillo supernumerario.

BECADA, AGACHONA, &C.

Exceptuándose los guisos anotados entre los supernumerarios, todos los demás son de entrada.

CHORLITO REAL, PARDAL, FRAILECILLO, CERCETA, TORDO, URRACA, ZORZAL, GANGA, PATO SILVESTRE Y DOMÉSTICO.

Todas las preparaciones de estas aves se sirven por entrada.

COGUJADAS, CHOCHAS, CHOCHAS-PERDICES, ALONDRAS.

A la burgesa.
En chipolata de un minuto.
Costillitas de cogujadas.
Cogujadas con cerezas.

GUAXOLOTE.

Casi todos los guisos de los alones de guaxolote se sirven por entrada, y algunos solamente como supernumerarios, que se indican entre estos adelante.
Blanquete de Guaxolote.
Picadillo de guaxolote.
Capirotada de Guaxolote.
Guaxolotillo en estragon.
Guaxolotillo en mantequilla de cangrejos.
Guaxolotillo en mayonesa.
Guaxolotillo en ensalada.

CAPON, POLLONA CEBADA.

Todos los guisados de uno y de otra se sirven como entrada, menos los anotados entre los supernumerarios.
Capon en sartenada.
Capon con sal gruesa.

GANSO.

Piernas de ansar en sustancia.
Tiras de ganso.

GALLINA.

Todos sus guisos, menos las asadas y las rellenas, se sirven como entrada.

POLLOS, PICHONES.

Casi todas sus preparaciones son de entrada, y adelante se expresan las que se cuentan entre los platillos supernumerarios.

PESCADOS.

Las diferentes preparaciones del esturion se sirven por entrada, menos las costillas empapeladas.
Rodaballo á la bechamela.
Rodaballo á la crema.

Rodaballo en ensalada.
Rodaballo en costra.
Mayonesa de rodaballo.
Flota ó franca-barbota.
Todas las preparaciones de la raya.
Todas la de la acedía ó platija.
Todos los guisados de stock-fich, ó bacalao seco.
Todos los del bacalao fresco, menos las croquetas.
Todos los del salmon, menos el amoratado, el dispuesto á la genovesa, las croquetas y las conchas, y el ahumado.
Tiras de truchas á la San-Florentin.
Truchas rellenas.
Todas las preparaciones del lenguado, menos el frito, las tiras ó lonjas á la Horly y las broquetas de lonjas.
Platija sobre el plato.
Menas ó esperinques en buena agua.
Menas á la inglesa.
Menas en costra.
Todas las preparaciones del escombro exceptuando los empapelados.
Todas las del merlo, exceptuando los fritos, las lonjas á la Horly, y las broquetas de lonjas.
Casi todas las de bobo, menos los fritos y los empapelados.
Los distintos guisados de robalo.
Los del bagre, menos los anotados entre los relevos.
Los pescados blancos, menos los fritos de diversas maneras.
Los roncadores á la italiana.
La doradilla ó dorado.
El rubio.
La araña ó dragon marino.
Lonjas saltadas de sollo.
Sollo en granadino.
Ensalada de sollo.
Carpa á la parrilla, salsa de alcaparras.
Lonjas de carpa saltadas.
Lechecillas de carpa en gran salsa (*aspic*).
Fricandó de carpas.
Todos los guisos de la anguila, menos la anguila al sol.
Tenca á la polla.
Tenca en marinesca.
Barbito sobre la parrilla.
Las almejas se sirven como platillos supernumerarios, menos las almejas á la polla y la[s] á lo natural.
Todos los guisos de las percas menos la[s] fritas.
Cangrejos á la crema.
Cangrejos en marinesca.
Costra de pastel caliente de pescado.
Pasteles ingleses de pescado á la burgesa.
Todos los *vuelos al aire*, ó bolas de vien[to] de pescado.
Pastel caliente de pescado á la cebollita.
Torta á la inglesa, y á la burgesa de pescado.
Torta de entrada de picadillo de pescad[o].

PLATILLOS SUPERNUMERARIO[S] (Hors-d'-oeuvre).

BUEY.

Croquetas de paladares de buey.
Conchas de paladares de buey.
Fogatas de paladares de buey.
Sesos de buey en marinada.
Lengua en escarlata.
Lengua en cartuchos.
Lengua en queso de Parma.
Lenguas empapeladas.
Lenguas forradas.
Lenguas en broquetas.
Cola á la Santa-Menehould.
Solomillos de buey al asador.
Rol pince.
Snit-mich, ó torta de pan á la inglesa.
Dolpetas á la italiana.
Conchas de sesos de buey.
Encrespados de paladar de buey.
Amorcillos de tuétano y sesos de buey.
Callos de cuajar á la provenzala.
Callos de cuajar en caja ó en costra.
Broquetas de callos de cuajar de buey.
Callos encrespados.

VACA Ó TERNERA.

Cabeza de ternera frita.
Orejas rellenas.
Orejas en marinada.
Sesos de ternera fritos.
Fogatas de landrecilla de ternera.
Landrecillas de ternera en caja.
Tendones en marinada.
Tendones al sol.
Costillas empapeladas.

Costillas empanadas á la parrilla.
Costillas en encrespados.
Encrespados de sesos de ternera.
Conchas de blanquete de ternera con hongos.
Conchas de landrecilla de ternera.
Hígado de ternera frito á la italiana.
Broquetas de hígado de ternera á la italiana.
Salchichas de hígado de ternera.
Amorcillos de tuétano de ternera.
Landrecilla en costrada.
Landrecilla en papeles.
Landrecilla en encrespados.
Piés de ternera rellenos, fritos.

CARNERO.

Lenguas en costra.
Lenguas en broquetas.
Lenguas en cartuchos.
Lenguas empapeladas.
Pescuezo de carnero á la Santa-Ménehould.
Encarbonados de pecho de carnero.
Pecho de carnero á la Santa-Ménehould.
illa ó banquillo de carnero empanado.
olas empanadas á la inglesa.
ostillitas en encrespados.
ncarbonados con pan á la inglesa.
iés de carnero rellenos.
iés de carnero en marinada.
enguas en encrespados.
lpetas ó chuletas de carnero.
olas de carnero empanadas y fritas.
ñones á la broqueta.
iadillas de carnero.
ndrecilla en papeles.

CORDERO.

ejas de cordero rellenas.
s en cartuchos.
stillas con salsa en broquetas.
cho á la Santa-Ménehould.
oquetas de cordero.
nguas en encrespados.
nguas con queso.
ho en encrespados.
ones de cordero.
dones á la villareal.
ho á la mariscala.
chas.
mesquis, ó frituras de cordero.

CERDO.

Los budines, salchichas, morcillas, embuchados y sesos.
Los piés.
Costillitas.
Saladillos.
Lenguas.
Espaldilla de cochinito ó lechon á la tártara.
Colas de cerdo á la villareal.
Encrespados de hígado de cerdo.
Sesos de puerco en encrespados.

JABALÍ.

Budin de jabalí.

CORZO Ó CABRA MONTES.

Sesos en marinada.
Encrespados de corzo.
Salchichas de corzo.

LIEBRE.

Riñones de lebrato á la tártara.
Solomillos de lebrato rellenos y fritos.
Lebrato en caja.
Piernas de lebrato empapeladas.
Budin de liebre.

CONEJO.

Piernas de gazapo al sol.
Piernas de gazapos empapeladas.
Tiras de gazapos en cartuchos.
Budin de conejo á la Santa-Ménehould.
Croquetas de quenelles de conejo.
Croquetas de gazapos.
Gazapo en caja.
Piernas de gazapo empanadas, á la parrilla.
Riñones de gazapo á la tártara.
Cromesquis ó frituras de gazapo.
Conchas de gazapo.
Fritada de gazapo.
Marinada de gazapo.
Caja de gazapo.
Soplillo de gazapo.
Conchas de sesos de gazapo.
Encurtidos de gazapos.
Salchichas de gazapos.

FAISAN.

Tiras de faisan á la Santa-Ménehould.
Croquetas de faisan.

Piernas de faisan empapeladas.
Salchichas de faisan.

PERDIZ.

Perdigones á la San-Lorenzo.
Perdigones empapelados.
Perdigones empanados á la parrilla.
Costillitos de perdigones.
Costradas de mantequilla con sustancia de perdigones.
Perdigones á la tártara.

CODORNIZ.

Pastelitos calientes de codornices en caja.

BECÁDA.

Becasines de un minuto.
Tiras de becadas en canapé.
Costrones de sustancia de becadas.
Picadillo de becadas en costrada.

ALONDRA, COGUJADA, CHOCHA--PERDIZ, &c.

En yerbas finas.
En costrada.
Tiras con criadillas de tierra.
En cajas.

GUAXOLOTE.

Alones al sol.
Alones rellenos á la mariscala.
Piernas de guaxolote, salsa Robert.
Broquetas de guaxolote.

POLLONA CEBADA.

Croquetas de pollona.
Pollona á fuego de infierno.
Fritada de pollona.
Higados gordos en caja.
Broquetas de higados gordos.

POLLO.

Horly, ú orly de pollos.
Piernas de pollo al sol.
Pollo á la tártara.
Marinada de pollos.

PICHON.

Pichones á la crapaudina.
Pichones empapelados.
Pichones en marinada.

PESCADOS.

Costillitas de esturion empapeladrs.
Croquetas de rodaballo.
Tiras ó lonjas de rombo fritas.
Croquetas de bacalao fresco.
Croquetas de salmon.
Conchas de salmon.
Salmon ahumado.
Pastelitos de truchas.
Lonjas de lenguado al sol.
Arenques á la parrilla.
Escombros empapelados.
Lonjas de merlos.
Broquetas de tiras de merlos.
Croquetas y conchas de sollo.
Costillitas de sollo empapeladas.
Lechecillas de carpas fritas.
Caja de lechecillas de carpas.
Croquetas de lechecillas de carpa.
Anguila al sol.
Costrada de cangrejos.
Croquetas de idem.
Las ostras.
Las anchoas.
Los arenques.
Las sardinas.

MASAS.

Pastelitos de la reina.
Bocadillos de sustancia de perdigones.
Tostones de sustancia de idem.
Pastelitos de sustancia.
Pastelitos de salpicon.
Pastelitos de ostras.
Pastelitos de camaron.
Pastelitos á lo natural.
Pastelitos á la Bechamell.
Pastelitos á la española.
Fundidos.
Woulche-rabbit, ó conego-galés á la inglesa.

INTERMEDIOS.

REPOSTERIA.

Gatós á la Manon.
Gatós á la polaca.
Pozos de amor.
Escaldados.
Toda clase de bizcochos.
Merengues.
Masas crujidoras ó tronadoras.
Barquillos, suplicaciones &c. á la alemana.
——con cacahuate.

FRUTAS.

Todas las cocidas de sarten, en dulce, &c. como

Carlotas de manzanas.
Mermelada de perones.
Cartuja de manzanas.
Perones en arroz.
Buñuelos franceses de manzanas y de otras frutas.
Perones en mantequilla.
Sueca de manzanas.
Gatós de idem.
Croquetas de idem.
Perones y manzanas amerengadas.
Buñuelos de manjar blanco.
Tortilla de huevos á la Celestina.
Tortilla de confituras.
Tortilla de huevos inflada.
Panqués.
Las genovesas.
Las ginebrinas.
Gatós á la reina.
Artaletes á la Chantilly.
Nogado.
Almendrado.
Gató de Compiegne.
Masa de queso frita.
Gató de plomo.
Gató de jamon.
Gató de queso.
Talmuses ó sombreros de tres picos.
Regalitos de distintas clases y distintos nombres.
Tostadas de diferentes clases.
Torta de criadillas de tierra á la inglesa.
Torta de frangipan.
Torta de riñon de ternera.
Torta á la inglesa.
Torta de espinacas.
Torta de confituras.
Generalmente, toda clase de tortas dulces con masa ó sin ella.
Los antes.
Artaletes.
Gatós pequeños de almendras.
Gatós de Pithiviers.
Gatós forrados.
——á la portuguesa.
——de almendras.
Fanchonetas.
Pudding á la inglesa.
Bread-pudding á la inglesa.
Gató de zanahorias.
Gató de cacahuates.
Flan de distintas clases.
Truena-bocas.
Colecita de masa.
Gatós de mil hojas.
Sultana á la Chantilly.
Costillitas de sorpresa.
Chicharrones fingidos.
Chiles rellenos fingidos.
Regalitos de chocolate.
Micies-Pasa.
Tostones de confituras.
Tostones de frutas nuevas.
Soplado grande de café.
Tortilla de huevos inflada en molde.
Croquetas de arróz.
Leche ó crema frita.
Buñuelos á la mexicana.
Mermelada de albaricoques, ú otras frutas en tostadas.
Toda clase de leches dulces y cremas.
Huevos de sorpresa.
Diablillos.
Jaletinas.
Soplillos.
&c., &c. &c.

LEGUMBRES.

Todas las preparaciones de las papas.
Nabos fritos y nevados.
Zanahorias en mantequillo.
Todas las preparaciones del apio, de los cardos, escorzoneras, &c.
Todas las de alcachofas.
De calabacitas.
De pepinos.
De achicoria.
De espinacas.
De quelites.
De coliflores.
De lechugas.
De lentejas.
De frijoles.
De habas, secas ó verdes.
De exotes.
De chícharos.
De coles.
De hongos.

De criadillas de tierra.
La acedera en gordo á la burgesa.
De espárragos.
De cardos con acedera y queso.
Macedonia á la bechamela.
Cartuja.
Turbante de turco.
Xitomates rellenos.
Chilacayotitos.
&c., &c., &c.

HUEVOS.

Todas las diversas preparaciones de los huevos se sirven como intermedios.

ASADO.

Pieza de lomo.
Costillar.
Pecho de ternera.
Carnero entero al asador.
Roast-beef de carnero.
Cuarto de carnero.
Roast-beef de cordero.
Cuarto de jabalí.
Cuarto de corzo.
Cochinito ó lechon.
Lebrato.
Gazapo.
Guaxolote.
Pípila con criadillas de tierra.
Ansar.
Pollona cebada.
Pollona cebada con criadillas de tierra.
Pollo de pato.
Faisan.
Cerceta.
Perdigones rojos y cenizos.
Becadas, gangas, agachonas, &c.
Tordos, urracas, zorzales, &c.
Alondras, cogujadas, chochas, chochas-perdices, &c.
Codornices.
Toda caza menor de pluma.

PLATILLOS DE ASADO Ó FRITOS.

Trucha frita.
Lenguados fritos.
Lenguados fritos á la alemana.
Escombros por asado.
Escombros fritos.
Merlos fritos.
Sollo frito.
Pescados blancos fritos.
Bobos fritos.
Robalo frito.
Carpa amoratada.
Tenca frita.
Los camarones, cangrejillos, langostas, langostines, &c. sirven como plato de asado.
Los gobios lo mismo.
Percas fritas.

MASAS.

Pastel frio.
Pastel frio de ternera.
Pastel de recortes de puerco fresco.
Pastel en timbales.
Pastel frio en molde.
Pastel de perdigones.
Pastel de perdigones rojos á la Perigueux.
Pasteles de aves.
Pasteles de Pithiviers.
Pastel caliente de alondras, cogujadas, agachonas, codornices, pichones, &c.
Pastel de hígados de Estrasburgo.
Cazuela de Nérac.

ÚLTIMO SERVICIO Ó POSTRE.

Las diversas clases de postres.
Los diferentes masapanes.
Los macarrones dulces.
Los barquillos, suplicaciones, &c., menos los á la flamenca y de cacahuates.
Las masas crujidoras ó crujiñuelas.
Bocas de dama.
Todas las conservas.
Todas las cajetas.
Los gatós.
Las compotas.
Las mermeladas.
Los turrones.
Las jaleas de frutas.
Toda clase de confituras.
Las pastas de todas clases.
Las candes de frutas y los demás dulces azucarados.
Los bizcochos de cuchara.
Los bizcochos soplados de azahar.
Los bizcochitos soplados.
Los merengues á la italiana.
Toda clase de juguetes de dulce.
Helados de frutas y de diferentes licores.
Los ponches de espuma.

APÉNDICE SEGUNDO

AL

DICCIONARIO DEL COCINERO MEXICANO,

SOBRE EL MODO

DE TRINCHAR EN LA MESA

LAS DIFERENTES VIANDAS QUE SE PRESENTAN EN ELLA,

Y DE HACER PLATOS Á LOS CONVIDADOS.

Se puede comparar al que da un banquete sin saber trinchar ni servir las viandas, al dueño de una hermosa biblioteca que no supiese leer: tan vergonzoso es lo uno como lo otro.

El arte de trinchar bien era considerado por nuestros padres como tan esencial, que era entre los hombres bien nacidos y entre las gentes ricas el complemento de una buena educacion. El último maestro que se daba á los jóvenes era el de trinchar, que los hacia diariamente operar sobre la carne, y que juntando la práctica y el ejemplo á los preceptos, no los abandonaba sin que hubiesen hecho un curso completo de este difícil arte, y sin haberlos familiarizado en todo sentido con las carnes comunes, y con todas las junturas de la caza y de las aves.

Instruidos en esta ciencia y dotados de una destreza, de una fuerza y de una agilidad particular para practicarla bien, nuestros antiguos anfitriones casi siempre hacian honor á su último maestro, y uno que no hubiera podido explicar á libro abierto algun verso de Virgilio ó algun periodo de Ciceron, conocia perfectamente todas las sinuosidades de un pato, de un ganso y hasta de una avutarda.

Principalmente en práctica de este arte ingenioso se reconocia al poseedor de una riqueza hereditaria, pues que jamas embarazado para hacer los honores de su mesa, y aun de la de otros, se honraba con dividir y servir por sí mismo las piezas mas gruesas y las mas difíciles, y lo desempeñaba con una libertad y una destreza, que manifestaban desde luego, que nacido en la clase opulenta, estaba desde su infancia familiarizado con los buenos bocados.

El oficio de escudero trinchante fué en otro tiempo mas honroso que lo fué todavía en los últimos años del siglo de Luis XV. En la corte y entre los grandes era ejercido por un hombre *ad hoc*, que tenia el primer rango entre los dependientes de una gran casa, y no desempeñaba sus funciones sino con la espada á la cintura. En los palacios del monarca y de los príncipes, un gentilhombre era siempre el que las ejercia.

Pero este empleo ha desaparecido con los bellos dias del siglo de Luis XIV, y los anfitriones se han hecho despues un honor de llenar sus funciones por sí mismos, cortando con sus propias manos las piezas mas honorables de su mesa. Solamante los alemanes tienen el buen sentido de conservar un escudero trinchante, y entre ellos los dueños de la casa no sirven jamas sino las piezas ya divididas.

Es un gran mal sin duda que estas funciones delicadas y difíciles hayan dejado de ser desempeñadas por un hombre á título de oficio, que ejercitado con oportunidad en su arte, por lo comun las elevaba á un grado ta de destreza, que seria capaz de partir un guaxolote en la punta del trinchador, sin descansarlo abajo. Cortando entonces en una mesa aparte, dueño de la pieza, lejos de los ojos de los convidados, trabajando sobre una rotunda de madera y nunca sobre el plato, y por fin, dedicado solamente á sus funciones, debe desempeñarlas mucho mejor que un amfitrion que opera en medio de las miradas atentas y curiosas de los concurrentes, cuya cabeza está llena de otros diferentes cuidados, y que está expuesto á distracciones desgraciadas. El asado y los convidados ganan singularmente en el antiguo método; porque las piezas mejor y mas brevemente divididas, estarian mas calientes y apetitosas, y el dueño del banquete, libre de este cuidado, podria ocuparse exclusivamente en estimular el apetito de sus huéspedes.

Pero supuesto que nuestras costumbres actuales lo disponen de otra manera; que los escuderos trinchantes no existen sino en la historia; y que pocos de los amfitriones del dia han terminado su educacion con un curso de diseccion de las viandas, es necesario recurrir á los principios del arte, indicar sus secretos y desarrollar los resultados, para instruccion de la generacion que se educa, y que comienza á sentir que nada es mas bochornoso para un dueño de casa que no saber trinchar, lo mismo que lo seria hoy el no saber escribir.

El que desea trinchar bien, sabe poner su primera atencion en tener cuchillos y trinchadores de dimenciones diferentes y proporcionadas á las piezas que deben dividirse. Es necesario que los cuchillos tengan filo, y que se pasen diariamente por la piedra de amolar con agua. Los trinchadores de acero han de ser bien puntiagudos y fuertes, aunque delgados. Y como es muy dificil trinchar bien sobre un plato, seria bueno que el dueño del banquete tuviese cerca de sí una credencia ó pieza proporcionada de madera de caoba, muy limpia, y que operase sobre esta especie de banco, mostrador ó mesa. Es indispensable que coloque delante de él la pieza bien aplomada ó descansada, sin rehusar ponerse en pié si el caso lo requiere. Sus manos deben ser ágiles y bien aseguradas, sus brazos flexibles y rollizos, y la servilleta debe asegurar enteramente su busto, para que el temor de salpicarse no le impida obrar con libertad. Atento á su trabajo, no debe ocuparse mas que de él, é imaginarse que está solo sin que haya quien lo vea; por su parte los convidados deben evitar poner su atencion sobre el modo con que lo desempeña y entonces será mejor hecho y rápidamente terminado.

Al paso que un miembro, una lonja, una porcion cualquiera de la pieza es separada del tronco se pondrá en el plato, acomodándola simétricamente, y cuando toda quede dividida, se retirará la credencia; entonces el que trincha deja su servilleta y sus instrumentos, para volverlos á tomar bien limpios y lavados para una nueva diseccion.

Entonces sirve á cada uno de los convidados una de las raciones cortadas, ó dispone muchos platos para hacerlos pasar en redondo, ó hace por fin circular el platon para que cada uno pueda servirse á si mismo segun su gusto, si no es demasiado tímido; y es indispensable no serlo en la mesa, so pena de morirse de hambre á pesar de tener delante una comida de cuatro servicios.

La posicion de las manos, del cucuillo y el trinchador al ejecutar esta operacion, se manifiesta con claridad en la figura 4.ª de la estampa IV, puesta al fin, y en la misma para la mayor claridad y que se entiendan los nombres de las partes del cuerpo de las reses, que se han usado en este Diccionario, se han delineado las figuras 1, 2 y 3, en las que están escritos.

Tales son los principios generales que hemos creido deber asentar, que siguiéndose con exactitud por el dueño del banquete, lo pondrán en buen camino de establecer la reputacion de su mesa y de su casa, y de pasar con verdad por un anfitrion que sabe vivir y cuya educacion no ha sido descuidada.

Debemos añadir tambien que el grande arte de trinchar no solo es necesario al que da una comida, sino que en muchas ocasiones es provechoso á los mismos convidados, pues que en ellos hace las veces ó suple al talento y á la amabilidad. Un hombre que sabe trinchar bien y servir, por poca representacion que tenga, es no solamente admitido en todas partes, sino buscado con preferencia á otros en muchas casas, y si el anfitrion ignora el

parte, acoge con zelo y con anhelo al que lo posee, y le convida con frecuencia para poner en ejercicio sus talentos.

En cuanto á las particularidades de cada vianda, y aun de cada pescado que es susceptible de trincharse, las siguientes explicaciones, con la ayuda de las descripciones, preceptos y figuras estampadas que completan la demostracion, cada uno con un poco de aptitud, de zelo y de habilidad que tenga, puede llegar á ser en pocos dias si no un escudero trinchante de primer órden, por lo menos un disecador bastante diestro para atraerse las alabanzas y afecciones de los convidados mas exigentes.

LOMOS DE BUEY, TERNERA ó VACA. Se comienza por dividir el solomillo de adentro en el órden marcado en la figura 5 de la estampa IV: este es el trozo mas tierno y delicado. En seguida se procede lo mismo por la parte carnuda de afuera y que se conoce con el nombre de bocado de clérigo; es mas firme que el solomillo, pero de mejor gusto, y cuando el lomo es tierno y bien manido, lo prefieren algunos inteligentes.

Es raro que se sirva hoy dia un costillar ó lomo entero, que se limita ordinariamente al solomo, que se asa despues de mechado, y que se adereza á modo de entrada de asador sobre una salsa picante y apropiada, y nada es mas fácil que su division, que debe siempre hacerse al través y en ruedas mas ó menos gruesas. Lo mismo se hace con la lengua de buey, advirtiéndose que la parte de en medio es siempre mas delicada y la mejor.

TERNERA O VACA. Hay dos métodos de trinchar un cuadrado de ternera, sobre el que se tendrá cuidado en la carniceria de dar algunos golpes con el machete en cada juntura, para facilitar su division. El primero consiste en cortar las costillas separada y perpendicularmente, de modo que cada una quede con la porcion de solomillo y de riñon que tiene pegados; pero esto es antiguo y no está en uso.

El segundo método que es el mas elegante y mas usado, consiste en levantar primero todo el solomo que se divide en raciones de diferente grueso, lo mismo que el riñon; en seguida se separan las costillas, al rededor de las cuales queda todavia bastante carne y pellejo tostado, que se prefieren para las damas, cuyo débil apetito se acomoda mejor con el gusto de chupar y de roer en la mesa, que con el de engullir grandes bocados.

La cabeza de ternera es un relevo distinguido aun en las comidas de alta gerarquia. Se prefiere generalmente la dispuesta á lo natural, esto es, cocida en agua, y se come entonces con salsa picante servida aparte, y aun simplemente con vinagre. Los bocados mas distinguidos son primero los ojos, en seguida los carrillos, despues las sienes, luego las orejas, y finalmente la lengua, que por lo comun se sirve á la parrilla, empanada y sobre una salsa conveniente.

Se tiene cuidado de poner con cada trozo de los ya designados una parte de los sesos que deben estar en el cráneo, cuya parte superior se debe quitar antes de llevarse á la mesa la cabeza.

Se sirven los ojos con la cuchara; se cortan con limpieza los carrillos, las sienes y las orejas, sin llevar jamas el cuchillo á los sesos.

Esta operacion debe hacerse con la mayor destreza y una grande prontitud, porque la cabeza debe comerse muy caliente.

Se sirve todas ó las mas veces la cabeza de ternera con su pellejo, del que jamas aparece despojada en las buenas mesas, á menos que no esté rellena. Las mejores en este género son las de Puitserdan, tan célebres en Paris, y que son conocidas con el nombre de *enciclopedia de las buenas carnes*, á causa de las muchas con que se guarnece, que es á lo que principalmente deben su crédito; ó por mejor decir, el picadillo y guisados que las rodean es lo que las hace recomendables. En las de esta clase se sirven los ojos y los sesos, lo mismo que los de la cabeza á lo natural, y se acompaña cada racion ó trozo con la porcion de relleno que reemplaza al pellejo y le corresponde de las guarniciones, cuidandose de que á cada uno de los convidados toque una parte de cada cosa, como crestas, landrecillas de ternera, cogujadas, anguilas, cangrejos, lechechillas de carpa, pichones á la cuchara, criadillas de tierra, picadillo, hongos, &c., &c., pues todo esto se encuentra en las cabezas á la Puitserdan. Estas, por otra parte, son mas fáciles de servirse que las á lo natural; pero no debe presentarse sino en las reuniones numerosas este plato tan vistoso como nutritivo. La fig. 6.ª de la estampa IV, manifiesta los únicos cortes que deben darse al trinchar una cabeza.

A esto se limita lo que hay que decir de la ternera, advirtiéndose, que la mollejuela, los fricandós, la landrecilla &c., se sirven siempre á la cuchara, y que el hígado es tan fácil de cortarse que no merece una particular instruccion.

CARNERO.

ESPALDILLA DE CARNERO. Lo que adelante se dice de la pierna de carnero se puede aplicar á la espaldilla, que se corta igualmente en rebanadas ó horizontalmente. La carne mas inmediata á los huesos es la mas tierna como tambien la del omoplato, que vulgarmente llaman oreja, y está designada con los números 8, 9 y 10, en la fiu. 7.ª de la estampa IV. La parte exterior ó espaldar marcada con el núm. 7, es más gustosa y mas gorda que la de adentro, y muchos gastrónomos le dan la preferencia (véase PIERNA en el párrafo siguiente).

PIERNA DE CANERO. El carnero provee de muchos asados á la cocina, y el primero es la pierna, que es tanto mas esencial saber trinchar, cuanto que de esta diseccion depende frecuentemente su delicadeza. Hay dos maneras diferentes de proceder en esta importante operacion. La primera y mas usada consiste en tener con la mano izquierda e cabo ó extremidad, y cortar tajadas perpendiculares como se designa en la *fig.* 8.ª de la estampa IV, con los números 1, 2, 3, 4 y 5, desde la juntura hasta el hueso de la falda, y en seguida el músculo carnoso adherente al hueso; despues se voltea la pierna y se cortan las partes de encima designadas con los números 8, 9, 10, 11, 12, 13 y 14 en la misma figura. Cuando la pieza es tierna, esta manera es sin contradiccion la mejor, porque con ella se conserva á la carne todo su jugo y suculencia; pero como despues de un amigo verdadero, de una muger fiel y de un protector desinteresado, nada es mas raro que una pierna tierna, sobre todo en México como en las otras ciudades populosas, vamos á indicar un método de trincharla, con el que será dificil que sea dura.

Consiste en tener siempre con la mano izquierda el mango ó cabo y en cortar horizontalmente, poco mas ó menos como se acepilla una tabla, observando que las raciones deben ser delgadas con extremo, y que debe dárseles el tamaño necesario para que puedan sostenerse, tal como el de una baraja, por ejemplo.

Fácilmente se concibe que á menos de ser correosa por su misma naturaleza, una pierna así cortada no puede dejar de ser tierna. Se pondran para comerse tres ó cuatro tajadas en lugar de una, y para disponer la pieza de una en otra á fin de que salga el jugo, que se pone sobre las rebanadas con zumo de limon; pimienta, sal y un poco de nuez moscada, lo que forma un sazon tan agradable como afrodisiaco.

CUADRADO DE CARNERO. A mas de la espaldilla y de la pierna se sirve como asado el cuadrado de carnero, que es el trozo designado con este nombre en las figs. 2.ª y 3.ª de la estampa IV, y reune parte del lomo de las costillas y del solomillo. Como se corta y se reparte lo mismo absolutamente que el cuadrado de ternera, nos remitimos á lo que se ha dicho poco antes sobre la diseccion de este animal. La fig. 9.ª de la estampa IV, representa un hermoso cuadrado de carnero, que completará las nociones que es útil poseer para trinchar bien una pieza.

LECHON Ó COCHINITO. La fig. 10.ª en la estampa V representa un cochinito, tal como se pone en las mesas de buen gusto, y en el momento que se presenta sin perder ni un minuto, es necesario armarse de valor y de un solo golpe de cuchillo bien amolado córtarle la cabeza. Este es el único medio de comer su piel de modo que cruja ó truene entre los dientes; pues de lo contrario se ablandaría, y nada es mas insípido que una carne blanduzca y un pellejo flojo y desmazalado.

Estas precauciones son tanto mas necesarias, cuanto que este pellejo tostado, crujidor y firme, es el bocado mas delicado, el mejor y el mas distinguido del cochinito de leche.

Se divide el cochinito despues en raciones cuadradas como se indica en la misma figura con los números 10, 11, 14, 15, 16, y 17, cuidándose de que reste pegada á estas porciones de pellejo una poca de la carne. Se corta lo mismo el de la espalda núms. 18, 19, 20 y 21, y el de las piernas 9 y 12. Cuando está así el cochinito despojado de su piel, se le ha quitado lo mejor, porque la carne restante es fea, insípida y de difícil digestion, y seria mejor guisarla y hacerla subir de gusto con una salsa picante, que comerla en este estado. En cuanto á la cabeza, suele tener algunos aficionados; pero sin disputa el pellejo de la papada es su parte mas delicada y sabrosa.

JABALÍ.

CABEZA. Se corta esta de parte á parte poco mas arriba de los colmillos, como se vé en la fig. 11.ª de la estampa V, y en seguida se sirven las tajadas que se cortan ó subiendo ó bajando con relacion á las dos partes, que se sujetan con una broqueta de madera, para que vuelva á servir segunda vez la misma pieza, pues que una cabeza de jabalí es cosa muy cara y no es vergonzoso volverla á presentar á la mesa aun en las casas mas opulentas. Las mejores se llevan á Paris de Troyes, y es necesario convenir que esa última ciudad en cuanto á las cabezas, las pequeñas lenguas y el queso de puerco, puede pasar por la metrópoli de Francia.

CUARTOS DE JABALÍ. Se cortan como se indica en la fig. 12.ª de la estampa V por los números y la disposicion de sus líneas.

CONEJO Y LIEBRE. Las figs. 13.ª y 14.ª de la estampa V representan estas dos piezas de casa que se presentan en las mesas dispuestas casi del mismo modo, y se trinchan de la misma manera.

La liebre propiamente dicha rarísima vez se presenta en las mesas esmeradas, pues para estas se escogen las que tienen un medio entre el lebrato y la liebre. Se sirven mechadas ó enalbardadas; pero mas frecuentemente del primer modo. Su parte mas delicada es el lomo que se les corta desde la espaldilla hasta el nacimiento de la pierna; en seguida el hueso del lomo que es preferido por las damas, que gustan mas de roer que de comer.

La parte superior y carnuda de las piernas, que se corta en forma de embudo, no es de despreciarse, sobre todo cuando el animal es tierno, de poca edad y de buen gusto. El bocado del cazador, que como es sabido, es la cola con parte de la carne adherente, es la que contiene mas husmo y que se puede considerar como el espíritu de esta caza. Debe ser cortada con destreza y ofrecerse al mas gastrónomo, ó á la persona de mas importancia entre los convidados.

Cuando el lebrato es pequeño y demasiado tierno, se corta al través sin separar el lomo; método que no es desagradable á los convidados, que reciben así con el lomo los huesitos que están debajo.

Los sesos del gazapo es lo que hay mas delicado en su cabeza, y aun la sola de sus partes que se come; para sacarlos se abre la cabeza horizontalmente y se sirve á las señoras cada una de sus dos mitades.

Para trinchar estas piezas con acierto no hay mas que ver cualquiera de las figuras citadas y seguir el órden de los números.

GUAXOLOTE, PÍPILA. Hay tres maneras de trinchar una pípila ó guaxolote asado.

La primera y mas antigua consiste en quitar separadamente las piernas y los alones, dividiéndose los segundos en varios bocados; en seguida se separan el déjalo-hay-bobo (*sot-l'y-laisse*), que es el pedazo regalado quo está sobre la rabadilla y las pechugas, y se destrozan el caballete, el caparazon y la rabadilla ú obispillo.

Estas últimas partes son las mas delicadas aunque las menos nutritivas, y á las que las damas suelen dar casi siempre la preferencia: por consiguiente es político comenzar por ofrecérselas. Con la cuchara se sirven las criadillas de tierra, las castañas y todo el relleno que tenga.

La segunda manera de trinchar una pípila consiste en quitar primero los alones y despues el quebrar el cuerpo por encima de la rabadilla, que debe quedar pegada á las piernas formando con ellas una especie de capucha. Como por lo comun se pone este tramo trasero aparte, sin tocar mas que al delantero, se echa de ver que si este método no es el mejor, es á lo menos el mas económico.

La tercera manera que se ha introducido mas recientemente y que se practica en muchas casas, que tienen su prurito en dar el tono, consiste en no separar ninguno de los miembros, cortando en tiras los alones como los del pato; pero con la diferencia de que estas tiras han de quedar cortadas á lo ancho y no á lo largo de las alas, de suerte que mas bien son trozos cuadrados que tiras verdaderas; se procede en seguida lo mismo descendiéndose á todas las demas partes carnudas del animal. Este método es sin contradiccion el menos difícil; pero tiene el inconveniente de disipar el jugo del animal, de dejar al rededor del caparazon los trozos mas delicados, y de privar á las damas de los bocados que apetecen mas.

Tales son los diferentes modos adoptados el dia de hoy para trinchar las pípilas, y como son usados casi indistintamente y cada uno tiene sus ventajas, se puede escoger entre ellos, sirviendo para mas claridad de todo lo dicho la figura 15.ª, en la estampa V.

PAVO. El pavo se trincha como el guaxolote, bien sea dividiendo los miembros, ó sacando tiras transversales de la carne (véase el art. anterior y las figuras 15.ª y 16.ª de la estampa V).

POLLONA CEBADA. Esta se trincha lo mismo que el capon; pero siguiéndose el órden de los números de la fig. 17.ª de la estampa V. (Véase el art. siguiente).

CAPON. El modo de trinchar un capon y una pollona cebada es demasiado sencillo, pues basta separarse las piernas, los alones, el déjalo-hay-bobo y las pechugas, quebrar la rabadilla y partir horizontalmente el caparazon; pero un escudero trinchante que quiere desplegar su destreza y atraerse la admiracion de los convidados, hace todas estas operaciones al aire sin descansar la pieza en el plato. Para proceder á ello, introduce fuertemente el trinchador que tiene con la mano izquierda en la espalda del capon ó la pollona, y levanta la pieza cosa de seis pulgadas arriba del plato; despues con el cuchillo que tiene en la mano derecha corta las piernas y las alas sin separarlas enteramente, lo de encima del caballete, y la trabazon del pescuezo; pasa en seguida á su vecino la pieza en tal estado, y este acaba de separar el miembro que le conviene, dejándolo caer sobre su plato. Se hace circular succesivamente el animal por toda la mesa, teniéndose siempre con el trinchador, y todo el mundo se encuentra asi bien servido.

Este mismo método se ha adoptado para los pollos, los perdigones y toda especie de caza que no se corta en tiras.

Algunas personas trinchan todavía estas piezas de la manera dicha; pero es necesario advertirles que se equivocan mucho creyendo que este procedimiento se usa hoy como se practicaba hace algunos años.

En la actualidad basta trinchar una pollona ó capon sobre el plato estando bien caliente, y se procede con toda la presteza, agilidad y desembarazo posible; se divide cada pierna en dos partes y cada alon en tres; se dejan las pechugas enteras: se cuida de sacar seis trozos bien separados del caparazon y de la rabadilla, y despues de colocar lo mas pronto que sea posible, estos diversos bocados en un órden simétrico y de modo que no se toquen mútuamente, se pasa el plato de mano en mano y cada uno se sirve á su gusto. Esta manera es sin contradicion la mejor, la mas sencilla, la mas cómoda, y la que se ha adoptado en las mesas verdaderamente de buen gusto.

Para mayor claridad puede verse la figura 18.ª en la estampa VI, advirtiéndose el órden de su numeracion.

ANSAR Ó GANSO, PATO. El ansar y el pato asado se trinchan de la misma manera en tiras, que se multiplican cuanto sea posible, con perjuicio de las alas y aun de las piernas. Debe producir mucho jugo porque secuece sin desangrarlo (véase la fig. 19.ª en la estampa V).

POLLO. El pollo asado se sirve ó mechado ó enalbardado con las patas dispuestas horientalmente. Se trincha como el capon ó la pollona, es decir, que despues de haber separado succesivamente las piernas y los alones, se divide en dos partes el caparazon y la rabadilla; partes que las damas prefieren al alon, que es sin embargo el bocado distinguido de un pollo: por esta razon convendrá dejarlo á su eleccion (véase la figura 20.ª en la estampa V).

PICHONES. Cuando los pichones son de un tamaño regular, se dividen en cuatro partes, de manera que cada miembro quede adherido á la parte del cuerpo de que pende; de otro modo, se cortan en dos mitades, de las que á una, compuesta de las dos alas y la cabeza, suelen llamar el querubin ó serafin, y á la otra de que hacen parte las piernas, los calzones.

Sucede á veces que se cortan los pichones longitudinalmente, de modo que cada una de sus mitades tenga una pierna y un alon. A pesar de que este método casi no se practica en las comidas de ceremonia, en las reuniones pequeñas se permite algunas veces hacerlo renacer con grande satisfaccion de aquellos convidados que no pueden aspirar al honor de los calzones (véase la fig. 24.ª en la estampa VI).

BECADA. La becada se trincha como las aves comunes; esto es, se le quitan los alones, las piernas, y en seguida la rabadilla y el caparazon. El alon es el bocado mas delicado y apetecido; pero la pierna tiene mas husmo (véase la fig. 21.ª en la estampa V).

CODORNIZ. Por lo comun se sirve á cada convidado una codorniz entera, lo que hace que este asado sea demasiado costoso; sin embargo, cuando son muy grandes es permitido partirlas y entonces se dividen á lo largo en dos partes iguales del modo indicado en la figura 22.ª de la estampa VI.

PERDIGON. Ya es casi inútil decir que el perdigon se trincha como la mayor parte de las aves, separándose primero la pierna y el alon del lado derecho y en seguida la otra pierna y alon de la izquierda; despues se divide longitudinalmente el cuerpo en dos mitades iguales, siendo el alon el bocado mas tierno, y la pierna el de mas husmo (vease la figura 23.ª de la estampa VI).

BARBO. Las tiras ó lonjas de barbo son el bocado mas delicado, aunque tambien se hace mucho aprecio de la cabeza, y principalmente de la lengua.

Para trincharlo se tira con la llana ó paleta una línea sobre la espalda del barbo, desde el nacimiento de la cabeza hasta el de la cola (números 1, 2 y 3 en la fig. 25.ª de la estampa VI); se corta esta línea por otras transversales y se separan así las diferentes raciones sin tocar la esquena.

De la misma manera se trincha el bagre y los otros pescados de la misma clase.

SOLLO. Se comienza por separar con la llana la cabeza del tronco, siendo ella un bocado de mucha delicadeza que de preferencia se da á las señoras; y despues de haberle dado un corte profundo en línea recta de la cabeza á la cola, se dividen los lados de manera que cada racion participe del lomo y vientre, segun se indica en la fig. 26.ª de estampa VI, siendo en ella los números q están abajo los correspondientes al lado puesto. Este pescado es difícil de servi bien por el número y lo delgado de sus es nas; pero con un poco de hábito y destre se hace perfectamente.

RODABALLO O ROMBO. Para tr char y servir un rodaballo, es necesario us se de una llana de plata sobredorada, ó menos de plata sin dorar, bien afilada, adv tiéndose de paso que nunca debe usarse cuchillo para dividir el pescado.

Despues de haberse descrito una cruz s bre su vientre, cortándolo hasta la agalla, tiran líneas transversales desde la mediana hasta las aletas ó barbillas del modo indic do en la fig. 27.ª de la estampa VI; se leva tan diestramente con la punta de la llana l raciones comprendidas entre las líneas y ma cadas con los números 7, 8, 9, 10, 11 y 12, se envia una á cada convidado. Cuando t do el vientre se ha servido de esta maner se hace lo mismo con el lomo, que es men delicado sin duda, pero que tiene tambien mérito. Las barbillas ó aletas son un man jar muy agradable, que se sirve á las señor á quienes gustan mucho, distribuyéndose de pues el resto entre los mas gastrónomos de los convidados.

CARPA. Para servirse una carpa, es necesario comenzar por la cabeza que se envia al mas distinguido de los convidados, siendo principalmente apetecido este trozo á causa de la lengua; en seguida, y siempre con la llana, se levanta el pellejo con las escamas, que es necesario poner á un lado, y tirándose despues una línea desde la extremidad superior hasta la cola, y dividiéndola con otras líneas transversales, como lo indican los números 1, 2, 3, 4, 5 y 6 en la fig. 28.ª de la estampa VI, se sirven á los circunstantes las raciones comprendidas entre ellas, advirtiéndose que el lomo es la parte mas delicada.

TRUCHA. La trucha como los otros pescados se trincha y se sirve con una llana en lugar de cuchillo: se le traza una línea desde la parte que queda debajo de la cabeza hasta algunas pulgadas á distancia de la cola, tal como se advierte en la fig. 29.ª de la estampa VI; se corta esta línea con otras transversales que terminan con la superficie del pescado, se separan las raciones comprendidas entre las líneas, y se sirven siempre sobre la llana á cada uno de los convidados. Cuando se ha concluido el vientre, se voltea con limpieza y propiedad la trucha, para hacerle una igual operacion por el lomo.

FIN.

CPSIA information can be obtained
at www.ICGtesting.com
Printed in the USA
BVHW05*1755060818
523683BV00019B/1453/P